Band 1: A–L

Seite	1– 630
Sachverzeichnis Seite	1208–1255

Band 2: M–Z

Seite	631–1207
Sachverzeichnis Seite	1208–1255

Medizin für jedermann
Band I: A–L

Dr. med. Robert E. Rothenberg

Medizin für jedermann

in Frage und Antwort

Übersetzt von Dr. med. Gertrud Gollmann

Band I: A–L
Mit 122 Abbildungen, 10 Farbtafeln,
19 Tabellen
4., neubearbeitete und erweiterte Auflage

Deutscher
Taschenbuch
Verlag

Georg Thieme
Verlag
Stuttgart · New York

Der Titel der amerikanischen Originalausgabe lautet:
The New Illustrated Medical Encyclopedia for Home Use
by Robert E. Rothenberg, Abradale Press, New York.
© 1982, 1978, 1974, 1970, 1967, 1963, 1959 by Robert E. Rothenberg, M.D., F.A.C.S.
Herausgeber:
Robert E. Rothenberg, M.D., F.A.C.S., New York, USA
Übersetzer:
Dr. Gertrud Gollmann, Linz, Österreich
Umschlaggestaltung (Thieme): Friedrich Hartmann

CIP-Kurztitelaufnahme der Deutschen Bibliothek

Medizin für jedermann : in Frage u. Antwort /
Robert E. Rothenberg. Übers. von Gertrud
Gollmann. – München : Deutscher Taschenbuch-
Verlag ; Stuttgart ; New York : Thieme
   (Thieme, ärztlicher Rat)
   Einheitssacht.: The new illustrated medical
   encyclopedia for home use ⟨dt.⟩
   Bis 3. Aufl. im Verl. Thieme, Stuttgart

NE: Rothenberg , Robert E. [Hrsg.]; EST

Bd. 1. A – L. – 4., neubearb. u. erw. Aufl. –
1983.

1. Auflage 1974
2. Auflage 1976
3. Auflage 1979

Geschützte Warennamen (Warenzeichen) werden *nicht* besonders kenntlich gemacht. Aus dem Fehlen eines solchen Hinweises kann also nicht geschlossen werden, daß es sich um einen freien Warennamen handele.

Alle Rechte, insbesondere das Recht der Vervielfältigung und Verbreitung sowie der Übersetzung, vorbehalten. Kein Teil des Werkes darf in irgendeiner Form (durch Photokopie, Mikrofilm oder ein anderes Verfahren) ohne schriftliche Genehmigung des Verlages reproduziert oder unter Verwendung elektronischer Systeme verarbeitet, vervielfältigt oder verbreitet werden.

© 1974, 1983 Georg Thieme Verlag, Rüdigerstraße 14, D-7000 Stuttgart 30
Printed in Germany
Satz: Setzerei Lihs, Ludwigsburg, gesetzt auf Linotron 202, System 4
Druck: Clausen & Bosse, Leck

ISBN 3-13-502804-6 (Georg Thieme Verlag)
ISBN 3-423-03129-8 (dtv)   1 2 3 4 5 6

Beiträge

David I. Atkinson
Anästhesie

Selwyn J. Baptist
Laboratoriumsdiagnostik

Aaron J. Berman
Hirnanhangsdrüse, Neurologie, Neurochirurgie

Arcangelo M. Calobrisi
Alkoholismus, Psychiatrie, Sexualität

Martin Finkel
Endoskopie, Parasitologie

A. James Gewirtz
Dermatologie

Richard J. Hirschman
Blut und lymphatisches System, Milz, Krebs und andere bösartige Geschwülste

Jonathan Korn
Bewegungsapparat

Raymond D. Laraja
Bauchspeicheldrüse, Intensivstation, Leber, Nebenschilddrüsen, Schilddrüse

Alfred E. Mamelok
Augen

Charles P. Melone jr.
Hand, Replantationschirurgie

David Merksamer
Allergie

Paul S. Metzger
Fruchtbarkeit und Unfruchtbarkeit, Geburtenregelung, Gynäkologie und Geburtshilfe

Norman Ostrov
Hals-Nasen-Ohren-Krankheiten

Lawrence S. Reed
Plastische Chirurgie

Alfred Rosenbaum
Ultraschall, Radiologie

Robert E. Rothenberg
Bauchfellentzündung, Blinddarmentzündung, Bruchleiden, Brustdrüse, Erste Hilfe, Furunkel und Karbunkel, Gallenblase und Gallenwege, Milz, Operationsvorbereitung und Nachbehandlung, Organtransplantation, Pilonidalzyste, Verdauungstrakt

Howard A. Rusk
Physikalische Therapie und Rehabilitation

Gerald M. Spielman
Impfungen, Infektionskrankheiten, Kinderheilkunde

Stanley J. Wittenberg
Diät, Herz, Infektionskrankheiten, Lunge und Atemwege, Medikamente und Suchtgifte, rheumatische Erkrankungen und andere Gelenksleiden, Tuberkulose, Vitamine

Adrian W. Zorgniotti
Fruchtbarkeit und Unfruchtbarkeit, Geschlechtskrankheiten, männliche Geschlechtsorgane, Nieren und Harnwege

Die Bearbeitungen und Beiträge der Doktoren *Atkinson, Baptist, Berman, Calobrisi, Finkel, Gewirtz, Hirschman, Korn, Laraja, Ostrov, Reed, Rosenbaum, Spielman, Wittenberg* und *Zorgniotti* basieren teilweise auf früheren Bearbeitungen und Beiträgen der Doktoren *F. P. Ansbro, J. Bergida, A. Ellman, E. H. Feiring, H. R. Fisher, I. S. Freiman, M. Goodman, I. N. Holtzman, T. G. Holzsager, J. J. Kelter, O. C. Kestler, B. Kissin, M. Krinsky, P. Rosenblatt, B. Small* und *A. K. Swersie.*

Zur Beachtung

Da es nicht Sinn und Zweck dieses Buches ist, Rezepte oder Anleitungen zur Selbstbehandlung zu geben, wird der Leser darauf hingewiesen, daß er sich bei Störungen, die eine individuelle Untersuchung und Behandlung notwendig machen, an einen Arzt wenden muß.

Vorwort des Autors

Es ist eine bedauerliche Tatsache, daß dem Arzt häufig die Zeit fehlt, alle Fragen, die ihm der Patient oder dessen Familie stellen möchte, zu beantworten, weil ihn die Betreuung dringender Fälle vollauf beschäftigt. Außerdem haben die meisten Leute ganz einfach Hemmungen, die kostbare Zeit ihres Arztes mit allzu vielen Fragen zu beanspruchen. Noch schwieriger ist die Lage oft für Patienten, die, lange nachdem sie beim Arzt waren, noch ausführlichere Angaben über ihre Krankheit bekommen möchten. Die Information über wichtige medizinische Tatsachen versagt also oft gerade dann, wenn sie besonders helfen könnte.

Die Grundlage für dieses Werk bildet die Überzeugung, daß jedermann ein Recht auf medizinisches Wissen hat, wenn er es sucht, und daß es nur von Vorteil sein kann, wenn exakte Informationen über Gesundheit und Krankheit weite Verbreitung finden.

In diesem Werk sind mehr als 7500 Fragen und Antworten aus den einzelnen medizinischen Fachgebieten enthalten. Die Kapitel wurden von qualifizierten Fachärzten geschrieben, die jene Fragen zusammengetragen haben, die ihnen von ihren Patienten am häufigsten gestellt worden sind. Um den Text allgemein verständlich zu halten, wurde die Fachsprache so weit wie möglich vermieden.

Die Ausführungen der einzelnen Autoren stellen ihre eigene, unabhängige ärztliche Meinung dar. Bei der Besprechung der gleichen Fragen könnten auch etwas abweichende Antworten gegeben werden, doch ist zu bedenken, daß die Medizin immer verschiedenen Ansichten Raum gegeben hat und daß ihr Ziel, die Erreichung und Erhaltung der Gesundheit, auf verschiedenen Wegen erreicht werden kann.

Der Gebrauch dieser Bücher wird erleichtert, wenn man sich im Inhaltsverzeichnis orientiert, wo das gesuchte Thema abgehandelt wird. Die zwei Bände haben durchlaufend numerierte Seitenzahlen, so daß der Leser sofort den gesuchten Begriff auffinden kann.

Band I enthält das vollständige Inhaltsverzeichnis für alle zwei Bände, während Band II nur ein separates Verzeichnis vorangestellt ist.

Läßt sich ein Begriff nicht gleich im Inhaltsverzeichnis ermitteln, so empfiehlt es sich, im Stichwortverzeichnis nachzuschlagen. Am Ende des zweiten Bandes findet sich ein vollständiges und ausführliches Stichwortverzeichnis für alle zwei Bände.

Die Verfasser der Beiträge haben alles unternommen, um Information und Rat sachlich vollkommen zuverlässig und den neuesten Erkenntnissen entsprechend zu gestalten. In der medizinischen Welt ereignet sich Neues oft mit großer und manchmal überraschender Geschwindigkeit; vielleicht kommt es sogar, während diese Bücher im Druck sind, zu neuen Entdeckungen. Jeder Mitarbeiter hat seinen Stoff im Licht der laufenden Entwicklung im allerletzten Augenblick überprüft, so daß diese Bände nach unserer Überzeugung so vollständig wie nur möglich sind.

Robert E. Rothenberg

Vorwort des Übersetzers

Das wachsende Interesse der Öffentlichkeit an medizinischen Fragen und das Bedürfnis nach zuverlässiger und fachlich einwandfreier Information haben den Verlag veranlaßt, das Nachschlagewerk von ROTHENBERG dem deutschen Leser zugänglich zu machen.

Das Buch ist in seiner Art ohne Konkurrenz im deutschen Sprachgebiet. Es ist auf einem Frage-und-Antwort-System aufgebaut, das sozusagen den Dialog des Patienten mit seinem Arzt wiedergibt und neben den fachlichen Erklärungen auch praktische Ratschläge enthält. Hervorzuheben ist in diesem Zusammenhang, daß die einzelnen Kapitel von Spezialisten verfaßt wurden.

Die Verschiedenartigkeit der Verhältnisse in den Vereinigten Staaten und im deutschsprachigen Raum machte über die reine Übersetzung hinaus stellenweise Änderungen notwendig, in deren Rahmen auch verschiedene Ergänzungen und die Verwertung neuer Erkenntnisse fallen. Dem Übersetzer stand dabei eine Reihe von Spezialisten beratend zur Seite, denen an dieser Stelle besonderer Dank für ihre Mühe ausgesprochen werden soll.

Bei der Abfassung des deutschen Texts wurde größter Wert darauf gelegt, Fremdwörter und Fachausdrücke durch allgemein verständliche deutsche Bezeichnungen zu ersetzen, oder, wo das unmöglich ist, ausreichend zu erklären. Natürlich konnte nicht jeder häufiger vorkommende unvermeidliche Fachausdruck jedesmal mit einer Erläuterung versehen werden, da der Text dadurch zu umständlich und schwerfällig geworden wäre. Wenn der Leser auf eine fachsprachliche Wendung trifft, deren Bedeutung ihm nicht klar ist, wird er im Stichwortverzeichnis die Seite angegeben finden, wo dieser Begriff eingehend besprochen wird.

Der Verlag hat alles unternommen, um die Arbeit an der deutschen Ausgabe zu fördern; er hat das Werk überdies durchgehend mit neuen Abbildungen versehen lassen, die aus der Hand des wissenschaftlichen Zeichners Herrn G. SPITZER stammen. Diese Ausstattung erhöht den instruktiven Wert des Buches außerordentlich.

G. Gollmann

Inhaltsverzeichnis

Band I: A–L

1. Kapitel

Allgemeine Hinweise 1
  Arztbesuch 1
  Krankenhausaufenthalt 3
  Regelmäßige Gesundheitskontrolluntersuchungen 5
  Behandlung 6

2. Kapitel

Alkoholismus 8

3. Kapitel

Allergie 13
  Heufieber 20
  Bronchialasthma 25
  Nahrungsmittelallergie 27
  Allergische Krankheiten der Haut 28
  Arzneimittelallergie 30
  Insektenstichallergie 31
  Physikalische Allergie 32

4. Kapitel

Altern 33

5. Kapitel

Anästhesie 39

6. Kapitel

Augen 47
  Kurzsichtigkeit 50
  Weitsichtigkeit 52
  Alterssichtigkeit 53
  Astigmatismus 55
  Bindehautentzündung 55
  Verletzungen, Geschwüre und Fremdkörper der Hornhaut .. 57

Gerstenkorn und Hagelkorn 59
Entropium und Ektropium 60
Tränensackentzündung 61
Regenbogenhautentzündung 63
Grüner Star 63
Grauer Star 66
Schielen 70
Netzhautablösung und Netzhautriß 74
Zuckerkrankheit 77
Augentumoren 78
Netzhautthrombose 79
Sympathische Ophthalmie 79
Trachom 80

7. Kapitel

Bauchfellentzündung 81

8. Kapitel

Bauchspeicheldrüse 85
  Bauchspeicheldrüsenentzündung 87
  Abszeß der Bauchspeicheldrüse 89
  Zuckerkrankheit 89
  Hyperinsulinismus 90
  Zysten der Bauchspeicheldrüse 91
  Gutartige Geschwülste der Bauchspeicheldrüse 93
  Krebs der Bauchspeicheldrüse 94

9. Kapitel

Bewegungsapparat: Knochen, Muskeln, Sehnen und Gelenke .. 95
  Angeborene Mißbildungen der Gliedmaßen 95
  Amputationen 98
  Kreuzschmerzen 100
  Seitliche Rückgratverkrümmung und Wirbelgleiten 103
  Schleimbeutelentzündung 106
  Schiefhals 108
  Entzündete Ballen und Hühneraugen 109
  Sohlenwarzen 110
  Plattfuß 110
  Hammerzehe 112
  Meniskusverletzung 112
  Infektiöse Knochenmarkseiterung 115

Neuromuskuläre Erkrankungen 116
Ostitis deformans Paget 118
Osteodystrophia fibrosa generalisata 119
Knochenerweichung 120
Osteoporose 121
Wiederherstellungschirurgie des Bewegungsapparates 121
Gelenkplastik und Gelenkersatz 122
Knochenbrüche 123
Knochengeschwülste 130
Teilresektion des Knochens 131

10. Kapitel

Blinddarmentzündung 139

11. Kapitel

Blutgefäße und Gefäßchirurgie 146

Blutgefäße 146
  Arteriosklerose 146
  Raynaud-Krankheit 150
  Endangiitis obliterans 151
  Thrombose 152
  Embolie 153
  Aneurysma 154
  Thrombophlebitis 155
Gefäßchirurgie 159
  Gefäßverletzungen 159
  Arteriosklerose 160
  Thrombose 164
  Thrombophlebitis 165
  Embolie 165
  Aneurysma 166
  Leberzirrhose 167
  Krampfadern 169
  Blutgefäßgeschwülste 173
  Arteriovenöse Fisteln 174

12. Kapitel

Blut und lymphatisches System 176
  Blutarmut 178
  Echte Polyzythämie 182

Blutvergiftung ... 183
Hämophilie und andere Blutungsübel ... 184
Lymphknoteninfektionen ... 186
Leukämie ... 188
Lymphom ... 189
Hodgkin-Krankheit ... 190
Non-Hodgkin-Lymphom ... 191

13. Kapitel

Bruchleiden ... 192

14. Kapitel

Brustdrüse ... 201
  Selbstuntersuchung der Brust ... 203
  Infektionen der Brustdrüse ... 204
  Tumoren und Zysten der Brustdrüse ... 205
  Die Brustdrüse des Mannes ... 206
  Chirurgie der Brustdrüse ... 207
  Plastische Chirurgie der Brustdrüse ... 211

15. Kapitel

Diät ... 215
  Übergewicht ... 215
  Untergewicht ... 220

16. Kapitel

Endoskopie ... 237

17. Kapitel

Erbliche und „angeborene" Merkmale und Krankheiten ... 242
  Erbliche oder angeborene Störungen, die mit einem Zurückbleiben der geistigen und körperlichen Entwicklung einhergehen ... 246
  Medizinische Genetik ... 248

18. Kapitel

Erste Hilfe ... 251
  Schürf-, Riß- und Quetschwunden ... 251

Bißwunden	251
Insektenstiche	252
Bisse und Stiche von Spinnentieren	253
Schlangenbisse	253
Verbrennungen	254
Erfrierungen	256
Erstickungsanfälle durch Fremdkörper in den Atemwegen	256
Erdrosselung	258
Krämpfe und „Anfälle"	259
Ertrinken	260
Unfälle durch elektrischen Strom	264
Ohnmacht und Schwindelanfall	266
Fremdkörper	266
Knochenbrüche, Verrenkungen, Verstauchungen	267
Gasvergiftung	273
Hitzschlag und Hitzekollaps	273
Blutungen	274
Vergiftungen	279
Strahlenverseuchung	280
Schock	281
Kardiopulmonale Wiederbelebung	282
Verbände	284

19. Kapitel

Geschlechtskrankheiten	289
Syphilis	290
Tripper (Gonorrhö)	295
Herpes genitalis	297
Weicher Schanker	298

20. Kapitel

Hals, Nase, Ohren und Speicheldrüsen	299
Hals	299
Gaumen- und Rachenmandeln	299
Rachenentzündung	308
Kehlkopf	309
Kehlkopfgeschwülste	312
Luftröhre	315
Luftröhrenschnitt	315
Seitliche Halszysten	318
Nase und Nebenhöhlen	319
Nasenbeinbruch	320

Verkrümmung der Nasenscheidewand	322
Nasenpolypen	324
Nasennebenhöhlen	324
Geschwülste der Nase und ihrer Nebenhöhlen	328
Nasenbluten	329
Plastische Chirurgie der Nase	331
Ohr	336
Ohrenschmalz	338
Schmerzen im Gehörgang	338
Mittelohr	339
Mittelohrentzündung	339
Taubheit und Schwerhörigkeit	343
Gleichgewicht	349
Geschwülste des Hörnerven	350
Ménière-Krankheit	350
Plastische Chirurgie des Ohrs	350
Angeborene Mißbildungen des Ohrs	352
Speicheldrüsen	353
Geschwülste der Speicheldrüsen	355

21. Kapitel

Hand 359

22. Kapitel

Haut	365
Akne	366
Impetigo contagiosa	368
Furunkel und Karbunkel	368
Ekzem	373
Das Bad und die Haut	373
Schweiß- und Körpergeruch	374
Fieberbläschen	374
Gürtelrose	375
Pilzkrankheiten der Haut	376
Fußpilzerkrankung	377
Haar	377
Seborrhö und Schuppen	380
Frostbeulen	380
Keloid	380
Krätze	381
Läuse	382
Schuppenflechte	383

Lupus 383
Pityriasis rosea 384
Vitiligo 384
Allergische Hautreaktionen durch Pflanzen 385
Krankheiten der Haut und des Unterhautzellgewebes, die einer chirurgischen Behandlung bedürfen 385
Atherome 387
Muttermale 387
Warzen 388
Blutgefäßgeschwülste 389
Bindegewebsgeschwülste 389
Fettgewebsgeschwülste 389
Ganglien 390
Hautkrebs und Epitheliom 390
Pilonidalzyste 392

23. Kapitel

Herz 395
Verminderte Herzleistung und Herzkrankheit 400
Herzversagen 401
Blutdruck 404
Angeborene Herzfehler 407
Erkrankungen der Herzkranzgefäße 408
Unregelmäßige Schlagfolge des Herzens (Arrhythmie) 413
Sportlerherz 414
Herzklopfen 414
Paroxysmale Tachykardie 415
Herzblock 415
Vorhofflimmern 416
Herzgeräusche 417
Infektionen der Herzklappen 418
Herzchirurgie 418
Herz-Intensivstation 427

24. Kapitel

Hirnanhangsdrüse 430

25. Kapitel

Immunität und Impfungen 438
Schick-Test 441
Tuberkulinproben 442

Pockenschutzimpfung 443
Kinderlähmungsimpfung 446
Masernimpfung 447
Rötelnimpfung.................................... 448
Mumpsimpfung 449
Typhusimpfung 449
Andere Impfungen 449

26. Kapitel

Infektionskrankheiten 457
Windpocken 459
Diphtherie 461
Röteln 464
Masern 467
Mumps 470
Epidemische Kinderlähmung 473
Dreitagefieber 477
Scharlach.. 478
Keuchhusten 482
Typhus abdominalis............................... 486
Paratyphus 488
Bakterienruhr 488
Viruspneumonie 489
Malaria 489
Gelbfieber 490
Denguefieber 491
Rückfallfieber 491
Weil-Krankheit 492
Rickettsieninfektionen 492
Tularämie 493
Brucellosen 493
Pest 494
Lepra 495
Infektiöse Mononukleose 496
Tollwut 497
Wundstarrkrampf 499
Milzbrand 500
ECHOviruserkrankungen 501
Cholera asiatica 501

27. Kapitel

Intensivstation 507

28. Kapitel

Kindliche Verhaltensweisen 510
  Schreien 510
  Daumenlutschen und ähnliche Gewohnheiten 511
  Wegbleiben 513
  Wutausbrüche 514
  Ticks 515
  Selbstbefriedigung 516
  Nächtliches Aufschrecken 517
  Alpdrücken 518
  Schlafwandeln 519
  Angst 519
  Sprachfehler 520
  Bettnässen 521
  Schlafprobleme 525
  Lernschwierigkeiten 527
  Hyperaktivität 528
  Verhalten der Eltern 528

29. Kapitel

Krebs und andere bösartige Geschwülste 530
  Nichtoperative Krebsbehandlung 537

30. Kapitel

Laboratoriumsdiagnostik 540
  Hämatologische Untersuchungen 542
  Die chemische Untersuchung des Blutes 544
  Glukosetoleranztest 546
  Blutgase und Säure-Basen-Verhältnis 547
  Untersuchung des Harns 548
  Schwangerschaftsnachweis 549
  Bestimmung des Rhesusfaktors 549
  Untersuchung des Magensafts 552
  Papanicolaou-Test 554
  Biopsie 554
  Untersuchung des Auswurfs 556
  Untersuchung des Stuhls 557
  Mikrobiologisch-serologische Untersuchungen 557
  Blutkulturen 558
  Eiterkulturen 558
  Tierversuch zum Tuberkulosenachweis 559

31. Kapitel

Lippen, Kiefer, Mund, Zähne und Zunge 560

Lippen 560
  Hasenscharte 562
  Gaumenspalte 563
Kiefer 565
Mund 568
  Leukoplakie 569
Zähne 571
Zunge 572

32. Kapitel

Leber, Gallenblase und Gallenwege 575

Leber 575
  Zirrhose 579
  Fettleber 580
  Leberkrebs 581
  Infektiöse Hepatitis 581
  Homologe Serumhepatitis 584
  Toxische Hepatitis 584
  Leberchirurgie 585
Gallenblase und Gallenwege 588

33. Kapitel

Lunge und Atemwege 600

Lunge 600
  Atelektase 603
  Lungenblähung 604
  Spontanpneumothorax 605
  Lungenentzündung 605
  Brustfellentzündung 607
  Lungenabszeß 609
  Lungenembolie und -infarkt 609
  Staubkrankheiten der Lunge 611
  Sarkoidose 612
  Mukoviszidose 613
  Lungenchirurgie 614
  Infektionen 614
  Verletzungen der Lunge oder der Brusthöhle 615
  Lungenzysten 616

Geschwulstkrankheiten der Lunge 617
Erkrankungen der oberen Atemwege 618
  Erkältungskrankheiten 618
  Kehlkopf 621
  Bronchien 623
  Bronchiektasen 624
  Grippe 627
  Asiatische und Hongkong-Grippe 629

Band II: M–Z

34. Kapitel

Medikamente und Suchtgifte 631
  Antibiotika 636
  Sulfonamide 638
  Schmerzstillende Mittel 639
  Barbiturate 640
  Tranquillantien 641
  Narkotika 642
  Abführmittel 643
  Abmagerungsmittel 645
  Hormone 645
  Anregungsmittel 648
  Halluzinogene 649
  Antiseptika 650
  Zytostatika 650
  Mittel gegen Geschlechtskrankheiten 650
  Vitamine 650

35. Kapitel

Milz 651

36. Kapitel

Nebennieren 658

37. Kapitel

Nebenschilddrüsen 663

38. Kapitel

Nervensystem und Neurochirurgie 668

Nervensystem 668
  Nervenentzündung 670
  Zerebrale Kinderlähmung 673
  Wasserkopf 674
  Hirngeschwülste 675
  Gehirnentzündung 676
  Hirnhautentzündung 677
  Syphilis des Nervensystems 678

Schlaganfall	678
Fallsucht	681
Ohnmacht	684
Koma	685
Kopfschmerz	685
Drehschwindel	687
Ménière-Krankheit	687
Progressive Muskeldystrophie	687
Multiple Sklerose	688
Parkinson-Erkrankung	689
Schädelbruch	690
Gehirnerschütterung	691
Lumbalpunktion	691
Pneumenzephalographie	692
Hirnszintigraphie	692
Computertomographie	692
Elektroenzephalographie	693
Arteriographie	693
Neurochirurgie	695
Schädel- und Hirnverletzungen	698
Operative Behandlung von Infektionen des Schädels und Gehirns	702
Hirngeschwülste	703
Schlaganfall durch Blutung im Schädelinnern	706
Andere Hirnoperationen	708
Rückenmark, angeborene Fehlbildungen/Entwicklungsanomalien	711
Geschwülste des Rückenmarks	712
Bandscheibenvorfall	713
Rückenmarksverletzungen	714
Die Chirurgie unbeeinflußbarer Schmerzzustände	715
Periphere Nerven	716

39. Kapitel

Das Neugeborene	718
Frühgeburt	724

40. Kapitel

Nieren und Harnwege	728
Nieren	728
Glomerulonephritis	733

Nephrose 735
Urämie 735
Hydronephrose 736
Pyelonephritis 737
Nierensteine 739
Nierengeschwülste 743
Nierenzysten 744
Angeborene Fehlbildungen der Niere 745
Nierenverletzungen 746
Nierentuberkulose 747
„Nierensenkung" oder „Wanderniere" 748
Harnleitergeschwülste 749
Ureterocele 750
Nierentransplantation 751
Künstliche Niere 753
Harnblase 755
Harnblasenentzündung 755
Zystokopie 757
Blasenfisteln 757
Blasensteine..................................... 758
Harnblasengeschwülste 759
Harnröhre 761

41. Kapitel

Operationsvorbereitung und Nachbehandlung, Bluttransfusionen und Punktionen 769
Operationsvorbereitung 769
Maßnahmen im Anschluß an die Operation 771
Bluttransfusionen................................ 774
Punktionen 776

42. Kapitel

Organtransplantationen 778

43. Kapitel

Parasiten und parasitäre Erkrankungen 784
Amöbenruhr 785
Trichomonadenkolpitis 786
Leishmaniosen 787
Afrikanische Schlafkrankheit 787
Chagaskrankheit 787

Malaria	788
Wurmkrankheiten	789

44. Kapitel

Physikalische Therapie und Rehabilitation	796
Wärmetherapie	797
Ultraviolettlichttherapie	798
Hydrotherapie	799
Elektrotherapie	799
Massage	800
Übungstherapie	800
Rehabilitation	801
Physikalische Therapie und Rehabilitation für Ältere	802

45. Kapitel

Plastische Chirurgie	806

46. Kapitel

Pubertät und Jugendalter	814

47. Kapitel

Replantationschirurgie	820

48. Kapitel

Rheumatische Krankheiten und andere Gelenksleiden	823
Rheumatisches Fieber	825
Chronische Polyarthritis	830
Spondylitis ankylopoetica	832
Arthrosis deformans	832
Gicht-Arthritis	833
Traumatische Arthritis	835
Bakterielle Arthritis	835

49. Kapitel

Säuglingsernährung und Darmfunktion	837
Natürliche Ernährung an der Mutterbrust	837
Künstliche Ernährung mit der Flasche	841
Darmkolik des Säuglings	851

Stuhlgang	852
Durchfall	853

50. Kapitel

Säuglings- und Kinderkrankheiten	867
Krupp und Pseudokrupp	857
Zöliakie	859
Mukoviszidose	861
Hirschsprung-Krankheit	863
Nephrose	863
Rheumatisches Fieber	864
Fetale Erythroblastose	864
Familiäre amaurotische Idiotie	867
Niemann-Pick-Krankheit	869
Down-Syndrom (Mongolismus)	869
Retrolentale Fibroplasie	871
Hyalin-Membran-Krankheit	871
Atelektase des Neugeborenen	872
Blutungsneigung des Neugeborenen	873
Neugeborenen-Spasmophilie	873
Neugeborenen-Sepsis	874
Soor	875
Nabelentzündung	876
Angeborener Kehlkopfstridor	876

51. Kapitel

Schilddrüse	878
Thyreoiditis	881
Schilddrüsenoperation	882

52. Kapitel

Schwangerschaft und Entbindung	887
Die Vorgeburtsperiode	887
Niederkunft und Entbindung	898
Eingeleitete Geburt	902
„Natürliche Geburt"	903
Zangenentbindung	910
Steißlage	911
Nabelschnurvorfall	914
Mehrlingsgeburten	915
Wehenschwäche	916

Schnittentbindung	917
Blutungen nach der Geburt	921
Wochenbett	922
Schwangerschaftskomplikationen	925
Herzleiden in der Schwangerschaft	926
Nierenbeckenentzündung in der Schwangerschaft	927
Zuckerkrankheit in der Schwangerschaft	928
Schwangerschaftstoxikosen	929
Präeklampsie	930
Eklampsie	932
Placenta praevia	933
Vorzeitige Plazentalösung	935

53. Kapitel

Seelische Störungen und Geisteskrankheiten	938
Neurosen	939
Zurechnungsfähigkeit	940
Hysterie	943
Psychosomatische Krankheiten	943
Psychosen	946
Schwachsinn	950
Streß	952

54. Kapitel

Sexualorgane, Sexualverhalten und Fortpflanzung 956

Die männlichen Geschlechtsorgane	956
Glied	956
Beschneidung	956
Geschwulstkrankheiten des männlichen Glieds	959
Hodensack und Hoden	960
Hodenverletzungen	960
Hodengeschwülste	961
Hodenhochstand	961
Wasserbruch	963
Stieldrehung des Hodens	965
Nebenhodenentzündung	965
Krampfaderbruch	967
Vorsteherdrüse	968
Gutartige Vergrößerung der Vorsteherdrüse	970
Krebs der Vorsteherdrüse	975
Die weiblichen Geschlechtsorgane	979

Die äußeren Geschlechtsteile	979
Menstruation	992
Gebärmutterhals	999
Gebärmutter	1007
Fehlgeburt	1022
Eileiter	1029
Eierstöcke	1036
Wechseljahre	1044
Geschlechtsentwicklung und Geschlechtsbestimmung	1048
Sexualverhalten	1050
Fruchtbarkeit und Unfruchtbarkeit	1058
Die Sterilität der Frau	1059
Die Sterilität des Mannes	1067
Potenz und Impotenz	1069
Geburtenregelung	1072
Biologische Methode nach Knaus-Ogino	1075
Coitus interruptus	1077
Kondom	1078
Scheidenspülung	1080
Scheidendiaphragmen und spermizide Substanzen als Gelee, Schaum oder Creme	1080
Intrauterinschlingen und -spiralen	1081
Hormonale Empfängnisverhütung mit Ovulationshemmern	1083
Empfängnisverhütung durch operative Maßnahmen	1086

55. Kapitel

Strahlendiagnostik und Strahlenbehandlung 1088
Strahlendiagnostik 1088
Strahlenbehandlung 1099

56. Kapitel

Tuberkulose 1104
  Tuberkulosebehandlung 1111

57. Kapitel

Ultraschalldiagnostik 1116

58. Kapitel

Verdauungstrakt 1119
Speiseröhre 1119

Angeborene Mißbildungen	1121
Speiseröhrenentzündung	1122
Speiseröhrenverletzungen	1123
Speiseröhrendivertikel	1124
Achalasie	1125
Ösophagusvarizen	1127
Speiseröhrengeschwülste	1127
Magen und Zwölffingerdarm	1130
Magenverstimmung	1132
Magensäure	1134
Akute Gastritis und Gastroenteritis	1136
Chronische Gastritis	1137
Ulcus pepticum	1138
Pylorusstenose, Pylorospasmus	1145
Zwerchfellgleithernie	1147
Magenkrebs	1147
Dünn- und Dickdarm	1150
Chronische Verstopfung	1151
Durchfall	1155
Gastroenteritis	1157
Regionäre Enteritis	1158
Meckel-Divertikel	1159
Invagination	1161
Volvulus	1163
Divertikulitis und Divertikulose	1165
Reizkolon	1167
Kolitis	1169
Colitis ulcerosa	1169
Bakteriell oder parasitär bedingte Kolitis	1171
Darmverschluß	1172
Hirschsprung-Krankheit	1173
Geschwülste des Dünn- und Dickdarms	1175
Mastdarm und After	1181
Hämorrhoiden	1181
Mastdarm- und Afterpolypen	1185
Analfissur	1187
Abszesse und bakterielle Infektionen in der Umgebung des Afters	1189
Analfistel	1189
Afterjucken	1190
Mastdarmvorfall	1191
Krebs des Mastdarms und Afters	1192

59. Kapitel
Vitamine 1195

60. Kapitel
Zuckerkrankheit 1201

Sachverzeichnis 1208

1

Allgemeine Hinweise

Arztbesuch

Ist es sinnvoll, wenn man sich gleich an einen Facharzt, statt an den praktischen Arzt oder Hausarzt wendet? Nein. Oft verbergen sich hinter den Beschwerden ganz andere Ursachen, als der Laie vermutet. Nur der Arzt kann beurteilen, in welcher Richtung die Untersuchung geführt werden soll. Wenn es notwendig ist, wird der Hausarzt den Patienten an einen Facharzt überweisen, aber viele Befunde kann er auch selbst erheben. Meistens laufen die einzelnen Fachbefunde beim Hausarzt zusammen, der sich dann ein Gesamtbild vom Zustand des Patienten machen und eine entsprechende Behandlung einleiten kann.

Welche Rolle kann der Hausarzt in der heutigen Zeit der Spezialisierung noch spielen? Es ist heute wie früher ein Idealfall, wenn ein Arzt seinen Patienten und womöglich auch dessen Familie schon lange kennt. Für die Beurteilung von Krankheitszuständen ist das Wissen um die Reaktionslage des Patienten, seine äußeren Lebensumstände usw. oft viel entscheidender, als der Laie glaubt, der dazu neigt, Zahlenwerten auf Befundformularen ein zu großes Gewicht beizumessen. Das gilt für körperliche wie auch besonders für seelisch bedingte Krankheiten. Die Krankenbehandlung liegt nach wie vor überwiegend in der Hand des praktischen Arztes. Gerade durch die immer weitergehende Spezialisierung gewinnt die zentrale Stellung des Allgemeinmediziners immer mehr an Bedeutung.

Muß man sofort zum Arzt gehen, wenn man Beschwerden hat? Wenn man im Zweifel ist, kann man den Arzt anrufen. Er wird sich die Beschwerden beschreiben lassen und entscheiden, ob der Patient zur Untersuchung kommen soll.

Wann soll man den Arzt ins Haus rufen? Im allgemeinen wird man den Arzt um seinen Besuch bitten müssen, wenn man Fieber hat, gehunfähig oder bettlägrig ist, wenn bei heftigen Schmerzen oder aus anderen Gründen Ohnmachtsanwandlungen oder sogar Bewußtlosigkeit eintreten, wenn bei einer Hochschwangeren plötzlich Blut oder Fruchtwasser abgeht und dergleichen mehr. Bedrohliche Zustände vermag auch der Laie leicht zu erkennen, und meist ergibt sich schon aus der Situation die Notwendigkeit eines Hausbesuchs. In Zweifelsfällen läßt sich diese Frage mit einem Anruf beim Arzt klären.

Darf man eine Selbstbehandlung versuchen? Gegen eine Selbstbehandlung sind ernste Bedenken einzuwenden. Man sollte sich unbedingt zumindest telephonisch mit dem Arzt beraten, der einem sagen wird, wie man sich verhalten soll.

Verstößt es gegen den Anstand, wenn man den Arzt oder seine Sprechstundenhilfe nach der Höhe des Honorars oder der Behandlungskosten fragt? Keineswegs. Man kann diese Fragen ruhig offen besprechen. Besonders bei langwierigeren oder kostspieligen Behandlungsverfahren oder Kuren ist es zweckmäßig, wenn man sich vorher über die Kostenfrage informiert.

Kann man seinem Arzt unbedenklich intime persönliche Dinge anvertrauen? Ja. Ohne ausdrückliche Erlaubnis des Patienten wird der Arzt niemandem, auch nicht den nächsten Angehörigen, Mitteilungen über die Dinge machen, die er im Rahmen seiner Berufsausübung erfährt. Die ärztliche Schweigepflicht ist gesetzlich verankert, auch das ärztliche Hilfspersonal ist zum Schweigen verpflichtet. Der Inhalt der Krankengeschichte ist ebenfalls streng vertraulich.

Warum legt der Arzt eine Krankengeschichte an? In der Krankengeschichte werden alle durchgemachten Krankheiten, Untersuchungsergebnisse und Behandlungsverfahren aufgezeichnet. Eine über Jahre sorgfältig geführte Krankengeschichte ist ein wichtiges Dokument; sie liefert ein Bild vom Gesundheitszustand des Patienten und kann entscheidende Hinweise auf bestimmte krankhafte Entwicklungen, die sich im Lauf der Jahre anbahnen, geben. Die genaue Kenntnis der Vorgeschichte bildet oft den Schlüssel zur Diagnose.

Muß man dem Arzt immer die Wahrheit sagen? Es liegt im eigenen Interesse des Patienten, wenn er dem Arzt gegenüber offen ist und auch Dinge, die ihm vielleicht peinlich sind, berichtet. Der Patient soll immer bedenken, daß der Arzt schon so viel gesehen hat, daß er allen körperlichen und seelischen Nöten Verständnis entgegenbringt. Leider kommt es immer wieder vor, daß ein Mastdarm-, Unterleibs- oder Brustkrebs ein fortgeschrittenes Stadium erreicht, in dem die Behandlungsaussichten nicht mehr so günstig sind, nur weil Frühsymptome aus falscher Scham oder aus Angst vor unangenehmen Untersuchungen verschwiegen wurden. Ähnliches gilt für die Geschlechtskrankheiten.

Wem gehört die Krankengeschichte? Sie ist Eigentum des Arztes bzw. des Krankenhauses. Auf Wunsch des Patienten kann der Arzt ihren Inhalt anderen Ärzten übermitteln, das Original wird er aber im allgemeinen behalten.

Wem gehören die Röntgenbilder, die der Arzt macht? Dem Arzt. In der Regel übermittelt der Röntgenfacharzt seinen Befund dem behandelnden Arzt des Patienten, behält aber die Bilder.
Auf Ersuchen kann er sie natürlich einem Nachuntersucher oder dem Krankenhaus, in dem der Patient vielleicht behandelt wird, zu Vergleichszwecken zur Verfügung stellen.

Krankenhausaufenthalt

Wann muß man ins Krankenhaus? Der Arzt wird seinen Patienten in erster Linie dann in ein Krankenhaus einweisen, wenn besondere diagnostische Verfahren zur Klärung der Krankheit notwendig sind, oder wenn die Behandlung entweder spezielle Einrichtungen oder eine ständige Überwachung verlangt. Heute drängen allerdings auch viele Patienten, die vom ärztlichen Standpunkt aus zu Hause behandelt werden könnten, auf eine Krankenhausaufnahme, weil sie daheim nicht die nötige Pflege und Betreuung finden. Leider führt das zu einer Überlastung der Krankenanstalten und zu dem Bettenmangel, der in der Presse so oft beklagt wird.

Was soll der Patient ins Krankenhaus mitnehmen?
a) Den Einweisungsschein des Arztes;
b) Unterlagen seiner Krankenversicherung oder Zusatzversicherung, wenn vorhanden;
c) Hausschuhe; in der höheren Gebührenklasse ist es üblich, daß der Patient Schlafanzug und Bade- oder Morgenmantel mitbringt, in der allgemeinen Gebührenklasse bekommen die Patienten Anstaltskleidung;
d) Toilettengegenstände;
e) Uhr;
f) Schreibzeug;
g) gegebenenfalls Lesestoff;
h) nach Möglichkeit keine großen Bargeldbeträge und keinen wertvollen Schmuck.

Kommt es öfter vor, daß ein Patient unnötigerweise zu lange im Krankenhaus zurückgehalten wird? Kaum. Sobald die Entlassung ärztlicherseits vertretbar ist, kann der Patient nach Hause gehen. Wenn einem Patienten empfohlen wird, noch im Krankenhaus zu bleiben, so hat das immer triftige medizinische Gründe; vielleicht erhebt sich der Verdacht auf die Entwicklung einer Komplikation oder es besteht die Gefahr eines Wiederaufflackerns der Krankheit, wenn die Behandlung zu früh abgebrochen wird.

Kann der Patient nach Hause gehen, obwohl ihm die Ärzte davon abraten? Ja, er kann die Anstalt gegen Revers verlassen, das heißt, er muß unterschreiben, daß er auf eigenen Wunsch und gegen den Rat der Ärzte nach Hause geht. Für ungünstige gesundheitliche Folgen ist der Patient dann selbst verantwortlich.

Wie soll man sich als Besucher im Krankenhaus verhalten? Man muß unbedingt die vorgeschriebenen Besuchszeiten einhalten. Wenn das aus triftigen Gründen unmöglich ist, kann vielleicht der behandelnde Arzt eine Lösung treffen. Wenn der Patient nicht allein im Krankenzimmer liegt, muß man auf die anderen Kranken Rücksicht nehmen. Ein Patient, der akut krank oder frisch operiert ist, wird wahrscheinlich über wohlgemeinte Besuche von entfernteren Bekannten nicht übermäßig erfreut sein; für einen chronisch Kranken, der schon lange im Krankenhaus liegt, können jedoch Besuche eine willkommene Abwechslung bedeuten. Der Arzt oder die Schwester können Auskunft geben, ob Besuche erwünscht sind, wie lange man sie ausdehnen darf und was man dem Patienten mitbringen kann. Wenn zur Behandlung des Patienten eine spezielle Diät gehört, hat es keinen Sinn, ihm Eßwaren zu bringen.

Warum wird in den meisten Krankenanstalten keine Überschreitung der Besuchszeit geduldet? Das hat mehrere Gründe. Kranke brauchen viel Ruhe und werden durch lange Besuche nur ermüdet. Wenn der Patient nicht allein im Zimmer liegt, werden auch seine Bettnachbarn durch zu ausgedehnte Besuche gestört. Der Betrieb im Krankenhaus läßt sich nur abwickeln, wenn alle Pflege- und Betreuungsmaßnahmen zu den festgesetzten Zeiten vorgenommen werden können. Die Regelung der Besuchszeiten ist daher keineswegs eine Schikane, sondern liegt im Interesse der Kranken.

Darf man Kinder ins Krankenhaus mitnehmen? Kleinkinder sollte man lieber nicht mitnehmen. Besuche von Kindern sind im Interesse des Kranken und des Kindes kurz zu halten. Auf manchen Abteilungen haben Kinder wegen der Gefahr einer Einschleppung von Infektionskrankheiten überhaupt keinen Zutritt.

Kann man Angehörige auf geschlossenen psychiatrischen Abteilungen besuchen? Ja, im Besuchsraum der Abteilung, wenn es der Zustand des Patienten erlaubt.

Darf man Angehörige auf Infektionsabteilungen besuchen? Es liegt in der Natur der Sache, daß man Isolierabteilungen nicht betreten darf; vielfach besteht aber die Möglichkeit, den Kranken durch eine Glaswand zu sehen.

Wie soll man sich mit Besuchen verhalten, wenn man sein Kind ins Krankenhaus geben mußte? Das muß man im Einzelfall mit dem Arzt besprechen. Für Kleinkinder bringen Besuche der Eltern, besonders in den ersten Tagen der Umstellung, manchmal nur erneuten Kummer mit sich. Der behandelnde Arzt und die Schwester werden die Eltern beraten, ob, wann und wie lange sie ihr Kind besuchen sollen.
Die meisten Kinder finden sich mit ihrer Krankheit und dem Krankenhausleben erstaunlich rasch und gut ab. Mit Sachlichkeit und Optimismus können ihnen die Eltern mehr helfen als mit zu deutlich gezeigtem Mitleid und Bedauern.

Was soll man seinem Kind ins Krankenhaus mitgeben oder mitbringen? Kleinkinder finden oft Trost bei ihrem Lieblingsspielzeug, etwa einer Puppe oder einem Stofftier. Größere Kinder lesen meist gerne. Bei längeren Krankenhausaufenthalten kann man den Kindern auch mit Zeichen- oder Bastelmaterial einen Zeitvertreib verschaffen. Bei teureren Stücken sollte man daran denken, daß sie von Isolierabteilungen vielleicht nicht mehr mit nach Hause genommen werden können.

Regelmäßige Gesundheitskontrolluntersuchungen

Wie oft soll man sich einer Kontrolluntersuchung unterziehen? Menschen unter 45 Jahren sollten ihren Gesundheitszustand einmal im Jahr kontrollieren lassen, bei älteren Menschen ist zweimal jährlich eine Kontrolluntersuchung empfehlenswert.

Haben regelmäßige Gesundheitskontrollen einen Sinn, wenn man sich ganz gesund fühlt? Ja, auch dann sind sie sehr wichtig, denn viele ernste Leiden können lange bestehen, ohne sich bemerkbar zu machen. Außerdem bieten diese Untersuchungen Gelegenheit zur Erkennung von Frühsymptomen, so daß eine Behandlung eingeleitet werden kann, solange die Krankheit noch verhältnismäßig leicht beeinflußbar ist.

Welche Einzeluntersuchungen gehören zu einer solchen Gesundheitskontrolle? Nach einer gründlichen Allgemeinuntersuchung sieht der Arzt, in welcher Richtung noch Fachbefunde erhoben werden müssen. Das kann von Fall zu Fall sehr verschieden sein.

Soll man sich regelmäßig einer Krebsvorsichtsuntersuchung unterziehen? Ja. Beim Krebs ist die Früherkennung der einzige Weg zur Heilung.

Ersetzt eine Krebsvorsichtsuntersuchung eine gründliche allgemeine Gesundheitskontrolle? Nein. Eine negative Krebsuntersuchung sollte einen nicht zu der falschen Überzeugung verleiten, daß andere Untersuchungen unnötig sind. Außer Krebs gibt es viele andere ernste Krankheiten, die wesentlich häufiger vorkommen und ebenfalls rechtzeitig erkannt und behandelt werden müssen.

Ist eine Ganzkörper-Computertomographie als Gesundenuntersuchung empfehlenswert? Nein. Diese kostspielige Untersuchung ist Fällen vorbehalten, in denen sie gezielt eingesetzt werden kann, wenn aufgrund von Symptomen Verdacht auf eine Erkrankung besteht.

Wohin soll man zu Gesundheitskontrolluntersuchungen und Krebsvorsichtsuntersuchungen gehen? Es gibt verschiedene öffentliche Stellen, die derartige vorbeugende Untersuchungen vornehmen. Davon abgesehen ist der Hausarzt am besten in der Lage, diese Untersuchungen selbst in die Hand zu nehmen oder in die Wege zu leiten.

Behandlung

Was bedeutet der Ausdruck „konservative Behandlung"? „Konservativ" bedeutet in der Medizin „organerhaltend"; ganz allgemein bezeichnet man alle nichtoperativen Behandlungsverfahren als konservativ.

Ist eine konservative oder eine chirurgische Behandlung besser? Das hängt ganz von den Umständen ab. Im allgemeinen wird man überall dort, wo es überhaupt möglich ist, zunächst den konservativen Weg einschlagen. Es gibt natürlich eine Reihe von Fällen, in denen nur eine Operation Hilfe bringen kann.

Was heißt Therapie? Genau dasselbe wie Behandlung.

Was versteht man unter „symptomatischer Behandlung"? Man meint damit eine Behandlung, die sich auf die Beseitigung von Krankheitserscheinungen richtet, ohne deren Ursache ausschalten zu können. Wenn man zum Beispiel bei einer hochfieberhaften eitrigen Angina fiebersenkende Mittel gibt, so wäre das eine symptomatische Behandlung; gibt man aber Antibiotika, die die Krankheitserreger vernichten, so behandelt man die Angina ursächlich.

Ist eine symptomatische oder eine ursächliche Behandlung besser? Ganz gewiß wird man immer der ursächlichen Behandlung den Vorzug geben, wenn sie im Bereich der Möglichkeit liegt. Leider stehen auch der modernen Medizin nicht gegen alle Krankheiten geeignete Mittel zur Verfügung; in solchen Fällen trachtet man, mit symptomatischen Maßnahmen die Beschwerden des Patienten zu erleichtern und den Heilungsprozeß zu fördern.

Was versteht man unter „ambulanter Behandlung"? Wenn der Patient zur Behandlung kommt und dann wieder nach Hause geht, spricht man von ambulanter Behandlung.

Was versteht man unter „stationärer Behandlung"? Das bedeutet, daß der Patient im Krankenhaus liegt.

Was bedeuten die Ausdrücke „allgemeine Behandlung" und „Lokalbehandlung"? Die Allgemeinbehandlung umfaßt Maßnahmen, die den gesamten Organismus des Kranken beeinflussen, während die Lokalbehandlung nur örtlich auf den Krankheitsherd einwirkt. Bei manchen Krankheiten wendet man beide Behandlungsformen zugleich an, das heißt, der Patient bekommt beispielsweise innerlich Medikamente und äußerlich vielleicht Umschläge, Salbenverbände oder ähnliches.

2

Alkoholismus

siehe auch Kapitel 32, Leber; Kapitel 34, Medikamente und Suchtgifte

Was ist Alkoholismus? Alkoholismus ist ein chronisches Leiden, das mit anhaltendem schwerem Alkoholmißbrauch verbunden ist. Es äußert sich in der Unfähigkeit zu kontrolliertem Trinken und in den Folgeerscheinungen der wiederholten Trunkenheit. Der Alkoholismus hat in der Regel eine Störung des Familien- und Berufslebens zur Folge. Schließlich führt er zu körperlichen und geistigen Gesundheitsschäden.

Gibt es verschiedene Stadien der Trunksucht? Ja. Anfangs kommt es vielleicht nur gelegentlich zur Trunkenheit mit kurzdauernder Beeinträchtigung der Handlungsfähigkeit. Diese Episoden wiederholen sich immer häufiger, bis sich die Person regelmäßig schwer betrinkt. Schließlich verliert sie die Kontrolle über ihren Alkoholkonsum und weist deutliche Störungen im emotionalen, psychischen, sozialen und körperlichen Bereich auf.

Wodurch unterscheidet sich ein echter Alkoholiker von einem Menschen, der viel trinkt, ohne süchtig zu sein? Ein echter Alkoholiker verliert die Kontrolle über seinen Alkoholkonsum und weist Zeichen eines körperlichen und seelischen Verfalls auf. Der Mensch, der in Geselligkeit viel trinkt, ist noch nicht soweit, sondern hält sich beim Trinken entsprechend unter Kontrolle.

Gibt es eine erbliche Neigung zum Alkoholismus? Sehr viele Untersucher sind heute der Ansicht, daß die *Neigung* von erblichen Faktoren beeinflußt wird. Neuere Untersuchungen an eineiigen Zwillingen weisen darauf hin. Eine interessante Beobachtung über die Vererbungsweise ist die Tatsache, daß Alkoholikerinnen häufig Töchter von depressiven Vätern sind.

Was ist eine alkoholbedingte Amnesie? Eine Gedächtnislücke für einen bestimmten Zeitraum bei einem Betrunkenen. Er kann in diesem Zustand komplizierte Handlungen ausführen oder Tätigkeiten verrichten, ohne sich daran erinnern zu können, wenn er aufwacht, nachdem die Episode vorüber ist.

Was gehört zu den Ursachen des Alkoholismus? Die genaue Ursache kennt man nicht, wohl aber begünstigende Faktoren. Dazu gehören:

a) Alkoholismus in der Familie;
b) Angstzustände, die dazu führen, daß der Betroffene seine Angst durch Trinken zu vermindern sucht;
c) ein Depressionszustand, der jemanden dazu bringt, Trost im Alkoholgenuß zu suchen;
d) soziale Zwänge in einer Familie, in der es einfach dazugehört, daß viel getrunken wird;
e) eine Kombination der genannten Faktoren kann zum Alkoholismus führen, besonders bei Menschen mit entsprechender Veranlagung.

Kann Alkoholismus verhütet werden? Ja, wenn sich die Bemühungen auf die Behandlung von Kindern aus Alkoholikerfamilien in ihren bildungsfähigen Jahren richten. Außerdem sollten Menschen, in deren Familie Alkoholismus vorkommt, unbedingt dazu angehalten werden, überhaupt nie zu trinken.

Läßt sich durch eine Untersuchung feststellen, ob jemand die Anlage zum Alkoholiker hat? Nein. Seinerzeit glaubte man, daß Menschen mit chronisch niedrigem Blutdruck oder einer Leistungsschwäche bestimmter Drüsen eher zum Alkoholismus neigen. Das hat sich nicht bewahrheitet.

Sind die Ergebnisse der Alkoholbestimmung aus der Atemluft oder dem Blut zuverlässig? Ja. Man kann mit jeder der beiden Proben feststellen, ob jemand unter Alkoholeinfluß steht.

Welche Organe werden durch Alkoholismus am meisten geschädigt?
a) Das Nervensystem. Die Trunksucht kann zu einer bleibenden Schädigung von Hirnzellen sowie auch von Arm- und Beinnerven führen.
b) In Speiseröhre, Magen und Zwölffingerdarm kann sich als Folge von chronischem Alkoholismus eine schwere chronische Entzündung oder Geschwürsbildung entwickeln.
c) Eine Leberzirrhose mit Untergang von Leberzellen ist eine geläufige Komplikation des chronischen Alkoholmißbrauchs.
d) Das Herz. Es kann zu einer erheblichen Schwächung der Herzmuskulatur kommen, und der arteriosklerotische Prozeß wird unter Umständen beschleunigt.

Wird durch chronischen Alkoholismus oft die Lebensdauer verkürzt? Ja, bestimmt. Erstens sind tödliche Unfälle bei Alkoholikern viel häufiger, und zweitens führen Schädigungen des Gehirns, des Nervensystems, der Leber, des Herzens und des Verdauungstrakts oft zum vorzeitigen Tod.

Welche Schäden des Nervensystems werden vom Alkoholismus am häufigsten verursacht?
a) Verlust der Geisteskräfte und der Intelligenz, wenn der Alkoholismus schon sehr lange besteht;
b) akute Episoden von vernunftwidrigem Verhalten mit Verlust des Wirklichkeitsbezugs, etwa beim Delirium tremens (Alkoholdelir) oder bei der Korsakow-Psychose;
c) dauernde Gleichgewichtsstörung infolge einer Nervenschädigung;
d) Schmerzen und Gefühllosigkeit in den Armen und Beinen.

Welche Symptome treten bei einem Delirium tremens auf? Das Delirium tremens oder Alkoholdelir ist ein akut psychotischer Zustand, der bei chronischem Alkoholmißbrauch auftreten kann. Manchmal wird es durch plötzlichen Alkoholentzug ausgelöst. Es ist durch starken Bewegungsdrang, optische Halluzinationen (der Kranke „sieht" häufig kleine Tiere herumlaufen), Zittern, starkes Schwitzen und Erschöpfung gekennzeichnet. Mitunter tritt hohes Fieber auf, und es kann zu einer Stoffwechselentgleisung und zum Tod kommen, wenn nicht sofort eine Behandlung einsetzt.

Kann bei einer Schwangeren durch chronischen Alkoholmißbrauch das ungeborene Kind geschädigt werden? Ja. Man hat beobachtet, daß Kinder von Alkoholikerinnen bei der Geburt oft kleiner als normal und untergewichtig sind. Sie lernen später sprechen als normale Kinder und haben oft einen niedrigen Intelligenzquotienten (IQ). Wenn sie größer werden, haben sie außerdem unter Umständen Schwierigkeiten im Umgang mit anderen Kindern.

Was ist das „fetale Alkoholsyndrom"? Dazu gehören die eben genannten Störungen, die bei Kindern von Alkoholikerinnen auftreten.

In welcher Schwangerschaftsperiode ist es am gefährlichsten, wenn die werdende Mutter trinkt? Während der ersten drei Monate, in denen die Entwicklung des Kindes so rasch voranschreitet.

Kann bei einer Alkoholikerin eine Schädigung des Kindes in einer späteren Schwangerschaft vermieden werden, wenn sie das Trinken vor und während der Schwangerschaft einstellt? Ja.

Sind Betrunkene gemeingefährlich? Ja. Die Statistik zeigt, daß 60 % der tödlichen Autounfälle, Selbstmorde und Morde unter Alkoholeinfluß erfolgen.

Findet sich Alkoholismus nur in einem bestimmten Lebensalter? Nein. Es können Kinder, Jugendliche, Erwachsene in jüngeren und mittleren Jahren und Greise betroffen sein.

Ist Alkoholismus bei Männern häufiger? Früher war es so, aber heute ist er bei beiden Geschlechtern nahezu gleich häufig. Allerdings verheimlichen Frauen ihre Trunksucht öfter.

Welche Wege werden heute zur Behandlung des Alkoholismus eingeschlagen? Sie bestehen aus medikamentösen, psychiatrischen, sozialen und Selbsthilfemaßnahmen. Am wirksamsten ist eine Behandlung, die eine Gruppentherapie, die Verabreichung eines bestimmten Medikaments – des sogenannten Antabus – und die Beteiligung an einer Selbsthilfeorganisation, etwa der Vereinigung der Anonymen Alkoholiker, umfaßt.

Was ist Antabus? Antabus ist der Name des Präparats Disulfiram. Wenn man dieses Medikament einnimmt und dann Alkohol trinkt, bildet sich eine toxische Substanz, die starke Übelkeit erzeugt. Jemand, der Antabus einnimmt und weiß, daß ihm furchtbar schlecht wird, wenn er Alkohol trinkt, läßt das Trinken oft lieber sein.

Sollen Alkoholiker regelmäßig Tranquillantien nehmen? Nein. Durch dauernde Einnahme von Tranquillantien würde nur eine Abhängigkeit durch eine andere ersetzt. In bestimmten akuten Phasen des Alkoholismus, etwa beim Delirium tremens oder bei Alkoholikern, die gewalttätig werden, können Tranquillantien jedoch eine günstige Wirkung haben.

Wann ist eine intensive psychiatrische Behandlung bei Alkoholismus angezeigt? Eine Psychotherapie ist bei Alkoholikern angezeigt, die auch emotionale oder psychische Störungen aufweisen. Gute Ergebnisse werden erzielt, wenn sich die Behandlung darauf richtet, die zugrundeliegende Depression zu beherrschen, die vielleicht ein wichtiger Faktor für die Entwicklung des Alkoholismus gewesen ist.

Stimmt es, daß Alkoholiker zu einem kontrollierten Trinken zurückfinden können? Einige Untersuchungen weisen zwar darauf hin, daß reduziertes Trinken als Heilmittel bei Alkoholikern eine Möglichkeit wäre, doch wird das allgemein als die Ausnahme und nicht als die Regel betrachtet. Alkoholismus gilt als fortschreitender Prozeß von lebenslanger Dauer, der nur durch Alkoholenthaltung beherrscht werden kann. Soviel wir heute wissen, stimmt der Spruch „Einmal Trinker – immer Trinker" offenbar.

Wie wird ein Delirium tremens behandelt? Die Behandlung erfolgt am besten im Krankenhaus, wo beruhigende Mittel in Form von Tranquillantien, intravenös zugeführte Medikamente und Vitamine verabreicht werden können. Gewöhnlich geht die Erkrankung in drei bis fünf Tagen vorüber.

Worin besteht ein umfassendes Behandlungsprogramm für Alkoholiker? Dazu gehören medizinische Maßnahmen, eine Psychotherapie, falls angezeigt, und Bestrebungen zur Wiedereingliederung ins Berufsleben auf Dauer. Diese Zielsetzungen lassen sich am besten in Zentren verwirklichen, in denen alle Hilfseinrichtungen zur Verfügung stehen. Im einzelnen umfaßt das Programm folgende Punkte:
a) befristeter Aufenthalt in einer Trinkerheilanstalt mit Entwöhnungskur;
b) nach der Entlassung weiterhin ärztliche Kontrolle und Betreuung durch Sozialhelfer;
c) ständige Einnahme von Antabus;
d) in manchen Fällen erfolgt eine Dauerbehandlung mit Lithiumkarbonat;
e) Mitgliedschaft in einer Abstinenzgemeinschaft, etwa der Vereinigung Anonymer Alkoholiker, und volle Beteiligung an deren Aktivitäten;
f) häufige Teilnahme an gruppentherapeutischen Sitzungen;
g) Psychotherapie, falls indiziert.

Kann ein echter chronischer Alkoholismus jemals geheilt werden? Ja. Entgegen der üblichen Auffassung wird oft ein Erfolg erzielt, besonders, wenn man sich an das oben umrissene Programm hält.

3

Allergie

siehe auch Kapitel 6, Augen; Kapitel 20, Hals, Nase und Ohren; Kapitel 22, Haut; Kapitel 33, Lunge und Atemwege; Kapitel 34, Medikamente und Suchtgifte

Was ist Allergie? Allergie ist ein Zustand abnormer Empfindlichkeit gegen eine oder mehrere Substanzen, die bei normal reagierenden Menschen gewöhnlich keine Reizwirkung zeigen.

Wodurch kann eine Allergie hervorgerufen werden? Fast alles was wir berühren, schlucken oder einatmen, kann eine allergische Reaktion auslösen. Substanzen, die Allergien erzeugen, werden Allergene genannt. Es gibt buchstäblich Hunderte von Allergenen.

Welche Stoffe wirken am häufigsten als Allergene? Pollen von Bäumen, Gräsern und Getreide, Schimmelpilzsporen, Hausstaub, Tierhaare, bestimmte Nahrungsmittel, Medikamente, Farbstoffe, Kosmetika, Chemikalien usw.

Wie entstehen allergische Krankheiten? Wenn die eben genannten Substanzen in den Körper gelangen, zum Beispiel auf dem Atem- oder dem Nahrungsweg, so wirken sie bei bestimmten Leuten als „Antigene". Antigene sind Substanzen, die den Organismus zur Antikörperbildung veranlassen. Antigene, die zu allergischen Krankheiten führen, nennt man auch Allergene. Jedes spezielle Antigen oder Allergen hat seinen spezifischen Antikörper; der Antikörper paßt in seiner Struktur genau zum Antigen und kann mit diesem reagieren und einen Komplex bilden. Durch wiederholte Antigen- (oder Allergen-)zufuhr wird die Bildung von Antikörpern gefördert; dieser Vorgang, der Monate oder Jahre dauern kann, wird als Sensibilisierung bezeichnet, das heißt, der Organismus wird gegen das Allergen „empfindlich gemacht". Während dieser Zeit treten noch keine Krankheitserscheinungen auf. Erst wenn eine genügende Menge Antikörper vorhanden ist, kommt es bei einer neuerlichen Allergenzufuhr – zum Beispiel durch Einatmung von Pollen – zur Antigen-Antikörper-Reaktion; der dabei gebildete Antigen-Antikörper-Komplex wirkt als Reiz auf die Gewebe des Körpers und löst die allergische Krankheit aus.

Wie äußern sich allergische Reaktionen? Am häufigsten sind Niesanfälle, Verstopfung der Nase, keuchendes und erschwertes Atmen, Hautjucken, Schwellungen und Nesselausschläge. Ferner ist bekannt, daß allergische Reaktionen mit Erbrechen, Durchfall, Bauchkrämpfen, Kopfschmerzen, schweren Hautausschlägen und anderen Symptomen in Erscheinung treten können.

Können allergische Reaktionen gefährlich sein? Ja. Ein unbehandeltes Heufieber kann zum Ausgangspunkt eines Asthma oder einer Nebenhöhlenentzündung werden.
Wenn das Asthma nicht beherrscht wird, kann es zur dauernden Arbeitsunfähigkeit führen und den Weg für andere schwerwiegende krankhafte Veränderungen der Atmungsorgane bereiten.

Ist die Frühdiagnose bei allergischen Krankheiten von Bedeutung? Ja. Wenn man bestimmte allergische Krankheiten im Frühstadium erkennt und behandelt, kann man die Entwicklung ernsterer Komplikationen, etwa eines Asthma oder bleibender Lungenschäden, verhindern. Das ist besonders bei Kindern wichtig, die stark in der Entwicklung zurückbleiben können, wenn ihre allergischen Krankheiten nicht in früher Kindheit unter Kontrolle gebracht werden.

Was gehört zu den häufigsten allergischen Krankheiten?
a) Heufieber oder Heuschnupfen;
b) nichtsaisongebundene allergische Rhinitis oder Rhinitis vasomotorica;
c) Bronchialasthma;
d) Ekzem, Neurodermitis;
e) Nesselausschlag oder Urtikaria und Quincke-Ödem;
f) Kontaktdermatitis, z. B. die Gräserhautentzündung;
g) Migräne.

Sind Allergien heilbar? Sehr oft kann der Patient für immer geheilt werden, wenn die Ursache der Allergie beseitigt wird – zum Beispiel durch die Entfernung eines Hundes oder einer Katze aus der Hausgemeinschaft. In anderen Fällen kann eine Behandlung mit desensibilisierenden Injektionen zum Abbau der Überempfindlichkeit den Patienten vollständig von seiner Krankheit befreien.

Müssen Allergiker unbegrenzt lange behandelt werden? Nicht immer. Manchmal kann eine solche Abschwächung der Überempfindlichkeit erreicht werden, daß eine weitere Behandlung überflüssig ist. Bei vielen Patienten muß man aber die Behandlung fortsetzen, solange das Allergen Krankheitserscheinungen auslöst.

Kann man allergischen Reaktionen vorbeugen? Auf allgemeine Weise ja. Wenn man weiß, daß man allergisch ist, kann man den Substanzen ausweichen, die allergische Reaktionen auslösen. Man sollte also gegebenenfalls Autofahrten auf das Land während der Pollensaison unterlassen, dem Hausstaub so weit wie möglich aus dem Weg gehen, tunlichst keine Dämpfe von frischen Farbanstrichen einatmen und versuchen, Übermüdung und starke seelische Belastungen zu meiden.

Wodurch werden allergische Krankheiten bei Säuglingen und Kleinkindern meistens verursacht? Durch Nahrungsbestandteile und durch Substanzen, die für ihre Körperpflege verwendet werden.

Kann man bei Kindern, die eine besondere allergische Reaktionsbereitschaft geerbt haben, allergischen Krankheiten vorbeugen? Ja. Man soll abgekochte und kondensierte Milch verwenden, da sie nicht so leicht allergische Reaktionen auslöst wie rohe Milch. Bei Zulagen zur Säuglingsnahrung darf immer nur jeweils eine neue Substanz zugesetzt werden, damit die Mutter feststellen kann, welche Substanz eine allergische Reaktion hervorruft. Feste Kost wie Eier und Fisch sollte das Kind erst wenn es älter ist bekommen. Schlaf- und Spielzimmer müssen so staubfrei wie möglich sein. Tiere, wie Hunde, Katzen und Vögel, sogar Spieltiere aus Tierfellen sind diesen Kindern fernzuhalten. Es ist sehr wichtig, den behandelnden Kinderarzt vom Vorkommen allergischer Krankheiten in der Familie des Säuglings in Kenntnis zu setzen.

Sind allergische Krankheiten vererbbar? Die meisten Allergieforscher sind der Ansicht, daß eher die Bereitschaft zur Erkrankung als die Krankheit selbst vererbbar ist. Das bedeutet, daß ein Kind, dessen Vater oder Mutter Allergiker ist, mit größter Wahrscheinlichkeit selbst eine allergische Krankheit bekommt als eines, das nicht von Allergikern abstammt.

Bekommen Kinder meist die gleichen allergischen Krankheiten wie ihre Eltern? Nicht unbedingt. Ein Kind eines Heufieberpatienten kann ein Asthma, Ekzem oder eine andere allergische Krankheit bekommen.

Bekommen Kinder leichter allergische Krankheiten, wenn beide Eltern Allergiker sind, als wenn nur ein Elternteil Allergiker ist? Ja; allergische Krankheiten entwickeln sich bei ihnen früher und in schwererer Form.

Wie häufig sind Allergien bei Kindern zu erwarten, wenn beide Eltern Allergiker sind? 50% dieser Kinder werden Allergiker. Wenn nur ein Elternteil Allergiker ist, sind es etwa 25%.

Können Allergien zurückgehen und von selbst verschwinden? Ja, aber nur selten.

Kann es bei Allergien gegen bestimmte Substanzen nach der Heilung oder nach einem Stillstand Rückfälle geben? Ja, gelegentlich. Häufiger kommt es aber vor, daß sich bei dem Patienten eine Überempfindlichkeit gegen eine neue Substanz bildet.

Können allergische Krankheiten zum Tode führen? Nur in seltenen Fällen. In Einzelfällen kann eine außergewöhnliche Überempfindlichkeit gegen eine pharmazeutische Substanz eine tödliche Reaktion bedingen. Ferner gibt es ganz selten einmal einen Todesfall durch Bienen-, Wespen- oder Hornissenstiche bei extremer Überempfindlichkeit.

Treten allergische Krankheiten bevorzugt zu bestimmten Jahreszeiten auf? Einige schon, andere nicht. Das Heufieber tritt in unseren Gegenden zwischen März und September auf, wenn die Pflanzen ihre Pollen abgeben. Die Heufieberfälle, die auf eine Überempfindlichkeit gegen Gräserpollen zurückgehen, häufen sich im Mai und Juni, da zu dieser Zeit die Pollenbildung der Gräser erfolgt. Personen, die gegen Blütenstaub von Bäumen empfindlich sind, werden Reaktionen im April und Mai bekommen, jene, die gegen Schimmelsporen in der Luft allergisch sind, werden bei feuchtwarmem Wetter Beschwerden haben.

Was sind Pollen? Pollen sind die befruchtenden Elemente der blühenden Pflanzen: sie werden von Blumen, Gräsern, Kräutern, Sträuchern und Bäumen gebildet und sind pulverartige, gelbliche, mikroskopisch kleine Körnchen.

Sind bestimmte Altersgruppen für allergische Krankheiten besonders anfällig? Nein. Allergische Krankheiten können in jedem Alter auftreten, entwickeln sich aber am häufigsten im Kindesalter.

Können allergische Krankheiten ansteckend sein, ähnlich wie Erkältungskrankheiten? Nein. Allergische Krankheiten werden nicht von Mensch zu Mensch durch Kontakt übertragen.

Wie kommt es, daß jemand, der jahrelang gesund war, plötzlich allergisch reagiert? Es ist eine wohlbekannte Tatsache, daß in manchen Fällen ein langdauernder Kontakt mit bestimmten Substanzen notwendig ist, bis sich allergische Reaktionen entwickeln. Der unvermittelte Ausbruch allergischer Symptome bei jemandem, der früher beschwerdefrei war, kann auch unter dem Einfluß von emotionalen Störungen, Übermüdung und Infekten erfolgen. Die körperlichen Veränderungen während der Entwicklungsjahre, Wechseljahre oder einer Schwangerschaft können sich ebenfalls störend auf die Reaktionslage auswirken und das Auftreten einer allergischen Krankheit begünstigen.

Stimmt es, daß man schon immer eine Bereitschaft zu allergischen Reaktionen gehabt haben muß, wenn man zum Allergiker wird? Ja.

Die allergische Krankheit kommt dann zum Vorschein, wenn die Reaktionslage durch irgendeine Störung aus dem Gleichgewicht gekommen ist.

Sind allergische Krankheiten psychosomatischen Ursprungs? Nein. Es ist richtig, daß Gefühle wie Angst, Befürchtungen, Zorn und starke Erregung eine allergische Attacke auslösen oder verstärken können. Es stimmt auch, daß bestimmte allergische Krankheiten eine Neigung zum Rückgang zeigen, wenn der Patient psychiatrisch behandelt wird. Dadurch wird aber die organische Grundlage der Allergie nicht widerlegt, denn die Bereitschaft zur allergischen Reaktion besteht unabhängig von der Gemütsverfassung. Eltern allergiekranker Kinder sollen danach trachten, Ruhe zu bewahren und dem Kind Geborgenheit zu geben, denn in einer solchen Atmosphäre laufen die allergischen Reaktionen des Kindes weniger heftig ab.

Kann Nervosität Allergien erzeugen? Nein, aber es gibt entschieden einen Zusammenhang zwischen einer nervösen und einer allergischen Reaktionslage.

Sind Allergiker gewöhnlich gegen mehr als eine Substanz überempfindlich? Ja, meist richtet sich die Allergie gegen mehrere Allergene.

Was ist am häufigsten Ursache einer Allergie? Pollen, Schimmelpilzsporen, Staub, starke Dünste, Tierhaare, Federn und verschiedene Nahrungsmittel, ferner pharmazeutische Substanzen, Seren, Antitoxine, Farbstoffe, Parfums, Kunststoffe und zahlreiche Chemikalien, die im Haus und in der Industrie verwendet werden, desgleichen Insektenbisse oder -stiche.

Wie kann ein Patient erfahren, ob er allergisch ist oder nicht und welche Substanz die Ursache ist? Sein Arzt wird ihn eingehend nach der Vorgeschichte befragen und seine Umgebung zu Hause und am Arbeitsplatz, seine Lebensgewohnheiten und Freizeitbeschäftigungen studieren. Diese Untersuchung erlaubt ihm Schlüsse auf die in Frage kommenden Faktoren, die er mit bestimmten Laborproben näher festlegen kann. Mit Auszügen zahlreicher verbreiteter Allergene nimmt er verschiedene Hauttests zum Nachweis einer Überempfindlichkeit vor. Das ist eine Detektivarbeit, die Erfahrung und Geduld verlangt (Abb. 1).

Sind Hauttests immer verläßlich? Leider nein. Man kann bestimmte positive Reaktionen zeigen, ohne gegen die entsprechende Substanz wirklich überempfindlich zu sein, oder die Reaktionen können trotz vorhandener Überempfindlichkeit negativ ausfallen. Eingehende Kenntnisse und Erfahrungen des Arztes auf dem Gebiete der Allergie

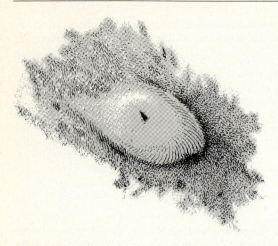

Abb. 1 *Positiver Hauttest zum Allergennachweis.* An der Injektionsstelle tritt eine Rötung und Quaddelbildung auf, die anzeigt, daß der Patient gegen die eingespritzte Substanz überempfindlich ist. Wenn er nicht dagegen allergisch ist, bleibt eine Hautreaktion aus.

sind Voraussetzung für die Auswertung der Hautproben. Hauttests mit Inhalationsallergenen – das sind Allergene, die durch die Atemwege in den Körper gelangen – sind viel verläßlicher als Tests mit Nahrungsmittelallergenen.

Sind Hauttests schmerzhaft? Nicht, wenn sie sachgemäß ausgeführt werden. Beim Einspritzen des Allergenauszugs kann ein leichter Stich spürbar sein, aber das sollte wohl auszuhalten sein.

Wie kann man Allergietests auf indirektem Weg ausführen? Bei der indirekten Methode wird Serum, das man aus dem Blut des Allergikers gewonnen hat, an verschiedenen Stellen in die Haut eines nichtallergischen Menschen eingespritzt. Nachdem eine bestimmte Zeitspanne verstrichen ist, werden an diesen Stellen Allergietests durchgeführt. Diese Methode bedient man sich, wenn der Hautzustand des Patienten keine Allergietests bei ihm selbst zuläßt.

Müssen Allergiker besonders vorsichtig sein, wenn sie Medikamente gegen sonstige, nichtallergisch bedingte Krankheiten bekommen? Ja! Es ist gut, wenn ein Allergiker seinen Arzt von seiner Bereitschaft zu allergischen Reaktionen in Kenntnis setzt, bevor er ein neues Medikament oder eine Injektion erhält.

Wie werden allergische Krankheiten behandelt? Der erste und wichtigste Schritt ist die Diagnose. Der Allergologe versucht, durch die ins einzelne gehende Erhebung der Krankheitsvorgeschichte festzustellen, was die Beschwerden verursacht. Er wird vielleicht verlangen, daß der Patient ein Tagebuch über seine Tätigkeiten und über alle Speisen, die er zu sich nimmt, führt. Möglicherweise werden verschiedene Diätformen ausprobiert. Manchmal sind umfassende Hauttests erforderlich. Hat man dann die schuldigen Substanzen – oft sind es mehrere – herausgefunden, so müssen sie in Zukunft gemieden werden. Wenn es praktisch unmöglich ist, das verantwortliche Allergen zu meiden, verschreibt der Arzt Medikamente zur Unterdrückung der allergiebedingten Symptome. Er kann auch dem Patienten langsam ansteigende Mengen der betreffenden Substanz, zum Beispiel Pollen, injizieren. Damit wird die Fähigkeit des Patienten, mit dem Allergen fertig zu werden, gesteigert und in der Folge ein Rückgang oder Stillstand der Beschwerden bewirkt. Diesen Vorgang, der auf einen Abbau der Überempfindlichkeit gegen das Allergen abzielt, nennt man Desensibilisierung.

Muß der Patient sein Haustier aufgeben, wenn sich gezeigt hat, daß es die Ursache der Allergie ist? Ja. Es ist fast unmöglich, einen Allergiker gegen ein Haustier vollständig zu desensibilisieren.

Ist es immer möglich, einen bestimmten Nahrungsbestandteil zu meiden, der als Allergen erkannt worden ist? Das ist zwar oft sehr schwierig, weil man nicht jeder Speise ansieht, was sie enthält, doch muß der Patient trotzdem lernen, jene Speisen zu meiden, die ihm schaden können.

Wie groß ist die Wirkung der Antihistaminmedikamente? Es ist eine Reihe von Antihistaminika im Handel. Bei Heufieber und Nesselausschlägen eignen sie sich sehr gut zur Milderung der Krankheitserscheinungen; gegen asthmatische Beschwerden sind sie aber nicht besonders wirksam. Eigentlich soll man sie erwachsenen Asthmatikern nicht geben; beim Asthma kleiner Kinder können sie manchmal helfen.

Wie gut wirken ACTH, Kortison und andere Steroidhormone bei allergischen Krankheiten? Die Symptome aller allergischen Krankheiten – einschließlich Asthma – lassen sich mit diesen Mitteln sehr wirkungsvoll unterdrücken. Sobald man die Medikamente absetzt, kommt die Krankheit jedoch wieder, wenn die Ursache der Allergie nicht inzwischen auf andere Weise ausgeschaltet werden konnte. Da diese Medikamente zu stark sind und zu viele unerwünschte Nebenwirkungen haben, um in großem Umfang eingesetzt zu werden, verwendet man sie am besten nur in Notfällen oder für besonders hartnäckige Zustandsbilder.

Ist es für den Patienten vorteilhaft, wenn er zu einem Facharzt geht, der sich auf die Allergologie spezialisiert hat, oder kann er ebensogut jeden anderen Arzt aufsuchen? Wo die Möglichkeit besteht, sollte der Patient zu einem Allergiespezialisten geschickt werden. Die Allergieforschung ist ein so komplexes Spezialgebiet geworden, daß nur der, der sich jahrelang mit diesem Fach eingehend beschäftigt und Kenntnisse und Erfahrungen gesammelt hat, das richtige Rüstzeug für die erfolgreiche Behandlung allergischer Krankheiten besitzt.

Kann man mit der Zufuhr von Vitaminen Allergien ausschalten? Nein.

Entstehen Nebenhöhleninfektionen durch Allergien? Nein. Allergien sind nicht die Ursache von Nebenhöhleninfektionen, aber Allergiker sind für derartige Infektionen besonders empfänglich. Dagegen sind viele Zustände, die als Nebenhöhleninfektionen laufen, in Wirklichkeit nichts anderes als allergische Reaktionen der Nasen- und Nebenhöhlenschleimhaut.

Sind Akne oder Schuppenflechte allergische Krankheiten? Nein.

Was ist Schimmel? Schimmel ist ein Pilz, der auf pflanzlichem Material wächst. Jeder kennt ihn im Haushalt, wo er Brot verdirbt oder Stockflecke in Stoffen erzeugt. Schimmelpilze wachsen auf Weizen, Mais, Hafer, Gräsern, Blättern und Erde und gedeihen in der warmen Jahreszeit. Die Pilzsporen sind noch kleiner als Pollen und finden sich in großer Zahl in der Luft. Nach den Pollen sind die Pilzsporen die wichtigste Ursache jahreszeitlich bedingter allergischer Krankheiten der Atmungsorgane. Die Saison der Pilzallergien ist lang. Pilzsporen können das ganze Jahr hindurch in der Luft sein, außer wenn der Boden mit Schnee bedeckt ist.

Woher kommt der Hausstaub? Die Quellen des Hausstaubs sind wollene Teppiche und Vorleger, Federkissen und -oberbetten, Matratzen mit Roßhaar- oder Polsterwattefüllung, Steppdecken, Wolldecken, schwere Vorhänge und Polstermöbel. Trotz gründlicher Reinigung gibt es in Räumen, in denen sich solche Materialien finden, immer Hausstaub in großen Mengen.

Heufieber

Was ist das Heufieber? Das Heufieber oder der Heuschnupfen ist eine allergische Reaktion der Schleimhäute der oberen Atemwege und der Augen, die durch eine Überempfindlichkeit gegen Pollen oder Pilzsporen oder gegen beide verursacht wird. Die Pollensaison dauert in Mitteleuropa etwa von Ende März bis Anfang September; die meisten Heufieberkranken sind gegen Gräser- und Getreidepollen allergisch und bekommen ihre Beschwerden hauptsächlich im Mai und Juni. Herbsterkrankungen, die bis zum ersten Frost auftreten können, sind gewöhnlich auf Schimmelpilzsporen zurückzuführen. Der Heufieberkranke bekommt seine Symptome jährlich etwa zur gleichen Zeit, die der Saison seines speziellen Allergens entspricht.

Welche Krankheitserscheinungen erzeugt das Heufieber? Entzündete, juckende und tränende Augen, eine verstopfte, verklebte oder laufende Nase, Brennen und Jucken der Nase, der Augen, des Gaumens und des Rachens. Es kommt zu Niesanfällen, die plötzlich einsetzen und von einigen Minuten bis zu ein paar Stunden dauern. Zum Heufieber gesellen sich oft Nebenhöhleninfektionen. In manchen Fällen kann sich während der Heufiebersaison ein Asthma entwickeln; nach jahrelangem Auftreten von Heufieber bekommt etwa ein Drittel der Erkrankten im Lauf der Zeit ein Asthma.

Wie entsteht das Heufieber im Organismus? Die Pollen werden eingeatmet. Bei bestimmten Leuten kommt es, wie eingangs beschrieben, zu einer Sensibilisierung und später zur Antigen-Antikörper-Reaktion.

Kann jeder Mensch gegen ein Allergen sensibilisiert werden? Grundsätzlich ja, doch liegt bei bestimmten Menschen eine erhöhte Sensibilisierungsbereitschaft vor.

Ist das Heufieber erblich bedingt? Die Veranlagung dazu ist sicher ererbt.

Ist das Heufieber ansteckend? Nein.

Was ist ein „ganzjähriges Heufieber"? Damit meint man eine allergische Rhinitis (Nasenschleimhautentzündung), die nicht nur während der Pollensaison, sondern das ganze Jahr hindurch auftreten kann. Sie wird häufig mit einer Nebenhöhlenentzündung verwechselt. Bei der nichtsaisongebundenen allergischen Rhinitis bleiben das Jucken und Tränen der Augen, das Niesen und das Laufen der Nase während des ganzen Jahres bestehen. Sie wird von nichtjahreszeitlich gebundenen Allergenen wie Hausstaub, Federn, Tierhaaren oder sogar Nahrungsmitteln hervorgerufen. In manchen Fällen können bakterielle Infektionen die Ursache sein.

Welchen Einfluß hat das Wetter auf das Heufieber? Die Schwere des Heufiebers ist abhängig von der Pollenmenge in der Luft und vom Grad der Überempfindlichkeit des Patienten. An einem kühlen, bewölkten, windstillen oder regnerischen Tag sind die meisten Patienten oft praktisch beschwerdefrei. Wenn das Wetter heiß, trocken, sonnig oder windig ist, mehren sich die Krankheitserscheinungen. Wenn Patienten gegen Nässe oder Feuchtigkeit empfänglich sind, verschlimmern sich ihre Symptome an kühlen und regnerischen Tagen. Die meisten Pollen werden von den Pflanzen zwischen 6 Uhr morgens und 1 Uhr mittags abgegeben, daher ist dies die schlimmste Tageszeit für Heufieberkranke.

Wie häufig kommt das Heufieber vor? An pollenbedingtem Heufieber erkranken in der Bundesrepublik ungefähr 0,5–1 % der Bevölkerung.

In welchem Lebensalter treten die meisten Heufiebererkrankungen auf? Die Häufigkeit steigt vom Kindesalter bis zu einem Gipfel zwischen dem 20. und 30. Lebensjahr an. Im Rückbildungsalter besteht eine Neigung zum langsamen Abflauen.

Wie wird ein Heufieber diagnostiziert? Der Arzt studiert die Krankheitsvorgeschichte des Patienten und macht Hautproben mit Pollen und Schimmel.

Können noch andere Substanzen außer Pollen das Heufieber verschlimmern? Ja. Während der Pollensaison können Tabakrauch, frische Farbanstriche, starke Parfums, Insektizidsprays und Hausstaub für die Verschlimmerung der Heufiebersymptome verantwortlich sein. Ferner kann der Genuß von Schokolade, Getreideprodukten, Melonen und anderen Früchten der Jahreszeit, wie Kirschen, Erdbeeren und Pfirsichen, die Beschwerden verstärken.

Kann ein Heufieber ohne Behandlung zurückgehen? Ja, aber sehr selten.

Was kann geschehen, wenn das Heufieber nicht behandelt wird? Bei etwa einem Drittel der Fälle entwickelt sich im Lauf der Jahre ein Asthma, das ebenfalls streng an die Pollensaison gebunden ist.

Wie wird das Heufieber behandelt? Es gibt drei Grundmethoden zur Desensibilisierung:
a) Die Behandlung während der Saison: in dem Zeitraum, in dem die Pflanzen ihre Pollen abgeben, muß der Patient täglich oder jeden zweiten Tag mit Injektionen behandelt werden, damit sich die Beschwerden beherrschen lassen.
b) Die Behandlung vor der Saison: etwa drei Monate vor Beginn der Pollensaison erhält der Patient Injektionen in fünf- bis siebentägigen Abständen zum Aufbau seiner Fähigkeit, mit dem Allergen fertig zu werden, so daß gerade vor Beginn der Saison ein Höchstmaß an Verträglichkeit erreicht wird.

c) Die ganzjährige Behandlung: zunächst wird mit Injektionen in wöchentlichen Abständen die Verträglichkeit nach und nach bis zu einem Maximum gesteigert, das dann mit Injektionen in drei- bis vierwöchigen Abständen während des ganzen Jahres aufrechterhalten werden soll.

Der Facharzt wandelt diese Methoden nach seiner persönlichen Erfahrung und Wahl ab.

Ist die Mitarbeit des Patienten für den Behandlungserfolg notwendig?
Ja. Er muß Geduld haben, wenn die Beschwerden nicht rasch zurückgehen, und er darf das Schicksal nicht herausfordern, indem er sich absichtlich den schädigenden Einflüssen aussetzt, um zu sehen, ob die Spritzen überhaupt etwas nützen. Wenn er Diätvorschriften bekommen hat, muß er sie genau befolgen.

In welchem Alter kann man mit der Heufieberbehandlung beginnen?
Ein Kind ist für den Beginn der Behandlung nie zu jung. Je früher mit der Behandlung angefangen wird, um so besser sind die Ergebnisse.

Ist die Desensibilisierungsbehandlung gefährlich? In der Hand eines erfahrenen Arztes ist sie praktisch gefahrlos.

Können Heufieberpatienten mit anderen schweren Leiden, zum Beispiel Herzkranke, einer Desensibilisierung unterzogen werden? Ja. Diese Injektionen schaden ihnen nicht.

Sind die Injektionen gegen Heufieber schmerzhaft? Sie verursachen nur geringe Schmerzen.

Können den Injektionen Nachwirkungen folgen? Gelegentlich schwillt der Arm im Injektionsbereich an, es können Allgemeinsymptome auftreten, zum Beispiel ein Juckreiz am ganzen Körper, oder es kommt zu einer Verstärkung der allergischen Reaktionen usw. Diese Symptome erscheinen meistens einige Sekunden bis zu einer halben Stunde nach Verabreichung der Injektion. Der Patient tut daher gut daran, so lange nach der Injektion noch in der Ordination des Arztes zu bleiben.

Was kann man tun, um die Reaktionen auf eine Injektion zu mildern?
Der Facharzt hat Medikamente zur Verfügung, mit denen er einen prompten Rückgang dieser Reaktionen erreichen kann.

Haben Antihistaminika beim Heufieber eine günstige Wirkung? Sie können die Beschwerden erheblich verringern, haben aber oft unerwünschte Nebenwirkungen, wie Schläfrigkeit und Benommenheit. Als Ersatz für die Densensibilisierung sollten sie nicht verwendet werden. Außerdem sind sie nicht imstande, der Entwicklung eines Asthma als Komplikation des Heufiebers vorzubeugen.

Eignen sich Kortison und ähnliche Präparate zu einer wirksamen Behandlung des Heufiebers? Sie helfen die Beschwerden mindern, sollten aber nicht an Stelle der Standard-Injektionsbehandlung gebraucht werden.

Sind Klimaanlagen und Raumfilter eine Hilfe bei der Behandlung des Heufiebers? Ja. Das Ausmaß der Erleichterung hängt davon ab, wie lange man sich täglich in dieser Atmosphäre aufhält.

Können Klimaanlagen bei Heufieber auch schaden? Bei einzelnen Patienten werden die Krankheitserscheinungen durch eine Klimaanlage verstärkt. Bevor man sich eine Klimaanlage anschafft, sollte man selbst feststellen, welche Wirkung sie auf die eigenen Beschwerden hat.

Kann ein Rückfall eintreten, wenn das Heufieber bereits erloschen und geheilt ist? Ja. Ein Patient kann jahrelang beschwerdefrei bleiben und dann plötzlich einen schweren Rückfall erleiden.

Muß ein Heufieberpatient lebenslänglich in Behandlung stehen? Nicht unbedingt. Man kann nicht vorhersagen, wie lange ein Patient die Injektionsbehandlung brauchen wird, aber in vielen Fällen kann die Behandlung nach drei bis fünf Jahren beendet werden.

Wann wird der Allergologe einen Heufieberpatienten aus der Behandlung entlassen? Wenn der Patient unter dem Einfluß der Behandlung in zwei aufeinanderfolgenden Jahren beschwerdefrei geblieben ist.

Haben Gemütsbewegungen eine Auswirkung auf das Heufieber? Ja. Heftige Gemütsbewegungen jeder Art sind dazu angetan, die Beschwerden zu verschlimmern.

Sollen Heufieberpatienten anstrengende körperliche Tätigkeiten meiden? Ja. Übermäßige körperliche Belastungen, die zur Übermüdung führen, scheinen das Heufieber zu verschlimmern.

Kann sich ein Heufieberpatient während der Heufiebersaison operieren lassen? Heufieberkranke sollten sich während der Saison nur dringlichen Operationen unterziehen. Wenn der Patient heftig niest, vergrößert sich das chirurgische Risiko. Die Narkosemittel können die Nasenschleimhaut des Heufieberpatienten reizen. Die Gefahr, daß ein Asthma auftritt, ist bei einem während der Saison operierten Heufieberpatienten größer.

Wann soll man heufieberkranken Kindern die Mandeln herausnehmen lassen? Nachdem die Heufiebersaison vorbei ist, im Spätherbst oder Frühwinter. Die Mandeloperation sollte nicht ausgerechnet vor Saisonbeginn vorgenommen werden.

Sollen schwangere Heufieberpatientinnen behandelt werden? Ja. Viele Heufieberpatientinnen haben während der Schwangerschaft verstärkte Beschwerden.

Hat die Ernährung Einfluß auf das Heufieber? Ja. Bestimmte Nahrungsmittel können die Symptome verstärken.

Welche Wirkung haben alkoholische Getränke auf das Heufieber? Sie verschlimmern die Beschwerden während der Heufiebersaison.

Tritt das Heufieber bevorzugt bei einem Geschlecht auf? Nein. Es kommt bei Männern ebenso häufig vor wie bei Frauen.

Hat es einen Sinn den Aufenthaltsort zu wechseln, wenn man an Heufieber leidet? Ein Aufenthalt in Gegenden mit einer besonders niedrigen Pollenzahl kann dem Heufieberpatienten während der Hauptsaison große Erleichterung bringen.

In welchen Gegenden ist die Pollenzahl besonders niedrig? Am Meer und im Hochgebirge. Auch Seereisen sind natürlich vorteilhaft.

Dürfen Heufieberpatienten Haustiere halten? Es ist besser, wenn sie darauf verzichten. Allergiker neigen dazu, eine Allergie gegen Tierhaare zu entwickeln. Außerdem können Tiere, die ins Freie laufen, Pollen ins Haus bringen.

Bronchialasthma

Was ist ein Bronchialasthma? Diese Krankheit, bei der es zu einer Verengung der kleineren Bronchialäste kommt, ist durch harten Husten und erschwertes Atmen gekennzeichnet. Es ist ein chronisches Leiden, das meist in der Kindheit oder im frühen Erwachsenenalter beginnt.

Wodurch wird ein Bronchialasthma verursacht? Durch alle verbreiteten Allergene, wie Pollen, Schimmelpilzsporen, Hausstaub, Tierhaare, Nahrungsmittel oder Medikamente.

Zu welcher Tageszeit treten die Asthmaanfälle am häufigsten auf? In den frühen Morgenstunden.

Welche Symptome stehen beim Asthma im Vordergrund? Keuchende Atmung, Erstickungsgefühl, harter, trockener Husten und erschwertes Ausatmen.

Was kann einen Asthmaanfall auslösen? Ein akuter Infekt im Atmungstrakt oder eine besonders starke Allergeneinwirkung; ferner

Gemütsbewegungen, Überanstrengung oder plötzliche Temperaturschwankungen.

Treten Asthmaanfälle meist plötzlich auf? Ja.

Was geht im Körper während eines Asthmaanfalls vor? In den kleineren Bronchialästen und Bronchiolen der Lunge schwillt die Schleimhaut an, und die glatte Muskulatur der Bronchien zieht sich krampfartig zusammen; dadurch werden die Luftwege verengt. Die Schleimdrüsen in den Bronchialröhren scheiden vermehrt Schleim aus, der den Luftdurchgang noch weiter behindert.

Können Kinder aus dem Asthma „herauswachsen"? Nein. Es ist ein verbreiteter Irrtum zu glauben, daß Kinder ihr Asthma verlieren, wenn sie älter werden.

Kommt es oft vor, daß Asthma ohne Behandlung verschwindet? Nein. Es wird im Gegenteil eher schlimmer, wenn es nicht behandelt wird.

Wie wird das Asthma behandelt?
a) Zunächst muß das Allergen, das das Asthma verursacht hat, herausgefunden werden, dann wird eine Injektionsbehandlung zur Desensibilisierung eingeleitet.
b) Verabreichung von Steroid(Kortison)präparaten.
c) Beim akuten Anfall Adrenalininjektionen.
d) Beim akuten Anfall bringt oft die Inhalation von speziellen Medikamenten zur Lösung der Bronchialkrämpfe Erleichterung.

Kann für einen Asthmatiker eine Krankenhausbehandlung notwendig werden? Ja. Bei einem sehr schweren akuten Asthmaanfall muß der Patient oft wegen der drohenden Erstickung ins Krankenhaus gebracht werden.

Kann ein Asthma Tuberkulose oder Lungenkrebs verursachen? Nein.

Kann auch der schwerste Asthmaanfall vorübergehend unter Kontrolle gebracht werden? Ja. Es gibt Medikamente, die auch einen schweren akuten Anfall wirksam lindern können.

Kann Asthma zu einem Herzleiden führen? Beim chronischen Asthma kann in bestimmten Fällen als Folge der wiederholten Anfälle durch die erhöhte Belastung ein Herzleiden entstehen. Eine solche Entwicklung zieht sich aber über lange Jahre hin und ist eher selten.

Welche Erkrankungen des Brustraums können durch ein Asthma hervorgerufen werden? Lungenblähung, Bronchialerweiterungen und andere Lungenkrankheiten.

Hilft ein Klimawechsel bei Asthma? Ein Klimawechsel kann wertvoll sein, wenn die Asthmaallergene an dem neuen Ort fehlen.

Nahrungsmittelallergie
(allergische Reaktionen des Verdauungstraktes)

Was versteht man unter allergischen Reaktionen des Verdauungstraktes? Magen- und Darmstörungen, die durch Nahrungsstoffe ausgelöst werden, gegen die man überempfindlich ist.

Welche Symptome treten bei allergischen Magen-Darm-Krankheiten auf? Aufstoßen, Übelkeit, Erbrechen, Bauchschmerzen, Verstopfung, Durchfall sowie aphthöse Geschwüre im und um den Mund.

Wie kann man feststellen, welcher Nahrungsbestandteil die allergische Reaktion auslöst? Ein oder zwei Tage lang läßt man alle verdächtigen Nahrungsmittel weg und setzt dann langsam eine Substanz nach der anderen der Nahrung zu. Wenn der schuldige Stoff ermittelt ist, wird er in Zukunft aus der Ernährung des Patienten ausgeschaltet.

Wie werden Nahrungsmittelallergien behandelt?
a) Durch die Ausschaltung der schuldigen Substanz;
b) mit der Verabreichung von Antihistaminika und anderen Medikamenten zur Behebung des akuten Anfalls.

Wie bald nach der Nahrungsaufnahme kann eine allergische Reaktion stattfinden? Die allergische Reaktion kann sofort oder binnen weniger Minuten einsetzen oder sich um einige Stunden verzögern; sie kann noch bis zu 36 Stunden nach der Nahrungsaufnahme eintreten.

Wird ein Nahrungsstoff, der einmal eine allergische Reaktion ausgelöst hat, immer solche Reaktionen hervorrufen? Nicht unbedingt. Der Organismus des Patienten kann sich umstellen und diesen Stoff vertragen.

Darf der Patient selbst ausprobieren, ob er ein Nahrungsmittel schon wieder verträgt, gegen das er bekanntlich überempfindlich ist? Lieber nicht, wenn die allergische Reaktion sehr heftig war. Wenn er es aber trotzdem versucht, sollte er nur eine sehr kleine Menge des Nahrungsmittels zu sich nehmen.

Wie häufig kommt eine Nahrungsmittelallergie vor? Viele Menschen haben irgendeine Nahrungsmittelallergie, aber die meisten sind sich dessen nicht bewußt.

Können Nahrungsmittelallergien zum Tode führen? Nein.

Können Nahrungsmittelallergien Symptome im Bauchraum hervorrufen, die eine operationsbedürftige Erkrankung vortäuschen? Ja. Gelegentlich wird die Diagnose einer Blinddarmentzündung oder Gallenblasenerkrankung gestellt, wenn der Patient in Wirklichkeit an einer Nahrungsmittelallergie leidet.

Allergische Krankheiten der Haut

Welche bekannteren allergischen Krankheiten der Haut gibt es?
a) Die Kontaktdermatitis, die durch die Reizwirkung einer Substanz, gegen die eine Überempfindlichkeit besteht, hervorgerufen wird;
b) die Gräserhautentzündung oder Dermatitis bullosa pratensis; sie gehört auch in den Bereich der Kontaktdermatitis;
c) das Ekzem und die Neurodermitis disseminata;
d) den Nesselausschlag.

Was ist eine Kontaktdermatitis? Die Kontaktdermatitis ist eine der häufigsten allergischen Krankheiten. Sie entsteht, wenn eine Substanz, gegen die der Patient überempfindlich ist, auf die Haut einwirkt. Die Symptome dieser Hautentzündung sind Jucken und Rötung der Haut, mit Schwellung, Nässen, Blasen- und Krustenbildung, Abschuppen und Schälen der Oberflächenschicht. Diese Veränderungen treten entweder nur an einer Stelle oder an der ganzen Körperoberfläche auf.

Welche Substanzen können bekanntermaßen eine Kontaktdermatitis auslösen? Chemikalien, Pflanzenöle, Kosmetika, Deodorantien, Mundwässer, Medizinen, Kleider, Kunststoffe, Farbstoffe usw. Die Empfindlichkeit gegen derartige Substanzen ist sehr unterschiedlich.

Wie entsteht die Gräserhautentzündung? Die Gräserhautentzündung tritt manchmal auf, wenn man sich nach einem Bad ins Gras legt; neben der Berührung durch die Pflanzen dürfte auch die Feuchtigkeit der Haut und die Lichteinwirkung eine Rolle spielen. Es kommt an den betroffenen Hautstellen zu einer streifigen Rötung, Schwellung und Blasenbildung.

Wie wird eine Kontaktdermatitis behandelt? Innerlich gibt man Antihistaminika zur Milderung der akuten Symptome, dazu kommt eine örtliche Behandlung gegen die Hautreizung. Außerdem muß man die Ursache herausfinden, damit der schuldige Reizstoff gemieden werden kann. Häufig müssen Kortison und verwandte Präparate zur Behandlung herangezogen werden.

Was ist ein Ekzem? Ein Ekzem ist eine entzündliche Reaktion auf einer überempfindlichen Haut.

Was ist ein Milchschorf? Als Milchschorf wird ein Ekzem von Säuglingen und Kleinkindern bezeichnet, das im Bereich von Kopf und Gesicht auftritt.

Was ist eine Neurodermitis disseminata? Dieses Ekzem kommt oft bei Kindern vor und wird meist durch eine Überempfindlichkeit gegen Nahrungsmittel ausgelöst. In der Familienvorgeschichte dieser Patienten finden sich fast immer allergische Erkrankungen.

Was ist ein Nesselausschlag? Der Nesselausschlag, der auch Nesselfieber, Nesselsucht oder Urtikaria genannt wird, ist eine allergische Reaktion der Haut, deren Kennzeichen Hautquaddeln in verschiedener Größe und Zahl sind. Diese Quaddeln sind umschriebene Schwellungen, die manchmal sehr groß sind und heftig jucken. Sie können überall am Körper auftreten, zuweilen erscheinen sie an Lippen, Gesicht, Zunge, Rachen, Augenlidern oder Ohren.

Was versteht man unter Quincke-Ödem? Dem Nesselausschlag steht das von Quincke beschriebene Ödem, eine mehr oder weniger ausgedehnte örtliche Schwellung, nahe. In anatomischer Hinsicht spielt sich hier der Prozeß in tieferen Gewebeschichten als bei der Urtikaria ab. Die Schwellung tritt plötzlich, meist im Gesicht, auf. Die Schleimhäute des Mundes und des Rachens können ebenfalls anschwellen, so daß es zum Erstickungsanfall kommt und ein lebensbedrohlicher Zustand entsteht (Abb. 2).

Wodurch wird ein Nesselausschlag ausgelöst? Nesselausschläge sind gewöhnlich eine allergische Reaktion auf Nahrungsmittel oder Medikamente.

Welche Beschwerden macht ein Nesselausschlag? Am quälendsten ist der Juckreiz.

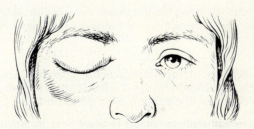

Abb. 2 *Quincke-Ödem.* Lidschwellung bei Arzneimittelallergie.

Welche Allergene rufen am häufigsten Nesselausschläge hervor? Fisch, Muscheln, Krebs, Eier, Erdbeeren und andere Obstsorten, Milch und Milchprodukte, Getreide-, Honig- und Fleischsorten, Nüsse und Gewürze. Von den Medikamenten ist Aspirin am häufigsten beteiligt. Auch Eingeweidewürmer können an einem Nesselausschlag schuld sein.

Wie wird ein Nesselausschlag behandelt? Mit der Ausschaltung des schuldigen Reizstoffes und mit der Verabreichung antiallergischer Medikamente. Die akuten Attacken lassen sich oft mit Adrenalin und ähnlichen Substanzen lindern.

Gibt es beim Nesselausschlag oft Rückfälle? Ja, wenn man den gleichen, für den Ausschlag verantwortlichen Reizstoff wieder zu sich nimmt.

Verlieren sich die allergischen Hautreaktionen von Kindern oft beim Heranwachsen? Ja.

Neigen Kinder mit allergischen Hautreaktionen zur Entwicklung anderer allergischer Krankheiten, wenn sie älter werden? Ja, denn die allergische Reaktion der Haut ist nur eine Erscheinungsform der allgemeinen allergischen Reaktionsbereitschaft.

Arzneimittelallergie

Welche Medikamente können eine allergische Reaktion auslösen? Praktisch jedes Medikament, wenn man dagegen überempfindlich ist.

Kann man im voraus wissen, ob man gegen ein Medikament allergisch ist? Nein.

Wie wird die Diagnose bei einer Arzneimittelallergie gestellt? Aus der Vorgeschichte der Erkrankung.

Welche Symptome treten bei allergischen Arzneimittelreaktionen auf? Es kann zu einer Nasenschleimhautentzündung, zu einem Nesselausschlag oder anderen Hautausschlägen und zu Asthmaanfällen kommen.

Können allergische Arzneimittelreaktionen gefährlich sein? Ja. Ein Patient, der beispielsweise gegen Aspirin überempfindlich ist, kann sterben, wenn er nur eine einzige Aspirintablette einnimmt.

Ist eine Arzneimittelallergie erblich bedingt? Nein. Sie ist eine erworbene Form der Überempfindlichkeit.

Kann man eine Arzneimittelüberempfindlichkeit mit Hauttests nachweisen? Nein.

Wie werden allergische Arzneimittelreaktionen behandelt? Antihistaminika und kortisonähnliche Präparate helfen bei der Behandlung allergischer Arzneimittelreaktionen am besten.

Insektenstichallergie

Können Patienten, die gegen die Stiche von Bienen, Hornissen, Wespen und Hummeln überempfindlich sind, etwas tun, um Stiche zu vermeiden? Ja. Mit bestimmten einfachen Vorsichtsmaßnahmen kann man der Gefahr einigermaßen aus dem Weg gehen:
a) Alle Arten von Nahrungsmitteln ziehen diese Insekten an. Kochen oder Essen im Freien, Füttern von Haustieren im Freien, Offenlassen von Abfalleimern, abtröpfelndes „Eis am Stiel" oder andere Leckereien – all das wird die Insekten anlocken. Wenn man die Speisen bis zum Zeitpunkt der Verwendung zugedeckt läßt, die Umgebung des Abfalleimers oder der Mülltonne peinlich sauber hält und diese sowie die Erholungsplätze im Freien wiederholt mit Insektiziden spritzt, wird man die Insekten fernhalten können.
b) Bei der Gartenarbeit sollte man vorsichtig zu Werke gehen; man sollte keine elektrischen Heckenscheren, Zugmaschinen und Motorrasenmäher benützen.
c) Da Parfum, Haarspray, Haarwasser, Sonnenöl und viele andere Kosmetika Insekten anlocken, sollte man sie nicht verwenden. Von flatternden Kleidungsstücken, in denen sich Insekten verfangen könnten, leuchtenden Farben, Blumenmustern und Schwarz ist abzuraten. Helle Farben, wie weiß, grün, beige und khaki, locken Bienen vermutlich nicht an und reizen sie auch nicht zum Angriff.
d) Im Freien sollte man immer Schuhe tragen; nur auf einem harten, sandigen Strand ist das nicht nötig.
e) Mit gesundem Menschenverstand kann man manchen Stich vermeiden. Wenn man sich ruhig und gelassen verhält, sich nicht plötzlich bewegt oder mit den Armen wild um sich schlägt, wenn man Situationen aus dem Weg geht, die bekanntermaßen Insekten anlocken, und wenn man Ausschau hält und aufpaßt, wird man Schwierigkeiten verhüten können.

Welche Vorsichtsmaßnahmen können insektenstichüberempfindliche Personen noch treffen? Sie sollten im Freien immer Adrenalin für Injektionen, Antihistamintabletten und eine Staubinde bei sich haben. Nach einem Stich ist sofort Gebrauch von diesen Medikamenten zu machen und ein Arzt aufzusuchen (siehe auch Kapitel 18, Erste Hilfe).

Können Patienten, die gegen Insektenstiche überempfindlich sind, vorbeugend behandelt werden? Ja. Sie können mit Auszügen von Insekten getestet und dann mit dem entsprechenden Auszug desensibilisiert werden. In jüngster Zeit hat man Insektengiftextrakte anstelle von Extrakten aus dem ganzen Insektenkörper verwendet.

Physikalische Allergie

Was ist eine physikalische Allergie? Eine abnorme Reaktion auf physikalische Ursachen, etwa auf Hitze, Kälte, Licht oder mechanische Reizung.

Welche Symptome finden sich bei einer physikalischen Allergie? Es gibt zwei Arten von Reaktionen: die Kontaktreaktionen und die Reflexreaktionen. Die Kontaktreaktionen treten an den Stellen auf, wo die unmittelbare Einwirkung erfolgt ist; so kann zum Beispiel ein Nesselausschlag an Körperteilen, die der Kälte ausgesetzt waren, entstehen. Reflexreaktionen können sich im ganzen Organismus oder in entfernten Körpergeweben entwickeln; beispielsweise kann ein Asthmaanfall oder ein Nesselausschlag durch Hitze- oder Kälteeinwirkung ausgelöst werden. Reflexartige Reaktionen nach der Einwirkung eines physikalischen Reizes können so schwer sein, daß sie zu Ohnmacht und Bewußtlosigkeit führen und sogar manche Todesfälle durch Ertrinken erklären können.

Wie werden physikalische Allergien behandelt? Die Behandlung kann darin bestehen, daß man den Patienten langfristig täglich für kurze Zeit mäßiger Hitze oder Kälte oder einem anderen physikalischen Reiz aussetzt. Der Patient erwirbt dadurch unter Umständen eine Widerstandsfähigkeit gegen den spezifischen physikalischen Reiz. Manchmal läßt sich beispielsweise eine Desensibilisierung gegen Hitze oder Kälte durch tägliche Bäder erreichen, die je nachdem nach und nach wärmer oder kühler gemacht werden. Gelegentlich bewirken auch Antihistaminika eine Desensibilisierung.

4

Altern

siehe auch Kapitel 11, Blutgefäße; Kapitel 23, Herz; Kapitel 42, Organtransplantationen; Kapitel 45, Plastische Chirurgie; Kapitel 48, Rheumatische Krankheiten und andere Gelenksleiden; Kapitel 53, Seelische Störungen und Geisteskrankheiten; Kapitel 54, Sexualorgane

Sind die Vorgänge des Alterns völlig geklärt? Nein. Alle damit zusammenhängenden Fragen werden zur Zeit eingehend erforscht, und viele unserer heutigen Vorstellungen werden sich vielleicht wandeln oder vollkommen ändern müssen.

Wann fängt man an, alt zu werden? Die Zeichen des Alterns sind nicht an bestimmte Lebensjahre gebunden. Manche Leute zeigen schon im dritten Jahrzehnt Alterserscheinungen, während andere noch mit sechzig oder siebzig Jahren jung wirken.

Gibt es schon in der Kindheit Anzeichen des Alterns? Ja. Gewisse anatomische Veränderungen deuten darauf hin, daß der Alterungsprozeß bei der Geburt beginnt. Unsere Lebensdauer hängt folglich weitgehend davon ab, wie langsam oder schnell dieser Prozeß verläuft.

Altern die einzelnen Organe des Körpers verschieden rasch? Ja. Einzelne Organe eines Siebzigjährigen zeigen oft praktisch keine Rückbildungserscheinungen, während bei anderen Organen der Abbau sehr stark ausgeprägt ist. Bei der Frau altern zum Beispiel die Eierstöcke in den Wechseljahren, oft lange bevor sonstige Alterserscheinungen augenfällig werden.

Altert der Geist meist gleichzeitig mit dem Körper? Nicht unbedingt. In vielen Fällen tritt die Vergreisung des Geistes, die sogenannte Senilität, schon in Zeiten einer noch guten körperlichen Verfassung ein; häufig aber bleibt der Geist noch frisch und jung, wenn der Körper schon längst gealtert ist.

Wovon hängt es ab, ob man lange lebt? Hier spielen so viele wichtige und bestimmende Faktoren mit, daß man sie unmöglich einzeln anführen kann. Der ererbte Organ- und Gewebetyp ist ein wichtiger Faktor, ebenso bedeutend sind aber die Krankheiten, Belastungen und die mehr oder minder starke Abnützung, der der Körper im Laufe eines Lebens unterliegt. Ein Mensch mit einem zarten Körper, der keine zerstörende Krankheit, Organschädigung oder andere Belastung durchgemacht hat, kann einen kräftig gebauten Menschen überleben, der schweren und wiederholten Krankheiten und Verletzungen ausgesetzt war.

Ist Langlebigkeit erblich? Der individuelle Körper- und Organbau wie auch die Widerstandskraft gegen Belastungen und die Anfälligkeit für Krankheiten sind weitgehend erblich bedingt. Die Langlebigkeit hängt jedoch davon ab, was diesen Organen im Laufe eines Lebens zustößt. Gute Blutgefäße schützen beispielsweise nicht davor, von einem tödlichen Infekt oder einer bösartigen Geschwulst befallen zu werden. Daher kann gesagt werden, daß man nur eine *Anlage* zur Langlebigkeit erbt.

Hat eine frühe Pubertät etwas damit zu tun, wann man Alterserscheinungen bekommt? Nein.

Welchen Einfluß hat eine späte Pubertät auf das Altern? Keinen.

Ist die Anlage zum frühen oder späten Altern bei allen Mitgliedern einer Familie gleich? Nein. Die Erbanlagen, die sogenannten Gene, liegen bei jedem Familienmitglied in einer anderen Kombination vor. Die *Anlage* zur Langlebigkeit kann bei manchen Familienmitgliedern vorhanden sein und bei anderen fehlen.

Hat es einen Einfluß auf ein rascheres Altern, wenn man in der Jugend hart trainiert oder anstrengenden Sport betreibt? Nein, wenn man sich nicht eine schwere Organschädigung in der Jugend zugezogen hat, was nur selten vorkommt. Es stimmt *nicht,* daß Sportler oft jung sterben.

Besteht ein Zusammenhang zwischen der geschlechtlichen Aktivität und einem raschen oder langsamen Altern? Nein.

Welche Auswirkungen haben Krankheiten in jüngeren Jahren auf das Altern? Ein ernstes chronisches oder mit Rückfällen einhergehendes Leiden im jüngeren Lebensalter kann durch Schädigung wichtiger Organe zu vorzeitigem Altern führen.

Kann eine richtig bemessene körperliche Betätigung im jungen und mittleren Lebensalter zur Verlängerung des Lebens beitragen? Leibesübungen und Sport in vernünftigem Ausmaß fördern die Langlebigkeit insoweit, als sie einem helfen, sich körperlich in Form zu halten. Laut Statistik und nach allgemeiner Ansicht der meisten Herzspezialisten wirkt sich eine maßvolle sportliche Betätigung, z. B. Wandern, Schwimmen, Gymnastik, Radfahren usw., günstig auf den Herzmuskel und die Herzgefäße aus; Herzattacken sind offenbar bei Personen, die Sport auf diese Art betreiben, seltener.

Hat der Arzt die Möglichkeit vorauszusagen, in welchem Lebensalter ein junger Mensch die ersten Alterserscheinungen zeigen wird? Nur, wenn deutliche krankhafte Veränderungen in lebenswichtigen Organen nachweisbar sind.

Gibt es Labortests oder klinische Nachweisverfahren, mit denen sich Anzeichen eines frühen Alterns schon eher genau erfassen lassen als mit der einfachen körperlichen Untersuchung? Nein, aber bestimmte Tests können eine verminderte Funktion lebenswichtiger Organe anzeigen. Auf diese Weise kann man Klarheit über die Aussichten, weiterhin gesund zu bleiben, gewinnen.

Kann man eine Anlage zum vorzeitigen Altern bestimmter Organe erben? Haben z. B. Kinder, deren Eltern frühzeitig das Seh- oder Hörvermögen verloren haben, auch diese Anlage? Anlagen werden wohl vererbt, sie sind aber nicht immer auf bestimmte Organe begrenzt.

Wovon hängt es ab, in welchem Alter ein Mann seine Potenz verliert? Das ist recht unterschiedlich, denn der Verlust der Beischlaffähigkeit ist wahrscheinlich eher seelisch als körperlich bedingt. Viele Männer können ihre Potenz bis weit ins achte Lebensjahrzehnt bewahren.

Kann man mit der Zufuhr irgendwelcher Medikamente oder Hormone das Altern hinausschieben? Gegenwärtig nicht, doch gibt es gewisse Substanzen, von denen man vielleicht einmal in Zukunft in dieser Hinsicht etwas erwarten kann.

Gibt es erfolgversprechende Verjüngungsoperationen? Zur Zeit nicht.

Hat Alkoholmißbrauch ein vorzeitiges Altern zur Folge? Das kann bei fortgesetztem jahrelangem Trinken der Fall sein. Reichlicher Alkoholgenuß steht oft einer gesunden und vielseitigen Ernährung im Wege und kann zu Erkrankungen der Leber oder anderer lebenswichtiger Organe führen.

Spielt es für den Vorgang des Alterns eine Rolle, ob man ausreichend schläft? Ungenügender Schlaf wirkt sich entschieden ungünstig aus und kann mitbestimmend für ein vorzeitiges Altern sein. Verlorener Schlaf kann nicht nachgeholt werden.

Kann das Rauchen ein vorzeitiges Altern bewirken? Immer mehr schwerwiegende Beweise sprechen dafür, daß das Rauchen – besonders wenn täglich eine ganze Packung Zigaretten oder mehr verbraucht wird – die Entstehung von Lungenkrebs, Blasenkrebs, Herzkranzgefäßerkrankungen und Herzinfarkt, chronischer Bronchitis und Lungenblähung begünstigt. Es ist statistisch nachgewiesen, daß verhältnismäßig starke Zigarettenraucher eine verkürzte Lebenserwartung haben, was sowohl auf die eben erwähnten Ursachen wie auch auf andere, zur Zeit noch nicht ganz geklärte Gründe zurückzuführen ist.

Ist die Ernährung ausschlaggebend dafür, wie rasch man altert? Die Ernährung spielt für die Lebensdauer eine außerordentlich wichtige Rolle. Eine falsche oder unzureichende Ernährung hat häufig eine Stoffwechselschädigung zur Folge. Andererseits kann eine cholesterinreiche Kost vorzeitig zur Arteriosklerose führen. Außerdem kann Fettleibigkeit infolge Überernährung eine Überbelastung für Herz und Gefäße bedingen.

Können seelische Erkrankungen ein vorzeitiges Altern bedingen? Ja.

Bewirken zahlreiche Schwangerschaften ein verfrühtes Altern der Frau? Nein.

Stimmt es, daß Leute, die besonders schwere körperliche Arbeit verrichten, früher altern? Nein. Bei sonst gleichen Voraussetzungen neigen eher Leute mit sitzender Lebensweise dazu, früher zu altern.

Welche Krankheiten führen zu einem vorzeitigen Altern? Jedes schwere, chronische oder mit Rückfällen einhergehende Leiden.

Wird die medizinische Wissenschaft die Lebensspanne je über den „Achtziger" hinaus verlängern? Ja.

Ist die Lebenserwartung heute anders als vor 50 Jahren? Die Lebensdauer ist jetzt viel länger.

Wie hoch ist heute die durchschnittliche Lebenserwartung für gesunde, junge Erwachsene? Etwa 72 Jahre für Männer und 74 Jahre für Frauen.

Ist es wahr, daß ein warmes, ausgeglichenes Klima eine längere Lebensdauer begünstigt? Nicht unbedingt, es stimmt aber, daß manche Menschen Temperaturextreme schlecht vertragen; die dadurch bedingten häufigeren Erkrankungen können eine lebensverkürzende Rolle spielen.

Muß man mit einem kürzeren Leben rechnen, wenn man zahlreiche Operationen durchgemacht hat? Das muß nicht sein, wenn eine vollständige Heilung erfolgt ist und wenn es sich bei den Krankheiten, die die Operationen notwendig machten, um keine unheilbaren Leiden gehandelt hat.

Leben Verheiratete im allgemeinen länger? Ja, wahrscheinlich weil sie den Gesundheitszustand des Partners gegenseitig überwachen und daher früher zum Arzt gehen als Alleinstehende.

Kann der Arzt feststellen, ob ein Patient vor der Zeit altert? Ja, mit einer gründlichen Untersuchung.

Zeigen Gedächtnislücken in mittleren Jahren an, daß man vorzeitig altert? Nein. Sie sind meist Zeichen von Unkonzentriertheit.

Soll man den Sport aufgeben, wenn man ein mittleres Lebensalter erreicht? Wenn man früher gewöhnt war, regelmäßig Sport zu treiben, soll man nicht damit aufhören.

Hat die Vitaminaufnahme einen Einfluß auf die Lebensdauer? Chronischer Vitaminmangel bei falscher Ernährung kann lebensverkürzend wirken. Die Lebensdauer wird nicht verlängert, wenn ein gesunder Mensch Vitamine im Übermaß zu sich nimmt.

Zeigt eine frühe Menopause ein verfrühtes Altern der Frau an? Nein. Das frühe Aufhören der Regelblutungen zeigt lediglich an, daß die Eierstöcke vorzeitig altern. Das kann mit dem vorzeitigen Altern anderer Organe verbunden sein oder auch nicht.

Ist es vorteilhaft, wenn man zur Zeit der Menopause mit der Zufuhr weiblicher Geschlechtshormone künstlich periodische Menstruationszyklen auslöst? Während der letzten Jahre hat sich eine neue Schule von Endokrinologen und Gynäkologen gebildet, die der Meinung sind, daß man mit der zyklischen Verabreichung von Hormonen in Tabletten- oder Injektionsform die Alterungsvorgänge nach der Menopause hinausschieben kann. Zu den Alterserscheinungen, die nach dem Wechsel zu beobachten sind, gehören Veränderungen der Haut, der Knochen, der Herzkranzgefäße und andere Alterszeichen. Zur Zeit wird aber die routinemäßige zyklische Hormonverabreichung nicht empfohlen, da befürchtet wird, daß sie die Entwicklung eines Gebärmutterkrebses begünstigen könnte.

Stimmt es, daß man die besten Ideen in der Jugend und im mittleren Lebensalter hat und daß die schöpferischen Fähigkeiten im siebenten und achten Lebensjahrzehnt nachlassen? Das trifft in der Regel zu, doch gibt es zahllose Ausnahmen.

Kann man, auch wenn man Arteriosklerose, hohen Blutdruck oder ein Herzleiden hat, über 70 oder 80 Jahre alt werden? Ja, aber die Wahrscheinlichkeit ist geringer.

Wird jemand, der alt aussieht, vermutlich kein höheres Alter erreichen? Nein. Das Aussehen der Haut ist nur ein kleiner Teilbefund und muß nicht unbedingt den Gesundheitszustand der lebenswichtigen Organe widerspiegeln.

Ist es ein Zeichen, daß man schon alt wird, wenn man früh graue Haare bekommt? Nein.

Leben magere Leute im allgemeinen länger als dicke? Ja.

Leben Leute mit gut entwickelter Muskulatur und kräftigem Körperbau meist länger als muskelschwache Personen? Das muß nicht sein, aber es ist richtig, daß eine vernünftige, regelmäßige körperliche Betätigung die Erhaltung eines guten Gesundheitszustands fördert.

Zeigt ein früher Zahnausfall an, daß man vor der Zeit alt wird? Nicht in jedem Fall. Ein vorzeitiger Zahnverlust kann auch auf Vernachlässigung zurückgehen.

Kann man den Vorgang des Alterns verlangsamen, wenn er schon begonnen hat? Ja, indem man sich vernünftig ernährt, nicht übergewichtig wird, Übertreibungen aller Art meidet und danach strebt, die Beanspruchungen und Belastungen des Alltagslebens zu vermindern; außerdem sollte man jede auftretende Krankheit sofort behandeln lassen.

5

Anästhesie

siehe auch Kapitel 41, Operationsvorbereitung und Nachbehandlung

Was bedeutet eigentlich „Anästhesie"? Wörtlich heißt dieser Ausdruck so viel wie Empfindungslosigkeit, im engeren Sinn wird er für die künstliche Schmerzausschaltung angewendet.

Sind Anästhesie und Narkose dasselbe? Anästhesie ist der umfassendere Begriff. Mit Narkose bezeichnet man in der Regel nur die allgemeine Betäubung (Allgemeinanästhesie).

Wer leitet bei einer Operation die Anästhesie? Der Anästhesist (Narkosespezialist).

Ist der Anästhesist ein Facharzt wie der Chirurg? Ja. Wie jeder Facharzt hat er sein Studium an einer medizinischen Fakultät beendet und sich anschließend einer allgemeinmedizinischen sowie einer mehrjährigen speziellen Ausbildung im Krankenhaus unterzogen.

Soll die Anästhesie von einem Facharzt durchgeführt werden? Wo es im Bereich der Möglichkeit liegt, soll die Anästhesie auf jeden Fall von einem Arzt, der sich darauf spezialisiert hat, vorgenommen werden. Die Anästhesiologie ist heute ein hochentwickeltes Spezialfach, und der Einsatz eines tüchtigen Anästhesisten ist eine der wichtigsten Sicherungen, die die gefahrlose Durchführung einer Operation gewährleisten.
Zum Aufgabenbereich des Anästhesisten gehört heute neben dem „Narkotisieren" auch die Intensivbetreuung Schwerverletzter oder Bewußtloser, die Dauerbeatmung und die Wiederbelebung.

Kann auch eine Krankenschwester oder ein anderer Helfer eine Narkose geben? Das kommt nur in Notfällen in Betracht.

Ist es ratsam, bei der Entbindung einen Anästhesisten zuzuziehen? Ja. Durch den Einsatz von Anästhesisten in der Geburtshilfe wurden die mütterlichen und kindlichen Komplikationen beträchtlich herabgesetzt.

Ist es wirklich unumgänglich, daß eine Entbindung mit großen Schmerzen verbunden ist? Nein. Bei Anwendung moderner Anästhesiemethoden in der Geburtshilfe muß die Mutter nur im Beginn die Wehen ertragen; ohne Schaden für Kind oder Mutter kann man die

Geburt so leiten und beenden, daß starke Schmerzen zum größten Teil ausgeschaltet werden.

Braucht man einen Anästhesisten bei einer Entbindung durch Kaiserschnitt? Ja. Eine Anästhesie bei einem Kaiserschnitt ist ein komplexes Verfahren, weil dabei auch auf das Kind Rücksicht genommen werden muß.

Was versteht man unter „präanästhetischer Beurteilung und Prämedikation"? Bevor sich der Anästhesist für die Wahl des Anästhesieverfahrens im Einzelfall entscheidet, studiert er die Krankengeschichte und Befunde des Patienten. Wenn er den Eindruck gewinnt, daß der Patient Operation und Anästhesie nicht gut überstehen würde, empfiehlt er die Verschiebung oder Absage der Operation. Unter Prämedikation versteht man die Verabreichung von Dämpfungs- und Beruhigungsmitteln, die der Patient gewöhnlich vor der Anästhesie in seinem Zimmer erhält. Er kommt dadurch in eine schläfrige, entspannte Verfassung, so daß der Betäubungszustand leicht und glatt erreicht wird.

Was versteht man unter „Einleitung der Anästhesie"? Man bezeichnet damit die Anfangsstadien der Narkose, die heute ohne Aufregung und Angst erreicht werden. Durch eine medikamentöse Vorbereitung oder durch Einschläferung mit einer intravenösen Injektion ist es verhältnismäßig schmerzlos und nicht unangenehm, wenn man eine Narkose bekommt.

Was sind die wichtigsten Arten der Anästhesie?
a) Allgemeinanästhesie. Sie ist als Inhalationsnarkose heute mehr als jede andere Anästhesieform in Gebrauch. In den meisten Fällen wird eine sogenannte *Kombinationsnarkose* angewandt. Das heißt, daß im Laufe der Narkose verschiedene Mittel zum Einsatz kommen. Um den Patienten einzuschläfern, wird ein Mittel wie Pentothal oder Thalamonal intravenös verabreicht. Dann werden Stickoxydul (Lachgas) und Sauerstoff auf dem Atemweg zugeführt, um Schmerzempfindungen auszuschalten. Schließlich wird ein muskelerschlaffendes Mittel intravenös injiziert, wenn eine Muskelerschlaffung erforderlich ist, damit der Chirurg seine technischen Manöver durchführen kann. Im Verlauf der Operation werden je nach Bedarf noch zusätzliche Dosen der genannten Mittel verabreicht. Die auf dem Atemweg zugeführten Narkosemittel werden über die Lunge ins Blut aufgenommen. Mit dem Blut gelangen sie ins Gehirn und schalten das Bewußtsein aus. Eine Inhalationsnarkose wird in der Regel mit einer sogenannten Intubation durchgeführt; dabei wird ein Rohr durch den Mund in das obere Ende der Luftröhre eingeführt. Durch diesen „endotrachealen Tubus" strömt das Narkosemittel in die Lungen ein. Mit dieser Methode erreicht man eine größere Sicherheit und Steuerbarkeit der Narkose

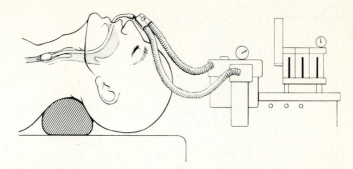

Abb. 3 *Intubationsnarkose*. In die Luftröhre wird ein Tubus eingeführt und an den Narkoseapparat angeschlossen. Mit dieser Methode läßt sich eine Inhalationsnarkose am besten steuern, da man die Menge des in die Lunge einströmenden Narkosegases und Sauerstoffs genau regulieren kann.

(Abb. 3). Die ungeheure Zunahme der Verwendung von elektrischen Geräten verschiedener Art im Operationssaal hat zusammen mit der Entwicklung von nichtbrennbaren Narkosemitteln dazu geführt, daß explosive Mittel wie Äther und Cyclopropan praktisch aufgegeben wurden.
Halothan (Fluothan) ist eine nichtbrennbare und nichtexplosive Flüssigkeit, die zur Narkose verdampft wird. Man hat sie sehr viel benutzt. Leider ist wegen einer möglicherweise unter Halothaneinfluß entstandenen Leberschädigung, die in sehr seltenen Fällen beobachtet worden ist, der Gebrauch dieses gut geeigneten Mittels zurückgegangen. Tatsächlich sprechen ja Untersuchungen dafür, daß Halothan eine der ungefährlichsten Narkosesubstanzen ist, die man bis jetzt entdeckt hat.
Ethran (Enfluran) ist ein potentes nichtbrennbares kurz wirkendes Mittel zur Inhalationsnarkose. Gegenüber Halothan hat es den Vorteil, daß es eine erhebliche Muskelerschlaffung bewirkt und daß es nicht ebenso mit Leberschädigungen in Zusammenhang gebracht worden ist.
b) Lumbal- oder Spinalanästhesie. Diese Form der Schmerzausschaltung wendet man oft bei Operationen im Bereich der unteren Körperhälfte an, sie besteht in der Einspritzung von Novokain oder einer ähnlichen Substanz in den Rückenmarkskanal (Abb. 4); dadurch wird der zu operierende Körperabschnitt gefühllos, der Patient bleibt aber wach. Heute verbindet man die Lumbalanästhesie sehr häufig mit der intravenösen Verabreichung eines Einschläferungsmittels.

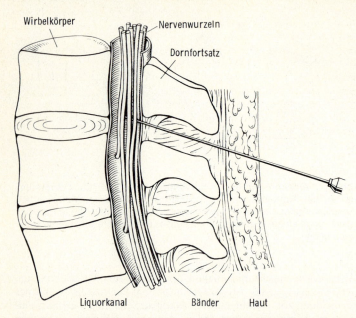

Abb. 4 *Lumbalanästhesie*. Durch eine Punktionsnadel wird im Bereich der Lendenwirbelsäule ein Anästhetikum in den Liquorraum eingespritzt. In dieser Höhe ist das Rückenmark bereits zu Ende, und es befinden sich innerhalb seiner häutigen Hüllen nur mehr die von ihm abgehenden Nervenwurzeln.

c) Epidural- und Kaudalanästhesie. Dabei werden ebenso wie bei der Lumbalanästhesie die aus dem Rückenmark austretenden Nerven blockiert und dadurch bestimmte Körperregionen unempfindlich gemacht. Der Unterschied zur Lumbalanästhesie liegt nur darin, daß das Anästhesiemittel zwischen die äußeren Hüllen des Rückenmarks gespritzt wird und nicht direkt in die Flüssigkeit, die das Rückenmark umgibt.

d) Regionale Lokalanästhesie oder Leitungsanästhesie. Zur örtlichen Betäubung umschriebener Körperregionen wird am verbreitetsten Procain verwendet; zur sogenannten Leitungsanästhesie injiziert man es in Nerven, die bestimmte Gebiete des Körpers versorgen. Leider ist die Wirkung ziemlich kurzfristig; wegen dieser ungünstigen Eigenschaft wurden andere Substanzen in dem Bestreben entwickelt, eine längere Dauer der Schmerzausschaltung zu erreichen. Zu diesen Mitteln gehören Xylocain, Marcain, Scandicain usw.

Diese Stoffe erzeugen zwar eine länger anhaltende Empfindungslosigkeit, sind aber etwas giftiger und müssen vorsichtiger verwendet werden. Die Wirkungsdauer läßt sich oft verlängern, wenn man dem Anästhetikum eine kleine Menge Adrenalin vor der Injektion beimischt. Adrenalin bewirkt eine Engerstellung der Blutgefäße in dem Gebiet und verzögert dadurch das Übergehen des Betäubungsmittels ins Blut und seinen Abtransport aus dem Operationsbereich.

e) Intravenöse Narkose. Es gibt verschiedene Medikamente, die bei intravenöser Verabreichung Bewußtlosigkeit erzeugen; am häufigsten verwendet man verschiedene Barbiturate und Thiobarbiturate, etwa Pentothal, ferner Thalamonal sowie Valium. Allein genügen diese Mittel nicht für eine Narkose, da ihre Hauptfunktion die Einschläferung des Patienten und weniger die Schmerzausschaltung ist. Aus diesem Grund benützt man sie in erster Linie zur Unterstützung des Narkosemittels, und sobald der Patient schläft, wird der Betäubungszustand durch die Zufuhr von Lachgas und Analgetika wie Dolantin aufrechterhalten. Bei einer auf diese Weise durchgeführten Narkose achtet der Anästhesist immer darauf, daß von den intravenösen Narkosemitteln nicht zuviel gegeben wird, da es hemmend auf die Atmung und andere wichtige Körperfunktionen wirken kann.

f) Lokale Oberflächenanästhesie. Sie besteht darin, daß man eine anästhesierende Lösung direkt auf eine Schleimhaut aufbringt, z. B. in Mund, Nase, Auge usw.; manche anästhesierende Lösungen können mit einem Wattetupfer aufgetragen werden oder sind als Spray zu verwenden; andere werden mit einer Tropfpipette auf die Schleimhaut aufgetropft. Zur örtlichen Betäubung dienen hauptsächlich kokainähnliche synthetische Präparate. Ihre Wirkung kann ebenfalls oft durch den Zusatz einer geringen Menge Adrenalin zur Anästhesielösung verlängert werden.

Zur örtlichen „Vereisung" kann man auch Chloräthyl aufsprühen.

Welche Gase und Dämpfe verwendet man zur Narkose? Stickoxydul (Lachgas), Halothan und Enfluran.

Riechen diese Gase unangenehm? Nein.

Schläft der Patient bestimmt fest, bevor die Operation anfängt? Ja. Eine Operation wird niemals begonnen, bevor die Anästhesie nicht ihre volle Wirkung erreicht hat.

Hat es einen Sinn, wenn sich der Patient selbst die Art der Anästhesie aussucht? Nein. Der Chirurg und der Anästhesist sind viel besser imstande zu beurteilen, welche Anästhesie für den Patienten bei der jeweiligen Operation am günstigsten ist.

Kommt es vor, daß Patienten wichtige Geheimnisse ausplaudern, wenn sie während des Einschlafens sprechen? Nein. Das ist eine sehr verbreitete irrige Vorstellung.

Kann es vorkommen, daß man noch vor Ende der Operation aus der Narkose aufwacht? Nein. Der Anästhesist weiß in jedem Fall, wann er noch ein Narkosemittel nachgeben muß und verabreicht es dann während der Operation.

Wie lange dauert es, bis die Betäubung nach Beendigung der Operation schwindet? Das ist je nach der Menge des zugeführten Anästhetikums und der Art der Anästhesie sehr verschieden. Eine Lumbalanästhesie hört gewöhnlich 1–3 Stunden nach dem Ende der Operation auf; eine Allgemeinanästhesie kann schon einige Minuten nach Beendigung der Operation vorüber sein oder noch stundenlang anhalten.

Welche Form der Anästhesie ist am ungefährlichsten? Heute sind alle Anästhesieverfahren in der Hand eines fachkundigen Anästhesisten ungefährlich. Ernste Narkosezwischenfälle sind so selten, daß sie in der Chirurgie der Gegenwart kaum noch ein Problem darstellen.

Sind bestimmte Anästhesieverfahren sicherer als andere? Dafür gibt es keine absolute Regel; das hängt von der Art der Operation, dem Chirurgen, dem Patienten usw. ab. Am besten überläßt man es dem Anästhesisten, im Einzelfall die Wahl zu treffen.

Wie kann Narkosekomplikationen vorgebeugt werden? Es muß darauf geachtet werden, daß der Patient während des ganzen Operationsverlaufs genügend Sauerstoff zugeführt bekommt, und es muß gewährleistet sein, daß die Luftwege frei sind. Für diese beiden Maßnahmen sorgt der Anästhesist.

Wie lange kann man eine Narkose ohne Gefährdung des Patienten fortsetzen? Auch eine mehrstündige Narkose ist unter richtiger Überwachung gefahrlos. Bei den neuen Operationsverfahren, die heute auf allen Gebieten der Chirurgie Anwendung finden, ist es keineswegs ungewöhnlich, daß ein Patient mehrere Stunden lang ständig unter Narkose gehalten wird.

Was versteht man unter Intubationsnarkose? Man bezeichnet damit eine Methode der Inhalationsnarkose, bei der Narkosegas und Sauerstoff durch einen Tubus (Rohr), der durch Mund oder Nase direkt in die Luftröhre eingelegt wurde, zugeführt wird. Diese Form der Inhalationsnarkose bietet die größte Sicherheit, weil dabei die Atmung am wirksamsten kontrolliert werden kann. Der Tubus wird erst eingeführt, nachdem der Patient eingeschlafen ist.

Kapitel 5 Anästhesie

Tabelle 1 Art der Anästhesie, die bei folgenden Operationen üblich ist

Operation	Anästhesie
Gehirn:	Allgemeinnarkose oder gelegentlich örtliche Betäubung, mit oder ohne intravenöse Narkose
Auge:	Allgemeinnarkose, Oberflächenanästhesie oder regionale Nervenblockierung
Knochen:	Allgemeinnarkose, Lumbalanästhesie oder regionale Nervenblockierung
Mund:	örtliche Betäubung oder Leitungsanästhesie
Mandeln:	bei Kindern Allgemeinnarkose; bei Erwachsenen örtliche Betäubung oder Allgemeinnarkose
Schilddrüse:	Allgemeinnarkose, meist als Intubationsnarkose; regionale oder örtliche Schmerzausschaltung nur gelegentlich
Brust:	Allgemeinnarkose; in Ausnahmefällen örtliche Betäubung
Herz und Lunge:	Allgemeinnarkose
Bauchorgane:	Allgemeinnarkose oder Lumbalanästhesie je nach dem speziellen Fall; bei einer Lumbalanästhesie werden oft zusätzlich Mittel zur Einschläferung intravenös injiziert
Nieren, Harnblase, Vorsteherdrüse:	Allgemeinnarkose oder Lumbalanästhesie
Mastdarm, After und Geschlechtsregion:	Allgemeinnarkose, Lumbalanästhesie, Kaudalanästhesie oder örtliche Betäubung, oft mit intravenöser Narkose kombiniert
Arme:	Allgemeinnarkose, örtliche Betäubung oder regionale Nervenblockierung
Beine:	Allgemeinnarkose, Lumbalanästhesie, örtliche oder regionale Schmerzausschaltung

Kommt es oft vor, daß man nach einer Lumbalanästhesie Kopfschmerzen bekommt? Kopfschmerzen nach der Lumbalanästhesie treten bei einem von etwa zwanzig Patienten auf. Man kann sie aber heute erfolgreich verhüten oder behandeln.

Wie lange halten die Kopfschmerzen an? Im Durchschnitt etwa 2–3 Tage.

Wie behandelt man Kopfschmerzen nach einer Lumbalanästhesie?
a) Man läßt reichlich Wasser trinken, 8–10 Gläser pro Tag;

b) mit schmerzstillenden Mitteln, z. B. mit Salizylaten;
c) mit bestimmten Injektionen zur Erhöhung der Flüssigkeitsmenge im Rückenmarkkanal.

Vertragen Kinder und Säuglinge eine Narkose ebenso gut wie Erwachsene? Ja. Die Verträglichkeit der Allgemeinnarkose ist bei Säuglingen und Kleinkindern außerordentlich gut.

Trägt der Anästhesist während der Operation die Verantwortung für den Allgemeinzustand des Patienten? Ja. Er beobachtet nicht nur die Atmung, sondern auch den Puls, die Herztätigkeit und den Blutdruck. Der Anästhesist gibt dem Operateur in regelmäßigen Abständen Bericht über den Zustand des narkotisierten Patienten.

Ist zu befürchten, daß ein Patient Narkosen immer schlecht vertragen wird, wenn früher einmal bei einer vorangegangenen Operation eine ungünstige Reaktion auf die Narkose eingetreten ist? Nein. Die Anästhesiologie hat so große Fortschritte gemacht, daß ein Patient, der seinerzeit eine Narkose schlecht vertragen hat, heute nicht unbedingt dasselbe erwarten muß.

Soll der Patient den Anästhesisten davon unterrichten, wenn er früher einmal eine Narkose schlecht vertragen hat? Ja. Es ist immer gut, wenn der Anästhesist von vorangegangenen Narkoseproblemen des Patienten oder seiner Familienangehörigen Kenntnis hat.

Soll es der Patient dem Anästhesisten sagen, wenn er vor der Operation gegessen hat? Ja. Es ist sehr wichtig, daß der Patient mit leerem Magen zur Anästhesie kommt. Wenn ein Patient gerade vor der Operation gegessen oder getrunken hat, ist es unbedingt notwendig, daß er das dem Anästhesisten erzählt.

6

Augen

siehe auch Kapitel 3, Allergie; Kapitel 18, Erste Hilfe; Kapitel 26, Infektionskrankheiten; Kapitel 39 das Neugeborene

Wie funktioniert der Sehapparat? Die durch das Sehloch (die Pupille) einfallenden Lichtstrahlen werden im normalen Auge durch die Linse so gebrochen, daß sie sich auf der Netzhaut im Augenhintergrund zu einem scharfen Bild vereinigen. Von den lichtempfindlichen Sinneszellen der Netzhaut werden die Impulse über die Sehbahn dem Gehirn übermittelt und treten als Sehwahrnehmung ins Bewußtsein (Abb. 5).

Muß eine Augenuntersuchung vom Augenfacharzt vorgenommen werden, oder genügt es, wenn man zum Optiker geht? Eine Augenuntersuchung kann nur vom Augenfacharzt durchgeführt werden.

Wie oft sollte man sich routinemäßig einer Augenuntersuchung unterziehen? Normalsichtige und Weitsichtige unter 40 Jahren sowie

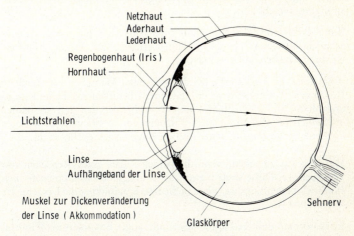

Abb. 5 *Normales Auge.* Die Lichtstrahlen treten durch das Sehloch ein und werden durch die Linse so gebrochen, daß sie ihren Brennpunkt genau auf der Netzhaut im Augenhintergrund haben. Man könnte den Sehapparat mit einer photographischen Kamera vergleichen, das Sehloch entspricht der Kameraöffnung, die Augenlinse der Kameralinse und die Netzhaut dem photographischen Film.

besonders alle Leute über 40 Jahren sollten sich mindestens alle ein bis zwei Jahre die Augen nachsehen lassen, Kurzsichtige alle 6–12 Monate, alle Leute über 65 Jahren einmal jährlich.

Was kann zu einer Überanstrengung der Augen führen?
a) Sehfehler, die der Korrektur durch Brillen bedürfen;
b) Lesen bei schlechtem Licht;
c) falsche, das heißt nicht aufrecht sitzende Haltung beim Lesen;
d) übermäßig langes Lesen ohne Ruhepause für die Augen.

Wie zeigt sich eine Überanstrengung der Augen? Mit verschwommenem Sehen, Schmerzen und Brennen der Augen, leichtem Tränen und Kopfschmerzen.

Können die Augen überanstrengt werden, wenn man zu viel liest? Ja.

Was macht man gegen eine Überanstrengung der Augen? Man soll:
a) korrigierende Augengläser tragen;
b) bei gutem Licht lesen;
c) sitzend in richtiger Haltung lesen;
d) angemessene Ruhepausen einlegen;
e) die Augen mit Tropfen behandeln, die der Arzt gegen die Überanstrengung verschreibt.

Kann durch eine Überanstrengung der Augen ein bleibender Augenschaden entstehen? Nein. Die Augen erholen sich wieder, wenn sie entsprechend behandelt werden.

Warum ist die Augenfarbe bei den einzelnen Menschen verschieden? Die Augenfarbe hängt von der Pigment(Farbstoff)menge in der Regenbogenhaut ab. Je weniger Pigment vorhanden ist, um so blauer erscheinen die Augen, je mehr Pigment um so brauner. Je weniger Pigment, um so empfindlicher sind die Augen gegen grelles Licht.

Hat es etwas zu sagen, wenn die beiden Augen eines Menschen von verschiedener Farbe sind? Nein. Das ist abgesehen vom kosmetischen Eindruck bedeutungslos, wenn nicht eine Entzündung die Ursache der Verfärbung ist.

Ist es normal, daß die Pupille des Kinderauges besonders groß ist? Ja. Wenn das Kind älter wird, erscheinen die Pupillen kleiner.

Was kann am Tränen der Augen schuld sein? Eine Reizung durch zu grelles Licht, Allergien, scharfer Wind, Rauch, Augenentzündungen, ein Fremdkörper im Auge oder ein verlegter Tränengang. Bei älteren Leuten findet es sich häufiger.

Was ist gewöhnlich der Grund, wenn Augen und Lider jucken und geschwollen sind? Das Jucken kann durch eine allergische Reaktion entstehen, z. B. bei Heufieber oder bei einer Überempfindlichkeit gegen Rauch, Gesichtspuder oder Seife. Eine Lidschwellung ist ein Signal, das einen zum Arzt führen sollte, damit sichergestellt wird, daß die Nierenfunktion in Ordnung ist. Eine leichte Schwellung der Lider ist manchmal die Folge von ungenügendem Schlaf.

Wie können rote Lidränder entstehen? Eine Rötung der Lidränder kann mit starker Schuppenbildung oder Seborrhoe der Kopfhaut in Zusammenhang stehen, ferner mit einer Reizung durch Rauch, Staub oder Wind, Überanstrengung der Augen, Allergien oder chronischer Bindehautentzündung. Kinder können rotgeränderte Augen bekommen, wenn sie sich die Augen mit schmutzigen Händen reiben.

Was ist die Ursache, wenn man Flocken vor den Augen treiben sieht? Diese Flocken werden durch Trübungen der Eiweißsubstanz im Glaskörper des Auges verursacht. Sie werden als kleine Pünktchen, Fäden oder „fliegende Mücken" sichtbar, und zwar gewöhnlich dann, wenn man gegen einen hellen Hintergrund blickt, etwa gegen einen klaren Himmel oder weißes Papier. In der Regel sind sie bedeutungslos, außer wenn sich gleichzeitig das Sehvermögen verschlechtert und/oder Lichtblitze auftreten. Wenn so etwas vorkommt, sollte man zum Augenarzt zu einer gründlichen Untersuchung gehen, damit festgestellt werden kann, ob nicht eine Entzündung oder andere Krankheit der Netzhaut vorliegt.

Was ist die Ursache vorstehender Augen? Vorquellende oder vorstehende Augen („Glotzaugen") können mit einer Schilddrüsenüberfunktion, einer Entzündung, einem Tumor hinter dem Auge oder mit besonders starker Kurzsichtigkeit in Zusammenhang stehen. Bei manchen Leuten sind sie eine normale anatomische Eigenheit und haben keinerlei Bedeutung.

Wie behandelt man ein sogenanntes „blaues Auge"? Man soll zum Augenarzt gehen, damit sichergestellt wird, daß das Auge selbst unverletzt geblieben ist. Dann soll man während der ersten 24 Stunden kalte, feuchte Umschläge auflegen, um die Schwellung zu vermindern, nachher macht man warme Umschläge, um die Aufsaugung des Blutergusses zu beschleunigen.

Kurzsichtigkeit

(Myopie)

Was versteht man unter Kurzsichtigkeit? Bei der häufigsten Form der Kurzsichtigkeit ist der Augapfel länger, als es für diesen Menschen normal wäre. Der Kurzsichtige sieht nahe Gegenstände besser als entfernte (Abb. 6).

Wie häufig ist die Kurzsichtigkeit? Etwa ein Drittel aller Brillenträger ist kurzsichtig.

Sind mehr Knaben kurzsichtig als Mädchen? Nein.

Ist Kurzsichtigkeit erblich? Sie kommt oft familiär gehäuft vor, besonders wenn beide Eltern kurzsichtig sind.

Kann man vorbeugend etwas gegen Kurzsichtigkeit tun? Nein.

Kann sich die Kurzsichtigkeit manchmal von selbst bessern? Nein, außer in Einzelfällen.

Bessert sich die Kurzsichtigkeit, wenn man die richtigen Gläser trägt? Nein. Mit der Brille wird nur die Fehlsichtigkeit korrigiert.

Wie bald kann ein kurzsichtiges Kind Brillen bekommen? Gewöhnlich im Alter von drei Jahren, wenn es aber nötig ist schon mit einem Jahr.

Wie kann der Arzt bei kleinen Kindern eine Kurzsichtigkeit erkennen? Er wirft mit dem Augenspiegel ein Licht auf die Pupille und macht die sogenannte Schattenprobe. Vor der Untersuchung werden die Pupillen mit Augentropfen erweitert.

Warum wird die Kurzsichtigkeit schlimmer, wenn man heranwächst? Mit dem Wachstum des gesamten Körpers werden auch die Augäpfel länger, während das optische System des Auges unverändert bleibt.

Sollen Kurzsichtige ihre Augen schonen und nicht so viel lesen? Nein. Das ist nur nötig, wenn die Kurzsichtigkeit sehr hochgradig ist und mit einer Entartung des Augenhintergrunds einhergeht.

Ist Fernsehen für Kurzsichtige schädlich? Keineswegs.

Was sind Kontaktlinsen? Kontaktlinsen oder Haftschalen sind geformte Kunststofflinsen, die direkt dem Augapfel aufgepaßt sind; es fällt daher nicht auf, daß Korrekturlinsen getragen werden.

Wann sind Haftschalen bei Kurzsichtigkeit empfehlenswert? Wenn die Kurzsichtigkeit mäßiggradig ist und der Patient nicht als Brillenträger erscheinen möchte.

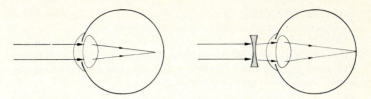

Abb. 6 *Kurzsichtiges Auge.* Das Bild im Brennpunkt der Lichtstrahlen liegt vor der Netzhaut. Mit einer Konkavlinse kann der Fehler so korrigiert werden, daß der Brennpunkt genau auf die Netzhaut fällt.

Schaden die Haftschalen, die direkt dem Augapfel aufliegen, den Augen? Nicht, wenn sie gut passen.

Sind weiche Kontaktlinsen empfehlenswert? Ja, für viele stellen sie eine erhebliche Verbesserung gegenüber den starren Haftschalen dar. Bei Astigmatismus ermöglichen sie allerdings kein scharfes Sehen (siehe den Abschnitt über Astigmatismus in diesem Kapitel).

Gibt es Medikamente, die die Kurzsichtigkeit bessern? Nein, doch werden gewisse Augentropfen erprobt, die offenbar einigen Erfolg zeigen.

Gibt es Operationsverfahren zur Besserung der Kurzsichtigkeit? In Fällen von außerordentlicher Kurzsichtigkeit, die mit einer Schwäche der Augapfelwandung einhergeht, wird Bindegewebe an den weichen Stellen eingepflanzt. In jüngster Zeit wurde ein neues Operationsverfahren ausgearbeitet, die sogenannte Keratomileusis, bei der die Krümmung der Hornhaut verändert wird. Dieses Verfahren kann sowohl bei Kurz- als auch bei Weitsichtigkeit Hilfe bringen. Es ist zwar noch im Versuchsstadium, doch wurde es bereits erfolgreich bei Patienten angewandt, bei denen auch eine Operation wegen eines grauen Stars durchgeführt worden war. Die Keratomileusis kann vielleicht das Tragen von dicken Gläsern oder Haftschaften bei dieser Gruppe von Patienten unnötig machen.

Kann die Kurzsichtigkeit manchmal zur Erblindung führen? In sehr seltenen Fällen kann die Kurzsichtigkeit zu einer Entartung der Netzhaut mit oder ohne Netzhautabhebung führen, so daß das Sehvermögen teilweise verloren geht (siehe den Abschnitt über Netzhautablösung in diesem Kapitel).

Gibt es Operationsmethoden, die die Kurzsichtigkeit zum Stillstand bringen oder bessern können? In neuerer Zeit werden solche Operationsverfahren in ausgewählten Einzelfällen erprobt. Sie bestehen darin, daß sichelförmige Streifen aus dem Augapfel an der Innen- und Außenseite herausgeschnitten werden. Dadurch wird der Augapfel verkürzt und die Linse näher an die Netzhaut gebracht, so daß die Kurzsichtigkeit etwas gebessert wird. Überdies hat man in jüngster Zeit versucht, mit einer Operation die optischen Eigenschaften der Hornhaut zu verändern (siehe oben).

Wie wirkungsvoll sind die neuen Operationen gegen Kurzsichtigkeit? Die Zahl der Fälle ist bis jetzt noch relativ klein, so daß ein Urteil bis jetzt nicht möglich ist.

Weitsichtigkeit

(Hypermetropie)

Was versteht man unter Weitsichtigkeit? Bei der Weitsichtigkeit ist gewöhnlich der Augapfel kürzer, als er normalerweise bei dem Betreffenden sein sollte. Entfernte Gegenstände werden besser gesehen als nahe. Bei starker Weitsichtigkeit werden auch entfernte Gegenstände verschwommen wahrgenommen (Abb. 7).

Wie häufig ist die Weitsichtigkeit? Etwa ein Drittel aller Brillenträger ist weitsichtig.

Sind mehr Knaben weitsichtig als Mädchen? Nein.

Ist Weitsichtigkeit erblich bzw. liegt sie in der Familie? Ja, in manchen Fällen.

Kann man der Weitsichtigkeit vorbeugen? Nein.

Wird die Weitsichtigkeit manchmal von selbst besser? Nein, aber bei wachsenden Kindern kann sich die Weitsichtigkeit zur Kurzsichtigkeit wandeln.

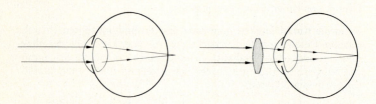

Abb. 7 *Weitsichtiges Auge*. Der Brennpunkt der Lichtstrahlen liegt hinter der Netzhaut; ein Ausgleich kann mit Konvexlinsen erfolgen.

Bessert sich die Weitsichtigkeit, wenn man die richtigen Brillen trägt?
Man sieht besser, aber die Weitsichtigkeit selbst wird nicht geheilt.

Kann es einem Weitsichtigen auch schaden, wenn er Brillen trägt?
Nein.

Wie bald kann man weitsichtige Kinder Brillen tragen lassen? In der Regel im Alter von 3 Jahren.

Wie kann der Arzt eine Weitsichtigkeit bei kleinen Kindern erkennen?
Durch eine spezielle Untersuchung mit dem Augenspiegel, die Schattenprobe.

Warum verschlechtert sich die Weitsichtigkeit, wenn man älter wird?
Wenn man älter wird, wird die Augenlinse starrer, und der Patient kann den Fehler nicht mehr so gut durch die Anspannung des Ziliarmuskels, mit dessen Hilfe die Entfernungseinstellung der Linse erfolgt, ausgleichen.

Sollen Weitsichtige ihre Augen schonen und nicht zu viel lesen? Das ist nicht nötig, wenn der Patient die richtigen Brillen trägt.

Schadet Fernsehen dem weitsichtigen Auge? Nein.

Wann werden bei Weitsichtigkeit Haftschalen empfohlen? Wenn die Weitsichtigkeit das Sehvermögen so weit beeinträchtigt, daß ein ständiges Tragen von Gläsern nötig ist, und wenn es aus kosmetischen, beruflichen oder sportlichen Gründen wünschenswert ist, keine Brille zu tragen.

Gibt es Medikamente gegen Weitsichtigkeit? Nein.

Gibt es Operationsverfahren zur Besserung der Weitsichtigkeit? Ja, die Keratomileusis.

Kann Weitsichtigkeit zur Erblindung führen? Nein.

Alterssichtigkeit
(Presbyopie)

Was versteht man unter Alterssichtigkeit? Das gesunde, normale Auge besorgt selbst die Einstellung auf nahe oder entferntere Gegenstände, damit immer ein scharfes Bild gesehen wird. Diese Einstellung, die sogenannte Akkommodation, erfolgt durch den ringförmigen Ziliarmuskel, der einen Zug auf die Kapsel der Augenlinse ausübt; seine Erschlaffung bewirkt eine Abflachung der Linse und damit die Ferneinstellung; wenn er sich anspannt, läßt der Zug auf die Linse nach, die ihrer Elastizität zufolge eine stärkere Wölbung annimmt (Naheinstellung). Mit den Jahren verliert die Linse allmählich ihre Elastizität und die Nahanpassung wird immer unvollkommener. Der Alterssichtige sieht entfernte Gegenstände normal, nahe undeutlich. Der Abstand, bei dem noch gut gesehen werden kann, vergrößert sich nach und nach. Das erste Zeichen einer beginnenden Alterssichtigkeit ist gewöhnlich, daß „die Arme beim Lesen zu kurz werden".

Sind Weitsichtigkeit und Alterssichtigkeit dasselbe? Nein. Die Weitsichtigkeit beruht meist auf einer fehlerhaften Anlage des Augapfels und ist schon bei jungen Menschen vorhanden. Die Alterssichtigkeit ist die Folge des natürlichen Elastizitätsverlustes der Linse mit zunehmenden Jahren. Die praktische Auswirkung ist allerdings in beiden Fällen ähnlich.

Wie wird die Alterssichtigkeit korrigiert? Durch entsprechende, dem jeweiligen Zustand des Auges angepaßte Brillen.

Muß der Alterssichtige immer Brillen tragen? Nein, gewöhnlich nur zum Lesen oder bei anderen Beschäftigungen, die scharfes Sehen in der Nähe erfordern.

Muß der Alterssichtige öfter eine neue Brille bekommen? Ja, solange der Prozeß des Elastizitätsrückgangs noch nicht zum Abschluß gekommen ist.

Wann beginnt die Alterssichtigkeit? Die Elastizitätsabnahme der Linse setzt eigentlich schon in der Jugend ein und schreitet langsam und gleichmäßig fort, macht sich aber gewöhnlich erst im Alter von 45–50 Jahren störend bemerkbar.

Werden alle Menschen alterssichtig? Grundsätzlich ja, denn es handelt sich um einen natürlichen Vorgang, doch ist der Grad der Sehstörung sehr unterschiedlich. Es hängt auch sehr vom Beruf und den Beschäftigungen jedes einzelnen ab, wie weit ihm das behinderte Nahsehen zum Bewußtsein kommt.

Schadet es, wenn man zu früh Brillen bekommt? Nein, der Prozeß verläuft völlig unabhängig davon, ob man die Brillen früh oder spät bekommt.

Brauchen manche Alterssichtige verschiedene Brillen? Ja, wenn es aus beruflichen oder sonstigen Gründen nötig ist, Scharfsehen in verschiedenen Entfernungen zu erreichen oder wenn gleichzeitig andere Sehfehler bestehen. Man kann zwei verschiedene Linsen auch in einer Brille kombinieren. Neuerdings gibt es auch Gläser mit kontinuierlichem Übergang vom Fern- zum Nahbereich.

Wie wirkt sich die Alterssichtigkeit bei Weitsichtigkeit aus? Die Alterssichtigkeit tritt gewöhnlich schon etwas früher als bei anderen Menschen in Erscheinung.

Wie wirkt sich die Alterssichtigkeit bei Kurzsichtigkeit aus? Kurzsichtige werden meist später als Normalsichtige oder überhaupt nicht alterssichtig. Die Elastizitätsabnahme der Linse erfolgt zwar wie im normalen Auge, macht sich aber nicht so bemerkbar.

Astigmatismus
(Stabsichtigkeit, Zerrsichtigkeit)

Was versteht man unter Astigmatismus? Eine Unregelmäßigkeit in der Krümmung der Hornhaut und/oder der Linse, die es verhindert, daß die einfallenden Lichtstrahlen die Netzhaut in einem gemeinsamen Brennpunkt treffen.

Wodurch entsteht der Astigmatismus? Durch die erblich bedingte Art und Weise, wie sich der Augapfel entwickelt. Auch Erkrankungen oder Verletzungen von Hornhaut und Linse können Astigmatismus bewirken.

Wie kommt man darauf, ob man astigmatisch ist? Astigmatiker überanstrengen sich leicht die Augen und sehen unscharf. Es fällt ihnen bald auf, daß etwas nicht stimmt.

Wie wird der Astigmatismus behandelt? Entsprechende Korrekturgläser beheben die Symptome und verbessern das Sehvermögen bedeutend.

Wird ein Astigmatismus manchmal von selbst besser? Nein.

Kann der Astigmatismus zur Erblindung führen? Nein.

Bindehautentzündung
(Konjunktivitis)

Was ist eine Bindehautentzündung? Die Bindehautentzündung ist eine Entzündung der dünnen Haut, die die Vorderfläche des Augapfels und die Innenfläche der Augenlider bekleidet, der sogenannten Bindehaut oder Konjunktiva.

Wodurch kann eine Bindehautentzündung entstehen? Durch Verletzung oder Reizung, Infektion oder Allergie. Die Reizung kann durch die Einwirkung von Sonnenlicht, Staub oder Wind hervorgerufen werden; die Infektion kann durch Streptokokken, Staphylokokken, Gonokokken oder irgendwelche andere Bakterien erfolgen.

Welche Krankheitserscheinungen finden sich bei der Bindehautentzündung? Bei einer durch Reizung oder Verletzung entstandenen Bindehautentzündung (traumatische Form) sind die Symptome Rötung, Jucken, Brennen und Tränen der Augen; die Symptome der infektiösen Form sind die gleichen, dazu kommt noch eine eitrige Absonderung, die aus der Lidspalte quillt; die Symptome der allergischen Form sind Rötung, Brennen, Tränenfluß und Jucken der Augen und Augenlider, die oft von Krankheitserscheinungen von seiten der Nase und des Rachens begleitet werden.

Wie wird die Bindehautentzündung behandelt? Die traumatische Form wird mit milden, entzündungshemmenden Augentropfen, die infektiöse Form mit antibiotischen Augentropfen und die allergische Form mit Antihistamin- oder Kortisonaugentropfen behandelt.

Ist eine Bindehautentzündung ansteckend? Nur die durch Krankheitserreger verursachte Form der Bindehautentzündung ist ansteckend.

Wie kann man der Übertragung einer ansteckenden Bindehautentzündung vorbeugen? Man sondert den Patienten ab und läßt ihn seine eigene Seife und sein eigenes Handtuch benützen.

Wie lange dauert es, bis eine Bindehautentzündung abheilt? Gewöhnlich 2–4 Tage, wenn keine Komplikationen eintreten und eine entsprechende Behandlung erfolgt.

Verursacht eine Bindehautentzündung einen bleibenden Sehschaden? Nein, außer bei Komplikationen.

Was ist die häufigste Komplikation einer Bindehautentzündung? Ein Hornhautgeschwür, das eine Narbe hinterlassen kann, die das Sehen in stärkerem oder geringerem Maße trübt.

Ist eine Bindehautentzündung, die die Folge einer gonorrhoischen Infektion (Tripper) ist, heilbar? Ja, mit einer sachgemäßen antibiotischen Behandlung.

Wie wird eine gonorrhoische Bindehautentzündung behandelt? Mit Penizillinaugentropfen.

Mit welchen Vorbeugungsmaßnahmen kann man die Entstehung einer gonorrhoischen Bindehautentzündung verhüten? Wenn man einen Tripper (Gonorrhö) hat, ist strengste persönliche Hygiene unbedingt erforderlich! Man darf die Hände nicht an die Augen bringen und soll vorbeugend Penizillinaugentropfen anwenden.

Was ist eine epidemische Bindehautentzündung? Die epidemische Bindehautentzündung ist eine sehr ansteckende Form eines akuten Bindehautkatarrhs, die durch spezielle Bakterien hervorgerufen wird.

Welche Krankheitserscheinungen finden sich bei der epidemischen Bindehautentzündung? Die gleichen wie bei jeder anderen durch Krankheitserreger verursachten Bindehautentzündung.

Wie wird die epidemische Bindehautentzündung behandelt? Mit Augentropfen, die sie in 2–3 Tagen zur Abheilung bringt.

Was ist die „Schwimmbadkonjunktivitis"? Man bezeichnet damit eine besondere Form der Bindehautentzündung, die öfter nach dem Besuch von Hallenbädern auftritt.

Kann eine Schwimmbadkonjunktivitis einen bleibenden Augenschaden hinterlassen? Nein.

Verletzungen, Geschwüre und Fremdkörper der Hornhaut

Was macht man als Erste-Hilfe-Behandlung bei einem Kratzer oder Fremdkörper im Auge? Man gibt anästhesierende Augentropfen und bedeckt das Auge mit einem Verband. Nachdem das Auge unempfindlich gemacht wurde, kann der Fremdkörper meist mit einem keimfreien, feuchten Wattebäuschchen auf einem Stiel weggewischt werden. Wenn er sich nicht leicht entfernen läßt, darf der Laie nichts weiter unternehmen!

Was soll man tun, wenn eine derartige Verletzung in der Nacht eintritt und der Augenarzt nicht erreichbar ist? Anästhesierende Augentropfen und eine Augenbinde nehmen dem Patienten die Schmerzen und halten das Auge rein, bis er am Morgen den Augenarzt aufsuchen kann. Besser, als den Fremdkörper über Nacht im Auge zu lassen, ist es jedoch, in die Unfallambulanz des nächstgelegenen Krankenhauses zu gehen.

Kann eine schwere Schädigung des Auges eintreten, wenn man einige Stunden zuwartet, bevor man sich in ärztliche Behandlung begibt? Nein, doch sollte man nicht mehr als 12 Stunden verstreichen lassen, bevor man zum Arzt geht.

Wie wird eine oberflächliche Verletzung (ein Kratzer) oder ein Geschwür der Hornhaut behandelt? Mit antibiotischen Augentropfen und manchmal mit Kortisontropfen oder -salben sowie mit einem Schutzverband für das Auge. Man muß unbedingt den Augenarzt aufsuchen.

Kann ein Hornhautriß mit Erfolg genäht werden? Ja. Tiefe oder ausgedehnte Risse werden genäht.

Ist ein Fremdkörper, etwa ein Kohlenstückchen oder ein Stahlsplitter, eine ernste Gefahr für das Auge? Wenn der Fremdkörper oberflächlich liegt, besteht im allgemeinen kaum eine Gefahr; wenn er jedoch in das Innere des Auges eingedrungen ist, ist das Auge ernstlich gefährdet.

Heilen oberflächliche Verletzungen, sogenannte Erosionen, und Risse der Hornhaut oft von selbst ab? Kleine Erosionen heilen von selbst; Risse müssen gewöhnlich behandelt werden.

Wie verhütet man bei der Abheilung von Erosionen oder Rissen eine Narbenbildung? Durch eine Behandlung mit Kortisonaugentropfen und Auflegen von warmen Umschlägen auf das Auge.

Führen Verletzungen dieser Art oft zu einer Beeinträchtigung des Sehvermögens? Wenn die Hornhautverletzung oberflächlich ist und nicht infiziert wird, kommt es in der Regel zu keiner Sehstörung. Fremdkörper im Inneren des Auges haben sehr oft eine Sehbehinderung zur Folge.

Wie lange brauchen Hornhauterosionen zur Heilung? Richtig behandelt heilen sie in 2–4 Tagen.

Wie lange brauchen Hornhautrisse zur Heilung? Gewöhnlich 2–3 Wochen.

Wodurch entstehen chronische Hornhautgeschwüre? Chronische Hornhautgeschwüre bilden sich, wenn die Widerstandskraft des Patienten herabgesetzt ist, z. B. bei Zuckerkrankheit oder anderen schwächenden Erkrankungen. Die Infektion einer Hornhauterosion kann ebenfalls zu einem chronischen Geschwür führen.

Wie werden chronische oder wiederkehrende Geschwüre der Hornhaut behandelt? Mit Antibiotika, Hitzeverschorfung des Geschwürs und einem Verband, der das Auge abdeckt und vor einer möglichen Verunreinigung oder Infektion von außen schützt.

Kann eine Hornhaut, deren Sehtüchtigkeit durch Narben unwiederbringlich zerstört wurde, ersetzt werden? Ja. In neuerer Zeit verwendet man zu diesem Zweck mit großem Erfolg Hornhauttransplantate. Es gibt heute Augenbanken, in denen man normale Hornhäute langfristig konserviert, um sie zur Verpflanzung auf andere Menschen zur Verfügung zu haben.

Überlebt die verpflanzte Hornhaut in der Regel? Ja. In den allermeisten Fällen überlebt eine Hornhaut, die von einem Menschen auf einen anderen übertragen wurde, und erfüllt ihre Aufgabe normal.

Ist es möglich, das Sehvermögen durch eine Hornhautverpflanzung wieder herzustellen, wenn die Sehminderung durch Hornhauttrübungen bedingt ist? Ja, sehr oft. Es gibt heute schon Tausende von Menschen, die früher blind waren und jetzt dank einer Hornhautübertragung sehen können.

Kann man nochmals operieren, wenn die erste Hornhautverpflanzung fehlschlägt? Ja. Ab und zu stirbt eine verpflanzte Hornhaut ab. In solchen Fällen kann eine zweite Operation zum Erfolg führen.

Kann allen Blinden mit Hornhautverpflanzungen geholfen werden? Leider nicht. Man schätzt, daß etwa 5% aller Blinden ihr Sehvermögen durch Hornhautnarben verloren haben. Nur bei dieser kleinen Gruppe können Hornhauttransplantationen Hilfe bringen.

Kann ein ganzes Auge transplantiert werden? Nein.

Gerstenkorn und Hagelkorn
(Hordeolum und Chalazion)

Was kann die Ursache sein, wenn immer wieder Gerstenkörner an den Augenlidern auftreten?
a) Herabgesetzte Widerstandskraft des Körpers bei schlechtem Gesundheitszustand;
b) Bindehautentzündung (Konjunktivitis);
c) Lidentzündung (Blepharitis);
d) mangelnde Sauberkeit.

Wie wird ein Gerstenkorn oder Hordeolum behandelt? Die meisten Gerstenkörner werden durch warme Umschläge und milde Antiseptika zur Heilung gebracht. Gelegentlich ist es nötig, daß sie vom Augenarzt geöffnet werden. Schwere Fälle werden mit Antibiotika behandelt.

Wie lange dauert es, bis ein gewöhnliches Gerstenkorn schwindet? Ungefähr 5–8 Tage.

Wodurch entsteht ein Hagelkorn oder Chalazion? Durch Entzündung einer der kleinen Lidranddrüsen mit Verstopfung ihrer Öffnung an der Oberfläche.

Welche Krankheitserscheinungen finden sich bei einem Gerstenkorn oder bei einem Hagelkorn? Eine sehr schmerzhafte Schwellung und Rötung des Lids. Der Prozeß verläuft beim Gerstenkorn akut, beim Hagelkorn chronisch.

Wie wird ein Hagelkorn behandelt? Die meisten Hagelkörner sprechen auf warme Umschläge und Augentropfen an. Wenn sie nicht von allein zurückgehen, müssen sie in der Ordination des Augenarztes unter örtlicher Betäubung geöffnet und entfernt werden.

Kommt ein Hagelkorn nach der Heilung oft wieder? Nein, aber wenn man ein Hagelkorn gehabt hat, neigt man dazu, weitere zu bekommen.

Entropium und Ektropium

Was ist ein Entropium? Beim Entropium ist der Rand des Ober- oder Unterlids nach innen gerollt, so daß die Wimpern das Auge kratzen und reizen.

Wodurch entsteht ein Entropium? Es entwickelt sich gewöhnlich durch Narben, die von einer früheren Entzündung des Augenlids herrühren. Gelegentlich ist es die Folge einer narbig abgeheilten Verletzung. Eine andere Form des Entropiums entsteht durch eine zu starke Entwicklung des Augenschließmuskels bei lockerer, faltiger Lidhaut. Dazu kommt es beim übermäßigen Zusammenkneifen der Augen, besonders bei älteren, nervösen Leuten.

Soll ein Entropium unbedingt operativ korrigiert werden? Ja, da das ständige Kratzen der Wimpern auf dem Augapfel zur Narbenbildung und zum Sehverlust führt.

Wie kann man ein Entropium operativ korrigieren? Je nach der Ursache kommen verschiedene Verfahren in Frage. Es handelt sich um einfache plastische Operationen, die in örtlicher Betäubung ausgeführt werden. So wird z.B. ein Hautstreifen am Augenlid in der Weise ausgeschnitten, daß sich das Lid nach außen dreht, oder es wird innen ein Streifen eingesetzt (Abb. 8a–c).

Sind die Operationsergebnisse gut? Ja.

Was ist ein Ektropium? Beim Ektropium stülpt sich der Rand des Ober- oder Unterlids nach außen.

Was ist am häufigsten Ursache eines Ektropiums? Mit zunehmendem Alter kommt es im Augenlid zu einem Schwund von elastischem Gewebe, wodurch das Lid vom Augapfel heruntersinkt. Andere Fälle

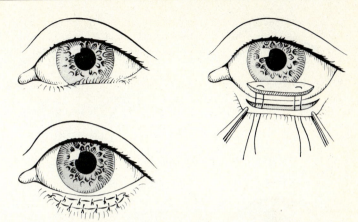

Abb. 8 *Entropiumoperation.* a) Die Wimpern des einwärts gewendeten Lids kratzen am Augapfel. b) Einsetzen eines aus dem Oberlid entnommenen Keils. c) Durch die Operation wurde das Lid so verlängert, daß die Wimpern wieder vom Augapfel abstehen.

werden durch Narben nach einer Entzündung oder Verletzung hervorgerufen.

Wer bekommt am ehesten ein Ektropium? Ältere Leute, bei denen das elastische Gewebe des Augenlids von Bindegewebe ersetzt wurde.

Welche Folge hat ein Ektropium? Da das Augenlid, gewöhnlich das untere, nicht mehr dem Augapfel anliegt, rinnt die Tränenflüssigkeit über die Wangen herunter, statt durch den Tränengang abgeleitet zu werden.

Kann ein Ektropium chirurgisch korrigiert werden? Ja, mit einer einfachen Operation, bei der ein Stück an der Innenseite des Lids so ausgeschnitten wird, daß sich das Lid einwärts wendet (Abb. 9a–c).

Welche Ergebnisse bringen Ektropiumoperationen? Sie haben in den meisten Fällen sehr guten Erfolg.

Tränensackentzündung
(Dakryozystitis)

Was ist eine Dakryozystitis? Eine Entzündung des Tränensacks, der im inneren Augenwinkel liegt.

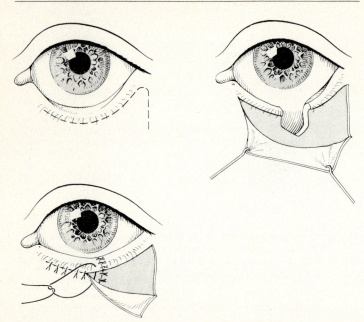

Abb. 9 *Ektropiumoperation.* a) Linie des Hautschnitts. b) Aus dem zu langen Unterlid wurde ein Keil ausgeschnitten. c) Operationsnähte; das verkürzte Lid liegt nun wieder dem Augapfel an.

Wer bekommt am ehesten eine Tränensackentzündung? Säuglinge und Kleinkinder unter zwei Jahren haben sie nicht selten. Manchmal tritt sie auch bei älteren Leuten auf, bei denen es leicht zu einer Verstopfung oder bindegewebigen Verengung der ableitenden Tränenwege, also der Tränennasengänge, kommt.

Wodurch entsteht eine Tränensackentzündung? Sie ist gewöhnlich die Folge einer Blockierung des Tränennasengangs.

Welche Krankheitserscheinungen finden sich bei der Tränensackentzündung? Starke Schmerzen und eine Schwellung im inneren Augenwinkel, die sich manchmal abwärts gegen die Nase zu fortsetzt.

Wie wird eine Tränensackentzündung behandelt? Mit Antibiotika und mit einem kleinen Einschnitt zur Ableitung des Eiters.

Kommt es bei dieser Krankheit häufig zu Rückfällen? Ja, wenn die Blockierung des Tränennasengangs nicht durch Sondierungen oder durch eine Operation behoben wird.

Wie lange dauert es, bis eine Tränensackentzündung heilt? In der Regel etwa eine Woche.

Regenbogenhautentzündung
(Iritis)

Was ist eine Iritis? Eine Entzündung der Regenbogenhaut oder Iris, der gefärbten Augenhaut, die die Pupille umgibt.

Wodurch entsteht eine Regenbogenhautentzündung? Sie kann durch eine Immunreaktion auf eine örtliche Infektion, Tuberkulose, Syphilis oder andere Allgemeinerkrankung hervorgerufen werden.

Welche Krankheitszeichen finden sich bei der Regenbogenhautentzündung? Schmerzen, Rötung und Tränen des Auges, Verfärbung der Regenbogenhaut, Verengung der Pupille und Lichtscheu.

Wie wird die Regenbogenhautentzündung behandelt? Die Behandlung hängt von der Krankheitsursache ab. Sie besteht meist in der Verabreichung von Augentropfen, die Atropin und Kortison enthalten.

Kann eine Regenbogenhautentzündung ausheilen? Ja.

Ist das Sehvermögen nach einer Regenbogenhautentzündung häufig beeinträchtigt? In manchen Fällen kann eine schwere Regenbogenhautentzündung eine bleibende Sehstörung hinterlassen.

Wie lange dauert es, bis eine Regenbogenhautentzündung ausheilt? In manchen Fällen 1–2 Wochen, in anderen Fällen kann sie Monate und sogar Jahre anhalten, Rückfälle sind nicht selten.

Werden bei einer Regenbogenhautentzündung in manchen Fällen die tieferen Schichten des Auges befallen? Ja, und wenn die Aderhaut befallen wird, kann sich die Entzündung bis zur Netzhaut ausdehnen. In schweren Fällen kann eine schwere Störung oder sogar der Verlust des Sehvermögens eintreten.

Grüner Star
(Glaukom)

Was ist ein Glaukom? Das Glaukom, das auch grüner Star genannt wird, ist durch eine Erhöhung des Augeninnendrucks über die Norm gekennzeichnet.

Wodurch entsteht ein grüner Star? In den meisten Fällen kennt man die Ursache nicht. Verletzungen, Blutungen in den Augapfel und/oder Verlagerungen der Linse können zum grünen Star führen.

Wie häufig ist der grüne Star? 2% aller Erwachsenen, die über 40 Jahre alt sind, bekommen einen grünen Star.

Kommt er bei Männern häufiger vor als bei Frauen? Nein.

Kommt er bei Kindern vor? Es gibt eine seltene Form des grünen Stars, die bei Kindern angeboren vorkommt, das sogenannte kongenitale Glaukom.

Kann der grüne Star familiär gehäuft oder erblich auftreten? Ja.

Welche Folgen hat der grüne Star? Wenn er nicht behandelt wird, führt er zu einer schwerwiegenden Abnahme des Sehvermögens, die bis zur Erblindung gehen kann.

Welche Krankheitszeichen finden sich beim grünen Star? Bei der akuten Form kommt es anfallsweise zu heftigen Augenschmerzen, Rötung des Auges, Erbrechen und Nebelsehen; bei der chronischen Form hat der Patient zunächst oft überhaupt keine Beschwerden, bis die Krankheit schon weit fortgeschritten und schwierig zu behandeln ist, oder bis es überhaupt zu spät zur Behandlung ist.

Wie kann man erkennen, ob man einen grünen Star hat? Bei der akuten Form kommt man durch die starken Schmerzen und die Sehtrübung sehr schnell darauf; die chronische Form des grünen Stars kann bei einer routinemäßigen Augenuntersuchung vom Augenarzt entdeckt werden.

Kann man dem grünen Star vorbeugen? Wenn der Augenarzt den Verdacht hat, daß der Patient ein Glaukomanwärter ist, kann er vorbeugend Augentropfen verschreiben, die gegen die Erkrankung schützen. Außerdem ist eine ständige Überwachung nötig.

Aufgrund welcher Untersuchungen kann die Diagnose eines grünen Stars gestellt werden?
a) Der Druck des Auges wird mit einem Instrument, dem sog. Tonometer, gemessen;
b) Gesichtsfeldbestimmung;
c) Tests zur absichtlichen Auslösung einer Drucksteigerung bzw. Belastungsproben.

Soll man sich regelmäßig den Augendruck messen lassen? Ja. Die Tonometrie ist eine äußerst einfache Untersuchung, und jeder Erwachsene sollte sie sich im Rahmen seiner jährlichen Augenuntersuchung machen lassen.

Ist die Augendruckmessung schmerzhaft? Überhaupt nicht.

Befällt der grüne Star gewöhnlich beide Augen gleichzeitig? Ja, außer beim akuten Anfall. Wenn bei einem Patienten das eine Auge erkrankt ist, neigt auch das andere Auge zum späteren Glaukombefall.

Wie wird der grüne Star behandelt? Im akuten Anfall benützt man bestimmte Augentropfen sowie Medikamente, die eingenommen oder intravenös injiziert werden, zur Senkung des Augeninnendrucks. Wenn der Druck nach 8 Stunden nicht heruntergegangen ist, ist eine Operation angezeigt; beim chronischen grünen Star können Augentropfen jahrelang als einziges Behandlungsmittel dienen, sofern der Druck unter Kontrolle gehalten werden kann; ansonsten ist eine Operation nötig.

Ist eine Krankenhausbehandlung erforderlich, oder kann der Patient zu Hause ausreichend behandelt werden? Eine Krankenhausbetreuung ist notwendig, wenn eine Operation gemacht werden soll. Andernfalls kann der Patient zu Hause bleiben, aber nur, wenn er mit seinem Augenarzt in Kontakt bleibt.

Muß immer operiert werden? Das hängt vom Druck und vom Gesichtsfeld ab. Wenn unter der Augentropfenbehandlung keine Verschlechterung eintritt, ist keine Operation erforderlich.

Was geschieht, wenn man sich nicht operieren läßt, obwohl es angezeigt wäre? Es kommt zur Erblindung.

Was geschieht, wenn der Patient die notwendige Tropfenbehandlung vernachlässigt? Der Patient kann schließlich das Sehvermögen auf dem betroffenen Auge verlieren.

Schwindet der grüne Star von selbst ohne Behandlung? Im allgemeinen nicht.

Ist eine Glaukomoperation gefährlich? Nein, aber die Ergebnisse sind nicht immer so gut, wie es wünschenswert wäre. Es ist jedoch in vielen Fällen gefährlicher, wenn man nicht operiert.

Welche Heilungsaussichten bietet die Operation? Beim akuten grünen Star sind die Aussichten ausgezeichnet; beim chronischen grünen Star sind die Aussichten auf ein gutes Ergebnis um so besser, je früher operiert wird.

Welche Operation macht man beim grünen Star? Eine Iridektomie, bei der ein kleines Stück der Regenbogenhaut ausgeschnitten wird, um eine Ableitung des Kammerwassers zu ermöglichen und den Druck im Auge zu mindern. Wie man im einzelnen vorgeht, ist von Fall zu Fall verschieden und hängt davon ab, ob der Chirurg es mit einem akuten oder chronischen Glaukom zu tun hat.

Wie erfolgt die Schmerzausschaltung? Mit örtlicher Betäubung oder Allgemeinnarkose.

Wie lange muß man im Krankenhaus bleiben? In der Regel 3–6 Tage.

Bleibt nach einer Glaukomoperation eine sichtbare Narbe zurück? Nein, abgesehen davon, daß man sehen kann, wo ein kleines Stück aus der Regenbogenhaut entfernt wurde.

Kann es nach der Operation zu einem Rückfall des Glaukoms kommen? Bei der akuten Form im allgemeinen nicht, bei der chronischen schon.

Muß man sich nach einer erfolgreichen Glaukomoperation irgendwelche Beschränkungen auferlegen?
a) Es ist äußerste Reinlichkeit erforderlich.
b) Nach einer fistulierenden Glaukomoperation darf kein Wasser ins Auge kommen.

Wie bald nach der Operation kann man folgendes tun?

Baden	1 Woche
Das Haus verlassen	1 Woche
Treppen steigen	1 Woche
Hausarbeit verrichten	2 Wochen
Ein Auto lenken	2 Wochen
Geschlechtsverkehr wieder aufnehmen	2 Wochen
Wieder zur Arbeit gehen	2 Wochen
Alle körperlichen Betätigungen wieder aufnehmen	4 Wochen

Ist es nach einem Glaukomanfall notwendig, daß man regelmäßig zur Untersuchung geht? Ja. Der Arzt wird der Gesundheit des nicht befallenen Auges seine besondere Aufmerksamkeit widmen.

Grauer Star
(Katarakt)

Was ist eine Katarakt? Die Katarakt oder der graue Star ist eine Trübung der Linse.

Wo liegt die Augenlinse? Sie liegt im Innern des Auges direkt hinter der Pupille.

Kapitel 6 — Grauer Star

Welche Aufgabe hat die Linse? Sie bricht die einfallenden Lichtstrahlen so, daß sie sich auf der Netzhaut im Augenhintergrund vereinigen und dort ein scharfes Bild erzeugen.

Was geschieht, wenn man einen grauen Star hat? Die trübe Linse behindert den Lichteintritt in das Auge. Dadurch vermindert sich das Sehvermögen.

Wodurch entsteht ein grauer Star? Gewöhnlich bleibt die Ursache unklar. Manchmal kann die Linsentrübung aber die Folge einer Zuckerkrankheit, einer Drüsenstörung, einer Strahleneinwirkung, einer Einwirkung von pharmazeutischen Substanzen, einer Infektion innerhalb des Auges oder einer direkten Verletzung der Linse sein.

Kann der graue Star familiär gehäuft oder erblich vorkommen? Häufig findet man, daß die Anlage zur Starentwicklung erblich bedingt ist.

Welche Folgen kann es haben, wenn man einen grauen Star unbehandelt läßt? Mit fortschreitender Linsentrübung nimmt das Sehvermögen ab. Wird ein bereits lange bestehender grauer Star nicht operiert, so wird er überreif und verursacht eine schwere Entzündung und vielleicht sogar den Verlust des Auges.

Wie kann man es merken, wenn man einen grauen Star hat? Man soll an einen grauen Star denken, wenn sich eine Verschlechterung des Sehvermögens durch Brillen nicht beheben läßt. In den späteren Stadien ist der graue Star als weißliche Trübung in der Pupille erkennbar.

Befällt der graue Star meist beide Augen zugleich? Selten. Wenn aber jemand auf einem Auge einen grauen Star hat, neigt er dazu, ihn später auch auf dem anderen Auge zu bekommen.

Können Staroperierte Hornhautkontaktlinsen vertragen? Ja. Sie sind in vielen Fällen mehr zu empfehlen als die üblichen Starbrillen.

Was ist eine Intraokularlinse? Das ist eine Kunststofflinse, die nach der Entfernung der natürlichen Linse, welche die Trübung enthält, in den Augapfel eingesetzt und mit einer Naht fixiert wird. Man braucht dann nicht mehr dicke Starbrillen oder Haftschalen.

Werden Intraokularlinsen nach Staroperationen routinemäßig verwendet? Nein. Im gegenwärtigen Entwicklungsstadium ist die Häufigkeit von ernsten Komplikationen, zu denen die Infektion mit nachfolgendem Sehverlust gehört, noch zu groß.

Wann eignen sich Intraokularlinsen am ehesten?
a) Wenn der graue Star nur ein Auge befallen hat. In solchen Fällen wird dadurch das Doppelsehen ausgeschaltet.
b) Bei Menschen über 80 Jahren.

Um wieviel ist das Risiko von ernsten Komplikationen bei Verwendung von Intraokularlinsen größer? Das Risiko ist etwa zehnmal größer, wenn derartige Linsen nach der Staroperation eingesetzt werden.

Eignen sich die neuen, ständig zu tragenden Haftschalen gut nach einer Staroperation? Ja, wenngleich ihre Anwendung noch nicht in allen Fällen ganz problemlos ist. Nichtsdestoweniger sind sie viel ungefährlicher als Intraokularlinsen und werden von vielen Leuten gut vertragen.

Kann man dem grauen Star irgendwie vorbeugen? Nein.

Mit welchen Untersuchungen läßt sich die Diagnose eines grauen Stars bestätigen? Mit dem Augenspiegel kann man die Trübung der Linse leicht erkennen.

Wie wird der graue Star behandelt? Die Linse wird operativ entfernt.

In welchem Stadium soll ein grauer Star entfernt werden? Wenn der Patient dadurch behindert ist. Meist ist es erst so weit, wenn das Sehvermögen in dem betroffenen Auge schon stark herabgesetzt ist.

Verschwindet ein grauer Star manchmal von selbst? Nein.

Wie groß sind die Heilungsaussichten bei der Staroperation? In über 90% der Fälle werden gute Ergebnisse erreicht.

Wie lange dauert eine Staroperation? 40–60 Minuten.

Wie geht die Operation vor sich? An der Grenze von Hornhaut und weißer Augenhaut wird ein Einschnitt gemacht. Durch diesen Einschnitt führt der Operateur eine Sonde ein, läßt die Linse anfrieren und entfernt sie.

Welche neueren Operationsmethoden zur Entfernung eines grauen Stars gibt es?
a) Die Verwendung der Kryochirurgie zur Linsenentfernung. Dabei wird eine Kryosonde (Kältesonde) an der Linse angefroren und die Linse damit herausgehoben. Diese Methode hat die frühere Methode, die Linse mit einer Zange zu fassen und herauszuziehen, weitgehend ersetzt.
b) Die Verwendung eines Ultraschallgeräts zur Zerstückelung und Auflösung der Linse, die dann herausgesaugt wird. (Dieses Gerät wird manchmal irrtümlich als Lasergerät bezeichnet – das stimmt nicht.) Diese Methode ist hauptsächlich der Behandlung des grauen Stars bei Kindern vorbehalten.

Wie erfolgt die Schmerzausschaltung? In der Regel mit einer Allgemeinnarkose, es kann aber auch eine örtliche Betäubung vorgenommen werden.

Wie lange muß man bei einer Staroperation im Krankenhaus bleiben? In unkomplizierten Fällen 5 Tage.

Sind vor der Staroperation besondere Untersuchungen nötig? Man muß sich Klarheit verschaffen, daß der Patient in gutem Allgemeinzustand und frei von Infekten, Zuckerkrankheit usw. ist. Ein schlechter Gesundheitszustand oder ein Infektionsherd irgendwo im Körper beeinträchtigt das Operationsergebnis.

Hat man während der ersten Zeit nach der Operation starke Schmerzen? Nein.

Wie wird nach der Staroperation vorgegangen? Der Patient muß in den ersten 24 Stunden mit einem Verband über dem operierten Auge auf dem Rücken liegenbleiben. Danach darf er aufstehen, und der Verband wird abgenommen.

Welche Komplikationen können bei einer Staroperation eintreten? Eine Infektion oder ein Bluterguß im Augeninnern.

Wie werden diese Komplikationen behandelt? Infektionen werden mit Antibiotika und Augenspülungen behandelt. Bei einer Blutung wird ein Druckverband über dem Auge angelegt und der Patient muß ruhig im Bett liegen. Bestimmte Medikamente können ebenfalls helfen, die Blutung zu stillen.

Wie lange dauert es nach der üblichen Staroperation, bis die Wunde heilt? Die Wunde braucht 6 Wochen bis zur völligen Heilung.

Bleibt eine Narbe zurück? Die Narbe ist praktisch unsichtbar.

Kommt ein grauer Star manchmal nach der Operation wieder? Ab und zu kann sich ein Häutchen bilden und die Sicht trüben. Es kann jedoch mit einer ziemlich einfachen Operation entfernt werden, durch die meist ein gutes Sehvermögen hergestellt wird.

Wie bald nach der Staroperation kann der Patient Brillen bekommen? Binnen eines Monats. Wenn die Sehkraft des nichtoperierten Auges gut ist, kann manchmal kein Starglas auf dem operierten Auge getragen werden, weil es zum Doppelsehen kommt, es sei denn, man verwendet eine Kontaktlinse.

Welche Vorsichtsmaßnahmen müssen nach der Operation befolgt werden? Der Patient soll sich nach der Staroperation etwa 4–6

Wochen lang nicht vornüberbeugen oder anstrengende Arbeit verrichten.

Kann man wieder ein völlig normales Leben aufnehmen, wenn man sich von der Staroperation erholt hat? Ja.

Wie bald nach einer Staroperation kann man folgendes tun?

Baden	2 Wochen
Das Haus verlassen	1 Woche
Treppen steigen	2 Wochen
Haushaltsarbeiten verrichten	4 Wochen
Ein Auto lenken	6 Wochen
Geschlechtsverkehr wieder aufnehmen	6 Wochen
Leichte Arbeit wieder aufnehmen	2 Wochen
Schwere Arbeit wieder aufnehmen	8 Wochen
Alle körperlichen Betätigungen wieder aufnehmen	6 Wochen

Schielen

(Strabismus)

Was versteht man unter Schielen? Vom Schielen spricht man, wenn die Blickrichtung des einen Auges vom Ziel nach innen oder außen abweicht, während das andere Auge das Ziel fixiert. Entweder schielt immer dasselbe Auge, oder das rechte und linke Auge schielen abwechselnd. Das Schielen kann dauernd oder nur zeitweilig vorhanden sein.

Wie kommt es zum Schielen? Schielen, das schon von Geburt an besteht, ist entweder die Folge kleiner Hirnblutungen oder eines abnormen Ansatzes der Augenmuskeln. Wenn das Schielen nach dem ersten oder zweiten Lebensjahr auftritt, ist es meist auf eine Schwäche des „Fusionszentrums" im Gehirn zurückzuführen. (Vereinfacht ausgedrückt versteht man unter Fusion die Verschmelzung der beiden Bilder, die vom rechten und linken Auge geliefert werden, zu einem einzigen einfachen Bild; bei mangelhafter Fusion sieht man Doppelbilder.) Das Schielen kann auch mit einer Schwäche oder Lähmung eines Augenmuskels zusammenhängen (Lähmungsschielen) (Abb. 10).
Strabismus convergens oder Einwärtsschielen, bei dem das Auge einwärts gerichtet ist, ist meist mit Weitsichtigkeit verbunden. Strabismus divergens oder Auswärtsschielen geht oft mit Kurzsichtigkeit einher.

Tritt das Schielen familiär gehäuft auf, und ist es erblich? Ja.

Was versteht man unter „Silberblick"? Das ist ein volkstümlicher Ausdruck für leichtes Schielen.

Kapitel 6 — Schielen

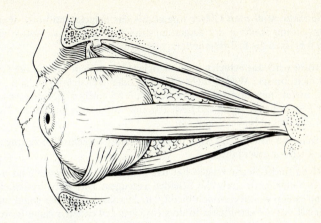

Abb. 10 *Augenmuskeln* mit ihrem Ansatz am Augapfel.

Ist eine Heilung des Auswärtsschielens schwieriger als die des Einwärtsschielens? Nein.

Wie früh kann bei einem Kind ein Schielen erkannt werden? Oft schon nach der Geburt, mit Sicherheit aber im Laufe der ersten drei Lebensjahre. Es kann aber auch erst später beginnen. (Die Achsenabweichung beider Augen, die man oft bei Säuglingen in den ersten Lebenswochen findet und die nur darauf beruht, daß das Kind noch nicht richtig fixieren kann, hat aber mit Schielen nichts zu tun. Siehe auch Kapitel 39 über das Neugeborene.) Je früher das Schielen erkannt und behandelt wird, um so besser sind die Erfolgsaussichten.

Welcher Prozentsatz von Schielaugen kann mit nicht operativen Maßnahmen allein geheilt werden? Ungefähr 40–50%.

Welche konservativen Behandlungsmaßnahmen kommen beim Schielen in Betracht?
a) Regelmäßige Durchführung spezieller, sog. orthoptischer Augenübungen;
b) regelmäßige Durchführung spezieller, sog. pleoptischer Augenübungen; diese dienen dazu, das Sehvermögen eines „faulen" Auges wieder herzustellen;
c) Tragen korrigierender Gläser und Anwendungen von Augentropfen zur Verengung der Pupille;
d) Abdeckung des gesunden Auges, um die Sehkraft des schielenden Auges zu fördern;
e) Korrektur der Weitsichtigkeit mit entsprechenden Brillen.

Wie lange muß man Gläser tragen, bis das Schielen aufhört? *Wenn* eine gerade Stellung der Augen zu erreichen ist, tritt sie sofort ein, doch müssen die Brillen jahrelang getragen werden.

Warum wird das Schielen auch manchmal nach dem Tragen der Gläser nicht besser? Weil es nicht auf Kurz- oder Weitsichtigkeit, sondern auf irgendeinem anderen Faktor beruht, etwa einem abnormen Ansatz der Muskeln, die das Auge bewegen, oder auf einem Defekt der Nerven, die diese Muskeln versorgen.

In welchem Alter ist ein Kind frühestens fähig, Schielbrillen zu tragen? Im Alter von zwei Jahren.

Welche nachteiligen Folgen hat das Schielen? Es ist entstellend und kann tiefgehende seelische Schäden erzeugen. Das Einwärtsschielen kann, wenn es unbehandelt bleibt, zur Herabsetzung oder sogar zum Verlust des Sehvermögens in dem einwärts gewendeten Auge führen. Das meint man, wenn man sagt, das Auge ist „zu faul" zum Sehen.

Gibt es eine Möglichkeit, dem Schielen vorzubeugen? Ja. Wenn sich ein Schielen zu entwickeln droht, kann man oft mit geeigneten Brillen eine Geradestellung des Auges erreichen.

Kann man verhindern, daß die Sehkraft eines einwärtsschielenden Auges verfällt? Ja. Man läßt den Patienten eine Augenbinde über dem gesunden Auge tragen, die ihn dazu zwingt, das schwache Auge zu benutzen; dadurch bessert sich sehr oft das Sehvermögen im schwachen Auge. Diese Behandlung muß in einem sehr frühen Alter begonnen werden. Ist das Kind einmal über 5 oder 6 Jahre alt, ist sie nicht mehr wirksam.

Ist zur Behebung des Schielens immer eine Operation nötig? Nein. Wenn das Schielen leicht ist und nicht ständig besteht, muß nicht operiert werden.

Wird das Schielen manchmal von selbst ohne Behandlung gut? Ja. Ein leichter Fall kann von selbst gut werden, das kommt aber selten vor.

Besteht ein Risiko bei einer Schieloperation? Das Risiko ist praktisch gleich Null, doch gelingt nicht immer die Korrektur des Defekts.

Kann man mit einem guten Operationsergebnis rechnen? Die Aussichten auf ein gutes Ergebnis sind ausgezeichnet, unter Umständen wird das gewünschte Ergebnis aber erst nach mehr als einer Operation erreicht.

Wie lange dauert eine Schieloperation? Das hängt von der Zahl der Muskeln ab, an denen ein Eingriff vorgenommen werden muß. Bei einem Durchschnittsfall dauert sie eine Stunde.

Wie wird die Operation gemacht? Das hängt von der Art des Schielens ab. Wenn ein Muskel verstärkt werden soll, wird ein Stück des Muskels abgeschnitten, d. h. der Muskel wird verkürzt und wieder an seinem ursprünglichem Ansatz am Augapfel befestigt. Wenn es aber nötig ist, einen Muskel schwächer zu machen, wird er von seinem Ansatz abgelöst und weiter hinten am Augapfel neu befestigt.

Wie erfolgt die Schmerzausschaltung? Bei Kindern mit einer Allgemeinnarkose, bei Erwachsenen mit örtlicher Betäubung oder Allgemeinnarkose.

Wie lange muß man im Krankenhaus bleiben? 2 Tage.

Ist eine besondere Operationsvorbereitung nötig? In bestimmten Fällen sind orthoptische Übungen und/oder das Tragen einer Augenbinde ratsam.

Hat man während der ersten Tage nach der Operation besonders starke Schmerzen? Nein.

Welche Maßnahmen dienen zur Operationsnachbehandlung? Der Patient erhält Augentropfen und kalte Umschläge. Wenn die Augen nicht ganz gerade gerichtet sind, muß der Patient unter Umständen spezielle, sogenannte orthoptische Augenübungen durchführen.

Wie lange dauert die Wundheilung nach der Schieloperation? Etwa 2–4 Wochen.

Sehen die Patienten nach der Schieloperation manchmal doppelt? Ja, aber das gibt sich gewöhnlich binnen 3–4 Wochen.

Bleibt nach einer solchen Operation eine Narbe zurück? Die Narbe ist unsichtbar.

Kann das Schielen nach der Schieloperation wieder auftreten? Ja, in manchen Fällen.

Welche Vorsichtsmaßnahmen müssen nach der Operation befolgt werden? Nach der Operation darf man in manchen Fällen etwa eine Woche lang nicht lesen oder fernsehen. Ferner darf kein Schmutz ins Auge kommen, damit keine Infektion eintritt.

Muß der Patient nach der Operation weiter Augengläser tragen? Wenn der Patient vor der Operation kurz- oder weitsichtig war, ist es nötig, daß er weiterhin Brillen trägt. Diese Sehfehler werden durch die Schieloperation nicht beseitigt.

Kann man nach der völligen Heilung nach einer Schieloperation seine Augen so stark beanspruchen wie man will? Ja.

Wie bald nach einer Schieloperation kann man folgendes tun?

Baden	Sobald man will
Das Haus verlassen	sofort
Treppen steigen	sofort
Leichte Hausarbeit verrichten	sofort
Schwere Hausarbeit verrichten	2 Wochen

Netzhautablösung und Netzhautriß

Wo liegt die Netzhaut und welche Funktion hat sie? Die Netzhaut (Retina) kleidet den Augapfel in seinen hinteren zwei Dritteln innen aus. Sie ist der lichtempfindliche Teil des Auges, der die Lichtreize in Nervenreize übersetzt und sie zum Gehirn weiterleitet. Wenn man das Auge mit einer Kamera vergleicht, würde die Netzhaut dem Film entsprechen.

Was ist ein Netzhautriß? Ein Einriß in der Netzhaut, der oft durch eine Verletzung hervorgerufen wurde.

Hat ein Netzhautriß oft eine Netzhautabhebung zur Folge? Ja.

Welche Symptome treten bei einem Netzhautriß auf? Lichtblitze und Flecken vor den Augen. Die Beschwerden sind ähnlich wie bei einer Netzhautablösung.

Wie wird ein Netzhautriß behandelt? Der Riß wird mittels Lichtkoagulation mit einem Laserstrahl verschlossen.

Kann einer Netzhautabhebung durch die sofortige Behandlung eines Netzhautrisses vorgebeugt werden? Ja, in vielen Fällen.

Was ist eine Netzhautablösung? Eine krankhafte Veränderung, bei der die Netzhaut von ihrer Unterlage abgehoben und gegen das Innere des Augapfels hin gezogen wird (Abb. 11).

Wodurch entsteht eine Netzhautablösung? Sie kann durch einen Netzhautriß nach einer Verletzung, durch eine Entzündung, hochgradige Kurzsichtigkeit oder einen Tumor der Aderhaut zustande kommen. (Die Aderhaut oder Chorioidea ist die unter der Netzhaut gelegene Wandschicht des Augapfels.)

Kommt eine Netzhautabhebung öfter bei Männern als bei Frauen vor? Nein.

Kommt sie familiär gehäuft oder erblich vor? Manchmal.

Welche Folgen hat eine Netzhautablösung? Eine Netzhautablösung kann, wenn sie unbehandelt bleibt, zur Erblindung führen.

Kapitel 6 Netzhautablösung und Netzhautriß

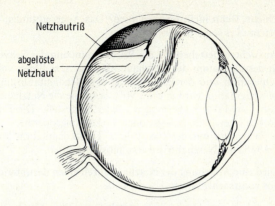

Abb. 11 *Netzhautablösung.* Die Netzhaut ist an einer Stelle eingerissen und hat sich von ihrer Unterlage abgehoben.

Wie kann man es merken, wenn man eine Netzhautablösung hat? Verdacht auf eine Netzhautablösung besteht, wenn ein Schleier oder Flecken vor den Augen liegen oder wenn man in einem Teil des Gesichtsfelds schlecht sieht. Blitzartige Lichtempfindungen, sog. Lichtblitze oder Funkensehen, sind ebenfalls ein verdächtiges Symptom.

Kann man einer Netzhautablösung vorbeugen? Sehr stark Kurzsichtige sollen besonders darauf achten, sich vor Kopfverletzungen zu schützen. Außerdem sollte ein Netzhautriß sofort behandelt werden.

Welche Untersuchungen macht man zur Sicherung der Diagnose einer Netzhautablösung? Der Augenarzt untersucht das Auge mit dem Augenspiegel (Ophthalmoskop), mit dem er die Netzhaut beobachten kann. In Frühfällen, wenn die Abhebung noch geringfügig oder nicht zentral gelegen ist, können mehrere Untersuchungen erforderlich sein, bevor eine endgültige Diagnose gestellt werden kann.

Welche Operationsverfahren kommen bei einer Netzhautablösung in Frage?
1. Bei weitgehend anliegender Netzhaut:
a) Lichtkoagulation oder Laserkoagulation des Netzhautloches;
b) Kältekoagulation der weißen Augenhaut über dem Netzhautloch.
2. Bei weitgehend abgelöster Netzhaut:
a) Operationen zur Verkürzung des Augapfels, um die Netzhaut zur Wiederanlegung zu bringen;
b) wenn ein bösartiger Tumor die Ursache der Netzhautablösung ist, muß das Auge eventuell entfernt werden.

Was geschieht, wenn nicht operiert wird? Das Auge erblindet, unter Umständen muß es sogar entfernt werden.

Welche Aussichten bestehen für die Wiedererlangung des Sehvermögens nach der Operation der Netzhautablösung? Das hängt von der Art der Operation und der Ausdehnung der Netzhautablösung ab. Durch die Koagulation wird in etwa 90% der Fälle die Netzhautablösung behoben und das Sehvermögen wieder hergestellt. Die Erfolgsaussichten bei einer Krümmungs- oder Verkürzungsoperation betragen etwa 75%, und mit der Laser- bzw. Lichtkoagulation können annähernd 95% der Netzhautrisse verschlossen werden.

Wie oft wird eine Abhebung der Netzhaut durch einen darunterliegenden Tumor verursacht? Nur in 1% der Fälle.

Wie lange dauert eine Operation zur Behebung einer Netzhautablösung? Ungefähr 1–3 Stunden

Wie erfolgt die Schmerzausschaltung bei diesen Operationen? Mit einer Allgemeinnarkose.

Wie lange muß man im Krankenhaus bleiben? 1–3 Wochen.

Hat man in den ersten Tagen nach der Operation starke Schmerzen? Nein.

Welche Maßnahmen dienen zur Operationsnachbehandlung?
a) Das operierte Auge bleibt ein paar Tage verbunden.
b) Der Patient kann nach 1–4 Tagen aufstehen.
c) Einige Zeit lang erhält er Augentropfen.

Wie lange dauert die Wundheilung? 3–6 Wochen.

Sind nach der Operation Vorsichtsmaßnahmen notwendig? Ja. Der Patient darf sich 1–2 Monate lang nur begrenzt körperlich betätigen.

Kann eine Netzhautablösung nach einer erfolgreichen Behandlung wiederkommen? Ja, das kommt nicht selten vor.

Kann man nach der vollständigen Abheilung der Netzhautablösung wieder eine ganz normale Lebensweise aufnehmen? Ja.

Wie bald nach einer operativen Behandlung der Netzhautablösung kann man folgendes tun?

Baden	3 Wochen
Das Haus verlassen	2 Wochen
Treppen steigen	4 bis 6 Wochen
Leichte Haushaltarbeiten verrichten	6 Wochen

Schwere Haushaltarbeiten verrichten	8 Wochen
Ein Auto lenken	6 Wochen
Alle körperlichen Betätigungen wieder aufnehmen	8 Wochen

Wann soll man nach einer Netzhautoperation zur Kontrolluntersuchung kommen? Die ersten drei Monate monatlich, dann alle 4–6 Monate.

Zuckerkrankheit

Kann Zuckerkrankheit Auswirkungen auf die Augen haben? Ja. Blutzuckerschwankungen können zu Sehstörungen führen. Zuckerkranke Brillenträger brauchen unter Umständen oft eine neue Brille.

Kann Zuckerkrankheit Erblindung verursachen? Ja. Sie ist eine der führenden Ursachen der Blindheit.

Wie kann man einem teilweisen oder vollständigen Sehverlust beim Zuckerkranken vorbeugen?
a) Der Zuckerkranke muß regelmäßig alle 4 Monate zum Augenarzt gehen.
b) Er muß sofort zum Augenarzt gehen, wenn er eine Veränderung seines Sehvermögens bemerkt.
c) Wenn Netzhautblutungen aufgetreten sind, muß eine Laserkoagulation durchgeführt werden.

Kann ein Zuckerkranker durch Blutaustritte aus kleinsten Netzhautgefäßen das Sehvermögen verlieren? Ja. Die Blutaustrittsstellen müssen sofort mittels Laserkoagulation behandelt werden.

Kann mit der Laserkoagulation das Sehvermögen wiederhergestellt werden? Ja, in sehr vielen Fällen.

Ist es möglich, das Sehvermögen eines Auges, das monate- oder jahrelang blind gewesen ist, wiederherzustellen? Ja, in manchen Fällen, wenn eine Glaskörperblutung die Ursache der Erblindung gewesen ist. Dann kann eine sogenannte *Vitrektomie* – die teilweise Entfernung des Glaskörpers –, bei der das Blut aus dem Glaskörper ausgeräumt wird, Hilfe bringen.

Tritt ein grauer Star bei Zuckerkranken häufiger und in einem früheren Lebensalter auf? Ja.

Augentumoren

Wie häufig sind Geschwülste im Innern des Auges? Sie sind selten.

Um welche Art von Geschwülsten handelt es sich meistens?
Um a) Melanome, die von der Aderhaut ausgehen;
b) Gliome, die von der Netzhaut ausgehen (Retinoblastom).

In welchen Altersgruppen ist die Tumorhäufigkeit am größten? Das Retinoblastom kommt in der Regel bei Kindern unter 5 Jahren vor. Meist befällt es ein Auge, aber in 30–40% der Fälle auch beide. Das Aderhautmelanom tritt gewöhnlich bei Erwachsenen im Alter von 40–60 Jahren auf und entwickelt sich nur in einem Auge.

Wodurch entstehen Augentumoren? Die Ursache ist unbekannt.

Wie tritt ein Gliom beim Kind in Erscheinung? Wenn das Kind sehr klein ist, äußert es vielleicht überhaupt keine Beschwerden. Die Eltern bemerken jedoch unter Umständen einen eigenartigen gelblichen Schein in der Pupille. Ältere Kinder können über verschwommenes Sehen klagen; in manchen Fällen beginnt das Auge, auswärts zu schielen. Augentumoren beim Erwachsenen können zu verschwommenem Sehen führen. Bei manchen Patienten zeigen sich aber keine Krankheitserscheinungen, und der Tumor wird nur bei einer Routineuntersuchung vom Augenarzt erkannt. Oft ist Schielen das erste Symptom.

Wie wird ein Gliom behandelt, wenn nur ein Auge befallen ist? Wenn der Tumor groß ist, muß das Auge so rasch wie möglich entfernt werden; sonst kommt eine Lichtkoagulation oder eine Röntgenbestrahlung in Betracht. Wenn beide Augen betroffen sind, wird gewöhnlich das Auge mit dem größeren Tumor entfernt und der Tumor im anderen Auge wird mit Röntgenstrahlen oder mit Lichtkoagulation behandelt.

Was geschieht, wenn nicht operiert wird? Der Tumor breitet sich weiter im Körper aus und führt zum Tod.

Wie groß sind die Heilungsaussichten bei Erwachsenen? Die Heilungsaussichten sind von der Tumorgröße abhängig. Sie sind besser, wenn die Behandlung in einem frühen Entwicklungsstadium des Tumors erfolgt.

Wie groß sind die Heilungsaussichten bei Kindern mit Augentumoren? Bei Augentumoren von Kindern ist die Lage sehr ernst; 15% können nicht gerettet werden. Die jüngsten Berichte sind jedoch ermutigend und weisen immer bessere Ergebnisse auf.

Netzhautthrombose

Was ist eine Netzhautthrombose? Von Netzhautthrombose spricht man, wenn sich Blutgerinnsel in den Blutgefäßen der Netzhaut bilden. Als Folge kommt es zu Netzhautblutungen und zur Abnahme oder zum Verlust des Sehvermögens.

Wodurch entsteht eine Netzhautthrombose? Sie steht mit einer Gefäßverhärtung, der sogenannten Arteriosklerose, in Zusammenhang.

Wie macht sich eine Netzhautthrombose bemerkbar? Durch plötzlich eintretende Verschlechterung oder Verlust des Sehvermögens.

Wie wird eine Netzhautthrombose behandelt? In leichten Fällen ist nur eine Ruhigstellung der Augen nötig; in schweren Fällen kann eine medikamentöse Behandlung zur Herabsetzung der Gerinnselbildung erforderlich sein. Bei Neubildung von Blutgefäßen wird manchmal eine Laserkoagulation durchgeführt, um schweren Blutungen in das Augeninnere vorzubeugen.

Erholt sich das Sehvermögen nach einer Netzhautthrombose wieder? In leichten Fällen schon, schwere Fälle können Blindheit zur Folge haben.

Wie lange dauert eine Erkrankung an Netzhautthrombose? Monate- bis jahrelang.

Sympathische Ophthalmie

Was ist die sympathische Ophthalmie? Eine eigenartige Entzündung, die das gesunde Auge nach einer durchbohrenden Verletzung des anderen Auges befällt.

Was ist die Ursache der sympathischen Ophthalmie? Die Ursache ist unbekannt.

Wie erkennt man, ob sich eine sympathische Ophthalmie entwickelt? Wenn sich nach einer Augenverletzung mit Rötung und Schmerzhaftigkeit des verletzten Auges dann im anderen Auge eine Rötung oder eine Sehstörung einstellt, kann es sich um diese Erkrankung handeln. Der Patient soll sofort den Augenarzt aufsuchen.

Kann man die Entwicklung einer sympathischen Ophthalmie verhindern? Früher mußte man häufig das verletzte Auge entfernen, um das Sehvermögen im anderen Auge zu retten; heute verhütet oft eine

Behandlung mit Kortison und Antibiotika die Entwicklung einer sympathischen Ophthalmie im unverletzten Auge.

Bestehen noch Aussichten für eine völlige Wiederherstellung, wenn es bereits zu einer sympathischen Ophthalmie gekommen ist? Ja.

Hilft die Entfernung des verletzten Auges noch, wenn sich die sympathische Ophthalmie bereits entwickelt hat? Nein.

Trachom
(Körnerkrankheit)

Was ist das Trachom? Das Trachom oder die Körnerkrankheit, früher auch ägyptische Augenkrankheit genannt, ist eine schwere, spezifische chronische Bindehautentzündung, die auch die Hornhaut und die Augenlider in Mitleidenschaft zieht.

Wodurch entsteht ein Trachom? Die Ursache des Trachoms ist unbekannt; man nimmt an, daß der Erreger ein Virus ist. Die Krankheit ist ansteckend; schlechte hygienische Verhältnisse und Mangelernährung scheinen ursächlich eine große Rolle zu spielen.

Wo ist das Trachom hauptsächlich anzutreffen? In Osteuropa und Nordafrika.

Welche Krankheitszeichen finden sich beim Trachom? Bei Frühfällen sind die Symptome Rötung und Tränen der Augen. Wenn die Hornhaut mitbefallen ist, bestehen Schmerzen und eine außerordentliche Lichtscheu.

Wie wird das Trachom behandelt? Sulfonamide zeigen in den Frühstadien der Erkrankung eine gute Wirkung.

Kann das Trachom zur Erblindung führen? Ja, in schweren Fällen.

Ist das Trachom heilbar? Ja, im Frühstadium.

Wie lange dauert ein Trachom? In vernachlässigten Fällen kann es lebenslänglich bestehen bleiben.

Wie kann man dem Trachom vorbeugen?
a) Durch ausreichende Ernährung und hygienische Lebensweise;
b) Kontakt mit Trachomkranken ist zu meiden;
c) wenn man in einem Trachomgebiet lebt, muß man bei jeder Augenreizung sofort zum Arzt gehen.

7

Bauchfellentzündung

Peritonitis

siehe auch Kapitel 10, Blinddarmentzündung; Kapitel 34, Medikamente und Suchtgifte; Kapitel 58, Verdauungstrakt

Was ist das Bauchfell? Das Bauchfell oder Peritoneum ist die glatte Membran, die die Wandungen der Bauchhöhle auskleidet und die in der Bauchhöhle gelegenen Organe bedeckt. Die Bauchorgane sind sozusagen in den Peritonealsack eingestülpt.

Was ist das Peritonealkavum? Der freie Raum innerhalb der vom Bauchfell überzogenen Bauchwandungen zwischen den einzelnen Bauchorganen – Magen, Gedärme und Blinddarm, Gallenblase, Leber, Milz usw. – wird Peritonealkavum oder freie Bauchhöhle genannt. Beim Gesunden ist dieser Raum spaltförmig, unter krankhaften Verhältnissen kann sich darin Flüssigkeit, Eiter oder Blut ansammeln. Der glatte Bauchfellüberzug gewährleistet die Verschieblichkeit der Bauchorgane, die durch Verwachsungen beeinträchtigt werden kann.

Was ist der Bauchraum? Der Bauchraum setzt sich aus der Bauchhöhle und dem dahinter gelegenen Retroperitonealraum zusammen. Dieser enthält unter anderem die Nieren und die großen Gefäßstämme.

Was ist eine Bauchfellentzündung? Mit Bauchfellentzündung oder Peritonitis bezeichnet man eine meist bakteriell bedingte Entzündung des Bauchfells. Es kommt dabei zur Absonderung einer Flüssigkeit, die im Verlauf der Erkrankung zunehmend eitrig wird (Abb. 12). Eine Bauchfellentzündung kann auch durch chemische Reizung im Gefolge einer Bauchspeicheldrüsenentzündung, eines Geschwürdurchbruchs oder eines Gallenaustritts hervorgerufen werden.

Was ist am häufigsten Ursache einer Bauchfellentzündung?
a) Der Durchbruch eines Bauchorgans, zum Beispiel des Blinddarms, des Dünn- oder Dickdarms, der Gallenblase usw.;
b) die Ausbreitung einer Infektion von einem entzündeten Organ, etwa dem Eileiter oder Eierstock;
c) eine tiefgehende Bauchwandverletzung, durch die die Bauchhöhle eröffnet wurde, wie es bei Schuß- oder Stichwunden vorkommt.

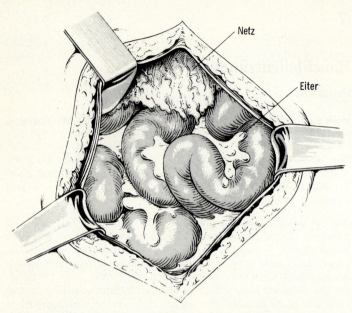

Abb. 12 *Bauchfellentzündung:* Eiter zwischen den Darmschlingen.

Welche Symptome finden sich bei der Bauchfellentzündung?
a) Schmerzen im Bauch;
b) Druckempfindlichkeit der Bauchorgane;
c) Bauchdeckenspannung;
d) Auftreibung des Darmes;
e) Appetitlosigkeit, Übelkeit und Erbrechen;
f) Erhöhung der Körpertemperatur;
g) charakteristische Röntgenbefunde.

Ist eine akute Bauchfellentzündung gefährlich? Ja, weil sie sich auf den Gesamtorganismus auswirkt und schwerwiegende krankhafte Veränderungen der Blutzusammensetzung zur Folge hat. Unbehandelt führt sie oft zum Tode, da der Patient der bakteriellen Infektion erliegt.

Wie kann einer Bauchfellentzündung vorgebeugt werden?
a) Schmerzen im Bauchraum sind schon im Frühstadium zu beachten und die zugrundeliegende Erkrankung ist sofort zu behandeln. Wenn man eine Blinddarmentzündung oder eine akute Gallenblasenerkrankung unverzüglich behandelt, wird es zu keinen Komplikationen mit Durchbruch und nachfolgender Bauchfellentzündung kommen.

b) Bei akuten Bauchschmerzen darf man kein Abführmittel nehmen. Die unüberlegte Verabreichung eines Abführmittels hat schon oft einen Blinddarmdurchbruch verschuldet.
c) Ein Tripper (Gonorrhö) bei der Frau muß frühzeitig und energisch behandelt werden, damit es zu keiner Ausbreitung der Infektion von der Scheide in die Gebärmutter, Eileiter und weiter in die Bauchhöhle kommt.

Wie wird eine Bauchfellentzündung behandelt?
a) Mit der sofortigen Operation zur Beseitigung des Ausgangsherdes, etwa eines akut entzündeten Blinddarms oder der Gallenblase;
b) mit der Absaugung des Eiters aus der Bauchhöhle und Einlegen eines Gummischlauches zur Eiterableitung nach außen, damit auch neugebildetem Eiter Abfluß verschafft wird;
c) wenn die Bauchfellentzündung die Folge des Durchbruchs eines Organs – des Magens, Zwölffingerdarms oder eines anderen Darmabschnittes – war, muß die Stelle des Durchbruchs mit einer sofortigen Operation verschlossen werden;
d) mit Antibiotika in massiven Dosen;
e) während der akuten Phasen der Bauchfellentzündung wird ein Schlauch durch die Nase in den Verdauungstrakt eingeführt, damit es zu keiner Auftreibung des Darmes kommt; der Patient wird auf dem Venenweg ernährt.

Wie sind die Heilungsaussichten bei der Bauchfellentzündung? Bei sofortigem und zweckentsprechendem chirurgischem Eingreifen und einer hochdosierten antibiotischen Behandlung sind die Heilungsaussichten ausgezeichnet, vorausgesetzt, die zugrundeliegende Ursache wurde beseitigt.

Wie lange dauert es, bis eine Bauchfellentzündung ausheilt? Das schwankt, je nachdem welche Ursache der Bauchfellentzündung zugrunde liegt, um welche Bakterien es sich handelt, wie lange die Entzündung vor dem Einsetzen der aktiven Behandlung schon bestanden hat und wie weit sie sich in der Bauchhöhle ausgebreitet hat. Fälle im Anfangsstadium können innerhalb einer Woche zurückgehen; bei längerem Bestehen der Bauchfellentzündung kann es Wochen dauern, bis der Patient gesund wird.

Kann eine Bauchfellentzündung bleibende Folgezustände hinterlassen? Meist ist die Heilung vollständig, aber in manchen Fällen können sich ausgedehnte Verwachsungen bilden. Diese können Wochen, Monate oder sogar Jahre nach dem Rückgang der Bauchfellentzündung zur Entwicklung eines Darmverschlusses führen (Abb. 13).

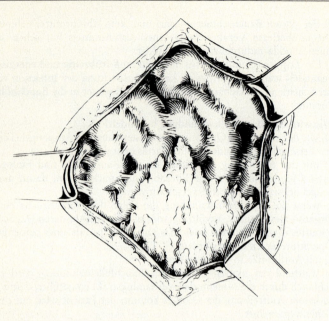

Abb. 13 *Verwachsungen nach einer Bauchfellentzündung.*

8

Bauchspeicheldrüse

Pankreas

siehe auch Kapitel 32, Leber, Gallenblase und Gallenwege; Kapitel 58, Verdauungstrakt; Kapitel 60, Zuckerkrankheit

Wo liegt die Bauchspeicheldrüse und wie ist sie gebaut? Die Bauchspeicheldrüse oder das Pankreas ist eine platte, gelbliche Drüse von etwa 13 cm Länge, die quer im Oberbauch an der hinteren Bauchwand liegt; sie ist zwischen den untersten Teil des Magens und den oberen Rand des Quer-Dickdarms gebettet. An der langgestreckten Drüse unterscheidet man einen Kopf-, Körper- und Schwanzteil; der Kopf fügt sich in die Schleife des Zwölffingerdarms, mit der er fest verbunden ist (Abb. 14 u. 15).

Die Bauchspeicheldrüse hat einen lappigen Aufbau; sie ist in ihrer ganzen Länge von einem Ausführungsgang durchzogen, der die kleineren Seitengänge aus den einzelnen Läppchen aufnimmt. Der Hauptausführungsgang mündet in den Zwölffingerdarm, in vielen Fällen gemeinsam mit dem Gallenausführungsgang, mit dem er sich in seinem Endabschnitt vereinigt. Bei der feingeweblichen Untersuchung findet man in das Drüsengewebe charakteristische Zellgruppen eingestreut, die sogenannten Langerhansschen Inseln, die zusammen als Inselorgan bezeichnet werden. Diese Inseln stehen in keiner Verbindung mit dem Gangsystem der Bauchspeicheldrüse.

Welche Funktionen hat die Bauchspeicheldrüse? Die Bauchspeicheldrüse hat zwei Hauptaufgaben:
a) Die Erzeugung verschiedener Enzyme, die die Nahrung im Darmtrakt verdauen helfen; diese chemischen Substanzen werden im Drüsengewebe gebildet und durch das Gangsystem in den Zwölffingerdarm abgeleitet;
b) die Herstellung des Hormons Insulin, welches das Ausmaß der Zuckerverwertung im Körper regelt. Insulin wird im Inselorgan gebildet und direkt in die Blutbahn ausgeschüttet.

Wie macht sich eine Störung der Bauchspeicheldrüsentätigkeit bemerkbar? Es kann zu Schmerzen im Oberbauch mit Übelkeit und Erbrechen kommen, besonders nach üppigen Mahlzeiten.
Eine mangelhafte Insulinproduktion zeigt sich im Auftreten einer Zuckerkrankheit.

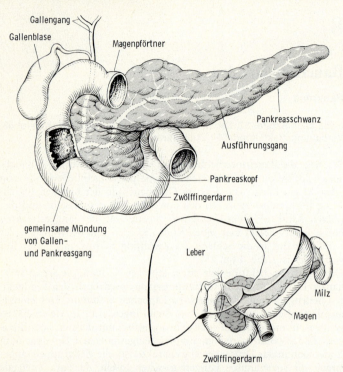

Abb. 14 *Die Bauchspeicheldrüse* und ihre Lagebeziehung zu den Nachbarorganen. Der Kopf der Bauchspeicheldrüse liegt in der Schlinge des Zwölffingerdarms. Der Ausführungsgang der lappig gebauten Drüse mündet in den Zwölffingerdarm, meist gemeinsam mit dem Gallengang; häufig zweigt vom Hauptausführungsgang ein Nebenausführungsgang mit eigener Mündung ab.

Abb. 15 *Magen und Leber überlagern die Bauchspeicheldrüse.*

Was sind die häufigsten Erkrankungen der Bauchspeicheldrüse?
a) Entzündung der Bauchspeicheldrüse (Pankreatitis):
– akute Form,
– wiederkehrende akute Form,
– chronisch-wiederkehrende Form,
– chronische Form;
b) Abszeß der Bauchspeicheldrüse;
c) Zuckerkrankheit (Diabetes mellitus, siehe auch Kapitel 60);

d) Hyperinsulinismus: Überproduktion des Hormons, das die Verbrennung des Zuckers im Körper veranlaßt;
e) Zysten der Bauchspeicheldrüse;
f) gutartige Geschwülste der Bauchspeicheldrüse;
g) Krebs der Bauchspeicheldrüse;
h) zystische Fibrose (Mukoviszidose).

Bauchspeicheldrüsenentzündung

(Pankreatitis)

Wie kann eine akute Entzündung der Bauchspeicheldrüse entstehen? Vermutlich ist in manchen Fällen ein Rückstau von infizierter Galle in die Gänge der Bauchspeicheldrüse die Ursache; in anderen Fällen wird die Entzündung durch Bakterien hervorgerufen, die direkt auf dem Blutweg in die Bauchspeicheldrüse eindringen. Nicht selten kommt eine Pankreatitis kurz nach einem üppigen Mahl oder übermäßigem Alkoholgenuß zum Ausbruch. Oft sind gleichzeitig Gallensteine vorhanden.

Ist eine Pankreatitis eine ernste Erkrankung? Ja, besonders in ihrer akuten Form, bei der es zur Freisetzung von Verdauungssäften mit Andauung des Organs, Austritt von Blut und Plasma in die Umgebung, Kreislaufverfall, Schock und dadurch zum Tod kommen kann. Trotz der Schwere des Krankheitsbilds erholen sich die meisten Patienten jedoch wieder.

Welche Krankheitserscheinung finden sich bei der akuten Pankreatitis?
a) Erhöhung der Körpertemperatur (80%);
b) Schmerzen, Druckempfindlichkeit und Auftreibung im Oberbauch mit anfangs nur mäßiger Bauchdeckenspannung (90%), Darmlähmung;
c) Übelkeit und Erbrechen (85%);
d) erhöhte Amylase- und Lipasewerte im Blut (85%); Amylase und Lipase sind Enzyme der Bauchspeicheldrüse;
e) in schweren Fällen Zeichen des Schocks, der zum Teil auf einer Verminderung der zirkulierenden Blutmenge, vorwiegend aber auf der Freisetzung verschiedener Enzyme beruht (60%);
f) Erhöhung des Blutzuckerspiegels;
g) Eiweißausscheidung im Harn;
h) Elektrolytstörungen.

Welche Symptome treten bei der wiederkehrenden oder bei der chronischen Pankreatitis auf? Ein Rückfall verläuft gewöhnlich in Form einer akuten Attacke. Die chronische Form der Krankheit geht mit anhaltender Magenverstimmung und Verdauungsstörungen, einem Gefühl der Auftreibung des Leibes und unklaren Oberbauchschmerzen einher; in einzelnen Fällen besteht eine leichte Gelbsucht. Häufig ist eine Gewichtsabnahme zu verzeichnen. In manchen Fällen ist sie mit einer diabetischen Stoffwechselstörung verbunden.

Wie wird die akute Pankreatitis behandelt?
a) Wenn der Patient im Schock ist, steht im Vordergrund zunächst die Schockbekämpfung;
b) zur Schmerzlinderung werden Medikamente verabreicht;
c) die Nahrungs- und Flüssigkeitsaufnahme durch den Mund wird eingestellt; Flüssigkeiten und Glukose (Zucker) werden dem Körper auf dem Venenweg zugeführt;
d) Dauerabsaugung des Magen- und Zwölffingerdarmsafts mit einer durch die Nase eingeführten Sonde;
e) Bekämpfung der Darmlähmung;
f) gegen eine bakterielle Infektion der Drüse werden Antibiotika gegeben.

Kann bei einer Pankreatitis eine Operation notwendig sein? Im akuten Stadium ist die Behandlung konservativ, doch wenn Komplikationen eintreten, etwa die Bildung eines Abszesses oder eine ernste Blutung, kann eine Operation erforderlich werden. Die chirurgische Behandlung von Pankreaszysten oder begleitenden Gallenwegserkrankungen erfolgt nach Abklingen der akuten Erscheinungen.

Welche chirurgischen Maßnahmen kommen bei einer Pankreatitis in Betracht? Das hängt von der Sachlage ab: Flüssigkeit, die durch den Entzündungsprozeß in die Bauchhöhle ausgeschieden wurde, wird abgeleitet; ein Abszeß wird drainiert; ein blutendes Gefäß wird unterbunden; zerfallenes Gewebe wird ausgeräumt. Wenn sich in der Gallenblase oder in den Gallengängen Steine finden, die vermutlich an der Entstehung der Pankreatitis mitbeteiligt waren, wird nach der akuten Phase eine entsprechende Operation vorgenommen.

Lösen Erkrankungen der Gallenblase oder des Gallensystems oft eine Pankreatitis aus? Bei ungefähr der Hälfte aller Pankreatitisfälle bestehen Gallensteine; viele Ärzte sehen im Gallenleiden eine der Hauptursachen für die Entwicklung der Pankreatitis.

Besteht oft ein Zusammenhang zwischen Alkoholismus und einer Pankreatitis? Ja, in etwa 50–70% der Fälle.

Neigt die Pankreatitis zu Rückfällen? Ja, wenn die zugrundeliegende Störung, etwa eine Gallenblasenerkrankung, nicht behoben wird.

Wie kann man einer Pankreatitis vorbeugen? Am besten hält man sich an eine milde, fettarme Kost; man soll mäßig essen und den Alkoholgenuß einschränken. Außerdem muß jede Erkrankung der Gallenblase oder der Gallenwege beseitigt werden.

Tritt bei einer Pankreatitis oft eine Zuckerkrankheit auf? Bei der akuten Pankreatitis findet sich in 55 % der Fälle eine vorübergehende Erhöhung des Blutzuckerspiegels. Bei der chronischen Pankreatitis besteht in 23 % der Fälle eine Zuckerkrankheit.

Abszeß der Bauchspeicheldrüse
Pankreasabszeß

Wann bildet sich am ehesten ein Abszeß der Bauchspeicheldrüse? Nach einer akuten Pankreatitis.

Kommt das häufig vor? Nein. Man findet einen Abszeß gewöhnlich nur nach sehr schweren Fällen, bei denen ein Teil der Drüse durch die Pankreatitis zerstört worden ist.

Wie wird die Diagnose eines Pankreasabszesses gestellt? Tage oder Wochen, nachdem die akute Pankreatitis augenscheinlich abgeklungen ist, kommt es neuerlich zu Schmerzen und Druckempfindlichkeit im Oberbauch mit gleichzeitigem Temperaturanstieg. Diese Befunde und die Vorgeschichte sprechen für einen Abszeß. Er kann oft mit der Ultraschalluntersuchung oder mit der Computertomographie nachgewiesen werden (siehe Kapitel 55 Strahlendiagnostik).

Wie wird ein Pankreasabszeß behandelt?
a) Man gibt Antibiotika;
b) der Abszeß wird operativ drainiert.

Führt die Operation eines Pankreasabszesses zur Heilung? Die meisten Patienten werden gesund, doch ist unter Umständen eine länger dauernde Drainagebehandlung nötig.

Zuckerkrankheit

(Siehe Kapitel 60, Zuckerkrankheit)

Hyperinsulinismus

(Hypoglykämiesyndrom)

Was versteht man unter Hyperinsulinismus? Man versteht darunter im wesentlichen einen Zustand, bei dem die insulinproduzierenden Zellen (die Zellen der Langerhansschen Inseln) ein Übermaß an Insulin erzeugen und in die Blutbahn abgeben.

Welche Wirkungen hat Insulin? Insulin ist ein Hormon, das für die Regelung des Kohlehydratstoffwechsels von entscheidender Bedeutung ist. Im Blut ist ständig Glukose (Zucker) vorhanden, über deren Menge uns der sogenannte Blutzuckerspiegel Auskunft gibt. Durch Regelung der Zuckerverwertung im Organismus beeinflußt Insulin die Höhe des Blutzuckerspiegels; wenn zu wenig Insulin in die Blutbahn abgegeben wird, steigt der Blutzuckerspiegel (Hyperglykämie); dies ist ein wichtiger Faktor bei der Zuckerkrankheit. Wird zuviel Insulin abgegeben, sinkt der Blutzuckerspiegel (Hypoglykämie). Auch andere Regulationsmechanismen spielen dabei noch eine Rolle, die beim Gesunden so fein mit der Insulinausschüttung abgestimmt sind, daß der Blutzuckerspiegel nur in verhältnismäßig engen Grenzen schwankt.

Wie kommt es zum Hyperinsulinismus? Manche Fälle werden durch eine Geschwulst (Adenom) oder mehrere Geschwülste der Bauchspeicheldrüse, die durch eine Wucherung der insulinproduzierenden Zellen entstanden sind, verursacht. Andere Fälle beruhen auf einer Stoffwechselentgleisung der Drüse, die eine abnorm gesteigerte Insulinausschüttung in die Blutbahn zur Folge hat.

Welche Krankheitserscheinungen zeigen sich beim Hyperinsulinismus? Plötzliche Anfälle von Heißhunger, Händezittern, Schweißausbrüche, schwarze Flecke vor den Augen, Verwirrtheit, Bewußtseinstrübung und Ohnmacht und in schweren Fällen Krämpfe mit Bewußtlosigkeit. Wenn man das Blut in einem solchen Anfall untersucht, findet man einen abnorm niedrigen Blutzuckerspiegel, der prompt auf eine Glukoseinjektion ansteigt. In manchen Fällen können sich Zwölffingerdarmgeschwüre entwickeln.

In welcher Altersgruppe kommt der Hyperinsulinismus am häufigsten vor? Junge Erwachsene neigen eher zur Entwicklung eines Hyperinsulinismus als ältere Leute.

Besteht beim Hyperinsulinismus immer ein Pankreasadenom? Nein. Es gibt viele Fälle, bei denen die Untersuchung der Bauchspeicheldrüse keine krankhafte Veränderung des Organs aufdeckt. Manchmal läßt sich allerdings mit der mikroskopischen Untersuchung eines Bauchspeicheldrüsenabschnitts ein Wuchern der insulinproduzierenden Zellen ohne echte Geschwulstbildung nachweisen.

Welche Größe haben Pankreasadenome? Sie sind kleine Geschwülste, die nicht größer als 1,25–2,5 cm im Durchmesser sind. Sie können bei der Untersuchung des Bauches nicht getastet werden, sind aber unter Umständen mit einer Ultraschalluntersuchung (siehe Kapitel 57, Ultraschalldiagnostik) oder mit der Computertomographie nachweisbar (siehe Kapitel 55, Strahlendiagnostik).

Wie wird der Hyperinsulinismus behandelt? Zunächst versucht man es mit konservativen Maßnahmen, die bezwecken sollen, daß die Insulinproduktion nicht zu stark in Gang gesetzt oder angeregt wird; dazu dient hauptsächlich eine zuckerarme Diät und die Einhaltung von häufigen kleinen Mahlzeiten. Wenn diese Behandlung nicht zum Erfolg führt, wird mit der operativen Eröffnung der Bauchhöhle Nachschau gehalten, ob eine Geschwulst – ein Pankreasadenom – oder mehrere solche Geschwülste vorhanden sind.

Mit welchen chirurgischen Maßnahmen kann man den Hyperinsulinismus beeinflussen, wenn bei der Operation keine Pankreasgeschwulst gefunden wird? Bei einer Adenomatose, das heißt bei zahlreichen Adnomen, oder bei einer Wucherung der Inselzellen kommt eine Teilentfernung der Bauchspeicheldrüse in Betracht.

Kann ein gutartiges Adenom der Bauchspeicheldrüse chirurgisch entfernt werden? Ja. Diese Operation ist nicht gefährlich und heilt den Patienten meist von seinem Hyperinsulinismus.

Ist der Hyperinsulinismus heilbar? Ja, in den allermeisten Fällen. Es muß aber mit einer gründlichen Untersuchung sichergestellt werden, daß keine andere endokrine Drüse, wie zum Beispiel die Hypophyse, Schilddrüse oder Nebenniere, für die Entgleisung der Pankreasfunktion verantwortlich ist.

Zysten der Bauchspeicheldrüse

Wie entstehen Pankreaszysten und wie häufig kommen sie vor? Man nimmt an, daß der Verschluß eines Bauchspeicheldrüsengangs eine Zystenbildung verursachen kann oder daß die Zysten das Endergebnis einer akuten Pankreatitis sind. Zum Teil sind sie angeboren. Pankreaszysten kommen ziemlich selten vor; ihre Ausmaße können zwischen Weinbeeren- bis Wassermelonengröße schwanken (Abb. 16).

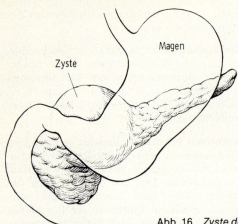

Abb. 16 *Zyste der Bauchspeicheldrüse.*

Sind Pankreaszysten gefährlich? Nein. Kleine Zysten kann man ignorieren. Lediglich große Zysten verlangen Beachtung, wenn sie auf die umgebenden Organe drücken und deren Funktion beeinträchtigen.

Wie kann eine Pankreaszyste diagnostiziert werden? Größere Zysten können vom untersuchenden Arzt als schmerzlose, rundliche Schwellungen im Oberbauch getastet werden. In anderen Fällen kann die Diagnose mit einer Ultraschalluntersuchung oder Computertomographie gestellt werden.

Welche Operation empfiehlt sich bei einer Pankreaszyste? Die Zyste wird entfernt; wenn dies jedoch wegen ihrer Größe, Fixierung oder Lage nicht möglich ist, wird nur ihr flüssiger Inhalt entleert. Mehrere Gummidrains werden in den Zystenhohlraum eingeführt und dort einige Wochen belassen, bis die Zyste zusammenfällt und von selbst vernarbt. In manchen Fällen wird die Zystenwand so an den Magen oder Dünndarm genäht, daß sich ihr Inhalt dorthin entleeren kann. Diese Methode führt oft zur raschen Heilung (Abb. 17).

Hinterlassen Pankreaszysten irgendwelche bleibenden Folgen? Nein. Verdauung und Pankreasfunktion normalisieren sich gewöhlich binnen einiger Wochen oder Monate.

Was ist eine zystische Fibrose oder Bauchspeicheldrüse? Im Rahmen einer Mukoviszidose (siehe auch Kapitel 50, Säuglings- und Kinderkrankheiten) kann es zu zystischen Veränderungen und einer Leistungsschwäche der Bauchspeicheldrüse kommen, die zu Verdauungsstörungen führt. Enzympräparate können hier Besserung bringen.

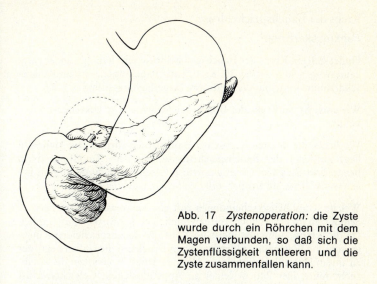

Abb. 17 *Zystenoperation:* die Zyste wurde durch ein Röhrchen mit dem Magen verbunden, so daß sich die Zystenflüssigkeit entleeren und die Zyste zusammenfallen kann.

Gutartige Geschwülste der Bauchspeicheldrüse

Was ist der häufigste gutartige Pankreastumor? Eine Geschwulst, ein sogenanntes Adenom, die von den insulinproduzierenden Zellen gebildet wird (siehe den Abschnitt über Hyperinsulinismus in diesem Kapitel).

Können diese gutartigen Geschwülste krebsig entarten? Ja. Das ist einer der Hauptgründe warum man operieren soll, wenn Verdacht auf einen Pankreastumor besteht.

Gibt es außer den insulinproduzierenden Adenomen noch andere gutartige Pankreastumoren? Ja. Es gibt nichtinsulinproduzierende Adenome oder Inselzellwucherungen, die Gastrin erzeugen. Diese Substanz löst eine Magensäureüberproduktion aus; dabei kommt es oft zur Bildung von Magen- und Zwölffingerdarmgeschwüren. Diese Krankheit wird auch Zollinger-Ellison-Syndrom genannt.

Wie wird das Zollinger-Ellison-Syndrom behandelt? Wenn sich ein isolierter Pankreastumor nachweisen läßt, soll er entfernt werden. Leider geht die Erkrankung nicht immer mit einer deutlich abgrenzbaren Geschwulst einher. In solchen Fällen muß man unter Umständen eine Magenoperation vornehmen, um den Kranken von seinem Geschwürsleiden zu befreien.

Krebs der Bauchspeicheldrüse
Pankreaskarzinom

Findet sich ein Krebs der Bauchspeicheldrüse sehr häufig? Leider ist er keineswegs selten – jeder 20. Krebs eines Bauchorganes ist ein Pankreaskarzinom – und hat die niedrigste Dauerheilungsziffer.

Wie entsteht ein Krebs der Bauchspeicheldrüse? Die Ursache ist unbekannt.

Wo liegen die meisten Krebse der Bauchspeicheldrüse? Die Mehrzahl liegt im Kopf der Bauchspeicheldrüse, der dem Zwölffingerdarm benachbart ist. Die meisten gutartigen Geschwülste dieses Organs liegen weiter links, im Körper- oder im Schwanzteil der Drüse.

Welche Krankheitserscheinungen ruft ein Pankreaskarzinom hervor? Schmerzen im Oberbauch, die gewöhnlich in den Rücken ausstrahlen. Da die Krebsgeschwulst meist im Kopf der Bauchspeicheldrüse liegt, erzeugt ihr Wachstum außerdem einen Druck auf die Gallenwege, der zu ihrem Verschluß und damit zu einer langsam einsetzenden Gelbsucht führt. Der Patient leidet an Appetitlosigkeit, Gewichtsverlust und zunehmendem Kräfteverfall. Wenn die Krebsgeschwulst im Körper- oder Schwanzteil der Drüse sitzt, kann eine Gelbsucht fehlen.

Wie sind die Heilungsaussichten bei einem Krebs der Bauchspeicheldrüse? Nicht sehr günstig, obwohl es heute operationstechnisch möglich ist, die gesamte Bauchspeicheldrüse und den umgebenden Zwölffingerdarm zu entfernen. Leider kann der Krebs sogar mit diesen ausgedehnten Operationen nur selten radikal beseitigt werden.

Wird der Patient nach der Entfernung der Bauchspeicheldrüse zuckerkrank? Ja, doch wird die Steuerung des Zuckerstoffwechsels teilweise von anderen Drüsen übernommen und die Zuckerkrankheit wird meist nicht lebensbedrohlich.

Wie groß ist die Lebenserwartung, nachdem die Diagnose eines Pankreaskarzinoms gestellt wurde? Annähernd 6–18 Monate. Man darf aber nicht vergessen, daß nicht so wenig Fälle bekannt wurden, bei denen die Radikaloperation der Bauchspeicheldrüse zur Dauerheilung führte.

Sind Fortschritte in der Diagnostik und Behandlung des Pankreaskarzinoms zu erwarten? Ja. Mit der Computertomographie können schon sehr kleine Pankreaskarzinome, die noch keine Symptome verursachen, entdeckt werden. Durch die Früherkennung steigen die Erfolgsaussichten der Operation.

9

Bewegungsapparat: Knochen, Muskeln, Sehnen und Gelenke

siehe auch Kapitel 17, erbliche und „angeborene" Merkmale und Krankheiten; Kapitel 18, Erste Hilfe; Kapitel 38, Nervensystem und Neurochirurgie; Kapitel 44, Physikalische Therapie und Rehabilitation; Kapitel 48, Rheumatische Krankheiten

Angeborene Mißbildungen der Gliedmaßen

Welche angeborenen Mißbildungen der Gliedmaßen kommen hauptsächlich vor?
a) Klumpfuß;
b) angeborene Hüftverrenkung (Hüftgelenksluxation);
c) Fehlen eines Glieds oder eines Gliedabschnittes (Mikromelie, Phokomelie);
d) überzähliger Finger oder Zehe (Vielfingrigkeit oder Polydaktylie);
e) überzähliges Glied oder überzähliger Gliedabschnitt;
f) durch Medikamente erzeugte Mißbildungen.

Welche Medikamente können angeborene Knochenmißbildungen verursachen? Es sind viele. Einer werdenden Mutter ist daher anzuraten, daß sie *alle* Medikamente meidet, sofern sie nicht vom Arzt eigens verordnet worden sind.

Was ist ein Klumpfuß? Eine angeborene Mißbildung, bei der der Fuß verkürzt, am Knöchel abgebogen und einwärts gewendet ist (Abb. 18).

Welche Ursache hat ein Klumpfuß? Die Anlage zum Klumpfuß ist erblich; in Familien, in denen ansonsten keine angeborenen Mißbildungen vorgekommen sind, findet er sich nur selten. Wo angeborene Mißbildungen in der Familie liegen, ist er häufiger zu beobachten.

Wie wird ein Klumpfuß behandelt?
a) Bei der konservativen (unblutigen) Behandlung versucht man mit entsprechenden Handgriffen, den Fuß wieder in die richtige Lage zu bringen. Fuß und Bein werden in überkorrigierter Stellung für mehrere Monate in Gips gelegt.
b) Die chirurgische Behandlung kann darin bestehen, daß etwas von dem Fasergewebe unter der Haut des Fußes durchtrennt und abgetra-

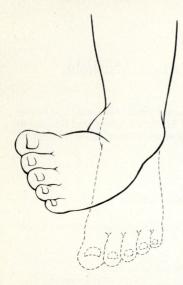

Abb. 18 *Klumpfuß*. Angeborene Mißbildung. Die normale Stellung des Fußes ist gestrichelt angedeutet.

gen wird. Zusätzlich werden Sehnenverlängerungsoperationen vorgenommen.

Kann ein Klumpfuß erfolgreich behandelt werden? Ja. Bei einer langfristigen, zweckentsprechenden konservativen oder chirurgischen Behandlung sind die Ergebnisse außerordentlich günstig. Die Mitarbeit der Eltern ist für ein gutes Dauerergebnis von wesentlicher Bedeutung.

Was ist eine angeborene Hüftverrenkung oder Hüftgelenksluxation?
Eine angeborene Fehlbildung des Hüftgelenks, bei der der Kopf des Oberschenkelknochens in seiner Gelenkpfanne keinen Halt findet. Infolgedessen gleitet die Hüfte an den Beckenknochen nach oben. Von dieser Veränderung sind Mädchen weit häufiger als Knaben betroffen (Abb. 19).

Wie erkennt man eine angeborene Hüftverrenkung? Wenn sich die Fehlbildung auf eine Hüfte beschränkt, sieht man, daß das Kind aufgrund der Verkürzung des betroffenen Beines bei Gehversuchen hinkt; bei einer beidseitigen Hüftverrenkung kommt es zu einem watschelnden Gang.

Wie wird eine angeborene Hüftverrenkung behandelt?
a) Die konservative, nichtoperative Behandlung führt in den meisten Fällen zur Heilung;

Kapitel 9   Angeborene Mißbildungen der Gliedmaßen

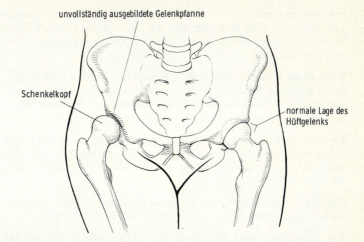

Abb. 19 *Angeborene Hüftverrenkung.* Der Schenkelkopf findet in der zu flachen Gelenkspfanne keinen Halt und gleitet nach oben.

b) die chirurgische Behandlung bleibt Fällen vorbehalten, die nicht auf die konservativen Maßnahmen ansprechen. Am günstigsten ist es, wenn die operative Korrektur im frühen Lebensalter erfolgt.

Wie wird eine angeborene Hüftverrenkung operiert? Vorne am Oberschenkel wird über dem Hüftbein ein Hautschnitt angelegt; die darunter liegenden Muskeln werden getrennt und der Schenkelkopf wird in seine richtige Lage im Hüftgelenk gebracht. Damit diese Position beibehalten wird, werden Veränderungen entweder an der Muskulatur oder am Knochen vorgenommen.

Hat die operative Korrektur einer angeborenen Hüftverrenkung im allgemeinen Erfolg? Ja, in der überwiegenden Mehrzahl der Fälle sind die Ergebnisse sehr zufriedenstellend.

Welche Ursache hat es, wenn ein Kind mit einem verstümmelten oder überhaupt fehlenden Glied zur Welt kommt? Fehlende oder mangelhaft ausgebildete Gliedmaßen sind die Folge einer Entwicklungshemmung des Keimlings im Mutterleib.

Findet sich eine solche Mißbildung bei Neugeborenen häufig? Nein, nur außerordentlich selten.

In welchen Fällen ist die Wahrscheinlichkeit für eine angeborene Hemmungsmißbildung eines Gliedes erhöht? Diese Mißbildungen kommen besonders in Familien vor, in denen schon andere angeborene Anomalien aufgetreten sind. Mitunter sieht man sie auch bei Kindern, deren Mütter bestimmte Medikamente ohne ärztliche Verordnung in den ersten Schwangerschaftswochen eingenommen haben.

Wann ist die Wahrscheinlichkeit, daß eine Frau ein Kind mit überzähligen Fingern oder Zehen bekommt, erhöht? Auch dies ist eine seltene, angeborene Mißbildung, die in Familien vorkommt, in denen bereits Fälle von gleichen oder anderen Mißbildungen bekannt sind.

Wie geht man bei der Behandlung von überzähligen Fingern oder Zehen vor? Ein sechster Finger oder eine überzählige Zehe läßt sich recht einfach operativ entfernen; es bleibt dabei nicht einmal eine entstellende Narbe zurück.

Sind überzählige Gliedmaßen häufig zu beobachten? Nein. Sie gehören zu den seltensten aller angeborenen Mißbildungen überhaupt.

Was unternimmt man bei einem überzähligen Glied? Überzählige Glieder sind fast immer mißgestaltet und unterentwickelt. Sie sollen bald nach der Geburt des Kindes operativ entfernt werden, am besten bevor man das Neugeborene vom Krankenhaus nach Hause nimmt.

Amputationen

Was ist meist der Grund, warum ein Glied amputiert werden muß?
a) Schwere lebensbedrohliche Infektionen, die dazu führen, daß das Glied nicht mehr ausreichend durchblutet wird.
b) Brand (Gangrän) infolge einer Arteriosklerose oder Zuckerkrankheit.
c) Bösartige Tumoren der Knochen oder anderer Gewebe der Gliedmaßen.
d) Unbehebbare Schäden als Unfalls- oder Verletzungsfolge.
e) Verkrüppelnde Veränderungen, die das Tragen einer Prothese unmöglich machen oder die Funktion des Gliedes behindern.

Nach welchem chirurgischen Grundsatz richtet sich die Entscheidung, ob amputiert werden soll oder nicht?
a) Ausschlaggebend ist die Überlegung, ob Gefahr für das Leben des Patienten besteht oder nicht. Immer dann, wenn ein krankhafter Prozeß in einem Arm oder Bein lebensbedrohliche Formen annimmt, wird der Chirurg für die Amputation eintreten.
b) Eine Amputation empfiehlt sich auch in solchen Fällen, in denen mit einer Prothese eine bessere Funktion erreicht werden kann.

Wovon hängt die Höhe der Amputation ab?
a) Man versucht so viel von dem Glied zu erhalten, wie gefahrlos belassen werden kann.
b) Die Durchblutung im Amputationsbereich muß ausreichend sein. Je schlechter die Blutversorgung, um so höher muß die Amputation angesetzt werden.
c) Man wählt eine Stelle, die dem Patienten den bestmöglichen Gebrauch eines künstlichen Gliedes erlaubt. (Dieser wichtige Grundsatz bedeutet, daß die Amputation manchmal höher angesetzt wird, als der Krankheitsprozeß erfordern würde.)

Ist die Amputation eines Glieds eine gefährliche Operation? Grundsätzlich nein; weil aber viele Patienten, die amputiert werden müssen, kranke Leute im fortgeschrittenen Alter sind und Begleitinfektionen, Arteriosklerose und Herzleiden haben, können allerdings schwere Komplikationen auftreten.

Ist die zweckmäßige Handhabung der Prothese für die meisten Amputierten erlernbar? Ja. Die modernen leistungsfähigen Kunstglieder lassen sich sehr wirkungsvoll gebrauchen. Bei vielen Amputierten merkt man gar nicht, daß sie eine Prothese tragen, weil sie so geschickt damit umgehen.

Wie bald nach der Amputation kann eine Prothese angepaßt werden? Das ist je nach der Höhe der Amputation, der Heilung des Amputationsstumpfs und dem allgemeinen Gesundheitszustand des Patienten sehr unterschiedlich. Wenn der Heilungsverlauf von normaler Dauer ist, kann ein Kunstglied 6–8 Wochen nach der Amputation angepaßt werden. Häufig wird unmittelbar nach der Amputation gleich im Operationssaal eine Interimsprothese als vorläufiger Behelf angepaßt.

Kann ein beidseitig Beinamputierter gehen lernen? Ja, aber mit größerer Schwierigkeit als bei einseitiger Amputation.

Sieht eine künstliche Hand so aus wie eine richtige Hand und funktioniert sie auch so? Nein. Die leistungsfähigsten Handprothesen sind aus Metall gebaut und eine Nachahmung des normalen Aussehens wird gar nicht angestrebt. Aus rein kosmetischen Gründen kann man aber auch nicht oder begrenzt funktionsfähige künstliche Hände, die der normalen menschlichen Hand gleichen, anfertigen.

Was bedeutet der Ausdruck „Phantomglied"? Man bezeichnet damit das Gefühl eines Amputierten, der Schmerzen oder Empfindungen in dem abgenommenen Glied spürt. Man nimmt an, daß es durch Reizung der Nerven, die am Amputationsstumpf durchschnitten wurden, entsteht.

Ist manchmal eine Nachamputation notwendig? Ja. Bestimmte Amputationen werden als lebensrettende Notmaßnahme ohne Rücksicht auf die spätere Gebrauchsfähigkeit des Stumpfes durchgeführt. In solchen Fällen ist eine Nachamputation nötig, damit eine funktionstüchtige Prothese angepaßt werden kann.

Kann eine Korrekturoperation ausgeführt werden, wenn ein Amputationsstumpf wegen Durchblutungsstörungen oder Geschwürsbildung unbrauchbar wird? Ja. Dieses Problem ist oft durch eine höher angesetzte Nachamputation zu lösen.

Kann der amputierte Teil etwas nachwachsen? Niemals. Mitunter gelingt es jedoch, eine abgetrennte Gliedmaße wieder anzufügen (siehe Kapitel 47, Replantationschirurgie).

Kreuzschmerzen

Was ist meist die Ursache von Kreuzschmerzen?
a) Eine Verletzung, beispielsweise durch Heben schwerer Lasten oder durch einen Sturz mit Rückenzerrung;
b) Gelenkserkrankungen der Wirbelsäule (Spondylitis und Spondylose bzw. Spondylarthrose);
c) Ein Bandscheibenvorfall (Bandscheibenhernie) oder eine Bandscheibendegeneration.

Was versteht man unter Lumbago und Hexenschuß? Mit Lumbago bezeichnet man Schmerzen, die auf schweren und langanhaltenden Muskelverspannungen in der unteren Rückengegend beruhen und die Folge einer Verletzung oder einer der oben angeführten anderen Ursachen sind. Die akut auftretende Lumbago ist als „Hexenschuß" bekannt und geht meist auf einen Bandscheibenvorfall zurück.

Was geht bei einem Bandscheibenvorfall vor sich? In der normalen Wirbelsäule liegen zwischen den einzelnen Wirbelkörpern – sozusagen als Polster – die sogenannten Bandscheiben; das sind ringförmige Faserknorpel, in deren Mitte der Gallertkern oder Nucleus pulposus liegt. Wenn ein Teil einer Bandscheibe aus der normalen Lage gleitet und bei jeder Bewegung des Patienten einen Druck auf die Umgebung (z. B. Nervenwurzeln) ausübt, kommt es zu heftigen Schmerzen (Abb. 20).

Gibt es einen bestimmten Menschentyp, der besonders zu Kreuzschmerzen neigt? Ja, Menschen mit angeborenen Schwächen oder Anomalien im Bau der Lendenwirbel und des Kreuzbeins, oder Menschen mit schlecht entwickelter Rückenmuskulatur.

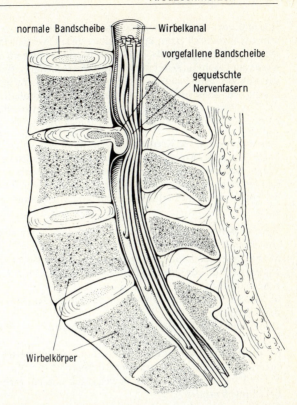

Abb. 20 *Bandscheibenvorfall.* Als Folge von Abnützungserscheinungen wölben sich Teile der Bandscheibe gegen den Wirbelkanal zu vor und drücken auf Nervenwurzeln. Die Bandscheiben bestehen aus einem ringförmigen Faserknorpel mit einem Gallertkern, dem Nucleus pulposus, in der Mitte.

Wie kann man im voraus wissen, ob man für Hexenschuß oder Bandscheibenvorfall anfällig ist? Meist ist eine Voraussage nicht möglich. In manchen Fällen zeigt das Röntgenbild Fehlbildungen, die einen davor warnen sollten, körperlich anstrengende Arbeiten zu verrichten.

Bekommt man nach der ersten Kreuzschmerzattacke leicht Rückfälle oder chronische Beschwerden? Ja.

Was ist der Unterschied zwischen Hexenschuß und Ischias? Eine Ischias oder Ischialgie entsteht in der Mehrzahl der Fälle durch eine

Reizung oder durch Druck auf die Wurzeln des Nervus ischiadicus, sehr oft also durch einen Bandscheibenvorfall. Sie geht mit Schmerzen längs des Nervenverlaufs einher, d. h. die Schmerzen strahlen vom Kreuz zur Gesäßbacke, Unterseite des Oberschenkels, Wade und bis in den Fuß aus. Eine Neuritis des Nervus ischiadicus erzeugt die gleichen Symptome. Beim Hexenschuß fehlen Reizerscheinungen des Nerven, die Schmerzen sind auf die untere Rückenregion beschränkt, in der Mitte oder auf einer Seite, strahlen aber nicht in das Bein aus.

Bewahrt es einen vor Kreuzschmerzen, wenn man einen Rückengeradhalter, ein festes Korsett oder eine andere orthopädische Stütze trägt? Wenn man besonders anfällig für ständig wiederkehrende Kreuzschmerzen ist, kann eine gute Stütze plötzliche Verdrehungen der Wirbelsäule verhindern, so daß der Entstehung von Schmerzen vorgebeugt wird.

Welche Behandlungsmaßnahmen wendet man im allgemeinen bei chronischen Kreuzschmerzen an?
a) Der Patient soll auf einer festen Matratze mit einem Brett zwischen Matratze und Federung des Bettes sowie mit einem Polster unter den Knien schlafen.
b) Verabreichung von schmerzstillenden und/oder muskelerschlaffenden Mitteln.
c) Wärmebehandlungsverfahren mit Oberflächen- und Tiefenwirkung.
d) Verordnung bestimmter Übungen zur Behebung der Muskelverspannungen und zur Stärkung der Rückenmuskulatur.
e) Der Patient muß plötzliche Bewegungen und zu starke körperliche Belastungen meiden.

Gibt es erfolgversprechende chirurgische Behandlungsverfahren gegen chronische Rückenschmerzen? Wenn die Schmerzen auf einer angeborenen Fehlbildung der Wirbelsäule beruhen, lassen sie sich oft mit einer operativen Verschmelzung der Wirbel (Blockwirbelbildung) beheben, weil die schmerzhaften Wirbelbewegungen durch die Versteifung eingeschränkt werden. Wenn die Beschwerden durch einen Bandscheibenvorfall bedingt sind, bringt häufig die operative Entfernung der verschobenen Bandscheibe Heilung.

Sind fettleibige Personen für chronische Kreuzbeschwerden anfälliger als magere? Ja.

Können seelische Störungen chronische Kreuzschmerzen verursachen? Ja, aber bevor man sich auf die Annahme eines emotionalen Ursprungs festlegt, müssen unbedingt alle organischen Ursachen ausgeschlossen werden.

Eignet sich schwere körperliche Arbeit für Personen mit chronischen Kreuzbeschwerden? Nein.

Welche Bewegungen führen besonders leicht zu Rückfällen von Kreuzschmerzen oder Hexenschuß
a) Plötzliches Vorbeugen mit gestreckten Knien;
b) plötzliche Drehbewegungen des Rumpfes;
c) Heben schwerer Lasten ohne Stütze.

Spielen Infekte, etwa Zahnwurzel-, Mandel- oder Nebenhöhlenentzündungen, bei der Entstehung chronischer Kreuzbeschwerden ein wichtige Rolle? Nein. Seinerzeit glaubte man an derartige Zusammenhänge, aber heute ist man sich allgemein darüber einig, daß wenig Beziehungen zwischen diesen Infektionen und Erkrankungen des Muskel- und Knochenapparats der Kreuz- und Lendenregion bestehen.

Haben physikalische Behandlungsverfahren, wie Diathermie, Wirbelbäder oder Muskelübungen, bei chronischen Kreuzbeschwerden Erfolg? Wenn sie sachgerecht angewendet werden, leisten diese Behandlungsmethoden zur Beseitigung von schmerzhaften Störungen in der Kreuz- und Lendengegend sehr viel.

Wie kann man wissen, wann man Rückenstützen oder andere orthopädische Behelfe ablegen kann? Wenn die Schmerzen und Beschwerden aufgehört haben, darf man mit diesen Hilfen langsam aufhören. Zunächst soll man sie nur kurzfristig weglassen, bis man schließlich – wenn man mehrere Wochen beschwerdefrei geblieben ist – ganz darauf verzichten kann.

Lassen sich krankhafte Veränderungen im Bereich der unteren Wirbelsäule immer mit dem Röntgenbild nachweisen? Nein. Unter bestimmten Umständen sind hochspezialisierte Röntgenuntersuchungen zur Aufdeckung von Krankheitszeichen in der Lenden-Kreuzbein-Region notwendig, und sogar bei Spezialuntersuchungen klären die Röntgenbilder nicht immer die Natur der im Einzelfall vorliegenden Beschwerden.

Seitliche Rückgratverkrümmung und Wirbelgleiten
(Skoliose und Spondylolisthesis)

Was ist eine Skoliose? Eine seitliche Verkrümmung der Wirbelsäule (Abb. 21, Abb. 22).

Wie häufig sind Rückgratverkrümmungen? Sie sind selten.

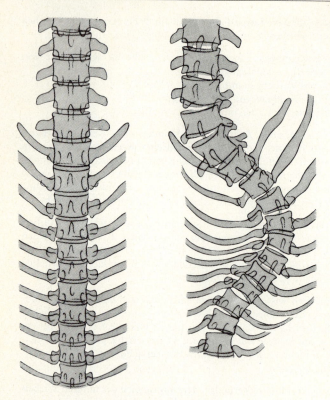

Abb. 21 *Normale Wirbelsäule* von vorne.

Abb. 22 *Skoliose*. Die Wirbelsäule ist seitlich verbogen.

Sieht man eine Skoliose bei Mädchen öfter als bei Knaben? Ja, sie wird am häufigsten während der Zeit des raschen Längenwachstums am Beginn der Entwicklungsjahre beobachtet.

Wodurch entsteht eine Skoliose? Die Ursache ist unbekannt, abgesehen von jenen Fällen, die als Folge von neurologischen Krankheiten auftreten.

Führt schlechte Haltung zur Rückgratverkrümmung? Nein.

Ist eine Rückgratverkrümmung durch Turnübungen heilbar? Nein.

Verursacht eine Skoliose starke Schmerzen? Nein.

Korrigiert sich eine Skoliose manchmal von selbst ohne Behandlung? Nein, aber die Verkrümmung ist in der Mehrzahl der Fälle leicht und erreicht schließlich ein Ruhestadium, in dem sie nicht mehr weiter fortschreitet.

Ist manchmal zur Behandlung einer Skoliose eine Operation notwendig. Ja, wenn die Verkrümmung außergewöhnlich stark ist und unter Umständen die normale Herztätigkeit oder die normale Entwicklung der Brusthöhle beeinträchtigt.

Welche Operationen kommen bei einer Skoliose in Frage?
a) Die operative Verschmelzung von Wirbeln (Blockwirbelbildung);
b) das Einsetzen von Metallstäben.

Sind diese Verfahren schwere Operationen? Ja. Außerdem muß sich der Patient oft nachher noch viele Monate oder Jahre hindurch einer Behandlung unterziehen.

Wieviele Wirbel werden bei diesen Operationen verschmolzen? Unter Umständen wird bis zu einem Drittel der gesamten Wirbelsäule verschmolzen, damit eine Festigung erreicht wird.

Wie erfolgt die Operation mit Metallstäben (Harringtonstäben)? Längs der Wirbelsäule werden lange Metallstäbe tief in die Muskulatur eingebettet. Durch ein System von Druck und Gegendruck erzwingen diese Stäbe eine Geraderichtung der Wirbelsäule.

Sind die Operationsergebnisse des Harrington-Stab-Verfahrens ermutigend? Ja. Diese Methode ist sehr wirkungsvoll.

Müssen die Metallstäbe später entfernt werden? Meist müssen diese Stäbe schließlich entfernt werden. Diese Operation ist aber nicht gefährlich.

Läßt sich mit den Skolioseoperationen ein Fortschreiten der Rückgratverkrümmung in der Regel verhindern? Ja.

Wie lange kann der Krankenhausaufenthalt bei einer Skoliose dauern? 3–6 Wochen.

Wie verläuft eine Skoliose, wenn sie nicht behandelt wird? In den meisten Fällen kommt die Verbiegung der Wirbelsäule zum Stillstand, sobald die Geschlechtsreife erreicht ist, doch kann dann schon eine starke Rückgratverkrümmung zurückbleiben, die die normale Herz- und Lungenfunktion beeinträchtigt.

Sind Wirbelverschmelzungen gefährliche Operationen? Sie sind zwar große, aber keine lebensgefährlichen Operationen.

Für welche Fälle kommt die operative Wirbelverschmelzung noch in Frage? Für die Spondylolisthesis.

Was versteht man unter Spondylolisthesis? Von Spondylolisthesis oder Wirbelgleiten spricht man, wenn ein Wirbel infolge eines Baufehlers in der Wirbelsäule über den darunterliegenden Wirbel nach vorn gleitet. Am häufigsten findet sich eine Vorwärtsverschiebung des 5. Lendenwirbels über den 1. Kreuzbeinwirbel.

Können Kreuzschmerzen durch ein Wirbelgleiten bedingt sein? Ja, aber solche Fälle sind selten.

Wodurch entsteht ein Wirbelgleiten? Durch eine angeborene Fehlbildung der Wirbelsäule.

Wie wird das Wirbelgleiten diagnostiziert? Mit der Röntgenuntersuchung.

Bedarf ein Wirbelgleiten immer der Behandlung? Nur wenn es Beschwerden oder Schmerzen macht.

Wie wird ein schmerzhaftes Wirbelgleiten behandelt? Mit der operativen Verschmelzung der betroffenen Wirbel.

Sind die Behandlungsergebnisse gut? Ja, die Operation hat in den meisten Fällen Erfolg.

Schleimbeutelentzündung
(Bursitis)

Was ist ein Schleimbeutel? Ein Schleimbeutel ist ein sackartiges Gebilde, das zwischen Muskeln und Gelenken oder zwischen Bändern und Knochen liegt. Es gibt eine Reihe von Schleimbeuteln im ganzen Körper, die dazu dienen, Bändern, Muskeln und anderen Teilen des Bewegungsapparats freie Beweglichkeit mit möglichst wenig Reibung zu verschaffen. Die Schleimbeutel sind mit Zellen ausgekleidet, die eine geringe Menge Flüssigkeit ausscheiden.

Wo finden sich diese Schleimbeutel? Schleimbeutel finden sich über Knochenvorsprüngen – z. B. in der Ellenbogenregion –, zwischen Muskeln, Sehnen und Knochen – z. B. in der Schultergegend usw.

Was ist eine Schleimbeutelentzündung oder Bursitis? Bei einer Schleimbeutelentzündung ist die Flüssigkeit im Schleimbeutel vermehrt oder es ist die Wandung des Schleimbeutels entzündet. In vielen Fällen enthält die Schleimbeutelflüssigkeit gelöstes Kalzium. Es gibt wenig Erkrankungen, die qualvollere Schmerzen erzeugen als eine akute Schleimbeutelentzündung.

An welchen Stellen findet sich eine Schleimbeutelentzündung am häufigsten?
a) In der Schultergegend (Bursitis subdeltoidea und Bursitis subacromialis);
b) in der Ellbogengegend;
c) in der Hüftgegend;
d) in der Kniegegend;
e) am Ansatz der großen Zehe. (Die Entzündung eines Ballens – Hallux valgus – ist in Wirklichkeit eine Schleimbeutelentzündung.)

Welche Symptome erzeugt eine akute Schleimbeutelentzündung?
a) Starke Schmerzen, die sich bei Bewegungsversuchen und nachts verschlimmern;
b) Bewegungseinschränkung des betroffenen Gliedes;
c) Der Entzündungsbezirk ist geschwollen, schmerzhaft und heiß.

Welche Maßnahmen dienen zur Behandlung einer Schleimbeutelentzündung?
a) Ruhigstellung des betroffenen Gebiets;
b) kalte Umschläge im akuten Stadium;
c) durch eine Nadel wird die Entzündungsflüssigkeit aus dem Schleimbeutel abgesaugt und nachfolgend wird Hydrokortison und Novocain eingespritzt;
d) eine chronische Schleimbeutelentzündung wird zur Behebung der Gelenks- und Muskelversteifung physikalisch behandelt;
e) operative Entfernung des Schleimbeutels, wenn die oben genannten Maßnahmen versagen.

Wie groß ist der Behandlungserfolg bei der Schleimbeutelentzündung? In über 90% der Fälle bringt das Absaugen der Flüssigkeit und die Injektion von Hydrokortison das akute Krankheitsgeschehen zum Abklingen.

Kann eine Operation Heilung bringen, wenn die konservativen Maßnahmen nicht zum Erfolg führen? Ja, in den meisten Fällen.

Ist die Entfernung eines Schleimbeutels eine schwere Operation? Sie wird den kleinen Operationsverfahren zugerechnet und ist nahezu risikolos.

Wie lange kann eine Schleimbeutelentzündung dauern? Wenn die akute Entzündung zurückgeht, aber Kalziumablagerungen und eine Versteifung im Erkrankungsbereich zurückbleiben, kann die Schleimbeutelentzündung einen chronischen Verlauf über Monate oder Jahre nehmen.

Neigt eine Schleimbeutelentzündung zu Rückfällen? Ja, besonders bei Personen, bei denen es berufsbedingt leicht zu wiederholten Verletzungen oder Schädigungen der Gegend kommt, z. B. bei Dirigenten, Malern, Dienstmädchen usw.

Was kann man tun, um einem Rückfall der Schleimbeutelentzündung vorzubeugen? Die Aktivitäten meiden, die zu der Erkrankung geführt haben.

Kann ein Glied oder ein Gelenk nach der Entfernung des Schleimbeutels normal funktionieren? Ja. Wenn auch die Schleimbeutel zur Förderung der Bewegung von Muskeln und Sehnen über Knochenvorsprüngen beitragen, so sind sie doch für die normale Funktion nicht unentbehrlich.

Schiefhals

(Tortikollis)

Was versteht man unter Schiefhals? Man bezeichnet damit eine Verziehung des Halses, die entweder auf einer Muskelverkrampfung oder auf einer angeborenen Verkürzung von Halsmuskeln beruht. Dadurch wird der Kopf nach einer Seite gedreht und kann nicht frei in alle Richtungen bewegt werden.

Wodurch entsteht ein Schiefhals?
a) Als angeborene Fehlbildung durch Verkürzung von Halsmuskeln;
b) durch eine Verletzung oder Infektion der Halsmuskeln oder Weichteile, die zu einer Muskelverspannung führt;
c) durch einen Krankheitsprozeß in der Halswirbelsäule.

Welche Beschwerden treten beim Schiefhals auf? Wenn – wie beim sogenannten rheumatischen Schiefhals – eine Muskelverkrampfung die Ursache ist, löst oft jeder Versuch den Kopf zu bewegen starke Schmerzen aus. Diese Beschwerden können plötzlich auftreten oder sich langsam steigern. Die Schmerzen im Hals und Nacken sind meist einseitig, und bestimmte Muskeln sind ausgesprochen durckschmerzhaft.

Wie wird ein Schiefhals behandelt?
a) Die konservative Behandlung besteht in der Verabreichung von Medikamenten zur Lösung der Muskelverkrampfung und in physikalischen Therapiemaßnahmen, zu denen verschiedene Wärmebehandlungsverfahren gehören. Außerdem gibt man wiederholt Injektionen

von Novocain oder ähnlichen Stoffen gegen die Muskelverspannungen.
b) Eine Operation kann angezeigt sein, wenn es sich um einen angeborenen Zustand handelt. Dabei wird der verkürzte Halsmuskel durchtrennt, so daß der Muskelzug und die Verdrehung des Kopfes behoben werden.
c) Streckbehandlung.

Neigt der sogenannte rheumatische Schiefhals dazu, anfallsweise wiederzukehren? Ja.

Wird man durch Infekte oder Zugluft für wiederholt auftretende Anfälle empfänglich? Ja.

Wird die Entwicklung eines Anfalls begünstigt, wenn man die Muskeln überanstrengt oder wenn man in einer schlechten Lage schläft? Ja.

Entzündete Ballen und Hühneraugen

Was ist ein entzündeter Ballen? Eine Entzündung des Schleimbeutels, der in der Gegend des Grundgelenks der großen Zehe liegt, bei gleichzeitig bestehender Abknickung der großen Zehe mit Hervortreten des Köpfchens des ersten Mittelfußknochens (Hallux valgus).

Wodurch entsteht ein entzündeter Ballen?
a) Durch eine Fehlbildung im Bau des ersten Mittelfußknochens, der mit dem Grundglied der großen Zehe gelenkig verbunden ist;
b) durch das Tragen zu enger Schuhe und zu hoher Absätze.

Was macht man gegen entzündete Ballen?
a) Bequemere Schuhe mit niedrigeren Absätzen tragen;
b) operative Korrektur der Knochenveränderungen mit teilweiser Abtragung des Köpfchens und Schaftes des Mittelfußknochens am Ansatz der großen Zehe.

Hat eine Operation bei entzündeten Ballen Erfolg? Die Operation bringt in fast allen Fällen Heilung.

Kann es nach der erfolgreichen Behandlung eines entzündeten Ballens zum Rückfall kommen? Nach einer sachgerechten Operation nicht, wenn der Patient keine unbequemen Schuhe mehr trägt.

Wodurch entstehen Hühneraugen?
a) Durch angeborene Mißbildungen der Zehen, etwa übereinanderliegende Zehen;

b) durch eine mangelhafte Wölbung des Mittelfußes;
c) durch zu enge Schuhe;
c) durch schlechten Gang.

Was kann man gegen Hühneraugen tun?
a) Orthopädische Schuhe zur Korrektur einer eingesunkenen Mittelfußwölbung tragen; in seltenen Fällen operative Korrektur der Fußwölbung;
b) bequemere Schuhe tragen, die nicht drücken;
c) Gangfehler ausmerzen;
d) chirurgische Korrektur fehlgebildeter Zehen.

Wie wirkam sind die Hühneraugenmittel, für die so verbreitet geworben wird? Da sie keinen Einfluß auf die zugrundeliegende Ursache haben, können sie nur zur vorübergehenden Behebung der Beschwerden dienen.

Kann man durch schlecht passende Schuhe Hühneraugen bekommen?
Ja, wenn sie an Stellen besonderer Reibung drücken.

Soll man zum Fußpfleger oder zum Facharzt für Orthopädie gehen, um sich die Hühneraugen behandeln zu lassen?
Ein Hühnerauge kann auch ein Fußpfleger entfernen, doch zur Behebung der Grundursache sollte man sich an den Orthopäden wenden.

Sohlenwarzen

(Plantarkeratosen, Verrucae plantares)

Was ist eine Sohlenwarze? Eine schmerzhafte, schwielig verhornte Stelle auf der Fußsohle.

Wodurch entstehen Sohlenwarzen? Vermutlich durch Viren.

Wie werden Sohlenwarzen behandelt? Man entfernt sie mit einer oder mehrerer der folgenden Methoden:
a) operative Ausschneidung;
b) elektrische Verschorfung;
c) verschorfen mit Ätzmitteln.

Plattfuß

(Pes planus)

Was ist ein Plattfuß? Vom Plattfuß spricht man, wenn die Längswölbung des Fußes flach oder eingesunken ist. Manchmal ist damit eine Auswärtsdrehung der Ferse (Knickfuß) verbunden (Abb. 23, Abb. 24).

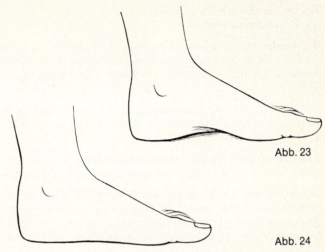

Abb. 23

Abb. 24

Abb. 23 *Normaler Fuß*. Das Bild zeigt ein normales Fußgewölbe; der Mittelteil des Fußes berührt den Boden innen nicht.

Abb. 24 *Plattfuß*. Die ganze untere Fußfläche liegt dem Boden auf.

Welche Ursachen hat der Plattfuß?
a) Eine fehlerhafte Entwicklung des Knochengerüsts;
b) eine ererbte Schwäche bestimmter Teile des Bandapparats;
c) das Versäumnis einer gründlichen orthopädischen Korrektur von Fußschwächen während des Säuglings- und Kindesalters.

Finden sich Plattfüße häufig? Sie gehören zu den verbreitesten Körperbaufehlern des modernen Menschen.

Kann ungeeignetes Schuhwerk eine Plattfußentwicklung bei Kindern bewirken? Es ist vielleicht nicht die eigentliche Ursache von Plattfüßen, aber es fördert eine bestehende Anlage.

Was kann man gegen Plattfüße tun? Regelmäßig zum Orthopäden gehen, der Gegenmaßnahmen empfehlen wird, etwa Übungen, Tragen von entsprechenden Schuhen usw.

Verursachen Plattfüße immer Schmerzen oder andere Beschwerden? Nein.

Welche Beschwerden treten bei Plattfüßen auf?
a) Müdigkeit in den Beinen;

b) Schmerzen im Bereich der Fußwölbung;
c) Schmerzen in den Fersen.

Wie werden Plattfüße behandelt? Wenn der Patient keine Beschwerden hat, erübrigt sich eine Behandlung. Schmerzen lassen sich oft mit Fußgymnastik und mit Einlagen zur Stützung des Fußgewölbes beseitigen.

Normalisiert sich die Fußwölbung wieder, wenn man geeignetes Schuhwerk trägt? Nein, aber die Beschwerden lassen sich meist dadurch beheben.

Sollen Plattfüßige, die keine Beschwerden haben, Stützeinlagen oder orthopädische Schuhe tragen? Das ist in diesem Fall nicht nötig.

Welche Vorteile hat es, wenn man Stützeinlagen trägt? Bei kleinen Kindern ist es möglich, daß die Entwicklung des Fußlängsgewölbes durch andauerndes Tragen von Stützeinlagen günstig beeinflußt wird. Bei Erwachsenen dienen Einlagen nur zur Behebung der Beschwerden.

Kann man Plattfüße mit Turnübungen heilen? Nein.

Kann sich ein Plattfüßiger sportlich betätigen? Ja, unter der Voraussetzung, daß seine Plattfußbeschwerden durch korrigierende Maßnahmen beseitigt werden.

Hammerzehe

Was ist eine Hammerzehe? Eine Verbiegung der Zehe, bei der das Mittel- und Endglied nach unten gekrümmt ist, so daß die Zehe hammerförmig wirkt.

Wodurch entsteht eine Hammerzehe?
a) Durch eine angeborene Fehlbildung;
b) durch ungeeignetes Schuhwerk.

Wie wird eine Hammerzehe behandelt? Mit der operativen Korrektur der verbogenen Hammerzehe sowie der benachbarten Zehen, die ebenfalls etwas verkrümmt sein können.

Ist die Operation einer Hammerzehe erfolgversprechend? Ja.

Meniskusverletzung

Was ist ein Meniskus? Im Kniegelenk sind zwischen die Gelenksflächen des Oberschenkelknochens und des Schienbeins zwei halbmond-

Kapitel 9   Meniskusverletzung   113

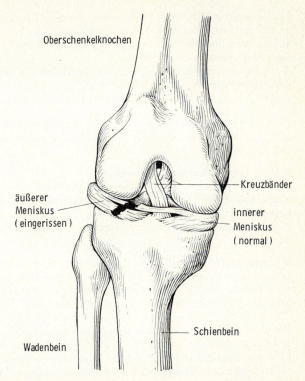

Abb. 25 *Kniegelenk mit Meniskusverletzung.* Der äußere Meniskus ist von seinem Ansatz am Schienbein abgerissen.

förmige Knorpelscheiben eingelagert, die als innerer und äußerer Meniskus bezeichnet werden.

Was geschieht, wenn ein solcher Meniskus reißt? Der Meniskus reißt von seiner Befestigung am Schienbein (dem größeren der beiden Unterschenkelknochen) ab und behindert die Bewegungen des Kniegelenks (Abb. 25).

Wodurch entsteht ein Meniskusriß am häufigsten? Durch eine plötzliche, unvermittelte Drehbewegung des gebeugten Knies. Diese Verletzung kommt recht oft bei Sportlern vor.

Welche Symptome treten bei einem Meniskusriß auf?
a) Starke Schmerzen in der Kniegegend;

b) in etwa der Hälfte der Fälle kommt es zur „Gelenkssperre" mit einer Streckhemmung des Knies; Beugestellung des Knies.
c) Druckempfindlichkeit und manchmal tastbare Vorwölbung in der Gegend des eingerissenen Meniskus;
d) starke Schwellung des Gelenks, die manchmal von einer Flüssigkeitsansammlung im Gelenk begleitet wird;
e) Unfähigkeit, auf dem Bein zu stehen oder damit zu gehen.

Heilt ein gerissener Meniskus von selbst? Nein. Gewöhnlich bleibt er so lange eine Quelle ständiger Schwierigkeiten, bis er entsprechend behandelt wird.

Wie wird ein Meniskusriß diagnostiziert?
a) Mit einer genauen orthopädischen Untersuchung;
b) mit einer *Arthroskopie* (dabei wird das Kniegelenk mit einem in das Gelenk eingeführten optischen Instrument besichtigt);
c) mit einer *Arthrographie* (einer speziellen Röntgenuntersuchung des Gelenks).

Wie wird ein Meniskusriß behandelt? Bei einer Erstverletzung wird zunächst eine konservative Behandlung mit Ruhigstellung des Beins in einer Schiene oder im Gips versucht. Wenn die Beschwerden anhalten oder eine neuerliche Verletzung erfolgt, wird operiert.

Wie geht man bei der Operation eines Meniskusrisses vor?
a) Man eröffnet das Gelenk durch einen Einschnitt im Bereich des Knies und trägt den verletzten Teil des Knorpels an seinem Ansatz ab.
b) Das abgerissene Knorpelstück wird im Rahmen einer Arthroskopie entfernt.

Ist eine Meniskusoperation schwierig? Nein. Sie ist ein einfaches Operationsverfahren.

Sind die Operationsergebnisse zufriedenstellend? Ja. Es kann in den meisten Fällen Heilung erreicht werden.

Führt die Operation zur Kniegelenksversteifung? Nein. Schon sehr bald nach der Operation wird mit Bewegungsübungen begonnen und nach einigen Wochen ist die Beweglichkeit wiederhergestellt.

Kann ein geheilter Patient nach der Meniskusoperation wieder Leibesübungen und Sport betreiben? Ja.

Soll ein Patient, der eine Meniskusoperation durchgemacht hat, eine Kniebinde oder Bandage tragen?
Ja, in manchen Fällen.

Soll der Patient mit dem operierten Bein besondere Übungen machen?
Ja. Beuge- und Streckübungen des Knies, die gewöhnlich gegen einen Widerstand auszuführen sind, führen rascher zur Kräftigung der Kniemuskulatur.

Muß jeder Meniskusriß operiert werden? Nein. Manchmal schwinden die Beschwerden mit mehrwöchiger Ruhigstellung in Gips.

Welche Patienten sollen operiert werden? Die Operation ist ratsam, wenn Schmerzen und Schwellung nicht zurückgehen oder wenn erneut eine Gelenksperre eintritt. Sie ist ferner Patienten zu empfehlen, die immer wieder Verletzungen ausgesetzt sind oder deren Berufsarbeit eine Beugung des verletzten Knies verlangt.

Kommt es oft vor, daß ein Kniegelenk nach der erfolgreichen Operation neuerlich Schwierigkeiten macht? Nein, aber man darf nicht vergessen, daß es in jedem Kniegelenk zwei Menisken gibt. Es ist daher möglich, daß man einen Meniskus erfolgreich entfernt und später entdeckt, daß eine Verletzung des anderen Meniskus eingetreten ist.

Infektiöse Knochenmarkseiterung
(Osteomyelitis)

Was ist eine Osteomyelitis? Eine Entzündung des Knochens und Knochenmarks infolge einer bakteriellen Infektion.

Was ist am häufigsten Ursache einer Osteomyelitis? Eine Infektion mit Eitererregern, etwa mit Staphylokokken, Streptokokken usw.

Wie häufig ist die Osteomyelitis? Vor dem Aufkommen der Antibiotika wurde eine von Eitererregern hervorgerufene Osteomyelitis nach Mandelentzündungen oder anderweitigen akuten Infekten ziemlich häufig beobachtet. Heute ist diese Erkrankung verhältnismäßig selten und findet sich nur gelegentlich bei kleinen Kindern oder nach schweren Verletzungen.

Mit welchen Krankheitserscheinungen geht eine Osteomyelitis einher? Im akuten Stadium bestehen hohes Fieber und Schmerzen im Bereich des Infektionsherds im Knochen. Wenn der Knochen nahe der Hautoberfläche liegt, kann man örtlich eine Anschwellung, Druckempfindlichkeit, Hitze und Rötung beobachten. Manchmal bilden sich Abszesse, die in der Tiefe des Knochens oder an seiner Oberfläche unter der Knochenhaut sitzen.

Zeigt sich eine Osteomyelitis im Röntgenbild? Ja, aber sie ist oft erst einige Tage oder 1–2 Wochen nach dem akuten Beginn der Erkrankung zu erkennen.

Wie wird eine durch Eitererreger verursachte Osteomyelitis behandelt?
a) Operativ, mit vollständiger Ausräumung der infizierten Gewebe;
b) gezielt antibiotisch mit einem Präparat, gegen das die Bakterien empfindlich sind;
c) mit absoluter Bettruhe über einige Wochen oder Monate, bis der Knochen vollständig geheilt ist;
d) der Stand der Knochenheilung wird mit wiederholten Röntgenuntersuchungen kontrolliert.

Wie gut sind die Erfolge der Osteomyelitisbehandlung?
Mit einer entsprechenden Behandlung, wie sie oben umrissen wurde, kann eine Streptokokken- oder Staphylokokkenosteomyelitis in fast allen Fällen geheilt werden.

Neuromuskuläre Erkrankungen

Was versteht man unter neuromuskulären Erkrankungen? Man wendet diese Bezeichnung auf eine Gruppe von Krankheiten an, bei denen sowohl die Nerven als auch die Muskeln befallen sind.

Welche Folgen haben Störungen des neuromuskulären Apparats?
a) Sie können zu Lähmungen oder zu einer erhöhten Anspannung und Verkrampfung von Muskeln führen;
b) es kann zur Rückbildung oder zum Schwund der Muskeln kommen;
c) bei manchen Störungen entwickelt sich eine hochgradige Muskelschwäche ohne erkennbare Veränderungen in der Nervenstruktur;
d) die Muskeln können entarten.

Welche Erkrankungen des neuromuskulären Apparats kennen wir unter anderem?
a) Die Poliomyelitis oder epidemische Kinderlähmung (siehe Kapitel 26, Infektionskrankheiten);
b) die zerebrale Kinderlähmung (siehe Kapitel 38, Nervensystem);
c) die Myasthenia gravis;
d) die progressive spinale Muskelatrophie;
e) die progressive Muskeldystrophie.

Was ist die Myasthenia gravis? Es handelt sich um eine seltene Krankheit, die durch große Muskelschwäche und schnell eintretende Ermüdung gekennzeichnet ist.

Worauf beruht die Myasthenia gravis? In einer Störung der chemischen Vorgänge bei der Übertragung der Nervenerregung auf den Muskel.

Welche Krankheitserscheinungen finden sich bei der Myasthenia gravis? Eine fortschreitende Schwäche der Arm-, Gesichts-, Kau- und Schluckmuskulatur.

Gibt es eine wirksame Behandlung der Myasthenia gravis? Durch die medikamentöse Behandlung mit Prostigmin kann eine bedeutende Besserung erzielt werden.

Ist die Myasthenia gravis eine akute Erkrankung? Nein. Sie dauert meist jahrelang an; charakteristisch ist der sehr langsame Schwund der Muskeln.

Was ist die progressive spinale Muskelatrophie? Das ist eine Erkrankung des Rückenmarks, die durch eine langsame Entartung von Nervenzellen im Rückenmark gekennzeichnet ist. Dieser Untergang von Nervenelementen führt zu einem Muskelschwund in bestimmten Muskelgruppen.

Welche Altersgruppe ist von der progressiven spinalen Muskelatrophie hauptsächlich betroffen? Jüngere Erwachsene zwischen 25 und 45 Jahren.

Ist die progressive spinale Muskelatrophie eine erbliche Krankheit? Nein.

Gibt es eine wirksame Behandlung für diese Erkrankung? Nein. Eine wenn auch recht geringfügige günstige Wirkung haben Massage, Übungen und orthopädische Stützbehelfe.

Welche Krankheitserscheinungen finden sich bei der progressiven spinalen Muskelatrophie? Schwäche der Hand-, Arm- und Schultermuskulatur.

Was versteht man unter progressiver Muskeldystrophie? Es handelt sich um eine Erkrankung der Muskeln selbst, die zumeist schon in früher Kindheit ihren Anfang nimmt, doch gibt es verschiedene Formen dieses Leidens (siehe Kapitel 38, Nervensystem).

Wer wird am häufigsten von der progressiven Muskeldystrophie befallen? Sie wird öfter bei Knaben als bei Mädchen gesehen und beginnt gewöhnlich im Alter von 5–6 Jahren.

Welche Krankheitserscheinungen finden sich bei der progressiven Muskeldystrophie? Das ist bei den einzelnen Typen unterschiedlich.

Bei der häufigsten Form, die im Kindesalter beginnt, haben die Kinder schwache Beine und sind außerordentlich leicht ermüdbar. Charakteristisch ist ein eigentümlicher watschelnder Gang; die Kinder haben Schwierigkeiten beim Treppensteigen und fallen häufig aus geringfügigem Anlaß.

Wie verbreitet ist die progressive Muskeldystrophie? An dieser Krankheit leiden 0,2–0,3 % der Bevölkerung. Bei der häufigsten Form, die erblich ist und nur Knaben befällt, dem sogenannten Typ Duchenne, wird eine Häufigkeit von 279 Knaben auf eine Million männlicher Geburten angegeben.

Welche Ursache hat die progressive Muskeldystrophie? Die Ursache ist ungeklärt, aber die Vererbung spielt offenbar bei manchen Formen eine Rolle.

Können Patienten mit progressiver Muskeldystrophie wieder gesund werden? Vorübergehend kann es Zeiten der Besserung geben, aber gesund werden sie nicht.

Gibt es eine wirksame Behandlung der progressiven Muskeldystrophie? Nein, aber durch systematisches Muskeltraining kann eine Besserung erreicht werden. Ferner helfen oft bestimmte Sehnenverlängerungsoperationen. Auch Stützapparate können dem Patienten das Gehen erleichtern.

Gibt es Medikamente, die zur Behandlung der Muskeldystrophie herangezogen werden? Ja. In bestimmten Fällen haben Pilocarpin und ähnliche Medikamente einen günstigen Einfluß.

Ist es möglich, daß in Zukunft eine Heilung für dieses Leiden gefunden wird? Ja.

Welchen Endverlauf nimmt dieses Leiden? Jener Typ, der bei Knaben im Kindesalter beginnt, zeigt einen ungünstigen Verlauf. Nach einem Zeitraum von 7–10 Jahren erliegt der Patient oft irgendeiner Infektion infolge seiner herabgesetzten Widerstandskraft. Bei anderen Formen werden der Allgemeinzustand und die Lebensdauer nicht so stark beeinflußt.

Ostitis deformans Paget

Was ist die Ostitis deformans Paget? Es handelt sich um eine chronische Krankheit des Knochengerüstes, die schleichend beginnt und durch fortschreitende Verformung der langen Röhrenknochen und des Schädels in Erscheinung tritt.

In welchen Altersstufen tritt die Ostitis deformans bevorzugt auf? In den mittleren und späteren Lebensjahren.

Wodurch entsteht eine Ostitis deformans? Die Ursache ist unbekannt.

Befällt die Ostitis deformans immer sämtliche Knochen des Körpers oder befällt sie einen einzelnen Knochen? Die Krankheit kann sich auf einen Knochen beschränken, häufiger aber sind viele Knochen befallen.

Welche wesentlichen Knochenveränderungen finden sich bei der Ostitis deformans? Es kommt zu einer langsam zunehmenden Auftreibung und Verbiegung der langen Röhrenknochen, insbesondere der Oberschenkelknochen und Schienbeine, und auch zu einer Verdickung der Schädelknochen.

Wie verläuft die Ostitis deformans im allgemeinen? Sie scheint die Lebensdauer nicht sonderlich zu beeinflussen. Es kommen jedoch spontane Brüche der erkrankten Knochen vor, und die Verformungen sind meist fortschreitender Natur.

Gibt es eine Heilung für die Ostitis deformans? Nein, doch wirkt sich die Behandlung mit einem neuen Medikament günstig aus.

Osteodystrophia fibrosa generalisata
Recklinghausen
(Hyperparathyreoidismus)

Was versteht man unter einer generalisierten Osteodystrophia fibrosa? Es handelt sich um eine Allgemeinerkrankung des Knochensystems, die durch Umbauvorgänge in den Knochen mit der Bildung von Zysten gekennzeichnet ist. Diese Zysten treten besonders in den langen Röhrenknochen, im Schädel und in der Wirbelsäule auf.

Welche Symptome finden sich bei dieser Krankheit? Tiefsitzende Schmerzen im Knochengerüst mit örtlicher Auftreibung oder Verbiegung von Knochen und spontanen Knochenbrüchen im Bereich der zystischen Veränderungen.

Welche Ursachen hat die Osteodystrophia fibrosa generalisata? Es steht heute fest, daß diese Krankheit durch eine Geschwulst – ein sogenanntes Adenom – einer der vier Nebenschilddrüsen, die in der Halsregion liegen, verursacht wird; eine solche Geschwulst bewirkt eine Überproduktion des Nebenschilddrüsenhormons (Hyperparathyreoidismus).

Wie wird diese Krankheit behandelt? Die erkrankte Nebenschilddrüse, in der die Geschwulst sitzt, wird operativ entfernt.

Entfernt man alle Nebenschilddrüsen zur Beseitigung des Hyperparathyreoidismus? Nein, nur die mit einer Geschwulst behafteten. Mindestens eine Nebenschilddrüse sollte immer zur Aufrechterhaltung der lebenswichtigen Nebenschilddrüsenfunktion belassen werden.

Kann die Osteodystrophia fibrosa generalisata durch die Entfernung der erkrankten Nebenschilddrüse geheilt werden? Ja.

Ist die Osteodystrophia fibrosa generalisata eine häufige Krankheit? Nein, sie kommt verhältnismäßig selten vor.

Knochenerweichung

(Osteomalazie)

Was ist eine Osteomalazie? Die Osteomalazie ist eine Allgemeinerkrankung, die sich auf das Knochengerüst auswirkt und infolge mangelhafter Kalkeinlagerung in die Knochen zur Knochenerweichung führt.

Welche Krankheitszeichen finden sich bei der Osteomalazie? Die Knochen werden weich und biegsam, sie können brechen und sich stark verformen.

Befällt diese Erkrankung ein Geschlecht bevorzugt? Ja, hauptsächlich sind Frauen betroffen, aber gelegentlich erkranken auch Kinder und ältere Männer daran.

Welche Ursachen hat die Osteomalazie? Man weiß zwar nicht genau, was die eigentliche Ursache ist, doch nimmt man an, daß Nierenleiden oder einseitige Ernährung am häufigsten ursächlich beteiligt sind.

Wie wird die Osteomalazie behandelt? Ein zugrundeliegendes Nierenleiden muß behandelt werden.
Zur Normalisierung des Kalkstoffwechsels werden Kalzium-Phosphat-Präparate und Vitamin D gegeben. Auch Hormonpräparate kommen in Frage.
Wichtig ist, daß für eine ausreichende und vielseitige Ernährung gesorgt wird und daß orthopädische Maßnahmen eingeleitet werden, um zu starken Verformungen der weichen Knochen vorzubauen.

Osteoporose

Was ist die Osteoporose? Es handelt sich um eine Erkrankung, die durch Kalkarmut der Knochen und Schwund von Knochengewebe gekennzeichnet ist und sowohl bei Männern als auch bei Frauen im späteren Lebensalter vorkommt.

Wodurch entsteht eine Osteoporose? Der normale Prozeß der Knochenzellerneuerung verlangsamt sich in dem alternden Organismus.

In welchen Altersstufen tritt die Osteoporose hauptsächlich auf? Im 6., 7. und 8. Lebensjahrzehnt.

Welche Folgen hat eine Altersosteoporose? Wenn sie die Wirbelsäule angreift, was gewöhnlich der Fall ist, verursacht sie starke Schmerzen. Außerdem kann sie zu Knochenbrüchen führen, weil der Kalkmangel eine verminderte Knochenfestigkeit bedingt.

Welche Behandlungsmaßnahmen empfehlen sich bei einer Osteoporose?
a) Verabreichung von verschiedenen Hormonpräparaten zur Behebung der Schmerzen, besonders von Östrogenen bei Frauen;
b) der Patient sollte sich unbedingt körperlich betätigen.

Wiederherstellungschirurgie des Bewegungsapparates

Für welche Fälle kommen Wiederherstellungsoperationen an Knochen, Gelenken und Muskeln in Betracht?
a) Wenn die Bruchstücke bei einem Knochenbruch in schlechter Lage verheilt sind, kann man den Schaden mit einer Wiederherstellungsoperation korrigieren.
b) Man kann kranke und schmerzende Gelenke oder schlecht bewegliche und versteifte Gelenke mit entsprechenden Operationsverfahren wieder gebrauchsfähig machen.
c) Man kann für teilweise oder gänzlich gelähmte Muskeln Ersatz schaffen, indem man gesunde Muskeln oder ihre Sehnen aus anderen Bereichen des Glieds verpflanzt.

Wieviel läßt sich mit den Verfahren der orthopädischen Wiederherstellungschirurgie erreichen? Das hängt vom Ausmaß und vom Sitz des Schadens ab. In vielen Fällen sind die Ergebnisse sehr günstig.

Kann ein gelähmter Muskel mit einer Wiederherstellungsoperation wieder gesund gemacht werden? Nein.

Können Wiederherstellungsoperationen bei schweren arthritischen Gelenksveränderungen helfen? Ja, in vielen Fällen.

Hat der Chirurg die Möglichkeit festzustellen, in welchem Fall mit einer Wiederherstellungsoperation viel zu erreichen sein wird? Ja. Eine genaue Analyse der Art der Erkrankung ermöglicht zumeist die Entscheidung, ob bei dem Patienten eine Muskel- oder Gelenkswiederherstellungsoperation erfolgversprechend ist.

Welche Arten von Wiederherstellungsoperationen werden durchgeführt?
a) Gelenkersatzoperationen an Hüft-, Schulter-, Ellbogen-, Fuß-, Knie-, Hand- und Fingergelenken;
b) Arthroplastik, eine Operation zur Neuformung eines Gelenks;
c) Operationen bei Arthritis zur Schmerzentlastung;
d) Osteotomie, eine Operation zur Korrektur von Knochendeformierungen oder Achsenabweichungen;
e) Gelenksversteifung (Arthrodese), um einem Glied besseren Halt zu geben.

Wann ist eine operative Gelenkversteifung ratsam? Wenn ein Gelenkersatz nicht erfolgversprechend oder wegen einer Infektion zu gefährlich ist.

Sind orthopädische Wiederherstellungsoperationen gefährliche Eingriffe? Nein.

Bleibt bei einem Kind die Funktion der verpflanzten Muskeln oder Sehnen oder der Erfolg der Gelenkversteifung erhalten, wenn es größer wird? Ja.

Muß der Patient einen verpflanzten Muskel neu einüben, damit er ihn richtig gebrauchen kann? Das ist sogar sehr wichtig. Für den Erfolg der Transplantation spielt die Umschulung des Muskels tatsächlich eine ebenso große Rolle wie die Operation selbst.

Gelenkplastik und Gelenkersatz

(Arthroplastik)

Was ist eine Arthroplastik? Mit diesem Ausdruck bezeichnet man die plastische Neuformung oder den chirurgischen Ersatz eines Gelenks zur Wiederherstellung der Gelenksbeweglichkeit.

In welchen Fällen wird die Arthroplastik am häufigsten ausgeführt?
a) Bei jedem Zustand, der mit einer andauernden schmerzhaften Bewegungseinschränkung eines Gelenks einhergeht;

b) wenn ein Gelenk durch einen schweren Bruch, der nicht normal ausgeheilt ist, unrettbar zerstört wurde;
c) wenn die gelenkbildenden Knochen durch eine chronische Gelenksentzündung oder einen degenerativen Gelenksprozeß hoffnungslos zerstört sind;
d) wenn es nötig ist, ein Gelenk wegen eines Knochentumors ganz oder teilweise zu entfernen.

Welche Gelenke können u. a. durch eine Arthroplastik ersetzt werden?
a) Hüftgelenk;
b) Ellbogengelenk;
c) Kniegelenk;
d) Fußgelenk;
e) Handgelenk;
f) Schultergelenk;
g) Fingergelenke.

Welche Metalle dienen als Knochenersatz? Verschiedene rostfreie Metalle.

Werden außer Metallen auch andere Stoffe zum Ersatz von Gelenkteilen verwendet? Ja, Plexiglas und verschiedene moderne Kunststoffe.

Wie groß sind die Erfolge der Gelenkplastik- und Gelenkersatzoperationen? Die Weiterentwicklung dieser Verfahren hat in den letzten Jahren große Fortschritte gemacht. Man kann erwarten, daß in den meisten Fällen eine bedeutende Schmerzerleichterung und Besserung der Beweglichkeit erreicht wird. Natürlich sind diese großen Operationsverfahren nur Spezialisten vorbehalten, die auf diesem Gebiet reiche Erfahrung besitzen.

Wie groß ist der Erfolg von Hüftgelenkersatzoperationen? Gut über 90 % der Fälle können als erfolgreich bezeichnet werden.

Ist später eine neuerliche Operation möglich, wenn eine Arthroplastik fehlgeschlagen ist? Ja.

Knochenbrüche

(Frakturen)

Was ist eine Fraktur? Jede Unterbrechung im zusammenhängenden Gefüge eines Knochens nennt man Fraktur oder Knochenbruch (Abb. 26 a, b).

Ist zwischen den Bezeichnungen „Fraktur" und „Knochenbruch" ein Unterschied? Nein.

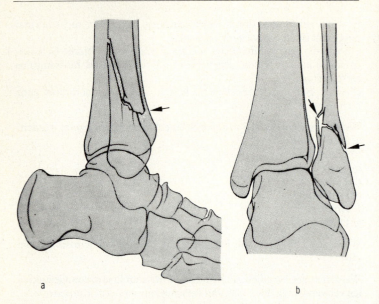

Abb. 26 *Knochenbruch;* Bruch des Wadenbeins. a) In Seitenansicht b) Von vorne gesehen.

Welche Arten von Knochenbrüchen gibt es?
a) Den geschlossenen Bruch, bei dem die gebrochenen Knochen von der unversehrten Haut bedeckt sind;
b) den offenen Bruch, bei dem die Bruchstelle Zusammenhang mit einer Hautwunde hat.

Warum hat die Unterscheidung zwischen diesen beiden Bruchformen so große Bedeutung? Weil die Möglichkeit der Infektion und schlechten Heilung bei offenen Brüchen um so vieles größer ist.

Nach welchen weiteren Merkmalen werden die Knochenbrüche eingeteilt?
a) Querbruch: die Bruchlinie geht quer durch den Knochen;
b) Spiralbruch: die Bruchlinie verläuft spiralig oder schraubenförmig durch den Knochen;
c) Schrägbruch: der Bruch geht im Winkel durch den Knochen;
d) unvollständiger Bruch („Grünholz-Fraktur"): der Bruch geht nicht durch den ganzen Knochen, der Knochenhautschlauch bleibt erhalten;
e) Stück- und Trümmerbruch: es sind mehr als zwei Bruchstücke vorhanden.

Kapitel 9 — Knochenbrüche

Wie kann man einen Knochenbruch erkennen? Am sichersten mit einer Röntgenuntersuchung.

Kann der Arzt auch ohne Röntgenbild oft erkennen, ob ein Knochen gebrochen ist? Ja, in den allermeisten Fällen, doch sollte die Diagnose immer durch eine Röntgenaufnahme gestützt werden, damit die Art des Bruchs genau bestimmt werden kann.

Hört man immer einen Knacks, wenn ein Knochen bricht? Nein.

Nach welchen Grundsätzen richtet sich die Behandlung jedes Knochenbruchs?
a) An erster Stelle steht die Sorge für den Allgemeinzustand des Patienten. Das heißt mit anderen Worten, daß der Patient, wenn er im Schock ist oder außer dem Bruch andere schwere Verletzungen hat, entsprechend behandelt werden muß, bevor sich die Aufmerksamkeit auf den Knochenbruch konzentriert.
b) Die Beseitigung einer Fehlstellung der Knochenbruchstücke, damit sie in normaler Lage zusammenheilen, das nennt man die Einrichtung oder Reposition eines Bruchs.
c) Es sind Sicherungen zu treffen, daß die Knochenbruchstücke in der richtigen Lage bleiben, bis eine feste Heilung stattgefunden hat; man nennt dies die Ruhigstellung des Knochens.

Wo sollen Knochenbrüche eingerichtet werden? Kleinere Brüche kann der Chirurg in seiner Ordination einrichten; ausgedehntere Brüche großer Knochen müssen im Krankenhaus, das über mehr Möglichkeiten verfügt, behandelt werden.

Wie werden allgemein Knochenbrüche eingerichtet?
a) Mit geschlossener Reposition: Die Knochen werden durch Einrichten der Bruchstücke von außen ohne operativen Eingriff, hauptsächlich durch Zug, in die richtige Lage gebracht.
b) Mit offener Reposition: Die Bruchstelle wird mittels Operation freigelegt. Der Chirurg richtet die Knochen dann mit den Händen gerade und fügt die Bruchenden so aneinander, daß sie wieder normal zueinander stehen.
c) Auf die Reposition folgt die Fixierung der Knochen in der richtigen Lage; dazu gibt es mehrere Möglichkeiten, die im folgenden dargestellt werden.

Wie können die Knochenbruchstücke in der durch die Reposition erzielten richtigen Stellung fixiert werden?
a) Durch Anlegen eines Gipsverbands, der sie in der richtigen Lage von außen festhält;
b) durch Zug; dabei verwendet man ein System von Gewichten und

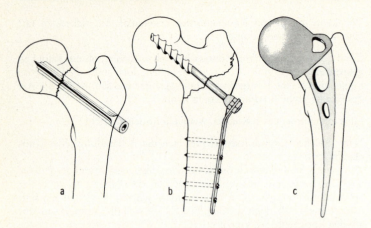

Abb. 27 *Osteosynthese:* operative Fixierung der Bruchstücke nach Schenkelhalsbruch. a) Schenkelhalsnagelung. b) Schraubenfixation. c) Ersatz des stark geschädigten Schenkelkopfes durch eine Prothese (Arthroplastik).

Zügen, die am verletzten Glied befestigt werden, damit sich die Knochen gerade richten und der Muskelzug überwunden wird, der zu einer Verschiebung der Bruchstücke führen könnte;
c) durch Osteosynthese, d. h. durch operative Fixierung der Bruchstücke (Abb. 27):
1. Anbringung von Metallschrauben. Die Knochenbruchstücke werden durch Verschraubung in der richtigen Lage festgehalten.
2. Fixierung der Bruchstücke mittels Drahtumschlingung.
3. Plattenverschraubung. Die Bruchstücke werden von einer Metallplatte, die seitlich am Knochen angebracht und festgeschraubt wird, in ihrer Lage festgehalten.
4. Verwendung von Metallnägeln verschiedener Art, die zur Fixierung durch die beiden Bruchstücke gelegt werden.
5. Marknagelung. Dabei wird ein langer Stahl- bzw. Metallnagel in die Markhöhle der beiden Bruchstücke eingeschlagen.
6. Knochenverpflanzung. Dabei wird ein Stück Knochen an einer anderen Körperstelle entnommen und längs oder zwischen den knöchernen Bruchstücken eingesetzt und dann an dieser Stelle verankert.

Werden heute mehr Knochenbrüche mit operativen Eingriffen behandelt? Ja. Da die Chirurgie viel gefahrloser geworden ist, ist man zu der Überzeugung gekommen, daß man mit der operativen Behandlung eine viel frühere Beweglichkeit des Patienten erzielt.

Was versteht man unter „knöcherner Vereinigung" des Bruchs? Man meint damit das Zusammenheilen der knöchernen Bruchstücke.

Was ist am häufigsten der Grund für eine ausbleibende oder verzögerte Bruchheilung?
a) Unzureichende Ruhigstellung der knöchernen Bruchstücke;
b) Störung der Blutversorgung der Bruchstücke;
c) Verlust von Knochensubstanz, so daß die Bruchenden nicht zusammenkommen;
d) ausgedehnte Weichteilverletzungen, etwa von Muskeln oder Bändern, im Bruchbereich;
e) Infektion der Knochenwunde;
f) zu starker Zug an den Knochenbruchstücken;
g) Muskel- oder Bindegewebe, das sich zwischen die Bruchenden drängt und ihren Zusammenschluß verhindert;
h) schlechter Allgemeinzustand des Patienten.

Kann der Chirurg erfolgreich eingreifen, wenn die Bruchheilung ausbleibt oder verzögert ist? Ja, entweder mit einer Operation oder mit den neu entwickelten Methoden der elektrischen Stimulation.

Wird der Heilungsprozeß oft vom Allgemeinzustand des Patienten beeinflußt? Ja. Bei einem Patienten in schlechtem Gesundheitszustand heilt ein Knochenbruch unter Umständen nicht.

Was macht man als Erste-Hilfe-Behandlung bei einem Knochenbruch? Siehe Kapitel 18, Erste Hilfe.

Welcher Grundsatz ist für die Erste-Hilfe-Behandlung jedes Knochenbruchs maßgebend? Die Bruchstücke müssen geschient werden, damit sich der gebrochene Knochen so wenig wie möglich bewegt. Als Behelfsschiene kann *alles* benützt werden, was eine Verschiebung der gebrochenen Teile verhindert.

Nach welchen Gesichtspunkten beurteilt der Chirurg das Ergebnis der Knochenbruchbehandlung?
a) Nach dem anatomischen Ergebnis;
b) nach dem funktionellen Ergebnis.

Welcher Unterschied besteht zwischen dem anatomischen und dem funktionellen Ergebnis? Wenn die Knochen ohne die geringste Fehlstellung eingerichtet sind, hat man ein schönes anatomisches Ergebnis erzielt; trotzdem bleibt vielleicht bei manchen dieser Fälle die Funktion des Glieds mangelhaft. Umgekehrt kann es vorkommen, daß die Knochen zwar anatomisch nicht ganz richtig zusammengeheilt sind, aber dennoch eine völlig normale Funktion des Glieds wiederhergestellt wurde: Das ist dann ein gutes funktionelles Ergebnis, wenn auch das anatomische Ergebnis nicht ideal ist.

Was ist wichtiger, ein gutes funktionelles oder ein gutes anatomisches Ergebnis? Es liegt auf der Hand, daß ein gutes funktionelles Ergebnis wichtiger ist.

Welche Knochenbrüche treten am häufigsten auf und wie werden sie behandelt? Siehe die Frakturentabelle in diesem Kapitel.

Was ist eine pathologische Fraktur? Ein Knochenbruch, der ohne Verletzung oder durch eine ganz geringfügige Verletzung entsteht. Meistens geschieht das, wenn ein Knochen von einem Krankheitsprozeß, etwa einer Zyste oder einem Tumor, befallen ist.

Sollen alle Brüche sofort eingerichtet werden? Nein. Es gibt viele Brüche, die eine solche Verletzung und Schädigung der Weichteile verursacht haben, daß es unter Umständen günstiger ist, man wartet ein paar Tage bis die Weichteilverletzungen heilen, bevor man versucht, die Knochenbruchstücke einzurichten.

Unterscheidet sich die Behandlung offener Brüche von der der geschlossenen Brüche? Ja.
a) Bei offenen Brüchen muß man die Wunde gründlich reinigen und allenfalls totes Gewebe oder Fremdkörper von der Bruchstelle entfernen.
b) Wenn die Wunde verschmutzt ist, muß man vielleicht Tetanusantitoxin oder Gasbrandantitoxin geben.
c) Man verabreicht Antibiotika in hohen Dosen, um einer Wundinfektion bei offenen Brüchen vorzubeugen. Das erübrigt sich bei gedeckten Brüchen zumeist.
d) Eine Operation ist bei der Behandlung offener Brüche viel häufiger angezeigt.

Heilen Knochenbrüche mit mehreren Bruchstücken (Trümmerbrüche) schwerer als einfache Brüche? Ja.

Erfolgt die Einrichtung eines Knochenbruchs im allgemeinen unter Anästhesie? Ja. Bei einfachen und kleinen Brüchen kann man mit einer örtlichen Betäubung auskommen; bei größeren Brüchen bekommt der Patient gewöhnlich eine Allgemeinnarkose.

Verursacht das Anlegen eines Gipsverbands Schmerzen? Nein.

Ist die Abnahme des Gipsverbands schmerzhaft? Nein.

Wird nur der unmittelbare Bruchbereich eingegipst? Nein. Ein Gipsverband muß so angelegt werden, daß er mindestens über ein Gelenk oberhalb und ein Gelenk unterhalb der Bruchstelle geht.

Bleiben die Schmerzen auch nach Anlegen des Gipses noch ein, zwei Tage bestehen? Ja, sie schwinden aber nach 2–3 Tagen.

Wie lange muß der Gips getragen werden? Siehe die Frakturentabelle in diesem Kapitel.

Kann man mit einem Gips am Bein überhaupt gehen? Ja, bei bestimmten Beinbrüchen ist das möglich. Zu diesem Zweck wird ein Gehbügel oder Gehstollen mit eingegipst.

Sind die Knochen nach einem Bruch wieder so belastungsfähig wie vorher? Ja. Ein gut geheilter Knochen erhält wieder seine normale Festigkeit.

Muß man die Muskeln üben, während man im Gips ist? Ja. Der Arzt verordnet die erforderlichen Übungen.

Darf man einen Gipsverband naß werden lassen? Nur wenn er aus einem speziellen wasserunempfindlichen Material besteht.

Muß oft der Gipsverband gewechselt oder erneuert werden? Ja, das ergibt sich häufig mit dem Fortgang der Behandlung während eines mehrwöchigen oder mehrmonatigen Heilungsverlaufs.

Wie oft muß man bei einem Knochenbruch eine Röntgenaufnahme machen?
a) Unmittelbar vor dem Einrichten;
b) unmittelbar nach dem Einrichten;
c) ungefähr 7–10 Tage nach dem Einrichten;
d) rund alle paar Wochen, wenn es ein langsam heilender Bruch ist;
e) nach der Gipsabnahme.

Wie heilt ein Knochenbruch? Durch Bildung neuer Knochensubstanz, des sogenannten Kallus, zwischen den knöchernen Bruchstücken.

Wie lange brauchen Knochenbrüche zur Heilung? Siehe die Frakturentabelle in diesem Kapitel.

Muß man eine spezielle Diät zur Förderung einer raschen Bruchheilung einhalten? Nein.

Ist das verletzte Glied nach einer längerdauernden Ruhigstellung im Gips gewöhnlich etwas dünner geworden? Ja. Die Muskulatur nimmt etwas ab, aber sie normalisiert sich wieder, sobald das Glied bewegt und belastet wird.

Ist die Funktion des Glieds sofort nach der Gipsabnahme normal? Nein. Häufig muß man sich einer mehrwöchigen oder auch mehrmonatigen physikalischen Behandlung unterziehen, damit das Glied wieder seine normale Funktion erlangt.

Bricht ein Knochen leichter wieder, wenn er einmal gebrochen war?
Nein.

Stimmt es, daß manche Leute noch Monate nach der Heilung eines Knochenbruchs bei Wetterumschlag Schmerzen an der Bruchstelle haben? Ja, aber man kennt den Grund dafür nicht.

Ist ein Arm oder Bein nach der Bruchstelle manchmal verkürzt? Ja, gewöhnlich handelt es sich jedoch nur um eine geringfügige Verkürzung, die die Funktion nicht beeinträchtigen sollte; anders ist es, wenn ein größerer Teil des Knochens zugrunde gegangen ist oder wenn es bei der Verletzung zu einem Knochenverlust gekommen ist.

Knochengeschwülste

Welche Arten von Knochentumoren gibt es?
a) Gutartige Geschwülste des Knorpels – sogenannte Chondrome –, gutartige Geschwülste des Knochens – sogenannte Osteome –, Riesenzelltumoren usw.;
b) bösartige Geschwülste des Knochens, die sogenannten osteogenen Sarkome.

Woran kann man einen Knochentumor erkennen?
a) In der Umgebung des Tumors besteht eine Schwellung;
b) die Röntgenuntersuchung zeigt eine abnorme Knochenstruktur.

Wie kann man feststellen, ob ein Knochentumor gut- oder bösartig ist? Die Unterscheidung zwischen einem gutartigen und einem bösartigen Knochentumor ergibt sich in der Regel aus der Entstehungsgeschichte, aus dem Ergebnis der fachärztlichen Untersuchung und aus dem charakteristischen Röntgenbefund.

Wie kann die Frage nach der Art der Geschwulst endgültig geklärt werden? Durch die mikroskopische Untersuchung des operativ entfernten Tumors oder eines Stücks Tumorgewebe.

Wie werden gutartige Chondrome, Osteome oder andere gutartige Knochentumoren behandelt? Die Behandlung ist chirurgisch: über der Gegend der Geschwulst wird ein Hautschnitt angelegt, und der krankhaft veränderte Knochen wird mit Hammer und Meißel entfernt. Wenn ein Knochendefekt zurückbleibt, wird ein Knochentransplantat eingesetzt.

Kapitel 9 — Teilresektion des Knochens

Ist die Entfernung eines gutartigen Tumors eine schwere Operation? Nein. In fast allen Fällen kommt es ohne Zwischenfall zur Heilung.

Wie werden bösartige Knochentumoren behandelt? Nachdem die Diagnose durch eine mikroskopische Untersuchung des Knochens erhärtet wurde, muß man oft das Glied abnehmen, um das Leben des Patienten zu retten. Der Amputation folgt in den meisten Fällen eine Strahlenbehandlung mit Röntgenstrahlen oder radioaktiven Substanzen und eine Chemotherapie.

Gibt es außer der Amputation noch andere Wege zur Behandlung bösartiger Knochengeschwülste? Ja, bestimmte bösartige Knochentumoren sprechen gut auf eine Strahlenbehandlung an, andere können kryochirurgisch (intensive Kälte) zerstört werden, wieder andere mit Laserstrahlen (intensive Hitze); schließlich ist bei manchen Knochengeschwülsten eine Wachstumshemmung mit radioaktiven Substanzen und Chemotherapie möglich.

Führen bösartige Knochentumoren immer zum Tode? Nein. Immer mehr Patienten können gerettet werden.

In welchen Altersgruppen finden sich die meisten Knochentumoren? Aus unbekannten Gründen treten bösartige Knochentumoren bei Kindern und jugendlichen Erwachsenen viel häufiger auf als in den späteren Lebensjahren.

Teilresektion des Knochens

Was versteht man unter Teilresektion eines Knochens? Die chirurgische Entfernung eines Knochenabschnitts unter Belassung der übrigen Gewebe – der Muskeln, Nerven und Blutgefäße.

Was verwendet man als Ersatz für den entfernten Knochen?
a) Ein Knochenstück, das aus einem anderen Körperteil entnommen wurde;
b) ein Metallstück, das in der Form dem resezierten Knochen entspricht.

Wann kann die Teilresektion eines Knochens angezeigt sein?
a) Bei gutartigen Knochentumoren oder Zysten, die eine ausgedehnte Zerstörung des Knochens bewirkt haben;
b) bei bösartigen Knochentumoren, besonders bei jenen Formen, die nicht zur Ausbreitung neigen und nach ihrer Entfernung nicht wiederkommen.

Tabelle 2 **Frakturen**

gebrochener Knochen	übliche Formen der Behandlung	Zeitdauer der Ruhigstellung	Arbeitsunfähigkeit (Wochen)
Knochenbrüche der Schultergegend und des Armes			
Schulterblatt (Skapula)	Schlinge oder Desault-Verband	ca. 1 Woche	ca. 4–6 Wochen
Schlüsselbein (Klavikula)	a) Rucksackverband	ca. 2–3 Wochen	ca. 4 Wochen
	b) operative Einrichtung (Nägel- oder Plattenfixierg.)	ca. 1–2 Wochen	ca. 4–8 Wochen
Oberarmknochen (Humerus)			
a) Humerushals	1. *eingekeilt:* Desault-Verband, dann aktive Bewegungsübungen	ca. 1 Woche	
	2. *verschoben:*		
	a) *konservativ:* Hängegips, geschlossene Einrichtung u. Brust-Arm-Abduktionsgips	ca. 4–6 Wochen	ca. 8–10 Wochen
	b) *operativ:* Druckplattenosteosynthese	keine	ca. 8–10 Wochen
b) Humerusschaft:	a) *konservativ:* geschlossene Einrichtung u. Brust-Arm-Abduktionsgips Zug und Gips	ca. 6–8 Wochen	ca. 10–12 Wochen
	b) *operativ:* Platten-, Marknagelosteosynthese	keine	ca. 10–12 Wochen

Kapitel 9 — Teilresektion des Knochens

c) Ellenbogengegend	a) ohne Verschiebung: Gipsverband	ca. 4–8 Wochen	ca. 8–10 Wochen
	b) geschlossene Einrichtung: Zug- und Gipsverband	ca. 4–8 Wochen	ca. 8–10 Wochen
	c) *operativ*: Osteosynthese	keine	ca. 8–10 Wochen
d) Epiphysenlösung an der Wachstumslinie	a) Gips	3–4 Wochen	ca. 8–10 Wochen
	b) geschlossene Einrichtung u. Gips	3–4 Wochen	ca. 8–10 Wochen
	c) off. Einrichtung mit Operation	3–6 Wochen	ca. 10–12 Wochen

Unterarmknochen

a) *Speiche* (Radius)

1. Radiusköpfchen	a) ohne wesentl. Verschiebung Gipsschiene od. zirkul. Gips	4–6 Wochen	10–12 Wochen
	b) bei Verschiebung: operative Korrektur u. Osteosynthese	2–4 Wochen	10–12 Wochen
2. Radiusschaft	a) Gips	6–8 Wochen	12–16 Wochen
	b) geschlossene Einrichtung	6–8 Wochen	12–16 Wochen
	c) offene Einrichtung mit Op.	6–10 Wochen	12–16 Wochen
3. handgelenksnaher Bruch	a) Gips	4–6 Wochen	10–12 Wochen
	b) geschlossene Einrichtung u. Gips	4–6 Wochen	10–12 Wochen
	c) offene Einrichtung mit Op.	6–8 Wochen	10–12 Wochen

b) *Elle* (Ulna)

1. Olekranon (Ellenbogenspitze)	a) *konservativ*: (wenn nicht verlagert) Oberarmgips	4–6 Wochen	ca. 10 Wochen

Fortsetzung der Tabelle 2

gebrochener Knochen	übliche Formen der Behandlung	Zeitdauer der Ruhigstellung	Arbeitsunfähigkeit (Wochen)
	b) *operativ:* Osteosynthese (Zuggurtung) Verschraubung	bis zur Wundheilung	ca. 8–12 Wochen
2. Ulnaschaft	a) *konservativ:* Gips	ca. 10–12 Wochen	ca. 12–16 Wochen
	b) *operativ:* Druckplattenosteosynthese Marknagelung	keine	ca. 12–16 Wochen
3. Speiche und Elle: kombiniert handgelenksnah	a) *konservativ:* geschlossene Einrichtung u. Gips	ca. 4–6 Wochen	ca. 10–12 Wochen
	b) *operativ:* (bei starker Verschiebung) Osteosynthese	je nach Stabilität	ca. 10–12 Wochen
Handwurzelknochen:			
a) Kahnbein	Unterarm-Hand-Gips	ca. 12–14 Wochen	ca. 18–20 Wochen
b) andere Handwurzelknochen	*konservativ:* Unterarm-Hand-Gips	ca. 4–6 Wochen	ca. 10–12 Wochen
Hand:			
a) Mittelhandknochen	a) *konservativ:* geschlossene Einrichtung u. Unterarm-Hand-Gips	ca. 4–6 Wochen	ca. 8 Wochen
	b) *operativ:* (Kleinfragmentosteosynthese)	keine bzw. je nach Stabilität	ca. 8 Wochen

Kapitel 9 — Teilresektion des Knochens

b) Finger (Phalangen)	a) *konservativ:* geschlossene Einrichtung mit Unterarm-, Hand-, Fingergipsschale oder Schiene	ca. 3–4 Wochen	ca. 6–8 Wochen
	b) *operativ:* Kleinfragmentosteosynthese	keine	ca. 6–8 Wochen

Knochenbrüche der Beckengegend und des Beines

Becken	a) *konservativ:* Bettruhe	8–12 Wochen (je nach Alter)	ca. 14 Wochen
	b) *operativ:* bei Verschiebungen und Verletzungen innerer Organe	8–12 Wochen	ca. 14 Wochen

Oberschenkelknochen (Femur)

a) Schenkelhals	*operativ:* Schenkelhalsnagelung Schenkelkopfprothese	Belastung nach 12 Wo. Belast. n. 8–12 Tagen	12 Wo. u. mehr 8–12 Wochen
b) intertrochantär	a) Gipsverband u. Zug	12 Wochen u. mehr 14 Tg. (Belastg. n. 6–8 Wochen)	16–20 Wochen
	b) Winkelplattenfixation nach offener Einrichtung		12–16 Wochen
c) Femurschaft	a) *konservativ* (vorwieg. b. Kindern): Extension u. Gipsverband	10–12 Wochen	8–12 Wochen
	b) *operativ:* Marknagelung	keine	8–12 Wochen
d) suprakondylärer Bereich (nahe dem Knie)	a) *konservativ:* Gips mit und ohne Zug	8–10 Wochen	12–16 Wochen
	b) *operativ:* Kondylenplatten- u. Schraubenplattenosteosynthese	keine	14–18 Wochen
e) Kniescheibe (Patella)	a) *konservativ:* (ohne Abweichung der Bruchstücke) Gips	ca. 6 Wochen	8–10 Wochen

Fortsetzung der Tabelle 2

gebrochener Knochen	übliche Formen der Behandlung	Zeitdauer der Ruhigstellung	Arbeitsunfähigkeit (Wochen)
	b) *operativ:* (bei auseinandergewichenen Bruchstücken) Zuggurtungsosteosynthese	keine, oder bis Wundheilung	8–10 Wochen
Unterschenkel a) Schienbein (Tibia) 1. Kondylus (ob. Ende)	a) *konservativ:* (bei wenig verschobenem Bruch) Gips	10–12 Wochen	14–18 Wochen
	b) *operativ:* Osteosynthese	ca. 2 Wochen	14–18 Wochen
2. Tibiaschaft	a) *konservativ:* Einrichtung und Oberschenkelgips, Zug u. Gips	10–12 Wochen	14–18 Wochen
	b) *operativ:* Marknagelung, Plattenfixation	keine	12–16 Wochen
b) Wadenbein (Fibula)	a) *konservativ:* Bandagen, Zinkleimverband	1 Woche	keine
	b) *operativ:* (bei stark verschobenen und sprunggelenksnahen Brüchen) Plattenosteosynthese	keine (Belastung nach 6–8 Wochen)	8–12 Wochen
c) Knöchel	*exakte Wiederherstellung der Gelenkflächen erforderlich!* a) *konservativ:* (nur unverschobene Brüche) Unterschenkelgips	ca. 6–12 Wochen	10–14 Wochen
	b) *operativ:* exakte Einrichtung u. Osteosynthese	keine (Belastung nach 6–8 Wochen)	10–14 Wochen

Fuß

a) Fußwurzelknochen		
1. Fersenbein (Kalkaneus)	*konservativ:* funktionelle Behandlung ohne Gips, oder bei starker Verschiebung Extensionsbehandlung zur Einrichtung	keine (bei funkt. Beh.) 4–6 Wochen bei Extensionsbehandlung
		ca. 14 Wochen 14 Wochen
2. andere Fußwurzelknochen	*konservativ:* Unterschenkelgips	5–8 Wochen
		10–14 Wochen
b) Mittelfußknochen (Metatarsalia)	*konservativ:* Gips *operativ:* Osteosynthese	4–6 Wochen keine
		ca. 8–10 Wochen ca. 8–10 Wochen
c) Zehen (Phalangen)	Gipsbandagen	bis 4 Wochen
		6 Wochen

Wie groß sind die Erfolge von Knochenteilresektionen mit Ersatz des Knochenabschnitts durch ein Knochentransplantat oder ein Metallstück? Die Ergebnisse werden ständig besser; in vielen Fällen kann der Patient das Glied nachher wieder fast normal gebrauchen. Naturgemäß erzielt man die günstigsten Ergebnisse in jenen Fällen, in denen der Anlaß für die Knochenentfernung kein bösartiger Prozeß war.

10

Blinddarmentzündung

(Appendizitis)

siehe auch Kapitel 5, Anästhesie; Kapitel 7, Bauchfellentzündung

Ist die Bezeichnung „Blinddarmentzündung" zutreffend? Nein, richtig müßte es eigentlich „Wurmfortsatzentzündung" heißen, da die Entzündung nicht den Blinddarm selbst, sondern sein Anhängsel (Appendix), den sogenannten Wurmfortsatz, betrifft.

Was ist der Wurmfortsatz und wo liegt er? Der Wurmfortsatz oder Appendix ist ein wurmförmiger Anhang des Blinddarms von 8–14 cm Länge; er liegt im rechten Unterbauch und hat normalerweise etwa Bleistiftdicke. Mit Blinddarm oder Zökum bezeichnet man den Anfangsteil des Dickdarms (Abb. 28).

Welche Funktion hat der Wurmfortsatz? Beim Menschen hat er keine Funktion; man nimmt an, daß er ein Überbleibsel von primitiveren Stammformen des Menschengeschlechts ist.

Was ist eine Blinddarmentzündung? Die sogenannte Blinddarmentzündung oder Appendizitis ist eine Entzündung der Schleimhaut des Wurmfortsatzes, die sich im Gewebe weiter ausbreitet und das ganze Organ erfaßt. Bei einer akuten Entzündung kann sich der Wurmfortsatz mit Eiter füllen. Wenn die Infektion seine Wandung durchsetzt, kann sie zur Gewebezerstörung und zum Durchbruch führen (Abb. 29).

Wie kommt es zur Blinddarmentzündung? Entweder durch eine bakterielle Infektion oder durch eine Störung der Blutversorgung des Wurmfortsatzes, wenn ein Kotstein seine Lichtung blockiert und auf die benachbarten Blutgefäße drückt.

Wie häufig ist eine Blinddarmentzündung? Vor der Ära der Antibiotika war sie eine der häufigsten operationsbedürftigen Erkrankungen des Bauchraums, heute tritt sie aber seltener auf. Am häufigsten sieht man sie bei jüngeren Erwachsenen im dritten, vierten und fünften Lebensjahrzehnt, sie kann aber auch bei Säuglingen und bei Jugendlichen vorkommen. Bei Kindern unter drei Jahren ist sie selten.

Nimmt die Häufigkeit der Blinddarmentzündungsfälle ab? Ja. Aus ungeklärten Gründen tritt die Blinddarmentzündung heute seltener auf als vor 20–30 Jahren.

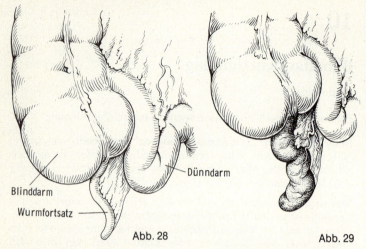

Abb. 28 *Der normale Wurmfortsatz* ist ungefähr bleistiftdick und etwa 8–14 cm lang; er ist von blaß-grau-rötlicher Farbe und hat einen glänzenden Überzug.

Abb. 29 *Ein entzündeter Wurmfortsatz* kann auf ein Mehrfaches seiner ursprünglichen Dicke anschwellen, er ist verfärbt, seine Blutgefäße sind stark erweitert, und er enthält oft Eiter. Wenn der Entzündungsprozeß zu weit fortschreitet, kann der Wurmfortsatz durchbrechen und Eiter in die Bauchhöhle austreten lassen.

Können verschluckte Fremdkörper, wie Obstkerne, Kaugummi usw., eine Blinddarmentzündung hervorrufen? Nein.

Gibt es eine familiäre Häufung der Blinddarmentzündung oder eine erblich bedingte Erkrankungsbereitschaft? Nein.

Welche Formen der Blinddarmentzündung gibt es?
a) Die akute Blinddarmentzündung, die meist mit Bauchkrämpfen, Übelkeit, Erbrechen und nachfolgender örtlicher Begrenzung des Schmerzes auf den rechten Unterbauch beginnt. Diese Folge von Geschehnissen läuft im Zeitraum von ein paar Stunden ab.
b) Die chronisch rezidivierende Blinddarmentzündung ist dadurch gekennzeichnet, daß es wiederholt zu Attacken einer leichten Blinddarmentzündung kommt, die spontan zurückgeht, um in Abständen von einigen Monaten oder Jahren wiederzukehren.

Woran erkennt man eine Blinddarmentzündung? Am Auftreten von Krämpfen im ganzen Bauch, die mit Übelkeit oder Erbrechen verbunden sind, und an der Konzentration des Schmerzes auf den rechten Unterbauch. Diese Beschwerden halten stundenlang an und werden eher immer schlimmer. Außerdem ist gelegentlich die Temperatur leicht erhöht, und der Puls geht schneller. Appetitlosigkeit und Verstopfung sind ebenfalls häufige Befunde bei einer Blinddarmentzündung.

Darf man bei Bauchschmerzen ein Abführmittel geben? Niemals. Die Verabreichung eines Abführmittels ist das Gefährlichste, was man tun kann, weil es den Durchbruch eines entzündeten Wurmfortsatzes zur Folge haben kann.

Darf man gegen Bauchschmerzen einen Einlauf geben? Nein! Nur dann, wenn ein Arzt den Patienten untersucht und es ausdrücklich angeordnet hat!

Soll bei einer Blinddarmentzündung operiert werden, sobald die Diagnose feststeht? Ja, denn die akute Form klingt selten von selbst ab, und in vielen Fällen kann der entzündliche Prozeß zum Durchbruch und zur Bauchfellentzündung führen.

Kann man der Blinddarmentzündung vorbeugen? Nein.

Entsteht eine Blinddarmentzündung durch Diätfehler? Nein.

Welche Laboruntersuchung trägt zur Sicherung der Diagnose bei? Die Untersuchung des Blutbilds. Die Zahl der weißen Blutkörperchen ist bei einer akuten Blinddarmentzündung gewöhnlich höher als normal.

Wie bald, nachdem die Diagnose endgültig feststeht, soll die Operation vorgenommen werden? Innerhalb einiger Stunden.

Was geschieht, wenn der Wurmfortsatz durchbricht? Vom Wurmfortsatz aus verbreitet sich der Eiter in der Bauchhöhle und verursacht eine Bauchfellentzündung, eine sehr ernste Erkrankung (siehe Kapitel 7, Bauchfellentzündung).

Kann man eine akute Blinddarmentzündung durch Auflegen von Eisbeuteln heilen? Nein, aber in manchen leichten Fällen geht die Erkrankung ohne jede Behandlung von selbst zurück.

Kommt es nach dem spontanen Rückgang einer leichten Blinddarmentzündung oft später zu einer neuerlichen Attacke? Ja, und der folgende Anfall kann viel schwerer sein als die Ersterkrankung.

Kann eine Blinddarmentzündung medikamentös, ohne Operation behandelt werden? Bei einem kleinen Teil der Fälle hat eine hochdosierte antibiotische Behandlung Erfolg. Diese Behandlung ist aber

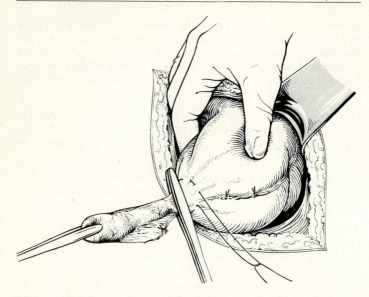

Abb. 30 *Blinddarmoperation.* Der kranke Wurmfortsatz wird nach Unterbindung der Blutgefäße abgetragen, und die Wunde wird mit einer sogenannten Tabaksbeutelnaht verschlossen.

nicht das Richtige, weil sie mit einem größeren Risiko verbunden ist als die Operation.

Welche Behandlung ist bei einer Blinddarmentzündung am zweckmäßigsten? Die operative Entfernung des Wurmfortsatzes, die sog. Appendektomie, die gewöhnlich einfach, wenn auch nicht ganz zutreffend, als „Blinddarmoperation" bezeichnet wird (Abb. 30).

Ist die Entfernung des Wurmfortsatzes eine schwere Operation? Wenn sie im Frühverlauf der Blinddarmentzündung durchgeführt wird, ist sie durchaus keine schwere Operation, wohl aber wenn der Wurmfortsatz durchgebrochen ist und bereits eine Bauchfellentzündung besteht.

Wie lange dauert eine Appendektomie? Von ein paar Minuten beim unkomplizierten Fall bis zu ein oder zwei Stunden bei einem komplizierten, verschleppten Fall.

Wie sind die Heilungsaussichten bei der Appendektomie? In der heutigen Zeit der vervollkommneten Operationstechnik und der Antibiotika wird diese Operation in nahezu jedem Fall gut überstanden.

Welche Komplikationen können bei einer Blinddarmentzündung hauptsächlich auftreten? Die schwerste Komplikation ist der Durchbruch mit der Entwicklung einer Bauchfellentzündung. Bei unbehandelten Fällen kann die Eiterung gelegentlich vom Wurmfortsatz auf die Leber übergreifen und Leberabszesse verursachen.

Wie erfolgt die Schmerzausschaltung bei einer Blinddarmoperation? Mit einer Inhalationsnarkose mit Lachgas und mit muskelerschlaffenden Mitteln oder in manchen Krankenhäusern mit einer Spinal- oder Epiduralanästhesie.

Wie lange muß man im Krankenhaus bleiben? Im unkomplizierten Fall etwa 5 Tage bis zu einer Woche. Wenn es zum Durchbruch gekommen ist, kann ein mehrwöchiger Krankenhausaufenthalt notwendig sein.

Wo wird der Hautschnitt für die Appendektomie angelegt? Im rechten Unterbauch. Der Hautschnitt verläuft entweder schräg oder in der Längsrichtung und ist meist 5–10 cm lang.

Kommt der Länge des Hautschnitts Bedeutung zu? Absolut nicht. Manche Operateure ziehen einen längeren, andere einen kurzen Hautschnitt vor. Man sollte wissen, daß bei jedem Hautschnitt die Wundränder Seit-zu-Seit zusammenheilen, so daß ein längerer Schnitt ebenso rasch heilt wie ein kurzer.

Ist eine spezielle Operationsvorbereitung erforderlich? Nicht bei unkomplizierten Fällen. Bei einem komplizierten Fall muß man unter Umständen vor der Operation intravenös Flüssigkeiten zuführen und Antibiotika in hohen Dosen geben. Außerdem muß man eventuell einen Schlauch durch die Nase bis in den Darmtrakt einführen, um Flüssigkeiten und Gase zu entleeren, die bei der Operation stören könnten.

Hat man in den ersten Tagen nach der Operation starke Schmerzen? Nein.

Sind besondere Nachbehandlungsmaßnahmen notwendig? Nicht bei gewöhnlichen, unkomplizierten Fällen. Nach der Operation eines durchgebrochenen Wurmfortsatzes kann es allerdings nötig sein, den Verdauungsweg vollständig zu entlasten und den Patienten ausschließlich intravenös zu ernähren. Zur Leerhaltung des Verdauungstrakts und zur Bekämpfung der Darmblähung wird auch oft eine Sonde durch die Nase in den Magen eingeführt. Wenn ein Durchbruch stattgefunden hat, wirkt man der Bauchfellentzündung mit einer hochdosierten antibiotischen Behandlung entgegen.

Wie bald nach der Blinddarmoperation darf der Patient aufstehen? Bei einem unkomplizierten Fall kann man am Tag nach der Operation das Bett verlassen. Wenn eine Bauchfellentzündung besteht, ist man vielleicht gezwungen, mehrere Tage oder sogar Wochen das Bett zu hüten.

Wie lange braucht die Wunde zur Abheilung? Beim einfachen, unkomplizierten Fall verheilt die Wunde nach ein paar Tagen oder einer Woche. Wenn ein Drain eingelegt worden ist, wie es bei einem Wurmfortsatzdurchbruch geschieht, kann die Heilung der Operationswunde mehrere Wochen in Anspruch nehmen.

Kommt eine Infektion der Appendektomiewunde häufig vor? Ja, denn es kann leicht geschehen, daß Krankheitskeime in die Bauchwand verschleppt werden, während der infizierte Wurmfortsatz herausgenommen wird.

Findet sich in der Blinddarmoperationswunde oft Serum? Ja. Einige Tage nach der Operation sammelt sich häufig eine schwach rötliche Flüssigkeit in der Operationswunde, die der Chirurg dann ableitet; das macht kaum irgendwelche Beschwerden.

Ist während der Erholung nach der Blinddarmoperation eine besondere Betreuung erforderlich? Nicht in unkomplizierten Fällen.

Hinterläßt eine Blinddarmoperation bleibende Folgen? Nein.

Ist die Narbe entstellend? Nicht bei unkomplizierten Fällen. Drainierte und infizierte Wunden können jedoch ziemlich unschöne Narben im rechten Unterbauch hinterlassen.

Normalisiert sich der Stuhlgang nach der Entfernung des Wurmfortsatzes wieder? Ja.

Kann es nach einer Blinddarmoperation neuerlich zur Blinddarmentzündung kommen? Nicht, wenn der Wurmfortsatz entfernt worden ist. In einem sehr kleinen Prozentsatz der Fälle, wo ein durchgebrochener Wurmfortsatz vorgefunden wurde oder wo der Wurmfortsatz in einer unzugänglichen Lage war, entschließt sich der Chirurg unter Umständen nur zur Drainage der Bauchhöhle und beläßt den Wurmfortsatz vorläufig, um ihn zu einem späteren Zeitpunkt zu entfernen.

Warum läßt man den Wurmfortsatz bei einer Blinddarmoperation manchmal zurück? In bestimmten Fällen könnte der Eiter leicht in der Bauchhöhle weiterverbreitet werden, wenn man den Wurmfortsatz herausnehmen wollte, besonders dann, wenn sich ein örtlich umschriebener Abszeß gebildet hat. In solchen Fällen beschränkt man sich auf die einfache Drainage des Abszesses, die seine Abheilung bewirkt. Man muß aber unbedingt darauf bestehen, daß der Patient zur nachfolgenden Appendektomie zurückkommt, da bei einem zurückgelassenen Wurmfortsatz ständig Rückfälle drohen.

Kann sich eine Frau nach einer Blinddarmoperation eine Schwangerschaft zumuten? Ja.

Ist nach einer Blinddarmoperation eine besondere Diät nötig? Nein.

Ist es üblich, daß man nach der Blinddarmoperation Schmerzen im Wundgebiet hat? Ja. Leichte Schmerzen können noch einige Wochen nachher spürbar sein.

Wie bald nach einer unkomplizierten Appendektomie kann man folgendes tun?

Baden	sobald die Wunde geheilt ist
Das Haus verlassen	7 Tage
Treppen steigen	7 Tage
Den Haushalt besorgen	3 Wochen
Ein Auto lenken	3–4 Wochen
Geschlechtsverkehr wieder aufnehmen	3–4 Wochen
Wieder zur Arbeit gehen	3–4 Wochen
Alle körperlichen Betätigungen wieder aufnehmen	6 Wochen

11
Blutgefäße und Gefäßchirurgie

Blutgefäße

siehe auch Kapitel 4, Altern; Kapitel 23, Herz; Kapitel 42, Organtransplantationen; Kapitel 60, Zuckerkrankheit

Wie ist das Blutgefäßsystem gebaut? Aus der linken Herzkammer entspringt die Körperhauptschlagader, die Aorta, die in sämtliche Organe Äste entsendet. Diese Arterien oder Schlagadern verzweigen sich in immer kleinere Äste, bis sie sich schließlich in den Organen und Geweben in ein Netz feinster Haargefäße – sogenannte Kapillaren – auflösen. Im Kapillargebiet erfolgt der Stoffaustausch zwischen dem Blut und den Geweben: die Gewebezellen entnehmen dem arteriellen Blut Sauerstoff, aber auch andere Stoffe, die der Ernährung und Funktion der Gewebe dienen, und geben Abbaustoffe und Substanzen, die sie selbst erzeugen (zum Beispiel Hormone aus Drüsenzellen), an das Blut ab. Nach dem Durchströmen des Kapillargebiets sammelt sich das Blut in kleinen Venen, die sich zu größeren Venenstämmen vereinigen und schließlich das Blut durch die großen Hohlvenen dem rechten Herzvorhof zuführen. Von dort gelangt das Blut über die rechte Herzkammer und den Lungenkreislauf (siehe auch Kapitel 23, Herz) wieder sauerstoffbeladen zum linken Herzen und neuerlich in den Körperkreislauf (Farbtafel IV, Blutgefäßsystem).
Die Arterien sind starke, elastische Gefäße und verfügen über eine kräftige Muskelschicht. Die Venen haben bedeutend dünnere Wände und enthalten Klappen, die einen Rückfluß des Blutes verhindern. Von großer Bedeutung ist die Versorgung der Gefäße mit Nerven, die eine Weiter- oder Engerstellung der Gefäßlichtung bewirken können.

Arteriosklerose
(Verhärtung der Schlagadern)

Was ist die Arteriosklerose oder Schlagaderverhärtung? Die normale Arterienwand ist kräftig, nachgiebig und elastisch, so daß sie sich dem Blutdruckwechsel, der bei jeder Zusammenziehung und Erschlaffung des Herzmuskels stattfindet, durch Ausdehnung und Engerstellung anpassen kann. Wenn eine Arterie verhärtet oder sklerotisch wird, verlieren ihre Wände die Elastizität und werden starr und röhrenartig. Das kommt durch abnorme Ablagerungen in den Arterienwänden zustande, die zu einer zunehmenden Verengung führen und schließlich das Gefäß so vollständig verschließen können, daß kein Blut mehr durchströmen kann.

Was versteht man unter Arterienverkalkung? Arterienverkalkung ist ein volkstümlicher Ausdruck für Arteriosklerose. In den arteriosklerotischen Bezirken der Gefäßwand können sich tatsächlich Kalksalze ablagern, doch sind sie nicht das wichtigste Element der Veränderungen.

Welche Ursachen hat die Arteriosklerose? Die Ursache ist zwar nicht genau bekannt, aber man ist mit ihrer Erforschung in jüngster Zeit schon viel weiter gekommen: Nach den gegenwärtigen Vorstellungen hält man am ehesten die Theorie für zutreffend, daß die Arteriosklerose durch die natürliche Abnützung der Gefäße im Verein mit Störungen im Fett- und Zuckerstoffwechsel hervorgerufen wird. (So spielt offenbar der Cholesterinhaushalt eine Rolle.) Außerdem dürfte das Zigarettenrauchen einen schwerwiegenden Einfluß auf die Ausbildung von Arterienverschlüssen besitzen.

Warum tritt die Arteriosklerose bei manchen Menschen schon in einem früheren Alter als bei anderen ein? Vermutlich gibt es eine angeborene Anlage bei manchen Menschen, die ein frühzeitigeres Auftreten der Arteriosklerose begünstigt. Die Entwicklung der Arteriosklerose scheint von den individuellen Stoffwechselverhältnissen und den Ernährungsgewohnheiten beeinflußt zu werden.

Welche Menschen neigen in höherem Maße dazu, frühzeitig eine Arteriosklerose zu bekommen?
a) Zuckerkranke;
b) Übergewichtige;
c) Menschen mit hohem Blutdruck;
d) Menschen mit besonders hohem Fettgehalt des Blutes.

Liegt ein frühzeitiges Auftreten arteriosklerotischer Veränderungen in der Familie oder ist es erblich bedingt? Die Arteriosklerose ist nicht erblich, aber die Neigung zur frühzeitigen Arteriosklerose findet sich familiär gehäuft. Andererseits gibt es auch manche Familien, in denen sich anscheinend bis ins hohe Alter keine nennenswerten sklerotischen Gefäßveränderungen entwickeln. Mit hoher Wahrscheinlichkeit sind Umweltfaktoren und Ernährung von größerer Bedeutung als die Vererbung.

Wie äußert sich eine Arteriosklerose? Das hängt ganz vom Sitz und vom Ausmaß der Veränderungen ab. Ihrem Wesen nach sind die

Krankheitserscheinungen die Folge der verringerten arteriellen Durchblutung. Wenn zum Beispiel die Herzkranzarterien befallen sind, kann Anstrengung eine Angina pectoris auslösen. Bei einer Sklerose der Beinarterien können beim Gehen heftige Krämpfe und Schmerzen in den Beinmuskeln auftreten, es kommt zum intermittierenden Hinken (Claudicatio intermittens).

Wie läßt sich im allgemeinen eine Arteriosklerose diagnostizieren? Dazu gibt es viele Wege. So deckt zum Beispiel die Untersuchung des Augenhintergrunds mit dem Augenspiegel oft eine Sklerose der Netzhautarterien auf. Eine Verhärtung der Arm- und Beinschlagadern kann häufig einfach durch Betasten der Gefäße mit dem untersuchenden Finger festgestellt werden. In vielen Fällen läßt sich auf Röntgenaufnahmen verschiedener Körperregionen das typische Bild von Gefäßverkalkungen erkennen. Mit einem speziellen Röntgenuntersuchungsverfahren, der sogenannten Arteriographie, kann man eine verminderte Durchgängigkeit der Gefäße, die für sklerotische Gefäßveränderungen spricht, nachweisen.

Gibt es eine Möglichkeit, die Entwicklung einer Arteriosklerose mit Sicherheit zu verhüten? Nein. Man sollte jedoch abnehmen, wenn man übergewichtig ist. Falls man gewöhnt ist, cholesterinreiche Speisen zu essen, sollte man sie vom Speisezettel streichen. Ein hoher Blutdruck sollte unter Kontrolle gebracht werden. Das Rauchen sollte unbedingt unterlassen werden. Mit diesen Maßnahmen läßt sich unter Umständen eine Verlangsamung des arteriosklerotischen Prozesses erreichen.

Führt eine Arteriosklerose immer zu Krankheitserscheinungen? Nein. Eine geringfügige Gefäßverhärtung braucht überhaupt keine Beschwerden zu machen. Außerdem bleibt nicht selten ein Teil der kleineren Blutgefäße von dem sklerosierenden Prozeß verschont. Diese Gefäße können die Aufgabe übernehmen, die früher von den größeren sklerotischen Arterien erfüllt worden ist. Ein solcher „Umgehungs-" oder „Kollateralkreislauf" kann es ermöglichen, daß die Funktion eines Beins trotz starker Sklerose seiner Hauptarterienstämme normal erhalten bleibt.

Kann die Arteriosklerose erfolgversprechend behandelt werden? Ja. Es gibt Fälle, bei denen sehr viel erreicht werden kann. Man kann Medikamente gegen die Gefäßkrämpfe geben, die eine Arteriosklerose oft begleiten, so daß mehr Blut durch die Arterien fließen kann. Bestimmte physiotherapeutische Maßnahmen führen zu einer besseren Ausnützung des Umgehungskreislaufs. Dazu kommt eine Anzahl chirurgischer Verfahren, die zur Behandlung der Arteriosklerose entwickelt worden sind (siehe den Abschnitt über Gefäßchirurgie in diesem Kapitel).

Ist Bettruhe bei Arteriosklerose günstig? Nur, wenn eine akute Komplikation, etwa eine Infektion oder ein Geschwür, aufgetreten ist. Sonst ist eine regelmäßige körperliche Belastung von Vorteil.

Sollte ein Patient mit ausgeprägter Arteriosklerose seine körperlichen Leistungen begrenzen? Ja. Er muß lernen, sich bei seiner Tätigkeit nach den eingeschränkten Kreislaufverhältnissen zu richten.

Bewirkt der anhaltende übertriebene Alkoholgenuß eine frühzeitige Arteriosklerose? Er spielt aller Wahrscheinlichkeit nach keine große Rolle. Es gibt sogar eine Richtung, die die Ansicht vertritt, daß Alkoholkonsum die Arteriosklerose eher verringert. Für die Richtigkeit dieser Auffassung gibt es jedoch keinen faßbaren Beweis.

Führt das Rauchen zur frühzeitigen Arteriosklerose? Nach neueren, großangelegten statistischen Untersuchungen kommt dem Rauchen eine schwerwiegende ursächliche Bedeutung für die Arteriosklerose zu.

Fördert Fettleibigkeit die frühzeitige Entstehung einer Arteriosklerose? Ja, weil sie eine zusätzliche Arbeitsbelastung für die Gefäße mit sich bringt.

Kann sich die Arteriosklerose von selbst wieder zurückbilden? Nein, aber in vielen Fällen schreiten die Veränderungen verhältnismäßig wenig fort, so daß sie keine Verkürzung der Lebensdauer zur Folge haben.

Kann ein arteriosklerotischer Prozeß, der bereits im Gang ist, mit spezieller Diät und entsprechender Schonung zum Rückgang oder Schwinden gebracht werden? Nein. Wenn es schon zu einer Sklerosierung gekommen ist, kann der Prozeß nicht mehr rückgängig gemacht werden.

Besteht zwischen einem hohen Cholesteringehalt des Blutes und der Arteriosklerose ein gesicherter Zusammenhang? Diese Tatsache ist nicht schlüssig bewiesen. Es ist aber bekannt, daß in einem großen Teil der Fälle ein hoher Serumcholesterinspiegel und eine Arteriosklerose offenbar Hand in Hand gehen.

Was sind die größten Gefahren der Arteriosklerose? Eine vorzeitige Arteriosklerose bedeutet frühes Altern mit Abnahme der Lebenskraft und der Organleistung. Bei einer Arteriosklerose der Herzkranzgefäße kann es zum Herzinfarkt kommen. Sklerotische Hirngefäße können Senilität bedingen und für eine Hirnblutung oder für eine zerebrale Thrombose verantwortlich sein. Bei Befall der Gliedmaßenarterien sind unter Umständen Muskelkrämpfe, Durchblutungsstörungen oder sogar ein Brand die Folge.

Wie kann der Arzt feststellen, wie rasch eine Arteriosklerose fortschreitet? Mit regelmäßigen Untersuchungen des Patienten und Vergleich der einzelnen Befunde.

Raynaud-Krankheit

Was ist die Raynaud-Krankheit? Diese eigenartige Krankheit ist durch anfallsweise auftretende symmetrische Gefäßkrämpfe in den Fingern oder Zehen gekennzeichnet. Die Anfälle werden häufig durch seelische Erregung oder durch starke Kälte- oder Feuchtigkeitseinwirkung ausgelöst. Gelegentlich können auch die Ohren, die Nasenspitze, das Kinn oder die Wangen mitbetroffen sein.

Welche Ursache hat die Raynaud-Krankheit? Die Ursache ist unbekannt; die Krankheit befällt jedoch bevorzugt magere, untergewichtige und ausnehmend gefühlsbetont veranlagte Personen.

Sind Frauen anfälliger für die Raynaud-Krankheit? Ja.

Welche Symptome finden sich bei der Raynaud-Krankheit? Bei seelischer Erregung oder starker Kälteeinwirkung können ein oder mehrere Finger beider Hände weiß und dann blau werden. Der Finger wird taub, prickelt und schmerzt. Dieser Anfall hält ein paar Minuten an, manchmal auch Stunden, dann läßt er nach und die Durchblutung normalisiert sich wieder.

Wie verläuft die Raynaud-Krankheit? Die Krankheit kann jahrelang in milder Form unverändert bestehen bleiben. In einem kleinen Teil der Fälle verschlimmert sie sich zunehmend.

Welche Maßnahmen verordnet der Arzt bei der Raynaud-Krankheit?
a) Vermeidung von Feuchtigkeit und starker Kälte;
b) Tragen warmer Handschuhe und Strümpfe;
c) soweit wie möglich Ausschaltung von seelischen Belastungen;
d) Meiden von Tabak in jeder Form;
e) Verabreichung von bestimmten gefäßerweiternden Medikamenten;
f) Verabreichung des Medikaments Aldometil.

Welche chirurgische Behandlung kommt bei der Raynaud-Krankheit in Betracht? In schweren Fällen wird eine Sympathektomie durchgeführt. Dabei werden bestimmte Nerven (Ganglien) durchtrennt, die die Engstellung und Erweiterung der Blutgefäße in den Gliedmaßen steuern.

Handelt es sich bei der chirurgischen Behandlung der Raynaud-Krankheit um eine gefährliche Operation? Nein. Sie besteht aus einer Sympathektomie in der unteren Hals- und oberen Brustregion. Der Chirurg legt in der unteren Halspartie beiderseits einen Operationsschnitt an und durchtrennt die gefäßverengenden Nerven, die die Armarterien versorgen.

Hat die Sympathektomie bei der Raynaud-Krankheit Erfolg? Ja. Diese Operation führt in der Regel zur Heilung der Krankheit und hinterläßt keine ungünstigen Nachwirkungen.

Kann es bei der Raynaud-Krankheit auch zur Geschwürsbildung oder zum Brand kommen? Ja, in seltenen Fällen.

Ist die Behandlung der Raynaud-Krankheit erfolgversprechend? Mit der einen oder anderen genannten Behandlungsmethode lassen sich in der Regel die Beschwerden beheben.

Endangiitis obliterans

(arterielle Verschlußkrankheit)

Was ist die Endangiitis obliterans? Die Endangiitis obliterans, die auch unter den Namen Thrombangiitis obliterans, arterielle Verschlußkrankheit oder Buerger-Winiwarter-Krankheit bekannt ist, ist eine chronische entzündliche Erkrankung bestimmter Arterien und Venen – hauptsächlich solcher der Gliedmaßen –, die meistens letztlich zu einem Verschluß der Gefäße durch die Bildung von Blutgerinnseln führt. Sie kommt am häufigsten bei Männern im dritten, vierten und fünften Lebensjahrzehnt vor.

Wie kommt es zur Endangiitis obliterans? Die Ursache ist nicht genau bekannt, doch ist die Beobachtung von Interesse, daß die meisten dieser Patienten starke Tabakraucher sind.

Wie äußert sich die Endangiitis obliterans? Die Krankheitserscheinungen beruhen auf einer Entzündung der Gefäße, die schließlich zu deren Verschluß führt. Anfangs macht sich die Krankheit vielleicht mit einem Kältegefühl oder mit Schmerzen in einem Arm oder Bein bemerkbar, besonders bei Belastung, später auch in Ruhe. Schließlich können Folgeerscheinungen der unzureichenden Blutversorgung eintreten, das heißt, es bilden sich Geschwüre, oder einzelne Hautbezirke an den betroffenen Gliedmaßen werden brandig. Letzten Endes kann eine Zehe oder sogar ein ganzes Bein brandig werden.

Ist diese Krankheit unter der jüdischen Bevölkerung häufiger? Früher glaubte man, daß diese Krankheit vorwiegend unter der jüdischen Bevölkerung anzutreffen wäre, aber neuere Statistiken haben gezeigt, daß sie allgemein verbreitet und nicht auf irgendeine Gruppe beschränkt ist.

Kann die Endangiitis obliterans auch die Blutgefäße des Herzens, des Gehirns oder des Darmes befallen? Ja, aber die Bestätigung dieser Diagnose ist außerordentlich schwierig zu erbringen.

Wie wird die Endangiitis obliterans medizinisch behandelt?
a) *Rauchen ist strengstens verboten.* Bei vielen Patienten zeigt sich schon wenige Wochen, nachdem sie das Rauchen aufgegeben haben, eine rasche, bemerkenswerte Besserung;
b) zur Verbesserung der Gliedmaßendurchblutung kann eine physikalische Heilbehandlung durchgeführt werden;
c) Medikamente, die die Gefäßkrämpfe lösen, bewähren sich oft gut;
d) Nervenblockaden (das heißt Blockierung der gefäßverengenden Nerven mit Novocain) haben in bestimmten Fällen eine günstige Wirkung.

Ist manchmal eine operative Behandlung der Endangiitis erfolgversprechend? Ja. In bestimmten Einzelfällen hilft eine lumbale Sympathektomie im unteren Teil des Rückens, bei der die gefäßverengenden Nerven durchtrennt werden.

Ist die lumbale Sympathektomie eine gefährliche Operation? Nein. Sie wird praktisch in jedem Fall gut überstanden.

Wo werden die Hautschnitte für die lumbale Sympathektomie angelegt? In der Lendengegend.

Welche Aussichten hat ein Endangiitispatient? Die Erkrankung neigt zu einem chronischen Verlauf und dauert viele Jahre. Wenn sie nicht zu weit fortgeschritten ist und wenn der Patient das Rauchen aufgibt und die übrigen aufgezählten Maßnahmen durchführt, kann die schwerste Komplikation, der Brand eines Glieds, vermeidbar sein.

Thrombose

Was versteht man unter Thrombose eines Blutgefäßes? Man versteht darunter die Bildung eines Blutgerinnsels, eines sogenannten Thrombus, in einer Arterie oder einer Vene.

Wie kommt es zur Thrombose? Es kommen viele Ursachen in Betracht, die zum Teil noch nicht ganz geklärt sind. Häufig besteht allerdings ein ursächlicher Zusammenhang mit Erkrankungen oder Schädigungen des Blutgefäßes. Es kann sich auch ein Gerinnsel von seiner Ursprungsstelle lösen und ein entferntes Gefäß verstopfen (siehe den Abschnitt über Embolie in diesem Kapitel). Ferner können Störungen des Blutgerinnungsmechanismus die Entstehung einer Thrombose begünstigen. Eine Thrombose kann auch zustande kommen, wenn nach einer Operation die Blutströmung in einem Gefäß stark verlangsamt ist oder wenn geschwächte Patienten ruhig und unbeweglich liegen.

Welche Folgen kann ein Thrombus in einer Arterie haben?
a) Die Unterbrechung der Blutströmung in dem Gefäß mit nachfolgendem Untergang oder Brand des Organs, das normalerweise von diesem Gefäß mit Blut versorgt wurde;
b) ein Stück des Thrombus kann abreißen und mit dem Blutstrom in einen anderen Teil des Körpers geschwemmt werden (Embolisierung) und dadurch eine ernste Schädigung oder den Tod herbeiführen.

Wie bezeichnet man das, wenn sich ein Thrombus ablöst und an einen anderen Ort getragen wird? Diese Erscheinung nennt man Embolie.

Kann eine Embolie auch bei einer Venenthrombose vorkommen? Ja, das ist eine gefürchtete Komplikation.

Kann sich eine arterielle Gefäßthrombose von selbst zurückbilden? In der Regel wird das Gefäß nicht wieder durchgängig. Die Blutzufuhr zu den Geweben hinter dem Verschluß erfolgt über Brückengefäße, sogenannte Kollateralen.

Was geschieht mit einem Organ, wenn das versorgende Gefäß thrombosiert?
a) Das Organ kann zugrunde gehen oder brandig werden;
b) die Funktion kann schwer geschädigt werden;
c) kleinere benachbarte Blutgefäße können sich erweitern und dem Organ genügend Blut zuführen, damit es funktionstüchtig bleibt.

Embolie

Was ist ein Embolus? Ein Embolus ist ein Stück eines Blutgerinnsels, das von einem in einem Blutgefäß – meist einer Vene – oder an der Herzwand gelegenen Thrombus abgerissen ist. Der Blutstrom verschleppt den Embolus von einer Körperregion zur andern.

Wie kommt es zur Bildung eines Embolus? Vermutlich kann Bewegung oder Anstrengung bewirken, daß von einem frischen Thrombus ein Teil abreißt. Blutgerinnsel an der Herzwand oder an den Herzklappen sind meist nicht sehr fest und bröckeln leicht ab. Bei einer Herzschwäche oder Herzklappenentzündung kommt es besonders leicht zur Gerinnselbildung und nachfolgend Embolie.

Welche Symptome treten bei einer Embolie auf? Die Embolie löst einen plötzlich und dramatisch einsetzenden Schock aus. Wenn sich der Embolus im Gehirn festgesetzt hat, kann ein Schlaganfall eintreten. Wenn der Embolus eine Lungenarterie verstopft, kann es zu einem plötzlichen Schock mit Schmerzen in der Brust, Bluthusten und Atemnot kommen. Die Embolie einer Gliedmaßenarterie führt dazu, daß der betroffene Teil kalt, bläulich und pulslos wird.

Kann eine Embolie einen plötzlichen Tod bewirken? Die Embolie ist eine der häufigsten Ursachen eines plötzlichen Todes!

Kann man sich nach einer Embolie wieder erholen? Ja, in einem großen Prozentsatz der Fälle wird die Embolie überstanden, wenn nicht ein Embolus in Gehirn oder Lunge die Blutzufuhr zu diesen Organen allzu weitgehend beeinträchtigt hat. In vielen Fällen von Hirn- oder Lungenembolien überlebt der Patient.

Besteht eine Möglichkeit, einen Embolus erfolgreich zu entfernen und damit die normalen Kreislaufverhältnisse wieder herzustellen? Ja, in manchen Fällen (siehe den Abschnitt über Gefäßchirurgie in diesem Kapitel).

Aneurysma

Was ist ein Aneurysma? Beim Aneurysma besteht eine Wandschwäche einer Arterie, die eine örtliche Erweiterung oder sackförmige Ausbuchtung zur Folge hat. Man könnte das mit einer blasigen Auftreibung in einem schlechten Fahrradschlauch vergleichen.

Welche Ursachen können zu einem Aneurysma führen?
a) Eine angeborene Schwäche in der Muskelschicht der Gefäßwand;
b) Verletzung oder Schädigung eines Blutgefäßes;
c) Krankheit eines Blutgefäßes, zum Beispiel Arteriosklerose, Syphilis oder andere Infektionen.

An welchen Stellen finden sich Aneurysmen am häufigsten? Sie können überall im Körper vorkommen, aber sie bevorzugen die großen Arterienstämme, etwa die Aorta, oder Arterien der Leistengegend, der Kniekehle oder des Gehirns.

Welche Gefahr besteht bei einem Aneurysma? Die Wandung des Aneurysmas ist dünn und die kräftige innere elastische Schicht der normalen Gefäßwand fehlt. Ein Aneurysma kann daher platzen; das kann zum Verbluten führen.

Bei welchen Aneurysmen besteht die Gefahr des Platzens besonders? Bei Aortenaneurysmen, besonders in der Bauchaorta.

Ist ein Patient überhaupt noch zu retten, wenn ein Aneurysma geplatzt ist? Ja, wenn die Diagnose sofort gestellt wird, bevor eine zu starke Blutung erfolgt ist (siehe den Abschnitt über Gefäßchirurgie in diesem Kapitel).

Was ist ein arteriovenöses Aneurysma? Eine Verbindung zwischen einer Arterie und einer Vene, häufig als Folge einer schweren Verletzung.

Welche schädlichen Auswirkungen hat ein arteriovenöses Aneurysma? Die Verbindung zwischen der Arterie und der Vene bildet einen Kurzschluß, so daß das Blut nicht in das Gewebe gelangt, das normalerweise von der Arterie versorgt wird. Wenn das Aneurysma eine große Arterie und Vene verbindet, bewirkt es eine große Belastung für das Herz.

Wird ein arteriovenöses Aneurysma manchmal auch absichtlich erzeugt? Ja, bei schwer Nierenkranken, die einer andauernden Behandlung mit der künstlichen Niere (Hämodialyse) unterzogen werden müssen. Bei diesen Patienten werden eine Arterie und eine Vene am Unterarm aneinandergenäht, so daß ein Aneurysma entsteht. Die entstandene Gefäßerweiterung erleichtert das Einstechen der Nadel, damit der Kreislauf des Patienten an den Dialyseapparat zur Blutwäsche angeschlossen werden kann.

Wie wird ein Aneurysma behandelt? Die Behandlung ist chirurgisch. Siehe den Abschnitt über Gefäßchirurgie in diesem Kapitel.

Thrombophlebitis

Was ist eine Thrombophlebitis? Eine Thrombophlebitis ist eine Hautvenenentzündung, bei der die entzündlichen Veränderungen der Venenwand mit der Bildung eines Blutgerinnsels einhergehen und die Blutströmung im Gefäß zum Stillstand kommt.

Welche Faktoren fördern die Entstehung einer Thrombophlebitis?
a) Strömungsverlangsamung oder Versacken des Blutes in einer Vene

infolge längerer Inaktivität, ständigem Stehen in derselben Haltung oder Unterbindung der Blutströmung in der Vene durch Druck (zum Beispiel durch zu enge Strumpfgummi oder Sockenhalter);
b) Schädigung, Infektion oder Reizung der Venenwand mit Bildung eines Blutgerinnsels;
c) Krampfadern, in denen sich das Blut wegen der funktionsuntüchtigen Venenklappen staut;
d) erhöhte Gerinnungsbereitschaft des Blutes bei einer Blutkrankheit u. a. m.

Gibt es einen Unterschied zwischen der Art von Venenentzündung, die auf einer Entzündung beruht, und jener, die man gewöhnlich nach Operationen sieht? Ja. Die Venenentzündung, die manchmal nach Operationen anzutreffen ist, sollte eher Phlebothrombose als Thrombophlebitis genannt werden. Die Venenentzündung ist nämlich die Folge der operationsbedingten mangelnden Bewegung und Blutströmungsverlangsamung; der entzündliche Faktor tritt bei dieser Form der Venenentzündung viel weniger in Erscheinung. In der Regel sind die tiefliegenden Venen befallen.

Ist es wichtig, daß man sich nach einer großen Operation genügend bewegt und aktiv bleibt, um einer Venenentzündung vorzubeugen? Ja. Aus diesem Grund läßt man die Patienten nach einer großen Operation so bald wie möglich aufstehen.

Ist die Venenentzündung eine häufige Krankheit? Ja, sie ist außerordentlich verbreitet, besonders in der heutigen Gesellschaft, wo sich die Leute körperlich weniger betätigen und oft lange Zeit hindurch in der gleichen Haltung stehen. In früherer Zeit, als die Menschen körperlich aktiver waren, sah man Krampfadern und Venenentzündungen nicht in diesem Maße.

Ist die Venenentzündung eine häufige Schwangerschaftskomplikation? Ja. Vermutlich entsteht sie durch den Druck des Kindes auf die großen Beckenvenen, der den freien Rückstrom des Blutes durch die großen Blutleiter zum Herzen behindert. Wenn sich das Blut staut, hat es eine größere Gerinnungsneigung. Zusätzlich sind die Venen in der Schwangerschaft unter hormonalen Einflüssen weit gestellt.

Welche Menschen neigen besonders zu Venenentzündungen? Patienten mit schlechter Herzfunktion und chronisch Kranke. Eine Venenentzündung entwickelt sich auch mit Vorliebe in der Umgebung von Infektions- oder Verletzungsbezirken.

Kommt die Venenentzündung familiär gehäuft vor oder ist sie erblich bedingt? Nicht die Erkrankung ist erblich, sondern die Art der Blutgefäße, die einem Menschen eigen sind. Leute mit brüchigen oder varikösen Venen haben eine verstärkte Bereitschaft zu Venenentzündungen. (Krampfadern können familiär auftreten.)

Was geht eigentlich vor sich, wenn ein Patient eine Venenentzündung hat? Die Entzündung der Gefäßinnenwand bewirkt, daß sich das vorbeiströmende Blut an dem entzündeten Bezirk festsetzt und gerinnt. Das Gefäß kann schließlich in einem solchen Ausmaß verstopft werden, daß das Blut durch andere Bahnen abfließen muß.

Welche Maßnahmen kann man treffen, um einer Venenentzündung vorzubeugen?
a) Man soll keine einschnürenden Kleidungsstücke am Bein tragen (zu enge Sockengummi, Sockenhalter, Kniestrumpfgummi, Kniebundhosen usw.);
b) Menschen, die stundenlang in der gleichen Haltung stehen (Friseure, Arbeiter an Maschinen, Platzanweiser u. ä.), müssen sich regelmäßig Bewegung verschaffen, zum Beispiel durch Spaziergänge.

Wie zeigt sich eine Venenentzündung?
a) Mit einer starken Schwellung, Rötung, Temperatursteigerung und Druckempfindlichkeit in der Umgebung der befallenen Vene, meist am Bein;
b) die entzündete Vene kann als druckempfindlicher Strang tastbar sein;
c) es kann Fieber bestehen.

Was ist die Hauptgefahr, wenn man die ärztlichen Anordnungen bei einer Venenentzündung nicht befolgt? Wenn es sich um eine tiefe Beinvenenthrombose handelt, besteht die Gefahr, daß ein Teil des Blutgerinnsels abreißt und in eine andere Körperregion, zum Beispiel in die Lunge oder das Gehirn, verschleppt wird.

Welche Behandlung kommt bei einer Venenentzündung in Betracht?
a) Verabreichung gerinnungshemmender Medikamente, um ein Anwachsen des Gerinnsels zu verhüten;
b) schmerzlindernde Medikamente;
c) Bandagierung, um den schmerzenden Venen Halt zu geben;
d) in bestimmten Fällen, in denen das Gerinnsel trotz entsprechender Behandlung Anzeichen einer Ausbreitung zeigt, kann eine Operation nötig werden; diese besteht in der Unterbindung der Vene körperwärts von der erkrankten Region, damit die Gerinnselbildung oder -verschleppung nicht weitergreifen kann;
e) in manchen Fällen wird die betroffene Vene chirurgisch freigelegt und geöffnet, das Gerinnsel wird entfernt und die Öffnung im Gefäß mittels Naht verschlossen.

Kann eine Venenentzündung von selbst abheilen? Ja, aber eine ärztliche Überwachung ist unbedingt notwendig.

Wie verläuft eine Venenentzündung im allgemeinen? Beim Durchschnittsfall dauert es drei bis sechs Wochen, bis sie ganz zurückgegangen ist.

Welche bleibenden Nachwirkungen kann eine Venenentzündung hinterlassen? Wenn eine große Anzahl von Venen durch den Prozeß geschädigt wurde, kann der Rückfluß des Blutes von dem Arm oder Bein zum Herzen verlangsamt sein. In solchen Fällen kann das Glied ständig geschwollen bleiben.

Ist bei einer Venenentzündung eine Krankenhausbehandlung nötig? Wenn man eine akute Venenentzündung mit Fieber hat, ist es wohl am besten, wenn man im Krankenhaus behandelt wird.

Kann eine Venenentzündung wieder aufflackern, nachdem sie abgeklungen ist? Ja. Wer einmal davon befallen war, muß sich vor einer neuerlichen Erkrankung in acht nehmen.

Wie kann man einem Rückfall der Venenentzündung vorbeugen?
a) Durch Hebung des Allgemeinzustandes und Behandlung jeder bestehenden Infektion;
b) mit entsprechenden gymnastischen Übungen nach den Anweisungen des Arztes;
c) Vermeiden fester, einschnürender Kleidungsstücke am Bein;
d) In bestimmten Fällen kommt eine Dauerbehandlung mit gerinnungshemmenden Mitteln in Betracht.

Hilft das Tragen elastischer Strümpfe (Gummistrümpfe) oder elastischer Binden, wenn man für Venenentzündung anfällig ist? Ja, da der Rückfluß des Blutes aus dem Bein dadurch gefördert wird.

Soll jeder Patient mit Venenentzündung elastische Strümpfe bekommen? Nein, nur jene, die sich wohler fühlen, wenn sie die Strümpfe tragen. Patienten, bei denen sowohl die oberflächlichen als auch die tiefen Venen befallen sind, könnten unter Umständen stärkere Beschwerden bekommen.

Wie kann man einer neuerlichen Venenentzündung auf chirurgischem Weg vorbeugen? Mit der Unterbindung, oder Unterbindung und Entfernung von funktionsuntüchtigen Krampfadern.

Gefäßchirurgie

In welchen Fällen können Gefäßoperationen helfen?
1. Bei Verletzungen größerer Arterien oder Venen;
2. Arteriosklerose;
3. Thrombose einer Arterie oder Vene;
4. Thrombophlebitis (Venenentzündung);
5. Embolie;
6. Aneurysma;
7. Leberzirrhose;
8. Krampfadern;
9. Blutgefäßgeschwülsten;
10. Fisteln zwischen Arterien und Venen (arteriovenöse Fisteln).

1. Gefäßverletzungen

Kann ein Gefäßriß in einer Arterie oder Vene zum Verbluten führen?
Ja, vor allem wenn es sich um ein großes Gefäß handelt, etwa um die Drosselvene am Hals (Vena jugularis) oder um die Hauptarterien der Gliedmaßen. Blutungen aus kleineren Gefäßen lassen sich gewöhnlich durch direkte Kompression der Blutungsstelle oder durch vorübergehendes Abbinden mit einer Abschnürbinde stillen (siehe Kapitel 18, Erste Hilfe).

Soll ein verletztes Gefäß unterbunden oder chirurgisch wiederhergestellt werden? Wenn ein großes Gefäß wie die Brachialarterie im Oberarm oder die Femoralarterie im Oberschenkel verletzt ist, soll es operativ wiederhergestellt werden. Venen kann man meist unterbinden, da andere Venen die Aufgabe übernehmen, das Blut abzuleiten.

Wie rasch nach einer Verletzung eines großen Blutgefäßes soll die chirurgische Behandlung einsetzen? So schnell wie möglich, besonders wenn es sich um eine große Schlagader handelt. Die Aufhebung der Blutversorgung wird vom Gewebe höchstens eine halbe bis eine Stunde vertragen. Überdies kann eine anhaltende Blutung aus einer größeren Schlagader zum Verblutungstod führen, wenn die Blutung nicht rechtzeitig beherrscht wird.

Können durchtrennte Arterien oder Venen erfolgreich wieder zusammengefügt werden? Ja, in sehr vielen Fällen ist es möglich, die Wundränder mit einer sorgfältigen Naht wieder zu vereinigen, besonders bei Arterien.

Was macht man, um eine Gerinnselbildung in einem verletzten Gefäß zu verhindern? Man entfernt bereits vorhandene Gerinnsel und injiziert Heparin, damit sich keine weiteren Gerinnsel bilden.

2. Arteriosklerose

Kommen für die Behandlung arteriosklerotischer Veränderungen chirurgische Maßnahmen in Betracht? Ja, in bestimmten Fällen, wenn ein bestimmtes Organ oder eine bestimmte Körperregion von den Veränderungen betroffen ist.

In welchen Fällen kann die Gefäßchirurgie erfolgreich eingesetzt werden?
a) Bei arteriosklerotischen Veränderungen der Halsschlagader, die das Gehirn mit Blut versorgt;
b) bei arteriosklerotischen Veränderungen der Herzkranzgefäße (Koronararterien): Koronarbypass und Einpflanzung der Arteria thoracica interna (siehe auch Kapitel 23 über Herzchirurgie);
c) bei schweren arteriosklerotisch bedingten Durchblutungsstörungen in den Gliedmaßen;
d) bei Arteriosklerose der Nierenarterie;
e) zur Beseitigung eines Aneurysmas (siehe den Abschnitt Aneurysma in diesem Kapitel).

Welche Operationsverfahren werden bei arteriosklerotischen Veränderungen unter anderem durchgeführt?
a) Die Anlegung eines „Bypass" bei einem Arterienverschluß – das heißt, die Verschlußstelle wird mit einem körpereigenen Venenstück oder mit einem entsprechend geformten Kunststoffschlauch als Gefäßersatz überbrückt, so daß der Verschluß umgangen wird;
b) Endarteriektomie;
c) Einsetzen eines „Flickens" nach einer Endarteriektomie;
d) Einsetzen von Gefäßprothesen entweder als Ersatz oder zur Umgehung arteriosklerotischer Arterien;
e) Sympathektomie;
f) Behebung von arteriosklerotisch bedingten Gefäßverengungen mittels Ballonkatheter.

Was ist eine Sympathektomie und wann kommt sie in Frage? Zweck dieser Operation ist die Durchtrennung der Nervenstränge des Sympathikus, die für die Zusammenziehung und Verengung von Blutgefäßen verantwortlich sind. Diese Nerven verlaufen entlang der Wirbelsäule und werden von Operationsschnitten im Rücken oder in der Flanke aus chirurgisch angegangen. Eine Sympathektomie kommt bei arteriosklerotischen Veränderungen der Beinarterien in solchen Fällen in Betracht, in denen anzunehmen ist, daß sich die Durchblutung durch die Weiterstellung der noch gesunden Gefäße bessert. Diese Operation wird außerdem in bestimmten Fällen von Endangiitis obliterans und Raynaud-Syndrom angewandt.

Was ist eine Endarteriektomie und wann wird sie durchgeführt? Wie man weiß, betreffen die arteriosklerotischen Veränderungen hauptsächlich die innere Auskleidung einer Schlagader, und die äußeren Wandschichten bleiben verhältnismäßig normal. Wenn man die sklerotische Innenschicht eines Gefäßes ausräumt oder ausschält, bildet sich in vielen Fällen wieder eine glatte Innenwand.

In welchen Fällen kann eine Endarteriektomie vorteilhaft sein?
a) Wenn Anzeichen eines drohenden Schlaganfalls vorhanden sind oder nach einem Schlaganfall, falls eine Arteriosklerose der Halsschlagader die Ursache dafür ist. In manchen dieser Fälle hat es eine sehr günstige Wirkung, wenn die Innenschicht der Arterie ausgeschält und ein Kunststoffflicken eingesetzt wird, so daß eine bessere Durchgängigkeit der Arterie erreicht wird.
b) Bei starken arteriosklerotischen Veränderungen der Beinschlagader – der Femoralarterie – kann in bestimmten Fällen eine Endarteriektomie mit nachfolgendem Einsatz eines Flickens eine wesentliche Besserung der Durchblutungsverhältnisse bewirken.
c) In Einzelfällen bei schwerer Arteriosklerose der Bauchaorta.
d) Bei einer Koronararterienthrombose. Das Ausräumen einer Herzkranzarterie ist ein Verfahren, das sich noch ganz im Versuchsstadium befindet und nicht oft empfohlen wird. In den meisten Krankenhäusern führt man statt dessen Koronarbypassoperationen oder eine Behandlung mit dem Ballonkatheter durch.

Setzt man nach einer Endarteriektomie immer einen Kunststoffflicken ein? Nein, nur dann, wenn anzunehmen ist, daß der Flicken eine wesentliche Erweiterung der Arterienlichtung und damit eine bessere Durchgängigkeit des Gefäßes bewirken wird.

Wann verwendet man im Rahmen der Arteriosklerosebehandlung Gefäßprothesen? Wenn aufgrund von arteriosklerotischen Veränderungen in großen Gefäßen, etwa in der Bauchaorta oder in den Schlagadern, die die Beine mit Blut versorgen, Durchblutungsstörungen bestehen. Man verwendet diese oft aus Dacron angefertigten Gefäßprothesen entweder dazu, um das sklerotische Gefäß zu ersetzen oder um neben dem erkrankten Gefäßabschnitt als Überbrückung zu dienen.
Bei einer schweren Arteriosklerose der Bauchaorta und der Iliakalarterien im Becken wird gewöhnlich eine Kunststoffprothese als Gefäßer-

satz eingepflanzt. Das obere Ende der Prothese wird mit dem gesunden Ende der Aorta vernäht und die beiden unteren Enden der Prothese, die wie ein umgekehrtes Ypsilon aussieht, werden mit den Stümpfen der beiden Iliakalarterien vernäht (vgl. Abb. 31).

Wenn im oberen Teil des Oberschenkels eine Arteriosklerose der Femoralarterie besteht, wird ein Bypass von den Iliakalarterien im Becken bis zum gesunden Teil der Femoralarterie im unteren Oberschenkel eingesetzt – ein sogenannter *Iliofemoralbypass*. Sind die Veränderungen am unteren Ende der Femoralarterie lokalisiert, weiter unten im Oberschenkel, so wird ein *Femoropoplitealbypass* angelegt, der vom oberen, gesunden Teil der Femoralarterie bis zu einer gesunden Arterie in der Knieregion reicht.

Wenn die untere Aorta, die Iliakalarterien und die oberen Abschnitte der Femoralarterien so ausgedehnte arteriosklerotische Veränderungen aufweisen, daß die genannten Bypassoperationen nicht durchführbar sind, kann ein Gefäßtransplantat von der Axillararterie in der Achselhöhle unter der Haut durch das Gewebe über Brust, Bauch und Becken bis zu einem gesunden Abschnitt der Femoralarterie im Oberschenkel geführt werden. Das wird als axillofemoraler Bypass bezeichnet.

Können arteriosklerotisch veränderte Gefäße in allen Fällen ersetzt oder mit einem Bypass umgangen werden? Nein. Es muß unbedingt ein verhältnismäßig gesunder Abschnitt der Arterie oberhalb *und* unterhalb des sklerotischen Gefäßabschnitts vorhanden sein. Wenn ein Gefäß in seinem ganzen Verlauf gleichmäßig arteriosklerotisch verändert ist, würde eine solche Operation nichts nützen.

Ist es möglich, daß Arterienersatzoperationen eines Tages zur Lebensverlängerung beitragen werden? Ja. Bekanntlich ist die Arteriosklerose die wichtigste Ursache von Altersveränderungen in einem Organ oder einem Glied. Eine Verlangsamung dieses Prozesses wird zu einer Verlängerung des Lebens führen.

Kann bei einer Arteriosklerose der Herzkranzgefäße eine Bypassoperation durchgeführt werden? Ja, Koronarbypassoperationen werden heute schon in großem Umfang durchgeführt.

Worin besteht eine Koronarbypassoperation? Die lange, oberflächliche Vena saphena, die von der Leiste zum Knöchel zieht, wird in einem Stück herausgenommen. Sie wird dann in Stücke von geeigneter Größe geteilt, die als Transplantate zur Umgehung von Verschlüssen oder Verengungen im Bereich der Koronararterien dienen sollen.

Während ein Mitglied des Chirurgenteams die Vene zur Einpflanzung vorbereitet, öffnet der andere Chirurg die Brust und legt die Stelle oder

die Stellen an den Koronararterien frei, die undurchgängig sind und überbrückt werden müssen.
Das Venentransplantat wird dann einerseits in die Aorta oberhalb des Herzens und andererseits in jenen Abschnitt der Koronararterie, der sich jenseits von der Verschlußstelle befindet, eingesetzt.

Verwendet man für einen Koronarbypass nur ein Transplantat? Nein. Man hat beobachtet, daß oft mehrere Verschlüsse oder Verengungen an den Koronararterien vorhanden sind. Man setzt daher zwei, drei, vier oder sogar fünf Venenstücke ein.

Wie sind die Ergebnisse der Koronarbypassoperation? Wenn der Hauptgrund für die Operation Angina-pectoris-Schmerzen waren, werden die Beschwerden in der überwiegenden Mehrzahl der Fälle durch die Operation behoben. Es ist aber noch nicht endgültig erwiesen, daß die Operation bei Patienten mit einer Koronararteriosklerose eine Lebensverlängerung bewirkt.

Wie gefährlich ist eine Koronarbypassoperation? Wenn sie von einem Chirurgenteam mit großer Erfahrung durchgeführt wird, ist das Risiko sehr gering. Die Sterblichkeitsrate ist erheblich geringer als 1 zu 20.

Kann eine Koronarbypassoperation bei jedem, der eine Koronarsklerose hat, durchgeführt werden? Nein. Es sind intensive präoperative Untersuchungen und Tests erforderlich, bevor beurteilt werden kann, ob ein Patient ein geeigneter Kandidat für die Operation ist. Ältere Menschen, die bereits vorhergehende Myokardinfarkte mit ausgedehnter Herzmuskelschädigung durchgemacht haben, sowie Patienten mit anderen schweren chronischen Leiden sind unter Umständen nicht für Bypassoperationen geeignet.

Was versteht man unter einer Arteria-thoracia-interna-Implantation? Dieses Verfahren hat zum Zweck, die Durchblutung des Herzmuskels bei Koronarsklerose zu verbessern. Man legt dabei die Arterie unter dem Brustbein frei und implantiert sie in der Herzmuskelwand.

Macht man diese Operation aus dem gleichen Grund wie die Koronarbypassoperation? Ja, das Ziel beider Operationen ist die Steigerung der Blutversorgung des Herzmuskels.

Wie wirksam ist die Arteria-thoracica-interna-Implantation? Die Chirurgen, die diese Operation in großem Umfang durchführen, geben an, daß ihre Ergebnisse ebenso gut sind wie jene der Bypassoperation. Das Verfahren wird allerdings nicht sehr ausgedehnt angewandt, seit sich die Bypassoperation durchgesetzt hat.

Welche Folgen kann eine Arteriosklerose der Nierenarterie haben?
Wenn die Blutzufuhr zu einer Niere stark behindert wird, entwickelt sich ein Bluthochdruck. Bei einer Arteriosklerose beider Nierenarterien kann es zu einem Versagen der Nierenfunktion kommen und es entwickelt sich eine Urämie (Harnvergiftung).

Wie wird die Diagnose einer Nierenarterienverengung gestellt? Mit einer Arteriographie. Dazu wird ein Röntgenkontrastmittel in die Blutbahn injiziert, anschließend werden Röntgenaufnahmen von den Blutgefäßen, die die Niere versorgen, gemacht.

Welche Operation wird bei einer starken Verengung einer Nierenarterie durchgeführt? Die Bauchhöhle wird geöffnet und die Nierenarterie freigelegt. Durch einen Einschnitt wird die innere arteriosklerotische Auskleidung der Arterie ausgeschält (Endarteriektomie). Dann wird ein Bypass angelegt oder ein Kunststoffflicken in die Arterie eingesetzt, so daß eine bessere Durchgängigkeit erreicht wird.

Sind diese Operationen an der Nierenarterie erfolgreich? Ja, in der überwiegenden Mehrzahl der Fälle. Nierenfunktion und Blutdruck normalisieren sich nach dieser Operation oft. Außerdem ist die Operation selbst mit einem geringen Risiko belastet, wenn sie von einem erfahrenen Chirurgen durchgeführt wird.

3. Thrombose

Kann sich sowohl in einer Arterie als auch in einer Vene eine Thrombose entwickeln? Ja. Ein Thrombus ist ein Blutgerinnsel; es kann eine Arterie oder eine Vene verstopfen.

Mit welcher Operation kann man eingreifen, wenn sich in einer großen Vene des Beins ein Gerinnsel gebildet hat? Es wird ein Operationsschnitt angelegt, die Vene wird freigelegt und geöffnet, und das Gerinnsel wird entfernt. Häufig läßt sich ein mehrere Zentimeter langes Gerinnsel in einem Stück herausnehmen, so daß die Vene wieder durchgängig wird.

Kann ein Thrombus in einer Hirnvene entfernt werden? Das kann in seltenen Fällen gelingen, ist aber in der Regel nicht durchführbar.

Kann ein Thrombus in einem großen Lungengefäß erfolgreich entfernt werden? Ja, gelegentlich. Eine Lungenembolie, bei der ein Gerinnsel von einer entfernten Vene in die Lunge geschwemmt worden ist, kommt öfter vor und führt oft plötzlich zum Tod. Manchmal gelingt es jedoch, mit einer sofortigen Operation das Gerinnsel zu entfernen.

Kann eine Operation bei einem frischen Myokardinfarkt helfen? Nein. Nach einem derartigen Herzanfall würde kaum ein Patient eine Operation überleben. Später kann eine Operation von Vorteil sein.

Muß ein thrombosiertes Gefäß rasch nachdem sich das Gerinnsel gebildet hat operiert werden? Ja, denn das Gerinnsel beginnt sehr bald an der Gefäßwand zu haften und läßt sich nicht mehr entfernen, wenn es nicht binnen einiger Stunden, spätestens 24 Stunden nach seiner Entstehung, aus dem Gefäß herausgenommen wird.

4. Thrombophlebitis

Kann bei einer Thrombophlebitis eine Operation in Frage kommen? Da diese Erkrankung mit einer Entzündung der Gefäßinnenwand einhergeht, ist von einer Operation meist kaum etwas zu erwarten. Wenn allerdings vom ursprünglichen Gerinnsel in der Vene Teile abbröckeln, kann eine Operation lebensrettend sein. Ein Embolus von einer Bein- oder Beckenvene kann in die Lunge geschwemmt werden. In solchen Fällen muß man das Abbinden der Vene weit oberhalb von dem thrombotischen Abschnitt in Erwägung ziehen, um zu verhindern, daß weitere Bröckel des Gerinnsels in ein lebenswichtiges Organ gelangen.

Welche Operationen werden durchgeführt, um ernsten Folgen einer Thrombophlebitis vorzubeugen? Wenn eine oberflächliche Beinvene von einer Thrombophlebitis befallen ist, kann die Vena saphena in der Leiste unterbunden werden, damit eine Verschleppung von Gerinnseln verhindert wird. Befindet sich die Thrombophlebitis im Oberschenkel oder im Becken, so kommt eine Unterbindung der Vena cava im Bauchraum oder das Einsetzen eines Siebes in die Vena cava, das die Gerinnsel nicht durchläßt, in Betracht.

5. Embolie

Ist es überhaupt möglich, einen Embolus zu entfernen und die Durchblutung wieder zu normalisieren? Ja, in manchen Fällen.

Bei welchen Formen von Embolien kann man mit einer Operation erfolgreich eingreifen?
a) Wenn der Embolus eine Arterie im Arm oder Bein blockiert;
b) wenn der Embolus in einem zugänglichen Lungengefäß steckt;
c) in seltenen Fällen bei einer Embolie eines Hirngefäßes.

Muß die Operation rasch nach dem Eintreten der Embolie durchgeführt werden? Ja, es muß eine Notoperation vorgenommen werden. Wenn zwischen der Embolie und der Operation mehr als ein paar Stunden vergehen, kann die Operation nicht mehr viel helfen.

Warum muß eine Embolieoperation so rasch erfolgen? Weil das Gewebe, das normalerweise von der verstopften Arterie versorgt wird, abstirbt, wenn die Durchblutung nicht rasch wiederhergestellt wird.

6. Aneurysma

Kann ein Aneurysma operativ beseitigt werden? Ja, in sehr vielen Fällen. Die Operation besteht in der Öffnung des Aneurysmas und im Ersatz des geschädigten Arterienabschnitts durch eine Kunststoffgefäßprothese. Diese wird mit einer Naht an den gesunden Abschnitten

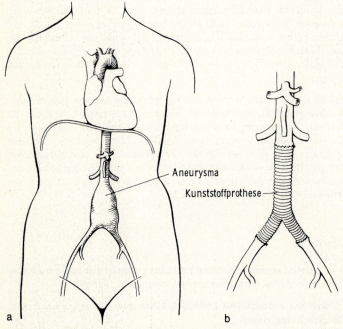

Abb. 31 *Gefäßersatz mit Kunststoffprothese.* a) Aortenaneurysma. b) Ersatz des erkrankten Gefäßabschnitts mit einer entsprechend geformten Kunstoffprothese.

der Arterie oberhalb und unterhalb des Aneurysmas befestigt (siehe Abb. 31).

Muß der Arterienabschnitt mit dem Aneurysma nach dem Einsetzen der Gefäßprothese entfernt werden? Nein. Das zurückbleibende Gewebe kann als Umhüllung der Prothese verwendet werden, damit sich nicht so leicht Verwachsungen mit den umgebenden Gebilden entwickeln.

An welchen Stellen sind Aneurysmaoperationen durchführbar?
a) An der Bauchaorta;
b) an der Brustaorta in bestimmten Fällen;
c) an Hirnarterien in manchen Fällen;
d) an Arm- und Beinarterien.

Sind die meisten Aneurysmaoperationen erfolgreich? Ja, mehr als 95 % sind erfolgreich, vorausgesetzt die Operation wird durchgeführt, *bevor* das Aneurysma geplatzt ist.

Sollte man sich ein Aneurysma der Bauchaorta operieren lassen, auch wenn es kaum Beschwerden macht? Ja, denn es könnte eines Tages platzen, so daß man schnell verbluten würde. Kleine Aneurysmen von weniger als 5 cm Durchmesser können zunächst unter Beobachtung bleiben. Wenn sie sich vergrößern, soll eine Operation vorgenommen werden.

7. Leberzirrhose

siehe auch Kapitel 32, Leber

Können bei einer Leberzirrhose Gefäßoperationen helfen? Ja. Bei einer Zirrhose besteht die große Gefahr von Blutungen aus varikös erweiterten Venen im unteren Teil der Speiseröhre. Zu dieser Überfüllung der Venen kommt es, weil ein großer Teil des Pfortaderbluts nicht durch die zirrhotisch veränderte Leber fließen kann. Man hat daher Operationen entwickelt, die das vom Eingeweidetrakt zurückströmende Blut an der Leber vorbeiführen und direkt in die Hohlvene (Vena cava) ableiten, so daß das Pfortadergefäßnetz entlastet wird.

Welche Operationen dienen dazu, den Blutstrom an der Leber vorbeizuleiten?
a) Der mesenterikokavale Shunt;
b) der portokavale Shunt;
c) der lienorenale Shunt.

Kann die Zirrhose mit diesen Operationen geheilt werden? Nein, aber die Gefahr einer tödlichen Blutung aus geplatzten varikösen Speiseröhrenvenen kann bedeutend vermindert werden. Auch andere Krankheitserscheinungen, die durch die Blutstauung im Pfortaderbereich bedingt sind, werden günstig beeinflußt.

Was ist ein mesenterikokavaler Shunt? Bei dieser Operation wird die Vena mesenterica superior, die den Großteil des Blutes vom Darm über die Pfortader zur Leber abführt, mittels einer Kunststoffgefäßprothese mit der unteren Hohlvene (der Vena cava inferior, dem Hauptgefäß, das das Blut aus dem Unterkörper zum Herzen leitet) verbunden (siehe Abb. 32).

Werden mit mesenterikokavalen Shunts oft Erfolge erzielt? Ja. Dieses Verfahren hat sogar in vielen Krankenhäusern den portokavalen und den lienorenalen Shunt verdrängt.

Was ist ein portokavaler Shunt? Bei dieser Operation wird die Pfortader, die den Großteil des vom Eingeweidetrakt kommenden Blutes zur Leber leitet, direkt mit der unteren Hohlvene verbunden (siehe Abb. 115 im Kapitel 32, Leber).

Kann das Blut mit einem portokavalen Shunt erfolgreich von der Leber weggeleitet werden? Ja.

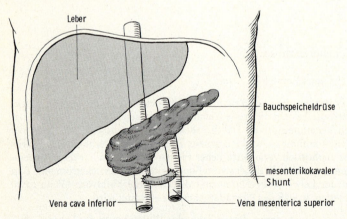

Abb. 32 *Mesenterikokavaler Shunt.* Mit Hilfe eines Teflon- oder Dacronschlauchs wird die Vena mesenterica superior mit der unteren Hohlvene (Vena cava inferior) verbunden. Diese Entlastungsoperation wird häufig bei einer Pfortaderstauung infolge Leberzirrhose anstelle eines portokavalen Shunts durchgeführt.

Was ist ein lienorenaler Shunt? Bei dieser Operation wird die Milzvene (Vena lienalis) mit der Nierenvene (Vena renalis) der linken Niere verbunden. Dieses Verfahren wird nicht so oft angewandt wie die beiden vorhergenannten Operationen, weil die Blutmenge geringer ist, die durch einen derartigen Shunt abgeleitet wird, und weil der Shunt mehr dazu neigt, sich nach einiger Zeit zu verschließen (siehe Abb. 116 im Kapitel 32, Leber).

8. Krampfadern

(variköse Venen, Varizen)

Was sind Krampfadern? Als Krampfadern oder variköse Venen bezeichnet man erweiterte, funktionsuntüchtige Venen, in denen das Blut leicht versackt und liegenbleibt.

Wodurch werden Venen varikös? Eine anhaltende Behinderung der venösen Blutströmung führt oft zu einem Versagen der Venenklappen, das eine Blutstauung und Gefäßerweiterung zur Folge hat.

Wer bekommt am ehesten Krampfadern an den Beinen? Personen, deren Arbeit langes Stehen in gleichbleibender Haltung erfordert.

Wie häufig sind Krampfadern? Schätzungsweise einer von vier Männern und eine von zwei Frauen im Alter von über vierzig Jahren haben Krampfadern.

Zu welchen Beschwerden führen Krampfadern in den Beinen? Kleine Krampfadern machen keine Beschwerden. Große und zahlreiche Krampfadern können ein Gefühl des Ziehens und der Schwere sowie Müdigkeit in den Beinen verursachen.

Spielt bei der Entstehung von Krampfadern ein Erbfaktor eine Rolle? Ja. Man erbt im allgemeinen den gleichen Blutgefäßtyp, den die Eltern haben.

Wo entwickeln sich Krampfadern bevorzugt?
a) Aus Venen der Ober- und Unterschenkel;
b) aus Venen in der Umgebung des Afters und des Mastdarms (Hämorrhoiden);
c) aus Venen im Hodensack (Varikozele).

Wie kann man am besten eine Vergrößerung von Krampfadern verhüten?
a) Man sollte es vermeiden, lange in der gleichen Stellung zu stehen;
b) man sollte keine einschnürende Beinbekleidung tragen;

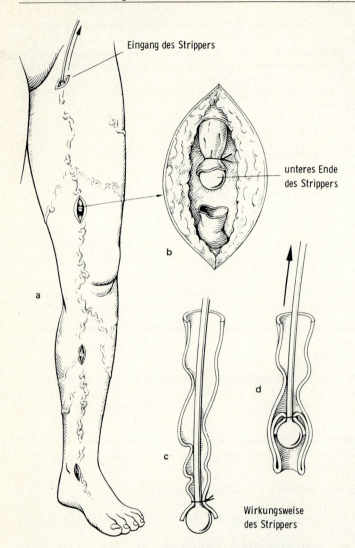

Abb. 33 *Krampfadernoperation.* a) Über den größten varikösen Venen werden Hautschnitte angelegt und der „Stripper" wird eingeführt. b) Die Venen werden durchtrennt und der Stripper eingebunden. c) Lage des Strippers im Gefäß. d) Beim Hochziehen des Strippers wird das krankhaft veränderte Gefäß herausgezogen und entfernt.

c) man sollte sich regelmäßig körperlich betätigen und Bewegung machen;
d) wenn man gezwungen ist lange zu stehen, sollte man elastische Stützstrümpfe oder Binden tragen.

Welche Behandlung ist bei Krampfadern am vorteilhaftesten?
Die Unterbindung und Durchtrennung der größten varikösen Vene (der Vena saphena) und ihrer Äste und Entfernung der Venen mit einem Verfahren, das als „Strippen" bezeichnet wird (Abb. 33 a–d).

Ist für die Operation ein Krankenhausaufenthalt nötig? Ja, etwa eine Woche.

Können Krampfadern nur mit einer Operation behandelt werden? Nein. Zur Beseitigung kleinerer Krampfadern genügt oft eine Verödung der Venen durch Injektion von Substanzen, die eine Gerinnung herbeiführen (sklerosierende Behandlung).

Können die Krampfadern nach der Injektionsbehandlung wiederkommen oder sich neu bilden? Ja.

Wie wirkungsvoll ist die Injektionsbehandlung im Vergleich zur Operation? Die Operation ist viel wirksamer; die Verödung bleibt den leichteren Fällen vorbehalten und dient auch als Operationsnachbehandlung für restliche Krampfadern, die trotz Operation bestehen bleiben.

Müssen alle Krampfadern operiert oder verödet werden? Nein. Kleine Krampfadern, die keine Beschwerden verursachen, kann man unbeachtet lassen.

Können sich Krampfadern von selbst wieder zurückbilden? Nein. Allerdings werden viele Krampfadern, die während der Schwangerschaft groß erscheinen, nach der Entbindung wieder kleiner.

Wann ist für Frauen die günstigste Zeit für eine Krampfadernoperation? Nach der Gebärperiode.

Wie erfolgt der Blutabfluß nach der Unterbindung oder Entfernung von Krampfadern? Das Blut kehrt über die tiefen, nichtvarikösen Venen zum Herzen zurück.

Bessern sich die Kreislaufverhältnisse durch die Durchtrennung oder Entfernung von Krampfadern? Ja, weil das Versacken und Liegenbleiben des Blutes in den Krampfadern wegfällt.

Können Krampfadern durch Tragen von Gummistrümpfen geheilt werden? Nein. Es werden nur die Beschwerden behoben.

Was kann geschehen, wenn große Krampfadern unbehandelt bleiben?
a) Es können sich Geschwüre in der Haut der Unterschenkel bilden (variköses Geschwür, Ulcus cruris oder Unterschenkelgeschwür);
b) es kann sich ein Ekzem an den Beinen entwickeln;
c) im Krampfadergebiet kann eine Venenentzündung entstehen;
d) schließlich kann der allgemeine Gesundheitszustand des Patienten leiden.

Heilen variköse Geschwüre und Ekzeme nach einer Krampfaderoperation leichter ab? Ja.

Kann es vorkommen, daß unbehandelte Krampfadern bluten? Ja. Eine oberflächliche Krampfader im Bereich eines Unterschenkelgeschwürs kann Quelle einer schweren Blutung sein.

Wann ist eine Krampfaderoperation angezeigt?
a) Bei Schmerzen in den Beinen und allgemeinem Müdigkeitsgefühl nach der Tagesarbeit;
b) bei Schwellung der Beine infolge der Krampfadern;
c) wenn große Krampfadern ein unvorteilhaftes Aussehen bewirken;
d) bei Blutung;
e) bei einem nicht heilenwollenden Unterschenkelgeschwür oder chronischen Ekzem;
f) wenn der Gesamtkreislauf des Körpers durch das Versacken des Blutes in den Beinen beeinträchtigt wird.

Welche Vorsichtsmaßnahmen muß ein Chirurg treffen, bevor er eine Krampfaderoperation vornimmt? Er muß sich vergewissern, daß der Rückfluß des Blutes durch die tiefen Venen entsprechend gewährleistet ist. Dies wird durch verschiedene einfache Proben in der Sprechstunde festgestellt.

Sind Krampfaderoperationen gefährlich? Nein, es sind einfache Operationen.

Können die kleinen, bläulichen Venenerweiterungen durch Injektionen oder durch eine operative Behandlung beseitigt werden? In der Regel nicht. Außerdem ist bei diesen Venen keine Behandlung notwendig, weil sie selten Beschwerden machen.

Welche Ergebnisse bringen die verschiedenen Formen der Krampfadernbehandlung?
a) Die Injektionsbehandlung bewirkt in etwa 25% der Fällen eine Dauerheilung;
b) die Operation hat in etwa 80% der Fälle einen sehr guten Dauererfolg.

Sind Krampfadernoperationen schmerzhaft? Im Wundgebiet bestehen nach der Operation vier oder fünf Tage lang mäßige Beschwerden.

Ist eine besondere Operationsvorbereitung erforderlich? Nein.

Wie erfolgt die Schmerzausschaltung bei diesen Operationen? Mit Spinalanästhesie, Epiduralanästhesie, örtlicher Betäubung oder Allgemeinnarkose.

Sind die Operationsnarben störend? Sie sind zwar sichtbar, aber viel weniger störend als die Krampfadern selbst.

Was muß der Patient anschließend an die Krampfadernoperation tun? Der Patient wird angewiesen aufzustehen und herumzugehen, sobald die Betäubung schwindet.

Ist es normal, daß sich nach der Operation Blutgerinnsel in den Gefäßen bilden? Ja, besonders wenn eine Unterbindung und Durchtrennung der Venen vorgenommen wurde. Diese Gerinnsel verschließen die funktionsuntüchtigen Krampfadern.

Können Krampfadern auch nach einer Operation wieder auftreten? Ja, in einem kleinen Prozentsatz der Fälle.

Wirkt das Bein nach der Krampfadernoperation vorteilhafter? Ja, wenn sich das Aussehen auch nicht vollständig normalisiert.

Bedingt die Krampfadernoperation irgendeine bleibende Leistungsbeschränkung? Nein.

Wie oft sollte man nach einer Krampfadernoperation zur Nachuntersuchung kommen? Etwa einmal im Jahr.

9. Blutgefäßgeschwülste

Was ist der häufigste Blutgefäßtumor? Das Hämangiom. Eine solche Geschwulst kann ganz winzig oder auch recht ausgedehnt sein. Ein Hämangiom, das als roter Fleck in Hautebene liegt, bezeichnet man als Feuermal; wenn es eine bläulich-rote Vorwölbung über die Haut bildet, nennt man es Blutschwamm.

Werden Hämangiome oft bösartig? Nein, aber wenn sie störend oder entstellend wirken, ist unter Umständen ihre Entfernung erforderlich.

Finden sich Hämangiome manchmal auch woanders als in der Haut? Ja, sie können unter der Haut sitzen, oder in inneren Organen – etwa der Leber oder der Darmschleimhaut – vorkommen und auch andernorts auftreten.

Können Blutgefäßgeschwülste zu Krankheitserscheinungen Anlaß geben? In der Regel bleiben sie symptomlos, doch zeigen manche eine Blutungsneigung. In solchen Fällen ist eine Operation nötig.

Gibt es auch bösartige Blutgefäßgeschwülste? Blutgefäßgeschwülste sind in der Mehrzahl gutartig, doch gelegentlich tritt in einem inneren Organ eine bösartige Blutgefäßgeschwulst auf.

Wie werden Blutgefäßgeschwülste behandelt? Sie sollten zumeist, falls sie chirurgisch zugänglich sind, entfernt werden. Manche, zum Beispiel die Blutgefäßgeschwülste der Leber, kann man sich selbst überlassen, wenn sie nicht zu raschem Wachstum oder zu Blutungen neigen. Wenn große Blutgefäßgeschwülste operativ entfernt werden, ist unter Umständen nachher eine Hautverpflanzung zur Wunddeckung notwendig. Bei kleinen Hämangiomen genügt oft eine Elektrokoagulation oder Kohlensäureschneevereisung zur Entfernung. Auch die Kryochirurgie wird heute eingesetzt. Bestimmte Blutgefäßgeschwülste können mit einer Röntgenstrahlen- oder Radiumbehandlung beseitigt werden.

10. Arteriovenöse Fisteln

Was ist eine arteriovenöse Fistel? Eine Verbindung zwischen einer Arterie und einer Vene, die zur Folge hat, daß arterielles Blut in die venöse Strombahn umgeleitet wird – also eine Art Kurzschluß.

Welche Arten von arteriovenösen Fisteln finden sich gewöhnlich? Es gibt drei Hauptformen:
a) kongenitale Fisteln, das heißt abnorme Verbindungen zwischen einer Arterie und einer Vene, die von Geburt an vorhanden sind;
b) traumatische Fisteln, die durch eine Verletzung entstanden sind, etwa eine Schuß- oder Stichverletzung;
c) chirurgisch erzeugte Fisteln, wie es die künstlich angelegten Fisteln am Unterarm sind, die als Hilfe für die Hämodialyse (Blutwäsche mit der künstlichen Niere) dienen.

Welche Folgen haben kongenitale oder traumatische Fisteln?
a) Das Herz muß eine zusätzliche Arbeitsleistung erbringen, um arterielles Blut in die Körperteile, die sich jenseits der Fistel befinden, zu pumpen.
b) Es tritt eine starke Erweiterung sowohl der Arterie als auch der Vene im Fistelbereich ein, so daß die Gefahr einer Blutung besteht.

c) Der Teil des Arms oder Beins, der hinter der Fistel liegt, kann stark anschwellen und wird in seiner Funktion behindert.

Welchen Vorteil bietet eine künstlich geschaffene arteriovenöse Fistel? Die Gefäße im Fistelbereich erweitern sich ausreichend, um die mühelose Einführung einer Nadel zu gestatten. Das ist für eine Dauerdialysebehandlung wichtig, denn es muß in regelmäßigen Abständen eine Nadel eingestochen werden, damit der Patient an die künstliche Niere angeschlossen werden kann. Die Patienten können lernen, die Nadel an der Fistelstelle selbst einzuführen.

Wie werden kongenitale und traumatische arteriovenöse Fisteln behandelt? Die Verbindung zwischen der Arterie und der Vene wird chirurgisch entfernt und anschließend werden beide Gefäße wieder instandgesetzt.

Hat die operative Entfernung von arteriovenösen Fisteln Erfolg? Ja.

12

Blut und lymphatisches System

siehe auch Kapitel 11, Blutgefäße und Gefäßchirurgie; Kapitel 26, Infektionskrankheiten; Kapitel 30, Laboratoriumsdiagnostik; Kapitel 35, Milz; Kapitel 43, Parasiten und parasitäre Erkrankungen

Woraus besteht das Blut? Das Blut setzt sich aus roten Blutzellen, weißen Blutzellen, Blutplättchen und einer blaßgelblichen Flüssigkeit, dem sogenannten Plasma, zusammen (Abb. 34).

Welche Hauptaufgaben hat das Plasma?
a) Es dient als flüssiger Träger der Blutzellen;
b) es transportiert gelöste Nährstoffe, die im Verdauungstrakt aus der Nahrung aufgenommen wurden, zu den Geweben;
c) es bringt Abbaustoffe von den Geweben zu den Ausscheidungsorganen wie Lunge und Nieren;
d) es enthält Substanzen, die für die Blutgerinnung notwendig sind.

Welche Hauptaufgabe haben die roten Blutkörperchen? Die roten Blutkörperchen oder Erythrozyten enthalten den Blutfarbstoff Hämoglobin, der Sauerstoff locker binden und wieder abgeben kann. Sie besorgen also den Sauerstofftransport zu allen Geweben des Körpers.

Welche Hauptaufgabe haben die weißen Blutkörperchen? Die weißen Blutkörperchen oder Leukozyten sind ein Teil des Abwehrmechanismus des Körpers gegen Infektionen. Manche bekämpfen eingedrungene Bakterien und Viren, indem sie sie in sich aufnehmen und vernichten, andere erzeugen Proteine als Abwehrstoffe, sogenannte Antikörper.

Welche Funktion haben die Blutplättchen? Die Blutplättchen oder Thrombozyten sind kleine, im Blut vorhandene Zellen, die Blutungen verhindern und stillen, indem sie Löcher in Blutgefäßen verstopfen und die Blutgerinnung fördern.

Wo werden die zelligen Elemente des Blutes gebildet? Die Erythrozyten, Leukozyten und Thrombozyten werden im Knochenmark gebildet. Während der Embryonalentwicklung wird das Blut auch in anderen Organen, z. B. in der Milz, gebildet.
Die Lymphzellen entstehen in den lymphatischen Organen.

Kapitel 12　　　　Blut und lymphatisches System　　　177

a Abkömmlinge des roten Knochenmarks:

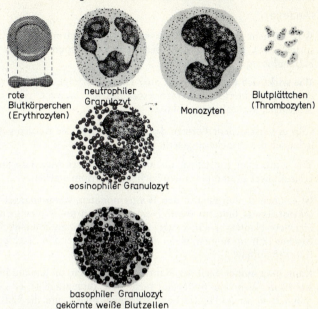

b Abkömmlinge der lymphatischen Organe:

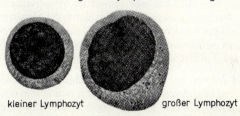

Abb. 34 *Die Blutzellen.* a) Im Knochenmark werden die roten Blutkörperchen, bestimmte Formen der weißen Blutkörperchen (Granulozyten, Monozyten) und die Blutplättchen gebildet. b) Die Lymphozyten, die ebenfalls zu den weißen Blutkörperchen gehören, sind Abkömmlinge der lymphatischen Organe.

Blutarmut

(Anämie)

Was versteht man unter Blutarmut? Von Blutarmut oder Anämie spricht man, wenn die Zahl der roten Blutkörperchen oder deren Hämoglobingehalt verringert ist.

Wie wirkt sich eine Blutarmut aus? Die Hauptfolge der Blutarmut ist die verschlechterte Sauerstoffversorgung der Gewebe. Sie bewirkt Schwäche, Mattigkeit und Blässe.

Gibt es verschiedene Formen der Blutarmut? Ja. Sie werden gewöhnlich nach der Ursache eingeteilt.

Wie kann man feststellen, ob man blutarm ist? Man läßt sich ein vollständiges Blutbild in einem Fachlaboratorium machen.

Ist es normal, daß man in den Wintermonaten, wenn weniger Sonne scheint, etwas blutarm wird? Nein. Daß man im Winter meist eine bleichere Hautfarbe hat, hängt mit dem Mangel an Sonnenlicht und frischer Luft zusammen, wenn man sich vorwiegend in geschlossenen Räumen aufhält.

Kann man immer nach der Hautfarbe beurteilen, ob jemand blutarm ist? Nein. Wenn die Blutarmut nicht sehr ausgeprägt ist, ist es nicht möglich, sie an der Hautfarbe zu erkennen. Viele Leute, die blaß aussehen, haben normale rote Blutkörperchen und sind keineswegs blutarm.

Kommt es oft vor, daß Mädchen und Frauen im Menstruationsalter blutarm sind? Ja. Der regelmäßige Blutverlust durch die Menstruation muß durch Neubildung von Blutkörperchen im Knochenmark ersetzt werden. Dazu ist es notwendig, daß genügend Eisen mit der Nahrung aufgenommen wird. Ein Eisenmangel wird zur Anämie führen.

Warum verordnet der Arzt zur Behandlung der Blutarmut in manchen Fällen Tabletten und in anderen Injektionen? Das richtet sich nach der Ursache der Blutarmut. Wenn sie auf einem Eisenmangel beruht, genügen Eisenpräparate, die man einnehmen kann. Wenn die Blutarmut aber mit einem Vitamin-B_{12}-Mangel zusammenhängt, muß das Vitamin mit Injektionen verabreicht werden.

Ist es ausreichend, wenn man sich mit „blutbildenden" Präparaten auf eigene Faust behandelt? Nein. Wenn eine echte Blutarmut besteht, muß die Ursache bestimmt werden und die medikamentöse Behandlung soll in der Hand des Arztes liegen.

Wie oft soll man sich ein Blutbild machen lassen? Ungefähr einmal im Jahr im Rahmen einer allgemeinen Gesundheitsuntersuchung.

Erhöht Blutarmut die Anfälligkeit für Infekte? Ja.

Können auch dicke Leute blutarm sein? Ja, sicher.

Gibt es einen Zusammenhang zwischen Ernährung und Blutarmut? Eine einseitige Ernährung ist eine der häufigsten Ursachen der einfachen Blutarmut.

Welchen Einfluß hat ein Vitaminmangel auf die Entstehung einer Blutarmut? Ein Mangel an Vitamin B und C, wie z. B. bei Beri-Beri und Skorbut, kann schwere Anämien verursachen. Geringgradigere Vitaminmangelzustände können als Teilfaktor zu einer Blutarmut beitragen.

Können kleinere Blutverluste über längere Zeit, wie z. B. Hämorrhoidal- oder andere Mastdarmblutungen, zu einer Blutarmut führen? Ja, ganz gewiß.

Was ist eine Mangelanämie? Das ist eine Blutarmut, deren Ursache der Mangel einer für die *Blutbildung* notwendigen Substanz ist.

Welche Mangelanämien kommen häufiger vor und was fehlt dabei im Blut?
a) Einfache ernährungsbedingte Anämien sind zumeist die Folge eines ungenügenden Eisen- oder Vitamingehalts der Kost. Sie finden sich oft bei Säuglingen, die nur Milch bekommen, oder bei Erwachsenen, die sich einseitig ernähren.
b) Die perniziöse Anämie entsteht durch einen Vitamin-B_{12}-Mangel bei Personen, die nicht imstande sind, dieses Vitamin aus dem Darm aufzunehmen.
c) Eisenmangelanämien können auch durch einen akuten oder chronischen *Blutverlust* entstehen. Blutungsanämien können mit Bluttransfusionen oder mit blutbildungsfördernden Eisenpräparaten behandelt werden.

Ist die perniziöse Anämie eine ernste Erkrankung? Ja. In früherer Zeit führte sie oft zum Tode. Seit der Entdeckung des Vitamin B_{12} ist jetzt die Krankheit jedoch beherrschbar, und wer daran leidet, kann ein normales Alter erreichen.

Müssen Patienten mit perniziöser Anämie ihr ganzes Leben lang Vitamin B_{12} bekommen? Ja.

Wie läßt sich die Diagnose einer perniziösen Anämie mit Sicherheit stellen?
a) Anhand der charakteristischen Befunde bei der mikroskopischen Untersuchung des Blutes und des Knochenmarks;

b) aufgrund der Tatsache, daß sich bei der Magenanalyse keine Salzsäure im Magensaft nachweisen läßt;
c) durch Bestimmung des Vitamin-B_{12}-Spiegels im Blut.

Was sind angeborene Anämien? Diese Anämien treten bei Menschen auf, die angeborene Defekte im Blut haben; ihre roten Blutkörperchen sind ganz allgemein hinfälliger als normal und werden leichter im Körper zerstört. Diese Anämien zeigen oft familiäres Vorkommen und sind häufig an bestimmte Rassen gebunden.

Was gehört zu den angeborenen Anämien?
a) Die Cooley-Anämie oder Mittelmeeranämie. Sie kommt am häufigsten bei Patienten italienischer oder griechischer Herkunft vor;
b) die Sichelzellanämie, die sich fast ausschließlich bei Negern findet;
c) die hämolytischen Anämien; bei diesen zerfallen die roten Blutkörperchen rascher als normal; sie zeigen ein familiäres Auftreten und unterschiedliche Schweregrade.

Was ist die Sichelzellanämie? Diese Anämieform kommt am häufigsten bei Negern vor. Sie ist durch eine chemische Anomalie des Blutfarbstoffs Hämoglobin gekennzeichnet, die die Sichelform der roten Blutkörperchen bedingt. Diese Zellen gehen leicht zugrunde, so daß sich eine Blutarmut entwickelt.

Kann eine Sichelzellanämie mit Tests nachgewiesen werden? Ja. Es läßt sich genau feststellen, ob jemand aufgrund seiner Erbanlagen ein Sichelzellträger ist oder ob er die Krankheit geerbt hat.

Wie sind die Aussichten der Weitervererbung auf die Nachkommenschaft? Wenn nur *ein Elternteil* Sichelzellträger ist, werden die Nachkommen nicht die Krankheit haben, aber 50% der Nachkommen werden Sichelzellträger sein. Wenn *beide Eltern* Sichelzellträger sind, betragen die Aussichten, daß ein Nachkomme die Sichelzellanämie bekommt, 25%.

Welche Krankheitserscheinungen treten bei der Sichelzellanämie auf? Gewöhnlich besteht eine schwere Blutarmut, bei vielen Kindern findet sich eine mäßige Gelbsucht. In anderen Fällen beobachtet man bei Kindern mit Sichelzellanämie auffallend lange, dünne Arme und Beine, einen kurzen Rumpf und einen vorgewölbten Bauch. Es treten periodisch Schmerzen im Bauch und in den Beinen auf. Man nimmt an, daß sie durch Sichelzellen, die die kleinsten Blutgefäße verstopfen und damit die Durchblutung in den betroffenen Körperregionen stören, verursacht werden.

Wie wird die Sichelzellanämie behandelt? Bei schwerer Blutarmut werden Bluttransfusionen gegeben, um die roten Blutkörperchen zu ersetzen; zum Schutz vor Infektionen werden Antibiotika verabreicht. Zur Behandlung gehört außerdem die Bekämpfung der Schmerzen, die während der Krisen auftreten. Gute Ernährung sowie reichliche Zufuhr von Flüssigkeit und Vitaminen, besonders Folsäure, ist empfehlenswert und eventuell unterstützend wirksam.

Können zwei Sichelzellträger heiraten? Sicher. Sie sollten sich jedoch genetisch beraten lassen, bevor sie sich entschließen, Kinder zu bekommen.

Kann eine Blutarmut durch Schädigung des blutbildenden Knochenmarks entstehen? Ja.

Was kann eine Knochenmarksschädigung und damit eine Blutarmut bewirken? Die Einwirkung von Giften oder anderen gewebeschädigenden Einflüssen – etwa von Röntgenstrahlen, Radium, Benzol, Blei, bestimmten Arzneimitteln und anderen bis heute unbekannten Wirkstoffen.

Sind toxische Anämien ernste Krankheiten? Ja. Erst nach Beseitigung der Schadensursache kann Besserung eintreten.

Führen toxische Anämien zum Tode? Das kann gelegentlich geschehen. Eine Strahlenüberdosis oder eine Überdosis von toxischen Substanzen kann eine tödliche Anämie auslösen.

Was sind hämolytische Anämien? So bezeichnet man Anämien, die durch eine abnorme und übermäßige Zerstörung roter Blutkörperchen entstehen. Der Zellzerfall kann auf ererbten Defekten im Blut selbst beruhen, wie es beim familiären hämolytischen Ikterus der Fall ist, oder als erworbene Störung von spezifischen Giften, Serumtoxinen, Infekten oder anderen Erkrankungen ausgelöst werden.

Kann eine schwere Krankheit eine Blutarmut erzeugen? Ja. Das ist eine der häufigsten Ursachen einer Blutarmut. Eine solche Krankheit kann durch Hemmung des Knochenmarks die Blutbildung beeinträchtigen oder direkt eine Zerstörung der roten Blutkörperchen bewirken. Bei ausgedehntem Krebsbefall kommt es oft zu Anämien dieser Art.

Wie äußert sich eine Blutarmut im allgemeinen? Der Patient fühlt sich meist schwach, sieht blaß aus, hat Herzklopfen, kurzen Atem und Kopfschmerzen.

Wie wird die Blutarmut behandelt? Das hängt ganz und gar von der jeweiligen Ursache der Blutarmut im Einzelfall ab. Bei Mangelanämien muß die fehlende Substanz ersetzt werden; bei toxischen Anämien ist die Entfernung des schuldigen Wirkstoffes aus der Nahrung oder der Umwelt des Kranken erforderlich. Wenn die Blutarmut hochgradig ist, muß man als vorübergehend wirksame Überbrückungsmaßnahmen Bluttransfusionen zum Blutersatz geben.

Eignen sich Bluttransfusionen als Heilmittel für die meisten Anämien? Nein. Zur Heilung einer Blutarmut ist die Erforschung und Beseitigung der Grundursache notwendig. Bluttransfusionen bringen meist nur vorübergehende Besserung, abgesehen von jenen Fällen, wo die Blutübertragung dazu dient, einen plötzlichen Blutverlust auszugleichen.

Echte Polyzythämie

(Polycythaemia vera)

Was ist eine echte Polyzythämie? Polyzythämie besagt, daß der Patient zu viele rote Blutkörperchen besitzt.

Welche Bedeutung hat die Vermehrung der roten Blutkörperchen? Das Blut wird eingedickt und hat eine verstärkte Gerinnungsbereitschaft, was eine Bildung von Blutgerinnseln in den Gefäßen, sogenannte Thrombosen, zur Folge haben kann.

Ist eine Polyzythämie eine ernste Erkrankung? Sie kann es aufgrund der Thrombosen sein.

Wie wird die Polyzythämie behandelt? Mit häufigen Aderlässen oder mit bestimmten Medikamenten, die die Zahl der roten Blutkörperchen herabsetzen.

Können Personen mit Polyzythämie ein normales Leben führen? Ja, aber sie müssen unter ständiger ärztlicher Beobachtung und Kontrolle bleiben.

Welche Ursache hat die echte Polyzythämie? Die Ursache ist unbekannt.

Woran kann man erkennen, ob jemand eine Polyzythämie hat? Der Patient klagt unter Umständen über Schwäche, Kopfschmerzen und andere uncharakteristische Beschwerden. Es können Haut- und Schleimhautblutungen auftreten. Häufig ist eine tiefrote, auch bläulich-rote Verfärbung der Haut zu beobachten. Die Untersuchung kann eine Vergrößerung der Milz ergeben, und das Blutbild zeigt eine starke Vermehrung der roten Blutkörperchen.

Wie läßt sich eine Polyzythämie nachweisen? Anhand der erhöhten Zahl von roten Blutkörperchen und einer Kombination von anderen Befunden, zu denen auch eine Milzvergrößerung gehört.

Ist die Polyzythämie erblich bedingt? Nein.

Blutvergiftung

Was versteht man unter Blutvergiftung? Blutvergiftung ist die volkstümliche Bezeichnung für ein Krankheitsbild, bei dem sich Bakterien im Blut befinden. Wenn die Bakterien Fieber und Vergiftungserscheinungen erzeugen, spricht man von Septikämie oder Sepsis. Wenn die Bakterien nur vorübergehend im Blutstrom vorhanden sind, spricht man von Bakteriämie.

Wie bekommt man eine Blutvergiftung? Durch Krankheitskeime, die von einem Infektionsherd irgendwo im Körper aus in die Blutbahn eindringen. Das kommt am häufigsten als Komplikation eines vernachlässigten oder schlecht behandelten Abszesses oder einer anderen bakteriell bedingten Entzündung vor.

Ist eine Sepsis eine tödliche Krankheit? Mitunter. Seinerzeit führte die Blutvergiftung in der Regel zum Tode. Heute aber werden die meisten Patienten gesund, weil man mit Blutkulturen die Krankheitserreger bestimmen und den Patienten mit dem entsprechenden Antibiotikum behandeln kann.

Wie läßt sich feststellen, welches Medikament bei einer Blutvergiftung geeignet ist? Man entnimmt Blut aus der Vene des Patienten und legt damit im Laboratorium eine Blutkultur auf einem Nährboden an. Die im Blut vorhandenen Bakterien vermehren sich in der Kultur, und man kann dann feststellen, um welchen Erreger es sich handelt. Dann bestimmt man die Empfindlichkeit des Krankheitserregers gegen verschiedene Antibiotika und verabreicht dem Patienten jenes, gegen das der Erreger am empfindlichsten ist.

Wie kann man erkennen, ob die Sepsis überwunden ist? Durch wiederholtes Anlegen von Blutkulturen. Wenn das Blut bei mehreren Kulturen keimfrei ist und wenn die Körpertemperatur des Patienten normal bleibt, kann man ihn als geheilt betrachten.

Welche Komplikationen der Sepsis können vorkommen? Da die Krankheitskeime im ganzen Blute kreisen, können sie sich irgendwo im Körper ansiedeln und Abszesse und Tochterinfektionen hervorrufen – z. B. im Unterhautzellgewebe, in der Lunge, der Leber, dem Gehirn usw.

Ist bei einer Sepsis manchmal eine Operation angezeigt? Nicht zur Beseitigung der Bakterien aus dem Blut. Manchmal ist jedoch eine Operation wegen Komplikationen der Blutvergiftung nötig – z. B. die chirurgische Drainage eines Abszesses, der sich vielleicht infolge einer Bakterienabsiedlung da oder dort im Körper gebildet hat.

Hämophilie und andere Blutungsübel

Was ist die Hämophilie? Die Hämophilie oder Bluterkrankheit ist durch eine verzögerte Gerinnung des Blutes und eine sich daraus ergebende abnorme Blutungsneigung gekennzeichnet.

Ist die Hämophilie erblich? Ja, eindeutig.

Wie wird die Hämophilie übertragen? Sie wird auf männliche Individuen über die Mutter vererbt.

Welche Ursache hat die Hämophilie? Es besteht ein Mangel an einem Gerinnungsfaktor im Blutplasma, der bei normalen Individuen vorhanden ist.

Bekommen weibliche Individuen je eine echte Hämophilie? Die Hämophilie ist eine fast ausschließlich an das männliche Geschlecht gebundene Krankheit.

Wie häufig ist die Hämophilie? Sie ist eine seltene Krankheit.

Kann ein Bluter heiraten? Ja. Wenn er Kinder hat, werden seine Söhne normal sein, aber die Töchter werden Überträgerinnen der Krankheit sein.

Darf ein weibliches Mitglied einer Bluterfamilie heiraten? Gegen eine Heirat ist überhaupt nichts einzuwenden, allerdings kann eine solche Frau Trägerin des hämophilen Faktors sein.

Was ist zu erwarten, wenn eine Frau aus einer Bluterfamilie Kinder bekommt? Statistisch gesehen werden 50% der Söhne Bluter und 50% der Töchter Überträgerinnen sein.

Wie wird die Diagnose der Hämophilie gestellt? Ein Bericht über ungewöhnliche Blutungen in der Vorgeschichte wird den Arzt veranlassen, eine gründliche Blutuntersuchung einschließlich der Prüfung des Gerinnungsmechanismus durchzuführen. Dabei wird sich das Fehlen des erwähnten Faktors herausstellen, das für die Hämophilie verantwortlich ist.

Sind die übrigen Blutbefunde bei Blutern normal? Ja. Die einzige Anomalie ist der Mangel an einem speziellen gerinnungsfördernden Faktor.

Wie tritt die Hämophilie meist in Erscheinung? Mit anhaltenden und langdauernden Blutungen nach geringfügigen Verletzungen, etwa bei Kratzern und kleinen Hautwunden. Auch Blutungen in Muskeln oder Gelenken sind für die Hämophilie charakteristisch. Die Krankheit wird oft schon im frühen Säuglingsalter oder in der Kindheit entdeckt, z. B. anläßlich der Beschneidung, bei einer unbedeutenden Verletzung, beim Zahnziehen oder bei einer Mandeloperation.

Kann bei einem Bluter auch ohne äußere Hautverletzung eine Blutung eintreten? Ja. Wenn der Patient fällt oder sich stößt, kann es zu Blutungen unter die Haut, die große schwarze und blaue Flecken erzeugen, oder zu Blutungen in ein Gelenk mit Schwellung, Hitze und Schmerzen kommen.

Wie behandelt man eine Hautverletzung bei einem Bluter örtlich? Man übt einen festen Druck auf das Wundgebiet aus.

Wie wird ein Hämophiliepatient behandelt, der nicht aufhört zu bluten? Er bekommt sofort eine intravenöse Injektion von konzentriertem Plasma, das große Mengen von dem Antihämophiliefaktor enthält. Diese Substanz wird gewöhnlich als AHF bezeichnet.

Wie sind die Aussichten für einen Bluter? Seit der konzentrierte Antihämophiliefaktor zur Verfügung steht, haben sich die Aussichten dramatisch verbessert. In vielen Krankenhäusern gibt es spezielle Einrichtungen zur Behandlung von Blutern, so daß es heutzutage selten vorkommt, daß ein solcher Patient verblutet. Viele Bluter haben sogar gelernt, sich zu Hause selbst zu behandeln.

Kann ein Bluter eine normale Lebensdauer erreichen? Ja, vorausgesetzt er wird sofort behandelt, wenn eine Blutung eintritt.

Wie wird sich die Hämophiliebehandlung in Zukunft gestalten? Wirkungsvollere und billigere Methoden zur Herstellung und Verabreichung des Antihämophiliefaktors werden zur Zeit entwickelt. Ferner wird in manchen Gebieten eine vorbeugende Behandlung bei Blutern durchgeführt.

Was versteht man unter „Blutungsübel"? Man kann an einer erhöhten Blutungsneigung leiden, die nicht durch eine Hämophilie bedingt ist.

Diese „Blutungsübel" betreffen ebenso Frauen – wenn nicht sogar öfter – wie Männer. Die Grundlage dieser Störungen ist ein Mangel an einem der für die normale Blutgerinnung notwendigen Blutbestandteile, der entweder eine Verlängerung der Blutungs- oder der Gerinnungszeit bewirkt. Außerdem gibt es noch gefäßbedingte Blutungsübel.

Welche Krankheiten gehen beispielsweise mit einer Blutungsneigung einher?
a) Thrombopenien, die durch einen Mangel an Blutplättchen gekennzeichnet sind, wie z. B. die essentielle Thrombopenie (siehe Kapitel 35, Milz);
b) Vitaminmangelkrankheiten wie Skorbut (siehe Kapitel 59, Vitamine);
c) Leberzirrhose (siehe Kapitel 32, Leber).

Lymphknoteninfektionen

Was sind Lymphknoten? Die Lymphknoten sind kleine ovale Gebilde, die in die Lymphbahn eingeschaltet sind. Sie finden sich im ganzen Körper und sind unter der Haut am Hals, in der Achselhöhle, in der Leistenbeuge usw. tastbar. Ihre Größe kann von wenigen Millimetern bis zu einigen Zentimetern schwanken.

Welche Aufgaben haben die Lymphknoten? Sie wehren Infektionen und Krankheiten ab und verhindern ihre Ausbreitung.

Was geschieht, wenn Bakterien oder Toxine (Giftstoffe) in diese Lymphknoten gelangen? Es kommt zu einer Entzündung der Lymphknoten, die man Lymphadenitis nennt.

Was ist eine Lymphangitis? Eine Entzündung der zu den Lymphknoten führenden Lymphgefäße.

Woran erkennt man eine Lymphgefäßinfektion (Lymphangitis)? Man sieht in der Haut dem Lymphgefäßverlauf entlang rote Streifen, die sich von einer infizierten Stelle an Fuß oder Hand aufwärts am Bein oder Arm ziehen.

Wie wird eine Lymphangitis behandelt? Mit der chirurgischen Eröffnung und Eiterableitung am Infektionsherd. Eine Lymphgefäßinfektion läßt sich auch oft mit einer antibiotischen Behandlung beherrschen.

Was geschieht, wenn die Infektion die Lymphknoten ergriffen hat?
a) Der Lymphknoten vergrößert sich und wird druckempfindlich.

b) Wenn die Infektion von den Zellen des Lymphknotens mit der Zeit erfolgreich bekämpft werden kann, geht die Entzündung zurück und die Lymphknotenschwellung schwindet.

c) Die Infektion kann im Lymphknoten zum Halten gebracht werden, aber den Lymphknoten selbst schwer schädigen. In diesem Fall entwickelt sich ein Lymphknotenabszeß.

d) Wenn die Infektionserreger übermächtig sind, können sie geradewegs durch die Lymphknoten in die abführenden Lymphbahnen aufsteigen und dann in den Blutstrom gelangen. In diesem Fall kann eine Blutvergiftung (Sepsis) die Folge sein.

Was muß unternommen werden, wenn sich ein Lymphknotenabszeß bildet? Der Abszeß muß chirurgisch eröffnet und drainiert werden.

Kann eine Lymphknotenentzündung erfolgreich mit Medikamenten behandelt werden? Gewöhnlich läßt sich die Lymphkoteninfektion erfolgreich mit Antibiotika beherrschen. Wenn sich jedoch einmal Eiter gebildet hat, muß ihm chirurgisch Abfluß verschafft werden.

Wo wird häufig eine Lymphknotenentzündung beobachtet?
a) Wenn eine Infektion der Kopfhaut vorliegt, sind die Lymphknoten im Nacken vergrößert. Bei Ohrinfektionen können die Lymphknoten vor oder hinter dem Ohr geschwollen sein. Bei Infektionen im Bereich von Gesicht, Nase und Rachen sind meist die Halslymphknoten vergrößert und schmerzhaft.

b) Bei Infektionen an Zehen oder Füßen zeigen sich Leistendrüsenschwellungen.

c) Bei Infektionen an Finger oder Hand können die Lymphknoten der Achselhöhle vergrößert sein.

Können Lymphknotenschwellungen außer bei Infektionen auch bei anderen Krankheiten auftreten? Ja. Die Lymphbahnen gehören zu den bevorzugten Ausbreitungswegen von Krebsgeschwülsten. Es kommt daher oft zum Krebsbefall und dadurch zur Vergrößerung von Lymphknoten.

Welche Lymphknoten werden am häufigsten von Krebsabsiedlungen betroffen? Die Lymphknoten der Achselhöhle werden oft von einem Krebs befallen, der von der Brustdrüse seinen Ausgang genommen hat. Die Halslymphknoten können bei einem Krebs von Nase und Rachen oder von der Schilddrüse ergriffen werden. Wenn sich ein Krebs von den unteren Gliedmaßen weiter ausbreitet, werden die Leistenlymphknoten in Mitleidenschaft gezogen. Alle inneren Organe haben zugehörige Lymphknoten, die häufig beim Fortschreiten einer Krebsgeschwulst erfaßt werden.

Können Lymphknoten von Tuberkulose befallen werden? Ja. Eine Tuberkulose der Halslymphknoten war früher eine geläufige Komplikation der Mandeltuberkulose. Heute gibt es das dank der Pasteurisierung, die die Übertragung von Tuberkelbakterien durch die Milch ausgeschaltet hat, nicht mehr oft.

Leukämie

Was versteht man unter Leukämie? Die Leukämie ist eine bösartige Krankheit der blutbildenden Gewebe, bei der sich abnorme weiße Blutkörperchen außerordentlich zahlreich in der Blutbahn finden.

Gibt es verschiedene Arten von Leukämien? Ja. Sie werden nicht nur nach der Art der Zellen, sondern auch nach dem Krankheitsverlauf eingeteilt. Der Verlauf kann rasch (akut) oder langsam fortschreitend (chronisch) sein.

Ist die Leukämie eine Form von Krebs? Ja.

Wie kann man die verschiedenen Formen der Leukämie diagnostizieren? Die Diagnose ergibt sich aus der Beobachtung der Zellart, die im Einzelfall von dem bösartigen Prozeß betroffen ist.

Was ist die Ursache der Leukämie? Die Ursache ist unbekannt. Die Häufigkeit von Leukämien scheint jedoch bei Personen, die der Einwirkung von Strahlen und bestimmten chemischen Substanzen ausgesetzt waren, größer zu sein.

Wie häufig ist die Leukämie? Die Leukämie ist keine ausgesprochen seltene Krankheit.

Wer kann eine Leukämie bekommen? Die Leukämie kann bei beiden Geschlechtern und in jedem Alter auftreten.

Welche verschiedenen Formen der Leukämie gibt es? Es gibt zwei Formen der akuten oder rasch fortschreitenden Leukämie und zwei Formen der chronischen, langsam fortschreitenden Leukämie. Die einzelnen Formen werden mit der mikroskopischen Untersuchung der Blutkörperchen und der Zellen, die aus dem Knochenmark entnommen werden, bestimmt.

Wo beginnt die Leukämie gewöhnlich? Wahrscheinlich im Knochenmark, wo die weißen Blutkörperchen gebildet werden. Sie kann klinisch zuerst durch eine Vergrößerung der Lymphknoten, der Milz oder der Leber in Erscheinung treten.

Welche Symptome erzeugt die Leukämie? Starke Blässe, Gewichts- und Appetitverlust, außerordentliche Schwäche und Mattigkeit. Oft bestehen eine Blutarmut und leichtes Fieber, es können auch starke Blutungen nach geringfügigen Verletzungen auftreten.

Wie lange ist die durchschnittliche Überlebenszeit bei der chronischen Leukämie? Ungefähr drei bis fünf Jahre vom Ausbruch der Erkrankung ab. Manchmal kann die Leukämie für unbegrenzte Zeit beherrscht werden.

Hat die Anzahl der weißen Blutkörperchen im Blut direkten Einfluß auf den Verlauf der Erkrankung? Bei der chronischen Leukämie vertragen die Patienten eine starke Erhöhung der Blutkörperchenzahl über lange Zeit.

Was will man mit der Leukämiebehandlung ganz allgemein erreichen? Das Ziel ist die Heilung des Patienten von der Krankheit. Da das leider nur in einer Minderzahl der Fälle möglich ist, richten sich die Bestrebungen darauf, Remissionen herbeizuführen und über möglichst lange Zeit zu erhalten.

Was versteht man unter Remission? Den vorübergehenden Rückgang von Krankheitserscheinungen.

Kann in den meisten Fällen von Leukämie eine Remission erreicht werden? Ja. Die Remissionen können jahrelang anhalten.

Bringen die heutigen Behandlungsmöglichkeiten dem Leukämiepatienten im Durchschnitt eine echte Lebensverlängerung? Ja, ganz eindeutig.

Welche Zukunftsaussichten bieten sich der Leukämiebehandlung? Auf diesem Gebiet sind sehr viele fruchtbare Forschungen im Gange. Manche Patienten können heute schon gerettet werden, andere können viel länger überleben, als es noch vor 10 Jahren möglich gewesen wäre.

Lymphom

Was versteht man unter dem Ausdruck Lymphom? Ein Lymphom ist ein maligner Tumor von lymphatischem Gewebe. Die Lymphome werden unterteilt in die Hodgkin-Krankheit und die Non-Hodgkin-Lymphome.

Wann ergibt sich der Verdacht auf ein Lymphom? Bei Beobachtung einer Lymphknotenschwellung – häufig am Hals, unter den Armen oder in der Leistenbeuge. Eine Vergrößerung der Milz oder Leber kann das erste Anzeichen dafür sein, daß ein Lymphom vorhanden ist. Es muß aber betont werden, daß eine einfache Schwellung lymphatischen Gewebes gewöhnlich nicht auf einen bösartigen Prozeß, sondern auf andere Ursachen zurückgeht.

Wie kann die Verdachtsdiagnose bestätigt werden? Einer der betroffenen Lymphknoten wird operativ entfernt und von einem Pathologen mikroskopisch untersucht.

Hodgkin-Krankheit
(maligne Lymphogranulomatose)

Was ist die Hodgkin-Krankheit? Eine zur Lymphomgruppe gehörende bösartige Lymphknotenerkrankung.

Ist die Hodgkin-Krankheit häufig? Sie ist eine verhältnismäßig seltene Krankheit.

Wer bekommt am ehesten eine Hodgkin-Krankheit? Sie kann in jedem Alter vorkommen, findet sich aber am häufigsten im dritten und vierten Lebensjahrzehnt. Sie tritt bei Männern häufiger auf als bei Frauen.

Ist die Hodgkin-Krankheit erblich oder kommt sie familiär vor? Nein.

Welche Ursache hat die Hodgkin-Krankheit? Die Ursache ist unbekannt.

Welche Krankheitserscheinungen zeigen sich bei der Hodgkin-Krankheit? Zu Beginn bestehen gewöhnlich keine Beschwerden, und der einzige Hinweis auf die Erkrankung können schmerzlose Lymphknotenschwellungen sein. Im späteren Verlauf der Krankheit kann es zu Bauchbeschwerden durch Milzvergrößerung und zu Fieberschüben, die zwei bis drei Wochen anhalten, kommen. Schließlich wird der Patient stark anämisch und leidet an allen damit zusammenhängenden Beschwerden.

Welche Organe werden von der Hodgkin-Krankheit betroffen? Lymphknoten, Leber, Milz und Knochenmark sind am häufigsten befallen, doch können auch andere Organe von dem Prozeß betroffen sein.

Wie wird die Diagnose der Hodgkin-Krankheit gestellt? Anhand der typischen Befunde bei der mikroskopischen Untersuchung eines Lymphknotens, der operativ entfernt wurde.

Wie verläuft die Hodgkin-Krankheit gewöhnlich? Die meisten Patienten können heute mit einer Strahlentherapie und/oder Chemotherapie geheilt werden, wenn die Diagnose und Behandlung in den Frühstadien der Krankheit erfolgt.

Ist die Hodgkin-Krankheit eine Form von Krebs? Die Meinungen sind zwar etwas geteilt, doch die meisten Ärzte sind der Ansicht, daß die Krankheit eine Form eines bösartigen Prozesses ist.

Wie wird die Hodgkin-Krankheit behandelt? Viele Fälle werden primär mit Bestrahlungen (Röntgenstrahlen, Kobalt usw.) behandelt, andere mit einer Chemotherapie. Oft bringt eine Kombination von beiden Methoden die besten Ergebnisse. Mit den modernen Behandlungsmethoden wurde bei dieser Krankheit eine dramatische Verbesserung der Heilungsrate und der Überlebensqualität erreicht.

Non-Hodgkin-Lymphom

Was ist ein Non-Hodgkin-Lymphom? Es ist eine Form des Lymphoms, die sich durch ihre mikroskopischen Charakteristika und durch die Art und Weise ihrer Ausbreitung von der Hodgkin-Krankheit unterscheidet.

Kann das Non-Hodgkin-Lymphom auf ein einziges Körpergebiet beschränkt sein? Das kommt gelegentlich vor, aber die meisten Fälle zeigen eine frühzeitige Ausbreitung der Erkrankung.

Wie wird das Non-Hodgkin-Lymphom behandelt? Bei der örtlich begrenzten Form der Erkrankung wird eine Strahlentherapie durchgeführt, wenn ein ausgebreiteter Befall vorliegt, eine Chemotherapie.

Können Patienten mit Non-Hodgkin-Lymphom längere Zeit hindurch am Leben bleiben? Ja. Die Patienten überleben im allgemeinen viele Jahre, manche werden geheilt.

13

Bruchleiden

(Hernien)

Was ist eine Hernie? Man spricht von einer Hernie oder einem Bruch, wenn ein Organ, das normalerweise innerhalb einer Körperhöhle liegt, durch eine Wandlücke, die sogenannte Bruchpforte, austritt und in eine Gegend vorfällt, wo es nicht hingehört; als Beispiel sei die Zwerchfellhernie genannt, bei der der Magen durch eine Zwerchfelllücke aus der Bauchhöhle in die Brusthöhle hinaufsteigt.

Welche Bezeichnungen sind für „Hernie" noch gebräuchlich? „Eingeweidebruch" oder einfach „Bruch".

Wodurch entsteht ein Bruch? In der überwiegenden Mehrzahl beruhen Brüche auf einer fehlerhaften Anlage oder Schwäche der Muskel- und Bindegewebsschichten, die die einzelnen Abschnitte oder Hohlräume des Körpers voneinander abgrenzen, wie etwa den Brustraum vom Bauchraum oder den Bauchraum von den Gliedern. Andere Brüche entstehen durch Verletzungen, die zu einer Zerreißung der Muskel- oder Bindegewebsschranken an den verschiedenen Austrittspforten der Körperhohlräume führen.

Sind viele Brüche schon von Geburt an vorhanden? Ja. Eine ziemlich große Zahl von Kindern kommt infolge von Entwicklungsfehlern mit Brüchen auf die Welt, und zwar zumeist mit Brüchen in der Nabelgegend (Umbilikalhernie) oder in der Leistengegend (Inguinalhernie).

Wo kann am leichtesten ein Bruch entstehen? An den verschiedenen Punkten, wo große Gebilde, etwa Blutgefäße oder Eingeweideteile, die einzelnen Körperhöhlen verlassen oder in sie eintreten. An diesen Stellen befindet sich lockeres Gewebe, das unter starker Belastung auseinanderweichen und reißen kann.

Welche Belastungen, Schäden oder Verletzungen führen am ehesten zu einem Bruch?
a) Heben schwerer Lasten;
b) plötzliche Verdrehung, Zug oder Muskelanspannung;
c) starke Gewichtszunahme, die zu einer Erhöhung des in der Bauchhöhle herrschenden Druckes führt;
d) Wachsen eines großen Bauchtumors, der die Organe verdrängt;
e) Schwangerschaft, mit der dadurch bedingten Erhöhung des Bauchinnendrucks;

f) chronische Verstopfung, mit dem damit verbundenen starken Pressen beim Stuhlgang;
g) wiederholte Hustenanfälle, die den Bauchinnendruck plötzlich stark ansteigen lassen.

Wie häufig sind Brüche? Sie gehören zu den häufigsten aller operationsbedürftigen krankhaften Veränderungen.

Bekommen Männer leichter einen Bruch als Frauen? Ja, das trifft für jene Formen zu, die durch körperliche Belastung und Anstrengung entstehen, wie es beim Leistenbruch (Inguinalhernie) der Fall ist. Frauen bekommen eher Brüche in der Nabelgegend (Umbilikalhernie) als Folge einer Schwangerschaft.

Treten Brüche familiär gehäuft auf oder sind sie erblich bedingt? Nein, aber die Anlage der Muskulatur und des Bindegewebes ist erblich.

Was sind die häufigsten Bruchformen?
a) Der Leistenbruch oder die Inguinalhernie ist die am häufigsten vorkommende Bruchform. Ein solcher in der Leiste gelegener Bruch entwickelt sich oft beidseitig, man spricht dann von einer bilateralen Inguinalhernie (Abb. 35, Abb. 36).
b) Der Schenkelbruch oder die Femoralhernie tritt direkt unter dem Leistenband aus und folgt den großen Blutgefäßen, die vom Stamm in die unteren Gliedmaßen ziehen.
c) Der Bauchwandbruch oder die Ventralhernie tritt zumeist in der Mittellinie des Bauches unter dem Nabel auf und kommt oft durch das Auseinanderweichen der Bauchmuskeln (Rektusdiastase) nach einer Schwangerschaft zustande.
d) Die epigastrische Hernie liegt in der Mittellinie des Bauches oberhalb des Nabels. Derartige Brüche bestehen wahrscheinlich von Geburt an, treten aber erst im Erwachsenenalter in Erscheinung.
e) Der Nabelbruch oder die Umbilikalhernie ist eine der häufigsten Bruchformen. Neugeborene sowie Frauen, die viele Schwangerschaften durchgemacht haben, scheinen für die Entwicklung eines Bruchs in der Nabelgegend besonders anfällig zu sein (Abb. 37).
f) Der Narbenbruch tritt im Bereich einer Operationsnarbe auf, wenn die Wunde entweder aufgrund eines schlechten Heilungsvermögens oder wegen einer Infektion schlecht geheilt ist. Ein Bruch dieser Art kann an jeder Stelle der Bauchwand liegen.
g) Die rezidivierende Hernie: etwa einer von 10 Brüchen kommt nach der chirurgischen Korrektur wieder; man spricht dann von einem rekurrierenden oder rezidivierenden Bruch.
h) Die Zwerchfellhernie findet sich sehr häufig; als Bruchpforte dient

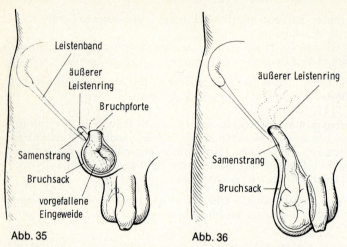

Abb. 35 *Direkter Leistenbruch.* Infolge einer Wandschwäche im Leistenbereich drängt sich eine Darmschlinge nach außen und nimmt den Bauchfellüberzug der Bauchwand als Bruchsack mit.

Abb. 36 *Indirekter Leistenbruch.* Vorfallende Eingeweide und Bruchsack folgen dem Leistenkanal entlang dem Samenstrang und nehmen damit den gleichen Weg wie die absteigenden Hoden während der vorgeburtlichen Entwicklung. Angeborene Leistenbrüche sind immer indirekte Leistenbrüche.

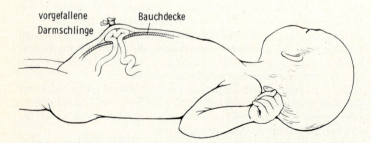

Abb. 37 *Nabelbruch.* Viele Kinder kommen mit kleinen Nabelbrüchen zur Welt. Die Bruchpforte liegt an jener Stelle, an der die Nabelschnurgefäße durch die Bauchwand treten.

am häufigsten die Zwerchfellücke, durch die die Speiseröhre aus dem Brustraum in den Bauchraum übertritt. Diese Stelle heißt Hiatus oesophagi, man spricht daher von Hiatushernien. Andere Zwerchfellhernien sind die Folge einer mangelhaften Entwicklung des Zwerchfells oder eines verletzungsbedingten Zwerchfellrisses. Für Zwerchfellhernien ist charakteristisch, daß Bauchorgane, etwa Teile des Magens, Dünndarms oder Dickdarms, durch die Lücke in den Brustraum aufsteigen und dort zu liegen kommen (Abb. 38 a und b).

i) Die innere Hernie ist ein atypischer Bruch, bei dem ein inneres Organ, gewöhnlich der Dünndarm, in Spalten oder Buchten der Bauchhöhle vordringt, wo es nicht hingehört.

j) Der Lendenbruch oder die Lumbalhernie und die Glutealhernie oder Hernia ischiadica sind Brüche, die außerordentlich selten sind und auf Schwächen in der Gesäß- oder Rückenmuskulatur beruhen. Die vorgefallenen Organe treten als Vorwölbungen im Gesäß oder im Rücken hervor.

Wann tritt man eher für eine nichtoperative als für eine chirurgische Behandlung eines nicht eingeklemmten Bruches ein?
a) Stark übergewichtige Patienten ohne besondere Beschwerden seitens des Bruches sollen nicht operiert werden, bevor sie nicht abgenommen haben.
b) Bei Patienten mit schweren inneren Erkrankungen, etwa einer aktiven Lungentuberkulose oder einem ernsten Herzleiden, wird man wahrscheinlich am besten auf eine Operation verzichten.
c) Patienten im 7. oder 8. Lebensjahrzehnt mit kleinen Brüchen werden wohl besser konservativ behandelt, wenn der Bruch nicht schwere Krankheitserscheinungen erzeugt.

Wie wird ein Bruch konservativ behandelt? Mit einem Stützmieder oder Bruchband, das den Bruchinhalt in der Bauchhöhle zurückhält.

Sollen Bruchbänder in der Regel vor der Operation längere Zeit hindurch getragen werden? Nein. Bruchbänder können eine Schwächung der Gewebe, denen sie ständig aufliegen, bewirken. Sie sollten daher nicht länger als höchstens ein paar Wochen vor der Operation getragen werden.

Warum empfiehlt man nicht bei allen Brüchen lieber ein Bruchband als eine Operation? Weil ein Bruchband den Bruch nicht heilt. Es drängt nur den Inhalt des Bruchsacks zurück. Wenn der Patient älter und der Bruch größer wird, wirkt das Bruchband nicht mehr ausreichend.

Sind Gefahren damit verbunden, wenn man es versäumt, den Bruch operieren zu lassen? Ja, ganz gewiß. Die Gefahr einer Brucheinklem-

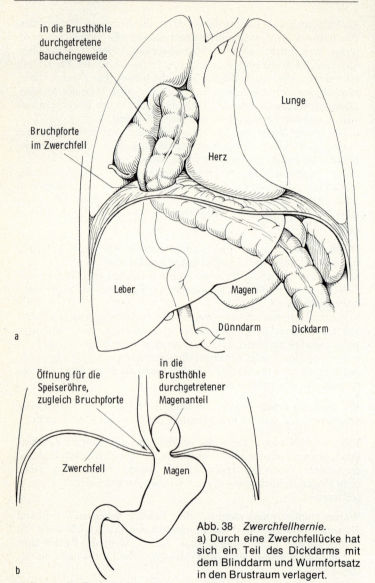

Abb. 38 *Zwerchfellhernie.*
a) Durch eine Zwerchfellücke hat sich ein Teil des Dickdarms mit dem Blinddarm und Wurmfortsatz in den Brustraum verlagert.
b) Durch die Zwerchfellücke, die der Speiseröhre zum Durchtritt vom Brust- in den Bauchraum dient, ist ein Teil des Magens in den Brustraum aufgestiegen.

mung ist immer vorhanden. Eine solche „inkarzerierte Hernie" kann eine lebensbedrohliche Lage heraufbeschwören.

Ist die Injektionsbehandlung von Brüchen erfolgversprechend? Nein. Diese Methode wurde verlassen, da sie gefährlich und unwirksam ist.

Schwinden Brüche manchmal von selbst? Nein. Die einzigen Hernien, die von selbst schwinden können, sind Brüche bei Neugeborenen, und zwar kleine Nabelbrüche und gelegentlich einmal ein kleiner Leistenbruch.

Wie groß ist der Erfolg von Bruchoperationen? Die überwiegende Mehrzahl von Brüchen kann erfolgreich durch den Verschluß der Bruchpforte mit Verstärkung der Gewebeschichten behoben werden, nachdem man die vorgefallenen Organe in ihre normale anatomische Lage gebracht und die Ausbuchtung des Bauchfells, die den Bruchsack bildet, abgetragen hat.

Wann ist der günstigste Zeitpunkt für eine Bruchoperation? Wann sich der Patient für die Bruchoperation entscheidet, bleibt gewöhnlich seiner Wahl überlassen, und er kann sich den Zeitpunkt so aussuchen, wie es ihm am besten paßt. Es ist aber zu bedenken, daß die meisten Brüche zur Vergrößerung neigen; je ausgedehnter der Bruch, um so schwieriger ist seine Beseitigung und um so größer die Gefahr eines Rückfalls.

Wann ist eine Bruchoperation eine dringliche Notmaßnahme? Wenn der Bruch eingeklemmt ist: der Inhalt des Bruchsacks, etwa eine Dünndarm- oder Dickdarmschlinge, wird abgeschnürt und erleidet eine Durchblutungsstörung. In einem solchen Fall muß der Patient sofort operiert werden. Wenn das nicht geschieht, kommt es zum Absterben des abgeschnürten Bruchinhalts, und der Patient kann an einer Bauchfellentzündung sterben.

Verschiebt der Chirurg in ausgewählten Fällen die Operation, wenn der Patient übergewichtig ist? Ja. Wenn der Patient zu fettleibig und der Bruch zu groß ist, wäre eine Behebung des Bruchs vergleichbar mit dem Versuch, in einen kleinen Koffer zu viel Zeug zu stopfen; wenn man den Koffer dann schließt, sprengt ihn wahrscheinlich der große Druck von innen wieder auf!

Sind Bruchoperationen gefährlich? Nein. Sie sind selten von Komplikationen gefolgt, abgesehen von den Operationen eingeklemmter Brüche. In solchen Fällen findet der Operateur unter Umständen bereits eine gangränöse Dickdarm- oder Dünndarmschlinge vor, was eine ausgedehnte und schwierige Operation zur Entfernung der zugrundegegangenen Darmschlingen nach sich zieht.

Wie geht der Chirurg vor, wenn sich in einem Bruch eine gangränöse Darmschlinge findet? Die gangränösen Teile des Darms werden entfernt. Das ist eine um vieles schwierigere, kompliziertere und mit größeren Gefahren verbundene Operation als bei einem einfachen Bruch! Operationstechnische Fortschritte und antibiotische Behandlung haben jedoch die Sterblichkeit bei solchen Fällen beachtlich gesenkt.

Sind Bruchoperationen besonders schmerzhaft? Nein, abgesehen vom Wundschmerz in den ersten paar Tagen nach der Operation.

Ist eine Zwerchfellhernienoperation besonders gefährlich? Nein, aber sie ist ein ausgedehnteres Operationsverfahren als eine Bruchoperation in der Bauchregion.

Wie werden Zwerchfellhernien behoben? In den meisten Fällen wird der Hautschnitt in der Brust, den Rippen entlang angelegt, die Brusthöhle eröffnet und die Lücke oder der Riß im Zwerchfell genäht, nachdem die verlagerten Organe in die Bauchhöhle zurückgebracht wurden. Ein anderer günstiger Zugang für diese Bruchoperation kann durch einen Hautschnitt in der Bauchdecke geschaffen werden.

Gelingt es meist, die Zwerchfellhernie zu beheben? Ja, in der überwiegenden Mehrzahl der Fälle.

Wie lange dauern Bruchoperationen? Einfache Leistenbrüche können in ½ – ¾ Stunden behoben werden; Operationen von ausgedehnteren Brüchen, etwa von Zwerchfellhernien oder eingeklemmten Brüchen, bei denen die vorgefallenen Organe fest mit der Bruchsackwandung verwachsen sind, können mehrere Stunden in Anspruch nehmen.

Wie erfolgt die Schmerzausschaltung bei der Operation? Bei Brüchen unter Nabelhöhe meist mit einer Allgemeinnarkose, Epidural- oder Spinalanästhesie; Zwerchfellhernien und Brüche im Oberbauch werden ausschließlich in Allgemeinnarkose (Inhalationsnarkose) operiert.

Wie bald nach der Operation darf der Patient das Bett verlassen? In den meisten Fällen am Tag der Operation oder am nächsten Tag.

Wie lange muß man nach einer gewöhnlichen Bruchoperation im Krankenhaus bleiben? Etwa vier Tage, in manchen Fällen nur 2–3 Tage. Bei älteren Patienten oder nach komplizierteren Operationen ist unter Umständen ein 7–10tägiger Krankenhausaufenthalt erforderlich.

Kann Husten oder Niesen zu einem Rückfall des Bruches führen? Nein, trotz der Tatsache, daß die Patienten oft ein Gefühl haben, als ob sie alle Nähte beim Husten gesprengt hätten.

Wie groß ist die Gefahr eines Rückfalls nach der Operation? Bei mehr als 90% der Brüche bewirkt die Operation eine Dauerheilung. Die meisten Rückfälle sieht man bei älteren Leuten oder bei solchen, deren Muskel- und Bindegewebe besonders schwach ist.

Wie lange braucht eine Bruchoperationswunde im Durchschnittsfall zur Heilung? 7 Tage.

Welche Vorsichtsmaßnahmen soll man treffen, um einem Bruchrückfall vorzubeugen?
a) Der Patient sollte eine starke Gewichtszunahme vermeiden.
b) Schieben, Ziehen oder Heben schwerer Gegenstände (über 15–25 kg) ist zu vermeiden.
c) Alle anstrengenden sportlichen Übungen sind 4–6 Monate lang zu unterlassen.

Was sollte geschehen, wenn ein Bruch wieder kommt? Bruchrezidive können in etwa $\frac{4}{5}$ der Fälle durch eine neuerliche Operation geheilt werden.

Sollen Bruchoperierte Bruchbänder oder Stützmieder tragen? Nein. Durch die Operation wurde ein ausreichender Schutz geschaffen.

Kommt es vor, daß einige Wochen oder Monate nach der Operation noch leichte Schmerzen, Taubheit oder ein Prickeln in der Wunde oder längs des Hodensacks spürbar bleiben? Ja. Das gibt es gelegentlich, schwindet aber von selbst.

Wird das Sexualleben durch eine Leistenbruchoperation beeinträchtigt? Nein. Die Hoden und die anderen Genitalorgane bleiben von der Operation unbehelligt.

Wie bald nach der Geburt kann ein Bruch bei einem Neugeborenen operiert werden? Neugeborene vertragen eine Operation außerordentlich gut. Wenn der Bruch groß ist oder wenn die Gefahr einer Einklemmung besteht, ist eine Operation während der ersten Lebenswochen oder Monate wünschenswert.

Treten Leistenbrüche bei Neugeborenen häufig beidseitig auf? Ja. Es ist allgemein üblich, Neugeborene beidseitig zu operieren, auch wenn ein Bruch nur auf einer Seite tastbar ist. Bei 3 von 4 Kindern mit einseitigem Bruch ist auch auf der anderen Seite ein Bruch vorhanden, der aber der Untersuchung entgehen kann.

Erhöht die beidseitige Operation das Operationsrisiko? Nein.

Kann jemand, der bruchoperiert wurde, sich jemals wieder normal körperlich betätigen? Ja, ganz gewiß.

Kann sich eine Frau nach einer Bruchoperation eine Schwangerschaft zumuten? Ja, einige Monate nach der Wundheilung.

Wie bald nach einer Bruchoperation kann man folgendes tun?

Baden	7 Tage
Das Haus verlassen	7 Tage
Treppen steigen	7 Tage
Haushaltsarbeiten verrichten	3–4 Wochen
Ein Auto lenken	5–6 Wochen
Geschlechtsverkehr wieder aufnehmen	4 Wochen
Wieder zur Arbeit gehen	6–8 Wochen
Alle körperlichen Tätigkeiten wieder aufnehmen	3–6 Monate

Wie oft soll man nach einer Bruchoperation zur Kontrolluntersuchung gehen? Ungefähr alle 6 Monate, 2 Jahre hindurch.

14

Brustdrüse

siehe auch Kapitel 29, Krebs; Kapitel 45, Plastische Chirurgie; Kapitel 46, Pubertät und Jugendalter; Kapitel 49, Säuglingsernährung; Kapitel 52, Schwangerschaft und Entbindung; Kapitel 54, Sexualorgane

Sind beide Brüste immer gleich groß? Nein. Bei vielen Frauen ist die eine Brust etwas größer als die andere.

Entwickelt sich bei Mädchen die Brust meist in gleicher Weise wie bei der Mutter? Ja. Größe und Form der Brust sind in einer Familie oft vom gleichen Typ (Abb. 39).

Kann man kleine Brüste vergrößern? Bei den meisten Jugendlichen hängt die Unterentwicklung der Brust mit einer langsamen Entwicklung des übrigen Körpers und einer niedrigen Produktion weiblicher Geschlechtshormone zusammen. Wenn das der Fall ist, werden die Brüste mit dem Heranreifen des Mädchens größer. In der plastischen Chirurgie wurden in den letzten Jahren mit einem Kochsalzlösung oder Silikongel enthaltenden Silasticbeutel, der unter der Brust eingesetzt wird, damit sie größer wirkt, gute Ergebnisse erzielt. Die Erfolge sind am besten, wenn diese Operation von einem Fachmann, der auf dem Gebiet der plastischen Chirurgie der Brust große Erfahrung besitzt, durchgeführt wird.

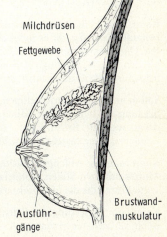

Abb. 39 *Bau der Brustdrüse.* Die Brustdrüse setzt sich aus zahlreichen kleinen Drüsenläppchen zusammen, deren Ausführungsgänge sich sammeln und an der Brustwarze ausmünden. Die Milchbildung erfolgt unter hormonellem Einfluß. Die äußere Form der Brust ist nicht nur vom Drüsenkörper, sondern auch von der Entwicklung des Fettgewebes abhängig.

Gibt es gymnastische Übungen, mit denen man der Senkung der Brust vorbeugen kann? Nein. Hängebrüste sind ein Körpermerkmal, das sich nicht durch Turnübungen beeinflussen läßt.

Was kann man tun, um die jugendliche Form der Brust zu bewahren? Die beste Schutzmaßnahme ist das Tragen eines guten Büstenhalters, der die Brust anhebt. Außerdem sollte man stärkere Gewichtsschwankungen, die zur Schwächung des stützenden Bindegewebes führen, meiden.

Verändert die Schwangerschaft die Form der Brust? Ja, aber nicht unbedingt zum Nachteil. Viele Frauen machen die Erfahrung, daß ihre Brust durch Schwangerschaft und Stillen schöner wurde.

Kann man sich auch mit vierzig, fünfzig Jahren und darüber noch die Form der Brust bewahren? Man kann viel dazu tun, um sich eine jugendliche Figur zu erhalten; sehr viel hilft es, wenn man vermeidet, übergewichtig zu werden und wenn man die Brust mit einem zweckentsprechenden Büstenhalter stützt.

Schaden Metallbügel in Büstenhaltern der Brust? Eigentlich nicht, wenn sie nicht an irgendeiner Stelle zu stark auf die Brust drücken.

Spielt das Stillen für die spätere Entwicklung von Brustgeschwülsten oder Brustkrebs eine Rolle? Es ist nicht endgültig bewiesen, daß die Tatsache, ob gestillt wurde oder nicht, für eine spätere Tumorentwicklung eine Rolle spielt.

Was ist eine eingezogene Brustwarze? Eine eingezogene Brustwarze oder Hohlwarze ist in den Warzenhof eingestülpt statt hervorzutreten.

Kann man Hohlwarzen heilen? Wenn sie von frühester Jugend an behandelt werden, ist es möglich, eine stärkere Einziehung zu verhüten. Die Brustwarzen müssen dazu täglich herausgezogen und massiert werden. Es ist wichtig, daß man diese Behandlung während der Schwangerschaft durchführt, wenn man die Absicht hat zu stillen.

Soll man Medikamente nehmen, damit die Brustdrüsen nach der Entbindung auch bestimmt Milch produzieren können? Das ist nicht nötig, weil die Brustdrüsen nur bei einem kleinen Prozentsatz der Frauen zu einer ausreichenden Milchproduktion unfähig sind.

Kann man die Milchproduktion zum Versiegen bringen, wenn eine Mutter mit dem Stillen aufhören will? Ja. Es gibt verschiedene wirksame Mittel, die die Milchsekretion zum Stillstand bringen.

Kann eine Verletzung der Brust einen Krebs hervorrufen? Nein! Das ist ein verbreiteter Irrtum.

Hat die Größe der Brust etwas mit der Entwicklung von Brusttumoren zu tun? Nein. Geschwülste finden sich in großen Brüsten ebenso häufig wie in kleinen.

Ist es normal, daß die Brüste kurz vor der Monatsblutung etwas vergrößert und empfindlich werden? Ja. Bei vielen Frauen tritt ein paar Tage vor Beginn der Regelblutung eine schmerzhafte Spannung und Anschwellung der Brust auf, die am ersten oder zweiten Tag der Blutung zurückgeht.

Was hat diese Spannung und Vergrößerung der Brust vor der Monatsblutung zu bedeuten? Es handelt sich um eine normale Erscheinung des Monatszyklus, die mit der Hormonsekretion in Zusammenhang steht.

Kann man etwas tun, um die Spannung und Schwellung der Brust vor der Regelblutung zu vermindern? Bei den wenigen Patientinnen, bei denen diese Beschwerden besonders stark sind, können sie durch Einschränkung der Salz- und Flüssigkeitszufuhr und durch Verabreichung von Vitamin-B-Komplex in hohen Dosen während der Tage vor der Blutung etwas gemildert werden. In ganz seltenen Fällen kann eine Hormonbehandlung angezeigt sein.

Kann man sich gefahrlos Haare von der Brust und der Brustwarze entfernen lassen? Ja. Die Entfernung der Haare mit einer Elektrokaustikbehandlung gelingt meist und ist unschädlich.

Kommt es oft vor, daß eine Brust durch eine Manipulation verletzt wird? Nein.

Wie oft sollte sich eine Frau die Brust untersuchen lassen? Jede Frau sollte sich die Brust mindestens einmal jährlich untersuchen lassen; wenn sie irgend etwas Ungewöhnliches spüren oder Schmerzen in einer Brust bekommen sollte, soll sie sofort zum Arzt gehen.

Ist die Selbstuntersuchung der Brust eine befriedigende Vorsorgemaßnahme? Ja, doch soll sie nicht die regelmäßige Kontrolluntersuchung durch den Arzt ersetzen.

Selbstuntersuchung der Brust

Wie wird die Selbstuntersuchung der Brust durchgeführt?
1. Man legt sich flach auf den Rücken auf das Bett und schiebt ein kleines Kissen oder dickes Telefonbuch unter die rechte Schulter und Rückenseite. Das verhindert, daß die Brust zur Seite sinkt, so daß man besser untersuchen kann.

2. Der rechte Arm wird über den Kopf gelegt.
3. Die innere Hälfte der rechten Brust wird mit der geschlossenen gestreckten linken Hand, und zwar mit der flachen Innenseite der Finger, nicht mit den Fingerspitzen, untersucht. Von oben beginnend wird das Gewebe mit sanftem Druck schrittweise bis zum unteren Brustrand abgetastet. Knoten sind leichter zu fühlen, wenn die Finger mit etwas Körperöl oder Seife befeuchtet werden, damit sie besser über die Brust gleiten.
4. Dann nimmt man den rechten Arm herunter und läßt ihn seitlich neben dem Körper herabhängen.
5. Hierauf wird die äußere Hälfte der Brust – wieder mit der flachen Innenseite der Finger der linken Hand – von außen gegen die Brustwarze zu abgetastet, oben beginnend und schrittweise zum unteren Brustrand fortschreitend.
6. Auf die gleiche Weise wird mit seitenverkehrten Handgriffen die linke Brust untersucht.
7. Mit einer melkenden Bewegung streicht man vorsichtig beide Brustwarzen aus, um zu sehen, ob eine Absonderung auftritt. Normalerweise ist das nicht der Fall.
8. Nachdem man mit dieser Untersuchung fertig ist, stellt man sich unbekleidet bei guter Beleuchtung vor einen Spiegel und inspiziert die Brüste. Dabei ist besonders auf folgendes zu achten:
a) Wundsein oder Geschwür an der Brustwarze;
b) Größenveränderung einer Brust;
c) Veränderung der Höhe einer Brustwarze, Einziehung einer Brustwarze;
d) Veränderung des Aussehens der Haut über der Brust, besonders eine Grübchenbildung oder Einziehung;
e) Knoten oder Vorwölbung in irgendeinem Teil der Brust;
f) Knoten in der Achselhöhle.

Infektionen der Brustdrüse

Sind Infektionen der Brustdrüse häufig?
Ja, besonders bei stillenden Müttern oder bei Frauen, die vor kurzem eine Schwangerschaft durchgemacht haben.

Soll man abstillen, wenn eine Brust entzündet ist oder wenn sich ein Abszeß bildet? In manchen Fällen, ja; in anderen Fällen kann das Stillen ohne Schaden für Kind oder Mutter fortgesetzt werden.

Wie behandelt man einen Abszeß der Brustdrüse?
a) Mit warmen Umschlägen und mit Hochbinden der entzündeten Brust;

b) man muß den Arzt zuziehen, der antibiotische Mittel in hohen Dosen verschreiben wird;
c) wenn sich örtlich ein Abszeß gebildet hat, wird er geöffnet und drainiert;
d) Abstillen, wenn das Stillen zu schmerzhaft wird oder wenn eine Operation nötig wird.

Muß man in ein Krankenhaus gehen, um einen Brustdrüsenabszeß drainieren zu lassen? Bei kleinen Abszessen nicht; große Abszesse müssen in Allgemeinnarkose im Krankenhaus eröffnet werden.

Wie lange muß man gewöhnlich wegen eines Brustdrüsenabszesses im Krankenhaus bleiben? 2–3 Tage, je nach der Schwere des Falls.

Kann man nach der Drainage des Abszesses das Stillen wieder aufnehmen? Auf der gesunden Seite kann weitergestillt werden, auf der kranken muß man aber meistens aufhören.

Gibt es auch Infektionen der Brust, die nicht mit dem Stillen oder der Schwangerschaft in Beziehung stehen? Ja. Gelegentlich bilden sich Brustabszesse spontan bei Frauen, die nicht schwanger gewesen sind. Diese Infektionen werden in gleicher Weise behandelt wie oben beschrieben. In seltenen Fällen zieht ein tuberkulöser oder syphilitischer Prozeß eine Brustdrüse in Mitleidenschaft. Fast immer sind diese Erkrankungen die Folge einer Tuberkulose oder Syphilis anderer Organe, und die Behandlung beschränkt sich nicht auf den örtlichen Befall der Brust.

Tumoren und Zysten der Brustdrüse

Welche Gewächse finden sich in der Brust am häufigsten?
a) Zysten; sie treten am häufigsten bei 35–45jährigen Frauen auf und erscheinen als einzelne rundliche Verdichtungen; sie können erbsengroß sein oder bis zur Größe einer Zitrone oder Orange heranwachsen. Zysten finden sich oft in der Vielzahl.
b) Adenome, Fibroadenome oder Zystadenome sieht man oft als unempfindliche, schmerzlose Knoten bei jungen Frauen im Alter von 18–35 Jahren. Auch sie können Erbsen- bis Orangengröße erreichen.
c) Milchretentionszysten (Galaktozelen) entstehen durch die Blockierung eines Milchgangs bei Frauen, die geboren haben.
d) Milchgangspapillome sind warzenartige Gewächse innerhalb eines Milchgangs; das erste Zeichen, an dem sie zu erkennen sind, ist eine gelbliche, grünliche oder blutige Absonderung aus der Brustwarze. Unter Umständen sind sie so klein, daß sie vom untersuchenden Arzt

nicht getastet werden können. Sie kommen am häufigsten bei Frauen im 4. oder 5. Lebensjahrzehnt vor.

e) Fettnekrose und Hämatom entstehen durch eine Verletzung der Brustdrüse, z. B. durch einen direkten Schlag. Dabei kommt es entweder zum Untergang von etwas Fettgewebe in der Brustdrüse oder zur Ansammlung eines Blutgerinnsels, wenn eine Blutung aus einem Blutgefäß des Drüsenkörpers erfolgt. Der Knoten, der durch die Fettnekrose entsteht, kann mitunter einem Krebsknoten ähneln.

f) Krebs. Die bösartigen Veränderungen treten zuerst als kleine, schmerzlose, harte Knoten, die sich an jeder beliebigen Stelle im Drüsenkörper bilden können, in Erscheinung. Frauen im 5. und 6. Lebensjahrzehnt neigen am meisten zur Entwicklung eines Brustkrebses, doch sieht man die Krankheit auch bei jungen Frauen von zwanzig, dreißig Jahren und bei älteren Frauen von sechzig, siebzig Jahren und darüber.

Die Brustdrüse des Mannes

Erkrankt auch die Brustdrüse des Mannes manchmal? Ja, aber nicht so oft wie die der Frau.

Welche Veränderungen der männlichen Brustdrüse kommen am häufigsten vor?

a) Die Pubertätsgynäkomastie. Bei männlichen Jugendlichen im Alter von 11–17 Jahren kann eine feste, runde, schmerzhafte Schwellung unter den Brustwarzen auftreten. Eine Behandlung erübrigt sich; die Veränderung schwindet von selbst binnen weniger Monate.

b) Die Gynäkomastie des Erwachsenen. Das ist eine eigentümliche Veränderung, die darin besteht, daß sich die Brust vergrößert und die Merkmale einer weiblichen Brust annimmt. Die Untersuchung zeigt bei diesen Männern keine andere Anomalie der Hormondrüsen. Eine Behandlung ist nur erforderlich, wenn der Zustand den Patienten seelisch stark belastet. In einem solchen Fall entfernt man das Brustdrüsengewebe operativ. Eine Gynäkomastie sieht man recht oft bei älteren Männern, die Medikamente zur Behandlung eines Bluthochdrucks oder Herzleidens nehmen.

c) Eine Adenomatose. Bei Männern von 50, 60 Jahren oder mehr unterliegen die Brustdrüsen manchmal einer allgemeinen Vergrößerung. Dieses Drüsengewebe wird am besten entfernt, damit man einen bösartigen Prozeß mit Sicherheit ausschließen kann.

d) Ein Krebs. Der Krebs der männlichen Brust ist selten, kommt aber vor. Er wird in gleicher Weise behandelt wie der Krebs der weiblichen Brustdrüse.

Chirurgie der Brustdrüse

Soll man alle örtlich begrenzten Knoten der Brust operieren? Ja. Es ist am sichersten, wenn man jeden umschriebenen Knoten in jedem Fall entfernt. Auf diese Weise werden viele beginnende bösartige Veränderungen zum frühestmöglichen Zeitpunkt entdeckt. In manchen Fällen, wenn es sich um eine einzelne Zyste handelt, kann man statt dessen auch eine Punktion der Zyste vornehmen.

Gibt es für diese Regel eine Ausnahme? Ja. Bei Fällen einer chronischen Mastopathia cystica, wo die ganze Brust von unzähligen, knotigen Verhärtungen durchsetzt sein kann, ist eine Operation nicht immer empfehlenswert. Man muß diese Veränderung aber sorgfältig beobachten und die Patientin häufig untersuchen.

Kann der Chirurg vor der Operation sagen, ob ein Knoten krebsig ist? In den allermeisten Fällen wird er dazu in der Lage sein. Da jedoch immer etwas Spielraum für einen Irrtum bleibt, empfiehlt sich die chirurgische Entfernung des Tumors, damit die Diagnose mit der mikroskopischen Untersuchung erhärtet werden kann.

Kann man manchmal das Vorliegen eines Tumors entdecken, bevor sich noch ein Knoten zeigt? Ja. In manchen Fällen kann eine Verdichtung mit einer Röntgenuntersuchung der Brust, der sogenannten Mammographie, nachgewiesen werden.

Hat man eine Garantie, daß kein Tumor besteht, wenn auf der Röntgenaufnahme keiner sichtbar ist? Nein. Das Mammogramm ist nur verwertbar, wenn es einen Tumor zeigt. Ein negativer Befund ist *kein* Beweis dafür, daß die Brust geschwulstfrei ist. 10% der Brustkrebse stellen sich im Mammogramm nicht dar.

Sind Mammographien ungefährlich? Ja, aber sie sollen nur unter bestimmten Voraussetzungen durchgeführt werden, etwa bei Frauen, in deren Familie Fälle von Brustkrebs vorgekommen sind oder die selber schon einen Brusttumor oder Krebs gehabt haben. Die modernen Methoden haben die Strahlenbelastung stark reduziert.

Soll man sich routinemäßig jährlich eine Mammographie machen lassen? Nein. Wenn sich eine Frau jedoch zehn Jahre lang jährlich einer Mammographie unterzogen hat, würde das Risiko der Entstehung eines Brustkrebses nur von 8% auf 9% steigen.

Wie lange darf man mit der Operation zuwarten, wenn ein Knoten entdeckt wurde? Man soll innerhalb von 2–3 Wochen operieren, nicht später.

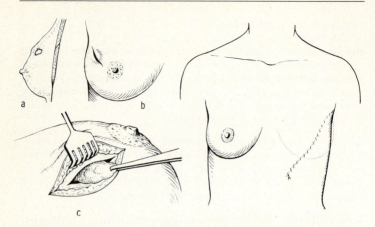

Abb. 40 *Entfernung einer gutartigen Geschwulst.* a) Lage einer gutartigen Geschwulst im Drüsenkörper. b) Hautschnitt zur Entfernung der Geschwulst. c) Das Geschwulstgewebe wird entfernt.

Abb. 41 *Narbe nach Entfernung der Brust* wegen einer bösartigen Geschwulst.

Wie wird ein Knoten in der Brust in der Regel operiert? Man legt über dem Knoten einen 2½–5 cm langen Hautschnitt an und entfernt den ganzen Knoten. Hierauf untersucht man den Knoten unter dem Mikroskop, um festzustellen, ob die Entfernung der ganzen Brust notwendig ist oder nicht (Abb. 40 a–c).

Was versteht man unter Biopsie? Mit Biopsie bezeichnet man die mikroskopische Untersuchung einer dem lebenden Organismus entnommenen Gewebeprobe, in diesem Fall also des entfernten Knotens.

Was versteht man unter Gefrierschnittuntersuchung? Während die Patientin noch in Narkose ist, wird der Knoten einer sofortigen mikroskopischen Untersuchung unterzogen. Man verwendet dazu eine Spezialtechnik, mit der das Gewebe durch Gefrieren vorbereitet wird, bevor man es schneidet und färbt.

Mit welcher Genauigkeit läßt sich durch die mikroskopische Untersuchung bestimmen, ob ein Knoten krebsig ist oder nicht? Der mikroskopische Untersuchungsbefund ist fast hundertprozentig verläßlich.

Sind Brustoperationen entstellend? Nicht, wenn ein kleiner Hautschnitt zur Entfernung eines einzelnen Knotens gemacht wird. Nach der Entfernung einer ganzen Brust bleibt eine lange Narbe schräg über der Brust zurück und die natürlichen Umrisse sind verändert. Der Hautschnitt wird aber so angelegt, daß die Patientin ein ausgeschnittenes Kleid oder einen Badeanzug tragen kann, ohne daß etwas von der Narbe sichtbar wird (Abb. 41). Außerdem sind Spezialbüstenhalter erhältlich, mit denen sich das Fehlen der Brust verbergen läßt.

Wie erfolgt die Schmerzausschaltung bei Brustoperationen? Mit einer Allgemeinnarkose als Inhalationsnarkose, die oft mit der intravenösen Verabreichung eines Einschläferungsmittels eingeleitet wird.

Sind Brustoperationen schmerzhaft? Nicht außergewöhnlich, wenn auch während der ersten Tage nach der Entfernung der Brust erhebliche Beschwerden bestehen.

Was ist eine Ablatio mammae? Mit Ablatio mammae oder Mamma-Amputation bezeichnet man die Entfernung einer Brust.

Kann man irgendwie verhindern, daß man einen Tumor in der Brust bekommt? Nein, doch kann mit der frühzeitigen Entdeckung einer Geschwulst durch regelmäßige Kontrolluntersuchungen oft verhindert werden, daß ein Brustkrebs ein unheilbares Stadium erreicht.

Welche Operation ist die anerkannte Behandlung beim Brustkrebs? Die Entfernung der Brust mit oder ohne die darunterliegenden Muskeln und den Lymphknoten, die zum Lymphabzugsgebiet der Brust gehören. Manche Chirurgen befürworten eine weniger ausgedehnte Operation, bei der man nur die Brust entfernt, die Drüsen aber intakt läßt.

Kommt es vor, daß nach der Operation eine Schwellung des Arms auftritt? Ja. Diese Schwellung kann ein Dauerzustand bleiben, behindert aber meist die Patientin nicht.

Kann die Patientin nach einer Mamma-Amputation ihren Arm voll gebrauchen? Ja.

Kommt es oft vor, daß die Wunde nach der Operation näßt? Ja. Nach der Operation sondert die Wunde einige Tage oder auch länger Wundsekret ab.

Kann man etwas gegen die Schwellung des Arms nach der Operation tun? Durch Hochheben oder Bandagierung des Arms kann die Schwellung zeitweilig verringert werden.

Werden während der Brustoperation Bluttransfusionen gegeben? Nicht bei kleineren Eingriffen, wie etwa bei der Entfernung eines Knotens. Wenn die Brust entfernt wird und der Blutverlust groß ist, wird meist eine Bluttransfusion vorgenommen.

Kann eine Frau verbergen, daß ihre Brust entfernt wurde? Ja. Es werden heute Büstenhalter hergestellt, die sich genau der Brustform der Patientin angleichen lassen.

Sagt es der Chirurg der Patientin, wenn sich ein Krebs gefunden hat? Die meisten Chirurgen sagen der Patientin die Wahrheit.

Ist die Entfernung der Brust eine gefährliche Operation? Nein. Fast alle Patientinnen überstehen die Operation.

Wie groß sind die Aussichten auf vollständige Heilung bei einem nachgewiesenen Brustkrebs? Ungefähr vier von fünf Frauen mit Brustkrebs können gerettet werden, wenn die Operation durchgeführt wird, bevor der Krebs auf die Lymphknoten in der Achselhöhle übergegriffen hat.

Ist eine Röntgenbestrahlung oder Kobaltbehandlung nach der Entfernung der Brust angezeigt? Wenn sich ein Krebsbefall der Lymphknoten in der Achselhöhle gefunden hat, wird meist nachbestrahlt. Wenn diese Lymphknoten frei sind und der Chirurg den Eindruck hat, daß das Krebsgewebe restlos entfernt ist, erfolgt keine Nachbestrahlung. Manche Chirurgen befürworten eine Chemotherapie nach der Entfernung der Brust wegen eines Krebses.

Wie bald nach der Brustoperation kann die Patientin das Bett verlassen? In der Regel gleich am nächsten Tag.

Entarten gutartige Tumoren zu Krebs, wenn man sie nicht entfernt? Die meisten gutartigen Tumoren tun dies nicht. Gutartige Tumoren sollen deshalb entfernt werden, weil sich vor der Operation nicht immer sicher sagen läßt, ob der Knoten gutartig oder bösartig ist.

Darf sich eine Frau nach der Entfernung eines Knotens in der Brust eine Schwangerschaft zumuten? Wenn es ein gutartiger Knoten war, ist eine Schwangerschaft ganz unbedenklich; wenn es ein Krebs war, ist eine Schwangerschaft nicht mehr zu empfehlen.

Kann man nach der Entfernung der Brust wieder ein normales Leben aufnehmen? Ja. Diese Operation sollte die gewohnte Lebensführung in keiner Weise verändern.

Kann durch die Chemotherapie die Rückfallshäufigkeit nach der operativen Entfernung eines Brustkrebses gesenkt werden? Ja, durch die Chemotherapie wurden die Rückfallsraten deutlich reduziert.

Wie lange muß die Chemotherapie nach der Entfernung der Brust fortgesetzt werden? Ein Jahr bis zu drei Jahre.

Sind Brusttumoren oder Brustkrebs erblich oder treten sie familiär gehäuft auf? Es gibt keinen Beweis für die Erblichkeit von Brustgeschwülsten. In bestimmten Familien ist allerdings eine verstärkte Neigung zur Tumorentwicklung vorhanden.

Wie oft soll eine Patientin nach einer Brustoperation zur Nachuntersuchung kommen? Zweimal im Jahr.

Geht es an, eine Brustoperation während der Regelblutung vornehmen zu lassen? Ja.

Plastische Chirurgie der Brustdrüse

Wann ist eine plastische Operation der Brust angezeigt?
a) Bei starker Vergrößerung oder Unterentwicklung;
b) bei ausgeprägter Hängebrust;
c) wenn das Gefühl, eine häßliche Brust zu haben, die Patientin seelisch stark belastet und unglücklich macht;
d) zur Brustrekonstruktion nach der operativen Entfernung der Brust.

Kann man mit einer plastischen Operation erreichen, daß die Brüste größer wirken? Ja. Man kann einen Beutel aus Kunststoffmaterial unter dem Brustdrüsengewebe einsetzen. Dieser Beutel wird dann mit Salzlösung oder Silikongel aufgefüllt. Der Beutel kann durch einen Hautschnitt unter der Brust oder rund um die Brustwarze eingeführt werden.

Kann eine Brust nach einer Brustentfernung wegen eines Krebses rekonstruiert werden? Ja, in bestimmten Fällen. Zwischen der Brustentfernung und der Brustrekonstruktion sollte man mindestens ein Jahr verstreichen lassen.

Werden die Sinnesempfindungen in der Brust durch eine Brustplastik beeinträchtigt? Nein, aber in einer nach einer Brustentfernung rekonstruierten Brust können keine erotischen Empfindungen wahrgenommen werden.

Kann eine Frau nach einer Brustplastik schwanger werden? Ja.

Ist es möglich, nach einer Brustplastik mit Erfolg zu stillen? Meist nicht.

Sind die Operationsergebnisse von Brustplastiken gut? Ja. Mit plastischen Operationen läßt sich heute viel zur Verschönerung der Brustform machen (Abb. 42–47).

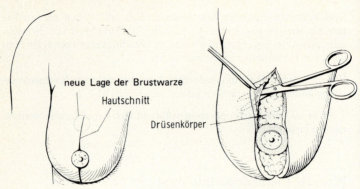

Hautschnitt unter Umschneidung der Brustwarze   Aushülsen des Drüsenkörpers

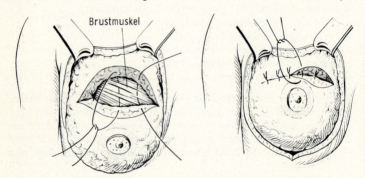

keilförmige Ausschneidung von Drüsengewebe, tiefe und oberflächliche Naht

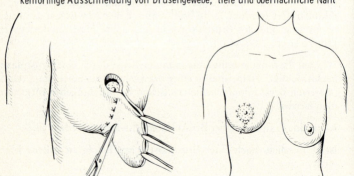

Entfernung überschüssiger Haut   fertige Naht

Abb. 42–47 *Plastische Operation zur Korrektur einer Hängebrust.*

Ist eine Brustplastik eine schwere Operation? Ja. Auf eine solche Operation sollte man sich nicht leichtfertig einlassen; sie gehört zur großen Chirurgie und sollte nur von einem Chirurgen mit Spezialkenntnissen auf diesem Gebiet vorgenommen werden.

Wann ist die günstigste Zeit für eine Brustplastik? Die ideale Zeit wäre nach Beendigung der Gebärperiode, doch möchten sich viele junge, unverheiratete Frauen eine Brustplastik machen lassen; das ist durchführbar, sobald die Geschlechtsreife erreicht ist.

Wie erfolgt die Schmerzausschaltung bei diesen Operationen? Mit einer Allgemeinnarkose.

Wie lange dauert eine plastische Operation der Brust? Zwei bis vier Stunden.

Wie lange muß man im Krankenhaus bleiben? Bis zur Wundheilung.

Wie wird eine Brustrekonstruktion nach der Entfernung der Brust durchgeführt?
a) Wenn der große Brustmuskel bei der Operation belassen wurde, kann ein Implantat unter diesen eingesetzt werden. Dadurch entsteht eine Vorwölbung der Brustwand, die den normalen Konturen einigermaßen entspricht.
b) Wenn der große Brustmuskel mit der Brustdrüse zusammen entfernt wurde, kann ein Haut- und Muskellappen vom Rücken oder von der Flanke nach dem Prinzip der Transplantation eines gestielten Lappens in mehreren Schritten auf die Brustwand überpflanzt werden (siehe Kapitel 45, Plastische Chirurgie).

Kann auch eine Brustwarze rekonstruiert werden? Ja, in manchen Fällen wird ein Gewebestreifen rund um die Brustwarze der anderen Brust entfernt und als freies Transplantat auf die neu konstruierte Brust verpflanzt (siehe Kapitel 45, Plastische Chirurgie).

Sieht eine rekonstruierte Brust normal aus? Nein, sie kann aber äußerlich den Eindruck einer wirklichen Brust machen.

Bringt eine Brustplastik immer den gewünschten Erfolg? Nicht immer. Es kann eine gewisse Asymmetrie entstehen.

Behält die Brust nach der Plastik ihre Form? Ja, die Ergebnisse sind im allgemeinen von Dauer.

Sind die Narben nach einer Brustplastik häßlich oder entstellend? Nein. Die Narben liegen am unteren Rand der Brust und sind nur als dünne weiße Linien sichtbar.

Muß man nach einer Brustplastik einen speziellen Büstenhalter tragen? Nein.

Kann man nach einer Brustplastik einen Badeanzug oder ein ausgeschnittenes Kleid tragen? Ja, es sind keine Narben zu sehen.

Wie bald nach einer Brustoperation kann man folgendes tun?

Baden	10 Tage
Aus dem Haus gehen	sobald man das Krankenhaus verläßt
Treppen steigen	sobald man das Krankenhaus verläßt
Den Haushalt besorgen	3–4 Wochen
Ein Auto lenken	4 Wochen
Geschlechtsverkehr wieder aufnehmen	4 Wochen
Wieder zur Arbeit gehen	4–6 Wochen

15

Diät

siehe auch Kapitel 23, Herz; Kapitel 32, Leber; Kapitel 58, Verdauungstrakt; Kapitel 59, Vitamine; Kapitel 60, Zuckerkrankheit

Übergewicht

Wovon wird man übergewichtig? In der überwiegenden Mehrzahl der Fälle ist die Ursache des Übergewichts einzig und allein eine zu reichliche Nahrungsaufnahme, das heißt mit anderen Worten, die Kaloriengesamtaufnahme übersteigt den Kaloriengesamtbedarf.

Haben die Drüsen einen Einfluß auf das Körpergewicht? Es gibt sehr wenig Anzeichen, die dafür sprechen, daß die Drüsen irgend etwas mit einer Übergewichtigkeit zu tun haben. Sogar Patienten mit Schilddrüsenunterfunktion können ein normales Körpergewicht beibehalten, wenn sie ihre Nahrungsaufnahme einschränken.

Wie häufig ist eine Drüsenstörung die Ursache des Übergewichts? Sehr selten. Die allermeisten fettleibigen Menschen sind deshalb übergewichtig, weil sie mehr essen als sie brauchen.

Wird ein Übergewichtiger auf Schilddrüsenextraktzufuhr abnehmen, da doch das Schilddrüsenhormon den Stoffwechsel beschleunigt? Nein. Wenn die Schilddrüsenfunktion eines fettleibigen Menschen normal ist, wird die Gabe von Schilddrüsenextrakt den Energieumsatz in der Regel nicht verändern. Die eigene Schilddrüse des Patienten verringert ihre Tätigkeit, wenn Schilddrüsenextrakt verabreicht wird, und die Gesamtsumme der Schilddrüsenaktivität bleibt gleich.

Kann die Zufuhr einer zu großen Dosis Schilddrüsenextrakt zu Abmagerungszwecken schädliche Auswirkungen haben? Ja, sicherlich. Wenn zuviel Schilddrüsenhormon zugeführt wird, kann der Stoffwechsel über das normale Maß hinaus gesteigert werden, und der Patient kann in einen Zustand geraten, der einer Hyperthyreose gleicht. Wenn man das monatelang betreibt, kann es zu einer Herzschädigung führen.

Ist eine Injektionsbehandlung zu Abmagerungszwecken empfehlenswert? Nein. Bis vor kurzem war es mancherorts üblich, eine Abmagerungskur mit Injektionen zu unterstützen, die alle paar Tage verabreicht wurden. Es handelte sich dabei um harntreibende Medikamente (Diuretika), die jedoch nur eine vorübergehende Gewichtsabnahme bewirkten, weil sie nur einen Wasserverlust und nicht einen Fettabbau verursachen. Da der Wasserverlust rasch wieder ausgeglichen wird und keine anhaltende Gewichtsverminderung zu erzielen ist, lehnt die Ärzteschaft heute diese Form der Behandlung ab.

Sind Injektionen, die eine Gewichtsabnahme verursachen, gefährlich? Nein, wenn es sich nur um ein Diuretikum handelt. Wenn die Injektionen jedoch länger als ein paar Wochen gegeben werden, können diese Mittel allerdings ernste Störungen im Salz- und Wasserhaushalt des Körpers verursachen.

Gibt es wirksame Medikamente, die einen Gewichtsverlust hervorrufen? Nein. Es gibt einige, die vorübergehend den Appetit vermindern und es dem Patienten dadurch erleichtern weniger zu essen; die gewichtsvermindernde Wirkung dieser Mittel beruht aber nicht auf einer Änderung der Körperfunktion und ist selten anhaltend.

Welche wirksamen Appetitzügler gibt es? Die meisten dieser Mittel gehören in die Amphetamingruppe. Sie setzen vielfach das Hungergefühl herab. Ferner gibt es gewisse Zelluloseprodukte, die stark aufquellen und damit dem Patienten das Gefühl eines vollen Magens vermitteln sollen. Die Amphetamine führen zur Gewöhnung und sollen nicht zu Abmagerungszwecken verwendet werden.

Schadet es, wenn man diese Mittel ohne ärztliche Anweisung nimmt? Ja. Sowohl die Amphetamine als auch die Zelluloseprodukte können sehr schädlich wirken.

Fördert es die Gewichtsabnahme, wenn man sich körperlich betätigt? Die körperliche Bewegung spielt eine entscheidende und wichtige Rolle bei der Gewichtsabnahme. Es nützt zwar nichts, wenn man sich in kurzen, unregelmäßigen Energieanfällen sportlich betätigt, aber mit regelmäßigen körperlichen Übungen unter Aufsicht ist ein Gewichtsverlust zu erreichen.

Wie geht man am besten vor, wenn man abnehmen will? Man soll eine richtig ausgewogene, ärztlich empfohlene kalorienarme Diät einhalten. Wenn das dem Patienten schwer fällt, ist unter Umständen eine kurzfristige künstliche Unterstützung mit Medikamenten günstig.

Soll jeder Fettleibige abnehmen? Ja, aber es gibt viele Menschen, z. B. solche mit Magengeschwüren oder Verdauungsstörungen, die langsam und nur unter genauer ärztlicher Überwachung abnehmen sollen.

Ist Fettleibigkeit erblich? Nein, aber sie wird oft von der Umgebung beeinflußt; das heißt, daß ein Kind, das in einer Familie von starken Essern aufwächst, durch das Beispiel selbst zum Vielesser und daher leicht fettleibig wird.

Warum bleiben manche Leute, die sehr viel essen, trotzdem schlank? Diese Menschen scheinen enorm viel zu essen, aber in Wirklichkeit nehmen sie Speisen von niedrigem Kalorienwert zu sich und verzichten oft auf kleine Imbisse zwischendurch. Außerdem sind sie wahrscheinlich körperlich aktiver und verbrennen dadurch mehr Kalorien. Dann gibt es noch Menschen, die große Nahrungsmengen zu sich nehmen, aber wegen Krankheiten abnehmen, z. B. bei Zuckerkrankheit und Schilddrüsenüberfunktion.

Warum nehmen manche Leute nicht ab, auch wenn sie strenge Diät einhalten? Eine genaue Untersuchung bringt gewöhnlich zutage, daß diese Leute nicht so sorgfältig Diät halten oder ihre Kalorienaufnahme nicht genügend niedrig halten, wie es nötig wäre, um eine nennenswerte Gewichtsabnahme zu erreichen. Bei Kontrollstudien hat sich herausgestellt, daß ein Patient außerordentlich selten trotz Einhaltung einer vorgeschriebenen Diät nicht abnimmt.

Nehmen alle übergewichtigen Menschen, die die Diät richtig einhalten, ab? Ja, vorausgesetzt, daß ihre Kalorienaufnahme geringer als ihr Kalorienbedarf ist.

Ist es natürlich, daß Frauen in der Menopause Gewicht ansetzen? Ja, aber die Menopause selbst hat verhältnismäßig wenig mit dem Problem zu tun. Vermutlich wird der Kalorienbedarf bei jedermann mit zunehmendem Alter geringer, und viele Untersucher sind der Ansicht, daß man nach Überschreiten des mittleren Lebensalters für jedes weitere Jahrzehnt um je 100 Kalorien pro Tag weniger braucht. So kann eine ältere Frau, wenn sie gleich viel Kalorien wie bisher zuführt, alle 10 Tage um 1000 Kalorien mehr bekommen als sie benötigt. Das kann zu einer Gewichtszunahme von nahezu ½ kg pro Monat führen.

Besteht ein Zusammenhang zwischen Lebensdauer und Fettleibigkeit? Ja, ganz entschieden. Die Zahlen der Lebensversicherungsgesellschaften zeigen, daß die Lebensdauer direkt proportional dem Grad der Fettleibigkeit abnimmt; mit anderen Worten, je dicker ein Mensch ist, um so kürzer ist seine Lebenserwartung.

Welchen Wert haben die „Diätwunderkuren", für die in Zeitungen und Illustrierten so viel Reklame gemacht wird? Wenn sie einen geringen Kalorienwert haben, führen sie zur Gewichtsabnahme. Wenn es sich aber um einseitige Kostformen handelt, können sie bei zu langer

Beibehaltung zu schweren Vitamin- oder Eiweißmangelzuständen führen.

Welchen Wert haben Diätprogramme, bei denen es angeblich nicht auf die Kalorien ankommt? Alle gewichtsvermindernden Kostformen müssen die gesamte Kalorienaufnahme berücksichtigen. Wenn man eine Kost ißt, die vollständig aus Fett besteht, kann man abnehmen, *vorausgesetzt, daß die gesamte Kalorienaufnahme unter dem Körperbedarf liegt*. Dagegen wird man sogar bei einer gänzlich fettlosen Diät, die aber einen Kalorienüberschuß über den Grundbedarf hinaus liefert, zunehmen!

Welchen Einfluß hat der Gemütszustand eines Menschen auf sein Gewicht? Menschen, die emotional gestört sind und unter Spannung stehen, essen manchmal zuviel und manchmal zu wenig.

Welcher Zusammenhang besteht zwischen Übergewicht und Erkrankungen der Herzkranzgefäße? Es ist statistisch mit Sicherheit nachgewiesen, daß Erkrankungen der Herzkranzgefäße bei Menschen, die fettleibig sind und eine fettreiche Nahrung zu sich nehmen, häufiger sind.

Was ist Cholesterin? Cholesterin ist eine Fettsubstanz, die sich in bestimmten Nahrungsmitteln findet und auch im Blut chemisch nachweisbar ist. Der Cholesterinspiegel ist bei den einzelnen Menschen sehr unterschiedlich hoch.

Besteht bei Personen mit erhöhtem Serumcholesterinspiegel eine größere Bereitschaft zu Erkrankungen der Herzkranzgefäße? Ja.

Wieso begünstigt ein zu hoher Serumcholesterinspiegel eine Erkrankung der Herzkranzgefäße? Vermutlich führt ein hoher Serumcholesterinspiegel zur vorzeitigen Arteriosklerose der Herzkranzarterien.

Kann man den Serumcholesterinspiegel mit einer fettarmen, cholesterinarmen Diät senken? Da der Körper sein eigenes Cholesterin erzeugt, trifft das nicht immer zu. Eine strenge Beschränkung cholesterinreicher Nahrungsmittel hat daher nicht immer eine Senkung des Serumcholesterinspiegels zur Folge.

Welche Fette sollen gemieden werden? Tierische Fette. Pflanzliche Fette sind anscheinend harmloser und beeinflussen den Serumcholesterinspiegel nicht besonders.

Helfen Massagen, Behandlungen mit Apparaten und Bädern verschiedener Art usw. beim Abnehmen? In Wirklichkeit haben sie keinen Einfluß auf die Gewichtsabnahme! Allerdings können sie auf psychologischem Wege bewirken, daß die Nahrungsaufnahme eingeschränkt wird. Leute, die Spezialbehandlungen in Anspruch nehmen und beträchtliche Summen dafür ausgeben, möchten ihr Geld nicht zum Fenster hinauswerfen und essen daher weniger.

Soll jeder, der eine strenge Diät einhält, zusätzlich Vitamine einnehmen? Ja, wenn die Abmagerungsdiät einseitig ist. Eine gut ausgewogene Diät erfordert jedoch keinen Vitaminzusatz.

Können Vitamine den normalen Appetit verstärken? Nein.

Soll sich ein Patient, der streng Diät hält, häufig von seinem Arzt kontrollieren lassen? Ja.

Ist es wahr, daß man leicht Gewicht zunimmt, wenn man das Rauchen aufgibt? Ja, denn Rauchen setzt oft den Appetit herab. Außerdem ersetzen viele Leute die gewohnte Zigarette durch Näschereien, wenn sie gerade nichts besseres zu tun haben.

Kann man durch Einhaltung einer strengen Diät nervös werden? Nur wenn man es als Entbehrung empfindet, weniger zu essen als man möchte.

Ist es normal, daß manche Leute unter Verstopfung leiden, wenn sie eine gewichtsvermindernde Diät einhalten? Das kommt gelegentlich vor, weil die Gesamtmasse der eingenommenen Nahrung geringer ist. In solchen Fällen soll man sich an den Arzt wenden, damit er entsprechende Maßnahmen zur Förderung der Verdauung verordnet.

Was kann man tun, um die Hungergefühle zu besänftigen, die bei einer strengen Diät auftreten? Wenn man einige Wochen lang Diät hält, gewöhnt man sich an die neue, kalorienarme Nahrungsaufnahme. Wenn man nur die Willenskraft aufbringen kann, die ersten paar Wochen durchzuhalten, wird man merken, daß der Hunger schwindet.

Sollen auch Kinder so wie Erwachsene eine kalorienarme Diät einhalten, wenn sie übergewichtig sind? Kinder sollen unbedingt normalgewichtig bleiben. Wenn man sich schon in der Kindheit angewöhnt zu viel zu essen, und wenn man dadurch fettleibig wird, ist es später, wenn man erwachsen wird, viel schwieriger schlank zu bleiben.

Ist es wahr, daß man einen bleibenden Schaden davontragen kann, wenn man zu schnell zu viel abnimmt? Ja, ganz bestimmt.

Neigen Fettleibige mehr als Schlanke zu hohem Blutdruck? Ja.

Bekommen Fettleibige eher eine Zuckerkrankheit als Schlanke? Ja.

Ist die Bereitschaft zur Tumorentwicklung bei Fettleibigen größer als bei Schlanken? Die Statistik zeigt, daß Krebs bei fettleibigen Menschen häufiger auftritt als bei mageren.

Soll bei gewichtsvermindernden Kostformen die Salzzufuhr eingeschränkt werden? Eine Salzbeschränkung gestattet einen größeren Flüssigkeitsverlust und damit auch Gewichtsverlust, der jedoch nur vorübergehend ist.

Kann der Genuß alkoholischer Getränke zur Fettleibigkeit führen? Ja. Alkoholische Getränke enthalten im Durchschnitt etwa 100 Kalorien pro Glas und regen außerdem den Appetit an.

Kann man erreichen, daß man nur an bestimmten Körperstellen abnimmt? Nein. Alle Werbeankündigungen für Mittel, die eine Abnahme an bestimmten Körperteilen herbeiführen sollen, während andere Körperteile unbeeinflußt bleiben, sind irreführend. Es gibt keine wirksame Methode zur Abmagerung in einer speziellen anatomischen Region.

Untergewicht

Was ist am häufigsten Ursache der Untergewichtigkeit?
a) Chronische Infekte oder Leiden wie Tuberkulose, Nierenleiden, chronische Leberkrankheiten usw.;
b) Drüsenstörungen, etwa eine Schilddrüsenüberfunktion oder Hypophysenfunktionsstörungen;
c) neurotische Verhaltensstörungen, die mit Abscheu vor dem Essen einhergehen;
d) schlechte Eßgewohnheiten, zumeist verbunden mit unregelmäßiger Lebensweise, übertriebener körperlicher Aktivität und zu wenig Schlaf.

Gibt es eine erbliche Veranlagung zur Magerkeit?
Nein, aber der Umweltfaktor hat große Bedeutung; mit anderen Worten, Menschen, die aus einer Familie schlechter Esser stammen, neigen ebenfalls zu mangelhafter Nahrungsaufnahme.

Spielt das Gemütsleben für die Untergewichtigkeit eine große Rolle?
Ja. Wenn man unter großer seelischer Belastung steht, ißt man oft weniger und nimmt dadurch ab.

Wie geht man am besten vor, wenn man zunehmen will? Untergewichtige müssen mehr Kalorien zuführen als sie verbrauchen, damit welche übrigbleiben, die als Fett gespeichert werden. Sie sollen mehrmals täglich eine vollständige Mahlzeit mit kalorienreichen Speisen zu sich nehmen. Dazu ist es oft notwendig, sich auf vier oder fünf Mahlzeiten am Tag anstelle der üblichen drei umzustellen. Wenn die Untergewichtigkeit eine seelische Ursache hat, muß man überdies die Quelle der emotionalen Störung finden und versuchen sie auszuschalten.

Soll sich ein Patient, der chronisch untergewichtig ist, einer eingehenden Untersuchung unterziehen? Ja, auf jeden Fall. Mit einer gründlichen Gesamtuntersuchung muß sichergestellt werden, daß die Untergewichtigkeit nicht durch eine Infektion oder eine andere körperliche Ursache bedingt ist.

Führt zu starkes Rauchen manchmal zur Untergewichtigkeit? Ja, wenn die normale Nahrungsaufnahme davon beeinträchtigt wird. Der starke Raucher hat oft schlechten Appetit.

Wie kommt es, daß manche Leute ausgesprochen viel essen und dennoch mager bleiben? Weil sie Speisen mit niederem Kalorienwert bevorzugen. In diesem Fall sind Speisen zu empfehlen, die einen höheren Kalorienwert haben, z. B. Sahne, Eier, Kohlenhydrate, Butter usw. Solche Menschen verbrennen auch oft mehr Energie, weil sie zu viel unternehmen und zu wenig schlafen.

Fördert eine Vitaminzufuhr den Gewichtsansatz? Nicht, wenn der Vitamingehalt der Nahrung normal ist. Vitamintabletten nützen nur bei echten Vitaminmangelzuständen.

Wie kann man Kinder zum Zunehmen bringen? Man soll regelmäßige Lebensgewohnheiten einführen und die Kinder dazu anzuhalten, sich körperlich und seelisch nicht so zu verausgaben, beispielsweise allzu wilde Spiele, übertriebenen Sport oder Aufregungen zu meiden. Niemals nützt es etwas, wenn man die Kinder mit Drohungen oder Strafen zwingen will, ihre Mahlzeiten aufzuessen. Damit erreicht man unter Umständen nur, daß sie sich auflehnen und noch weniger essen.

Gibt es Medikamente, die einem helfen können mehr zu essen? Es gibt Anregungsmittel, die den Appetit anregen können, ihre Wirksamkeit ist aber nicht groß. Wichtig ist jedoch, daß geklärt wird, ob nicht ein Krankheitsprozeß für die unzureichende Nahrungsaufnahme verantwortlich ist.

Tabelle 3 **Abmagerungsdiät** (kalorienarm: 1000 Kalorien)

	inbegriffen sind	zu meiden sind
Brot:	2 dünne Schnitten Vollkornbrot oder Weiß-, Grau- und Schwarzbrot	warmes Brot und Gebäck, süße Backwaren, Milch- und Kaffeebrot, Kuchen
Getreideprodukte wie Haferflocken, Cornflakes u. ä.:	keine	alle
Suppen:	klare Brühe, entfettete Bouillon, Gemüsesuppen aus Magermilch und Gemüse	Rahmsuppen und dicke (gebundene) Suppen
Fleisch, Fisch, Eier oder Käse:	140 g mageres Rindfleisch, Huhn, Schinken, Lamm- und Kalbfleisch, Nieren, Leber, Zunge, Dosenlachs, Thunfisch, Muscheln und Krustentiere, 1 Ei, magerer Quarkkäse (Topfenkäse, Hüttenkäse)	fettes Fleisch, z. B. von Gans, Schwein, Wurst, gebackenes Fleisch, Dosenfisch in Öl, alle Käsesorten außer magerem Quarkkäse verschiedener Sorten
Gemüse und Salate:	aus der „5%-Gemüse"-Gruppe: bis zu 12 g Kohlenhydrate	getrocknete Bohnen und Erbsen
Kartoffeln und andere Beilagen:	keine	alle
Fette:	2 Teelöffel Butter, 2 Eßlöffel Sahne	alle anderen Fette
Obst:	frisches, ungesüßtes Obst entsprechend 30 g Kohlenhydraten	gesüßte, tiefgefrorene oder konservierte Früchte, Dörrobst, Avocados
Nachtisch:	ungesüßte Cremen mit Magermilch- und Eizusatz, ungesüßte Gelatinespeisen	alle Mehlspeisen (Teigbackwaren) wie Kuchen, Torten, Konditorwaren, Eis, Pudding u. a. ausgiebige Desserts
Süßstoffe:	keine, außer künstlichem Süßstoff (Saccharin u. ähnl.)	alle
Getränke:	Kaffee, Tee, 6 dl Magermilch oder fettlose Buttermilch	kohlensäurehaltige Getränke, andere gesüßte Getränke, Vollmilch, Alkohol
Verschiedenes:	Gewürze und Salze	Ketchup, scharfe Würze, Bratensaft, Rahm- und Sahnesoße, Nüsse, Mixed Pickles und Appetithappen

Tabelle 4 **Fettarme Diät** (mit niederem Cholesteringehalt)

	inbegriffen sind	zu meiden sind
Brot:	alle Sorten, die ohne Eier, Butter oder Milch hergestellt werden	alle Sorten, die mit Eiern, Butter oder Milch hergestellt werden
Getreideprodukte:	alle	keine
Suppen:	Gemüsesuppen ohne Milch oder Fleischbrühe	Rahm- und Cremesuppen, Fleischsuppen
Fleisch, Fisch, Eier oder Käse:	mageres Rindfleisch, Huhn, magerer Schinken, Lamm- und Kalbfleisch, Fisch (nicht ölig), Eiklar, magerer Quarkkäse verschiedener Sorten	fettes Fleisch, Fleisch von Drüsen (Bries), Dosenfisch in Öl, Eigelb, alle übrigen Käsesorten
Gemüse:	alle ohne Butter oder Fett zubereiteten Gemüse	keine
Kartoffeln oder andere Beilagen:	Kartoffeln, Maisbrei (Polenta), eierfreie Teigwaren, Reis, alles ohne Fett- oder Rahmsoße zubereitet	Eierteigwaren
Fette:	pflanzliche Kochfette und Öle (Öle sind vorzuziehen)	tierische Fette, Butter, Rahm (Sahne, Obers), Schweineschmalz, Talg
Obst:	alle Obstsorten	keine
Nachtisch:	Windbäckereien, Gelatinespeisen, Gefrorenes (nur aus Fruchtsaft und Zuckerwasser)	Speiseeis, Backwaren und Mehlspeisen, Coca Cola
Süßes:	Jam, Fruchtgelee, Zucker, hartes Zuckerwerk (Zuckerl, Drops u. ä.)	alle Bonbons und Süßigkeiten, die Butter, Sahne, Schokolade und Kakao enthalten
Getränke:	Buttermilch, Magermilch, Kaffee, Tee, kohlensäurehaltige Getränke	Vollmilch, Kakao, Schokolade
Verschiedenes:	Popkorn (Puffmais), Salz, Gewürze, Essig	Rahmsoße, Bratensaft, Popkorn mit Butter

Tabelle 5 Salzarme Diät (Bluthochdruckdiät)

	inbegriffen sind	zu meiden sind
Brot:	salzloses Brot und Gebäck, salzlose Kräcker	alle Sorten, die mit Natriumbikarbonat, Salz oder Backpulver hergestellt sind
Getreideprodukte:	salzfreie Getreideflocken, Puffreis und Weizen, Weizenschrot	alle anderen Sorten
Suppen:	salzlose Fleischbrühe, Rahmsuppen, Cremesuppen mit Milchzusatz	gesalzene Suppen
Fleisch, Fisch, Eier oder Käse:	alle Fleischsorten, Geflügel, Süßwasserfisch salzlos zubereitet, nicht mehr als ein Ei plus ein Eigelb täglich	gesalzenes Fleisch, geräucherte oder konservierte Fleisch- und Fischsorten, Seefisch, Muscheln und Krustentiere, Innereien außer Leber, alle Käsesorten
Gemüse:	alle salzlos zubereiteten Dosen-, gegarten oder rohen Gemüsesorten	Gemüse mit Salz zubereitet (Herzkranke vertragen nicht gut: Broccoli, Blumenkohl, Rosenkohl, Kohl, Gurken, Zwiebel, gelbe Erbsen, grünen Pfeffer, Radieschen, Rüben)
Kartoffeln oder andere Beilagen:	Kartoffeln, Maisbrei, Teigwaren, Reis, alles salzlos zubereitet	Bratkartoffeln, Kartoffelchips
Fette:	salzlose Butter, ⅓ Schale Rahm (Sahne) täglich, Schweinefett (Schmalz), Öl, Salatsoße, pflanzliche Fette	gesalzene Butter, Speckfett, gesalzene Salatsoße
Obst:	alle Obstsäfte sowie gekochtes, rohes und Dosenobst	Dörrobst mit Natriumbenzoat
Nachtisch:	salzlose Desserts, Eiercreme, Gelatinespeisen, Speiseeis mit Milchzusatz, salzfreie Obstkuchen, Pudding, Aufläufe	mit Salz, Backpulver, Natriumbikarbonat oder Eiweiß zubereitete Desserts

Kapitel 15 Diätpläne 225

Fortsetzung der Tabelle 5

	inbegriffen sind	zu meiden sind
Süßes:	Zuckerwerk, Jam, Gelee ohne Natriumbenzoat, Zucker, Sirup	Jam und Gelee mit Natriumbenzoat
Getränke:	kohlensäurehaltige Getränke, Kaffee, Milch (6 Deziliter täglich, einschließlich der zum Kochen verwendeten)	enthärtetes Wasser
Verschiedenes:	salzfreier Kakao, Rahmsoße, Kräuter, Gewürze, Essig, ungesalzene Nüsse	Ketchup und scharfe Würzen, Bratensaft, Senf, Oliven, Erdnußbutter, Mixed Pickles, Popkorn, Appetithappen, Salz

Tabelle 6 **Schlackenreiche Kost**

	inbegriffen sind	zu meiden sind
Brot:	Vollkornbrot, Grahambrot, Schwarzbrot	Weißbrot, mit Weizenmehl gemischtes oder feines Roggenbrot, Weizenmehlkräcker, Toast und Weißgebäck
Getreideprodukte:	Vollkorngetreideprodukte	hochgereinigte Getreideprodukte, Mais-, Reis-, Weizenflocken, feines Hafermark und Hafermehlprodukte
Suppen:	Rahmsuppen, Gemüsesuppen	Bouillon, Fleischbrühe
Fleisch, Fisch, Eier oder Käse:	zähes, faserreiches Fleisch	Schinken, zarte Fleisch-, Fisch- und Geflügelsorten, Dosenfisch, Eier, Käse
Gemüse:	alle, besonders grüner Salat, Sellerie, Kohl, Endivie usw.	keine
Kartoffeln und andere Beilagen:	Maisbrei, ungeschälter Reis	Kartoffeln, Teigwaren, polierter Reis
Fette:	alle außer Butter, Sahne, Margarine	Butter, Sahne, Margarine

Fortsetzung der Tabelle 6

	inbegriffen sind	zu meiden sind
Obst:	alle Sorten, mit der Schale	keine
Nachtisch:	Nachspeisen, die Früchte und Nüsse enthalten	alle gewöhnlichen Kuchen, Backwaren, Eiercremen, Gelatinespeisen, Speiseeissorten, Puddings, Aufläufe usw. ohne Obst und Nüsse
Süßigkeiten:	Süßigkeiten, die Früchte oder Nüsse enthalten, Jam	Zuckerwerk, Honig, Gelee, Zucker, Sirup
Getränke:	Kaffee, Milch	kohlensäurehaltige Getränke, koffeinfreier Kaffee
Verschiedenes:	Nüsse, Oliven, Mixed Pickles, Popkorn, Appetithappen	Rahmsoße, Bratensaft, Erdnußbutter, Gewürze, Essig

Tabelle 7 **Schlackenarme Kost**

	inbegriffen sind	zu meiden sind
Brot:	Weißbrot, feines Roggen- und Mischbrot, weiße Kräcker, Zwieback, Toast- und Knäckebrot, Weißgebäck	Vollkorn-, Graham- und Schwarzbrot
Getreideprodukte:	hochgereinigte Getreideprodukte, Mais, Reis, Weizen, feines Hafermark und Hafermehlprodukte	Vollkorngetreideprodukte
Suppen:	Bouillon, Fleischbrühe	Rahm- und Cremesuppen, Gemüsesuppe
Fleisch, Fisch, Eier oder Käse:	Schinken, zartes Fleisch, Fisch, Geflügel, Dosenfisch, Eier, Käse	zähes, faserreiches Fleisch
Gemüse:	keine	alle
Kartoffeln und andere Beilagen:	Kartoffeln, Teigwaren, polierter Reis	Maisbrei, ungeschälter Reis
Fette:	Butter, Sahne, Rahm, Margarine	alle übrigen Fette
Obst:	keines	alle

Kapitel 15 Diätpläne 227

Fortsetzung der Tabelle 7

	inbegriffen sind	zu meiden sind
Nachtisch:	Kuchen, Backwaren, Eiercreme, Gelatinespeisen, Speiseeis, Torten, Pudding, feine Aufläufe, Biskuit, alle ohne Obst und Nüsse	Nachspeisen, die Früchte oder Nüsse enthalten
Süßigkeiten:	Zuckerwerk, Honig, Gelee, Zucker, Sirup	Zuckerwerk, das Früchte oder Nüsse enthält, Jam
Getränke:	kohlensäurehaltige Getränke (ohne Eis), koffeinfreier Kaffee	Kaffee, Milch
Verschiedenes:	Rahmsoße, Bratensaft, Erdnußbutter, mäßig Gewürze, Essig	Nüsse, Oliven, Mixed Pickles, Popkorn, Appetithappen

Tabelle 8 **Gichtdiät** (purinarme Kost)

	inbegriffen sind	zu meiden sind
Brot:	alle Sorten	keine
Getreideprodukte:	alle	keine
Suppen:	Milchsuppen mit Gemüse	Bouillon, Fleischbrühe, Consommé
Fleisch, Eier, Fisch oder Käse:	Fisch, Geflügel, Muschel- und Krustentiere, Fleisch (außer dem nebenstehend angeführten), Eier, Käse	Niere, Leber, Fleischextrakt, Bries, Fischrogen, Sardinen, Sardellen, Bratensaft, Fleischbrühe
Kartoffeln oder andere Beilagen:	Kartoffeln, Maisbrei, Teigwaren, Reis	Bratkartoffeln, Kartoffelchips
Fette:	Butter oder Ersatz in mäßigen Mengen	keine
Gemüse:	alle, außer den nebenstehend genannten	Spargel, Bohnen, Erbsen, Linsen, Pilze, Spinat
Nachtisch:	einfache Kuchen, Backwaren, Eiercreme, Gelatinespeisen, Pudding, ausgiebige Nachspeisen nur in bescheidenem Ausmaß	Hackfleischpastete

Fortsetzung der Tabelle 8

	inbegriffen sind	zu meiden sind
Süßigkeiten:	alle	keine außer bei Fettleibigkeit
Getränke:	kohlensäurehaltige Getränke, Kaffee, Milch oder Milchmischgetränke, Tee	keine
Verschiedenes:	Zutaten, Gewürze, Rahmsoße, Nüsse, Salz	Alkohol, Bratensaft, Hefe

Tabelle 9 **Kalorienreiche Diät** für Untergewichtige

Brot:	alle Sorten, besonders Vollkorn- oder Graubrot
Getreideprodukte:	alle, besonders Vollkorn- oder angereicherte Getreideflocken
Suppen:	alle
Fleisch, Fisch, Eier oder Käse:	täglich mindestens ein Ei und zwei Portionen Fleisch oder andere Eiweißträger wie Eier und Käse
Gemüse:	alle Gemüse in Dosen, zubereitet oder roh
Kartoffeln oder andere Beilagen:	alle
Fette:	Butter, Rahm bzw. Sahne, Schweineschmalz, Margarine, Öl, Salatsoße
Obst:	alle Früchte der Wahl, zubereitet, gedörrt oder frisch
Nachtisch:	Kuchen, Backwaren, Speiseeis, Mehlspeisen, Torten, Pudding u. a.
Süßigkeiten:	Zuckerwerk, Gelee, Zucker u. a.
Getränke:	alle Getränke, besonders solche mit hohem Kalorienwert
Verschiedenes:	Gewürze und Zutaten, Bratensaft, Nüsse, Salz, Essig

Tabelle 10 **Ulkusdiät** zur ambulanten Behandlung (bei Magen- und Zwölffingerdarmgeschwüren)

	inbegriffen sind	zu meiden sind
Brot:	Weißbrot oder feines Roggenbrot, trocken getoastet, Kräcker, altbackene Brötchen (Semmel)	warmes Brot und Gebäck, Vollkorn- und Kleienbrot
Getreideprodukte:	Feinmais, Feinmehl, geschälter Reis und Weizen	Getreideprodukte, die Vollkorn und Kleie enthalten
Suppen:	mit erlaubten Gemüsen hergestellte Cremesuppen	Fleischbrühe oder andere Cremesuppen
Fleisch, Fisch, Eier oder Käse:	Schinken, Speck, zartes oder geschabtes Rindfleisch, Huhn, Lammfleisch, Leber, Bries frischer Fisch, Dosenthunfisch oder Lachs, Eier, Quark- oder Rahmkäse, Cheddarkäse zum Kochen	alle anderen Fleisch-, Käse- und Fischsorten
Gemüse:	gekochter Spargel, Rote Bete, Karotten, junge Erbsen, Kürbis, Spinat, grüne Bohnen	alle übrigen
Kartoffeln oder andere Beilagen:	Kartoffeln, Maispüree, Bohnenpüree, Teigwaren, polierter Reis	alle übrigen
Fette:	Butter oder Ersatz, Sahne und Rahm	alle übrigen
Obst:	reife Bananen, Avocados, gebackene, eingedoste oder gedünstete Äpfel, Aprikosen (Marillen), Kirschen, Pfirsiche oder Birnen, Püree aus getrockneten Früchten, alle ohne Haut und Kerne, Orangensaft verdünnt mit gleicher Wassermenge	alle übrigen

Fortsetzung der Tabelle 10

	inbegriffen sind	zu meiden sind
Nachtisch:	Schneekuchen oder Biskuitkuchen, süße Backwaren, Vanille- und Eiercreme, Gelatinespeisen, Speiseeis, Aufläufe, Reispudding, Tapiokacreme, alle ohne Obst oder Nüsse, Hexenschnee	alle übrigen
Süßigkeiten:	Gelee und Zucker in bescheidenem Ausmaß	Jam, Marmelade
Getränke:	Milch, Milchmischgetränke, schwacher Tee, koffeinfreier Kaffee	kohlensäurehaltige Getränke, Kaffee, sehr heiße oder sehr kalte Getränke
Verschiedenes:	Rahmsoße, Salz	Alkohol, Zutaten und Gewürze, Bratensaft, Nüsse, Mixed Pickles

Tabelle 11 **Flüssige Ernährung**

	inbegriffen sind	zu meiden sind
Brot:	keines	alle
Getreideprodukte:	gesiebtes Feinmehl, Maismehl, Haferschleim	alle übrigen
Suppen:	Fleischbrühe, gesiebte Rahm- bzw. Cremesuppen	alle übrigen
Fleisch, Fisch, Eier oder Käse:	rohe Eier in Getränken	alle Fleisch-, Fisch- und Geflügelsorten oder gekochte Eier
Gemüse:	Tomatensaft und Tomatenpüree in Suppen, Karottensaft	alle übrigen
Kartoffeln oder andere Beilagen:	keine, außer als Püree in der Suppe	alle
Fette:	Butter, Sahne bzw. Rahm, Margarine	alle übrigen
Obst:	gesiebter Fruchtsaft	alle übrigen

Fortsetzung der Tabelle 11

	inbegriffen sind	zu meiden sind
Nachtisch:	dünne Eiercreme, einfache Gelatine-Desserts, Sahnequark, Speiseeis, Eisgetränke	alle übrigen
Süßigkeiten:	Zucker, gewöhnlicher Kandiszucker	alle übrigen
Getränke:	kohlensäurehaltige Getränke, Kaffee, Milch, Milchmischgetränke, Tee	keine
Verschiedenes:	Gewürze, Salz	alle übrigen

Tabelle 12 **Eliminationsdiät** für Allergiker

	inbegriffen sind	zu meiden sind
Brot:	Mais-, Reis- und Roggenbrot, Kräcker, alle ohne Eier zubereitet	Brot und Gebäck, die Eier oder Nüsse enthalten
Getreideprodukte:	alle, außer mit Schokolade zubereitete Getreideflocken	mit Schokolade zubereitete Getreideprodukte
Suppen:	alle, die mit erlaubten Nahrungsmitteln zubereitet sind	ungebräuchliche Suppen
Fleisch, Fisch, Eier oder Käse:	jedes Fleisch oder Geflügel außer frischem Schweinefleisch; Quarkkäse	frisches Schweinefleisch, Fisch, andere Meerestiere, Käse außer Quarkkäse, Eier
Gemüse:	gewöhnliche, frische Gemüse, die das ganze Jahr erhältlich sind, alle Dosengemüse oder zubereiteten Gemüse	jahreszeitlich beschränkte Gemüse, wie Maiskolben, Tomaten usw.
Kartoffeln oder andere Beilagen:	Kartoffeln, Maisbrei, eierfreie Teigwaren, Reis	Teigwaren, die Eier enthalten
Fette:	Butter, Rahm und Sahne, franz. Salatsoße ohne Pfeffer, Schweinefett, Margarine, Öl	Salatsoßen mit Pfeffer oder Eiern

Fortsetzung der Tabelle 12

	inbegriffen sind	zu meiden sind
Obst:	gewöhnliches, frisches, nicht saisongebundenes Obst, alle Dosenfrüchte oder gekochten Früchte	frisches Obst, das auf bestimmte Jahreszeiten beschränkt ist, wie frische Beeren oder Melonen
Nachtisch:	Kuchen, Backwaren, Gelatinespeisen, Speiseeis, Pudding, Aufläufe – alle ohne Schokolade, Kakao, Eier oder Nüsse	gebackene Eiercremes, alle Speisen, die Schokolade, Kakao, Eier oder Nüsse enthalten
Süßigkeiten:	Zuckerwerk, Honig, Jam, Gelee, Zucker, Sirup	Bonbons mit Schokolade, Eiern oder Nüssen
Getränke:	kohlensäurehaltige Getränke, koffeinfreier Kaffee, Milch	Kakao, Kaffee, Tee
Verschiedenes:	Rahmsoße, Bratensaft, Salz, die meisten Gewürze, Essig	Schokolade, Kakao, Nüsse, Pfeffer, alle fremdartigen oder ungewöhnlichen Speisen oder Würzen

Tabelle 13 **Prozentsatz der Kohlenhydrate** für Gemüse und Obst

5% Gemüse	10% Gemüse	15% Gemüse	20% Gemüse
Spargel	Rote Bete	Artischocken	weiße Bohnen
grüne Bohnen (Fisolen)	Kürbis	Kartoffeln	junge Maiskolben
Brunnenkresse	Rüben	Pastinak	
Mangoldgemüse	Karotten	Gartenpuffbohnen	
Spinat	Oliven	Äpfel	
Sellerie	Orangen	Bananen	
Gurken	Zitronen	Stachelbeeren	
Kohl	Grapefruit	Heidelbeeren	
Blumenkohl	Melonen	Birnen	
Tomaten	Erdbeeren	Weintrauben	
Paprika	Zwiebel		
Salat	Ananasfrucht		
Eierfrucht	frische Schnittbohnen		
Löwenzahnblätter			

Tabelle 14 Kohlenhydratarme Diät

	inbegriffen sind	zu meiden sind
Brot:	zwei Scheiben trockenes Brot	alle anderen Brotsorten
Getreideprodukte:	½ Schale gekochte Getreideprodukte täglich	Getreideprodukte mit Zuckerzusatz
Suppen:	Bouillon, Gemüsecremesuppe	eingedickte Suppen (gebundene Suppen)
Fleisch, Fisch, Eier oder Käse:	alle, nur gekocht, in bescheidenen Mengen	solche, die mit reichlich Bratensaft hergestellt sind
Gemüse:	Gemüse der 5%- oder 10%-Gruppe	Gemüse der 15%- oder 20%-Gruppe
Kartoffeln oder andere Beilagen:	keine	Kartoffeln fallen in die 15%-Gruppe und sollten daher gemieden werden
Fette:	alle mäßig	keine
Obst:	alle ohne Zucker eingelegten oder zubereiteten Früchte oder frisches Obst in mäßigen Mengen	gewöhnliches Dosenobst, getrocknete oder tiefgefrorene Früchte
Nachtisch:	Gelatinespeisen gesüßt mit künstlichem Süßstoff	Kuchen, Mehlspeisen, Torten und andere Konditorwaren, Speiseeis
Süßigkeiten:	künstlicher Süßstoff (z. B. Saccharin)	alle übrigen
Getränke:	Kaffee, Tee, Milch	kohlensäurehaltige und andere gesüßte Getränke, Bier
Verschiedenes:	Zutaten, Gewürze, Essig, saure Gurken u. dgl.	Ketchup, Rahmsoße, Bratensaft, süß Eingelegtes, Appetithappen, süßer Wein

Tabelle 15 Kalorienwerte 100 g Nahrungsmittel enthalten rund:

Getreideprodukte und Brot	Kalorien
Cornflakes (Maisflocken)	380
Biskuit	380
Brötchen (Semmel)	270
Grahambrot	250

Fortsetzung der Tabelle 15

Getreideprodukte und Brot	Kalorien
Haferflocken	400
Knäckebrot	350
Mais und Maismehl	370
Reis	370
Roggenmehl	350
Roggen- oder Weißbrot	250
Weizenfeinmehl	360
Zwieback, Toast	370

Gemüse und Salate	
Artischocken	60
Blumenkohl (Karfiol)	30
Bohnen, weiß	310
Brunnenkresse	10
Chicorée	20
Eierfrucht (Aubergine)	25
Endivie	20
Erbsen, gelb	330
Erbsen, grün, in Dosen	50
Erbsen, grün, frisch	80
Gurken	10
Karotten	40
Kartoffeln	90
Kohl	25
Kohlrüben	35
Kürbis	30
Melonen	30
Paprika	30
Radieschen	20
Rettich	40
Rhabarber	15
Rosenkohl	50
Rote Bete	30
Salat	15
Sauerkraut	25
Schnittbohnen (Fisolen)	35
Sellerie	40
Sojabohnen	420
Spargel	20
Spinat	20
Tomaten	20
Zwiebeln	45

Getränke	
Apfelsaft	50
Bier	50

Kapitel 15 — Diätpläne

Fortsetzung der Tabelle 15

Getränke	Kalorien
Coca Cola	45
Kognak	330
Liköre	260
Limonaden, Himbeersaft	45
Orangensaft (frisch)	50
Sekt, süß	110
Tee oder Kaffee, pur	0
Tischweine	60
Wermutwein, Madeira	120
Whisky	340

Fleisch und Fisch	
Austern	70
Barsch	90
Forelle	100
Gans	400
Hammelbraten	145
Hecht	90
Heilbutt	130
Hering	230
Huhn	130
Jagdwurst	300
Kalbsleber	130
Kalbsschnitzel	160
Lachs (in Dosen)	210
Roastbeef (mager)	130
Schellfisch	80
Schinken	330
Schweineschnitzel (mager)	150
Speck	530
Thunfisch (in Dosen)	240
Wiener Würstchen (Frankfurter)	200

Molkereiprodukte	
Butter	750
Buttermilch	35
Camembert	285
Ei (1 Stück)	80
Emmentaler	380
Gervais	440
Magermilch	40
Sauerrahm	220
Schlagsahne	300
Schweizer Käse	380
Trinkmilch	60

Fortsetzung der Tabelle 15

Obst und Nüsse	Kalorien
Ananas	40
Äpfel	60
Aprikosen (Marillen)	50
Bananen	70
Birnen	55
Brombeeren	55
Erdbeeren	40
Grapefruit	35
Heidelbeeren	55
Himbeeren	65
Johannisbeeren (Ribisel)	60
Kirschen	60
Orangen	45
Pfirsiche	50
Pflaumen	50
Preiselbeeren (Moosbeeren)	45
Trauben	70
Wassermelonen	30
Zitronen	30
Erdnüsse	560
Haselnüsse	670
Mandeln	600
Walnüsse	650

Nachspeisen und Süßigkeiten	
Aprikosencreme	100
Fondant	350
Gelee	310
Makronen	490
Marzipan	450
Milchkaramellen	440
Obstkuchen	500
Omelette	300
Pfannkuchen (Palatschinken)	250
Speiseschokolade	550
Speiseeis	200
Vanillecreme	120

Die Kalorienwerte, die in dieser Tabelle angegeben sind, sind Durchschnittszahlen und können selbstverständlich im Einzelfall nach der Qualität des Nahrungsmittels schwanken. Die Tabelle soll in erster Linie zur Orientierung dienen.

16

Endoskopie

Was versteht man unter Endoskopie? Die Endoskopie ist die Untersuchung innerer Organe mit Hilfe von optischen Instrumenten, die eine direkte Betrachtung ermöglichen. Sie wird auch als „Spiegelung" bezeichnet. Die Endoskopie wird zu diagnostischen und therapeutischen Zwecken eingesetzt.
Durch die Fortschritte, die in letzter Zeit bei Fiberoptikinstrumenten erzielt worden sind, ist die Endoskopie zu einem gefahrlosen und außerordentlich nützlichen Verfahren geworden.

Was ist die Ösophagoskopie? Die Ösophagoskopie ist die Untersuchung der Speiseröhre (Ösophagus) mit einem optischen Instrument, dem Ösophagoskop. Durch das Ösophagoskop, das das Licht überträgt, kann man die Speiseröhrenschleimhaut betrachten und untersuchen.

Was ist die Gastroskopie? Die Gastroskopie ist die Untersuchung des Magens mit einem optischen Instrument. Dieses Instrument wird durch den Mund und die Speiseröhre in den Magen eingeführt. Die Lichtquelle für alle Endoskope befindet sich außerhalb des Körpers, und das Licht wird mit Hilfe der Glasfasern in den Magen geleitet.

Sind Glasfaserendoskope starr oder flexibel? Der Teil des Instruments, der in den Körper eingeführt wird, ist flexibel, anders als die alten Gastroskope oder die gegenwärtig verwendeten Rektoskope und Sigmoidoskope.

Was ist die Gastroduodenoskopie? Das ist eine kombinierte Untersuchung von Magen und Zwölffingerdarm mit dem Endoskop. Der Zwölffingerdarm (Duodenum) ist der erste Abschnitt des Dünndarms.

Wird für die Gastroskopie und Gastroduodenoskopie das gleiche Instrument verwendet? Ja.

Wann ist eine Ösophagoskopie, Gastroskopie oder Gastroduodenoskopie angezeigt? Diese Untersuchungen werden in folgenden Fällen für die Diagnose herangezogen:
a) um die Quelle einer Blutung aufzudecken, die von einem Tumor, von Ösophagusvarizen, von einem Polypen, Krebs oder Geschwür des Magens oder von einem Zwölffingerdarmgeschwür ausgehen kann;

b) zum Nachweis oder Ausschluß eines Speiseröhren-, Magen- oder Zwölffingerdarmgeschwürs;
c) zum Nachweis eines Speiseröhren-, Magen- oder Zwölffingerdarmtumors;
d) zum Nachweis von Steinen oder von einem Tumor im Gallenausführungsgang;
e) zum Nachweis einer Speiseröhren-, Magen- oder Zwölffingerdarmentzündung.
Diese Verfahren können ferner dazu dienen, Gewebeproben zur mikroskopischen Untersuchung von den krankhaft veränderten Stellen zu entnehmen, speziell zur Feststellung, ob ein Krebs vorhanden ist; man nennt dies eine Biopsie.

Kann die Gastroduodenoskopie auch zur Behandlung herangezogen werden? Ja, gelegentlich. Manchmal können Steine im Gallenausführungsgang mit Hilfe dieses Instruments entfernt werden. Die Öffnung des Gangs wird gedehnt, so daß Steine in den Zwölffingerdarm abgehen können. Es muß aber gesagt werden, daß dieses Verfahren nicht immer Erfolg hat.

Ist eine Endoskopie der Speiseröhre, des Magens und des Zwölffingerdarms schmerzhaft? Nein. Vor dem Beginn der Untersuchung erhält der Patient beruhigende und schmerzlindernde Medikamente. Überdies ist das Instrument aus flexiblem Material und nicht starr wie ein Metallinstrument.

Wie verläßlich sind die Ergebnisse der Speiseröhren-, Magen- und Zwölffingerdarmendoskopie? In etwa 90 % der Fälle ist die Diagnose korrekt. In vielen Fällen wird die Richtigkeit der Diagnose mit einer Biopsie bestätigt.

Macht eine Endoskopie der Speiseröhre, des Magens oder des Zwölffingerdarms Röntgenuntersuchungen unnötig? Nein. Die Endoskopie ergänzt die Röntgenuntersuchung und ersetzt sie nicht.

Was ist eine Rektoskopie? Als Rektoskopie bezeichnet man die Untersuchung des Mastdarms (Rektum) mittels direkter Betrachtung. Für diese Untersuchung kann entweder ein starres Metallinstrument oder ein flexibles nichtmetallisches Instrument verwendet werden. Die Rektoskopie bringt viele diagnostische Aufschlüsse, sie ermöglicht die Entnahme von Gewebeproben zur Biopsie und die Entfernung von bestimmten krankhaften Veränderungen, etwa Polypen, die weggebrannt oder mit einer Schlinge abgetragen werden können. Rektoskope sind gewöhnlich 8–15 cm lang.

Was ist eine Sigmoidoskopie? Das ist die Untersuchung des Colon sigmoideum, des Dickdarmabschnitts oberhalb vom Mastdarm, mit

Hilfe von optischen Instrumenten. Das diagnostische und therapeutische Anwendungsgebiet ist das gleiche wie bei der Rektoskopie, der Unterschied liegt nur in der Länge des Instruments – bis zu 30 cm –, das die Untersuchung eines entsprechend längeren Darmabschnitts erlaubt.

Was ist die Koloskopie? Die Koloskopie ist die Untersuchung des Dickdarms mit Hilfe eines flexiblen optischen Instruments. Dieses Koloskop ist so lang, daß es vom Darmausgang aus über die gesamte Länge des Dickdarms eingeführt werden kann.

Welche krankhaften Veränderungen können mit Hilfe der Koloskopie diagnostiziert werden?
a) Dickdarmentzündungen, Unterscheidung der verschiedenen Kolitisformen;
b) Divertikulose und Divertikulitis des Dickdarms;
c) Dickdarmpolypen;
d) Dickdarmkrebs;
e) Blutungsquellen im Dickdarm.

Kann durch das Koloskop Gewebe zur Biopsie entnommen werden? Ja, das ist einer der großen Vorteile der Koloskopie.

Ist es oft möglich, Polypen durch das Koloskop zu entfernen? Ja. Das ist ein großer Vorzug, weil dadurch in vielen Fällen eine Operation mit Eröffnung der Bauchhöhle vermieden werden kann.

Kann eine Koloskopie zur Klärung der Diagnose beitragen, wenn die Röntgenuntersuchung fragliche Veränderungen zeigte? Ja. Es kommt vor, daß sich bei der Röntgenuntersuchung der Verdacht auf einen Tumor ergibt, der mit der Koloskopie entkräftet werden kann.

Kann die Koloskopie einen Tumor aufdecken, der bei der Röntgenuntersuchung nicht zu sehen war? Ja, auch das kommt vor.

Verursacht eine Koloskopie Schmerzen? Ja, zuweilen. Aus diesem Grund werden vor der Untersuchung Beruhigungsmittel und schmerzlindernde Medikamente verabreicht.

Wie verläßlich sind die Ergebnisse der Koloskopie? Die Diagnosen sind in einem hohen Prozentsatz richtig, vorausgesetzt der Untersucher ist gut ausgebildet, der Dickdarm wurde vor der Untersuchung gut gereinigt und die krankhafte Veränderung wurde nicht durch eine Blutung verdeckt.

Können Polypen und bösartige Tumoren durch das Koloskop entfernt werden? Polypen können in vielen Fällen vollständig entfernt werden. Wenn es sich jedoch um einen breitbasig aufsitzenden Polypen handelt, ist seine Entfernung auf diese Weise unter Umständen nicht möglich. Bösartige Tumoren müssen mit einer Operation entfernt werden.

Welche starren Metallendoskope gibt es beispielsweise?
a) Das Gastroskop. Es wird heutzutage selten verwendet, weil es nicht so viele Möglichkeiten zur Besichtigung der gesamten Magenschleimhaut bietet wie das flexible Endoskop; es ist aber ein gutes Instrument zur Entfernung von Fremdkörpern, die in der Speiseröhre oder im Magen steckengeblieben sind.
b) Das Bronchoskop. Es wird noch verwendet, aber in geringerem Ausmaß als das flexible Instrument. Das starre Metallbronchoskop eignet sich aber besser zur Fremdkörperentfernung.
c) Das Laparoskop. Dieses Instrument wird durch einen kleinen Einschnitt in der Bauchwand in Nabelnähe eingeführt. Man kann damit die Organe in der Bauchhöhle betrachten. In letzter Zeit wurde es verbreitet zur Sterilisation von Frauen benützt. Dazu werden die Eileiter aufgesucht und mittels bipolarer Elektrokoagulation in der Mitte verschlossen, so daß keine Befruchtung mehr stattfinden kann.
d) Das Kuldoskop. Dieses Instrument wird durch die Scheide eingeführt und durch eine kleine Öffnung im Scheidengewölbe bis in die Bauchhöhle vorgeschoben. Der Frauenarzt kann damit Veränderungen an den Eierstöcken, Eileitern und an der Gebärmutter feststellen. Außerdem kann damit Blut in der Bauchhöhle nachgewiesen werden, das sich oft bei einer Eileiterschwangerschaft findet.
e) Das Zystoskop. Das Instrument wird durch die Harnröhre in die Harnblase eingeführt (siehe Kapitel 40, Harnblase).

Werden Endoskopien von Spezialisten durchgeführt? Ja. Die meisten Gastroenterologen sind in der Endoskopie des oberen und unteren Magen-Darm-Trakts ausgebildet. Frauenärzte führen Laparoskopien und Kuldoskopien durch, Urologen Zystoskopien. Die meisten Hals-Nasen-Ohren-Ärzte und Thoraxchirurgen sind in der Bronchoskopie ausgebildet.

Verursacht eine Endoskopie Schmerzen? Die meisten Endoskopieverfahren sind unangenehm, durch die Verabreichung von Medikamenten vor der Untersuchung werden aber Schmerzen weitgehend ausgeschaltet.

Ist bei Endoskopien eine Anästhesie erforderlich? Bei Endoskopien des Magen-Darm-Trakts ist keine Betäubung üblich, bei der Laparoskopie, Kuldoskopie und Zystoskopie kann jedoch eine Anästhesie gegeben werden.

Werden Endoskopien in der Ordination des Arztes oder im Krankenhaus durchgeführt? Es ist beides möglich. Wenn ein Facharzt Endoskopien in seiner Praxis durchführt, braucht er dazu spezielle Einrichtungen für die Vorbereitung und Ausführung des Untersuchungsverfahrens und ein besonders ausgebildetes Hilfspersonal.

Gibt es eigene Kurse zur Ausbildung von Ärzten in der Endoskopie?
Ja. Die einzelnen Endoskopieverfahren sollen nur von entsprechend ausgebildeten Ärzten durchgeführt werden.

17

Erbliche und „angeborene" Merkmale und Krankheiten

siehe auch Kapitel 26, Infektionskrankheiten; Kapitel 34, Medikamente und Suchtgifte; Kapitel 52, Schwangerschaft und Entbindung; Kapitel 55, Strahlendiagnostik und Strahlenbehandlung

Was versteht man unter einem Erbmerkmal? Man versteht darunter eine Eigenschaft oder ein Körpermerkmal, das von einer Generation zur anderen weitergegeben wird. Diese Erbmerkmale sind in den sogenannten Genen oder Erbeinheiten festgelegt, die im Zellkern der Keimzellen in den Chromosomen aufgereiht sind.

Was ist DNS? DNS ist die Abkürzung für Desoxyribonukleinsäure. Diese ist die Grundsubstanz im Zellkern, die für die Weitergabe von Erbmerkmalen verantwortlich ist.

Ist DNS und DNA dasselbe? Ja. A steht für „acid", S für „Säure".

Was versteht man unter einer „angeborenen" krankhaften Veränderung? Man meint damit eine Eigenschaft oder ein Körpermerkmal, das von Geburt an vorhanden ist, gewöhnlich als Folge einer Schädigung, die das Kind während seiner Entwicklung im Mutterleib oder während der Geburt erlitten hat. So kann z. B. eine Erkrankung der Mutter an Röteln während der Frühschwangerschaft zu einer Schädigung des wachsenden Keims führen und Blindheit, Herzfehler und andere Störungen verursachen. Unter solchen Voraussetzungen darf man diese Krankheiten als angeboren ansehen, da sie während der Keimentwicklung erfolgten und *nicht* vererbt sind.

Folgen Erbmerkmale einem bestimmten Erbgang? Ja. Die Vererbung unterliegt den Mendelschen Gesetzen.

Welcher Unterschied besteht zwischen einem dominanten und einem rezessiven Erbmerkmal? Ein dominantes („vorherrschendes") Merkmal erscheint in der Nachkommenschaft mit viel größerer Wahrscheinlichkeit als ein rezessives („zurücktretendes"). Wenn z. B. ein Elternteil braunäugig und der andere blauäugig ist, werden von den Kindern voraussichtlich mehr braunäugig werden, da die braune Augenfarbe ein dominantes Merkmal ist; wenn schwarzhaarige Eltern ein rothaariges Kind haben, ist das rezessive Erbmerkmal „Rothaarigkeit" hervorgetreten.

Sind die meisten erblichen Gebrechen und Mißbildungen dominante Merkmale oder sind sie eher rezessiv? Die meisten sind rezessiv und treten nur in einem kleinen Prozentsatz der Fälle in Erscheinung.

Überspringen Erbmerkmale manchmal Generationen und kommen in späteren Generationen zum Vorschein? Ja.

Werden die Kinder von einem Träger einer erblichen Mißbildung möglicherweise ebenfalls diese Mißbildung bekommen? Ja, aber man darf nicht vergessen, daß Erbschäden nur bei einem kleinen Prozentsatz der Nachkommenschaft in Erscheinung treten. In einer Familie mit bekannten erblichen Gebrechen sind allerdings die Aussichten, daß auch die Kinder davon betroffen werden, viel größer als in Familien, in denen bisher keine erblichen Anomalien vorgekommen sind.

Können zwei Partner unbedenklich heiraten, wenn beide erbliche Mißbildungen in der Familie haben? Ja, doch muß die Möglichkeit der Weitergabe einer Anomalie an die Nachkommenschaft gründlich berücksichtigt werden. In einem solchen Fall ist es zweckmäßig, wenn das Paar den Rat eines Fachmanns einholt, bevor es sich auf Nachwuchs einstellt.

Kann man innerhalb der Verwandtschaft heiraten? Man kann Verwandte heiraten, sollte aber, wenn eine sehr enge Blutverwandtschaft besteht, besser auf Kinder verzichten; es könnten nämlich unerwünschte Anlagen zum Tragen kommen.

Kann man in eine Familie heiraten, in der jemand wahnsinnig geworden ist? Ja. Wahnsinn selbst ist nicht erblich, wenn auch die Möglichkeit zur Vererbung von Persönlichkeitsstörungen in manchen Familien vorliegt. Umweltfaktoren sind aber gewöhnlich von viel größerer Bedeutung.

Welche Beispiele gibt es für erbliche Eigenschaften und Anomalien? Körperbau, Hautfarbe, Augenfarbe, Haarfarbe, Neigung zu Zwillings- bzw. Mehrlingsgeburten, Farbenblindheit, Hasenscharte, Klumpfuß, Wolfsrachen, Schwachsinn, Bluterkrankheit usw. Auch bestimmte Allergien und die Neigung zu anderen Erkrankungen können ererbt sein.

Ist Krebs erblich? Nein, doch könnte die Veranlagung zur Tumorentwicklung vererbt sein.

Kann die Vaterschaft zuverlässig nachgewiesen werden? Ja. Mit Hilfe bestimmter Blutuntersuchungen kann sie mit recht beträchtlicher Genauigkeit bestimmt werden.

Können Ereignisse im Leben einer schwangeren Frau die körperliche Entwicklung des ungeborenen Kindes beeinträchtigen? Krankheiten der Mutter können zu Entwicklungsstörungen des Kindes führen. Ferner können übermäßiges Trinken, Rauchen und die Einnahme von Medikamenten körperliche Gebrechen und Entwicklungsstörungen verursachen. Gemütserschütterungen, die die Mutter während der Schwangerschaft durchmacht, beeinflussen das Kind wahrscheinlich *nicht*.

Kann die Einwirkung von Röntgenstrahlen oder von radioaktiven Substanzen die Erbeigenschaften der Nachkommen verändern oder Anomalien erzeugen? Eine zu hohe Strahlenbelastung durch Röntgenstrahlen oder radioaktive Substanzen während der ersten Schwangerschaftswochen könnte die normale Entwicklung des Keimes beeinflussen und stören. Man nimmt heute auch an, daß eine stärkere Röntgenbestrahlung der Eierstockgegend möglicherweise eine Veränderung in manchen Keimzellen bewirkt, die zum Auftauchen einer Anomalie bei einem Kind oder Enkelkind führen könnte. Alle diese Fragen sind zur Zeit Gegenstand sehr eingehender Untersuchungen.

Kann es zu körperlichen oder geistigen Veränderungen des Kindes führen, wenn die Mutter während der ersten Schwangerschaftsmonate bestimmte Medikamente oder andere Mittel einnimmt? Ja. In neuerer Zeit zeigte sich, daß es viele Mittel gibt, die den Keim während der ersten Wochen oder Monate seines Lebens schädigen und Mißbildungen verursachen können. Aus diesem Grund warnt man werdende Mütter, niemals irgendeine Medizin zu nehmen, die nicht der behandelnde Arzt ausdrücklich verordnet hat.

Kann man irgendwie verhüten, daß man Kinder mit einer von den Vorfahren ererbten Anomalie bekommt? Diese Frage hängt mit dem allgemeinen medizinischen Problem der Verhütung von Erbkrankheiten zusammen. Erstens sollte man es vermeiden, Kinder mit einem Partner zu bekommen, der aus einer Familie mit bekannten Erbkrankheiten stammt. Zweitens sollte bei Verwandtenehen ernstlich überlegt werden, ob nicht Kinderlosigkeit ratsamer wäre. Durch Blutsverwandtschaft können unerwünschte, verdeckte erbliche Krankheitsanlagen zum Vorschein kommen. Paare, in deren Familien Erbkrankheiten vorgekommen sind, sollten eine genetische Beratung in Anspruch nehmen, bevor sie sich entschließen, Kinder zu bekommen. Es ist heute möglich, mit Untersuchungen festzustellen, ob jemand Erbträger der Sichelzellanämie oder der Tay-Sachs-Krankheit ist. Wenn diese Anlagen bei beiden Eltern vorhanden sind, wäre es wahrscheinlich am besten, auf Kinder zu verzichten. Auch in anderen Fällen können die Genetiker heute sagen, wie groß die Wahrscheinlichkeit des Auftretens einer Erbkrankheit bei Kindern von erblich belasteten Eltern ist.

Kapitel 17   Erbliche und „angeborene" Merkmale

Sind Intellekt und Intelligenz vererbt? Es ist schwierig abzuschätzen, ob in dieser Hinsicht die Vererbung oder die Umweltbedingungen eine größere Rolle spielen. Es ist jedoch bekannt, daß intelligente Eltern eher intelligente Kinder haben. Wieviel davon auf ihre Umweltverhältnisse zurückzuführen ist, läßt sich heute nicht feststellen. Die geistige Unterentwicklung ist, wie man weiß, oft erblich bedingt, kann aber auch die Folge einer Geburtsverletzung oder Infektionskrankheit sein.

Können Eltern, die ein abnormes Kind haben, wagen noch andere Kinder zu bekommen? Von vielen Anomalien weiß man heute, daß sie durch Störungen während der Schwangerschaft oder Geburt bedingt sind und daher bei späteren Kindern nicht auftreten. Von den Erbschäden sind viele rezessiv, und die Gefahr, daß weitere Kinder betroffen sind, ist gering. In solchen Fällen ist eine genetische Beratung zu empfehlen.

Können Träger erblicher Gebrechen heiraten und Kinder bekommen? Sie können heiraten, sollten sich aber sehr gründlich überlegen, ob an Kinder zu denken ist, und sich an eine genetische Beratungsstelle wenden. Manche Erbkrankheiten sind rezessiv und treten nur verstreut bei wenigen Mitgliedern eines Familienstammbaums auf; andere Erbkrankheiten folgen einem dominanten Erbgang, so daß die Gefahr, daß sie bei den Kindern in Erscheinung treten, groß ist. In einem solchen Fall wäre es für das Ehepaar vielleicht günstiger, ein Kind zu adoptieren, statt ein eigenes zu bekommen.

Sollten Träger von Mißbildungen – etwa eines Klumpfußes, einer Hasenscharte usw. – bei der Partnerwahl noch mehr als üblich Vorsicht walten lassen? Ja. Sie sollten es vermeiden, Kinder mit einem Partner zu bekommen, in dessen Familie die gleichen erblichen Mißbildungen aufgetreten sind.

Ist Langlebigkeit erblich? Nein, aber die Anlage zur Langlebigkeit kann ererbt sein (siehe Kapitel 4, Altern).

Ist Vorsicht hinsichtlich einer Heirat in eine Familie, in der mehrere Mitglieder erbliche Epilepsie oder Geistesstörungen hatten, am Platz? Ja.

Sind Körpergröße und Gewicht erblich festgelegt? Die Körpergröße ist viel eher erblich bedingt als das Gewicht; dieses steht mit den Eßgewohnheiten in Zusammenhang, die gewöhnlich umweltabhängig sind und nicht auf Erbanlagen beruhen. Eine Veranlagung zur Fettleibigkeit kann allerdings in bestimmten Familien bestehen.

Ist es schlimm, wenn eine werdende Mutter Röteln bekommt? Ja. Wenn die Röteln während der ersten drei Schwangerschaftsmonate auftreten, können sie beim Kind Blindheit, Taubheit, Herzfehler oder eine geistige Behinderung verursachen.

Sind die bestimmenden Züge der Persönlichkeit ererbt? Die Vererbung kann eine Rolle, die aber wahrscheinlich gering ist, in der Entwicklung der Persönlichkeit spielen. Den wichtigsten Beitrag zur Persönlichkeitsentwicklung liefert die Umwelt, in der ein Kind aufwächst.

Ist etwas Wahres an der Vorstellung, daß jemand deshalb „ein schwarzes Schaf" ist, weil er gewisse ungünstige Charakterzüge von einem Vorfahren ererbt hat? Nein.

Sind kriminelle Neigungen erblich? Nein.

Gibt es so etwas wie einen „schwachen Charakter"? Nein.

Sind viele Krankheiten vererblich? Nein. Die Zahl der erblichen Krankheiten ist verhältnismäßig klein. Im Einzelfall kann einem der Arzt genau Auskunft geben, ob eine bestimmte Krankheit als erblich anzusehen ist oder nicht.

Erbliche oder angeborene Störungen, die mit einem Zurückbleiben der geistigen und körperlichen Entwicklung einhergehen

Welche Faktoren können bei erblichen oder angeborenen Krankheiten, die mit einer geistigen und körperlichen Entwicklungshemmung verbunden sind, eine Rolle spielen?
a) Die Vererbung von fehlerhaften Genen;
b) die Entwicklung von Chromosomenanomalien, wie es beim Mongolismus, beim Klinefelter-Syndrom und Turner-Syndrom der Fall ist;
c) erbliche Stoffwechselstörungen;
d) Ausfälle infolge von Schädel- oder Hirnfehlbildungen;
e) Krankheiten der Mutter während der Schwangerschaft, etwa Röteln, Syphilis oder andere Infektionen;
f) schwerste Unterernährung der Mutter während der Schwangerschaft;
g) Einnahme bestimmter schädlicher Medikamente und anderer Mittel während der Frühschwangerschaft;
h) übermäßige Strahlenbelastung der Mutter und des jungen Keims;
i) Komplikationen bei der Entbindung, besonders wenn sich dadurch die Atmung des Neugeborenen verzögert;
j) starke Gelbsucht des Neugeborenen (Kernikterus), wie sie bei Blutfaktorenunverträglichkeit, besonders bei der Erythroblastose (Rhesusfaktorkrankheit), vorkommt;

k) Schädigungen, die nach der Geburt eintreten, etwa Hirnhaut- oder Hirnentzündung, schwere Schädelverletzungen oder Vergiftungen usw.

Welche bekannteren Stoffwechselstörungen haben eine geistige Unterentwicklung zur Folge?
a) Phenylketonurie, die auch Phenylbrenztraubensäureschwachsinn genannt wird;
b) Galaktosämie;
c) Ahornsirupkrankheit;
d) familiäre amaurotische Idiotie Tay-Sachs;
e) hepatolentikuläre Degeneration (Wilson-Krankheit).

Wodurch entsteht eine Phenylketonurie? Sie beruht auf dem Fehlen eines Enzyms, das für den Stoffwechsel eines Eiweißbausteins der Nahrung nötig ist. Durch diese Stoffwechselstörung kommt es zu einer Ansammlung abnormer Abbaustoffe im Gehirn.

Ist die Phenylketonurie erblich? Ja. Es findet sich öfter mehr als ein Fall in einer Familie.

Kann man die Phenylketonurie schon in der ersten Lebenszeit des Säuglings erkennen? Ja. Mit einer Blutuntersuchung, dem sogenannten Guthrie-Test, kann man die Störung schon beim 3–4tägigen Neugeborenen erfassen. Ferner gibt es eine Harnprobe, mit der man die Phenylketonurie beim 4–6wöchigen Säugling aufdecken kann.
In vielen Staaten, auch in der BRD, ist jetzt die Durchführung des Guthrie-Tests vor der Entlassung eines Neugeborenen aus dem Krankenhaus gesetzlich vorgeschrieben.

Kann man gegen die Phenylketonurie mit Erfolg vorgehen? Ja, wenn sie früh erkannt und mit einer Spezialdiät behandelt wird. Unter diesen Voraussetzungen ist es möglich, den Hirnschaden, zu dem diese Störung letzten Endes führen würde, zu verhüten.

Wie häufig ist die Phenylketonurie? Sie kommt ungefähr bei einem von zehn- bis zwanzigtausend Neugeborenen vor.

Was ist eine Galaktosämie? Die Galaktosämie oder Galaktose-Intoleranz ist durch eine Störung im Stoffwechsel des Milchzuckers gekennzeichnet. Der Frucht- oder Rohrzuckerstoffwechsel verläuft jedoch normal. Diese Krankheit ist sehr selten.

Kann man die Galaktosämie in der ersten Lebenszeit des Kindes feststellen? Ja. Es gibt einen Bluttest zum Nachweis des Enzyms, das für den Milchzuckerstoffwechsel nötig ist; ferner läßt sich dieser Zucker bei sehr jungen Säuglingen mit einem Test im Harn nachweisen.

Kann die Galaktosämie verhütet oder behandelt werden? Ja, durch Ausschaltung der Milch aus der Säuglingsnahrung; das bedeutet, daß das Kind statt der richtigen Milch einen Milchersatz bekommen muß.

Was ist die Ahornsirupkrankheit? Diese sehr seltene erbliche Stoffwechselstörung tritt schon im frühen Säuglingsalter in Erscheinung und nimmt meist einen ungünstigen Verlauf. Charakteristisch ist der Geruch des Harns, der an Ahornsirup oder Karamel erinnert.

Was ist die Tay-Sachs-Krankheit? Siehe im Kapitel 50 über die familiäre amaurotische Idiotie.

Was ist die Wilson-Krankheit? Bei der Wilson-Krankheit oder hepatolentikulären Degeneration besteht eine Störung im Kupferstoffwechsel des Organismus, die zu einer Ansammlung von Kupfer im Gehirn, in der Leber, in den Augen und anderen Organen führt. Schließlich wird die Funktion dieser Organe durch die vermehrte Kupferablagerung beeinträchtigt.

Kann man die Wilson-Krankheit behandeln? Ja. Man kann dem befallenen Kind eine Substanz geben, die das überschüssige Kupfer aus dem Körper ausscheiden hilft.

Gibt es noch andere Stoffwechselstörungen, die eine geistige Behinderung zur Folge haben können? Ja. Man entdeckt ständig neue Störungen, die aber glücklicherweise zum Großteil außerordentlich selten sind.

Medizinische Genetik

Was versteht man unter „medizinischer Genetik"? Die medizinische Genetik oder Erblehre ist eine junge, in rascher Entwicklung begriffene Wissenschaft, die sich mit den Umständen und Krankheiten befaßt, die Einfluß auf die Vererbung haben und mit ihr im Zusammenhang stehen. Dank der Entwicklung neuer Hochleistungsmikroskope kann man heute sogar direkt die Chromosomen und Gene sehen und mikroskopisch untersuchen.

Ist es möglich, Fehlanlagen beim Neugeborenen durch die Untersuchung seiner Chromosomen und Gene festzustellen? Die Untersuchung von Zellen, die man von der Mundschleimhaut abschabt, oder von Zellen aus dem Blut macht es heute möglich, die Chromosomen des Kindes zu beurteilen. Man kann die Chromosomen klassifizieren und ordnen, aber bis jetzt läßt sich das mit den Genen noch nicht machen. Durch die Chromosomenuntersuchung ist eine beträchtliche Anzahl von Fehlanlagen aufgedeckt worden.

Welche Krankheiten lassen sich durch eine Chromosomenuntersuchung erkennen? Es steht bereits fest, daß bei Mongolismus, Klinefelter- und Turner-Syndrom Abweichungen in der Chromosomenzahl bestehen.

Ist es möglich, daß man eines Tages fähig sein wird, Genfehler aufzufinden? Ja. Nach den jüngsten Fortschritten in der medizinischen Genetik ist man höchstwahrscheinlich in absehbarer Zeit in der Lage, durch Genuntersuchungen Anlagen für Gesundheit und Krankheit zu erkennen.

Ist es möglich, daß manche Krankheiten aufgrund genetischer Untersuchungen in Zukunft ausgeschaltet werden können? Ja. Eines Tages werden wir vielleicht imstande sein, bestimmte Merkmale in den Genen oder Chromosomen zu entdecken, die für die Entwicklung von Krankheiten, wie Zuckerkrankheit, zystische Fibrose oder sogar Krebs, verantwortlich sein könnten. Wenn einmal die Anomalie, die diesen Krankheitsanlagen zu Grunde liegt, erkannt ist, lassen sich vielleicht auch Wege finden, sie auszuschalten.

Können Fehlanlagen manchmal schon vor der Geburt des Kindes diagnostiziert werden? Ja, mittels einer *Amniozentese*. Dabei wird eine Nadel durch die Bauchwand bis in die Gebärmutter eingeführt und etwas Fruchtwasser abgesaugt. Bei der mikroskopischen Untersuchung des Fruchtwassers findet man unter Umständen Zellen, die abnorme Chromosomen enthalten, so daß mit einer Fehlentwicklung des Kindes gerechnet werden muß. Ferner können bei dieser Untersuchung Stoffwechselstörungen entdeckt werden, die dann beim Neugeborenen die eine oder andere Krankheit bedingen können.

Was ist ein Karyotyp? Mit Karyotyp bezeichnet man das charakteristische Erscheinungsbild des Chromosomensatzes eines Individuums. Man kann Karyogramme anlegen, indem man die Chromosomen paarweise der Größe nach ordnet. Bei der mikroskopischen Untersuchung dieser Chromosomen können Defekte festgestellt werden.

Was versteht man unter Genchirurgie? Die Genchirurgie ist eine neue Wissenschaft, die sich damit beschäftigt, Gene zu verändern oder zu „verbessern" oder sie von einer Form von Lebewesen auf eine andere Form zu übertragen.

Was hofft man mit der Genchirurgie zu erreichen? Gene sind Träger von vorteilhaften und von ungünstigen Anlagen. Man hofft, daß es durch Beeinflussung von „schlechten" Genen gelingen könnte, in manchen Fällen erbliche Mißbildungen und Krankheiten auszuschalten.

Wird heute mit der Veränderung von Genen experimentiert? Ja. Unter strenger Kontrolle wurden große Fortschritte bei der Veränderung von Bakteriengenen erzielt. Eine Veränderung von menschlichen Genen ist vorläufig nur eine Zukunftshoffnung.

Welchen Nutzen können Genveränderungen bei Bakterien bringen? In jüngster Zeit wurden Experimente durchgeführt, bei denen Gene aus der menschlichen Hirnanhangsdrüse, die in der Schädelbasis liegt, in Bakterien implantiert wurden mit dem Ergebnis, daß diese Bakterien menschliches Wachstumshormon erzeugen. Andere Genübertragungsexperimente führten dazu, daß Bakterien entstanden, die Insulin sowie Interferon, eine Substanz, die in der Krebsabwehr eine Rolle spielt, produzierten.

Liegen in der Genchirurgie gewisse Gefahren? Ja. Durch Genmanipulationen könnten neue Formen von Bakterien oder anderen Lebewesen geschaffen werden. Wenn diese Versuche nicht unter strengster Kontrolle durchgeführt werden, könnten neue Formen von schädlichen Bakterien ins Leben gerufen werden, gegen die wir keine Abwehrkräfte besitzen.

Was versteht man unter genetischer Beratung? Die genetische Beratung wird von Ärzten durchgeführt, die besondere Kenntnisse in der medizinischen Genetik erworben haben. Sie kann von jedermann in Anspruch genommen werden, der Erbschäden bei seinen Nachkommen befürchtet. Er kann bei der genetischen Beratung Auskunft darüber erhalten, ob die Gefahr besteht, daß seine zukünftigen Kinder an einem erblichen Gebrechen leiden werden bzw. wie groß die Wahrscheinlichkeit dafür ist.

Kann bei der genetischen Beratung mit einiger Genauigkeit vorausgesagt werden, ob das Kind eines bestimmten Paares gesund oder geschädigt sein wird? Ja. Unter den in diesem Kapitel besprochenen erblichen Krankheiten finden sich viele, bei denen der Erbgang mit ziemlicher Genauigkeit vorhergesagt werden kann.

Wer muß am ehesten befürchten, Kinder mit erblichen Defekten zu bekommen,
a) Paare, bei denen beide Partner aus Familien mit einem bestimmten erblichen Defekt oder einer Erbkrankheit kommen. Wenn beispielsweise Mann und Frau Diabetiker sind, ist die Wahrscheinlichkeit, daß sie diabetische Kinder bekommen, sehr groß.
b) Von bestimmten erblichen Gebrechen und Krankheiten weiß man, daß sie dominant vererbt werden. In solchen Fällen ist die Wahrscheinlichkeit, daß sie bei den Nachkommen in Erscheinung treten, viel größer als bei rezessiven Erbschäden.

18

Erste Hilfe

siehe auch Kapitel 9, Bewegungsapparat; Kapitel 20, Hals; Kapitel 22, Haut; Kapitel 23, Herz

Schürf-, Riß- und Quetschwunden

Was macht man als Erste Hilfe bei Schürf-, Riß- und Quetschwunden? Grundsätzlich sollte man Wunden nicht berühren, um eine weitere Keimeinschleppung zu vermeiden, sondern die Wunde nur mit einem *keimfreien* Verband, oder wenn keiner zur Hand ist, mit einem sauberen Leinen oder Taschentuch bedecken und dann den Arzt aufsuchen. Wenn nicht gleich ein Arzt erreichbar ist, kann man als Notfallserstbehandlung eine desinfizierende Flüssigkeit (jodhaltige oder jodersatzhaltige Desinfektionslösungen) oder ein Sulfonamidgel auftragen und einen luftdurchlässigen Verband anlegen.

Was macht man, wenn eine solche Wunde stärker blutet? Man legt einen Druckverband an (siehe auch den Abschnitt Blutungen).

Läßt sich der Bluterguß ins Gewebe vermindern, wenn man Eis auf eine Beule oder Quetschung auflegt? Ja, aber man darf nicht vergessen, daß bei zu langer Kälteeinwirkung Schäden entstehen können. Man soll das Eis daher nie länger als 20 Minuten auf einmal aufgelegt lassen und dann die Behandlung für ebenso lange Zeit unterbrechen.

Bißwunden
Bisse von Tieren und Menschen

Wie werden Bißwunden behandelt? Bei diesen Verletzungen handelt es sich zumeist um Stichwunden, Rißwunden mit zerfetzten Wundrändern oder um Quetschungen. Solche Wunden muß sofort ein Arzt behandeln, der oft auch Tetanusantitoxin und Antibiotika verabreichen und gegebenenfalls eine Tollwutschutzimpfung empfehlen wird.

Was macht man als Erste-Hilfe-Behandlung, wenn das Tier, das den Biß verursacht hat, tollwutverdächtig ist? Die Wunde ist 5–10 Minuten lang mit Seifenlösung auszuwaschen. Es versteht sich von selbst, daß man sich unverzüglich in ärztliche Behandlung begeben muß.

Sind Bisse von Menschen besonders gefährlich? Ja, weil die Keime, die sich im menschlichen Mund finden, häufig sehr schwere Infektionen auslösen, oft viel ernstere als Infektionen durch Tierbisse.

Wird jede Bißwunde vom Arzt genäht? Nein. In manchen Fällen läßt man solche Wunden absichtlich wegen der Infektionsgefahr weit offen, damit das Wundsekret abfließen kann. Gesichtswunden werden nach gründlicher Reinigung meist sofort genäht.

Insektenstiche

Sind Bisse oder Stiche von Wespen, Hornissen, Bienen, Stechmücken, Flöhen, Sandflöhen oder Ameisen gefährlich? Wenn jemand gegen das Gift dieser Insekten allergisch ist, können sie eine ernste Verletzung darstellen, die einer sofortigen Behandlung mit Antivenin bedarf (siehe auch Kapitel 3, Allergie).

Was macht man als Erste-Hilfe-Behandlung bei Insektenstichen?
a) Falls ein Stachel stecken geblieben ist, soll man ihn vorsichtig herausziehen, man muß aber darauf achten, daß er dabei nicht abbricht.
b) Bei starken Schmerzen kann man zur Linderung einen Umschlag mit kaltem Wasser oder einen Borsalbe-Alkohol-Verband machen.
c) Wenn jemand, der bekanntermaßen gegen den Stich einer bestimmten Insektenart allergisch ist, am Arm oder Bein gestochen wird, ist es oft vorteilhaft, wenn man oberhalb des Stichs eine Staubinde anlegt, damit der Abtransport des Gifts verlangsamt wird. Man darf aber die Staubinde nicht länger als 20 Minuten auf einmal liegen lassen, sondern soll sie dann für 10 Minuten abnehmen und nachher die Stauung erneuern.
d) Ist es zu einer starken Schwellung gekommen, so soll man einen Arzt beiziehen, der ein antiallergisches Mittel geben oder andere Maßnahmen gegen die Auswirkungen des Insektenstichs treffen wird; Antiveninextrakte werden in vielen Krankenhäusern vorrätig gehalten und können bei extremer Allergie verabreicht werden.
e) Man darf einen Stich auf keinen Fall aufkratzen, da dadurch eine Infektion eintreten kann und die Aufnahme des Gifts in den Körper gefördert wird.

Können Stiche von Bienen, Wespen, Hummeln oder Hornissen tödlich sein? Todesfälle sind äußerst selten; sie können bei Massenstichen, z. B. von über 40 Bienen, bei Stichen in die Hals- oder Schläfenvenen oder bei Stichen in den Mund vorkommen. Naturgemäß sind Säuglinge und Kleinkinder eher gefährdet als Erwachsene.

Bisse und Stiche von Spinnentieren

Welche Schäden können durch den Biß oder Stich von Spinnen, Taranteln und Skorpionen entstehen? Die Gifte der in Mittel- und Südeuropa heimischen Spinnen, Taranteln und Skorpione verursachen ähnliche Beschwerden wie Insektenstiche, also hauptsächlich örtliche Reizerscheinungen.

Welche Tiere können noch durch ihren Biß Hautreizungen verursachen? Steinläufer, Tausendfüßler, Milben und Zecken.

Wie werden die Bisse bzw. Stiche von Spinnen und Taranteln, Skorpionen, Tausendfüßlern usw. behandelt? Ebenso wie Insektenstiche.

Sind Bisse von Tausendfüßlern oder Taranteln und Skorpionstiche sehr gefährlich? In der Regel nicht. Stiche, bzw. Bisse dieser Gliederfüßler sind nur bei jungen Säuglingen oder wenn Gesicht und Hals betroffen sind lebensgefährlich. Sie können aber vorübergehend schwere Krankheitserscheinungen und große Beschwerden verursachen.

Schlangenbisse

Was macht man als Erste-Hilfe-Behandlung bei Schlangenbissen? Da man nicht immer in der Lage ist festzustellen, ob es sich um eine Giftschlange gehandelt hat, soll man bei Schlangenbissen in jedem Fall Vorsichtsmaßnahmen treffen, und zwar auf folgende Weise:
a) Man legt gleich oberhalb der Bißstelle eine Staubinde an, die gerade fest genug sein soll, um den venösen Rückfluß des Blutes zu verhindern, aber den Puls nicht unterdrückt. Zum Abbinden läßt sich alles mögliche verwenden, z. B. ein Taschentuch, eine Krawatte oder ein Gürtel. Die Stauung muß alle 20 Minuten auf die Dauer von 10 Minuten unterbrochen werden.
b) Der Patient soll absolute Ruhe einhalten und jede Anstrengung tunlichst meiden.
c) Der Patient ist ins nächstgelegene Krankenhaus zu transportieren; wenn möglich soll man sich Gewißheit verschaffen, um welche Schlangenart es sich gehandelt hat.

Welche Giftschlangen finden sich in Deutschland und seinen Nachbarländern? Hauptsächlich die Kreuzotter (Vipera berus); daneben gibt es in den ostdeutschen Grenzgebieten und im Osten Österreichs sowie in bestimmten Gegenden Italiens und Frankreichs die Wiesen- oder Spitzkopfotter (Vipera ursinii); im südlichen Schwarzwald wie auch in der Schweiz, Frankreich und Italien die Aspisviper (Vipera aspis) und in Österreich, Italien und Südosteuropa die Sandviper (Vipera ammodytes).

Ist Alkohol ein gutes Heilmittel gegen Schlangenbisse? Absolut nicht.

Ist der Biß einer Giftschlange immer tödlich? Keineswegs, die meisten Erwachsenen überstehen Schlangenbisse, besonders, wenn sie rasch ins Krankenhaus gebracht werden können und das entsprechende Schlangenserum bekommen. Bei Kindern ist die Gefahr größer, da sie der Giftwirkung eher erliegen.

Verbrennungen

Wie teilt man die Verbrennungen im allgemeinen ein?
a) Verbrennungen 1. Grades: Diese betreffen nur die oberflächlichen Hautschichten und treten lediglich als Hautrötung in Erscheinung. Sonnenbrände sind meist Verbrennungen 1. Grades.
b) Verbrennungen 2. Grades: Hier sind nicht nur die oberflächlichen, sondern auch die tieferen Hautschichten betroffen. Sie sind durch Brandblasen und durch die Absonderung von Gewebeflüssigkeit gekennzeichnet. Schwere Sonnenbrände können diesen Grad erreichen.
c) Verbrennungen 3. Grades: Sie betreffen sämtliche Hautschichten und haben gewöhnlich eine völlige Zerstörung der Haut zur Folge.
d) Verbrennungen 4. Grades: Es sind nicht nur alle Hautschichten zerstört, sondern auch die darunterliegenden Gewebe – Unterhautgewebe, Muskeln, Sehnen, Blutgefäße, Knochen usw. – geschädigt.

Wann können außer bei direkter Hitzeeinwirkung noch Verbrennungen entstehen? Bei Verletzungen durch elektrischen Strom und bei Strahlenschäden durch Röntgenstrahlen oder radioaktive Substanzen.

Welche Substanzen können ebenfalls zu schweren Schädigungen der Haut führen? Starke Säuren oder Laugen und bestimmte andere Chemikalien können Verätzungen, die so wie die Verbrennungen in entsprechende Schweregrade eingeteilt werden, hervorrufen.

Wie geht der Laienhelfer bei Verbrennungen richtig vor?
a) Verbrennungen 1. Grades kann man mit jedem der üblichen Brandgele, die die Schmerzen beseitigen und ein Austrocknen oder Springen der Haut verhindern, selbst behandeln, z. B. mit Aristamidgel. Bei den meisten Verbrennungen 1. Grades ist ein ärztliches Eingreifen nicht nötig, außer wenn auch der Allgemeinzustand des Patienten beeinträchtigt ist.

b) Verbrennungen 2. Grades müssen vom Arzt behandelt werden. Zu den Erste-Hilfe-Maßnahmen gehören: 1. Sofortige Spülung des Verbrennungsbezirks mit fließendem kaltem Wasser, ungefähr 15–20 Minuten lang. 2. Verbinden der Brandwunde mit einem keimfreien, luftdurchlässigen Verband. 3. Es ist dafür zu sorgen, daß der Patient reichlich Flüssigkeit zu sich nimmt. 4. Keine Salben auftragen.
c) Verbrennungen 3. Grades dürfen niemals selbst behandelt werden. Man soll nur zunächst Schmutz vorsichtig mit Wasser wegspülen und einen reinen Verband anlegen. Der Patient soll Flüssigkeit in großen Mengen trinken. Wenn er im Schock ist, muß er sofort auf einer Tragbahre ins Krankenhaus transportiert werden. Man darf *keine* Salben auf die Brandwunden geben.
d) Verbrennungen 4. Grades sind auf die gleiche Weise zu behandeln wie Verbrennungen 3. Grades.

Darf der Patient selbst die Brandblasen bei Verbrennungen 2. Grades öffnen? Nein. Die Blasen müssen vom Arzt behandelt werden, der sie entweder öffnet oder abtrocknen läßt.

Soll man eine Salbe auf eine Brandwunde geben? Am besten wird auf Salben – außer bei leichten Verbrennungen 1. Grades – überhaupt verzichtet. Es gibt verschiedene Wege zur Versorgung von Brandwunden, und viele Ärzte halten von der Salbenbehandlung nichts. Außerdem ist die Salbe, zu der der Patient greift, unter Umständen nicht die geeignete, die der Arzt gutheißen würde. Es kann dann schwierig sein, diese Salbe wieder wegzubekommen, damit man die Brandwunden richtig versorgen kann.

Verlangen Verätzungen mit Chemikalien eine spezielle Behandlung? Ja. Es ist zweckmäßig, jeden verätzten Bezirk sofort gründlich mit reichlich Wasser zu waschen, damit die chemische Substanz verdünnt und alles, was vielleicht noch der Haut anhaftet, weggeschwemmt wird.

Ist bei Verätzungen des Auges eine besondere Erste-Hilfe-Behandlung erforderlich? Ja. Derartige Verätzungen sind zur Verdünnung des Ätzmittels gründlich mit Wasser zu spülen. Hierauf soll man sich sofort an einen Arzt wenden.

Was soll gegen den Schock, der schwere Verbrennungen begleitet, unternommen werden? Der Schock erfordert eine sofortige Behandlung (siehe den Abschnitt über Schock in diesem Kapitel).

Darf man Butter, Fette oder „Hausmittel" als Erste-Hilfe-Behandlung bei Verbrennungen verwenden? Nein.

Erfrierungen

Was ist eine Erfrierung? Eine Gewebeschädigung, die in ihrer Art der Verbrennung entspricht, aber durch starke örtliche Kälteeinwirkung zustande kommt.

Was macht man als Erste-Hilfe-Behandlung bei Erfrierungen und allgemeiner Unterkühlung?
a) Es ist für den Allgemeinzustand Sorge zu tragen; dazu wärmt man den Patienten auf und gibt ihm warme Speisen und Getränke.
b) Der Patient muß langsam erwärmt werden und darf nicht plötzlich aus großer Kälte in eine sehr warme Umgebung gebracht werden.
c) Gegebenenfalls sind Medikamente zur Schmerzbekämpfung zu verabreichen. Leichtere Schmerzmittel sind gewöhnlich ausreichend.
d) Das erfrorene Glied soll langsam wieder gebraucht und bewegt, aber keinesfalls gewaltsam massiert oder gerieben werden.
e) Der Bezirk der Erfrierung ist mit einem trockenen, sauberen Verband zu bedecken.

Wie stark soll der erfrorene Teil erwärmt werden? Man taucht den erfrorenen Körperteil in lauwarmes Wasser (etwa 37,8–37,9 °C).

Soll man den Erfrierungsbezirk mit Schnee einreiben? Nein.

Soll man Erfrierungen mit Antiseptika behandeln? Nein. Sie können zu einer zusätzlichen Hautschädigung führen.

Gibt es Medikamente, die die Durchblutung im Bereich der Erfrierung normalisieren helfen? Ja, aber sie dürfen nur vom Arzt gegeben werden.

Kann man das Ausmaß der Frostschädigung sofort beurteilen? Nein. Es kann mehrere Tage dauern, bis das volle Ausmaß der Schädigung erkennbar ist.

Erstickungsanfälle durch Fremdkörper in den Atemwegen

Neigen manche Leute besonders dazu, sich zu verschlucken? Ja. Wer hastig ißt und mit vollem Mund spricht, wird sich viel eher verschlucken als jemand, der langsam ißt und den Mund beim Essen zu läßt.

Kommt es besonders bei Kindern vor, daß sie sich verschlucken? Ja, weil sie sich oft, wie oben beschrieben, beim Essen falsch verhalten. Außerdem stecken sie oft Münzen oder andere Fremdkörper in den Mund.

Kapitel 18   Erstickungsanfälle durch Fremdkörper

Neigen ältere Leute dazu, sich beim Essen zu verschlucken? Ja, weil der Schluckmechanismus bei älteren Menschen oft nicht mehr so funktioniert wie bei jüngeren.

Wodurch wird es normalerweise verhindert, daß man sich beim Essen verschluckt? Der Kehldeckel (Epiglottis) legt sich beim Schluckakt über den Kehlkopf und verschließt ihn. Dadurch wird verhindert, daß Flüssigkeiten und feste Nahrung in die Luftröhre, Bronchien und Lunge eindringen.

Was ist meist die Ursache, wenn der Kehldeckel seine Aufgabe beim Schluckakt nicht erfüllt? Durch plötzliches Husten oder Niesen kann der Kehldeckel gehindert werden, den Kehlkopf zu verschließen, so daß Speisen oder Flüssigkeiten in die Atemwege gelangen können.

Erholen sich die meisten Leute spontan, wenn sie sich verschluckt haben? Ja. In den allermeisten Fällen wird die Flüssigkeit oder feste Speise, die „in die falsche Kehle" gekommen ist, ausgehustet.

Was soll man als Erste Hilfe machen, wenn jemand einen Erstickungsanfall bekommt, weil er eine Speise oder einen anderen Fremdkörper in die Luftwege bekommen hat?
a) Man fordert ihn auf, energisch zu husten.
b) Ein paar kräftige Schläge auf den Rücken oder die Brust können mithelfen, den Fremdkörper herauszubefördern.
c) Wenn es sich um ein Kind handelt, hält man es an den Füßen mit dem Kopf nach unten hängend und schlägt ein paarmal fest auf seinen Rücken. (Die Schläge auf den Rücken werden vom Roten Kreuz empfohlen, Dr. Heimlich dagegen, der Initiator des Heimlich-Manövers, hält nichts davon und glaubt, daß sie vielleicht sogar schaden können.)
d) Wird der Fremdkörper nicht ausgestoßen, so greift man mit dem Zeigefinger in den Mund des Opfers und wischt den Rachenhintergrund aus. Häufig läßt sich der Fremdkörper auf diese Weise herausbefördern.
e) Wenn alle genannten Maßnahmen versagen, soll sofort das Heimlich-Manöver ausgeführt werden. Es hat keinen Sinn, mit der Wiederholung dieser Maßnahmen Zeit zu vergeuden, wenn sie nicht gleich beim erstenmal Erfolg haben.

Wie wird das Heimlich-Manöver ausgeführt?
a) Der Betroffene wird auf die Füße gestellt.
b) Der Helfer stellt sich hinter ihn und legt beide Arme unmittelbar unter dem Rippenbogen um seinen Körper.
c) Der Helfer legt seine rechte Faust direkt unter dem Brustbein auf den Oberbauch des Patienten.

d) Der Helfer umklammert seine rechte Faust fest mit der linken Hand und hält den Körper des Patienten fest umschlossen.
e) Mit einem plötzlichen, stoßartigen Druck nach innen und oben preßt der Helfer den Körper des Patienten so fest wie möglich zusammen. Dadurch entsteht eine plötzliche enorme Druckerhöhung im Brustraum, die bewirkt, daß Luft und mit ihr der Fremdkörper aus der Luftröhre ausgestoßen wird.
f) Wenn das Manöver beim ersten Mal keinen Erfolg hat, ist der Druckstoß zu wiederholen. Er muß blitzartig erfolgen! Nachdem der Druckstoß ausgeführt wurde, lockert man den Griff.

Funktioniert das Heimlich-Manöver gut? Ja, in den allermeisten Fällen.

Kann bei einem Erstickungsanfall auch einmal ein Luftröhrenschnitt angezeigt sein, wenn alle anderen Maßnahmen versagen? Ja, aber er soll nicht von einem unerfahrenen Laien ausgeführt werden. Wenn ein Arzt zur Verfügung steht oder wenn ein medizinisch ausgebildeter Helfer der einzige ist, der eingreifen kann, darf er ihn ausführen, wenn der Erstickende offensichtlich schon mit dem Tode ringt.

Woran erkennt man, ob ein Erstickungsanfall lebensbedrohlich ist? Wenn der Betroffene überhaupt nicht mehr atmen kann, blau wird und einen unregelmäßigen Herzschlag bekommt, wird voraussichtlich in wenigen Minuten der Tod eintreten.

Was soll man tun, wenn der Patient zwar atmen kann, den Fremdkörper aber nicht ausgestoßen hat? Man transportiert ihn in halb sitzender Stellung zum nächsten Arzt oder in das nächstgelegene Krankenhaus.

Erdrosselung

Was macht man als Erste Hilfe, wenn jemand stranguliert ist?
a) Man bringt den Verunglückten ins Freie.
b) Wenn etwas den Hals einschnürt, das die Atmung behindern könnte, muß es sofort gelockert werden.
c) Man hebt das Kinn des Verunglückten an, dadurch bekommt er besser Luft.
d) Falls es der Zustand erfordert, führt man eine Mund-zu-Mund-Beatmung und Herzmassage durch.

Krämpfe und „Anfälle"

Was macht man als Erste Hilfe, wenn jemand Krämpfe oder einen „Anfall" bekommt?
a) Es ist Sorge zu tragen, daß sich der Patient nicht noch weiter verletzt, wenn Gefahr besteht, daß er mit dem Kopf oder anderen Körperteilen an harte Gegenstände anschlägt.
b) Man soll den Patienten liegen und gewähren lassen und nicht versuchen, ihn festzuhalten oder die Krampfbewegungen zu unterdrücken.
c) Ein enger Kragen ist zur Erleichterung der Atmung zu öffnen.
d) Man soll das Kinn anheben, damit die Luftwege frei sind.
e) Wenn es ohne Schwierigkeiten geht, legt man ein gefaltetes Taschentuch zwischen die Zähne des Patienten, damit er sich nicht in die Zunge beißt. (Man darf aber nicht die Finger zwischen seine Zähne stecken, weil man eine Bißverletzung davontragen könnte.)
f) Wenn der Patient bewußtlos ist, bringt man ihn in Seitenlage (Abb. 48).

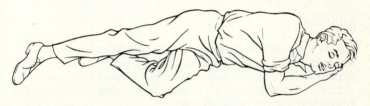

Abb. 48 *Stabile Seitenlage.* Bei Bewußtlosen wird mit dieser Lagerung verhindert, daß die Luftwege verlegt werden und daß Erbrochenes, Schleim oder Blut in die Atemwege gelangt.

Soll man jemand, der Krämpfe oder einen Anfall hat, mit kaltem Wasser anschütten? Nein, das ist falsch.

Erholen sich Patienten, die Krämpfe oder Anfälle haben, in den meisten Fällen wieder? Ja, insbesonders bei Krampfanfällen epileptischen Ursprungs. Krämpfe, die die Folge einer Hirnblutung oder eines Tumors sind, können tödlich enden.

Soll man kleine Kinder ins Wasser tauchen, wenn sie krampfen? Nein. Es ist viel besser, wenn man sie bequem im Bett liegen läßt.

Sollen die Eltern ein Kind, das Krämpfe hat, auf den Arm nehmen und mit ihm zum Arzt laufen? Nein. Fast alle Krampfanfälle im Kindesalter gehen gut vorüber. Am besten läßt man das Kind unbelästigt im Bett liegen.

Besteht die Möglichkeit, daß man in Erfahrung bringt, wie man bei einem Krampfanfall helfen kann? Ja. In vielen Fällen tragen Personen, die an Krampfanfällen leiden, diesbezügliche Anweisungen bei sich, z. B. eine Notfallkarte oder einen Diabetikerpaß. Bei Zuckerkranken findet man unter Umständen Angaben darüber, was zu tun ist, wenn sie einen Insulinschock bekommen. Epileptiker führen oft klare Anweisungen mit sich, wie sie bei einem Anfall behandelt werden sollen.

Was soll man tun, wenn der Patient nach dem Anfall wieder zu sich kommt? In der Regel dauert es doch eine kleine Weile, bis die normalen Denkprozesse wieder in Gang kommen. Man darf daher einen solchen Patienten nicht sofort nach Aufhören des Anfalls allein lassen. In vielen Fällen braucht der Kranke etwas Zeit, bis ihm klar wird, wo er sich befindet und was geschehen ist. Man soll bei ihm bleiben, bis sich sein Zustand wieder vollkommen normalisiert hat.

Ertrinken

Welche Erste-Hilfe-Maßnahmen sind bei Ertrinkenden durchzuführen? Sobald der Patient aus dem Wasser geborgen ist, muß er künstlich beatmet werden, wenn er nicht selbst atmet. Heute wird allgemein die „Mund-zu-Mund-Beatmung" empfohlen, die den früher üblichen Beatmungsverfahren vorzuziehen ist.

Muß man mit der künstlichen Beatmung sofort beginnen? Ja. Das Abfließen von Wasser aus den Lungen des Opfers erfolgt allerdings leichter in Bauchlage. Wenn das Wasser ausgestoßen wurde, kann man mit der Mund-zu-Mund-Beatmung anfangen (Abb. 49–53).

Wie führt man die Mund-zu-Mund-Beatmung aus?
a) Der Patient wird auf den Rücken gelegt; beengende Kleidungsstücke um Hals, Brust und Taille sind zu lösen.
b) Das Kinn wird angehoben und der Kopf so weit wie möglich zurückgeneigt. (Dadurch wird die Luftröhre gestreckt, so daß die Luft besser in die Lungen einströmen kann.)
c) Man hält dem Patienten mit den Fingern die Nase zu.
d) Man legt den Mund dicht auf den Mund des Patienten und bläst so kräftig wie möglich hinein.
e) Dann gibt man Mund und Nase des Patienten frei, damit die Luft aus den Lungen wieder austreten kann.
f) Das ist alle 5–6 Sekunden zu wiederholen.
g) Die Atemspende ist so lange durchzuführen, wie noch der Puls oder

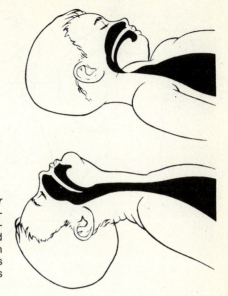

Abb. 49 *Freimachen der Luftwege.* a) Bei gebeugtem Hals verlegen die zurückgefallene Zunge und der Unterkiefer die oberen Luftwege. b) Durch starkes Überstrecken des Halses werden die Luftwege frei.

Herzschlag fühlbar ist. Es kann mehrere Stunden dauern, bis die Wiederbelebung gelingt.

h) Wenn man ermüdet, läßt man jemand anderen weitermachen.
i) Wenn der Patient offenbar Wasser oder Schleim im Rachen oder in der Brust hat, muß man ihn nach unten geneigt halten oder auf die Seite legen, damit diese Flüssigkeit aus dem Mund fließen kann.
j) Der Mund des Patienten ist mit den Fingern auszuwischen, wenn sich Schleim oder anderes darin angesammelt hat. (Die Gefahr einer Bißverletzung besteht bei einem Patienten, der nicht atmet, nicht.)
k) Wenn einem vor dem direkten Mund-zu-Mund-Kontakt ekelt, kann man durch ein ausgebreitetes Taschentuch atmen. (Das ist aber unter Umständen nicht so wirkungsvoll wie der direkte Kontakt.)
l) Die künstliche Beatmung darf erst aufgegeben werden, wenn man sicher ist, daß Puls oder Herzschlag seit mehreren Minuten fehlen. Dazu horcht man aufmerksam mit dem Ohr die linke Brustseite des Verunglückten ab und tastet, ob die Halsschlagadern pulsieren.
m) Wenn der Patient wiederbelebt ist, soll man ihn warm halten und mindestens eine halbe Stunde lang – oder bis der Arzt kommt – nicht bewegen oder abtransportieren.

Soll die Mund-zu-Mund-Beatmung bei jedem Atemstillstand durchgeführt werden, gleichgültig ob es sich um Ertrinken, Ersticken, um eine

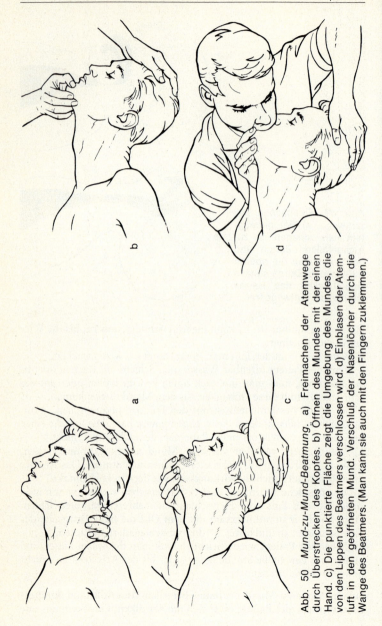

Abb. 50 *Mund-zu-Mund-Beatmung*. a) Freimachen der Atemwege durch Überstrecken des Kopfes. b) Öffnen des Mundes mit der einen Hand. c) Die punktierte Fläche zeigt die Umgebung des Mundes, die von den Lippen des Beatmers verschlossen wird. d) Einblasen der Atemluft in den geöffneten Mund. Verschluß der Nasenlöcher durch die Wange des Beatmers. (Man kann sie auch mit den Fingern zuklemmen.)

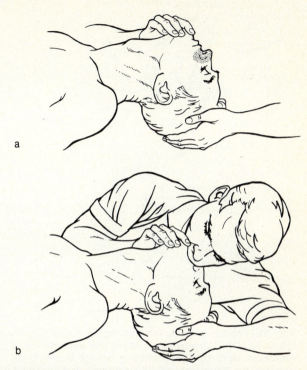

Abb. 51 *Mund-zu-Nase-Beatmung.* a) Die punktierte Fläche zeigt die Umgebung der Nase, die vom Mund des Beatmers verschlossen wird. b) Die Luft wird durch die Nase des Opfers eingeblasen.

Vergiftung oder um eine Verletzung durch elektrischen Strom handelt? Ja.

Beruht der Ertrinkungstod immer darauf, daß die Lunge voll mit Wasser ist? Nicht immer. Viele Ertrinkungsfälle werden durch einen Stimmritzenkrampf verursacht; die Überwindung dieses Atemhindernisses kann Hilfe bringen. Es sind schon zahlreiche Fälle bekannt geworden, bei denen ein Luftröhrenschnitt unterhalb der verschlossenen Stimmritze lebensrettend wirkte.

Soll der Luftröhrenschnitt vom Laienhelfer ausgeführt werden? Nein, außer wenn es so gut wie sicher ist, daß man keinen Arzt erreichen kann oder daß der Patient vor Eintreffen des Arztes stirbt.

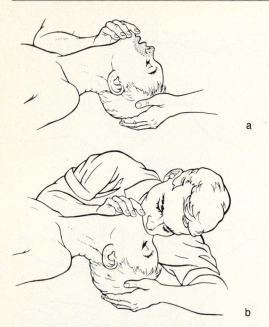

Abb. 52 *Nasen- und Mundbeatmung bei Kindern.* a) Die punktierte Fläche zeigt die Umgebung von Mund und Nase, die vom Beatmer verschlossen wird. b) Die Beatmung erfolgt durch Mund und Nase zugleich. Bei Säuglingen und Kleinkindern darf man die Luft nicht so kräftig einblasen wie bei Erwachsenen, damit die Lunge nicht überbläht wird.

Hilft es, wenn man einen Ertrinkenden auf den Kopf stellt und in dieser Lage hält? In der Regel nicht. Das Wasser tritt auch aus den Lungen, wenn man ihn nur auf dem Bauch liegen läßt.

Wann darf man mit der Beatmung aufhören? Wenn der Patient keinen Herzschlag mehr hat und offensichtlich tot ist.

Unfälle durch elektrischen Strom

Was macht man als Erste Hilfe bei einem Stromunfall? Man darf eine Person, die noch mit einem stromführenden Draht in Kontakt ist, nicht berühren, da man dabei ebenso wie der Betroffene umkommen kann! Der Verletzte muß so rasch wie möglich aus dem Stromkreis gebracht werden. Das kann durch die Unterbrechung des Stroms

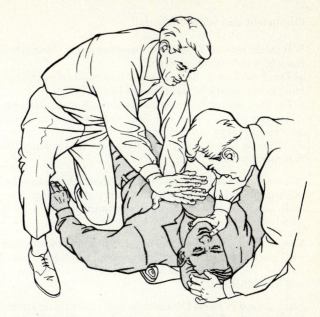

Abb. 53 *Herzmassage und Atemspende.* Ein Helfer übernimmt die Beatmung und ein zweiter die Herzmassage. Die Herzmassage ist etwa 60mal in der Minute und die Beatmung etwa 12mal in der Minute durchzuführen; am günstigsten ist es daher, wenn man nach jeder 5. Herzkompression einmal beatmet.

bewerkstelligt werden oder durch die Entfernung des Verletzten vom Stromkontakt mit Hilfe eines trockenen Stocks oder eines Seils, das man um ihn wirft. Wenn man eine Axt zur Hand hat, mit der man die stromführende Leitung durchschlagen kann, muß man darauf achten, daß man trockene Hände hat und daß der Holzgriff der Axt trocken ist.

Wie geht man bei einem Stromunfall nach der Trennung des Patienten vom Stromkontakt vor?
a) So rasch wie möglich ist die künstliche Beatmung einzuleiten.
b) Der Patient ist ruhig und warm zu halten und soll wenn möglich Sauerstoff zugeführt bekommen.
c) Die Verbrennungen, die oft an der Stelle des Stromein- und austritts vorhanden sind, die sogenannten Strommarken, müssen in der gleichen Weise wie andere Verbrennungen behandelt werden.

Ohnmacht und Schwindelanfall

Was macht man als Erste Hilfe, wenn jemand in Ohnmacht fällt oder einen Schwindelanfall bekommt?
a) Der Patient ist in Rückenlage zu betten, der Kopf soll in gleicher Höhe oder etwas tiefer als der übrige Körper liegen.
b) Die Beine sind etwas höher als der übrige Körper zu lagern.
c) Ein enger Kragen oder eine enge Krawatte sind zu lockern, damit der Patient genug Luft bekommt.
d) Wenn die Atmung flach ist, kann sie mit künstlicher Beatmung unterstützt werden.

Wie lange soll der Patient nach einem Ohnmachts- oder Schwindelanfall liegen bleiben? Bis er sich erholt hat und sich wieder ganz normal fühlt. Das kann ein paar Minuten oder auch eine halbe bis dreiviertel Stunde dauern.

Kommt es oft vor, daß einem Patienten gleich ein zweites Mal schlecht wird, nachdem er sich von einer Ohnmacht erholt hat? Nein, doch soll man den Patienten ziemlich lange beobachten, bevor man ihn wieder sich selbst überläßt.

Kann jemand in einem Ohnmachtsanfall sterben? Das kommt fast nie vor, außer der Patient hat sich, als er bewußtlos wurde, den Kopf heftig angeschlagen und eine tödliche Schädelverletzung erlitten.

Soll man Bewußtlose mit kaltem Wasser anschütten? Nein.

Geht ein Ohnmachts- oder Schwindelanfall in der Regel von selbst vorüber? Ja, nur dadurch, daß man den Betroffenen ein paar Minuten flach liegen läßt.

Fremdkörper

Was kann im Rahmen der Ersten Hilfe bei Verletzungen durch Fremdkörper gemacht werden?
a) *Augen.* Vom Laien dürfen nur ganz oberflächlich gelegene Fremdkörper entfernt werden. Wenn ärztliche Hilfe nicht gleich erreichbar ist, soll man das Auge mit lauwarmem Wasser spülen oder den Fremdkörper mit einem feuchten Wattebäuschchen wegwischen. Die Reizung des Auges kann durch Einstreichen von etwas gelber Augensalbe sehr gelindert werden. Man vermeide es, das Auge zu reiben und unterlasse es, den Fremdkörper mit einem harten Gegenstand herauszukratzen (siehe auch Kapitel 6, Augen).

b) *Nase*. Der Fremdkörper wird oft ausgestoßen, wenn man den Patienten zum Niesen bringen kann. Das kann dadurch erreicht werden, daß man ihn etwas Pfeffer durch die Nase einatmen läßt oder ihn im anderen Nasenloch kitzelt.

c) *Ohren*. Fremdkörper im Ohr dürfen nicht von Laien angegangen werden, da das empfindliche Trommelfell verletzt werden könnte. Als erste Hilfe träufelt man am besten ein wenig angewärmtes Olivenöl oder Rizinusöl ins Ohr und läßt es einige Minuten einwirken. Meist kommt dadurch der Fremdkörper heraus. Es schadet aber nicht viel, wenn der Fremdkörper so lange im Ohr bleibt, bis der Arzt eingreifen kann.

d) *Splitter*. Der Laie soll nur solche Splitter, die man fest an einem heraustehenden Ende fassen und leicht herausziehen kann, angehen. Die Entfernung von weichen oder abgebrochenen Splittern muß der Arzt vornehmen. Bleibt ein Stück des Fremdkörpers in der Haut zurück, so kommt es gewöhnlich zur Infektion. Wenn kein Arzt erreichbar ist, kann man oft den Splitter mit feuchtwarmen Umschlägen in ein paar Tagen so weit bringen, daß man ihn mit einer Pinzette entfernen kann.

e) *Stichwunden* (durch Messer, Geschoßsplitter oder andere Waffen). Wenn ein derartiger Fremdkörper aus der Wunde herausragt, soll man ihn in der Regel stecken lassen, bis der Arzt kommt. Die Entfernung durch einen Laien kann zu einer schweren Blutung führen. Die beste Erste Hilfe ist die Anlegung eines keimfreien Verbands und der Transport des Patienten ins nächstgelegene Krankenhaus.

Was soll man machen, wenn Teile der Kleidung oder Schmutz in Hautabschürfungen oder Rißwunden geraten sind? Durch gründliches Ausspülen mit Wasser lassen sich diese Fremdkörper meist entfernen. Das soll so rasch wie möglich nach der Verletzung geschehen. Die verletzte Stelle ist hierauf sauber zu verbinden und die weitere Wundversorgung ist dem Arzt zu überlassen.

Knochenbrüche, Verrenkungen, Verstauchungen

Was macht man als Erste-Hilfe-Behandlung bei Knochenbrüchen?
a) Es ist dafür zu sorgen, daß der Verunglückte ruhig liegt; der verletzte Teil darf nicht bewegt werden, bis das Ausmaß des Schadens feststeht.
b) Das verletzte Glied ist ruhigzustellen oder zu schienen, bevor der Patient abtransportiert wird.
c) Der Patient ist in jedem Fall liegend ins Krankenhaus zu transportie-

ren. Man soll den Patienten niemals aufsetzen und den verletzten Teil abbiegen oder mehr als unbedingt nötig bewegen.

Was soll man tun, wenn man keine Schiene hat? Es findet sich immer ein Stück Holz oder ein Stock oder irgendein gerader fester Gegenstand, der als Behelfsschiene dienen kann (s. Abb. 54, 55, 56). Außerdem kann ein gebrochener Arm gegen den Körper geschient werden und ein gebrochenes Bein gegen das andere Bein.

Soll man die Schiene polstern, bevor man sie an dem gebrochenen Glied anbringt? Ja. Ein Stoff- oder Kleidungsstück zwischen dem verletzten Glied und der Schiene verhindert Druckschäden.

Wie soll man die Schiene fixieren? Man bindet Taschentücher an mehreren Stellen über die Schiene, oder man zerreißt ein Hemd in Streifen und benützt es zum Anwickeln.

Was soll vor der Schienung mit dem gebrochenen Glied geschehen? Man soll versuchen, das Glied möglichst gerade zu richten, aber so vorsichtig, daß es dem Patienten nicht weh tut.

In welcher Lage schient man einen Arm? Ausgestreckt oder gegen die Körperseite gebunden; auf diese Weise dient der Körper selbst als Schiene.

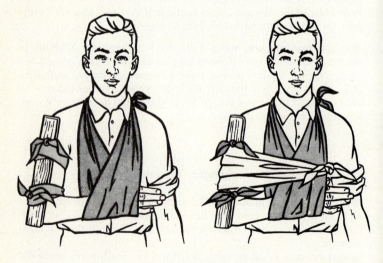

Abb. 54 *Oberarmbruch*. Mit einer Behelfsschiene und zwei Dreiecktüchern wird der verletzte Arm provisorisch ruhiggestellt.

Kapitel 18 Knochenbrüche, Verrenkungen, Verstauchungen

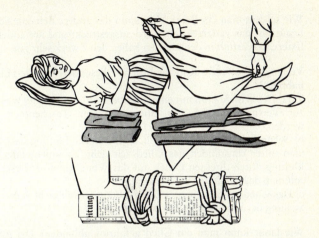

Abb. 55 *Unterarm- oder Handbruch.* Ruhigstellung mit Behelfsschiene.

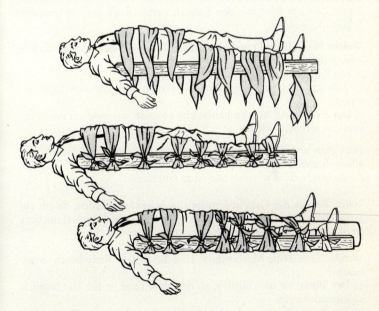

Abb. 56 *Oberschenkel- oder Hüftgelenkbruch.* Behelfsschienung mit Holzbrettern oder dergleichen. Das gesunde Bein kann als Schiene mitverwendet werden.

Wie schient man ein Bein? Man kann das andere Bein zur Schienung benützen: das verletzte Bein wird ausgestreckt und am anderen Bein fixiert. Das erfüllt in den meisten Fällen den Zweck sehr gut.

Verlangen offene Knochenbrüche besondere Erste-Hilfe-Maßnahmen?
a) Ja. Die Wunde muß mit einem sauberen Verband, oder wenn keiner zur Verfügung steht, mit einem sauberen Taschentuch bedeckt werden.
b) Wenn bei einem offenen Bruch eine starke Blutung besteht, muß man unter Umständen das Glied zeitweilig abbinden; falls sich die Blutung durch direkten Druck auf das Wundgebiet beherrschen läßt, soll man das Abbinden unterlassen.
c) Das Glied soll geschient werden, aber man soll nicht versuchen, die Stellung der Bruchstücke zu verändern.

Wie lange kann man ein Glied gefahrlos abbinden? Die Abschnürbinde muß alle 20 Minuten für ein paar Minuten abgenommen werden, damit der abgebundene Teil wieder durchblutet wird. Während dieser Zeit übt man mit den Fingern einen Druck auf die blutende Schlagader aus.

Welche besonderen Erste-Hilfe-Maßnahmen sind bei Schädelbrüchen erforderlich?
a) Der Patient ist flach auf den Rücken zu lagern.
b) Der Patient muß ruhig gehalten werden und darf sich nicht bewegen.
c) Der Patient soll warmgehalten und so rasch wie möglich ins Krankenhaus gebracht werden.

Darf man einem Patienten, der vermutlich einen Schädelbruch hat, alkoholische Getränke oder schmerzstillende Mittel geben? Nein, das kann entscheidend schaden und ist zu unterlassen.

Sollen Brüche der Gesichtsknochen so behandelt werden, als ob ein Schädelbruch vorhanden wäre? Ja. Der Bruch eines Gesichtsknochens ist oft von einem Schädelbruch begleitet.

Welche Erste-Hilfe-Maßnahmen sind bei einem Kieferbruch angebracht?
a) Der Mund ist zu schließen, so daß die Zähne so fest wie möglich aufeinanderliegen.
b) Ein Taschentuch wird unter dem Kinn rund um den Kopf gelegt und oben zusammengebunden.
c) Der Patient soll aufrecht sitzen.

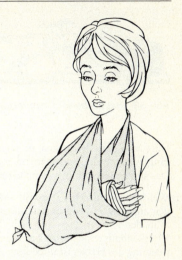

Abb. 57 *Schlüsselbeinbruch.* Ruhigstellung mit einem Dreiecktuch. Anschließend wird der Arm mit einem Verband oder dergleichen eng an den Brustkorb fixiert.

Was ist als Erste Hilfe bei einem Bruch der Schulter oder des Schlüsselbeins am besten? Man legt die Hand des Patienten in einer Stellung, die ihm bequem ist, auf seine Brust und bindet ein Hemd oder ein Halstuch rund um den ganzen Körper, so daß Arm und Hand an der Brustwand fixiert sind. Das dient als Schienung und verhindert Bewegungen im Bruchbereich (Abb. 57).

Kann man ein gebrochenes Glied unbedenklich in der Lage fixieren, die dem Patienten am angenehmsten ist? Ja. Das ist ungefährlicher, als wenn man versucht, das Glied gewaltsam gerade zu richten.

Darf jemand mit einer schweren Beinverletzung umhergehen oder das Bein belasten? Nein. Wenn Verdacht auf einen Bruch besteht, verbietet sich eine Belastung.

Wie kann man zwischen einer schweren Verstauchung und einem Knochenbruch unterscheiden? Es ist nicht immer möglich, diese Unterscheidung zu treffen; am zweckmäßigsten werden daher alle schweren Verletzungen so behandelt, als ob es sich um einen Bruch handeln würde.

Welche Erste-Hilfe-Maßnahmen sind bei Verrenkungen am Platz? Der Laie soll nicht versuchen eine Verrenkung einzurichten, sondern nur den verletzten Teil ruhigstellen und den Patienten so rasch wie möglich ins Krankenhaus bringen.

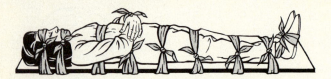

Abb. 58 *Halswirbelsäulenverletzung zum Transport gelagert.*

Darf man ohne Bedenken an einer ausgerenkten Schulter oder einem Finger einen Zug ausüben oder einen Streckversuch unternehmen? Das sollte man nur tun, wenn keine ärztliche Hilfe erreichbar ist.

Welche besonderen Erste-Hilfe-Maßnahmen sind bei Halsverletzungen angezeigt? Wenn es sich um eine schwere Halsverletzung handelt, muß der Patient flach auf dem Rücken liegend auf einem Brett ins Krankenhaus transportiert werden. Eine Verdrehung des Körpers oder Beugung des Halses ist unbedingt zu vermeiden.

Ist es notwendig, daß man bei Halsverletzungen den Kopf starr hält und jede Beugung des Halses verhindert? Ja. Das ist absolut unerläßlich, damit sich die Wirbel nicht bewegen, was zu einem Druck auf die Nerven des Rückenmarks und zu Lähmungen führen könnte (Abb. 58).

Wie kann man Bewegungen des Halses am besten verhindern? Jemand soll den Kopf des Verletzten starr halten, indem er seine Handflächen fest seitlich an das Gesicht und den Kopf des Verletzten legt.

Welche besonderen Erste-Hilfe-Maßnahmen sind erforderlich, wenn Verdacht auf einen Bruch im Bereich des Rückens besteht? Patienten mit Rückenverletzungen sollen flach auf dem Bauch liegend ins Krankenhaus transportiert werden. Als Tragbahre ist ein Brett oder allenfalls eine Decke zu benützen.

Ist es sicherer, den Patienten am Unfallort zu lassen, bis der Arzt kommt, oder soll man bei einem schweren Knochenbruch sofort den Transport ins Krankenhaus veranlassen? Wenn es möglich ist, soll man auf ärztliche Hilfe warten, bevor man den Patienten abtransportiert, da falsche Transportmethoden schwere Schäden zur Folge haben können. Nicht jeder Knochenbruch ist so dringlich, daß der Patient innerhalb von Minuten nach der Verletzung weggebracht werden müßte.

Gasvergiftung

Was macht man als Erste-Hilfe-Behandlung bei einer Gasvergiftung?
a) Das Gas abdrehen und die Fenster öffnen;
b) den Patienten ins Freie bringen, wo er frische Luft atmen kann;
c) Mund-zu-Mund-Beatmung, wenn der Verunglückte nicht selbst atmet;
d) enge Kragen oder Kleider lockern;
e) einen Einsatzwagen rufen, damit reiner Sauerstoff zugeführt werden kann.

Wie lange soll man mit der künstlichen Atmung fortfahren? Solange noch die geringsten Anzeichen eines Puls- oder Herzschlags erkennbar sind. Der Puls ist an der Halsschlagader am besten zu tasten.

Muß man Patienten, die sich von einer Gasvergiftung erholen, sorgfältig beobachten? Ja. Die Auswirkungen der Gasvergiftung auf die Gehirnzellen können schwere Verwirrtheitszustände zur Folge haben.

Hitzschlag und Hitzekollaps

Was ist ein Hitzschlag? Ein Hitzschlag entsteht durch eine Wärmestauung, wenn der Körper bei hoher Außentemperatur keine Wärme abgeben kann. Ein Sonnenstich kommt durch direkte Einwirkung der Sonne zustande.

Wer bekommt am ehesten einen Hitzschlag? Ältere Leute und solche, die nicht ganz gesund sind; Männer scheinen anfälliger zu sein als Frauen.

Welche charakteristischen Symptome und Folgen treten bei einem Hitzschlag auf? Der Patient bekommt extrem hohes Fieber, das zu ausgedehnten Schäden an wichtigen Organen – etwa dem Gehirn, der Leber oder den Nieren – führen kann.

Was macht man als Erste Hilfe bei einem Hitzschlag?
a) Der Patient wird in eine Badewanne mit kaltem Wasser, womöglich mit Eis, gebracht; das senkt die Körpertemperatur.
b) Man wickelt den Kranken in kalte, feuchte Leintücher oder Handtücher.
c) Man gibt einen Einlauf mit eiskaltem Wasser.
d) Man rufe so rasch wie möglich einen Arzt herbei. Patienten, die längere Zeit eine Temperatur über 41 °C haben, erholen sich meist nicht mehr.

Was ist ein Hitzekollaps? Dieser Zustand wird durch zu große Wärmeeinwirkung, nicht unbedingt durch Besonnung, verursacht; der Patient schwitzt dabei, wird schwach und schwindlig oder auch ohnmächtig. Ein Hitzekollaps tritt bei Frauen häufiger als bei Männern auf.

Was macht man als Erste Hilfe bei einem Hitzekollaps?
a) Der kollabierte Patient soll so schnell wie möglich abgekühlt werden. Man bringt ihn dazu in eine Wanne mit kaltem Wasser.
b) Man läßt den Patienten, wenn er dazu imstande ist, kochsalzhaltiges Wasser trinken (1–2 g pro Liter). (Ein Hitzekollaps ist immer mit reichlicher Schweißabsonderung und einem Salzverlust des Organismus verbunden.)
c) Der Patient soll im Bett bleiben und ruhen, bis der Körper Zeit gehabt hat, Flüssigkeit und Salz wieder aufzunehmen.

Blutungen

Was macht man als Erste Hilfe bei einer Blutung? Das hängt von der Art der Blutung ab. Wenn es sich um eine schwere innere Blutung handelt, wie sie von einem Geschwür oder einer Geschwulst des Magen-Darm-Trakts ausgehen kann, oder wenn der Patient viel Blut aushustet, soll er flach gelagert und so schnell wie möglich in ein Krankenhaus gebracht werden.

Gibt es Medikamente, die man zur Stillung einer Blutung aus dem Verdauungs- oder Atmungstrakt geben soll? Das gehört nicht zur Ersten Hilfe. Solche Patienten brauchen eine fachkundige ärztliche Versorgung, und es ist wohl am besten, wenn man keinen Behandlungsversuch unternimmt, bevor der Arzt kommt.

Wie behandelt man äußere Blutungen?
a) Man übt direkt auf die Wunde einen Druck aus! Dazu legt man einen keimfreien Gazeverband oder ein reines Taschentuch auf die blutenden Stellen und drückt fest mit der flachen Hand oder den Fingern dagegen, oder man legt einen Druckverband an (Abb. 59).
b) Wenn sich eine Blutung bei einer sehr schweren Arm- oder Beinverletzung nicht mit einem Druckverband stillen läßt, kann es nötig werden, das Glied abzubinden, und zwar gleich oberhalb der Wunde. Das Abbinden darf aber nur als letztes Mittel eingesetzt werden, wenn der direkte Druck nicht hilft. Es darf nicht vergessen werden, daß Abschnürbinden alle 10 Minuten abgenommen werden müssen, um den Blutdurchgang wieder zu ermöglichen (Abb. 60).

Kapitel 18   Blutungen   275

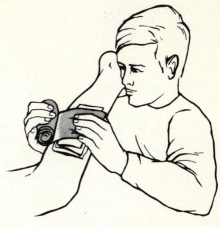

Abb. 59 *Blutstillung mit einem Druckverband.* Das verletzte Glied wird angehoben, und die blutende Wunde wird mit einem keimfreien Verband bedeckt. Darüber werden ein dickeres Verbandpäckchen oder mehrere zusammengefaltete Taschentücher fest angewickelt.

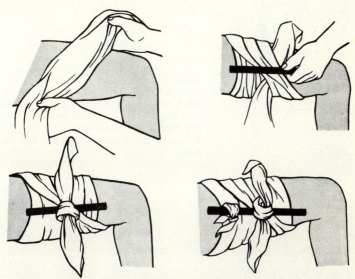

Abb. 60 *Blutstillung durch Abbinden.* Oberhalb der blutenden Wunde wird ein Tuch um das Glied gelegt und ein Stöckchen in einen Knoten eingebunden. Das Stöckchen wird dann so lange gedreht, bis die Blutung steht bzw. unterhalb kein Puls mehr tastbar ist, und dann in dieser Stellung fixiert. Eine Abbindung soll alle 10 Minuten gelockert werden, damit das Glied wieder durchblutet wird. Nicht geeignet für einen solchen Knebelverband sind schmale Gürtel, Stricke, Bindfaden usw.

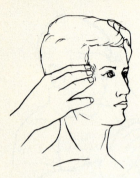

Abb. 61

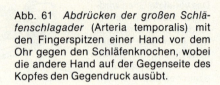

Abb. 61 *Abdrücken der großen Schläfenschlagader* (Arteria temporalis) mit den Fingerspitzen einer Hand vor dem Ohr gegen den Schläfenknochen, wobei die andere Hand auf der Gegenseite des Kopfes den Gegendruck ausübt.

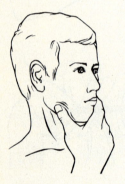

Abb. 62

Abb. 62 *Abdrücken der Gesichtsschlagader* (Arteria facialis). Der Daumen drückt die Arterie vor dem Ansatz des Kaumuskels gegen den Unterkiefer ab. Die anderen Finger der Hand üben den Gegendruck auf der anderen Seite des Kiefers aus.

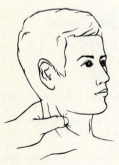

Abb. 63

Abb. 63 *Abdrücken der Halsschlagader* (Arteria carotis) am Vorderrand des Kopfnickermuskels gegen die Wirbelsäule. Diese Art der Abdrückung darf höchstens zwei bis drei Minuten aufrechterhalten werden.

Kapitel 18 Blutungen

Abb. 64 *Abdrücken der Schlüsselbeinschlagader* (Arteria subclavia) hinter der Mitte des Schlüsselbeines nach unten gegen die erste Rippe. Als Hilfsmittel wird ein Zungenspatel benützt.

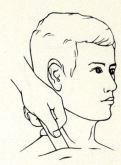

Abb. 64

Abb. 65 *Abdrücken der Oberarmschlagader* (Arteria brachialis) auf der Innenseite des Bizepsmuskels gegen den Oberarmknochen.

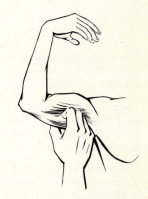

Abb. 65

Abb. 66 *Abdrücken der Beinschlagader* (Arteria femoralis) mit beiden Daumen unter dem inneren Drittelpunkt des Leistenbandes, wobei die Finger beider Hände den Gegendruck auf der Hinterseite des Oberschenkels ausüben.

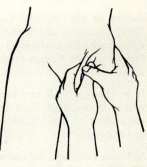

Abb. 66

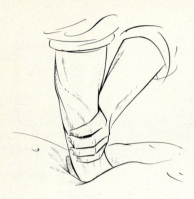

Abb. 67 *Abdrücken der großen Bauchschlagader* (Aorta) von oben in der Mitte zwischen Nabel und Schwertfortsatz des Brustbeines gegen die Wirbelsäule.

Wie nahe an der Wunde soll die Abbindung angebracht werden? So nahe wie möglich und gerade fest genug, um die Blutung zu stillen. Wenn eine Abschnürbinde zu locker angelegt wird, blutet es nur noch mehr. Wenn sie zu fest gezogen wird, können unnötigerweise Gewebeschäden entstehen.

Fängt es immer erneut zu bluten an, wenn man die Abbindung für ein paar Minuten lockert? Nein. Es zeigt sich oft, daß die Blutung gänzlich zum Stillstand gekommen ist, wenn man die Binde nach einigen Minuten abnimmt, so daß man sie nicht wieder anzulegen braucht.

Was macht man bei stark blutenden Wunden, bei denen infolge ihrer Lage weder Druckverband noch Abbinden möglich ist? Man muß die Schlagader oberhalb der Wunde abdrücken. Die Abb. 61–67 zeigen die Druckpunkte für die Blutstillung größerer Schlagadern. Man kann diese Druckpunkte finden, wenn man den Pulsschlag der Schlagadern an den betreffenden Stellen aufsucht.

Kommt es oft vor, daß Verletzte aus äußeren Wunden verbluten? Nein. Blutungen aus Wunden der Kopfhaut, des Gesichts oder der Glieder schauen gewöhnlich viel schlimmer aus als sie sind und führen nur selten zum Verblutungstod. In den meisten Fällen hören Verletzungen dieser Art nach einigen Minuten von selbst zu bluten auf.

In welcher Lage soll man Verletzte, die Blut verloren haben, transportieren? In der Regel flach liegend oder mit erhöhten Beinen. Damit bekämpft man den Schock etwas, weil das Blut der Schwere nach in den Kopf geht.

Soll man Personen, die eine schwere Blutung erlitten haben, Alkohol oder Kaffee geben? Es ist wohl am besten, wenn man ausgebluteten

Patienten keine Anregungsmittel gibt. Alle Bemühungen sollen sich darauf richten, den Patienten ins Krankenhaus zu bringen.

Vergiftungen

Was macht man als Erste-Hilfe-Behandlung, wenn jemand Gift genommen hat?
a) Man ruft die Vergiftungsinformationszentrale der Region an. Die Nummer steht vorn auf dem Telefonbuch. (Notfalls kann man sich bei der Auskunft oder bei der Rettung erkundigen.) Der Zentrale berichtet man alle Einzelheiten, nennt die Art des Giftes oder Medikaments, falls bekannt, und die vermutlich eingenommene Menge. Von der Vergiftungsinformationszentrale wird man Anweisungen bekommen, wie man rasch ärztliche Hilfe erreicht und wie man sich verhalten soll.
b) Wenn es sich um eine Überdosis eines Medikaments oder Suchtgiftes handelt, soll man den Patienten zum Erbrechen bringen.
c) Wenn es sich bei dem eingenommenen Gift um ein Erdölprodukt wie Benzin, Kerosin oder Öl handelt oder wenn es eine starke Säure oder Lauge ist, darf *kein* Erbrechen ausgelöst werden!
d) Falls kein Erbrechen ausgelöst wird, soll das Gift durch Wasser oder Milch, die man dem Verunglückten zu trinken gibt, verdünnt werden. Man läßt ihn wiederholt ein Glas trinken, hört aber auf, wenn Brechreiz eintritt.
e) Wenn der Verunglückte erbricht, hebt man das Erbrochene für die Analyse auf.
f) Wenn die Atmung stillsteht oder seicht und unregelmäßig ist, führt man eine Mund-zu-Mund-Beatmung durch.
g) Bei Herzstillstand wird eine kardiopulmonale Wiederbelebung vorgenommen (Herzmassage und Atemspende).

Wie bringt man jemanden zum Erbrechen?
a) Man kitzelt den Rachen mit dem Finger.
b) Man läßt den Vergifteten ein oder zwei Gläser warmes Wasser, das Salz, Seife oder Senf enthält, trinken.
c) Wenn man Ipekakuanhasirup zur Hand hat, gibt man dem Vergifteten einen Teelöffel voll davon.

Warum darf man kein Erbrechen auslösen, wenn jemand ein Erdölprodukt oder eine starke Säure oder Lauge eingenommen hat?
a) Ein Erdölprodukt kann eine Lungenentzündung erzeugen, wenn beim Erbrechen etwas davon in die Lunge gelangt.
b) Eine starke Säure oder Lauge kann beim Erbrechen eine zusätzliche Verätzung der Speiseröhre und des Mundes hervorrufen.

Ist es günstig, wenn man das Erbrechen in den Fällen, in denen es angezeigt ist, mehrmals auslöst? Ja. Beim erstenmal entleert sich der Magen vielleicht nicht vollständig.

Was soll der Vergiftete nach der Entleerung des Magens zu trinken bekommen? Tee, Milch oder Eiklar von mehreren Eiern. Sie sind bei vielen Giften ein wirksames Gegenmittel.

Soll man jemand, der Gift genommen hat, Tierkohle geben? Ja. Es ist günstig, wenn man diese Substanz im Haushalt bei der Hand hat. Sie kann Gifte binden und unschädlich machen.

Woran kann man erkennen, ob eine starke Säure oder Lauge getrunken wurde? In vielen Fällen sind Verätzungen um die Lippen oder im Mund sichtbar.

Woran kann man erkennen, ob ein Erdölprodukt getrunken wurde? Das ist oft am Geruch der Atemluft des Verunglückten zu merken.

Welche Gifte rufen am ehesten eine Atemstörung hervor? Am häufigsten bewirken Barbiturate und andere Schlafmittel bei Überdosierung eine Hemmung der Atmung. Auch Morphin und Heroin verursachen eine schwere Atemdepression, wenn sie in großen Dosen zugeführt werden.

Strahlenverseuchung

Wie groß ist die Gefahr einer erhöhten Strahlenbelastung durch Kernkraftwerke? Es hat ein oder zwei Unfälle gegeben, bei denen die Bevölkerung in der Umgebung eines Kernkraftwerks bedroht war. Durch strenge Sicherheitsmaßnahmen ist man auf dem Wege, die Möglichkeiten eines Austritts von radioaktiven Substanzen weitestgehend zu reduzieren. Heute gibt es keine erwiesenen Fälle einer Schädigung der Bevölkerung in der Umgebung eines Kernkraftwerks.

Was wären die ersten Hilfsmaßnahmen, wenn tatsächlich eine Strahlenverseuchung stattfinden sollte?
a) Die bedrohte Bevölkerung müßte rasch und geordnet aus der Gefahrenzone evakuiert werden. Die örtlichen Behörden werden Anweisungen geben, wie das am besten durchzuführen ist.
b) Wer bereits kontaminiert ist, muß alle Kleidungsstücke, die er zum Zeitpunkt der Strahlenverseuchung getragen hat, ablegen und den ganzen Körper unter der Brause gründlich und ausgiebig waschen.
c) Er soll sich sofort unter ärztliche Kontrolle begeben. Unter Umstän-

den ist eine Evakuierung und Aufnahme in einem Krankenhaus, das außerhalb der Gefahrenzone liegt, ratsam.

Schock

Welche Symptome treten bei einem Schock, der die Folge einer Verletzung ist, auf?
a) Es kann – muß aber nicht – Bewußtlosigkeit bestehen;
b) die Haut bekommt eine fahlgraue Farbe und fühlt sich kalt und klebrig an;
c) der Körper des Patienten ist mit feinen Schweißtröpfchen bedeckt;
d) der Puls ist schwach und beschleunigt;
e) die Pupillen sind erweitert;
f) die Atmung ist beschleunigt und flach;
g) der Patient ist ängstlich und klagt über Schwäche und starken Durst.

Was macht man als Erste-Hilfe-Behandlung bei einem Schock?
a) Der Patient ist auf den Rücken zu lagern, die Füße sollen höher als der Kopf liegen.
b) Wenn eine lebhafte Blutung besteht, die zu dem Schockzustand beiträgt, muß sie gestillt werden (siehe den Abschnitt über Blutungen in diesem Kapitel).
c) Der Patient soll warmgehalten werden; er ist mit genügend Decken oder anderen Hüllen zu versorgen.
d) Wenn starke Schmerzen vorhanden sind, die der Laienhelfer erleichtern kann, sollte dies sofort geschehen. Der Schmerz ist eine der wichtigsten Teilursachen für die Entwicklung eines Schocks. Falls ein Knochenbruch vorliegt, muß er geschient werden.
e) Wenn festgestellt werden kann, daß keine Verletzung oder Wunde im Bereich des Bauchs besteht, kann man dem Patienten warme Flüssigkeiten zu trinken geben.
f) Der Patient soll so rasch wie möglich in ein Krankenhaus gebracht werden.

Darf man einem Patienten, der sich im Schock befindet, Alkohol als Anregungsmittel geben? Nein. Im Endergebnis führt das nur zur Verschlimmerung des Schockzustandes.

Soll man einem Patienten, der sich im Schockzustand befindet, Tee oder Kaffee geben? Nein. Während der Zeit, die man zur Beschaffung von Tee oder Kaffee aufwendet, sollte man besser Vorkehrungen für den Abtransport ins Krankenhaus treffen, wo eine zweckentsprechende Behandlung eingeleitet werden kann.

Kardiopulmonale Wiederbelebung

Was versteht man unter kardiopulmonaler Wiederbelebung? Man versteht darunter eine Reihe von Manövern, die bei einem Herzstillstand zur Wiederbelebung durchgeführt werden. Es handelt sich um eine Kombination von äußerer Herzmassage und Mund-zu-Mund-Beatmung (siehe auch Abb. 50–53).

Wann spricht man von Herzstillstand? Wenn das Herz zu schlagen aufgehört hat.

Kann ein Patient überhaupt noch gerettet werden, wenn sein Herz zu schlagen aufgehört hat? Ja. In den meisten Fällen tritt zwar nach einem Herzstillstand der Tod ein, doch können viele Menschen gerettet werden, wenn sofort Wiederbelebungsmaßnahmen durchgeführt werden.

Wie rasch nach dem Herzstillstand muß die kardiopulmonale Wiederbelebung einsetzen? Sie muß *sofort* eingeleitet werden. Wenn das nicht innerhalb von ein paar Minuten geschieht, geht der Patient zugrunde.

Woran kann der Laienhelfer erkennen, daß eine kardiopulmonale Wiederbelebung notwendig ist?
a) Er sieht, daß der Patient bewußtlos ist.
b) Er kann an der Halsschlagader keinen Pulsschlag mehr feststellen.
c) Wenn er das Ohr an die Herzregion legt, kann er keinen Herzschlag hören.
d) Er beobachtet, daß der Patient nicht mehr atmet.

Ist eine kardiopulmonale Wiederbelebung angezeigt, wenn das Herz schlägt, aber keine Atmung feststellbar ist? Nein. In solchen Fällen ist nur eine Mund-zu-Mund-Beatmung angezeigt.

Ist es möglich, daß die Atmung nach einem Herzstillstand noch weitergeht? Nein. Sobald das Herz stillsteht, hört die Atmung auf.

Kann jedermann eine kardiopulmonale Wiederbelebung durchführen? Ja, aber es ist viel besser, wenn sie ein ausgebildeter Helfer durchführt. Man hat überall die Möglichkeit, diese Technik in Erste-Hilfe-Kursen zu erlernen.

Wie lange braucht man, um die Technik der kardiopulmonalen Wiederbelebung zu erlernen? Ein durchschnittlich intelligenter Mensch kann sie in einigen Stunden erlernen.

Wo kann man sich in der kardiopulmonalen Wiederbelebung ausbilden lassen? Darüber kann man sich bei der örtlichen Rot-Kreuz-

Dienststelle informieren. Auch die Kraftfahrerorganisationen können Auskunft geben.

Was versteht man unter äußerer Herzmassage? Man versteht darunter die Herzmassage am intakten – also nicht operativ geöffneten – Brustkorb. Bei dieser indirekten Herzmassage wird durch einen regelmäßig wiederholten Druck auf das Brustbein, das über dem Herzen liegt, das Blut durch den Körper gepumpt. Wenn man einmal pro Sekunde das Brustbein gegen die Wirbelsäule drückt, kann das Blut aus dem Herzen gepreßt werden, so daß es im Körper zirkuliert. Die äußere Herzmassage ist ein wesentlicher Bestandteil der kardiopulmonalen Wiederbelebung.

Wie tief soll man das Brustbein bei der Herzmassage hinunterdrücken? Etwa 3–4 cm.

Welche Schritte sind zu unternehmen, sobald eindeutig ein Herzstillstand festgestellt wurde?
a) Der Laienhelfer kniet neben dem Kopf des Patienten.
b) Er greift mit der linken Hand unter den Hals des Patienten, so daß der Kopf überstreckt, das Kinn gehoben und damit der Luftweg frei wird.
c) Mit der rechten Hand werden die Nasenlöcher des Patienten zugeklemmt.
d) Der Laienhelfer legt seinen Mund dicht auf den Mund des Verunglückten und beginnt mit der Atemspende. Er bläst kräftig zweimal in den Mund des Patienten.
d) Der Laienhelfer tastet hierauf das untere Ende des Brustbeins (Processus xiphoideus), mißt etwa 4–5 cm aufwärts, legt dort die Handwurzel der einen Hand auf das Brustbein, legt die andere Hand darüber und beginnt mit regelmäßigen Stößen das Brustbein nach unten zu drücken. Nach 15 Stößen klemmt der Helfer wieder die Nasenlöcher zu und bläst einmal kräftig Luft in den Mund des Verunglückten.
f) Die Herzmassage wird mit 15 weiteren Stößen fortgesetzt, dann wird wieder beatmet.
g) Diese Manöver werden solange fortgesetzt, bis der Laienhelfer merkt, daß der Herzschlag und die spontane Atmung wieder in Gang gekommen sind.

Läßt sich die kardiopulmonale Wiederbelebung am besten mit zwei Helfern durchführen? Ja, unbedingt! Der eine konzentriert sich auf die Herzmassage, der andere auf die Mund-zu-Mund-Beatmung. Die Herzmassage soll in einer Herzkompression pro Sekunde bestehen. Nach je fünf Herzkompressionen soll der andere Helfer eine Atemspende durchführen.

Sollen die beiden Helfer bei der Herzmassage und Atemspende Platz tauschen? Ja. Gewöhnlich ermüdet der Helfer, der die Herzmassage durchführt, zuerst. Die beiden Helfer sollen sich bei der Herzmassage und Atemspende abwechseln.

Wie lange sollen die Wiederbelebungsmaßnahmen fortgesetzt werden? Mindestens eine halbe Stunde. Um diese Zeit müßte irgendeine Form von Herzschlag wieder vorhanden sein, wenn noch ein Erfolg der Ersten Hilfe zu erwarten ist.

Sollen die Wiederbelebungsmaßnahmen unbegrenzt lange fortgesetzt werden, wenn auch nur die geringsten Anzeichen von vereinzelten Herzschlägen zu beobachten sind? Ja. Vereinzelte Herzschläge kündigen oft an, daß wieder ein rhythmischer Herzschlag in Gang kommen wird.

Setzt die reguläre Atmung wieder ein, bevor das Herz richtig schlägt? Nein. Die Herzaktion beginnt vor der Wiederaufnahme der Atmung.

Verbände

Wie legt man einen Verband richtig an? Die Abb. 68–74 veranschaulichen das Anlegen verschiedener Verbände.
Grundsätzlich ist zu beachten, daß ein Verband zwar stramm, aber niemals zu fest anliegen soll, damit er nicht eine Blutstauung, Abschnürung oder Nervenschädigung verursacht. Bei Verbänden an den Gliedmaßen ist es daher zweckmäßig, wenn man Zellstoff unterlegt. Bevor man den Verband abschließt, muß man sich überzeugen, daß er nicht zu straff sitzt.

Kapitel 18 Verbände 285

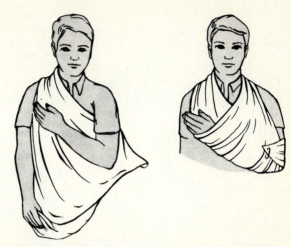

Abb. 68 *Notverband für einen verletzten Unterarm* mit Hilfe eines Dreieckstuches. Beachte: bei dieser Art der Ruhigstellung muß die Hand bis in Herzhöhe angehoben werden, um ein Anschwellen der Hand zu vermeiden.

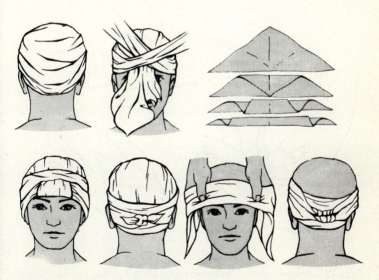

Abb. 69 *Anlegen eines Kopfverbandes* – links – und eines Stirnverbandes – rechts unten – mit dem Dreieckstuch.

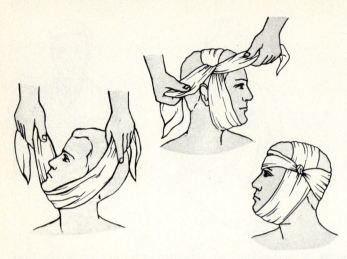

Abb. 70 *Anlegen einer Kinnschleuder* zur Ruhigstellung von Unterkieferbrüchen.

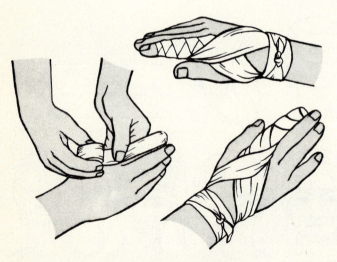

Abb. 71 *Anlegen eines Fingerverbandes* unter Freilassung der Fingerspitzen – oben; bei dem unten gezeigten Verband sind die Fingerspitzen mit eingeschlossen.

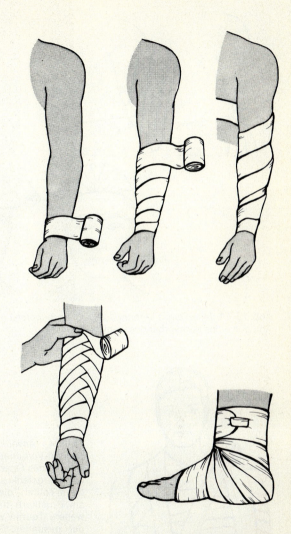

Abb. 72 *Anwickeln eines einfachen Verbandes am Unterarm.* Wegen der Schwierigkeit, diese Verbände glatt anzuwickeln (nur spiralig gewikkelte Touren liegen wirklich glatt an, siehe oben rechts), ist der Verband mit Umschlagen der Binde – untere Bildhälfte links – zu bevorzugen. *Anwickeln eines einfachen Verbandes am Fußgelenk* – untere Bildhälfte rechts.

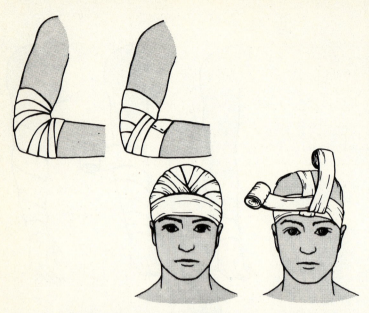

Abb. 73 *Anlegen eines Verbandes am Ellbogengelenk* – obere Bilder –, Anlegen eines Kopfverbandes – untere Bilder.

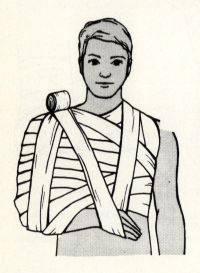

Abb. 74 *Anwickeln eines Desault-Verbandes* bei Verletzungen des Oberarmes und des Schultergelenkes: neben zirkulären Touren, die den Oberarm am Brustkorb fixieren, werden weitere Touren von der Achsel der gesunden Seite über die Schulter der verletzten Seite zirkulär um den Ellenbogen der verletzten Seite und wieder hinauf zur Schulter gelegt. Durch diese Touren erfolgt die Ruhigstellung im Schultergelenk.

19

Geschlechtskrankheiten

siehe auch Kapitel 40, Nieren und Harnwege; Kapitel 54, Sexualorgane, Sexualverhalten und Fortpflanzung

Was ist eine Geschlechtskrankheit? Als Geschlechtskrankheit oder venerische Krankheit bezeichnet man eine ansteckende Krankheit, die in erster Linie durch den Geschlechtsverkehr übertragen wird.

Kann man sich eine Geschlechtskrankheit nur beim Geschlechtsverkehr zuziehen? Man kann sich auch beim Küssen, Stillen oder sogar einfach durch Umgang mit infiziertem Material mit einer Geschlechtskrankheit wie Syphilis anstecken.

Kann man sich an einem unsauberen Toilettensitz mit einer Geschlechtskrankheit infizieren? Das ist theoretisch möglich, ist aber – mit Ausnahme des Trippers bei der Frau – ein sehr seltenes Vorkommnis.

Welche Geschlechtskrankheiten sind am meisten verbreitet?
a) Der Tripper oder die Gonorrhö (siehe auch im Kapitel 40 den Abschnitt über Entzündungen der Harnröhre, im Kapitel 54 die Abschnitte über die männlichen und weiblichen Geschlechtsorgane und über Unfruchtbarkeit);
b) die Syphilis oder Lues;
c) der Herpes genitalis.

Welcher Unterschied besteht zwischen Tripper und Syphilis? Abgesehen davon, daß beide Geschlechtskrankheiten sind, gibt es sehr wenig Ähnlichkeiten. Der Tripper wird von Krankheitserregern verursacht, deren Ausbreitung in den meisten Fällen auf die Geschlechtsteile beschränkt bleibt; er ist durch häufigen Harndrang, örtliche schmerzhafte Schwellung und Ausfluß aus Harnröhre und Scheide gekennzeichnet. Die Syphilis dagegen beginnt mit einem Geschwür am Ort der Ansteckung, breitet sich schließlich im ganzen Körper aus und zieht alle Organe mehr oder minder stark in Mitleidenschaft. Der Tripper ist mit anderen Worten eine örtliche Erkrankung, die Syphilis eine Allgemeinerkrankung.

Welche Krankheit ist gefährlicher: der Tripper oder die Syphilis? Die Syphilis ist viel ernster, weil sie letztlich schwere Organschäden an Gehirn, Herz, Leber usw. erzeugen kann.

Kann der Tripper auch andere Organe außer den Geschlechtsorganen befallen? Ja. Er kann eine Augeninfektion hervorrufen; aus diesem Grund bekommen alle Neugeborenen bei der Geburt vorbeugend Augentropfen. Gelegentlich kann ein Tripper, wenn er unbehandelt bleibt, die Gelenke ergreifen und zu einer Gelenksentzündung typischer Art führen. Äußerst selten kommt es vor, daß er die Hüllen des Gehirns oder des Rückenmarks befällt und eine spezielle Form der Hirnentzündung oder der Hirnhautentzündung verursacht.

Sind Reinigung und Vorbeugungsmaßnahmen nach dem Verkehr in jedem Fall ausreichend, um die Ansteckung mit einer Geschlechtskrankheit zu verhindern? Nein! Wirklich sicher läßt sich eine Erkrankung an Tripper oder Syphilis nur verhüten, wenn man den Kontakt mit infizierten Personen meidet. Die Reinigung allein ist nicht ausreichend. Dagegen ist heute eine vorbeugende Behandlung mit bestimmten Medikamenten nach Anordnung des Arztes möglich und erfolgversprechend.

Können vorbeugende Behandlungsmaßnahmen zur Verhütung einer venerischen Infektion überhaupt helfen? Ja, wenn man sie nicht auf örtliche Maßnahmen beschränkt, sondern damit gleichzeitig eine innerliche Behandlung kombiniert (Penizillin).

Syphilis
(Lues)

Wer ist der Erreger der Syphilis? Die Syphilis wird von einem bakteriellen Organismus hervorgerufen, und zwar von einer Spirochäte, dem sogenannten Treponema pallidum.

Ist die Syphilis im Rückgang begriffen? Sie war es bis vor kurzem. In den letzten Jahren ist es jedoch wegen der Zunahme des heterosexuellen und homosexuellen Geschlechtsverkehrs mit ständig wechselnden Partnern zu einem deutlichen Häufigkeitsanstieg gekommen.

Bekommt jeder, der Verkehr mit einem Syphiliskranken hat, die Krankheit? Nicht unbedingt. Ob es zur Infektion kommt, wird von verschiedenen Faktoren beeinflußt, etwa vom Aktivitätsstadium der Krankheit, von der Art des Kontakts usw.

Gibt es eine natürliche Immunität gegen Syphilis? Nein.

Kann die Syphilis angeboren sein? Ja. Die Syphilis kann auf dem Blutweg von der Mutter auf das ungeborene Kind übertragen werden. Sie wird aber nicht durch die Gene vererbt.

Kapitel 19 — Syphilis

Woran kann man erkennen, ob man eine Syphilis hat? Ungefähr drei Wochen nach der Ansteckung erscheint ein hartes Knötchen oder Geschwür, der sogenannte harte Schanker, an der Stelle, wo die Krankheitserreger in den Körper eingedrungen sind. Er kann im Bereich der Geschlechtsteile oder in einer anderen Körperregion, wo der Kontakt mit einem syphilitischen Krankheitsherd des Partners stattgefunden hat, liegen. Der Schanker ist meist schmerzlos.

Gibt es noch andere Möglichkeiten zur Diagnose der Syphilis? Ja. Es gibt mehrere sehr genaue Blutserumproben, die anzeigen, ob der Patient infiziert ist. (Die gebräuchlichste Methode war immer die „Wassermann-Reaktion", sie wurde in den letzten Jahren mit anderen, noch empfindlicheren Nachweisverfahren ergänzt.)

Was ist der harte Schanker? Der Schanker ist die erste Gewebereaktion auf die eingedrungenen Krankheitserreger, der sogenannte Primäraffekt. Er ist ein kleines, schmerzloses, verhärtetes Knötchen oder Geschwür, das meist nicht größer als ½–1 cm im Durchmesser ist. Der Schanker erscheint am Glied, an den weiblichen Geschlechtsteilen oder an irgendeiner anderen Kontaktstelle, etwa den Lippen usw.

Was wird aus dem Schanker, wenn man ihn unbehandelt läßt? Er bleibt einige Wochen bestehen und verschwindet dann von selbst.

Was geschieht nach dem Schwinden des Schankers? Nach 1 oder 2 Monaten erscheint ein Hautausschlag an anderen Körperstellen, und es entwickelt sich eine Angina. Diese Veränderungen gehören in das Stadium der Generalisation der Frühsyphilis oder das 2. Stadium (Sekundärstadium) der Syphilis. Unter Generalisation versteht man die Ausbreitung der Krankheit auf den ganzen Körper.

Welchen Verlauf nehmen Hautausschlag und Angina, wenn man sie unbehandelt läßt? Auch sie vergehen von selbst innerhalb weniger Wochen.

Bedeutet das, daß der Patient nachher von seiner Syphilis geheilt ist? Mit größtem Nachdruck, nein! Die Krankheitserreger leben weiter und durchwandern den ganzen Körper; sie können an anderer Stelle zu irgendeinem Zeitpunkt, vielleicht erst nach vielen Jahren, einen aktiven Krankheitsprozeß bedingen.

Sind die Serumreaktionen auch positiv, wenn keine Syphilissymptome erkennbar sind? Ja.

Kann man verhüten, daß man eine Syphilis bekommt? Ja. Man vermeide es, sich dem Kontakt mit einem Syphilisverdächtigen auszusetzen! Außerdem benütze man nicht persönliche Gebrauchsgegenstände von unsauberen, möglicherweise infizierten Personen.

Gibt es eine ganz sichere Methode zum Schutz während des Geschlechtsverkehrs? Nein. Wenn man mit einer Person Kontakt hat, die an aktiver Syphilis leidet, ist die Gefahr groß, daß man die Krankheit erwirbt.

Kann die Blutserumreaktion bei einem Menschen, der niemals irgendwelche Zeichen der Krankheit gehabt hat, syphilispositiv sein? Ja. Es wäre möglich, daß eine angeborene Syphilis vorliegt. Das ist eines der stärksten Argumente, das für eine Blutuntersuchung auf Syphilis bei allen Menschen spricht.

Ist die Serumreaktion auch manchmal positiv, wenn der Patient in Wirklichkeit gar keine Syphilis hat? Ja. Das kommt gelegentlich bei hochfieberhaften Zuständen oder bei bestimmten anderen Krankheiten vor.

Kann man schon bei der Geburt feststellen, ob das Kind eine angeborene Syphilis hat? Ja. Eine Serumreaktion läßt sich mit Blut aus dem Nabelstrang durchführen. Noch wichtiger ist, daß das Kind die Krankheit nicht haben kann, wenn sie beide Eltern nicht gehabt haben und ihre Serumreaktionen negativ sind.

Wie groß ist die Gefahr einer Syphilis des Kindes, wenn ein oder beide Elternteile Syphilis hatten und erfolgreich behandelt wurden? Wenn die Krankheit bei den Eltern ausgeheilt wurde, werden ihre Kinder frei von Syphilis sein.

Gibt sich eine angeborene Syphilis während des Kindesalters irgendwie zu erkennen? Ja. Es gibt bestimmte körperliche Veränderungen, die es dem Arzt ermöglichen, die Diagnose einer angeborenen Syphilis (Lues connatalis) zu stellen.

Kann die Syphilis bei einem neugeborenen Kind erfolgreich behandelt werden? Ja.

Welche Gefahr besteht bei einer unbehandelten Syphilis? Wenn die Syphilis nicht behandelt wird, wird sie in der Regel Jahre später in einem lebenswichtigen Organ mit einem aktiven Krankheitsprozeß zum Ausbruch kommen.

Welche Organe sind im Spät- oder Tertiärstadium einer Syphilis am häufigsten befallen?
a) Das Nervensystem;
b) das Herz;

c) die großen Blutgefäße, etwa die Körperhauptschlagader;
d) die Leber;
e) die Haut.

Welche Krankheiten sind die Folge einer syphilitischen Infektion des Nervensystems?
a) Die progressive Paralyse oder fortschreitende Gehirnlähmung (im Volksmund „Hirnerweichung"), eine Form von Geisteskrankheit (siehe auch im Kapitel 38 den Abschnitt über Syphilis des Nervensystems);
b) die Tabes dorsalis oder Rückenmarkdarre ist eine Erkrankung, bei der unter anderem der Verlust des Lagesinns in den Gliedmaßen zu einer schweren Gehbehinderung führt.

Wie wird die Syphilis behandelt? Heute kann man sehr erfolgreich gegen die Syphilis vorgehen, wenn die Behandlung frühzeitig im Krankheitsverlauf einsetzt. Es hat sich erwiesen, daß die Syphilis mit Penizillin und anderen Antibiotika in der überwiegenden Mehrzahl der Fälle geheilt werden kann.

Ist eine Ausheilung der Syphilis im sekundären oder tertiären Stadium schwieriger? Ja. Wer einen harten Schanker als Primäraffekt hat, soll sich einer sofortigen Behandlung unterziehen. Die Ergebnisse sind viel besser, wenn die Behandlung frühzeitig eingeleitet wird.

Können die Spätkomplikationen der Syphilis wirksam behandelt werden? Bis zu einem gewissen Grad. Die Behandlung ist aber nicht annähernd so erfolgversprechend wie in den frühen Stadien der Krankheit. Spätkomplikationen können lediglich zum Stillstand gebracht oder vor einer weiteren Verschlimmerung bewahrt werden.

Wie bald im Verlauf der Syphilis fällt die Serumreaktion positiv aus? Um die Zeit, wenn der Schanker erscheint, etwa 3 Wochen nach der Ansteckung.

Wann ist die Syphilis am ansteckendsten? Während des ersten und zweiten Stadiums, wenn ein Schanker, ein Hautausschlag oder eine Angina vorhanden sind.

Ist die Syphilis während des Spätstadiums ansteckend? Im Tertiärstadium ist die Syphilis fast nie ansteckend, abgesehen davon, daß eine syphilitische Mutter die Krankheit in jedem Stadium dem ungeborenen Nachkommen übertragen kann.

Kann ein Patient, der an Syphilis erkrankt war, an eine Heirat denken? Wenn die Krankheit erfolgreich behandelt und ausgeheilt wurde, kann er heiraten.

Wie groß ist die Gefahr, daß ein syphilitischer Patient die Krankheit auf den Ehepartner überträgt? Wenn eine angemessene Behandlung durchgeführt worden ist, ist die Gefahr praktisch gleich Null.

Wie lange dauert es nach einer gründlichen Behandlung bis zur völligen Ausheilung der Syphilis? Bevor jemand als geheilt erklärt werden kann, muß er unter ärztlicher Kontrolle mindestens 2–3 Jahre hindurch frei von der Krankheit befunden werden.

Wie bald nach Beginn der Behandlung schwindet die Ansteckungsfähigkeit? Wenige Tage nach dem Beginn der Behandlung mit Penizillinspritzen. Oft ist der Patient schon nach ein paar Injektionen nicht mehr ansteckend.

Wie lange können die Syphiliserreger an der Luft oder auf Tellern, Eßbesteck usw. leben? Sie sterben dort in 1–2 Minuten ab.

Kann man sich ein zweites Mal mit Syphilis anstecken, nachdem die Erstinfektion ausgeheilt wurde? Ja.

Gibt es außer Penizillin noch andere wirksame Medikamente gegen die Syphilis? Es gibt heute mehrere Antibiotika, die gegen die Syphilis wirksam sind. Sollte – in seltenen Fällen – eine Überempfindlichkeit gegen eines der Präparate, z. B. Penizillin, bestehen, so kann man auf ein anderes wirksames Antibiotikum ausweichen. Eine Behandlung mit den älteren Methoden (Injektionen von Arsen- und Wismutpräparaten) ist daher kaum noch erforderlich.

Kann die Syphilis bei einem Durchschnittsfall mit Arsen- und Wismutpräparaten ausgeheilt werden? Ja, aber diese Behandlungsmethode nimmt viel mehr Zeit in Anspruch und ist schmerzhafter als die antibiotische Behandlung. Sie ist zudem weniger wirksam und mit einer größeren Zahl unerwünschter Nebenwirkungen behaftet.

Kann man nach einer erfolgreichen Behandlung der Syphilis wieder ein vollkommen normales Leben führen? Ja.

Muß man auf Dauer irgendwelche Aktivitätsbeschränkungen hinnehmen, wenn man eine Syphilis hinter sich gebracht hat? Nein.

Kann die Syphilis zum Tod führen? Ja, besonders die Spätkomplikationen, etwa die Syphilis des Gehirns oder der Blutgefäße.

Darf eine Syphilitikerin an eine Schwangerschaft denken? Nicht, bevor sie vollständig behandelt und als geheilt erklärt wurde.

Kann eine Syphilis an wiederholten Fehlgeburten und Totgeburten schuld sein? Ja, die Syphilis der Mutter kann im ungünstigsten Falle zu einem Absterben der Frucht in der zweiten Schwangerschaftshälfte führen. Die Gefahr von Fehlgeburten oder Totgeburten ist um so geringer, je älter die Syphilis der Mutter ist und je besser diese behandelt wurde.

Wie oft soll man nach der Entlassung aus der Syphilisbehandlung zu Kontrolluntersuchungen kommen? Mindestens einmal jährlich.

Tripper (Gonorrhö)

Was ist die häufigste Ursache einer Harnröhreninfektion? Der Tripper. Weil das schützende Kondom heute nicht mehr soviel verwendet wird, haben Tripperinfektionen in den letzten Jahren sehr stark zugenommen.

Kann man sich mit einem Tripper auch auf andere Weise als beim Geschlechtsverkehr anstecken? Das kommt äußerst selten vor – und wenn, dann bei Frauen, nicht bei Männern.

Welche Symptome erzeugt der Tripper?
a) Etwa 2–10 Tage nach einem Geschlechtsverkehr ohne entsprechende Schutzmaßnahmen tritt ein rahmiger Ausfluß aus der Harnröhre auf – beim Mann wird er am Glied an der Harnröhrenmündung sichtbar, bei der Frau in der Schamspalte;
b) häufiger Harndrang, Schmerzen beim Harnlassen;
c) Eiter und Blut im Harn;
d) Schmerzen und Schwellung im Bereich der äußeren Geschlechtsteile.

Ist jeder Ausfluß aus der Harnröhre gleichbedeutend mit Tripper? Nein. Ein Ausfluß kann auch bei Infektionen mit anderen Bakterien oder mit Trichomonas vorkommen.

Wie wird die Diagnose eines Trippers gesichert? Durch den Nachweis von Gonokokken, den Erregern des Trippers, mit der mikroskopischen Untersuchung eines Eiterabstrichs von der Harnröhre oder durch Anlegen einer Bakterienkultur vom Harnröhrenausfluß.

Kommen Tripper und Syphilis immer gemeinsam vor? Nein, aber wenn eine dieser Krankheiten vorliegt, sollte eine gründliche Untersuchung zum Nachweis oder Ausschluß der anderen vorgenommen werden.

Wie wird der Tripper behandelt? Eine rasch und richtig durchgeführte Antibiotikatherapie bringt ihn in wenigen Tagen zur Ausheilung.

Wie lange dauert es, bis die Antibiotika wirksam werden? 24–48 Stunden.

Kann sich ein Tripperpatient unbedenklich selbst behandeln? Auf gar keinen Fall. Es kann sich ein chronischer Tripper entwickeln, wenn man versucht, sich mit irgendwelchen selbst gekauften Antibiotika auf eigene Faust zu behandeln. Diese Medikamente müssen unter sachkundiger ärztlicher Überwachung angewandt werden.

Sprechen alle Gonokokken befriedigend auf Antibiotika an? Nein. Häufig muß der Arzt das Antibiotikum wechseln, um jenes herauszufinden, das gegen den speziellen Erregertyp im Einzelfall am wirksamsten ist.

Welche Komplikationen können bei untauglicher Behandlung eines Trippers eintreten?
a) Beim Mann kann die Infektion auf Vorsteherdrüse, Hoden und/oder Nebenhoden übergreifen.
b) Es kann eine Harnröhrenstriktur (Verengung) entstehen.
c) Bei der Frau kann die Infektion auf Gebärmutterhals, Gebärmutter, Eileiter und/oder Eierstöcke übergreifen. Bei einer Ausbreitung der Infektion in die Bauchhöhle kann überdies eine Bauchfellentzündung entstehen.

Kann der Tripper Unfruchtbarkeit verursachen? Ja. Bei der Frau ist der tripperbedingte Eileiterverschluß die häufigste Ursache der Sterilität. Beim Mann kommt es manchmal bei einem Befall der Hoden oder Nebenhoden zur Unfruchtbarkeit.

Wie kann einer Sterilität infolge Tripper vorgebeugt werden? Durch sofortige sachgemäße ärztliche Behandlung.

Können nach einem Tripper Rückfälle auftreten? Ja. In unzureichend behandelten Fällen können Erreger ruhend im Genitaltrakt zurückbleiben und dann ein neuerliches Aufflammen der Infektion bewirken.

Kann ein chronischer Tripper ausgeheilt werden? Ja, mit entsprechender antibiotischer Behandlung und in manchen Fällen mit der operativen Entfernung von Organen, die durch die gonorrhoische Infektion schwere Veränderungen erlitten haben, z. B. Eileiter, Eierstöcke usw.

Verursacht der Tripper Impotenz? Nein.

Herpes genitalis

Was versteht man unter Herpes? Als Herpes bezeichnet man einen Hautausschlag, der durch das Auftreten von vielen kleinen oberflächlichen Bläschen gekennzeichnet ist und durch eine Virusinfektion der Haut oder der Nervenendigungen in der Haut verursacht wird.

Gibt es verschiedene Formen von Herpes? Ja, sie werden von verschiedenen Viren bzw. Virustypen hervorgerufen. Dazu gehören:
a) Herpes simplex, sogenannte Fieberbläschen; sie treten meist an den Lippen auf;
b) Herpes zoster oder Gürtelrose; die Bläschen erscheinen bei dieser Form entlang von oberflächlichen Nervenbahnen am Kopf, Hals oder Rumpf;
c) Herpes genitalis; die Bläschen treten am Glied bzw. an den Schleimhäuten der weiblichen Geschlechtsteile auf.

Ist der Herpes genitalis ansteckend? Ja, sehr.

Wie bekommt man einen Herpes genitalis? Die Übertragung erfolgt durch sexuelle Kontakte, entweder Glied-Scheide-Kontakt oder Mund-Geschlechtsteil-Kontakt.

Ist der Herpes genitalis sehr häufig? Ja, und seine Häufigkeit ist stark im Ansteigen, da die sexuelle Freizügigkeit in den letzten Jahrzehnten so zugenommen hat.

Bekommt jeder, der Verkehr mit einem Partner mit Herpes genitalis hat, die Krankheit? Nein. Es gibt Menschen, die eine natürliche Immunität gegen die Krankheit haben. Man hat beobachtet, daß Menschen, die in der Kindheit Windpocken hatten, als Erwachsene besonders anfällig für den Herpes genitalis sind.

Neigt der Herpes genitalis zu Rückfällen? Ja.

Wie wird der Herpes genitalis behandelt? Eine spezielle Behandlung gibt es nicht. Die Bläschen vergehen von selbst innerhalb von 1–2 Wochen. Unter Umständen ist das Auftragen einer antibiotischen Salbe günstig, um Sekundärinfektionen zu vermeiden.

Kann man einer Infektion mit Herpes genitalis vorbeugen? Wenn ein Mann am Glied einen Herpes hat, soll er Geschlechtsverkehr meiden, bis der Herpes vollständig verschwunden ist. Frauen wissen oft nicht, daß sie einen Herpes haben, und können daher eine Übertragung durch Geschlechtsverkehr nicht vermeiden.

Hinterläßt ein Herpes genitalis irgendwelche Dauerschäden? Über nachweisliche Folgeschäden ist nichts bekannt. Manche Untersucher glauben zwar, daß der Herpes genitalis eine größere Neigung zu bösartigen Gebärmuttergeschwülsten bedingen könnte, doch ist diese Theorie zweifelhaft.

Gibt es noch andere Geschlechtskrankheiten? Ja. Sie sind aber bedeutend seltener und spielen bei uns keine Rolle. Dazu gehören der weiche Schanker oder Ulcus molle und das Lymphogranuloma venereum der Tropen. Der weiche Schanker verdient insofern Beachtung, als er zu Verwechslungen mit dem harten Schanker Anlaß geben könnte.

Weicher Schanker

(Ulcus molle)

Was ist der weiche Schanker? Man bezeichnet damit eine durch Streptobazillen hervorgerufene ansteckende Krankheit, die gewöhnlich durch den Geschlechtsverkehr übertragen wird.

Wie äußert sich der weiche Schanker? Es kommt an der Eintrittspforte der Infektion zu einem weichen, schmerzhaften Geschwür, das nicht mit dem harten Schanker bei Syphilis verwechselt werden darf. Die Krankheit dehnt sich meist auf die örtlichen Lymphknoten aus und erzeugt starke Schwellungen, bleibt aber örtlich begrenzt und führt nicht zu einer Allgemeinerkrankung.

Kann der weiche Schanker erfolgreich behandelt werden? Ja, mit örtlicher Behandlung und Verabreichung von Sulfonamiden oder Antibiotika.

20

Hals, Nase, Ohren und Speicheldrüsen

Hals

siehe auch Kapitel 31, Lippen, Kiefer, Mund, Zähne und Zunge; Kapitel 51, Schilddrüse; Abschnitt Nase und Nebenhöhlen in diesem Kapitel

Gaumen- und Rachenmandeln

Was sind die Gaumenmandeln und wo liegen sie? Die Gaumenmandeln oder Tonsillae palatinae, meist kurz nur „Mandeln" oder „Tonsillen" genannt, sind zwei eiförmige, knapp mandelgroße Gebilde aus lymphatischem oder „adenoidem" Gewebe, die seitlich im Hals unmittelbar hinter und über dem Zungengrund in die Gaumenbögen eingebettet sind.

Wie sehen gesunde Gaumenmandeln aus? Bei normaler Größe sind sie kaum zu sehen.

Wie sehen die Mandeln aus, wenn sie entzündet sind? Dann können sie einen großen Teil des Schlundes ausfüllen und sogar in der Mitte zusammenstoßen. Sie sind als große, gerötete Vorwölbungen sichtbar und zeigen bei einer akuten Entzündung oft gelbe Eiterstippchen auf der Oberfläche (Abb. 75).

Was ist die Rachenmandel und wo liegt sie? Die Rachenmandel oder Tonsilla pharyngea besteht aus dem gleichen „adenoiden" Gewebe wie die Gaumenmandel und liegt am Dach des Nasen-Rachen-Raums oberhalb des weichen Gaumens. Bei der gewöhnlichen Rachenuntersuchung ist sie nicht leicht zu sehen. Normalerweise ist sie etwa halb so groß wie eine Gaumenmandel (Abb. 76).

Welche Funktion haben die Gaumen- und Rachenmandeln? Sie bestehen aus lymphatischem Gewebe und dienen mutmaßlich durch eine örtliche Begrenzung der Infektion und Erzeugung von Immunität als Schranke gegen Krankheitserreger, die über Mund oder Nase in den Körper eindringen. Sie sind auch an Spätimmunreaktionen beteiligt.

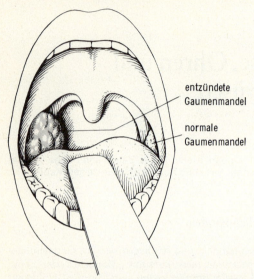

Abb. 75 *Gaumenmandeln*. Auf der rechten Bildseite ist eine gesunde, normal große Gaumenmandel dargestellt, auf der anderen Seite eine entzündlich veränderte, stark vergrößerte Mandel.

Warum werden die Gaumen- und Rachenmandeln, die doch vermutlich eine nützliche Aufgabe erfüllen, so häufig entfernt? Weil sie ihre Funktion verlieren, wenn sie chronisch entzündet sind. In diesem Fall bilden sie einen Infektionsherd, der für die Erkrankung anderer Organe, etwa der Augen, Gelenke, Muskeln, Nieren oder sogar des Herzens, verantwortlich sein kann.

Wie äußert sich eine akute Entzündung der Gaumen- und Rachenmandeln? Mit Halsschmerzen, hohem Fieber und einer Schwellung der Halslymphknoten.

Wie kann sich eine Rachenmandelentzündung weiter entwickeln? Eine Rachenmandelentzündung kann auch eine Infektion der Nebenhöhlen mit Verlegung der Ohrtrompete, die für den Luftausgleich im Mittelohr sorgt, zur Folge haben. Das kann schließlich zu einer Mittelohrentzündung und möglicherweise zu einem Hörverlust führen. Bei einer Vergrößerung der Rachenmandel, sogenannten adenoiden Vegetationen, wird der Patient oft zum Mundatmer. Wenn man diesen Zustand längere Zeit anstehen läßt, kommt es unter Umständen zu Veränderungen des Gesichts, das durch die aufgeworfene Oberlippe und den offenen Mund einen unintelligenten, stumpfen Ausdruck annimmt.

Kapitel 20 — Gaumen- und Rachenmandeln

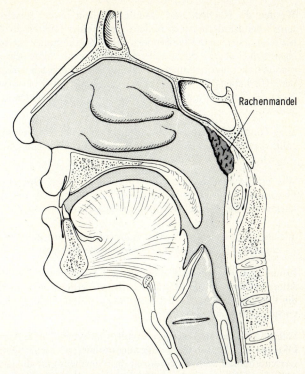

Abb. 76 *Rachenmandel.* Auf diesem Schnitt ist die Lage der Rachenmandel am Dach des Nasenrachens sichtbar.

Wie heißen die Operationen zur Entfernung der Gaumen- und Rachenmandel? Die operative Entfernung der Gaumenmandeln heißt Tonsillektomie, die der Rachenmandel Adenotomie.

Wann ist eine Tonsillektomie und Adenotomie angezeigt? Seinerzeit hat man diese Operationen routinemäßig bei allen Kindern, sobald sie ein Alter von 3–5 Jahren erreicht hatten, empfohlen. Heute rät man nur dann dazu, wenn die Gaumenmandeln chronisch entzündet sind, oder wenn eine kranke Rachenmandel Anlaß zu Nasen- oder Ohrenkomplikationen gibt.

Worauf ist eine Vergrößerung der Halslymphknoten meist zurückzuführen? Auf eine akute Entzündung der Gaumenmandeln oder der Rachenmandeln, eine akute Rachenentzündung oder eine Nebenhöhlenentzündung.

Werden die Rachen- und Gaumenmandeln immer gleichzeitig entfernt? Bei Kindern ist es üblich, sie in einer Sitzung zu entfernen; bei Säuglingen und Kleinkindern mit Ohrinfektionen ist es aber gelegentlich ratsam, die Rachenmandeln allein ohne die Gaumenmandeln herauszunehmen. Nachdem sich die Rachenmandel nach dem 10. Lebensjahr zurückzubilden beginnt, wird bei Erwachsenen meist die Tonsillektomie ohne Entfernung der Rachenmandel durchgeführt.

Sind Tonsillektomie und Adenotomie gefährliche Operationen? Man zählt diese Operationen zu den komplikationsärmsten chirurgischen Eingriffen.

Wie erfolgt die Schmerzausschaltung bei diesen Operationen? Bei Erwachsenen entweder mit örtlicher Betäubung oder mit Allgemeinnarkose; letztere wird bei Kindern grundsätzlich angewendet.

Welche Jahreszeit ist für Mandeloperationen am günstigsten? Man kann in jeder Jahreszeit mit gleichem Erfolg operieren.

Können bei Kindern mit allergischen Krankheiten oder Kindern aus Allergikerfamilien die Mandeln entfernt werden? Ja. Man sollte aber die Operation nicht in der Hoffnung auf eine Heilung der Allergie vornehmen.

Soll man Kinder aus Allergikerfamilien zwischen dem 1. April und 15. Oktober tonsillektomieren oder adenotomieren lassen? Nein. Nachgewiesenermaßen erhöht sich durch die Tonsillektomie die Gefahr, daß sich diese Kinder in der nachfolgenden Allergiesaison zu richtigen Heuschnupfenpatienten entwickeln.

Geht man heute, wo die Bevölkerung weitgehend gegen Kinderlähmung durchgeimpft ist, davon ab, in den Sommermonaten nicht zu tonsillektomieren? Ja. Tonsillektomien können zu jeder beliebigen Jahreszeit durchgeführt werden. Wenn allerdings in einer Gemeinde Kinderlähmungsfälle auftreten, wird man zwischen Juni und Oktober nicht tonsillektomieren.

Welche Beziehungen bestehen zwischen Schwerhörigkeit und Erkrankungen der Gaumen- und Rachenmandeln? Eine vergrößerte und entzündete Rachenmandel kann eine Mittelohrinfektion immer wieder aufleben lassen und auf diesem Weg eine Schwerhörigkeit mitverursachen. Außerdem kann eine Wucherung von adenoidem Gewebe, das die Ohrtrompetenöffnung verlegt, durch den mechanischen Verschluß den Luftaustausch im Mittelohr behindern und damit zu Schwerhörigkeit führen.

Kann sich bei Kindern das Gehör bessern, wenn chronisch entzündete Rachen- und Gaumenmandeln entfernt werden? Ja, falls die Schwerhörigkeit durch die Mandelentzündung bedingt ist.

Wie bald nach einem akuten Infekt der oberen Luftwege oder nach einer akuten Mandelentzündung kann man tonsillektomieren? Man sollte mindestens 2–3 Wochen verstreichen lassen. In der Regel gibt man vor und nach derartigen Operationen Antibiotika, um die Infektionsgefahr so weit wie möglich zu verringern.

Soll man die Mandeloperation verschieben, wenn zu befürchten ist, daß sich das Kind gerade mit einer Infektionskrankheit angesteckt hat? Ja, solange bis keine Gefahr mehr besteht, daß die Krankheit noch zum Ausbruch kommen könnte, also bis zum Ablauf der Inkubationszeit.

Können sich in den Gaumenmandeln oder ihrer Umgebung Abszesse bilden? Ja. Abszesse direkt hinter oder neben den Gaumenmandeln sind recht häufig; man bezeichnet sie als Retrotonsillar- oder Peritonsillarabszesse.

Wie wird ein solcher Abszeß behandelt?
a) Mittels Punktion und Ableitung des Eiters durch die Nadel.
b) Mittels Spaltung des Abszesses und Drainage.
Oft kann das mit einer leichten örtlichen Betäubung in der Sprechstunde gemacht werden, aber wenn der Abszeß sehr groß ist, ist vielleicht eine chirurgische Versorgung im Krankenhaus am besten.
c) Der sicherste Weg zur endgültigen Heilung ist die Abszeßeröffnung durch Entfernung der Mandel (Abszeßtonsillektomie).
Zusätzlich zu den chirurgischen Maßnahmen erfolgt eine Antibiotikabehandlung.

Woraus ergibt sich die Diagnose eines Peritonsillarabszesses? Es kommt zu hohem Fieber, zu einer charakteristischen kloßigen Sprache und zur Kieferklemme. Wenn man in den Hals schaut, fällt eine hochgradige, sehr druckempfindliche Schwellung der Mandelumgebung auf.

Bekommen auch Erwachsene Peritonsillarabszesse? Ja, sogar häufiger als Kinder.

Kann ein Peritonsillarabszeß zur Erstickung führen? Ja. Wenn er nicht behandelt wird, kann die ganze Rachenhinterwand ergriffen werden, so daß der Luftzutritt zu den Lungen schwer behindert wird. Außerdem kann der Abszeß spontan durchbrechen, und der Eiter kann in die Lunge aspiriert werden und zur Erstickung führen.

Was versteht man unter „Angina"? Das Wort „Angina" allein bedeutet „Enge"; meist meint man damit eine Halsentzündung. Es handelt sich um eine akute Entzündung des lymphatischen Gewebes der Mandeln (Tonsillitis) und des Rachens, die entweder als selbständige Infektionskrankheit oder in Begleitung anderer Krankheiten auftritt. Am häufigsten wird sie von Streptokokken hervorgerufen.

Welche Symptome erzeugt eine Streptokokkenangina? Sie beginnt meist plötzlich mit hohem Fieber und Schüttelfrost, Kopfschmerzen und schwerem allgemeinem Krankheitsgefühl. Der Rachen erscheint stark gerötet und geschwollen und zeigt Beläge. In der Bakterienkultur eines Rachenabstrichs lassen sich hämolysierende Streptokokken nachweisen.

Muß eine akute Mandelentzündung (Tonsillitis) behandelt werden? Ja, unbedingt. Es ist eine energische antibiotische Behandlung notwendig. Wenn das unterlassen wird, brechen die Bakterien unter Umständen in die Blutbahn ein und lösen anderswo im Körper Krankheitsprozesse aus.

Welche Krankheiten können von einer ungenügend behandelten akuten Mandelentzündung ihren Ausgang nehmen? Im Gefolge einer Streptokokkeninfektion der Mandeln entwickelt sich manchmal ein rheumatisches Fieber; auch bestimmte Formen der Nierenentzündung können einer akuten Tonsillitis folgen; in seltenen Fällen kann es nach einer Mandelentzündung zu einer Herzklappenentzündung kommen.

Gehen akute Infekte der Rachen- und Gaumenmandeln meist von selbst zurück? Ja; chronische Entzündungen haben jedoch keine Neigung zur spontanen Ausheilung.

Wie kann man Rückfällen einer Mandelentzündung am besten vorbeugen? Mit der Entfernung der Mandeln.

Können Rachen- und Gaumenmandeln nach ihrer operativen Entfernung wieder nachwachsen? Ja, aber nur wenn sie nicht vollständig entfernt worden sind.

Wann ist die Entfernung der Rachen- und Gaumenmandeln unbedingt angezeigt?
a) Bei einer Behinderung der Atmung;
b) bei wiederholten Mittelohrentzündungen;
c) bei immer wieder auftretenden Mandelentzündungen;
d) wenn der begründete Verdacht besteht, daß die Gaumenmandeln einen Infektionsherd für Erkrankungen anderer Organe bilden;
e) bei chronisch entzündeten Gaumen- oder Rachenmandeln, die keine

nützliche Aufgabe mehr erfüllen und immer wieder akuten Entzündungsschüben unterliegen.

Sind vor der Entfernung der Rachen- und Gaumenmandeln besondere Vorbereitungsmaßnahmen erforderlich? Manche Ärzte geben vor der Operation Antibiotika, um die Möglichkeit einer Infektion herabzusetzen. Verschiedene Operateure lassen Vitamin K verabreichen, um die Gefahr einer Blutung nach der Operation möglichst zu verhindern. Beide Maßnahmen sind aber nur in Ausnahmefällen nötig.

Muß vor der Gaumen- und Rachenmandeloperation eine Blutuntersuchung vorgenommen werden? Ja. Mit einer gründlichen Untersuchung muß sichergestellt werden, daß keine abnorme Blutungsneigung besteht. Das kann am Tag vor der Operation oder am Operationstag selbst geschehen; außerdem ist eine Bestimmung des Blutfarbstoffgehalts notwendig, denn wenn das Kind sehr blutarm ist, wird die Operation verschoben, bis die Blutarmut behoben ist.

Soll man dem Kind sagen, daß ihm die Mandeln genommen werden? Ja. Man muß dem Kind unbedingt die Wahrheit sagen. Wenn möglich soll das Kind das Krankenzimmer schon einige Tage vor der Operation sehen. Man soll ihm erklären, daß der Eingriff schmerzlos ist und daß es während der Operation schlafen wird. Wenn in den Praxisräumen des Arztes operiert wird, soll das Kind wissen, daß die Eltern bei ihm sein werden, wenn es nach der Operation erwacht.

Warum ziehen es manche Ärzte vor, die Tonsillektomie in ihren Praxisräumen auszuführen, während andere den Patienten ins Krankenhaus einweisen? Wenn der Operateur in seiner Praxis vollständig dafür eingerichtet ist und Betten für die Nachbetreuung sowie eine entsprechende Anästhesieausrüstung besitzt, wird er oft für die Operation in seiner Praxis sein. Wenn seine Praxiseinrichtung dem Krankenhaus nicht gleichwertig ist, wird er wahrscheinlich für die Operation im Krankenhaus eintreten. Operationen in der Facharztpraxis werden heutzutage nur selten ausgeführt.

Wie geht der Operateur bei der Tonsillektomie und Adenotomie vor? Die Gaumenmandeln werden aus ihrem Bett abgelöst und nahe an der Zunge mit einer Schlinge abgetragen. Adenoide Vegetationen werden mit einem Messer, an dem ein Körbchen befestigt ist, entfernt. Das ganze Verfahren nimmt etwa ½ Stunde in Anspruch.

Müssen nach einer Tonsillektomie und Adenotomie Nähte entfernt werden? Nein.

Welche Nachwirkungen treten üblicherweise nach diesen Operationen auf? Schmerzen im Hals oder in den Ohren oder beides können 8–10

Tage nach der Operation anhalten. Diese Schmerzen verstärken sich oft beim Essen, Trinken oder auch nur beim Schlucken. Durch die großzügige Anwendung von schmerzlindernden Mitteln können die Schmerzen sehr verringert und in erträglichen Grenzen gehalten werden.

Ist es normal, wenn bei manchen Kindern nach der Mandeloperation die Stimme einen eigentümlichen Klang bekommt? Ja. Das sollte kein Grund zur Beunruhigung sein, weil es nur ein paar Wochen oder höchstens ein paar Monate anhält.

Wie bald nach der Operation kann der Patient zu sprechen beginnen? Je früher desto besser, wenn es auch schmerzhaft ist, weil dadurch die Rachenmuskulatur wieder in ihren normalen Funktionszustand kommt.

Wie lange muß der Patient nach einer Tonsillektomie oder Adenotomie im Bett bleiben? 1–2 Tage.

Brauchen Kinder nach der Operation eine besondere Pflege? Das Kind soll nach der Operation einige Stunden lang beobachtet werden, damit man sicher geht, daß es richtig atmet und daß keine stärkere Blutung auftritt.

Wie lange muß man nach einer Tonsillektomie im Krankenhaus bleiben? Im allgemeinen 3–5 Tage.

Wie bald nach der Operation kann das Kind baden? Wenn sich die Wunden im Hals wieder mit Schleimhaut überzogen haben, so daß bei Überwässerung keine Blutungsgefahr mehr besteht.

Wie häufig kommt es nach einer Tonsillektomie und Adenotomie zu einer Nachblutung? Das kommt nur in einem von 25 Fällen vor. Heute wird einer exakten Blutstillung im Tonsillenbett bei der Operation mehr Augenmerk geschenkt, so daß stärkere Blutungen selten sind.

Welcher Art können diese Nachblutungen sein?
a) Es gibt sofortige Blutungen, die kurz nach der Operation eintreten und recht leicht zu beherrschen sind, bevor der Patient noch den Operationssaal oder die fachärztliche Praxis verlassen hat.
b) Die Spätform der Nachblutung tritt am 5.–8. Tag nach der Operation auf. Sie beruht auf der Ablösung oder dem Abfallen des Schorfs, der sich an der Operationswunde gebildet hat. Dabei kann ein kleines Blutgefäß oder eine Kapillare freigelegt werden, wo sich ein Blutgerinnsel bildet, das den Verschluß des Gefäßes verhindert und die Blutung unterhält.

Ist eine Blutung nach der Tonsillektomie gefährlich? Nein. In seltenen Fällen kommt es jedoch zu einer starken Blutung, die eine chirurgische Versorgung verlangt. Der Operateur kann die Blutung durch Entfernung des Gerinnsels und durch Druck auf das blutende Gefäß leicht stillen.

Wie kann man eine Blutung nach der Tonsillektomie erkennen? Die meisten Kinder erbrechen normalerweise einige Stunden nach der Operation Blut, das mit Magensaft gemischt ist. Nachher soll kein Blut mehr in Nasenlöchern, Mund oder Rachen zu sehen sein. Wenn das Kind erbricht, nachdem man es schon heimgebracht hat, und wenn das Erbrochene Blut enthält, ist der Arzt sofort zu verständigen.

Ist nach diesen Operationen eine besondere Diät erforderlich? Nein, abgesehen davon, daß man stark gewürzte oder scharfe Speisen meiden soll. Man kann dem Patienten z. B. am ersten Tag Wasser, Milch, Speiseeis usw. in kleinen Mengen geben; am 2. Tag kann er dazu eingeweichte Hafer- oder Maisflocken, Grießbrei, Gelee, Quark, Pudding, Creme, Suppen usw. bekommen; am 3. und 4. Tag können Kartoffeln, Eier, Weißbrot usw. zugesetzt werden, und am 5. Tag kann man zur Normalkost übergehen.

Wann ist es notwendig, vor oder nach der Operation Antibiotika zu geben? Wenn ein Kind immer wieder Halsentzündungen und Erkältungen ohne erkrankungsfreien 2–3wöchigen Zwischenraum hat, sollen Antibiotika gegeben werden. Außerdem schließt man heute gelegentlich eine einwöchige antibiotische Nachbehandlung an die Operation an.

Soll man gegen die Halsschmerzen nach der Tonsillektomie einen Eiswickel um den Hals geben? Die Schmerzen werden kaum beeinflußt, aber die Nachblutungsgefahr wird dadurch vermindert.

Wann kann man den Patienten nach der Operation ins Freie bringen? Etwa um den 5. Tag bei gutem Wetter.

Wie bald nach der Tonsillektomie kann das Kind wieder zur Schule gehen? Nach einer Woche, wenn die Körpertemperatur normal ist.

Wann kann ein Erwachsener nach der Tonsillektomie wieder voll tätig sein? Nach 10–14 Tagen.

Rachenentzündung

(Pharyngitis)

Was ist eine Pharyngitis? Mit Pharyngitis oder Rachenentzündung bezeichnet man eine Schleimhautentzündung der Rachenhinterwand, die auf einer Reizung oder auf einer bakteriellen Infektion beruht. Auch der Ausdruck Rachenkatarrh ist gebräuchlich.

Wie äußert sich ein Rachenkatarrh? Mit Schmerzen hinten im Hals, Schluckbeschwerden und Fieber, oft begleitet von einem allgemeinen Krankheitsgefühl.

Ist ein Rachenkatarrh immer eine selbständige Krankheit? Nein. Oft ist er der Beginn eines Infekts der oberen Luftwege, etwa einer Erkältung oder einer Grippe.

Ist der Rachenkatarrh oft Vorbote eines anderen Infekts? Ja. Unzählige Krankheiten beginnen mit einer Halsentzündung.

Wie wird eine Rachenentzündung behandelt? Das hängt von der Ursache ab. Wenn sie bakteriellen Ursprungs ist, werden Antibiotika neben heißen Gurgelwässern und Spülungen verordnet.

Nützt die örtliche Behandlung beim Rachenkatarrh sehr viel? Nein. In Einzelfällen kann aber mit der Silbernitratpinselung der Rachenhinterwand eine Ausbreitung der Infektion begrenzt werden.

Haben Antihistaminika beim Rachenkatarrh eine gute Wirkung? Nein, denn die Krankheitserscheinungen bestehen fort, sobald man diese Medikamente absetzt.

Hat es viel Wert, wenn man Mittel mit örtlicher Wirkung, wie Lutschtabletten, Gurgelwässer und dergleichen, bei einer Rachenentzündung anwendet? Sie können die Beschwerden zwar vorübergehend lindern, ihr Nutzen ist aber nur gering. Ihr Erfolg beruht hauptsächlich darauf, daß sie eine Substanz mit örtlich betäubender Wirkung enthalten.

Sollen bei jeder Rachenentzündung Antibiotika gegeben werden? Gewiß nicht. Durch den unkritischen Gebrauch von Antibiotika kann der Patient gegen diese Mittel überempfindlich werden, so daß sie kaum mehr so wirksam verwendet werden können, wenn man sie einmal bei einer ernsten Krankheit wirklich braucht. Ein Rachenkatarrh klingt in den meisten Fällen nach ein paar Tagen ohnehin von selbst ab.

Mit welcher örtlichen Behandlung lassen sich die Beschwerden bei einer Rachenentzündung am besten lindern? Mit warmen Gurgelwässern oder Spülungen, die Salz und entzündungshemmende Medikamente enthalten.

Was ist eine chronische Pharyngitis? Die chronische Rachenentzündung ist eine Folge ständig wiederkehrender akuter Rachenkatarrhe oder chronischer Reizung; die Rachenschleimhaut ist dabei oft verdickt, kann aber auch dünner (atroph) als normal sein.

Was kann unter anderem zu einer chronischen Rachenentzündung führen?
a) Wiederholt auftretende akute Rachenkatarrhe;
b) starkes Tabakrauchen;
c) Alkoholmißbrauch;
d) Nebenhöhleninfektionen;
e) Einatmung von reizenden Substanzen über einen längeren Zeitraum;
f) Konstitutionskrankheiten oder Allgemeinerkrankungen.

Wie äußert sich eine chronische Rachenentzündung? Mit Trockenheit und Schmerzen im Hals und einem kitzelnden Gefühl, das ständig zum Räuspern und Hüsteln zwingt.

Kann der Arzt die Diagnose einer chronischen Pharyngitis stellen, wenn er dem Patienten in den Hals sieht? Ja. Er findet Schleimhautveränderungen – gewöhlich eine Schleimhautverdickung und eine Wucherung von lymphatischem Gewebe.

Wie wird eine chronische Rachenentzündung behandelt? Das Hauptziel ist die Ausschaltung der Ursache, damit einer weiteren Schädigung vorgebeugt wird. Eine örtliche Behandlung mit entzündungswidrigen Mitteln wird mit Maßnahmen zur Verbesserung der Mundhygiene kombiniert.

Kehlkopf
(Larynx)

Was ist der Larynx? Der Larynx oder Kehlkopf wird von einem halbstarren Gerüst aus Knorpeln, die durch Bänder verbunden sind, gebildet. Er ist mit Schleimhaut ausgekleidet, die sich oben in den Rachen und unten in die Luftröhre fortsetzt.

Wo liegt der Kehlkopf? Er bildet einen Vorsprung am Hals, den allgemein bekannten Adamsapfel.

Was sind die Hauptfunktionen des Kehlkopfs? Die Hauptfunktionen sind die Stimmbildung, die Atmung sowie die Trennung des Speisewegs vom Atemweg durch die Aktion des Kehldeckels und die Aufwärtsbewegung des Kehlkopfs beim Schlucken.

Wie wird die Stimme gebildet? Die Stimme entsteht, wenn Luft durch den Kehlkopf tritt, während die Stellung der Stimmbänder so verändert wird, daß die Größe der Stimmritze zwischen den beiden Stimmbändern und die Spannung der Stimmbänder selbst wechselt.

Welche Rolle spielt der Kehlkopf bei der Atmung? Durch die Tätigkeit der Kehlkopfmuskulatur, die die Stimmritze offen hält, kann Luft in die Luftröhre und Bronchien gelangen.

Auf welche Weise dient der Kehlkopf als Verschlußklappe? Durch den Schluß der Stimmbänder kann der Eingang zur Luftröhre für Speisen oder andere Fremdkörper abgeschlossen werden. Mit dem gleichen Mechanismus läßt sich das Austreten von Luft aus den Lungen verhindern, wenn man den Atem anhalten muß.

Kann der Arzt den Kehlkopf besichtigen oder untersuchen? Ja, mit einer Spiegeluntersuchung, der sogenannten indirekten Laryngoskopie. Der Kehlkopf kann auch mit der direkten Laryngoskopie betrachtet werden, bei der ein Metallrohr mit einer Lichtquelle durch den Mund eingeführt und hinter der Zunge gegen den Kehlkopf vorgeschoben wird (Abb. 77).

Welche Veränderungen kann der Arzt bei der Kehlkopfuntersuchung beobachten? Er kann feststellen, ob eine Entzündung besteht oder nicht; er kann die Stimmbandfunktion beobachten und beurteilen; er kann Kehlkopfgeschwülste entdecken.

Wie zeigt sich eine akute Kehlkopfentzündung? Die akute Kehlkopfentzündung oder Laryngitis beruht auf einer Entzündung der Kehlkopfschleimhaut und ist durch Heiserkeit, Schmerzen und Schwellung in der Kehlkopfgegend gekennzeichnet. Sie kann plötzlich beginnen oder weniger akut verlaufen.

Welche Krankheitserreger können akute Infekte des Kehlkopfs verursachen? Alle Krankheitserreger, die auch sonst im Körper Infektionen hervorrufen können.

Kann eine Kehlkopfentzündung auch durch Reizstoffe, etwa durch Rauch, Gas, chemische Dämpfe, heißen Wasserdampf, Staub usw., ausgelöst werden? Ja.

Ist eine akute Kehlkopfentzündung im allgemeinen eine gefährliche Krankheit? Nein. Sie tritt meist im Rahmen eines Infekts der oberen Luftwege auf und läuft in 8–10 Tagen ab.

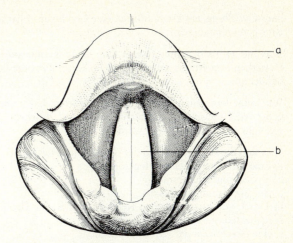

Abb. 77 *Kehlkopf* mit geschlossenen Stimmbändern; Ansicht bei der Spiegeluntersuchung. a) Kehldeckel; b) Stimmband.

Welche Gefahr besteht bei einer Kehlkopfentzündung? Eine gewöhnliche Kehlkopfentzündung ist nicht gefährlich. Nachdem aber der Kehlkopf als engste Stelle der oberen Atemwege sozusagen den Flaschenhals des Luftwegs bildet, kann hier jede Verengung durch Schwellung oder Druck die Atmung ernstlich behindern.

Was ist der Pseudo-Krupp? Mit Pseudo-Krupp bezeichnet man eine akute Entzündung der Schleimhaut unterhalb der Stimmbänder bei Kindern, die mit einem charakteristischen bellenden Husten einhergeht und zu schwerer Atemnot führen kann (siehe Kapitel 50, Säuglings- und Kinderkrankheiten).

Wie wird eine akute Kehlkopfentzündung behandelt?
a) Man soll die Stimme schonen und nicht zu sprechen versuchen;
b) es ist für feuchte Luft zu sorgen; meist erfüllen Dampfinhalationen diesen Zweck;
c) unter ärztlicher Überwachung werden hochdosiert Antibiotika eingenommen;
d) bei schwerer Atemnot kann ein Sauerstoffzelt nötig werden;
e) nur in dringlichen Notfällen ist ein Luftröhrenschnitt als lebensrettende Sofortmaßnahme erforderlich.

Welche Ursachen hat Heiserkeit zumeist? Alles, was den normalen Schluß der beiden Stimmbänder in der Mittellinie verhindert, verursacht eine Veränderung der Stimme. Das kann eine leichte Schleimhautschwellung, ein Fremdkörper, eine Geschwulst oder die Lähmung eines Stimmbands sein.

Was hat es zu bedeuten, wenn eine langdauernde oder chronische Heiserkeit besteht? Sie zeigt eine Erkrankung eines oder beider Stimmbänder an.

Wie lange kann man bei Heiserkeit zuwarten, bevor man zum Arzt geht? Jeder Heiserkeit, die nicht binnen 1–2 Wochen verschwindet, soll vom Arzt nachgegangen werden.

Was sind die Hauptursachen der chronischen Heiserkeit?
a) Eine chronische Kehlkopfentzündung;
b) eine Stimmbandlähmung;
c) eine Stimmbandgeschwulst;
d) Druck von außen auf den Kehlkopf durch eine Geschwulst in der Nachbarschaft, beispielsweise einen Kropf;
e) eine Geschwulst der Kehlkopfwand.

Kehlkopfgeschwülste

(Larynxtumoren)

Kommen Geschwülste des Kehlkopfs sehr häufig vor? Ja, man findet sie sehr oft. Zum Glück sind die Veränderungen an den Stimmbändern in den meisten Fällen keine echten Geschwülste und gutartig.

Welche gutartige Kehlkopfgeschwulst findet sich am häufigsten? Ein Papillom am Stimmband.

Wie wird die Diagnose einer Kehlkopfgeschwulst gestellt? Der Arzt untersucht den Kehlkopf mit der direkten oder indirekten Laryngoskopie. Gewöhnlich kann er aus dem Aussehen und der Lage des Prozesses schon erkennen, ob er gutartig ist oder nicht (Abb. 78).

Wie läßt sich die Art der krankhaften Veränderung mit Sicherheit bestimmen? Ein kleines Gewebestück wird durch das Laryngoskop entfernt und im Laboratorium mikroskopisch untersucht. Diese Biopsie gibt Auskunft darüber, ob es sich um eine gutartige Veränderung oder um einen Krebs handelt.

Welche Krankheitserscheinungen finden sich bei Geschwülsten und anderen Veränderungen im Bereich des Kehlkopfs? Heiserkeit ist das Haupt- und vielleicht das einzige Symptom. Wenn eine Geschwulst sehr groß wird, was eher selten ist, kann sie den Luftweg einengen und zu Atemnot führen. Weniger häufig wird über Husten, Schmerzen, Schluckbeschwerden und blutdurchsetzten Auswurf geklagt.

Kapitel 20 — Kehlkopfgeschwülste

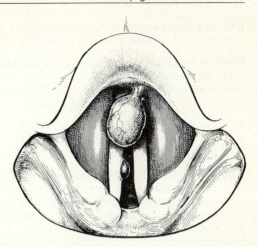

Abb. 78 *Kehlkopfpolypen* im Spiegelbild. Kleiner Polyp am rechten Stimmband, ein größerer vorne.

Wie werden gutartige Kehlkopfgeschwülste behandelt? Sie müssen operativ entfernt werden. Dieser Eingriff kann oft in der Sprechstunde unter örtlicher Betäubung durch das Laryngoskop vorgenommen werden. Gelegentlich ist ein Krankenhausaufenthalt zur Entfernung der krankhaften Veränderung unter örtlicher Betäubung oder Allgemeinnarkose erforderlich. Der Eingriff kann zwar unangenehm sein, ist aber nicht schmerzhaft oder gefährlich.

Hat die operative Entfernung gutartiger Veränderungen Erfolg? Ja, die Operationsergebnisse sind sehr gut. In den meisten Fällen handelt es sich um Knötchen oder Polypen; manche haben die Neigung, nach der Operation wiederzukehren; dann muß nochmals operiert werden.

Wird die Heiserkeit durch die Entfernung einer gutartigen Kehlkopfgeschwulst geheilt? Ja, aber es muß betont werden, daß die Stimme etwa eine Woche nach der Operation nicht gebraucht werden darf.

Wie häufig ist der Kehlkopfkrebs? Er ist eine verhältnismäßig seltene Krankheit, die hauptsächlich bei Männern über 50 Jahren zu beobachten ist.

Welche Ursache hat der Kehlkopfkrebs? Die Ursache ist unbekannt. Allerdings zeigt sich in den meisten Fällen, daß es sich bei den Betroffenen um starke Raucher oder um Leute, die ihre Stimme überanstrengen, handelt. Oft liefert die Vorgeschichte auch Angaben über Alkoholmißbrauch mit hochprozentigen Getränken.

Wie wird die Diagnose eines Kehlkopfkrebses gesichert? Durch die Entnahme und mikroskopische Untersuchung eines Gewebestücks.

Welche Behandlung kommt beim Kehlkopfkrebs in Betracht?
a) Die Strahlenbehandlung;
b) die operative totale oder teilweise Entfernung des Kehlkopfs;
c) die Kombination von Strahlenbehandlung und Operation.

Ist die totale chirurgische Entfernung des Kehlkopfs, die Laryngektomie, eine schwere Operation? Ja, bei fachgerechter Ausführung wird sie aber in der überwiegenden Mehrzahl der Fälle gut überstanden.

Kann beim Kehlkopfkrebs eine Heilung erreicht werden? Ja, vorausgesetzt, daß die Behandlung einsetzt, solange der Krebs noch in einem verhältnismäßig frühen Entwicklungsstadium steht; das gilt sowohl, wenn eine Operation ausgeführt wird, als auch, wenn die Strahlenbehandlung die Methode der Wahl ist.

Macht man während der operativen Kehlkopfentfernung Bluttransfusionen? Sehr selten, da der Blutverlust bei exakter Technik gering ist. Im Anschluß an die Operation ist eine besondere pflegerische Betreuung absolut unerläßlich, weil der Patient nach einer solchen Operation eine Kanüle in der Luftröhre trägt, die einer sorgfältigen Wartung bedarf.

Wie lange muß man nach einer Laryngektomie im Krankenhaus bleiben? Meistens 2 Wochen, aber manchmal auch 3–4 Wochen.

Kann jemand, dessen Kehlkopf entfernt worden ist, später wieder sprechen? Ja, aber die Stimme ist stark verändert, und es ist eine wochen- oder monatelange Spezialschulung notwendig, um das Sprechen einzuüben.

Ist nach der Entfernung des ganzen Kehlkopfs eine normale Atmung möglich oder muß eine Kanüle in der Luftröhre getragen werden? Nach der totalen Laryngektomie muß der Patient durch eine Trachealkanüle am Hals atmen, es gibt jedoch Ausnahmen.

Kann nach der totalen Kehlkopfentfernung eine gebrauchsfähige Stimme entwickelt werden? Ja. Dazu muß der Patient lernen, wie man Luft schlucken und aus der Speiseröhre wieder heraufbringen kann. Außerdem gibt es elektrische Geräte, die in ähnlicher Weise wie der normale Kehlkopf den Stimmton für die Sprache liefern.

Luftröhre

(Trachea)

Was ist eine Luftröhrenentzündung? Eine Luftröhrenentzündung oder Tracheitis ist eine Entzündung der Schleimhaut, die die Luftröhre auskleidet; die Luftröhre liegt unterhalb vom Kehlkopf und reicht bis zur Aufteilung in die beiden Hauptbronchien.

Welche Krankheitserscheinungen finden sich bei einer Luftröhrenentzündung?
a) Beengung und Brennen in der Brust und hinter dem Brustbein;
b) Husten und ziehendes Atemgeräusch;
c) Auswurf;
d) Fieber und Krankheitsgefühl.

Wie entsteht eine Luftröhrenentzündung? Am häufigsten wird sie als Begleiterscheinung eines akuten Infektes der oberen Luftwege beobachtet; die üblichen Erreger dieser Infekte können auch für die Luftröhrenentzündung verantwortlich sein.

Kann auch die Einwirkung von Reizstoffen, etwa von Rauch, Dämpfen, Chemikalien und Gasen, eine Luftröhrenentzündung verursachen? Ja.

Wie wird eine akute Luftröhrenentzündung behandelt? Ebenso wie die anderen Infekte der oberen Luftwege, die sie gewöhnlich begleiten.

Erscheint eine Luftröhrenentzündung oft als Vorläufer einer Bronchitis oder Lungenentzündung? Ja. Die Luftröhrenentzündung findet sich in der Regel als Teilerscheinung eines Allgemeininfekts im Atemtrakt.

Luftröhrenschnitt

(Tracheotomie)

Was ist eine Tracheotomie? Bei der Tracheotomie wird mit dem Ausschneiden eines Gewebestückes unterhalb des Kehlkopfs eine künstliche Öffnung in der Luftröhre geschaffen. Die deutsche Bezeichnung für Tracheotomie lautet „Luftröhrenschnitt".

Wann ist ein Luftröhrenschnitt notwendig?
a) Wenn Erstickungsgefahr besteht, weil der Atemweg oberhalb oder in Höhe des Kehlkopfs verlegt ist;
b) bei bestimmten Zustandsbildern nach Operationen, wenn eine Schleimansammlung in den Bronchien schwere Atemnot verursacht und der Patient unfähig ist, den Schleim willkürlich auszuhusten.

Was sind die Hauptsymptome einer bedrohlichen Kehlkopfverengung?
a) Der Patient atmet mit Mühe;
b) er ist bleich und unruhig;
c) die Lippen sind bläulich verfärbt;
d) Atmung und Puls sind beschleunigt.

Was sind die häufigsten Ursachen einer Kehlkopfverengung?
a) Ein Abszeß;
b) eine Entzündung der Schleimhaut, die die Kehlkopfknorpel überzieht;
c) schwerer Krupp und Pseudo-Krupp;
d) eine akute Entzündung der den Kehlkopf umgebenden Gewebe; dazu kann es im Rahmen einer Infektion der Halsweichteile, die vom Mundhöhlenboden ausgeht (Angina Ludovici), kommen;
e) stumpfe oder offene Verletzungen des Kehlkopfs oder seiner Nachbarorgane, die zu Gewebeschwellungen im Kehlkopfbereich führen;
f) ein Fremdkörper, der im Kehlkopf steckenbleibt; das kommt bei Kindern vor, die manchmal Münzen oder Nüsse und dergl. in den Mund stecken;
g) Verbrennungen des Kehlkopfs durch Trinken brühheißer Flüssigkeiten oder durch Einatmen von heißem Dampf;
h) Einatmung von stark reizenden Chemikalien oder ätzenden Dämpfen;
i) Lähmung beider Stimmbänder.

Was soll man als Erste Hilfe unternehmen, wenn jemand durch einen Fremdkörper im Kehlkopf oder in der Luftröhre zu ersticken droht? Wenn man den Fremdkörper nicht mit dem Finger aus dem Rachen des Patienten entfernen kann, soll man das Heimlich-Manöver versuchen. Man umfaßt den Patienten im unteren Brustbereich von hinten mit den Armen, so daß die Faust, die man mit der anderen Hand packt, direkt unter dem Brustbein liegt. Dann drückt man mit einem plötzlichen Ruck nach innen und oben den Leib des Patienten kräftig zusammen. Dadurch wird der Fremdkörper meist mit der ausgestoßenen Luft mitgerissen und ausgehustet.

Wann soll ein Luftröhrenschnitt gemacht werden? Wenn die Kehlkopfverlegung ein solches Ausmaß erreicht hat, daß der Patient überhaupt nicht mehr atmen kann und sich offensichtlich in Lebensgefahr befindet.

Wie macht man einen Luftröhrenschnitt als Notoperation? Wenn es notwendig ist, kann dieser Eingriff ohne Betäubung und ohne Bemühung um Keimfreiheit vorgenommen werden. Wenn in einer Notsitua-

Kapitel 20   Luftröhrenschnitt

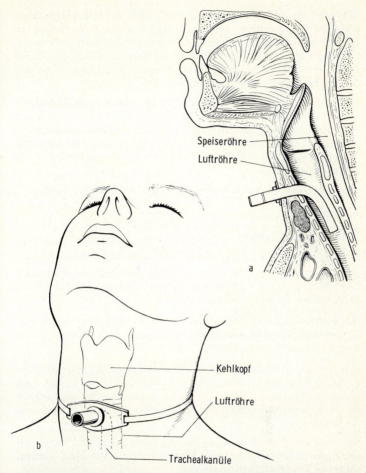

Abb. 79 *Luftröhrenschnitt*. a) Lage der Trachealkanüle unterhalb des Kehlkopfs in der Luftröhre, im Schnitt gesehen. b) Lage der Kanüle von vorne gesehen.

tion der Erstickungstod verhindert werden muß, wird ein Messer am Hals in der Mittellinie über der Luftröhre direkt unter dem Adamsapfel eingestochen. Von dieser Öffnung, die unterhalb des Verschlusses gelegen ist, kann nun Luft in die Lungen strömen (siehe auch Kapitel 18, Erste Hilfe).

Wie wird die Luftröhre offen gehalten, wenn der Luftröhrenschnitt nicht als Notoperation, sondern unter normalen Bedingungen im Krankenhaus durchgeführt wird? Es wird eine Trachealkanüle in die Öffnung eingesetzt. Dieses Rohr hat eine doppelte Wand; der Innenteil kann so oft es erforderlich ist zur Säuberung und Freihaltung von Schleim herausgenommen werden (Abb. 79).

Heilt die Luftröhrenschnittöffnung leicht zu, wenn die Kanüle entfernt wird, sobald der Kehlkopf wieder frei ist? Ja. Wenn die normale Atmung wieder aufgenommen und die Kanüle herausgenommen wird, schließt sich die Öffnung binnen weniger Tage. Besser ist der operative Verschluß zur Vermeidung von narbigen Verengungen der Luftröhre (Trachealstenosen).

Stört eine Tracheotomie die normale Nahrungsaufnahme? Nein!

Seitliche Halszysten
(branchiogene Zysten)

Was sind branchiogene Zysten? In einem sehr frühen Entwicklungsstadium entsteht auch beim menschlichen Keimling eine Kiemenanlage. Wenn sich die Kiemenfurchen bzw. -taschen nicht vollständig zurückbilden, bleiben diese Zysten zurück.

Wo finden sich die branchiogenen Zysten gewöhnlich? Sie liegen seitlich im Hals. Wenn sie sich mit einem Gang nach außen öffnen, spricht man von branchiogenen Fisteln.

Wann werden branchiogene Zysten bzw. Fisteln meist entdeckt? Während der Kindheit oder im frühen Erwachsenenalter; es fällt eine abnorme Öffnung seitlich vom Gesicht, hinter dem Ohr oder seitlich am Hals auf, etwa unter dem Kieferwinkel oder abwärts bis zum Schlüsselbein.

Wie wird eine branchiogene Zyste oder Fistel behandelt? Wenn sich die Zyste vergrößert oder eine Absonderung aus der Fistel auftritt, sollte sie chirurgisch entfernt werden.

Ist die Entfernung einer solchen Zyste oder Fistel eine gefährliche Operation? Nein, aber der Eingriff kann dadurch kompliziert werden, daß der Fistelgang in seiner ganzen Ausdehnung bis weit hinauf in den Rachen verfolgt werden muß.

Haben branchiogene Zysten die Neigung, nach der Operation wiederzukehren? Wenn sie unvollständig entfernt wurden, können sie wieder auftreten und eine neuerliche Operation notwendig machen.

Sind branchiogene Zysten häufig? Nein.

Nase und Nebenhöhlen

siehe auch Kapitel 3, Allergie; Kapitel 31, Lippen, Kiefer, Mund, Zähne und Zunge; Kapitel 33, Lunge und Atemwege; Kapitel 45, Plastische Chirurgie; Kapitel 55, Strahlendiagnostik und Strahlenbehandlung; Abschnitt Hals in diesem Kapitel

Welchen Bau und welche Funktion hat die Nase? Die Nase baut sich aus Knochen und Knorpel auf und enthält zwei Hohlräume, die durch eine Scheidewand, das Nasenseptum, getrennt sind. Für die Atemluft bildet die Nase den natürlichen Weg; sie filtert, befeuchtet und erwärmt die eingeatmete Luft und wirkt so als Klimatisationsapparat. Die Härchen im Nasenvorhof halten Staubteilchen zurück und verhindern, daß sie in den Rachen gelangen, und auch der Schleim, der die Nasenschleimhaut überzieht, bindet Staub und Bakterien und trägt damit zum Schutz vor Infektionen bei. Außerdem dient die Nase als Geruchsorgan. (Abb. 80a, b).

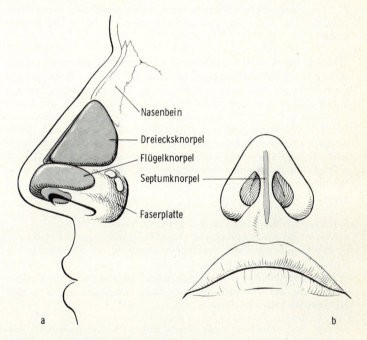

Abb. 80 *Knöchernes und knorpeliges Nasengerüst.* a) In Seitenansicht, b) Lage des Septumknorpels von vorne, unten.

Nasenbeinbruch

Ist der Nasenbeinbruch eine häufige Unfallsfolge? Ja. Wegen der exponierten Lage und dem dünnen und zarten Bau des knöchernen Nasengerüsts ist er der häufigste Knochenbruch im Bereich des Gesichtsschädels.

Zeigt eine Blutung aus der Nase immer einen Bruch an? Nein. Bei einer Vielzahl von Verletzungen, die mit einer Blutung aus der Nase einhergehen, sind die Nasenknochen nicht beteiligt.

Kommt es bei einem Nasenbeinbruch immer zu einer Blutung? Nein.

Braucht man zur Erkennung eines Nasenbeinbruchs Röntgenaufnahmen? Die Diagnose eines frischen Nasenbeinbruchs wird bei der klinischen Untersuchung gestellt. Röntgenaufnahmen sind empfehlenswert, weil sie den Ort des Bruchs genauer zeigen. Sie sind allerdings schwierig zu beurteilen und können leicht fehlinterpretiert werden. Nach dem Einrichten des Bruchs braucht man gewöhnlich keine Röntgenkontrolle, weil man ohnehin sieht, ob die Nase wieder normal aussieht.

Wie rasch nach dem Nasenbeinbruch soll die Behandlung einsetzen? Sobald wie möglich, am besten in den ersten Stunden, denn da ist es noch leicht, die Bruchstücke in die richtige Lage zu schieben und den Bruch einzurichten. Ist das nicht durchführbar, so muß der Bruch innerhalb von zwei Wochen eingerichtet werden. Sind einmal zwei Wochen verstrichen, dann sind die Bruchstücke gewöhnlich schon ziemlich zusammengeheilt, so daß es äußerst schwierig wird, sie noch in die richtige Lage zu bringen. In der Regel muß man sechs Monate warten, bis man einen Nasenbeinbruch, der nicht binnen zwei Wochen nach der Verletzung eingerichtet worden ist, korrigieren kann.

Wie kann ein Nasenbeinbruch eingerichtet werden?
a) Von außen durch Zurechtrücken der Bruchstücke mit der Hand;
b) mit Einführung eines Spezialinstruments in die Nasenhöhle zur Aufrichtung eingedrückter Bruchstücke;
c) in komplizierten und vernachlässigten Fällen operativ mit direkter Einrichtung der Bruchstücke unter Sicht des Auges von Zugangsschnitten im Naseninneren aus.

Ist bei der Einrichtung eines Nasenbeinbruchs eine Anästhesie notwendig? In fast allen Fällen genügt eine örtliche Betäubung, bei Kindern kann eine Allgemeinnarkose vorgenommen werden.

Ist bei einem Nasenbeinbruch ein Krankenhausaufenthalt notwendig?
Nur, wenn es sich um einen sehr ausgedehnten oder um einen offenen Bruch handelt, oder wenn eine Allgemeinnarkose erforderlich ist; manchmal bestehen begleitende Verletzungen, die im Krankenhaus behandelt werden müssen.

Wie lange dauert es, bis ein Nasenbeinbruch heilt? Dank der reichen Blutversorgung im Nasenbereich heilen diese Brüche sehr rasch. Die Knochen heilen gewöhnlich in 2–3 Wochen zusammen und sind in 6 Wochen fest verheilt. Von da an kann man sich wieder voll körperlich betätigen.

Wie lange hält die Schwellung der Nase nach einem Bruch an? Sie geht zum größten Teil in 2–3 Wochen zurück, aber eine leichte Schwellung kann ein halbes oder ganzes Jahr bestehen bleiben.

Werden nach der Einrichtung eines Nasenbeinbruchs Antibiotika gegeben? Nein, nur bei einem offenen Bruch oder einer bereits vorbestehenden Infektion im Bruchbereich.

Hinterläßt ein Nasenbeinbruch gewöhnlich eine bleibende Verformung der Nase? Nein, an der Bruchstelle kann allerdings eine leichte Verdickung zurückbleiben. Bei Kindern unter 12–14 Jahren können durch einen schweren Bruch die Wachstumszentren der Nase geschädigt werden, so daß später Nasendeformierungen entstehen können.

Wie kann ein unschönes Heilungsergebnis korrigiert werden? Mit einer plastischen Operation läßt sich das normale Aussehen der Nase wiederherstellen.

Wie lange soll man zuwarten, bis man eine plastische Operation zur Korrektur eines unschön geheilten Nasenbeinbruchs machen läßt?
Nach der ursprünglichen Verletzung sollen mindestens sechs Monate vergehen. Das empfiehlt sich, weil die Schwellung so lange immer noch anhalten kann und der Grad der Verformung erst nach dem vollständigen Rückgang der Schwellung genau bestimmbar ist.

Bietet die fachgerechte Einrichtung eines Nasenbeinbruchs die Gewähr, daß es zu keiner bleibenden Verformung kommt? Leider nicht. Auch wenn ein Bruch perfekt eingerichtet ist, kann der Heilungsprozeß mit einer überschießenden Knochenbildung einhergehen, die eine Formveränderung der Nase zur Folge hat. Falls das Septum verletzt wurde, kann eine Septumdeviation entstehen, die eventuell eine Verbiegung der Nase bedingt.

Verkrümmung der Nasenscheidewand

(Septumdeviation)

Was versteht man unter Septumdeviation? Das Nasenseptum ist die Scheidewand, die die Nase in die beiden Nasenhaupthöhlen unterteilt. Es besteht aus einem knorpeligen und einem knöchernen Anteil. Wenn diese Scheidewand verbogen ist und nicht in der Mittellinie steht, spricht man von einer Septumdeviation oder Verkrümmung der Nasenscheidewand. Die meisten Menschen haben eine leichte Septumdeviation (Abb. 81a, b).

Wodurch entsteht eine Verkrümmung der Nasenscheidewand? In vielen Fällen ist sie die Folge einer Fehlentwicklung. Aber auch Verletzungen der Nase, etwa eine Verschiebung oder ein Bruch, können zu einer solchen Fehlstellung führen.

Gibt eine Verkrümmung der Nasenscheidewand Anlaß zu Beschwerden? Meist nicht. Bei vielen Leuten ist die Nasenscheidewand beträchtlich verbogen, ohne daß die Luftpassage beeinträchtigt wäre. Wenn Beschwerden auftreten, so bestehen sie in einer Behinderung oder Blockierung der Nasenatmung und/oder Kopfschmerzen.

Wie kann eine Verkrümmung der Nasenscheidewand, die eine Verlegung der Nase zur Folge hat, behoben werden? Sie läßt sich mit einer Operation, der sogenannten submukösen Septumresektion, korrigieren. Es muß aber sichergestellt werden, daß die Verlegung der Nasenpassage nicht durch vergrößerte Nasenmuscheln bedingt ist. Sollte das

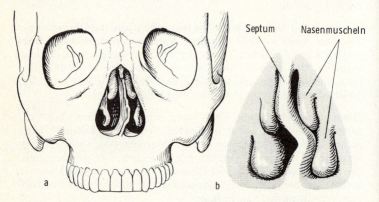

Abb. 81 *Septumdeviation.* a) Seitliche Abweichung der Nasenscheidewand von der Mittellinie in der Übersicht. b) Septumverbiegung mit teilweiser Verlegung des Luftwegs.

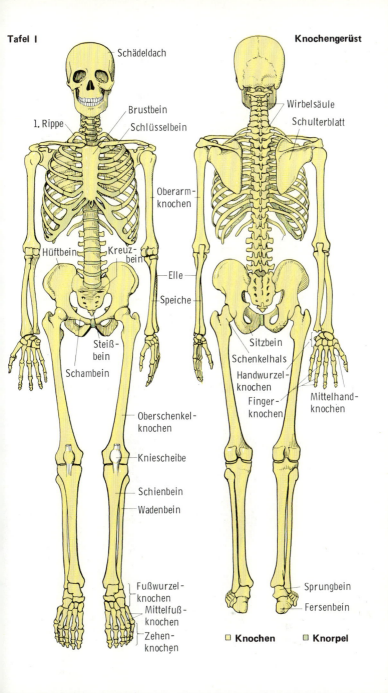

Muskulatur *Vorderseite des Körpers* **Tafel II**

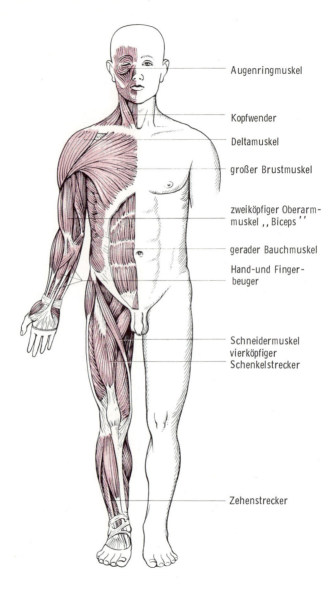

- Augenringmuskel
- Kopfwender
- Deltamuskel
- großer Brustmuskel
- zweiköpfiger Oberarmmuskel ,,Biceps''
- gerader Bauchmuskel
- Hand- und Fingerbeuger
- Schneidermuskel vierköpfiger Schenkelstrecker
- Zehenstrecker

Tafel III   **Muskulatur** *Rückseite des Körpers*

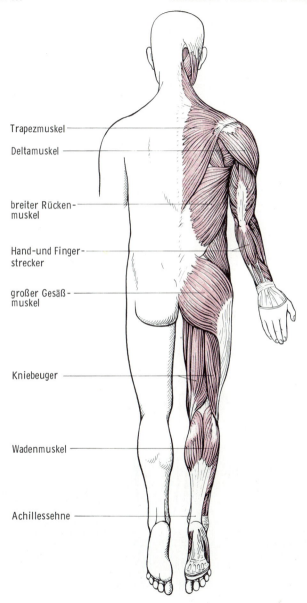

- Trapezmuskel
- Deltamuskel
- breiter Rückenmuskel
- Hand- und Fingerstrecker
- großer Gesäßmuskel
- Kniebeuger
- Wadenmuskel
- Achillessehne

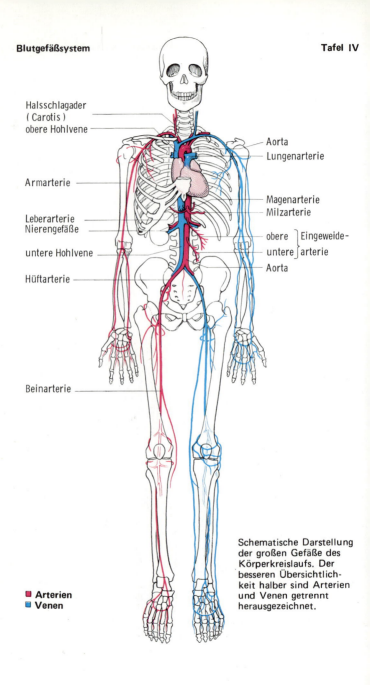

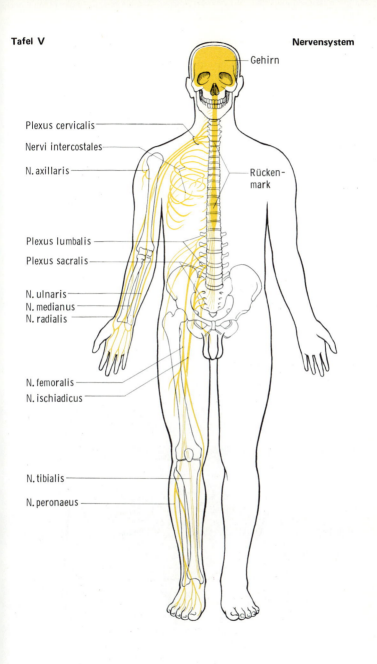

Verdauungstrakt, Baucheingeweide

Tafel VI

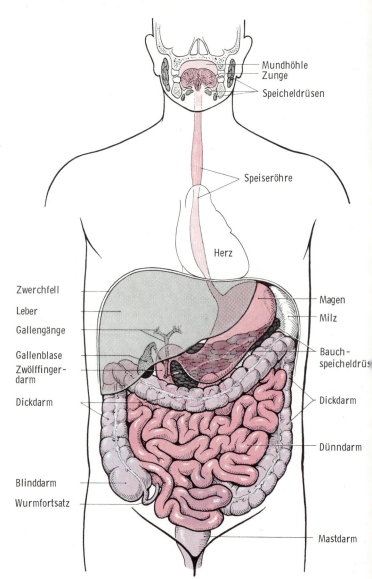

Tafel VII **Baucheingeweide**

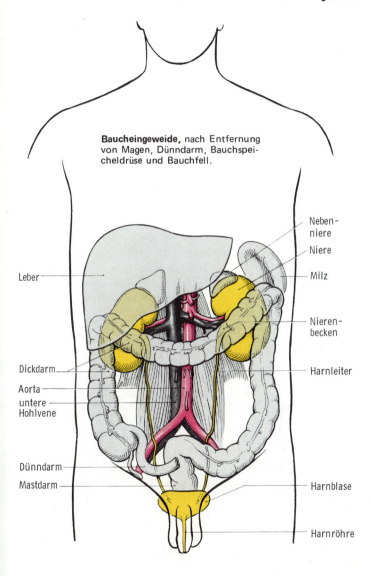

Baucheingeweide, nach Entfernung von Magen, Dünndarm, Bauchspeicheldrüse und Bauchfell.

- Leber
- Dickdarm
- Aorta
- untere Hohlvene
- Dünndarm
- Mastdarm
- Nebenniere
- Niere
- Milz
- Nierenbecken
- Harnleiter
- Harnblase
- Harnröhre

Atemtrakt und Herz

Tafel VIII

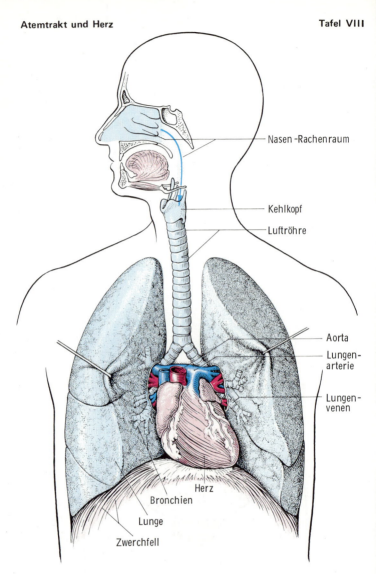

Im Gegensatz zu den Arterien des Körperkreislaufs ist die Lungenarterie blau dargestellt, weil sie venöses (sauerstoffarmes) Blut führt, die Lungenvenen dagegen enthalten arterielles (sauerstoffreiches) Blut.

der Fall sein, müssen die Muscheln und nicht das Septum korrigiert werden.

Ist die submuköse Septumresektion eine gefährliche Operation? Nein. Operiert wird innerhalb der Nase. Die Schleimhaut zu beiden Seiten der knorpeligen und knöchernen Scheidewand wird abgehoben und Vorsprünge, Kanten und verbogene Teile des Knorpels und Knochens werden teilweise entfernt, jedoch sehr sparsam; die Stellung des Septums wird hauptsächlich durch entsprechende Einschnitte oder Brüche korrigiert (Septumplastik). Die Operation wird in örtlicher Betäubung oder in Narkose durchgeführt.

In welchem Alter soll man die submuköse Septumresektion vornehmen? Da es sich dabei um eine Operation handelt, bei der man sich den Zeitpunkt aussuchen kann, wird sie meist durchgeführt, wenn das Wachstum des Gesichtsschädels abgeschlossen ist, im allgemeinen also nicht vor dem 17. Lebensjahr. Die heutigen schonenderen Verfahren sind aber auch schon bei jüngeren Kindern anwendbar.

Wie groß ist der Erfolg dieser Operationen? Bei richtig ausgewählten Fällen lassen sich sehr gute Ergebnisse erzielen. Eine verbogene Nase läßt sich aber nicht immer ganz geraderichten.

Können bei dieser Operation Komplikationen vorkommen? Sehr selten kommt es bei der Entfernung der Nasentamponade zu einer Blutung, die der Chirurg aber leicht stillen kann.

Wie bald nach der Septumoperation kann man wieder zur Arbeit gehen? Gewöhnlich nach 10–14 Tagen.

Wie lange muß man im Krankenhaus bleiben? 2–5 Tage.

Wird manchmal die submuköse Septumresektion mit einer plastischen Operation zur kosmetischen Korrektur der Nase verbunden? Ja. Beides wird oft kombiniert und in einem Gang erledigt.

Sind die Ergebnisse einer kosmetischen Nasenplastik schlechter, wenn eine Verkrümmung der Nasenscheidewand vorliegt? Ja, denn innere und äußere Nase bilden eine funktionelle Einheit; bei Änderung der äußeren Form wird das Relief der inneren Nase ebenfalls verändert. Eine bis dahin bedeutungslose Septumdeviation kann dann Beschwerden machen.

Nasenpolypen

Was sind Nasenpolypen? Nasenpolypen sind traubig vorquellende Gebilde aus glasig geschwollener Schleimhaut, die aus den Nebenhöhlen in die Nasenhöhle hineinragen.

Was ist vermutlich die Ursache der Nasenpolypen? Man nimmt an, daß sie unter anderem auf dem Boden einer Allergie entstehen können.

Welche Beschwerden finden sich bei Nasenpolypen? Wenn die Polypen klein und nicht zahlreich sind, bleiben sie unter Umständen symptomlos. Häufig sind sie aber so groß, daß sie den Luftweg verlegen und die Nasenatmung behindern. Gelegentlich erreichen sie sogar eine solche Ausdehnung, daß sie aus den Nasenlöchern austreten.

Wie behandelt man Nasenpolypen? Wenn sie die Nase verlegen, sollen sie operativ entfernt werden. Die Grundbehandlung muß sich aber auf die Klärung und Behebung der Ursache zur Verhütung von Rückfällen richten.

Wie werden Nasenpolypen operativ entfernt? Gewöhnlich wird eine Polypektomie unter örtlicher Betäubung in der Sprechstunde oder im Krankenhaus vorgenommen. Dabei werden die Polypen mit einer Drahtschlinge gefaßt und so knapp wie möglich am Ansatz abgetragen.

Hält einen diese Operation lange von der Arbeit fern? Nein. Die meisten Patienten können am Tag nach der Operation wieder zur Arbeit gehen.

Nasennebenhöhlen
(Sinus nasales)

Was sind die Nasennebenhöhlen und wo liegen sie? Die Nebenhöhlen sind luftgefüllte Hohlräume in bestimmten Gesichts- und Schädelknochen, die mit Schleimhaut ausgekleidet sind. Sie stehen durch kleine Öffnungen mit den Nasenhöhlen in Verbindung. Die Stirnhöhlen liegen im Stirnbein, hinter und oberhalb der Augenbrauen; die Kieferhöhlen liegen in den Oberkieferknochen unter den Augen in der Wangengegend; die Siebbeinzellen durchsetzen das Siebbein zwischen Nasenhöhle und Innenwand der Augenhöhle; daran schließt sich nach hinten die Keilbeinhöhle an, die tief im Inneren des Schädels oberhalb des Rachendachs liegt (Abb. 82a, b).

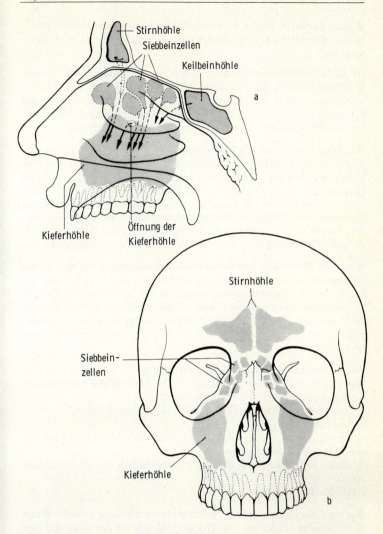

Abb. 82 *Nasennebenhöhlen*. a) Seitliche Nasenwand; die Lage der Nebenhöhlen als grauer Schatten angegeben, ihre Mündung als Pfeile. b) Lage der Nebenhöhlen von vorne gesehen.

Welche Funktion haben die Nebenhöhlen? Diese luftgefüllten Hohlräume verringern das Gewicht des Schädels und tragen zur Stimmresonanz bei.

Ist die Nebenhöhlenentzündung eine häufige Krankheit? Die Nebenhöhlenentzündung oder Sinusitis ist eine der häufigsten Krankheiten im Gesamtbereich der Medizin. Sie besteht in einer Entzündung des Schleimhautbelags einer oder mehrerer Nebenhöhlen. Wenn alle Nebenhöhlen beteiligt sind, spricht man von einer Pansinusitis.

Wie kommt es zu einer Nebenhöhlenentzündung? Gewöhnlich nimmt sie von einem Infekt der Nasenhöhle ihren Ausgang. Die Kieferhöhle kann aber auch durch die Ausbreitung einer Zahnwurzeleiterung im Oberkiefer infiziert werden. Durch Schwimmen, Tauchen und Verletzungen oder Brüche der Knochen, die die Nebenhöhlen begrenzen, kann eine Blockierung der Nebenhöhlenausgänge hervorgerufen werden. Ferner können allergische Schleimhautreaktionen mit Polypenbildung die Entstehung einer Nebenhöhlenentzündung begünstigen.

Hängt die Häufigkeit von Nebenhöhlenentzündungen mit dem Klima zusammen? Ja. In einem feuchten, naßkalten Klima oder in Gebieten mit starken Temperaturschwankungen ist die Anfälligkeit für Nebenhöhlenentzündungen größer. Auch die Luftverschmutzung begünstigt die Entstehung von Nebenhöhleninfektionen. Im trockenen, warmen, ausgeglichenen Klima ist die Häufigkeit der Nebenhöhleninfektionen am geringsten.

Wie äußert sich eine Nebenhöhlenentzündung?
Das hängt im einzelnen davon ab, welche Nebenhöhle betroffen ist. Am häufigsten finden sich folgende Symptome:
a) Druckempfindlichkeit über der erkrankten Nebenhöhle;
b) nasale Stimme;
c) Verstopfung der Nase, mit Absonderung von Schleim oder Eiter aus der Nase oder in den Rachen;
d) starke Kopfschmerzen, die sich bei Senkung des Kopfs verschlimmern;
e) erhöhte Körpertemperatur.

Wie wird die Diagnose einer Nebenhöhlenentzündung gestellt? Wenn ein Schnupfen länger als eine Woche anhält, so ist das meist auf eine Nebenhöhlenentzündung verdächtig. Schmerzen oder Druckempfindlichkeit über der befallenen Nebenhöhle, Kopfschmerzen und die oben aufgezählten Symptome lassen die Diagnose ziemlich sicher erscheinen; sie kann mit Röntgenaufnahmen und in Einzelfällen auch durch die Durchleuchtung der Nebenhöhlen mit einer starken Lichtquelle im dunklen Raum (Diaphanoskopie) bestätigt werden.

Welche Nebenhöhlen sind besonders entzündungsanfällig? Die Kiefer-, Stirn- und Siebbeinhöhlen.

Wie wird eine Nebenhöhlenentzündung behandelt? Die meisten Fälle sprechen gut auf eine konservative Behandlung an, die bei fieberfreien Fällen in Dampfinhalationen, örtlicher Wärmebehandlung und abschwellenden Nasentropfen besteht. Bei Fieber werden Antibiotika und fiebersenkende Mittel gegeben. Starke Schmerzen können mit schmerzlindernden Medikamenten bekämpft werden. Die weitere fachärztliche Behandlung umfaßt Naseneinlagen und die Beseitigung des krankhaften Sekretes durch Spülung oder Absaugung. Von den Absonderungen werden häufig Kulturen angelegt, damit der schuldige Krankheitserreger genau bestimmt und seine Empfindlichkeit gegen die einzelnen Antibiotika geprüft werden kann.

Wann ist bei einer Nebenhöhlenentzündung eine Operation notwendig? Wenn eine längere Behandlung mit den oben genannten Maßnahmen erfolglos bleibt.

Welche chirurgischen Eingriffe werden bei Nebenhöhlenentzündungen durchgeführt? Das Ziel aller einschlägigen Operationsverfahren ist die Schaffung ausreichender Abflußmöglichkeiten für das Nebenhöhlensekret; fast immer muß dazu auch die kranke Schleimhaut und mitunter der Knochen entfernt werden. Die meisten dieser Operationen können unter örtlicher Betäubung durchgeführt werden, unter Umständen ist aber eine Allgemeinnarkose erforderlich.

Welche Kieferhöhlenoperationen sind gebräuchlich?
a) Die einfache Punktion der Kieferhöhle durch die Nase mit Spülung und Absaugung ihres Inhalts;
b) das Ausschneiden eines breiten Fensters in die Nasenseitenwand zur Kieferhöhle hin zwecks Förderung des Sekretabflusses;
c) die Radikaloperation der Kieferhöhle, bei der die Schleimhaut dieser Nebenhöhle vom darunter liegenden Knochen abgehoben und ausgekratzt wird. Bei dieser Operation geht der Chirurg von der Mundhöhle hinter der Oberlippe ein.

Welche Eingriffe können an der Stirnhöhle vorgenommen werden?
Früher hat man die Stirnhöhle durch die Nase gespült, das ist aber heute kaum mehr üblich. Wenn eine Operation notwendig ist, wird ein Hautschnitt über dem inneren Teil der Augenbraue angelegt und ein kleines Loch in die knöcherne Vorderwand der Stirnhöhle gebohrt; durch dieses wird ein Spülröhrchen eingeführt, das einige Tage belassen werden kann. Wenn die Infektion den umgebenden Knochen erfaßt hat, kann eine Radikaloperation der Stirnhöhle nötig werden. In diesem Fall wird ein größerer Hautschnitt angelegt und der gesamte

knöcherne Stirnhöhlenboden entfernt sowie nach Ausräumung der Siebbeinzellen ein Zugang zur Nase geschaffen. Obwohl Eingriffe an den Stirnhöhlen schwere Operationen darstellen, sind die Ergebnisse im allgemeinen gut, und in der Mehrzahl der Fälle kommt es zur vollständigen Ausheilung.

Wie kann man die Siebbeinzellen operieren? Diese Nebenhöhlen lassen sich durch die Nase erreichen und ausräumen. Wenn es sich um eine schwere Infektion handelt, wenn die Keilbeinhöhle mitbeteiligt ist oder wenn ein Durchbruch in die Augenhöhle erfolgt ist, kann die Ausräumung von außen notwendig werden. In diesem Fall wird ein Hautschnitt wie bei einer Stirnhöhlenoperation angelegt, der einfach nach unten verlängert wird.

Welche Operationen kommen bei einer Keilbeinhöhlenentzündung in Betracht? Diese Nebenhöhle kann unter örtlicher Betäubung sondiert und durch die Nase gespült werden. Da eine schwere Keilbeinhöhlenentzündung zu einer Infektion des Gehirns oder zur Erblindung führen kann, ist manchmal eine Radikaloperation in Verbindung mit der vollständigen Ausräumung des Siebbeins notwendig.

Wie groß sind die Erfolge bei Nebenhöhlenoperationen? In der Mehrzahl der Fälle wird durch die Operation eine Besserung erreicht.

Wie lange muß man nach einer großen Nebenhöhlenoperation im Krankenhaus bleiben? Gewöhnlich 7–10 Tage.

Tritt manchmal nach der Operation ein Rückfall der Nebenhöhlenentzündung ein? Ja, selten nach Kieferhöhlen- und Stirnhöhlenoperationen, verhältnismäßig oft nach Eingriffen am Siebbein.

Wie behandelt man Rückfälle einer Nebenhöhlenentzündung? Sie werden als Neuerkrankung auf die gleiche Art wie eine Erstinfektion behandelt.

Geschwülste der Nase und ihrer Nebenhöhlen

Kommen Geschwülste der Nase und der Nebenhöhlen häufig vor? Gutartige Geschwülste, zu denen Fibrome, Papillome und Hämangiome (Geschwülste der kleinen Blutgefäße) gehören, kommen gelegentlich vor. Glücklicherweise sind bösartige Geschwülste in diesem Bereich nicht sehr häufig.

Wie werden gutartige Nasen- und Nebenhöhlengeschwülste behandelt? Sie können meist ohne Schwierigkeiten unter örtlicher Betäubung in der Sprechstunde entfernt werden.

Wie geht man bei bösartigen Nasen- und Nebenhöhlengeschwülsten vor? Bei einem Krebs in diesem Bereich besteht die Behandlung in der umfassenden operativen Entfernung des Gewächses und des umgebenden Gewebes. Gewöhnlich wird zu einem späteren Zeitpunkt eine plastische Operation angeschlossen, sobald mit einiger Sicherheit angenommen werden kann, daß von dem Krebsgewebe nichts zurückgeblieben ist.

Wie groß sind die Operationserfolge bei Nasen- und Nebenhöhlengeschwülsten? Bei gutartigen Geschwülsten sind die Ergebnisse durchwegs gut. Bei bösartigen Neubildungen ist der Erfolg vom Zeitpunkt der Operation und vom Grad der Bösartigkeit abhängig. Wenn operiert wird, bevor der Krebs auf fernerliegende Gewebe übergreift, sind die Heilungserwartungen gut. Die moderne Operationstechnik ermöglicht auch ausgedehnte, lebensrettende Eingriffe, bei denen große Abschnitte der Nase, des Gesichts, der Wangen, des Mundhöhlendachs oder des Augenhöhlenbodens entfernt werden.

Kann nach radikalen chirurgischen Eingriffen an Nase und Nebenhöhlen eine kosmetische Nachoperation vorgenommen werden? Ja. Mit plastischen Operationen läßt sich dank der Fortschritte der modernen Operationstechnik eine bemerkenswerte Normalisierung des Aussehens erreichen.

Nasenbluten

Warum bekommt man Nasenbluten? Es können örtliche oder allgemeine Ursachen oder eine Kombination beider schuld sein. In vielen Fällen ist die Ursache nicht faßbar.

Welche örtlichen Störungen können Nasenbluten hervorrufen?
a) Verletzungen der Nase oder der Schädelbasis, mit oder ohne Knochenbruch;
b) ein Fremdkörper in der Nase;
c) Nasenoperationen;
d) heftiges Husten, Niesen, oder energisches Schneuzen;
e) Nasenbohren;
f) syphilitische oder tuberkulöse Geschwüre und dergleichen;
g) gutartige oder bösartige Geschwülste innerhalb der Nase oder der Nebenhöhlen;
h) krampfaderartig erweiterte Venen der Nasenschleimhäute;
i) eine akute Entzündung der Nasenschleimhaut, wie sie bei einer allergischen Entzündung, einer Nebenhöhlenentzündung oder beim Schnupfen vorkommt.

Welche Allgemeinursachen können zum Nasenbluten führen?
a) Bluthochdruck;
b) krankhafte Veränderungen im Blut, z. B. bei Leukämie, Bluterkrankheit, perniziöser Anämie, Purpura, Skorbut und Gelbsucht;
c) Veränderungen des atmosphärischen Drucks, wie sie z. B. beim Bergsteigen oder beim Tauchen in größeren Tiefen auftreten;
d) übermäßige trockene Wärme, wie sie sich in geheizten Wohnungen und Gebäuden findet.

Wie kann man unterscheiden, ob das Nasenbluten örtlich oder allgemein bedingt ist? Wenn die Blutung nur aus einem Nasenloch kommt, ist eine örtliche Ursache wahrscheinlicher. Darüber hinaus läßt sich bei einer gründlichen Untersuchung der Nase eine blutende Stelle oder eine andere örtliche Ursache feststellen.

Wie kann man eine Blutung aus der Nase stillen? Eigentlich gibt es zwei verschiedene Arten der Blutung. In über 90% geht sie vom vorderen Teil der Nase, und zwar von der Nasenscheidewand oder, seltener, von der vorderen Siebbeingegend aus. Meist kann der Arzt die blutende Stelle auffinden und mit einer Verschorfung unter örtlicher Betäubung zum Verschluß bringen. Das kann auf chemischem Weg, etwa mit Silbernitrat oder Chromsäure oder mittels Elektrokoagulation geschehen.

Was soll man als Erste-Hilfe-Maßnahme gegen Nasenbluten unternehmen? Da die allermeisten Blutungen vom vorderen Teil der Nasenscheidewand ausgehen, können sie einfach durch anhaltenden Druck auf die Seite der Nase, aus der die Blutung kommt, gestillt werden. Günstig ist es, wenn man ein kleines Wattebäuschchen in die Nase steckt, das nach Möglichkeit mit Nasentropfen befeuchtet wird, wenn sie zur Hand sind. Gegen dieses Wattebäuschchen muß man mindestens 10 Minuten lang ununterbrochen drücken. Der Patient soll aufrecht mit vorgeneigtem Kopf sitzen, damit das Blut nicht in den Rachen hinunterläuft. Außerdem lassen venöse Blutungen nach, wenn der Kopf höher ist als das Herz.

Was kann man tun, wenn die Blutung vom hinteren Teil der Nase ausgeht? Eine Blutung dieser Art kann man nicht selbst behandeln. In einem solchen Fall muß der Patient ins Krankenhaus gehen, weil es meist nötig ist, den hinteren Teil der Nase von der Mundhöhle her zu tamponieren.

Wie lange beläßt man eine Nasentamponade? Tampons im hinteren Nasenbereich läßt man etwa eine Woche liegen, eine vordere Tamponade sollte schrittweise vom 4. Tag an entfernt werden.

Wie werden Blutungen aus der Nase, die auf einer Allgemeinerkrankung beruhen, behandelt? Der Facharzt muß die Ursache klären und eine Behandlung der Grundkrankheit in die Wege leiten.

Plastische Chirurgie der Nase
(Rhinoplastik)

Lassen sich alle Formentstellungen der Nase mit plastischen Operationen korrigieren? Fast jeder Fehler der Nasenform kann bis zu einem gewissen Grad behoben werden.

Welche Formabweichungen der Nase kommen häufig vor?
a) Die Schiefnase;
b) Formabweichungen der Nasenspitze oder der Nasenlöcher;
c) die sogenannte Sattelnase, bei der die Nasenwurzel und der Nasenrücken eingesunken sind;
d) die Höckernase oder Hakennase.

Gibt es ein einheitliches Schönheitsideal für die Nasenform? Nein. Jede plastische Nasenoperation wird für den Patienten individuell geplant. Die einzelnen Völker und Rassen haben unterschiedliche Vorstellungen von der Schönheit oder Annehmbarkeit der Nasenform.

Was meint man mit dem Ausdruck „eine ideale Nase"? Absolut gesehen gibt es so etwas nicht. Die Nase soll zum Gesicht passen, mehr läßt sich nicht sagen.

Von welchen wichtigen Faktoren werden die Ergebnisse einer Nasenplastik mitbestimmt?
a) Vom Alter des Patienten; die besten Ergebnisse lassen sich bei Patienten im Alter von 16–30 Jahren erzielen;
b) von der Haut und ihren Eigenschaften, ob sie dick oder dünn ist und ob sie leicht fettig wird;
c) vom Ausmaß der Formabweichung; je ausgeprägter sie ist, um so schwieriger ist eine Ideallösung erreichbar;
d) von der Art der Formabweichung; nicht alle lassen sich gleich gut beheben;
e) von der seelischen Verfassung des Patienten; bei Neurotikern, die dazu neigen, unbedeutende Formabweichungen schwer zu nehmen, ist der Erfolg geringer.

Sind kosmetische Nasenkorrekturen auch beim Kind erfolgversprechend? Man sollte mit der Operation zuwarten, bis die Nase fertig ausgebildet ist; das ist frühestens im Alter von 16 Jahren der Fall. In

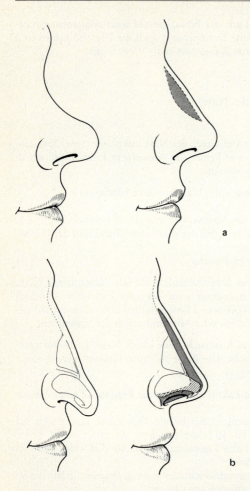

Abb. 83 *Nasenplastiken.* a) Knorpelunterpflanzung einer Sattelnase. b) Eingesunkene knorpelige Nase; Hebung durch Einpflanzen eines Knorpelstiftes. c) Große Höckernase; Verkleinerung und Verkürzung durch Wegnahme von Knochen- und Knorpelabschnitten. d) Ballonförmige Nasenkuppel; Verkleinerung durch Entfernung von Teilen aus dem Flügelknorpel vom Naseninneren her.

Kapitel 20   Plastische Chirurgie der Nase

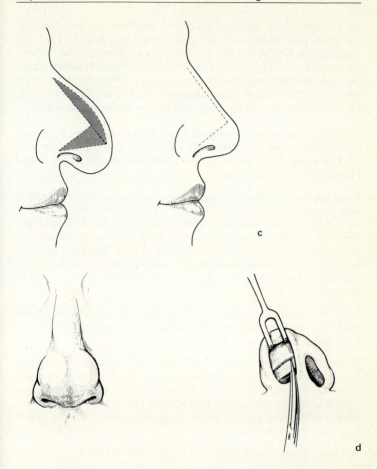

Ausnahmefällen kann eine Rhinoplastik aber auch im jüngeren Alter (12–15 Jahre) durchgeführt werden.

Wie wird eine Nasenplastik gemacht? Die Schnitte werden innerhalb der Nase angelegt; die Nasenhaut wird gelöst und abgehoben, so daß die Knochen und Knorpel, die das Gerüst der Nase bilden, unter intakter Haut freigelegt werden. Nach dem Plan, der vor der Operation entworfen wurde, wird dann das Nasengerüst entsprechend zugerichtet und geformt. Dabei werden einerseits störende Teile des Knochens oder Knorpels abgetragen und andererseits mangelhaft ausgebildete oder eingesunkene Abschnitte mit der Einpflanzung von Knorpel, Knochen- oder Kunststoffteilen angehoben (Abb. 83a–d). Über das neugestaltete Gerüst legt sich dann wieder die Haut, die mit Nähten fixiert wird. Die Nase wird außen mit einem Verband versehen, damit die neue Stellung von Knochen und Knorpel erhalten bleibt. Innen wird sie normalerweise nicht austamponiert. Mit der Zeit wächst die Haut am neugeformten Knochen- und Knorpelgerüst der Nase an.

Sind nach plastischen Nasenoperationen Narben sichtbar? Nein, weil die Schnittführung meist innerhalb der Nasenhöhle liegt. Erfolgt eine Verkleinerung der Nasenlöcher, so liegen die Schnitte außen in den Nasenflügelfalten verborgen.

Kann der Patient selbst die Nasenform aussuchen, die er sich wünscht? Nur bis zu einem gewissen Grad. Der Chirurg muß sich nach den vorhandenen Möglichkeiten richten und zuerst die Korrektur der Fehlform bewältigen; erst in zweiter Linie kann er versuchen, die Wünsche des Patienten zu berücksichtigen. Dem Patienten muß vor der Operation klar sein, daß sich im vorhinein nicht genau voraussagen läßt, welches Aussehen die Nase im einzelnen nach der Plastik haben wird.

Kann der Patient eine ungefähre Vorstellung davon bekommen, wie seine Nase nach der Operation aussehen wird? Ja, annähernd läßt sich das Ergebnis vorherbestimmen.

Welche Materialien werden zum Aufbau der Nase verwendet? Zur Einpflanzung eignet sich am besten ein Stück vom körpereigenen Knochen oder Knorpel. Knochenstücke werden meist vom Hüftknochen oder Schienbein entnommen. Knorpel, der häufiger als Knochen verwendet wird, kann von der Nasenscheidewand, dem Ohr oder einem Rippenknorpel gewonnen werden.

Wie lange dauert eine Nasenplastik? Ungefähr eine Stunde.

Wie erfolgt die Schmerzausschaltung bei der Operation? Mit örtlicher Betäubung, die mit Beruhigungsmitteln unterstützt wird, oder mit Allgemeinnarkose.

Sind plastische Nasenoperationen schmerzhaft? Nein.

Wie lange muß man im Krankenhaus bleiben? 2–4 Tage.

Ist die Umgebung der Augen nach einer solchen Operation gewöhnlich verfärbt oder geschwollen? Ja. Diese Veränderungen beginnen sich nach etwa 48 Stunden zurückzubilden, sind aber oft erst nach 1–2 Wochen vollständig geschwunden.

Wann werden die Verbände und Tampons nach einer Nasenplastik entfernt? Außenverbände werden im Zeitraum von 24 Stunden bis zu einer Woche nach der Operation abgenommen. Falls eine Nasentamponade vorgenommen wurde, entfernt man die Tampons 24–48 Stunden nach der Operation.

Hat eine Nasenplastik Einfluß auf den Geruchssinn? Nein.

Wie bald nach einer Nasenplastik kann man wieder normal durch die Nase atmen? Ein „verstopftes" Gefühl kann bis zu 2 Wochen bestehenbleiben.

Muß man nach einer Nasenplastik, nachdem die Heilung abgeschlossen ist, besonders aufpassen, daß die Nase nicht verletzt wird? Nein. Nach der Wundheilung hält die Nase ebenso viel aus wie jede andere Nase.

Ist nach einer plastischen Nasenoperation zu befürchten, daß die Nase nach Monaten oder Jahren ihre Form ändert und einsinkt oder hängt? Nein. Die Heilung erfolgt in der Regel in der Stellung, die die Nase unmittelbar nach der Operation hat.

Kann die Schwellung der Nase nach der Plastik auch monatelang anhalten? Ja. Es kann einige Monate oder sogar ein Jahr dauern, bis die Nase ihre endgültige, bleibende Form erreicht und bis die *ganze* Schwellung verschwunden ist.

Wie bald nach einer Nasenplastik kann man wieder in das Arbeits- und Gesellschaftsleben zurückkehren? Nach etwa 2 Wochen, wenn vielleicht auch noch eine leichte Schwellung zurückbleibt. Mit Sportarten, bei denen es zu Körperkontakten kommt, und mit körperlicher Betätigung kann man 6 Wochen nach der Operation beginnen.

Kann die Operation wiederholt werden, wenn das Ergebnis der ersten Plastik nicht befriedigend ist? Ja; am besten wartet man aber mindestens 6 Monate zu, bevor man die Operation wiederholt, damit Gelegenheit für eine feste Wundheilung gegeben ist.

Wie groß sind die Erfolge von Nasenplastiken? Es wird fast immer eine Verbesserung des Gesamtaussehens erreicht, und die Ergebnisse sind allgemein sehr befriedigend. Bei mangelhaftem Erfolg kann oft eine Nachoperation Abhilfe schaffen.

Ohr

siehe auch Kapitel 26, Infektionskrankheiten; Kapitel 45, Plastische Chirurgie; Abschnitt Nase und Nebenhöhlen in diesem Kapitel

Wie funktioniert das normale Gehör? Schallwellen gelangen durch den äußeren Gehörgang bis zum Trommelfell und versetzen es beim Auftreffen in Schwingungen. Mit der Innenfläche des Trommelfells steht ein winziges Knöchelchen, der Hammer, in Verbindung, der mit dem Amboß und Steigbügel die Kette der Gehörknöchelchen im Mittelohr bildet. Die Schwingungen des Trommelfells übertragen sich auf diese Knöchelchen, die ihrerseits in Schwingungen geraten und den Schalldruck auf das Innenohr überleiten. Das Innenohr ist mit einer Flüssigkeit gefüllt, die von einer Membran umgeben ist. Schwingungen des Steigbügels werden durch die Flüssigkeit weitergeleitet und bewirken eine Erregung der Sinneszellen im Innenohr. Diese Reize werden über die Bahn des Hörnervs dem Gehirn übermittelt, wo sie als Hörwahrnehmung ins Bewußtsein treten (Abb. 84 a, b).

Gibt es bei den einzelnen Menschen Unterschiede in der Empfindlichkeit des Gehörs? Ja. Es liegt im Bereich der Norm, daß manche Menschen einen höher entwickelten Hörsinn haben als andere.

Wie kann man genau feststellen, wie gut man hört? Genaue Messungen können mit einem Instrument, dem sogenannten Audiometer, vorgenommen werden. Mit dieser Hörprüfung läßt sich der Umfang des Gehörs in jedem Ohr genau bestimmen und so die Empfindlichkeit oder der Verlust des Gehörs nachweisen.

Stimmt es, daß man Geräusche, die im Hörbereich liegen, ausschalten kann, wenn man sich sehr auf etwas anderes konzentriert? Ja. Obwohl die Schallwellen auf normale Weise weitergeleitet werden, kann das Gehirn eine so starke Kontrolle ausüben, daß die auftretenden Geräusche nicht ins Bewußtsein dringen.

Können die Ohren durch zu starken Lärm oder durch eine Explosion geschädigt werden? Ja. Viele Männer hören schlecht, weil sie in ihrer Militärzeit durch Explosionen Hörschäden erlitten haben. Auch die jahrelange Einwirkung von starkem Lärm, z. B. bei der Fabrikarbeit, kann zu einer Gehörschädigung führen.

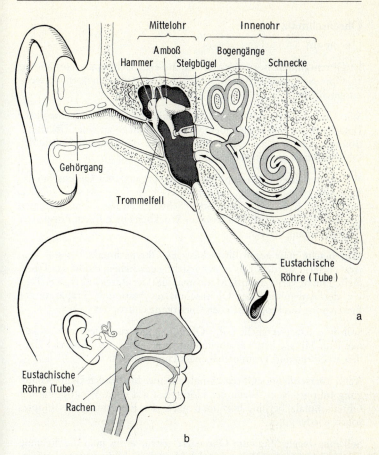

Abb. 84 *Anatomie des Ohres.* a) Schematische Darstellung. Die Schallwellen werden vom äußeren Ohr aufgenommen und über Gehörgang, Trommelfell und die drei Gehörknöchelchen des Mittelohrs weitergeleitet. Die Mittelohrhöhle steht durch die Eustachische Röhre, die für den Luftausgleich sorgt, mit dem Rachen in Verbindung. Von der Steigbügelfußplatte werden die Schwingungen über das ovale Fenster auf die Flüssigkeit, die das Labyrinth des Innenohrs erfüllt, übertragen. Das Innenohr enthält zwei Sinnesorgane, die aus einem komplizierten Schlauchsystem bestehen. Die Sinneszellen des Hörorgans befinden sich in der Schnecke, die Sinneszellen des Gleichgewichtsorgans im sogenannten Vestibularapparat mit seinen Bogengängen und Bläschen. b) Lagebeziehungen von Mittelohr, Tube und Rachen. Angedeutet die Lage der drei Bogengänge in den drei Ebenen des Raumes.

Ohrenschmalz

(Zerumen)

Ist Ohrenschmalz normalerweise im äußeren Gehörgang vorhanden? Ja. Ohrenschmalz (Zerumen) wird bei allen Menschen normalerweise ausgeschieden.

Wie kann sich zu viel Ohrenschmalz bilden? Genau kennt man die Ursache nicht; aus irgendeinem Grund kommt es zu einer Überfunktion der Hautdrüsen im Gehörgang, die dann unter Umständen Ohrenschmalz in großen Mengen ausscheiden.

Wie zeigt sich eine Verstopfung des Gehörgangs mit Ohrenschmalz? Man hört plötzlich nichts auf dem betroffenen Ohr. Oft stellt sich das nach dem Baden, Brausen oder Schwimmen ein. Das Zerumen erweicht im Wasser und bildet beim Trocknen einen festen Pfropf, der den Gehörgang verlegt.

Was macht man gegen überschüssiges Ohrenschmalz? Es soll vom Arzt entfernt werden. Das muß vorsichtig geschehen, damit das Trommelfell nicht verletzt wird. Manchmal läßt der Arzt ein bis zwei Tage vor der Ausspülung des Ohrenschmalzes bestimmte Präparate zur Erweichung des Propfens in den Gehörgang eintropfen.

Soll man selbst versuchen, das Ohrenschmalz zu entfernen? Auf keinen Fall. Mit solchen Selbstbehandlungsversuchen ist schon viel Schaden an Ohren und Trommelfell angerichtet worden.

Kann überschüssiges Ohrenschmalz zu einer bleibenden Gehörschädigung führen? Nein. Wenn der Hörverlust auf einer Verstopfung mit Ohrenschmalz beruht, hört man nach der Entfernung des Pfopfes sofort wieder gut.

Soll man regelmäßig zum Ohrenarzt gehen, wenn man die Neigung zur überschüssigen Ohrenschmalzbildung hat? Ja. Es ist zweckmäßig, wenn man sich die Gehörgänge einmal jährlich untersuchen läßt, oder natürlich dann, wenn sie offenbar verstopft sind.

Schmerzen im Gehörgang

Welche Ursache haben Schmerzen im Gehörgang? Sie sind gewöhnlich entzündlichen Ursprungs und können durch Pusteln, Furunkel, Ekzeme, Verletzungen oder einen Fremdkörper, der in den Gehörgang gelangt ist, hervorgerufen werden.

Wie wird eine Gehörgangsentzündung behandelt?
a) Mit Einlagen, die mit geeigneten Medikamenten beschickt sind;
b) wenn sich ein Abszeß gebildet hat, soll er eröffnet werden;
c) bei starken Schmerzen werden schmerzlindernde Medikamente verordnet;
d) mit Antibiotika.

Sind Pilzinfektionen des Ohrs häufig? Ja. Manche sind chronischer Natur; zu ihrer Beseitigung ist eine eingehende Behandlung mit pilztötenden Mitteln notwendig.

Mittelohr

Wo ist das Mittelohr und welche Funktion hat es? Das Mittelohr ist ein lufthaltiger Hohlraum, der gegen den äußeren Gehörgang durch das Trommelfell verschlossen ist und durch einen engen Gang, die Ohrtrompete, mit dem Rachen in Verbindung steht. Eine weitere direkte Verbindung besteht mit dem lufthaltigen Zellsystem im Warzenfortsatz, dem Knochen hinter dem Ohr. Das Mittelohr beherbergt drei kleine Knöchelchen, die zwischen dem Trommelfell und dem Innenohr eine Kette zur Schalleitung bilden.

Welche Ursachen haben Schmerzen im Mittelohr? In den meisten Fällen beruhen sie auf einer Entzündung oder auf einer bakteriell bedingten Eiterung. Derartige Entzündungen sind meist die Folge von Infekten im Nasen-Rachen-Bereich. Bei Kindern können wiederholt auftretende Ohrenschmerzen Anzeichen einer Vergrößerung der Rachenmandel sein. Gelegentlich werden Ohrenschmerzen durch eine Verlegung der Ohrtrompete mit Schleim ausgelöst.

Welche anderen Krankheiten können zu Ohrenschmerzen führen? Mandelentzündungen, Zahnwurzeleiterungen, Rachenentzündungen, Nebenhöhlenentzündungen oder Geschwülste im Mittelohrbereich. Häufig kommt es nach einer Mandeloperation zu Ohrenschmerzen. Außer bei Geschwulstbefall des Mittelohrs handelt es sich dabei um nervös fortgeleitete Ohrenschmerzen.

Mittelohrentzündung
(Otitis media)

Wie entsteht eine Mittelohrentzündung? Meist gehen ihr Infekte des Nasen-Rachen-Raums voran, die über die Ohrtrompete in das Mittelohr aufsteigen, z. B. ein Schnupfen, eine Rachenentzündung oder eine

Rachenmandelentzündung. Auch die ansteckenden Krankheiten des Kindesalters, die mit einer Halsentzündung einhergehen, können zu einer Entzündung des Mittelohrs und Warzenfortsatzes führen.

Wie äußert sich eine Mittelohrentzündung?
a) Mit Schmerzen im Ohr;
b) Schwerhörigkeit;
c) Temperaturanstieg;
d) mit einer bei der Untersuchung feststellbaren Rötung und Schwellung des Trommelfells;
e) wenn das Trommelfell bereits durchgebrochen ist, entleert sich Eiter in den äußeren Gehörgang.

Ist in manchen Familien eine besondere Neigung zu Mittelohrentzündungen zu beobachten? Ja. Das hängt mit den besonderen anatomischen Verhältnissen der Ohrtrompete zusammen. In manchen Familien ist eine verhältnismäßig gerade Ohrtrompete erblich. Infektionen können durch den geraderen Gang leichter aufsteigen als durch einen gekrümmten, in dem keimhaltiger Nasenschleim und dergleichen nicht so unbehindert in die Mittelohrhöhle aufsteigen kann.

Welche Folgen hat eine Mittelohrentzündung?
a) Bei jedem Schub einer Mittelohrentzündung kommt es zu einer leichten Verdickung des Schleimhautbelags im Mittelohr. Wenn auch eine einzige oder sogar mehrere Mittelohrentzündungen nicht notwendigerweise zur Ertaubung führen, so hinterläßt doch jede neuerliche Entzündung ihre Spuren, die letzten Endes einen Hörverlust bewirken können.
b) Die Mittelohrentzündung klingt manchmal nicht ab, und die Infektion breitet sich in der Nachbarschaft aus, wo sie eine Entzündung des Warzenfortsatzes, des Labyrinths und der Hirnhäute oder einen Hirnabszeß erzeugen kann. Unter bestimmten Voraussetzungen stellen Mittelohrentzündungen einen chronischen Prozeß dar, bei dem nach einem Trommelfelldurchbruch ständig Eiter aus dem Gehörgang abfließt.

Wie wird eine Mittelohrentzündung behandelt?
a) Am wichtigsten ist die Vorbeugung. Entzündete oder stark vergrößerte Rachen- und Gaumenmandeln bei Kindern sollten entfernt werden. Mit einer Erkältung darf man nicht schwimmen oder tauchen gehen. Ein einfacher Schnupfen sollte behandelt und nicht übergangen werden.
b) Wenn es bereits zu einer Infektion des Mittelohrs gekommen ist, werden Antibiotika in entsprechender Dosierung gegeben. Zur Freihaltung der Nasengänge dienen abschwellende Nasensprays oder Nasentropfen.

c) Wenn die Schmerzen sehr heftig sind, werden schmerzlindernde Medikamente verabreicht.
d) Wenn nach einem Durchbruch des Trommelfells Eiter ausfließt, soll von einer Eiterprobe eine Kultur angelegt und die Empfindlichkeit der Erreger gegen Antibiotika bestimmt werden, damit man weiß, welches Antibiotikum die beste Wirkung zeigt.
e) Wenn die Infektion mit der medikamentösen Behandlung nicht überwunden werden kann, ist eine Operation notwendig.

Wann ist bei einer Mittelohrentzündung ein chirurgisches Eingreifen erforderlich? Wenn die Entzündung zu einer solchen Flüssigkeitsansammlung im Mittelohr geführt hat, daß sich das Trommelfell vorwölbt, und die vorher beschriebenen Maßnahmen wirkungslos bleiben, empfiehlt sich die operative Eröffnung des Trommelfells, die sogenannte Parazentese.

Wie wird die Parazentese durchgeführt? Bei Erwachsenen wird sie unter örtlicher Betäubung in der Wohnung des Patienten oder in der Praxis des Arztes vorgenommen. Der Arzt macht mit dem Parazentesemesserchen einen kleinen Einstich in das Trommelfell, um der Flüssigkeit oder dem Eiter Abfluß zu verschaffen. Das kann zwar etwas schmerzhaft sein, dauert aber nur einen kurzen Augenblick. Kinder brauchen unter Umständen eine Allgemeinnarkose.

Wie kann man erkennen, ob sich eine Infektion des Mittelohrs auf den Warzenfortsatz ausgedehnt hat? Wenn die Infektion auf die knöchernen Trennwände der lufthaltigen Zellen im Warzenfortsatz übergreift, kommt es zur sogenannten Mastoiditis. Zeichen, die eine solche Mastoiditis vermuten lassen, sind:
a) plötzlicher Temperaturanstieg, Appetitverlust und gelegentlich Anschwellung der Halslymphknoten;
b) Schmerzen hinter dem Ohr im Bereich des Warzenfortsatzes;
c) Schmerzhaftigkeit dieser Gegend auf direkten Fingerdruck;
d) Vorwölbung an der Hinterwand es äußeren Gehörgangs;
e) Vermehrung der weißen Blutkörperchen;
f) röntgenologische Anzeichen von Knochenveränderungen im Warzenfortsatz;
g) zunehmende Schwerhörigkeit;
h) Weichteilschwellung hinter dem Ohr.

Sind Infektionen des Warzenfortsatzes heute sehr häufig? Nein. Dank der raschen und zielstrebigen antibiotischen Behandlung von Mittelohrentzündungen ist die akute Mastoiditis heute eine Seltenheit geworden. Die chronische Mastoiditis hingegen trifft man auch heute noch an; sie entwickelt sich in vielen Fällen aus einer unzureichend behandelten akuten Infektion.

Wie wird eine akute Mastoiditis behandelt? Vor der Einführung der Sulfonamide und Antibiotika lagen in den Krankenhäusern viele Kinder, die an Mastoidprozessen litten. Heute sieht man das nicht mehr so oft. Wenn allerdings eine vernachlässigte Mittelohrentzündung den Warzenfortsatz erfaßt, läßt sich die Infektion mit einer antibiotischen Behandlung praktisch nicht mehr ausheilen, und es wird eine Operation zur Ausräumung aller befallenen Zellen im Warzenfortsatz, eine sogenannte Mastoidektomie, notwendig.

Was kann geschehen, wenn man eine Mastoiditis unbehandelt läßt?
a) Es kann eine Lähmung des Gesichtsnervs eintreten;
b) es kann ein Einbruch der Erreger in die Blutbahn stattfinden;
c) die Infektion kann sich weiter in die Schädelknochen oder in das Schädelinnere ausdehnen und eine Knochenmarkeiterung, eine Hirnhautentzündung oder einen Hirnabszeß verursachen;
d) es ist eine Innenohrbeteiligung mit Ertaubung und Schwindelanfällen möglich;
e) die Erkrankung kann schließlich, wenn sie unbehandelt fortschreitet, einen tödlichen Verlauf nehmen.

Wie wird eine einfache Mastoidektomie gemacht? Sie kann entweder vom Gehörgang aus oder durch direktes Eingehen hinter dem Ohr vorgenommen werden. Beim ersten Verfahren wird der Hautschnitt im äußeren Gehörgang angelegt; bei der anderen Methode verschafft sich der Operateur Zugang zum Krankheitsherd durch einen Hautschnitt hinter dem Ohr. In beiden Fällen wird der infizierte Knochen weggemeißelt, bis alle Zellen freiliegen und nur noch gesundes Gewebe angetroffen wird. In neuerer Zeit kann mit Hilfe von Operationsmikroskopen bei der Operation viel genauer unterschieden werden, welche Zellen krank und welche gesund sind.

Wie erfolgt die Schmerzausschaltung bei der Mastoidektomie? Mit einer Intubationsnarkose.

Ist die Mastoidektomie eine gefährliche Operation? Nein, aber sie ist eine schwierige Operation, die besondere Fachkenntnis erfordert.

Wird das Gehör durch eine Operation am Warzenfortsatz beeinträchtigt? Die einfache Mastoidektomie führt zu keiner Hörstörung.

Wie lange dauert eine einfache Mastoidektomie? Annähernd eine bis eineinhalb oder zwei Stunden bei ausgedehnteren Veränderungen.

Fließt aus dem Ohr auch nach der Mastoidektomie noch Eiter aus? Ja, das kann noch Tage oder Wochen anhalten.

Braucht man bei einer Mastoidektomie eine besondere medikamentöse Vor- oder Nachbehandlung? Ja. Man gibt Antibiotika in hohen

Dosen, um die Infektion unter Kontrolle zu halten und ihre Ausbreitung zu verhindern.

Wie lange muß man wegen einer Mastoidektomie im Krankenhaus bleiben? 7–10 Tage.

Muß der Patient nach der Mastoidektomie noch längere Zeit in Behandlung bleiben? Ja.

Hinterläßt die Mastoidektomie eine entstellende Narbe? Nein.

Kommt es nach der Operation oft zu einem Rückfall der Mastoiditis? Nein.

Ist die Mastoidektomie mit einer hohen Sterblichkeit belastet? Nein. Sie ist keine gefährliche Operation.

Können nach einer Mastoidoperation starke Schmerzen auftreten? Ja, besonders beim Verbandwechsel.

Taubheit und Schwerhörigkeit

Welche Ursachen können der Taubheit zugrunde liegen? Jede Störung der Schallwellenaufnahme oder -weiterleitung durch den äußeren Gehörgang zum Mittelohr und weiter zum Innenohr sowie jede Störung in der Übermittlung der von den Schallwellen ausgelösten Sinnesreize über den Hörnerven zum Gehirn kann das Hörvermögen beeinträchtigen.

Wird auch das andere Ohr schwerhörig werden, wenn man auf einem Ohr nichts hört? Mitunter ist die Schwerhörigkeit auf ein Ohr beschränkt, wenn sie die Folge eines Entzündungsprozesses ist, aber das ist nicht die allgemeine Regel. In den meisten Fällen verschlechtert sich das Gehör auch im andern Ohr früher oder später.

Verschlechtert sich das Gehör meist auf beiden Ohren gleichzeitig? Nicht unbedingt. Der zeitliche Abstand kann sehr lang sein, oder es bleibt u. U. überhaupt nur bei der einseitigen Hörstörung.

Welche Formen der Taubheit bzw. Schwerhörigkeit gibt es?
a) Die angeborene Taubheit;
b) die Schallempfindungsschwerhörigkeit, die entweder zentral bedingt ist und auf einer krankhaften Veränderung im Gehirn oder den Nervenbahnen beruht oder als Innenohrschwerhörigkeit eine Erkrankung des Sinnesapparats im Innenohr zur Ursache hat;
c) die Schalleitungsschwerhörigkeit, die auf einer Erkrankung des Mittelohrs oder des Gehörgangs beruht.

Was versteht man unter angeborener Taubheit? Die angeborene Taubheit ist eine Form der Gehörlosigkeit, die von Geburt an besteht und ihren Grund in einer abnormen oder fehlenden Entwicklung des Hörorgans hat.

Welche Ursache hat die angeborene Taubheit? Vermutlich ist die Ursache in vielen Fällen in einer Erkrankung der Mutter während der ersten Schwangerschaftswochen zu suchen. Bei bestimmten Infektionskrankheiten, etwa den Röteln, kann eine Keimschädigung erfolgen, die zu einer Störung der Hörorganentwicklung führt.

Was wird aus einem Kind, das taub zur Welt kommt? Das taube Kind kann keine Laute wahrnehmen; es kann daher auch keine Laute nachahmen und auf diese Weise sprechen lernen. Ein taubgeborenes Kind wird also zu einem „Taubstummen". Es *hätte* aber sprechen lernen können, wenn es fähig gewesen wäre zu hören und die Sprachlaute nachzubilden. Der Sprechmechanismus des Taubstummen ist völlig ungestört.

Ist es „Taubstummen" lieber, wenn man sie „Gehörlose" nennt? Ja. Viele empfinden den Ausdruck „taubstumm" als herabsetzend.

Kann jemand, der von Geburt an taub ist, sprechen lernen? Ja, das gelingt oft mit intensiver Schulung in entsprechenden Anstalten bzw. Schulen.

Wie kann eine Schallempfindungsschwerhörigkeit entstehen? Durch:
a) Infektionskrankheiten wie Mumps, Grippe, Scharlach und Malaria;
b) Medikamente wie Chinin und Salizylate;
c) Ausübung von Berufen mit starker Lärmentwicklung, z. B. Kesselschmied, Flugzeugpilot usw.;
d) Schläfenbeinbrüche, die den Gehörapparat verletzen;
e) allergische Reaktionen, die das Labyrinth im Innenohr in Mitleidenschaft ziehen;
f) Blutungen im Innenohr;
g) Geschwülste des Hörnervs (Nervus-acusticus-Tumoren)

Wie kann die Schallempfindungsschwerhörigkeit von der Mittelohrschwerhörigkeit unterschieden werden? Die Mittelohrschwerhörigkeit oder -taubheit ist durch eine Störung der Schalleitung gekennzeichnet, während die Schallempfindung im Sinnesapparat des Innenohrs und die Erregungsübertragung nicht betroffen sind. Der Ton einer Stimmgabel vor dem Gehörgang wird nur schlecht oder gar nicht wahrgenommen. Wenn man dagegen eine schwingende Stimmgabel an den Warzenfortsatz hinter dem Ohr aufsetzt, gelangen die Schallwellen durch Knochenleitung zum ungeschädigten Innenohr und der Ton ist besser hörbar als vor dem Ohr. Wenn die Taubheit aber die Folge einer Schädigung des Innenohrs oder des Hörnervs ist, kann der Patient den Ton der Stimmgabel weder vor dem Ohr noch über dem Warzenfortsatz hören. Bei Innenohrschwerhörigkeit hört er beide Töne leiser als normal.

Ist bei Taubheit oder Schwerhörigkeit Hilfe möglich?
a) Wenn der Hörverlust durch eine Krankheit wie Mumps usw. entstanden ist, kann über die Verwendung von Hörgeräten hinaus nichts zur Besserung des Gehörs getan werden.

b) Wenn die Schwerhörigkeit durch Medikamente hervorgerufen wurde und die Anwendung dieser Mittel eingestellt wird, bevor es zu einer bleibenden Schädigung gekommen ist, bessert sich das Gehör manchmal von selbst.

c) War die Schwerhörigkeit durch die Einwirkung lauter Geräusche oder Explosionen verursacht, so kann mit der Zeit eine Besserung eintreten, wenn der Patient nicht mehr diesen Schädigungen ausgesetzt ist, falls die Lärmeinwirkung nicht zu lange andauerte bzw. die Explosion nicht zu stark war.

d) Eine Schwerhörigkeit, die die Folge eines Schläfenbeinbruchs oder einer Blutung ist, kann sich mit der Zeit zurückbilden, aber ärztlicherseits kann wenig getan werden, um diesen Prozeß zu beeinflussen.

e) Eine Schwerhörigkeit oder Taubheit, die durch Geschwülste des Hörnervs bedingt ist, kann sich nach der operativen Entfernung der Geschwulst unter Umständen bessern.

Welche Ursachen können einer Schalleitungs- oder Mittelohrschwerhörigkeit zugrunde liegen?
a) Eine Verlegung des äußeren Gehörgangs mit Ohrenschmalz;
b) ein Fremdkörper im äußeren Gehörgang;
c) Flüssigkeit oder Eiter im Gehörgang;
d) eine entzündliche Schwellung der Haut des Gehörgangs, die eine Verengung bewirkt;
e) Geschwülste im äußeren Gehörgang;
f) Löcher im Trommelfell;
g) eine Mittelohrentzündung;
h) eine Geschwulst im Mittelohr;
i) Unbeweglichkeit des Steigbügels im Mittelohr durch Entzündungsfolgen, Verwachsungsstränge;
j) eine Verlegung der Ohrtrompete;
k) die sogenannte Otosklerose, eine degenerative Krankheit.

Wie häufig findet sich eine Schalleitungsschwerhörigkeit? Schätzungsweise sind ungefähr 5 von 100 Personen wegen einer Störung ihres Schalleitungsapparats schwerhörig. Diese Schädigung ist aber glücklicherweise nur bei einem von diesen 5 Menschen so erheblich, daß sie medizinisch beachtet werden muß.

Was kann der Arzt zur Besserung einer Schalleitungsschwerhörigkeit unternehmen? Wenn die Hörstörung auf einer Verstopfung mit Ohrenschmalz, einem Fremdkörper im äußeren Gehörgang, einer Gehörgangsentzündung, einer Mittelohrentzündung oder einem Verschluß der Ohrtrompete beruht, kann der Hals-Nasen-Ohren-Arzt leicht mit einer entsprechenden Behandlung Abhilfe schaffen. Hat man aber mit den medizinischen Maßnahmen das Maximum des Erreichbaren erzielt und es bleibt noch immer eine höhergradige Schwerhörigkeit zurück, so sollte der Patient ein Hörgerät tragen.

Sind Hörgeräte eine wirkungsvolle Hilfe bei Schwerhörigkeit? Ja. Heute werden schon ganz ausgezeichnete Hörgeräte erzeugt und noch ständig weiterentwickelt und verbessert. Hörgeräte sind jedoch nicht bei jeder Art des Hörverlusts brauchbar.

Können Operationen bei Schwerhörigkeit helfen? Ja, bei bestimmten Formen. Wenn die Schwerhörigkeit auf einer Flüssigkeitsansammlung im Mittelohr beruht, wird das Gehör oft mit einem Einstich in das Trommelfell, der ein Abfließen der Flüssigkeit ermöglicht, vollständig wieder hergestellt.
In Fällen, in denen die Schwerhörigkeit oder Taubheit durch die Unbeweglichkeit des Steigbügels im Mittelohr bedingt ist, kann eine Operation außerordentlich erfolgreich sein.

Was ist die Otosklerose? Bei der Otosklerose kommt es in der Knochenkapsel des Labyrinths zu Knochenveränderungen, die mit der Zeit eine Fixierung des Steigbügels im ovalen Fenster, das zum Innenohr führt, bewirken.

Welche Folgen hat die Otosklerose? Sie ist die häufigste Ursache der Schwerhörigkeit, meist jener Form, bei der die Schalleitung gestört ist. Bei einer größeren Ausdehnung der Knochenveränderungen kann auch die Schallempfindung leiden.

Führt die Otosklerose immer zur Taubheit? Nein.

Wie zeigt sich eine Otosklerose? Das hervorstechendste Symptom ist der Hörverlust, gelegentlich werden auch Ohrgeräusche angegeben. Die Untersuchung des Ohrs ergibt keinen krankhaften Befund am Gehörgang oder Trommelfell.

Wie wird die Otosklerose behandelt? Die Operation, die heute am häufigsten ausgeführt wird, ist die sog. Stapedektomie, die Entfernung des Steigbügels. Diese Operation wird unter örtlicher oder allgemeiner

Betäubung vorgenommen; wegen der geringen Größe des Mittelohres und der Gehörknöchelchen arbeitet man mit Operationsmikroskopen. Am Rand des Trommelfells wird ein kleiner Einschnitt gemacht, und das Trommelfell wird abgehoben, so daß das Mittelohr mit seinen drei Gehörknöchelchen, dem Hammer, Amboß und Steigbügel, freiliegt. Der Steigbügel wird hierauf entfernt und anschließend das ovale Fenster zum Innenohr abgedeckt. Dieses Fenster wird mit einem kleinen Stück Venenwand oder einer Kunststoffolie verschlossen. Darauf wird ein kleiner Stift aus Kunststoff oder rostfreiem Stahldraht gestellt, der dann mit dem Amboß verbunden wird. Wenn dieser Teil der Operation abgeschlossen ist, wird das Trommelfell wieder in seiner normalen Lage befestigt.

Macht man bei Schwerhörigkeit noch häufig die sogenannte Fensterungsoperation? Heute wird diese Methode nicht mehr oft verwendet. Es hat sich herausgestellt, daß die Steigbügeloperation einen viel höheren Prozentsatz von Heilungen bringt; darüber hinaus sind Rückfälle nach dieser Operation viel weniger zu befürchten als nach der Fensterung.

Bei welchen Veränderungen ist eine Steigbügeloperation am wirkungsvollsten? In Fällen, in denen die Taubheit oder Schwerhörigkeit durch die Unbeweglichkeit des Steigbügels bedingt ist, sei es durch eine Otosklerose oder aus anderen Gründen, etwa Entzündungsfolgen usw. Damit die Steigbügeloperation erfolgreich sein kann, müssen Hörnervenfunktion und Trommelfell normal sein.

Kann eine Steigbügeloperation in jedem Alter vorgenommen werden? Ja. Sie ist keine schwere Operation, so daß sie in jedem Alter durchführbar ist, wenn nicht andere schwere Erkrankungen vorliegen.

Wird das Gehör manchmal nach einer Steigbügeloperation noch schlechter? Das kommt nur außerordentlich selten vor.

Bestehen nach der Steigbügeloperation starke Schmerzen? Nein.

Bleiben nach der Steigbügeloperation sichtbare Narben zurück? Nein; der Operateur geht durch den äußeren Gehörgang ein.

Wird die Steigbügeloperation meist gleichzeitig in beiden Ohren durchgeführt, wenn eine beidseitige Schwerhörigkeit oder Taubheit besteht? Nein. Es ist üblich, die beiden Operationen in einem Abstand von einigen Wochen oder Monaten vorzunehmen.

Wie bald nach einer solchen Operation kann der Patient das Bett verlassen? Nach ein, zwei Tagen.

Muß nach Steigbügeloperationen mit vielen Komplikationen gerechnet werden? Nein, und wenn welche eintreten, verschwinden die Störungen gewöhnlich nach ein paar Wochen.

Welche Komplikationen könnten unter anderem nach einer Stapedektomie auftreten?
a) Keine Besserung des Gehörs;
b) Ohrgeräusche;
c) Schwindel und Kopfschmerzen.

Ist die Besserung des Hörvermögens, die durch die Operation erzielt wurde, von Dauer? Ja, in der überwiegenden Mehrzahl der Fälle.

Bei welchem Prozentsatz der Schwerhörigen, die sich einer Operation unterziehen, tritt eine Besserung ein? Mit den verbesserten Methoden, die heute zur Verfügung stehen, wird mit der Operation bei annähernd 85–90 % der Patienten eine Besserung des Hörvermögens erreicht.

Kann mit einer neuerlichen Operation ein günstigeres Ergebnis erzielt werden, wenn die erste Operation keine Besserung des Gehörs brachte? Ja. Oft schon war eine zweite Operation erfolgreich, wenn das Ergebnis der ersten Operation nicht befriedigend war.

Wie bald nach der Operation läßt sich eine Besserung des Gehörs feststellen? Bei einer erfolgreichen Operation tritt die Verbesserung des Gehörs nahezu sofort ein.

Wie lange muß man nach einer Steigbügeloperation im Krankenhaus bleiben? In der Regel nicht länger als 2–3 Tage.

Wann kann der Patient wieder normal arbeiten? Nach ungefähr 2 Wochen.

Kann man eine Fensterungsoperation vornehmen, wenn die Steigbügeloperation fehlgeschlagen ist? In Einzelfällen, wo mit der Steigbügeloperation kein Erfolg erzielt wurde, kann vielleicht eine Fensterungsoperation ein befriedigendes Ergebnis bringen.

Wie unterscheidet sich die Steigbügelmobilisierungsoperation von der Stapedektomie? Bei einer Mobilisierungsoperation wird der Steigbügel nicht entfernt, sondern nur von Verwachsungen oder anderen Bewegungshindernissen befreit. Es hat sich gezeigt, daß sich nach der Operation erneut Verwachsungen bilden können und daß daher die Entfernung und der künstliche Ersatz des Steigbügels befriedigender ist.

Was ist eine Tympanoplastik? Die Tympanoplastik ist eine Operation zur Wiederherstellung des Gehörs, die in der Behebung von Schädigungen des Trommelfells oder in seinem Ersatz besteht. Der medizinische Fachausdruck für Trommelfell lautet Membrana tympani.

Wie geht der Chirurg bei der Tympanoplastik vor? Manchmal lockert er nur die Ränder des Loches im Trommelfell und näht sie zusammen; häufiger aber, wenn eine ausgedehnte Schädigung des Trommelfells vorliegt, ersetzt er es vollständig mit einem Venentransplantat. Bei Operationen dieser Art arbeitet man im allgemeinen wegen der Kleinheit der operierten Gebilde mit optischen Vergrößerungsgeräten.

Bringt die Tympanoplastik gute Erfolge? Ja, vorausgesetzt, daß die hinter dem Trommelfell liegenden Gehörknöchelchen und das Innenohr im wesentlichen normal sind. Die Reparatur eines geschädigten Trommelfells allein wird kaum etwas nützen, wenn die dahinterliegenden Schalleitungselemente krankhaft verändert oder infolge von Verwachsungen unbeweglich sind. Bei Zerstörung der Gehörknöchelchen ist ein teilweiser Wiederaufbau möglich, somit eine, wenn auch nicht vollständige Hörverbesserung; Verwachsungen versucht man zu lösen.

Gleichgewicht

Was ist das Gleichgewicht? Das Gleichgewicht ist das innere Gefühl für die normale Lage und Haltung des Körpers im Raum und die Beibehaltung dieser Raumorientierung beim Stehen, Gehen und anderen Bewegungen.

Wovon hängt das Gleichgewicht ab? Es hängt von drei Faktoren ab, die untereinander in einer Wechselbeziehung stehen; diese sind:
a) Die Augen;
b) die Haut- und Tiefensensibilität;
c) das Gleichgewichtsorgan im Labyrinth des Innenohrs, der sog. Vestibularapparat, und seine Verbindungen zum Gehirn.

Müssen zur Aufrechterhaltung des Gleichgewichts alle drei genannten Faktoren vollkommen normal funktionieren? Nein, es genügt, wenn zwei dieser Faktoren funktionstüchtig sind.

Was versteht man unter Schwindel? Mit Schwindel bezeichnet man die Empfindung einer Lage-, Haltungs- oder Gleichgewichtsstörung; es handelt sich mit anderen Worten um eine Anomalie des Gleichgewichts. Schwindel ist ein Krankheitszeichen, aber keine Krankheit für sich.

Geschwülste des Hörnervs

Kommen Geschwülste des Hörnervs häufig vor und wie werden sie behandelt? Geschwülste des Hörnervs, sog. Akustikustumoren, sind ziemlich häufig und müssen vom Neurochirurgen operiert werden.

Welche Symptome werden von einem Akustikustumor hervorgerufen?
a) Schwindel;
b) Ohrensausen und -klingen auf der betreffenden Seite;
c) Schwerhörigkeit;
d) teilweise oder vollständige Lähmung von Gesichtsmuskeln;
e) Gesichtsschmerzen auf der kranken Seite;
f) Kopfschmerzen.

Ménière-Krankheit

Was ist die Ménière-Krankheit? Diese Krankheit ist durch plötzlich auftretende Anfälle von Drehschwindel, Ohrensausen oder -klingen und Schwerhörigkeit, gelegentlich mit Kopfschmerzen und Erbrechen, gekennzeichnet.

Welche Ursache hat die Ménière-Krankheit? Die auslösende Ursache ist unbekannt. Die Krankheitserscheinungen sind die Folge einer Flüssigkeitsvermehrung im Innenohr.

Wie wird die Ménière-Krankheit behandelt?
a) Medikamentös mit natrium(kochsalz)armer Diät und Nikotinsäure. In manchen Fällen wird mit diesem Regime eine erhebliche Besserung der Beschwerden erreicht.
b) In schweren Fällen chirurgisch. In manchen Fällen wird eine Operation zur Druckentlastung des Endolymphschlauches im Innenohr durchgeführt. Es hat sich gezeigt, daß der Schwindel behoben und das Gehör gebessert werden können, wenn man einen Teil der Lymphflüssigkeit abfließen läßt und damit den Druck vermindert. Wenn diese Operation ohne Erfolg bleibt, muß man unter Umständen eine Operation zur Ausschaltung des vestibulären Teils des Hörnervs vornehmen. Leider kann damit auch das Hörvermögen verloren gehen.

Plastische Chirurgie des Ohrs

In welchen Fällen empfiehlt sich eine plastische Ohrenoperation?
a) Bei abstehenden Ohren;
b) bei umgelegten Ohren oder Schlappohren;

c) bei Mißbildungen des äußeren Ohrs;
d) bei Mißbildungen des äußeren Gehörgangs.

Was ist meist Ursache einer unschönen Ohrform? Eine angeborene Formabweichung des Ohrknorpels.

Ist die Form des äußeren Ohrs erblich? Ja.

Bekommt ein Säugling abstehende Ohren, wenn er auf den umgebogenen Ohren liegt? Nein. Das ist ein verbreiteter Irrtum.

Ist oft nur ein Ohr mißgebildet? Ja; in vielen Fällen ist die Formabweichung jedoch beidseitig.

Wird das Gehör durch Fehlbildungen der Ohrmuschel beeinträchtigt? Nein.

Beeinflussen plastische Operationen am äußeren Ohr das Hörvermögen? Nein.

Kann man große Ohren verkleinern? Ja, mit einer plastischen Operation.

Sind plastische Operationen an den Ohren schwierig? Nein. Schwierigkeiten ergeben sich nur, wenn die Ohrmuschel ganz oder teilweise fehlt. In einem solchen Fall sind sehr komplizierte Hautlappentransplantationen zur Schaffung einer neuen Ohrmuschel notwendig.

In welchem Alter sollen Fehlbildungen der Ohren bei einem Kind operativ korrigiert werden? Sobald das Kind alt und verständig genug ist, um auf seine Verbände acht zu geben. Im allgemeinen kann die Operation demnach kurz vor dem Schuleintritt im Alter von 4–6 Jahren gemacht werden. Manche Chirurgen treten allerdings dafür ein, die Kinder erst im Alter von 13 oder 14 Jahren zu operieren.

Wie geht der Chirurg bei der Operation abstehender Ohren oder Schlappohren vor? In manchen Fällen legt er hinter dem Ohr einen elliptischen Hautschnitt an und schneidet aus der Haut und dem Ohrknorpel einen elliptischen Streifen heraus. Dann vereinigt er die Hautränder mit einer Naht, so daß das Ohr eine normale Lage und ein normales Aussehen erhält. Das Ohr wird mit einem festen Verband in seiner neuen Lage gehalten und der Kopf wird mit eng anliegenden Bandagen umwickelt; die Verbände bleiben etwa 10 Tage lang liegen, bis die Wunde fest verheilt ist (Abb. 85 a, b).

Ist das Ohr nach einer solchen Operation geschwollen? Ja, aber die Schwellung geht nach ein paar Tagen oder nach einigen Wochen zurück.

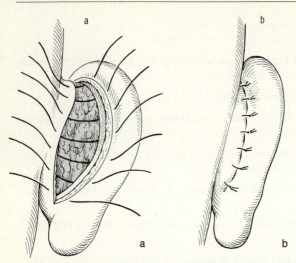

Abb. 85 *Plastische Korrektur abstehender Ohren.* a) Nach Entfernung von Gewebeteilen werden Nähte angelegt. b) Verbesserte Stellung des Ohres nach der Operation.

Ist das kosmetische Ergebnis dieser Operationen zufriedenstellend? Ja. In der überwiegenden Mehrzahl der Fälle wird mit solchen Operationen ein außerordentlich gutes kosmetisches Ergebnis erreicht.

Wie erfolgt die Schmerzausschaltung bei Operationen dieser Art? Bei Kindern mit einer Allgemeinnarkose, bei Erwachsenen mit örtlicher Betäubung.

Sind die Operationsnarben sichtbar? Nein. Sie liegen hinter den Ohren in den Falten der Hautlinien.

Wie lange muß man im Krankenhaus bleiben? 2–3 Tage.

Können derartige Operationen wiederholt werden, wenn die Ergebnisse nicht voll befriedigend sind? Ja. Eine neuerliche Operation kann die restliche Fehlstellung beheben.

Angeborene Mißbildungen des Ohrs

Welche angeborenen Mißbildungen des Ohrs gibt es? Es gibt verschiedene Formen:
a) Fehlen des äußeren Gehörgangs. Meist ist damit auch eine Fehlent-

wicklung des Mittelohrs verbunden, während das Innenohr mit dem Gleichgewichtsorgan in der Regel normal ausgebildet ist.
b) Fehlen der Ohrmuschel. In diesen Fällen ist das Gehör nicht stark beeinträchtigt, wenn der äußere Gehörgang, das Mittelohr und das Innenohr normal entwickelt sind.
c) Kleine Fehlbildungen des äußeren Ohrs, etwa fehlende Teile oder überschüssige Gewebelappen. Derartige Abweichungen lassen sich mit einer plastischen Operation meist ohne Schwierigkeiten korrigieren.
d) Eine zurückgebliebene branchiogene Zyste vor dem Ohr. Diese Zysten entstehen, wenn sich die Kiemenanlage beim jungen Keimling nicht vollständig zurückbildet. Sie sind an einer kleinen Öffnung, die meist vor dem Ohr liegt, zu erkennen. Es kann eine Operation erforderlich sein, sobald das Kind etwas größer geworden ist.

Wie häufig kommen derartige angeborene Mißbildungen des Ohrs vor? Unter etwa 2000 Fällen von Ohrenerkrankungen handelt es sich nur einmal um das Fehlen des äußeren Gehörgangs; das Fehlen des ganzen äußeren Ohrs ist sehr selten, aber Teilmißbildungen der Ohren kann man öfters beobachten. In beiden Fällen sind diese Anomalien eher ein- als beidseitig.

Kann eine Operation bei angeborenen Mißbildungen des Ohrs helfen? Es hat keinen besonderen Wert, einen äußeren Gehörgang zu bilden, wenn er fehlt, weil damit das Gehör nicht wiederhergestellt werden kann; es sind nämlich im allgemeinen auch Trommelfell und Mittelohr unterentwickelt. Es gibt ausgedehnte plastische Operationsverfahren zur Formung eines neuen äußeren Ohrs; diese Operationen lohnen sich vielleicht aus psychologischen Gründen, das kosmetische Endergebnis ist jedoch nicht allzu befriedigend. Wichtiger ist die Wiederherstellung des Gehörs durch Tympanoplastiken.

Speicheldrüsen

siehe auch Kapitel 31, Lippen, Kiefer, Mund, Zähne und Zunge

Wo liegen die großen Speicheldrüsen und welche Funktion haben sie? Zu den Speicheldrüsen, die paarig angelegt sind, gehören:
a) die Ohrspeicheldrüse oder Parotis vor dem Ohr,
b) die Unterkiefer- oder Submandibulärdrüse, die etwa 2 cm vor und unter dem Kieferwinkel liegt,
c) die Unterzungen- oder Sublingualdrüse, die unter der Zunge im Mundboden liegt.

Diese Drüsen erzeugen Speichel und scheiden ihn durch Ausführungsgänge in die Mundhöhle aus (Abb. 86).

Sind entzündliche Prozesse oder Infektionen der Speicheldrüsen häufig? Die Ohrspeicheldrüsen sind häufiger als die anderen Speicheldrüsen betroffen. Bekannt ist die Ohrspeicheldrüsenentzündung bei Mumps. Der Mumps oder Parotitis epidemica ist eine Viruskrankheit (siehe auch Kapitel 26, Infektionskrankheiten). In der vorantibiotischen Ära wurden manchmal eitrige Entzündungen der Ohrspeicheldrüse als Komplikation nach schweren Operationen oder bei hinfälligen Patienten beobachtet. Diese Erkrankung, die akute Parotitis, ist heute eine Seltenheit.

Kommen Abszesse oder Infektionen der Unterkieferdrüse vor? Gelegentlich, besonders wenn der Ausführungsgang der Drüse durch einen

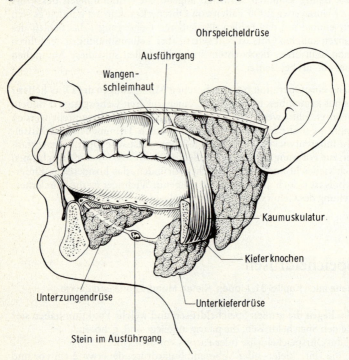

Abb. 86 *Speicheldrüsen*. Lage der Ohrspeichel-, Unterkiefer- und Unterzungendrüse und ihrer Ausführungsgänge. Im Ausführungsgang der Unterkieferdrüse steckt ein Stein.

Stein blockiert ist. Bei anhaltendem Steinverschluß können Schwellung, Schmerzen, Druckempfindlichkeit und Entzündung eintreten. Die Beschwerden verstärken sich beim Kauen bzw. Essen.

Wie kann man erkennen, ob ein Stein im Ausführungsgang der Unterkieferdrüse steckt? In manchen Fällen kann man den Stein beim Abtasten des Ganges in der Mundhöhle mit dem untersuchenden Finger fühlen. Gelegentlich ist der Stein röntgenologisch nachweisbar. Bei den restlichen Fällen muß die Diagnose aus der Krankheitsvorgeschichte und anhand der Symptome gestellt werden.

Was macht man, wenn sich ein Stein im Ausführungsgang einer Speicheldrüse findet? Er soll operativ unter örtlicher Betäubung entfernt werden; der Gang wird eingeschnitten und der Stein herausgeholt.

Kann sich nach der Entfernung des Steins wieder ein neuer bilden? Gelegentlich.

Wie wird ein Abszeß, der sich in der Unterkieferdrüse gebildet hat, behandelt? Wenn der Abszeß die Grenzen der Drüse überschritten hat, wird er einfach mit einem Schnitt eröffnet und drainiert, wenn er auf die Drüse selbst beschränkt ist, entfernt man die ganze Drüse.

Wo wird der Hautschnitt zur Entfernung der Unterkieferdrüse angelegt? Seitlich unterhalb des Unterkiefers. Die Länge des Hautschnitts beträgt etwa 5–7 cm.

Muß man manchmal die Ohrspeicheldrüse entfernen? Ja, wenn sich eine Geschwulst entwickelt hat.

Wie wird ein Abszeß der Ohrspeicheldrüse behandelt? Durch Eröffnung und Drainage, die gewöhnlich im Krankenhaus in Narkose vorgenommen wird.

Geschwülste der Speicheldrüsen

Kommen Geschwülste der Speicheldrüsen häufig vor? Ja, besonders die sogenannten „Mischtumoren", die sich vor allem in der Ohrspeicheldrüse finden.

Sind Ohrspeicheldrüsengeschwülste meist bösartig? Nein, die meisten Parotistumoren sind gutartig.

Können Ohrspeicheldrüsengeschwülste nach ihrer Entfernung erneut auftreten? Ja, in ungefähr ⅓ der Fälle kann es einen Rückfall geben, obwohl es häufig gutartige Geschwülste sind.

Wie kann man erkennen, ob eine Speicheldrüsengeschwulst gutartig oder bösartig ist? Die gutartigen Geschwülste wachsen langsam und sind meist von einer Kapsel umgeben. Sie sind unter der Haut gut verschieblich. Bösartige Geschwülste der Speicheldrüsen wachsen rasch und sind mit der Haut und den umgebenden Geweben verbakken. Eine eindeutige Diagnose ergibt sich erst durch die mikroskopische Untersuchung des operativ entfernten Tumors.

Werden durch die Entfernung einer Speicheldrüse Verdauung oder Speichelproduktion beeinträchtigt? Nein.

Sind Speicheldrüsenoperationen gefährlich? Nein, aber die Entfernung der Ohrspeicheldrüse ist eine langwierige und mühsame Operation. Man muß sehr vorsichtig vorgehen, damit die Äste des Gesichtsnervs, die durch die Ohrspeicheldrüse verlaufen, nicht verletzt werden. Die Verletzung eines Nervenastes hat eine teilweise Gesichtslähmung zur Folge.

Wie erfolgt die Schmerzausschaltung bei Speicheldrüsenoperationen? Bei größeren Operationen mit Narkose, bei kleineren Eingriffen mit örtlicher Betäubung.

Wo wird der Hautschnitt bei Ohrspeicheldrüsenoperationen angelegt? Vor dem Ohr abwärts bis unter den Kieferwinkel (Abb. 87).

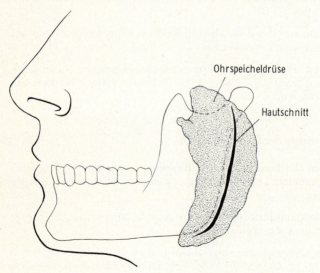

Abb. 87 *Schnittführung für Ohrspeicheldrüsenoperation.*

Sind die Narben nach Operationen an der Ohrspeichel- oder Unterkieferdrüse entstellend? Nein. Einige Monate später, nach der vollständigen Wundheilung, bleiben meist nur feine, kaum sichtbare Linien zurück.

Ist es immer möglich, den Gesichtsnerv bei der operativen Entfernung eines Parotistumors zu schonen? Nein. Bei der Entfernung einer ausgedehnten Geschwulst läßt es sich manchmal nicht umgehen, einen Ast des Nervs zu verletzen oder sogar zu durchtrennen. Das kommt aber nicht oft vor, und wenn es geschieht, muß es in Kauf genommen werden, da die totale Entfernung der gefährlichen Geschwulst Vorrang vor allem anderen hat.

Was geschieht, wenn der Gesichtsnerv bei der Entfernung eines Parotistumors verletzt wird? Es kommt zu einer teilweisen Lähmung des Gesichts mit Verziehung und Herabhängen des einen Mundwinkels. In seltenen Fällen kann der Nervenast, der das Augenlid versorgt, beschädigt werden, so daß das eine Auge nicht vollständig geschlossen werden kann.

Bleibt die Verziehung des Gesichts nach einer Verletzung des Gesichtsnervs dauernd bestehen? Mehr oder weniger, wenn sie auch im Laufe der Zeit unauffälliger wird.

Können diese Nerven erfolgreich repariert werden, wenn sie durchschnitten worden sind? Sie sind sehr fein, manche nicht stärker als ein Nähfaden. Es ist daher sehr schwierig, die Enden aufzufinden und wieder zusammenzunähen.
In jüngster Zeit ist es durch sinnreiche Verlagerung der Muskelansätze und Nervenverpflanzungen möglich geworden, ein annähernd normales Aussehen des Gesichts wiederherzustellen. Derartige Operationen muß ein Spezialist für plastische Chirurgie durchführen.

Neigen die Wunden nach Speicheldrüsenoperationen zum Nässen? Ja. Aus diesen Wunden kann noch längere Zeit nach der Operation Sekret austreten, aber schließlich hört die Absonderung auf, und die Wunden verheilen vollständig.

Wie bald nach einer Speicheldrüsenoperation kann man wieder essen? Während der ersten paar Tage nach der Operation nimmt man nur flüssige Kost zu sich, dann kann man wieder normal essen.

Wie lange muß man nach einer Speicheldrüsenoperation im Krankenhaus bleiben? Die meisten Patienten können das Krankenhaus eine Woche nach der Operation verlassen.

Ist es möglich, mit einer neuerlichen Operation Heilung zu erreichen, wenn ein Parotistumor wiederkehrt? Ja. Mit einer ausgedehnteren

Entfernung von Parotisgewebe läßt sich in den allermeisten Fällen eine Heilung erzielen.

Wie wird eine Geschwulst der Unterkiefer- oder Unterzungendrüsen behandelt? Mit vollständiger Entfernung der Drüse.

Sind die Operationsergebnisse bei Geschwülsten der Unterkiefer- oder Unterzungendrüse gut? Ja, es sei denn, die Operation wurde wegen eines rasch wachsenden Krebses dieser Drüsen ausgeführt. Ein Krebsbefall ist aber zum Glück ein seltenes Vorkommnis.

21

Hand

siehe auch Kapitel 9, Bewegungsapparat; Kapitel 18, Erste Hilfe; Kapitel 48, Rheumatische Krankheiten und andere Gelenksleiden

Wie häufig sind Verletzungen und krankhafte Veränderungen der Hand? Etwa ein Drittel aller Unfallopfer erleidet Handverletzungen, und Millionen anderer Menschen sind von schmerzhaften degenerativen und entzündlichen Prozessen im Bereich der Hand befallen. Die Wichtigkeit einer normalen Funktionsfähigkeit der Hand kann nicht genug betont werden. Deformierungen und Funktionsbehinderungen verursachen enorme sozialökonomische und psychische Probleme in allen Volks- und Altersgruppen. Die Bedeutung des Problems und der Bedarf an sachkundiger Behandlung haben dazu geführt, daß sich die Handchirurgie heute zu einem umfassenden medizinischen Spezialfach entwickelt hat. Die Hand, ein Organ höchster Präzision, ist in Bau und Funktion außerordentlich komplex angelegt – dementsprechend sind komplexe Wiederherstellungsmaßnahmen erforderlich. Der Handchirurg braucht eine spezielle Ausbildung, um eine geeignete Behandlung durchführen zu können.

Was ist die häufigste Handverletzung? Die Fingerspitzenverletzung.

Ist das eine unbedeutende Verletzung? Nein. Keine Handverletzung ist unbedeutend. Wenn sie nicht ausreichend behandelt wird, kann durch schlechte Wundheilung, schmerzende Narben, Schwellung, Empfindungsverlust, Gelenksversteifung und Infektion eine schwere Funktionsbehinderung der ganzen Hand eintreten.

Um welche Schäden handelt es sich bei Fingerspitzenverletzungen gewöhnlich?
a) Um den Verlust von Haut und Fingerkuppe;
b) um das Abgehen des Nagels und die Verletzung des Nagelbetts;
c) um Knochenbrüche und Gelenksverletzungen.
In allen diesen Fällen kann eine chirurgische Behandlung notwendig sein. Oft ist eine Hauttransplantation, die Versorgung des Nagelbetts oder die Einrichtung und Ruhigstellung eines Knochenbruchs erforderlich.

Kann eine abgetrennte Fingerspitze nachwachsen? Nein. Kleine Kinder besitzen allerdings die besondere Fähigkeit zu einer solchen Gewebeheilung und -neubildung, daß kleinere Substanzverluste ausgeglichen werden können.

Kommen Nerven- und Sehnenverletzungen häufig vor? Ja, besonders bei tiefen Stich- und Schnittverletzungen von Handgelenk, Hohlhand und Fingern.

Wird der Finger nach einer Nervenverletzung immer vollständig taub? Nein. Jeder Finger wird von zwei Nerven versorgt. Wenn nur einer verletzt ist, bleibt das Gefühl noch etwas erhalten.

Geht die Beweglichkeit eines Fingers durch eine Sehnenverletzung vollständig verloren? Nein. Jeder Finger hat zwei Beuge- und eine Strecksehne. Wenn nur eine Sehne durchtrennt ist, bleibt eine gewisse Beweglichkeit erhalten.

Können durchtrennte Nerven wieder vereinigt werden? Ja. Mikrochirurgisch ist eine exakte Wiedervereinigung möglich. Auch unter den günstigsten Voraussetzungen erfolgt aber manchmal keine vollständige Heilung bzw. Regeneration.

Wann soll die Wiedervereinigung einer durchtrennten Sehne durchgeführt werden? Früher hat man die Sehnennaht bei einer Durchtrennung von Fingerbeugesehnen nicht sofort vorgenommen. Heute sind die meisten Chirurgen der Ansicht, daß ein besseres funktionelles Ergebnis zu erzielen ist, wenn die Sehnennaht bald nach der Verletzung erfolgt.

Was ist das Hauptproblem bei Sehnennähten? Die Bildung von Verwachsungen, die die Sehne in ihrer Gleitfähigkeit behindern.

Was sind die Voraussetzungen für den Erfolg einer Sehnenrekonstruktion? Eine schonende Operationstechnik und die Mitarbeit des Patienten, der nach der Operation einen genauen Nachbehandlungsplan einhalten muß. Mit Schienung und speziellen Übungen muß der Patient die Verwachsungen aktiv zerreißen, um eine gute Funktion der Sehne zu erreichen.

Was ist eine Sehnentransplantation? Eine Operationsmethode, bei der eine „entbehrliche" Sehne von einem andern Körperteil entnommen und als Ersatz für eine verletzte Handsehne eingepflanzt wird.

Was ist eine Fingerverstauchung? Mit Verstauchung bezeichnet man ganz allgemein eine Gelenkzerrung mit Überdehnung des Bandapparats, evtl. mit Zerreißungen; auch Knorpelabsprengungen kommen vor. Derartige Verletzungen werden oft vernachlässigt und führen zu bleibenden, funktionsbehindernden Fingerdeformierungen. Jede Verletzung sollte mit einer Röntgenaufnahme genau untersucht werden.

Was ist ein Hammerfinger? Als Hammer- oder Baseballfinger bezeichnet man eine Krümmung der Fingerspitze infolge eines Sehnenrisses;

die Ursache ist gewöhnlich der direkte Aufprall eines Baseballs, Volleyballs usw. auf die Fingerspitze.

Was ist ein Boutonnièrefinger? Eine Fingerverkrümmung im Bereich des mittleren Fingergelenks infolge eines Sehnenrisses, bei dem das Gelenk durch die gerissene Sehne wie durch ein Knopfloch (Boutonnière) tritt.

Wie wird ein Hammerfinger oder Boutonnièrefinger behandelt? Mit einer etwa sechswöchigen Schienung.

Ist eine Fingerverrenkung eine unbedeutende Verletzung? Nein. Die Verrenkung wird oft vom Patienten ohne weitere Behandlung wieder eingerenkt. Häufig sind die Folge aber lang anhaltende Schmerzen, Schwellung und Versteifung. Jede Verletzung muß röntgenologisch abgeklärt und nachkontrolliert werden, und in den meisten Fällen wird der Finger geschient.

Was ist ein Skidaumen? Bei dieser Verletzung handelt es sich um einen Bänderriß im Daumen, der bei jedermann auftreten kann, bei Skisportlern aber besonders häufig ist. Bei einem vollständigen Bänderriß ist eine operative Korrektur notwendig.

Was ist eine Fraktur? Eine Fraktur ist ein Knochenbruch. Dazu gehören auch Knochensprünge oder -absplitterungen. Von allen Körperteilen ist die Hand am häufigsten von Knochenbrüchen betroffen.

Woran ist ein Knochenbruch gewöhnlich zu erkennen? An einer schmerzhaften Schwellung und Deformierung im Bereich des betroffenen Knochens.

Was ist eine Boxerfraktur? Als Boxerfraktur wird ein Bruch des ersten Mittelhandknochens (am Daumen) bezeichnet. Mitunter nennt man auch einen Bruch des fünften Mittelhandknochens knapp unter dem Knöchel des kleinen Fingers, der meist bei einem Faustschlag auf ein hartes Objekt entsteht, Boxerfraktur.

Wie werden Knochenbrüche behandelt? In den meisten Fällen mittels Schienung oder Anlegen eines Gipsverbands für die Dauer von etwa 3–4 Wochen. Wenn die Bruchstücke verschoben sind, müssen sie exakt in die richtige Stellung gebracht werden.

Heilen die meisten Brüche von Handknochen rasch? Ja, mit einer Ausnahme: Kahnbeinbrüche. Das Kahnbein ist ein kleiner Handwurzelknochen, der auf der Daumenseite des Handgelenks in der Tiefe unter der sogenannten „Tabatière" liegt. (Die Tabatière ist das kleine Grübchen zwischen den Strecksehnen und der Abspreizsehne des Daumens an der Handwurzel, das seinerzeit gern zur Aufnahme von Schnupftabak benützt wurde.) Das Kahnbein heilt wohl von allen Knochen am schwersten. Gewöhnlich muß 3–4 Monate lang ein Gips getragen werden. In manchen Fällen ist eine Operation erforderlich.

Sind schmerzhafte Zustände im Bereich der Tabatière häufig? Ja. Gelenkserkrankungen, Knochenbrüche und Sehnenentzündungen sind häufig Ursache von Schmerzen in diesem Gebiet.

Was ist die de-Quervain-Krankheit? Die de-Quervain-Krankheit oder Tendovaginitis stenosans ist eine schmerzhafte Sehnenscheidenentzündung im Bereich der Tabatière. Die Strecksehnen des Daumens werden in einem engen Tunnel an der Seite des Handgelenks eingeklemmt.

Was ist ein „schnellender" oder „schnappender Finger"? Bei Bewegung des Fingers tritt ein schmerzhaftes Schnellen oder Schnappen auf, verursacht durch eine Einklemmung der Beugesehnen in einem engen Tunnel an der Fingerbasis.

Können die Tendovaginitis stenosans und der schnellende Finger erfolgversprechend behandelt werden? Ja. Mit örtlichen Injektionen kann man die Beschwerden etwas erleichtern. Auf Dauer kann eine Behebung der Beschwerden durch die chirurgische Abtragung des Tunneldachs erreicht werden. Diese Operationen sind einfach und haben guten Erfolg.

Was ist meist die Ursache, wenn in den Fingern Prickeln, Stechen oder Taubheit auftritt? Das sogenannte Karpaltunnelsyndrom.

Was ist das Karpaltunnelsyndrom? Die Einklemmung eines Nervs im Handgelenk führt zu Taubheit und Schwäche des Daumens, Zeige- und Mittelfingers, verbunden mit Schmerzen, besonders nachts.

Wodurch entsteht die Nerveinklemmung beim Karpaltunnelsyndrom? Eine Verdickung des Bandes, das sich quer über die Vorderseite des Handgelenks spannt, verursacht einen Druck auf den Nervus medianus, der unter dem Band durch den verengten Tunnel von der Handwurzel zur Mittelhand zieht.

Wie wird das Karpaltunnelsyndrom behandelt? An der Vorderseite der Handwurzel wird ein Einschnitt gemacht und das Karpalband wird gespalten. Das bewirkt eine Erweiterung des Tunnels, so daß der eingeklemmte Nerv entlastet wird.

Ist die Operation beim Karpaltunnelsyndrom erfolgversprechend? Ja, die Erfolge sind sehr gut.

Was ist meist die Ursache einer Taubheit des kleinen Fingers? Eine Nerveinklemmung am Ellbogen.

Gibt es noch andere Ursachen für Taubheit und Schmerzen in der Hand? Ja, Veränderungen in der Halswirbelsäule (Schulter-Arm-Syndrom), ferner Nervenschädigungen bei bestimmten Krankheiten, z. B. Zuckerkrankheit, und Durchblutungsstörungen.

Wie wird eine Nerveinklemmung diagnostiziert? Mit einer entsprechenden Untersuchung und speziellen elektroneurologischen Tests.

Ist bei einer Nerveinklemmung eine Operation notwendig? Ja, wenn Schmerzen und Taubheit fortschreiten oder konstant vorhanden sind und wenn Zeichen einer Nervenschädigung vorliegen.

Ist die Nervenoperation gefährlich? Nein. Die Operation ist technisch anspruchsvoll, das Risiko für den Patienten ist aber gering. In den meisten Fällen verschwinden die starken Schmerzen fast unmittelbar nach der Operation.

Was ist eine Dupuytren-Kontraktur? Durch eine Verdickung der Hohlhandfaszie – des Gewebes unter der Haut der Handfläche – kann eine Einkrümmung der Finger zur Hohlhand hin entstehen.

Kann die Entstehung einer Dupuytren-Kontraktur mit einer medikamentösen Behandlung verhindert werden? Medikamente können höchstens im Frühstadium helfen. Bei ausgeprägteren Veränderungen ist die einzige erfolgversprechende Behandlung die Operation.

Ist in allen Fällen eine Operation notwendig? Nein. Die chirurgische Ausräumung der Faszie ist jenen Fällen vorbehalten, in denen eine Deformierung vorhanden ist.

Kommen Geschwülste im Bereich der Hand häufig vor? Ja, doch handelt es sich in der überwiegenden Mehrzahl um gutartige Formen, die weder das Leben des Patienten noch die Funktion der Hand bedrohen. Eine Operation ist nur notwendig, wenn die Geschwulst Schmerzen verursacht, größer wird oder eine Funktionsstörung bedingt.

Was ist ein Ganglion? Ein Ganglion ist eine gutartige Geschwulst oder Zyste, die meist am Rücken des Handgelenks auftritt – ein sogenanntes Überbein.

Wo kommen Infektionen der Hand gewöhnlich vor? An den Fingerspitzen und an den Sehnen. Mit Paronychie wird eine Nagelbettentzündung bezeichnet, mit Panaritium eine Zellgewebsentzündung und Eiterung, die meist an der Fingerkuppe sitzt, aber weiter fortschreiten kann.

Wie werden Infektionen richtig behandelt? Mit Verabreichung von Antibiotika, Hochlagerung und Ruhigstellung des betroffenen Teils, Umschlägen und mit der chirurgischen Eröffnung zur Ableitung des Eiters, wenn sich ein Abszeß gebildet hat. Infektionen der Hand werden oft unterschätzt und vernachlässigt. Wenn sie nicht richtig behandelt werden, kann rasch eine Ausbreitung der Entzündung mit Zerstörung von gesundem Gewebe erfolgen.

Sind Bisse von Menschen gefährlich? Ja. Sie führen oft zu außerordentlich schweren Infektionen im Bereich der Handknöchel. Zu derartigen Bißverletzungen kommt es am häufigsten bei Raufereien, wenn jemand mit der Faust den Mund des Gegners trifft. Im allgemeinen muß eine solche Verletzung im Krankenhaus behandelt werden.

Welche Ursachen haben angeborene Mißbildungen der Hand? In den meisten Fällen ist die Ursache unbekannt. Manchmal weist ein familiär gehäuftes Vorkommen auf einen Erbschaden hin (siehe im Kapitel 17 den Abschnitt über Medizinische Genetik).

Welche angeborenen Mißbildungen der Hand finden sich am häufigsten? Die Syndaktylie, eine mehr oder weniger ausgeprägte Verwachsung oder Schwimmhautbildung zwischen Fingern, und die Polydaktylie, das Auftreten überzähliger Finger. Verwachsene Finger können operativ getrennt, überzählige Finger können operativ entfernt werden.

Wann sollen derartige Operationen durchgeführt werden? Die Operation kann im allgemeinen jederzeit, sobald das Kind das erste Lebensjahr vollendet hat, vorgenommen werden, doch sollten möglichst alle derartigen Eingriffe vor dem Schulalter abgeschlossen sein.

Können fehlende Finger ersetzt werden? Es gibt keinen Ersatz für fehlende Finger, der es ermöglicht, ein normales Aussehen der Hand herzustellen. Man sollte sich nicht auf unrealistische Operationen einlassen. In den meisten Fällen kommt das Kind mit dem Fehlen des Fingers recht gut zurecht. Wenn ein Daumen fehlt, ist es allerdings oft günstig, aus einem anderen Finger einen Daumen zu bilden (Pollizisation). Das ist eine ausgedehnte Operation, die sich aber oft wirklich lohnt.

22

Haut

siehe auch Kapitel 3, Allergie; Kapitel 18, Erste Hilfe; Kapitel 19, Geschlechtskrankheiten; Kapitel 26, Infektionskrankheiten; Kapitel 29, Krebs; Kapitel 43, Parasiten und parasitäre Erkrankungen

Beeinflußt die Ernährung den Zustand der Haut? Ja. Bestimmte Nahrungsstoffe können bestehende Hautleiden verschlimmern, doch gilt das nicht für jeden Fall. Man läßt sich am besten von der eigenen Erfahrung und dem Rat des Arztes leiten.

Sind Kosmetika schädlich für die Haut? Wenn man sie auf einer normalen Haut sinnvoll anwendet, sind sie nicht schädlich. Im Einzelfall können sie sogar günstig wirken. Je nach dem Zustand der Haut können Kosmetika allerdings auch schaden, insbesondere wenn sie die Hautporen verstopfen oder wenn man gegen bestimmte kosmetische Präparate überempfindlich ist.

Fördert eine Massage die Straffheit der Haut? Eigentlich nicht. Nach einer plastischen Operation zur Straffung des Gesichts kann sie sogar schaden.

Können Hautcremes vorteilhaft wirken? Ja, etwa bei bestimmten Zuständen, die durch eine Trockenheit der Haut gekennzeichnet sind. Hautcremes sollten jedoch vom Arzt verschrieben werden, da in einzelnen Handelsprodukten Bestandteile enthalten sind, die unter bestimmten Umständen für die Haut schädlich sein können. Vaseline wirkt ebenso gut wie die teureren Handelspräparate.

Können „Hormoncremes" eine günstige Wirkung auf die Haut haben? In manchen Fällen, doch sollten diese Präparate nur auf ärztliche Verordnung angewendet werden.

Ist Sonnenbräunung gut für die Haut und die Gesundheit? Nicht sonderlich. Tatsache ist, daß übertriebenes Sonnenbaden mehr Schaden als Nutzen bringt.

Welche Schäden können die Folge einer zu starken Sonnenbestrahlung sein? Es kann zu einer richtigen Verbrennung kommen. Außerdem kann die wiederholte, *zu ausgedehnte* Sonneneinwirkung eine gewisse Bereitschaft zur Bildung von Hautgeschwülsten verstärken. Überdies gibt es noch Hautkrankheiten, die direkt durch erhöhte Lichtempfindlichkeit entstehen können. Besonders blonde, blauäugige und hellhäutige Personen sollen eine zu starke Sonnenbestrahlung meiden.

Sind Lichtschutzpräparate gegen die schädlichen Auswirkungen der Sonnenbestrahlung wirksam? Ja, eindeutig. Der Hautarzt kann geeignete Mittel verschreiben.

Was kann man tun, um keine Falten zu bekommen? Nichts. In bestimmten Fällen kann man die Falten durch eine plastische Operation beseitigen, aber der Erfolg ist gewöhnlich nur vorübergehend.

Sind die handelsüblichen Produkte zur Behandlung rissiger Haut und aufgesprungener Hände unschädlich und erfüllen sie ihren Zweck? Ja; manche sind recht wirksam.

Kann man die Entstehung sogenannter brauner Flecke verhüten, die mit zunehmendem Alter im Gesicht auftreten? Nein, aber wenn man nicht in die Sonne geht, werden sie nicht so intensiv. Die volkstümliche Ansicht, daß sie mit Leberkrankheiten zusammenhängen, stimmt nicht.

Besteht eine Beziehung zwischen dem Zustand der Haare, der Fingernägel und der Haut? Ja. Nägel und Haare gehören ja zur Haut; sie werden als Hautanhangsgebilde bezeichnet.

Sind Lehmpackungen und Schlammbäder vorteilhaft für die Haut? Sie geben vielen Leuten psychologisch das Gefühl einer verschönerten Haut und eines gesteigerten Wohlbefindens. Darüber hinaus haben sie keine Wirkung.

Sind vorsichtige Ultraviolettbestrahlungen für Menschen mit gesunder Haut zuträglich? Nur insofern, als man sich gesünder fühlt, wenn man sonnengebräunt ist. Ein Nutzen für den Körper ergibt sich in Wirklichkeit nicht, und man muß aufpassen, daß man sich keinen schweren Sonnenbrand zuzieht!

Können Hautkrankheiten durch eine vitaminarme Nahrung bedingt sein? Gelegentlich. Der Arzt kann nach einer gründlichen Durchuntersuchung sagen, ob Vitamine zugeführt werden müssen.

Gibt es eine spezielle Behandlung gegen übergroße Poren in der Gesichtshaut? Nein, abgesehen davon, daß man das Gesicht immer besonders sorgfältig reinigen soll, damit die Poren weniger auffallen.

Akne

Was ist die Akne? Mit Akne bezeichnet man eine Hautkrankheit, die durch das Auftreten von Mitessern und Pusteln im Gesicht und oft auch auf Brust und Rücken gekennzeichnet ist. Sie kommt am häufigsten bei Jugendlichen und jungen Erwachsenen vor.

Ist es normal, daß Jugendliche eine leichte Akne haben? Ja.

Wodurch entsteht die Akne? Soviel wir wissen, ist sie der Ausdruck einer Funktionsstörung von Hautdrüsen infolge bestimmter hormoneller Veränderungen.

Muß eine Akne immer behandelt werden? Ja; wenn Pusteln und Mitesser zahlreich und für den Patienten körperlich und seelisch störend sind, ist die Behandlung sehr wichtig. Die Narbenbildung kann dadurch verhütet oder zumindest verringert werden.

Ist die Akne heilbar? Bei richtigem Vorgehen kann bei den meisten Fällen eine deutliche Besserung oder völlige Heilung erreicht werden.

Ist es gefährlich, Mitesser auszudrücken? Ja, wenn man es falsch macht. Der Arzt kann einem genaue Anweisungen geben, wie man vorgehen soll.

Ist es bei der Akne wichtig, daß man sich das Gesicht häufig mit Wasser und Seife wäscht? Ja, es hilft sehr viel, wenn man regelmäßig 3–4mal täglich ein geeignetes Reinigungsmittel benützt. Manche Menschen haben allerdings eine sehr empfindliche Haut und müssen aufpassen, daß keine Hautreizung entsteht.

Hat das Sonnenlicht einen günstigen Einfluß auf die Akne? Ja. Die Veränderungen bessern sich bedeutend in den Monaten, in denen die Sonneneinwirkung erhöht ist.

Helfen Ultraviolettbestrahlungen? Ja. Diese Behandlung soll unter ärztlicher Aufsicht durchgeführt werden.

Hinterläßt die Akne Hautnarben? Bei richtiger Behandlung bleiben in vielen Fällen nur wenige Narben zurück. Bei manchen Patienten kann die Narbenbildung aber ein sehr ernstes Problem werden, besonders wegen der psychologisch ungünstigen Auswirkungen.

Wie werden Aknenarben behandelt? In den letzten Jahren wurde eine Methode zum Schleifen der Haut, die sog. Dermabrasion, entwickelt. Sie besteht im Wegschleifen der oberflächlichen Hautschichten bis zum Narbengrund. Hierdurch gelingt es, das Hautniveau dem Narbengrund anzugleichen oder die Unebenheit der Haut wenigstens zu verringern und so das Aussehen zu verbessern.

Wie wird das Abschleifen gemacht? Mit einem hochtourigen Schleifgerät, das beim Rotieren die oberflächlichen Hautschichten ablöst.

Ist das Schleifen der Haut schmerzhaft? Nein, es wird unter örtlicher Betäubung durchgeführt.

Impetigo contagiosa

(ansteckender, eitriger Bläschenausschlag)

Was ist die Impetigo contagiosa? Die Impetigo ist eine ansteckende, durch Eitererreger verursachte Hautkrankheit, die am häufigsten bei Kindern vorkommt, aber auch Erwachsene befallen kann. Sie wird auch als Grindflechte, Blasengrind oder feuchter Grind bezeichnet.

Ist sie sehr ansteckend? Ja.

Wie schaut eine Impetigo aus? Sie beginnt mit einem Bläschen, das sich schnell in eine Kruste verwandelt. Oft löst sich die Kruste ab und hinterläßt den offenen Blasengrund. Die Krankheitsherde werden in der Regel an den frei getragenen Körperstellen beobachtet, also an Gesicht und Händen.

Wie wird die Impetigo behandelt? Mit der Einnahme von Antibiotika und örtlichem Auftragen von antibiotischen Salben.

Kann die Impetigo mit dieser Behandlung ausgeheilt werden? Ja. Die Abheilung erfolgt innerhalb weniger Tage.

Welche Vorsichtsmaßnahmen soll man treffen, damit die Impetigo nicht auf andere Familienmitglieder übertragen wird? Jedes Familienmitglied soll sein eigenes Handtuch und sein eigenes Eßbesteck benützen und sein Bett nicht mit anderen teilen. Statt Stoffhandtücher sollte man Papierhandtücher verwenden, die man nach dem Gebrauch wegwirft.

Furunkel und Karbunkel

Wodurch entstehen, Abszesse, Pickel, Furunkel, Karbunkel und andere eitrige Entzündungen? Durch verschiedene Bakterien, in erster Linie durch die sogenannten eiterbildenden Kokken (Staphylokokken und Streptokokken). Es gibt buchstäblich viele Dutzende von verschiedenen Bakterientypen, die Hauteiterungen verursachen können.

Gibt es einen Unterschied zwischen einem Abszeß und einem Furunkel? Mit Abszeß bezeichnet man jede Eiteransammlung in einem durch Gewebszerfall entstandenen Hohlraum. Ein Furunkel ist ein Entzündungsprozeß, der von einem infizierten Haarbalg ausgeht.

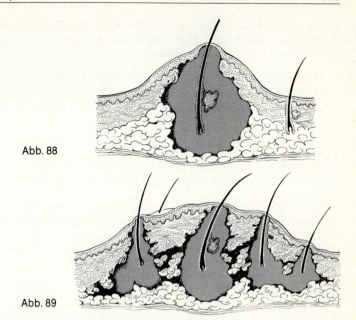

Abb. 88

Abb. 89

Abb. 88 *Furunkel*. Der Entzündungsprozeß geht von *einem* infizierten Haarbalg aus, der Furunkel mündet mit *einem* Eiterpfropf an die Oberfläche.

Abb. 89 *Karbunkel*. Ein Karbunkel hat *mehrere* Öffnungen, Entzündungsprozeß und Gewebeeinschmelzung umfassen einen ausgedehnteren Bezirk.

Welcher Unterschied besteht zwischen einem Furunkel und einem Karbunkel? Ein Furunkel geht von *einer* infizierten Haarwurzel aus und zeigt nur einen einzigen Eiterpfropf, während ein Karbunkel eine ausgedehntere Entzündung ist, bei der der Eiter gewöhnlich nicht nur an einem Punkt, sondern an mehreren Stellen an die Hautoberfläche tritt (Abb. 88, 89).

Ist man zu manchen Zeiten besonders empfänglich für eitrige Infekte der Haut? Ja, wenn die Widerstandskraft herabgesetzt ist oder wenn man an Zuckerkrankheit oder einer anderen schwächenden Krankheit leidet. Frauen, die gerade entbunden haben, sind ebenfalls besonders infektionsanfällig.

Treten Furunkel und dergleichen oft in der Mehrzahl auf? Ja, weil der Patient keine Abwehrkraft gegen den speziellen Eitererreger, der in den Körper eingedrungen ist, aufbringt.

Ist es ein Zeichen, daß mit dem Blut etwas nicht stimmt, wenn man einen Furunkel nach dem anderen bekommt? Im allgemeinen nicht. Zur Sicherheit sollte man aber eine Blutuntersuchung machen (siehe Kapitel 30, Laboratoriumsdiagnostik).

Wie kann man sich am besten davor schützen, eitrige Infekte der Haut zu bekommen?
a) Man soll regelmäßig zu Gesundheitskontrollen zum Arzt gehen, damit man die Gewißheit hat, daß keine unerkannte Krankheit besteht.
b) Man soll alle Kratzer oder Schnittverletzungen richtig versorgen und mit einem sauberen Verband bedecken (siehe Kapitel 18, Erste Hilfe).
c) Man soll niemals Pusteln (Pickel, Wimmerl) oder Furunkel ausquetschen oder aufstechen, auch wenn sie noch so klein sind.
d) Man soll bei der Hautpflege Substanzen meiden, gegen die man überempfindlich ist. Manche Leute sind beispielsweise gegen Deodorantien und andere Kosmetika überempfindlich.
e) Wenn man eine kleine Entzündung hat, soll man den infizierten Bezirk ruhigstellen; bei einer schwereren Entzündung, die um sich greift, soll man Bettruhe einhalten und Antibiotika nach der Vorschrift des Arztes nehmen.
f) Der Entzündungsbereich ist mit kalten Umschlägen zu behandeln.
g) Man soll den Arzt telefonisch um Rat fragen. Er wird einem sagen, ob spezielle Medikamente, etwa Antibiotika, angezeigt sind.

Gibt es bestimmte Körpergegenden, in denen Furunkel besonders gefährlich sind? Ja, das Gesicht und hier besonders die Gegend der Oberlippe und der Nase. Das beruht darauf, daß zwischen dem Venensystem dieser Hautbezirke und den Blutleitern des Schädelinneren direkte Verbindungen bestehen (Abb. 90).

Was ist eine Septikämie? Die Septikämie, die gewöhnlich als Blutvergiftung bezeichnet wird, ist eine Erkrankung, bei der lebende Bakterien im Blutstrom kreisen und sich dort vermehren (siehe auch Kapitel 12, Blut).

Ist eine Blutvergiftung heilbar? Ja. Heute können die meisten Patienten, die an einer Blutvergiftung erkrankt sind, mit einer antibiotischen Behandlung gerettet werden. Bestimmte Infektionen lassen sich allerdings nicht einmal mit Antibiotika beherrschen.

Kapitel 22 Furunkel und Karbunkel 371

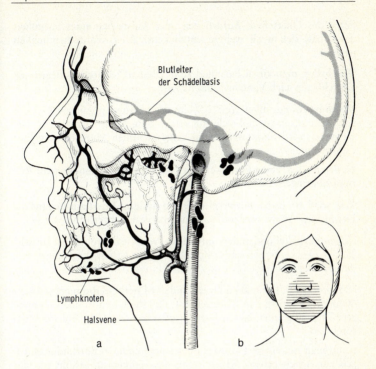

Abb. 90 *Gefäßverbindungen von Gesicht und Schädelinnerem.*
a) Oberflächliche Venen des Gesichts münden direkt in die großen Blutleiter an der Schädelbasis, außerdem bestehen Verbindungen zu den tiefen Kopf- und Halsvenen. b) Gefahrenzone bei Infektionen im Gesicht.

Darf man sich selbst mit Antibiotika behandeln? Nein, das wäre gefährlich. Die Behandlung muß nach ärztlicher Vorschrift durchgeführt werden.

Was macht man, wenn ein Patient auf ein Antibiotikum überempfindlich reagiert? Man kann auf ein anderes wirksames Antibiotikum ausweichen.

Soll man immer den Arzt darauf aufmerksam machen, wenn man gegen ein bestimmtes Antibiotikum überempfindlich ist? Ja. Es ist äußerst wichtig, daß das der Arzt erfährt, bevor er ein Mittel verordnet.

Führt das Quetschen, Aufdrücken oder Aufstechen eines Furunkels dazu, daß sich noch weitere entwickeln? Aller Wahrscheinlichkeit nach, ja.

Wie bringt man einen Furunkel zum „Reifen"? Durch Auflegen von Umschlägen nach Vorschrift des Arztes.

Wann ist ein Furunkel „reif"? Wenn das zugrundegegangene Gewebe eingeschmolzen ist und sich von seiner Umgebung abgelöst hat. Der Furunkel wird dann weich und zeigt in seiner Mitte einen gelben Eiterpfropf.

Helfen Salben, einen Furunkel oder eine sonstige Entzündung zur Reifung zu bringen? Nein.

Wie wird ein reifer Furunkel oder ein anderer Eiterherd behandelt? Der Furunkel bzw. der Herd soll operativ vom Arzt eröffnet werden.

Gehen Furunkel und andere infektiöse Prozesse oft von selbst zurück? Ja. Bei zweckentsprechender Behandlung mit kalten Umschlägen und Antibiotika kann eine chirurgische Eröffnung vielleicht unterbleiben.

Wann muß ein Furunkel oder ein anderer Eiterherd drainiert werden? Wenn der Chirurg den Eindruck hat, daß die Eiterabsonderung mehrere Tage lang anhalten wird, legt er oft einen Drain zur Ableitung des Eiters ein.

Kann man mit einem Furunkel oder einem anderen Entzündungsprozeß zur Arbeit gehen? Nicht, wenn die Temperatur erhöht ist oder wenn man zur Arbeit den infizierten Körperteil gebrauchen muß.

Ist manchmal wegen einer schweren Infektion eine Amputation erforderlich? Das wird immer seltener notwendig. Allerdings gibt es eine wichtige Ausnahme, und zwar dann, wenn ein Brand (Gangrän) eines Körperteils eingetreten ist, wie es z. B. bei der Zuckerkrankheit vorkommen kann (siehe auch Kapitel 60, Zuckerkrankheit), oder wenn in einem Glied eine Infektion als Folge einer Durchblutungsstörung aufgetreten ist.

Was verhindert die Heilung einer Infektion bei der diabetischen Gangrän eines Glieds? Ein Brand bei Zuckerkrankheit ist oft nicht heilbar, weil die Durchblutung des Glieds zu schlecht ist.

Kann man sich durch Impfungen vor wiederholten eitrigen Infekten der Haut schützen? Impfungen helfen nur in Einzelfällen.

Wie kann man Rückfällen am besten vorbeugen?
Durch eine gründliche ärztliche Untersuchung und Beseitigung aller Ursachen, die den Infekten zugrunde liegen können.

Ekzem

Was ist ein Ekzem? Dieser allgemeine Ausdruck wird zur Beschreibung einer juckenden und nässenden Entzündung der Haut gebraucht.

Wo finden sich Ekzeme am häufigsten? An den Händen und Armen; es können aber auch andere Körpergegenden befallen werden. Bei Kindern ist am häufigsten das Gesicht betroffen.

Was ist ein „Hausfrauenekzem"? Das sogenannte Hausfrauenekzem entsteht durch wiederholte Reizung der Haut an den Händen infolge zu häufigen oder sorglosen Umgangs mit Waschmitteln und anderen Chemikalien, die bei der Hausarbeit verwendet werden. Bei kaltem Wetter tritt es häufiger auf.

Bekommen sehr viele Frauen ein Ekzem von Waschmitteln? Nein. In den meisten Fällen ist die Haut gegen die Reizwirkung der üblichen Waschmittel widerstandsfähig.

Welche Vorsichtsmaßnahmen soll man befolgen, um die Entstehung eines Hausfrauenekzems zu verhindern?
a) Wenn man weiß, daß man empfindliche Hände hat, wäre es sinnvoll, bei Arbeiten mit solchen Chemikalien Gummihandschuhe mit Baumwollfutter zu tragen.
b) Die Handschuhe soll man nicht länger als 15 Minuten durchgehend anbehalten.
c) Während man Handschuhe trägt, soll man nicht in sehr heißes Wasser greifen.
d) Alle 2–3 Tage sind die Handschuhe nach außen zu wenden, damit sie gründlich trocknen.

Ist die Verwendung einer Hautschutzcreme zur Verhütung und Behandlung eines solchen Ekzems sinnvoll und erfolgversprechend? Ja, aber es ist ratsam, daß sie der Arzt verschreibt. Eine Haut ist nicht wie die andere und was dem einen helfen kann, ist vielleicht für den anderen schädlich.

Das Bad und die Haut

Wie oft soll man baden? Sehr häufiges Baden kann bei trockener Haut zu einer Hautreizung und unnötigerweise zu Jucken bei kaltem Wetter führen.
Menschen mit trockener Haut sollten kaum öfter als 1- oder 2mal wöchentlich baden. Wenn der Beruf aber eine besonders starke Verschmutzung mit sich bringt, ist natürlich häufigeres Baden nötig.

Was kann man tun, um die Hautreizung durch das Baden zu vermeiden, wenn man eine empfindliche Haut hat? In solchen Fällen bewähren sich oft überfettete Seifen und Badeöle. Außerdem soll man sich nicht mit Bürsten und dgl. abschrubben.

Wie kann man den Körper rein halten, wenn man sich auf ein oder zwei Bäder in der Woche beschränken muß? Wenn man nur Wasser und keine Seife nimmt, kann man öfter baden.

Ist die Haut bei warmem Wetter weniger empfindlich gegen das Baden? Ja.

Schweiß- und Körpergeruch

Welche Ursache hat es, wenn man übermäßig schwitzt? Übermäßiges Schwitzen ist meist der Ausdruck labiler Kreislaufverhältnisse oder einer nervösen Überfunktion der Schweißdrüsen. Man findet das sehr oft bei Jugendlichen und jungen Erwachsenen.

Erfordert das übermäßige Schwitzen eine Behandlung? In der Regel nicht. Wenn aber als Folge des starken Schwitzens Zeichen einer Reizung oder Schädigung der Haut auftreten, kann man bestimmte Präparate dagegen verwenden.

Helfen die in Reklamen angepriesenen käuflichen Desodorantien gegen Schweißbildung und Schweißgeruch? Ja, aber wenn man eine empfindliche Haut hat, muß man sich vor einer Reizung durch diese Präparate in acht nehmen.

Wodurch entstehen Körpergerüche? Gerüche treten auf, wenn man nicht genug badet und besonders die Achselhöhlen und Leistenbeugen nicht gründlich genug wäscht.
Die Gerüche entstehen durch die Tätigkeit bestimmter Bakterien, die den Schweiß zersetzen und unangenehme Geruchsstoffe bilden. Manche Reinigungsmittel enthalten einen chemischen Stoff, der diese Bakterien vernichtet und damit den unangenehmen Geruch beseitigt. Parfüm überdeckt die Körpergerüche lediglich.

Fieberbläschen
(Herpes simplex)

Was sind Fieberbläschen? Fieberbläschen, auch Herpes simplex genannt, stellen eine Virusinfektion der Haut dar. Sie treten meist im Gesicht auf, besonders im Lippenbereich.

Welche Ursache hat es, wenn man immer wieder Fieberbläschen bekommt?
Manche Leute erleiden anscheinend jedesmal einen Rückfall, wenn die Gesichtshaut besonders stark erwärmt wird. Das kann durch Sonnenstrahlung zustande kommen (Herpes simplex solaris) oder während des Verlaufs fieberhafter Infektionskrankheiten auftreten (Herpes simplex febrilis) oder aber im Zusammenhang mit einer Regelblutung stehen (Herpes simplex menstrualis). Wenn man der Sonne besonders stark ausgesetzt ist, kann man versuchen, dem Auftreten von Fieberbläschen durch Auftragen von Schutzsalben vorzubeugen.

Gürtelrose
(Herpes zoster)

Was ist die Gürtelrose? Die Gürtelrose oder der Herpes zoster ist eine Viruskrankheit, die zu bläschenförmigen Hautveränderungen im Bereich einer oder mehrerer Nervengebiete – am häufigsten im Brustbereich – führt. In der Regel haben die Erkrankten Windpocken im Kindesalter durchgemacht.

Ist diese Krankheit sehr schmerzhaft? Ja. Bereits einige Tage vor Ausbruch des Ausschlags treten starke Schmerzen auf, die Anlaß zu Fehldeutungen geben können. Erst dann erscheint halbseitig eine Rötung mit zahlreichen, in Gruppen angeordneten Bläschen im Ausbreitungsgebiet eines bestimmten Nerven. Diese Kombination von Schmerz und typischem Ausschlag macht die Diagnose klar.

Wie lange dauert eine Gürtelrose gewöhnlich? Der Ausschlag dauert zumeist 2–4 Wochen; die Schmerzen können aber länger bestehen bleiben – einige Wochen oder Monate.

Ist die Gürtelrose ansteckend? Als Virusinfektion grundsätzlich ja, echte Kontaktfälle sind jedoch selten.

Ist die Krankheit gefährlich? In der Regel nicht. Die Schmerzen können allerdings in manchen Fällen noch mehrere Wochen oder Monate nach den Schwinden des Ausschlags anhalten und sehr stark sein.

Wie wird die Gürtelrose behandelt? Gegen die Krankheit selbst gibt es keine Behandlung. Im Vordergrund der Maßnahmen steht die Schmerzbeseitigung mit entsprechenden Medikamenten. Eine eitrige Infektion des Ausschlags sollte durch eine örtliche Behandlung vermieden werden.

Verschwindet die Gürtelrose schließlich von selbst? Ja.

Pilzkrankheiten der Haut

(Dermatomykosen)

Was sind Dermatomykosen? Dermatomykosen sind Krankheiten der Haut, die durch bestimmte Pilze verursacht werden.

Was ist ein Pilz? Ein Pilz besteht aus mikroskopisch kleinen Pflanzenzellen, die auf der Haut wachsen und unter bestimmten Voraussetzungen eine Krankheit erzeugen können.

Gibt es verschiedene Arten von Dermatomykosen? Ja. Wenn die Pilzkrankheit ihren Sitz auf dem behaarten Kopf hat, heißt sie Tinea capitis (Kopfpilzflechte), an den Füßen wird sie Tinea pedum (Fußpilzflechte), am Körper Tinea corporis und in der Leistengegend Tinea cruris/inguinalis genannt.

Sind Pilzkrankheiten ansteckend? Ja, bis zu einem gewissen Grad. Sie sind nicht in dem Maß übertragbar wie manche Infektionskrankheiten, etwa die Masern, Windpocken usw., doch sind in einer Familie, in der ein Mitglied eine Pilzkrankheit hat, gewisse einfache Vorsichtsmaßnahmen, wie die Verwendung eines eigenen Handtuchs, eigener Hausschuhe usw., empfehlenswert.

Gibt es eine Salbe, die alle Pilzkrankheiten der Haut heilt? Nein. Die Behandlung hängt im Einzelfall ganz von der Art der Erkrankung und von den individuellen Gegebenheiten ab.

Sind Pilzkrankheiten der Haut heilbar? Ja. Medikamente zum Einnehmen haben besonders bei der Kopfpilzflechte eine erhebliche Abkürzung der Behandlungsdauer ermöglicht. Die Behandlung muß jedoch ärztlich überwacht werden.

Wie erkennt man eine Kopfpilzflechte? Die Kopfpilzflechte tritt in der Regel nur bei Kindern auf. Verdächtig sind kleine Flecken auf dem Kopf, in denen die Haare ausgefallen oder abgebrochen sind. Die Untersuchung mit einer Speziallampe (Woodlicht-Lampe), unter der die befallenen Haare aufleuchten oder „fluoreszieren", kann zur Sicherung der Diagnose beitragen.

Sind die Pilzkrankheiten der Haut ernste Leiden? Nicht so, daß sie lebensgefährlich wären, aber man sollte alles daransetzen, um den Pilzbefall zu beseitigen und Rückfällen vorzubeugen.

Fußpilzerkrankung

(Tinea pedum)

Was ist eine Tinea pedum? Eine Pilzkrankheit der Haut an den Füßen.

Ist die Fußpilzerkrankung häufig? Ja. Sie gehört zu den häufigsten Hautkrankheiten überhaupt.

Ist eine Fußpilzerkrankung ansteckend? Ja.

Wie kann man einer Fußpilzerkrankung vorbeugen? Indem man die Füße rein, kühl und trocken hält, das bedeutet einen täglichen Wechsel von Schuhen und Socken. Bevor man sein Bad beendet, muß man sich überzeugen, daß die Seife zwischen den Zehen vollständig ausgespült ist, und nach dem Bad muß man die Haut zwischen den Zehen gründlich abtrocknen. Abschließend soll man einen Fußpuder verwenden.

Warum leiden manche Leute immer wieder an einem Pilzbefall? Das ist gewöhnlich die Folge einer mangelhaften Fußhygiene. Es kann aber auch ein Infektionsherd in einem Zehennagel sitzen. Wenn ein solcher Herd nicht beseitigt wird, ist mit Rückfällen, besonders bei warmem Wetter, zu rechnen.

Kann sich der Pilz auch auf andere Körpergegenden, etwa auf die Hände oder die Leistengegend ausbreiten? Ja.

Wie wird eine Fußpilzerkrankung behandelt? Es gibt mehrere hochwirksame pilztötende Präparate, mit denen man die Pilzkrankheit beherrschen kann. Manche Pilzinfektionen kann man durch Einnahme von Medikamenten – selbstverständlich nur unter der Aufsicht des Arztes – heilen.

Haar

Ist die Behandlung einer Glatze erfolgsversprechend? Es gibt verschiedene Formen des Haarverlustes. Die diagnostische Klärung der im Einzelfall vorliegenden Form ist wichtig, da bei bestimmten Typen keine Hilfe möglich ist. Der Arzt kann einem Auskunft geben, ob man eine Form von Haarschwund hat, die auf eine Behandlung anspricht. Es hat keinen Sinn, Geld für in Reklamen angepriesene Haarwuchsmittel oder sogenannte „Kuren" hinauszuwerfen.

Ist eine Glatze erblich? Nicht direkt, aber die Anlage zur Glatzenbildung ist ererbt.

Verhelfen die Präparate, für die so viel Werbung gemacht wird, wirklich zu neuem Haarwuchs auf der Glatze? Nein.

Nützt die Massage der Kopfhaut gegen eine Glatzenbildung? Nein.

Was ist eine Alopezie? Alopezie ist ein Fachausdruck zur Beschreibung eines Haarverlusts.

Gibt es verschiedene Formen der Alopezie? Ja. Bei einer Form, der sog. Alopezia areata, handelt es sich um einen fleckförmigen, umschriebenen Haarausfall, der mit den gewöhnlichen Formen des Kahlkopfs nichts zu tun hat. Diese Form spricht in der Regel auf eine Behandlung an, es kann aber zu Rückfällen kommen.

Wie behandelt man eine gewöhnliche Glatze bei jungen Männern? Der erste wichtige Schritt ist die Untersuchung der Kopfhaut. Wenn eine Erkrankung der Kopfhaut selbst besteht, kann die Behebung dieser Störung oft den weiteren Haarverlust verhindern.

Sagt das vorzeitige Ergrauen oder die frühzeitige Glatzenentwicklung etwas über den allgemeinen Gesundheitszustand aus? In keiner Weise. Das liegt oft in der Familie und hat nichts mit einem frühen Altern oder mit einer verkürzten Lebensdauer zu tun.

Wächst das Haar dichter, wenn man es oft schneidet oder rasiert? Nein. Das ist ein verbreiteter Irrtum.

Wie oft soll man das Haar waschen? Das ist individuell verschieden. In manchen Fällen ist eine häufige Haarwäsche erforderlich, etwa 2–3mal wöchentlich, in anderen wäre es wegen der Struktur des Haares günstig, den Kopf nicht öfter als alle 14 Tage einmal zu waschen.

Kann man etwas gegen übermäßigen Haarwuchs im Gesicht oder am Körper einer jungen Frau tun? Ja. Die Haare können mit Elektrolyse entfernt werden. In manchen Fällen beruht die Überbehaarung auf der Funktionsstörung einer Hormondrüse. Aus diesem Grund ist eine allgemeine Durchuntersuchung wichtig, bevor man sich auf eine Behandlung einläßt.

Wie wird übermäßiger Haarwuchs bei einem sonst gesunden Menschen beseitigt? Enthaarungsmittel können bei vorsichtiger Verwendung vorübergehend helfen. Die wirksamste Methode ist aber die Entfernung der Haare mit Elektrolyse.

Was ist die Elektrolyse? Bei diesem Verfahren wird eine feine Nadel in den Haarbalg eingeführt und die Haarwurzel mit elektrischen Strom, der durch die Nadel geleitet wird, zerstört. Der Operateur entfernt dann das Haar. Wenn genau gearbeitet wird, wächst das Haar nicht mehr nach (Abb. 91).

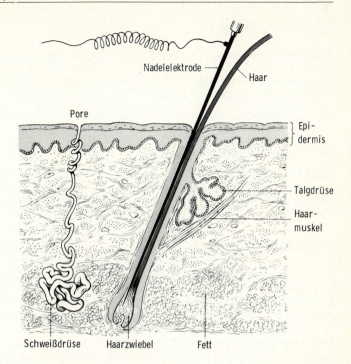

Abb. 91 *Elektrolyse*. Zur Zerstörung der Haarwurzel wird die Nadelelektrode tief in den Haarbalg eingeführt.

Ist die Elektrolyse gefährlich? Nicht, wenn sie auf einer Haut, die diese Behandlung verträgt, sachgemäß ausgeführt wird.

Muß man die Elektrolyse beim Arzt machen lassen? Nein. Es gibt viele geschulte Kosmetikerinnen, die die Entfernung der Haare richtig durchführen können.

Ist die Behandlung behaarter Muttermale mit Elektrolyse unschädlich? Nein, zur Behandlung eines behaarten Muttermals sollte man unbedingt den Rat eines Arztes einholen.

Ist eine Haarfärbung gefährlich? Wenn der vorangehende Hauttest zufriedenstellend ausfällt und daher anzunehmen ist, daß keine Überempfindlichkeit gegen die verwendeten chemischen Stoffe besteht, und wenn die Färbung von geschulten, geschickten Fachkräften durchgeführt wird, ist sie harmlos.

Seborrhö und Schuppen

Was versteht man unter Seborrhö? Die Seborrhö oder der Schmerfluß ist durch eine Funktionsstörung der Talgdrüsen mit vermehrter Absonderung von Hauttalg und Schuppenbildung auf der behaarten Kopfhaut gekennzeichnet.

Was sind Schuppen? Schuppen sind abgeschilferte Zellverbände der oberflächlichsten Hautschicht.

Sind Schuppen ansteckend? Nein.

Kann man Schuppen erfolgreich behandeln? Ja. Der Arzt kann bestimmte Präparate verschreiben, die diese Störung entweder ausheilen oder in Grenzen halten.

Frostbeulen

Was sind Frostbeulen? Frostbeulen beruhen auf einer krankhaft gesteigerten Empfindlichkeit der Hautgefäße, wodurch Kälte und Nässe besonders wirksam werden. Es handelt sich um rote oder bläuliche teigige Schwellungen der Haut, die im seitlichen und vorderen Bereich der Beine oder an den Fingern, den Zehen, der Nase oder den Ohren auftreten. Sie verursachen Jucken, Brennen und Schmerzen. Sie bilden sich nach wiederholter längerdauernder Einwirkung von Kälte und Nässe.

Sind Frostbeulen im Wesen dasselbe wie Erfrierungen? Nein, Erfrierungen werden ausschließlich durch besonders starke Kälteeinwirkung hervorgerufen.

Ist es notwendig, daß man wegen Frostbeulen zum Arzt geht? Ja, weil sie Anzeichen einer Gefäß- und Kreislaufstörung der Haut sind.

Keloid

(Wulstnarbe)

Was ist ein Keloid? Von Keloid oder Wulstnarbe spricht man, wenn die Haut nach einer Abschürfung, einem Riß oder einer sonstigen Wunde mit einer überschießenden Bildung von Narbengewebe reagiert. Statt einer flachen, dünnen, weißen Heilungslinie zeigt die Narbe nach der Wundheilung eine deutliche Verdickung, Erhebung und Rötung.

Warum bildet sich ein Narbenkeloid? Die Ursache ist unbekannt. Die Haut mancher Menschen ist so beschaffen, daß sie auf diese Weise heilt.

Wie behandelt man Keloide? Am erfolgversprechendsten ist die Injektion von Kortison in die Keloidgegend vor und nach der Ausschneidung der Wulstnarbe. Gute Ergebnisse hat man auch mit einer Röntgenbestrahlung des Wundgebiets nach der chirurgischen Entfernung des Keloids erzielt.

Wann sind die Erfolgsaussichten für die Keloidbehandlung am günstigsten? Je länger der Abstand zwischen der Entwicklung des Keloids und seiner Entfernung, um so besser wird der Erfolg sein. Es hat nicht viel Sinn ein Keloid zu entfernen, das nicht mindestens 2 Jahre besteht.

Kann man im voraus wissen, ob man nach einer Operation ein Keloid bekommen wird? Nein, außer man hat schon früher nach Operationen, Verletzungen oder durch andere Umstände derartige Narbenwucherungen bekommen. Ein gewisser Anhaltspunkt kann sich aus der Art der Narbe nach der Pockenschutzimpfung ergeben. Die Neigung zur Keloidbildung kann sich auch im Lauf des Lebens wandeln.

Krätze
(Skabies)

Was ist die Krätze? Mit Krätze oder Skabies bezeichnet man eine Hautkrankheit, die durch einen kleinen Parasiten, die Krätzmilbe, hervorgerufen wird.

Wie erkennt man die Krätze? Zwischen den Fingern, am Handgelenk, rund um die Brust, am Gesäß und an den Geschlechtsteilen tritt Juckreiz auf, und es entwickeln sich kleine Knötchen. Das Jucken verschlimmert sich nachts in der Bettwärme.

Befällt die Krätze oft Kinder? Ja, sie gehört zu den häufigsten Hautkrankheiten im Kindesalter. Gewöhnlich stecken sich die Kinder bei Schul- oder Spielkameraden an.

Befällt die Krätze oft mehr als ein Familienmitglied? Ja.

Ist die Krätze übertragbar? Ja.

Ist die Krätze heilbar? Ja. Es gibt Medikamente, die eine rasche Heilung bewirken.

Läuse

Welche Läusearten gehen auf den Menschen? Es gibt drei verschiedene Arten, die den Menschen befallen:
a) Kopfläuse;
b) Kleiderläuse;
c) Filzläuse.

Wie kann man Kopfläuse erkennen? Man sieht an den Haaren kleine Eier haften, die sogenannten Nissen. Sie sehen wie Schuppen aus, wenn man sie aber entfernen will, merkt man, daß sie fest am Haar kleben und nicht abfallen wie Schuppen.

Kann man Kopfläuse noch auf andere Weise diagnostizieren? Ja. In manchen Fällen kann man außer den Nissen die Läuse selber sehen, wie sie auf der Kopfhaut zwischen den Haaren herumkrabbeln.

Bringt man Kopfläuse schwer weg?
Nein. Heute gibt es mehrere Präparate, die die Behandlung sehr einfach machen. Man muß nicht mehr den Kopf kahlscheren oder das Haar mit einem der althergebrachten, übelriechenden Präparate, wie es früher üblich war, durchtränken.

Woran kann man erkennen, ob jemand Kleiderläuse hat? Auf dem Rücken von Personen, die Kleiderläuse haben, sieht man Kratzspuren.

Wo leben die Kleiderläuse? Gewöhnlich in den Nähten schmutziger Kleidung oder Unterwäsche, nicht direkt auf dem Körper.

Wie geht man gegen Kleiderläuse vor? Mit der Sterilisierung aller Kleidungsstücke und mit häufigem Baden.

Was sind Filzläuse? Eine Lausart, die überwiegend die Schamhaare befällt.

Was macht man gegen Filzläuse? Es gibt verschiedene Salben, die bei richtiger Anwendung die Parasiten beseitigen.

Kann man sich mit Filzläusen anstecken? Ja. Die Übertragung erfolgt entweder, wenn man Kleider einer verlausten Person trägt oder im gleichen Bett schläft, oder durch den Geschlechtsverkehr.

Müssen die Haare zur Filzlausentfernung rasiert werden? Nein.

Schuppenflechte

(Psoriasis)

Was ist die Psoriasis? Die Psoriasis oder Schuppenflechte ist ein chronisches Hautleiden, das durch rötliche, scheibenförmige Krankheitsherde mit silbrigen, schuppigen Auflagerungen gekennzeichnet ist, die überall am Körper erscheinen können, bevorzugt an Ellbogen, Knie und Kopfhaut.

Ist die Schuppenflechte erblich? Es gibt einige Anzeichen für eine gewisse familiäre Häufung.

Ist die Schuppenflechte heilbar? Die Hautveränderungen können zwar durch die Behandlung zum Schwinden gebracht werden, sie neigen aber dazu, von Zeit zu Zeit wiederzukommen.

Ist die Schuppenflechte ansteckend? Nein.

Kommt die Schuppenflechte verbreitet vor? Ja. Sie gehört zu den häufigsten Hautkrankheiten.

Gibt es eine Standardbehandlung gegen die Schuppenflechte? Nein. Die Behandlung ist von Fall zu Fall verschieden und im Lauf der Monate oder Jahre können viele verschiedene Verfahren zum Einsatz kommen.

Wird die Schuppenflechte manchmal von selbst besser, wenn man älter wird? Nein.

Kann die Schuppenflechte das Leben verkürzen oder bedrohen? Nein.

Lupus

Was ist ein Lupus? Mit dem Ausdruck Lupus werden Krankheiten, die mit schweren und fortschreitenden Gewebezerstörungen einhergehen, bezeichnet. Sie treten vorwiegend im Gesicht, aber auch an anderen Körperstellen auf. Unter bestimmten Umständen gehen sie mit einem Befall innerer Organe einher.

Gibt es verschiedene Lupuskrankheiten? Ja, eine Krankheit, der sogenannte Lupus vulgaris, ist eine Form der Hauttuberkulose.

Was ist der Lupus erythematodes? Mit Lupus erythematodes oder Schmetterlingsflechte bezeichnet man eine Krankheit, die gewöhnlich Hautveränderungen im mittleren Teil des Gesichts verursacht, welche sich schmetterlingsartig über Wangen und Nase ausbreiten.

Ist es beim Lupus erythematodes gefährlich sich der Sonne auszusetzen? Ja, das kann die Erkrankung erheblich verschlimmern.

Ist der Lupus erythematodes eine ernste Krankheit? Ja. Manche Formen der Schmetterlingsflechte bleiben auf das Gesicht beschränkt und können mit bestimmten Medikamenten erfolgreich behandelt werden; andere Formen sind von Organerkrankungen begleitet und nehmen einen schweren Verlauf, der sich unter Umständen nicht von der Behandlung beeinflussen läßt.

Kann der Lupus erythematodes zum Tod führen? Wenn eine Beteiligung innerer Organe vorliegt, ja. Mit den modernen Behandlungsmethoden, besonders mit den Medikamenten aus der Kortisongruppe, kann zwar heute eine wirkungsvolle Behandlung durchgeführt werden, der Verlauf muß aber nach wie vor als ernst bezeichnet werden.

Pityriasis rosea

(Schuppenröschen)

Was ist die Pityriasis rosea? Die Pityriasis rosea oder das Schuppenröschen ist eine verhältnismäßig verbreitete Hautkrankheit, die in der Regel im Frühjahr und Herbst vorkommt.

Wie kann man die Pityriasis rosea erkennen? Sie beginnt mit einem rötlichen Fleck auf der Brust oder Rücken, selten an Armen oder Beinen. Dieser Fleck kann ähnlich wie eine Pilzflechte aussehen; er wird Primärherd genannt. Ein paar Wochen nach seinem Erscheinen schießt plötzlich ein Ausschlag auf dem ganzen Körper auf, der von geringem Jucken begleitet sein kann.

Ist die Pityriasis rosea ansteckend? Nein.

Wie wird die Pityriasis rosea behandelt? Außer der Gabe von Medikamenten zur Linderung des Juckreizes gibt es keine Behandlung.

Geht die Pityriasis rosea von selbst zurück, auch wenn sie nicht behandelt wird? Ja. Sie verschwindet in ungefähr 6 Wochen.

Vitiligo

(Scheckhaut)

Was ist die Vitiligo? Mit Vitiligo oder Scheckhaut bezeichnet man einen fleckförmigen Pigmentverlust der Haut. Diese pigmentlosen

Stellen bleiben bei der Sonnenbräunung ausgespart, so daß sie im Sommer an freigetragenen Körperteilen auffallender sind.

Wodurch entsteht die Vitiligo? Die Ursache ist unbekannt.

Gibt es eine Behandlung der Vitiligo? Es gibt neue Medikamente, die manchmal eine gute Wirkung haben; sie sind aber nicht ungefährlich und es ist deshalb während der Behandlung eine sorgfältige ärztliche Überwachung nötig.

Allergische Hautreaktionen durch Pflanzen

Können Pflanzen allergische Reaktionen der Haut auslösen? Ja. Manche Menschen sind gegen bestimmte Pflanzen, z. B. Primeln oder Gräser, überempfindlich und reagieren mit Nesselausschlägen und anderen Reizerscheinungen, wenn sie mit diesen Pflanzen in Berührung kommen.

Sind diese Hautreaktionen ernster Natur? Nein, sie sind lediglich unangenehm und gehen meist bald von selbst zurück. Manche ausländische Pflanzen können allerdings stärkere Reaktionen hervorrufen.

Sind allergisch bedingte Hautausschläge ansteckend? Nein.

Hinterläßt eine solche Attacke eine Immunität? Nein.

Wie wird eine derartige Hautreaktion behandelt? Meist ist keine Behandlung erforderlich; wenn nötig gibt man entzündungshemmende und juckreizlindernde Präparate (siehe im übrigen Kapitel 3, Allergie).

Krankheiten der Haut und des Unterhautzellgewebes, die einer chirurgischen Behandlung bedürfen

Wie häufig entwickeln sich Geschwülste oder Zysten der Haut und der direkt darunterliegenden Gewebsschichten? Nur wenige Menschen bekommen im Laufe ihres Lebens *nicht* irgendeine Geschwulst oder Zyste der Haut oder das Unterhautzellgewebes.

Welche Veränderungen der Haut und Unterhaut, die u. U. eine chirurgische Behandlung erfordern, kommen verbreitet vor?
a) Talgzysten (Atherome oder Balggeschwülste). Diese Zysten entstehen, wenn sich die Öffnungen der Talgdrüsen verstopfen, so daß sich die Talgabsonderungen, die nicht austreten können, ansammeln.

b) **Muttermale, „Leberflecken" oder Nävi.** Fast jeder Mensch hat irgendwo am Körper Muttermale. Sie können unpigmentiert, bräunlich oder schwarzblau gefärbt und ganz winzig sein oder zu beträchtlicher Größe anwachsen. Manchmal sind diese Muttermale angeboren, aber die meisten entwickeln sich erst im Kindesalter oder im späteren Leben.
c) **Warzen oder Verrucae.** Auch Warzen treten bei den meisten Leuten im Laufe des Lebens irgendwann einmal auf.
d) **Blutgefäßgeschwülste der Haut oder Hämangiome.** Sie können zu jeder beliebigen Zeit von Geburt an bis zum hohen Alter auftreten und sind als rote Flecke auf der Haut zu erkennen. Die Ausdehnung von Blutgefäßgeschwülsten kann von Stecknadelkopfgröße bis zu einem Durchmesser von mehreren Zentimetern schwanken. Ein flaches einfaches Hämangiom nennt man Feuermal, ein vorgewölbtes Blutschwamm. Blutschwämme bei Kindern verschwinden oft in den ersten zweieinhalb Lebensjahren. Flache Hämangiome verschwinden nicht und ihre Behandlung hat wenig Erfolg. Die roten Flecke, die man bei Neugeborenen öfters an Stirn und Nacken sieht, heißen im Volksmund „Storchenbiß"; sie verschwinden bald von selbst.
e) **Bindegewebsgeschwülste oder Fibrome.** Sie zeigen sich als harte oder weiche Knoten in oder unter der Haut und haben meist Kirschkerngröße.
f) **Fettgewebsgeschwülste oder Lipome.** Sie liegen direkt im Unterhautfettgewebe und können erbsen- bis apfelgroß sein oder sogar die Größe einer Wassermelone erreichen.
g) **Überbein oder Ganglion.** Es handelt sich um dünnwandige Zysten der Sehnen oder Gelenke, die am häufigsten am Rücken des Handgelenks bei Kindern und jungen Erwachsenen beobachtet werden.
h) **Epitheliome.** Sie finden sich am häufigsten an freigetragenen Körperstellen bei Personen im mittleren oder höheren Alter. Diese Hautveränderungen sind sehr verbreitet, schreiten nur langsam in die Umgebung fort, bilden keine Tochtergeschwülste und bedrohen selten das Leben. Sie sind heilbar.
i) **Hautkrebs.**

Muß jedes Atherom, Muttermal, Hämangiom, Fibrom, Lipom usw. und jede Warze operativ entfernt werden? Nein. Man soll diese Hautveränderungen operieren, wenn sie eine Größenzunahme zeigen, wenn sie in einer Gegend liegen, wo sie ständiger Reizung ausgesetzt sind, wenn sie infiziert werden, wenn sie zu schmerzen beginnen oder wenn sie wiederholt bluten.

Wo wird gewöhnlich die Entfernung dieser Geschwülste und Zysten durchgeführt? Kleine Atherome und Warzen entfernt der Chirurg oft in seiner Praxis, Muttermale, Blutgefäßgeschwülste, Ganglien, Bindegewebs- und Fettgewebsgeschwülste und Epitheliome werden im Krankenhaus operiert.

Wie erfolgt die Schmerzausschaltung bei diesen chirurgischen Eingriffen? In den meisten Fällen genügt eine örtliche Betäubung.

Muß man nach einer solchen Operation im Krankenhaus bleiben? Oft darf man gleich nach der Operation nach Hause gehen. Wenn es sich um einen großen Tumor gehandelt hat oder wenn es eine ausgedehnte Operation war, kann ein mehrtägiger Krankenhausaufenthalt notwendig werden.

Atherome

Gibt es noch andere Bezeichnungen für Atherome? Ja, man nennt sie auch Grützbeutel oder Balggeschwülste.

Wo sitzen Atherome gewöhnlich? Sie können überall am Körper auftreten, häufig finden sie sich aber auf der Kopfhaut, im Gesicht und am Rücken.

Muß man ein Atherom entfernen, wenn es keine Schmerzen verursacht? Ja, wenn es anfängt größer zu werden. Diese Zysten infizieren sich leicht, wenn man sie lange bestehen läßt.

Sind Atherome gefährlich? Nein.

Kann man ein Atherom entfernen, wenn es infiziert ist? In der Regel nicht. In diesem Stadium kann man es nur chirurgisch eröffnen und den Eiter entleeren. Die Entfernung wird später durchgeführt, wenn die Infektion ganz zurückgegangen ist.

Muttermale

Sind Muttermale gefährlich? Muttermale, Leberflecke oder Nävi sind in den meisten Fällen harmlos.

Wie weiß man, ob ein Muttermal bösartig ist oder ob die Gefahr einer Entartung entsteht? Wenn ein Muttermal plötzlich größer wird, seine Farbe verändert, blutet oder durch die Kleidung gereizt wird, muß man sorgfältig prüfen, ob es nicht bösartig geworden ist. In den meisten Fällen stellt sich heraus, daß diese Male gutartig sind, aber die frühzeitige Entfernung kann einer späteren Entwicklung zu einem Krebs vorbeugen helfen.

Kann der Chirurg oder der Hautarzt beurteilen, welches Muttermal man entfernen sollte und welches man unbedenklich in Ruhe lassen kann? Ja.

Wie wird ein Muttermal, das sich plötzlich verändert hat, richtig behandelt? Mit breiter Ausschneidung einschließlich der umgebenden normalen Haut und Unterhaut. Wenn es sich um die Entfernung eines sehr großen Muttermals handelt, kann es notwendig werden, zur Deckung der Hautwunde einen Hautlappen einzusetzen.

Empfiehlt es sich, braune oder blau-schwarze Nävi mit der elektrischen Nadel wegzubrennen? Nein. Die beste Behandlung ist die chirurgische Ausschneidung.

Warzen

Wodurch entstehen Warzen? Warzen werden durch ein Virus hervorgerufen.

Kann man Warzen bekommen, wenn man einen Frosch anfaßt? Nein. Das ist eine verbreitete irrige Vorstellung.

Muß man alle Warzen entfernen? Ja. Nur in seltenen Fällen verschwinden kleinere Warzen von selbst, wenn man eine große Warze (Mutterwarze) entfernt hat.

Kann man die Entstehung von Warzen auf wirksame Weise verhindern? Nein. Vor allem soll man aber Warzen nicht aufstechen oder reizen, da das zur Bildung neuer Warzen führen kann.

Verschwinden Warzen unbehandelt von selbst? Ja, in manchen Fällen.

Mit welchen Standardmethoden werden Warzen im allgemeinen entfernt? Am häufigsten mittels Elektrolyse oder Elektroagulation, ferner kann man die Entfernung mit dem scharfen Löffel nach Chloräthylvereisung, die Behandlung mit flüssigem Stickstoff oder eine Suggestionsbehandlung versuchen.

Ist mit allen diesen Methoden eine erfolgreiche Beseitigung von Warzen möglich? Ja, aber manche Warzen kommen wieder, auch wenn sie vermeintlich gründlich beseitigt wurden.

Kann sich eine Warze wieder bilden, nachdem sie sachgemäß entfernt worden ist? Nein, aber es können sich an anderen Stellen neue Warzen entwickeln.

Machen Warzen auf den Fußsohlen viele Beschwerden? Ja. Sohlenwarzen können sehr schmerzhaft sein und sollten entfernt werden.

Blutgefäßgeschwülste

Welche Bedeutung kommt Blutgefäßgeschwülsten der Haut, sog. Hämangiomen, zu? Blutgefäßgeschwülste bilden sich in den meisten Fällen von selbst zurück. Eine vorsichtige Röntgenbestrahlung, möglichst bis zum Ende des zweiten Lebensjahres, kann die Neigung zur Spontanheilung unterstützen. Operative Maßnahmen dürften nur in den seltensten Fällen sinnvoll sein.

Werden Blutgefäßgeschwülste oft bösartig? Nein, das kommt außerordentlich selten vor.

Neigen Blutgefäßgeschwülste zur Blutung? Wenn sie oberflächlich in der Haut liegen und zufällig verletzt werden, kann es zu einer lebhaften Blutung kommen.

Wie behandelt man eine Blutung aus einer Blutgefäßgeschwulst? Mit direktem, festen Druck auf die blutende Stelle, solange bis ein Arzt die Behandlung übernehmen kann.

Bindegewebsgeschwülste

Wo haben Bindegewebsgeschwülste, sogenannte Fibrome, am häufigsten ihren Sitz? In der Haut der Arme oder Beine; sie können aber überall am Körper auftreten.

Wie werden Fibrome behandelt? Wenn sie wachsen oder Schmerzen verursachen, sollen sie operativ entfernt werden.

Neigen Fibrome zur krebsigen Entartung? Nein, das tritt außerordentlich selten ein.

Kommen Fibrome öfter wieder, nachdem sie einmal entfernt worden sind? Nein.

Fettgewebsgeschwülste

Sind Fettgewebsgeschwülste sehr häufig? Fettgewebsgeschwülste, sogenannte Lipome, sind nahezu die häufigsten aller gutartigen Tumoren, die im menschlichen Körper auftreten.

Wo liegen Lipome meist? Sie können überall im Körper innerhalb des Unterhautgewebes oder zwischen den Muskelbündeln vorkommen.

Sind Lipome schmerzhaft? Gewöhnlich nicht.

Neigen Lipome dazu bösartig zu werden? Das kommt äußerst selten vor; die Umwandlung in eine bösartige Geschwulst ist durch ein plötzliches, schnelles Wachsen des Tumors gekennzeichnet.

Wann soll ein Lipom entfernt werden? Wenn es Zeichen des Wachstums zeigt, wenn es gereizt oder infolge seiner Lage Verletzungen ausgesetzt ist oder wenn es schmerzhaft oder entstellend wird.

Ganglien

Was ist ein Ganglion? Mit Ganglion der Überbein bezeichnet man eine Zyste einer Sehne oder eines Gelenks. Ganglien treten häufig im Bereich des Handgelenks auf, sind aber auch an anderen Stellen, besonders an Fingern und Zehen, zu beobachten.

Wie wird ein Überbein behandelt? Es wird chirurgisch entfernt, wenn es sich vergrößert oder zu schmerzen beginnt.

Hat das Zerschlagen eines Überbeins mit einem Buch oder einem anderen Gegenstand einen Sinn? Nein. Das ist eine untaugliche Behandlung, die von einem Rückfall gefolgt sein kann.

Kommt ein Überbein nach seiner Entfernung manchmal wieder? Ja, in ungefähr 10 % der Fälle.

Wie wird ein solcher Rückfall behandelt? Mit der neuerlichen operativen Entfernung.

Hautkrebs und Epitheliom

Ist der Hautkrebs heilbar? Praktisch jeder Hautkrebs ist, wenn er früh genug behandelt wird, vollständig heilbar.

Was gehört zu den Frühzeichen des Hautkrebses? An einen Hautkrebs sollte man denken, wenn ein bereits bestehendes Muttermal dunkler und/oder erhabener wird, leicht zur Blutung neigt oder geschwürig zerfällt. In allen diesen Fällen sollte man zur weiteren Abklärung den Arzt aufsuchen. Außerdem sollte man immer dann zum Arzt gehen, wenn sich geschwürige Hautveränderungen bilden, die nicht innerhalb eines Monats abheilen (Abb. 92).

Wie wird ein Hautkrebs behandelt?
a) Er kann operativ zusammen mit der gesunden umgebenden Haut und dem darunterliegenden Unterhautgewebe entfernt werden.

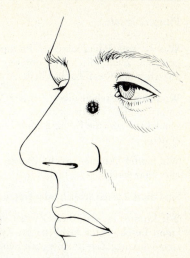

Abb. 92 *Basaliom.*
Diese Geschwulstform findet sich häufig seitlich an der Nase und ist durch eine verhältnismäßig geringe Bösartigkeit gekennzeichnet.

b) Andere Hautkrebsarten kann man mit Röntgenbestrahlungen oder mit radioaktiven Substanzen angehen.

Wo kommt der Hautkrebs am häufigsten vor? An den freiliegenden Hautflächen um Nase und Augen oder am Handrücken.

Kennt man die Ursache des Hautkrebses? In bestimmten Fällen kann man sie einer wiederholten oder ständigen Reizung zuschreiben. In manchen Fällen kann der Hautkrebs auf die Reizung durch Petroleum oder Petroleumprodukte, Phosphor oder andere Substanzen, die mit der Haut der Hände jahrelang ständig in Kontakt gekommen sind, zurückgehen. Die Beobachtung zeigt, daß bei Menschen, die im Laufe ihres Lebens immer wieder starker Sonnenbestrahlung ausgesetzt waren, eine erhöhte Neigung zur Entwicklung eines Hautkrebses besteht.

Was versteht man unter Epitheliom? Diesen Ausdruck verwendet man zur Bezeichnung einer besonderen Geschwulstform, die sich durch verhältnismäßig geringe Bösartigkeit auszeichnet und vorwiegend im höheren Alter auftritt.
(Im weiteren Sinne faßt man zuweilen unter dem Oberbegriff „Epitheliom" alle von den Deckschichten der Haut ausgehenden Geschwülste zusammen.)

Pilonidalzyste

Was ist eine Pilonidalzyste? Es handelt sich um eine unregelmäßig geformte Zyste, die in der unteren Rückengegend gerade über oder zwischen den Gesäßbacken liegt (Abb. 93a, b).

Wodurch entstehen diese Zysten? Vermutlich beruhen sie auf einer embryonalen Fehlentwicklung, oder sie entstehen durch eingewachsene Haare, die die Bildung einer Einschlußzyste bewirken (Haarnestzysten).

Wie häufig kommen solche Zysten vor? Sie finden sich bei fast 5 % aller Menschen.

Sind diese Zysten erblich oder treten sie familiär gehäuft auf? Nein.

Wie kommt es, daß diese Zysten vor dem frühen Erwachsenenalter kaum Beschwerden machen? Im Zysteninneren wachsen Haare, was ziemlich lange Zeit in Anspruch nehmen kann. Letzlich tritt aber häufig eine Infektion der Zyste ein, es bildet sich Eiter und der Patient bekommt an der Stelle Schmerzen.

Woran kann man erkennen, ob man eine solche Pilonidalzyste hat? Man merkt es an der Bildung einer Geschwulst zwischen den Gesäß-

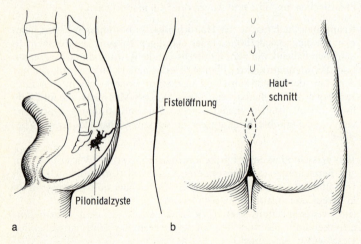

Abb. 93 *Pilonidalzyste.* a) Lage der Zyste mit Ausläufern in die Umgebung und einer Fistelöffnung an die Hautoberfläche. b) Schnittführung zur Entfernung der Zyste.

backen, von Zeit zu Zeit fällt eine gelbliche Absonderung auf der Unterwäsche auf, und oft kommt es zu Schmerzen, Druckempfindlichkeit und zur Entwicklung eines Abszesses in diesem Gebiet.

Welche Befunde ermöglichen dem Arzt die Diagnose einer Pilonidalzyste? Es finden sich eine oder mehrere kleine Öffnungen in der Haut, die in das Zysteninnere führen. Aus diesen Öffnungen sieht man oft Haare herausragen, und falls die Zyste infiziert ist, Eiter austreten.

Welche Folgen kann eine solche Zyste haben, wenn sie nicht enfernt wird?
a) Die Zyste kann sich stark vergrößern und die Umgebung da und dort mit zentimeterlangen Ausläufern unterminieren.
b) Es kann zu ständiger Eiterabsonderung und zu chronischen Beschwerden in der Zystengegend kommen.
c) Es kann sich ein Abszeß bilden, der sehr starke Schmerzen und hohes Fieber verursacht.
d) In seltenen Fällen können diese Zysten entarten und bösartig werden.

Kann man die Entwicklung einer Pilonidalzyste verhindern? Nein.

Wie wird eine Pilonidalzyste behandelt? Sie wird operativ entfernt.

Wie wird die Operation gemacht? Haut, Unterhautzellgewebe und das gesamte Zystengebiet bis zu dem dem Kreuzbein aufliegenden Gewebe werden breit ausgeschnitten; die meisten Chirurgen legen Verbandstoff in die Wunde ein und lassen sie weit offen, damit sie sich vom Grund her langsam wieder auffüllen kann. Einige wenige Chirurgen machen nach der Entfernung der Zyste gleich einen festen Wundverschluß, aber bei dieser Methode kommt es sehr häufig zu Rückfällen.

Ist die Entfernung einer Pilonidalzyste eine schwere Operation? Nein, sie gilt als kleiner Eingriff.

Wie erfolgt die Schmerzausschaltung bei der Operation? Mittels Spinalanästhesie oder in seltenen Fällen mit örtlicher Betäubung.

Ist eine besondere Operationsvorbereitung oder -nachbehandlung nötig? Nein.

Bestehen nach der Operation stärkere Beschwerden? Ja. Das Wundgebiet ist etwas schmerzhaft. Außerdem kann es einige Unannehmlichkeiten bereiten, wenn der Stuhlgang während der ersten paar Tage nach der Operation nicht funktioniert.

Normalisiert sich der Stuhlgang nach dieser Operation schließlich wieder? Ja, binnen weniger Tage.

Wie bald nach der Operation darf der Patient aufstehen? Am Tag nach der Operation.

Wie lange muß man gewöhnlich im Krankenhaus bleiben? 8–14 Tage.

Wird oft die Operationswunde offen gelassen und mit Verbandstoff ausgestopft? Ja.

Müssen die Verbandstoffeinlagen entfernt werden? Ja, gewöhnlich nach 4–6 Tagen.

Ist der Verbandwechsel schmerzhaft? Ja.

Welche Nachbehandlung empfiehlt sich nach der Entfernung der Zyste? Wannenbäder, häufiger Wäschewechsel, Sauberhaltung des Wundbereichs und alle paar Tage ein Besuch beim Chirurgen.

Wie lange braucht die Wunde zur Heilung? 4 Wochen bis zu 4 Monate, falls bei der Operation kein fester Wundverschluß vorgenommen wurde. Im letzteren Fall kann die Heilung nach 2 Wochen abgeschlossen sein, aber die Gefahr eines Rückfalls ist viel größer.

Muß man während der ganzen Zeit der Wundheilung der Arbeit fernbleiben? Nein. In vielen Fällen können die Patienten 2–3 Wochen nach der Operation wieder zur Arbeit gehen, sie müssen aber wegen des Verbandwechsels häufig den Arzt aufsuchen.

Gibt es Rückfälle nach der Entfernung einer Pilonidalzyste? Ja, in etwa 2–5% aller Fälle.

Wie lange nach einer anscheinend erfolgreichen Operation ist noch mit einem Rückfall zu rechnen? Man hat Rückfälle noch 1–2 Jahre nach der Operation beobachtet.

Wie wird ein Rückfall behandelt? Mit einer neuerlichen Operation, bei der die Wunde auf jeden Fall weit offen bleiben muß, damit sie sich vom Grund her mit solidem Gewebe auffüllen kann.

Wie bald nach der Operation einer Pilonidalzyste kann man folgendes tun?

Baden	4–7 Tage
Das Haus verlassen	5–7 Tage
Ein Auto lenken	2–3 Wochen
Wieder zur Arbeit gehen	3 Wochen
Geschlechtsverkehr wieder aufnehmen	3–4 Wochen
Alle gewohnten Tätigkeiten wieder aufnehmen	sobald die Wunde vollständig verheilt ist

23

Herz

siehe auch Kapitel 4, Altern; Kapitel 11, Blutgefäße; Kapitel 42, Organtransplantationen; Kapitel 48, Rheumatische Krankheiten; Abschnitt Streß im Kapitel 53.

Welchen Aufbau hat das Herz? Das Herz ist ein beutelförmiges, muskuläres Hohlorgan, das in vier Hohlräume gegliedert ist. Es teilt sich in eine linke und eine rechte Herzhälfte; jede der beiden Herzhälften besitzt zwei miteinander in Verbindung stehende Höhlen, den Vorhof und die Herzkammer.

In den rechten Vorhof münden zwei große Venen, die obere und die untere Hohlvene, die das Blut aus allen Körpervenen in den rechten Vorhof leiten. Dieses venöse Blut ist dunkelrot; es hat einen geringen Sauerstoffgehalt, enthält aber reichlich überschüssiges Kohlendioxid und andere Stoffe, die entweder aus dem Darm aufgenommen oder von den Geweben ausgeschieden werden. Aus dem rechten Vorhof gelangt das Blut durch eine Klappe, die Trikuspidalklappe, in die rechte Herzkammer. Durch eine weitere Herzklappe, die Pulmonalklappe, fließt das Blut dann in die Blutgefäße der Lunge. Hier wird der Sauerstoffvorrat des venösen Blutes wieder aufgefüllt und das überschüssige Kohlendioxid mit der Atemluft ausgeatmet. Von der Lunge strömt das nun mit Sauerstoff angereicherte Blut in die linke Herzhälfte, gelangt zunächst in den linken Vorhof und von dort nach Passieren der Mitralklappe in die linke Herzkammer mit ihrer starken Muskelwand. Diese zieht sich bei jedem Herzschlag kräftig zusammen und wirft das frische Blut durch die Aortenklappe in die größte Arterie des Körpers, die Körperhauptschlagader oder Aorta, aus. Über die Aorta wird das sauerstoffreiche Blut in alle Gefäße und Gewebe verteilt (Abb. 94).

Wo liegt das Herz? Das Herz liegt im Herzbeutel eingeschlossen schräg im Brustraum; seine Spitze befindet sich links vom Brustbein. Die Vorderfläche des Herzens liegt teilweise der Brustwand an. Zum größten Teil ist das Herz in die benachbarte Lunge eingebettet, unten ruht es dem Zwerchfell auf (Abb. 95).

Welche Funktion erfüllt das Herz? Das Herz ist der Motor bzw. die Hauptenergiequelle des Körpers; es liefert die Antriebskraft, die den Blutstrom in allen Blutgefäßen des Körpers in Bewegung hält. Es ist zwar nur faustgroß, pumpt aber täglich etwa 5000–7000 l Blut durch

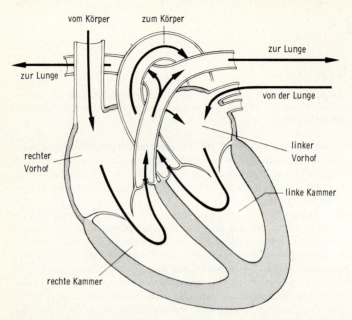

Abb. 94 *Strömungsverhältnisse im Herzen.* Die Pfeile bezeichnen die Strömungsrichtung des Blutes.

den Körper und kann seine Leistung nötigenfalls sogar noch um ein Vielfaches steigern. Solange der Mensch lebt, schlägt das Herz unausgesetzt und zieht sich durchschnittlich 78mal pro Minute bzw. 10 000mal pro Tag zusammen.

Wenn das Herz nicht richtig arbeitet, ist der Blutkreislauf gestört; das hat zur Folge, daß die Funktion der lebenswichtigen Organe leidet.

Wie stellt der Arzt fest, ob das Herz gesund ist? Er beurteilt das Herz an Hand der Krankengeschichte des Patienten, einer allgemeinen Untersuchung und gegebenenfalls anderer Befunde, die erhoben werden, wenn zusätzliche Untersuchungen notwendig erscheinen, z. B. Röntgenaufnahmen und -durchleuchtung und Elektrokardiographie.

Was ist ein „starkes Herz"? Ein Herz mit normalem Aufbau und normaler Leistung.

Was versteht man unter einem „schwachen Herzen"? Ein Herz mit verminderter Leistungsfähigkeit auf Grund einer Erkrankung oder eines Fehlers in seinem Bau.

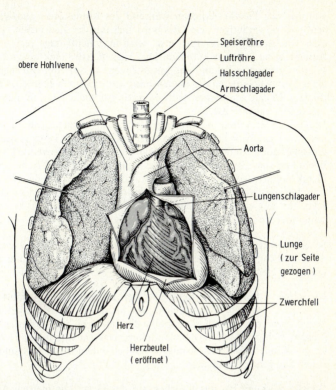

Abb. 95 *Lage des Herzens* im Brustraum und seine Beziehungen zu den Nachbarorganen.

Sind Herzkrankheiten erblich oder kommen sie in manchen Familien gehäuft vor? Gewisse Krankheiten, die das Herz befallen, kommen zwar in manchen Familien häufiger vor, im großen und ganzen sind Herzkrankheiten aber nicht erblich. Wegen der Tatsache, daß ein Familienmitglied an einer Herzkrankheit leidet, müssen die Angehörigen nicht befürchten, ebenfalls herzkrank zu werden; es sollte jedoch ein zusätzlicher Ansporn sein, regelmäßig den Arzt aufzusuchen, damit im gegebenen Fall vorbeugende Maßnahmen getroffen werden können.

Sind Herzkrankheiten heilbar? Dies hängt vom Alter des Betroffenen und von der Ursache der Herzkrankheit ab. Viele Herzkrankheiten lassen sich erfolgreich behandeln, manche vollständig ausheilen.

Können sich Herzkrankheiten während des Kindesalters „auswachsen"? Redewendungen wie „das wird sich mit der Zeit geben" oder „das wächst sich schon noch aus" wird man heutzutage von einem Arzt nicht zu hören bekommen. Die Ansicht, ein herzkrankes Kind könne auch ohne Behandlung gesund werden, verleitet oft eher zu einer Vernachlässigung des Leidens und verhindert ein sinnvolles Eingreifen. Genau genommen trifft es auch gar nicht zu, daß sich ein Herzfehler „auswächst".

Diese weitverbreitete Vorstellung ist darauf zurückzuführen, daß immer wieder Fälle beobachtet werden, in denen sich Herzgeräusche, die bei Kindern zu hören waren, später nicht mehr nachweisen lassen. Bei diesen Herzgeräuschen handelt es sich aber nicht um Zeichen einer Herzkrankheit, sondern vielmehr um zufällige (akzidentelle) Herzgeräusche, die uncharakteristisch und harmlos sind. Echte Herzgeräusche, die auf eine organische Herzkrankheit schließen lassen, verschwinden im Gegensatz dazu kaum jemals spontan.

Schadet anstrengende körperliche Tätigkeit dem normalen Herzen?
Aller Wahrscheinlichkeit nach schadet körperliche Anstrengung dem normalen Herzen nicht sonderlich.

Ist schwere körperliche Belastung bei Herzschwäche gefährlich?
Schwere körperliche Belastungen sind nichts für Herzkranke! Das bedeutet zwar nicht, daß Herzkranke überhaupt nichts tun dürfen; sie müssen sich aber auf das beschränken, was sie mit ihrem Herzen leisten können. Die Anweisungen des behandelnden Arztes sind in jedem Fall genau einzuhalten.

Welche Wirkung hat das Rauchen auf das Herz? Die meisten Ärzte vertreten heute übereinstimmend die Ansicht, daß Rauchen dem Herz schadet. Es verursucht eine Engerstellung der kleinen und großen Arterien, die den Herzmuskel versorgen, so daß das Herz nicht so viel Sauerstoff bekommt, wie es braucht. Bei manchen Patienten bewirkt das Rauchen Krämpfe der Herzkranzgefäße, Rhythmusstörungen oder eine Blutdrucksteigerung. Schätzungen zufolge sind Herzattacken bei Rauchern viel häufiger als bei Nichtrauchern. Zweifellos sollten Herzkranke mit dem Rauchen aufhören.

Schadet Alkohol dem Herzen? Eigentlich nicht, außer bei übermäßigem und anhaltendem Alkoholmißbrauch. Neuere Untersuchungen haben gezeigt, daß es in diesem Fall sehr wohl zu einer Schädigung des Herzmuskels kommen kann.

Welche allgemein gebräuchlichen Medikamente sind für das Herz schädlich? Die meisten haben keinerlei Einfluß auf das Herz.

Ist schwere psychische Belastung schlecht für das Herz? Ja, aber das normale Herz verträgt akute seelische ebenso wie körperliche Belastungen erstaunlich gut. Chronische seelische Belastungen können unter Umständen schließlich zu einer Erkrankung des Herzens führen. Natürlich können anhaltende seelische Belastungen einem Herzen, dessen Leistung bereits durch eine bestehende Krankheit beeinträchtigt ist, schaden.

Gibt es so etwas wie ein „gebrochenes Herz"? Oder anders ausgedrückt, leidet das Herz unter Trauer oder Enttäuschungen? Der Ausdruck „ein gebrochenes Herz" ist nichts anderes als ein poetisches Bild.

Wie kann man feststellen, ob Schmerzen in der Herzgegend auf eine Herzkrankheit oder auf eine Erkrankung eines anderen Organs zurückzuführen sind? Der Herzschmerz ist ein außerordentlich vieldeutiges Symptom. Es bedarf der Kenntnisse eines erfahrenen Arztes, um festzustellen, ob ein bestimmter Schmerz tatsächlich vom Herzen herrührt. Oft muß selbst der Arzt Elektrokardiogramm und Röntgenbefund heranziehen, um den Eindruck, den er bei der Untersuchung gewonnen hat, zu erhärten.

Leben Menschen mit einem gesunden Herzen länger als Herzkranke? Unter sonst gleichen Gegebenheiten, ja.

Wie oft soll man das Herz untersuchen lassen? Wenn man nicht an einer bestimmten Herzkrankheit leidet, erübrigen sich Herzkontrollen eigentlich. Es genügen dann regelmäßige Untersuchungen zur Überprüfung des allgemeinen Gesundheitszustandes.
Für Herzkranke empfiehlt sich allerdings eine regelmäßige Kontrolle in den vom behandelnden Arzt angegebenen Abständen, die von Fall zu Fall sehr unterschiedlich sein können.

Sind Herzkrankheiten bei Männern häufiger als bei Frauen? Männer neigen in viel stärkerem Maße zu Erkrankungen der Herzkranzgefäße und damit zu Angina pectoris (Herzenge) und Herzinfarkt.
Die Häufigkeit anderer Herzkrankheiten verteilt sich auf beide Geschlechter gleich.

Ist die Neigung zu Herzkrankheiten bei Schlanken geringer als bei Übergewichtigen? Erkrankungen der Herzkranzgefäße sind nach statistischen Erhebungen bei Übergewichtigen entschieden häufiger anzutreffen. Andere Herzkrankheiten scheinen bei ihnen nicht merklich öfter aufzutreten. Fettleibigkeit stellt jedoch stets eine zusätzliche Belastung für ein ohnehin bereits geschwächtes bzw. krankes Herz dar.

Kann der Arzt durch das Abhorchen und die Untersuchung des Herzens voraussagen, wie alt man wird? Nein. Der Arzt kann lediglich feststellen, ob das Herz richtig arbeitet oder krank ist. Trotz aller Fortschritte der modernen Medizin kann man auch heute nur ungefähr abschätzen, wie lange ein Herzkranker noch zu leben hat. Bei Menschen mit offensichtlich normalem Herzen gibt es jedenfalls keinerlei Anzeichen, aus denen sich die Lebenserwartung bestimmen ließe.

Verminderte Herzleistung und Herzkrankheit

Welche Ursachen liegen zumeist einer verminderten Leistungsfähigkeit des Herzens und einer Erkrankung des Herzens zugrunde?
a) Der Herzmuskel selbst ist geschwächt, so daß er sich nicht mehr mit entsprechender Kraft zusammenziehen kann. Dies ist oft auf eine schlechte Ernährung des Herzmuskelgewebes zurückzuführen (z. B. bei einer Erkrankung der Gefäße, die das Herz versorgen). Aber auch Infektionen, Entzündungen, Giftstoffe, Hormonstörungen oder Verschiebungen im Mineralhaushalt des Körpers können eine Schwächung des Herzmuskelgewebes bewirken.
b) Die Herzklappen arbeiten nicht richtig; entweder sie öffnen und schließen sich nicht wie sie sollen, oder sie sind infolge eines entwicklungsbedingten Geburtsfehlers unvollständig ausgebildet bzw. fehlen überhaupt.
Herzklappenfehler können auch durch eine erworbene Krankheit hervorgerufen werden, am häufigsten vom rheumatischen Fieber, aber auch andere Erkrankungen wie Syphilis, bakterielle Infektionen oder Erkrankungen der Zwischenzellsubstanz (Kollagenerkrankungen) kommen, wenn auch seltener, in Betracht.
c) Der Herzmuskel kann infolge einer Überbelastung durch hohen Blutdruck, chronische Lungenkrankheiten, Erkrankungen der Hormondrüsen, Blutarmut, abnorme Verbindungswege zwischen Arterien und Venen oder die vorher erwähnten Klappenfehler geschwächt sein.
c) Angeborene (kongenitale) abnorme Öffnungen in der Scheidewand zwischen linker und rechter Herzhälfte sowie eine Vielzahl angeborener Fehlentwicklungen des Herzens und der großen Gefäße, die vom Herzen abgehen. Glücklicherweise sind diese angeborenen Fehlbildungen sehr selten.
e) Entzündliche Erkrankungen des Herzmuskels und Herzbeutels, die zumeist auf Infektionen zurückführen sind und als Myokarditis bzw. Perikarditis bezeichnet werden.
f) Fehlbildungen im Bau des Brustkorbs und des Rückgrats.

g) Störungen in der Schlagfolge des Herzens. Anstelle der rhythmischen Herzaktion können Unregelmäßigkeiten der Schlagfolge oder abnorme Rhythmen auftreten. Auf Grund dieser Rhythmusstörungen, die verschiedensten Formen annehmen können, ist das Herz oft nicht imstande, wirksam zu arbeiten.

h) Geschwülste des Herzens können zu einer schwerwiegenden Beeinträchtigung der Herzleistung führen. Diese Geschwülste entstehen entweder im Herzgewebe selbst oder dringen aus anderen Organen ins Herz vor. (Sie stellen allerdings nur in seltenen Fällen die Ursache für eine Verminderung der Herzleistung dar.)

Was sind die häufigsten Ursachen einer Herzkrankheit?
a) Erkrankung der Herzkranzgefäße (die Herzkranzgefäße oder Koronararterien sind die Blutgefäße, die den Herzmuskel mit Blut versorgen);
b) hoher Blutdruck;
c) chronische Lungenkrankheiten;
d) angeborene (kongenitale) Herzfehler;
e) rheumatisches Fieber.

Herzversagen

Was versteht man unter Herzversagen? Herzversagen oder Herzdekompensation, wie der Fachausdruck heißt, kann durch eine oder mehrere der oben aufgezählten Krankheiten verursacht werden. Von Herzversagen spricht man, wenn das Herz nicht mehr in der Lage ist, sich den normalen Erfordernissen des Kreislaufs anzupassen.

Normalerweise besitzt das menschliche Herz genug Reservekraft und kann daher die im Verlaufe der oben erwähnten Krankheiten auftretenden Belastungen größtenteils ausgleichen. Mit zunehmender Schwere der Erkrankung und steigender Ermüdung des Herzmuskels vermag das Herz allerdings seinen Aufgaben immer weniger gerecht zu werden.

Welche Symptome begleiten ein Herzversagen?
a) Leichte Ermüdbarkeit;
b) Kurzatmigkeit, die sich schon bei leichter Anstrengung verstärkt;
c) Anschwellen der Füße, Knöchel und Beine; dies wird in der Regel gegen Abend schlimmer und bessert sich über Nacht;
d) Unfähigkeit flach im Bett zu liegen, ohne dabei Atemnot zu bekommen; die Kranken brauchen daher immer mehrere Kissen, um Kopf und Oberkörper aufzurichten;
e) bläuliche Verfärbung der Lippen, der Fingernägel und der Haut;

f) Flüssigkeitsansammlung im Brust- und Bauchraum sowie in anderen tieferliegenden Körperregionen;
g) plötzliche nächtliche Erstickungsanfälle, die den Patienten zwingen, sich aufzusetzen oder aus dem Bett zu steigen und nach Luft zu ringen;
h) Halsvenenstauung.

Wie lange dauert es, bis ein geschädigtes bzw. überlastetes Herz versagt?
Das schwankt stark von Fall zu Fall. Das Herz ist in erstaunlichem Maße fähig, seine Arbeit viele Jahre lang unter großen Schwierigkeiten zu leisten, und versagt erst, wenn die Schwierigkeiten unüberwindlich werden.

Muß man sterben, wenn das Herz einmal zu versagen beginnt? Nein. Mit entsprechenden Betreuungsmaßnahmen, etwa einer Einschränkung der körperlichen Tätigkeit, salzarmer Kost, Digitalisbehandlung, Einnahme von Diuretika (das sind Medikamente, die die Wasser- und Salzausscheidung über die Niere anregen) und im gegebenen Fall durch chirurgische Eingriffe läßt sich ein versagendes (dekompensiertes) Herz viele Jahre lang stützen.

Wie prüft der Arzt den Zustand des Herzens?
a) Durch genaue Erhebung der Vorgeschichte der Beschwerden und früherer Krankheiten;
b) durch Abhorchen des Herzens mit dem Hörrohr (Stethoskop);
c) mit der Röntgendurchleuchtung oder -aufnahme;
d) mit der Ableitung eines Elektrokardiogramms;
e) mit anderen noch eingehenden Untersuchungsmethoden, etwa einer Belastungsprobe.

Was versteht man unter einem Elektrokardiogramm? Der Herzmuskel erzeugt beim Zusammenziehen und Erschlaffen schwache aber charakteristische elektrische Ströme. Mit Hilfe eines hochempfindlichen Gerätes, des Elektrokardiographen, lassen sich diese Ströme „ableiten" und auf Papier registrieren. Änderungen in der Höhe der aufgezeichneten Ausschläge und in der Richtung dieser Ströme können wichtige Aufschlüsse über die Funktion und den Zustand des Herzens vermitteln (Abb. 96).

Ist es möglich, den Herzzustand allein an Hand elektrokardiographischer Befunde zu bestimmen? Nein. Die Elektrokardiographie dient lediglich zur Ergänzung anderer Befunde. Es kann nämlich vorkommen, daß das Elektrokardiogramm (EKG) trotz einer schweren Herzkrankheit völlig normal ist; andererseits zeigt es aber oft auch Störungen an, wenn die Untersuchung durch den Arzt nichts ergab.

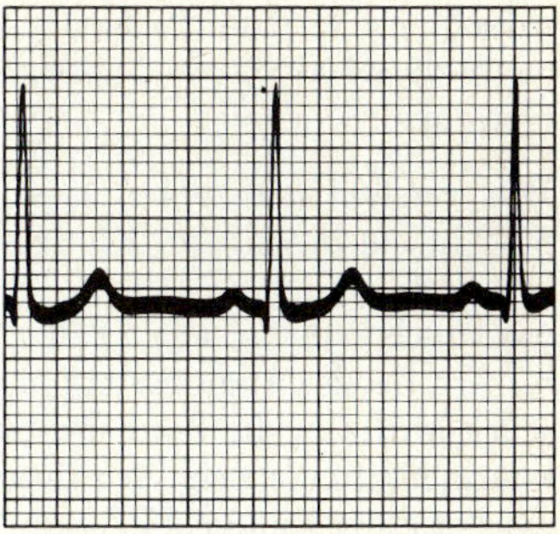

Kapitel 23 Herzversagen 403

Abb. 96 *Normales Elektrokardiogramm.* Abweichungen vom normalen Kurvenverlauf vermag der Herzspezialist zu beurteilen und zur Diagnose von Herzkrankheiten zu verwerten.

Was versteht man unter einem Belastungs-EKG? Bei bestimmten Patienten ist die Herzfunktion im Ruhezustand normal, nicht aber bei körperlicher Belastung. Aus der Reaktion auf eine dosierte körperliche Belastung, die im Anstieg der Schlagfrequenz und in EKG-Veränderungen zum Ausdruck kommt, können Schlüsse gezogen werden, ob eine Einschränkung der körperlichen Tätigkeiten erforderlich ist.

Was ist die Echokardiographie? Das ist eine Ultraschalluntersuchung, bei der Schallwellen auf das Herz gerichtet und Echos, die von den Klappen reflektiert werden, registriert werden. Aus dem Kurvenbild können wichtige Aufschlüsse über den Gesundheitszustand des Herzmuskels und die Herzfunktion gewonnen werden. Die Untersuchung ist vollkommen risikolos.

Was sind Radionukliduntersuchungen des Herzens? Mit Radioisotopen markierte Substanzen werden in die Armvene des Patienten injiziert, und die von diesen radioaktiven Isotopen abgestrahlte Energie wird gemessen. Aus diesen Messungen kann man Aufschlüsse über Schädigungen des Herzmuskels und über die Herzfunktion erhalten. Diese Untersuchung ist leicht durchführbar und risikolos.

Was versteht man unter Herzkatheterismus? Bei der Prüfung des Herzzustandes kommt es immer wieder vor, daß die oben beschriebenen Methoden nicht genug aussagen. In solchen Fällen kann man das Herz katheterisieren. Dabei wird ein langer, dünner Plastikschlauch in ein Blutgefäß am Arm eingeführt und je nach Bedarf in eine oder mehrere Herzhöhlen vorgeschoben. Mit Hilfe dieses Katheters kann man den in den Herzhöhlen herrschenden Druck messen und Blutproben gewinnen. Diese Untersuchung kann nur von einem eigens dafür geschulten Arzt durchgeführt werden. Normalerweise wird das Herz nur katheterisiert, wenn ein chirurgischer Eingriff notwendig erscheint. (In der medizinischen Forschung spielt der Herzkatheter jedoch eine wesentliche Rolle. Wir verdanken dieser Untersuchungsmethode einen Großteil unseres Wissens über die Arbeitsweise des Herzens.)

Was versteht man unter Angiokardiographie? Die Angiokardiographie ist ein besonderes Röntgenuntersuchungsverfahren. Grundsätzlich verfolgt sie den gleichen Zweck wie der Herzkatheterismus. Sie wird auch in den gleichen Fällen verwendet, liefert aber Befunde anderer Art. Bei der Angiokardiographie wird ein schattengebendes chemisches Mittel in die Blutbahn eingespritzt. Während dieses Röntgenkontrastmittel seinen Weg durch die Herzhöhlen nimmt, werden in rascher Folge Röntgenbilder des Herzens aufgenommen.
Oft werden Herzkatheteruntersuchung (mit Druckmessung und Blutentnahme) und Angiokardiographie kombiniert. Beide Untersuchungen sind Abteilungen, die über entsprechende technische Einrichtungen und geschultes Personal verfügen, vorbehalten.

Was versteht man unter Koronarographie? Die Koronarographie oder Koronararteriographie ist ein spezielles Röntgenuntersuchungsverfahren zur Sichtbarmachung der Koronararterien (Herzkranzgefäße). Zu diesem Zweck wird ein Röntgenkontrastmittel durch einen Katheter in die Koronararterien eingespritzt, dabei werden Röntgenaufnahmen in rascher Folge oder eine Filmaufzeichnung gemacht. Diese Untersuchung ist für die Koronarchirurgie unentbehrlich.

Blutdruck

Was versteht man unter Blutdruck? Unter Blutdruck versteht man die durch das Zusammenziehen des Herzmuskels entstehende Kraft, die erforderlich ist, um den Blutkreislauf in den Blutgefäßen des Körpers ständig und in ausreichendem Maße in Gang zu halten.
Das Blut hat auf seinem kilometerlangen Weg durch enge Blutgefäße einen gewissen Widerstand zu überwinden. Da es aber immer noch einen bestimmten Druck aufweisen muß, wenn es in die Gewebe gelangt, wo der Stoffwechsel stattfindet, damit die Stoffwechselfunktion der Zellen erhalten bleibt, muß das Herz für einen bestimmten Mindestdruck des Blutes sorgen. Die Höhe des Blutdrucks hängt von der Förderleistung des Herzens und vom Strömungswiderstand ab.

Wie wird der Blutdruck gemessen? Dazu wird eine aufblasbare Gummimanschette um den Oberarm gewickelt. Diese Manschette ist an ein Druckmeßgerät angeschlossen und wird mit Luft aufgeblasen, wobei der Arzt den Arterienpuls in der Ellenbogenbeuge abhorcht. Der Luftdruck in der Manschette wird so lange erhöht, bis der Puls nicht mehr zu hören ist. Dann wird so lange Luft abgelassen, bis der Pulsschlag wieder zu hören ist. Dies ergibt den sogenannten systolischen Druck. Darauf wird nach und nach weiter Luft abgelassen, bis der Pulsschlag wieder verschwindet. Der an diesem Punkt gemessene Druck heißt diastolischer Druck. (Die Systole ist die Phase der Zusammenziehung des Herzmuskels, die Diastole die Phase der Erschlaffung.)

Wie kommt es zu einem hohen Blutdruck? Vermutlich zwingt eine Verengung der kleineren Gefäße im ganzen Körper das Herz dazu, sich kräftiger zusammenzuziehen, damit das Blut in die verschiedenen Gewebe gelangen kann. Wenn das Herz aber stärker pumpt, erhöht sich der Blutdruck.

Gibt es eine erbliche Veranlagung für Bluthochdruck (essentielle Hypertonie)? Ja, das bedeutet aber nicht, daß die Nachkommen unbedingt Hypertoniker werden, wenn ein Elternteil an hohem Blutdruck leidet.

Neigen Übergewichtige zu erhöhtem Blutdruck? Ja.

Verursachen „halbrohes" Fleisch, Salz oder scharfe Gewürze einen hohen Blutdruck? Nein.

Warum kann Bluthochdruck gefährlich werden?
a) Das Herz wird dadurch einer überdurchschnittlichen Belastung ausgesetzt. Bei anhaltender Belastung kann es zur Vergrößerung und Schädigung des Herzens kommen.
b) Die Blutgefäße unterliegen einem größeren Verschleiß, da das Blut ja unter höherem Druck durch die Gefäße strömt. Dadurch kann es zu schweren Schäden an den Blutgefäßen kommen. Dies wirkt sich wieder auf die von den betreffenden Gefäßen vorsorgten Gewebe und Organe aus. Herz, Gehirn, Nieren und Augen sind dabei besonders gefährdet.

Reagieren alle Menschen auf hohen Blutdruck gleich? Nein. Frauen vertragen einen ständig erhöhten Blutdruck viel besser als Männer. Außerdem schwanken die Reaktionen auch sehr stark von Mensch zu Mensch.

Ist hoher Blutdruck heilbar? Eigentlich nicht. Es ist aber mit modernen Medikamenten heute schon möglich, den Blutdruck unter Kontrolle zu halten und damit die Gefahr weitgehend einzuschränken.
Nicht nur entsprechende Medikamente und eine vernünftige Lebensweise, sondern auch Gewichtsabnahme und ständige Überwachung tragen wesentlich dazu bei, den Blutdruck in normalen Grenzen zu halten.

Es gibt allerdings auch andere, weniger häufige Ursachen für das Auftreten einer Hypertonie, z. B. bestimmte Geschwülste, Nierenkrankheiten und Hormonstörungen. Falls die ursächliche Krankheit entdeckt und beseitigt werden kann, ist diese Form des Hochdrucks heilbar.

Kann man einem Bluthochdruck (essentielle Hypertonie) vorbeugen? Nein. In vielen Fällen kann man den Blutdruck aber mit den oben beschriebenen Maßnahmen unter Kontrolle halten.

Wirken sich Gefühls- und Temperamentsausbrüche auf den Blutdruck aus? Ja. Bei unvernünftiger Lebensweise und übertriebenen Gefühlsausbrüchen kann sich der Blutdruck erhöhen. Man nimmt zwar nicht an, daß ein derart extremes Verhalten die Ursache eines Hochdruckleidens ist, ein bereits bestehender Hochdruck kann sich dadurch aber immerhin verschlechtern.

Ist es möglich, daß man einen hohen Blutdruck nicht merkt und sich völlig gesund fühlt? Viele Menschen leben jahrelang mit hohem Blutdruck, ohne es zu merken.

Welche Krankheitserscheinungen treten im allgemeinen bei einem hohen Blutdruck auf? Ein hoher Blutdruck ruft eigentlich keine typischen Beschwerden hervor. Kopfschmerzen und Wallungen, über die immer wieder geklagt wird, haben meist andere Ursachen.

Wie hoch ist der normale Blutdruckwert? Einen festen Normalwert gibt es nicht. Die Normalwerte für den durchschnittlichen Erwachsenen schwanken in einem recht weiten Bereich. Die obere Grenze für den systolischen Blutdruck liegt bei 150–160 mm Quecksilber, die obere Grenze für den diastolischen Druck beträgt 90–100 mm.

Was versteht man unter niedrigem Blutdruck? Bei der gewöhnlichen, sozusagen der „Wald- und Wiesenform", handelt es sich nicht um eine Krankheit, sondern lediglich um Blutdruckwerte, die im unteren Normalbereich liegen. Dies ist in der Regel ein gutes Zeichen, denn es bedeutet, daß Herz und Blutgefäße nicht überlastet sind.

Kann niedriger Blutdruck als Symptom einer echten Erkrankung auftreten? Bestimmte seltene Krankheiten gehen stets mit anhaltend niedrigem Blutdruck einher.

Führt ein niederer Blutdruck gewöhnlicher Art zu Müdigkeit und Antriebslosigkeit? Nur selten. Leider ist der niedere Blutdruck so etwas wie ein psychologischer Aufhänger geworden: viele Menschen schreiben ihm allerlei damit in keinerlei Zusammenhang stehende Beschwerden zu.

Muß man niedrigen Blutdruck behandeln? Wenn überhaupt, nur in ganz seltenen Fällen.

Kann man vorübergehend einen hohen Blutdruck haben? Ja. Durch die Aufregung und die ganze Situation bei einer Untersuchung kann der Blutdruck über den Normalwert steigen. Eine Wiederholung der Messung zu einem späteren Zeitpunkt, wenn der Patient entspannt ist, ergibt dann oft völlig normale Werte. Auch durch außergewöhnliche seelische Belastungen kann der Blutdruck mehrere Tage oder sogar Wochen erhöht sein. In der Regel wird der Druck wieder normal, sobald die Belastung nachläßt.

Angeborene Herzfehler

Welche angeborenen Herzfehler gibt es?
a) Abnorme Verbindungswege zwischen der rechten und linken Seite des Herzens, so daß Venenblut in den arteriellen Kreislauf gelangt;
b) Fehler im Bau und der Arbeitsweise der Herzklappen, die die einzelnen Herzräume voneinander trennen;
c) Fehler im Herzmuskel selbst;
d) Fehler in der Innenauskleidung und Außenhülle des Herzens.

Wodurch entstehen angeborene Herzfehler? Durch Fehlentwicklungen vor der Geburt, die auf eine Reihe noch nicht völlig geklärter Ursachen zurückzuführen sind. Auf Grund neuerer Forschungen wurde festgestellt, daß die Häufigkeit von angeborenen Herzkrankheiten größer ist, wenn die Mutter während der ersten drei Schwangerschaftsmonate an Röteln erkrankt. Man vermutet, daß auch andere während dieser Schwangerschaftsphase durchgemachte Viruserkrankungen eine Rolle spielen könnten, dafür fehlen aber noch die Beweise. Auch bestimmte Medikamente (z. B. Contergan) können nachweislich zu Herzfehlern und anderen Schädigungen des Kindes im Mutterleib führen. Es empfiehlt sich daher, während der ersten drei Schwangerschaftsmonate außer auf ärztliche Verordnung keinerlei Medikamente zu nehmen.
Angeborene Herzfehler entstehen auch durch verschiedene noch wenig geklärte Veränderungen in den Erbanlagen oder Genen.

Sind angeborene Herzfehler erblich? Meist nicht. Es gibt allerdings eine unbestrittene, wenn auch kleine Anzahl von Fällen, in denen bestimmte Herzkrankheiten nachweislich vererbt wurden.

Kann man einen Herzfehler unmittelbar nach der Geburt des Kindes feststellen? *Einige* erkennt man beim Abhorchen mit dem Hörrohr bzw. an der bläulichen Verfärbung des Neugeborenen (blaues Baby). Es gibt aber auch Herzfehler, die sich erst in späterer Kindheit oder erst beim Erwachsenen zeigen.

Wie häufig sind angeborene Herzkrankheiten? Ungefähr drei von 1000 Neugeborenen kommen mit einem Herzfehler zur Welt.

Sind angeborene Herzfehler schwerwiegende Störungen? Ja, denn sie beeinträchtigen oft die Herzleistung und den Kreislauf, und die Gewebe erhalten nicht genügend Sauerstoff.

Was ist ein „blaues Baby"? Ein Neugeborenes, bei dem sauerstoffarmes Venenblut aus dem Einströmungsteil des Herzens direkt in den Ausströmungsteil des Herzens gelangt, ohne vorher durch die Lungen gepumpt und dort mit Sauerstoff angereichert zu werden.

Kann man angeborene Herzfehler heilen? In den letzten Jahren wurden in der chirurgischen Behandlung dieser Erkrankungen enorme Fortschritte erzielt, so daß es heute möglich geworden ist, einige Herzfehler durch chirurgische Eingriffe zu heilen. Bei anderen ist zumindest eine deutliche Besserung zu erzielen (siehe auch den Abschnitt über die Herzchirurgie in diesem Kapitel).

Erkrankungen der Herzkranzgefäße

Was sind Herzkranzgefäße? Die Herzkranzgefäße oder Koronararterien durchziehen die Herzwand und ernähren den Herzmuskel. Sie sind die ersten Gefäße, die von der Körperhauptschlagader, der Aorta, nach deren Abgang aus dem Herzen abzweigen.

Was versteht man unter Koronarerkrankungen? Alle Störungen der den Herzmuskel versorgenden Blutgefäße, die die Durchblutung des Herzmuskels, der bei seiner unausgesetzten Arbeit enorme Energiemengen verbraucht und daher verständlicherweise ausreichend mit Blut versorgt werden muß, beeinträchtigt.

Was ist die häufigste Ursache einer Herzkranzgefäßerkrankung? Die Arteriosklerose, die sogenannte Arterienverkalkung.

Was versteht man unter Koronarinsuffizienz und Angina pectoris? Wenn wesentlich weniger Blut durch die Herzkranzgefäße fließt als normal, kann das Herz nicht mit voller Kraft arbeiten. Es gibt dann sozusagen ein Notsignal, das sich als Beklemmungsgefühl, Schmerz, Brennen oder einen Druck auf der Brust (meist unter dem Brustbein) äußert. Der Schmerz kann aber auch in andere entferntere Körperteile ausstrahlen, z. B. in den Rücken, die Arme, den Hals, den Kiefer und den Oberbauch. Diese Schmerzen, die bei Belastung und auch unter normalen Gegebenheiten auftreten können, nennt man Angina pectoris (Herzenge). Sie klingen ab, wenn der Patient ruht und jede körperliche Anstrengung meidet.

Was versteht man unter Koronararterienverschluß und Herzinfarkt?
Mit Koronararterienverschluß bezeichnet man die vollständige Unterbrechung des Blutstromes in einem Ast der Herzkranzgefäße. Dadurch kommt es in jenem Teil des Herzmuskels, der nun nicht mehr ernährt wird, zum Untergang von Muskelgewebe: man spricht dann von einem Myokardinfarkt (Herzmuskelinfarkt). Wenn ein großer Hauptast verstopft ist, erleidet ein großer Teil des Herzmuskels Schaden; wenn nur ein kleiner Nebenast verlegt ist, bleibt der Schaden auf einen kleinen Muskelanteil begrenzt. Der Laie kennt diesen Zustand als Herzattacke oder Herzanfall.

Wodurch wird ein Koronarverschluß verursacht? Meist sind die Herzkranzgefäße durch ein Blutgerinnsel verstopft. Man spricht dann von einer Koronarthrombose. Eine derartige Verstopfung der Kranzgefäße tritt in der Regel an einer Stelle auf, die bereits arteriosklerotisch geschädigt ist.

Was entscheidet das Schicksal eines Patienten mit einem Herzinfarkt?
a) Das Ausmaß eines früheren Herzschadens;
b) die Größe des durch den Koronarverschluß geschädigten Herzmuskelanteiles;
c) das Ausmaß des verbleibenden normalen Herzmuskels;
d) die Möglichkeit einer Ausbreitung des Koronarverschlusses auf andere Äste der Herzkranzgefäße;
e) das Auftreten von Rhythmusstörungen des Herzens;
f) die Bildung von Blutgerinnseln an der Innenwand des Herzens, die abreißen und in andere Körperteile geschwemmt werden können;
g) ein eventuelles Einreißen der geschwächten Herzwand.

Wie groß sind die Heilungsaussichten beim ersten Herzinfarkt? Ungefähr 4 von 5 Patienten überstehen den ersten Anfall.

Wie wirken sich Koronarinsuffizienz oder Angina pectoris auf den allgemeinen Zustand des Patienten aus? Als Angina pectoris (Herzenge) bezeichnet man den bei einer Koronarinsuffizienz, einer Mangeldurchblutung der Kranzgefäße, auftretenden beklemmenden Brustschmerz. Angina pectoris und Koronarinsuffizienz können sehr unterschiedliche Schweregrade aufweisen. Leichte Fälle schließen nur die allerschwerste körperliche Anstrengung aus, während schwere Fälle den Patienten praktisch zur völligen Untätigkeit zwingen.

Bekommen alle an einer Angina pectoris Leidenden einmal einen Koronarverschluß? Nein, allerdings sind sie entschieden für Herzinfarkte anfälliger.

Können an Angina pectoris Leidende ein normales Alter erreichen? Ja. Die Lebenserwartung hängt jedoch von vielen von Patient zu Patient verschiedenen Faktoren ab.

Kann man Angina-pectoris-Anfällen vorbeugen? Bis zu einem gewissen Grad ja. Bei geregeltem Leben ohne einem Übermaß an Arbeit und Aufregungen und bei Einnahme bestimmter Medikamente kann man Angina-pectoris-Anfälle in Grenzen halten und in manchen Fällen sogar vor vornherein unterbinden.

Kann man Herzkranzgefäßerkrankungen chirurgisch behandeln? Ja. In zahlreichen Fällen wurden mit einer Koronar-Bypass-Operation gute Erfolge bei Koronarerkrankungen erzielt. Außerdem ist eine Operation erfolgversprechend, bei der die Durchgängigkeit einer verlegten Koronararterie durch Ausräumung der arteriosklerotischen Plaques wiederhergestellt wird.

Wie behandelt man einen Herzinfarkt? Im Vordergrund steht die ununterbrochene genaue Überwachung der Herztätigkeit, damit das Auftreten von kardialen Arrhythmien (Unregelmäßigkeiten des Herzschlags) sofort erkannt und eine entsprechende Behandlung eingeleitet werden kann. In den ersten Tagen nach dem Anfall wird Sauerstoff zugeführt. Früher hat man während der akuten Phase eines Herzinfarkts gerinnungshemmende Medikamente verabreicht, heute werden diese Medikamente der Langzeitnachbehandlung nach Abklingen der akuten Attacke vorbehalten. Im Bedarfsfall erhält der Patient herzstärkende Mittel wie Digitalis sowie Medikamente zur Behebung von Arrhythmien. Die Gabe von schmerzstillenden Mitteln ist ebenfalls ein wichtiges Glied in der Behandlung.

Warum sind Bettruhe und Einschränkung der körperlichen Tätigkeit wichtig? Je weniger man tut, desto geringer ist die Arbeit, die das Herz leisten muß, um den Kreislauf in Gang zu halten. Man glaubt gar nicht, wie groß der Unterschied in der Energie ist, die das Herz bei völliger Ruhe und bei normaler Tätigkeit verbraucht.

Wie lange muß man bei einem Herzinfarkt liegen? Das hängt vom Ausmaß und vom Verlauf der Krankheit ab. Wenn kein Schock, keine Herzschwäche und keine ernsten Herzrhythmusstörungen bestehen, kann der Patient nach einer Woche das Bett verlassen.

Wie lange muß man bei einem Herzinfarkt im Krankenhaus bleiben? Der durchschnittliche Krankenhausaufenthalt beträgt in unkomplizierten Fällen etwa 3 Wochen.

Wie lange darf man nach einem Herzinfarkt nicht arbeiten? Meist kann man durchschnittlich drei Monate nach dem Anfall wieder zu arbeiten beginnen. Man soll sich dabei aber nicht mit voller Kraft in die Arbeit stürzen, sondern seine Leistung erst allmählich steigern. Bei sehr anstrengenden Berufen ist eine berufliche Veränderung geboten. Die meisten Menschen *können und sollen* sogar nach dem Infarkt wieder arbeiten, sie müssen allerdings seelische und körperliche Überlastungen meiden.

Wie hoch ist der Prozentsatz der Herzinfarktpatienten, bei denen eine völlige Wiederherstellung mit entsprechender Arbeitsfähigkeit eintritt? Laut statistischen Angaben tritt bei den meisten Patienten nach einem Herzanfall eine völlige Wiederherstellung ein, die sie befähigt, wieder ihrem normalen Beruf nachzugehen.

Was versteht man unter Antikoagulantien? Chemische Verbindungen, die die normale Gerinnungsfähigkeit des Blutes herabsetzen. (Darunter sind Heparin und Dikumarol die am häufigsten verwendeten Medikamente.)

Warum verwendet man gerinnungshemmende Mittel zur Behandlung der Koronarthrombose?
a) Um der Ausbreitung eines in einer Arterie gebildeten Blutgerinnsels und damit einer weiteren Beeinträchtigung der Herzmuskeldurchblutung vorzubeugen;
b) um die Bildung eines Blutgerinnsels an der Herzinnenwand und in den Beinvenen zu verhindern. Diese Gerinnsel können sich nämlich losreißen und werden dann mit dem Blutstrom in andere Gefäße getragen (Embolie).

Kann man Herzattacken voraussagen? Nicht immer. Sie treten oft ohne Vorwarnung bei Menschen auf, die augenscheinlich gesund sind und deren Elektrokardiogramm noch unmittelbar vor dem Anfall völlig normal war. Es gibt allerdings auch Fälle, in denen einem akuten Anfall Alarmzeichen wie Brustschmerzen Wochen und Monate vorangehen.

Zeigen regelmäßige elektrokardiographische Untersuchungen schon im voraus an, daß ein Herzinfarkt möglicherweise bevorsteht? Nur selten und nicht verläßlich.

In welchem Alter ist man für einen Herzinfarkt besonders anfällig? Zwischen 40 und 60 Jahren.

Kann man nach einem Herzinfarkt noch viele Jahre weiterleben? Ja. Selbst nach schweren Herzanfällen kann man oft noch 25–30 Jahre und mehr leben.

Sind Männer für Herzinfarkte anfälliger als Frauen? Ja. Die Neigung zu Herzkranzgefäßerkrankungen bei Männern ist dreimal so groß wie bei Frauen. Nach dem fünfzigsten Lebensjahr steigt allerdings die Häufigkeit von Koronarthrombosen bei Frauen deutlich an.

Gibt es eine erbliche Veranlagung zu Erkrankungen der Herzkranzgefäße? Eine erbliche Veranlagung scheint in manchen Fällen zwar gegeben zu sein, ist aber nicht als ausschließliche Ursache der Krankheit anzusehen.

Spielen seelische Belastungen beim Auftreten eines Herzinfarkts eine Rolle? Seelische Belastungen können zur Entstehung von Herzanfällen beitragen, sind in der Regel aber nicht die einzige und auch nicht die Hauptursache.

Hat körperliche Anstrengung unmittelbar oder auf lange Sicht einen Einfluß auf das Auftreten von Kranzgefäßerkrankungen? Im allgemeinen spielen körperliche Anstrengungen beim Zustandekommen von Herzanfällen keine wesentliche Rolle. Es gibt allerdings Fälle, in denen Herzattacken unmittelbar während bzw. kurz nach schwerer körperlicher Anstrengung auftreten. In diesen Fällen liegt wahrscheinlich bereits eine unbemerkt gebliebene Kranzgefäßerkrankung vor, wodurch eine gewisse Bereitschaft für eine Herzattacke von vornherein gegeben ist.

Was fördert die Bereitschaft zu Kranzgefäßerkrankungen? Zuckerkrankheit, Bluthochdruck, ein hoher Cholesterinspiegel im Blut, Fettleibigkeit und starkes Rauchen. (Cholesterin ist ein Bestandteil des Fettstoffwechsels des Körpers, der in tierischen Nahrungsmittelfetten vorkommt.)

Welchen Einfluß hat die Ernährung auf Kranzgefäßkrankheiten? Eine Anzahl von Bestandteilen in unserer Nahrung wurde als Mitfaktor für das Auftreten von Kranzgefäßerkrankungen verantwortlich gemacht, so zum Beispiel die aus Fleisch und Molkereiprodukten wie Milch und Rahm stammenden gesättigten Fettsäuren, gewöhnlicher Speisezucker oder Saccharose und Nahrungsmittel mit einem hohen Cholesteringehalt.

Welchen Einfluß hat das Rauchen auf Erkrankungen der Herzkranzgefäße? Man ist sich heute allgemein darin einig, daß bei sonst gleichen Bedingungen Herzkranzgefäßerkrankungen mit um so größerer Wahrscheinlichkeit auftreten, je stärker man raucht. Es steht jedenfalls fest, daß man bei bereits bestehender Erkrankung der Herzkranzgefäße das Rauchen völlig aufgeben soll.

Unregelmäßige Schlagfolge des Herzens (Arrhythmie)

Wieso schlägt das Herz eigentlich ständig? Das normale Herz schlägt rhythmisch und automatisch, es bildet selbst regelmäßig und spontan immer wieder von neuem den Reiz, der jeden einzelnen Herzschlag auslöst: neben seiner Arbeitsmuskulatur enthält das Herz an bestimmten Stellen besondere, sog. spezifische Muskelzellen, die die Fähigkeit haben, Reize zu erzeugen und weiterzuleiten. In ihrer Gesamtheit stellen sie das Reizbildungs- und Reizleitungssystem des Herzens dar. Eine größere Anhäufung dieser Zellen im Vorhofbereich bildet den sog. Sinusknoten, von ihm gehen normalerweise die Impulse zu den rhythmischen Zusammenziehungen des Herzens aus; er wird daher als Schrittmacher des Herzens bezeichnet. Die Erregungswelle durchläuft zunächst die Vorhöfe und wird dann auf die Herzkammern übergeleitet, so daß sich die Vorhöfe etwas früher als die Kammern zusammenziehen, wie es ja für die zweckmäßige Arbeitsweise des Herzens nötig ist. Auch von den übrigen Teilen des spezifischen Muskelsystems gehen Reize aus, die jedoch unter normalen Verhältnissen durch die schnellere Tätigkeit des Sinusknotens unterdrückt werden.

Was versteht man unter Arrhythmie? Eine unregelmäßige Herzschlagfolge. Es gibt eine Vielzahl von Störungen, die entweder im Sinusknoten selbst liegen oder auf einer krankhaft gesteigerten Reizbildungstätigkeit der übrigen Teile des spezifischen Systems beruhen oder solche, bei denen die Reizleitung bzw. die Überleitung der Erregung von den Vorhöfen auf die Kammern beeinträchtigt ist; gerade über diese Veränderungen gibt uns das EKG sehr genau Auskunft.

Wodurch entsteht eine Arrhythmie? Manchen Fällen liegt eine echte Herzkrankheit zugrunde. Arrhythmien treten allerdings auch bei einem normalen Herzen auf, das aus irgendeinem Grund sozusagen „aus dem Takt gerät". In der Regel kann der Arzt genau feststellen, wodurch Arrhythmien zustande kommen.

Beeinträchtigen Rhythmusstörungen die Leistungsfähigkeit des Herzens? Ein gelegentlich auftretender außertourlicher Schlag, eine sogenannte Extrasystole, wirkt sich kaum auf die Herzleistung aus. Andere Rhythmusstörungen können jedoch zu einer schwerwiegenden Beeinträchtigung des Kreislaufs führen.

Sind Rhythmusstörungen heilbar? Die Mehrzahl der Fälle spricht auf eine Behandlung mit bestimmten Herzmitteln gut an.

Was ist die Ursache, wenn „der Herzschlag aussetzt" oder das Herz „stolpert"? Dieses eigentümliche Gefühl in der Brust, das der Patient als Flattern, Stoß, Poltern oder als plötzliches Herunterfallen oder

Stehenbleiben des Herzens spürt, beruht auf einer sogenannten Extrasystole: das ist ein fallweise auftretender, unregelmäßig einfallender Schlag. Dem vorzeitig einsetzenden Extraschlag folgt oft eine kleine Pause bis zum nächsten normalen Schlag, die die lästige Empfindung auslöst, daß das Herz aussetzt.

Welche Folgen hat das Herzstolpern? In der überwiegenden Mehrzahl der Fälle hat ein vorzeitiger Extraschlag des Herzens überhaupt keine ernstzunehmenden Folgen, er wird aber oft als unangenehm empfunden.

Wodurch kommt es zum Herzstolpern? Extrasystolen haben verschiedene Ursachen, darunter Erschöpfung, unbedachtes Einnehmen von Medikamenten, Nervosität, Reizbarkeit, akute Infektion usw. Starker Kaffee, Tabak und bestimmte Anregungs-, Rausch- und Suchtmittel lösen sehr häufig Extrasystolen aus. Seltener sind sie auf eine Herzkrankheit zurückzuführen.

Sportlerherz

Was versteht man unter einem „Sportlerherz?" Von einem Sportlerherz sprach man fälschlicherweise oft bei Menschen mit vergrößertem Herzen, die aktiv Sport betrieben und sich dabei überanstrengt hatten. Man ist allerdings heute zu der Ansicht gelangt, daß das Herz bei diesen Menschen von Anfang an nicht ganz gesund war. Für die Annahme, daß aktive Sportausübung bei normalem Herzen zu einer Herzkrankheit führen könnte, fehlen gesicherte Beweise. Gesichert ist jedoch das große, gesunde Herz des Leistungssportlers.

Herzklopfen

Was versteht man unter Herzklopfen (Palpitationen)? Diesen laienhaften Ausdruck verwendet man oft für einen dem Patienten bewußt werdenden raschen und außergewöhnlichen starken Herzschlag. Gelegentlich tritt Herzklopfen im Zusammenhang mit einer unregelmäßigen Herzschlagfolge auf.

Bedeutet Herzklopfen, daß man herzkrank ist? Für gewöhnlich nicht. Es stellt sich meist bei Menschen ein, die unter starken Spannungen und Angstzuständen leiden.

Paroxysmale Tachykardie

Was versteht man unter paroxysmaler Tachykardie? Von paroxysmaler Tachykardie oder anfallsweisem Herzjagen spricht man, wenn der Herzschlag plötzlich und unvermittelt in einen anderen, meist sehr schnellen Rhythmus übergeht. Diese Anfälle treten in der Regel plötzlich und ohne Vorwarnung in mehr oder minder großen Zeitabständen auf.

Wie lange dauern solche Anfälle? Von einigen Minuten bis zu mehreren Tagen.

Treten solche Anfälle nur bei Herzkranken auf? Nein. Das Herz ist dabei oft völlig gesund.

Wodurch kommt es zur paroxysmalen Tachykardie?
a) Bei organischen Herzkrankheiten liegt die Ursache in der Regel in einer Erkrankung der „Reizbildungszentren".
b) Beim gesunden Herzen ist die Ursache meist ungeklärt.

Wie behandelt man eine paroxysmale Tachykardie? Man kann sie in der Regel durch Medikamente, z. B. Chinidin, zum Abklingen bringen. Gelegentlich stellt die Verwendung eines Defibrillators, der mit einem „Stromschock" die abnorme Reizbildung ausschaltet, die Behandlung der Wahl dar.

Herzblock

Was versteht man unter Herzblock? Von totalem Herzblock spricht man, wenn der das Zusammenziehen des Herzens einleitende elektrische Impuls aus dem Vorhof nicht in die Herzkammer weitergeleitet wird. Dies kann zu völligem Herzstillstand, Aussetzung des Herzschlags und zum Tod führen oder zu lediglich vorübergehendem Herzstillstand mit Bewußtseinsverlust und schlaganfallartigen Erscheinungen. Es kommt aber auch vor, daß die Herzkammern selbst die Reizbildung übernehmen und unabhängig vom Vorhof arbeiten.
Wenn nur jeder zweite oder dritte Impuls nicht vom Vorhof in die Kammer übergeleitet wird, spricht man von einem teilweisen (partiellen) Block, der weit weniger dramatische Folgen hat als der totale Herzblock.
Beim sogenannten Schenkelblock liegt die Leitungsstörung erst in den Herzkammern selbst; in diesem Fall bleibt die Herzschlagfolge als solche unbeeinflußt und die Herzfunktion wird kaum beeinträchtigt.

Tritt ein Herzblock in der Regel im Zusammenhang mit einer Herzkrankheit auf? Ja.

Wie kommt man im allgemeinen zur Diagnose eines Herzblocks? Anhand der Untersuchung des Herzens und mit Hilfe elektrokardiographischer Befunde, die die Diagnose erhärten.

Kann man mit einem Herzblock leben? Dies hängt von der Schwere des Blocks ab. Ein solcher Patient ist ständig von der Möglichkeit bedroht, daß die Herzkammern überhaupt zu schlagen aufhören oder daß eine Störung ihrer Tätigkeit zu einem lebensbedrohlichen Zustand führt.

Was kann man tun, wenn der Herzblock lebensgefährlich wird? Man kann dem Patienten chirurgisch ein elektronisches Gerät einsetzen. Dieses Gerät, der sogenannte Schrittmacher, wird entweder für eine bestimmte Zeit eingesetzt oder verbleibt dauernd im Körper und regt die Herzkammern elektrisch zu regelmäßigem und kräftigem Schlagen an.

Vorhofflimmern

Was versteht man unter Vorhofflimmern? Von Vorhofflimmern spricht man bei einer außerordentlich raschen und unregelmäßigen Vorhoftätigkeit mit regelloser Reizüberleitung auf die Herzkammern, wodurch eine gänzlich unregelmäßige Herzschlagfolge, eine sogenannte absolute Arrhythmie, entsteht.

Wodurch kommt es zum Vorhofflimmern? Vorhofflimmern tritt meist bei lange bestehenden, rheumatisch bedingten Herzklappenfehlern, bei arteriosklerotisch bedingten Herzleiden und bei Hyperthyreose (Schilddrüsenüberfunktion) auf.

Welche Folgen hat das Vorhofflimmern? Ein unregelmäßig schlagendes Herz ist meist nicht so leistungsfähig wie ein regelmäßig schlagendes und kann daher den Kreislauf nicht richtig in Gang halten.

Welche Komplikationen können sich bei chronischem Vorhofflimmern einstellen?
a) Da sich das Herz zu rasch und in unregelmäßiger Folge zusammenzieht, ist seine Förderleistung geringer, und es kann zum Herzversagen (Herzdekompensation) kommen.
b) Bei Vorhofflimmern besteht die Gefahr der Bildung von Blutgerinnseln an der Herzinnenwand. Wenn diese Blutgerinnsel abreißen und in

andere Organe verschleppt werden, verursachen sie dort schwere Schäden (Embolie).

Kann man bei Patienten mit Vorhofflimmern die normale Herzschlagfolge wiederherstellen? Dies läßt sich in vielen Fällen mit Hilfe von Medikamenten oder einem Defibrillator bewerkstelligen. Der Erfolg ist aber oftmals nur vorübergehend, und nach einiger Zeit stellt sich das Vorhofflimmern wieder ein.

Herzgeräusche

Was versteht man unter einem Herzgeräusch? Ein Geräusch, das den Herzschlag begleitet und meist durch Wirbelbildung an einer Klappe entsteht. Herzgeräusche sind oft, aber nicht immer krankhaft.
Die normalen Laute des Herzschlags nennt man Herztöne.

Wie kann der Arzt Herzgeräusche feststellen? Durch Abhorchen mit dem Stethoskop.

Verursachen Herzgeräusche Beschwerden? Nein. Die meisten Patienten wissen gar nicht, daß sie eines haben.

Sind alle Herzgeräusche Zeichen einer Herzkrankheit? Nein. Es gibt viele Herzgeräusche, die bei einem gesunden Herzen anzutreffen sind und die daher keine klinische Bedeutung haben.

Was versteht man unter funktionellen Herzgeräuschen? Herzgeräusche, die nicht mit einer Herzkrankheit zusammenhängen.

Was versteht man unter organischen Herzgeräuschen? Herzgeräusche, die mit einer Herzkrankheit zusammenhängen.

Kann der Arzt zwischen organischen und funktionellen Geräuschen unterscheiden? Dies ist in der Regel für den Arzt nicht besonders schwierig.
Organische und funktionelle Geräusche lassen sich im allgemeinen durch den Charakter, die Lage, die zeitliche Beziehung des Geräusches zum Herzschlag und durch andere Merkmale unterscheiden.
In Einzelfällen bleibt der Befund fraglich, so daß die Diagnose schwierig zu stellen ist.

Infektionen der Herzklappen

(bakterielle Endokarditis)

Was versteht man unter bakterieller Endokarditis? Herzklappen, die bereits durch ein rheumatisches Fieber, angeborene Herzfehler oder andere Krankheiten geschädigt sind, sind für bakterielle Infektionen besonders anfällig. Diese führen zu einer sogenannten bakteriellen Endokarditis (Herzinnenhautentzündung). Es handelt sich dabei um eine sehr ernste Komplikation, die, wenn sie nicht sofort behandelt wird, eine nicht wieder gut zu machende Zerstörung der Herzklappen zur Folge hat. Außerdem werden Bakterien mit dem Blutstrom in andere Organe verschleppt und können dort schweren Schaden anrichten.

Ist eine bakterielle Endokarditis heilbar? Die meisten Fälle können heutzutage erfolgreich behandelt werden.

Wie wird die bakterielle Endokarditis behandelt? Mit Antibiotika, die langfristig und hochdosiert gegeben werden.

Kann man einer bakteriellen Endokarditis vorbeugen? Bis zu einem gewissen Grad ja, wenn man jedwede Infektion des Körpers prompt und energisch behandelt, damit die Bakterien nicht die Gewebeschranken durchbrechen und in den Blutstrom gelangen können, um sich an einer Herzklappe anzusiedeln.

Kann man das Auftreten einer bakteriellen Endokarditis noch mit anderen Maßnahmen verhindern? Bei jedem, der einen rheumatisch bedingten Herzklappenfehler hat, muß man bei chirurgischen Eingriffen besonders vorsichtig sein. Beispielsweise selbst beim Zahnziehen muß immer vorher und nachher eine Antibiotikabehandlung erfolgen.

Herzchirurgie

Bei welchen Krankheiten des Herzens kann eine Operation helfen?
a) Bei angeborenen Herzfehlern:
1. Offener Ductus arteriosus Botalli: Dieses Gefäß, das beim Kind vor der Geburt einen Kurzschluß zwischen der Pulmonalarterie und der Aorta herstellt, da ja der Durchgang des Bluts durch die Lungen zum Zweck der Sauerstoffbeladung noch nicht erforderlich ist, schließt sich normalerweise bei der Geburt, sobald die Lungenatmung einsetzt. Bei 9% bis 13% aller Kinder bleibt dieser Verschluß aus (Abb. 97).
2. Septumdefekte: Öffnungen in den Herzscheidewänden, die eine

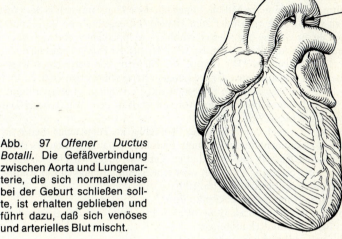

Abb. 97 *Offener Ductus Botalli.* Die Gefäßverbindung zwischen Aorta und Lungenarterie, die sich normalerweise bei der Geburt schließen sollte, ist erhalten geblieben und führt dazu, daß sich venöses und arterielles Blut mischt.

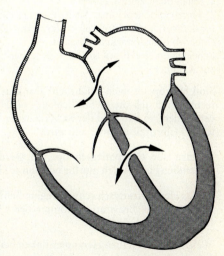

Abb. 98 *Septumdefekte.* Dargestellt ist eine abnorme Öffnung in der Scheidewand zwischen den beiden Vorhöfen und eine weitere in der Kammerscheidewand. Jeder dieser Defekte hat eine Veränderung der Strömungsverhältnisse und eine Mischung von arteriellem und venösem Blut zur Folge.

abnorme Verbindung zwischen den beiden Vorhöfen oder den beiden Kammern herstellen (Abb. 98).
3. Herzfehler, die mit einer Zyanose einhergehen („blaue Babys"): oftmals kombinierte Mißbildungen, an denen Lageanomalien der großen Gefäße, die vom oder zum Herzen führen, abnorme Verbindungen dieser Gefäße oder der Herzhöhlen, Klappenfehler und Gefäßverengungen beteiligt sein können, wie etwa bei der Fallot-Tetralogie.
4. Pulmonalstenose: Die Klappe am Übergang von der rechten Kammer zur Lungenarterie oder die Lungenarterie selbst ist verengt.
5. Aortenisthmusstenose: Es besteht eine Verengung der Körperhauptschlagader am Übergang des Aortenbogens in den absteigenden Teil der Aorta (Abb. 99).
b) Bei erworbenen Herzfehlern: Herzfehler als Folge einer rheumatischen Herzinnenhautentzündung (Endokarditis) im Rahmen des rheumatischen Fiebers mit krankhaften Veränderungen der Herzklappen, die eine Verengung (Stenose) oder eine Schlußunfähigkeit der Klappe (Insuffizienz) bewirken (Abb. 100).
c) Bei Koronararterienerkrankungen.
d) Bei Herzbeutelentzündung (Perikarditis) und ihren Folgezuständen.
e) Bei Herzwandschädigungen:
1. Stich- oder Schußwunden.
2. Herzwandaneurysma: So nennt man eine Ausbuchtung der Herzmuskelwand, die durch eine Herzwandschädigung im Anschluß an einen Myokardinfarkt bedingt ist.
f) Bei einem Herzblock infolge einer Überleitungsstörung vom Vorhof zur Kammer.

Sind Herzoperationen gefährlich? Dank der verfeinerten Operationstechnik hat sich die Gefährlichkeit von Herzoperationen bedeutend vermindert, so daß bald der Sicherheitsgrad von anderen Hauptgebieten der Chirurgie erreicht sein wird.

Können alle Herzpatienten operiert werden? Nein. Eine operative Behandlung eignet sich nur für bestimmte Herzkrankheiten.

Ist das Herz chirurgisch schwer zugänglich? Nein. Durch die operative Eröffnung des Brustraums kommt der Chirurg leicht an das Herz heran.

Welchen Erfolg haben Herzoperationen bei angeborenen Herzfehlern?
Eine Heilung kann bei fast allen Patienten mit offenem Ductus Botalli, bei annähernd 85–90 % der Aortenisthmusstenosen und bei ungefähr 75 % der blauen Babys erreicht werden. Septumdefekte können durch eine Operation am offenen Herzen unter Benutzung einer Herz-Lungen-Maschine korrigiert werden: die Öffnung wird entweder mit

Kapitel 23 Herzchirurgie 421

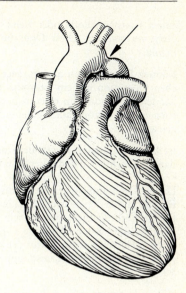

Abb. 99 *Aortenisthmusstenose*, eine angeborene abnorme Verengung der Körperhauptschlagader am Übergang vom Aortenbogen zum absteigenden Teil dieses Gefäßes.

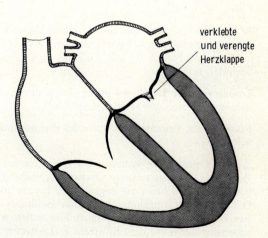

Abb. 100 *Mitralstenose*. Die Klappe zwischen linkem Vorhof und linker Kammer ist infolge entzündlicher Veränderungen im Rahmen eines rheumatischen Fiebers verengt und in ihrer Funktion geschädigt.

einem Kunststofffleck, oder wenn sie sehr klein ist, direkt mit einer Naht verschlossen. Diese Operationen haben in gut 90% der Fälle Erfolg.

Können Patienten mit angeborenen Herzfehlern nach einer erfolgreichen Operation auf ein halbwegs normales Leben hoffen? Ja. Viele Kinder, die schon zum Herzkrüppel gestempelt waren, können heute nach einer Herzoperation einem annähernd normalen Leben entgegensehen.

Ist bei angeborenen Herzfehlern nach der operativen Korrektur oft damit zu rechnen, daß die Veränderungen wiederkommen? Nein.

Haben Operationen bei rheumatisch bedingten Herzklappenfehlern Erfolg? Ja. Bei den meisten Herzklappenfehlern kann mit einer Operation außerordentlich viel erreicht werden. Es liegen heute bereits Berichte über zahlreiche Fälle vor, bei denen durch Operation am offenen Herzen eine Korrektur der krankhaft veränderten Klappe oder ein Ersatz durch eine Kunstklappe vorgenommen worden ist (Abb. 101).

Wie viele der operierten Patienten mit rheumatisch bedingten Herzklappenfehlern überleben? Ungefähr 90–95%.

Wie oft bewirken diese Operationen eine Besserung? In fast allen Fällen.

Ist bei allen Patienten mit rheumatisch bedingten Herzklappenfehlern ein chirurgisches Eingreifen erforderlich? Nein. Die operative Behandlung beschränkt sich auf jene Fälle, die durch ihr Herzleiden schwer behindert sind.

Erhöht sich die Lebenserwartung durch die operative Behandlung rheumatisch bedingter Herzklappenfehler? Ja.

Können diese Patienten häufig wieder eine normale Lebensweise aufnehmen? Ja.

Welche Operationen kommen bei Koronararterienerkrankungen in Betracht? Man hat mehrere Operationsverfahren ausgearbeitet. Am häufigsten wird heute ein sogenannter Bypass angelegt (Abb. 102). Dabei wird zur Umgehung des Gefäßverschlusses ein Stück von einer Beinvene des Patienten eingepflanzt. Eine andere Methode ist die Verpflanzung der unter dem Brustbein verlaufenden Arteria mammaria interna in den Herzmuskel. Die Erfolge der Koronar-Bypass-Operation haben dazu geführt, daß diese und andere ältere Methoden heute kaum mehr angewandt werden.

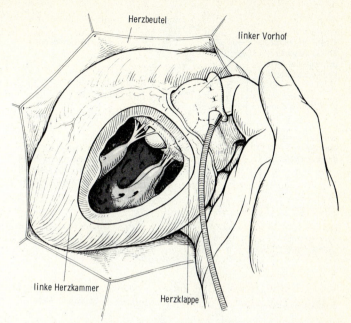

Abb. 101 *Mitrale Kommissurotomie.* Verwachsungen und Verklebungen an der verengten Mitralklappe werden bei dieser Operation stumpf mit dem Finger gesprengt. Die Klappensprengung wird in der Regel am offenen Herzen unter Sicht des Auges durchgeführt.

Man hat auch schon bei frischem Myokardinfarkt, innerhalb von 6–8 Stunden nach der akuten Attacke, Koronar-Bypass-Operationen mit Erfolg durchgeführt. Ferner hat man versucht, die Durchgängigkeit einer verengten Koronararterie durch Ausräumen der krankhaft veränderten Innenschicht wiederherzustellen (Endarteriektomie), dieses Verfahren ist aber risikoreich. Es erfordert den Einsatz einer Herz-Lungen-Maschine. Die Erweiterung einer verengten Koronararterie mit Hilfe eines Katheters ist eine neuere erfolgversprechende Methode.

Welchen Zweck erfüllt die Koronar-Bypass-Operation? Das Blut wird durch das eingepflanzte Venenstück von der Aorta (der Körperhauptschlagader, die aus dem Herzen austritt) in den Herzmuskel jenseits der Koronararterienverengung geleitet, so daß er wieder ausreichend mit Blut versorgt wird. Die arteriosklerotisch veränderte, verengte Stelle des Gefäßes, die zu wenig Blut durchläßt, wird also mit einem Nebenweg (Bypass) umgangen oder überbrückt.

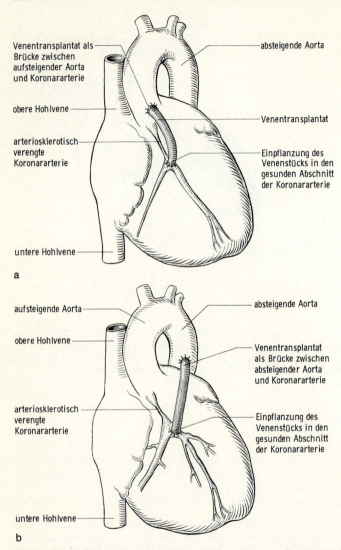

Abb. 102 *Koronar-Bypass-Operation.* Die beiden Zeichnungen zeigen Beispiele, wie ein arteriosklerotisch verengter Koronararterienabschnitt durch ein eingepflanztes Venenstück, das eine Verbindung zwischen der Aorta und dem gesunden Teil der Arterie herstellt, überbrückt werden kann.

Werden Koronar-Bypass-Operationen häufig durchgeführt? Ja. Allein in der Vereinigten Staaten werden jährlich schätzungsweise mehr als hunderttausend derartige Operationen vorgenommen.

Wird meist nur ein Bypass angelegt? Normalerweise werden mehrere Venenstücke zur Überbrückung von Verengungen in den verschiedenen Kranzarterienästen eingepflanzt, nicht selten bis zu fünf.

Wird mit der Bypassoperation oft eine Behebung der Angina pectoris – der Herzschmerzen, die so oft bei Kranzgefäßerkrankungen auftreten – erreicht? Ja. In den meisten Fällen werden die Schmerzen beseitigt.

Kann durch eine Koronar-Bypass-Operation eine Lebensverlängerung erreicht werden? Die meisten Fachleute auf diesem Gebiet sind der Ansicht, daß das Leben eines Patienten mit Kranzgefäßerkrankung durch diese Operation verlängert werden kann.

Ist nach einer Koronar-Bypass-Operation eine körperliche Belastung erlaubt? Ja. Ein entsprechend überwachtes Training ist sogar erwünscht, weil dadurch die Durchblutung des Herzmuskels gefördert wird. Übertriebene körperliche Anstrengungen und andere Belastungssituationen sind jedoch zu meiden.

Sind die Erfolge von Koronargefäßoperationen gut? In der überwiegenden Mehrzahl der Fälle sind die Ergebnisse sehr befriedigend. Allerdings kommt diese Operation für viele Patienten, die einen Myokardinfarkt durchgemacht haben, gegenwärtig nicht in Betracht.

Welche Untersuchung gibt dem Chirurgen Aufschluß über den Zustand der Koronararterien? Die Koronarographie. Das ist ein spezielles Röntgenuntersuchungsverfahren, bei dem die Koronararterien mit Hilfe eines Katheters mit Röntgenkontrastmittel gefüllt und damit sichtbar gemacht werden.

Wie erfolgt die Schmerzausschaltung bei Herzoperationen? Mit einer Inhalationsnarkose (Intubationsverfahren).

Wo wird der Hautschnitt bei Herzoperationen angelegt? In einem Zwischenrippenraum der linken Brustseite.

Gibt es heute Methoden, die es erlauben, das Herz während der Operation aus dem Kreislauf auszuschalten? Ja. Man hat Herzpumpen entwickelt, die an Stelle des Herzens den Kreislauf während der Herzoperation in Gang halten können. Das erlaubt es dem Chirurgen, das Herz zu eröffnen und unter direkter Sicht in einem blutleeren Operationsgebiet zu arbeiten.

Was versteht man in der Herzchirurgie unter „Hypothermie"? Man spricht von Hypothermie oder „künstlichem Winterschlaf", wenn der Körper des Patienten so unterkühlt wird, daß sich die Herztätigkeit bedeutend verlangsamt. Dadurch kann der Chirurg an einem ruhigeren Herzen bei stark herabgesetzter Durchblutung operieren.

Wann wird der Arzt eine Herzoperation empfehlen?
a) Wenn man den Eindruck hat, daß die Überlebensaussichten letztlich mit Operation größer sind als ohne Operation;
b) wenn die Krankheit zum Siechtum führt und jede nützliche Beschäftigung unmöglich macht, so daß der Kranke durch die Herzoperation die Chance bekommen möchte, ein normaleres Leben zu führen;
c) wenn die Herzoperation eine vertretbare Chance für die Heilung oder Besserung bietet und der Patient oder seine Familie sich des Operationsrisikos voll bewußt sind.

Dauern Herzoperationen lange? Ja. Manche Herzoperationen dauern einige Stunden.

Sind Herzoperationen schmerzhaft? Nein. Die Patienten fühlen sich in der Regel während der Rekonvaleszenz nach der Operation recht wohl.

Sind bei erfolgreich operierten Herzleiden Rückfälle zu befürchten? Nein. Der Operationserfolg ist meist von Dauer.

Sind alle Herzklappen einer Operation zugänglich? Ja. Früher wurden nur geschädigte Mitralklappen operiert. Nun sind auch schon die anderen großen Klappen – die Pulmonal-, Aorten- und Trikuspidalklappe – erfolgreich operativ korrigiert oder ersetzt worden.

Erzeugt der Chirurg manchmal während der Operation absichtlich einen Herzstillstand? Ja. Man legt das Herz manchmal vorübergehend still, um den Defekt rascher und sorgfältiger beheben zu können. Man kann das nur machen, während der Patient an die Herz-Lungen-Maschine angeschlossen ist, so daß der Blutkreislauf in Gang gehalten werden kann.

Kann man nach einer erfolgreichen Herzoperation wieder ein völlig normales Leben aufnehmen? In manchen Fällen muß sich der Patient auch nach einer außerordentlich erfolgreichen Operation körperlich schonen.

Kann eine Nachoperation vorgenommen werden, wenn das Operationsergebnis unbefriedigend ist? Ja. Viele Patienten, die in der Frühzeit der Mitralklappenoperationen wegen eines rheumatisch bedingten Mitralfehlers operiert wurden, haben einen Rückfall ihres Leidens erlitten. Sie können heute mit Erfolg neuerlich operiert werden; man kann die geschädigte Klappe am offenen Herzen unter direkter Sicht korrigieren oder durch eine künstliche Klappe ersetzen. Wenn sich ein Koronarbypass verschlossen hat, kann oft eine zweite Operation erfolgreich sein.

Herz-Intensivstation
siehe auch Kapitel 27, Intensivstation

Was ist eine Herz-Intensivstation? Im wesentlichen eine Intensivstation für Patienten mit akuten, schweren Herzstörungen. In vielen Krankenhäusern ist die Herz-Intensivstation der allgemeinen Intensivstation benachbart, und ein Teil des Personals, besonders Schwestern und technische Assistenten, betreut beide Stationen. In den meisten großen Krankenhäusern sind diese Stationen aber getrennt und unabhängig voneinander.

Werden in der Herz-Intensivstation Patienten mit allen Formen von akuten Herzstörungen aufgenommen? Ja, aber am zahlreichsten sind Patienten mit akutem Myokardinfarkt. In den meisten anderen Fällen handelt es sich um ein mehr oder minder schweres Herzversagen (Dekompensation).

Welche Herzkrankheiten können außer einem Myokardinfarkt in einer Herz-Intensivstation behandelt werden?
a) Perikarditis, eine Entzündung der äußeren Hülle des Herzens – des Herzbeutels;
b) akute Myokarditis, eine Entzündung der Muskelwand des Herzens;
c) Herzklappenerkrankungen;
d) Endokarditis, eine Entzündung der Innenhaut des Herzens;
e) Herzverletzungen;
f) nicht beeinflußbare Arrhythmien – Unregelmäßigkeiten der Herzschlagfolge.

Wie viele Betten sind in der Herz-Intensivstation? Das hängt von der Größe des Krankenhauses und vom Ausmaß der Herzoperationen ab. Je größer das Krankenhaus ist und je mehr Herzoperationen durchgeführt werden, um so mehr Betten werden natürlich in der Herz-Intensivstation gebraucht.
Ein allgemeines Krankenhaus mit 500 Betten wird 6–8 Betten in seiner Herz-Intensivstation haben.

Welche Vorteile bietet die Intensivbehandlung gegenüber der gewöhnlichen Krankenhausbehandlung? Bei keiner anderen Krankheit ist eine ununterbrochene Überwachung der Patienten so wesentlich. Änderungen in der Herztätigkeit können so plötzlich erfolgen, daß ein sofortiges Eingreifen der Ärzte und des Pflegepersonals erforderlich wird. Ein so schnelles Handeln ist nur in einer Station möglich, die Tag und Nacht ununterbrochen mit speziell ausgebildetem Personal besetzt ist.

Ist in einer Herz-Intensivstation ständig ein Arzt im Dienst und persönlich anwesend? Ja. Um lebensrettend eingreifen zu können, muß jederzeit ein Arzt zur Stelle sein.

Welche besonderen Einrichtungen sind in einer Herz-Intensivstation vorhanden?
a) Ein EKG-Apparat, an den der Patient angeschlossen wird; die EKG-Kurve wird ständig auf einem Bildschirm registriert. Schon die geringsten Veränderungen im Elektrokardiogramm können von Arzt und Pflegepersonal sofort bemerkt werden, so daß augenblicklich Gegenmaßnahmen eingeleitet werden können.
b) Ein Alarmsystem zur Warnung des Personals, wenn Veränderungen im Herzschlag des Patienten oder Reizleitungsstörungen im Herzmuskel (etwa ein Herzblock oder ein Kammerflimmern) auftreten.
c) Ein Defibrillator – ein elektrisches Gerät –, mit dem das Herz durch einen „Stromschock" in einen normalen Rhythmus zurückgeführt werden kann, wenn sich eine gefährliche Rhythmusstörung entwickelt oder ein Herzstillstand eintritt.
d) Geräte und Medikamente zur Bekämpfung plötzlicher Rhythmusstörungen oder eines Herzstillstands. Dazu gehören Beatmungsgeräte, Endotrachealtubus, Geräte zur Einleitung einer Herzmassage usw.
e) Bei einem Intensivstation-Patienten wird ständig ein intravenöser Zugang aufrechterhalten, damit Medikamente jederzeit ohne Verzug direkt in die Blutbahn eingebracht werden können.
f) Katheter zur Einführung in Venen, Arterien oder in das Herz selbst.
g) Apparate zur Messung des Schlagvolumens. (Ein versagendes Herz kann den Blutkreislauf nicht mehr ausreichend in Gang halten.)
f) Geräte für die Blutentnahme zur Laboruntersuchung. Die Kontrolle der Blutgase und Blutelektrolyte ist wichtig, damit eine entsprechende Behandlung eingeleitet werden kann, wenn die Werte nicht normal sind.

Ist die Behandlung in einer Herz-Intensivstation oft lebensrettend? Ja. Unzählige Herzpatienten verdanken ihr Leben der Behandlung in einer Herz-Intensivstation.

Wovon hängt es ab, ob ein Patient aus der Herz-Intensivstation in ein gewöhnliches Krankenzimmer verlegt werden kann? Der Patient kann in ein gewöhnliches Krankenzimmer verlegt werden, wenn die Ärzte, die für seine Betreuung verantwortlich sind, feststellen, daß sein Zustand stabil ist und daß er ohne ununterbrochene Überwachung und Stützung am Leben bleiben kann. Voraussetzung dafür sind ein befriedigender Blutdruck, ein regelmäßiger Herzschlag und Anzeichen einer Besserung der Herzstörung. Bevor die Verlegung beschlossen wird, muß der Patient allerdings ein paar Tage **ohne** die stützenden Maßnahmen, die nur die Herz-Intensivstation bieten kann, in befriedigender Verfassung verbleiben.

24

Hirnanhangsdrüse

(Hypophyse)

siehe auch Kapitel 36, Nebennieren; Kapitel 38, Neurochirurgie; Kapitel 51, Schilddrüse; Abschnitt Streß im Kapitel 53

Was ist die Hirnanhangsdrüse und wo liegt sie? Die Hirnanhangsdrüse oder Hypophyse ist eine kleine endokrine Drüse von Nußgröße, die etwa 12–14 mm im Durchmesser mißt und an der Schädelbasis in einer Knochenmulde, dem sogenannten Türkensattel (Sella turcica), unter dem Gehirn liegt (Abb. 103). Sie besteht aus zwei Teilen von unterschiedlichem zelligem Aufbau, dem Vorder- und dem Hinterlappen; jeder gibt andere Hormone in die Blutbahn ab. Der Hinterlappen ist mit dem Hypothalamus verbunden, jenem Teil des Gehirns, der die Hormone erzeugt, die im Hypophysenhinterlappen gespeichert werden.

Was ist eine Drüse? Mit Drüse bezeichnet man ein Organ, das in seinen spezialisierten Zellen einen bestimmten, für die einzelne Drüsenart charakteristischen Stoff – ein Sekret – bildet und ausscheidet. Diesen Vorgang nennt man Sekretion.

Welche Arten von Drüsen gibt es? Man unterscheidet zwei große Gruppen:
a) Die sog. exokrinen Drüsen, die den von ihnen erzeugten Stoff durch eine Öffnung nach außen entleeren; sie besitzen dazu meist einen Ausführungsgang oder ein ganzes Gangsystem. Die Entleerung des Sekrets erfolgt an die Körperoberfläche, in den Verdauungskanal oder andere Hohlraumsysteme des Körpers. Hierher gehören die Milchdrüse, die Schleimdrüsen, die Speicheldrüsen usw., aber auch die Leber mit ihrer Gallenproduktion und die Niere, die den Harn bildet.
b) Die sog. endokrinen Drüsen oder Hormondrüsen. Sie haben keinen Ausführungsgang und geben ihr Sekret direkt in die Blutbahn ab. Die Sekrete der endokrinen Drüsen sind chemische Wirkstoffe, die Hormone, die sozusagen als Sendboten des Organismus die Tätigkeit fern gelegener Organe steuern und aufeinander abstimmen. Die einzelnen Hormondrüsen beeinflussen sich gegenseitig; dieses Wechselspiel sichert den normalen Ablauf vieler Körperfunktionen. Zu den Drüsen mit innerer Sekretion gehören u. a. Hirnanhangsdrüse, Schilddrüse, Nebenschilddrüsen, Nebennieren, Zirbeldrüse, Thymus, Eierstöcke, Hoden und der Inselapparat der Bauchspeicheldrüse.

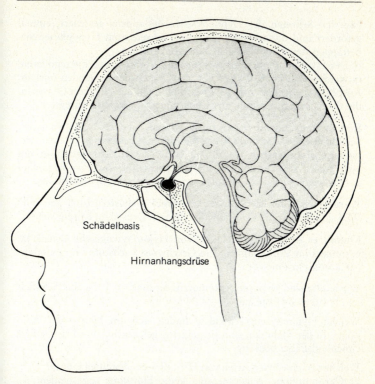

Abb. 103 *Lage der Hirnanhangsdrüse* in einer Knochenmulde der Schädelbasis, dem sogenannten „Türkensattel".

Gibt es Drüsen, die sowohl auf exokrinem als auch auf endokrinem Wege sezernieren? Ja, z. B. die Bauchspeicheldrüse; sie bildet nicht nur ein Sekret, das Verdauungsenzyme enthält und durch den Ausführungsgang in den Zwölffingerdarm gelangt, sondern auch das Hormon Insulin, das unmittelbar in das Blut übergeht. Diese nach Art und Wirkungsweise verschiedenen Sekrete werden allerdings in ganz verschiedenen Zellen erzeugt.

Welche Hormone bildet die Hirnanhangsdrüse und welche Funktionen haben diese?
a) Der Hypophysenvorderlappen erzeugt mehrere Hormone, die die Tätigkeit anderer endokriner Drüsen – der Schilddrüse, der Nebennieren, der Eierstöcke, der Hoden, der Brustdrüsen und der Bauchspeicheldrüse – beeinflussen. Die Tätigkeit der genannten Drüsen wird

von den Sekreten des Hypophysenvorderlappens gesteuert, einmal gefördert und dann wieder gehemmt. Sekrete vom Hypophysenvorderlappen steuern auch Wachstumsmechanismen.
b) Der Hypophysenhinterlappen produziert Hormone, die regulieren, in welchem Ausmaß Wasser von den Nieren ausgeschieden oder im Körper zurückgehalten wird. Er erzeugt auch das Hormon Oxytozin, das die Zusammenziehung der Gebärmuttermuskulatur anregt.

Können die anderen endokrinen Drüsen, wie etwa Nebennieren, Schilddrüse usw., auch ihrerseits die Aktivität des Hypophysenvorderlappens beeinflussen? Ja. Sobald beispielsweise die Sekretion der Nebenniere die erforderliche Höhe erreicht hat, wirkt sie hemmend auf die weitere Produktion des Hypophysenvorderlappenhormons.

Warum wird die Hypophyse manchmal „Meisterdrüse" genannt? Weil sie offenbar die Funktion aller übrigen Drüsen im Körper steuert.

Kommt es oft zur Entwicklung von Hypophysengeschwülsten? Ja, besonders im Vorderlappen. Ein Geschwulstwachstum im Hinterlappen kommt fast nie vor.

Wie häufig sind Hypophysentumoren? Sie machen 10% aller Schädel- und Hirngeschwülste aus.

Welche Hypophysengeschwülste finden sich am häufigsten? Adenome. In der Mehrzahl sind sie gutartig, gelegentlich wird eine solche Geschwulst aber bösartig.

Welche verschiedenen Arten von Hypophysenadenomen gibt es?
a) Chromophobe Adenome, die keine Hormone ausscheiden; sie machen etwa 75% aller Hypophysenadenome aus;
b) Prolaktin sezernierende Adenome;
c) Wachstumshormon sezernierende Adenome;
d) Kortikotropin sezernierende Adenome.

Welche Krankheitserscheinungen treten bei chromophoben Hypophysenadenomen auf?
a) Kopfschmerzen.
b) Sehstörungen durch Druck der Geschwulst auf den Sehnerven. Es kann eine Einschränkung des Gesichtsfelds eintreten, so daß nur mehr Gegenstände, die direkt in der Blickrichtung liegen, wahrgenommen werden.
c) Wenn die Geschwulst groß wird, kann sie auf den Rest der Hirnanhangsdrüse drücken und deren Hormonausscheidung beeinträchtigen.
d) Bei der Frau ist ein Ausfall der Regelblutungen nicht selten.
e) Beim Mann ist ein Libidoverlust (Verlust des sexuellen Verlangens) nicht selten.

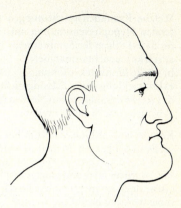

Abb. 104 *Akromegalie.*
Charakteristische Vergröberung der Gesichtszüge bei Wucherung bestimmter Zellen im Hypophysenvorderlappen.

f) Der Druck, den der wachsende Tumor erzeugt, kann zu Knochenveränderungen im Bereich der Sella turcica – der Knochenmulde, in der die Hypophyse ruht – führen, die röntgenologisch nachweisbar sind.

Welche Symptome werden von Prolaktin sezernierenden Hypophysenadenomen hervorgerufen? Eine übermäßige Prolaktinsekretion kann bei der Frau ein Aufhören der Menstruation und die Sekretion von Milch, die aus den Brustwarzen austritt, zur Folge haben.

Wie wird die Diagnose eines Prolaktin sezernierenden Tumors gestellt?
a) Durch den Nachweis eines hohen Prolaktinspiegels im Blut;
b) aufgrund des Menstruationsausfalls und der Milchsekretion der Brustdrüsen.

Welche Krankheitserscheinungen treten bei Wachstumshormon sezernierenden Hypophysentumoren auf?
a) Wenn die Geschwulst vor der Pubertät auftritt, kann ein Riesenwachstum des Kindes eintreten. Bei den meisten Menschen, die über 2,20 m groß sind, war ein solcher Tumor die Ursache des übermäßigen Längenwachstums.
b) Wenn der Tumor bei einem Erwachsenen aktiv wird, entwickelt sich eine sogenannte Akromegalie. Dabei kommt es zu Auswüchsen bestimmter Knochenpartien im Gesicht und an Händen und Füßen, zu Muskelschwäche, Zuckerkrankheit, Bluthochdruck und vorzeitiger Arteriosklerose, wenn die Geschwulst nicht entsprechend behandelt wird (Abb. 104).

Welche Krankheitserscheinungen treten bei Kortikotropin sezernierenden Hypophysentumoren auf? Es kommt zu einem Cushing-Syndrom mit folgenden Symptomen:
a) starke Gewichtszunahme;
b) starke Blutdruckerhöhung;
c) Entwicklung eines „Mondgesichts";
d) Fettansammlungen am Nacken („Büffelnacken") und Stamm;
e) blaurötliche Streifen am Bauch.

Kommt ein Cushing-Syndrom bei Frauen öfter vor als bei Männern? Ja. Es ist bei Frauen dreimal so häufig.

Wie werden Hypophysengeschwülste behandelt? Am besten chirurgisch, doch können manche Geschwülste auch mit einer Strahlentherapie wirksam beeinflußt werden.

Auf welchem Weg kann die Hirnanhangsdrüse chirurgisch erreicht werden?
a) Am häufigsten wird eine Öffnung oberhalb vom Zahnfleisch im Oberkiefer angelegt und der Zugang durch die Nasenhöhlen und die Keilbeinhöhle zum Boden der Knochenmulde, in der die Drüse ruht (der Sella turcica), benützt.
b) Wenn der Hypophysentumor sehr groß ist, muß man unter Umständen durch die geöffnete Schädeldecke eingehen, d. h. mit einer Kraniotomie.
c) In seltenen Fällen sind sowohl der Zugang vom Oberkiefer als auch die Kraniotomie notwendig, damit die ganze Geschwulst entfernt werden kann.

Wird immer die ganze Hirnanhangsdrüse entfernt, wenn eine Geschwulst besteht? Nicht unbedingt. Manchmal wird nur die Geschwulst entfernt.

Wird die Hormonsekretion beeinflußt, wenn die ganze Hirnanhangsdrüse entfernt worden ist? Ja. Es kann dann notwendig werden, diese Hormone zuzuführen, entweder in Tablettenform oder mittels Injektionen.

Wird bei der Behandlung von Hypophysengeschwülsten manchmal eine Strahlentherapie mit der Operation kombiniert? Ja, wenn die Untersuchungen nach der Operation ergeben, daß die Drüse noch immer zuviel Hormone ausscheidet.

Warum wird die Strahlenbehandlung nicht häufiger angewandt, wenn sie Hypophysengeschwülste beseitigen kann? Weil die Strahlenbehandlung oft schwere hormonale Ausfälle zur Folge hat, so daß eine lebenslängliche Hormonzufuhr zum Ersatz erforderlich wird. Überdies kann die Geschwulst mit einer Operation viel rascher entfernt werden als mit einer Strahlenbehandlung.

Werden zur Behandlung von Hypophysengeschwülsten auch manchmal Medikamente benützt? Ja. In manchen Fällen können Wachstumshormon sezernierende Tumoren und Prolaktin sezernierende Tumoren medikamentös beherrscht werden. Die Größe der Geschwulst kann damit aber nicht verringert werden.

Wie groß sind die Heilungsaussichten bei Hypophysenoperationen? Etwa 95%.

Wie lange muß man gewöhnlich im Krankenhaus bleiben? Gewöhnlich etwa 10 Tage.

Wie lange dauern derartige Operationen? 2–3 Stunden.

Kommen nach der Operation von Hypophysengeschwülsten Rückfälle vor? Ja, in einem kleinen Prozentsatz der Fälle. Es ist dann eine Strahlenbehandlung oder eine neuerliche Operation angezeigt.

Erfolgt oft eine Ausbreitung eines Hypophysentumors in andere Teile des Körpers? Nein.

Wird manchmal eine Hypophysenoperation durchgeführt, um das Wachstum eines Brustkrebses zu hemmen? Ja. Es hat sich gezeigt, daß die totale Entfernung der Hirnanhangsdrüse in bestimmten Fällen eines Brustkrebses, der zu Krebsabsiedlungen in anderen Körperregionen geführt hat, einen Rückgang des Krebswachstums bewirkt. Die Ausschaltung der Hypophyse kann auch mit einer Hypophysenstieldurchtrennung oder mit radioaktiven Substanzen erreicht werden.

Kommen auch bei Kindern Geschwülste der Hirnanhangsdrüse vor? Ja. Das sogenannte Kraniopharyngeom tritt bei Kindern auf und hat eine Unterfunktion der Hirnanhangsdrüse zur Folge.

Wie wird die Diagnose eines Kraniopharyngeoms gestellt
a) Aufgrund von Zeichen einer Unterfunktion der Drüse, besonders vor der Pubertät;
b) aufgrund von charakteristischen Veränderungen der Sella turcica im Röntgenbild.

Was ist der Diabetes insipidus? Der Diabetes insipidus ist eine Krankheit, die durch eine ungenügende Produktion von Hypophysenhinterlappenhormon, das die Wasserausscheidung der Nieren steuert, hervorgerufen wird.

Welche Symptome finden sich beim Diabetes insipidus?
a) Ständiger, übermäßiger Durst;
b) Ausscheidung riesiger Flüssigkeitsmengen durch die Nieren.

Kann der Diabetes insipidus wirksam behandelt werden? Ja. Es gibt hochwirksame Hypophysenhinterlappenpräparate, die als Injektion oder zum Aufschnupfen gegeben werden können. Der Zustand ist jedoch nicht heilbar, und der Patient muß diese Hormone für den Rest seines Lebens ständig weiter zuführen. Zusätzliche Behandlungsmöglichkeiten bieten in letzter Zeit neue chemische Mittel.

Hat der Diabetes insipidus etwas mit dem Diabetes mellitus – der Zuckerkrankheit – zu tun? Nein.

Sind Hypophysenerkrankungen verhütbar? Nein.

Gibt es außer dem Diabetes insipidus andere Prozesse, die die Hypophysenhinterlappenfunktion beeinflussen können? Ja. Verschiedene Krankheitsprozesse im Gehirn, etwa Schlaganfälle, Kopfverletzungen, Infektionen, Hydrozephalus oder Hirntumoren können Funktionsstörungen verursachen.

Kann man bei einem sonst gesunden, aber offenbar kleinwüchsigen Kind mit der Verabreichung von Hypophysenhormonen das Längenwachstum fördern? Ja, wahrscheinlich. Neuere Arbeiten, bei denen gereinigte Extrakte des Wachstumshormons aus menschlichen Hypophysen verwendet wurden, scheinen dafür zu sprechen. Allerdings ist dieses Material zur Zeit nicht allgemein erhältlich.

Gibt es erfolgversprechende Möglichkeiten zur Anregung des Wachstums, wenn ein Kind für sein Alter zu klein ist? Man muß die Ursache der Wachstumsverzögerung feststellen. Wenn eine Unterfunktion der Schilddrüse schuld ist, wird die Gabe von Schilddrüsenhormon das Kind zum Wachsen bringen. Ist die Wachstumsverzögerung durch eine unzureichende Ernährung und Vitaminzufuhr bedingt, so wird eine Normalisierung der Nahrungs-, Vitamin- und Mineralaufnahme ebenfalls das Wachstum des Kindes beschleunigen; falls schließlich der Zustand auf einer Hypophysenunterfunktion beruht, kann, wie erwähnt, Wachstumshormon verabreicht werden. Es muß aber erneut betont werden, daß das reine Wachstumshormon erst kürzlich isoliert wurde und nicht zur allgemeinen Verwendung zur Verfügung steht.

Kann man ein zu starkes Längenwachstum eines Kindes auf gefahrlose und wirksame Weise bremsen? Nein.

Gibt es Krankheitszustände, die auf einer Hypophysenunterfunktion (Hypopituitarismus) beruhen? Ja. Wenn die Unterfunktion in der

Kindheit auftritt, wird das Wachstum deutlich verzögert. Davon betroffene Kinder bleiben klein, aber gut proportioniert. Sie behalten ihr ganzes Leben lang ein kindliches Aussehen. Auf dieser Krankheit beruht der Zwergwuchs der „Liliputaner", die man oft im Zirkus sieht.

Wenn die Unterfunktion der Hypophyse im Erwachsenenalter einsetzt, kann sie die Körpergröße nicht mehr beeinflussen, führt aber zu einer Funktionshemmung aller übrigen endokrinen Drüsen – wie etwa der Schilddrüse, der Nebennieren, der Eierstöcke und der Hoden.

Ist der hypophysäre Zwergwuchs erblich? Nein. Wenn hypophysäre Zwerge heiraten und Kinder bekommen, erreichen diese in der Regel eine normale Körpergröße.

Welche Symptome können noch zum Bild der Hypophysenunterfunktion gehören? Schwäche, Antriebsarmut und Teilnahmslosigkeit, Energieverlust und in manchen Fällen geistige Störungen. Die Haut nimmt ein greisenhaft faltiges Aussehen an. Es kann zum Sinken des Blutzuckers und zu Appetitlosigkeit und Gewichtsverlust kommen.

Wie wird eine Unterfunktion des Hypophysenvorderlappens behandelt? Wenn der Zustand die Folge eines Hypophysentumors ist, helfen unter Umständen Röntgenbestrahlung oder Operation. Die medikamentöse Behandlung besteht im Ersatz der fehlenden Hormone, die injiziert oder eingenommen werden.

Kann die Behandlung den ernsten Auswirkungen der Vorderlappenunterfunktion entgegenwirken? Ja, weitgehend.

25

Immunität und Impfungen

siehe auch Kapitel 3, Allergie; Kapitel 26, Infektionskrankheiten; Kapitel 30, Laboratoriumsdiagnostik; Kapitel 56, Tuberkulose

Was versteht man unter Immunität und wie kommt sie zustande? Der Organismus hat die Fähigkeit, auf das Eindringen von bestimmten Krankheitserregern oder Toxinen mit der Bildung von Schutzstoffen, sogenannten Immunkörpern oder Antikörpern, zu antworten. Fremdstoffe, die eine Antikörperbildung auslösen können, nennt man Antigene. Die Bildung der Antikörper nimmt eine gewisse Zeit in Anspruch; wenn genügend Antikörper vorhanden sind, sind sie imstande, die eindringenden Antigene unschädlich zu machen. Ein Mensch, der in seinem Blut eine ausreichende Menge von Antikörpern gegen einen bestimmten Krankheitserreger hat, wird also nicht erkranken, wenn er von diesen Erregern befallen wird. Er ist gegen sie immun. Auch wenn er nur mehr wenig Antikörper hat, braucht er nicht unbedingt zu erkranken, denn sein Körper hat schon gelernt, diese Immunkörper zu bilden und kann sie jetzt viel rascher erzeugen als ein Organismus, der zum ersten Mal mit den entsprechenden Antigenen in Berührung kommt. Diese Schutzwirkung oder Immunität ist streng spezifisch, d. h. daß jedes Antigen seinen speziellen Antikörper braucht; wenn man also gegen einen bestimmten Krankheitserreger immun ist, so bedeutet das nicht, daß man auch vor solchen, die mit ihm nahe verwandt sind, geschützt ist und natürlich schon gar nicht vor ganz andersartigen Erregern. Diese Tatsache hat eine besondere Bedeutung bei Krankheiten, die von verschiedenen Typen des gleichen Erregers ausgelöst werden können, wie es z. B. bei der Kinderlähmung der Fall ist.

Was versteht man unter aktiv erworbener Immunität? Das ist der Schutz, den man dadurch erwirbt, daß man entweder die betreffende Krankheit durchmacht oder eine Substanz (Antigen) injiziert bekommt, die den Körper zur Bildung langlebiger, schützender Antikörper anregt.

Welche Krankheiten hinterlassen eine dauernde Immunität, wenn man sie durchgemacht hat? Masern, Scharlach, Diphtherie, Röteln, Mumps, Windpocken (Schafblattern) und Keuchhusten, ferner Typhus, Pocken und Kinderlähmung.

Was versteht man unter passiv erworbener und unter angeborener Immunität? Hier bildet nicht der Körper selbst die Antikörper, sondern er erhält bereits fertige Antikörper zugeführt. Eine angeborene Immunität bringt man bei der Geburt mit, wenn die Mutter die Krankheit vorher durchgemacht hat. Die Immunkörper gehen durch den Mutterkuchen in das Blut des Kindes über. Dieser Immunschutz hält aber nur ein paar Monate an. Eine passive Immunisierung kann auch durch die Injektion von Rekonvaleszentenserum eines Menschen, der eben die Krankheit durchgemacht hat, erfolgen oder bei bestimmten Krankheiten durch die Injektion von Gammaglobulin. (Im Gammaglobulin, das aus dem Blutserum gewonnen wird, sind die Immunstoffe hauptsächlich enthalten.) Auch mit der Muttermilch wird eine begrenzte passive Immunität gegen bestimmte Krankheiten vermittelt.

Kann Gammaglobulin den Ausbruch der Krankheit bei Masern, Röteln, infektiöser Hepatitis oder Kinderlähmung wirksam verhindern, wenn Ansteckungsgefahr besteht? Leider schützt Gammaglobulin nicht oft vor der Erkrankung, es kann aber den Krankheitsverlauf mildern.

Wie lange bleibt eine passiv erworbene oder angeborene Immunität in der Regel bestehen? Etwa 3–6 Monate, in manchen Fällen sogar 9 Monate.

Warum erzeugt man überhaupt eine passive Immunität, wenn sie nur kurze Zeit anhält? Sie kann dem Patienten unter Umständen während einer um sich greifenden Epidemie Schutz bieten und ihn vielleicht so davor bewahren, die Krankheit in dieser Zeit zu bekommen.

Eignet sich Rekonvaleszentenserum zur Behandlung von Infektionskrankheiten? Im allgemeinen nicht, doch beim Keuchhusten hat es eine gewisse Wirksamkeit.

Welcher Zeitplan ist für die Immunisierung von Säuglingen am günstigsten? In der ersten Woche kann die BCG-Impfung gegen Tuberkulose erfolgen, im 3., 4. und 5. Monat die Dreifachimpfung gegen Diphtherie, Tetanus und Keuchhusten, wenn eine erhöhte Infektionsgefahr für Keuchhusten besteht, sonst nur die Diphtherie-Tetanus-Impfung im 4. und 5. Monat (Auffrischung im 18. Monat und 7. Lebensjahr), ab dem 4. Monat die Kinderlähmungsschluckimpfung dreimal im Abstand von mindestens 6 Wochen. Die Impfung gegen Masern, Mumps und Röteln ist im 14. Monat zu empfehlen. Eine Pockenschutzimpfung ist heute nicht mehr erforderlich.

Kann dieser Impfplan ohne Nachteile für das Kind abgeändert werden? Ja. Er wird oft nach dem Ermessen des Arztes im Einzelfall abgeändert.

Was sind sogenannte Auffrischimpfungen? Das sind zusätzliche Injektionen, die ein oder zwei Jahre nach der ersten Impfung verabreicht werden, um die Immunität aufrechtzuerhalten.

Wann werden die Auffrischimpfungen gegeben? Für Diphtherie und Tetanus im Alter von etwa 18 Monaten, dann bei Schuleintritt, Tetanusimpfung nochmals im 15. Lebensjahr. Die Kinderlähmungsschluckimpfung wird am besten ebenfalls im 7. und 15. Lebensjahr wiederholt. Eine Auffrischung des Rötelnimpfschutzes wird für Mädchen im 13. Lebensjahr empfohlen.

Geht die Wirkung dieser Injektionen verloren, wenn der Zwischenraum zu lange wird, weil das Kind inzwischen vielleicht krank geworden ist? Im allgemeinen nicht. Man kann die Zwischenräume einige Wochen oder sogar Monate ausdehnen, ohne die Wirkung der Impfung zu schmälern.

Darf man Impfungen gegen Infektionskrankheiten zu einem Zeitpunkt vornehmen, wenn das Kind anderweitig krank ist? Nein, man soll die Impfung verschieben, wenn das Kind eine Erkältung oder andere Krankheit hat.

Zu welchen Reaktionen kommt es nach Impfungen gegen diese Infektionskrankheiten? Gewöhnlich treten keine oder nur sehr milde Reaktionen auf. Gelegentlich beobachtet man Reizbarkeit, Fieber, Unruhe, Appetitlosigkeit oder Erbrechen. Diese Beschwerden dauern höchstens ein bis zwei Tage.

Gibt es örtliche Reaktionen an der Injektionsstelle? In manchen Fällen kommt es zu einer Rötung und Schwellung der Impfregion; das vergeht aber in ein bis zwei Tagen.

Kommt es oft vor, daß sich an der Injektionsstelle ein kleines Knötchen bildet? Ja, aber das ist bedeutungslos und verschwindet in wenigen Tagen.

Wie werden Impfreaktionen bei Kindern behandelt? Wenn nötig verschreibt der Arzt ein fiebersenkendes Mittel.

An welchem Körperteil werden die Injektionen meist gegeben? Bei Säuglingen außen am Oberschenkel, bei größeren Kindern am Oberarm.

Wer führt im allgemeinen Impfungen durch? Der Hausarzt, Kinderarzt oder Amtsarzt.

Soll man es dem Arzt berichten, wenn eine stärkere Impfreaktion auftritt? Ja. Diese Mitteilung kann einen Einfluß darauf haben, ob er die Dosis der nächsten Injektion verringert oder die Injektionserie auf vier oder fünf Einzelinjektionen statt der üblichen zwei oder drei verteilt.

Muß man manchmal gewisse Impfungen ganz weglassen? Wenn ein Kind gegen das Material, auf dem die Viren gezüchtet werden (z. B. Hühnereier), stark allergisch ist, wird man am besten vorher einen Hautallergietest durchführen.

Können Impfinjektionen schädliche Folgen haben? Nur ein oder zwei Patienten unter Millionen bekommen unter Umständen ernste Reaktionen. Die segensreichen Auswirkungen der Impfungen überwiegen aber bei weitem jede mögliche Schädigung, die sie verursachen können.

Können Allergiker geimpft werden? Ja, aber man muß eventuell kleinere Mengen bei jeder einzelnen Injektion verabreichen.

Wird bei älteren Kindern oder Erwachsenen dieser Impfplan abgeändert? Ja. Bei älteren Kindern verwendet man statt des Diphtherie-Tetanus-Keuchhusten-Impfstoffes nur mehr einen Diphtherie-Tetanus-Impfstoff. Auch bei Auffrischimpfungen größerer Kinder, die früher bereits den Dreifachimpfstoff bekommen haben, sollte nur noch gegen Diphtherie und Tetanus und nicht mehr gegen Keuchhusten nachgeimpft werden.

Schick-Test

Was ist der Schick-Test? Mit dieser Probe will man feststellen, ob ein Kind gegen Diphtherie immun ist oder eine solche Immunität durch Impfungen erworben hat. Der Schick-Test wird heute selten ausgeführt.

Wie wird der Schick-Test gemacht? Man spritzt eine kleine Menge Toxin in die Haut des Unterarms ein und liest nach 2–4 Tagen die Reaktion ab. Wenn sich an der Injektionsstelle keine Veränderung der Haut zeigt, bezeichnet man den Test als negativ und betrachtet das Kind als immun gegen Diphtherie.

Was ist ein positiver Schick-Test? Wenn die Haut einen münzengroßen Bezirk der Rötung und Schwellung aufweist, wertet man den Test als positiv; das bedeutet, daß das Kind nicht immun ist.

Hat der Schick-Test irgendwelche unangenehmen gesundheitlichen Folgen? Nein.

Was soll man tun, wenn der Schick-Test positiv ist? Das Kind sollte die komplette Impfserie gegen Diphtherie bekommen.

Tuberkulinproben

Was ist eine Tuberkulinprobe? Mit einer solchen Probe will man feststellen, ob das Kind jemals mit Tuberkelbakterien infiziert worden ist.

Welche Tuberkulosetests stehen zur Verfügung?
a) Der Intrakutantest nach Mantoux;
b) die Salbeneinreibprobe nach Moro;
c) die Pflasterprobe;
d) der Stempeltest;
Alle diese Tests sind Variationen der Tuberkulinprobe, mit der sich eine Sensibilisierung gegen Tuberkelbakterien nachweisen läßt. Die Proben sagen aus, ob im Körper bereits Keime gewesen sind, aber nicht unbedingt, ob sie dabei Schaden angerichtet haben. Das kann nur eine Lungenröntgenaufnahme zeigen.

Wie wird der Stempeltest durchgeführt? Mit einem kleinen Instrument, einem Kunststoffstäbchen mit vier kleinen Spitzen oder Zinken, die mit dem Testmaterial beschickt sind. Diese Spitzen werden ein bis zwei Sekunden auf den Unterarm gepreßt. Nach zwei Tagen sieht der Arzt nach, ob am Arm an dieser Stelle eine Schwellung aufgetreten ist.

Ist dieser Test schmerzhaft? Nein.

Was zeigt der Test? Wenn keine Schwellung da ist, ist der Test negativ. Das bedeutet, daß das Kind nicht mit Tuberkelbakterien infiziert ist.

Was macht man, wenn der Test positiv ist? In diesem Fall soll eine Röntgenaufnahme der Lungen gemacht werden, damit man sieht, ob die Tuberkelbakterien tatsächlich krankhafte Veränderungen hervorgerufen haben oder nicht. Bei einem sehr jungen Kind bedeutet ein positiver Test gewöhnlich eine aktive Tuberkulose, die der Behandlung bedarf. Das trifft bei älteren Kindern nicht zu. Eine Schutzimpfung gegen Tuberkulose läßt den Test übrigens ebenfalls positiv ausfallen.

In welchem Alter sollte eine Tuberkulinprobe durchgeführt werden? Die erste Probe kann im Alter von 12 Monaten gemacht werden, nachher wiederholt man sie alle ein bis zwei Jahre. Die Früherkennung der Krankheit ist wichtig, da sie heilbar ist und mit der Behandlung eine weitere Ausbreitung in andere Organe verhindert werden kann.

Was soll mit der Familie eines Kindes, bei dem eine Tuberkulinprobe positiv ausfiel, geschehen? Die anderen Familienmitglieder sollen durchuntersucht werden, damit man die Gewähr hat, daß niemand an Tuberkulose leidet.

Pockenschutzimpfung

Ist die Pockenschutzimpfung noch vorgeschrieben? Nein, die allgemeine Impfpflicht wurde aufgehoben, weil die Pocken heute praktisch ausgerottet sind.
Ein Impfzeugnis wird bei der Einreise nur mehr in ganz wenigen Ländern verlangt.

Wie wird die Pockenschutzimpfung durchgeführt? Mit einem Impfmesserchen, das mit dem Impfstoff benetzt ist, werden mindestens zwei kleine oberflächliche Einschnitte in die Haut gemacht.

Kann man durch die Pockenschutzimpfung die Pocken bekommen? Nein.

Wo wird die Pockenschutzimpfung am besten gemacht? Am besten impft man an der Außenseite des Oberarms in Schulternähe; gewöhnlich nimmt man den rechten Arm.

Kann man auch am Oberschenkel impfen? Ja, aber hier besteht eine größere Gefahr der Verunreinigung mit Stuhl oder Harn.

Gibt es nach der Pockenimpfung eine Sofortreaktion? Nein.

Wann beginnt die positive Reaktion auf die Pockenschutzimpfung? Nach vier bis fünf Tagen erscheint ein roter Fleck, der sich ausbreitet und schließlich ein Bläschen bildet. Um den achten bis neunten Tag ist diese Blase, die sogenannte Impfpustel, ziemlich groß und von einem breiten, roten Hof umgeben. Danach trocknet die Blase ein und hinterläßt eine Kruste. Die Rötung beginnt zurückzugehen und schwindet ungefähr zwei Wochen nach der Impfung.

Geht die Pockenschutzimpfung mit Fieber und anderen Krankheitserscheinungen einher? Ja, während der zweiten Woche, wenn die Impfreaktion ihren Höhepunkt erreicht. Während dieser Zeit können Temperaturen bis zu 39 °C oder 40 °C gemessen werden.

Wie wird die Impfreaktion behandelt? Es empfiehlt sich, ein fiebersenkendes Mittel in der vom Arzt angegebenen Dosierung zu geben. Wenn die Temperatur hoch ist, kann man kalte Abwaschungen vornehmen.

Kann eine starke Impfreaktion auch noch andere Erscheinungen hervorrufen? Ja. Es kann zu einer Lymphknotenschwellung in der Achselhöhle nahe der Impfstelle kommen. Das bedeutet nicht unbedingt, daß eine Eiterinfektion eingetreten ist.

Sollte man den Arzt beiziehen, wenn eine Pockenimpfstelle ganz besonders stark gerötet, geschwollen und schmerzhaft ist? Ja.

Kann man nach einer Pockenimpfung einen Hautausschlag bekommen? In einem kleinen Prozentsatz der Fälle tritt ein leichter Ausschlag auf. Er schwindet mit dem Rückgang der Reaktion.

Muß auf der Impfstelle unbedingt ein Verband getragen werden? Nein, ohne Verband ist es sogar besser. Bei unruhigen Kindern kann allerdings ein lockerer Gazeschutzverband vorteilhaft sein; luftundurchlässige Verbände oder Kapseln sind schädlich.

Darf man die Impfstelle waschen oder baden? Nein. Man soll die Stelle lieber trocken halten, bis die Entzündung gänzlich zurückgegangen ist und eine feste Kruste gebildet wurde.

Kann man ein Kind baden und den Arm naß machen, wenn der Impfschorf trocken ist? Ja.

Bilden sich manchmal Nebenpocken? Ja. Manchmal kann eine kleine Blase neben der eigentlichen großen Impfpustel aufschießen; das ist harmlos.

Wie lange dauert es, bis der Impfschorf abfällt? Zwischen drei und vier Wochen. Am besten läßt man ihn von alleine abfallen.

Schadet es, wenn man den Impfschorf versehentlich abreibt? Nein.

Hinterläßt die Pockenschutzimpfung gewöhnlich eine große Narbe? Heutzutage ist die Narbe in der Regel ganz klein.

Was soll man tun, wenn die Pockenschutzimpfung nicht „aufgeht"? Man soll zwei bis vier Wochen nach der Erstimpfung zuwarten und dann die Impfung wiederholen, falls die Impfung aus bestimmten Gründen als notwendig erachtet wird.

Sollte man einen Säugling impfen lassen, wenn er gerade erkältet ist? Nein.

Darf man einen Säugling impfen lassen, der ein Ekzem hat? Nein. Sogar wenn ein Kind früher monate- oder jahrelang an einem Hautausschlag oder einer Hautkrankheit gelitten hat, soll die Impfung aufgeschoben werden. Ein Kind darf *nie* geimpft werden, während ein Hautausschlag besteht.

Soll man einen Säugling impfen, wenn ein anderes Kind in der Familie ein Ekzem hat? Nein. Das Virus könnte leicht von dem geimpften Säugling auf das andere Kind übertragen werden, was möglicherweise ernste Folgen hat.

Kommt es oft vor, daß eine Impfung vereitert? Nein. Das ist ein verbreiteter Irrtum.

Kann der Impfschutz bei bereits Geimpften wieder aufgefrischt werden? Ja, mit einer Wiederimpfung bei Kindern, die im Säuglingsalter erstmals geimpft wurden, üblicherweise im 12. Lebensjahr.

Läuft die Impfreaktion bei der Wiederimpfung genauso ab wie bei der Erstimpfung? Wenn noch ein voller Impfschutz vorhanden war, bleibt eine Reaktion überhaupt aus; meist kommt es zu einer wesentlich schwächeren Reaktion als bei der Erstimpfung, die auch schneller abklingt.

Können nach der Pockenschutzimpfung Krämpfe auftreten? Selten. Sie werden durch das hohe Fieber verursacht, das manchmal die Impfreaktion begleitet.

Wie groß ist die Gefahr einer Gehirnentzündung (Enzephalitis) bei der Pockenschutzimpfung? Sie kommt außerordentlich selten vor, etwa einmal bei 500 000 Impfungen.

Tritt diese Enzephalitis bei jungen Säuglingen auf? In der Regel nicht. Sie kommt öfter bei Kindern vor, die ihre Erstimpfung im Alter von über fünf Jahren erhalten. Das ist der Hauptgrund für eine Impfung im frühen Alter. Mit einer entsprechenden Vorbehandlung kann aber heute die Gefahr bei älteren Erstimpfungen stark vermindert werden.

Bekommen Erwachsene manchmal eine Enzephalitis als Folge einer Pockenwiederimpfung? Nein. Wenn die letzte Impfung bereits mehrere Jahrzehnte zurückliegt, verwendet man heute im übrigen ein besonderes Sicherheitsverfahren.

Wie wirksam ist die Pockenschutzimpfung? Wenn sie aufgegangen ist, schützt sie mehrere Jahre vollständig gegen eine Erkrankung an Pocken. Der Impfschutz kann durch Wiederimpfungen aufgefrischt werden, wovon man besonders Gebrauch macht, wenn eine Pockengefährdung besteht (bei Reisen in pockenverseuchte Gebiete, bei Pockeneinschleppung mit Epidemiegefahr für Ärzte, Pflegepersonal usw.).

Kinderlähmungsimpfung
(Polioimpfung)

Welche Impfungen gegen Kinderlähmung gibt es?
a) Die Salk-Impfung mit inaktivierten Viren; dieser Impfstoff wird in einer Serie von drei Injektionen verabreicht und kann mit der Diphtherie-Tetanus-Keuchhusten-Impfung kombiniert werden;
b) die Sabin-Impfung mit lebenden, abgeschwächten Viren, die sogenannte Schluckimpfung, ebenfalls in einer Serie. Heute wird vorwiegend die Schluckimpfung durchgeführt.
Da die Kinderlähmung durch drei verschiedene Stämme des Poliovirus hervorgerufen werden kann, ist es besonders wichtig, daß man die vollen Impfserien erhält.

Sollte man eine Polioimpfung durchführen, wenn der Impfling gerade krank ist? Nein. Man wartet am besten ab, bis er wieder ganz gesund ist.

Ist die Kinderlähmungsimpfung gefahrlos? Ja, sie ist völlig ungefährlich.

Kann man durch die Polioimpfung an Kinderlähmung erkranken? Nein!

Wie wirksam ist die Polioimpfung? Sie wird als ungemein wirkungsvoll angesehen. Die Impfung verhütet die Erkrankung bei mehr als 95 % der Geimpften. Krankheitsfälle, die trotz Impfung auftreten, verlaufen sehr mild und oft ohne Lähmungen.

Können Allergiker die Polioimpfung bekommen? Ja, bei Allergikern sind keine ernsten Nebenwirkungen aufgetreten.

Kommt es oft zu Reaktionen auf die Polioimpfung? Nein.

Sind nach der Polioimpfung besondere Vorsichtsmaßnahmen nötig? Nein.

Enthält der Polioimpfstoff Penizillin? Der Salk-Impfstoff, der injiziert wird, enthält eine kleine Menge Penizillin. Der Sabin-Schluckimpfstoff, der heute fast ausschließlich verwendet wird, enthält keines. Eine Überempfindlichkeit gegen Penizillin spielt daher bei der Schluckimpfung keine Rolle.

Darf man den Polioimpfstoff zugleich mit anderen Impfstoffen geben? Ja.

Darf man die Kinderlähmungsimpfung zu jeder Jahreszeit vornehmen? Ja.

Wie rasch entwickelt sich die Immunität nach der vollständigen Schluckimpfungsserie? Binnen einiger Wochen.

Ist nach den drei Schluckimpfungen eine Auffrischimpfung notwendig? Ja, die Impfung soll im 7. und 15. Lebensjahr wiederholt werden.

Sollen auch größere Kinder und Erwachsene gegen Kinderlähmung geimpft werden? Ja. Nur auf diese Weise kann die Bedrohung durch Kinderlähmungsepidemien gänzlich und für immer beseitigt werden.

Warum ist es so wichtig, daß die ganze Bevölkerung gegen Kinderlähmung durchgeimpft ist? Die Krankheit ist gegenwärtig durch die Impfaktionen zwar weitgehend zurückgedrängt, aber nicht ausgerottet. Einzelfälle können immer wieder vorkommen (z. B. Einschleppung durch Reisende aus Ländern mit schlechten hygienischen Verhältnissen). Wenn ein größerer Prozentsatz der Bevölkerung ungeimpft ist, könnte es dadurch zu einem Wiederaufflammen der Epidemien kommen.

Hat jemand, der bereits eine Kinderlähmung durchgemacht hat, einen Nutzen von der Impfung? Ja. Die Impfung steigert seine Immunität. Außerdem ist er vielleicht nur gegen einen einzigen Virusstamm immun; die Impfung verleiht ihm auch eine Immunität gegen die anderen Stämme.

Soll man die Polioimpfung unterlassen, wenn einem Kind demnächst die Mandeln genommen werden? Nein.

Gibt es eine Möglichkeit vor der Impfung festzustellen, ob jemand gegen Kinderlähmung immun ist? Ja, aber dieses Verfahren eignet sich nicht zum Alltagsgebrauch. Es ist eine sehr teure Untersuchung, die viel Zeit beansprucht. Außerdem gibt es nur sehr wenige Laboratorien, die für eine solche Untersuchung eingerichtet sind.

Masernimpfung

Gibt es erfolgversprechende Immunisierungsverfahren gegen Masern? Ja. Der Masernimpfstoff ist in über 90 % wirksam.

In welchem Alter sollte man die Masernimpfung vornehmen? Im 14. Lebensmonat. Auch ältere Kinder, die die Masern noch nicht gehabt haben, sollten geimpft werden, ganz gleich wie alt sie sind.

Wie wird die Masernimpfung durchgeführt? Mittels Injektion von abgeschwächten lebenden Viren.

Welche Reaktion kann auf die Masernimpfung eintreten? In etwa einem von 10 Fällen kommt es 7–12 Tage nach der Impfung zu Fieber, einem Schleimhautkatarrh im Bereich der oberen Atemwege und einem leichten Hautausschlag. In zwei bis drei Tagen sind die Kinder wieder völlig hergestellt.

Gibt es Fälle, in denen die Masernimpfung unterbleiben soll? Ja. Kinder, die gegen Eier allergisch sind, können eine schwere Reaktion bekommen. Bevor man die Impfung versucht, sollte ein Hauttest durchgeführt werden.

Was soll man tun, wenn sich eine Reaktion auf die Masernimpfung einstellt? Man kann ein, zwei Tage lang ein fiebersenkendes Mittel geben.

Wie lange hält die Immunität gegen Masern an? Dauernd.

Kann man impfen, wenn sich ein Kind, das noch keine Masern hatte, möglicherweise gerade bei einem Masernkranken angesteckt hat? Ja. Unter diesen Umständen wäre es sinnvoll, den Lebendimpfstoff zusammen mit Gammaglobulin zu geben. Auf diese Weise kann das abgeschwächte Virus die Immunität erzeugen und verhindern, daß sich das Virus, mit dem die Ansteckung erfolgte, vermehrt. Auf jeden Fall sichert das Gammaglobulin einen sehr milden Verlauf, sogar wenn das aktive Ansteckungsvirus dennoch die Vorherrschaft erlangt.

Muß man noch gegen Masern impfen, wenn ein Kind bereits Masern hatte? Nein. Wenn man sicher ist, daß das Kind die Masern durchgemacht hat, kann man mit dauernder Immunität rechnen. Sollten jedoch Zweifel bestehen, so schadet es nicht, das Kind impfen zu lassen.

Rötelnimpfung

Gibt es eine Impfung gegen Röteln? Ja. Der Rötelnimpfstoff ist sehr wirksam. Alle Kinder sowie Frauen im gebärfähigen Alter, die noch keine Röteln hatten, sollten damit geimpft werden. Frauen dürfen zur Zeit der Impfung nicht schwanger sein und müssen vor einer Schwangerschaft in den folgenden drei Monaten gewarnt werden. Der Hauptzweck der Impfung ist die Verhinderung einer Schädigung des ungeborenen Kindes (Rötelnembryopathie), die zu Augenlinsentrübung, Taubheit, Herzfehlern und anderen angeborenen Mißbildungen führen kann.

Mumpsimpfung

Gibt es einen Impfstoff gegen Mumps? Ja. Es gibt einen sehr wirksamen Mumpsimpfstoff, mit dem alle Kinder geimpft werden sollten; nur für Kinder, die gegen Eier allergisch sind, eignet er sich nicht.

Typhusimpfung

Wann ist eine Typhusimpfung sinnvoll? Wenn man sich in eine Gegend begibt, wo die Gefahr einer Ansteckung mit Typhus besteht. Das trifft besonders auf bestimmte Gebiete im Ausland zu. Geimpft werden können Kinder und Erwachsene.

Wie wird die Routine-Impfung gegen Typhus durchgeführt? Mit einer Serie von drei Injektionen in oder unter die Haut, die im Abstand von ein bis zwei Wochen verabfolgt werden, oder mit einer Schluckimpfung.

Welcher Impfstoff wird verwendet? In der Regel ein Impfstoff mit abgetöteten Typhus- und Paratyphusbakterien.

Bietet die Typhusimpfung einen wirksamen Schutz? Ja.

Gibt es Reaktionen auf die Typhusimpfung? Ja. Es können eine stärkere Rötung und Schwellung des Arms an der Injektionsstelle und mehrtägiges Fieber auftreten.

Wie wird die Reaktion auf die Typhusimpfung zweckentsprechend behandelt? Mit Bettruhe und mit fiebersenkenden Mitteln, falls es zu einem Temperaturanstieg gekommen ist.

Sind nach einer Typhusimpfung Auffrischimpfungen nötig? Ja. Wenn man sich neuerlich in ein Gebiet begibt, in dem eine Ansteckungsgefahr mit Typhus besteht, sollte man sich jedes Jahr einmal mit einer kleinen Menge Impfstoff nachimpfen lassen.

Andere Impfungen

Gibt es eine wirksame Impfung gegen Schnupfen? Nein.

Gibt es eine Impfung gegen Tuberkulose? Ja, mit dem sog. BCG-Impfstoff (siehe Kapitel 56, Tuberkulose).

Ist die Impfung gegen Tuberkulose wirkungsvoll? Darüber gehen die Meinungen sehr auseinander; in den einzelnen Ländern wird verschieden vorgegangen. Vielfach wird sie routinemäßig in der ersten Lebenswoche durchgeführt.

Wann ist eine Tuberkuloseimpfung besonders zu empfehlen? In bestimmten Situationen, wenn die Gefahr einer Ansteckung mit Tuberkulose in der Familie oder im Beruf besteht.

Gibt es eine wirksame Impfung gegen Tollwut? Ja.

Wann impft man gegen Tollwut? Wenn eine Person von irgendeinem Tier gebissen oder gekratzt wurde, bei dem Tollwutverdacht besteht, sei es Hund, Katze, Fuchs, Eichhörnchen, Kaninchen, Wolf, Ratte, usw. Es gibt aber jetzt auch eine vorbeugende Impfung, die für Personal in Tollwutlabors, Tierärzte, Jäger usw. empfehlenswert ist.

Werden Tollwutschutzimpfungen bei jedem Hundebiß durchgeführt? Nein. Es wird geimpft, wenn man weiß oder den Verdacht hat, daß der Hund tollwütig ist. Der Hund muß an einen Ort geschickt werden, wo er in Gewahrsam gehalten und untersucht werden kann, damit man beobachten kann, ob sich eine Tollwut entwickelt. Wenn sich zeigt, daß der Hund gesund ist, ist keine Impfung nötig.

Soll man impfen, wenn man das Tier, das den Biß verschuldet hat, nicht finden kann? Ja, als Sicherheitsmaßnahme.

Wie wird die Tollwutschutzimpfung ausgeführt? Der Verletzte erhält den Impfstoff sofort sowie nach 3 und 7 Tagen injiziert. Stellt sich inzwischen heraus, daß das Tier gesund ist, können weitere Injektionen unterbleiben, ansonsten werden weitere Spritzen nach einer Woche sowie 30 und 60 Tage nach der 1. Impfung verabreicht. Wird der Geimpfte innerhalb eines Jahres neuerlich durch ein tollwutverdächtiges Tier verletzt, ist nur eine Auffrischimpfung notwendig; erfolgt die Verletzung später, sind mehrere Spritzen erforderlich.
Eine vorbeugende Impfung für Personen, die in höherem Maße der Gefahr einer Tollwutinfektion ausgesetzt sind, etwa Personal in Tollwutlabors, Tierärzte, Jäger und Landwirte in verseuchten Gebieten, u. U. Entwicklungshelfer usw., erfolgt entweder als Schnellimmunisierung mit Impfstoffinjektionen an den Tagen 0, 3, 7, 21, ansonsten an den Tagen 0, 28, 56 oder 0, 56 und nach 6 Monaten. Auffrischimpfungen werden nach einem Jahr und dann alle 3 Jahre durchgeführt.

Kann die Tollwut wirksam behandelt werden, wenn sie bereits zum Ausbruch gekommen ist? Nein. Wenn Kinder oder Erwachsene daran erkranken, ist mit einer sehr hohen Sterblichkeit zu rechnen.

Tafel IX

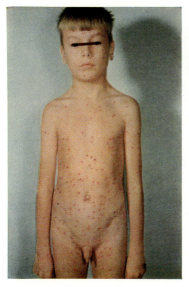

Abb. 106
Windpocken. Zu gleicher Zeit über den ganzen Körper verteilte Flecken, Bläschen und Verschorfungen.

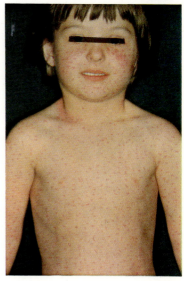

Abb. 107
Röteln. Mittelfleckiger, nicht zusammenfließender Ausschlag im Gesicht, auch in der Umgebung des Mundes, am Stamm und an den Gliedern.

Tafel X

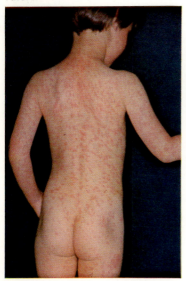

Abb. 108
Masern am 4. Tag des Ausschlags. Der Ausschlag ist grobfleckig; er beginnt im Gesicht und breitet sich abwärts fortschreitend über den ganzen Körper aus.

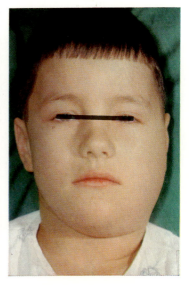

Abb. 109
Mumps. Deutliche Schwellungen der linken Ohrspeicheldrüse und Unterkieferdrüse.

(Abb. 106–109 aus: M. ALEXANDER, H. RAETIG: Infektionsfibel. Thieme, Stuttgart 1968)

Was soll man bei einem Hundebiß machen? Unverzüglich den Arzt aufsuchen. Bei Tollwutverdacht ist die Bißstelle sofort gründlich mit Seife und Wasser durch mindestens 5–10 Minuten zu waschen.

Soll eine Hundebißwunde ausgebrannt werden? Nein. Diese Behandlung hat man schon vor Jahren aufgegeben, weil sie nicht davor schützt, daß man die Tollwut bekommt, wenn das Tier davon befallen war.

Besteht eine Infektionsgefahr, wenn die Haut durch den Hundebiß nicht verletzt worden ist? Im allgemeinen nicht, doch sollte die Haut trotzdem gründlich mit Seife und Wasser 10 Minuten lang gewaschen werden.

Muß ein Hundebiß den Behörden gemeldet werden? Ja. In fast allen Gemeinwesen wird gesetzlich verlangt, daß Bisse tollwutverdächtiger Hunde der Polizei oder dem Gesundheitsamt gemeldet werden.

Ist es von Bedeutung, an welcher Stelle das Tier den Patienten gebissen hat? Ja. Je näher der Biß dem Kopf ist, um so gefährlicher ist er.

Ist die Tollwutschutzimpfung gefährlich? Nein, aber unangenehm.

Gibt es gegen Fleckfieber, Cholera, Gelbfieber und Pest wirkame Impfverfahren? Ja. Gegen alle diese Krankheiten gibt es hochwirksame Impfungen.

Wann soll man sich gegen Fleckfieber, Cholera, Gelbfieber oder Pest impfen lassen? Nur wenn man in ein Gebiet reist, in dem eine Ansteckungsgefahr mit diesen Krankheiten besteht (Abb. 105).

Welche Impfungen braucht man, wenn man ins Ausland reist? Es ist zu unterscheiden zwischen vorgeschriebenen Impfungen, die dem Schutz des Landes, und empfohlenen Impfungen, die dem Schutz des Reisenden dienen. Ein Impfzeugnis bei der Einreise wird verlangt für:
a) Pocken: gegenwärtig nur mehr im Tschad (und eventuell in Kambodscha). In den anderen Ländern wurden die noch vor einigen Jahren gültigen Bestimmungen fallengelassen.
b) Gelbfieber: in einigen Ländern Äquatorialafrikas sowie Mittel- und Südamerikas. (Genaue Informationen sind der jeweils aktuellen WHO-Broschüre zu entnehmen.
c) Cholera: in vielen Ländern Afrikas, Asiens und der dazugehörigen Inselwelt (genaue Angaben ebenfalls in der WHO-Broschüre).
Darüber hinaus sind Impfungen empfehlenswert gegen:
a) Typhus und Paratyphus bei Reisen in warme Länder mit schlechten hygienischen Verhältnissen.
b) Tetanus, besonders bei Reisen mit erhöhtem Verletzungsrisiko

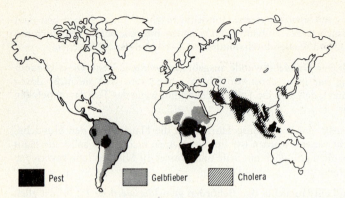

Abb. 105 *Verbreitungsgebiete von Pest, Cholera und Gelbfieber.* (Statistische Angaben aus der Volksrepublik China waren nicht erhältlich, als diese Karte hergestellt wurde.)

(Jagd-, Safari-, Abenteuerreisen) und in unwegsamem Gelände; abgesehen davon wäre eine Tetanusschutzimpfung grundsätzlich empfehlenswert, damit nicht im Verletzungsfall Tetanusserum gegeben werden muß. Das Impfdokument soll mitgeführt werden.
d) Poliomyelitis, besonders in Länder mit unterentwickeltem Gesundheitswesen.
Falls man gegen Tetanus und Poliomyelitis bereits geimpft ist, braucht man keine neue Impfung, allenfalls eine Auffrischung, wenn die Impfung schon lange zurückliegt.

Wo kann man genaue Informationen über die notwendigen Impfungen für Auslandsreisen bekommen? Bei den staatlichen Gesundheitsbehörden und örtlichen Gesundheitsämtern. Die Weltgesundsheitsbehörde (WHO) gibt jährlich über die Gesundheitsämter eine Broschüre mit genauen Einzelheiten über die Impfverfahren, die für Reisende empfehlenswert sind, heraus sowie ein internationales Impfzeugnis, das vom Arzt, der die Impfungen durchführt, ausgefüllt wird. Darin werden die Injektionen und der Zeitpunkt, an dem sie gegeben wurden, in einer Liste angeführt.

Tabelle 16 **Impfkalender**

Gegenwärtig zu empfehlender Impfplan für Säuglinge und Kinder

1. Woche	BCG-Impfung
4. u. 5. Monat	Diphtherie-Tetanus-Impfung (oder bei erhöhter Keuchhusteninfektionsgefahr im 3., 4. und 5. Monat Diphtherie-Tetanus-Keuchhusten-Impfung)
ab 4. Monat	Kinderlähmungsschluckimpfung dreimal im Abstand von mindestens 6 Wochen
14. Monat	Masern-, Mumps- und Rötelnimpfung
18. Monat	Diphtherie-Tetanus-Auffrischimpfung
7. Jahr	Diphtherie und Tetanus Auffrischung, Kinderlähmungsschluckimpfung Auffrischung
9. Jahr	BCG-Impfung (bei negativem Tuberkulintest)
13. Jahr	(bei Mädchen) Röteln Auffrischung
14. Jahr	BCG-Impfung (bei negativem Tuberkulintest)
15. Jahr	Kinderlähmung Auffrischung Tetanus Auffrischung

Weitere Auffrischimpfungen:

Tetanus – nach einer Verletzung mit einem rostigen oder beschmutzten Gegenstand. Derartige Auffrischimpfungen sind unter Umständen bei jeder verdächtigen, mit einer Stichwunde einhergehenden Verletzung ratsam, wenn die letzte Impfung mehr als 5 Jahre zurückliegt.

Tabelle 17 **Impftabelle**

Krankheit	Impfstoff	Zeitpunkt der Impfung	Zahl der Einzel- impfungen	Abstand der Einzel- impfungen	Reaktionen	Dauer der Immunität	Auffrisch- impfungen	Bemer- kungen
Diphtherie	Diphtherie- toxoid	*Säuglings- und* Kindes- alter oder bei Anstek- kungsgefahr	3	1 Monat Abstand	fehlend bis geringfügig	verschieden	18. Monat und 7. Jahr	alle 3 (Diphtherie, Tetanus und Keuchhusten) können in ei- ner einzigen Injektion kombiniert werden – aber nur bei Säuglingen
Keuch- husten	Keuch- husten- impfstoff	*Säuglings- alter* bei Anstek- kungsgefahr	3	1 Monat Abstand	gering bis mäßig	verschieden		
Tetanus	Tetanus- toxoid	*Säuglings- und* Kindes- alter oder nach Verlet- zungen	3	1 Monat Abstand	fehlend bis geringfügig	nach 3. Impfung 5–10 Jahre	18. Monat, 7. und 15. Jahr	
Kinder- lähmung (Polio- myelitis)	Sabin- Polio- impfstoff	ab 4. Monat	3 Schluck- impfungen	mindestens 6 Wochen Abstand	keine	wahrschein- lich dauernd	7. und 15. Jahr	
Masern	Masern- impfstoff	14. Monat oder zu beliebiger Zeit später	1		** fehlend oder sehr gering	dauernd	keine	kann mit oder ohne Gammaglo- bulin gege- ben werden.

Kapitel 25 — Impfkalender

Röteln	Röteln-impfstoff	Kindesalter und Erwachsenenalter für *Frauen* im gebärfähigen Alter	1		keine	keine	Frauen im gebärfähigen Alter dürfen 3 Monate nach der Impfung nicht schwanger werden
Mumps	Mumps-impfstoff	14. Monat	1		** nicht geeignet für Personen, die gegen Eier empfindlich sind	vermutlich dauernd	
Windpocken (Schafblattern)	keiner						
infektiöse Hepatitis	Gammaglobulin	Kontakt mit einem Fall *infektiöser* Hepatitis	1		keine	4–6 Wochen	keine außer bei anhaltender Ansteckungsgefahr (med. Personal)
Tollwut	Tollwut-impfstoff	nach dem Biß eines tollwutverdächtigen Tieres	6	3, 4, 7, 15 und 30 Tage	gering	einige Monate	bei neuerlichem Biß innerhalb eines Jahres	volle Serie nicht nötig, wenn Hund als nicht tollwütig erkannt
Cholera	Cholera-impfstoff	* vor *Auslandsreisen*	2	2–4 Wochen	gering	kurz	alle 6–12 Monate

Fortsetzung der Tabelle 17

Krankheit	Impfstoff	Zeitpunkt der Impfung	Zahl der Einzelimpfungen	Abstand der Einzelimpfungen	Reaktionen	Dauer der Immunität	Auffrischimpfungen	Bemerkungen
Fleckfieber	Fleckfieberimpfstoff	*vor Auslandsreisen	3	1 Woche	** mäßig	kurz	alle 12 Monate	
Gelbfieber	Gelbfieber-Impfstoff	* vor Auslandsreisen	1		** u. U. mäßig	lang	alle 6 Jahre	
Pest	Pestimpfstoff	* Vor Auslandsreisen	2–3	1 Woche	gering	kurz	alle 6–12 Monate	
Grippe	Grippeimpfstoff	während Epidemien	2	1 Woche	gering	kurz		
Pocken	Kuhpockenvirus	Säuglings-, Kindes- und Erwachsenenalter	1		mäßig	einige Jahre	5 Jahre für Auslandsreisen	
Typhus, Paratyphus	Typhus- und Paratyphus-Lebendvakzine	* vor Auslandsreisen in jedem Lebensalter	3 Schluckimpfungen	2 Tage	mäßig	2 Jahre	alle 2 Jahre	

* Nur nötig bei Reisen in Ländern, wo diese Krankheiten epidemisch vorkommen – wie in Asien, Afrika, einigen Teilen Europas, Mittel- und Südamerika.
** Vorsicht wegen Reaktionen bei Personen, die gegen Eier überempfindlich sind.

26

Infektionskrankheiten

siehe auch Kapitel 12, Blut und lymphatisches System; Kapitel 19, Geschlechtskrankheiten; Kapitel 25, Immunität und Impfungen; Kapitel 33, Lunge und Atemwege; Kapitel 43, Parasiten und parasitäre Erkrankungen; Kapitel 50, Säuglings- und Kinderkrankheiten; Kapitel 56, Tuberkulose

Was ist eine Infektion? Man spricht von einer Infektion, wenn Krankheitserreger (Bakterien, Viren usw.) in den Körper eindringen und sich dort vermehren.

Kommt es bei jeder Infektion zu einer Infektionskrankheit? Nein. Ob eine Krankheit entsteht, hängt von der Art der Erreger sowie von der Abwehrlage des Organismus ab; man kann eine natürliche Widerstandskraft (Resistenz) oder eine erworbene Immunität gegen bestimmte Erreger besitzen.

Was versteht man unter „ansteckenden Krankheiten" und „Kinderkrankheiten"? Da viele Infektionskrankheiten von Kranken auf Gesunde übertragen werden, nennt man sie auch oft „ansteckende Krankheiten". Eine Reihe dieser Krankheiten, die eine besonders große Ansteckungsfähigkeit haben, macht man in unseren Gegenden meist schon in der Kindheit durch – z. B. Masern, Windpocken, Keuchhusten, Scharlach und Diphtherie – der Volksmund bezeichnet sie daher als „Kinderkrankheiten". Wer sie nicht als Kind bekommen und keine Immunität dagegen erworben hat, kann aber ebensogut als Erwachsener daran erkranken.

Was ist die Inkubationszeit? Die Inkubationszeit ist die Zeitspanne, die zwischen der Ansteckung und dem Ausbruch der Krankheit verstreicht.

Wodurch wird die epidemische Ausbreitung von Infektionskrankheiten begünstigt? Durch schlechte hygienische Verhältnisse, zu engen Kontakt zahlreicher Menschen und mangelnden Immunschutz großer Menschengruppen. Die gefürchteten Epidemien vergangener Jahrhunderte sind in den hochzivilisierten Ländern durch allgemeine sanitäre Maßnahmen (Versorgung mit reinem Trinkwasser, Kanalisierung und Abwässerbeseitigung) und Massenimpfungen erloschen.

Welche Erreger rufen Infektionskrankheiten hervor und welche Beispiele gibt es dafür?
a) Bakterien (Typhus, Diphtherie, Keuchhusten, Tuberkulose);

b) Protozoen = Einzeller (Amöbenruhr, Malaria);
c) Rickettsien (Fleckfieber, Fünftagefieber);
d) Viren (Grippe, Pocken, Masern);
e) Pilze (Fußpilzerkrankung, Soor).

Welcher Unterschied besteht zwischen Bakterien und Viren? Bakterien können unter dem gewöhnlichen Mikroskop gesehen werden, Viren sind dazu zu klein; sie sind nur unter einem sehr leistungsfähigen Elektronenmikroskop sichtbar. Bakterien sind zu groß, um bestimmte feinporige Filter zu passieren, während Viren klein genug sind, um durch diese Filter zu gehen.

Brauchen Bakterien und Viren lebende Zellen für ihr Wachstum und ihre Vermehrung? Bakterien brauchen sie nicht. Sie können auf unbelebten Substanzen gezüchtet und vermehrt werden, Viren aber können ausschließlich in lebenden menschlichen oder tierischen Gewebezellen wachsen und sich vermehren. Neue Gewebekulturmethoden haben die Bestimmung zahlreicher bisher unbekannter Viren ermöglicht; einige dieser Viren erzeugen Symptomenkomplexe, die man jetzt als selbständige Krankheiten erkannt hat.

Wie verbreiten sich Viruskrankheiten? Durch Kontakt, mittels Tröpfcheninfektion durch die Luft und mit Hilfe von Zwischenwirten (Überträgern) wie etwa Mücken, Läuse, Zecken usw.

Sprechen Bakterien und Viren auf Antibiotika und chemische Wirkstoffe in gleicher Weise an? Nein. Viele Bakterien werden durch Antibiotika und Chemotherapeutika (Penizillin, Myzingruppe, Sulfonamide usw.) getötet oder inaktiviert, Viren aber nicht.

Hinterlassen Viruskrankheiten einen Immunschutz, so daß man sie nicht nochmals bekommen kann? Nicht immer. In vielen Fällen, z. B. bei Pocken, Masern, Kinderlähmung usw., trifft dies zu, aber es gibt andere Erkrankungen, z. B. Schnupfen, Grippe usw., die bei demselben Menschen wiederholt auftreten können.

Wie kann man eine Immunität gegen Viruskrankheiten erzeugen? Durch die Entwicklung und Anwendung von Impfstoffen, die aus abgetöteten oder abgeschwächten Viren hergestellt werden; Kinderlähmungs- und Grippe-Impfstoffe sind Beispiele dafür, ferner Impfstoffe gegen Masern, Röteln und Mumps.

Gibt es eine wirksame Impfung gegen Schnupfen? Es gibt zwar schon Impfstoffe, da der Schnupfen aber von mehr als fünfzig miteinander verwandten Viren ausgelöst werden kann, lohnt sich eine Impfung gegen diese vielen Viren kaum, zumal der Impfschutz nur einige Monate anhält.

Windpocken

(Schafblattern, Feuchtblattern, Varizellen)

Was sind Windpocken? Eine hochansteckende Krankheit des Kindesalters, die ab dem 3. Lebensmonat bis ins Jugendalter hinein auftritt.

Was ist die Ursache der Windpocken? Sie werden von einem Virus, dem Varizellenvirus, hervorgerufen.

Wie werden die Windpocken von einem Kind auf das andere übertragen? Zumeist durch Tröpfcheninfektion und Kontakt; die Tatsache, daß das Varizellenvirus ungemein leicht, offenbar sogar mit dem Luftzug übertragbar ist – schon der Aufenthalt in der Nähe eines Kranken kann zur Ansteckung genügen – führte zum Begriff der „fliegenden Infektion" und zur Bezeichnung „Windpocken".

Wann sind die Windpocken ansteckend? Die Ansteckungsfähigkeit beginnt einen Tag bevor der Hautausschlag auftritt und hält während des Blasenstadiums, das etwa 7 Tage andauert, an.

Können sie im späteren Verlauf der Krankheit noch übertragen werden? Nein.

Hat man bei Windpocken Fieber? Ja. Gewöhnlich besteht eine leichte Temperaturerhöhung bis 38 °C oder etwas mehr. In schweren Fällen kann das Fieber bis 39 °C oder 40 °C ansteigen.

Muß man etwas gegen das Fieber tun? Nur bei hohem Fieber. Wenn nötig, wird der Arzt ein fiebersenkendes Mittel verordnen.

Können sich Jugendliche oder Erwachsene mit Windpocken anstecken? Nur wenige Kinder entgehen dieser Krankheit. Wenn man sie nicht im Kindesalter durchgemacht hat, kann man sie auch als Erwachsener bekommen. Bei Erwachsenen verläuft sie gewöhnlich schwerer.

Wie sieht der Windpockenausschlag aus? Zuerst erscheinen viele winzige, rote Flecke auf der Körperoberfläche verstreut, hauptsächlich auf Brust, Bauch, Oberarmen und Oberschenkeln. Die Flecke beginnen als kleine, rötliche, stecknadelkopfgroße Bezirke, die binnen weniger Stunden größer werden und schließlich Bläschen bilden. Ein oder zwei Tage lang enthalten die Bläschen eine klare Flüssigkeit, die sich nach weiteren ein, zwei Tagen trübt; nach vier bis fünf Tagen schließlich trocknet jedes Bläschen unter Krustenbildung ein (s. Farbtafel IX, Abb. 106).

An welchen Körperstellen treten die Bläschen auf? Sie können überall am Körper vorkommen, einschließlich der behaarten Kopfhaut, des Mundes, Gaumens, der Augenlider oder der Schamgegend.

Erscheinen alle Flecke gleichzeitig? Nein. An den ersten drei, vier Krankheitstagen schießen immer neue Schübe auf. Zum Schluß trocknen die Bläschen sämtlicher Schübe ab und bilden Krusten oder Schorfe.

Kann die Krankheit durch die Bläschenflüssigkeit übertragen werden? Ja.

Kann die Krankheit durch die Schorfe oder Krusten übertragen werden? Im allgemeinen nicht.

Juckt der Hautausschlag? Ja, leicht.

Was kann man tun, um das Jucken zu lindern? Man kann einen juckreizstillenden Puder aufstreuen oder eine Paste aus Natriumbikarbonat und Wasser auf jeden Fleck auftragen. Das nimmt den ärgsten Juckreiz.

Gibt es Medikamente gegen den Juckreiz, die man innerlich nehmen kann? Ja, es gibt mehrere Präparate, die der Arzt zur Linderung verschreiben kann.

Wie viele Bläschen erscheinen gewöhnlich? Von einer Handvoll bis zu einigen hundert. Schwerere Fälle zeigen meist mehr Bläschen.

Wie kann man den Windpocken vorbeugen? Gegenwärtig steht kein Serum oder Impfstoff zur Verfügung, der vorbeugend wirksam wäre.

Hat Gammaglobulin eine vorbeugende oder abschwächende Wirkung bei Windpocken? Nein.

Welche Komplikationen können bei Windpocken vorkommen?
a) Die Bläschen können sekundär infiziert werden, d. h. es können andere Keime, meist Eitererreger, eindringen.
b) In seltenen Fällen wurde über das Auftreten einer Enzephalitis (Gehirnentzündung) berichtet.
c) Mitunter kann den Windpocken eine Lungenentzündung folgen.
d) In einem kleinen Prozentsatz der Fälle tritt eine Mittelohrentzündung auf.
Alle diese Komplikationen sind selten.

Soll man ein Kind daran hindern die Bläschen aufzukratzen? Ja. Starkes Kratzen kann zur Öffnung der Bläschen führen und die Gefahr einer Sekundärinfektion vergrößern. Mäßiges Kratzen hat gewöhnlich keine Folgen.

Wie kann man ein Kind vom Kratzen abhalten? Wenn das Kind noch sehr klein ist, muß man ihm unter Umständen Fäustlinge oder Handschuhe anziehen. Ältere Kinder sollen angespornt werden, selbst achtzugeben, daß sie nicht Bläschen aufkratzen.

Muß man ein Kind mit Windpocken isolieren? Eine Isolierung innerhalb der Familie ist nicht nötig, da es ohnehin fast unmöglich ist, eine Ausbreitung der Krankheit unter den Geschwistern zu verhindern. Natürlich sollte das Kind von anderen Kindern außerhalb des engsten Familienkreises ferngehalten werden.

Wie lange soll ein Windpockenpatient isoliert werden? Etwa 10 Tage vom Ausbruch der Erkrankung an oder bis alle Bläschen verkrustet und ganz trocken sind. Mit dem Schulbesuch wartet man im allgemeinen bis zum Abfall der Krusten.

Hinterlassen Windpocken bleibende Narben? Wenn die Krusten abgefallen sind, können winzige Narben sichtbar sein, die jedoch nur kurzen Bestand haben und keine Spuren hinterlassen, sie schwinden gewöhnlich nach einigen Monaten oder längstens einem Jahr. Wenn das Kind die Bläschen jedoch aufgekratzt hat und eine Sekundärinfektion eingetreten ist, können dadurch dauernde Narben entstehen.

Helfen Antibiotika bei der Behandlung der Windpocken? Nein. Sie haben keine Wirkung auf die Krankheit und sollten nur verwendet werden, wenn eine Sekundärinfektion erfolgt ist.

Muß man das Kind während der Krankheit im Bett lassen? Nur bei Fieber.

Darf das Kind während der akuten Phase der Windpocken gebadet werden? Wenn sich das Kind schrecklich unbehaglich fühlt, schadet ein lauwarmes Bad nicht.

Wann kann das Kind gebadet werden? Wenn alle Bläschen verkrustet sind. Das Bad hilft die Krusten erweichen, so daß sie leichter abfallen.

Kann man die Windpocken ein zweites Mal bekommen? Nein.

Diphtherie

Was ist Diphtherie? Sie ist eine ansteckende Krankheit des Kindesalters, die zu einer typischen Entzündung des Rachens und gelegentlich des Kehlkopfs führt.

Wodurch wird die Diphtherie verursacht? Sie wird von den Diphtheriebakterien hervorgerufen.

Ist die Diphtherie eine häufige Krankheit? Nein. Sie pflegte früher in Epidemien aufzutreten, aber da fast alle Kinder jetzt Schutzimpfungen bekommen, ist sie beinahe eine medizinische Rarität geworden.

Wie wird die Diphtherie verbreitet? Sie wird von einem Patienten auf den anderen durch Tröpfcheninfektion beim Husten, Niesen, Sprechen usw. übertragen.

Kann die Diphtherie auch anders als durch direkten Kontakt übertragen werden? Ja, es wurden Fälle bekannt, bei denen die Ausbreitung der Krankheit durch den Genuß von infizierter Milch zustande kam. Eine Übertragung kann auch durch infizierte Gegenstände oder bakterienhaltigen Staub erfolgen.

Welche Symptome erzeugt die Diphtherie? Leichtes Fieber und Halsentzündung mit Bildung eines charakteristisch aussehenden Belags auf den Mandeln oder im Rachen. Wenn auch Kehlkopf oder Nase befallen ist, ist die Atmung behindert. Die Kehlkopfdiphtherie erzeugt das Krankheitsbild des „echten" Krupps mit bellendem Husten, Heiserkeit und Atemnot.

Wie kann eine Diphtherie von einer gewöhnlichen Mandelentzündung unterschieden werden? Ein Arzt, der die typischen Merkmale des Diphtheriebelags sieht, ist in der Lage, die richtige Diagnose zu stellen.

Welche Altersgruppen werden von der Diphtherie betroffen? Kinder unter 6 Monaten sind gewöhnlich gegen die Krankheit immun. Von da an kann sie in jeder Altersstufe auftreten.

Ist die Diphtherie eine ernste Krankheit? Ja. Sie ist gefährlich, weil sie zum Tod führen kann, wenn sie den Kehlkopf befällt und der Luftweg verlegt wird („Krupp"); die Atmung kann auch durch eine Nervenlähmung von Kehlkopf und Atemmuskulatur behindert werden; zudem kann die Diphtherie eine schwere Schädigung des Herzmuskels bewirken.

Gibt es eine Untersuchung, mit der sich eindeutig nachweisen läßt, ob ein Kind Diphtherie hat? Ja. Man macht einen Rachen- oder Nasenabstrich und legt eine Bakterienkultur zum Nachweis von Diphtheriebakterien an.

Wie wird die Diphtherie behandelt? Sobald Verdacht auf Diphtherie besteht, soll das Kind Diphtherieantitoxin in entsprechender Dosierung bekommen.

Helfen Antibiotika bei Diphtherie? Sobald die Diagnose gestellt wurde, muß das Kind Antitoxin erhalten. Antibiotika sollen nicht als einziges Heilmittel, sondern nur zusätzlich zum Antitoxin gegeben werden. Man kann die Antitoxinbehandlung mit hohen Dosen von Penizillin, das gegen Diphtherie wirksam ist, ergänzen.

Was kann gegen die Atmungsbehinderung bei einer Kehlkopfdiphtherie getan werden? Wenn Atemnot auftritt, muß sofort der Arzt gerufen werden; in vielen Fällen wird ein Luftröhrenschnitt (Tracheotomie) nötig sein, das heißt, die Luftröhre (Trachea) wird mit einem Einschnitt am Hals eröffnet, um eine freie Atmung zu ermöglichen (siehe auch Kapitel 20, Hals).

Was gilt für die allgemeine Pflege bei dieser Krankheit? Das Kind muß mindestens noch eine Woche nach Beendigung der Krankheit im Bett bleiben. Die Kost soll weich oder breiig sein und kann alle Speisen enthalten, die leicht geschluckt werden können. Außerdem ist reichlich Flüssigkeit zu geben.

Muß ein Kind mit Diphtherie im Krankenhaus behandelt werden? Nein. Die Krankheit kann zu Hause behandelt werden, wenn sich keine Komplikationen entwickeln.

Welche Komplikationen können u. a. bei der Diphtherie auftreten? Zwei ernste Komplikationen sind die Nervenlähmung der Atemmuskulatur und die zuweilen vorkommende Lähmung der Gaumennerven mit Schluck- und Sprachstörungen. Eine weitere Komplikation ist ein Herzmuskelschaden.

Hinterläßt die Diphtherie eine Immunität? Ja, gewöhnlich entsteht eine lebenslängliche Immunität.

Kann man die Immunität gegen Diphtherie nachweisen? Ja. Zu diesem Zweck wurde der Schick-Test entwickelt.

Ist eine Immunisierung gegen diese Krankheit möglich? Ja, es sollten alle Kinder die Diphtherieschutzimpfung, die fast hundertprozentig wirksam ist und aus einer Serie von Injektionen besteht, erhalten (siehe Kapitel 25, Impftabelle).

In welchem Alter sollte ein Kind gegen Diphtherie geimpft werden? Es ist wünschenswert, daß mit diesen Impfungen im Alter von drei Monaten begonnen wird.

Sind Auffrischungsimpfungen nötig? Ja (siehe Kapitel 25, Impftabelle).

Wie bald nach einer Diphtherie kann ein Kind gebadet werden? Gewöhnlich etwa eine Woche nach Beendigung der Krankheit.

Hinterläßt die Diphtherie bleibende Nachwirkungen? Bei unkomplizierten Fällen gibt es keine ungünstigen Folgen.

Wie bald nach der Krankheit darf man dem Kind erlauben, sich wieder normal körperlich zu betätigen? Man soll lieber zwei oder drei Wochen abwarten, damit man sichergeht, daß es zu keiner Herzschädigung gekommen ist.

Wann kann man dem Kind nach einer Diphtherie wieder den Schulbesuch erlauben? Etwa zwei Wochen nach der Genesung.

Muß ein diphtheriekrankes Kind isoliert werden? Ja, die Gesundheitsbehörden der meisten Orte verlangen die Isolierung von Diphtheriepatienten, bis drei Rachenabstriche negativ sind.

Was soll man tun, wenn man mit einem Diphtheriekranken zusammengekommen ist? Jedes Kind und auch jeder Erwachsene, der Kontakt mit einem Diphtheriepatienten hatte, soll Diphtherieantitoxin bekommen. Die Dosierung bestimmt der Arzt.

Müssen Kontaktpersonen eines Diphtheriekranken isoliert werden? Im allgemeinen verlangen die meisten Gesundheitsämter eine solche Quarantäne nicht. Es ist aber wünschenswert, daß man von allen Kontaktpersonen Rachenkulturen anlegt, weil manche Menschen Diphtheriebazillenträger sind.

Was versteht man unter einem „Diphtheriebazillenträger"? Ein Diphtheriebazillenträger ist ein Individuum, das selbst nicht erkrankt, weil es immun ist, das aber die virulenten (aktiven, ansteckungsfähigen) Krankheitskeime in seinem Rachen beherbergt und dadurch andere anstecken kann. Da es solche „Bazillenträger" gibt, ist es wesentlich, daß Personen, die mit einem Diphtheriekranken in Berührung gekommen sind, sehr genau beobachtet werden.

Sieht man heutzutage viele Diphtheriefälle? Nein, diese Krankheit ist hierzulande durch die Impfungen und Auffrischimpfungen praktisch ausgemerzt worden. In manchen Gegenden ist die Diphtherie aber durch Vernachlässigung der Impfungen wieder aufgetreten. Ständige Wachsamkeit ist noch immer notwendig.

Röteln

(Rubeolen)

Wodurch entstehen Röteln? Diese Infektionskrankheit wird durch das Rötelnvirus hervorgerufen.

Wie äußern sich die Röteln? Es bestehen leichte Beschwerden wie bei einem Schnupfen, begleitet von einer geringfügigen Temperaturerhöhung und einem Hautausschlag, der im Gesicht beginnt und sich dann binnen 24 Stunden über den Körper ausbreitet. Der Hautausschlag besteht aus vielen kleinen, einzelnen, rötlichen Fleckchen, die nicht ineinander übergehen. Am ersten Tag sieht der Ausschlag oft einem Masernausschlag ähnlich, am zweiten Tag kann er wie Scharlach aussehen, am dritten Tag verblaßt er oft schon ganz. Außerdem kann man gewöhnlich vergrößerte Lymphknoten im Nacken und hinter den Ohren tasten (s. Farbtafel IX, Abb. 107).

Sind Röteln übertragbar? Ja, aber sie sind nicht so infektiös oder ansteckend wie Masern oder Windpocken.

In welchem Lebensalter sind die Röteln am häufigsten? Bei älteren Kindern oder Jugendlichen sind sie häufiger als in anderen Altersgruppen. Die Röteln kommen auch ziemlich oft bei Erwachsenen vor, öfter als die anderen ansteckenden Krankheiten des Kindesalters.

Treten die Röteln in Epidemien auf? Ja, etwa alle drei bis sieben Jahre einmal kommt es in Gegenden, in denen keine allgemeinen Rötelnimpfungen durchgeführt werden, zu einer Rötelnepidemie. Einzelfälle können aber jederzeit vorkommen.

Treten in Gegenden, in denen allgemeine Rötelnimpfungen durchgeführt wurden, noch häufig Röteln auf? Nein.

Zu welcher Jahreszeit sind Röteln am häufigsten? Die meisten Fälle treten im Spätwinter und Frühling auf.

Hat man bei Röteln hohes Fieber? Nein, nur 37–38 °C.

Ist das Befinden während der Röteln sehr gestört? Nein; bei Jugendlichen und Erwachsenen können die Krankheitserscheinungen allerdings schwerer sein.

Wie werden die Röteln übertragen? Durch direkten Kontakt von Mensch zu Mensch.

Werden Röteln oft mit anderen Krankheiten verwechselt? Ja. Sie werden oft mit Masern, Scharlach oder Dreitagefieber verwechselt.

Sind die Augen entzündet, so wie bei den Masern? Nein, alle Krankheitserscheinungen sind bei Röteln leichter als bei Masern.

Wie lange hält die Lymphknotenschwellung an? Etwa eine Woche.

Gibt es bei Röteln Komplikationen? Komplikationen sind außergewöhnlich selten.

Ist es notwendig, ein Kind mit Röteln zu isolieren? Ja, damit es nicht womöglich eine schwangere Frau ansteckt, die nicht immun gegen Röteln ist.

Warum ist es wichtig, daß alle Kinder – besonders Mädchen – eine Immunität gegen Röteln erwerben? Röteln sind zwar im Kindesalter eine sehr leichte Krankheit, können aber bei Erwachsenen schwer verlaufen. Von noch größerer Bedeutung ist es, daß eine Rötelnerkrankung der Mutter in den ersten Schwangerschaftsmonaten zu schweren Entwicklungsdefekten des Embryos führen kann. Eine Immunität erwirbt man, wenn man die Krankheit durchmacht oder wenn man sich impfen läßt.

In welchem Abschnitt der Schwangerschaft ist die Krankheit für den Embryo am gefährlichsten? Während der ersten drei Monate der Schwangerschaft. Manche Defekte können allerdings auch bei einer Erkrankung der Mutter in der späteren Schwangerschaft vorkommen.

Welche Schäden kann das ungeborene Kind davontragen, wenn die Mutter während der Frühschwangerschaft Röteln bekommt? Trübung der Augenlinsen, Taubheit, geistige Unterentwicklung oder Herzmißbildungen. Diese Schäden können als einzelne angeborene Defekte oder kombiniert vorkommen.

Wie hoch ist der Prozentsatz der Fälle, bei denen sich Anomalien des Kindes entwickeln, wenn die Mutter Röteln durchgemacht hat? Von 15% bis zu 50% der Fälle; über den genauen Prozentsatz ist man sich nicht einig.

Wann können die Röteln am wenigsten Schaden anrichten, wenn sie während der Schwangerschaft auftreten? Während der letzten drei Monate, wenn alle Organe des Kindes bereits ausgebildet sind.

Was kann man tun, um den Röteln vorzubeugen? Es sollten alle Kinder einer Rötelnimpfung unterzogen werden. Auch Frauen im gebärfähigen Alter, die die Krankheit noch nicht durchgemacht haben und die nicht schwanger sind, sollten geimpft werden; sie müssen allerdings davor gewarnt werden, in den folgenden drei Monaten schwanger zu werden. Besondere Vorsicht ist bei der Impfung von Personen geboten, die gegen Eier und Neomycin allergisch sind. Die Berichte scheinen dafür zu sprechen, daß die Immunität, die durch die Impfung entsteht, von langer Dauer ist; Auffrischimpfungen sind vielleicht nicht unbedingt nötig, sollten aber sicherheitshalber bei Mädchen im 13. Lebensjahr bzw. bei Eintritt der ersten Regel durchgeführt werden.

Was kann man tun, wenn eine Schwangere Röteln bekommt? Am besten zieht man den Arzt wegen der richtigen Maßnahmen zu Rate.

Es hängt davon ab, wie alt die Frau ist und ob sie bereits Kinder hat. Es kann ein Schwangerschaftsabbruch in Betracht gezogen werden.

Kann der Arzt vor der Entbindung etwas darüber aussagen, ob eine Keimschädigung durch eine Rötelnerkrankung der Mutter während der Schwangerschaft eingetreten ist? Nein.

Wie werden Röteln behandelt? Bettruhe, leichte, nahrhafte Kost und allgemeine Reinlichkeit sind alles, was nötig ist.

Sind Antibiotika gegen diese Krankheit wirksam? Nein. Man soll sie nur geben, wenn eine Komplikation, etwa eine Mittelohrentzündung oder Lungenentzündung, eintritt.

Wie lange ist ein Rötelnpatient ansteckungsfähig? In der Regel vier bis fünf Tage vom Vortag des Krankheitsausbruchs ab.

Gibt es bei Röteln Nachwirkungen? Gewöhnlich überhaupt keine; in praktisch jedem Fall kommt es zur völligen Genesung.

Kann man Röteln öfter als einmal haben? Nein.

Masern
(Morbilli)

Wodurch werden die Masern hervorgerufen? Durch ein Virus.

Bekommen junge Säuglinge Masern? Bis zum Alter von sechs Monaten ist der Säugling gegen Masern immun, wenn die Mutter sie früher einmal durchgemacht hat.

Bekommen alle Kinder Masern? Früher haben fast alle Kinder Masern bekommen. In Gegenden, in denen viele Kinder geimpft sind, treten die Masern nicht mehr so häufig auf.

Kann man Masern zweimal bekommen? Nein. Wenn ein Kind einmal die Masern durchgemacht hat, ist es lebenslänglich immun.

Kann man einer Masernerkrankung vorbeugen? Es existiert jetzt ein hochwirksamer Impfstoff. Damit sollten alle Kinder, die nicht gerade an einer Infektion oder anderen schweren Störungen erkrankt sind, geimpft werden. Schwangeren soll der Impfstoff nicht verabreicht werden.

Was kann man tun, wenn bei einem Kind die Gefahr besteht, daß es sich bei einem Masernkranken angesteckt hat? Bis vor kurzem hat man einen solchen Fall mit Gammaglobulin behandelt; heute ist es besser, sogar noch nach der Ansteckung den Masernimpfstoff zu geben, wenn ihn das Kind nicht schon früher bekommen hat. Auf diese Weise wird eine Erkrankung gänzlich verhindert oder ihre Schwere gemildert.

Hinterlassen Masern, die nach dieser Vorbehandlung abgeschwächt oder sehr leicht verlaufen, eine dauernde Immunität? Ja.

Kann man die Masern erkennen, bevor noch der Hautausschlag erscheint? Ja. Ein paar Tage vor dem Ausbruch des Masernausschlags zeigen sich an der Mundschleimhaut charakteristische weiße Stippchen (Koplik-Flecke), die die Diagnose ermöglichen.

Wo erscheint der Ausschlag zuerst? Im Gesicht, hinter den Ohren, auf der Stirn und an der Haargrenze, dann breitet er sich auf den übrigen Körper aus (s. Farbtafel X, Abb. 108).

Wie eng muß der Kontakt zur Übertragung der Masern sein? Jeden Aufenthalt neben einem Masernkranken im Umkreis von 1,80 m hält man für ansteckungsgefährlich. Masern sind hochansteckend und können leicht durch Niesen, Husten oder engen körperlichen Kontakt übertragen werden. In Gemeinden, in denen die Kinder nicht durchgeimpft sind, stecken sich 20–40% der Kinder in der Schule an, wenn ein Kind in der Klasse Masern bekommt.

Ist die Ansteckungsgefahr bei Kontakt mit einem Masernkranken im Freien geringer? Ja.

Wie bald im Verlauf der Erkrankung kann ein Kind die Masern an andere übertragen? Sobald irgendein Frühzeichen der Krankheit, z. B. Fieber, Niesen, Husten oder Augenrötung, in Erscheinung tritt. Das ist etwa drei Tage, bevor der Ausschlag ausbricht, der Fall.

Wann ist ein Kind nicht mehr infektiös und kann die Masern nicht mehr übertragen? Wenn sich die Temperatur normalisiert hat, in der Regel etwa vier bis fünf Tage nach Ausbruch des Hautausschlags.

Kann ein Kind, das die Masern bereits durchgemacht hat, als Überträger die Krankheit von seinen masernkranken Geschwistern an andere Kinder weitergeben? Nein. Die übrigen Kinder der Familie dürfen in die Schule gehen, während ihre Geschwister Masern haben.

Was ist davon zu halten, wenn man oft hört, daß jemand zwei- oder dreimal Masern hatte? Das bedeutet meistens, daß die ursprüngliche Diagnose nicht gestimmt hat. Was man für Masern hielt, waren vielleicht Röteln, Dreitagefieber oder ein Medikamentenausschlag. Diese Zustandsbilder werden häufig mit Masern verwechselt.

Ist es nötig, daß ein Kind während der Maserninkubation der Schule fernbleibt? Nein. Es kann die Krankheit während des Inkubationsstadiums nicht an andere Kinder übertragen.

Wie lange dauert die Inkubationszeit? Etwa 10 Tage von der Ansteckung ab. Beim ersten Krankheitszeichen, z. B. Fieber oder Erkältungserscheinungen, soll man das Kind aber nicht mehr in die Schule gehen lassen und es zu Hause isolieren.

Muß man das Krankenzimmer eines Masernpatienten ganz verdunkeln? Nein. Mit dieser veralteten Pflegemaßnahme wollte man früher „die Augen schonen". Das hat sich als unnötig erwiesen.

Soll man das Zimmer von Masernkranken überhaupt verdunkeln? Nein. Die Augen des Kranken sollen nur vor grellem Sonnenlicht oder starkem elektrischen Licht geschützt werden.

Schadet Lesen oder Fernsehen den Augen des Kindes? Nein, außer wenn die Augen stark entzündet sind und es dem Kind sehr unangenehm ist, ins helle Licht zu sehen.

Wie lange soll man ein Kind mit Masern im Bett lassen? Bis die Temperatur drei oder vier Tage lang normal bleibt und bis der Ausschlag abbläßt.

Wie wird ein unkomplizierter Masernfall behandelt? Die Standardbehandlung besteht in Bettruhe, leichter Kost, reichlich Flüssigkeit, frischer Luft, kühlenden Abwaschungen, fiebersenkenden und hustenlindernden Mitteln.

Brauchen Masernpatienten eine besondere Diät? Nein. Man gibt die übliche leichte Kost, die man auch sonst hochfiebernden, kranken Kindern gibt.

Muß man das Kind im Bett gut zugedeckt halten, wenn es hoch fiebert? Nein. Die althergebrachte Vorstellung, daß man ein Kind mit hoher Temperatur in viele Decken einhüllen soll, ist unsinnig.

Gibt man bei Masern Antibiotika? Nein.

Welche Komplikationen können bei Masern auftreten? Heutzutage sind Komplikationen ziemlich selten; früher hat man ab und zu folgende Komplikationen gesehen:
a) Mittelohrentzündung;
b) Vergrößerung der Halslymphknoten;

c) Lungenentzündung;
d) Gehirnentzündung (Enzephalitis).

Wie häufig ist die Masernenzephalitis? Sie ist zwar eine ziemlich ernste Komplikation, tritt aber sehr selten auf, schätzungsweise nur einmal unter tausend Fällen.

Können Antibiotika einer Masernenzephalitis vorbeugen oder sie heilen? Nein, sie sind weder vorbeugend noch heilend wirksam.

Ist bei Masern manchmal ein Krankenhausaufenthalt erforderlich? Ja, wenn die Möglichkeiten zur Pflege daheim nicht gegeben sind oder wenn eine Komplikation, etwa eine Lungenentzündung oder Enzephalitis, eintritt.

Welche Gefahr besteht, wenn man die ärztlichen Anordnungen bei der Behandlung eines Masernpatienten nicht befolgt? Die Wahrscheinlichkeit, daß es zu Komplikationen kommt, ist bei schlechter Betreuung größer.

Können die Masern zum Tod führen? Die Masern selbst sind nie tödlich, aber eine Lungenentzündung oder Enzephalitis als Komplikation kann zum Tod führen.

Kommt es häufig vor, daß bei Masern innere Organe, z. B. Herz, Nieren, Leber usw., befallen werden? Nein.

Wann darf sich ein Kind nach den Masern wieder normal körperlich betätigen? Bei unkompliziertem Verlauf etwa nach 10–14 Tagen.

Ist es sehr gefährlich für eine Schwangere, wenn sie sich mit Masern ansteckt? Nein.

Mumps
(Parotitis epidemica, Ziegenpeter)

In welchem Lebensalter tritt der Mumps am häufigsten auf? Kinder unter sechs Monaten bekommen keinen Mumps und bei Erwachsenen ist er selten, besonders bei Personen über vierzig Jahren. Viele Erwachsene haben die Krankheit unbemerkt in leichter Form in der Kindheit durchgemacht.

Soll man Kinder, die noch nicht Mumps hatten, absichtlich einer Ansteckung aussetzen? Früher, vor der Einführung der Mumpsimpfung, sind manche Ärzte dafür eingetreten, daß man Kinder zwischen dem 5. und 12. Lebensjahr einer Ansteckung mit Mumps aussetzt, damit sie ihn nicht nach der Pubertät bekommen, wenn die Komplikationen ernsterer Natur sein können. Davon ist man aber jetzt abgegangen, weil mit dem neuen Impfstoff so gute Erfolge erzielt wurden. Über 95% aller Kinder werden mit diesem Impfstoff vollständig immunisiert.

Soll man alle Kinder mit dem neuen Impfstoff impfen lassen? Nein. Kinder mit einer Eierallergie sollen nicht geimpft werden, weil der Impfstoff auf Hühnerembryonen gezüchtet wird. Er könnte daher schwere allergische Reaktionen auslösen. Diese wenigen Kinder sollten am besten noch vor der Pubertät einer Ansteckung ausgesetzt werden.

Ist Mumps bei Erwachsenen schwerer als bei Kindern? Ja. Im Kindesalter ist er im wesentlichen eine leichte Krankheit.

Tritt die Schwellung beim Mumps immer seitlich am Gesicht oder den Wangen auf? Nein. Die Schwellung betrifft normalerweise die Gegend der Ohrspeicheldrüse (Parotis), die vor, unter und hinter dem Ohr liegt (s. Farbtafel X, Abb. 109). In manchen Fällen können außer der Ohrspeicheldrüse auch die übrigen Speicheldrüsen (Unterkiefer- und Unterzungendrüse) befallen sein — mitunter sind sogar nur diese betroffen und die Ohrspeicheldrüse nicht. Zuweilen ist die Schwellung so geringfügig, daß die Krankheit unbemerkt verläuft. Das trifft auf etwa 30–60% der Fälle zu. Viele Leute, die glauben, daß sie nie Mumps hatten, machten diese leichte, unerkannte Form der Krankheit durch.

Kann man etwas gegen die Schmerzen und die Schwellung beim Mumps unternehmen? Im allgemeinen ist eine Behandlung der Schwellung nicht nötig. Bei sehr starken Beschwerden ist es erlaubt, Wärmekissen aufzulegen; manchen Kindern verschaffen aber kalte Umschläge mehr Erleichterung. Man kann auch ein leichtes Schmerzmittel geben.

Werden Seren oder Antibiotika zur Mumpsbehandlung herangezogen? Nein.

Ist beim Mumps eine spezielle Mundpflege nötig? Im allgemeinen nicht. Es ist ratsam, saure Säfte oder Nahrungsmittel, die eine Reizwirkung haben, zu meiden; dasselbe gilt für Speisen, die kräftiges Kauen erfordern.

Brauchen Mumpspatienten eine besondere Diät? Ja, eine breiig-weiche, milde Kost ohne scharfe Würzen mit viel Flüssigkeit.

Wann darf das Kind nach dem Mumps das Bett verlassen und wieder zur Schule gehen? Der Mumps dauert gewöhnlich 7–10 Tage. Sobald Fieber und Drüsenschwellungen geschwunden sind, kann man das Kind aufstehen und einen oder zwei Tage später wieder zur Schule gehen lassen.

Kann man verhüten, daß die übrigen Familienmitglieder Mumps bekommen, wenn ein Kind daran erkrankt ist? Eine Erkrankung der ansteckungsgefährdeten Familienmitglieder kann durch deren sofortige Impfung mit abgeschwächten, lebenden Mumpsviren eventuell verhindert werden.

Kann die zweite Seite später erkranken, wenn sich der Mumps nur einseitig entwickelt hat? Der Mumps befällt oft zuerst nur eine Seite und erst zwei oder drei Tage später die andere. In ungefähr der Hälfte der Fälle bleibt die Krankheit auf eine Seite beschränkt. Es entwickelt sich eine bleibende Immunität unabhängig davon, ob eine oder beide Seiten befallen sind!

Wann ist es am günstigsten, Mumps zu bekommen? Vor der Pubertät.

Können Mädchen eine Eierstockentzündung durch Mumps bekommen? Das ist außergewöhnlich selten und kommt nur nach der Pubertät vor.

Kann der Mumps beim Kind später Unfruchtbarkeit zur Folge haben? Nein. Die Furcht vor Unfruchtbarkeit durch Mumps ist weitgehend unbegründet. Eine Hodenentzündung als Komplikation tritt nur im reifen Hoden auf, beim Jugendlichen nach der Pubertät, nicht aber beim jüngeren Kind.

Führt die Erkrankung eines Hodens zur Unfruchtbarkeit? Falls der zweite Hoden nicht befallen ist, nicht.

Kommt es zur Unfruchtbarkeit, wenn beide Hoden befallen sind? Nicht unbedingt; in den meisten Fällen tritt völlige Wiederherstellung ein.

Wie oft kommt es zu einer Hodenentzündung beim Mumps von Erwachsenen? In etwa 20–25% der Fälle.

Werden die Männlichkeit und die Befähigung zu normalen Geschlechtsbeziehungen durch eine Mumpshodenerkrankung beeinträchtigt? Nein. Sie werden durch eine Hodenentzündung nicht gestört. Die Angst vor dem Mumps bei Erwachsenen ist übertrieben.

**Kann man mit Vorbeugungsmaßnahmen verhindern, daß sich bei einem Mumpspatienten eine Hodenentzündung als Komplikation entwickelt? Man hat schon verschiedene Medikamente und Hormone erprobt, doch waren sie wirkungslos. Auch Hyperimmun-Mumps-rekonvaleszentenserum und Gammaglobulin hatten keine vorbeugende Wirkung gegen diese Komplikation.

Kann es noch andere Komplikationen beim Mumps geben? In Einzelfällen treten mehrere Tage nach dem Ausbruch der Erkrankung Kopfschmerzen, hohes Fieber, Erbrechen und Nackensteifigkeit auf. Diese Symptome beruhen auf einer leichten Meningoenzephalitis, einer Entzündung des Gehirns und der Hirnhäute. Bei einer derartigen Komplikation ist eine genaue ärztliche Überwachung erforderlich. Die meisten Komplikationen klingen ohne ernste Folgen ab.

Epidemische Kinderlähmung
(Poliomyelitis)

Was ist die Kinderlähmung? Die Kinderlähmung oder Poliomyelitis ist eine akute infektiöse Viruserkrankung des Rückenmarks und Gehirns.

Ruft nur ein einziges Virus die Krankheit hervor? Nein. Es gibt viele Stämme von Kinderlähmungsviren. Sie wurden in drei Gruppen eingeteilt, die man als Typ I, II und III bezeichnet.

Wie häufig ist die Kinderlähmung? In der Bundesrepublik erkrankten bei der letzten großen Epidemie 1952 noch 9500 Fälle (2 auf 10000). Im letzten Jahrzehnt gab es nur eine Handvoll Fälle in Europa, den Vereinigten Staaten und den entwickelten Ländern des Orients. Man darf aber nicht vergessen, daß es ausgedehnte unterentwickelte Regionen in Afrika, Asien, Indien, dem Südpazifik und in Mittel- und Südamerika gibt, wo die Kinder nicht routinemäßig gegen Kinderlähmung geimpft werden. In diesen Gegenden können immer noch Kinderlähmungsepidemien auftreten, und die Gefährlichkeit der Krankheit ist dort daher ebenso groß wie früher hierzulande. Mit dem ausgedehnten Reiseverkehr der Gegenwart ist die Gefahr nicht von der Hand zu weisen, daß die Krankheit bei uns wieder eingeschleppt wird, wenn die Impfungen von der Bevölkerung vernachlässigt werden.

Gibt es oft mehrere Krankheitsfälle in einer Familie? Im allgemeinen ist die paralytische Form der Erkrankung meist auf ein einziges Familienmitglied beschränkt, doch liegen auch Berichte über mehrere Erkrankungsfälle in einer Familie vor.

Wer bekommt am ehesten Kinderlähmung? Kinder im Alter zwischen einem und sechzehn Jahren, die Krankheit tritt aber auch bei Erwachsenen auf, besonders bei Personen unter vierzig Jahren.

Neigt die Krankheit bei älteren Leuten zu einem schwereren Verlauf?
Ja, im allgemeinen findet sich die paralytische Form der Kinderlähmung bei Jugendlichen und Erwachsenen häufiger und die Krankheit verläuft schwerer als bei Kindern.

Sind Knaben für Kinderlähmung empfänglicher als Mädchen? Ja, sie sind etwas anfälliger; ungefähr 55% der Fälle betreffen Knaben.

Sind schwangere Frauen anfälliger für Kinderlähmung als nichtschwangere? Ja.

Kommt die Kinderlähmung in allen Teilen Mitteleuropas vor? Ja. Die Krankheit kann überall auftreten, wo nicht weite Teile der Bevölkerung durchgeimpft sind.

In welcher Jahreszeit tritt die Kinderlähmung am häufigsten auf? Während der warmen Monate, besonders im Sommer und im Frühherbst.

Wann ist der Höhepunkt der Kinderlähmungswelle? Im gemäßigten Klima im späten August und frühen September.

Wie wird die Kinderlähmung übertragen? Von Mensch zu Mensch durch direkten Kontakt, durch Tröpfcheninfektion und insbesondere durch Schmierinfektion.

Kann die Kinderlähmung auch auf anderen Wegen verbreitet werden? Ja. Sie kann auch durch Milch, durch Trinkwasser, das mit Abwässern verunreinigt ist, und möglicherweise sogar durch Fliegen übertragen werden. Diese Wege spielen aber bei der Ausbreitung der Krankheit eine geringere Rolle als der unmittelbare Kontakt.

Wie gelangt das Kinderlähmungvirus in den Körper? Im Vordergrund steht die Schmutz- und Schmierinfektion, die Viren gelangen über den Darm in den Körper. Auch durch Trinken von infiziertem Wasser oder durch den Genuß infizierter Nahrungsmittel kann die Ansteckung manchmal erfolgen, ferner durch Einatmen von infektiösem Material.

Trägt die Trinkwasserchlorierung zur Verhinderung einer Ausbreitung der Kinderlähmung bei? Ja, in beschränktem Ausmaß.

Wie lange dauert es, bis die Kinderlähmung zum Ausbruch kommt? Die Inkubationszeit beträgt 7–14 Tage.

Wann ist die Kinderlähmung von einem Patienten auf den anderen übertragbar? Wahrscheinlich während des letzten Teils der Inkubationszeit und der ersten Woche der akuten Krankheit, solange noch Fieber besteht.

Enthalten die Nasen- und Rachenabsonderungen eines Kinderlähmungspatienten Viren? Ja.

Findet sich das Virus auch im Stuhl eines Kinderlähmungspatienten? Ja, im Stuhl können die Viren bis zu sechs und acht Wochen nach dem Ausbruch der Krankheit vorhanden sein oder sich sogar einige Monate lang halten.

Können Gesunde Träger des Kinderlähmungsvirus sein? Das kann sein; in manchen Fällen sind aber die Träger von Kinderlähmungsviren nur scheinbar gesund und machen in Wirklichkeit eine sehr leichte Form der Krankheit durch.

Können sehr junge Säuglinge Kinderlähmung bekommen? Die meisten Säuglinge unter 6 Monaten sind immun, da von ihrer Mutter während der Schwangerschaft Schutzstoffe auf sie übergegangen sind, sofern die Mutter immun gegen die Krankheit ist.

Welche verschiedenen Verlaufsformen der Kinderlähmung gibt es?
a) Die abortive Form (das sind Fälle, bei denen die Krankheit sehr kurz und leicht verläuft);
b) die aparalytische Form (ohne Lähmungen);
c) die paralytische, spinale Form, bei der das Rückenmark befallen ist;
d) die bulbäre Form, bei der bestimmte wichtige Teile des Gehirns befallen sind;
e) die Polioenzephalitis, bei der das Gehirn befallen ist.

Wie äußert sich die abortive Form der Kinderlähmung? Die Krankheit ist sehr leicht und kurz, mit geringem Fieber, Halsschmerzen, Kopfschmerzen, Übelkeit oder Erbrechen, Durchfall oder Verstopfung. Sie dauert ein oder zwei Tage und verläuft ohne Beteiligung des Nervensystems und ohne Lähmungen. Auch in dieser Form ist die Krankheit ansteckend und hinterläßt eine Immunität.

Wie äußert sich eine aparalytische Kinderlähmung? Zu den oben geschilderten Symptomen des abortiven Verlaufs kommen noch höheres Fieber, Kopfschmerzen, Muskelschmerzen und Steifigkeit einiger Muskeln des Rückens und Halses.

Wie verläuft die paralytische Form der Kinderlähmung? In einem kleinen Prozentsatz der Fälle halten die oben beschriebenen Krankheitserscheinungen an, und es kommt zu Lähmungen. Die Lähmungen können einen Arm oder ein Bein, beide Arme oder Beine oder Teile der Arme und Beine betreffen; sie können sich auf eine Region beschränken oder ausgedehnt und umfassend sein. In manchen Fällen schreiten sie von einer Region zur anderen fort.

Was bezeichnet man als bulbäre Form der Kinderlähmung? Hier ist der Teil des Gehirns von der Krankheit ergriffen, der Atmung und Herztätigkeit steuert; das stellt die schwerste Form der Krankheit dar. Meist kommt es zu Schluck- und Atemstörungen, der Herzschlag ist unregelmäßig und es können Zeichen eines Herzversagens auftreten.

Wie verläuft die enzephalitische Form der Kinderlähmung? Dieses Krankheitsbild ist durch krankhafte Schläfrigkeit oder starke Reizbarkeit gekennzeichnet. Es können Bewußtlosigkeit oder Krämpfe eintreten, und in manchen Fällen kommt es zu Lähmungen der Augen- und Gesichtsmuskeln.

Wie werden die Impfungen durchgeführt? Der Salk-Impfstoff enthält inaktivierte (abgetötete Viren) und wird in drei Einzelimpfungen in etwa einmonatigen Abständen injiziert. Der Sabin-Impfstoff enthält abgeschwächte, aber lebende Viren und wird auf einem Zuckerstück oder mit einem Löffelchen Saft durch den Mund („oral") eingenommen. Diese Schluckimpfung kann jederzeit ab dem 3.–4. Lebensmonat durchgeführt werden. Man verabreicht drei Einzelimpfungen, die mindestens 6 Wochen auseinanderliegen. Man kann den Typ I, Typ II und Typ III einzeln verabreichen und nach einem Jahr eine Auffrischungsimpfung mit allen drei Typen durchführen oder alle drei Typen zusammen in einer Lösung (trivalenter Impfstoff) in drei Dosen geben. Spätere Auffrischimpfungen sorgen für die Aufrechterhaltung des Impfschutzes.

Verleiht diese Impfung dauernde Immunität? Ja, besonders wenn noch Auffrischimpfungen erfolgen.

Hat die Schluckimpfung Vorteile gegenüber der Injektionsimpfung? Ja. Sie ist leichter zu verabreichen, weil keine Injektion nötig ist. Man hält sie auch für wirksamer, da der Infektionsweg bei der Kinderlähmung über den Darm zu gehen pflegt und mit der Schluckimpfung speziell der Darmtrakt gegenüber Neuinfektionen unempfänglich wird. Sehr wichtig ist es, daß damit auch das Virusträgertum verhindert werden kann. Fast in der ganzen Welt wird heute die Schluckimpfung bevorzugt.

Kann man die Kinderlähmung durch diese Impfung ausrotten? Ja. Es ist aber eine traurige Tatsache, daß nicht für alle Kinder die Möglichkeit der Impfung besteht. In anderen Worten, das Problem liegt in der Organisation und nicht in der Wirksamkeit des Impfstoffs.

Ist es zulässig, Kinder noch gegen Kinderlähnung zu impfen, wenn in der Gegend bereits Kinderlähmungserkrankungen aufgetreten sind? Ja.

Kann man die Kinderlähmung ein zweites Mal bekommen? Ja, aber das kommt nur sehr selten vor.

Wieso kann man ein zweites Mal an Kinderlähmung erkranken? Man ist vielleicht nur gegen einen Typ des Kinderlähmungsvirus immun geworden und kann für die anderen Virustypen noch anfällig sein.

Soll man Kinder, die schon eine Kinderlähmung durchgemacht haben, auch noch impfen? Ja, weil sie vielleicht nur gegen einen Typ des Kinderlähmungsvirus immun sind.

Soll man den Familienangehörigen eines Kinderlähmungskranken Gammaglobulin geben? Nein, es hilft nicht.

Warum sollen Erwachsene gegen Kinderlähmung geimpft werden, wenn doch viele von ihnen schon dagegen immun sind? Nur 80–85% der Erwachsenen sind immun, und da es keinen praktisch gangbaren Weg gibt, herauszufinden, wer immun ist und wer nicht, ist es sicherer und ratsamer, wenn sich *jedermann* gegen Kinderlähmung impfen läßt.

Kann die Kinderlähmungsimpfung Schaden anrichten? Nein. Eingehende Prüfungen haben ergeben, daß niemand durch die Impfung an Kinderlähmung erkrankt ist!

Soll man Schwangere gegen Kinderlähmung impfen? Ja, ganz entschieden! Schwangere sind für Kinderlähmung anfälliger und brauchen daher den Schutz mehr als jeder andere.

Kann der Kinderlähmungsimpfstoff der Mutter oder dem ungeborenen Kind schaden? Nein.

Wann sollen Schwangere gegen Kinderlähmung geimpft werden? So früh wie möglich.

Dreitagefieber
(Exanthema subitum)

Was ist das Dreitagefieber der Kinder? Es handelt sich um eine Virusinfektion, die gewöhnlich Kleinkinder befällt; kennzeichnend ist hohes Fieber (40–41 °C), das drei Tage anhält und dann plötzlich am vierten Tag zur Norm abfällt. Wenn die Temperatur wieder normal wird, erscheint am ganzen Körper ein Hautausschlag, der ein oder zwei Tage bestehen bleibt.

Gibt es noch andere Symptome dieser Krankheit? Gelegentlich treten beim Ausbruch der Krankheit Krämpfe auf, es können leichte katarrhalische Erscheinungen der Atemwege und leichte Halsschmerzen bestehen. Durch das Auffinden vergrößerter Lymphknoten im Nacken kann die Krankheit bereits vor dem Auftreten des Hautausschlags diagnostiziert werden.

In welchem Alter tritt diese Krankheit am häufigsten auf? Zwischen dem Alter von neun Monaten und drei Jahren.

Wie häufig ist das Dreitagefieber? Etwa 50–75% aller Kinder bekommen diese Krankheit. Man hält sie oft irrtümlich für Masern oder Röteln.

Gibt es bei dieser Krankheit viele Komplikationen? In der Regel treten keine Komplikationen auf.

Wie sieht der Ausschlag aus? Er besteht aus vielen zarten, blaßroten Fleckchen, die über Gesicht, Brust, Bauch und Glieder ausgesät sind. Wenn er nach etwa zwei Tagen schwindet, hinterläßt er keine Spuren.

Wie wird das Dreitagefieber behandelt? Gegen hohes Fieber gibt man fiebersenkende Mittel, auch Abwaschungen helfen während der hochfieberhaften Periode. Wenn Krämpfe auftreten, können Beruhigungsmittel notwendig werden. Meist ist es nicht möglich, die Temperatur vor dem 4. Tag des Krankheitsprozesses auf normale Werte herunterzubringen.

In welcher Jahreszeit sieht man das Dreitagefieber am häufigsten? In den Winter- und Frühlingsmonaten, obwohl es auch zu jeder anderen Jahreszeit auftreten kann.

Ist das Dreitagefieber sehr ansteckend? Nein.

Tritt es epidemisch auf? In Waisenhäusern oder Kinderheimen kommt es manchmal zu Epidemien, aber ansonsten ist es im allgemeinen nicht in epidemischer Form anzutreffen.

Muß man ein Kind mit Dreitagefieber isolieren? Nein.

Scharlach

Was ist Scharlach? Der Scharlach ist eine ansteckende Krankheit des Kindesalters, die von bestimmten Streptokokken hervorgerufen wird. Er kommt heute nicht sehr häufig vor, und sein Verlauf scheint immer milder zu werden.

Wer bekommt am ehesten Scharlach? Kinder im Vorschul- und Schulalter.

Können Säuglinge Scharlach bekommen? Säuglinge unter 6 Monaten bekommen gewöhnlich keinen Scharlach, da sie von ihrer Mutter eine Immunität mitbekommen haben.

Woran kann man den Scharlach erkennen? Die Krankheit beginnt meist mit Fieber, das von einer Angina mit Halsschmerzen sowie von Kopfschmerzen, Erbrechen und gelegentlich Bauchschmerzen begleitet ist. Oft sind auch die Halslymphknoten geschwollen. Innerhalb der nächsten 18–48 Stunden erscheint am Körper ein Hautausschlag.

Zeigt sich der Scharlachausschlag am ganzen Körper? Nein. Gewöhnlich sind Gesicht, Handflächen und Fußsohlen frei. Am deutlichsten ist der Ausschlag an Druckstellen, in Hautfalten, wie etwa in den Ellenbeugen oder Achselhöhlen, und in besonders warmen Körperregionen.

Sieht das Gesicht des scharlachkranken Kindes hochrot aus? Ja. Die Rötung betrifft hauptsächlich Wangen und Kinn und läßt einen Bezirk rund um den Mund frei, der sich ziemlich blaß abhebt.

Juckt der Scharlachausschlag gewöhnlich? Nein.

Bezieht sich der Name Scharlach auf die Farbe des Ausschlags? Ja. Der Ausschlag wirkt intensiv scharlachrot und besteht aus winzigen Fleckchen. Diese Fleckchen sind leicht erhaben, so daß sich die Haut ein bißchen rauh wie Sandpapier anfühlt, wenn man mit der Hand darüberstreicht.

Welche Befunde sind bei der Untersuchung von Zunge und Rachen zu erheben? Bei Scharlach bestehen eine starke Halsentzündung und ein Zungenbelag, die typisch für diese Krankheit sind.

Wie lange hält das Fieber an? Mit der modernen Behandlung normalisiert sich die Temperatur gewöhnlich innerhalb von 2–3 Tagen. Bei unbehandelten Fällen kann das Fieber 5–7 Tage anhalten.

Gibt es Untersuchungen zur Sicherung der Diagnose eines Scharlachs? Ja. Wenn man eine Kultur von einem Rachenabstrich anlegt, kann man den Streptokokkus nachweisen.

Kommt es bei einem Scharlachpatienten noch zu weiteren Hautveränderungen? Ja. Etwa 2–3 Wochen nach dem Auftreten des Hautausschlags beginnt sich die Haut des Patienten zu schälen. Am Bauch schält sie sich in feinen Schuppen, während sie an den Fingerspitzen in der Umgebung der Nägel, an Handflächen und Fußsohlen fast wie ein Handschuh abgeht.

Schält sich die Haut unbedingt bei allen Fällen? Nein. In manchen Fällen ist die Schälung so gering, daß die Krankheit nicht erkannt wird. Wo aber eine Schälung eintritt, ist sie ein sicherer Beweis, daß es sich um Scharlach gehandelt hat, auch wenn es ein leichter Fall war.

Wie wird der Scharlach behandelt? Es ist Bettruhe einzuhalten. Wenn das Fieber sehr hoch ist, macht man kühlende Abwaschungen. Die Kost soll weich sein. Bei Schmerzen kann man Salizylate (z. B. Aspirin) geben, die oft zur Linderung der Halsschmerzen und zur Fiebersenkung beitragen.

Sind Antibiotika beim Scharlach wirkungsvoll? Ja. Es soll unbedingt eine Penizillinbehandlung durchgeführt werden. Penizillin ist gegen Scharlach hochwirksam und bewirkt prompt Abblassen des Ausschlags, Senkung der Temperatur und Rückgang oder Schwinden aller Krankheitserscheinungen.

Wie wird das Penizillin gegeben? Anfangs ein paar Tage mittels Injektion, anschließend 10 Tage in Form von Tabletten.

Ist bei Scharlach eine Krankenhausbehandlung nötig? Nein. In den meisten Fällen genügt die Hausbehandlung. Nur sehr schwere Fälle oder Fälle mit Komplikationen müssen ins Krankenhaus.

Wie lange muß der Scharlachpatient im Bett bleiben? In den meisten Fällen ist abgesehen von der Fieberperiode keine Bettruhe nötig.

Muß ein Kind mit Scharlach isoliert werden? Ja, etwa 7 Tage lang. In manchen Gemeinwesen ist eine längere Quarantäne vorgeschrieben, aber das scheint bei der heutigen Behandlungsweise nicht erforderlich. Zur Sicherheit läßt man 1–2 Rachenabstriche auf Streptokokken untersuchen.

Wie lange dauert die Rekonvaleszenz beim Scharlach? 1–2 Wochen.

Soll man das Kind davon abhalten, während der Rekonvaleszenz Sport zu treiben? Ja.

Kann das Kind nach der ersten Krankheitswoche wieder zur Schule gehen? Ja. Das Kind kann wieder die Schule besuchen, aber es soll sehr darauf achten, daß es sich nicht anstrengt.

Wie häufig sind Komplikationen bei Scharlach? Sehr selten.

Welche Komplikationen kann es bei Scharlach geben? Die häufigsten Komplikationen sind die Schwellung der Halslymphknoten, Mittelohr- oder Nebenhöhlenentzündung, Nierenentzündung und in manchen Fällen Gelenksentzündungen (Scharlachrheumatoid und rheumatisches Fieber).

Wann kommen gegebenenfalls Komplikationen zum Vorschein? Mittelohr-, Nebenhöhlen- und Lymphknotenentzündungen können auf dem Höhepunkt der Krankheit auftreten. Das Rheumatoid kann in der zweiten Woche beginnen. Ein rheumatisches Fieber oder eine Nierenentzündung tritt unter Umständen 2–3 Wochen nach dem Gipfel der Erkrankung in Erscheinung.

Wie werden Scharlachkomplikationen behandelt? Bei Mittelohr-, Nebenhöhlen- oder Lymphknoteninfektionen gibt man Antibiotika. Gelenksentzündungen oder Nierenkomplikationen verlangen eigene Behandlungsmaßnahmen (siehe Kapitel 48, Rheumatische Krankheiten, Kapitel 40, Nieren).

Ist es möglich, die Entstehung von Komplikationen zu verhüten? Ja. Die sachgerechte antibiotische Behandlung des Scharlachs verhindert zumeist die Entwicklung von Komplikationen.

Ist während des Scharlachs eine besondere Diät erforderlich? Es empfiehlt sich eine milde, reizlose Kost mit reichlich Flüssigkeit.

Schadet eine eiweißhaltige Nahrung oder kann sie eine Nierenkomplikation auslösen?
Nein. Es ist nicht anzunehmen, daß eine fleisch- oder eiweißhaltige Kost irgendeinen Einfluß auf das Auftreten von Nierenkomplikationen hat.

Ist ein Kind nach einer Scharlacherkrankung für immer immun? In der Regel ja. In einem kleinen Prozentsatz der Fälle sind allerdings Zweiterkrankungen aufgetreten.

Was soll mit den Kontaktpersonen eines Scharlachkranken geschehen? Alle Kinder, die einer Ansteckung ausgesetzt waren, sollen einige Tage lang mit Penizillin in Tabletten- oder Injektionsform behandelt werden. Fall sie erkranken, soll ein Rachenabstrich gemacht und eine Bakterienkultur angelegt werden.

Kann eine solche vorbeugende Penizillinbehandlung verhüten, daß der Scharlach zum Ausbruch kommt? Ja; wenn er trotzdem auftritt, nimmt er einen leichten Verlauf.

Sind während des Krankheitsablaufes besondere Untersuchungen angezeigt? Ja, wiederholte Harnkontrolluntersuchungen, damit man die Gewähr hat, daß keine Nierenbeteiligung vorliegt.

Müssen Kleider und Gebrauchsgegenstände eines Scharlachpatienten sterilisiert werden? Am besten wäscht man sie gründlich mit Wasser und Seife.

Kann Scharlach durch Kontakt mit infizierten Kleidungsstücken übertragen werden? Ja.

Keuchhusten

(Pertussis)

Was ist Keuchhusten? Der Keuchhusten ist eine ansteckende Krankheit des Atmungssystems, die durch spezifische Krankheitserreger, die Keuchhustenbakterien, hervorgerufen wird.

Wie wird der Keuchhusten übertragen? Durch Niesen, Husten bzw. Tröpfcheninfektion von einem erkrankten Kind.

Können junge Säuglinge Keuchhusten bekommen? Ja. Gegen diese Krankheit gibt es keine angeborene Immunität.

Welche Symptome erzeugt der Keuchhusten? Etwa eine Woche lang gleicht er einer gewöhnlichen Erkältung mit leichtem Fieber. In der zweiten Woche zeigt sich ein ziemlich starker Husten und das charakteristische keuchende oder ziehende Einatmen nach dem Hustenstoß beginnt.

Kann man die Krankheit während der ersten Woche bereits erkennen? Im allgemeinen nicht.

Wann ist der Husten am ärgsten? In der Nacht, in geschlossenen Räumen oder beim Essen.

Ist der charakteristische Husten leicht zu erkennen? Ja. Es kommt zu krampfartigen Hustenanfällen, die mit einer Rötung des Gesichts und Schwellung der Augen einhergehen; der Kranke wirkt „triefäugig".

Wie hört sich der Husten an? Nach einer Serie von Hustenstößen folgt ein tiefer, hörbarer Atemzug mit einem ziehenden oder krähenden Geräusch.

Tritt nach dem Hustenstoß Erbrechen auf? Ja. Nach einer Serie von Hustenkrämpfen kommt es recht häufig zum Erbrechen.

Wie lange dauert das Stadium des Krampfhustens? 3–6 Wochen.

Wie lange dauert es, bis der Husten ganz verschwindet? Bis der Husten gänzlich aufhört, können 6–12 Wochen vergehen.

Haben auch Säuglinge stets typische Keuchhustenanfälle? Nein. Manche keuchhustenkranke Säuglinge, besonders sehr junge, können nach ein paar Hustenstößen „wegbleiben", d. h. vorübergehend zu atmen aufhören.

Wird der Husten im Liegen oft stärker? Ja. Die Schleimansammlung hinten im Rachen kitzelt und löst häufigere Hustenanfälle aus.

Wie viele Hustenanfälle treten im allgemeinen an einem Tag auf? In leichten Fällen sind es oft nur 15 pro Tag, in schweren Fällen 30, 40 oder noch mehr.

Kann man etwas unternehmen, um dem Kind während eines Hustenkrampfes zu helfen? Ja. Das Kind ist während des Anfalls aufrecht mit etwas vorgebeugtem Kopf zu halten.

Gibt es Untersuchungen zum sicheren Nachweis eines Keuchhustens? Ja. Man kann Kulturen von Rachenabstrichen anlegen. Außerdem helfen manchmal Blutuntersuchungen bei zweifelhafter Diagnose.

Muß man ein Kind mit Keuchhusten ins Krankenhaus geben? Nein. Nur sehr schwere Fälle oder sehr kleine Kinder brauchen eine Krankenhausbetreuung.

Muß das Kind im Bett bleiben? Ja, während der ersten Woche, solange eine Temperaturerhöhung besteht.

Darf ein Kind mit Keuchhusten ins Freie gehen? Ja, nach der ersten Woche, wenn seine Temperatur normal ist.

Muß man Keuchhustenkinder von anderen Kindern fernhalten? Ja, sie sollen nach Möglichkeit isoliert werden.

Wie lange soll das Kind isoliert werden? In der BRD isoliert man mindestens bis zur sechsten Woche, höchstens bis zur neunten Woche nach Krankheitsbeginn, je nach der Dauer des Hustens.

Kann das Kind die Krankheit während der ganzen Hustenperiode übertragen? Nein. Die Krankheit wird in der Regel während der ersten vier Wochen übertragen, selten später.

Können Kinder mit Keuchhusten die Schule besuchen? Nein, sie sollen nicht mit anderen Kindern in Kontakt kommen.

Wann kann man das Kind wieder zur Schule gehen lassen? Nach Aufhören des Hustens, meist 5–6 Wochen nach Hustenbeginn.

Gibt es beim Keuchhusten Rückfälle? Selten, aber es liegen einige Berichte über derartige Fälle vor.

Welche Nachwirkungen hat der Keuchhusten? Es ist nicht ungewöhnlich, daß ein Kind noch ein Jahr lang nach der Erkrankung bei jeder Erkältung oder Infektion der oberen Luftwege krampfhustenartige Anfälle bekommt.

Sind diese Krampfhustenrückfälle ansteckend? Nein.

Wie betreut man ein keuchhustenkrankes Kind? Das Kind soll während der ersten Krankheitswoche so ruhig wie möglich gehalten werden.

Soll man Keuchhustenpatienten eine besondere Kost geben? Ja. Die Kost soll leicht und mild sein und nicht durch Krümel oder Brocken zum Husten oder Erbrechen reizen.

Leidet der Ernährungszustand, wenn es beim Keuchhusten zu wiederholtem Erbrechen kommt? Ja, das ist eine häufige Komplikation. Junge Säuglinge, die erbrochen haben, sollen in den nächsten 20–30 Min. wieder gefüttert werden.

Helfen Medikamente bei der Behandlung des Keuchhustens? Ja, Antibiotika helfen, obwohl sie die Krankheit nicht heilen.

Gibt es ein wirksames Serum zur Behandlung des Keuchhustens? Ja. Hyperimmunserum hilft, die Zahl der Anfälle herabzusetzen.

Kann Hyperimmunserum vorbeugend gegen Keuchhusten gegeben werden? Ja. Wenn man es ansteckungsgefährdeten Kontaktpersonen gibt, hilft es dem Ausbruch der Erkrankung vorzubeugen.

Welche Komplikationen können beim Keuchhusten auftreten? Mittelohrentzündung, Lungenentzündung oder in manchen schweren Fällen Krämpfe.

Wie häufig treten derartige Komplikationen auf? Sie sind gegenwärtig sehr selten.

Können die Komplikationen mit Erfolg behandelt werden? Ja. Lungenentzündung und Mittelohrentzündung werden mit Antibiotika behandelt.

Sind Krämpfe beim Keuchhusten eine ernste Erscheinung? Wenn es zu Krämpfen kommt, so ist dies der Ausdruck einer Beteiligung des Gehirns; das ist zumeist ein ernstes Zeichen.

Gibt es noch andere Komplikationen? Ja. Gelegentlich kommt es zu einem kleinen Bluterguß im Auge oder zu kleinen Hautblutungen am Hals als Folge der Hustenkrämpfe. Das sind keine ernsten Komplikationen; sie schwinden von selbst ohne Behandlung.

Gibt es eine Möglichkeit, ein Kind gegen Keuchhusten zu immunisieren? Ja, es gibt eine Schutzimpfung (siehe Kapitel 25 über Immunität und Impfungen).

Heilt der Keuchhusten von allein, ohne Behandlung, aus? Ja. Er hält 6–12 Wochen an und vergeht dann von selbst.

Wie bald kann ein Säugling mit Keuchhusten gebadet werden? Bis zur 4. Krankheitswoche soll man das Kind nur waschen, danach kann man es richtig baden.

Lösen sportliche Betätigung und körperliche Anstrengung Hustenanfälle aus? Ja.

Sind bei einem durchschnittlichen Keuchhustenfall Lungenröntgenaufnahmen notwendig? Nein. Wenn aber am Husten oder an der Diagnose etwas verdächtig erscheint, ist es am besten, wenn man eine Röntgenaufnahme der Lunge machen läßt.

Wie sollen Kontaktpersonen eines Keuchhustenkranken behandelt werden? Kinder, die schon früher gegen Keuchhusten geimpft worden sind, sollen bei Ansteckungsgefahr eine Auffrischungsinjektion erhalten.

Was soll man bei ansteckungsgefährdeten Kindern machen, die niemals gegen Keuchhusten geimpft worden sind? Sie sollen mehrere Injektionen eines Rekonvaleszentenserums oder Hyperimmunserums bekommen.

Soll man Erwachsene gegen Keuchhusten impfen, wenn sie einer Ansteckung ausgesetzt sind? Das ist im allgemeinen nicht nötig; die meisten Erwachsenen sind gegen diese Krankheit immun.

Kann ein Erwachsener Keuchhusten bekommen, wenn er ihn nicht als Kind durchgemacht hat? Ja.

Kann ein Kind, das geimpft worden ist, trotzdem Keuchhusten bekommen? Ja. Mild verlaufende Erkrankungen können durch einen anderen Bakterienstamm verursacht werden.

Muß die Familie isoliert werden, wenn ein Keuchhustenfall aufgetreten ist? Nein. Ungeimpfte Kinder sollen anderen Kindern ferngehalten werden, aber geimpfte Kinder und erwachsene Familienmitglieder können ihrer normalen Tätigkeit nachgehen.

Gibt es eine Untersuchung zum Nachweis, ob ein Kind durch die Impfung immun geworden ist? Ja. Es gibt derartige Untersuchungen, aber sie sind meist praktisch nicht leicht durchführbar und nicht in routinemäßigem Gebrauch.

Tritt der Keuchhusten während bestimmter Monate häufiger auf? Ja, er ist im Winter und Frühling am häufigsten und im Sommer und Herbst am seltensten.

Typhus abdominalis

Was ist Typhus und wie wird er übertragen? Der Typhus oder Bauchtyphus ist eine Allgemeinerkrankung, die durch Bakterien (Salmonella typhi) hervorgerufen wird. Er wird durch infizierte Nahrungsmittel, Milch oder (gewöhnlich mit Abwässern verunreinigtes) Wasser übertragen. Er kann durch Fliegen, aber auch durch direkten Kontakt mit infiziertem Material verbreitet werden.

Was ist ein „Typhuskeimträger"? Das ist eine „gesunde" Person, die einmal Typhus durchgemacht und überstanden hat, aber noch immer die lebenden Keime im Körper beherbergt. Ein solcher Keimträger oder Dauerausscheider kann zur Quelle einer ausgedehnten Verseuchung in seinem Wohngebiet werden, besonders, wenn er in irgendeiner Weise beruflich Umgang mit Lebensmitteln hat.

Welche Maßnahmen dienen dazu, der Ausbreitung des Typhus vorzubeugen? Wesentlich sind die Versorgung der Bevölkerung mit reinem Wasser und die Pasteurisierung der Milch. Wenn man Typhusträger entdeckt, muß verhindert werden, daß sie mit Nahrungsmitteln, die von anderen Leuten verwendet werden sollen, hantieren, d. h. sie dürfen nicht im Nahrungsmittel- oder Gastgewerbe arbeiten. Der Typhus muß früh erkannt und der Patient von den Gesunden abgesondert werden. Alles was dem Typhuspatienten gehört und seine sämtliche Ausscheidung sind zu desinfizieren, und es ist dafür zu sorgen, daß niemand damit in Berührung kommt.

Ist eine Impfung gegen Typhus wirksam? Ja. Auffrischimpfungen mit kleinen Impfstoffmengen halten die Immunität wirkungsvoll aufrecht, auch wenn sie nur alle drei oder vier Jahre vorgenommen werden. Man soll sich unter folgenden Umständen gegen Typhus impfen lassen:
a) Wenn man in ein Land reist, wo die Reinheit des Wassers zweifelhaft ist und wo die Krankheit bekanntermaßen vorkommt;
b) während Typhusepidemien;
c) wenn man mit einem Typhuskranken in Berührung gekommen ist.

Wie wird die Diagnose des Typhus mit Sicherheit gestellt? Es gibt eine spezielle Blutuntersuchung, die während der zweiten Krankheitswoche positiv wird, die sog. Gruber-Widal-Probe. Ferner lassen sich die

Erreger im Laboratorium im Anfang der Erkrankung aus dem Blut des Patienten züchten, ab der zweiten Woche aus dem Stuhl und Harn.

Wie häufig ist der Typhus heutzutage in Mitteleuropa? Durch Einführung einer Wasserversorgung mit reinem Leitungswasser, angemessene Behandlung von Lebensmitteln und entsprechende Isolierung von gelegentlich auftretenden Einzelfällen ist diese Krankheit heute in Mitteleuropa zur Seltenheit geworden. Zudem ermöglichen die neueren Antibiotika eine Vernichtung der Typhuserreger; dadurch wird verhütet, daß der Kranke zum Keimträger wird.
Im letzten Jahrzehnt schwankte die Zahl der Erkrankungsfälle in der BRD um etwa 1000 pro Jahr.

Wie lange ist die Inkubationszeit bei Typhus? Ungefähr 10–14 Tage.

Wie lange dauert der ganze Krankheitsverlauf? In der Regel 4–6 Wochen.

Wie verläuft der unbehandelte Typhus gewöhnlich? Zunächst steigt das Fieber etwa eine Woche hindurch an, der Patient zeigt Zeichen einer schweren Allgemeinerkrankung und wird zunehmend benommen. In der 2.–3. Woche bleibt das Fieber meist hoch und fällt erst in der 4. Woche wieder ab. Da die Typhusbakterien Darmgeschwüre verursachen, kommt es in der 2. Hälfte der Krankheit oft zu typischen Durchfällen.

Was sind „Roseolen"? Das sind kleine rote Flecke, die auf der Haut – meist an Brust und Bauch – vom 7.–10. Krankheitstag aufschießen.

Gibt es beim Typhus ernste Komplikationen? Ja. Darmdurchbruch und Darmblutung sind die beiden schwersten Komplikationen, aber sie kommen nicht sehr oft vor.

Wie bald kann der Typhuspatient das Bett verlassen? Er darf sich im Bett aufsetzen, sobald seine Temperatur eine Woche lang normal geblieben ist; 3 oder 4 Tage später darf er aufstehen.

Wie kann man feststellen, wann ein Typhuspatient geheilt ist? Wenn wiederholte Stuhluntersuchungen und Typhuskulturen negativ sind. Damit wird sichergestellt, daß der Patient kein Typhusträger ist.

Wie wird der Typhus heutzutage behandelt?
a) Mit Bettruhe;
b) mit intravenöser Flüssigkeitszufuhr zur Bekämpfung der Austrocknung, die durch die Durchfälle entsteht;
c) mit hohen Dosen Ampicillin oder Chloromycetin; beide sind wirksame Antibiotika.

Paratyphus

Wodurch wird der Paratyphus verursacht? Der Paratyphus wird durch einen eigenen Erreger, der in dieselbe Gruppe wie der Typhuserreger gehört, hervorgerufen. Man unterscheidet den Paratyphus A und B. Bei uns kommt hauptsächlich der Paratyphus B vor, der durch die Salmonella paratyphi B ausgelöst wird.

Wie verläuft der Paratyphus B?
Er kann entweder ähnlich wie ein Bauchtyphus verlaufen, wenn auch gewöhnlich etwas milder, oder in der sog. gastroenteritischen Form, die hauptsächlich durch Brechdurchfälle gekennzeichnet ist.

Wie wird der Paratyphus behandelt? Im wesentlichen in gleicher Weise wie der Bauchtyphus.

Kann man einem Paratyphus vorbeugen? Ja. Es gibt eine Schutzimpfung, die meist zusammen mit der Typhusimpfung gegeben wird und ebensooft Auffrischimpfungen erfordert.

Bakterienruhr

Was ist die Bakterienruhr und wodurch wird sie verursacht? Sie ist eine Infektionskrankheit, die hauptsächlich den Dickdarm befällt und von einer Gruppe von Bakterien, den sog. Shigellen, hervorgerufen wird. Die Übertragung erfolgt durch die Ausscheidungen Ruhrkranker oder Bakterienträger; Schmierinfektion und Genuß verunreinigter Nahrungsmittel, wobei auch die Keimverschleppung durch Fliegen eine Rolle spielt, ermöglichen die Verbreitung der Krankheit, die besonders bei schlechten sanitären Verhältnissen in Epidemien auftreten kann.

Wo kommt die Ruhr vor? Sie kommt in Europa, besonders aber in den warmen Ländern vor und ist über die ganze Welt verbreitet. Seit jeher hat sie in Kriegs- und Notzeiten eine besondere Rolle gespielt.

Wie verläuft die Ruhr? Nach einer ein- bis siebentägigen Inkubationszeit beginnt die Krankheit mit Fieber, allgemeinem Krankheitsgefühl, Erbrechen und Durchfällen. Bald kommt es zu den typischen schleimigen und blutigen Entleerungen und zu quälendem Stuhldrang. Nach ein bis zwei Wochen klingt das akute Stadium ab; es kann aber zu Rückfällen kommen. Die Rekonvaleszenz zieht sich oft lange hin, in manchen Fällen kann die Krankheit chronisch werden. Häufig ist der Verlauf aber leicht und kurzdauernd, nach wenigen Tagen sind die Patienten wieder gesund.

Gibt es bei der Ruhr Komplikationen? Ja, manchmal kommt es zu Gelenksentzündungen, einer Harnröhrenentzündung zusammen mit Augenentzündungen, selten zu Nervenentzündungen oder zum Durchbruch eines Ruhrgeschwürs.

Wie wird die Diagnose gestellt? Durch den Bakteriennachweis und durch die Beobachtung der Krankheitssymptome und des Verlaufs. Bestimmte Blutuntersuchungen können die Diagnose stützen.

Wie wird die Ruhr behandelt?
a) Mit Antibiotika und Sulfonamiden;
b) Diät, Pflegemaßnahmen und unterstützender medikamentöser Behandlung;
c) in manchen Fällen mit Immunserum.

Wie kann man der Ruhr vorbeugen? Durch Isolierung der Kranken, strenge Desinfektion der Ausscheidungen, Behandlung und Überwachung von Dauerausscheidern, besondere Sorgfalt in der allgemeinen Hygiene.

Wann kann ein Ruhrkranker als geheilt angesehen werden? Wenn 5 Stuhluntersuchungen im Abstand von je 2 Tagen bakterienfrei waren.

Gibt es eine Schutzimpfung gegen Ruhr? Ja, neuerdings auch eine Schluckimpfung.

Viruspneumonie

(Siehe Kapitel 33, Lunge)

Malaria
(Wechselfieber)

Was ist Malaria? Die Malaria ist eine Infektionskrankheit, die durch Parasiten (tierische Einzeller = Protozoen) hervorgerufen wird. Es gibt vier verschiedene Arten von Malariaparasiten. Sie werden durch den Stich von infizierten Stechmücken der Gattung Anopheles übertragen. In seltenen Fällen kann die Malaria auch durch das Blut eines malariakranken Blutspenders übertragen werden.

Kommt die Malaria in Deutschland und Mitteleuropa vor? Früher gab es einzelne Herde, die heute jedoch völlig ausgerottet sind. Einzelfälle können in der heutigen Zeit des starken Reiseverkehrs bei Personen beobachtet werden, die sich in Malariagebieten infiziert haben.

Wo ist die Malaria auch heute noch heimisch? Sie tritt besonders in Sumpfgebieten tropischer und subtropischer Länder in Afrika, Amerika, Asien und Australien auf, in denen die Stechmücken geeignete Lebens- und Brutbedingungen vorfinden. Die Malaria gehört auch heute noch zu den schwierigsten Gesundheitsproblemen der Welt, insbesondere in den Tropen.

Wie wird die Diagnose der Malaria gestellt? Durch den Nachweis von Malariaparasiten in den roten Blutkörperchen des Patienten. Ein Verdacht auf das Vorliegen der Krankheit ergibt sich beim Auftreten von Schüttelfrösten und hohem Fieber in regelmäßigen Abständen bei Personen, die sich vor kurzem in Malariagebieten aufgehalten haben.

Gibt es eine Impfung gegen Malaria? Nein

Welche Verhütungsmaßnahmen gegen Malaria gibt es?
a) Beseitigung oder Kontrolle der Stechmückenbrutgebiete (Trockenlegung von Sümpfen, Insektizide), Verwendung entsprechender Moskitonetze und Fenstergitter in Gegenden, wo es infizierte Mücken gibt, und Abschirmung von Malariapatienten mit Moskitonetzen, so daß sie nicht von Mücken gestochen werden können, die die Krankheit dann weiter auf Gesunde übertragen.
b) Einnahme des Medikaments Resochin in einer Dosierung von 300 mg pro Woche.

Gibt es gegen die Malaria eine wirksame Behandlung? Ja. Die meisten Fälle sprechen auf die neueren Medikamente, besonders Primaquin und Resochin, gut an, die heute an die Stelle der alten Chininbehandlung getreten sind.
In Vietnam hat eine resistentere Form der Malaria bei den amerikanischen Truppen Probleme verursacht, die die Suche nach neuen Medikamenten und Behandlungsplänen erforderlich machen.

Können Malariaanfälle noch nach Jahren wiederkehren, wenn die Krankheit durch die Behandlung nicht völlig ausgeheilt wurde? Ja. Früher hatten Malariakranke jahrelang immer wieder Anfälle.

Gelbfieber

Was ist Gelbfieber und wie wird es übertragen? Das Gelbfieber wird durch ein Virus hervorgerufen und durch den Stich einer weiblichen Stechmücke (Aedes aegypti), die vorher Blut eines Gelbfieberpatienten gesaugt hat, übertragen.

Wo kommt das Gelbfieber vor? In den tropischen Zonen Zentral- und Westafrikas und Südamerikas.

Warum ist diese Krankheit heutzutage von Bedeutung? Wegen des ausgedehnten Flugreiseverkehrs in Gebiete, in denen das Gelbfieber heimisch ist. Reisende müssen unbedingt daran denken, sich vor Antritt der Reise in ein Seuchengebiet impfen zu lassen. Die Krankheit kann als Typhus, Malaria, Grippe, Dengue oder als Hepatitisform maskiert sein.

Denguefieber

Was ist das Denguefieber? Es ist eine der fieberhaften, tropischen Infektionskrankheiten, die durch ein Virus verursacht und durch Stechmücken übertragen werden.

Kann man vorbeugende Maßnahmen gegen das Denguefieber treffen? Ja, durch Bekämpfung oder Ausrottung der Stechmücken, die die Krankheit übertragen. Die Brutplätze der Mücken müssen mit Insektiziden übersprüht werden.

Gibt es einen Impfstoff zum Schutz vor Denguefieber? Nein, aber es laufen Untersuchungen zur Herstellung eines Impfstoffes aus lebenden, abgeschwächten Viren.

Wo kommt das Denguefieber vor? In den Tropen und Subtropen, auch um das Mittelmeer.

Rückfallfieber

Was ist das Rückfallfieber und wie wird es übertragen? Charakteristisch für diese Krankheit sind Fieberanfälle, die nach Perioden augenscheinlicher Genesung immer von neuem wiederkehren. Sie wird durch einen Krankheitserreger aus der Gruppe der Spirochäten verursacht und durch den Biß von Läusen oder Zecken übertragen.

Wo findet sich das Rückfallfieber? Die Form, die durch die Läuse übertragen wird, ist in Südosteuropa, Nordafrika und Indien verbreitet; die durch Zecken übertragene Form („Zeckenfieber") kommt außer in Amerika auch in Asien und Afrika vor.

Gibt es eine Schutzimpfung gegen Rückfallfieber? Nein.

Weil-Krankheit

(Leptospirosis ictero-haemorrhagiae)

Was ist die Weil-Krankheit? Sie ist eine infektiöse Gelbsucht, die übrigens nichts mit der Virushepatitis zu tun hat; sie wird durch Spirochäten hervorgerufen und durch Kontakt mit Ratten übertragen – entweder durch den Genuß von Nahrungsmitteln oder Wasser, die durch Rattenharn oder -kot verunreinigt sind, oder gelegentlich durch Rattenbiß.

Wo findet sich die Weil-Krankheit am häufigsten und wer bekommt sie am ehesten? Sie findet sich am häufigsten bei Schiffswerften, Bergwerken und Abwasserkanälen, da sich Ratten an solchen Orten gern aufhalten. Bergleute, Kanalarbeiter und Werftarbeiter sind daher am ehesten einer Ansteckung ausgesetzt.

Rickettsieninfektionen

Welche Krankheiten werden durch Rickettsien verursacht und wie werden sie übertragen? Eine Gruppe fieberhafter Infektionskrankheiten wird von Rickettsien verursacht, das sind Krankheitserreger, die kleiner als Bakterien, aber größer als Viren sind. Sie werden durch den Biß von Läusen, Flöhen, Milben oder Zecken, die sich an die Haut heften, auf den Menschen übertragen; dazu gehören das von Kleiderläusen übertragene epidemische Fleckfieber oder Flecktyphus, das von Zecken übertragene amerikanische Felsengebirgs-(Rocky-Mountain-)Fleckfieber, das Südamerikanische Fleckfieber, das Tsutsugamushi-Fieber, das Q-Fieber, das Wolhynische Fieber (Fünftagefieber) und die sog. Rickettsienpocken, die eine Ähnlichkeit mit Windpocken haben können. Die Brill-Krankheit ist eine Art von Fleckfieber, die in Amerika und auch in Europa beobachtet wird und wahrscheinlich ein Aufflackern eines früher durchgemachten Fleckfiebers darstellt; sie wurde bei Patienten, die die Krankheit vor vielen Jahren in Osteuropa durchgemacht hatten (Einwanderer, Ostflüchtlinge, Kriegsteilnehmer), gesehen.

Wie kann man diesen Krankheiten vorbeugen? Durch die Ausrottung von Flöhen, Milben, Körperläusen, Zecken und durch die Vernichtung ihrer Brutplätze. In zeckenverseuchten Gebieten soll man unbedingt den Körper in kurzen Abständen nach Zecken absuchen. Wichtig ist auch, daß man sich nachts die Parasiten mit Schutznetzen fernhält.

Kann man sich gegen manche dieser Krankheiten impfen lassen? Ja, gegen Fleckfieber und Felsengebirgs-Fleckfieber. Zur Behandlung dieser Krankheiten eignen sich Antibiotika wie Tetrazyklin und Chloromycetin. Die Ausschaltung des Q-Fiebers beim Menschen hängt davon ab, ob es bei den Tieren erfolgreich bekämpft werden kann, besonders beim Nutzvieh, das Fleisch und Milch liefert.

Sind Rickettsienkrankheiten gefährlich? Ja, besonders das Felsengebirgs-Fleckfieber und bestimmte Formen des epidemischen Fleckfiebers, die in einem ziemlich hohen Prozentsatz tödlich verlaufen können, wenn sie nicht entsprechend behandelt werden.

Tularämie
(Hasenpest)

Was ist die Tularämie und wie wird sie übertragen? Sie ist eine akute Krankheit, die durch ein Bakterium hervorgerufen wird; sie ist durch das Auftreten eines Hautgeschwürs oder Krankheitsherdes an der Eintrittsstelle der Erreger gekennzeichnet und geht mit typhusähnlichem Fieber einher. Die Tularämie ist eine Krankheit wildlebender Tiere, besonders der Kaninchen, und wird unter den Tieren durch den Biß blutsaugender Insekten verbreitet. In Mitteleuropa ist sie selten.

Wie bekommt der Mensch eine Tularämie? Die meisten Krankheitsfälle beim Menschen treten bei Jägern und Fleischern, die Kaninchen oder andere Tiere häuten, und bei Bauern und Laboratoriumskräften auf, die mit infizierten Kaninchen umgehen oder sie züchten.

Wie kann man eine Erkrankung an Tularämie verhüten? Durch außerordentlich vorsichtigen Umgang mit Wildkaninchen und anderen Nagern. Man muß auf Zecken im Fell dieser Tiere achten und sie entfernen und sich mit entsprechender Kleidung vor Zeckenbissen schützen. Zum Genuß bestimmtes Wild muß sehr gründlich gegart werden.

Wie wird die Tularämie behandelt? Streptomyzin, Tetrazyklin oder Chloromycetin bewirken meist rasche Heilung.

Brucellosen
(Bang-Krankheit, Mittelmeer- oder Maltafieber, Schweinebrucellose)

Sind Brucellosen an und für sich eine Krankheit des Menschen? Nein. Brucellosen befallen Tiere, in erster Linie Rinder, Schweine und Ziegen. Sie werden durch verschiedene Arten nahe verwandter Keime, die Brucellen genannt werden, hervorgerufen. Die Übertragung auf den Menschen erfolgt durch Kontakt mit den Körperabsonderungen und Ausscheidungen der genannten Tiere und durch Trinken von verseuchter Milch.

Sind Brucellosen von Mensch zu Mensch ansteckend? Nein.

Wer kann am ehesten eine Brucellose erwerben? Brucellosen gelten als Berufskrankheit von Tierärzten, Fleischpackern, Fleischern, Milchbauern und Viehzüchtern.

Welche Krankheitserscheinungen werden von Brucellosen hervorgerufen? Fieber, Schüttelfröste, Muskel- und Gliederschmerzen, Schweißausbrüche und Gewichtsabnahme. Das Fieber verläuft zumeist in Wellen, d. h., daß Fieberperioden mit langen Perioden normaler Körpertemperatur abwechseln. Ein solcher Krankheitsverlauf kann sich über ein Jahr oder länger hinziehen; wenn die Brucellose chronisch wird und unbehandelt bleibt, können jahrelang Krankheitserscheinungen fortbestehen.

Gibt es eine akute Form dieser Krankheit? Ja. Sie dauert etwa 2–3 Wochen und muß gegen Typhus, Malaria oder Tuberkulose abgegrenzt werden.

Wie kann man Brucellosenerkrankungen des Menschen verhüten? Durch Pasteurisierung der Milch. Personen, die mit Fleisch umgehen, müssen sich durch das Tragen von Gummihandschuhen schützen und alle Hautverletzungen richtig versorgen lassen. Infizierte Tiere müssen ausfindig gemacht und beseitigt werden.

Wie werden Brucellosen behandelt? Am wirksamsten hat sich bei dieser Krankheit Tetrazyklin erwiesen.

Pest

Was ist die Pest? Die Pest ist eine bösartige Infektionskrankheit, die in riesigen Epidemien in ganz Europa und Asien im Altertum und Mittelalter auftrat. Man nannte sie den „Schwarzen Tod". Die letzte großen Epidemie ereignete sich in Indien Anfang des 20. Jahrhunderts.

Ist die Pest heutzutage sehr häufig? Nein. Es hat keine großen Epidemien mehr gegeben, seit umfassende Programme zu ihrer Ausrottung durchgeführt worden sind.

Wie wird die Pest übertragen? Die Bakterien, die die Pest hervorrufen, werden von auf Ratten lebenden Flöhen beherbergt. Diese Rattenflöhe können auf Menschen übergehen und die Krankheit übertragen. Bei den Epidemien spielte auch die Übertragung von Mensch zu Mensch eine große Rolle.

Wie wird die Pest bekämpft? Durch Ausrottung der Ratten.

Welche Krankheitserscheinungen erzeugt die Pest? Fieber, schwere Schüttelfröste, Erbrechen, großen Durst, morgendliche Durchfälle, blutunterlaufene Flecke auf der Haut und Lymphknotenschwellungen.

Was ist die Lungenpest? Bei dieser Verlaufsform der Krankheit werden unmittelbar die Lungen befallen. Sie kann von Mensch zu Mensch durch Tröpfcheninfektion übertragen werden.

Ist die Pest eine schwere Krankheit? Ja. Sie ist früher mit einer ungeheuer hohen Sterblichkeit einhergegangen, diese konnte aber heute mit der kombinierten Streptomyzin- und Tetrazyklinbehandlung von über 90% bis auf weniger als 20% gesenkt werden.

Lepra
(Aussatz)

Wodurch wird die Lepra verursacht?
Der Erreger ist vermutlich das Leprabakterium.

Ist die Lepra sehr ansteckend? Nein. Das ist eine falsche Vorstellung, die man sehr häufig antrifft. Die Lepra ist nur schwach ansteckend und über die Art der Übertragung weiß man verhältnismäßig wenig.

Wo kommt die Lepra vor? In tropischen und subtropischen Gebieten Asiens, Afrikas, Süd-, Mittel- und Nordamerikas und Australiens. Sie war früher auch nach Europa eingeschleppt worden, ist aber hier erloschen.

Welche Symptome erzeugt die Lepra? An der Haut können Knoten und Verdickungen auftreten, es kann zu Haarausfall, Knochen- und Gelenksdeformierungen, Verstümmelungen und durch den Befall von Nerven zum Verlust des Empfindungssinnes in verschiedenen Körperregionen kommen.

Wie sind die Aussichten für einen Leprakranken? Das hängt vom Umfang und der Form der Krankheit ab. In manchen Fällen können die Krankheitserscheinungen, nachdem Schäden in einem gewissen

Ausmaß eingetreten sind, von selbst schwinden und zu einem späteren Zeitpunkt wiederkehren. In anderen Fällen geht der Prozeß 20 oder mehr Jahre hindurch weiter.

Gibt es eine wirksame Behandlung der Lepra? Ja. Mit verschiedenen Sulfonamiden wurden gute Ergebnisse erzielt. Die Behandlung wird in speziellen Leprastationen durchgeführt. Bei frühzeitiger Diagnose und gründlicher planmäßiger Behandlung sind die Aussichten, die Krankheit zum Stillstand oder zur Heilung zu bringen, heute günstig.

Infektiöse Mononukleose

(Pfeiffersches Drüsenfieber, Monozytenangina)

Was ist die infektiöse Mononukleose? Sie ist eine Infektionskrankheit, die wahrscheinlich von einem Virus hervorgerufen wird und oft in kleineren Epidemien bei Kindern und jungen Erwachsenen in Schulen, Internaten, Studentenheimen und anderen Anstalten auftritt.

Wie wird die infektiöse Mononukleose übertragen? Wahrscheinlich auf dem Luftweg durch Tröpfcheninfektion und durch Mund-zu-Mund-Kontakt („Kußkrankheit").

Wie lange dauert es nach der Ansteckung, bis die infektiöse Mononukleose zum Ausbruch kommt? 5 Tage bis 2 Wochen.

Was sind die Hauptsymptome der infektiösen Mononukleose? Fieber, Kopf- und Gliederschmerzen und Schwellungen der Lymphknoten am Hals, in den Achselhöhlen und in der Leistenbeuge. Die Milz vergrößert sich, und im Blutbild zeigen sich bestimmte Veränderungen. Beim Ausbruch der Krankheit steht oft eine Angina im Vordergrund.

Wie kann die Diagnose bestätigt werden? Durch bestimmte spezifische Blutproben.

Mit welcher spezifischen Blutuntersuchung wird die Diagnose dieser Krankheit gesichert? Mit dem Heteroagglutinationstest.

Wie verläuft die infektiöse Mononukleose gewöhnlich? Sie klingt von selbst in 1–3 Wochen ab. Abgesehen von seltenen Ausnahmefällen besteht durchwegs Aussicht auf vollständige Wiederherstellung. Bei einer kleinen Zahl der Fälle kann sich die Krankheit über einige Monate hinziehen.

Welche Komplikationen können bei der infektiösen Mononukleose auftreten? Es gibt nicht allzu viele, aber sie können ernster Natur sein; dazu gehören:

a) Racheninfektion;
b) Leberbeteiligung mit Gelbsucht und Hepatitis;
c) Milzruptur (Milzzerreißung);
d) Befall des Nervensystems mit Hirnhautentzündung (Meningitis) oder Enzephalitis. Das kommt nur selten vor.

Gibt es eine Behandlung, die bei der infektiösen Mononukleose eine direkte Heilwirkung hat? Nein. Zur Verhütung bakterieller Sekundärinfektionen gibt man oft Antibiotika, aber man kennt keine Heilbehandlung für die Krankheit selbst. Während der fieberhaften Periode und einige Tage nachher ist Bettruhe sehr wichtig, die länger beibehalten werden sollte, wenn Verdacht auf eine Leberbeteiligung besteht. Wenn es auch keine spezifische Behandlung gibt, heilen doch erfahrungsgemäß fast alle Fälle von allein aus.

Wird die infektiöse Mononukleose durch Küssen übertragen? Es ist anzunehmen, daß besonders bei jungen Leuten oft die Ansteckung auf diese Weise erfolgt.

Muß der Patient isoliert bleiben und Bettruhe einhalten, wenn die Krankheit bei ihm einen wochen- oder monatelangen Verlauf nimmt? Nein. Wenn die Körpertemperatur normal ist, darf der Patient wieder in die Schule oder zur Arbeit gehen. Er soll aber engen Kontakt mit anderen Menschen meiden, weil er vielleicht die Krankheit immer noch übertragen kann.

Tollwut

(Rabies, Lyssa)

Was ist die Tollwut und wie wird sie übertragen? Sie ist eine akute Infektionskrankheit von Tieren, besonders Füchsen, Hunden und Katzen, die von einem Virus, welches das Nervensystem angreift, verursacht wird. Das Virus findet sich im Speichel infizierter Tiere und wird durch den Biß des kranken Tieres auf ein anderes Tier oder einen Menschen übertragen.

Wie lange ist die Inkubationszeit bei der Tollwut? In der Regel 4–6 Wochen, doch kann sie auch kürzer – mindestens 10 Tage – oder in seltenen Fällen länger sein; es liegen einzelne Berichte über Inkubationsperioden bis zu zwei Jahren nach einer Bißverletzung vor.

Welche Krankheitserscheinungen erzeugt die Tollwut? Fieber, Unruhe und Niedergeschlagenheit. Die Unruhe führt zu unbeherrschbarer Erregung und zu Krämpfen. Es kommt zu starkem Speichelfluß und zu schmerzhaften Krämpfen der Schlundmuskulatur. In 3–5 Tagen endet die Krankheit tödlich. Wegen der Schlundkrämpfe besteht Furcht vor dem Schlucken oder Trinken, daher hat die Krankheit auch den Namen „Hydrophobie" (Furcht vor Wasser).

Was soll mit einem Hund oder anderen Tier geschehen, das einen Menschen gebissen hat? Das Tier soll etwa zwei Wochen lang unter Beobachtung gehalten werden. Wenn es in dieser Zeitspanne nicht erkrankt oder stirbt, kann der Biß als harmlos angesehen und das Tier seinem Eigentümer zurückgegeben werden. Wenn es erkrankt, soll man es nicht töten, sondern den natürlichen Tod abwarten, da dadurch die Diagnose erleichtert wird. Dann wird eine Sektion durchgeführt und das Gehirn des Tieres zum sicheren Nachweis der Tollwut untersucht.

Kann die Tollwut verhütet und bekämpft werden? Ja, durch Einfangen und Vertilgen von streunenden Hunden oder Katzen und Massenimpfung der gemeldeten Tiere.

Wie wird ein Hunde- oder Katzenbiß behandelt? Die Wunde soll so rasch wie möglich mit viel Wasser und Seife 5 oder 10 Min. lang ausgewaschen und gespült und anschließend mit Wundalkohol oder einem anderen Desinfektionsmittel behandelt werden. Die weitere Wundversorgung ist Sache des Arztes.

Gibt es eine wirksame Impfung gegen Tollwut und wann soll sie durchgeführt werden? Ja. Mit der Tollwutschutzimpfung läßt sich der Ausbruch der Krankheit wirksam verhüten. Wenn man von dem Tier, das den Biß verschuldet hat, weiß, daß es tollwütig ist, oder wenn es nicht untersucht werden kann, weil man seiner nicht habhaft wird, ist mit der Tollwutschutzimpfung sofort zu beginnen. Falls aber das Tier – etwa ein Hund – vermutlich gesund ist und im Auge behalten werden kann, soll es 14 Tage lang beobachtet werden. Bleibt es gesund, so ist keine Impfung erforderlich. Wenn es krank wird und eingeht, soll sofort mit der Immunisierung der gebissenen Person begonnen werden. In letzter Zeit hat man mit großem Erfolg versucht, stark gefährdete Personengruppen, z. B. Tierärzte, Personal von Tollwutlabors, Jäger usw. mit einem neu entwickelten, sehr gut verträglichen Impfstoff aktiv zu immunisieren.

Kann der Ausbruch der Tollwut noch verhütet werden, wenn man einige Tage nach dem Tierbiß zuwartet, bevor man mit der Impfung beginnt? Ja. Es ist keine Gefahr dabei, wenn man abwartet, was mit dem Tier weiter geschieht, bevor man mit der Tollwutschutzimpfung anfängt. Lediglich bei ausgedehnten mehrfachen Verletzungen im

Kopf- und Halsbereich und an den Fingern, die als besonders gefährlich anzusehen sind, soll die Impfung sofort eingeleitet werden.

Mit welchem Ausgang muß man rechnen, wenn ein Mensch an Tollwut erkrankt? Die Tollwut ist in fast 100% der Fälle tödlich, und es ist keine erfolgversprechende Behandlung bekannt.

Wundstarrkrampf

(Tetanus)

Was ist der Wundstarrkrampf und wodurch wird er verursacht? Der Wundstarrkrampf oder Tetanus ist eine akute Infektionskrankheit, die mit Krämpfen einzelner Muskeln und allgemeinen Krampfanfällen einhergeht. Die Krämpfe der Kiefermuskulatur haben der Krankheit auch den Namen „Kieferklemme" gegeben. Der Wundstarrkrampf wird durch Bakterien hervorgerufen, die jahrelang auch bei extremer Hitze oder Kälte überleben können, da sie ruhende „Sporen" bilden, die aktiviert werden können, wenn sie in den menschlichen Körper gelangen.

Wie wird der Wundstarrkrampf übertragen? Der Erreger ist in der ganzen Welt verbreitet, besonders in Erde, die mit tierischen oder menschlichen Darmausscheidungen verunreinigt oder gedüngt worden ist. Wunden, insbesondere tiefgehende infizierte Stichwunden, sind ein ausgezeichneter Boden für die Entwicklung des Wundstarrkrampfs, weil sich die Keime unter Luftabschluß, ohne Zutritt von Luftsauerstoff, vermehren. Der Erreger bildet ein Toxin (Giftstoff), das auf das Nervengewebe im Gehirn und Rückenmark einwirkt und zu Muskelkrämpfen und Krampfanfällen führt.

Wie lange ist die Inkubationszeit beim Wundstarrkrampf? Zwischen 5 und 10 Tagen, aber sie kann von 2 Tagen bis zu 2 Monaten schwanken.

Woraus ergibt sich die Diagnose des Wundstarrkrampfes? Der Erkrankung ist eine frische Verletzung oder Operation vorausgegangen. Die Wunde zeigt sich infiziert und in Eiterkulturen finden sich die Tetanusbakterien. Das Krankheitsbild muß gegen Hirnhautentzündung, Tollwut oder andere Krampfkrankheiten abgegrenzt werden.

Wie kann man dem Wundstarrkrampf vorbeugen? Durch die Anwendung von:
a) Tetanustoxoid zur aktiven Immunisierung von Personen, die Verletzungen ausgesetzt sind, etwa Gärtnern, Bauern, Soldaten, Mechanikern, Kindern und Sportlern. Die Immunität, die durch das Toxoid

erzeugt wird, ist lange anhaltend, wird aber zweckmäßigerweise durch Auffrischimpfungen, die alle 5–10 Jahre sowie bei Verletzungen vorgenommen werden, neu verstärkt;
b) Tetanusantitoxin (TAT) zur passiven Immunisierung. Wenn die Verletzung bereits eingetreten ist, kann damit eine kurzdauernde Schutzwirkung erreicht werden.

Wie sind die Aussichten, wenn der Wundstarrkrampf zum Ausbruch kommt? Das hängt davon ab, wie rasch mit der Behandlung begonnen wird. Die Sterblichkeitsziffer ist sehr hoch, besonders bei sehr jungen und sehr alten Menschen. Sie schwankt zwischen 30% und 100%. Wenn der Patient die ersten 9 oder 10 Tage überlebt, gelten die Aussichten auf völlige Wiederherstellung als günstiger.

Wie wird der Tetanus behandelt?
a) Mit Antibiotika in hoher Dosierung;
b) Verabreichung von Tetanusantitoxin in großen Dosen;
c) in schweren Fällen mit intensiven Maßnahmen zur Ruhigstellung des Kranken („künstlicher Winterschlaf", Entspannung der verkrampften Muskeln mit Kurare); solange diese Behandlung fortgesetzt werden muß, ist oft künstliche Beatmung und Intensivpflege nötig.

Milzbrand
(Anthrax)

Was ist der Milzbrand und wie wird er übertragen? Der Milzbrand oder Anthrax ist eine hochinfektiöse Krankheit von Tieren, die vom Milzbrandbazillus hervorgerufen wird und auf den Menschen direkt oder indirekt übertragen werden kann. Er kommt hauptsächlich bei Ziegen, Rindern, Pferden, Schafen und Schweinen vor. Leute, die mit diesen Tieren zu tun haben, können daher einer Ansteckung ausgesetzt sein.

Wie kommt es beim Menschen zum Milzbrand? Der Keim dringt gewöhnlich durch eine kleine Wunde oder Verletzung an den Händen von Personen, die berufs- oder gewohnheitsmäßig mit den genannten Tieren zu tun haben, in die Haut ein. Außerdem kann es durch Einatmung von Milzbrandbazillen zur Infektion der Lunge kommen, oder es kann der Darm befallen werden, wenn keimbehaftetes Material, das von kranken Tieren stammt, verschluckt wird.

Wie wird der Milzbrand behandelt? Man gibt antiseptische Verbände und Antibiotika örtlich auf die Wunden und verabreicht Antianthraxserum in hohen Dosen.

Wie sind die Aussichten, wenn der Milzbrand zum Ausbruch gekommen ist? Vier von fünf Patienten genesen, wenn sie entsprechend behandelt werden.

Ist der Milzbrand häufig? Nicht mehr; wer mit Tieren, die Milzbrandgeschwüre aufweisen, Umgang hat, ist sich heutzutage der Möglichkeit einer Ansteckung voll bewußt und trifft daher entsprechende Vorsichtsmaßnahmen. Gegenwärtig ist noch kein wirksamer Impfstoff für Menschen, die mit kranken Tieren zu tun haben, verfügbar.

ECHOviruserkrankungen

Was sind ECHOviruserkrankungen Es handelt sich um Infektionskrankheiten, die durch eine Gruppe bestimmter Viren hervorgerufen werden und das Verdauungs-, Atem- und Nervensystem betreffen; sie werden am häufigsten bei kleineren Kindern, aber auch gelegentlich bei Erwachsenen beobachtet. Oft treten sie in großen Epidemien auf. (Die Bezeichnung „ECHO" ist eine Abkürzung.)

Welche Krankheitserscheinungen findet man bei ECHOviruserkrankungen und welchen Verlauf nehmen sie? Fieber, Kopfschmerzen, Schmerzen und Steife im Nacken und Rücken, Erbrechen, Halsentzündung, Unterleibskrämpfe und Durchfall. Der übliche Verlauf ist die spontane, völlige Genesung in 3–5 Tagen.

Braucht man besondere Medikamente um ECHOviruserkrankungen zu heilen? Nein. In der Regel genügen leichte schmerzlindernde Präparate und Medikamente gegen Erbrechen und Durchfall. Antibiotika sind nicht angezeigt.

Sind ECHOviruserkrankungen gefährlich? Nein, aber weil sie manchmal mit Kinderlähmung oder Hirnhautentzündung verwechselt werden, können sie Anlaß zur Beunruhigung geben.

Cholera asiatica

Was ist Cholera? Die Cholera ist eine Krankheit, die den Damtrakt angreift; der Erreger ist ein Bakterium. Die Übertragung erfolgt zumeist durch Wasser, das mit Kot verunreinigt ist.

Wo kommt sie vor? Hauptsächlich in Asien, besonders in Indien und Bangladesh. In Deutschland war die letzte große Epidemie in Hamburg 1892; seither hat die Cholera hier keine Rolle mehr gespielt.

Tabelle 18 **Ansteckende Krankheiten des Kindesalters** („Kinderkrankheiten")

Krankheit	Windpocken	Diphtherie	Röteln	Masern
andere Bezeichnungen	Schafblattern Feuchtblattern Varizellen		Rubeola	Morbili
Erreger	Varizellenvirus	Diphtheriebakterium	Rubeolenvirus	Masernvirus
Übertragung	direkter Kontakt, Tröpfcheninfektion	Kontakt mit Krankem oder Bakterienträger	direkter Kontakt, Tröpfcheninfektion	direkter Kontakt, Tröpfcheninfektion
Inkubationszeit	14–21 Tage	2–5 Tage	14–21 Tage	10–14 Tage
ansteckend	vom Vortag des Ausschlagausbruchs ab bis 6 Tage nach seinem Beginn	vom Ausbruch der Krankheit an 2 Wochen lang	2 Tage vor Ausbruch der Symptome bis 3 Tage nach Ausbruch der Symptome	von einem Tag vor dem Fieber an bis zum vollständigen Ausbruch des Ausschlags
Hauptsymptome	Fieber, Ausschlag, Jucken	Fieber, Halsschmerzen, Heiserkeit, Rachenbelag	Fieber, leichter Katarrh der Atemwege, vergrößerte Lymphknoten	Fieber, Husten, Bindehautentzündung, Koplik-Flecken
Hautausschlag	einzelne Flecken, Bläschen, Krusten, Schorfe	keiner	ähnelt am 1. Tag Masern ähnelt am 2. Tag Scharlach	vom Kopf absteigend: dunkelrote, zusammenfließende Flecken

Mumps	epidemische Kinderlähmung	Dreitagefieber	Scharlach	Keuchhusten
Parotitis epidemica, Ziegenpeter	Poliomyelitis	Exanthema subitum	Scarlatina	Pertussis
Mumpsvirus	Poliovirus: Typ I, II, III	Virus (?)	Streptokokken	Pertussisbakterium
direkter Kontakt, Tröpfcheninfektion	vor allem Schmutz- und Schmierinfektion, direkte und Tröpfcheninfektion möglicherweise durch infiziertes Wasser und Nahrungsmittel	nicht sicher bekannt	direkter Kontakt, gelegentlich durch Milch, viell. Kleidung	direkter Kontakt und Anhusten
14–24 Tage	7–14 Tage	7–17 Tage	2–7 Tage	7–14 Tage
ab dem Vortag der Schwellung bis zu ihrem Ende	von 2 Tagen vor dem Ausbruch ab bis 3–6 Wochen nachher	unbekannt	vom Ausbruch der Krankheit an 7 Tage lang	während des Frühstadiums des Hustens, etwa durch 3–4 Wochen
Fieber, Schwellung im Gesicht und besond. unter den Kiefern	Fieber, Übelkeit, Erbrechen, Durchfall, Halsschmerzen, Kopfweh, Nackensteife, Muskelschmerzen, Lähmungen	3 Tage lang Fieber, dann erscheint der Ausschlag; Lymphknotenschwellung	Fieber, Halsschmerzen, Kopfweh, Erbrechen	anfangs wie Erkältung, später wird der Husten anfallsartig, Erbrechen
keiner	keiner	wie viele Flohstiche am ganzen Körper, kann leichten Masern ähneln	stecknadelkopfgroße, scharlachrote Fleckchen am Körper, nicht im Gesicht	keiner

Fortsetzung der Tabelle 18

Krankheit	Windpocken	Diphtherie	Röteln	Masern
Laboruntersuchungen zum Nachweis	keine brauchbaren	Bakterienkultur aus Rachenbelag, Schick-Test	keine brauchbaren	keine brauchbaren
geläufige Komplikationen	Sekundärinfektionen, selten Enzephalitis	Myokarditis, Neuritis, Gaumensegellähm., Entzündung der Halslymphknoten	selten Enzephalitis, gewöhnlich keine	Mittelohrentzündung, Halslymphknotenentzündung, Bronchopneumonie, Enzephalitis
Behandlung	symptomatisch gegen Juckreiz, Fieber, keine Antibiotika	Antitoxin, Penizillin	Allgemeinpflege, keine Antibiotika	Abwaschungen, Allgemeinpflege, Hustenmittel
Vorbeugung	keine	Immunisierung mit Diphtherietoxoid, siehe Impftabelle, Kapitel 25	Impfung mit Rötelnimpfstoff	Masernimpfung, ferner Gammaglobulin für Kontaktpersonen
Isolierung (Quarantäne)	nicht nötig	ja, bis zwei Kulturen vom Rachenabstrich negativ sind	Kranke von Schwangeren fernhalten	bis der Ausschlag abklingt
Immunität	dauernd	dauernd, vorbeugend Auffrischimpfungen	dauernd	dauernd

Mumps	epidemische Kinderlähmung	Dreitagefieber	Scharlach	Keuchhusten
keine brauchbaren	Untersuchung der Rückenmarksflüssigkeit	keine	Kultur vom Rachenabstrich	Hustenplatte und Blutbild
Hodenentzündung, Bauchspeicheldrüsenentzündung, Eierstockentzündung, Enzephalitis	verschiedene Formen: spinal, bulbär, respiratorisch	Krämpfe	Mittelohrentz., Lymphknotenentz., Nierenentz., Rheumatoid, rheumat. Fieber	Lungenentz., Enzephalitis
Allgemeinpflege, keine sauren Getränke, Bettruhe	Ruhe; symptomatische Behandlung; eiserne Lunge, wenn nötig; später orthopädische Betreuung	Allgemeinpflege	Penizillin 10 Tage hindurch	Hyperimmunserum, Antibiotika können helfen
Mumpsimpfung, Hyperimmunserum für Erwachsene	Polioschluckimpfung	keine	Penizillin für Kontaktpers.	evtl. Keuchhustenimpfung im Säuglingsalter
während der Dauer der Schwellung	10–30 Tage	keine	1 Woche	3–4 Wochen von der Schule wegbleiben
dauernd	dauernd	dauernd	dauernd	dauernd

Welche Symptome treten bei der Cholera auf? Schwere Brechdurchfälle mit „reiswasserähnlichen" Stühlen, die von einem extremen Wasserverlust gefolgt sind.

Wie gefährlich ist die Erkrankung? Bis vor kurzem ist sie mit einer 30- bis 60%igen Sterblichkeit einhergegangen.

Wie kann man eine Ausbreitung der Cholera verhindern? Die wirkungsvollsten Vorbeugungsmaßnahmen sind:
a) wirksame Isolierung von bekannten Krankheitsfällen;
b) sorgfältige Hygiene und sanitäre Allgemeinmaßnahmen zur Verhütung einer Wasserverseuchung;
c) Impfung aller Personen, die in oder durch Gebiete reisen, in denen die Cholera heimisch ist oder epidemisch auftritt.

Wie wird die Cholera behandelt?
a) Prompte Zufuhr von großen Mengen Flüssigkeit, die Salz enthält. Das dient zur Bekämpfung der starken Austrocknung, die so typisch für Cholera ist. Wenn eine intravenöse Flüssigkeitszufuhr nicht möglich ist, soll der Patient reichlich Salzwasser trinken.
b) Verabreichung des Antibiotikums Tetrazyklin.

Wie wirksam ist die Cholerabehandlung? Wenn die Behandlung frühzeitig im Krankheitsverlauf einsetzt, ist sie sehr wirksam. Todesfälle sind viel seltener geworden.

27

Intensivstation

Was ist eine Intensivstation? Als Intensivstation bezeichnet man jene Räumlichkeiten eines Krankenhauses, in denen lebensgefährlich Erkrankte betreut werden. In der Intensivstation wird der Patient ständig überwacht und von Ärzten und Schwestern viel eingehender betreut, als es in einem gewöhnlichen Krankenzimmer oder Sanatorium möglich wäre. Eine gut ausgestattete Intensivstation ist mit hochentwickelten Geräten ausgerüstet, die eine ununterbrochene Überwachung und Registrierung der wichtigsten Körperfunktionen des Patienten ermöglichen. Außerdem enthält sie Vorrichtungen zur sofortigen Behandlung, wenn eine kritische Situation diese erfordert, selbstverständlich auch entsprechende Alarmsysteme. In den meisten Intensivstationen ist stets ein diensthabender Arzt anwesend, je drei Patienten werden von einer Schwester versorgt.

Ist die Aufgabe der Intensivstation die Betreuung von Schwerkranken im Endstadium? Nein. Die Intensivstation dient der Betreuung von Schwerkranken, die sich in einem kritischen Stadium befinden, bei denen aber die Möglichkeit der Wiederherstellung besteht.

Welche speziellen Vorteile hat die Intensivstation gegenüber der gewöhnlichen routinemäßigen Krankenhausbetreuung?
a) Die ständige Gegenwart von besonders ausgebildeten Ärzten und Schwestern.
b) Geräte zur Unterstützung der Atmung wie Respiratoren, Saugapparate, Sauerstoffflaschen usw. Dazu gehört auch das Instrumentarium zum Einführen eines Tubus in die Luftröhre oder zur Durchführung eines Luftröhrenschnitts, der in extremen Fällen notwendig sein kann.
c) Herzmonitoreinrichtung zur Registrierung jedes Herzschlags ununterbrochen Tag und Nacht. Auf diese Weise kann man jede Störung der Herzaktion sofort erkennen und stützende Medikamente, die immer zur Hand sind, verabreichen.
d) Dialysegerät zum Einsatz bei Nierenversagen.
e) Für Patienten der Intensivstation werden alle Labor- und Röntgenuntersuchungen, die notwendig werden sollten, vorrangig zu jeder Tages- und Nachtzeit durchgeführt.
f) Der Intensivstation steht technisches Personal zur Verfügung, das die Betriebsfähigkeit und Instandhaltung aller Therapie- und Überwachungseinrichtungen gewährleistet.

Ist die häufige Durchführung von Laboruntersuchungen bei Intensivstationpatienten wichtig? Ja. Es ist ganz wesentlich, daß der chemische Haushalt des Körpers stets normal oder fast normal bleibt. Bei Patienten, die sich im Schock befinden oder schwere Herz-, Lungen-, Leber- oder Nierenfunktionsstörungen haben, ist die Neigung zur Entgleisung groß. Das kann bedeuten, daß die Körperflüssigkeiten zu sauer oder in manchen Fällen zu alkalisch werden. Wenn eine solche Störung anhält, kann sie zum Tod des Patienten führen. Ebenso unerläßlich ist die Bestimmung des Blutvolumens, der Blutgase und des roten Blutbilds (Zahl der roten Blutkörperchen und Hämoglobingehalt).

Können Störungen im Verhältnis der blutchemischen Bestandteile oder Blutverluste erfolgreich behandelt werden? Ja. Zur Wiederherstellung des Ionengleichgewichts können entsprechende Substanzen intravenös zugeführt werden. Um einen Blutverlust auszugleichen, kann man Bluttransfusionen geben.

Haben alle Krankenhäuser eine Intensivstation? Entsprechende Einrichtungen gibt es praktisch in allen Krankenhäusern, wenn auch die Ausstattung mit Spezialgeräten je nach Art und Größe des Krankenhauses schwankt, ebenso wie die Zahl der Betten und der Personalstand; die Zahl der Patienten, die ein Arzt und eine Schwester zu versorgen hat, ist nicht überall gleich. Je größer das Krankenhaus ist, desto mehr Betten sind der Intensivstation gewidmet.

Wieviel Prozent der Krankenhausbetten sind für die Intensivstation bestimmt? Ungefähr 5%.

Brauchen auf Krebsbehandlung oder Herzchirurgie spezialisierte Krankenhäuser in der Regel mehr Betten als ein gewöhnliches allgemeines Krankenhaus? Ja.

Werden in der Intensivstation nur Patienten mit bestimmten Krankheiten aufgenommen? Nein. Die Intensivpflege kommt für jeden kritisch Kranken in Betracht.

Gibt es in manchen Krankenhäusern separate Intensivstationen für einzelne Abteilungen? Ja. In großen Krankenhäusern besitzen die Chirurgische und die Interne Abteilung oft eine eigene Intensivstation.

Welche modernen Geräte besitzt eine Intensivstation, die nach dem letzten Stand eingerichtet ist?
a) Automatische Beatmungsgeräte für Patienten, die selbst nicht imstande sind zu atmen;
b) elektronische Herzmonitoranlagen zur Überwachung der Herzaktion;

c) computergesteuerte Mehrkanalanlagen zur Registrierung verschiedener lebenswichtiger Körperfunktionen auf einem Bildschirm;
d) Ein Warnsystem zur Alarmierung des Personals bei jeder Änderung im Zustand des Patienten.

Haben die auf einer Intensivstation arbeitenden Schwestern eine besondere Ausbildung? Ja. Sie sind meist in der Erkennung und Behandlung von kritischen Situationen besonders geschult und daher in der Lage, Maßnahmen durchzuführen, die über den üblichen Schwesterndienst hinausgehen.

Kommen Patienten oft nach schweren Operationen in die Intensivstation? Ja, aber nur wenn ein besonderes Risiko besteht, daß sich lebensbedrohliche postoperative Komplikationen entwickeln. Sehr alte Patienten, Patienten mit fortgeschrittenen Herz- oder Gefäßleiden, schweren chronischen Lungenleiden, fortgeschrittenen Nierenleiden usw. sind Kandidaten für die Überstellung in die Intensivstation nach einer großen Operation. Auch in Fällen, in denen während einer Operation ernste Komplikationen eingetreten sind, wird der Patient oft anschließend in der Intensivstation überwacht.

Kommen Patienten oft vor einer Operation in die Intensivstation? Das kommt in solchen Fällen in Betracht, in denen das Operationsrisiko wegen des schlechten Allgemeinzustands des Patienten zu groß ist. Durch die Behandlung in der Intensivstation kann der Zustand eventuell so weit gebessert werden, daß eine Operation möglich wird.

Werden die Überlebensaussichten durch die Betreuung in der Intensivstation wesentlich verbessert? Ja, unbedingt.

Spielt die Intensivbetreuung bei der Behandlung von Unfallpatienten eine besondere Rolle? Ja, ganz entschieden. Bei schweren Kopfverletzungen und inneren Verletzungen kann oft die kritische Phase durch die Intensivbehandlung überbrückt werden, so daß die Überlebensaussichten und die Möglichkeit der Wiederherstellung viel größer werden.

Wann wird ein Patient aus der Intensivstation zurück in sein Zimmer verlegt? Sobald die Ärzte in der Intensivstation zur Ansicht kommen, daß seine lebenswichtigen Körperfunktionen stabil sind und nicht mehr gestützt werden müssen.

Wie lange bleibt ein Patient in der Intensivstation? Bei manchen Patienten ist die Intensivbetreuung nur ein paar Stunden notwendig, bei anderen mehrere Tage oder sogar Wochen, bis sie ohne die besonderen Stützmaßnahmen, die sie in der Intensivstation erhalten, auskommen können.

28

Kindliche Verhaltensweisen

siehe auch Kapitel 46, Pubertät und Jugendalter; Kapitel 53, Seelische Störungen und Geisteskrankheiten; Kapitel 54, Sexualverhalten

Schreien

Warum schreit ein Säugling?
a) Weil er hungrig ist;
b) weil er nasse oder volle Windeln hat;
c) weil er nach engem, körperlichem Kontakt mit der Mutter verlangt;
d) weil er krank ist oder Schmerzen hat (Krankheit und Schmerzen sind am seltensten der Grund des Schreiens);
e) in den ersten drei Monaten auch wegen Koliken.

Wie kann man herausfinden, welche der genannten Ursachen am Schreien schuld ist? Wenn das Schreien durch Hunger bedingt ist, hört das Kind damit auf, wenn es gefüttert wird; falls das Geschrei auf Unbehagen beruht, wird es eingestellt, wenn man das Kind trockenlegt; Schreien, das das Verlangen nach Zuneigung oder Beachtung ausdrückt, hört auf, wenn man das Kind aufnimmt; wenn das Kind trotzdem immer weiter schreit, ist es vielleicht krank.

Hört sich das Schreien eines kranken Säuglings genauso an wie das eines gesunden? Im allgemeinen nicht. Die Eltern lernen anhand der Warnsignale einer erhöhten Körpertemperatur, eines Ausschlags, Erbrechens, Durchfalls usw. zwischen den beiden Arten des Geschrei zu unterscheiden. Außerdem gibt sich ein krankes Kind nicht damit zufrieden, wenn man es bloß liebevoll aufnimmt oder behaglicher bettet.

Ist es für einen zwei bis drei Monate alten Säugling normal, daß er ständig von den Eltern oder der Pflegerin auf dem Arm gehalten werden möchte? Ja. Junge Säuglinge werden nicht „verwöhnt", wenn man sie häufig aufnimmt. Später, wenn das Kind die Eltern zu „erpressen" beginnt, kann man das schrittweise abbauen und das Kind mit Spielen beschäftigen.

Vernachlässigt man sein Kind, wenn man es nicht immer gleich aufnimmt, wenn es schreit, oder verwöhnt man es, wenn man es zu oft aufnimmt? Man muß das richtige Mittelmaß finden, wenn das Kind einmal über sechs Monate alt ist. Intelligente Eltern lernen bald unterscheiden, wann das Kind wirklich etwas braucht und wann es nur gehätschelt werden möchte.

Schreien Säuglinge oft nachts mehr? Ja, weil man sich während der Nacht nicht so viel mit ihnen beschäftigt. Außerdem fühlen manche Säuglinge die „nächtliche Einsamkeit" und rufen jemand zu sich, weil sie nicht allein sein wollen. Im Alter von etwa 8–12 Monaten entwickelt sich normalerweise die „Trennungsangst".

Darf man einen Säugling, der nachts schreit oder keine Ruhe gibt, herumtragen? Ja, aber man sollte das nicht übertreiben. Man kann das Kind eine kleine Weile aufnehmen und ihm zeigen, daß man es lieb hat. Wenn es zu weinen aufhört, legt man es nieder; fängt es dann wieder zu schreien an, so ist es vielleicht vernünftiger, das Kind sich selbst zu überlassen und ihm nur das Gefühl zu geben, daß man in der Nähe und erreichbar ist, wenn es wirklich etwas braucht.

Kann durch heftiges Schreien ein Bruch (Hernie) entstehen? Nein.

Daumenlutschen und ähnliche Gewohnheiten

Ist es als normal anzusehen, wenn Säuglinge daumenlutschen? Ja, bei jungen Säuglingen ist es eine normale Gewohnheit.

Warum lutschen Kinder am Daumen? Psychologische Untersuchungen haben ergeben, daß das Saugbedürfnis mancher Säuglinge größer ist, als durch das Saugen an Brust oder Flasche gestillt werden kann.

Folgt das Kind einem normalen Instinkt, wenn es alles in den Mund steckt? Ja. Die Berührung der Dinge mit den Lippen oder der Zunge ist ein Mittel, sie kennenzulernen.

Läßt sich das Daumenlutschen verhüten, wenn man das Kind bei den Mahlzeiten länger saugen läßt? Bei manchen Kindern hilft das, bei anderen nicht.

Wann hört das Daumenlutschen in der Regel auf? Das schwankt; bei manchen Kindern dauert es nur ein paar Monate, andere bleiben bei dieser Gewohnheit, bis sie zwei, drei Jahre alt sind.

Wann ist das Daumenlutschen schädlich? Nur wenn es zu lange beibehalten wird, d. h., wenn das Kind bereits vier bis sechs Jahre alt ist.

Beeinflußt das Daumenlutschen die Zahnstellung oder die Mundform? Nein, wenn es nicht noch über das sechste oder siebente Lebensjahr hinaus fortgesetzt wird. Früher nahm man an, daß Fehlstellungen der Zähne ihre Ursache im Daumenlutschen hätten, aber die meisten Untersucher stellen das heute in Abrede.

Hören die meisten Kinder von selbst, ohne Behandlung, mit dem Daumenlutschen auf. Ja.

Soll man Zwangsmaßnahmen anwenden, um das Daumenlutschen zu unterbinden? Daumenschützer, Ellenbogenschienen, bittere Medizinen usw. nützen gewöhnlich nichts und gelten nicht als empfehlenswert. Im allgemeinen wird das Daumenlutschen eher länger beibehalten, wenn man sich zuviel damit beschäftigt.

Was soll man tun, wenn das Kind beim Daumenlutschen einschläft? Nichts.

Müssen sich die Eltern wegen des Daumenlutschens Sorgen machen? Bei einem Säugling oder Kleinkind nicht. Es ist wirklich am besten, wenn man in dem Bewußtsein, daß diese Unart vorübergeht ohne schädliche Folgen zu hinterlassen, eine gelassene und zuversichtliche Haltung einnimmt.

Ist das Daumenlutschen ein Zeichen, daß das Kind unter Spannung steht oder sehr nervös ist? Nicht unbedingt. Auch viele ausgeglichene Kinder lutschen am Daumen.

Kann das Kind in seelische Schwierigkeiten kommen, wenn elterlicherseits zu energisch versucht wird, das Daumenlutschen abzustellen? Es kann schon etwas schaden, wenn die Eltern nervös werden und ständig an dem Kind deshalb herumnörgeln. Zur „Behandlung" gehört bewußtes Ignorieren.

Ist das Daumenlutschen bei einem größeren Kind ein Zeichen der Unsicherheit oder des Verlangens nach mehr Liebe? Bei einem größeren Kind kann es Teil einer Schwierigkeit in seiner Persönlichkeitsentwicklung sein, stellt aber nur *eine* Ausdrucksform eines tieferen seelischen Problems dar. Es kann auch bedeuten, daß sich das Kind unglücklich fühlt.

Was soll man tun, wenn das Daumenlutschen anscheinend mit einem seelischen Problem in Zusammenhang steht? Man soll sich vom Kinderarzt oder Psychiater beraten lassen.

Gibt es andere Unarten, die dem Daumenlutschen zu vergleichen und ähnlich zu bewerten sind?
Ja, es sind:
a) Haarzwirbeln;

b) Drehen an den Ohren;
c) Lutschen an Spielzeug, Kleidung oder Decken.

Kann man das Daumenlutschen mit einem Zahnring oder Schnuller verhindern? Ja, sehr oft.

Schadet es, wenn man dem Kind einen Schnuller gibt? Nein. Auch der Schnuller gilt als ein Beruhigungsmittel, das keinen seelischen Schaden anrichtet und unruhigen Kindern guttun kann.

Können Krankheiten oder Infektionen durch das Daumenlutschen oder durch einen Schnuller in den Mund gebracht werden? Nur in sehr seltenen Fällen. Schnuller müssen sauber gehalten und oft gewaschen werden.

Entstehen durch das Daumenlutschen manchmal Fingerschwielen? Ja, aber sie verschwinden von selbst, wenn das Daumenlutschen aufhört. Man braucht nichts dagegen zu unternehmen.

Ist das Nägelbeißen mit dem Daumenlutschen verwandt? Ja, aber es betrifft gewöhnlich ältere Kinder.

Was tut man gegen Nägelbeißen? Die Interessen des Kindes sind auf andere Beschäftigungen zu lenken. Unter Umständen wird die Unart nur länger beibehalten, wenn man ihr zuviel Aufmerksamkeit schenkt. Eventuell hilft ein Gespräch mit dem Kinderarzt über Probleme, die das Kind belasten.

Welche medizinische Bedeutung hat das Zähneknirschen im Schlaf? Es hat medizinisch keine Bedeutung.

Hat es etwas zu sagen, wenn ein Kind gewohnheitsmäßig rhythmisch mit dem Kopf aufschlägt? Dieses „Bumsen" ist medizinisch gewöhnlich bedeutungslos und gibt sich binnen kurzem von selbst.

Wegbleiben
(respiratorische Affektkrämpfe)

Was sind respiratorische Affektkrämpfe? Wenn ein Kind beim Schreien plötzlich zu atmen aufhört, blau wird und scheinbar das Bewußtsein verliert, spricht man von respiratorischen Affektkrämpfen oder vom „Wegbleiben".

In welchem Alter kommen diese Anfälle am häufigsten vor? Von etwa 6 Monaten bis zum Alter von 4–5 Jahren.

Wann werden diese Anfälle ausgelöst? Wann das Kind wütend ist, sich fürchtet oder sich weh tut und dabei heftig brüllt.

Wie lange dauert dieser Atemstillstand gewöhnlich? Nicht länger als ein paar Sekunden; er ist aber für die Eltern sehr erschreckend.

Was kann geschehen, wenn ein solcher Anfall länger als ein paar Sekunden dauert? Das Kind kann zusammensacken und für einen Augenblick das Bewußtsein verlieren. In besonders schweren Fällen können Krämpfe auftreten.

Ist dieses Wegbleiben gefährlich? Nein, obwohl es beängstigend aussieht, ist es in Wirklichkeit ohne größere medizinische Bedeutung.

Erleidet das Kind durch diese Anfälle einen bleibenden Schaden? Nein.

Kann ein Kind überhaupt in einem solchen Anfall sterben? Nein!!!

Wie kann man diese Anfälle beenden? Wenn sie einmal begonnen haben, kann man nichts tun als das Kind zu beruhigen. Alle diese Anfälle hören von selbst ohne Behandlung auf.

Soll man ein Kind, das „wegbleibt", mit kaltem Wasser anschütten? Nein.

Wie kann man dem Wegbleiben vorbeugen? Man sollte trachten, daß es gar nicht erst zu den auslösenden Wutausbrüchen, Angstzuständen oder Verletzungen kommt.

Bedeuten diese Anfälle, daß das Kind abnorm nervös ist? Nein.

Schädigen die Anfälle ihrerseits das Nervensystem? Nein.

Geben sich die Anfälle, wenn das Kind größer wird? Ja. Sie schwinden in der Regel, sobald das Kind zwei, drei Jahre alt ist.

Wutausbrüche

In welchem Alter neigen Kinder besonders zu plötzlichen Wutausbrüchen? Im Kleinkindesalter.

Wodurch werden diese Wutanfälle ausgelöst? Durch Zorn, Unwillen oder Ärger, daß das Kind nicht seinen Willen durchsetzen kann.

Welche Formen können Wutanfälle annehmen? Das Kind kann sich auf den Boden werfen, brüllen, herumstrampeln, auf den Boden stampfen, mit Händen, Füßen oder dem Kopf auf den Boden oder gegen die Wand schlagen oder sich an Objekten seiner Umgebung festkrallen, ja, es kann sogar kratzen und beißen, was es nur erreichen kann.

Wie sollen sich die Eltern bei solchen Wutausbrüchen verhalten? Sie sollen ruhig aber fest bleiben. Man darf dem Kind nicht nachgeben, denn es wird diese Ausbrüche als Mittel benutzen, um seinen Willen durchzusetzen. Wenn es sieht, daß es damit keine Wirkung erzielt und daß die Wutausbrüche die Eltern nicht stören, wird es sie bald aufgeben.

Ist es notwendig, daß man Kindern, die häufig Wutausbrüche haben, Tranquilizer oder andere Medikamente gibt? Nein.

Ticks

Was ist ein Tick? Eine scheinbar zwecklose, zuckende Bewegung von Muskeln des Gesichts oder des Körpers, die immer in gleicher Weise wiederholt wird.

In welchem Alter finden sich Ticks am häufigsten? Zwischen sieben und zehn Jahren.

Welche Ticks sieht man recht oft? Augenblinzeln, Rucken mit dem Kopf, Zuckungen im Gesicht, Schulterzucken, Räusper- oder Hustenlaute, Verziehen des Mundes usw.

Wodurch entstehen Ticks? Sie können ihren Ausgang von einer Reizung oder Krankheit nehmen. Ein Hustentick kann beispielsweise mit einer richtigen Erkältung beginnen, ein Blinzeltick kann Folge einer Augenreizung oder -entzündung sein.

Was bewirkt den Fortbestand eines Ticks? Auch wenn der Reiz, der den Tick ursprünglich ausgelöst hat, verschwunden ist, kann die Bewegung beibehalten werden, zunächst oft als willkürliche Bewegung. Später aber kommt es dem Kind unter Umständen sogar nicht einmal zum Bewußtsein, daß es diese Bewegungen macht.

Sind Ticks ein Zeichen von Nervosität? Ja. Bei den meisten Kindern sind sie die Folge eines seelischen Problems, das wahrscheinlich mit der Familie, der Schule oder mit dem Verhältnis des Kindes zu seinen Spielgefährten in Beziehung steht.

Treten Ticks meist wiederholt am Tage auf? Ja, oft alle paar Minuten oder sogar alle paar Sekunden.

Kommt es oft vor, daß sich ein Kind einen neuen Tick als Ersatz für einen abgelegten angewöhnt? Ja.

Kann das Kind seinen Tick willkürlich unterdrücken? Zu Beginn schon, später aber nicht mehr.

Soll man ein Kind wegen eines Ticks bestrafen oder ermahnen? Nein. Ständiges Nörgeln kann den Zustand verstärken oder verschlimmern.

In welchem Alter schwinden Ticks meist von selbst? Zwischen neun und elf Jahren.

Können Ticks bis ins Erwachsenenalter bestehen bleiben? Das kommt gelegentlich vor. In solchen Fällen handelt es sich um vollkommen unbewußte Bewegungen.

Wie behandelt man Ticks? Anfangs, wenn die Gewohnheit noch nicht fest verankert ist, ist es vielleicht am besten, darüber hinwegzusehen, denn über 90% der Ticks hören von selbst auf. Wenn der Tick aber anhält, soll man ärztlichen, eventuell psychiatrischen, Rat einholen.

Was bezweckt die psychiatrische Behandlung bei einem Tick ganz allgemein? Wenn sich herausstellt, daß der Tick auf einem Persönlichkeitsproblem oder auf irgendwelchen Anpassungsstörungen beruht, ist die psychiatrische Behandlung auf die zugrundeliegenden Schwierigkeiten des Kindes ausgerichtet und nicht auf die Beseitigung des Ticks an sich.

Selbstbefriedigung

(Masturbation, Onanie)
(siehe auch Kapitel 54, Sexualverhalten)

Kommt es oft vor, daß jüngere Knaben und Mädchen masturbieren? Ja.

Was ist meist die auslösende Ursache der Masturbation? Sie kann ihren Ausgang von einer Reizung oder einem Ausschlag in der Gegend der Geschlechtsteile nehmen, die das Kind zu einer Erforschung dieser Körperzone veranlassen. Nach der Beseitigung des ursprünglichen Reizes wird dann die Masturbation oft beibehalten.

Kann man diese Form der Masturbation verhüten? Sie läßt sich oft verhüten, wenn man alle in Frage kommenden Reize ausschaltet und enge oder feuchte Unterkleidung meidet.

Ist die Masturbation schädlich? Nein.

Soll man mit dem Kind über die Selbstbefriedigung reden? Im allgemeinen ist es am klügsten, der Angelegenheit keine Beachtung zu schenken. Es soll weder das Kind wegen der Selbstbefriedigung Schuldgefühle bekommen, noch sollen sich die Eltern davon beunruhigen lassen.

Masturbieren auch ältere Kinder? Ja.

Hinterläßt die Masturbation irgendeinen Schaden an den Geschlechtsorganen? Nein.

Hat die Masturbation irgendeine Schädigung des Nervensystems zur Folge? Nein.

Führt die Masturbation jemals zu Geisteskrankheiten oder zum Schwachsinn? Ganz bestimmt nicht!

Soll man masturbierende Kinder bestrafen? Nein.

Kann eine Bestrafung zu verstärkter Masturbation führen? Das kann aus Auflehnung gegen die elterliche Autorität geschehen.

Was soll man tun, um die Gewohnheit des Masturbierens einzuschränken? Man soll es so einrichten, daß das Kind die meiste Zeit des Tages beschäftigt ist und sich viel im Freien tummelt. Es sollte vermieden werden, daß das Kind längere Zeit sich selbst überlassen bleibt.

Beeinträchtigt die Masturbation die Fähigkeit zu normalen Geschlechtsbeziehungen im Erwachsenenalter? Nein. Wenn die Eltern jedoch ein großes Problem aus der Sache machen und dem Kind deshalb mit Strafen drohen, entstehen unter Umständen seelische Konflikte, die dann beim Erwachsenen Ausdruck finden können.

Welches Verhalten der Masturbation gegenüber hat den besten Erfolg? Bewußtes Übersehen seitens der Eltern.

Nächtliches Aufschrecken

Was meint man mit „nächtlichem Aufschrecken"? Diese Zustände, die gewöhnlich Drei- bis Sechsjährige betreffen, bestehen darin, daß das Kind plötzlich mit hysterischem Gebrüll und Schluchzen aufwacht, nachdem es bereits ungefähr 1 oder 2 Stunden geschlafen hat. Es scheint nicht zu wissen, wo es sich befindet, und zittert oft vor Angst.

Welche Ursache hat dieses Aufschrecken? Man kennt zwar die Ursache nicht genau, nimmt aber an, daß oft eine zu lebhafte Erregung vor dem Schlafengehen der Anlaß ist. In anderen Fällen gibt es vielleicht psychologische Probleme in der häuslichen Umgebung, die diese Zustände auslösen.

Wie sollen sich die Eltern dabei verhalten? Wichtig ist, daß die Mutter oder der Vater bei dem Kind bleiben, um ihm während dieser Anfälle Geborgenheit zu geben.

Erinnern sich die Kinder am nächsten Morgen an die nächtliche Angst? Gewöhnlich nicht.

Wie kann man diesen nächtlichen Angstzuständen vorbeugen? Zunächst sollte man es mit einfachen Maßnahmen versuchen – Aufregungen und schwere Mahlzeiten sind vor dem Zubettgehen zu meiden. Wenn das nichts nützt, kann man es mit einem milden Beruhigungsmittel probieren. In schweren Fällen kann es nötig werden, einen Psychiater beizuziehen.

Steht das nächtliche Aufschrecken in irgendeinem Zusammenhang mit einer Epilepsie? Nein.

Gibt sich das nächtliche Aufschrecken meist mit der Zeit? Ja. In fast allen Fällen hört es nach ein, zwei Jahren auf.

Alpdrücken

Ist Alpdrücken dasselbe wie das nächtliche Aufschrecken? Nein. Bei diesen Zuständen, die man als Alpdrücken, Alpträume oder Nachtmahre bezeichnet, erinnert sich das Kind meist an einen bestimmten Traum beim Aufwachen während der Nacht oder am nächsten Morgen. Es handelt sich gewöhnlich um schreckerregende oder bedrükkende Träume.

Was soll man gegen Alpträume tun? Wenn das Kind aufwacht, muß man es beruhigen und trösten. Das Kind möchte vielleicht über den Traum sprechen und ihn wiedererzählen, damit es um so sicherer von seiner Unwirklichkeit überzeugt wird.

Wie kann man Alpträumen vorbeugen? Man soll dasselbe tun wie beim nächtlichen Aufschrecken, nämlich vor dem Schlafengehen nur leichte Mahlzeiten geben und stärkere Erregungen meiden. Man darf Kindern nicht erlauben, vor dem Schlafengehen Gruselfilme oder andere aufregende Sendungen im Fernsehen anzuschauen.

Haben Kinder manchmal immer wieder den gleichen Traum bzw. Alptraum? Das kommt manchmal vor. In einem solchen Fall sollte man eine psychiatrische Beratung in Erwägung ziehen.

Schlafwandeln

Ist Schlafwandeln bei Kindern sehr häufig? Nein, es ist ziemlich selten.

Was kann man gegen das Schlafwandeln tun? Man muß vor allem verhindern, daß sich das Kind dabei verletzt. Mitunter wird zur Verhütung des Schlafwandelns ein Schlafmittel verabreicht.

Angst

Ist es normal, daß ein Kind Angst empfindet? Ja. Etwas Angst ist normal und wirkt als Schutzmechanismus.

Wann wird die Angst bei Kindern krankhaft? Wenn sie unbegründet und übertrieben ist und nicht mehr ihren nützlichen Zweck der Beschützung erfüllt.

Wodurch werden abnorme Ängste beim Kind hervorgerufen? Ein leicht beeinflußbares Kind wird in Angst versetzt, wenn ihm die Eltern ständig einschärfen, sich von möglichen Gefahrenquellen – Feuer, Autos, Tieren usw. – fern zu halten. Die Angstgefühle steigern sich dann immer mehr und werden übertrieben.

Wie behandelt man kleine Kinder, die an krankhafter Angst leiden, am besten? Die Eltern müssen das Kind ständig beruhigen und seine Ängste beschwichtigen; es hilft auch, wenn man ihm die Angst „ausredet". Oft ist es vorteilhaft, wenn man versucht, den Gegenstand der Furcht mit irgendeinem angenehmen Erlebnis in Zusammenhang zu bringen und dadurch die Einstellung des Kindes „umzupolen".

Wie soll man gegen die Angst eines Kindes vor dem Arzt oder vor einer Operation vorgehen? Man soll dem Kind ehrlich erklären, was es zu erwarten hat und was mit ihm geschehen wird. Die Vorbereitung auf die Eindrücke, die dem Kind bevorstehen, ist das beste Mittel zur Verhütung hemmungsloser Angst. Alle Fragen sollen aufrichtig und so vollständig beantwortet werden, wie es die Wißbegier des Kindes erfordert.

Hilft es dem Kind, wenn Vater oder Mutter vor und nach der Operation in Reichweite sind? Ja. Wann immer es möglich ist, sollten sich die Eltern zur Verfügung halten.

Sprachfehler

Warum stottern Kinder? Manche Untersucher glauben zwar, daß das Stottern auf einer verzögerten Reifung der Sprachzentren im Gehirn beruht, doch die meisten Forscher sind der Ansicht, daß es durch Ängstlichkeit und nervöse Spannung hervorgerufen wird.

Stottern Mädchen ebenso häufig wie Knaben? Nein. Knaben sind etwa 4mal so oft befallen.

Ist es normal, daß Kleinkinder ein klein wenig stottern, wenn sie sprechen lernen? Ja. Bei Ein- und Dreijährigen findet sich das allgemein.

Wird ein Kind, das gelegentlich stottert, meist ein richtiger Stotterer? Nein. Wenn das Stottern jedoch mehrere Jahre bestehen bleibt, muß es wahrscheinlich behandelt werden.

Ist es richtig, wenn man einem Kleinkind, das stottert, die Sprechfehler ausbessert? Nein. Diese frühkindliche, zögernde Sprechweise gibt sich von selbst, wenn man sie nicht ständig korrigiert und die Aufmerksamkeit darauf lenkt.

Wird das Stottern ärger, wenn Kind oder Eltern unter Angst oder Spannung stehen? Ja. Häusliche oder familiäre Konflikte verschlimmern die Neigung zum Stottern.

Bei welchem Prozentsatz von Kindern hält sich das frühkindliche Stottern bis ins spätere Kindesalter? Bei etwa 10%.

Welcher Prozentsatz von Kindern stottert bis ins Erwachsenenalter? Nur ungefähr 1%.

Wann soll man das Stottern behandeln? Sobald es klar wird, daß es kein vorübergehender Zustand, sondern ein echtes Problem ist, in der Regel, wenn das Kind etwa 4–6 Jahre alt ist.

Wer sollte die Behandlung des Stotterns übernehmen? Ein erfahrener Sprachtherapeut (Logopäde) oder eine Sprachklinik, die mit einer Schule oder einem Krankenhaus zusammenarbeitet. Ungeschultes Personal verschlimmert u. U. den Zustand nur.

Stottern Linkshänder mehr als Rechtshänder? Nein.

Ist es empfehlenswert, Linkshänder auf Rechtshändigkeit umzuerziehen? Nein.

Ist Lispeln immer auf einen Baufehler der Zunge zurückzuführen? Nein. Lispeln oder „Anstoßen" beruht in den meisten Fällen nicht auf einer anatomischen Fehlbildung, sondern steht im Zusammenhang mit dem übertriebenen Gebrauch einer „Babysprache" in der Familie.

Ist es notwendig das Zungenbändchen (Frenulum) zu durchschneiden, um dem Lispeln vorzubeugen? Nein. Das macht man heute kaum. Das Bändchen unter der Zunge dehnt sich mit dem Gebrauch und muß nur eingeschnitten werden, wenn es sehr fest oder sehr kurz ist.

Ist es ein Zeichen einer zurückbleibenden geistigen Entwicklung, wenn ein Kleinkind spät sprechen lernt? Nicht immer. Manche Kinder sprechen erst mit zwei oder drei Jahren und sind trotzdem in allen anderen Beziehungen vollkommen normal. Wenn das verspätete Sprechen mit einer verzögerten Entwicklung anderer Fähigkeiten – etwa dem Aufsetzen, Stehen, Gehen, Verstehen – verbunden ist, dann ist es ein Zeichen eines geistigen Entwicklungsrückstandes.

Was hat das Gehör damit zu tun, wenn sich das Sprechenlernen verzögert? Wenn das Kind auch nach dem zweiten Lebensjahr nicht spricht, muß man unbedingt das Gehör prüfen. Wenn das Hörvermögen fehlt, ist ein Sprechenlernen in der Regel nicht möglich.

Kann man einem Kind das Sprechen beibringen, wenn es nicht hört? Ja, bis zu einem gewissen Grad. Es gibt spezielle Zentren und Taubstummeninstitute, wo sogar vollkommen taube Kinder sprechen lernen können, wenn sie sonst normal sind.

(Merkblätter für das sehbehinderte und hör- und sprachgestörte Kind sind zu erhalten bei der Deutschen Vereinigung für die Gesundheitsfürsorge des Kindesalters über die jugendärztliche Untersuchung und Betreuung, 6 Frankfurt/M., Cronstettenstraße 25.)

Bettnässen

(Enuresis)

Was bezeichnet man mit Bettnässen? Man spricht von Bettnässen, wenn ein Kind unwillkürlich nachts Harn läßt. Es tritt gewöhnlich nach dem 3. oder 4. Lebensjahr auf.

Kommt Bettnässen bei Knaben und Mädchen mit gleicher Häufigkeit vor? Nein, es kommt bei Knaben etwa doppelt so oft vor wie bei Mädchen.

Ist es normal, daß Kinder bis zum Alter von 3–4 Jahren nachts einnässen? Ja.

In welchem Alter erlangen Kinder tagsüber die Kontrolle über ihre Harnblase? In der Regel mit ungefähr 2½–3 Jahren.

Kommt es oft mehr als einmal in der Nacht zum Einnässen? Ja.

Welche Ursache hat das Bettnässen? Es gibt viele Ursachen. Meist nimmt man an, daß eine Entwicklungsverzögerung besteht. Bei Kindern, die bereits nachts trocken geblieben sind und dann wieder einzunässen beginnen, ist zu untersuchen, ob ein seelisches Problem vorliegt.

Kann das Bettnässen in der Familie liegen? Ja. Manchmal findet sich, daß ein Elternteil eines bettnässenden Kindes ebenfalls Bettnässer war.

Kann man das Bettnässen wegbringen? Ja, mit sehr viel Geduld und enger Zusammenarbeit zwischen Eltern, Kind und Arzt.

Was ist am häufigsten am körperlich bedingten Bettnässen schuld? Eine Infektion der Harnblase oder Niere oder eine anatomische Fehlbildung im Harnsystem.

Welche seelischen Ursachen des Bettnässens kommen in Betracht?
Es gibt viele:
a) zu frühzeitiger Versuch, das Kind zur willkürlichen Harnentleerung anzuhalten;
b) übertriebene Betonung der Erziehung zur Sauberkeit;
c) seelische Unreife oder infantile Verhaltensweisen;
d) übermäßige Schüchternheit;
e) Konflikte zwischen den Eltern;
f) Konflikt zwischen dem Kind und der Mutter (oder dem Vater);
g) Rivalität unter den Geschwistern;
h) ungenügende Beachtung durch die Eltern;
i) übertriebene Beachtung und elterliche Übersorgtheit;
j) Unsicherheit;
k) Schulschwierigkeiten.

Tauchen zusammen mit dem Bettnässen meist auch andere Verhaltensstörungen auf? Ja. Bei Bettnässern finden sich oft Alpträume, Wutausbrüche, übersteigerte Angst und Daumenlutschen oder Nägelbeißen.

Sollen die Eltern den Arzt um Rat fragen, wenn das Kind nicht aufhört einzunässen? Ja.

Was kann man gegen das Bettnässen in leichten Fällen machen? Die Flüssigkeitszufuhr ist nach dem Abendessen einzuschränken. Das Kind soll nachts öfter aufgeweckt und auf die Toilette geführt werden.

Soll man einem Bettnässer in der Nacht Flüssigkeit geben, wenn er durstig ist? Nein.

Ist es vorteilhafter, einem Bettnässer ein „trockenes" Abendessen zu geben? Ja.

Soll man einem Bettnässer zum Abendessen etwas Salziges geben? Nein, das nützt nichts.

Wie können die Eltern dem bettnässenden Kind helfen? Die Eltern müssen herausbekommen, um welche Zeit etwa das Kind einnäßt; sie sollen das Kind ungefähr ½ Stunde vor dieser Zeit wecken, um es auf die Toilette zu führen. Natürlich soll jedes Kind Harn lassen, bevor es zu Bett geht.

Darf man das Kind zum Harnlassen auf die Toilette tragen? Nein. Das Kind muß ganz wach sein und allein auf die Toilette gehen. Viele Eltern machen den Fehler, das schlafende oder halbschlafende Kind hinauszutragen. Durch das Harnlassen im Halbschlaf wird aber das unbewußte Einnässen nur gefördert.

Ist das Fassungsvermögen der Harnblase bei einem Bettnässer geringer als normal? Im allgemeinen nicht.

Ist die Harnproduktion bei Bettnässern nachts größer als tagsüber? Nein.

Soll man mit dem bettnässenden Kind schimpfen? Nein, das verschlimmert meist den Zustand.

Soll man einen Bettnässer belohnen, wenn er nachts nicht einnäßt? Ja. Ein Belohnungssystem für „trockene" Nächte dient oft als zusätzlicher Ansporn und ist manchmal ein wirksames Mittel, um diese Störung zu beseitigen.

Soll man Bettnässer auf Gummiunterlagen schlafen lassen? Nein. Wenn es auch helfen mag die Matratze trocken zu halten, so ist das Schlafen auf einem Gummituch doch für die meisten Kinder unangenehm und kann sogar den Zustand verschlimmern.

Soll man ein Kind öfter nachts aufwecken und auf die Toilette schicken, wenn es die Gewohnheit hat, sein Bett mehr als einmal in der Nacht naß zu machen? Ja.

Wie lange dauert es gewöhnlich, bis die Behandlung des Bettnässens Erfolg bringt? Mehrere Monate bis zu einem Jahr.

Kann es Rückfälle nach der erfolgreichen Beseitigung des Bettnässens geben? Ja. Bei seelischer Erregung, bei der Ankunft eines neuen

Geschwisterchens oder bei Erkrankungen des Kindes kann es zum Rückfall kommen.

Auf welche Weise ist ein Rückfall des Bettnässens zu behandeln? Die gleichen Methoden, die beim erstenmal zum Erfolg geführt haben, sind wieder aufzunehmen.

Helfen die im Handel befindlichen mechanischen Geräte zur Verhütung des Bettnässens? Meist nicht.

Gibt es eine brauchbare elektrische Anlage zur Behandlung des Bettnässens? Ja. Bei einer neuartigen Vorrichtung lösen die ersten Harntropfen, die mit einem elektrischen Stromkreis in der Betteinlage in Berührung kommen, ein Weckerläutwerk aus, so daß das Kind aufwacht und auf die Toilette gehen kann, um seine Blase fertig zu entleeren. Diese Methode erfordert eine Mitarbeit des Kindes.

Sind diese elektrischen Anlagen gefährlich oder schädlich? Nein.

Wie lange muß man eine solche elektrische Anlage benützen, wenn sie eine Wirkung haben soll? Einige Wochen.

Gibt sich das Bettnässen bei den meisten Kindern, wenn sie größer werden? Ja.

Wann soll das Bettnässen von einem Psychiater behandelt werden? Wenn es von anderen Äußerungen seelischer Störungen begleitet ist oder wenn es sich in Verbindung mit anderen Verhaltensproblemen findet.

Haben Medikamente bei der Behandlung des Bettnässens viel Wert? Ja, in mehr als der Hälfte der Fälle können Medikamente zeitweilig helfen.

Gibt es seelische Komplikationen beim Erwachsenen, die auf Bettnässen in der Kindheit beruhen? Im allgemeinen nicht.

Wie sollen sich die Eltern dem bettnässenden Kind gegenüber verhalten? Es ist sehr wichtig, daß sich die Eltern nicht übertrieben besorgt zeigen, da dies die Ängstlichkeit des Kindes verstärken und damit den Zustand verschlimmern kann.

Wie kann man dem Bettnässen am besten vorbeugen? Man soll Spannungen und Unruhe in der Familie vermeiden und dem Kind eine Atmosphäre von Liebe und Geborgenheit geben.

Schlafprobleme

Wie viele Stunden Schlaf brauchen Säuglinge und Kleinkinder? Das hängt vom Alter des Kindes ab. Ein Neugeborenes kann 20 Stunden pro Tag schlafen, ein sechs Monate alter Säugling schläft 16–18 Stunden, ein einjähriges Kind 14–16 Stunden, und ein zweijähriges Kind braucht etwa 12–14 Stunden Schlaf.

Wieviele Stunden Schlaf brauchen größere Kinder? Dreijährige ungefähr 12 Stunden, Fünfjährige ungefähr 10–12 Stunden, Zehnjährige ungefähr 9–10 Stunden.

Bis zu welchem Alter sollte ein Kind zweimal tagsüber ein Schläfchen machen? Bis zum Alter von 12–15 Monaten.

Wie lange sollte eine Schlafpause am Tag (Mittagsschläfchen) eingehalten werden? Bis zum Alter von 3–5 Jahren.

Wann fängt ein Säugling an, die ganze Nacht durchzuschlafen ohne aufzuwachen? Das schwankt außerordentlich. Manche Säuglinge schlafen sofort durch, andere erst mit 8 Monaten.

Sind die angegebenen Werte für die Schlafdauer als starre Regeln aufzufassen? Nein. Von Kind zu Kind gibt es große Unterschiede.

Müssen sich die Eltern Sorgen machen, wenn die Schlafzeiten ihres Kindes nicht mit den „normalen" übereinstimmen? Nein. Viele Eltern legen auf die Zahl der Stunden, die das Kind schlafen soll, viel zu großes Gewicht. Eine solche Überbesorgtheit wirkt sich ungünstig auf das Eltern-Kind-Verhältnis aus.

Ist es normal, wenn ein Säugling, der früher durchgeschlafen hat, im 9. oder 10. Lebensmonat nachts zu erwachen beginnt? Ja. Die Kinder wachen auf, weil sie sich durstig, unbehaglich oder naß fühlen. Wenn man die Lage verändert, die Windeln wechselt oder zu trinken gibt, ist das Kind zufrieden und schläft rasch wieder ein.

Wachen Kleinkinder zwischen 1 und 1½ Jahren oft während der Nacht auf? Ja. Das kann auf einer der genannten Ursachen oder auf Schmerzen beim Durchbrechen der Zähne beruhen. Auch wenn es zu laut oder zu hell im Haus ist, wenn ungenügend gelüftet wird oder wenn das Kind nicht richtig zugedeckt ist, kann sein Schlaf gestört werden.

Warum weigern sich manche Kleinkinder zwischen 1 und 2 Jahren schlafen zu gehen? Hauptsächlich deshalb, weil sie fürchten, daß der Schlaf die Trennung von den Eltern bedeutet.

Was soll man tun, wenn ein größeres Kind nicht schlafen gehen will?
Das Kind muß sich in dem Wissen, daß die Eltern in der Nähe sind, geborgen fühlen können. Es kann notwendig sein, daß man eine Weile bei dem Kind bleibt, bis es einschläft. Manchmal hilft ein kleines Lämpchen im Schlafraum des Kindes die Angst vertreiben.

Ändert sich die gewohnte Schlafdauer von Zeit zu Zeit? Ja. Die Eltern sollten sich nicht unnötig über große Abweichungen von der „normalen" Schlafdauer aufregen, wenn das Kind größer wird. Viel wichtiger ist, daß sie dem Kind Liebe, Zuneigung und ein Gefühl der Geborgenheit geben.

Darf man einen Säugling in den Schlaf wiegen? Viele Ärzte sind der Ansicht, daß das nicht schadet. Wenn es wirkt, kann man das ohne weiteres tun, bis es zur Ausbildung regelmäßiger Schlafgewohnheiten gekommen ist.

Was soll man mit einem älteren Kleinkind von 3–5 Jahren machen, wenn es nachts aus dem Bett steigt? Die Kinder tun es in vielen Fällen, weil sie sich in ihrem Gitterbett eingesperrt fühlen; oft geht es besser, wenn man sie in ein Jugendbett oder normales Bett ohne Seitenwände legt. Sie fühlen sich dann freier und lassen das Aufstehen eher sein.

Warum schlafen Kinder nicht ein? Gewöhnlich liegt die Ursache in einer übersteigerten Erregung, einer schweren Mahlzeit oder allzu lebhaften Spielen mit den Eltern oder Geschwistern kurz vor der Schlafenszeit.

Schadet es einem Säugling sehr, wenn er nicht genügend schläft? Nicht, wenn das nur vereinzelt vorkommt.

Ist es zweckmäßig, das Kind in einem Raum allein schlafen zu lassen? Ja, wenn es sich machen läßt.

Ist es unklug, das Kind im gleichen Raum mit den Eltern schlafen zu lassen? Ja. Man sollte es vermeiden, wenn es nur irgend geht.

Darf man im Zimmer eines kleinen Kindes nachts Licht lassen? Ja.

Soll man ein Kind vor dem Einschlafen in eine bestimmte Lage im Bett bringen? Nein. Das Kind kann in jeder beliebigen Lage schlafen, die ihm zusagt.

Brauchen Kinder im allgemeinen Kissen? Nein.

Ersticken Kinder, wenn sie auf dem Bauch liegen? Nein. Ein normaler, gesunder Säugling kann den Kopf zur Seite drehen und bekommt genug Luft.

Zu welcher Zeit soll man größere Kinder ins Bett schicken? Wann die richtige Zeit zum Schlafengehen ist, scheint überall eine ständige Streitfrage zwischen Eltern und Kindern zu sein. Die Eltern möchten die Kinder früher ins Bett schicken, die Kinder möchten länger aufbleiben. Eine bestimmte Regel läßt sich nicht angeben. Das Alter und die Bedürfnisse des Kindes, der Betrieb im Haushalt, die häusliche Atmosphäre von Ruhe oder Aufregung, die Anzahl der Kinder und die unterschiedlichen Schlafenszeiten der Geschwister spielen eine Rolle. Sogar die Fernsehprogramme, die das Kind sehen möchte, können einen Einfluß haben. Alle Eltern müssen selbst die Schlafenszeit festsetzen, aber es ist dann auch wichtig, daß die Regeln ohne Schwanken und Unentschlossenheit eingehalten werden müssen.

Lernschwierigkeiten

Was versteht man unter Lernschwäche? Von Lernschwäche spricht man bei einem normal begabten Kind, dem es schwerfällt, das Gesehene und Gehörte richtig zu erfassen. Gewöhnlich tritt die Lernschwäche in Form einer Leseschwäche (Legasthenie, Dyslexie), Schreibschwäche (Dysgraphie) oder Rechenschwäche (Dyskalkulie) auf.

Ist eine Lernschwäche Zeichen einer Hirnschädigung? Nein. Bei einer Schädigung des Zentralnervensystems kann zwar in manchen Fällen eine Lernschwäche bestehen, doch liegen bei den meisten Kindern mit Lernschwäche keine Vorgeschichte und keine Symptome eines Hirnschadens vor.

Ist eine Lernschwäche der Hauptgrund für Schulversagen? Nein, es ist nur eine von mehreren Möglichkeiten, zu denen mangelhafte Vorbereitung auf das Lernen, geistige Zurückgebliebenheit und seelische oder familiäre Probleme zählen. Kinder mit schulischer Leistungsschwäche sollten einer vollständigen psychologischen Untersuchung zugeführt werden, damit alle in Frage kommenden Ursachen erforscht werden können.

Sind alle lernschwachen Kinder „hyperaktiv"? Nein.

Wie behandelt man Lernschwächen? Lernschwächen sind eigentlich kein medizinisches Problem. Im Rahmen des regulären Unterrichts oder in Sonderklassen werden spezielle Unterrichtsmethoden angewandt. Das soll möglichst früh geschehen. Die besten Ergebnisse erzielt man mit individueller Betreuung, bei der vermieden wird, daß das Kind immer wieder Mißerfolge erlebt, die ihm nur jede Lust am Lernen nehmen.

Hyperaktivität

Was versteht man unter Hyperaktivität? Mit diesem Ausdruck beschreibt man das Verhalten von Kindern, die ihre Aufmerksamkeit nur kurz auf eine Sache konzentrieren können, die leicht ablenkbar, impulsiv, unruhig, zappelig und ständig in Bewegung sind. Bei einem „hyperaktiven" Kind können sich einige oder alle dieser Verhaltensweisen finden.

Ist die Hyperaktivität auf eine Hirnschädigung zurückzuführen? Manche hirngeschädigten Kinder weisen diese Symptome auf. Ebensogut können seelische Probleme eine Hyperaktivität verursachen. Meist ist aber keine neurologische Anomalie zu entdecken.

Geht eine Hyperaktivität mit Lernschwierigkeiten einher? Oft kommen die beiden Störungen gemeinsam vor, aber nicht zwangsläufig.

Was kann man gegen die Hyperaktivität tun? Zuerst ist eine vollständige Abklärung erforderlich, dazu gehört die Erhebung der Vorgeschichte, ein Einblick in die Familienverhältnisse sowie eine medizinische und eine psychologische Untersuchung. Wenn man alle Faktoren kennt, kann man eine Behandlung vorschlagen.

Welche Behandlungsmaßnahmen kommen bei Hyperaktivität in Betracht?
a) In allen Fällen müssen die Eltern auf die Probleme aufmerksam gemacht werden, mit denen ihre Kinder konfrontiert sind. Dann müssen sie beraten werden, auf welche Weise sie mit dem Verhalten des Kindes und ihrer eigenen Einstellung dazu fertig werden können. Sie können lernen, wie sie ihr eigenes Verhalten und ihre Reaktionen sowie auch das Verhalten des Kindes ändern können.
b) In geeigneten Fällen können Medikamente angewandt werden, die aber allein die Störung nicht heilen.
c) Zuweilen hat man spezielle Diäten bei Hyperaktivität verordnet, die Ergebnisse sind aber noch nicht überzeugend.
d) Gegebenenfalls ist ein Sonderunterricht in kleineren Klassen, der auf die speziellen Bedürfnisse abgestimmt ist, notwendig.

Verhalten der Eltern

Wie können die Eltern wissen, ob sie das Richtige tun? Kinder aufzuziehen ist eine schwere Aufgabe und harte Arbeit. Es gibt keine Patentrezepte. Kinder brauchen Wärme, Liebe und Geborgenheit. Wenn die

Kinder glücklich sind und sich gut entwickeln, sind die Eltern auf dem richtigen Weg.

Wo können Eltern noch etwas dazulernen? Eine wichtige Informationsquelle kann der Hausarzt oder Kinderarzt sein. Wenn der Familienkreis keine Unterstützung bieten kann, sollten häufige offene Gespräche mit dem Kinderarzt über das Verhalten und die Entwicklung des Kindes eine Hauptrolle für die Betreuung spielen. Außerdem gibt es viele Bücher über Kindererziehung, auch Kurse für Eltern werden angeboten.

29

Krebs und andere bösartige Geschwülste

siehe auch die Kapitel über die einzelnen Organe

Was ist ein Krebs? Krebs ist eine ungeordnete, wilde Wucherung von Gewebezellen. Wenn dieser Prozeß ungehemmt fortschreitet, wird der normale Aufbau und die Funktion des befallenen Organs zerstört. Krebszellen könnte man mit Unkraut in einem gepflegten Garten vergleichen, das nicht mehr in Schranken gehalten werden kann und die Blumen überwuchert und umbringt. Wenn das Unkraut nicht ausgerottet wird, zerstört es schließlich den ganzen Garten.

Gibt es Organe, die vom Krebs verschont bleiben? Nein. Jedes Organ kann von Krebs oder einem krebsartigen Gewächs befallen werden.

Wie häufig sind Krebserkrankungen heute? Schätzungsweise bekommt jeder vierte Mensch irgendwann einen Krebs, und jeder siebente Mensch stirbt an Krebs.

Ist Krebs ansteckend? Nein, aber manche Untersucher glauben, daß bestimmte Krebsformen mit dem Eindringen von Viren verbunden sind. Man könnte sich daher eine Übertragung vorstellen.

Neigen Männer mehr zu Krebserkrankungen als Frauen? Nein. Die Häufigkeit des Krebsbefalls ist bei beiden Geschlechtern annähernd gleich, doch wird von manchen Krebsarten ein Geschlecht häufiger betroffen. Der Lungenkrebs herrscht z.B. mehr bei Männern vor, der Brustkrebs bei Frauen.

Bedeuten die Bezeichnungen „Tumor", „Geschwulst" und „Gewächs" dasselbe? Ja.

Ist jeder Tumor ein Krebs? Nein. Es gibt gutartige (benigne) Tumoren oder Geschwülste und bösartige (maligne). Nur ein bösartiger Tumor ist ein Krebs; auch der Ausdruck „bösartige Neubildung" ist dafür gebräuchlich.

Wie oft geht ein nichtkrebsiger (gutartiger) Tumor in einen Krebs über? Es ist unmöglich, eine genaue Zahl anzugeben. Eine solche „maligne Entartung" kommt aber oft genug vor, um die Ärzteschaft davon zu überzeugen, daß die Frühbehandlung für alle Geschwülste von größter Bedeutung ist. Viele Patienten werden durch die Entfernung gutartiger Geschwülste, die vielleicht krebsig entartet wären, wenn man sie sich selbst überlassen hätte, gerettet.

Nimmt die Krebshäufigkeit zu? Allem Anschein nach *sind* Krebserkrankungen in Zunahme begriffen. Diese Zunahme kann aber zu einem guten Teil durch die Tatsache erklärt werden, daß die Menschen heutzutage länger leben und deshalb die späteren Lebensjahrzehnte, in denen der Krebs weit häufiger auftritt, erreichen. Auch die zunehmende Verunreinigung unserer Umwelt mit gefährlichen Karzinogenen (d. h. krebserregenden Substanzen) kann die größere Krebshäufigkeit erklären.

Gibt es Altersgruppen, in denen eine größere Neigung zur Krebsentwicklung besteht? Ja. Krebs tritt jenseits des mittleren Lebensalters häufiger auf.

Gibt es Altersgruppen, in denen Krebserkrankungen nicht so oft vorkommen? Kleine Kinder, Jugendliche und junge Erwachsene bekommen seltener Krebs als ältere Leute, sind jedoch nicht dagegen gefeit.

Gibt es einen Menschentyp, der besonders zu Krebs neigt? Nein, aber manche Untersucher sind der Ansicht, daß übergewichtige Menschen etwas anfälliger als magere sind.

Gibt es Menschen, bei denen die Krebsgefahr geringer ist? Nein. Allerdings ist jemand, der sich regelmäßigen gründlichen Gesundheitsuntersuchungen unterzieht, besser geschützt, weil dann eine Krebsgeschwulst in einem früheren und leichter heilbaren Entwicklungsstadium entdeckt werden kann.

Ist Krebs erblich oder tritt er oft familiär gehäuft auf? Krebs wird *nicht* vererbt, aber viele Ärzte sind der Ansicht, daß eine *Anlage* zum Krebs erblich sein kann.

Sollte man lieber nicht in eine Familie heiraten, in der es Krebserkrankungen gegeben hat? Nein. Es gibt praktisch keine Familie, in denen nicht irgendwelche Krebsfälle vorgekommen sind.

Ist die Krebsanfälligkeit bei bestimmten Rassen besonders groß oder besonders gering? Von keiner Rasse ist bekannt, daß sie gegen alle Formen des Krebses in spezieller Weise gefeit wäre.

Gibt es bestimmte Volksgruppen, bei denen die Krebsneigung überdurchschnittlich hoch bzw. nieder ist? Nein, doch sind manchen Völkern bestimmte Lebensgewohnheiten eigen, die einer häufigeren Entwicklung gewisser Krebsarten förderlich sein können. Wo starkes Rauchen zur Lebensweise gehört, kann die Häufigkeit des Lungenkrebses dementsprechend größer sein als bei Völkern ohne Tabakkonsum.

Hat das Klima oder der Wohnort irgendeinen Einfluß auf die Krebshäufigkeit? Krebs gibt es auf der ganzen Welt. Er wird jedoch von Umweltfaktoren beeinflußt. Bestimmte Krebsformen treten in Gegenden mit geringer Umweltverschmutzung vielleicht seltener auf.

Wodurch wird der Krebs verursacht? Krebs ist nicht eine einzige, sondern eine Vielzahl von Krankheiten! Die Ursache bestimmter Krebse ist wohlbekannt, so z.B. beim Hautkrebs der Hände, der bei Personen auftritt, die ohne Schutz mit Erdölprodukten arbeiten. In anderen Fällen kommt es vermutlich durch die chronische Einwirkung anderer Reizstoffe, etwa Tabak, zur Krebsentwicklung. Manche Krebsarten werden auf Nester primitiver Zellen zurückgeführt, die von Geburt an vorhanden und niemals ausgereift sind und die im späteren Leben plötzlich zu wildem Wachstum angeregt werden. Manche Forscher glauben heute auch, daß Viren bei der Entstehung bestimmter Krebse eine Rolle spielen (über Leukämie siehe Kapitel 12, Blut).

Hat das Rauchen etwas mit der Häufigkeit des Lungenkrebses zu tun? Ja. Der Lungenkrebs ist unter Rauchern wesentlich stärker verbreitet als bei Menschen, die nie Tabak geraucht haben.

Hat der mäßige Genuß alkoholischer Getränke etwas mit der Krebsentwicklung zu tun? Im allgemeinen nicht. Alkoholiker neigen allerdings in höherem Maß dazu, bestimmte Krebsformen, besonders Leberkrebs, zu bekommen.

Wieviel verschiedene Arten von Krebs gibt es? Mehr als 100.

Gibt es in der Bösartigkeit der Krebse große Unterschiede? Ja. Manche Krebsformen wachsen außerordentlich langsam und führen nie zur Zerstörung des Wirtsorganismus; andere (wie gewisse Blutkrankheiten, z.B. die akute Leukämie) können den Wirt binnen weniger Wochen zugrunde richten.

Kann ein Krebs durch einen Schlag oder eine andere Verletzung hervorgerufen werden? Praktisch niemals. Das ist ein sehr verbreiteter Irrtum.

Was geht eigentlich vor, wenn ein Organ einer krebsigen Entartung unterliegt? Die Krebszellen überwuchern die normalen Zellen des Organs. Oft brauchen sie das meiste der verfügbaren Nährstoffe und des Sauerstoffs auf, die eigentlich für die normalen Gewebe bestimmt sind, und lassen so die gesunden Gewebe verkümmern und zugrunde gehen.

Kapitel 29   Krebs und andere bösartige Geschwülste

Wie breitet sich der Krebs aus? Auf drei Hauptwegen:
a) durch direktes Wachstum und Übergreifen auf die umgebenden Organe und Gewebe;
b) durch Verschleppung auf dem Lymphweg zu entfernten Organen;
c) durch Verschleppung auf dem Blutweg zu entfernten Organen.

Wieso kann ein Krebs auf fernliegende Organe übergreifen? Es lösen sich Krebszellen von ihrem Ursprungsort ab und gelangen in die Lymphkanäle oder Blutgefäße. Die verschleppten Geschwulstzellen können sich anderswo im Körper ansiedeln und Tochtergeschwülste (Metastasen) bilden.

Gibt es eine Möglichkeit, die Ausbreitung des Krebses im Körper zu verhindern? Ja, die Entfernung der ersten Geschwulst, des sog. Primärtumors, solange er noch in einem frühen Entwicklungsstadium ist.

Wie kann man erkennen, ob der Krebs bereits von seinem Ursprungsorgan aus weiter um sich gegriffen hat? Die operative Ausschneidung des Primärtumors erfolgt weit im gesunden umgebenden Gewebe; bei der mikroskopischen Untersuchung der entfernten Teile läßt sich oft erkennen, ob bereits eine Ausbreitung des Krebses stattgefunden hat, d.h., es können unter Umständen Krebszellen, die sich abgelöst und in umgebenden Geweben angesiedelt haben, aufgefunden werden. Auch mit Röntgenuntersuchungen einschließlich der Computertomographie und mit bestimmten Isotopenuntersuchungen lassen sich eventuell Metastasen nachweisen.

Gibt es eine Möglichkeit, einer Krebserkrankung vorzubeugen? Die beste Vorbeugungsmaßnahme ist eine vollständige ärztliche Untersuchung ein- oder zweimal im Jahr. Darüber hinaus sollte man gleich zum Arzt gehen, wenn sich zwischen diesen regelmäßigen Untersuchungen irgendwelche ungewöhnlichen Symptome zeigen. Wenn man irgendwo eine Geschwulst bemerkt oder wenn aus irgendeiner Körperöffnung eine unvermutete Blutung erfolgt, muß das zwar nicht unbedingt Zeichen eines Krebses sein, sollte einen aber nichtsdestoweniger zum Arzt führen.

Sind Krebserkrankungen bei Kindern in Zunahme begriffen? Nein; das scheint nur so, weil die Methoden der Krebserkennung besser sind als früher.

Wie kann man herausfinden, ob man einen verborgenen Krebs hat? Ein Krebs erzeugt oft erst Krankheitserscheinungen, wenn er schon längere Zeit besteht. Das ist ein weiterer Grund, warum eine jährliche oder halbjährliche Kontrolluntersuchung ratsam ist.

Hat es einen Sinn, zu Krebserkennungsuntersuchungen zu gehen? Ja, aber nicht als Ersatz für eine gründliche, allgemeine Durchuntersuchung.

Gibt es verläßliche Blutproben zum Nachweis eines Krebses? Gegenwärtig nicht, aber es sprechen Anzeichen dafür, daß derartige Untersuchungen bald Wirklichkeit werden.

Zeigt sich ein Krebs immer bei der Röntgenuntersuchung? Nein.

Kann der Chirurg bei der operativen Entfernung einer Geschwulst immer erkennen, ob sie bösartig ist? Nein. Häufig ist es nötig, den Befund der mikroskopischen Gewebsuntersuchung abzuwarten (siehe auch Kapitel 30, Laboratoriumsdiagnostik).

Welche Untersuchung macht man, um die Diagnose eines Krebses mit Bestimmtheit stellen zu können? Man entnimmt das verdächtige Gewebe und unterzieht es einer mikroskopischen Untersuchung. Dieses Verfahren nennt man Biopsie.

Wie lange kann es dauern, bis man den mikroskopischen Befund bekommt? Bei einer Gefrierschnittuntersuchung 15–20 Minuten, für einen eingehenden Bericht bis zu einer Woche.

Ergibt die sofortige Gefrierschnittuntersuchung im Operationssaal immer eine endgültige Diagnose? Nein. Oft sind weitere Untersuchungen notwendig, die ein paar Tage in Anspruch nehmen können.

Was ist eine Biopsie? Die mikroskopische Untersuchung eines dem lebenden Organismus entnommenen Gewebes, im speziellen Fall eines Tumors oder eines Stück Tumorgewebes.

Ist der mikroskopische Befund immer genau und verläßlich? Ja, Fehlbeurteilungen sind sehr selten.

Ist mit der Computertomographie eine Krebsfrühdiagnose möglich? Ja, mit dieser neuen Röntgenuntersuchungsmethode, die oft einfach CT genannt wird, kann der Körper Schicht für Schicht untersucht werden; dabei gelingt es oft, einen Krebs tief drinnen im Körper in einem sehr frühen Entwicklungsstadium zu entdecken.

Führt ein Krebs immer zum Tode, wenn er nicht behandelt wird? Nein. Es gibt Fälle – die aber bei weitem in der Minderzahl sind – wo der Krebs so langsam wächst, daß die Lebensdauer des Patienten unbeeinflußt bleibt und er an einer Krankheit stirbt, die nichts mit dem Krebs zu tun hat. Das trifft besonders bei alten Leuten zu.

Wie groß sind die Heilungsaussichten bei Krebs? Bestimmte Formen des Krebses, z. B. Hautkrebs, sind zu fast 100% heilbar. Bei anderen

Formen sind die Heilungsaussichten je nach dem Sitz des Krebses und dem Stadium, in dem er entdeckt und behandelt wird, unterschiedlich gut. Wenn die Diagnose früh gestellt wird, kann mehr als die Hälfte der Krebspatienten gerettet werden.

Muß jeder Krebs chirurgisch behandelt werden? Nein. Es gibt mehrere Krebsformen, für die sich am besten eine medikamentöse oder eine Strahlenbehandlung eignet.

Warum befürwortet man bei manchen Krebspatienten eine Operation und bei anderen eine Chemotherapie und Strahlentherapie? Operation, Chemotherapie und Strahlentherapie sind wertvolle Behandlungsformen, aber bestimmte Krebse sprechen auf die eine besser an als auf die andere. Die beste Aussicht auf Heilung ergibt sich oft aus einer Kombination.

Wie kann man wissen, ob man nach der Entfernung eines Krebses tatsächlich geheilt ist? Der Ablauf der Zeit ist der beste Beweis. Nach einem freien Zeitraum von 10 Jahren gibt es nur noch verhältnismäßig wenig Krebsrückfälle.

Erholen sich die Patienten nach einer Krebsoperation ebenso leicht wie solche, die wegen anderer Krankheiten operiert worden sind? Nein; bei den modernen Operationsmethoden sind die Unterschiede allerdings so gering geworden, daß Krebspatienten fast ebenso schnell wie andere nach der Operation wieder zu Kräften kommen.

Ist noch eine Heilung möglich, wenn ein Krebs bereits über seinen Ursprungsort hinaus fortgeschritten ist? Ja, doch sind die Heilungsaussichten bedeutend verringert. Mit Röntgenbestrahlungen oder Kobalttherapie, radioaktiven Isotopen, chemischen Mitteln (Zytostatika) oder mit Hormonen kann es unter Umständen noch gelingen, jene Zellen zu vernichten, die über die ursprüngliche Krebsgeschwulst hinaus weiter vorgedrungen sind.

Kommt es schon früh zur Gewichtsabnahme, wenn jemand einen Krebs hat? Nein, wenn nicht der Tumor im Magen-Darm-Trakt sitzt, wo er die Nahrungsaufnahme oder die Resorption der Nährstoffe beeinträchtigt.

Erscheint eine Blutarmut im allgemeinen schon früh im Verlauf der Krebserkrankung? Nein, außer wenn der Tumor eine starke Blutung verursacht hat.

Ist Appetitlosigkeit bei Krebspatienten früh im Verlauf der Erkrankung zu beobachten? Nein, sofern der Tumor nicht im Magen oder in der Speiseröhre sitzt.

Hat die Größe des Krebses viel mit dem Grad seiner Bösartigkeit zu tun? Nicht unbedingt. Riesige Krebsgeschwülste sind oft verhältnismäßig gutartig, kleine breiten sich oft früh, weit und schnell aus.

Besteht die Wahrscheinlichkeit, daß es in Zukunft für sämtliche Krebsformen ein einheitliches Heilverfahren geben wird? Das ist zu bezweifeln, da Krebs ein so vielfältiges Krankheitsgeschehen ist. Schon heute haben wir für einige Krebsformen Heilmittel!

Soll man es einem Patienten sagen, daß er Krebs hat? Jeder Mensch hat ein Recht, die Wahrheit über seinen Zustand zu erfahren, *wenn er sie wissen möchte*. Wenn der Patient lieber nichts davon wissen will, soll man es ihm *nicht* sagen.

Was kann den Chirurgen davon abhalten, einen Krebs radikal zu entfernen? Der Chirurg strebt immer die totale Entfernung des Krebses an, aber manchmal hat ein Krebs auf lebenswichtige Organe übergegriffen, die man nicht herausnehmen kann. In anderen Fällen kann die Ausbreitung des Krebses bereits so ausgedehnt sein, daß eine chirurgische Hilfe nicht mehr möglich ist.

Kann der Chirurg immer sagen, ob er einen Krebs vollständig entfernt hat? Nein; der Chirurg kann bei der Operation nicht Dinge sehen, die nur mit dem Mikroskop erkennbar wären. Es kann vorkommen, daß einige Krebszellen so weit vorgedrungen sind, daß sie außerhalb des Operationsbereiches liegen. Das kann der Chirurg leider nicht immer wissen.

Besteht die Gefahr, daß eine Krebsgeschwulst nach der Operation wiederkommt? Ja, aber mit regelmäßigen Untersuchungen kann man einen solchen wiederkehrenden Krebs in einem Stadium aufdecken, in dem er noch beherrscht oder radikal entfernt werden kann.

Wie wird die Gefahr eines Krebsrückfalls möglichst vermindert?
a) Der Tumor wird von vornherein unter weiter Einbeziehung seiner gesunden Umgebung ausgeschnitten;
b) die Operation wird mit einer geeigneten Nachbehandlung ergänzt, etwa mit Strahlenbehandlung, Chemotherapie oder Hormonzufuhr.

Hat die Ernährung mit der Wiederkehr eines Krebses etwas zu tun? Nein.

Kann ein Patient sein normales Leben wieder aufnehmen, wenn er einen Krebs überstanden hat? Das hängt vom Sitz des Krebses und der Art der durchgeführten Behandlung ab. Die meisten geheilten Krebspatienten betätigen sich tatsächlich wieder normal oder fast normal.

Kann sich bei einem Patienten, der einen Krebs gehabt hat, ein neuer Krebs anderswo im Körper entwickeln? Ja, aber wenn man häufige, gründliche Durchuntersuchungen vornimmt, kann man in einer solchen Situation erfolgversprechend eingreifen.

Kann eine Schwangerschaft bei einer Frau, die einen Krebs überwunden hat, schädliche Auswirkung haben? Ja. Die Schwangerschaft kann manchmal ein Tumorwachstum in bestimmten, unter hormonellem Einfluß stehenden Organen wieder aufleben lassen.

Wie oft sollte man nach der erfolgreichen Behandlung eines Krebses zum Arzt zur Kontrolluntersuchung gehen? Das hängt von der Art des Krebses ab, im allgemeinen ist ein halbjährlicher oder noch häufigerer Arztbesuch ratsam.

Welche Fortschritte in der Krebsbehandlung kann man heute voraussagen? In der Medizin wird heute vielfach die Ansicht vertreten, daß die Krebsbehandlung der Zukunft auf immunologischem und chemotherapeutischem Gebiet liegen wird.

Nichtoperative Krebsbehandlung

Was versteht man unter Onkologie? Onkologie ist das Teilgebiet der Medizin, das sich mit den Geschwülsten, besonders den bösartigen Neubildungen, befaßt. Ein Onkologe ist ein Arzt, der sich auf die Behandlung von Krebs und anderen bösartigen Geschwülsten spezialisiert hat.

Was versteht man unter Chemotherapie? Die Behandlung von Krebs und anderen bösartigen Prozessen mit chemischen Substanzen.

Was ist ein Chemotherapeut? Ein Arzt, der sich auf die Behandlung von Krebs und anderen bösartigen Prozessen mit verschiedenen chemischen Substanzen spezialisiert hat. In der Regel ist er im Fachgebiet der Inneren Medizin ausgebildet, oft auch insbesondere in der Hämatologie. (Die Hämatologie befaßt sich mit den Krankheiten des Blutes und der blutbildenden Organe.)

Wie kann der Krebs ohne Operation behandelt werden? Es gibt mehrere Methoden:
a) Die Strahlenbehandlung einschließlich der Behandlung mit radioaktiven Isotopen von Jod, Phosphor, Gold usw.;
b) die Anwendung von Hormonen in Injektions- und Tablettenform; man konnte feststellen, daß der Brustkrebs manchmal durch männliche oder weibliche Geschlechtshormone in seinem Wachstum

gehemmt wird; das Wachstum eines Krebses der Vorsteherdrüse wird oft durch weibliche Hormone gehemmt;
c) die Verabreichung bestimmter chemischer Mittel, sog. Zytostatika, die imstande sind, Krebszellen zu vernichten.

Hat die Strahlenbehandlung des Krebses große Fortschritte gemacht? Ja. Mit neu entwickelten Techniken und Apparaten wurde eine wesentliche Verbesserung der Ergebnisse erreicht.

Ist anzunehmen, daß eine Hormonbehandlung die entscheidende Rolle bei der Krebsheilung spielen wird? Die meisten Forscher stimmen darin überein, daß auf diesem Weg eine Krebsheilung letztlich nicht zu erreichen sein wird. Die meisten Krebse bleiben von einer Hormonverabreichung unbeeinflußt.

Was kann man in Zukunft von der Chemotherapie (der Behandlung mit chemischen Mitteln) erwarten? Ständig werden neue Medikamente entdeckt, die Ausbreitung und Wachstum des Krebses immer erfolgreicher einschränken (Zytostatika). Manche dieser Mittel sind so wirkungsvoll, daß sie einen Krebs vorübergehend zum Verschwinden bringen können. Es ist zu erwarten, daß weiterhin noch wirksamere chemische Mittel zur Krebsbehandlung gefunden werden und daß die Aussichten für Krebspatienten ständig besser werden.

Kann ein Krebs mit Röntgenstrahlen, radioaktiven Substanzen, Hormonen oder chemischen Mitteln überhaupt „geheilt" werden? Ja, aufgrund der großen Fortschritte, die neuerdings in den nichtoperativen Krebsbehandlungsmethoden stattfinden, ist zu erwarten, daß die Liste der „heilbaren" Krebse rasch wachsen wird.

Was ist die Immunotherapie? Unter Immunotherapie versteht man die Verhütung oder Behandlung von Krankheiten durch Erzeugung von Immunität.

Ist zu erwarten, daß die Immunotherapie bei der Verhütung und Behandlung von Krebs eine wichtige Rolle spielen wird? Ja. Gegenwärtig laufen auf der ganzen Welt zahlreiche Forschungen auf diesem Gebiet. Da man glaubt, daß die Krebsentwicklung mit einer Virusinvasion in Zusammenhang steht, hofft man, daß ein Impfstoff gegen derartige Viren gefunden wird. Auf diese Weise könnte die Rolle von Viren als Krebserzeuger ausgeschaltet werden.

Welche statistischen Ergebnisse liegen über die Wirksamkeit von Zytostatika und Hormonen in der Krebsbehandlung vor?
a) Bei mehr als 90 % der Kinder mit akuter Leukämie hat die Chemotherapie einen günstigen Einfluß; in manchen Fällen wird sogar eine Heilung erreicht.

b) Bei 70 % der Kinder mit Nierentumoren (Wilms-Tumoren) wirkt die Chemotherapie günstig.
c) Bei 70 % der Männer mit Krebs der Vorsteherdrüse wirkt die Verabreichung von Hormonen günstig.
d) Bei 60 % der Frauen mit Brustkrebs wird durch die Anwendung von Zytostatika und Hormonen das Leben um Jahre verlängert.
e) In 80 % der Fälle von chronischer Leukämie kann die Chemotherapie Hilfe bringen.
f) In 90 % der Fälle von Hodgkin-Krankheit führen Kuren mit Zytostatika Remissionen herbei.
g) 80 % der Fälle von Hodenkrebs können durch die Chemotherapie günstig beeinfluß werden.
h) In mehr als 40 % der Fälle von Eierstockkrebs kann die Chemotherapie Hilfe bringen.

Kann eine Chemotherapie noch helfen, wenn sich der Krebs bereits im Körper ausgebreitet hat? Erstaunlicherweise kann der Krankheitsverlauf bei metastasierenden Karzinomen in immer zahlreicheren Fällen mit der überlegten Anwendung von Zytostatika günstig beeinflußt werden, in manchen Fällen ist sogar eine Heilung möglich.

Werden die nichtoperativen Krebsbehandlungsmethoden oft mit der chirurgischen Behandlung kombiniert? Ja. Man hat herausgefunden, daß die nichtoperativen Methoden wie Radio-, Chemo- und Hormontherapie wirksamer sind, wenn die Hauptmasse der Krebszellen vorher mit einer Operation entfernt werden kann. Selbstverständlich gibt es bestimmte Krankheitsprozesse wie Leukämien und Lymphome, die sich nicht zur Entfernung der Tumorgewebshauptmasse eignen.

Ist die gute Wirkung der Strahlen-, Hormon- und Chemotherapie meist nur vorübergehend? Ja, doch kann oft die Lebenszeit verlängert und der Allgemeinzustand des Patienten bedeutend verbessert werden. Darüber hinaus wird die Zahl der Patienten, die einer derartigen Behandlung unterzogen worden sind und als geheilt bezeichnet werden können, immer größer.

30

Laboratoriumsdiagnostik

siehe auch Kapitel 12, Blut und lymphatisches System; Kapitel 25, Immunität und Impfungen; Kapitel 26, Infektionskrankheiten; Kapitel 60, Zuckerkrankheit

Hat der Arzt neben der Untersuchung des Kranken selbst noch weitere Möglichkeiten, um Klarheit über Art und Verlauf der Krankheit zu gewinnen? Ja. Es gibt eine Reihe von chemischen, mikroskopischen, mikrobiologischen und serologischen Untersuchungsverfahren, die in den letzten Jahrzehnten so an Umfang zugenommen haben, daß eigene Sonderfächer entstanden sind, in denen Ärzte mit Spezialausbildung arbeiten.

Um welche Untersuchungen handelt es sich und wo werden sie ausgeführt?
a) In Instituten für pathologische Anatomie oder Prosekturen, die meist an Krankenhäuser angeschlossen sind, werden neben der Leichenöffnung zur Feststellung der Todesursache auch Untersuchungen an Organen, Organteilen, Gewebsstücken oder Körperflüssigkeiten, die bei Operationen, Biopsien oder Punktionen entnommen wurden, durchgeführt, besonders auch feingewebliche Untersuchungen. Der Pathologe kann aus typischen Veränderungen der Gewebsstruktur die Natur eines Krankheitsprozesses erkennen und beispielsweise die wichtige Frage entscheiden, ob eine Geschwulst gut- oder bösartig ist. In den gleichen Rahmen fallen auch zytologische Untersuchungen.
In den genannten Instituten beschäftigt man sich auch häufig mit der Mikrobiologie und Serologie, also mit der Identifizierung von Krankheitserregern aus Abstrichen, Blut, Eiter, Harn, Stuhl usw. mit verschiedenen Methoden, etwa der mikroskopischen Untersuchung gefärbter Präparate, Bakterienkulturen und Tierversuch, ferner Serumagglutinationsproben, Resistenzbestimmung von Bakterien gegen Antibiotika und ähnlichen Verfahren.
b) Die letztgenannten Untersuchungen werden vielfach auch in eigenen mikrobiologisch-serologischen Instituten durchgeführt. Die Herstellung von Impfstoffen erfolgt meist in Spezialinstituten.
c) In medizinisch-chemischen Laboratorien, die entweder zu einem Krankenhaus gehören oder selbständige Institute sind, macht man unter anderem folgende Untersuchungen:
1. Blutuntersuchungen aller Art, darunter hämatologische Untersuchungen, Bestimmung von Gerinnungsfaktoren, klinisch-chemische

Blutuntersuchungen, Bestimmung von Blutgas-, Hormon-, Enzym- und Medikamentenspiegeln.
2. Harnuntersuchungen aller Art, darunter die routinemäßige Harnanalyse, Bestimmung von Medikamenten- und Hormonspiegeln (einschließlich Schwangerschaftsnachweis) usw.
3. Funktionsuntersuchungen des Magen-Darm-Traktes und der Bauchspeicheldrüse;
4. Liquoruntersuchungen;
5. Blutgruppenbestimmung
Diese wird oft in Blutbanken oder in Spezialaboratorien von chirurgischen Abteilungen oder Intensivstationen gemacht;
6. Untersuchungen von Flüssigkeiten oder Material aus verschiedenen Körperhöhlen, z.B. Punktaten aus der Brust- und Bauchhöhle;
7. Stuhluntersuchungen;
8. Auswurfuntersuchungen.

Wie geht der behandelnde Arzt vor, wenn er derartige Untersuchungen durchführen lassen will? Er sendet entweder das Untersuchungsmaterial an die entsprechende Untersuchungsstelle ein, oder er schickt für bestimmte Analysen oder Funktionsproben den Patienten selbst hin.

Wie sind die Ergebnisse von Laboruntersuchungen zu bewerten? Manche Befunde, z.B. Gewebeuntersuchungen oder der Nachweis von Bakterien, können für die Diagnose entscheidend sein, andere sind nur im Rahmen der Allgemeinuntersuchung und zusammen mit anderen Werten aussagekräftig. Nur der Arzt weiß, wie er die einzelnen Befunde einzuordnen hat, und der Patient sollte sich keine Gedanken über Zahlen machen, die vielleicht nicht ganz dem entsprechen, was er für normal hält.

Warum muß sich ein Patient eigens anmelden, bevor er in ein Laboratorium wegen eines Tests oder einer Testserie geht? Anmeldungen sind ratsam, weil oft besondere Vorbereitungen nötig sind, beispielsweise darf der Patient manchmal eine bestimmte Anzahl von Stunden vor der Untersuchung nichts essen. Viele Tests kann man nur ausführen, wenn vorher spezielle Anweisungen bezüglich der Vorbereitung gegeben wurden.
Ein besonderes Augenmerk ist heute darauf zu richten, daß viele Medikamente die klinisch-chemischen und hämatologischen Laboratoriumsergebnisse verändern können, so insbesondere die Antibabypille.

Ist es in der Regel am günstigsten, wenn man Blutuntersuchungen bei nüchternem Magen durchführt? Ja, besonders bei chemischen Untersuchungen des Blutes. In diesem Fall sollte der Patient vor der Untersuchung 12 Stunden lang nichts mehr zu sich nehmen.

Hämatologische Untersuchungen

Was versteht man unter einem vollständigen Blutbild? Ein komplettes Blutbild besteht in einer Zählung der Blutzellen und in der Bestimmung des Blutfarbstoffgehalts. Im Labor werden die sog. hämatologischen Untersuchungen aus Venenblut automatisch durchgeführt. Hierbei kann neben der Zahl der roten und weißen Blutkörperchen, dem Blutfarbstoffgehalt, dem Zellvolumen der roten Blutkörperchen und dem Farbstoffgehalt des einzelnen Blutkörperchens auch die Zahl der für die Gerinnung wichtigen Thrombozyten oder Blutplättchen festgestellt werden. Die Untersuchung kann jederzeit ohne besondere Vorbereitung erfolgen.

Was versteht man unter einem Differentialblutbild?
Die prozentuelle Verteilung der einzelnen weißen Zellformen. Man erhält sie durch Auszählung der Zellen aus einem gefärbten Blutausstrich unter dem Mikroskop. Das vollständige Blutbild und das Differentialblutbild ermöglichen die Diagnose von Krankheiten wie Anämie und Leukämie oder von Infektionen.

Ist es schmerzhaft, wenn eine Vene für eine Blutprobe punktiert wird? Wenn man eine gute, scharfe Nadel verwendet, ist der Schmerz nur ganz geringfügig.

Wie läßt sich eine Blutarmut mit dem Blutbild feststellen? Aus der Zahl der roten Blutkörperchen, ihrem Blutfarbstoffgehalt und aus dem charakteristischen Aussehen des Blutes unter dem Mikroskop.

Kann der Labormediziner durch eine Untersuchung des Blutes die verschiedenen Formen der Blutarmut diagnostizieren? Ja. Es gibt viele Formen von Blutarmut und die Behandlung kann für jede anders sein.

Wie zeigt das Blutbild eine akute Infektion an? Mit einer Vermehrung der weißen Blutkörperchen und mit einer prozentualen Zunahme bestimmter weißer Zellformen („Stabkernige").

Ist die Zählung der weißen Blutkörperchen oft zur Bestimmung des Schweregrads einer Krankheit und zur Beurteilung der Notwendigkeit einer Operation von Bedeutung, z.B., wenn Verdacht auf Blinddarmentzündung besteht? Ja. Diese Untersuchung ist für die Entscheidung, ob operiert werden muß oder nicht, ein sehr wertvolles Hilfsmittel.

Was ist Hämoglobin? Hämoglobin ist der eisenhaltige Farbstoff der roten Blutkörperchen, dessen Aufgabe der Sauerstofftransport zu den Zellen im ganzen Körper ist.

Warum muß man vor jeder Operation eine Blutuntersuchung machen lassen? Vor jeder Operation soll die Bereitschaft der Gewebe zu Blutungen und die Gerinnungsfähigkeit des Blutes geprüft werden. Wenn die Bestimmung der sog. Blutungszeit und Gerinnungszeit normale Werte ergibt, kann der Chirurg arbeiten, ohne eine Blutung infolge abnormer Blutverhältnisse fürchten zu müssen.

Kann eine Blutarmut erfolgreich mit Bluttransfusionen behandelt werden? Bluttransfusionen können vorübergehend den Mangel ausgleichen, aber sie beseitigen die Grundursache der Blutarmut nicht und können daher keine Dauerheilung bewirken – mit einer Ausnahme, und zwar, wenn die Blutarmut lediglich die Folge einer plötzlichen Blutung ist. In diesem Fall kann eine Bluttransfusion die Blutarmut heilen.

Kann man mit einem Blutbild eine Bleivergiftung feststellen? Bis zu einem gewissen Grad, ja. Bei Bleivergiftung zeigen die roten Blutkörperchen unter dem Mikroskop meist Zeichen einer Blutarmut und ein charakteristisches getüpfeltes Aussehen. Seinerzeit, als Spielwaren noch mit bleihaltigen Farben überzogen waren, sah man solche Vergiftungen bei Kindern, die oft ihre Spielsachen in den Mund stecken oder ablecken, recht häufig. Auch heute noch sind Maler, die Bleifarben bei ihrer Arbeit benützen, Opfer dieser Erkrankung.

Was versteht man unter Blutsenkungsgeschwindigkeit? Zu dieser Untersuchung entnimmt man eine kleine Menge Blut aus einer Armvene. Das abgenommene Blut wird mit einem gerinnungshemmenden Mittel gemischt und in ein spezielles Glasröhrchen, ein sog. Senkungsröhrchen, gebracht, wo sich die Blutkörperchen langsam vom Plasma absondern. Die Geschwindigkeit, mit der die Blutzellen zum unteren Ende des Röhrchens absinken, nennt man Blutsenkungsgeschwindigkeit. Sie gibt einen groben Anhaltspunkt dafür, ob irgendwo im Körper eine Entzündung besteht oder nicht. Je schneller die Blutsenkung vor sich geht, um so wahrscheinlicher ist es, daß ein entzündlicher Prozeß vorhanden ist. Auch bei bösartigen Prozessen ist die Blutsenkungsgeschwindigkeit meist erhöht.

Was ist eine Knochenmarksuntersuchung? Bei der Knochenmarksuntersuchung wird mit einer Nadel eine kleine Menge Mark aus dem Brustbein oder einem anderen Knochen entnommen und mikroskopisch untersucht. Diese Untersuchung ermöglicht es dem Arzt zu beurteilen, wie gut die Blutbildung funktioniert und ob das Knochenmark Gewebe oder Zellen enthält, die normalerweise nicht dort sein sollten.

Ist eine Knochenmarksuntersuchung schmerzhaft? Die Schmerzen sind nur ganz geringfügig, weil vor dem Einführen der Nadel eine örtliche Betäubung vorgenommen wird.

Braucht man oft eine Knochenmarksuntersuchung zum Nachweis von Blutkrankheiten und verschiedenen Anämieformen? Ja. Sie ist ein überaus wertvolles Untersuchungsverfahren, das in Zweifelsfällen immer zur Klärung der Diagnose herangezogen werden soll.

Wer führt die Knochenmarksuntersuchung durch? Ein Facharzt, der sich speziell mit Blutkrankheiten befaßt.

Die chemische Untersuchung des Blutes

Was versteht man unter klinisch-chemischen Blutuntersuchungen?
Man meint damit chemische Nachweisverfahren zur Mengenbestimmung verschiedener anorganischer und organischer Substanzen, die im Organismus im Umlauf sind. Zu diesen Untersuchungen verwendet man Venenblut, und zwar das Serum, das sich nach der Gerinnung absetzt.

Welche Substanzen können u. a. mit Serumuntersuchungen bestimmt werden?
a) Bestimmung von Enzymaktivitäten zum Ausschluß von Leber-, Herz- und Muskelerkrankungen (Transaminasen, Phosphatasen);
b) Serumeiweißuntersuchungen (Gesamteiweiß und elektrophoretische Auftrennung der Serumeiweiße);
c) Serumbilirubin;
d) Fettuntersuchungen des Serums (Cholesterin, Neutralfette);
e) Blutzucker;
f) Elektrolyte des Serums (Natrium, Kalium, Kalzium, Chlorid und Phosphor);
g) harnpflichtige Substanzen des Serums (Kreatinin, Harnstoff, Harnsäure);
h) Untersuchungen der Bauchspeicheldrüse (Aktivitätsbestimmungen der alpha-Amylase, Lipase);
i) Untersuchungen bei Vergiftungen (Kohlendioxidgehalt, Kohlenmonoxidgehalt, Bestimmung des sog. Methämoglobins, gegebenenfalls Barbiturat- oder Salizylatnachweis).

Hat die chemische Untersuchung des Blutes diagnostischen Wert? Ja.

In bestimmten Fällen kann die Diagnose ohne einen typischen Blutbefund nicht gestellt werden.

Bei welchen Krankheiten können charakteristische Abweichungen bestimmter Blutbefunde entscheidend für die Diagnose sein? Bei:
a) entzündlichen Lebererkrankungen;
b) allen Formen von Stauungsgelbsucht;
c) verminderter Nierenfunktion (Harnvergiftung);
d) Stoffwechselerkrankungen (Zuckerkrankheit, Gicht, Störungen des Fettstoffwechsels, Porphyrien);
e) Knochenerkrankungen;
f) allen Erkrankungen der blutbildenden Organe;
g) schweren allgemeinen Erkrankungen.

Werden charakteristische blutchemische Befunde für die Festsetzung der Behandlung herangezogen? Ja. Die Menge einer bestimmten chemischen Substanz im Blut ist oft ein wesentlicher Faktor für die Wahl der Behandlung.

Kann das Leben manchmal von der Menge bestimmter chemischer Substanzen im Blut abhängen? Ja, zweifellos. Sowohl ein Überschuß bestimmter Substanzen im Blut als auch ein schwerwiegender Mangel an gewissen chemischen Bestandteilen kann Schock und Koma auslösen und unter Umständen schließlich zum Tod des Patienten führen.

Können chemische Bestandteile des Blutes künstlich ersetzt werden? Ja. Zu den geläufigsten Behandlungsverfahren schwerer Krankheiten zählt die Zufuhr bestimmter fehlender chemischer Substanzen durch den Mund, mittels Injektion unter die Haut oder direkt in die Blutbahn.

Sind Blutuntersuchungen eine wichtige diagnostische Hilfe zur Bestimmung der einzelnen Gelbsuchtformen? Ja. Im allgemeinen kann damit eine Unterscheidung zwischen einem Verschlußikterus, der durch die Behinderung des Gallenabflusses aus der Leber entsteht, einer Gelbsucht, die die Folge einer Entzündung oder anderen Erkrankung der Leber ist, und einer Gelbsucht, die durch übermäßigen Blutzerfall bedingt ist, getroffen werden.

Warum ist die Bestimmung des Cholesterinspiegels und des Gehaltes an Neutralfetten im Blut von Interesse? Der Höhe des Cholesterinspiegels wird heute in medizinischen Kreisen große Bedeutung zugemessen, da manche Forscher der Ansicht sind, daß die „Arterienverkalkung" oder Arteriosklerose in Zusammenhang mit einer starken Cholesterinvermehrung im Körper steht. Bei einer Überhöhung des Blutcholesterinspiegels spricht man von Hypercholesterinämie.

Gibt es Blutuntersuchungen, die etwas über den Stoffwechsel aussagen? Ja. Dabei handelt es sich einerseits um Funktionsuntersuchungen bestimmter Organe, die für den Stoffwechsel erhebliche Bedeutung haben, wie z. B. die Bauchspeicheldrüse.
Auch die Zuckerkrankheit kann in bestimmten Stadien nur durch Funktionsuntersuchungen festgestellt werden.
Daneben gibt es Erkrankungen der hormonbildenden Drüsen, die nur durch klinisch-chemische oder funktionelle Untersuchungen geklärt werden können. Dazu gehören einmal die Erkrankungen der Schilddrüse mit der Bestimmung des eiweißgebundenen Jods und des sog. T-3- und des T-4-Testes. Auch bestimmte Formen des Hyperinsulinismus (Überfunktion der insulinproduzierenden Langerhansschen Inseln) können nur mit Hilfe von klinisch-chemischen Untersuchungen, wie der Bestimmung des Blutinsulinspiegels, geklärt werden.
Auch die relativ häufigen Erkrankungen der Nebenschilddrüsen sind nur durch Funktionsuntersuchungen zu klären.

Gibt es Blutuntersuchungen, mit denen man Krebs verläßlich nachweisen kann? Nein. Allerdings ist bei manchen Krebsformen zu beobachten, daß karzinoembryonales Antigen, alpha-Fetoprotein und Prostata-SP (saure Phosphatase) im Blut vorhanden sind. Ein hoher Spiegel dieser Substanzen im Blut ist an sich nicht für einen bestimmten Krebs spezifisch, er ist jedoch eine brauchbare Hilfe für die Krebsdiagnose und für die Kontrolle des Therapieerfolgs.

Glukosetoleranztest

Was ist der Glukosetoleranztest? Bei dieser Untersuchung bekommt der nüchterne Patient eine bekannte Menge Glukose (Zucker) in Tee aufgelöst zu trinken; nachher wird das Blut in bestimmten Abständen zur Bestimmung des Blutzuckerspiegels untersucht. Die Blutzuckerwerte ergeben eine Kurve, aus deren Verlauf wichtige Aufschlüsse gewonnen werden können.

Was zeigt eine Glukosetoleranztestkurve?
a) Ob der Patient zuckerkrank ist;
b) ob der Patient zu wenig Zucker im Blut hat (Hyperinsulinismus);
c) charakteristische Veränderungen bei bestimmten anderen hormonalen Störungen.

Findet sich bei Zuckerkranken gewöhnlich ein zu hoher Blutzuckerspiegel? Ja.

Blutgase und Säure-Basen-Verhältnis

Was sind Blutgase? Wenn wir Sauerstoff einatmen und Kohlendioxid ausatmen, erfolgt der Transport dieser Gase zwischen Gewebe und Lunge auf dem Blutweg. Der Sauerstoff- und der Kohlendioxidgehalt des Blutes kann aus einer Blutprobe im Blutgasanalyseapparat zusammen mit dem pH, dem Basenüberschuß und anderen Daten bestimmt werden.

Was versteht man unter Säure-Basen-Gleichgewicht? Bei den Stoffwechselvorgängen werden Säuren erzeugt, die zunächst gepuffert und dann hauptsächlich durch Nieren und Lunge ausgeschieden werden, damit die Neutralität der Körperflüssigkeit gewahrt bleibt. Auf diese Weise wird das Säure-Basen-Gleichgewicht im Körper aufrechterhalten. Störungen dieses Gleichgewichts im Säure-Basen-Verhältnis können ganz allgemein in zwei Gruppen unterteilt werden: 1. Azidose (das Säure-Basen-Gleichgewicht ist zugunsten der Säuren verschoben) und 2. Alkalose (das Gleichgewicht ist zugunsten der Basen verschoben). Innerhalb dieser Gruppen unterscheidet man noch weiter, ob die Störung primär respiratorisch (atmungsbedingt) oder metabolisch (stoffwechselbedingt) ist und ob sie kompensiert ist oder nicht. (Unter Kompensation versteht man den Ausgleich einer Störung durch den Einsatz anderer Kräfte.)

Wodurch entsteht gewöhnlich eine respiratorische Azidose? Eine respiratorische Azidose tritt ein, wenn die Lunge nicht genügend Kohlendioxid ausscheidet, entweder weil sie nicht imstande ist, das Gas in ausreichendem Maß abzuatmen, oder weil der Gasübertritt aus dem Blut in die Lunge behindert ist. Beispiele sind: 1. chronische obstruktive Lungenveränderungen, wie die chronische Bronchitis und das Emphysem, und 2. schwere restriktive Lungenveränderungen, wie Lungenödem und Lungenfibrose.

Wodurch entsteht gewöhnlich eine respiratorische Alkalose? Wenn zuviel Kohlendioxid von der Lunge abgeatmet wird, meist infolge einer Hyperventilation (= übermäßige Atmung), kommt es zur Alkalose. Beispiele sind: 1. starke Verringerung der Sauerstoffmenge, die durch die Lunge ins Blut übertreten kann, 2. starke Verringerung des Sauerstofftransportvermögens des Blutes und 3. Erregung oder Angst.

Wodurch entsteht gewöhnlich eine metabolische Azidose? Zur metabolischen Azidose kommt es, wenn der Körper zuviel Säuren erzeugt oder zuviel Basen verliert. Beispiele sind: 1. Durchfall, 2. diabetische Azidose und 3. Nierenversagen (Säureansammlung in den Körperflüssigkeiten wegen des herabgesetzten Ausscheidungsvermögens der Niere).

Wodurch entsteht gewöhnlich eine metabolische Alkalose? Wenn der Körper Säure verliert oder eine Base zurückhält oder aufnimmt, kommt es zur metabolischen Alkalose. Beispiele sind: 1. Erbrechen (Säureverlust), 2. übermäßige Basenaufnahme mit der Nahrung wie beim „Milch-Alkali-Syndrom" und 3. langdauernde Magensaftabsaugung (Säureverlust).

Sind die Wörter „alkalisch" und „basisch" gleichbedeutend? Ja.

Untersuchung des Harns

Wann soll der Harn am besten für die Untersuchung gesammelt werden? Abgesehen von bestimmten Spezialuntersuchungen soll der Harn im allgemeinen bei der ersten Entleerung am Morgen in einem sterilen Fläschchen gesammelt werden, und zwar der sogenannte Mittelstrahlurin, d. h. nicht die ersten oder letzten Tropfen, sondern die mittlere Portion.

Auf welche Substanzen wird eine Harnprobe normalerweise untersucht? Man bestimmt, ob der Harn sauer oder alkalisch reagiert und prüft, ob sich folgende Substanzen im Harn finden oder nicht:
a) Eiweiß;
b) Zucker;
c) Eiter;
d) rote und weiße Blutkörperchen;
e) Gallenfarbstoffe, etwa bei Gelbsucht;
f) Zylinder, das sind mikroskopische Gebilde, die einen Nierenschaden anzeigen;
g) Kristalle bestimmter chemischer Substanzen.

Was kann man aus dem Auftreten oder Fehlen dieser Substanzen im Harn schließen? Die Harnuntersuchung gibt wertvolle Auskünfte über den Gesundheitszustand der Nieren und anderer Teile des Harntrakts. Außerdem kann sie einen Hinweis auf das Bestehen einer Zuckerkrankheit, Lebererkrankung usw. geben.

Zeigt es immer eine Krankheit an, wenn sich abnorme Substanzen im Harn finden? Nicht immer. Manchmal handelt es sich um Zufallsbefunde. Es ist daher wichtig, daß man die Harnuntersuchung in regelmäßigen Abständen wiederholt, bevor man eine Krankheitsdiagnose stellt.

Ist es oft zweckmäßig, die Befunde der Harnuntersuchung mit Blutuntersuchungen nachzuprüfen? Ja. Die Harnuntersuchung ist sehr aufschlußreich, läßt aber nicht immer bindende Schlüsse zu.

Schwangerschaftsnachweis

Verwendet man Harn für Tests zum Nachweis der Schwangerschaft? Ja.

Wie genau sind Schwangerschaftstests? Die meisten Laboratorien berichten über 95–98% Genauigkeit bei ihren Untersuchungen.

Empfiehlt sich eine Wiederholung des Tests, wenn der Untersuchungsbefund des Arztes nicht mit dem Schwangerschaftstest übereinzustimmen scheint? Ja. Mitunter ergibt sich die Notwendigkeit, den Harntest einige Male zu wiederholen, bevor ein endgültiger Schluß gezogen werden kann.

Wie werden Schwangerschaftstests durchgeführt? Die Tests basieren auf dem Nachweis von Choriongonadotropin (HCG) nach dem Prinzip der Antigen-Antikörper-Reaktion. Der Test wird auf einem Objektträger oder in einem Röhrchen durchgeführt und erfordert nur ein paar Tropfen Harn. Diese Nachweisverfahren haben weitgehend die früher üblichen Tierversuche ersetzt. Auch mit Blutserum läßt sich übrigens ein verläßlicher Schwangerschaftsnachweis durchführen.

Wie lange dauert es, bis man das Ergebnis eines Schwangerschaftstests erhält? Mit manchen Methoden kann eine Schwangerschaft innerhalb von wenigen Minuten nachgewiesen werden, mit anderen innerhalb von ein paar Stunden. Die letztgenannten sind meist verläßlicher.

Ab wann kann man bei einer jungen Schwangerschaft einen positiven Test erwarten? Um ein ganz verläßliches Ergebnis zu erhalten, soll man den Test nicht vor dem 10. Tag nach dem Termin der ersten ausgebliebenen Regelblutung ausführen lassen. In der ganz frühen Schwangerschaft ist der Choriongonadotropinspiegel oft so nieder, daß der Test negativ ausfällt; er soll nach ein bis zwei Wochen wiederholt werden.

Ist der Schwangerschaftsnachweis immer positiv, wenn eine Eileiterschwangerschaft besteht? Nein. Bei einer ektopischen bzw. einer Eileiterschwangerschaft ist der Schwangerschaftsnachweis nicht annähernd so wichtig wie die körperliche Untersuchung durch den Arzt.

Bestimmung des Rhesusfaktors

Was versteht man unter Rhesusfaktorbestimmung? Mit dieser Untersuchung wird nachgewiesen, ob der Rhesusfaktor im Blut vorhanden ist oder nicht. Bei jeder Blutgruppenbestimmung wird auch der Rhesusfaktor bestimmt.

Soll sich jede schwangere Frau eine Rhesusfaktorbestimmung machen lassen? Ja, unbedingt.

Warum spielt der Rhesusfaktor in der Schwangerschaft eine große Rolle? Der Rhesusfaktor hat deshalb eine besondere Bedeutung in der Schwangerschaft, weil rhesusnegative Frauen, also solche, denen der Rhesusfaktor fehlt, eine rhesuspositive Frucht tragen können, wenn der Kindesvater rhesuspositiv ist. Die werdende Mutter kann in einem solchen Fall gegen den Rhesusfaktor des ungeborenen Kindes sensibilisiert werden. Unter normalen Bedingungen bringt das der Mutter keinen Schaden, wohl aber u. U. dem Kind.

Muß das Kind eine Bluttransfusion bekommen, wenn die Mutter rhesusnegativ ist? Das Kind braucht eine Transfusion nur dann, wenn eine Sensibilisierung der Mutter gegen den Rhesusfaktor eingetreten ist und die vom mütterlichen Organismus erzeugten Antikörper die Blutkörperchen des Kindes angreifen. Die Tatsache, daß die Mutter rhesusnegativ ist, bedeutet allein noch nicht, daß das Kind überhaupt behandelt werden muß.

Was ist eine Erythroblastose? Die Erythroblastose ist eine Folgeerscheinung der eben beschriebenen Rhesusfaktorunverträglichkeit; sie zeigt sich beim Neugeborenen in einer ausgedehnten Zerstörung von roten Blutkörperchen und einem hohen Gehalt an Bilirubin (Gallenfarbstoff) im Serum, d. h. in einer starken Gelbsucht (siehe auch Kapitel 50, Säuglings- und Kinderkrankheiten).

Ist die Erythroblastose eine gefährliche Krankheit? Ja. Wenn sie nicht prompt behandelt wird, kann sie zum Tod des Säuglings führen.

Sollte sich eine Frau von der Tatsache, daß sie rhesusnegativ ist, beeinflussen lassen, auf weitere Kinder zu verzichten? Nein. Eine rhesusnegative Mutter kann binnen 72 Stunden nach der Entbindung eine Substanz namens RHoGAM injiziert erhalten. Diese Injektion wird ihr nächstes Kind davor schützen, die Rh-Faktor-Krankheit zu bekommen.

Ist es möglich, daß eine rhesusnegative Frau, die mit einem rhesuspositiven Mann verheiratet ist, ein rhesusnegatives Kind trägt? Ja. Bei einer derartigen Übereinstimmung von Mutter und Kind sind keine Schwierigkeiten zu erwarten.

Ist es möglich, daß bei einem Kind einer rhesuspositiven Frau Komplikationen wegen anderer Blutfaktoren auftreten? Ja. Gelegentlich kann auch eine Unverträglichkeit anderer Blutfaktoren zu Störungen führen, die aber meist viel weniger folgenschwer sind als beim Rhesusfaktor.

Kann man einer rhesusnegativen werdenden Mutter schon während der Schwangerschaft vorhersagen, ob mit einer Schädigung des Kindes gerechnet werden muß? Während des Schwangerschaftsverlaufs kann das Blut der Mutter auf Antikörper, die gegen den Rhesusfaktor gerichtet sind, untersucht werden. Aus den erhaltenen Werten läßt sich grob abschätzen, was man zu erwarten hat, wenn das Kind zur Welt kommt.

Was ist eine Rhesusantikörperbestimmung? Mit dieser Untersuchung läßt sich nachweisen, ob und in welchem Ausmaß der Organismus Antikörper gegen den Rhesusfaktor produziert hat.

Welche Gefahr bilden die Rhesusantikörper für den gegen den Rhesusfaktor sensibilisierten Organismus? Die Antikörper haben keine Auswirkungen auf den sensibilisierten Organismus selbst, es sei denn, der Patient bekommt eine Transfusion oder Injektion von rhesuspositivem Blut. In diesem Fall kann sich eine schwere Reaktion entwickeln.

Kann eine sensibilisierte Frau in einer neuen Ehe normale Kinder austragen? Ja, wenn der neue Ehemann rhesusnegativ ist bzw. eine andere Blutgruppe hat als jene, die ursprünglich die Sensibilisierung bewirkte.

Wird sich ein Kind mit Erythroblastose normal entwickeln, wenn es überlebt? Wenn der Schaden, den das Kind durch die Krankheit erlitt, geringfügig war, was meist der Fall ist, wird sich ein solches Kind fast immer normal entwickeln.
Wenn ein solches Kind kurz nach der Geburt eine Austauschtransfusion erhält, ist mit keinem bleibenden Schaden zu rechnen. Die schädigenden Wirkungen der Erythroblastose beruhen auf dem hohen Spiegel an Gallenfarbstoffen im Blut. Der kindliche Organismus ist nicht in der Lage, diese Gallenfarbstoffe selbst zu entfernen; werden sie jedoch durch eine Austauschtransfusion entfernt, besteht für das Kind keine Gefahr.

Besteht ein Unterschied zwischen einem erythroblastotischen und einem „blauen Baby"? Ja. Ein blaues Baby ist ein Kind mit einem angeborenen Herz- oder Lungenfehler. Bei der Erythroblastose des Neugeborenen handelt es sich um einen Blutzerfall als Folge der Sensibilisierung der Mutter gegen den Rhesusfaktor.

Kann das erste Kind einer rhesusnegativen Frau eine Erythroblastose haben? Das kommt selten vor, aber es kann dann geschehen, wenn die Mutter vor der Schwangerschaft durch eine Injektion oder Transfusion von rhesuspositivem Blut gegen den Rhesusfaktor sensibilisiert worden ist.

Wie wird eine Erythroblastose behandelt? Mit Austauschtransfusionen, um das rhesuspositive Blut des Neugeborenen mit rhesusnegativem Spenderblut zu ersetzen.

Untersuchung des Magensafts

Was geschieht bei der Magensaftuntersuchung? Die Sekrete des Magens werden zwecks Bestimmung ihrer Bestandteile ausgehebert oder abgesaugt.

Worauf wird der Magensaft untersucht? Ob Salzsäure, die normalerweise von der Magenschleimhaut ausgeschieden werden soll, vorhanden ist oder nicht.

Hat ein Patient einen erheblichen Mangel an Salzsäure nach entsprechender Anregung der Magensaftproduktion (Pentagastrintest), so sollte mit einer sogenannten Gastroskopie eine Gewebeprobe aus der Magenschleimhaut für eine mikroskopische Untersuchung entnommen werden, damit ein Magenkrebs sicher ausgeschlossen werden kann. Bei der Gastroskopie wird mit einem optischen Gerät die Schleimhaut des Magens genau untersucht. So können selbst Veränderungen, die röntgenologisch nicht auffallen, optisch und durch eine Gewebeuntersuchung überprüft werden.

Außerdem wird untersucht, ob im Magensaft krankhafte Bestandteile wie Milchsäure, Blut oder Krebszellen enthalten sind.

Bei welchen Krankheiten ist eine Magensaftuntersuchung sehr wichtig?

a) Bei perniziöser Anämie; bei dieser Krankheit fehlt die Salzsäure.

b) Bei Magen- oder Zwölffingerdarmgeschwüren; hier findet man oft zuviel Säure.

c) Bei Magentumoren; in solchen Fällen läßt sich bei der Untersuchung des Mageninhalts u. U. feststellen, daß Milchsäure oder sogar Krebszellen selbst vorhanden sind. Nach den bisherigen Erfahrungen zeigen Patienten mit Magenkrebs in 25 % der Fälle ein normales Verhalten des Magensaftes. Bei Verdacht auf Magenkrebs sollte daher auf jeden Fall auch eine Gastroskopie und Gewebeentnahme vorgenommen werden.

d) Bei Tuberkulose, wenn man vermutet, daß der Auswurf geschluckt statt ausgehustet wird.

Wie geht man zur Magensaftuntersuchung vor? Man führt einen Gummischlauch durch Mund oder Nase in den Magen ein (Abb. 110).

Ist diese Untersuchung sehr schmerzhaft? Keineswegs, wenn auch etwas unangenehm.

Kapitel 30 Untersuchung des Magensafts 553

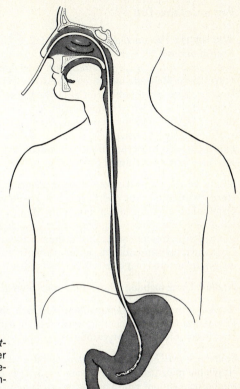

Abb. 110 *Magensaftuntersuchung*. Lage der durch Nase und Speiseröhre in den Magen eingeführten Sonde.

Wie lange dauert eine Magensaftuntersuchung? Das hängt vom Zweck der Untersuchung ab. Sie kann lediglich ein paar Minuten dauern, oder es kann drei Stunden in Anspruch nehmen, bis sie abgeschlossen ist.

Muß eine Magensaftuntersuchung am nüchternen Magen ausgeführt werden? Ja.

Wo werden Magensaftuntersuchungen durchgeführt? Im allgemeinen im Untersuchungsraum eines gut eingerichteten Laboratoriums; häufig erfolgt diese Untersuchung auch im Rahmen eines Krankenhausaufenthalts.

Ist mit der Durchführung einer Magensaftuntersuchung irgendeine Gefahr verbunden? Überhaupt nicht.

Papanicolaou-Test

Was ist ein Papanicolaou-Abstrich? Diese Untersuchung dient zur Krebsdiagnose; man macht dazu Abstriche von zugänglichen Organen, meist von Scheide, Muttermund oder Gebärmutterhals bei der Frau. Diese Methode hat in der Hand von zytologisch ausgebildeten Untersuchern einen hohen Verläßlichkeitsgrad. Auch Zellen aus dem Auswurf, Harn oder Absonderungen von der Brustwarze können mit dieser Methode untersucht werden. Es ist zu beachten, daß ein negatives Resultat weit weniger Wert besitzt als ein positives. Im letzteren Fall sollte das Ergebnis durch zusätzliche Untersuchungen bestätigt werden (siehe auch Kapitel 29 Krebs).

Wie wird ein Papanicolaou-Abstrich gemacht? Der Arzt schabt mit einem Wattetupfer die oberflächlichen Zellen von Scheide oder Muttermund ab und streicht das erhaltene Material auf Objektträger aus. Die Ausstriche werden dann mit einer speziellen Technik gefärbt und mikroskopisch untersucht. Das Zellmaterial aus Auswurf, Harn oder Brustwarzenabsonderungen wird ebenfalls auf einem Objektträger ausgestrichen und in gleicher Weise behandelt.

Ist diese Untersuchung schmerzhaft oder unangenehm? Keineswegs.

Wo kann man einen Papanicolaou-Abstrich abnehmen lassen? Beim Frauenarzt oder bei einem anderen Arzt in seiner Sprechstunde oder aber in einer Krebsvorsorgeambulanz.

Sollte sich jede Frau einem Papanicolaou-Test unterziehen? Ja. Heute empfiehlt man jeder erwachsenen Frau, sich einen sog. „Pap"-Test mindestens einmal jährlich machen zu lassen. Auf diese Weise kann man einen Krebs in einem sehr frühen, heilbaren Stadium entdecken. Manche dieser Frühfälle, bei denen der Krebs noch ortsgebunden und nicht in die Umgebung weitergewuchert ist, sind mit einer Operation hundertprozentig heilbar.

Kann ein Pap-Test auch bei erhaltenem Jungfernhäutchen durchgeführt werden? Ja, denn es muß nur ein dünner Watteträger in die Scheide eingeführt werden.

Biopsie

Was ist eine Biopsie? Mit Biopsie bezeichnet man die Entnahme einer Gewebeprobe aus dem lebenden Organismus und ihre Untersuchung. Der Arzt entfernt das Gewebe meist mit einem Messer (Skalpell) und sendet es in ein Pathologieinstitut, wo es grob-makroskopisch und mikroskopisch untersucht und befundet wird.

Wo können Biopsien gemacht werden? In Krankenhäusern oder in ärztlichen Ordinationen.

Was versteht man unter Nadelbiospie? Bei dieser Methode führt man eine Nadel in den Krankheitsherd ein und saugt Zellen oder anderes darin enthaltenes Material für die mikroskopische Untersuchung ab.

Ist eine Nadelbiopsie ebenso genau wie eine gewöhnliche Biopsie? Im allgemeinen nicht, weil die Gewebemenge, die man mit der Nadel gewinnen kann, so gering ist, daß die Beurteilung schwierig wird.

Was ist eine Inzisionsbiopsie? Bei der Inzisions- oder Schnittbiopsie wird mit dem Skalpell ein Stück vom Krankheitsherd herausgeschnitten. Der Pathologe unterzieht dieses Gewebestück einer grob-makroskopischen und mikroskopischen Untersuchung und stellt dann die Diagnose.

Was versteht man unter einer Exzisionsbiopsie? Man meint damit, daß der ganze kranke Bezirk herausgeschnitten und dann vom Pathologen makro- und mikroskopisch untersucht wird.

Was meint man mit „Gefrierschnitt"? Ein sog. Gefrierschnitt oder Schnellschnitt ist eine Schnellmethode, bei der die Härtung des Untersuchungsmaterials, die zur Herstellung von Schnitten für die mikroskopische Untersuchung nötig ist, durch Gefrieren erfolgt.
Dieser Methode bedient man sich, wenn eine entnommene Gewebeprobe sofort einer mikroskopischen Untersuchung unterzogen werden soll, während der Patient auf dem Operationstisch liegt. Vom Ausfall dieser Untersuchung macht der Chirurg sein weiteres Vorgehen abhängig.

Liefern Gefrierschnittuntersuchungen unfehlbare Befunde? Nein. Diese Schnellverfahren sind nicht so genau wie die im Pathologielaboratorium gebräuchlichen zeitraubenderen Methoden zur Präparierung der Gewebe für die Untersuchung.

Worin liegt der Wert einer Gefrierschnittuntersuchung? Sie sagt dem Chirurgen, ob ein Krankheitsherd bösartig oder gutartig ist, und zeigt damit an, ob eine ausgedehntere Operation nötig ist oder nicht.

Wann sind Gefrierschnitte besonders zweckdienlich? Bei der Operation von Tumoren, um festzustellen, ob es sich um einen Krebs handelt. Der Pathologe ist gewöhnlich imstande, aufgrund dieser Untersuchung die Diagnose zu stellen. Wenn sich dabei zeigt, daß die

Geschwulst kein Krebs ist, wird eine weniger ausgedehnte Operation durchgeführt. Wird jedoch ein Krebs diagnostiziert, so nimmt der Chirurg eine ausgedehntere Operation vor. Falls der Pathologe allerdings den leisesten Zweifel bezüglich der Diagnose hat, wird diese ausgedehntere Operation um ein, zwei Tage verschoben, bis nach einer eingehenderen mikroskopischen Untersuchung ein endgültiger Befund erstellt werden kann.

Wird die Gefrierschnittuntersuchung ausschließlich zur Krebsdiagnose benützt? Nein. In vielen Fällen kann sie dem Chirurgen bei der Entfernung von entzündlich verändertem Gewebe darüber Auskunft geben, ob er den ganzen Krankheitsherd bereits beseitigt hat.

Wird der Pathologe auch manchmal in den Operationssaal gerufen? Mitunter, besonders wenn es notwendig ist, daß er den ganzen Tumor sieht, um entscheiden zu können, welches Gewebe zur Untersuchung entnommen werden soll.

Welche Gewebe werden bei Gefrierschnittbiopsien recht häufig untersucht?
a) Haut, zur Feststellung oder zum Ausschluß bösartiger Veränderungen;
b) Gewebe von Bronchien oder Kehlkopf;
c) Gewebe von Gehirn und Rückenmark;
d) Schilddrüsengewebe;
e) Nebenschilddrüsengewebe;
f) Lymphknoten;
g) Gewebe von Zunge und Zahnfleisch;
h) Lungengewebe;
i) Lebergewebe;
j) Milzgewebe;
k) Bauchspeicheldrüsengewebe;
l) Nierengewebe;
m) Nebennierengewebe;
n) Eierstock- oder Hodengewebe;
o) Zervix- oder Endometriumgewebe der Gebärmutter;
p) Knochengewebe;
q) Knochenmarkgewebe;
r) Fett- oder Muskelgewebe.

Untersuchung des Auswurfs

Warum macht man eine Auswurfuntersuchung?
a) Zum Nachweis oder Ausschluß der Erreger der Tuberkulose oder anderer Lungeninfektionen;

b) zur Analyse bei bestimmten Fällen von Asthma;
c) um bei Verdacht auf Lungenkrebs nach Krebszellen zu fahnden.

Wie führt man die Untersuchung des Auswurfs durch? Man macht Ausstriche von dem konzentrierten Auswurf und untersucht sie genau unter dem Mikroskop. Zur Isolierung der bakteriellen Krankheitserreger legt man Kulturen an.

Untersuchung des Stuhls

Wann wird eine Stuhluntersuchung gemacht?
a) Bei Durchfallserkrankungen aller Art, etwa bei Ruhr usw.;
b) bei Sprue oder Zöliakie;
c) bei Blutarmut unklarer Herkunft;
d) in allen Fällen, bei denen Verdacht auf einen Parasitenbefall besteht;
e) bei Krankheiten, bei denen es zu Blutungen in den Verdauungstrakt kommt;
f) bei Dickdarmentzündungen (Kolitis).

Ist es wesentlich, daß die Stuhlprobe in frischem Zustand untersucht wird? Ja. Die Stuhlprobe muß fast unmittelbar nach der Stuhlentleerung ins Labor gebracht werden, sonst sind die Bakterien, Parasiten, Enzyme usw. im Stuhl u. U. nicht mehr nachweisbar.

Mikrobiologisch-serologische Untersuchungen

Was ist eine serologische Untersuchung? Die Untersuchung des Serums zum Nachweis von Antigenen und Antikörpern, der die Diagnose bestimmter Krankheiten erlaubt. Ein negativer Ausfall der Untersuchung bedeutet, daß die entsprechende Krankheit (z.B. Syphilis) nicht vorliegt.

Was sind Antigene und Antikörper? Ein Antigen ist eine Substanz, gewöhnlich ein Protein, die die Erzeugung von Antikörpern anregt, wenn sie in den Körper eindringt. Diese Antikörper reagieren spezifisch mit dem Antigen. Antikörper sind Proteinsubstanzen, die vom Immunsystem des Körpers erzeugt werden und an der Abwehr gegen das Eindringen von Bakterien, Viren, Parasiten und anderen Antigenen beteiligt sind (siehe auch Kapitel 3, Allergie, und Kapitel 25, Immunität und Impfungen).

Gibt es verschiedene Blutuntersuchungen zum Nachweis oder Ausschluß einer Syphilis? Ja, es gibt eine ganze Reihe von Seroreaktionen, darunter die altbekannte Wassermann-Reaktion. Unter den heute hauptsächlich verwendeten Tests gibt es zwei Hauptgruppen: 1. die Nicht-Treponema-Antigentests (z.B. VDRL) und 2. den Treponema-Antigentest (z.B. Treponema-pallidum-Immobilisationstest). Die Tests der zweiten Gruppe sind im Vergleich zu jenen der ersten Gruppe hochspezifisch und empfindlich.

Was ist eine Dunkelfelduntersuchung? Bei dieser Untersuchung wird Material, das von einem syphilisverdächtigen Geschwür oder anderen Krankheitsherd entnommen wurde, direkt unter dem Mikroskop bei speziellen Lichtverhältnissen untersucht. Wenn sich typische Spirochäten finden, steht die Diagnose fest. Diese Untersuchung sollte nur von Personen ausgeführt werden, die entsprechend geschult und mit der Technik vertraut sind.

Wird die Diagnose der Syphilis nur auf Grund der Blutuntersuchung gestellt? Niemals. Die klinische Geschichte, die Untersuchung des Patienten und die Befunde sind ebenso wichtig wie die Ergebnisse der Serumreaktionen (siehe auch Kapitel 19, Geschlechtskrankheiten).

Blutkulturen

Welchen Zweck haben Blutkulturen? Wenn bei einer Erkrankung der Verdacht besteht, daß Bakterien in der Blutbahn kreisen, schickt man Blut zur Anlegung einer Kultur ins Laboratorium, damit man sieht, ob sich Bakterien aus dem Blut züchten lassen.

Bei welchen Krankheiten können die Blutkulturen positiv sein? Bei bakteriell bedingten Allgemeinerkrankungen, z. B. Blutvergiftung (Septikämie), bakterieller Endokarditis, verschiedenen Infektionskrankheiten usw.

Eiterkulturen

Warum legt man Kulturen aus Eiter an? Wenn Eiter aus dem Körper entleert wurde, ist die Bestimmung des speziellen Krankheitserregers, der die Infektion verursacht hat, sehr wichtig.

Wie wird eine Bakterienkultur in mikrobiologischen Laboratorien gemacht? Man läßt die Keime auf einem geeigneten Nährboden wachsen.

Welchen Vorteil hat es, wenn man den schuldtragenden Krankheitserreger herausfindet? Der Nachweis des Erregers ist entscheidend für die Wahl der Behandlung. Die Empfindlichkeit der einzelnen Krankheitserreger gegen Medikamente ist unterschiedlich. Es hängt von der Art des Krankheitserregers ab, welches Medikament man im Einzelfall zur Bekämpfung der Infektion geben muß. Mit der sogenannten *Resistenzbestimmung* kann man prüfen, gegen welche Antibiotika die Bakterien empfindlich sind und gegen welche nicht.

Tierversuch zum Tuberkulosenachweis

Wann macht man einen sog. „Tierversuch"? Mit dem allgemeinen Ausdruck „Tierversuch" meint man meist die Impfung eines Meerschweinchens mit Material, das vom Körper des Patienten stammt, zum Nachweis oder Ausschluß der Tuberkulose.

Wie lange dauert es, bis ein Befund über das Ergebnis des Tierversuchs abgegeben werden kann? Ungefähr 6 Wochen.

31

Lippen, Kiefer, Mund, Zähne und Zunge

siehe auch Kapitel 20, Hals, Nase, Ohren und Speicheldrüsen

Lippen

Warum schwellen die Lippen auch nach leichten Verletzungen so stark an? Weil hier elastisches, lockeres Gewebe unter der Haut liegt, das die Ansammlung großer Mengen Gewebewassers gestattet.

Wie behandelt man eine Schwellung der Lippen nach Quetschungen oder anderen Verletzungen? Möglichst rasch nach der Verletzung legt man kalte Umschläge auf und drückt direkt gegen die verletzte Stelle. Die Schwellung geht zum größten Teil innerhalb von wenigen Tagen ohne weitere Behandlung zurück.

Ist es ratsam, tiefere Lippenrisse vom Chirurgen nähen zu lassen? Ja. Offene Verletzungen im Lippenbereich sollten fachmännisch genäht werden, damit keine häßlichen Narben zurückbleiben.

Sind Infektionen wie Pusteln, Pickel, Wimmerl, Furunkel oder Karbunkel um die Lippen herum gefährlich? Ja, besonders, wenn sie im Bereich von Nase, Wangen und Oberlippe auftreten. Bei falscher Behandlung bilden sie eine Gefahrenquelle, weil die Venen dieses Gesichtsabschnitts in die großen Blutleiter an der Schädelbasis münden. Wenn die Infektion längs dieses Abflußweges fortschreitet, kann sie sich auf das Gehirn oder seine Hüllen ausdehnen (siehe auch Kapitel 22, Haut).

Was ist die wichtigste Vorsichtsmaßnahme bei einer Eiterpustel an der Lippe? Pusteln oder Furunkel auf der Lippe darf man niemals öffnen, ausdrücken oder daran herumquetschen!

Wie behandelt man Entzündungsherde oder Eiterpusteln der Lippen? Kleine Pusteln läßt man am besten in Ruhe. Bei größeren Herden legt man feucht-kalte Umschläge auf und geht sofort zum Arzt. Eiterherde an der Lippe, besonders an der Oberlippe, sollten nur vom Chirurgen geöffnet werden.

Kann es zu einer Syphilisinfektion der Lippe kommen, wenn man einen Syphiliskranken küßt? Ja. In früheren Jahren waren Lippenschanker ziemlich oft zu beobachten.

Sollte man es vermeiden, jemanden, der ein Geschwür auf der Lippe hat, zu küssen? Ja, unbedingt!

Kommen Lippengeschwülste häufig vor? Ja. Meist handelt es sich um kleine warzenartige Gewächse (Papillome), bläuliche Blutgefäßgeschwülste (Hämangiome), kleine sommersprossenähnliche Muttermale (Nävi) im Bereich des Lippenrots, kleine feste Knötchen aus Bindegewebe (Fibrome), kleine Retentionszysten einer Lippendrüse oder um Krebs.

Wie werden Geschwülste der Lippen behandelt? Alle oben erwähnten Geschwülste mit Ausnahme des Krebses sind gutartig. Sie sollten chirurgisch entfernt werden, wenn sie ständiger Reizung unterliegen oder Zeichen von Wachstum zeigen. Es gibt verschiedene Behandlungsmöglichkeiten – operative Ausschneidung, Hitzeverschorfung, Vereisung, Radiumbehandlung oder Röntgenbestrahlung. Die Form der Behandlung hängt von der Art der Geschwulst ab. Es ist sehr wichtig, daß ein Spezialist die Behandlung übernimmt, damit möglichst wenig Narben bleiben.

Ist der Lippenkrebs häufig? Ja. Er stellt 2% aller Krebserkrankungen im Körper und ungefähr 30% aller Krebse im Mundhöhlenbereich.

Wer wird am häufigsten vom Lippenkrebs befallen? Annähernd 95% aller Fälle betreffen Männer; in 9 von 10 Fällen sitzt der Krebs an der Unterlippe.

Welche Ursachen tragen hauptsächlich zur Entwicklung eines Lippenkrebses bei? Rauchen, besonders Pfeifenrauchen; übermäßige Sonnenbestrahlung oder Einwirkung von Wind und ungünstigen Witterungseinflüssen; Lippenbeißen. Auch ständige Reizung durch einen schadhaften Zahn begünstigt vermutlich eine Krebsentwicklung.

Wie sieht ein Lippenkrebs aus? Er kann wie eine Warze, eine Schrunde oder wie ein Geschwür, das nicht abheilt, ausschauen.
Heilen Veränderungen am Lippenrot während einer Beobachtungszeit von drei Wochen nicht ab, muß unverzüglich der Arzt aufgesucht werden!

Wie wird ein Lippenkrebs behandelt? Jedes verdächtige chronische Geschwür oder jede Art von Geschwulst sollte entfernt und einer mikroskopischen Untersuchung unterzogen werden. Wenn sich ein eindeutiger Krebs findet, wird er breit mit dem umgebenden normalen Gewebe keilförmig ausgeschnitten.

Wird manchmal statt der Operation eine Röntgen- oder Radiumbestrahlung oder die elektrochirurgische Entfernung durchgeführt? Ja, aber nur in seltenen Fällen.

Wie sind die Ergebnisse der Lippenkrebsoperationen? Bei frühzeitiger Operation, vor Ausbreitung des Krebses in die Halslymphknoten, kommt es in der Regel zur Heilung. Wenn sich Krebszellen bereits in den Halslymphknoten abgesiedelt haben, wird eine ausgedehntere Operation mit radikaler Ausräumung sämtlicher Halslymphknoten unter Mitnahme des umgebenden Gewebes vorgenommen.

Ist der Lippenkrebs heilbar? Sicher, wenn er im Frühstadium entdeckt wird. In den allermeisten Fällen kann der Lippenkrebs mit einer breiten örtlichen Ausschneidung entfernt werden, bevor er noch auf die Halslymphknoten übergegriffen hat. Sogar bei der Ausdehnung des Tumors auf die Halslymphknoten ist mit einer fachgerecht ausgeführten Radikaloperation Heilung möglich.

Wird das Gesicht durch die Lippenkrebsoperation entstellt? Gewöhnlich nicht. Es ist überraschend, wie wenig das Aussehen beeinträchtigt ist, wenn sogar 30–40% der Lippe entfernt wurden. Natürlich müssen diese Operationen von Chirurgen ausgeführt werden, die auch die kosmetische Seite dieser Operation zu berücksichtigen verstehen.

Hasenscharte

Was ist eine Hasenscharte? Eine angeborene Spalte in der Oberlippe (Abb. 111).

Gibt es auch Spalten in der Unterlippe? Nur in sehr seltenen Fällen.

Wodurch entsteht eine Hasenscharte? Während der Embryonalentwicklung bleibt die Vereinigung des mittleren und seitlichen Teils der Anlage für die Oberlippe aus.

Wie häufig kommt die Hasenscharte vor? Bei ungefähr einem von je 1000 Neugeborenen.

Tritt die Hasenscharte familiär gehäuft auf? Ja.

Wie wird eine Hasenscharte behandelt? Mit einer Operation zur Korrektur des Aussehens und der Funktion der Lippe, sobald der Säugling eine Gewichtszunahme zeigt und eine befriedigende Einstellung auf ein Ernährungsschema erreicht ist.

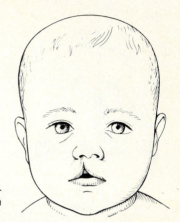

Abb. 111 *Hasenscharte*. Diese einfache Lippenspalte beruht auf einem Entwicklungsdefekt.

In welchem Alter kann man eine Hasenscharte operieren lassen? Am besten innerhalb der ersten Lebenswochen. Weil sich die Lippenspalte eines Geschwisterchens psychologisch ungünstig auf die anderen Kinder in der Familie auswirken kann, ist es empfehlenswert, daß man die Operation nach Möglichkeit durchführen läßt, bevor man das Kind aus dem Krankenhaus heimnimmt.

Wie geht der Chirurg bei der Operation einer Hasenscharte eigentlich vor? Er vernäht genau, Schicht für Schicht, die Gewebe im Spaltenbereich, so daß nicht nur die äußere Haut, sondern auch alle darunterliegenden Gewebe richtig vereint sind.

Wie sind die Ergebnisse von Hasenscharteoperationen? Sie sind funktionell fast immer ausgezeichnet; kosmetisch gesehen hinterläßt die Operation eine kleine dünne Narbe, die mit dem Heranwachsen des Kindes meist immer mehr zurücktritt.

Gaumenspalte

Was ist eine Gaumenspalte? Eine Mißbildung des Mundhöhlendaches bei Neugeborenen, die eine offene Verbindung zwischen Nase und Mundhöhle darstellt. Bei einer *vollständigen* Spalte sind harter *und* weicher Gaumen offen; bei einer *unvollständigen* Spalte ist nur der weiche Gaumen betroffen (Abb. 112).

Wodurch entsteht eine Gaumenspalte? Sie ist die Folge einer Fehlentwicklung während des embryonalen Wachstums, die vermutlich zwischen der 6.–12. Woche der Entwicklung zustande kommt.

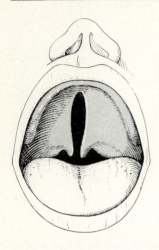

Abb. 112 *Gaumenspalte.* Bei der hier dargestellten Fehlbildung geht die Spalte durch den weichen und teilweise durch den harten Gaumen.

Treten Gaumenspalten oft familiär gehäuft auf? Ja; heute wird jedoch von Wissenschaftlern angenommen, daß auch bestimmte Krankheiten, etwa Röteln der Mutter in der Frühschwangerschaft, ein Faktor bei der Entstehung dieser und anderer Fehlbildungen sind.

Wie oft kommt eine Gaumenspalte vor? Im Durchschnitt einmal unter 1000 Neugeborenen.

Wird die normale Nahrungsaufnahme durch die Gaumenspalte behindert? Grundsätzlich ja, nachdem bei der Nahrungsaufnahme der Brei über den Nasen-Rachen-Raum aus der Nase zurückfließen kann. Trotzdem lernt der Säugling rasch, wie er trotz der Spalte die Nahrung hinunterschlucken kann.

Ist die Sprache durch eine Gaumenspalte beeinträchtigt? Ja. Es können keine normalen Sprachlaute gebildet werden, da die Resonanz des geschlossenen Gaumens fehlt.

Wie wird eine Gaumenspalte behandelt? Chirurgisch, indem der mangelhafte Gaumenverschluß behoben und normale Funktionsverhältnisse für Sprache und Nahrungsaufnahme hergestellt werden. Der Verschluß breiter, durchgehender Spalten kann in den meisten Fällen nur durch mehrere Operationen erfolgen, die große Erfahrung und spezielle Techniken erfordern.

In welchem Alter soll man eine Gaumenspalte operieren lassen? In Einzelfällen kann man schon in den ersten Lebensmonaten die Spalte schließen; sonst kann man die Kinder während der Altersstufe zwischen 1½ und 3 Jahren oder in manchen Fällen noch später, möglichst aber vor Erreichen des Schulalters, operieren.

Wer soll Gaumenspaltenoperationen ausführen? Ein Spezialistenteam, das sich eigens mit der Behandlung von Lippen-Kiefer-Gaumen-Spalten befaßt. Die Zusammenarbeit von Fachärzten für Kiefer- und/oder Plastische Chirurgie mit dem Kieferorthopäden ist erforderlich.

Ist die Nachbehandlung nach Gaumenspaltenoperationen von wesentlicher Bedeutung? Ja. Nach Operationen dieser Art sind oft eine heilpädagogische Betreuung und Sprechunterricht nötig, damit das Kind normale Laute bilden lernt.

Haben Gaumenspaltenoperationen Erfolg? Ja, aber es kommt vor, daß der Erfolg einer einzelnen Operation nicht immer optimal ist. Man muß wissen, daß mehrere Operationen im Verlaufe einiger Jahre erforderlich sein können, damit schließlich ein befriedigendes Ergebnis erreicht wird.

Kiefer

Welche krankhaften Veränderungen der Kiefer kommen hauptsächlich vor?
a) Infektion; Entzündungen des Kieferknochens gehen meist von kranken Zähnen aus; diesen kann durch regelmäßige Pflege und Sanierung des Gebisses vorgebeugt werden;
b) Kieferbrüche (Frakturen);
c) Zysten oder Geschwülste.

Wie wird eine eitrige Entzündung des Kiefers behandelt? Ursache von Weichteilabszessen mit oder ohne ausgedehnte Kiefervereiterung sind meist Zahnabszesse, seltener Kieferhöhlenentzündungen. Die Behandlung liegt am besten in der Hand des Kieferchirurgen und besteht in der Eröffnung des Abszesses und Ableitung des Eiters durch Drains. Gleichzeitig bzw. unmittelbar vor der Operation werden Antibiotika verordnet. Bei Knochenmarkseiterung (Osteomyelitis) stoßen sich abgestorbene Knochenstücke (Sequester) ab, die besser operativ entfernt werden.

Ist eine Knochenmarkseiterung im Kiefer eine ernste Erkrankung? Ja, aber mit den heutigen Behandlungsmethoden heilt sie nach einiger Zeit schließlich aus.

Kommen Kieferbrüche häufig vor? Ja, besonders mit der zunehmenden Zahl von Autounfällen in der heutigen Zeit.

Welche Erscheinungen finden sich bei einem Kieferbruch? Schmerzen, Schwellung, Druckempfindlichkeit, Kauerschwernis, Lockerung oder Fehlen von Zähnen und Blutung aus dem Mund. Wenn die Bruchstücke verschoben sind, ist der Patient unter Umständen außerstande, den Mund richtig zu schließen. Bei Oberkieferbrüchen kann es zu einer Luftansammlung im Gewebe kommen, die die vorderen Gesichtspartien etwas aufbläht, besonders unter den Augen. Häufiger noch entstehen Schwellungen durch ausgedehnte Blutergüsse.

Findet sich bei einem Kieferbruch oft ein begleitender Schädelbruch? Ja. Der Unfall, der Ursache des Kieferbruchs war, hat oft auch zu einer Verletzung der Schädelknochen geführt.

Wo treten Brüche im Kiefer meist auf? Im Unterkiefer treten sie am häufigsten im Bereich der Backenzähne und des Kieferwinkels auf. Ein Oberkieferbruch verläuft gewöhnlich quer und führt zur Lockerung von Zähnen und einer Beteiligung der Kieferhöhle.

Wer soll Kieferbrüche behandeln? Der Kieferchirurg, gelegentlich in Zusammenarbeit mit Spezialisten für Hals-Nasen-Ohren-Krankheiten.

Wie wird ein Kieferbruch behandelt? Beim unkomplizierten Fall ist das Ziel der Erste-Hilfe-Behandlung die Ruhigstellung des Kiefers, entweder mit dem Taschentuch oder mit einem Verband. Zur endgültigen Versorgung werden die Kiefer nach Einrichtung des Bruchs zwecks Ruhigstellung mit Schienenverbänden fixiert. Oft werden die oberen Zähne mit den unteren verdrahtet, um die geschienten Kiefer in Schlußbißstellung zu bringen (Abb. 113 a, b).

Ist manchmal eine Operation wegen eines Kieferbruchs erforderlich? Ja. In komplizierteren Fällen, besonders bei einem offenen Bruch, muß man oft von außen, seltener von der Mundhöhle aus, eine operative Vereinigung der Bruchstücke vornehmen. Wenn ein Knochenverlust eingetreten ist, kann als Ersatz für die fehlenden Bruchstücke ein Knochentransplantat oder eine Metallplatte eingesetzt werden.

Wie ißt ein Patient, wenn seine Kiefer verdrahtet sind? Für die Dauer der Drahtfixierung ist eine ausschließlich flüssige Ernährung notwendig.

Wie lange braucht ein Kieferbruch zur Heilung? Zwischen 4 und 6 Wochen, in schweren Fällen länger.

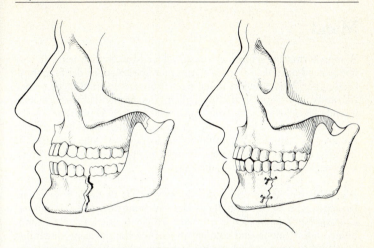

Abb. 113 *Bruch des Unterkiefers.* a) Bruchlinie; b) Drahtfixierung der Bruchstücke nach Einrichtung des Bruchs.

Ist wegen eines Kieferbruchs ein Krankenhausaufenthalt nötig? Einfache Fälle können in der Praxis eines Kieferchirurgen versorgt werden, aber in schweren Fällen muß der Patient ins Krankenhaus gebracht und narkotisiert werden, wenn ein operativer Eingriff erforderlich ist.

Sind Kieferzysten häufig? Ja. Tote Zähne oder eine Fehlbildung der Zahnanlage mit Ausbleiben des Zahndurchbruchs führen oft zur Entstehung von Zysten, die man dentogene Zysten nennt.

Wie werden Kieferzysten behandelt? Der Kieferchirurg muß sie ausschälen oder breit öffnen. Nach Beseitigung oder Fensterung der Zyste fällt der Innendruck weg, so daß die Höhle mit neugebildetem Knochen ausgefüllt wird. Ist eine fehlgebildete Zahnanlage die Ursache der Zyste, so wird in jedem Fall der verkümmerte Zahn mit entfernt.

Sind bösartige Kiefergeschwülste häufig? Nein. Wenn sich eine bösartige Geschwulst findet, ist eine ausgedehnte Entfernung des befallenen Kieferknochens erforderlich. Diese Operationsverfahren bleiben Chirurgen, die darauf spezialisiert sind, vorbehalten.

Mund

Wodurch entsteht schlechter Atem? Übler Mundgeruch tritt oft vorübergehend nach dem Genuß bestimmter Speisen, nach der Einnahme bestimmter Medikamente oder nach übertriebenem Rauchen oder Alkoholkonsum auf. In solchen Fällen braucht man lediglich die auslösende Ursache zu beseitigen. Außerdem können krankhafte Veränderungen der Mundhöhle, wie gangränöse oder schlecht gepflegte Zähne und Zahnfleischentzündungen, sowie auch Allgemeinerkrankungen, etwa Magen-, Darm-, Lungen-, Leber- oder Nierenerkrankungen, schlechten Atem verursachen.

Wie geht man gegen schlechten Atem vor? Da es zahllose mögliche Ursachen gibt, ist eine gründliche Untersuchung notwendig, damit der Zustand beseitigt werden kann. Jede örtliche Erkrankung der Mundhöhle muß behoben und eine entsprechende Zahnhygiene eingeführt werden. Mit einer ärztlichen Durchuntersuchung ist zu gewährleisten, daß eine Allgemeinerkrankung auszuschließen ist.

Was kann man örtlich zur Verminderung des schlechten Mundgeruchs tun? Man soll entsprechende Mundhygiene betreiben und den Zahnarzt zur Behebung etwaiger Zahn- oder Zahnfleischerkrankungen aufsuchen. Die gebräuchlichen Mundspülungen und anderen Maßnahmen wirken gewöhnlich nur vorübergehend.

Was ist eine Paradontitis? Eine Entzündung des Zahnfleischrandes mit Ablagerung von Zahnstein, Bildung eitriger Zahntaschen und Lockerung der Zähne.

Wodurch entsteht eine Paradontitis? Durch eine bakterielle Mundinfektion, häufig mit Streptokokken. Örtliche Gegebenheiten, die infektionsbegünstigend wirken, sind meist Bißanomalien, mangelhafte Zahnhygiene, Zahnsteinbildung, unrichtiges und zu seltenes Zähneputzen, Reizung durch Rauchen oder übermäßigen Alkoholgenuß. Auch gewisse Mangelkrankheiten, etwa Vitaminmangelzustände, können von einer Paradontitis begleitet sein.

Wie zeigt sich die Paradontitis? Das Zahnfleisch ist gerötet, geschwollen und blutet leicht. Am Zahnrand kann gelber Eiter sichtbar sein.

Wie wird eine Paradontitis behandelt? Es ist eine spezielle Behandlung des Zahnfleisches, Entfernung des Zahnsteins und allgemeine Sanierung des Gebisses notwendig. Der Zahnarzt wird zweifellos auch Medikamente zur örtlichen Anwendung verschreiben, die helfen werden, die Infektion zu beseitigen.

Ist eine Paradontitis heilbar? Ja, aber die Behandlung dauert oft lange und erfordert eine Sanierung der Mundhöhle.

Was ist eine Stomatitis ulcerosa? Es handelt sich um eine häufig anzutreffende spezifische Infektion und Entzündung der Mundschleimhaut, die durch bestimmte Krankheitserreger, nämlich Fusobakterien und Spirillen, hervorgerufen wird. Sie ist also eine sogenannte Fusospirillose.

Wie bekommt man eine Stomatitis ulcerosa? Sie wird gewöhnlich durch direkten Kontakt mit einer infizierten Person oder durch Verwendung von Gegenständen, die von einer infizierten Person benützt wurden, wie etwa Eßgerät, übertragen.

Kann die Stomatitis ulcerosa durch Küssen übertragen werden? Ja.

Können von einer solchen Fusospirillose auch Mandeln und Rachen ebenso wie die Mundschleimhaut befallen werden? Ja, man spricht dann von einer ulzeromembranösen Tonsillitis oder Angina Plaut-Vincent.

Welche Krankheitserscheinungen zeigen sich bei einer Stomatitis ulcerosa? Wenn sie örtlich auf die Mundschleimhaut beschränkt ist, klagt der Patient eventuell über schlechten Geschmack im Mund, und in seiner Umgebung bemerkt man vielleicht, daß er einen üblen Atemgeruch hat. Es können kleine schmerzhafte Geschwüre auf der Zunge, der Innenseite der Lippen oder am Zahnfleisch auftreten, die oft etwas bluten.

Kann eine Fusospirillose eine Schwellung der Halslymphknoten verursachen? Ja, sie kann auch Fieber erzeugen.

Wie wird eine Fusospirillose behandelt?
a) Mit Antibiotika, besonders mit sachgerechter Penizillinverabreichung;
b) örtlich werden auf die Geschwüre geeignete Medikamente aufgetragen und Mundspülungen angewendet;
c) der Patient muß den Kontakt mit anderen meiden, da die Krankheit sehr ansteckend ist.

Leukoplakie

Was ist eine Leukoplakie? Leukoplakie bedeutet wörtlich „weißer Fleck". Sie findet sich als Krankheitsherd an der Mundschleimhaut und besteht in einer weißlichen oder weißlich-grauen Verdickung an der Wangeninnenseite, an Gaumen, Zahnfleisch, Zunge, Rachen und manchmal am Kehlkopf. Leukoplakien sind manchmal erhaben, rauh oder borkenartig.

Wodurch entsteht eine Leukoplakie? Genau kennt man die Ursache nicht, aber das häufige Vorkommen bei Rauchern läßt vermuten, daß die örtliche Reizwirkung des Rauches auf die Mundschleimhaut eine Rolle spielt. Auch scharfe Zahnkanten, schlecht sitzender Zahnersatz usw. können die Entwicklung einer Leukoplakie begünstigen.

Wer bekommt am häufigsten eine Leukoplakie? Sie wird bei Männern öfter als bei Frauen beobachtet, besonders in den Altersstufen zwischen 20 und 60 Jahren. Seit jedoch das Rauchen bei Frauen so in Mode gekommen ist, ist die Häufigkeit dieser Veränderung beim weiblichen Geschlecht im Zunehmen.

Wie macht sich eine Leukoplakie bemerkbar? In der Regel bestehen überhaupt keine Beschwerden. Die Veränderung kann zufällig vom Patienten selbst, vom Zahnarzt oder Arzt entdeckt werden. Gelegentlich rufen Leukoplakieherde Brennen und Prickeln hervor und neigen zu oberflächlicher Geschwürsbildung.

Welche Bedeutung hat die Leukoplakie? Sie ist von großer Bedeutung, weil sie unter Umständen Vorläufer eines Krebses sein kann. Hier handelt es sich um einen der eindeutig feststehenden Fälle in der Medizin, wo eine nichtkrebsige Veränderung, wie eben die Leukoplakie, entarten kann.

Wie wird eine Leukoplakie behandelt?
Die Behandlungsmaßnahmen umfassen:
a) Rauchverbot;
b) Entfernung aller Quellen, die eine örtliche Reizung hervorrufen können, wie schlechtsitzende Zahnprothesen oder rauhe Zahnränder;
c) Entfernung des Leukoplakieherds entweder elektrochirurgisch oder mit operativer Ausschneidung.

Ist für die Entfernung von Leukoplakieherden ein Krankenhausaufenthalt notwendig? Die allermeisten Fälle kann der Chirurg in seiner Praxis mittels Elektrokoagulation behandeln. Wenn aber Herde im Rachen oder Kehlkopf entfernt werden müssen, geht man besser ins Krankenhaus.

Kann durch die erfolgreiche Beseitigung einer Leukoplakie die Entwicklung eines Krebses verhindert werden? Ja. Patienten mit einer Leukoplakie sollten ständig unter Beobachtung stehen, damit ein eventuelles Fortschreiten des Prozesses frühzeitig erkannt werden kann.

Zähne

Wovon bekommt man Löcher in den Zähnen? Die eigentliche Ursache ist nicht genau bekannt, man nimmt aber an, daß eine Entkalkung auf chemischem Weg durch die Tätigkeit bestimmter säurebildender Bakterien, die die Mundhöhle besiedeln, angeregt wird. Auch unzweckmäßige Ernährung, mangelnde Hygiene begünstigen die Karies oder Zahnfäule. Eine Schädigung der Zähne durch Bißanomalien und schlecht sitzenden Zahnersatz fördern die Karies ebenfalls.

Wie beugt man der Zahnkaries am besten vor? Mit zahnärztlichen Untersuchungen in regelmäßigen Abständen, ferner mit entsprechender Zahnhygiene und Vorsorge für den allgemeinen Gesundheitszustand. Es besteht heute keine Zweifel, daß eine Fluorierung des Wassers die Häufigkeit des Kariesbefalls stark senkt. Es hat sich gezeigt, daß Kinder in Gebieten, wo das Trinkwasser fluoriert wird, weit seltener vom Zahnzerfall betroffen werden.

Kann der allgemeine Gesundheitszustand darunter leiden, wenn man schlechte Zähne hat? Ja. Die Zähne sind ein Teil des menschlichen Körpers und beherdete (infizierte) Zähne können Auswirkungen auf den übrigen Körper haben.

Wie kann man erkennen, ob man eine Zahneiterung hat? Zahnabszesse sind fast immer von einer örtlichen Reaktion mit Schmerz, Schwellung und Rötung über der Gegend der Wurzelspitze begleitet. Ein chronischer Abszeß ist aber vom Patienten unter Umständen nicht leicht zu erkennen.

Wie wird eine Zahneiterung behandelt? Man muß zum Zahnarzt gehen. Er wird entweder den Zahn entfernen oder eine Wurzelspitzenresektion durchführen; dabei wird das entzündliche Gewebe an der Wurzelspitze entfernt und gleichzeitig der Wurzelkanal aufgefüllt. Sollte sich ein akuter Abszeß unter der Schleimhaut gebildet haben, wird dieser zuerst geöffnet, drainiert und in ein chronisches Stadium übergeführt.

Können von beherdeten Zähnen aus Bakterien in die Blutbahn gelangen und im Körper verbreitet werden? Ja, und das muß besonders bei Patienten mit Herzklappenfehlern unbedingt vermieden werden. Es ist bekannt, daß sich bei solchen Patienten von Zahnherden ausgehende Krankheitskeime auf den geschädigten Herzklappen ansiedeln und zu einer bakteriellen Entzündung führen können.

Zunge

Was ist eine Glossitis? Eine Entzündung der Zunge.

Kommt es oft zur Infektion, bakteriellen Entzündung oder zu einem echten Abszeß der Zunge? Nein. Die Zunge ist ziemlich widerstandsfähig gegen Infektionen. Das ist möglicherweise auf ihre reiche Blutversorgung zurückzuführen.

Wie werden Entzündungen der Zunge behandelt? Da eine Glossitis gewöhnlich Zeichen einer anderweitigen Erkrankung ist, hängt die Behandlung von der Grundursache ab. Wenn eine Veränderung der Zunge durch eine örtliche Reizung hervorgerufen wurde, muß diese ausgeschaltet werden.

Ist das Aussehen der Zunge vielen Veränderungen unterworfen? Ja. Generationen von Ärzten haben das Aussehen der Zunge für die Diagnose verschiedener Allgemeinerkrankungen verwertet. Die Zunge kann geschwollen, gerötet, belegt oder glatter als normal sein und kann von Tag zu Tag ein anderes Bild bieten.

Welche örtlich einwirkenden Faktoren erzeugen oft Veränderungen im Aussehen der Zunge? Tabak, Alkohol, stark gewürzte oder übertrieben heiße Speisen können eine Rötung und Reizung der Zunge bewirken. Der Zungenrand kann durch rauhe, scharfe Zahnränder oder schlecht sitzenden Zahnersatz gereizt werden. Auch bakterielle Infektionen im Bereich der Mundhöhle, wie etwa eine Stomatitis ulcerosa, Syphilis usw., können die Zunge in Mitleidenschaft ziehen. Ferner können Vitaminmangelzustände sowie allergische Reaktionen auf antibiotische Halstabletten das Erscheinungsbild der Zunge verändern.

Welche Allgemeinerkrankungen führen zu besonders typischen Zungenveränderungen? Mangelkrankheiten, etwa bestimmte Formen der Blutarmut wie die perniziöse Anämie. Auch bei generalisierten Hautkrankheiten verändert sich das Aussehen der Zunge in charakteristischer Weise.

Welcher Zustand des Körpers spiegelt sich am deutlichsten im Aussehen der Zunge? Man kann an der Zunge erkennen, ob der Wassergehalt des Körpers normal ist oder ob ein Wasserverlust besteht. Bei einem Flüssigkeitsmangel im Organismus sieht die Zunge immer trokken und belegt aus.

Bilden sich in der Zunge oft Geschwülste? Ja.

Um welche Geschwülste handelt es sich meistens?
a) Um eine Leukoplakie, die in Wirklichkeit keine echte Geschwulst ist, wohl aber ein Krebsvorstadium sein kann;
b) Blutgefäßgeschwülste (Hämangiome);
c) warzenartige Geschwülste (Papillome);
d) Drüsenzellgeschwülste (Adenome);
e) Bindegewebsgeschwülste (Fibrome);
f) Zysten der Zunge (Zysten des Ductus thyreoglossus);
g) Zungenkrebs.

Ist der Zungenkrebs eine häufige Erkrankung? Ja. Er macht etwa ⅕ aller Krebserkrankungen innerhalb der Mundhöhle aus.

Wo wird der Zungenkrebs gewöhnlich beobachtet? An den Zungenrändern oder an der Zungenspitze.

Wodurch entsteht der Zungenkrebs? Man weiß es nicht mit Sicherheit, aber es ist anzunehmen, daß auch hier der bekannte Faktor der chronischen ständigen Reizung begünstigend wirkt. Besonders hervorzuheben ist, daß die größte Häufigkeit von Zungenkrebs bei Pfeifenrauchern und schweren Alkoholikern beobachtet wird. Am zweithäufigsten scheinen scharfe Zahnränder, schlecht sitzende Zahnprotesen und mangelhafte Mundhygiene die Voraussetzung für die Entwicklung eines Zungenkrebses zu bilden.

Befällt der Zungenkrebs mehr Männer als Frauen? Ja, im Verhältnis von 8:1.

Bei welcher Altersgruppe wird Zungenkrebs am häufigsten angetroffen? Zwischen 40 und 60 Jahren.

Wie wird die Diagnose eines Zungenkrebses gestellt? Er hat ein charakteristisches Aussehen, das dem untersuchenden Arzt die Erkennung ermöglicht. Die Diagnose wird mit der Entfernung und mikroskopischen Untersuchung eines kleinen Gewebestücks erhärtet.

Wie werden Zungengeschwülste behandelt? Die meisten gutartigen Geschwülste kann man operativ entfernen, oder man kann die chirurgische Behandlung mit einer Röntgen- oder Radiumbestrahlung kombinieren. Alle gutartigen Geschwülste der Zunge sind heilbar. Zungenkrebse im Frühstadium können mit der breiten Ausschneidung der Geschwulst und ihrer Umgebung geheilt werden.

Kann es manchmal nötig sein, die ganze Zunge wegen eines Krebses zu entfernen? Gewöhnlich läßt man bei der Krebsoperation einen Teil der Zunge zurück. Wenn sich der Krebs aber schon auf die Halslymphknoten ausgebreitet hat, kann unter Umständen noch mit der radikalen Entfernung der Zunge und der Halslymphknoten eine Heilung erreicht werden.

Ist die Operation immer die Methode der Wahl bei Zungenkrebs? Nein. Es gibt bestimmte Krebsformen, besonders jene, die im hinteren Abschnitt der Zunge auftreten, die besser mit Radium oder Röntgenstrahlen behandelt werden.

Wie sind die Heilungsaussicht beim Zungenkrebs? Bei mehr als der Hälfte der im Frühstadium angetroffenen Fälle kann man eine Dauerheilung erreichen. Allzuoft wird jedoch die Behandlung zu spät begonnen, und man muß leider sagen, daß der Zungenkrebs für mehr Todesfälle verantwortlich ist als jede andere Geschwulst im Kopf- und Halsbereich.

32

Leber, Gallenblase und Gallenwege

siehe auch Kapitel 2, Alkoholismus, Kapitel 35, Milz; Kapitel 42, Organtransplantationen; Kapitel 58, Verdauungstrakt

Leber

Was ist die Leber und wo liegt sie? Die Leber ist ein sehr großes, drüsiges Organ von rötlich-brauner Farbe; sie liegt im oberen Teil der Bauchhöhle unter dem Zwerchfell und ist zum Großteil von den Rippen bedeckt. Ihre Hauptmasse befindet sich im rechten Oberbauch; die Tiefenausdehnung des unregelmäßig geformten Organs beträgt zwischen 15 cm und 18 cm, die Querausdehnung etwa 20 cm. Die Leber besteht aus zwei Lappen, der rechte Leberlappen ist ungefähr 3mal so groß wie der linke (Abb. 114).

Welche Aufgaben hat die Leber? Die Leber ist das Zentralorgan des Organismus für die Steuerung von Stoffwechselvorgängen. Es ist unmöglich sämtliche Funktionen aufzuzählen, aber die wichtigsten sind:
a) Aufnahme von Blut aus dem Pfortadersystem, das die vom Darm aufgesaugten Nährstoffe enthält. Dieses nährstoffreiche Blut wird von kleineren Venen, die in der Darmwand entspringen und sich dann zu größeren Ästen sammeln, der Pfortader zugeführt.
b) Erzeugung und Speicherung von Eiweißkörpern, Steuerung des Zwischenstoffwechsels der zahlreichen Nebenprodukte des Eiweißstoffwechsels;
c) Speicherung von Zucker und Regulierung der zirkulierenden Blutzuckermenge (Blutzuckerspiegel);
d) Entgiftung giftiger und schädlicher Substanzen im Körper;
e) Verwertung und Speicherung von Fetten;
f) Erzeugung von Stoffen, die für die Blutgerinnung wichtig sind;
g) Bereitung der Galle und Gallensalze, die durch die Gallenwege in den Darm ausgeschieden werden und bei der Verdauung mitwirken;
h) Erzeugung und Speicherung von Stoffen, die für die Bildung der roten Blutkörperchen und anderer Blutbestandteile von Bedeutung sind;

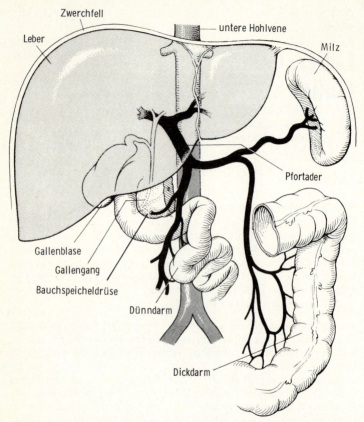

Abb. 114 *Anatomie der Leber und des Pfortadersystems.* Die Pfortader sammelt das Blut aus dem Darmtrakt und führt es der Leber zu, die die aufgenommenen Nährstoffe verwertet.

i) Abbau von Medikamenten, die schließlich durch die Niere ausgeschieden werden.

Kann man ohne Leber überleben? Nein. Sie ist lebensnotwendig.

Welche Ursachen kann eine Leberfunktionsstörung haben?
a) Infektion der Leber;
b) Parasitenbefall der Leber;
c) Krebsbefall;
d) Vergiftung der Leber nach Einnahme von Giften oder gewissen Medikamenten, die unter Umständen leberschädigend wirken;

e) längerdauernder Verschluß der Gallenwege mit Behinderung des Gallenabflußes;
f) schwere Unterernährung;
g) Störung ihrer Blutversorgung;
h) Verdrängung ihrer lebenswichtigen Gewebestrukturen durch abnormerweise gebildete Substanzen wie etwa Amyloid;
i) Entgleisung ihres Chemiehaushalts;
j) Leberzirrhose (Ersatz des Lebergewebes durch Bindegewebe).

Sind Lebererkrankungen sehr häufig? Ja, aber sie sind nicht sehr augenfällig, weil die Leber in außergewöhnlichem Maße fähig ist, mit Erkrankungen fertigzuwerden und trotz Erkrankung noch ihre Funktion zu erfüllen.

Kann die Leberfunktion noch ausreichend erhalten bleiben, wenn ein großer Teil der Lebersubstanz von einem Krankheitsprozeß befallen ist? Ja.

Ist eine Lebererkrankung leicht zu diagnostizieren? Nicht immer, weil schwere und fortschreitende Lebererkrankungen jahrelang bestehen können, ohne sich durch wahrnehmbare Zeichen oder Beschwerden bemerkbar zu machen. Dies beruht auf der großen funktionellen Reserve der Leber.

Wie geht man vor, um festzustellen, ob eine Lebererkrankung besteht? Man studiert eingehend die Vorgeschichte der Erkrankung, untersucht den Patienten genau und nimmt verschiedene Blut-, Stuhl- und Harnuntersuchungen vor.

Was meint man mit dem Ausdruck „schwache Leber"? Diesen laienhaften Ausdruck gebrauchen oft Leute, die sich für leberkrank halten. Meistens hängen die Beschwerden aber nicht mit einem Leberschaden zusammen, sondern mit einer Magenverstimmung, Ernährungsfehlern, seelischen Störungen oder vielleicht mit Erkrankungen der Gallenblase oder des Darmtrakts.

Was ist Gelbsucht? Mit Gelbsucht oder Ikterus bezeichnet man eine generalisierte gelbliche Verfärbung der Haut und des Weißen im Auge infolge einer abnorm hohen Gallenfarbstoffkonzentration im Blut.

Zeigt eine Gelbsucht immer eine Leberkrankheit an? Nein. Sie kann auch durch eine übermäßige Zerstörung von roten Blutkörperchen bei Blutkrankheiten entstehen oder durch eine Rückstauung der Galle in die Blutbahn bei Erkrankungen der Gallenblase, Gallengänge, Bauchspeicheldrüse oder anderer Nachbarorgane der Leber zustande kommen: diese letztgenannte Form der Gelbsucht nennt man „Verschlußikterus".

Was ist die akute, gelbe Leberatrophie? Mit diesem Ausdruck bezeichnet man eine rasch fortschreitende Zerstörung der Leber als Folge einer Infektion oder einer chemischen Vergiftung. Es kommt dabei zu einer hochgradigen Gelbsucht und zum Schwund oder Zerfall vieler Leberzellen. Meist führt diese Erkrankung rasch zum Tode.

Können sich Herzleiden auf die Leber auswirken? Ja. Bei Herzschwäche oder Herzversagen kann es zur Vergrößerung und Blutstauung der Leber kommen. Wenn dieser Zustand längere Zeit anhält, kann ein bleibender Leberschaden die Folge sein.

Können Gallensteine einen Leberschaden bewirken? Ja; bei einem Steinverschluß der Gallengänge und damit einer Behinderung des Gallenabflusses in den Darm wird die Galle in das Lebergewebe rückgestaut. Das kann zu einer schwerwiegenden Schädigung der Leberzellen und der Leberfunktion führen. Wenn diese Stauung ein Dauerzustand ist, kann sich eine biliäre Zirrhose entwickeln.

Gibt es bakterielle Infektionen der Leber? Ja. Bakterielle Infektionen der Leber können entweder zu einer Entzündung des ganzen Organs oder zur Bildung von einem oder mehreren Abszessen führen. Meist finden sich solche Leberinfektionen als Komplikation anderer Krankheiten – Lungenentzündung, Typhus, Blinddarmentzündung usw. Heutzutage sieht man diese Komplikationen dank der wirksamen antibiotischen Behandlung der Grundkrankheiten verhältnismäßig selten.

Gibt es auch Lebererkrankungen durch andere Mikroorganismen? Ja; bei der Amöbenruhr, die von einem Einzeller, der sog. Entamoeba histolytica, hervorgerufen wird, kommt es ziemlich oft zu einer komplizierenden Leberinfektion und Abszeßentwicklung.

Kann die infektiöse Mononukleose (Pfeiffersches Drüsenfieber) zu einer Lebererkrankung führen? Ja. Es kann sich dasselbe klinische Bild wie bei einer infektiösen Hepatitis entwickeln. Die Krankheit heilt in der Regel völlig aus und läßt keine Leberschädigung zurück.

Kann die Leber von Parasiten befallen werden? Ja. Zahlreiche verschiedene Parasiten können ihren Weg zur Leber finden; sie werden entweder mit verunreinigten Nahrungsmitteln bzw. Trinkwasser aufgenommen oder dringen beim Baden in verseuchtem Wasser in die Haut ein. Ein Parasitenbefall ist im tropischen Klima – in Asien, Afrika usw. – häufiger. Besonders bekannt ist der Befall mit Echinokokken (übertragen von Hunden, die Träger des Hundebandwurms sind) und mit Schistosomen (übertragen von parasitenbefallenen Schnecken).

Zirrhose

Was ist eine Leberzirrhose? Dieser allgemeine Ausdruck bezeichnet eine chronische generalisierte Zerstörung und narbige Umwandlung des Lebergewebes mit geringerer oder höhergradiger Schädigung der Leberfunktion.

Der zirrhotische Prozeß geht mit einer teilweisen Neubildung von unregelmäßigen Leberzellinseln einher, so daß das Organ einem Umbau unterliegt. Die schwerwiegenden Veränderungen im Aufbau der Leber führen nicht nur zu Funktionsstörungen, sondern auch zur Behinderung des Blutdurchgangs: das Pfortaderblut wird rückgestaut, was eine Erweiterung benachbarter Venen und schließlich eine Bauchwassersucht zur Folge haben kann.

Wodurch entsteht eine Leberzirrhose? Jeder Krankheitsprozeß im Bereich der Leber kann schließlich zur Zirrhose führen, d. h., zum Untergang von Leberzellen und deren Ersatz durch Narbengewebe.

Kann langdauernder Alkoholmißbrauch zur Zirrhose führen? Ja. Die Verbindung der Begriffe „Trinker" und „Leberzirrhose" ist allgemein bekannt. Man nimmt an, daß die Giftwirkung des Alkohols auf die Leber und die Mangelernährung, wie sie gewöhnlich bei starken Trinkern zu finden ist, gemeinsam den Leberschaden bewirken.

Verursacht mäßiges Trinken eine Leberzirrhose? Nein, aber natürlich muß man dazu sagen, was unter „mäßigem Trinken" zu verstehen ist. Ab und zu ein Aperitif oder ein Glas Bier oder Wein zum Essen wird wahrscheinlich keinen Leberschaden auslösen, besonders wenn die Ernährung im übrigen richtig und ausreichend ist. Die Fähigkeit, mit der Giftwirkung des Alkohols fertig zu werden, ist jedoch von Mensch zu Mensch verschieden.

Wie äußert sich eine Zirrhose? Das hängt vom Grad der Leberzerstörung und von der funktionellen Reserve ab. Viele Fälle bleiben Jahre hindurch unbemerkt und symptomlos. Mit der Verschlechterung der Leberfunktion kommt es oft zu Appetitlosigkeit, Blutarmut, Übelkeit, Erbrechen und Gewichtsverlust, weiters zu Bauchbeschwerden, Völlegefühl im Oberbauch und zu Verdauungsstörungen; bei fortschreitender Krankheit fühlt sich der Patient lustlos, schwach und ohne Energie. Wenn eine ausgedehnte Leberzerstörung eingetreten ist, können sich Beinschwellungen und Bauchwassersucht, Gelbsucht und Verwirrtheitszustände einstellen; Koma und Tod sind dann unter Umständen der Endausgang.

Kann eine Zirrhose in ihrem Verlauf beeinflußt werden? Ja. Wenn sie im Frühstadium erkannt und richtig behandelt wird, kann der Zirrhosepatient normal lang leben.

Wie wird die Leberzirrhose diagnostiziert? Durch die körperliche Untersuchung des Patienten und das Studium der Krankheitsvorgeschichte sowie durch bestimmte Blut-, Harn- und Stuhluntersuchungen.

Wie wird die Leberzirrhose behandelt? In erster Linie muß man alle leberschädigenden Einflüsse ausschalten, wie etwa Infektion, Gallenabflußbehinderung und Zufuhr von Lebergiften (Alkohol!). Zweitens ist eine ausreichende Nahrungsaufnahme mit genügend Mineralien und Vitaminen zu gewährleisten. Schließlich kann bei Blutungen infolge starker Pfortaderstauung ein mesenterikokavaler oder ein portokavaler Shunt angelegt werden (siehe Kapitel 11, Blutgefäße und Gefäßchirurgie).

Können Blutungen als Komplikation der Zirrhose auftreten? Ja. Variköse Venen („Krampfadern") in der Speiseröhre bluten bei fortgeschrittener Zirrhose häufig. Die Venenerweiterungen entstehen durch eine Überfüllung dieser Gefäße mit Blut, das normalerweise durch die nicht zirrhotisch veränderte Leber fließen würden.

Ist die Leber bei einer Zirrhose immer vergrößert? Nein. In den späteren Stadien kann sie schrumpfen und kleiner als normal werden.

Ist die Milz bei Leberzirrhose oft vergrößert? Ja.

Fettleber

Was ist eine Fettleber? Von Fettleber spricht man, wenn die Leber ein Vielfaches des normalen Fettgehaltes aufweist.

Wie entsteht eine Fettleber? Sie wird durch Fehl- und Mangelernährung, Alkoholismus, schwere Blutarmut, Zuckerkrankheit oder chemische Vergiftungen hervorgerufen.

Welche Symptome finden sich bei einer Fettleber? Gewöhnlich bestehen außer einer Lebervergrößerung keine Krankheitszeichen. Wenn die zugrundeliegende Ursache jedoch nicht beseitigt wird, kann es zu einer schweren und fortschreitenden Leberschädigung kommen.

Worin besteht die Behandlung der Fettleber? In der Ausschaltung der Grundursache und in einer richtig ausgewogenen Ernährung mit ausreichender Vitamin- und Mineralzufuhr.

Leberkrebs

Kann die Leber von Krebs befallen werden? Ja. Es kann sich um einen primären Krebs, bei dem die Leberzellen selbst Ausgangspunkt der bösartigen Neubildung sind, oder um einen metastatischen Befall der Leber handeln: die Krebszellen der Metastasen (Tochtergeschwülste) stammen von einem Krebs, der sich in einem anderen Organ entwickelt hat.

Welche Ursache hat der primäre Leberkrebs? Man kennt die eigentliche Ursache nicht, aber man weiß, daß er bei einer beträchtlichen Zahl von Fällen in einer bereits zirrhotisch veränderten Leber zur Entwicklung kommt. Bei einem kleinen Prozentsatz dieser Fälle schuldigt man außerdem bestimmte chemische Gifte und parasitäre Infektionen an.

Kommt es oft vor, daß Krebse anderer Organe auf die Leber übergreifen? Ja. Die Leber ist das Organ, das am häufigsten befallen wird, wenn sich ein Krebs eines anderen Organs, beispielsweise ein Magen-, Bauchspeicheldrüsen-, Gallenblasen-, Brust-, Nieren- oder Darmkrebs weiter ausbreitet.

Welche Symptome ruft ein Leberkrebs hervor? Die Krankheitserscheinungen sind je nach Ausdehnung und Art des krebsigen Befalls sehr unterschiedlich und auch abhängig davon, wie weit die anderen Organe des Körpers betroffen sind. Gewöhnlich kommt es zu Gewichtsverlust, Schwäche, Appetitlosigkeit und einer grobknotigen Vergrößerung der Leber. Schließlich können sämtliche Symptome des typischen schweren Leberschadens folgen – Gelbsucht, Blutungen, Schwellung der Beine und schließlich Koma und Tod.

Ist bei Leberkrebs überhaupt eine erfolgreiche chirurgische Behandlung möglich? Ja, in Einzelfällen, wenn nur *ein* Leberlappen befallen ist. Es ist heute möglich, die halbe Leber zu entfernen. (Mit einer halben Leber kann man überleben.) Es sind auch einige Fälle bekannt, bei denen die ganze Leber entfernt und durch eine transplantierte Spenderleber ersetzt wurde.

Infektiöse Hepatitis

Was ist eine infektiöse Hepatitis? Eine Virusinfektion der Leber, die ziemlich häufig ist und auch epidemisch auftreten kann.

Gibt es andere Bezeichnungen für die infektiöse Hepatitis? Sie wird auch epidemische Hepatitis, katarrhalische Gelbsucht (katarrhalischer Ikterus), Hepatitis A oder B genannt.

In welchen Altersgruppen ist die infektiöse Hepatitis am häufigsten?
Junge Leute scheinen für diese Krankheit am anfälligsten zu sein, doch kann sie in jeder Altersgruppe auftreten.

Ist die infektiöse Hepatitis sehr verbreitet? Ja, und sie hat in den letzten paar Jahren noch sehr an Häufigkeit zugenommen.

Wodurch wird vermutlich die Entstehung einer Hepatitisepidemie begünstigt? Durch mangelhafte sanitäre Verhältnisse, Verseuchung von Nahrung und Wasser, Übervölkerung, Mangelernährung, Verwendung von verunreinigten virusbehafteten Injektionsnadeln, wie es bei Süchtigen vorkommt.

Welche Symptome finden sich bei der infektiösen Hepatitis? Im Verlaufe einiger Tage entwickelt sich ein allgemeines Krankheitsgefühl mit Mattigkeit, Appetitlosigkeit, Übelkeit und leichtem Fieber; dann folgen Druckempfindlichkeit und Vergrößerung der Leber, leichte Schmerzen im rechten Oberbauch und schließlich – ungefähr um den 5. oder 6. Tag – der Ausbruch der Gelbsucht. Es kann auch zu einer Magen-Darm-Störung mit Erbrechen und Durchfall kommen.

Kann die infektiöse Mononukleose eine Hepatitis verursachen? Ja. Der Krankheitsverlauf, die klinischen Befunde und der Ausfall der Laborproben sind oft von jenen der infektiösen Hepatitis nicht zu unterscheiden. Typische Befunde der infektiösen Mononukleose lassen die richtige Diagnose vermuten: etwa wenn generalisierte Lymphknotenschwellungen bestehen oder wenn sich bestimmte Formen abnormer weißer Blutkörperchen im Blutausstrich finden oder endlich, wenn sich eine Erhöhung oder ein Ansteigen des Titers im Heteroagglutinationstest, einer spezifischen Laborprobe, nachweisen läßt.

Geht die infektiöse Hepatitis immer mit einer Gelbsucht einher? Nein. In einem kleinen Prozentsatz der Fälle tritt keine Gelbsucht auf.

Wie wird eine infektiöse Hepatitis diagnostiziert? Die Diagnose gründet sich auf die Krankheitsvorgeschichte, die angegebenen Beschwerden, die Vergrößerung und Druckempfindlichkeit der Leber, die Gelbsucht und auf charakteristische Befunde bei der Blut-, Stuhl- und Harnuntersuchung.

Kann die infektiöse Hepatitis von anderen Lebererkrankungen durch spezielle Laborproben unterschieden werden? Ja.

Wie lange dauert eine Erkrankung an infektiöser Hepatitis gewöhnlich? Zwischen 6 und 12 Wochen.

Muß der Patient bei einer infektiösen Hepatitis die meiste Zeit im Bett bleiben? Ja, unbedingt. Die Entzündung eines so großen und wichtigen

Organs verlangt eine Ruhigstellung des Körpers. Dazu ist Bettruhe unerläßlich.

Kommt es nach einer infektiösen Hepatitis manchmal zu einem Rückfall? Ja, bei etwa einem Zehntel der Fälle, wenn der Kranke zu früh das Bett verläßt oder seine Tätigkeit wieder aufnimmt, bevor er sich vollständig erholt hat.

Gibt es noch andere Gründe für Rückfälle? Ja, Diätfehler und Alkoholgenuß.

Gibt es spezielle Medikamente oder Antibiotika, die bei infektiöser Hepatitis wirksam sind? Nein. Ruhe und richtige Diät sind die beste Behandlung.

Wie sind die Heilungsaussichten bei der infektiösen Hepatitis? Im allgemeinen sind sie ausgezeichnet; bei einem kleinen Prozentsatz von Patienten – solchen, die nicht genügend auf sich achten oder die andere Krankheiten haben – kann es allerdings zum tödlichen Ausgang kommen. In einem sehr kleinen Prozentsatz der Fälle nimmt die Krankheit chronische Züge an und erstreckt sich unter fortschreitender Zerstörung der Leber über viele Jahre. Der Grund für diesen ungünstigen Verlauf ist unbekannt. In ganz seltenen Fällen endet die Krankheit rasch tödlich.

Wird die infektiöse Hepatitis zu den ansteckenden Krankheiten gerechnet? Ja. Sie kann durch engen Kontakt mit einem Hepatitiskranken übertragen werden. Die Ansteckungsfähigkeit ist aber verhältnismäßig gering.

Führt die infektiöse Hepatitis häufig zu einem bleibenden Leberschaden? Nein. In der überwiegenden Mehrzahl der Fälle erholt sich die Leberfunktion wieder vollständig.

Bekommt man nach der restlosen Ausheilung einer Hepatitis diese Krankheit leicht nochmals? Nein.

Kann man dem Ausbruch der Erkrankung vorbeugen, nachdem man mit einem Hepatitiskranken in Berührung gekommen ist? Ja, in vielen Fällen. Eine Gammaglobulininjektion kann vermutlich den Ausbruch der Krankheit wirksam verhindern, wenn sie bald genug nach der Ansteckung verabreicht wird. Dieser Schutz hält aber nur 4–6 Wochen an.

Gibt es eine Immunisierung gegen die infektiöse Hepatitis? Forschungsarbeiten haben neuerdings zur Entwicklung eines Impfstoffs gegen einen Typ der Hepatitis geführt, der jedoch noch nicht allgemein erhältlich ist.

Homologe Serumhepatitis

(Spritzenhepatitis)

Was ist eine homologe Serumhepatitis? Auch hier handelt es sich um eine Virusinfektion der Leber; dieses Virus ist aber vermutlich nicht das gleiche wie der Erreger der infektiösen Hepatitis.

Wie erwirbt man eine homologe Serumhepatitis? Sie wird durch Transfusion von Blut oder Plasma oder durch infizierte Injektionsnadeln oder -spritzen übertragen.

Wird die Serumhepatitis durch Transfusion von Blut einer falschen Blutgruppe verursacht? Nein.

Wie lange, nachdem man eine Bluttransfusion oder Injektion bekommen hat, kann es dauern, bis die Serumhepatitis auftritt? Von der Infektion mit dem Virus bis zum Ausbruch der Krankheit vergehen ein paar Wochen oder Monate.

Ist die Serumhepatitis verhütbar? Nur in begrenztem Ausmaß – durch geeignete Auswahl von Blutspendern, richtige Technik bei der Aufbewahrung und beim Umgang mit Blut und Plasma, durch gründliche Sterilisation (Keimfreimachung) von Nadeln und Spritzen oder durch die ausschließliche Benützung von Einmalnadeln und -spritzen. Trotzdem muß mit Nachdruck gesagt werden, daß es auch bei Anwendung aller genannten Vorsichtsmaßnahmen nicht möglich ist, das Risiko einer Übertragung der Serumhepatitis gänzlich auszuschalten.

Welche Symptome und welchen Verlauf zeigt die Serumhepatitis? Praktisch die gleichen wie die infektiöse Hepatitis.

Toxische Hepatitis

Was ist eine toxische Hepatitis? Diesen Ausdruck gebraucht man für Leberschäden, die durch die Einnahme chemischer Gifte oder Drogen, die die Leber angreifen, hervorgerufen werden.

Wie bekommt man eine toxische Hepatitis? Sie kann rasch entstehen, wenn bedeutende Mengen solcher Lebergifte eingeatmet oder eingenommen wurden, oder sie kann sich langsam über einen Zeitraum von Jahren als Ergebnis einer langdauernden Aufnahme oder Inhalation kleiner Mengen der gleichen giftigen Substanzen entwickeln. Die Empfindlichkeit gegen derartige Wirkstoffe ist individuell sehr verschieden.

Ist die toxische Hepatitis heilbar? Das hängt vom Ausmaß der bereits eingetretenen Leberschädigung ab. Wenn der Schaden gering und rückbildungsfähig ist, wird es zur Heilung kommen.

Leberchirurgie

In welchen Fällen können Leberoperationen notwendig werden?
a) Bei Verletzungen, z. B. Schußwunden, Stichwunden oder Leberriß infolge eines Unfalls;
b) bei Leberabszessen, die gewöhnlich als Komplikation eines anderen Krankheitsprozesses in der Bauchhöhle oder anderswo im Körper auftreten;
c) bei Leberzysten, deren häufigste die Echinokokkuszyste ist; sie wird durch einen Parasiten, der Hunde befällt, verursacht; durch Kontakt mit Hunden besteht die Möglichkeit, daß der Parasit auf den Menschen übertragen wird;
d) bei gutartigen Tumoren, z. B. Blutgefäßgeschwülsten (Hämangiomen) oder Lymphgefäßgeschwülsten (Lymphangiomen);
e) bei Leberkrebs in vereinzelten Fällen, wo nur ein Lappen betroffen ist, der operativ entfernt werden kann;
f) bei Leberzirrhose.

Woraus ergibt sich die Diagnose einer Leberverletzung?
a) Es finden sich Zeichen des Schocks und der inneren Blutung;
b) es ist eine äußere Verletzung vorangegangen;
c) im Bauch kann eine Schwellung und Druckempfindlichkeit bestehen.

Muß man immer operieren, wenn eine Leberverletzung vorliegt? Nein. Wenn kein Schock eintritt und die Blutung offensichtlich nur gering war, kann man zunächst von einer Operation absehen und die weitere Entwicklung abwarten.

Ist ein Leberriß eine schwere Verletzung? Ja, in vielen Fällen ist jedoch der Patient durch eine schnelle Operation zu retten.

Muß jeder Leberabszeß operiert werden? Nein, u. U. ermöglicht eine antibiotische Behandlung die Heilung ohne Operation. Wenn sich aber viel Eiter angesammelt hat, muß er chirurgisch durch Drainage entleert werden.

Führt die Drainage eines Leberabszesses meist zur Heilung? Ja.

Ist es möglich, gutartige Geschwülste und Zysten der Leber erfolgreich zu entfernen? Dank der großen Fortschritte in der chirurgischen Technik ist heute die operative Entfernung von Geschwülsten aus der Leber möglich. In vielen Fällen wurde ein ganzer Leberlappen erfolgreich entfernt.

Kann man bei ausgedehntem Krebsbefall der Leber mit einer Operation helfend eingreifen? In der Regel nicht.

Mit welchen chirurgischen Verfahren kann man Patienten mit Leberzirrhose helfen? Eine Operation kann dem Zirrhosekranken heute in vielen Fällen große Erleichterung verschaffen. Da ein großer Teil des Pfortaderblutes wegen der zirrhotischen Veränderungen nicht durch die Leber strömen kann, hat man Operationen entwickelt, die das Blut an der Leber vorbeiführen und damit die Kreislaufverhältnisse bessern. Die drei häufigsten Operationsarten sind:
a) Der portokavale Shunt, bei dem die Pfortader an die untere Hohlvene angeschlossen wird. Dadurch kann ein großer Teil des Blutes, das sonst von der zirrhotischen Leber zurückgestaut worden wäre, direkt in den großen Kreislauf abfließen (Abb. 115).
b) Der lienorenale Shunt, bei dem die Milzvene an die linke Nierenvene angeschlossen wird. Auch hier kann ein großer Teil des Blutes, das normalerweise durch die Leber gegangen wäre, direkt in den großen Kreislauf kurzgeschlossen werden (Abb. 116).
c) Der mesenterikokavale Shunt, bei dem die Vena mesenterica superior mit Hilfe eines Gefäßtransplantats´ mit der Hohlvene verbunden

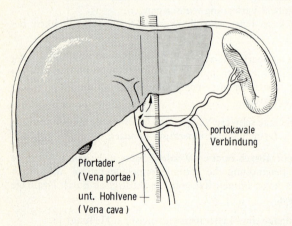

Abb. 115 *Portokavaler Shunt.* Die Pfortader wird an die untere Hohlvene angeschlossen, so daß ein Teil des Blutes, das sonst durch die Leber fließen würde, direkt in den großen Kreislauf gelangt.

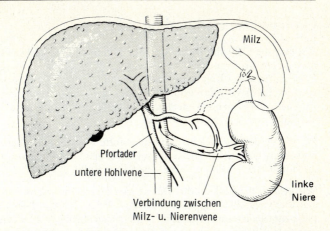

Abb. 116 *Lienorenaler Shunt.* Bei diesem Operationsverfahren wird die Hauptvene der Milz mit der Nierenvene verbunden und damit Blut von der Leber ab- und in den großen Kreislauf umgeleitet. (Die Milz selbst muß dazu entfernt werden.)

wird (siehe Abb. 32 im Kapitel 11, Blutgefäße und Gefäßchirurgie). Die Vena mesenterica superior führt Blut vom Dünndarm in die Leber ab.

Handelt es sich bei diesen Verfahren um schwere Operationen? Ja, aber man hat schon in zahlreichen Fällen sehr viel damit erreicht.

Wieviel ist von diesen Operationen zu erwarten? Bei mehr als der Hälfte der Patienten wirkt sich die Shuntoperation günstig aus.

Kann man nach der Entfernung eines Teiles der Leber ein normales Leben führen? Ja. Zur Erhaltung der Leberfunktion ist nur ungefähr ⅕ der Lebersubstanz nötig.

Gibt es Untersuchungsmethoden, mit denen man genau feststellen kann, wie schwer die Leberfunktion geschädigt ist? Ja, es gibt zahlreiche Leberfunktionsproben. Bestimmte Blut-, Harn- und Stuhluntersuchungen liefern ein genaues Bild von den Vorgängen in der Leber.

Gallenblase und Gallenwege

Wo liegt die Gallenblase und welche Aufgabe erfüllt sie? Die Gallenblase ist ein birnförmiger Sack, der unter dem Rippenbogen im rechten Oberbauch an der Unterseite der Leber haftet. Ihre Aufgabe ist es, die von der Leber erzeugte und ausgeschiedene Galle aufzunehmen, zu speichern und einzudicken, um sie dann abzugeben, wenn sie beim Verdauungsprozeß gebraucht wird.

Für die Verdauung welcher Nahrungsstoffe wird die Galle besonders notwendig gebraucht? Die Galle spielt bei der Verdauung von Fetten und fettartigen Substanzen eine wesentliche Rolle.

Wie gelangt die Galle in den Darmtrakt? Durch ein System von Gängen. Der Gallenblasengang oder Ductus cysticus führt von der Gallenblase zum gemeinsamen Hauptweg, dem Gallengang oder Ductus choledochus. Dieser entsteht durch die Vereinigung der beiden Lebergallengänge (Ductus hepatici), die aus der Leber hervorgehen. Galle aus der Leber und aus der Gallenblase fließt durch den Ductus choledochus ab und ergießt sich an der Ampulla Vateri im absteigenden Teil des Zwölffingerdarms in den Darmtrakt (Abb. 117).

Welche spezielle Funktion kommt der Gallenblase zu, da doch die Galle von Leber erzeugt und ausgeschieden wird? Die Gallenblase besorgt die Speicherung und Eindickung der Galle, damit eine zusätzliche Portion Galle in den Darm abgegeben werden kann, wenn sie nach der Nahrungsaufnahme benötigt wird.

Welche Speisen werden oft von gallenkranken Personen schlecht vertragen? Alle fetten Speisen, fett Gebackenes und Gebratenes, Pommes frites, schwere Soßen, Bratensäfte, die Haut von Geflügel, mit Schweineschmalz zubereitete Eierspeisen, Rüben, Kohl, Blumenkohl, Kohlsprossen, Radieschen, gewisse rohe Früchte usw.

Sind Krankheiten der Gallenblase und der Gallenwege sehr verbreitet? Gallenblasenerkrankungen und funktionelle Entleerungsstörungen (Dyskinesien) gelten allgemein als die häufigste Ursache von Verdauungsbeschwerden.

Ergibt sich sehr oft die Notwendigkeit einer Gallenblasenoperation? Die operative Entfernung der Gallenblase ist die häufigste Bauchoperation bei Menschen, die das mittlere Lebensalter überschritten haben, und gehört zu den häufigsten Operationen bei allen Altersgruppen überhaupt.

Wodurch entstehen Gallenblasenerkrankungen?
a) Durch bakterielle Infektion: diese kann zu einer akuten oder chroni-

Kapitel 32 Gallenblase und Gallenwege 589

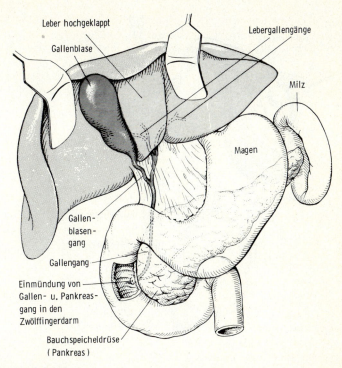

Abb. 117 *Gallenblase und Gallenwege;* Lagebeziehungen zu den Nachbarorganen.

schen Entzündung führen, auf die gleiche Art und Weise, wie das bei Blinddarm- oder Mandelinfektionen usw. der Fall ist;
b) durch eine funktionelle Störung: die Gallenblase entleert sich nicht, wenn sie Galle abgeben sollte;
c) durch eine Störung in der chemischen Zusammensetzung, die es mit sich bringt, daß Steine aus der Galle ausfallen; diese Steine können ein Abflußhindernis für die Galle auf ihrem Weg durch die Gallengänge zum Darmtrakt bilden (Abb. 118).

Entstehen Gallensteine immer durch eine Störung in der chemischen Zusammensetzung der Blasengalle? Nein. Es kann auch eine Infektion in der Gallenblase schuld sein.

Wie häufig sind Gallensteine? Schätzungsweise bekommt jede vierte Frau und jeder achte Mann irgendwann im Laufe des Lebens vor dem 60. Lebensjahr Gallensteine.

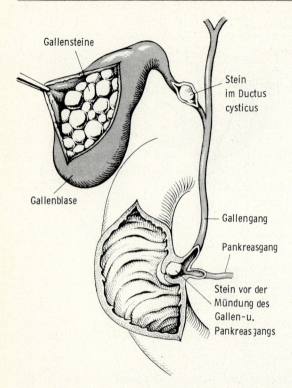

Abb. 118 *Steingefüllte Gallenblase.* Ein Stein steckt im Gallenblasengang, ein weiterer an der gemeinsamen Mündung des Gallen- und Bauchspeicheldrüsenausführungsgangs in den Zwölffingerdarm.

Gibt es einen bestimmten Menschentyp, der besonders zu Gallenblasenerkrankungen neigt? Ja. Menschen von massigem Körperbau, die sehr fett essen, bekommen vermutlich am ehesten Gallenleiden; man findet diese Erkrankungen aber in allen Altersgruppen und bei allen Menschentypen.

In welchem Alter beginnen Gallenblasenerkrankungen gewöhnlich?
Im 4. und 5. Jahrzehnt, aber man trifft sie auch gelegentlich bei jüngeren Leuten an.

Begünstigt die Schwangerschaft die Entstehung von Gallensteinen? Ja.
Die Schwangerschaft bewirkt eine Störung im Fett- und Cholesterin-

stoffwechsel. Das hat oft die Entstehung von Gallensteinen einige Monate nach Beendigung der Schwangerschaft zur Folge.

Treten Gallenblasenerkrankungen oft <u>während</u> der Schwangerschaft auf? Nicht sehr häufig, am ehesten noch bei Frauen, die bereits ein oder zwei Kinder haben.

Kann die Neigung zu Gallenblasenerkrankungen in der Familie bzw. in den Erbanlagen liegen? Nur insofern, als Körperbau und Stoffwechselanlage erblich sind: außerdem werden meist die Eßgewohnheiten der Eltern übernommen.

Was geschieht bei einer akuten Entzündung der Gallenblase? Die Blutversorgung der Gallenblasenwand kann leiden, so daß unter Umständen gangränöse (brandige) Veränderungen eintreten; die Gallenblase kann sich mit Eiter füllen.

Wodurch wird eine akute Gallenblasenentzündung meist ausgelöst? Durch einen Steinverschluß des Gallenblasenausführungsganges.

Was geht bei einer chronischen Gallenblasenentzündung vor sich? Bei einer Gallenblase, die Steine enthält – entweder infolge einer vorangegangenen bakteriellen Entzündung oder infolge einer Veränderung in der chemischen Zusammensetzung der Galle – besteht oft eine Verdikkung und chronische Entzündung der Gallenblasenwand. Dies führt zu einer schlechten Füllung und mangelhaften Entleerung oder sogar zu einem Funktionsausfall der Gallenblase.

Worin besteht eine funktionelle Störung der Gallenblase oder der Gallenwege? Charakteristisch dafür ist, daß sich die Gallenblase nicht entleeren und Galle abgeben kann, wenn es von ihr gefordert wird. Es kann auch ein Spasmus (eine krampfhafte Zusammenziehung der Schließmuskulatur) an der Mündung des Gallengangs bestehen, der den freien Abfluß der Galle in den Darmtrakt behindert. Die Störung des Zusammenspiels zwischen der Zusammenziehung der Gallenblase und der Erschlaffung bzw. Öffnung des Schließmuskels am Ende des Gallengangs, das zur normalen Gallenblasenentleerung notwendig ist, nennt man Dyskinesie. Die Folge sind Verdauungsbeschwerden, Sodbrennen und Unverträglichkeit von fetten Speisen und bestimmten rohen Früchten und Gemüsen.

Bilden sich bei Funktionsstörungen der Gallenblase häufig Gallensteine? Nicht unbedingt.

Kann man einer Gallenblasenerkrankung oder funktionell bedingten Gallenbeschwerden vorbeugen? Wenn man beim Essen Maß hält und bei der Verwendung von Fetten, sei es bei der Zubereitung der Speisen, sei es als Brotaufstrich usw., Zurückhaltung übt, werden die Anforderungen an die Gallenblase herabgesetzt, und es werden weniger funktionell bedingte Beschwerden auftreten.

Woran erkennt man eine Gallenblasenerkrankung?
a) Eine akute Gallenblasenentzündung (akute Cholezystitis) geht mit Temperaturerhöhung, Übelkeit und Erbrechen sowie mit Schmerzen und Druckempfindlichkeit im rechten Oberbauch unter dem Rippenbogen einher. Eine Röntgenaufnahme oder ein Sonogramm (siehe Kapitel 57, Ultraschalldiagnostik) der Gallenblase kann einen Funktionsausfall oder das Vorliegen von Steinen aufdecken. Das Blutbild ist meist typisch für eine akute Entzündung.
b) Eine chronische Gallenblasenentzündung (chronische Cholezystitis) kann, wenn Gallensteine bestehen, zu qualvollen, kolikartigen Schmerzanfällen im rechten Oberbauch führen. Diese Koliken werden zumeist ausgelöst, wenn ein Stein im Gallenblasengang oder Gallengang steckenbleibt. Die Schmerzen strahlen oft in die rechte Schulter oder in den Rücken aus. Es bestehen Übelkeit, Erbrechen und Druckempfindlichkeit im Oberbauch. Diese Beschwerden können schlagartig nach etwa einer halben Stunde schwinden, wenn der Stein in die Gallenblase zurückgleitet oder durch den Gang abgeht. Röntgenuntersuchungen zeigen bei einer chronischen Gallenblasenentzündung gewöhnlich einen Funktionsausfall der Gallenblase und manchmal das Vorliegen von Gallensteinen.
c) Funktionelle Störungen der Gallenblase, sog. Dyskinesien, machen sich durch chronische Verdauungsbeschwerden bemerkbar. Fettreiche Speisen und gewisse rohe Früchte und Gemüse können nicht verdaut werden, häufig besteht Sodbrennen. Röntgenuntersuchungen können in diesen Fällen eine schlechte Füllung und Entleerung der Gallenblase zeigen.

Gibt es eine Untersuchung, mit der man eine Gallenblasenerkrankung sicher nachweisen kann? Ja, ein besonderes Röntgenuntersuchungsverfahren, die sogenannte Cholezystographie. Bei der oralen Cholezystographie bekommt der Patient ein spezielles, schattengebendes Kontrastmittel in Form von Tabletten, Dragees oder dgl. zu schlucken; nach einigen Stunden werden Röntgenaufnahmen der Gallenblase angefertigt. Wenn die Gallenblase normal ist, füllt sie sich mit dem Kontrastmittel und wird auf dem Röntgenbild sichtbar. Eine weitere Röntgenaufnahme zeigt, ob sich die Gallenblase nach einer Reizmahlzeit, z. B. fetter Sahne, Eidotter usw., entleert hat. Manchmal macht man statt der oralen eine intravenöse Cholezystographie, d. h. man spritzt das Kontrastmittel vor der Röntgenuntersuchung in eine Vene ein. Wenn die Gallenblase auf dem Röntgenbild nicht zur Darstellung kommt, bedeutet das meistens, daß sie krank ist. In anderen Fällen sieht man Steine als Aussparungen in der kontrastmittelgefüllten Gallenblase.

Ein weiteres geeignetes Untersuchungsverfahren, das zeigt, ob eine Erkrankung der Gallenblase vorliegt, ist die Ultraschalluntersuchung. Dabei werden Schallwellen registriert, die in die Gallenblasengegend gesandt und vom Körper reflektiert werden (Echos). Steine zeigen sich als Unregelmäßigkeiten in dem Bild, das man von den zurückgeworfenen Schallwellen erhält.

Was bedeutet es, wenn die Gallenblase auf der Röntgenaufnahme nicht zur Darstellung kommt? Das zeigt fast ausnahmslos an, daß die Gallenblase nicht funktioniert. Wenn sich die Gallenblase nicht mit dem Kontrastmittel füllt, gibt man oft ein zweites Mal eine größere Kontrastmitteldosis. Kommt die Gallenblase auch mit der doppelten Kontrastmittelmenge nicht zur Darstellung, so ist dies ein dringender Hinweis auf eine Erkrankung der Gallenblase oder in seltenen Fällen auf eine fortgeschrittene Leberkrankheit.

Sind Gallensteine auf dem Röntgenbild ausnahmslos sichtbar? Nein. In manchen Fällen kommen die Steine auf der Röntgenaufnahme nicht zur Darstellung.

Kann man Steine in den Gallenwegen röntgenologisch nachweisen? Ja. Ein spezielles diagnostisches Verfahren, die sog. intravenöse Cholangiographie, ermöglicht den Nachweis von Steinen in den Gallengängen. Man spritzt dabei das Kontrastmittel direkt in eine Armvene des Patienten und macht unmittelbar anschließend Röntgenaufnahmen.

Ist diese Untersuchung gefährlich? Nein, abgesehen von dem sehr seltenen Fall einer Kontrastmittelüberempfindlichkeit.

Wovon hängt es ab, ob der Arzt eine konservative oder eine chirurgische Behandlung des Gallenblasenleidens empfiehlt? Die funktionellen Störungen der Gallenblase werden, wenn keine Steine vorhanden sind, am besten konservativ behandelt. Bei allen anderen Gallenblasenerkrankungen ist eine operative Behandlung am günstigsten.

Sind konservative Maßnahmen bei Funktionsstörungen der Gallenblase erfolgversprechend? Ja, wenn der Patient mitarbeitet, indem er streng und mit Vernunft Diät hält und die nötigen Medikamente einnimmt.

Muß bei Gallensteinen immer operiert werden? Nicht in allen Fällen. Viele Gallensteinträger spüren nichts von ihren Steinen. Wenn diese aber irgendwelche Beschwerden verursachen, ist es sicherer zu operieren als den Zustand anstehen zu lassen.

Wann ist eine Gallenblasenoperation unbedingt erforderlich?
a) wenn eine akute Entzündung des Organs besteht;
b) wenn der Patient an wiederholten schweren Gallenkoliken infolge von Gallensteinen leidet;
c) wenn nachweislich Gallensteine vorhanden sind und der Patient an chronischen Verdauungsbeschwerden, Übelkeit, Blähungen und gelegentlich auftretenden Leibschmerzen leidet;
d) wenn eine Gelbsucht infolge eines Steinverschlusses der Gallenwege auftritt.

Worin besteht die konservative Behandlung von Gallenblasenerkrankungen?
a) Speisen, die zu Verdauungsbeschwerden führen, z. B. Fette, fettreich zubereitete Speisen, Sahne, Eierspeisen, Konditorwaren und bestimmte rohe Gemüse- und Obstsorten, sind zu meiden;
b) die Diät soll mild und nicht einseitig sein; keine üppigen Mahlzeiten;
c) der Arzt verordnet bestimmte Medikamente zur Lösung von Krämpfen in den Gallenwegen und gegen eine zu starke Übersäuerung des Magens.

Lassen sich Beschwerden, die von der Funktionsstörung einer steinfreien Gallenblase herrühren, in allen Fällen durch eine Operation beseitigen? Bei einem gewissen Prozentsatz dieser Patienten tritt durch die Gallenblasenentfernung zwar eine Besserung ein, aber nicht bei allen.

Was kann geschehen, wenn eine Gallenblasenoperation nicht durchgeführt wird, wenn es erforderlich wäre?
a) Eine akute Gallenblasenentzündung kann bis zur Gangrän (Brand) mit Durchbruch der Gallenblase fortschreiten, was zu einer Bauchfellentzündung und sogar zum Tode führen kann;
b) bei wiederholten Gallenkoliken infolge eines Steinverschlusses kann es dazu kommen, daß der Stein in den Gallengang gerät und dort den Gallenabfluß versperrt, was eine Gelbsucht zur Folge hat;
c) wenn eine Gelbsucht durch einen Steinverschluß eingetreten ist und keine Operation erfolgt, kann der Patient an einem Leberschaden und einer Vergiftung des Organismus durch den anhaltenden Gallenrückstau zugrunde gehen.

Ist jede Gelbsucht die Folge von Gallensteinen? Nein. Es gibt viele andere Ursachen einer Gelbsucht, die häufigste ist die Hepatitis – eine Entzündung der Leber.

Wie kann man unterscheiden, ob die Gelbsucht durch einen Steinverschluß oder durch eine andere Ursache bedingt ist? Es gibt viele Untersuchungen, die ihren Beitrag zur sicheren diagnostischen Unterscheidung zwischen einer verschlußbedingten und einer entzündungsbedingten Gelbsucht leisten. Die richtige Diagnose ergibt sich in der Regel durch eine gründliche ärztliche Untersuchung und Berücksichtigung der Krankheitsvorgeschichte, Röntgenuntersuchungen und verschiedene Blutserumuntersuchungen.

Begünstigen Gallensteine die Entstehung eines Gallenblasenkrebses? Ja. Ungefähr 1–2 % der Gallensteinträger bekommen schließlich einen Krebs. Das ist ein schwerwiegendes Argument zugunsten der Operation bei Gallensteinen, unabhängig davon, ob die Steine Beschwerden verursachen oder nicht.

Ist die operative Entfernung der Gallenblase, die sogenannte Cholezystektomie, eine gefährliche Operation? Nein. Sie ist nicht gefährlicher als eine Blinddarmoperation.

Können Gallensteine mit Medikamenten aufgelöst werden? In jüngster Zeit kam es in einigen Fällen nach monatelanger Verabreichung von konzentrierten Gallensalzen zur Steinauflösung. Diese Behandlungsmethode befindet sich aber noch im Versuchsstadium und ist kein Ersatz für die operative Steinentfernung.

Entfernt der Chirurg bei einer Gallenblasenoperation nur die Steine oder das ganze Organ? Fast immer wird die Gallenblase entfernt, doch gibt es einzelne Fälle, wo das Organ so akut entzündet und der Patient so schwer krank ist, daß sich der Chirurg vielleicht entschließt, lediglich die Steine herauszunehmen und einen Drain in die Gallenblase einzulegen. Das nimmt weniger Zeit in Anspruch und ist mit einem geringeren Risiko verbunden.

Werden die Gallengänge bei einer Gallenblasenoperation entfernt? Nein. Die Galle muß freien Abfluß von der Leber zum Darm haben, daher beläßt man die Gallengänge.

Wie entfernt der Chirurg Steine aus dem Gallengang? Er öffnet den Gallengang mit einem kleinen Einschnitt, holt den Stein mit einem Spezialinstrument heraus und drainiert dann den Gang mit einem Gummiröhrchen (T-Röhrchen). Dieser Drain wird nach einigen Tagen oder Wochen herausgenommen, je nachdem, was die folgenden Untersuchungen und Röntgenbefunde ergeben.

Wie lange dauert eine Cholezystektomie? ¾ Stunden bis zu 1½ Stunden, abhängig vom Schweregrad des entzündlichen Prozesses.

Wie erfolgt die Schmerzausschaltung bei Gallenblasenoperationen? Mit einer Inhalationsnarkose.

Ist es allgemein üblich, bei Gallenblasenoperationen gleich den Blinddarmwurmfortsatz mitzuentfernen? Früher hat man das oft gemacht, aber da die Blinddarmentzündung so selten geworden ist, haben es die meisten Chirurgen aufgegeben.

Welche besonderen Vorbereitungen sind vor einer Gallenblasenoperation nötig? Bei einem Patienten, der wegen einer einfachen, chronischen Gallenblasenentzündung ohne Gelbsucht operiert wird, im allgemeinen keine; wenn eine akute Entzündung oder eine Gelbsucht besteht, ist jedoch eine eingehende, spezielle Operationsvorbereitung erforderlich.

Welche Maßnahmen zur Operationsvorbereitung werden in diesen Fällen durchgeführt?
a) Durch die Nase wird ein Schlauch eingeführt, um zu gewährleisten, daß der Magen zum Zeitpunkt der Operation leer ist.
b) Vor der Operation werden Lösungen mit Glukose und bestimmten Vitaminen intravenös verabreicht, bei bestehender Gelbsucht besonders Vitamin K zum Schutz vor möglichen Blutungen nach der Operation.
c) Patienten, die eine akute Entzündung der Gallenblase oder der Gallengänge haben, bekommen Antibiotika.

Werden bei Gallenblasenoperationen Bluttransfusionen gegeben? Nicht in der Regel, nur bei sehr schweren und komplizierten Fällen.

Wie lange muß man im Krankenhaus bleiben? Ungefähr 9–14 Tage.

Wo wird bei einer Gallenblasenoperation der Hautschnitt gemacht? Es wird entweder ein senkrechter Schnitt im rechten Oberbauch oder ein schräger Schnitt rechts unter dem Rippenbogen in einer Länge von 12–18 cm angelegt.

Werden in die Operationswunde meist Drains eingelegt? Ja. Man legt einen oder zwei Gummidrains bei der Operation ein und läßt sie 6–10 Tage liegen.

Hat man nach einer Gallenblasenoperation besonders starke Schmerzen? Nein. Einige Tage nach der Operation können leichte Schmerzen beim tiefen Einatmen oder Husten bestehen, aber die Operationswunde ist nicht übermäßig schmerzhaft.

Wie bald nach der Operation kann der Patient aufstehen? Bei einem unkomplizierten Fall am ersten oder zweiten Tag nach der Operation.

Welche Maßnahmen umfaßt die Operationsnachbehandlung?
a) Nach der Operation einer chronisch entzündeten Steingallenblase

gibt es im Normalfall nur wenige Sonderverordnungen: der Patient darf bereits am Tag nach der Operation essen, aber fette Speisen, rohes Obst und Gemüse sind zu meiden. Wenn die Gefahr einer Infektion besteht, können Antibiotika gegeben werden. Manchmal führt man einen Magenschlauch durch die Nase ein und läßt ihn am ersten Tag liegen, damit es nicht zu Blähungsbeschwerden kommt.

b) Ein Patient, der wegen einer akuten Gallenblasenentzündung oder einer Gelbsucht operiert wurde, wird wahrscheinlich intravenöse Lösungen, Vitamin K und einige Tage lang Antibiotika in hohen Dosen bekommen. Zur Magendrainage wird ein Schlauch durch die Nase eingeführt. Gelegentlich werden auch Bluttransfusionen gegeben.

Wie lange dauert die Wundheilung nach einer Gallenblasenoperation im Durchschnitt? 12–14 Tage.

Kann man nach der Entfernung der Gallenblase ein normales Leben führen? Ja.

Wer übernimmt die Funktion der Gallenblase, wenn diese entfernt wurde? Die Galle fließt weiter direkt von der Leber in den Darmtrakt. Teilweise übernehmen die Gallengänge die Aufgabe der Gallenblase.

Kommt es oft vor, daß die Verdauungsbeschwerden noch einige Wochen nach der Gallenblasenentfernung anhalten? Ja.

Kann sich eine Frau nach der Gallenblasenoperation noch eine Schwangerschaft zumuten? Ja.

Muß man nach der Entfernung der Gallenblase Diätvorschriften befolgen? Ja. Der Patient soll die gleiche Diät wie vor der Operation beibehalten, d. h. mild und fettarm essen.

Wie rasch nach der Entfernung eines Steines aus dem Gallengang schwindet die Gelbsucht? Binnen einiger Wochen.

Bleiben Gallenbeschwerden nach der Operation manchmal bestehen oder kehren sie wieder? Ja. Annähernd 10 % der Patienten, die wegen eines Gallenleidens operiert worden sind, haben nach der Operation weiter Beschwerden. Man glaubt, daß diese Beschwerden von Spasmen (Krämpfen) im unteren Ende des Gallengangs herrühren (biliäre Dyskinesie).

Können sich nach der operativen Entfernung von Steinen neue Gallensteine bilden? Wenn die Gallenblase entfernt worden ist, können sich keine neuen Gallenblasensteine bilden. Sehr selten kann es jedoch zu einer Steinneubildung im Gallengang oder im zurückgebliebenen Stumpf des Gallenblasengangs kommen.

Was macht man, wenn sich bei einem Patienten neue Steine im Gallengang (Ductus choledochus) gebildet haben oder wenn bei der Operation Steine im Gallengang zurückgeblieben sind? Man versucht, die Steine auf einem der folgenden Wege zu entfernen:
a) Man führt ein speziell konstruiertes Metallinstrument, an dessen Ende ein Körbchen befestigt ist, durch das Drainageröhrchen, das die Galle aus dem Gallengang zur Körperoberfläche ableitet, ein. Wenn die Röntgenkontrolle zeigt, daß das Instrument den Stein im Gallengang bereits passiert hat, wird das Körbchen geöffnet und das Instrument zurückgezogen. Dabei wird der Stein von dem Körbchen erfaßt und mit dem Instrument aus dem Körper befördert.
b) Mittels Endoskopie. Dabei wird ein spezielles optisches Instrument, ein Endoskop, durch den Mund in den Magen und weiter in den Zwölffingerdarm eingeführt. Dann wird die Ausführungsöffnung des Gallengangs im Zwölffingerdarm erweitert, so daß die Steine in den Zwölffingerdarm abgehen können, wo sie keinen Schaden anrichten.
c) Wenn die genannten Methoden erfolglos bleiben, ist eine neuerliche Operation zur Steinentfernung notwendig.

Kann jeder Arzt ein Endoskop in den Zwölffingerdarm einführen, um Steine aus dem Gallengang zu entfernen? Nein. Das ist ein hochspezialisiertes Verfahren, das nur von besonders ausgebildeten Ärzten, sogenannten Endoskopikern, durchgeführt wird.

Gibt es eine Möglichkeit, die Neubildung von Steinen zu verhindern? Eigentlich nicht, abgesehen davon, daß man sich vor Infektionen schützen und eine gesunde, vernünftige, milde und fettarme Diät einhalten soll.

Hat eine Gallenblasenentfernung einen Einfluß auf die Lebensdauer? In keiner Weise.

Wie sind die Heilungsaussichten bei einer Gallenblasenoperation? Die Sterblichkeit bei Gallenblasenoperationen beträgt weniger als 1 %. Ein tödlicher Ausgang kommt hauptsächlich bei sehr komplizierten Fällen vor oder bei Personen, die es versäumt haben, sich früh genug behandeln zu lassen.

Wie bald nach einer Gallenblasenoperation kann man folgendes tun?

Baden	nach etwa 1 Woche
Das Haus verlassen	2 Wochen
Treppen steigen	10–12 Tage
Im Haushalt arbeiten	4 Wochen
Ein Auto lenken	6 Wochen
Geschlechtsverkehr wieder aufnehmen	4–5 Wochen
Zur Arbeit gehen	5–6 Wochen

| Alle körperlichen Tätigkeiten wieder aufnehmen | 6 Wochen |

Wie oft soll man nach einer Gallenblasenoperation zu einer Kontrolluntersuchung gehen? Nach etwa einem halben Jahr und dann nochmals nach einem Jahr.

33

Lunge und Atemwege

siehe auch Kapitel 23, Herz; Kapitel 26, Infektionskrankheiten; Kapitel 20, Hals, Nase und Ohren; Kapitel 5, Anästhesie; Kapitel 56, Tuberkulose

Lunge

Wie ist die Lunge gebaut? Die Lunge ist das Organ der Atmung; sie liegt in der Brusthöhle. Die rechte Lunge setzt sich aus drei sogenannten Lappen zusammen, die linke Lunge hat nur zwei Lappen. Das schwammig-elastische Gewebe, aus dem sich die Lunge aufbaut, umgibt die baumartig verästelten Bronchialröhren. Das Lungengewebe selbst besteht aus annähernd dreihundert Millionen Luftsäckchen, den Lungenbläschen oder Alveolen, die von einem Netz kleinster Blutgefäße umsponnen werden (Abb. 119).

Welche Funktion hat die Lunge? Die Lunge entnimmt der eingeatmeten Luft Sauerstoff und gibt Kohlendioxid, das ihr durch den Blutstrom zugeführt wird, ab. Das Kohlendioxid und etwas Wasser in Form von Wasserdampf werden bei der Ausatmung ausgestoßen.

Gibt es das, daß jemand eine „schwache Lunge" hat? Nein. Mit diesem Ausdruck meint man gewöhnlich, daß der Betreffende irgendeine Lungenerkrankung hat, etwa Bronchitis oder Tuberkulose.

Ist die Anfälligkeit für Lungenerkrankungen erblich? Nein. Das familiäre Auftreten einer Lungenkrankheit (meist Tuberkulose) ist eher auf eine Ansteckung der Familienmitglieder untereinander als auf Vererbung zurückzuführen. Wenn sich unter den Eltern oder Großeltern jemand befindet, der gar nicht weiß, daß er an Tuberkulose leidet, kann er leicht ein Kind oder Enkelkind anstecken.

Lebt man auf dem Lande in reiner Luft gesünder als in der Stadt, wo die Luft oft verschmutzt ist? Im allgemeinen ja. Die stärkere Staub- und Rauchentwicklung in den Städten führt zu einer Reizung der Atemwege und begünstigt Nasen-, Rachen- und Bronchialbeschwerden.

Welche Folgen hat es, wenn man verunreinigte Luft atmet? Luftverunreinigungen wie Rauch, Abgase, Nebel usw. verursachen eine Reizung

Kapitel 33 Lunge

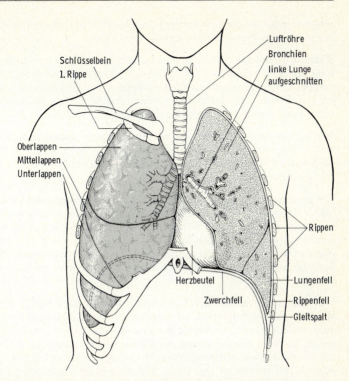

Abb. 119 *Lage der Lunge* im Brustraum und ihre Beziehung zu den Nachbarorganen. Lunge und Innenwand der Brusthöhle sind vom Brustfell (Lungenfell und Rippenfell) überzogen, das die Verschieblichkeit der Lunge bei der Atmung gewährleistet. Die Gabelung der Luftröhre und die Verästelung der Bronchien ist angedeutet dargestellt. Auf dem Schnitt durch die linke Lunge sind mehrere größere und kleinere angeschnittene Bronchien erkennbar.

der Schleimhäute und setzen deren Widerstandskraft gegen Infektionen und möglicherweise gegen Geschwulstbildungen herab.

Wie oft sollte man zur Lungenuntersuchung gehen? Ungefähr einmal im Jahr. Gesunde Erwachsene sollten etwa alle 1–2 Jahre eine Röntgenuntersuchung der Lunge machen lassen, wenn nicht aus irgendeinem Grund häufigere Röntgenuntersuchungen angezeigt sind.

Kann man eine Lungenerkrankung immer röntgenologisch diagnostizieren? Praktisch gesehen, ja. Manchmal sind Wiederholungsuntersuchungen oder Röntgenaufnahmen in mehreren Richtungen nötig, bevor die endgültige Diagnose gestellt werden kann.

Welche Folgen kann Tabakrauchen haben? Es kann eine örtliche Reizung der Schleimhäute von Nase, Rachen, Kehlkopf und Bronchien und des Lungengewebes bewirken. Es besteht kein Zweifel, daß starkes Rauchen die Entwicklung von chronischer Bronchitis, Bronchiektasen, Emphysem und Lungenkrebs begünstigt.

Was hat ein chronischer Husten mit Auswurf von Schleim zu bedeuten? Er zeigt an, daß eine Reizung oder Entzündung in der Luftröhre oder in den Bronchien vorliegt und sollte mit einer ärztlichen Untersuchung geklärt werden.

Soll man Schleim, den man heraufgehustet hat, hinunterschlucken oder ausspucken? Man soll ihn nicht schlucken, weil er die Verdauungsprozesse stören kann. Wenn der Auswurf Tuberkelbakterien enthält, kann er überdies eine Infektion des Darmes verursachen. Der Auswurf soll in Papiertaschentücher oder Spuckflaschen gehustet werden, die man beseitigen kann, ohne die Krankheitserreger zu verbreiten.

Was muß in erster Linie beachtet werden, wenn jemand Blut hustet? Wenn ein Patient Blut hustet, ist vor allem zu klären, ob er eine Tuberkulose oder einen Lungentumor hat. Dies sind die wichtigsten Krankheiten, die zum Bluthusten führen können, aber es kann auch von irgendeiner kleinen Verletzung eines Blutgefäßes im Rachen, Kehlkopf oder in den Bronchien herrühren. Daher bedeutet dieses Symptom nicht notwendigerweise, daß eine Tuberkulose oder ein Krebs besteht.

Kann das Einatmen von sehr heißer Luft die Lunge schädigen? Die Schleimhäute der Bronchien und der Lunge können schwere Verbrennungen erleiden, wenn heißer Dampf eingeatmet wird. Das kommt gelegentlich bei Arbeitsunfällen in Industriebetrieben vor.

Kann extrem kalte Luft der Lunge schaden? Tiefes Einatmen extrem kalter Luft – in Polargebieten oder in sehr großen Höhen – kann Frostschäden der Luftröhren- und Bronchialschleimhäute mit nachfolgender Entwicklung einer Lungenentzündung bewirken.

Kann man ein normales Leben führen, wenn eine Lunge entfernt wurde oder funktionsunfähig ist? Ja, wenn die übrige Lunge entsprechend funktionstüchtig ist. Wenn die Funktion der Restlunge beeinträchtigt ist, hängt es vom Ausmaß der Schädigung ab, wie weit eine Einschränkung der körperlichen Tätigkeit erforderlich ist.

Atelektase

Was ist eine Atelektase? Von Atelektase spricht man, wenn Lungengewebe kollabiert, d. h. zusammengefallen ist und keine Luft enthält.

Wodurch wird eine Atelektase hervorgerufen? Durch den Verschluß eines Bronchus.

Welche Arten von Atelektasen gibt es?
a) Solche, die von Geburt an bestehen und entweder einen Schleimpfropfen in einer Bronchialröhre oder eine angeborene Mißbildung und Verengung einer solchen Röhre zur Ursache haben.
b) Im späteren Leben kann eine Atelektase durch Blockierung eines Bronchus mit Schleim, Eiter oder Blut entstehen. Auch Fremdkörper wie Erdnüsse, Erbsen, Bohnen, Fleischstücke oder andere Nahrungsbestandteile, die statt in die Speiseröhre in die Luftröhre gelangt sind, können einen Bronchialverschluß und damit eine Atelektase erzeugen. Den ersten Hinweis auf das Bestehen eines Bronchustumors erhält man häufig durch die Entdeckung eines atelektatischen Bezirks, der die Folge eines Bronchialverschlusses durch wachsendes Tumorgewebe ist.

Was ist eine massive Atelektase? Eine massive Atelektase kann als Komplikation nach einer Operation entstehen, wenn einer der Hauptbronchien durch große Mengen Schleim verstopft wurde, was zum Kollaps (Zusammenfallen) einer ganzen Lunge führen kann.

Wie wird eine massive Atelektase behandelt? Man führt ein Bronchoskop in die Luftröhre ein und saugt den Schleimpfropf mit einem Sauggerät ab.

Kommt es oft zu einer massiven Atelektase? Seitdem die Anästhesiemethoden so bedeutend verbessert worden sind, ist das nicht mehr der Fall. Heute werden während und nach der Narkose die Bronchialgänge durch ein Rohr, das durch den Kehlkopf in die Luftröhre eingeführt wird („endotrachealer Luftweg"), vom Anästhesisten abgesaugt und freigehalten.

Ist eine massive Atelektase ein ernster Zustand? Ja. Sie kann mit hohem Fieber und schwerer Atemnot einhergehen und dadurch den Heilungsverlauf nach der eben erfolgten Operation komplizieren.

Kann eine massive Atelektase heute erfolgreich behandelt werden? Ja. Absaugen des Schleimpfropfs und antibiotische Behandlung bewirken in fast allen Fällen Heilung.

Muß zur Beseitigung einer massiven Atelektase immer ein Bronchoskop eingeführt werden? Nein. Wenn man dem Patienten Sauerstoff zuführt und ihn dazu bringt, tief zu atmen und zu husten, kann man ihm häufig helfen, selbst den Schleimpfropf auszustoßen.

Lungenblähung

(Emphysem)

Was ist ein Emphysem? Von Emphysem spricht man, wenn das Lungengewebe seine Elastizität verliert und überdehnt wird. Meist besteht dabei ein teilweiser Verschluß der Bronchien, so daß Luft in den Lungen eingeschlossen wird: die Luft kann leicht in die Lungen hinein, aber sie kann nur schwer heraus. Wenn dieser Prozeß fortschreitet, wird das Lungengewebe gebläht wie ein überdehnter Ballon.

Bei welchen Krankheiten findet sich ein Emphysem am häufigsten? Bei einer chronischen Bronchitis oder bei einem seit langem bestehenden Asthma.

Welche Krankheitserscheinungen werden von einem chronischen Emphysem hervorgerufen?
a) Zunehmende Kurzatmigkeit;
b) verminderte Sauerstoffversorgung der lebenswichtigen Organe;
c) Zyanose (Blaufärbung der Haut, Lippen und Nägel durch Sauerstoffmangel);
d) keuchende Atmung;
e) schließlich eintretende Herzschwäche;
f) Husten.

Kann ein Emphysem so fortschreiten, daß es zum Herzversagen und zum Tod führt? Das ist in schweren Fällen möglich.

Kann man der Entwicklung eines Emphysems wirksam vorbeugen? Ja, wenn man Erkrankungen wie Bronchitis, Asthma, Nebenhöhleninfektionen und Bronchiektasen unverzüglich behandeln läßt und es außerdem vermeidet, sich der Einwirkung von Reizfaktoren wie Tabakrauch, chemischen Dämpfen und industriellen Stäuben auszusetzen.

Kann die überdehnte Lunge beim Emphysem einreißen? Ja. Eine Emphysemzyste oder -blase an der Lungenoberfläche kann gelegentlich reißen und damit einen Spontanpneumothorax mit plötzlichem Lungenkollaps verursachen.

Was ist ein Pneumothorax? Eine Luftansammlung im Pleuraraum.

Spontanpneumothorax

Wie tritt ein Spontanpneumothorax in Erscheinung? Plötzlich und dramatisch kommt es zu Schmerzen in der Brust, Atemnot und mitunter zu schwerem Schock und Kollaps.

Wie diagnostiziert der Arzt einen Spontanpneumothorax?
a) Anhand der Vorgeschichte des Anfalls;
b) durch das Abhorchen der Brust: es fehlt das Atemgeräusch auf der betroffenen Seite;
c) durch das Abklopfen der Brust mit den Fingern (Perkussion): der Klopfschall ist deutlich verstärkt;
d) durch eine Röntgenaufnahme: sie zeigt, daß eine Lunge zusammengesunken ist.

Wie wird ein Spontanpneumothorax behandelt? Wegen des plötzlichen Schocks und der Schwere der Krankheitserscheinungen ist eine sofortige Einlieferung ins Krankenhaus nötig. Wenn das Ausmaß des Kollapses größer als 25–30 % ist oder wenn das Leck in der gerissenen Lunge nicht zum Verschluß kommt, so daß Luft fortgesetzt in die Brusthöhle ausströmt und einen „Spannungspneumothorax" verursacht, muß man eine Kanüle (Röhrchen) durch die Brustwand in die Brusthöhle einführen, um die Luft abzusaugen und damit der Lunge die Wiederausdehnung zu ermöglichen. Mitunter muß man die Brusthöhle öffnen und den verletzten Lungenabschnitt entfernen.

Wann kann es noch zu einem Pneumothorax kommen? Bei durchbohrenden Verletzungen der Brustwand – Stichwunden, Schußwunden oder Explosionsverletzungen usw. Auch eine gebrochene Rippe kann die Lunge anstechen und damit Luft aus der Lunge in die Brusthöhle austreten lassen, wodurch ein Lungenkollaps entsteht.

Kann ein Lungenkollaps tödlich sein? Nicht, wenn er nur einseitig auftritt. Explosionsverletzungen oder Schußwunden verursachen allerdings manchmal einen beiderseitigen Lungenkollaps, der zum Tode führen kann.

Lungenentzündung
(Pneumonie)

Was ist eine Pneumonie? Eine Pneumonie oder Lungenentzündung ist ein gewöhnlich akut auftretender Infekt der Lungenbläschen.

Welche Arten von Lungenentzündungen gibt es? Sie werden im allgemeinen nach der Ursache eingeteilt, d. h. danach, ob sie von Bakterien, Viren, Pilzen oder anderen Krankheitserregern hervorgerufen wurden.

Was ist eine Lobärpneumonie und wie unterscheidet sie sich von der Bronchopneumonie? Die Lobär- oder Lappenpneumonie ist eine Entzündung, die einen ganzen Lungenlappen oder mehr als einen Lappen ergreift. Sie beginnt meist plötzlich und bietet gleich anfangs mit Schüttelfrost und Fieber ein charakteristisches Krankheitsbild. Die Bronchopneumonie oder Herdpneumonie ist eine Entzündung, die fleckförmig kleine Lungengewebsbezirke in der Umgebung kleiner Bronchien befällt. Sie beginnt gewöhnlich langsamer als die lobäre Form und wird am häufigsten als Komplikation einer Bronchitis oder Grippe beobachtet.

Welche Form der Lungenentzündung sieht man heute am häufigsten? Eine Lungenentzündung, die durch Viren hervorgerufen wird (Viruspneumonie). Seit der Einführung der Antibiotika ist die Lobärpneumonie viel seltener geworden.

Wie kommt es, daß die Häufigkeit der Lobärpneumonien durch die Antibiotika abgenommen hat? Nachdem diese Medikamente bei der Behandlung von Infektionen der oberen Atemwege so wirksam sind, verhindern sie eine Ansiedlung von bakteriellen Krankheitserregern in der Lunge.

Welche Faktoren begünstigen die Entstehung einer Lungenentzündung? Unterernährung, Übermüdung, Vernachlässigung von Infektionen der oberen Luftwege, chronischer Alkoholismus und Aspiration (Einatmung) von Fremdkörpern in die Bronchien.

Wie sind die Heilungsaussichten bei der Lungenentzündung? Ausgezeichnet. Seinerzeit führten schwere Lungenentzündungen in fast einem Viertel der Fälle zum Tode, heute ist ein tödlicher Ausgang eine große Seltenheit.

Wie lange dauert eine Lungenentzündung? Mit einer entsprechenden Behandlung kann sie gewöhnlich in 5–14 Tagen geheilt werden.

Wie lange muß man im Bett liegen und zu Hause bleiben, nachdem man eine Lungenentzündung überstanden hat? Nach Normalisierung der Temperatur und Absetzen der Antibiotika noch mindestens 2–3 Tage.

Gibt es seltene Formen der Lungenentzündung, die nicht gut auf die Behandlung ansprechen? Ja, die Lungenentzündung bei Tularämie, die durch Kaninchen, und die Psittakosepneumonie (Papageienkrankheit), die durch Vögel übertragen wird. Auch Pneumonien, die durch bestimmte seltener beobachtete Bakterien hervorgerufen werden, lassen sich in manchen Fällen nicht durch die Behandlung beeinflussen.

Was ist eine Aspirationspneumonie? Eine Lungenentzündung, die durch die Aspiration (Einatmung) einer Fremdsubstanz hervorgerufen wurde; es kann sich um Erbrochenes, Gifte, ölige Nasentropfen oder Nahrungsteilchen handeln, die durch die Bronchien bis in das Lungengewebe gelangt sind. Diese Substanzen werden durch Bakterien oder Viren oft sekundär infiziert.

Was ist eine hypostatische Pneumonie? Diese Form tritt im Verlauf bestimmter chronischer Erkrankungen meistens bei älteren, geschwächten, bettlägerigen Patienten auf. Sie steht in Zusammenhang mit einer verlangsamten Blutströmung in den Lungen, die es Bakterien und Viren erlaubt, festen Fuß zu fassen.

Kann man einer hypostatischen Pneumonie vorbeugen? In vielen Fällen ja, durch die Behandlung der Grundkrankheit und häufigen Lagewechsel des Patienten im Bett. Gefährdete Patienten sollten so bald wie möglich aus dem Bett gebracht werden.

Brustfellentzündung
(Pleuritis)

Was ist das Brustfell? Das Brustfell oder die Pleura ist der glatte Gewebsüberzug, der die Lunge bedeckt (Lungenfell) und die Brustwand innen auskleidet (Rippenfell).

Was ist eine Pleuritis? Die Pleuritis ist eine Entzündung des Brustfells, die in Begleitung anderer Erkrankungen – besonders der Lunge – oder als selbständige Krankheit auftreten kann. Vielfach ist auch die Bezeichnung „Rippenfellentzündung" gebräuchlich.

Welche Ursachen kann eine Brustfellentzündung haben? In den meisten Fällen ist es eine Infektion: weitaus im Vordergrund steht hier die Tuberkulose. Als weitere Ursachen kommen das rheumatische Fieber, entzündliche Lungenerkrankungen, Infektionsherde im Bauchraum oder in anderen Organen sowie Verletzungen in Betracht.

Was geht bei einer Brustfellentzündung vor sich? Durch die Entzündungsvorgänge kann es zu Oberflächenveränderungen und Eiweißauflagerungen kommen (trockene Brustfellentzündung), oder es kann eine eiweißhaltige Flüssigkeit, ein sogenanntes Exsudat, abgesondert werden: es bildet sich ein Erguß (feuchte Brustfellentzündung).

Welche Krankheitserscheinungen findet man bei einer Brustfellentzündung? Die trockene Brustfellentzündung beginnt meist mit stechenden, atmungsabhängigen Schmerzen in der Brust, die den Kranken zu oberflächlicher Atmung zwingen, Reizhusten und einer mäßigen Temperaturerhöhung. Die trockene Brustfellentzündung kann bald schwinden oder in eine feuchte übergehen. Bei der feuchten Form stehen Schmerzen und Husten oft nicht mehr so stark im Vordergrund, es besteht das Bild einer Allgemeinerkrankung mit Fieber, Schweißen, Schwäche und, bei großen Ergüssen, einer Beschleunigung der Herzschlagfolge und der Atmung.

Wie wird eine Brustfellentzündung diagnostiziert? Der Arzt kann die Brustfellentzündung durch Abklopfen und Abhorchen der Brust feststellen. Ergüsse zeigen sich auf dem Röntgenbild. Die Untersuchung des Exsudates, das durch eine Pleurapunktion gewonnen wird, ermöglicht die Erkennung der Krankheitsursache oder sogar den unmittelbaren Nachweis des Erregers.

Was ist eine Pleurapunktion? In der Gegend des Ergusses wird die Brustwand nach örtlicher Betäubung mit einer Nadel durchstochen; man läßt dann die Flüssigkeit abfließen oder zieht sie mit einer Spritze ab. Mit der gleichen Technik kann man auch größere Mengen des Ergusses ablassen, wenn es zur Entlastung notwendig ist.

Wie verläuft die Brustfellentzündung gewöhnlich? Die trockene Brustfellentzündung ist meist nur von kurzer Dauer. Brustfellentzündungen, die andere Lungenkrankheiten begleiten, schwinden oft zusammen mit der Grundkrankheit, abgesehen von der eitrigen Brustfellentzündung, die bei und nach Lungenentzündungen und anderen infektiösen Prozessen auftreten kann und zur Bildung eines Empyems führt (siehe den Abschnitt über das Pleuraempyem in diesem Kapitel). Die feuchte Brustfellentzündung, die meist von einer Tuberkulose ihren Ausgang nimmt, kann sich viele Wochen lang hinziehen, bis sich schließlich der Erguß aufsaugt und die Krankheitserscheinungen zurückgehen. Am Ende dieses Prozesses steht oft eine mehr oder weniger ausgeprägte Verklebung oder Schwielenbildung des Brustfells (Pleuraschwarte).

Wie wird eine Brustfellentzündung behandelt? Bettruhe ist in jedem Fall notwendig, im übrigen richtet sich die Behandlung in erster Linie nach dem Grundleiden; sehr oft wird also eine tuberkulostatische Behandlung erforderlich sein. Bei der nichttuberkulösen Brustfellentzündung kommen auch intensivere physikalische Behandlungsverfahren (Wickel, Wärmezufuhr usw.) und Antirheumatika in Frage, ferner verwendet man Kortisonpräparate. Große Ergüsse machen manchmal Entlastungspunktionen notwendig. Wenn sich der Erguß schließlich aufsaugt und die Gefahr von Verklebungen besteht, werden Atemübungen durchgeführt.

Lungenabszeß

(siehe auch den Abschnitt über Lungenchirurgie in diesem Kapitel)

Was ist ein Lungenabszeß? Ein Herd eitriger Gewebeeinschmelzung innerhalb der Lunge.

Wodurch kann sich ein Lungenabszeß bilden? Er entsteht gewöhnlich durch Blockierung eines Bronchus mit Entwicklung einer Infektion jenseits der Verschlußstelle. Eine der häufigsten Ursachen ist die Aspiration von Eiter oder infiziertem Schleim während einer Operation im Nasen-, Rachen- oder Mundhöhlengebiet.

Können Lungenabszesse auch ohne vorangegangene Operation vorkommen? Ja, ein Abszeß kann sich immer dann bilden, wenn es örtlich zum Absterben von Lungengewebe kommt, sei es bei der Einschmelzung von Entzündungsbezirken oder beim Zerfall von Geschwülsten.

Wie kommt man zur Diagnose eines Lungenabszesses?
a) Während des Frühstadiums der Erkrankung können hohes Fieber, Schüttelfröste und allgemeines Krankheitsgefühl auftreten.
b) Die Lunge zeigt bei der Röntgenuntersuchung ein charakteristisches Aussehen und die Abszeßhöhle selbst ist oft deutlich auf dem Röntgenbild zu sehen.
c) Der Patient hustet unter Umständen sehr übelriechenden Eiter aus.

Müssen Lungenabszesse immer operiert werden? Nein. Viele heilen mit antibiotischer Behandlung völlig aus, besonders wenn ein vielleicht bestehender Bronchialverschluß behoben werden kann.

Lungenembolie und -infarkt

Was ist ein Lungeninfarkt? Das Absterben eines Lungengewebsabschnitts infolge einer Unterbrechung der Blutzufuhr.

Wodurch entsteht ein Lungeninfarkt? Gewöhnlich durch einen Embolus, ein Blutgerinnsel aus einer anderen Körperregion, das durch den Blutstrom in ein Blutgefäß der Lunge eingeschwemmt wurde. Das Blutgefäß wird durch dieses Blutgerinnsel verstopft (Embolie), und das dahinterliegende Gewebe wird, wie man sagt, infarziert.

Von wo gehen diese Emboli oder Blutgerinnsel meistens aus? Von Blutgerinnseln in den tiefen Bein- oder Beckenvenen, die sich im Verlaufe verschiedener Krankheitsprozesse oder als Komplikation einer

Operation bilden können. Teile eines Gerinnsels, die abreißen und durch den Blutstrom weitergetragen werden, nennt man Emboli. Manche Lungenemboli stammen von Gerinnseln aus dem rechten Teil des Herzens. (Emboli ist die Mehrzahlform von Embolus.)

Kommt es bei Bein- oder Beckenvenengerinnseln (Venenthrombosen) in jedem Fall zum Lungeninfarkt? Nein. In den allermeisten Fällen bleibt das Gerinnsel in den Bein- oder Beckenvenen ortsfest. Es kommt nur selten vor, daß es abreißt und einen Embolus bildet.

Wie tritt ein Lungeninfarkt in Erscheinung? Das hängt von der Größe des Embolus, der Größe des verstopften Blutgefäßes und der Plötzlichkeit, mit der die Embolie eintritt, ab. Es können mehr oder weniger starke, stechende Schmerzen in der Brust (Seitenstechen), Atemnot, Husten, blutdurchsetzter Auswurf und Fieber vorhanden sein. In manchen Fällen kommt es zu einem schweren Schock oder zum plötzlichen Tod.

Zeigt sich ein Lungeninfarkt im Röntgenbild? Ja, in manchen Fällen. Am besten läßt sich das Vorhandensein eines Lungenembolus aber mit einer *Lungenszintigraphie* feststellen. Bei dieser Methode wird ein radioaktives Isotop intravenös injiziert. Nachdem es sich in der Lunge angereichert hat, wird die abgegebene Strahlung registriert; dabei wird der Infarktbezirk sichtbar.

Kann man der Entstehung eines Lungeninfarkts bei Patienten, die eine Venenentzündung am Bein haben, irgendwie vorbeugen? Ja. In den meisten Fällen empfiehlt sich eine Behandlung mit Antikoagulantien, das sind gerinnungshemmende Medikamente – Heparin oder andere. Durch diese Mittel soll das Gerinnsel in der Vene möglichst klein gehalten und sein weiteres Anwachsen oder seine Verschleppung verhindert werden. Als Vorbeugungsmaßnahme nach Operationen empfiehlt sich das Tragen elastischer Strümpfe.

Wie sind die Heilungsaussichten bei der Lungenembolie? Die Aussichten sind in den meisten Fällen gut. Früher nahmen 85 von 100 Fällen keinen tödlichen Ausgang, während etwa 15% der Embolien zum Tode führten. Seit der Einführung der Antikoagulantien enden nur etwa 1% der Fälle tödlich.

Welche Bedeutung hat die Bettruhe bei einem Lungeninfarkt? Sie ist sehr wichtig. Wenn sich einmal ein Gerinnsel gebildet hat, muß der Patient völlig ruhig gehalten werden, damit der Prozeß nicht fortschreitet und die Gefahr, daß ein Stück des Gerinnsels abreißt, nicht so groß ist.

Staubkrankheiten der Lunge

(Pneumokoniosen)

Kommt es immer zu einer Lungenkrankheit, wenn man einer Staubeinwirkung ausgesetzt ist? Nein. Viele verschiedenen Arten von Staub, Rauch und Dämpfen können lange Zeit hindurch eingeatmet werden, ohne eine Erkrankung der Lunge zu bewirken.

Welche Stäube sind am schädlichsten? Kieselsäurehaltige Stäube (Quarz), Stäube von Asbest, Talkum, Zuckerrohr, Baumwollfasern und Beryllium (Staub von fluoreszierenden Lichtröhren).

Was ist die schwerste Staubkrankheit? Die Silikose oder Quarzstaublungenerkrankung. Sie tritt bei Arbeitern im Anthrazit-, Gold- und Bleibergbau, am Sandstrahlgebläse, bei Gesteinsarbeitern und bei der Erzeugung gewisser Schleifmittel auf.

Wie lange muß man diesen Reizstoffen ausgesetzt sein, bis Krankheitserscheinungen entstehen? Meistens zwei Jahre, aber auch kürzer.

Wie tritt die Silikose in Erscheinung? Die Silikose verursacht eine fortschreitende Schädigung des Lungengewebes. Sie kann auch zu entzündlichen Veränderungen in der Lunge führen; nicht selten kommt eine Tuberkulose als Komplikation dazu. Geringe bis schwere Atemnot, chronischer Husten und eine Einschränkung der Lungenfunktion gehören zu den Symptomen. In schweren Fällen ist die Arbeitsfähigkeit stark verringert oder aufgehoben.

Wie wird die Diagnose der Silikose gestellt? Anhand der Röntgenuntersuchung, die ein charakteristisches Bild der Lunge zeigt, der Krankheitsvorgeschichte und der Untersuchung von Staubproben am Arbeitsplatz.

Kann der Silikose vorgebeugt werden? Ja, durch Vorsorge für gesunde Arbeitsbedingungen und Bereitstellung von Gesichtsmasken und anderen Schutzausrüstungen, Vakuumgebläse usw.

Gibt es eine Behandlung gegen die Silikose? Nein. Wenn einmal eine Narbenbildung eingetreten und die Lungenfunktion beeinträchtigt ist, gibt es keine Möglichkeit, den Prozeß rückgängig zu machen. Die Patienten müssen vor fortgesetzter Staubeinwirkung geschützt werden, sonst kommt es zu einer zusätzlichen Schädigung.

Welche Schäden können durch das Einatmen von Asbestfasern entstehen? Es hat sich gezeigt, daß ein Lungenkrebs entstehen kann, wenn jahrelang Asbestfasern in großen Mengen eingeatmet werden. In anderen Fällen können viele Symptome von der gleichen Art wie bei der Silikose auftreten.

Was ist die Byssinose? Die Ursache dieses Lungenleidens ist die Einatmung von Baumwollstaub über einen Zeitraum von 20 oder mehr Jahren. Man hält sie für eine allergisch bedingte Erkrankung. Sie ruft wie eine Bronchitis Husten und Auswurf hervor.

Was ist die Farmerlunge? Eine akute Lungenerkrankung, die bei Bauern beobachtet wird, welche Staub von verschimmeltem Heu eingeatmet haben.

Was ist die Silofüllerkrankheit? Eine Lungenerkrankung von Bauern und Landarbeitern, die in Lagersilos bestimmte nitrose Gase einatmen.

Sarkoidose
(Boeck-Krankheit)

Was ist die Sarkoidose? Die Sarkoidose oder Boeck-Krankheit ist eine chronische Erkrankung, die viele Organe befällt, aber besonders die Lunge, deren Gewebe von vielen kleinen und groben entzündlichen Knötchen durchsetzt sein kann.

Kann es vorkommen, daß die Sarkoidose mit anderen Erkrankungen verwechselt wird? Ja, sie bietet auf der Röntgenaufnahme ein sehr ähnliches Bild wie die Tuberkulose und wird oft mit ihr verwechselt; der Krankheitsverlauf ist aber ganz anders als bei der Tuberkulose.

In welchen wichtigen Punkten unterscheidet sich die Sarkoidose von der Tuberkulose?
a) Im Auswurf sind keine Tuberkelbazillen zu finden;
b) die Tuberkulinprobe kann negativ sein.

Führt die Sarkoidose oft zur Arbeitsunfähigkeit? Nicht in der Regel. Sogar bei ausgedehntem Befall bleiben die meisten Patienten arbeitsfähig. Es kann jedoch zu einer solchen Narbenbildung kommen, daß sich im Endstadium schwerer Fälle eine Lungeninsuffizienz oder Herzschwäche entwickelt. (Lungeninsuffizienz bedeutet, daß die Lunge ihre Funktion nicht mehr in ausreichendem Maße erfüllen kann.)

Wie wird die Diagnose einer Sarkoidose am sichersten erhärtet? Wenn man einem zugänglichen vergrößerten Lymphknoten Gewebe entnimmt und es mikroskopisch untersucht, findet man charakteristische Gewebeveränderungen. Außerdem gibt es einen beweiskräftigen Hauttest (Kveim-Test), der allerdings nicht verbreitet Anwendung findet, weil das Material nicht leicht zu beschaffen ist.

Gibt es eine spezifische Behandlung oder Vorbeugung gegen die Sarkoidose? Nein, man kennt auch ihre Ursache nicht. Manche Patienten sprechen günstig auf kortisonähnliche Medikamente an, doch muß man diese Mittel vorsichtig verwenden, um ein Aufflammen einer verborgenen Tuberkulose zu vermeiden.

Mukoviszidose
(zystische Fibrose)

Warum ist diese Erkrankung bei einer Besprechung der Lunge von Bedeutung? Weil sie, obwohl sie auch andere Organe befällt, ein fortschreitendes und manchmal tödliches Bronchialleiden im Kindesalter bewirkt. Die Erkrankung ergreift hauptsächlich die Schleimdrüsen der Luftwege (siehe auch Kapitel 50, Säuglings- und Kinderkrankheiten).

Wodurch wird die Mukoviszidose verursacht? Sie ist eine erbliche Anomalie jener Drüsen, die Schleim, Tränen, Schweiß, Speichel und Verdauungssäfte absondern. Diese Sekrete sind viel dickflüssiger als normal und verursachen einen Verschluß der Drüsenausführungsgänge und der kleinen Bronchialäste. Verschlossene Bronchiolen sind besonders anfällig für Infektionen.

Zu welchen Komplikationen und Folgen kann die Mukoviszidose führen? Ungefähr 10% der erkrankten Säuglinge sterben in sehr frühem Lebensalter an Darmverschluß. Kinder, die überleben, leiden oft an Unterernährung und machen immer wieder Infekte der Atmungsorgane, die jedesmal sehr schwer sein können, durch. Bis ins Erwachsenenalter Überlebende leiden häufig an chronischer Bronchitis und Emphysem.

Wie wird die Erkrankung nachgewiesen?
a) Man sammelt Schweiß von der Haut und untersucht ihn. Er zeigt einen 2- bis 4mal höheren Salzgehalt als normal.
b) Röntgenuntersuchungen der Lunge lassen eine verstärkte Bronchialzeichnung, unter Umständen mit fleckigen Lungenentzündungsherden, erkennen.
c) Die Stühle weisen einen Überschuß an unverdautem Fett auf.

Wie kann man den Auswirkungen der Mukoviszidose auf Lunge und Bronchien vorbeugen? Durch frühzeitige Impfungen gegen Grippe, Keuchhusten und Masern und mit rechtzeitiger und zweckentsprechender antibiotischer Bekämpfung von Infekten des Atmungstraktes.

Lungenchirurgie

Welche Lungenerkrankungen erfordern manchmal eine operative Behandlung?
a) Infektionen;
b) Verletzungen der Lunge oder der Brusthöhle;
c) Lungenzysten;
d) gutartige oder bösartige Lungentumoren.

Sind Operationen der Lunge und der Brusthöhle, sogenannte Thoraxoperationen, gefahrlos durchführbar? Dank der heutigen Fortschritte in der chirurgischen Technik und den Anästhesiemethoden sind Thoraxoperationen praktisch ebenso gefahrlos wie Bauchoperationen geworden.

Wie atmet ein Patient, wenn die Brusthöhle chirurgisch eröffnet ist? Man benützt die endotracheale Anästhesie. Mit dieser Methode kann der Lunge durch ein in die Luftröhre eingeführtes Rohr Sauerstoff zugeführt werden, ohne daß der Patient aktiv atmen muß; der Anästhesist kontrolliert die Gasmenge, die in die Lunge einströmt, durch Zusammenpressen des Gummiatemsacks.

Infektionen

Welche Lungeninfektionen können eine Lungenoperation erforderlich machen?
a) Lungenabszeß. In den allermeisten Fällen lassen sich Lungenabszesse heute erfolgreich mit Antibiotika beherrschen, doch ist bei einer gewissen Anzahl immer noch eine operative Drainage erforderlich. In früherer Zeit war die Sterblichkeit bei Lungenabszessen hoch, heute heilen jedoch mit modernen chirurgischen Methoden und antibiotischer Behandlung praktisch alle Fälle aus.
b) Einseitige Bronchiektasen. Bei dieser Erkrankung handelt es sich um eine Erweiterung der kleinen Bronchialäste mit teilweiser Zerstörung der Bronchialwand. Dadurch werden diese Bronchien für Infektionen besonders anfällig. Wenn es infolge der Bronchiektasen zu einer chronischen Infektion kommt, wird mitunter die operative Entfernung des betroffenen Lungenabschnitts notwendig. Dieses Verfahren, eine sog. Lobektomie, ist gefahrlos und verspricht gute Heilungserfolge.
c) Empyem. Bei dieser Erkrankung bildet sich Eiter in der Pleurahöhle, d.h. im Zwischenraum zwischen Lunge und Brustwand. Früher war ein Empyem oft als Komplikation einer Lungenentzündung anzutreffen. Heute ist es eine verhältnismäßig seltene Erkrankung, weil die

Antibiotika eine so wirksame Behandlung der Lungenentzündung ermöglicht haben. Wenn aber eine Lungenentzündung vernachlässigt oder ungenügend behandelt wurde, kann sich ein Empyem entwickeln. Eine Ableitung des Eiters nach außen durch die operative Öffnung der Pleurahöhle – meist genügt eine Punktion – ist die Methode der Wahl und führt in den allermeisten Fällen zur Heilung.
d) Tuberkulose (siehe Kapitel 56, Tuberkulose). Früher hat man viele Operationsverfahren zur Heilung der Lungentuberkulose eingesetzt, darunter die Entfernung eines befallenen Lappens – die Lobektomie – oder einer ganzen Lunge – die Pneumonektomie; sie empfehlen sich gewöhnlich nur in solchen Fällen, in denen die andere Lunge nicht in den tuberkulösen Prozeß einbezogen ist. In seltenen Fällen ist eine Thorakoplastik angezeigt. Bei dieser Operation werden die Rippen in der Umgebung eines tuberkulösen Lungenlappens entfernt, dadurch kann der Brustkorb einsinken und die darunterliegende Lunge wird ruhiggestellt. Glücklicherweise ist seit der Einführung der Tuberkulostatika nur mehr in wenigen Fällen eine Operation erforderlich.

Verletzungen der Lunge oder der Brusthöhle

Kommt es häufig zu Verletzungen der Lunge oder der Brusthöhle? Ja, besonders in unserer mechanisierten Gesellschaft; Unfälle, die mit Verletzungen der Brustwand und der Lunge einhergehen, nehmen in alarmierendem Ausmaß zu.

Was sind die häufigsten Verletzungen der Brustwand oder der Lunge?
a) Schwere Brustkorbquetschung;
b) Rippen- oder Brustbeinbrüche;
c) Lungenzerreißung durch den scharfen Rand einer gebrochenen Rippe, die sich in die Lunge bohrt;
d) Austritt von Luft, Blut oder beidem in der Pleurahöhle, die die Lunge umgibt; dazu kann es kommen, wenn die Lunge angestochen wird oder wenn ein Fremdkörper die Brustwand durchbohrt;
e) Lungenkollaps infolge eines spontanen Lungenrisses oder einer Blutung;
f) Stich- oder Schußwunden der Brust.

Kann man jemand, der eine schwere Brust- oder Lungenverletzung erlitten hat, noch retten? Ja. Entgegen der allgemeinen Vorstellung können diese Patienten in den meisten Fällen durch richtige chirurgische Versorgung gerettet werden.

Wie werden Verletzungen der Brusthöhle und der Lunge behandelt?
a) Zuallererst muß der Schock, der gewöhnlich solche Verletzungen begleitet, bekämpft werden. Bluttransfusionen, Sauerstoffinhalation

und die Gabe von Schmerz- und Beruhigungsmitteln gehören zu den Sofortmaßnahmen, mit denen die Behandlung beginnt.

b) Wenn ein klaffendes Loch oder eine luftansaugende Wunde der Brustwand vorhanden ist, muß die Wunde sofort bedeckt werden, damit von außen keine Luft in die Brusthöhle eindringen kann. Wenn man eine solche Wunde vorfindet, soll man als Erste-Hilfe-Maßnahme einen festen Verband mit Gazekompressen und Heftpflaster (oder sogar mit einem zerrissenen Hemd, wenn nötig) anlegen.

c) Wenn eine schwere Blutung aus der Lunge in die Brusthöhle erfolgt, wird die Brusthöhle mit einer Nadel punktiert und das Blut abgezogen. Hält die Blutung trotzdem an, dann muß eine Operation ausgeführt werden, um die Blutung durch Abbinden der blutenden Gefäße, Nähen der Lunge oder Entfernung des verletzten Teiles zu stillen.

d) Es kann sich um die Lunge Luft angesammelt haben (Pneumothorax); diese wird entfernt, indem man eine Nadel oder ein kleines Gummiröhrchen in die Brusthöhle einführt und an eine Saugdrainage anschließt. Die Lunge kann sich dann ausdehnen und wieder funktionieren.

e) Eine Lunge mit ausgedehnten Zerreißungen muß unter Umständen operativ entfernt werden.

Sollen Patienten mit schweren Lungenverletzungen liegend transportiert werden? Nein. Durch die Brustverletzung kann die Atmung stark erschwert sein; man transportiert daher solche Patienten am besten in halb sitzender Stellung.

Lungenzysten

Was sind Lungenzysten? Sie sind gewöhnlich angeborene Fehlbildungen und stellen dünnwandige Säcke, die mit Luft oder Flüssigkeit gefüllt sind, dar. Manche Lungenzysten verursachen keine Krankheitserscheinungen, während andere einen Druck auf das umgebende Lungengewebe und auf benachbarte Blutgefäße ausüben.

Können Lungenzysten infiziert werden und Abszesse bilden? Ja. Manche Zysten können auch platzen und Luft in die Brusthöhle austreten lassen.

Wie werden Lungenzysten behandelt? Zysten, die Krankheitserscheinungen verursachen, sollten operiert werden. Die Operation besteht in der Entfernung der Zyste und des umgebenden Lungengewebes (Segmentresektion).

Ist die operative Entfernung von Lungenzysten erfolgversprechend? Ja, in den meisten Fällen kommt es zur völligen Wiederherstellung.

Geschwulstkrankheiten der Lunge

(Lungentumoren)

Ist jeder Lungentumor ein Krebs? Nein. Es kommen auch gutartige Lungentumoren (Lungenadenome) vor, aber leider sind die bösartigen Geschwülste häufiger.

Wie werden gutartige Lungentumoren behandelt? Da es vor der Operation fast nie möglich ist, eine gutartige von einer bösartigen Geschwulst unterscheiden, werden die gutartigen Geschwülste in gleicher Weise wie die Krebsgeschwülste operativ behandelt.

Kommt der Lungenkrebs häufig vor? Ja, er gehört zu den häufigsten Krebserkrankungen bei Männern.

Entwickelt sich ein Lungenkrebs bei Zigarettenrauchern eher als bei Nichtrauchern? Ganz entschieden ja! Der Lungenkrebs ist bei starken Zigarettenrauchern schätzungsweise 10mal häufiger als bei Nichtrauchern.

Welche Zeichen weisen auf einen Lungenkrebs hin?
a) Hartnäckiger Husten;
b) Schmerzen in der Brust;
c) Blutspucken;
d) charakteristische Verschattung in der Lunge auf dem Röntgenbild.

Gibt es eine Möglichkeit frühzeitig festzustellen, ob sich eine Krebsgeschwulst in der Lunge entwickelt? Die beste Vorsichtsmaßnahme ist eine jährliche Röntgenuntersuchung der Lunge (Thoraxröntgen).

Wie wird ein Lungenkrebs behandelt? Mit der chirurgischen Entfernung des erkrankten Lungenteils (Lobektomie) oder der ganzen Lunge (Pneumonektomie).

Kann man nach Entfernung eines Lungenlappens normal atmen? Ja, aber man ist nur noch beschränkt zu anstrengender körperlicher Tätigkeit fähig.

Kann man nach der Entfernung einer ganzen Lunge (Pneumonektomie) ein normales Leben führen und normal atmen?
Ein pneumonektomierter Patient muß stärkere körperliche Belastungen und anstrengenden Sport meiden, kann sich aber sonst weiterhin ziemlich normal betätigen. Die Atmung ist normal, wenn er sich nicht überanstrengt.

Womit füllt sich der leere Raum in der Brusthöhle nach der Entfernung eines Lungenlappens oder einer ganzen Lunge? Die Brustwand sinkt etwas ein, das Zwerchfell hebt sich, die übrige Lunge dehnt sich etwas aus, und der leere Raum füllt sich mit Narbengewebe.

Sind die Narben von Brusthöhlen- oder Lungenoperationen sehr entstellend? Ein 30–35 cm langer Schnitt verläuft vom Rücken bis zur Vorderseite der Brust. Er heilt jedoch im allgemeinen als dünne Linie und stört verhältnismäßig wenig.

Verformt sich der Brustkorb nach der Entfernung eines Lungenlappens oder einer ganzen Lunge stark? Nein. Wenn der Patient vollständig bekleidet ist, kann man überhaupt nichts von einer derartigen Operation bemerken.

Ist der Brustkorb nach einer Thorakoplastik (Entfernung einiger Rippen) stark verformt? Nein, eine Verformung ist nur erkennbar, wenn der Patient unbekleidet ist.

Spielt die Anästhesie bei Thoraxoperationen eine große Rolle? Ja. Eine gute Anästhesie ist bei Thoraxoperationen von entscheidender Bedeutung.

Wie lange muß man wegen der Entfernung einer Lunge oder eines Lungenabschnitts im Krankenhaus bleiben? Annähernd zwei Wochen.

Kann man nach einer großen Thoraxoperation bald das Bett verlassen? Ja, nach zwei bis drei Tagen.

Sind die Aussichten auf endgültige Heilung nach einer chirurgischen Behandlung folgender Erkrankungen günstig?
a) Tuberkulose: ja, sehr, die allermeisten Fälle werden geheilt.
b) Lungenzysten: ja, sehr, fast alle Patienten werden ganz gesund.
c) Lungentumoren: bei gutartigen Tumoren sind die Aussichten auf eine Dauerheilung sehr gut; beim Lungenkrebs ist die Heilungsziffer dank der frühzeitigen Erfassung und der verbesserten Operationsmethoden im ständigen Ansteigen begriffen.

Erkrankungen der oberen Atemwege

Erkältungskrankheiten

Was versteht man unter „Erkältung"? Mit dem allgemeinen Ausdruck „Erkältungskrankheiten" faßt man eine Gruppe von katarrhalischen Infekten der oberen Luftwege zusammen, die vorwiegend in der kühleren Jahreszeit auftreten und von denen man früher angenommen hat, daß sie durch Kälteeinwirkung entstehen, dazu gehören der Schnupfen, Rachen-, Kehlkopf- und Luftröhrenkatarrhe usw.

Was ist der Schnupfen? Ein akuter Infekt mit Entzündung der Nasen- und Rachenschleimhaut.

Wodurch werden Schnupfen und andere Erkältungskrankheiten verursacht? Durch Viren. (Viren sind eine Gruppe von Krankheitserregern, die viel kleiner als Bakterien sind; sie sind so klein, daß sie mit einem gewöhnlichen Mikroskop nicht gesehen werden können.)

Ist eine „Erkältung" ansteckend? Außerordentlich.

Wie wird eine Erkältungskrankheit übertragen? Durch Husten, Niesen oder durch engen Kontakt mit Erkrankten.

Wodurch wird man für eine Erkältungskrankheit besonders empfänglich?
a) Durch schlechten Allgemeinzustand oder Erschöpfung;
b) wenn infolge vergrößerter, infizierter Mandeln oder Adenoide die Fähigkeit, Infektionen von Nase und Rachen abzuwehren, vermindert ist;
c) durch jede andere Krankheit der Schleimhäute oder der oberen Atemwege;
d) durch allergische Reaktionen im Bereich von Nase und Rachen, die örtlich die Widerstandskraft herabsetzen.

Sind „Erkältungen" und „Grippe" dasselbe? Nein, aber auch der Erreger der Grippe ist ein Virus, unter Umständen das gleiche, das auch „Erkältungen" hervorruft. Viele verschiedene Virusarten können eine Erkältung oder eine Grippe verursachen.

Wie unterscheidet sich die Grippe von einer „Erkältung"? Die Grippe ist ein schwererer Infekt, der mit höherer Temperatur und mit mehr oder weniger starken Gliederschmerzen einhergeht.

Beginnt eine Grippe oft wie eine Erkältung? Ja.

Wie häufig ist eine „banale Erkältung"? Sie ist die am häufigsten anzutreffende Gesundheitsstörung überhaupt. Nach statistischen Schätzungen hat jede achte Person in diesem Land zur Zeit eine Erkältung!

Welche anderen Krankheiten beginnen als Erkältung? Grippe, Masern, Keuchhusten und mehrere andere Krankheiten der oberen Atemwege beginnen häufig mit einem Schnupfen. Ferner können sich Heufieber und andere allergische Reaktionen für kurze Zeit als Erkältung maskieren.

Wie verläuft eine Erkältung gewöhnlich? Eine unkomplizierte Erkältung dauert gewöhnlich 4–7 Tage; leichtere Beschwerden können noch ein paar Tage länger anhalten.

Wie kann man dem Schnupfen und anderen Erkältungskrankheiten vorbeugen? Es gibt kein sicheres Vorbeugungsmittel. Der Wert von Impfungen ist nicht erwiesen, doch läuft die Forschung nach Impfstoffen aus inaktivierten sowie lebenden Viren und auch Viruskombinationen weiter. Sie kann eines Tages Erfolg bringen.

Kann man mit Vitamingaben einer Erkältung vorbeugen? Vitamine haben keine spezifische Wirkung gegen Erkältungen, doch wenn der allgemeine Gesundheitszustand geschwächt ist, kann die Zufuhr von Vitamin A, C und D die Widerstandskraft gegen Infekte aller Art einschließlich der Erkältungen aufbauen helfen.

Sind Antihistaminika vorbeugend gegen Erkältungen wirksam? Sicher nicht. Sie verringern nur die Nasensekretion etwas und haben wahrscheinlich eine gewisse Wirkung bei manchen leichten allergischen Reaktionen, die irrtümlich für Schnupfen gehalten werden. Sie können den vollen Ausbruch der Erkältung lediglich ein oder zwei Tage hinausschieben.

Kann man einer Erkältung dadurch vorbeugen, daß man reichlich Vitamin C nimmt oder frischen Fruchtsaft trinkt? Das wird zwar oft empfohlen, doch glauben die meisten Ärzte nicht, daß sich eine Erkältung dadurch verhüten läßt.

Eignen sich Antibiotika zur Behandlung banaler Erkältungskrankheiten? Nein. Tatsache ist, daß sie vielleicht sogar schaden, weil sie eine Sensibilisierung des Patienten bewirken können. Wenn der Patient dann später einmal wegen einer anderen Erkrankung diese Medikamente wirklich braucht, kann es sein, daß er sie nicht verträgt oder daß sie wirkungslos geworden sind.

Wie wird eine Erkältung am besten behandelt? Wahrscheinlich hilft es am meisten, wenn man beim ersten Einsetzen der Erkältung gleich richtig Ruhe hält. Wenn sich der Patient schont und isoliert, hilft er nicht nur sich selbst, sondern er vermeidet auch eine Ansteckung anderer, mit denen er sonst in Kontakt käme. Einfache Arzneimittel wie Aspirin, Nasentropfen und Antihistaminika erleichtern den Zustand etwas, haben aber keine spezielle Heilwirkung. Wie bei jedem anderen Infekt der oberen Luftwege ist es ratsam, reichlich Flüssigkeit zu trinken. Wenn es zu Fieber oder zu stärkerem Husten kommt, soll man sich am besten vom Arzt untersuchen lassen, damit er feststellt, ob eine Komplikation eingetreten ist.

Welche Komplikationen können bei einer Erkältung u. a. auftreten?
Die meisten Erkältungen verlaufen komplikationslos. Nachdem sich jedoch die Nasen- und Rachenschleimhaut weiter in die Nebenhöhlen und zum Ohr sowie hinunter in die Luftröhre, Bronchien und Lunge fortsetzt, kann jedes dieser Organe befallen werden. Wenn die Virusinfektion über Nase und Rachen hinaus fortschreitet, können eine Nebenhöhlenentzündung, Mittelohrentzündung, Kehlkopfentzündung, Luftröhrenentzündung, Bronchitis und sogar eine Lungenentzündung der Erkältung als Komplikation folgen.

Wann kommt es am ehesten zu Komplikationen? Wenn man die Erkältung vernachlässigt und ohne Behandlung und Schonung übergeht, ferner wenn die Widerstandskraft herabgesetzt ist oder wenn man kurz zuvor eine andere schwächende Krankheit durchgemacht hat.

Sollte man Fieber messen, wenn man Schnupfen hat? Ja, und zwar 3mal täglich. Eine Temperaturerhöhung kann eine beginnende Komplikation ankündigen.

Wie lange soll man nach einer Erkältung zuwarten, bevor man seine normalen Beschäftigungen wieder aufnimmt? Man soll sich mindestens zwei volle Tage nach dem Abklingen der Krankheitserscheinungen und des Fiebers noch schonen.

Hinterläßt eine überwundene Erkältung eine Widerstandsfähigkeit gegen weitere Erkältungen? Ja, für ein paar Wochen, doch leider nicht für die Dauer.

Ist an der Behauptung, daß man einen Schnupfen durch Fasten „aushungern" soll, etwas Wahres? Nein, man soll normale, leichte Kost essen, wenn man erkältet ist.

Stimmt es, daß man einen Schnupfen „nähren" soll? Nein.

Hilft es, wenn man viel Kognak (Whisky, Rum, Schnaps usw.) trinkt? Nein.

Kehlkopf

(Larynx)
(siehe auch Kapitel 20, Hals)

Was hat es zu sagen, wenn man heiser ist? Heiserkeit bedeutet, daß der Kehlkopf oder Larynx von irgendeiner krankhaften Veränderung befallen ist. Die Krankheitserscheinungen können von leicht belegter Stimme bis zum völligen Stimmverlust reichen.

Welche Störungen können Ursache der Heiserkeit sein?
a) Entzündung, wie etwa bei Schnupfen, Grippe, Mandelentzündung, Bronchitis, Keuchhusten, Diphtherie usw.;
b) Einatmen von reizendem Staub, Dämpfen, Tabakrauch oder Chemikalien;
c) Schädigung der Stimmbandnerven durch den Druck einer wachsenden Geschwulst in der Halsregion;
d) ein Kropf, der auf die Nerven drückt, die den Kehlkopf versorgen, oder ein Nervenverletzung durch eine Schilddrüsenoperation;
e) allergische Reaktionen, die eine Schwellung im Bereich des Kehlkopfs verursachen;
f) gutartige Geschwülste (Fibrome) der Stimmbänder;
g) Kehlkopfkrebs.

Was versteht man unter Krupp-Husten? Man bezeichnet damit einen bellenden Husten, der bei einer akuten Entzündung des Kehlkopfes mit Schwellung der Stimmbänder, die oft mit einer Behinderung der Atmung einhergeht, vorkommt (siehe Kapitel 50, Säuglings- und Kinderkrankheiten).

Was ist eine Laryngitis? Eine Laryngitis ist eine Entzündung des Kehlkopfs (Larynx), die gewöhnlich auf einer Infektion mit Bakterien oder Viren beruht.

Gibt es besondere Arten der Kehlkopfentzündung? In bestimmten Fällen entsteht die Kehlkopfentzündung durch eine Tuberkulose, manchmal ist sie auf eine Syphilis zurückzuführen.

Welche Krankheitserscheinungen finden sich bei einer akuten Kehlkopfentzündung im allgemeinen?
a) Leichtes bis mäßiges Fieber;
b) Heiserkeit oder vorübergehender völliger Stimmverlust;
c) Halsschmerzen;
d) trockener Reizhusten.

Wie wird eine akute Kehlkopfentzündung behandelt?
a) Man darf nicht sprechen;
b) man soll viel trinken – Wasser, Tee und Fruchtsäfte;
c) bei erschwerter Atmung helfen Dampfinhalationen;
d) wenn die Infektion schwer ist, werden manchmal Antibiotika verschrieben;
e) man soll Bettruhe einhalten, bis die Temperatur mindestens 24–48 Stunden normal ist;
f) Salizylate wie Aspirin oder ähnliche Medikamente lindern oft die begleitenden Beschwerden.

Kann man nach Ablauf der Kehlkopfentzündung bestimmt wieder sprechen? Ja. Der Stimmverlust hält nur ein paar Tage an.

Bronchien

Was ist eine akute Bronchitis? Ein akuter Infekt von begrenzter Dauer, der in einer Entzündung der Bronchialschleimhaut besteht und gewöhnlich als Komplikation einer Erkältung oder Grippe auftritt.

Wie verläuft eine Bronchitis im allgemeinen? Sie verläuft der zugrundeliegenden Infektion parallel und schwindet bald nach dem Rückgang der Erkältung oder der Grippe.

Wann findet sich die Bronchitis am häufigsten? Während der Wintermonate. Sie entsteht oft im Zusammenhang mit Unterkühlung und Übermüdung.

Welche Komplikationen der Bronchitis kommen am häufigsten vor? Die Lungenentzündung und die Entwicklung einer chronischen Bronchitis.

Neigen manche Leute dazu, immer wieder an Bronchitiden zu erkranken? Ja. Diese Patienten beherbergen wahrscheinlich eine chronische Infektionsquelle, z.B. in den Nebenhöhlen oder Mandeln. Allergiker sind ebenfalls besonders anfällig für akute Bronchitiden.

Was ist das hervorstechendste Zeichen der Bronchitis? Ein hartnäckiger Reizhusten mit Auswurf in unterschiedlichen Mengen.

Soll man den Husten durch Medikamente unterdrücken, wenn man Bronchitis hat? Nein. Wenn der Husten auch eine quälende Krankheitserscheinung ist, so hat er doch sein Gutes, weil er die großen Schleimmassen, die sich in den Bronchien angesammelt haben, herausbefördert. Man soll versuchen den Husten zu „lockern", damit diese Schleimabsonderungen ohne Schwierigkeiten ausgehustet werden können.

Wann wird die akute Bronchitis zur chronischen Bronchitis? Eine akute Bronchitis sollte nicht länger als 2–3 Wochen anhalten. Wenn man sich nicht richtig um sie kümmert, kann sie länger dauern und in einen chronischen Prozeß übergehen.

An welche Krankheiten muß man denken, wenn die akute Bronchitis nicht zurückgeht? An eine Lungenentzündung, Tuberkulose, Nebenhöhlenentzündung, an Bronchiektasen (Erweiterung der kleinen Bronchien), Asthma, einen Fremdkörper in der Lunge oder sogar an einen Lungentumor.

Soll man sich einer Röntgenuntersuchung unterziehen, wenn man eine hartnäckige Bronchitis oder einen hartnäckigen Husten hat? Ja, auf jeden Fall.

Darf man während einer Erkrankung der oberen Luftwege – Schnupfen, Erkältungskatarrh, Grippe, Bronchitis – rauchen? Nein. Tabakrauch reizt die Schleimhäute der Nase, des Rachens und der Bronchien ganz besonders.

Was ist der „Raucherhusten"? Ständiger Husten findet sich bei starken Rauchern häufig, man sollte sich aber nicht damit zufrieden geben, ihn ausschließlich auf die Reizwirkung des Tabakrauchs zurückzuführen. Bei jedem, der ständig hustet, ob er starker Raucher ist oder nicht, soll untersucht werden, ob dem Husten eine Erkrankung der Lungen oder Bronchien zugrunde liegt.

Sind Menge und Beschaffenheit des Auswurfs für die Beurteilung von Wesen oder Ausmaß der Grundkrankheit von Bedeutung? Ja. Bei der einfachen Bronchitis ist der Auswurf meist spärlich; bei Bronchiektasen ist er reichlicher, dicker und kann gelb oder grün gefärbt sein; beim Lungenabszeß ist er übelriechend und manchmal blutig; bei der Tuberkulose ist der Auswurf gewöhnlich blutig verfärbt und auch beim Lungenkrebs kann er Blut enthalten.

Zeigt ein blutiger Auswurf immer Tuberkulose oder Lungenkrebs an? Nein. Er kommt auch bei ziemlich harmlosen Erkrankungen, wozu die einfache, akute Bronchitis, die Nebenhöhlenentzündung usw. gehören, vor.

Verlangt ein blutiger Auswurf immer eine weitere genaue Untersuchung? Ja. Man muß unbedingt deshalb zum Arzt zu gehen, damit die Ursache geklärt wird.

Bronchiektasen

Was ist die Bronchographie? Ein spezielles Röntgenuntersuchungsverfahren, bei dem man eine schattengebende Flüssigkeit in die Bronchien einfließen läßt; auf dem Röntgenbild zeichnen sich die kontrastmittelgefüllten großen und kleinen Bronchien deutlich ab.

Was ist die Bronchoskopie? Ein Verfahren, bei dem ein flexibles optisches Instrument, ein sogenanntes Bronchoskop, durch den Rachen

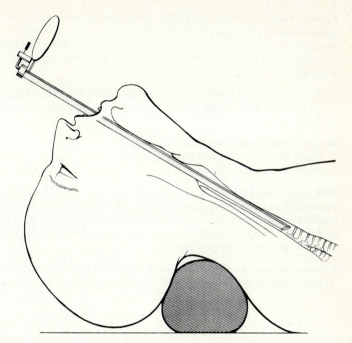

Abb. 120 *Lage des Bronchoskops* in der Luftröhre in Seitenansicht.

und Kehlkopf bis in die Luftröhre und weiter in die Bronchien eingeführt wird; man kann damit direkt das Innere der Bronchialröhren beobachten (Abb. 120).

Was kann man bei der Bronchoskopie sehen? Die Bronchoskopie ist bei Lungenerkrankungen, bei denen Röntgen- und Sputumuntersuchung keine endgültige Diagnose liefern, von unschätzbarem Wert. Sie kann die Quelle einer Blutung zeigen; sie kann Fremdkörper nachweisen, die in die Lunge eingeatmet worden sind; sie kann einen Tumor im Bronchus oder die Lage eines Lungenkrebses aufdecken. Außerdem kann man mit dem Bronchoskop die Stelle eines Bronchusverschlusses sehen.

Welchen Wert hat die Bronchoskopie noch? Da man durch ein Bronchoskop eine Absaugung vornehmen kann, benützt man es zum Freimachen von Bronchien, die vollständig oder teilweise durch Eiter und Schleim blockiert sind. Außerdem können durch das Bronchoskop

Gewebestücke (Biopsiematerial) für verschiedene Laboruntersuchungen entnommen werden, damit man die Art eines bestehenden Krankheitsprozesses genau bestimmen kann. Manchmal kann man ein Geschwür oder eine blutende Stelle durch ein Bronchoskop verschorfen und damit heilen.

Was sind Bronchiektasen? Bei dieser chronischen Krankheit besteht ein allgemeine oder örtlich umschriebene Erweiterung der Bronchien (Abb. 121).

Welche Formen von Bronchiektasen gibt es?
a) Angeborene (kongenitale) Bronchiektasen;
b) erworbene Bronchiektasen.

Welche Krankheitszeichen und Komplikationen gibt es bei Bronchiektasen? Chronischen, bereits lange währenden Husten, gewöhnlich mit reichlichem Auswurf; Atemnot; Überdehnung und Schwund von Lungenbläschen (Emphysem); Blutung aus den Bronchien; Bildung eines Lungenabszesses, Lungenentzündung.

Können Bronchiektasen mit einer gewöhnlichen Lungenaufnahme diagnostiziert werden? Nein. Zur Erhärtung der klinischen Diagnose

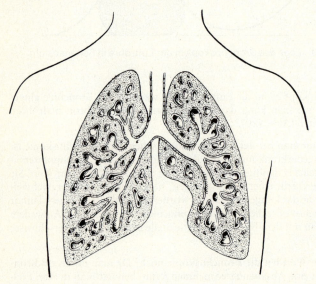

Abb. 121 *Bronchiektasen*. Im Schnitt durch die Lunge ist die abnorme Erweiterung der Bronchien erkennbar.

müssen eine Bronchoskopie und eine Bronchographie durchgeführt werden.

Nach welchen Grundsätzen erfolgt die Behandlung von Bronchiektasen?
a) Die Schleimabsonderungen der Bronchien müssen ständig ausreichenden Abfluß finden. Um das Aushusten zu erleichtern, muß der Schleim mit Hilfe bestimmter schleimlösender Medikamente gelockert werden.
b) Gegen die Infektion gibt man Antibiotika.
c) Verschiedene Medikamente, die die Bronchien erweitern und durchgängig machen können, läßt man inhalieren.
d) Oft bewährt sich eine Lagedrainage (Husten in verschiedenen Stellungen mit geneigtem oder über Bett oder Tisch herunterhängendem Oberkörper) zur Befreiung der Bronchien von Eiter und Schleim. Diese Übungen sind mehrmals täglich durchzuführen.

Ist bei Bronchiektasen auch manchmal eine Operation angezeigt? Ja, wenn die Bronchiektasen einseitig örtlich begrenzt sind, d. h., wenn die Erweiterungen nur einen kleinen Lungenabschnitt betreffen. In einem solchen Fall kann man diesen Lungenteil mit Erfolg operativ entfernen. Bei einer schweren Blutung aus Bronchiektasen ist ebenfalls eine Entfernung des betroffenen Lungenabschnittes angezeigt.

Handelt es sich dabei um gefährliche Operationen? Heutzutage können Operationsverfahren zur Entfernung eines Lungenabschnitts oder einer ganzen Lunge (Lobektomie oder Pneumonektomie) gefahrlos vom Thoraxchirurgen ausgeführt werden.

Wie groß sind die Heilungsaussichten nach Bronchiektasenoperationen? Falls alle kranken Teile der Lunge entfernt worden sind, hat die Operation in mehr als 95 % der Fälle Erfolg. Mit richtig ausgeführten Funktionsproben läßt sich bestimmen, wie groß der Lungenanteil sein darf, der gefahrlos entfernt werden kann.

Wie lange muß man im Krankenhaus bleiben? Siehe den Abschnitt über Lungenchirurgie in diesem Kapitel.

Grippe
(Influenza)

Was ist die Grippe? Die Grippe oder Influenza ist eine hoch infektiöse Viruskrankheit mit Fieber, Kopf- und Gliederschmerzen, Husten, Schnupfen, Halsschmerzen und einer Schleimhautentzündung in den Atemwegen.

Kennt man die Ursache der Grippe genau? Die Erreger der heimischen Form sind mindestens zwei spezifische Viren, A und B, die bereits isoliert worden sind. Zweifellos gibt es noch viele andere Virusstämme, die ebenfalls grippale Infekte hervorrufen.

Welche Unterscheidungsmerkmale bestehen zwischen einer banalen Erkältung und einer Grippe? Bei Grippe sind die Krankheitserscheinungen schwerer als bei einer gewöhnlichen Erkältung, und es gehören noch Kopfschmerzen, Appetitlosigkeit, Abgeschlagenheit und höheres Fieber (bis zu 39 °C oder 40 °C) dazu.

Wie lange dauert die Grippe in der Regel? Die akute fieberhafte Phase dauert von 4–5 bis zu 8 oder 10 Tagen, wird aber oft von einer manchmal wochenlangen Periode der Schwäche gefolgt.

Was hat es zu sagen, wenn das Fieber länger als 4–5 Tage dauert? Das bedeutet wahrscheinlich, daß es zu einer Überlagerung der *Virus*infektion mit einer *bakteriellen* Infektion gekommen ist.

Was sind die Hauptkomplikationen der Grippe? Lungenentzündung und Bronchitis.

Gibt es eine Schutzimpfung gegen Grippe? Ja. Es gibt mehrere verschiedene Impfstoffe. Bei einigen wurde nachgewiesen, daß sie gegen bestimmte Virustypen wirksam sind, nicht aber gegen andere. Geschwächte und ältere Menschen sollten sich im Spätherbst gegen Grippe impfen lassen.

Wie oft wären diese Impfungen zu wiederholen? Etwa einmal jährlich.

Spielen Antibiotika für die Grippebehandlung eine Rolle? Ja, aber nur in einem gewissen Ausmaß. Ihre Wirkung besteht nicht in der Heilung der grippalen Virusinfektion, sondern mehr in der Vorbeugung einer Sekundärinfektion. Es wird daher weniger leicht zu Komplikationen – Nebenhöhlenentzündung, Bronchitis, Lungenentzündung usw. – kommen, wenn Antibiotika gegeben werden.

Gibt es spezielle Nachweisverfahren zur Diagnose der Grippe? Während einer Grippeepidemie, die alle paar Jahre auftritt, ist die Diagnose leicht. Außerdem können bestimmte Blutuntersuchungen und der Virusnachweis die Diagnose sichern.

Wie lange dauert die Inkubationszeit bei Grippe? Ein bis drei Tage.

Hinterläßt die Grippe eine Immunität? Ja, aber sie hält nur ein paar Monate an.

Wie lange soll man mit einer Grippe im Bett bleiben? Mindestens 48 Stunden nachdem das Fieber heruntergegangen ist und alle Medikamente abgesetzt worden sind. Wenn starker Husten im Vordergrund steht, muß man sich noch längere Zeit schonen.

Wie bald nach einer Grippe kann man wieder voll arbeiten? Erst wenn alle Krankheitserscheinungen – auch Müdigkeit, Schwäche und Schwindel – geschwunden sind. Eine zu frühe Arbeitsaufnahme kann zu einem Rückfall führen.

Wie wird die Grippe behandelt? Abgesehen von der antibiotischen Behandlung gelten die gleichen Maßnahmen wie bei der gewöhnlichen Erkältung (siehe den Abschnitt über Erkältung in diesem Kapitel).

Bedeutet es unbedingt, daß eine Lungenentzündung eingetreten ist, wenn während einer Grippe Husten auftritt? Nein. Eine Reizung in *jedem* Abschnitt des Atmungstrakts kann zum Husten führen.

Wann soll man sich bei einer Erkrankung der Atemwege entschließen, einen Arzt zu holen? Man soll den Arzt rufen, wenn die Temperatur länger als 24 Stunden erhöht bleibt.

Asiatische und Hongkong-Grippe

Was versteht man unter Asiatischer Grippe? Man bezeichnet damit eine Form der Grippe, die gewöhnlich in weltweit ausgedehnten Epidemien beobachtet wird und von einer Variante des Typ-A-Grippevirus wie auch von anderen Virenstämmen hervorgerufen wird.

Welche Krankheitserscheinungen erzeugt die Asiatische Grippe? Die Symptome sind jenen der bekannteren Grippeformen sehr ähnlich und umfassen Abgeschlagenheit, Schüttelfrost, Fieber, Kopfschmerzen, Gliederschmerzen und manchmal auch Magen-Darm-Störungen.

Wie verläuft die Erkrankung? Sie dauert meist 5–10 Tage und geht dann zurück, wenn keine Komplikationen eintreten.

Kann dieser Grippetyp genau diagnostiziert werden? Nachdem die Symptome jenen der gewöhnlichen Grippe gleichen, kann die sog. Asiatische Grippe nicht immer speziell diagnostiziert werden, sondern wird wahrscheinlich meist den geläufigen Grippeformen zugerechnet. Ein sicherer Nachweis wäre nur mit komplizierten Laboruntersuchungen zu erbringen, auf die man im Normalfall verzichtet.

Wie wird die Krankheit verbreitet? Durch Tröpfcheninfektion von einem Kranken zum anderen, in gleicher Weise wie die gewöhnliche Grippe.

Wie lange dauert die Inkubationszeit? 24–72 Stunden.

Welche Komplikationen gibt es bei der Asiatischen Grippe? A-Grippeepidemien scheinen mit einer größeren Komplikationshäufigkeit einherzugehen als B-Grippeepidemien. Die häufigsten Komplikationen sind virus- oder bakterienbedingte Lungenentzündungen, Tracheobronchitis, Myokarditis (Herzmuskelentzündung) und bestimmte neurologische Erkrankungen – Enzephalitis und verschiedene Neuritisformen.

Ist sie eine schwere Krankheit? Nein. Die Zahl der Erkrankungsfälle ist zwar sehr groß, doch verläuft die Krankheit gewöhnlich leicht, und nur wenige Patienten werden ernstlich krank. Am anfälligsten für ernste Auswirkungen und Komplikationen sind Personen mit chronischen Herz-, Lungen- und Nierenleiden, höhere Altersgruppen (über 55 Jahre) und schwangere Frauen. Diesen Personen wird eine Impfung besonders empfohlen.

Gibt es eine spezifische Behandlung? Für die Krankheit selbst gibt es kein spezielles Heilverfahren, aber zur Verhütung und Behandlung von Komplikationen eignen sich Antibiotika.

Kann man etwas unternehmen, um der Asiatischen Grippe vorzubeugen? Ja. Man kann sich impfen lassen.

Thieme
Ärztlicher Rat

Alkohol	Hüftgelenksprothesen
Alter	Kehlkopflose
Anfallkranke	Kinder, gesunde und kranke
Augenkrankheiten	Kinderlosigkeit
Autogenes Training	Kopf- und Gesichtsschmerzen
Bandscheibenschäden	Kosmetische Chirurgie
Beinamputierte	Krankenernährung
Bergsteiger	Leber- und Gallenkrankheiten
Bronchial- und Lungenkrankheiten	Magen- und Darmkrankheiten
Bruchleiden	Manisch-depressive Krankheit
Brustdrüsenerkrankungen	Medizin für jedermann
Depressionen	Nierenkrankheiten
Durchblutungsstörungen	Notfälle in den Bergen
Empfängnisverhütung	Parkinson-Kranke
Erste Hilfe	Prostataerkrankungen
Fettstoffwechselstörungen	Querschnittgelähmte
Gichtkrankheiten	Rheumakranke
Gymnastik	Schilddrüsenerkrankungen
Halbseitengelähmte	Selbstanalyse
Hauskrankenpflege	Träume
Hautkrankheiten	Tropenreisende
Herz- und Kreislaufkranke	Übergewicht
Hochdruckkranke	Zahnerkrankungen
Hörbehinderte	Zuckerkrankheit

Über 70 Bücher zu diesen Themen finden Sie in unserem ausführlichen Farbprospekt <Thieme Ärztlicher Rat>. Bitte anfordern!

Georg Thieme Verlag Stuttgart · New York

Hauskrankenpflege

Anleitung und Hilfen für Gruppenarbeit
und Selbststudium

4., unveränderte Auflage

Von Alfred Vogel und Georg Wodraschke
beide an der Pädagogischen Hochschule
in Freiburg/Breisgau

Herausgegeben in Zusammenarbeit
mit der Fortbildungsakademie
des Deutschen Caritasverbandes

1982. 233 Seiten, 128 Abbildungen, 40 Tabellen
〈Thieme Ärztlicher Rat〉 DM 24,80
(unverb. empf. Preis)

Anleitung zur Durchführung von Pflegeprogrammen
Psychologische Probleme am Krankenbett
Aspekte moderner Altenhilfe

Preisänderungen vorbehalten

Georg Thieme Verlag Stuttgart · New York

Medizin für jedermann
Band II: M–Z

Dr. med. Robert E. Rothenberg

Medizin für jedermann

in Frage und Antwort

Übersetzt von Dr. med. Gertrud Gollmann

Band II: M–Z
81 Abbildungen, 4 Tabellen
4., neubearbeitete und erweiterte Auflage

Deutscher
Taschenbuch
Verlag

Georg Thieme
Verlag
Stuttgart · New York

Der Titel der amerikanischen Originalausgabe lautet:
The New Illustrated Medical Encyclopedia for Home Use
by Robert E. Rothenberg, Abradale Press, New York.
© 1982, 1979, 1976, 1974, 1967, 1963, 1959 by Robert E. Rothenberg, M.D., F.A.C.S.
Herausgeber:
Robert E. Rothenberg, M.D., F.A.C.S., New York, USA
Übersetzer:
Dr. Gertrud Gollmann, Linz, Österreich
Umschlaggestaltung (Thieme): Friedrich Hartmann

CIP-Kurztitelaufnahme der Deutschen Bibliothek

Medizin für jedermann : in Frage u. Antwort /
Robert E. Rothenberg. Übers. von Gertrud
Gollmann. – München : Deutscher Taschenbuch-
Verlag ; Stuttgart ; New York : Thieme
  (Thieme, ärztlicher Rat)
  Einheitssacht.: The new illustrated medical
  encyclopedia for home use ⟨dt.⟩
  Bis 3. Aufl. im Verl. Thieme, Stuttgart

NE: Rothenberg, Robert E. [Hrsg.]; EST

Bd. 2. M – Z. – 4., neubearb. u. erw. Aufl. –
1983.

1. Auflage 1974
2. Auflage 1976
3. Auflage 1979

Geschützte Warennamen (Warenzeichen) werden *nicht* besonders kenntlich gemacht. Aus dem Fehlen eines solchen Hinweises kann also nicht geschlossen werden, daß es sich um einen freien Warennamen handele.

Alle Rechte, insbesondere das Recht der Vervielfältigung und Verbreitung sowie der Übersetzung, vorbehalten. Kein Teil des Werkes darf in irgendeiner Form (durch Photokopie, Mikrofilm oder ein anderes Verfahren) ohne schriftliche Genehmigung des Verlages reproduziert oder unter Verwendung elektronischer Systeme verarbeitet, vervielfältigt oder verbreitet werden.

© 1974, 1983 Georg Thieme Verlag, Rüdigerstraße 14, D-7000 Stuttgart 30
Printed in Germany
Satz: Setzerei Lihs, Ludwigsburg, gesetzt auf Linotron 202, System 4
Druck: Clausen & Bosse, Leck

ISBN 3-13-502904-2 (Georg Thieme Verlag)
ISBN 3-423-03130-1 (dtv)   1 2 3 4 5 6

Inhaltsverzeichnis

Band II: M–Z

34. Kapitel

Medikamente und Suchtgifte 631
  Antibiotika 636
  Sulfonamide 638
  Schmerzstillende Mittel 639
  Barbiturate 640
  Tranquillantien 641
  Narkotika 642
  Abführmittel 643
  Abmagerungsmittel 645
  Hormone 645
  Anregungsmittel 648
  Halluzinogene 649
  Antiseptika 650
  Zytostatika 650
  Mittel gegen Geschlechtskrankheiten 650
  Vitamine 650

35. Kapitel

Milz 651

36. Kapitel

Nebennieren 658

37. Kapitel

Nebenschilddrüsen 663

38. Kapitel

Nervensystem und Neurochirurgie 668

Nervensystem 668
  Nervenentzündung 670
  Zerebrale Kinderlähmung 673
  Wasserkopf 674
  Hirngeschwülste 675
  Gehirnentzündung 676

Hirnhautentzündung	677
Syphilis des Nervensystems	678
Schlaganfall	678
Fallsucht	681
Ohnmacht	684
Koma	685
Kopfschmerz	685
Drehschwindel	687
Ménière-Krankheit	687
Progressive Muskeldystrophie	687
Multiple Sklerose	688
Parkinson-Erkrankung	689
Schädelbruch	690
Gehirnerschütterung	691
Lumbalpunktion	691
Pneumenzephalographie	692
Hirnszintigraphie	692
Computertomographie	692
Elektroenzephalographie	693
Arteriographie	693
Neurochirurgie	695
Schädel- und Hirnverletzungen	698
Operative Behandlung von Infektionen des Schädels und Gehirns	702
Hirngeschwülste	703
Schlaganfall durch Blutung im Schädelinnern	706
Andere Hirnoperationen	708
Rückenmark, angeborene Fehlbildungen/Entwicklungsanomalien	711
Geschwülste des Rückenmarks	712
Bandscheibenvorfall	713
Rückenmarksverletzungen	714
Die Chirurgie unbeeinflußbarer Schmerzzustände	715
Periphere Nerven	716

39. Kapitel

Das Neugeborene	718
Frühgeburt	724

40. Kapitel

Nieren und Harnwege	728

Nieren 728
  Glomerulonephritis 733
  Nephrose 735
  Urämie 735
  Hydronephrose 736
  Pyelonephritis 737
  Nierensteine 739
  Nierengeschwülste 743
  Nierenzysten 744
  Angeborene Fehlbildungen der Niere 745
  Nierenverletzungen 746
  Nierentuberkulose 747
  „Nierensenkung" oder „Wanderniere" 748
  Harnleitergeschwülste 749
  Ureterocele 750
  Nierentransplantation 751
  Künstliche Niere 753
Harnblase 755
  Harnblasenentzündung 755
  Zystokopie 757
  Blasenfisteln 757
  Blasensteine 758
  Harnblasengeschwülste 759
  Harnröhre 761

41. Kapitel

Operationsvorbereitung und Nachbehandlung, Bluttransfusionen und Punktionen 769
  Operationsvorbereitung 769
  Maßnahmen im Anschluß an die Operation ... 771
  Bluttransfusionen 774
  Punktionen 776

42. Kapitel

Organtransplantationen 778

43. Kapitel

Parasiten und parasitäre Erkrankungen 784
  Amöbenruhr 785
  Trichomonadenkolpitis 786
  Leishmaniosen 787

Afrikanische Schlafkrankheit 787
Chagaskrankheit 787
Malaria 788
Wurmkrankheiten 789

44. Kapitel

Physikalische Therapie und Rehabilitation 796
  Wärmetherapie 797
  Ultraviolettlichttherapie 798
  Hydrotherapie 799
  Elektrotherapie 799
  Massage 800
  Übungstherapie 800
  Rehabilitation 801
  Physikalische Therapie und Rehabilitation für Ältere 802

45. Kapitel

Plastische Chirurgie 806

46. Kapitel

Pubertät und Jugendalter 814

47. Kapitel

Replantationschirurgie 820

48. Kapitel

Rheumatische Krankheiten und andere Gelenksleiden 823
  Rheumatisches Fieber 825
  Chronische Polyarthritis 830
  Spondylitis ankylopoetica 832
  Arthrosis deformans 832
  Gicht-Arthritis 833
  Traumatische Arthritis 835
  Bakterielle Arthritis 835

49. Kapitel

Säuglingsernährung und Darmfunktion 837

Natürliche Ernährung an der Mutterbrust 837
Künstliche Ernährung mit der Flasche 841
Darmkolik des Säuglings 851
Stuhlgang 852
Durchfall 853

50. Kapitel

Säuglings- und Kinderkrankheiten 867
  Krupp und Pseudokrupp 857
  Zöliakie 859
  Mukoviszidose.................................. 861
  Hirschsprung-Krankheit 863
  Nephrose...................................... 863
  Rheumatisches Fieber 864
  Fetale Erythroblastose 864
  Familiäre amaurotische Idiotie 867
  Niemann-Pick-Krankheit 869
  Down-Syndrom (Mongolismus) 869
  Retrolentale Fibroplasie 871
  Hyalin-Membran-Krankheit 871
  Atelektase des Neugeborenen 872
  Blutungsneigung des Neugeborenen 873
  Neugeborenen-Spasmophilie 873
  Neugeborenen-Sepsis 874
  Soor.. 875
  Nabelentzündung 876
  Angeborener Kehlkopfstridor 876

51. Kapitel

Schilddrüse 878
  Thyreoiditis 881
  Schilddrüsenoperation 882

52. Kapitel

Schwangerschaft und Entbindung 887
  Die Vorgeburtsperiode........................... 887
  Niederkunft und Entbindung 898
  Eingeleitete Geburt 902
  „Natürliche Geburt" 903
  Zangenentbindung.............................. 910
  Steißlage 911

Nabelschnurvorfall 914
Mehrlingsgeburten 915
Wehenschwäche 916
Schnittentbindung 917
Blutungen nach der Geburt 921
Wochenbett 922
Schwangerschaftskomplikationen 925
Herzleiden in der Schwangerschaft 926
Nierenbeckenentzündung in der Schwangerschaft 927
Zuckerkrankheit in der Schwangerschaft 928
Schwangerschaftstoxikosen 929
Präeklampsie 930
Eklampsie 932
Placenta praevia 933
Vorzeitige Plazentalösung 935

53. Kapitel

Seelische Störungen und Geisteskrankheiten 938
Neurosen 939
Zurechnungsfähigkeit 940
Hysterie 943
Psychosomatische Krankheiten 943
Psychosen 946
Schwachsinn 950
Streß 952

54. Kapitel

Sexualorgane, Sexualverhalten und Fortpflanzung 956

Die männlichen Geschlechtsorgane 956
Glied 956
Beschneidung 956
Geschwulstkrankheiten des männlichen Glieds 959
Hodensack und Hoden 960
Hodenverletzungen 960
Hodengeschwülste 961
Hodenhochstand 961
Wasserbruch 963
Stieldrehung des Hodens 965
Nebenhodenentzündung 965
Krampfaderbruch 967
Vorsteherdrüse 968

Gutartige Vergrößerung der Vorsteherdrüse 970
Krebs der Vorsteherdrüse 975
Die weiblichen Geschlechtsorgane 979
Die äußeren Geschlechtsteile 979
Menstruation 992
Gebärmutterhals 999
Gebärmutter 1007
Fehlgeburt 1022
Eileiter 1029
Eierstöcke 1036
Wechseljahre 1044
Geschlechtsentwicklung und Geschlechtsbestimmung 1048
Sexualverhalten 1050
Fruchtbarkeit und Unfruchtbarkeit 1058
Die Sterilität der Frau 1059
Die Sterilität des Mannes 1067
Potenz und Impotenz 1069
Geburtenregelung 1072
Biologische Methode nach Knaus-Ogino 1075
Coitus interruptus 1077
Kondom 1078
Scheidenspülung 1080
Scheidendiaphragmen und spermizide Substanzen als Gelee,
Schaum oder Creme 1080
Intrauterinschlingen und -spiralen 1081
Hormonale Empfängnisverhütung mit Ovulationshemmern . 1083
Empfängnisverhütung durch operative Maßnahmen 1086

55. Kapitel

Strahlendiagnostik und Strahlenbehandlung 1088

Strahlendiagnostik 1088
Strahlenbehandlung 1099

56. Kapitel

Tuberkulose 1104
Tuberkulosebehandlung 1111

57. Kapitel

Ultraschalldiagnostik 1116

58. Kapitel

Verdauungstrakt 1119

Speiseröhre 1119
  Angeborene Mißbildungen 1121
  Speiseröhrenentzündung 1122
  Speiseröhrenverletzungen 1123
  Speiseröhrendivertikel 1124
  Achalasie 1125
  Ösophagusvarizen 1127
  Speiseröhrengeschwülste 1127
Magen und Zwölffingerdarm 1130
  Magenverstimmung 1132
  Magensäure 1134
  Akute Gastritis und Gastroenteritis 1136
  Chronische Gastritis 1137
  Ulcus pepticum 1138
  Pylorusstenose, Pylorospasmus 1145
  Zwerchfellgleithernie 1147
  Magenkrebs 1147
Dünn- und Dickdarm 1150
  Chronische Verstopfung 1151
  Durchfall 1155
  Gastroenteritis 1157
  Regionäre Enteritis 1158
  Meckel-Divertikel 1159
  Invagination 1161
  Volvulus 1163
  Divertikulitis und Divertikulose 1165
  Reizkolon 1167
  Kolitis 1169
  Colitis ulcerosa 1169
  Bakteriell oder parasitär bedingte Kolitis 1171
  Darmverschluß 1172
  Hirschsprung-Krankheit 1173
  Geschwülste des Dünn- und Dickdarms 1175
Mastdarm und After 1181
  Hämorrhoiden 1181
  Mastdarm- und Afterpolypen 1185
  Analfissur 1187
  Abszesse und bakterielle Infektionen in der Umgebung des Afters 1189
  Analfistel 1189
  Afterjucken 1190

Mastdarmvorfall 1191
Krebs des Mastdarms und Afters 1192

59. Kapitel

Vitamine 1195

60. Kapitel

Zuckerkrankheit 1201

Sachverzeichnis 1208

34

Medikamente und Suchtgifte

siehe auch Kapitel 3, Allergie; Kapitel 15, Diät; Kapitel 18, Erste Hilfe; Kapitel 24, Hirnanhangsdrüse; Kapitel 25, Impfungen; Kapitel 26, Infektionskrankheiten; Kapitel 36, Nebennieren

Kann man sich unbedenklich selbst mit Medikamenten behandeln, ohne den Rat eines Arztes einzuholen? Es wäre übertrieben, wenn man glaubt, man müßte wegen geringfügiger Beschwerden immer gleich den Arzt rufen, bevor man ein bewährtes Hausmittel nimmt. Der gesunde Menschenverstand sagt einem jedoch, daß man den Arzt zu Rate ziehen soll, wenn sich ungewöhnliche Krankheitserscheinungen entwickeln. Da wäre eine Selbstbehandlung nämlich gefährlich. In bestimmten Fällen – wenn der Patient bereits Medikamente erhält, bei einer chronischen Krankheit oder während der Schwangerschaft – sollten sogar gebräuchlichere Mittel nicht ohne die Empfehlung des Arztes genommen werden.

Kann man ein Mittel, das einem der Arzt einmal verschrieben hat, ohne Gefahr später wieder nehmen, wenn man glaubt die gleiche Krankheit zu haben? Das soll man nur machen, wenn der Arzt entsprechende Anweisungen gibt. Wenn irgendwelche Zweifel bestehen, genügt vielleicht eine kurze telefonische Rückfrage zur Verhütung eines schwerwiegenden Fehlers.

Kann man unbedenklich einem Verwandten oder Freund eine Medizin geben, die einem selbst verschrieben wurde? Nein. Das hat schon zu vielen folgenschweren Irrtümern geführt. Laien sind nicht in der Lage, die Krankheit eines anderen richtig zu beurteilen.

Wie kann man feststellen, ob eine Tablette oder eine Medizin die Wirksamkeit behalten oder bereits verloren hat? Wenn Zweifel bestehen, soll man den Arzt oder Apotheker fragen. Bei vielen Präparaten ist auf dem Schildchen das Ende der Verwendungsdauer angegeben; man sollte nach diesem Vermerk suchen. Jede Veränderung der Farbe oder der übrigen Beschaffenheit (z. B. Ausfallen eines Bodensatzes) ist als verdächtig auf einen Wirkungsverlust oder eine erhebliche Veränderung in der Zusammensetzung zu betrachten.

Warum kann man gewisse Mittel direkt am Ladentisch kaufen, während für andere eine ärztliche Verschreibung notwendig ist? Der rezeptfreie Verkauf von Medikamenten ist behördlich geregelt. Die

Entscheidung, ob ein Medikament rezeptfrei abgegeben werden darf, hängt gewöhnlich von seiner möglichen Gefährlichkeit ab.

Welche Kontrollen übt der Staat über Herstellung und Verkauf von Arzneimitteln aus? Der Staat wacht durch seine verschiedenen Behörden darüber, daß alle Heilmittel, die zum allgemeinen Verbrauch freigegeben werden, ordnungsgemäß hergestellt und mit genauen Inhaltsbeschreibungen versehen sind und daß sie Forschungsergebnisse zur Grundlage haben, die ihre Wirkung und Nebenwirkung nachweisen.

Wie vertrauenswürdig sind die verschiedenen Radio-, Fernseh- und Zeitungsanzeigen, die für Medikamente Reklame machen? Man kann ruhig sagen, daß man sie mit großer Vorsicht aufnehmen muß.

Wie kann man sich am besten davor sichern, eine falsche Medizin oder Tablette einzunehmen? Wenn man sich wegen eines Medikaments nicht im klaren ist, frage man beim Apotheker oder beim Hausarzt telefonisch an.

Darf man Tabletten oder eine Medizin nehmen, deren Aufschrift abgegangen oder unleserlich ist? Nein. Es ist viel sicherer, wenn man das Mittel wegwirft, als wenn man es nimmt ohne mit Bestimmtheit zu wissen, was es enthält. Eine Sicherheitsregel besagt, daß man jede Aufschrift zweimal lesen soll, bevor man das Mittel einnimmt.

Tabelle 20 **Vorschlag für den Inhalt der Hausapotheke**

Ausrüstung für Krankenpflege und Erste Hilfe
Heftpflasterverband 1 Schachtel
Heftpflasterrollen 1 schmal, 1 breit
70%iger Alkohol, eine Flasche, für Abreibungen und zum Reinigen der Haut (als Antiseptikum statt Jod usw. zu verwenden)
1 Dtzd. Stieltupfer mit Watte
3 Gazeverbandrollen in verschiedenen Breiten
1 Bettpfanne (Leibschüssel)
Glocke (damit der Patient Hilfe herbeirufen kann, wenn es nötig ist)
sterile Watte, eine große Rolle
Wärmeflasche
1 elastische Binde
Emailbecken (zur Vorbereitung nasser Umschläge, zum Waschen des Patienten usw.)
Einlaufbeutel mit Zubehör (Irrigator)
Taschenlampe
sterile Gazekompressen: 1 Dtzd. papierverpackte, kleine Verbandpäckchen
1 Dtzd. papierverpackte, große Verbandpäckchen

Merfen-Tinktur, eine Flasche (als Antiseptikum)
Eisbeutel
Gummituch (zum Einlegen unter das Leintuch oder zur Verwendung bei Umschlägen)
Gummischlauch, etwa 60 cm lang (zum Abbinden, Stauen)
Schere (vorzugsweise Verbandschere)
Thermometer, eines für den Mund, eines für Rektalmessungen
Pinzette zur Splitterentfernung
Harnflasche
sterile Vaseline, eine Tube

*Medikamente**
Aspirintabletten, eine Originalpackung
Doppelkohlensaures Natron (Natriumbikarbonat, Speisesoda) in Pulverform, eine Packung
Augenwasser mit Augenschale, ein Fläschchen
Magnesia usta, eine Packung
Carbo medicinalis (Tierkohle) als Pulver oder Granulat, eine Packung
Rizinus-Öl, ein Fläschchen
Talkumpuder, eine Streudose

* Man beachte, daß stark wirksame Medikamente, etwa starke Schlafmittel, Narkotika, starke Antiseptika wie Jod und andere Spezialpräparate *absichtlich* nicht in diese Liste aufgenommen wurden. Derartige Mittel sollten nicht im allgemein zugänglichen Medizinschränkchen, sondern gesondert aufgehoben werden.

Vorsichtsmaßregeln
a) Jedes Medikament und jede Flasche muß eindeutig beschriftet sein.
b) Wenn die Aufschrift nicht deutlich leserlich ist, werfe man das Mittel weg.
c) *Alle* Medikamente, wenn sie auch noch so schwach sind, müssen außerhalb der Reichweite von Kindern aufbewahrt werden!
d) Man lese jede Aufschrift *2mal,* bevor man eine Medizin verabreicht.
e) Jedes Gift und jedes Spezialpräparat sollte hinter Schloß und Riegel sein. Man bewahre ein solches Medikament *nicht* in der eigentlichen Hausapotheke auf, wo es der ganzen Familie zugänglich ist.
f) Wenn es zweifelhaft ist, ob eine Medizin noch frisch ist, soll man sie wegwerfen.
g) Man nehme *niemals* eine Medizin im Finstern ein.
h) Man mache *nie* einen feucht-heißen Umschlag, bevor der Patient nicht selbst geprüft hat, ob er nicht zu heiß ist. Es ist besser zu kühl als zu heiß.
i) Man lege sich *nicht* mit einem eingeschalteten elektrischen Heizkissen schlafen.
j) Man lege einen Eisbeutel *nicht* länger als eine halbe Stunde auf einmal auf.

Welche Arzneimittel sollen in der Hausapotheke aufbewahrt werden?
Wenn man nicht in einem sehr abgelegenen ländlichen Bezirk lebt, empfiehlt es sich nicht, zu viele Medikamente zu Hause vorrätig zu halten. Erste-Hilfe-Material, ein mildes Antiseptikum, Aspirin und dergleichen genügen.

Welche Mittel sind im Haushalt besonders gefährlich? Alle Arzneimittel und chemischen Präparate bilden besonders für kleine Kinder, bei denen leicht eine Überdosierung zustande kommt, eine Gefahr. Sogar ein Abführmittel kann für ein Kleinkind gefährlich sein, wenn es in großen Mengen eingenommen wird. Alle Heilmittel, besonders aber auch Schädlingsbekämpfungsmittel, Laugen, Chemikalien aller Art und alkoholische Getränke sollten für Kinder unzugänglich aufbewahrt werden. Man sollte auf jeden Fall immer „kindersichere" Flaschen verlangen, die von Kindern nicht geöffnet werden können.

Was ist eine Droge? Mit dem Sammelbegriff „Droge" bezeichnet man eigentlich getrocknetes Material natürlicher Herkunft (von Pflanzen, Tieren und Mineralien), das Wirkstoffe enthält, besonders solche, die für Heilzwecke oder auch technische Zwecke geeignet sind. Dazu gehören z. B. pulverisierte Heilkräuter, Rinden, Harze usw., aber auch die aus dem Schlafmohn, dem indischen Hanf, den Cocablättern und anderen Pflanzen gewonnenen Suchtmittel. Heute werden, dem englischen Sprachgebrauch entsprechend, auch chemisch hergestellte Präparate oft als Drogen bezeichnet.

Was versteht man unter Drogenabhängigkeit und Arzneimittelmißbrauch? Von Drogenabhängigkeit spricht man, wenn ein Patient ohne die regelmäßige Zufuhr eines bestimmten Mittels nicht mehr auskommt oder auszukommen glaubt. In vielen Fällen geht damit eine zunehmende Gewöhnung des Körpers an das Mittel einher, so daß immer größere Mengen nötig werden, um die gleiche Wirkung zu erzielen.
Bei der Drogenabhängigkeit unterscheidet man zwischen dem einfachen, leider heute recht verbreiteten Arzneimittelmißbrauch, bei dem die ständige Einnahme eines Mittels (meist Schlafmittel, schmerzstillende Mittel, Beruhigungs- und Anregungsmittel) zur Gewohnheit geworden ist, und der echten Sucht, bei der die fortgesetzte Zufuhr des Mittels zu schweren Veränderungen in der Persönlichkeit, aber auch im körperlichen Bereich führt. Wenn es auch bestimmte Unterscheidungsmerkmale zwischen dem gewohnheitsmäßigen Arzneimittelmißbrauch und der echten Sucht gibt, so sind die Grenzen in vielen Fällen nicht scharf zu ziehen. Bei manchen neuen Mitteln hat es sich erst im Laufe der Zeit herausgestellt, daß sie zur Sucht führen können.

Wovon hängt es ab, ob sich bei einem Medikament ein gewohnheitsmäßiger Mißbrauch entwickeln kann?
a) von den besonderen Eigenschaften dieses Mittels;
b) von der Persönlichkeit des Menschen, der das Mittel einnimmt;
c) bei jedem Mittel, das Unbehagen beseitigt und einen angenehmen seelischen oder körperlichen Zustand erzeugt, besteht die Möglichkeit, daß man sich daran gewöhnt.

Gibt es einen Unterschied zwischen einem Mittel, das zum gewohnheitsmäßigen Mißbrauch führt, und einem Suchtmittel? Ja. Bei der Sucht besteht eine körperliche und seelische Abhängigkeit von der Substanz. Der Entzug eines solchen Mittels bewirkt eine schwere Stoffwechselstörung und außerordentlich heftige körperliche und seelische Reaktionen. Bei gewohnheitsmäßigem Mißbrauch kann der Entzug des Mittels zu leichten, seelisch bedingten Mißempfindungen und Verstimmungen, aber kaum zu körperlichen Krankheitserscheinungen Anlaß geben.

Kommt es oft vor, daß man schließlich unempfindlich für die Wirkung verschiedener Heilmittel wird, wenn man sie lange Zeit hindurch genommen hat? Diese Tendenz besteht bei manchen Mitteln ganz sicher. So werden z. B. gewisse Bakterien mit der Zeit unempfindlich (resistent) gegen Penizillin und andere Antibiotika. Es kann auch geschehen, daß man von bestimmten schmerzstillenden Mitteln und Schlafmitteln bei längerem Gebrauch immer mehr verträgt (zunehmende Toleranz) bzw. immer weniger von ihrer Wirkung spürt (Resistenz). Bei den meisten Heilmitteln bleibt jedoch die Wirkung erhalten, wenn sie zur Langzeitbehandlung richtig eingesetzt werden.

Ist eine echte Sucht überhaupt heilbar? Ja, doch ist eine Entziehungskur zugegebenermaßen sehr mühselig und schwierig.

Stimmt es, daß es um so besser ist, je weniger Medikamente man nimmt? Ja. Medikamente sollten nur wenn es nötig ist und unter genauer Befolgung der ärztlichen Anweisungen genommen werden. Es ist genauso schlecht zu wenig Medikamente zu nehmen, wenn man sie braucht, als zu viele.

Was bedeutet eigentlich „Dosis"? Mit Dosis bezeichnet man die Menge, die von einem Heilmittel gegeben wird; der Arzt bestimmt sie gewöhnlich nach Maßeinheiten (z. B. mg) der wirksamen Substanz und zieht bei der Festsetzung das Alter und Gewicht des Patienten, seinen Allgemeinzustand, die Art der Verabreichung und die zu behandelnde Störung in Betracht. Für den Patienten heißt die Dosierung beispielsweise 2mal täglich eine Tablette, 3mal täglich 15 Tropfen oder 1mal täglich ein Pulver.

Wenn man zuviel von einem Mittel nimmt, kann es zu Überdosierungserscheinungen, d. h. bei stark wirksamen Medikamenten zur Vergiftung kommen.
Von Dosierung spricht man nicht nur bei Medikamenten, sondern z. B. auch bei der Strahlenbehandlung.

Kann man mit Erfolg eingreifen, wenn zuviel von einem Arzneimittel genommen wurde? Eine Überdosierung läßt sich bei den meisten Mitteln mit entsprechenden Maßnahmen behandeln. Das wichtigste Gebot ist, daß man ärztliche Hilfe herbeischaffen muß, ohne einen Augenblick zu verlieren.

Warum lehnen es Ärzte meist ab, ein Rezept ohne Kontrolluntersuchung zu erneuern?
a) Der Arzt will die Fortschritte des Patienten und die Wirkung der Behandlung überprüfen;
b) er will sichergehen, daß keine neuen Komplikationen aufgetreten sind;
c) er möchte unter Umständen eine nicht ganz klare Diagnose bestätigen oder ändern;
d) er muß vielleicht die Dosis ändern oder das Medikament wechseln;
e) gewisse Medikamente sind nur kurzzeitig wirksam und sollten nicht über längere Zeiträume hin eingenommen werden.

Müssen schwangere Frauen bei der Einnahme von Medikamenten besonders vorsichtig sein? Ja, je weniger Medikamente sie nehmen, um so besser. Manche Substanzen können das ungeborene Kind in seiner Entwicklung schädigen. Schwangere sollten nie eine Medizin nehmen, ohne vorher den Arzt zu fragen, da manche Medikamente, die gegen Beschwerden der Mutter geeignet wären, dem Keimling schwere Schäden zufügen können.

Kann es auch sonst schaden, wenn man ein Medikament zu lange nimmt? Ja. Bestimmte Medikamente, die bei kurzfristiger Verwendung wirksam und harmlos sind, führen zu Vergiftungserscheinungen, wenn sie zu lange eingenommen werden. Im Einzelfall kann der Arzt darüber Auskunft geben.

Antibiotika

Was sind Antibiotika? Antibiotika sind chemische Stoffe, die von lebenden Mikroorganismen – Bakterien und Pilzen – erzeugt oder synthetisch hergestellt werden. Sie werden medizinisch zur Bekämpfung von bakteriell bedingten Erkrankungen verwendet.

Welche Antibiotika sind am bekanntesten? Penizillin, Streptomyzin, Tetrazyklin und viele andere, neuere Mittel.

Wie groß ist die Wirkung der Antibiotika? Seit man Antibiotika kennt, konnten Millionen Kranke mit ihrer Hilfe gerettet werden. Lungenentzündungen, Streptokokken-, Staphylokokken-, Gonokokken-, Spirochäten- und andere Infektionen lassen sich mit zweckentsprechend eingesetzten antibiotischen Mitteln heilen.

Sind Antibiotika gegen Virusinfektionen wirksam? Leider offenbar nicht. Es werden aber bald Medikamente herauskommen, die zur Virenbekämpfung geeignet sind.

Kann man mit der Zeit für die Wirkung der Antibiotika unempfänglich werden? Nicht der Patient spricht nicht mehr auf Antibiotika an, sondern viele Bakterien entwickeln leider eine Resistenz, d. h. sie widerstehen dem Einfluß der Antibiotika. Diese Mittel sollten daher sinnvoll und sparsam verwendet werden.

Sind Antibiotika zur Behandlung von Geschwülsten oder von Krebs brauchbar? Gegenwärtig kennt man keinen Fall einer Geschwulst- oder Krebsheilung durch die Anwendung von Antibiotika.

Sind Allergien gegen Antibiotika häufig? Ja. Die Allergie richtet sich jedoch vielfach nur gegen ein einzelnes Antibiotikum und nicht gegen alle. Daher kann man auch allergische Patienten erfolgreich mit dem einen oder anderen dieser Heilmittel behandeln.

Kann man sich unbedenklich selbst mit antibiotischen Mitteln behandeln? Nein! Antibiotika sollten nur auf Verschreibung des Arztes genommen werden, weil die Möglichkeit besteht, daß sich durch die Selbstbehandlung unnötigerweise Allergien gegen Antibiotika entwickeln oder daß bestimmte Krankheitserreger, von denen der Patient befallen ist, resistent gegen diese Mittel werden.

Treten manchmal Schädigungen infolge von Allergien oder von Überdosierungen bei antibiotischer Behandlung auf? In Einzelfällen. Die allergischen Reaktionen sind unter Umständen sehr heftig; sie können mit verschiedenartigen Hautausschlägen und mit einer Blutungsneigung in Erscheinung treten. Antibiotika können schwere Schädigungen der Nieren, des Knochenmarks, des Nervensytems oder des Magen-Darmtrakts verursachen. Wie alle anderen hochwirksamen Heilmittel sollten sie nach einem vom Arzt erstellten und überwachten Behandlungsplan angewendet werden.

Muß man Antibiotika immer genau nach der Vorschrift des Arztes einnehmen? Ja.

Sind Antibiotika gegen Schnupfen oder Grippe wirksam? Nein, aber sie können manche Komplikationen dieser Infekte verhüten.

Sulfonamide

Was sind Sulfonamide? Sulfonamide sind eine spezielle Gruppe synthetisch hergestellter chemischer Substanzen, die bei einer großen Vielzahl bakterieller und virusbedingter Erkrankungen wirksam sind. Sie werden gelegentlich kombiniert mit Antibiotika verwendet.

Wie groß ist die Wirkung der Sulfonamide gegen Infektionen? In der Behandlung bestimmter Infektionen, besonders solcher des Harntrakts, stellen sie eine wichtige Waffe dar. Sie sind hier manchmal wirksamer als die Antibiotika.

Kann es vorkommen, daß ein Patient unempfänglich für die Sulfonamidwirkung wird? Auch hier wird nicht der Patient selbst unempfänglich für die Sulfonamide, sondern es sind gewisse Bakterien, die eine Resistenz entwickeln.

Ist es gefahrlos, sich mit Sulfonamiden selbst zu behandeln? Nein. Diese Medikamente sind hochwirksam und sollten nur nach der Verordnung des Arztes eingenommen werden. Es können auch unerwünschte Nebenwirkungen auftreten.

Muß man sehr viel trinken, wenn man Sulfonamide nimmt? Ja, weil mit einer reichlichen Flüssigkeitszufuhr verhindert wird, daß Kristalle in den Nieren und ableitenden Harnwegen ausfallen. Durch Verbesserungen im chemischen Bau der Sulfonamide ist diese Gefahr heute allerdings recht gering. Bei den modernen Sulfonamiden sind ungünstige Reaktionen ganz ungewöhnlich.

Können Sulfonamide die Blutbildung ungünstig beeinflussen? Heutzutage sieht man das sehr selten. Bei einer Langzeitbehandlung mit Sulfonamiden sind jedoch routinemäßige Blutbildkontrollen zweckmäßig; außerdem sollte man untersuchen, ob sich im Harn Kristalle oder Blutkörperchen nachweisen lassen.

Sind Antibiotika zur Bekämpfung von Infektionen wirksamer als Sulfonamide? Ja, mit Ausnahme bestimmter Infektionen des Harntrakts und des Verdauungstrakts.

Haben Antibiotika weniger Nebenwirkungen als Sulfonamide? Nein.

Schmerzstillende Mittel

(Analgetika)

Welche Substanzen werden zumeist zur Schmerzlinderung verwendet?
Die am häufigsten verwendeten Analgetika sind Salizylate (z. B. Aspirin), Pyrazol-Abkömmlinge (z. B. Pyramidon, Butazolidin) und Aminophenolabkömmlinge wie Phenacetin. Verschiedene neue Präparate wie z. B. Darvon werden heute auch viel verwendet.

Wie groß ist die schmerzstillende Wirkung der Analgetika? Im allgemeinen wirken diese Mittel sehr gut. Wenn den Schmerzen jedoch ernstere Ursachen zugrunde liegen, wie es z. B. bei Nierenkoliken, Magen- oder Zwölffingerdarmgeschwüren usw. der Fall ist, sind sie oft zu schwach.

Kann man sich mit diesen Mitteln unbedenklich selbst behandeln?
Sehr leichte, schmerzlindernde Mittel bekommt man gewöhnlich rezeptfrei und man kann sich schon selbst damit behandeln, vorausgesetzt, daß es mit Verstand geschieht; d. h. mit anderen Worten, daß man sie für vorübergehende kleinere Beschwerden und Schmerzen einnehmen darf. Man sollte sie aber nicht für längerdauernde Gesundheitsstörungen verwenden.

Kann es schaden, wenn man auf eigene Faust wochen- oder monatelang schmerzlindernde Mittel einnimmt? Jeder Zustand, der den Gebrauch von Analgetika über so lange Zeit erfordert, sollte einen zum Arzt führen.

Für welche alltäglichen Beschwerden werden Analgetika gewöhnlich verschrieben? Für leichtere Muskel- und Gliederschmerzen, Neuralgien (Nervenschmerzen), funktionelle Kopfschmerzen, Gelenkschmerzen, Krämpfe bei der Regelblutung (Dysmenorrhö) und andere Zustände, zu deren Beseitigung keine starken Betäubungsmittel (Narkotika) erforderlich sind.

Kann man aspirinsüchtig werden? Nein.

Kann man gegen diese schmerzlindernden Mittel allergisch oder allmählich unempfänglich werden? Eine Allergie gegen Analgetika gibt es, sie wird häufig beobachtet. An diesen Mitteln ist jedoch sehr bemerkenswert, daß auch ein langdauernder häufiger Gebrauch in der Regel mit keinem Wirkungsverlust verbunden ist.

Spielt es eine Rolle, ob man von Aspirin oder anderen schmerzstillenden Mitteln die richtige Dosis nimmt? Ja, ganz entschieden. Eine falsche Dosierung kann gefährlich sein, wenn sie zu hoch oder unwirksam, wenn sie zu nieder ist. Die Dosis richtet sich nach dem Alter und Körpergewicht des Patienten.

Kann die Einnahme von schmerzlindernden Mitteln gefährlich sein? Ja, wenn ein Patient dagegen allergisch ist. Es sind Todesfälle von der Einnahme einer einzigen Aspirintablette bekannt geworden. Außerdem kann Aspirin bei Bestehen von Magengeschwüren eine Blutung verursachen. Patienten mit Magengeschwüren sollten daher Aspirin sehr sparsam verwenden. Auch eine Überdosierung von Analgetika ist gefährlich, besonders für Kinder. Man hat auch schwere Nierenschädigungen nach langer Verwendung von Phenacetin beobachtet.
Die Bestimmung der richtigen Dosis ist bei Kindern besonders wichtig, da beim Kind die Empfindlichkeit gegen Medikamente dieser Gruppe unverhältnismäßig stark sein kann.

Ist eine Überempfindlichkeit gegen alle schmerzlindernden Mittel zu erwarten, wenn man gegen eines überempfindlich ist? Glücklicherweise nicht.

Was sind fiebersenkende Mittel? Es gibt verschiedene chemische Substanzen, darunter auch Salizylate, Pyrazol-Abkömmlinge und Phenacetin, die fiebersenkend wirken können. Es hat allerdings keinen Sinn, wenn man bei jeder Temperaturerhöhung gleich wahllos solche Mittel nimmt. Fieber ist keine Krankheit an sich, sondern nur eine Begleiterscheinung krankhafter Prozesse. Es muß daher zunächst die Ursache des Fiebers geklärt werden. Außerdem ist es nicht immer notwendig oder absolut wünschenswert, das Fieber zu unterdrücken.

Barbiturate

Was sind Barbiturate? Barbiturate, d. h. synthetisch hergestellte Abkömmlinge der Barbitursäure, werden gewöhnlich als Schlafmittel verschrieben.

Wie wirksam sind Barbiturate? Wenn auch die Empfänglichkeit für Barbiturate sehr unterschiedlich ist, eignen sie sich im allgemeinen gut zur Behebung von nervösen Spannungen und Schlaflosigkeit. Es muß jedoch gesagt werden, daß die Ursachen, die der Nervosität und der Schlaflosigkeit zugrunde liegen, nicht durch die Einnahme von Barbituraten beseitigt werden können.

Darf man sich mit Barbituraten selbst behandeln oder soll man diese Mittel nur auf ärztliche Verordnung einnehmen? Mit allem Nachdruck muß gesagt werden, daß man Barbiturate nur auf Anweisung eines Arztes nehmen soll, da sie auch schädliche Wirkungen haben können.

Kann man Barbiturate unbedenklich lange Zeit hindurch einnehmen? Nein, sofern es nicht der Arzt in bestimmten Fällen ausdrücklich erlaubt.

Können Barbiturate zur Gewöhnung führen? Ja; bei bestimmten Personen kann es sogar zur Sucht kommen.

Spricht man immer weniger auf Barbiturate an, wenn man sie viele Monate lang einnimmt? Ja. Wer Barbiturate nimmt, braucht häufig immer größere Mengen, um die gleiche Wirkung zu erzielen.

Welche gefährlichen Folgen kann eine Überdosierung von Barbituraten haben? Eine erhebliche Überdosierung kann zu tiefer Bewußtlosigkeit (Koma) oder zum Tod führen.

Bei welchen Störungen werden Barbiturate im allgemeinen verschrieben? Bei Krampfanfällen wie z. B. bei Epilepsie (Fallsucht) und bei Schlaflosigkeit.

Gibt es noch andere Medikamente, die beruhigend (sedativ) wirken? Ja, zum Beispiel die Tranquillantien, denen heute der Vorzug gegeben wird; *nur* zum Zwecke der Beruhigung gibt man Barbiturate heute kaum. Klassische Beruhigungsmittel (Sedativa) sind Baldrian und Bromsalze. Es gibt auch eine Reihe von barbituratfreien Schlafmitteln.

Tranquillantien
(Psychopharmaka)

Was sind Tranquillantien? Diese Mittel sind chemische Präparate, die Spannungen und Angst oft günstig beeinflussen. Auch sie setzen die Hirnfunktion herab.
Obwohl der Name Tranquillantien oder Tranquilizer ebenfalls „Beruhigungsmittel" bedeutet, bezeichnet man sie gewöhnlich nicht so, um eine Verwechslung mit den vorher beschriebenen barbiturathaltigen und barbituratfreien Beruhigungsmitteln (Sedativa), die eine andere Wirkungsweise haben, zu vermeiden. Der Ausdruck „Psychopharmaka" sagt, daß diese Mittel das Seelenleben beeinflussen. Überschneidungen der Begriffe sind offensichtlich.

Ist es gefahrlos, sich mit Tranquillantien selbst zu behandeln? Bestimmt nicht. Wenn man das Gefühl hat, man braucht ein Tranquillans, dann hat man in erster Linie nötig, daß sich ein Arzt mit einem befaßt. Nicht der Wunsch des Patienten kann für die Verordnung von Tranquillantien maßgeblich sein, sondern nur die sachlich begründete Entscheidung des Arztes.

Kann man Tranquillantien rezeptfrei kaufen oder muß sie der Arzt verordnen? Tranquillantien sind rezeptpflichtig.

Tritt oft mit der Zeit ein Wirkungsverlust ein? Ja, bei häufiger Einnahme von Tranquillantien entwickelt sich oft eine Toleranz. Der Patient braucht dann immer höhere Dosen, um die gewünschte Wirkung zu erzielen.

Wie groß ist die spannungslösende Wirkung der Tranquillantien? Das Ausmaß ihrer Wirkung ist unterschiedlich. Auch im günstigsten Fall lösen sie Angst und Spannung nur vorübergehend.

Kann es schaden, wenn man Tranquillantien monate- oder jahrelang nimmt? Ja, weil man in der Regel immer höhere Dosen benötigt und süchtig werden kann. Auf jeden Fall sollen diese Mittel nur auf ärztliche Verordnung eingenommen werden. Der Arzt wird wissen, wann man mit der Einnahme aufhören muß.

Kann eine Überdosis von Tranquillantien gefährlich sein? Ja. Bei erheblicher Überdosierung dieser Mittel wurden schwere Vergiftungserscheinungen und sogar Todesfälle beobachtet.

Sind Tranquillantien ein guter Ersatz für Narkotika, Barbiturate oder Analgetika? Man darf Tranquillantien nicht als eine Art „Ersatz" für irgendeines dieser Mittel ansehen, obwohl sich ihre Anwendungsbereiche oft überschneiden.

Narkotika
(Betäubungsmittel)

Was sind Narkotika? Mit Narkotika bezeichnet man eine Gruppe von Drogen, die je nach der Dosis eine mehr oder weniger starke Betäubungswirkung zeigen und in hohen Dosen die Nervenzentren lähmen.

Zu welchem Zweck verschreibt der Arzt Narkotika? Sie sind die stärksten Mittel zur Schmerzbekämpfung und werden nur dann verschrieben, wenn unerträgliche oder qualvolle Schmerzen bestehen.

Welche Narkotika finden in der Medizin als Schmerzbekämpfungsmittel Verwendung? Opium, das Gift der unreifen Frucht des Schlafmohns, enthält eine Reihe von sog. Alkaloiden, deren medizinisch wichtigstes das Morphin ist. Morphinähnliche halbsynthetische und neuere synthetische Schmerzbekämpfungsmittel zählt man ebenfalls zu den Betäubungsmitteln.

Kann man diese Mittel direkt bekommen oder braucht man ein ärztliches Rezept? Es besteht strengste Rezeptpflicht. Diese Mittel unterliegen dem Betäubungsmittel- bzw. Suchtgiftgesetz.

Welche Vorteile haben die Narkotika gegenüber anderen schmerzlindernden Mitteln? Sie sind um ein Vielfaches wirksamer als die Analgetika und helfen daher auch bei schwersten Schmerzzuständen.

Darf man Narkotika an Stelle von Barbituraten oder Tranquillantien gebrauchen, um Schlafstörungen oder nervöse Spannungen zu beheben? Nein! Diese starken Mittel darf man niemals zur Behandlung von Schlaflosigkeit oder Nervosität verwenden.

Welche Gefahr besteht bei der unkontrollierten Anwendung dieser Mittel? Bestimmte Mittel dieser Gruppe können zur Sucht führen und sind auch seit alters her als Rauschgifte mißbraucht worden.

Wie kann man erkennen, ob man süchtig geworden ist? Wenn der Süchtige ohne das Mittel auskommen muß, wird er von einem heftigen inneren Verlangen danach sowie von äußerst unangenehmen körperlichen Beschwerden gepeinigt.

Kann sich die Wirkung dieser Mittel allmählich abstumpfen? Es entwickelt sich keine echte Resistenz gegen Narkotika, aber ein häufiger Gebrauch führt oft dazu, daß man zur Erreichung derselben Wirkung die Dosis immer mehr erhöhen muß.

Wie schnell kann sich eine Morphiumsucht oder eine Sucht nach einem anderen Narkotikum entwickeln? Im allgemeinen dauert es mindestens einige Wochen, bis ein solches Mittel bei ständigem Gebrauch eine Sucht erzeugt. Man weiß allerdings, daß außergewöhnlich empfängliche Leute schon nach einigen wenigen Dosen einer solchen Droge süchtig geworden sind.

Gibt es für einen Süchtigen Heilung? Ja, aber in der Regel ist dazu sehr viel Anstrengung und Ausdauer erforderlich.

Abführmittel
(Laxantien)

Sind Abführmittel unschädlich? In den meisten Fällen ist es ganz ungefährlich, wenn man Abführmittel zur Behebung einer gelegentlichen oder chronischen Verstopfung einnimmt; das heißt aber nicht, daß es angeht, sie häufig und regelmäßig zu verwenden.

Wann sollte man *keine* Abführmittel nehmen?
a) Wenn akute Bauchschmerzen bestehen;
b) wenn eine Verstopfung immer ärger wird und offensichtlich immer weniger auf Abführmittel anspricht;
c) wenn Brust- oder Kopfschmerzen oder andere Krankheitszeichen, die nichts mit dem Darm zu tun haben, vorliegen;
d) wenn Anzeichen für eine Blutung im Verdauungstrakt bestehen, etwa wenn die Stühle blutig oder schwarz sind.

Wann muß man den Arzt fragen, ob man Abführmittel nehmen darf?
a) In allen oben genannten Fällen oder in jeder anderen Situation, wo es zweifelhaft ist, ob die Einnahme eines Abführmittels am Platz ist;
b) wenn sich herausstellt, daß man ohne den ständigen Gebrauch von Abführmitteln nicht mehr auskommt.

Kann es bei Abführmitteln zur Gewöhnung kommen? Ja, eindeutig.

Geht die Wirkung von Abführmitteln bei monate- oder jahrelanger Anwendung oft verloren? Ja.

Kann der langdauernde Gebrauch von Abführmitteln zu einer bleibenden Darmschädigung führen? Ja. Wenn der Darm ständig mit künstlichen Mitteln zur Tätigkeit angeregt wird, verlernt er unter Umständen allmählich, sich auf natürliche Weise zu entleeren. Eine weitere Gefahr liegt darin, daß die häufige Verwendung von Abführmitteln zu einer Reizung der Darmschleimhaut und zur Entstehung bestimmter Formen der Dickdarmentzündung (Kolitis) führen kann.

Wie kann man mit der Gewohnheit, Abführmittel einzunehmen, brechen? Das ist sehr schwierig und erfordert eine schrittweise Entwöhnung vom Gebrauch der Abführmittel. An deren Stelle müssen neue Ernährungs- und Lebensgewohnheiten treten. Man soll schlackenreiche Nahrungsmittel, die den Darm füllen, bevorzugen. Am allerwichtigsten ist aber, daß man sich die tägliche Stuhlentleerung zu einer bestimmten Zeit zur feststehenden Gewohnheit macht. Auf jeden Fall muß man sich vom Arzt untersuchen lassen, damit mit Sicherheit ausgeschlossen wird, daß der Verstopfung ein Krankheitsprozeß zugrunde liegt.

Gibt es einen geeigneten Ersatz für Abführmittel? Ja. Es gibt verschiedene Präparate, die keine echten Abführmittel sind, sondern für Füllung und Feuchtigkeit im Darmtrakt sorgen.

Kann eine Überdosis von Abführmitteln gefährlich sein? Ja. Bestimmte Bestandteile mancher Abführmittel können ernste Vergiftungserscheinungen hervorrufen.

Abmagerungsmittel

(Appetitzügler)

Welche Substanzen werden gewöhnlich zu Abmagerungszwecken verwendet? Es handelt sich dabei um Mittel, die nicht direkt eine Gewichtsabnahme bewirken, sondern den Appetit vermindern; man nennt sie daher Appetitzügler. Die am häufigsten verwendeten Präparate stammen aus der Amphetamingruppe.

Ist die Verwendung von Appetitzüglern ohne ärztliche Verordnung gefahrlos? Nein. Man darf auch nicht einfach ein Präparat, das jemand anderem verordnet wurde, selbst nehmen, nur weil es dort wirksam war. Man könnte sich damit ernstlich schaden.

Ist die Einnahme von Füllmitteln zur Verminderung des Appetits unschädlich? Es gibt bestimmte Mittel, die eine starke Füllung des Magens bewirken und die Eßlust des Patienten verringern. Diese Mittel sind jedoch nicht harmlos und sollten nur auf ärztliche Verordnung eingenommen werden, da sie manchmal zu Darmstörungen Anlaß geben.

Können Appetitzügler über längere Zeit genommen werden, wenn der Patient unter ärztlicher Kontrolle steht? Unter regelmäßiger ärztlicher Kontrolle, ja.

Kann die Wirkung der Appetitzügler bei längerem Gebrauch nachlassen? Ja.

Gibt es ungefährliche Abmagerungsmittel, die es einem erlauben, daneben normal und unbeschränkt zu essen? Nein. Wenn die Kalorienzufuhr nicht herabgesetzt wird, nimmt man nicht ab. (Siehe auch Kapitel 15, Diät.)

Hormone

Was sind Hormone? Hormone sind chemische Substanzen, die von den endokrinen Drüsen erzeugt werden; diese „Drüsen mit innerer Sekretion" geben ihre Produkte direkt in die Blutbahn ab. Die Hormone steuern wichtige Organfunktionen und Stoffwechselvorgänge.

Was sind die wichtigsten Hormone?
a) Die Hormone der Hirnanhangsdrüse (Hypophyse);
b) die Schilddrüsenhormone Thyroxin und Trijodthyronin;
c) das Parathormon, das von den Nebenschilddrüsen (Epithelkörperchen) erzeugt wird;
d) die Nebennierenhormone, die von der Nebennierenrinde und dem Nebennierenmark erzeugt werden, dazu gehören u. a. das Kortisol und das Adrenalin;
e) die Ovarial-Hormone, die von den Eierstöcken erzeugt werden;
f) die Testishormone, die von den Hoden erzeugt werden;
g) das Insulin, das im Inselapparat der Bauchspeicheldrüse erzeugt wird.

Kann man Hormone künstlich herstellen, um sie als Ersatz bei Mangelzuständen oder Ausfällen zu verwenden? Viele, aber nicht alle Hormone können heute chemisch synthetisiert werden.

Darf man Hormone ohne ärztliche Verschreibung einnehmen? Nein. Ein unsachgemäßer Gebrauch dieser hochwirksamen Stoffe kann schweren Schaden anrichten.

Ist eine Hormonbehandlung bei endokrinen Ausfallserscheinungen sehr wirksam? Das Ausmaß der Wirkung ist recht unterschiedlich, je nachdem, um welche Störung es sich handelt. Es soll hier die Feststellung genügen, daß Hormone sehr wertvoll für die Behandlung zahlreicher Erkrankungen – solcher der innersektorischen Drüsen wie auch anderer – sind.

Welche Folgen kann eine länger dauernde Hormonzufuhr ohne entsprechende ärztliche Kontrolle haben? Wenn man Hormone ohne ausreichende Überwachung zuführt, können sie Stoffwechsel und Chemiehaushalt des Körpers aus dem Gleichgewicht bringen und zu schweren Erkrankungen und Störungen führen. Hormonpräparate darf man nur unter entsprechender ärztlicher Aufsicht nehmen. Der Arzt überprüft mit häufigen Kontrolluntersuchungen, ob die Dosierung richtig ist.

Kann eine unkontrollierte Hormonzufuhr zur Krebsentwicklung in einem Organ führen? Es gibt bis heute keinen überzeugenden Beweis dafür, daß eine Überdosis von Hormonen Krebs erzeugen kann, aber zugegebenermaßen können bestimmte Hormone sehr wohl das Wachstum und die Ausbreitung ruhender, bösartiger Neubildungen beschleunigen. Daher müssen Hormone sehr vorsichtig gegeben werden, wenn eine Krebstendenz vorhanden ist.

Kann man gegen Hormone allergisch werden? Ja; das kommt gelegentlich vor.

Kapitel 34 Hormone

Warum können manche Hormone als Tabletten gegeben werden, während andere injiziert werden müssen? Manche Hormone werden entweder von den Verdauungssäften zerstört oder nicht ausreichend vom Darm aufgenommen; sie müssen daher in Injektionsform verabreicht werden.

Hat eine Hormonbehandlung bei einer Leistungsschwäche innersekretorischer Drüsen Erfolg? Ja. Bestimmte Hormone, z. B. Schilddrüsen-, Ovarial-, Testishormone usw. sind bei Ausfallserscheinungen der innersekretorischen Drüsen sehr wertvolle Behandlungsmittel, wenn sie richtig eingesetzt werden.

Was ist Kortison? Kortison gehört zu einer bestimmten Gruppe chemischer Substanzen, den sog. Steroiden; es ist in seinem Bau dem Kortisol, einem natürlichen Hormon der Nebennierenrinde, sehr ähnlich. Der Körper kann Kortison in Kortisol umwandeln und es sich so nutzbar machen.

Was ist ACTH? ACTH ist eine Abkürzung für den Ausdruck „adrenocorticotropes (d. h. auf die Nebennierenrinde gerichtetes) Hormon". Es ist eine der Substanzen, die normalerweise vom Vorderlappen der Hirnanhangsdrüse (Hypophyse) ausgeschieden werden. Seine Aufgabe ist es, die Nebenniere zur Produktion von Kortikosteroiden (Kortisol u. a. Nebennierenrindenhormonen) anzuregen.

Zur Behandlung welcher Erkrankungen werden ACTH und Kortison verwendet? In neuerer Zeit hat man entdeckt, daß Kortison einen sehr günstigen Einfluß auf eine Vielzahl von Erkrankungen entzündlichen, allergischen oder unbekannten Ursprungs hat. Es wird am häufigsten bei verschiedenen Formen der Gelenksentzündung, bei rheumatischem Fieber, Allergien, Überempfindlichkeitsreaktionen, Lupus erythematodes, Nephrose, Nebennierenrindenunterfunktion usw. angewendet. Früher wurde auch zuweilen ACTH zur Behandlung derartiger Störungen herangezogen, heute aber kaum mehr.

Heilt Kortison die genannten Erkrankungen? Nein. Es bewirkt nur eine Milderung der Krankheitserscheinungen, aber man nimmt an, daß damit organischen Schäden als Folge der aktiven Krankheitsprozesse vorgebeugt werden kann.

Wird Kortison bei jeder Gelenksentzündung gegeben? Nein. Es soll nur bei Gelenksentzündungen bestimmter Art in schweren Fällen angewendet werden oder dann, wenn die Gelenksentzündung auf andere Formen der Behandlung nicht anspricht.

Bevorzugt man heute zur Behandlung der Gelenksentzündung Kortison gegenüber ACTH? Ja.

Kann Kortison in zu hoher Dosierung schädlich sein? Ja.

Darf Kortison nur unter ärztlicher Überwachung verabreicht werden? Ja! Unrichtiger und unkontrollierter Gebrauch kann zu schweren Schäden führen.

Hält die Kortison-Wirkung noch weiter an, nachdem die Verabreichung eingestellt wurde? Leider geht die günstige Wirkung dieses Mittels zum größten Teil völlig verloren, sobald es nicht mehr gegeben wird. Bei Depotpräparaten ist die Wirkung anhaltender.

Wie wird ACTH verabreicht? ACTH ist nur wirksam, wenn es injiziert wird.

Wie wird Kortison gegeben? Kortison und einige verwandte Mittel kann man sowohl einnehmen als auch injizieren.

Anregungsmittel
(Leistungsstimulantien)

Was ist ein stimulierendes Mittel? Ein Mittel, das auf das Zentralnervensystem im Sinne einer Ausschaltung von körperlichen oder geistigen Ermüdungsgefühlen einwirkt. Diese Substanzen werden auch gegen Depressionen, Schläfrigkeit, Benommenheit und andere mit Antriebs- und Teilnahmslosigkeit verbundene Zustände eingesetzt. Viele dieser Mittel gehören auf Grund ihres chemischen Aufbaus in die Amphetamingruppe, man bezeichnet sie auch als „Weckamine". Im Volksmund nennt man sie oft „Aufputschmittel".

Welche Anregungsmittel sind besonders bekannt? Benzedrin, Ephedrin und Koffein.

Für welche Zwecke benützt man Anregungsmittel?
a) Um leichte Depressionen zu bekämpfen;
b) um bestimmten neurologischen Störungen entgegenzuwirken.

Verlieren stimulierende Mittel oft ihre Wirksamkeit, wenn man sie längere Zeit hindurch einnimmt? Im allgemeinen nicht.

Kann die Einnahme stimulierender Mittel zur Sucht oder Gewöhnung führen? Ja.

Ist es gefährlich, wenn man stimulierende Mittel auf eigene Faust nimmt? Die meisten dieser Mittel sind chemische Substanzen mit eingreifender Wirkung, sie sollten daher nur auf ärztliche Verordnung eingenommen werden.

Ist es schädlich, wenn man die verordnete Dosis überschreitet? Ja, ganz bestimmt.

Ist Koffein ein Anregungsmittel? Ja.

Kann das im Kaffee vorhandene Koffein Schlaflosigkeit verursachen? Es steht außer Frage, daß ein oder zwei Tassen Kaffee am Abend bei koffeinempfindlichen Personen Schlaflosigkeit bewirken können.

Enthält Tee Koffein? Ja. In einer Tasse Tee ist ungefähr dieselbe Menge Koffein wie in einer Tasse Kaffee enthalten.

Enthält Kakao Koffein? Nur in unbedeutenden Mengen.

Ist Alkohol ein echtes Anregungsmittel? Nein, im Gegenteil, Alkohol wirkt dämpfend und in großen Dosen sogar lähmend.

Halluzinogene
(Psychedelische Mittel)

Was sind Halluzinogene oder psychedelische Mittel? Die als Halluzinogene bekannten chemischen Substanzen bewirken Veränderungen in geistigen Prozessen, wenn sie eingenommen, eingespritzt oder eingeatmet werden. Charakteristisch für diese Veränderungen sind Trugwahrnehmungen (Halluzinationen), die einen der Fähigkeit berauben, die Wirklichkeit richtig einzuschätzen, oder die einen Phantasieerlebnisse als wirklich empfinden lassen.

Welche Zwecke erfüllen die Halluzinogene? Für einen nützlichen Zweck sind sie gegenwärtig nicht brauchbar, sie geben einem nur ein vorgespiegeltes Gefühl der Gehobenheit und erlauben einem, für kurze Zeit den Beschwernissen des realen Lebens zu entfliehen. Es stimmt nicht, daß die Einnahme dieser Mittel zu einer Erweiterung des Intellekts führt.

Welche Mittel gehören u. a. zu den Halluzinogenen? Heutzutage sind LSD (Lysergsäurediäthylamid) und Haschisch bzw. Marihuana am verbreitetsten im Gebrauch.

Welche Wirkungen sind diesen Mittel u. a. eigen? Sowohl LSD als auch Haschisch können ein Gefühl besonderer Wahrnehmungsschärfe und Klarheit vortäuschen und lassen oft den Halluzinierenden glauben, daß ihm Einsichten zuteil werden, die er in Wirklichkeit nicht besitzt. Während man unter dem Einfluß dieser Substanzen steht, kann man zu der Einbildung verleitet werden, man sei imstande, komplizierte reale Probleme zu lösen, oder man sei stark genug, um große Hindernisse zu überwinden, oder man könne leicht mit seelischen Schwierigkeiten fertig werden.

Ist Haschisch bzw. Marihuana schädlich? Ja. In erster Linie deshalb, weil unter Umständen eine Gewöhnung eintritt, man kann leicht davon abhängig werden. Zweitens werden oft unter seinem Einfluß viele unsinnige und gefährliche Dinge getan.

Hat LSD schädliche Wirkungen? Ja. Das vernunftmäßige Denken ist nachgewiesenermaßen oft völlig zerrüttet, solange man unter dem Einfluß dieser Substanz steht. Darüber hinaus ist in vielen Fällen eine bleibende Hirnschädigung sowie eine Chromosomen- bzw. Genschädigung durch den Gebrauch dieses Mittels eingetreten.

Haben psychedelische Mittel auch irgendwelche günstigen Wirkungen? Nein. Vereinzelt hat man versucht, Todkranken im Endstadium damit etwas Erleichterung zu verschaffen.

Antiseptika

Was sind Antiseptika? Antiseptika sind chemische Substanzen, die ein Bakterienwachstum verhindern oder hemmen. Zu diesen Mitteln gehören beispielsweise die Jodtinktur, Merfentinktur und andere.

Zytostatika

Was sind Zytostatika? Zytostatika sind chemische Substanzen, die hemmend auf das Zellwachstum wirken. Da sie besonders die Neubildung von Zellen in schnell wachsenden Geweben beeinflussen, werden sie zur Behandlung bösartiger Geschwülste und bestimmter, mit einer abnormen Zellvermehrung einhergehender Blutkrankheiten verwendet. (Siehe auch Kapitel 29, Krebs).

Mittel gegen Geschlechtskrankheiten

(Siehe Kapitel 19, Geschlechtskrankheiten)

Vitamine

(Siehe Kapitel 59, Vitamine)

35

Milz

siehe auch Kapitel 12, Blut und lymphatisches System; Kapitel 42, Organtransplantationen

Was ist die Milz? Die Milz ist eine solide, dunkelrote Drüse von weicher und elastischer Beschaffenheit; sie liegt im hinteren Abschnitt des linken Oberbauches unter dem Rippenbogen und ist ungefähr 12 cm lang, 7½ cm breit und 5 cm dick (Abb. 122).

Welche Aufgabe hat die Milz? Sie ist eine Blutlymphdrüse, in deren Aufgabenbereich der Eisenstoffwechsel, die Speicherung von Blutkörperchen und die Bildung und Zerstörung von Blutkörperchen fällt. Während der Embryonalentwicklung erzeugt die Milz sowohl rote als

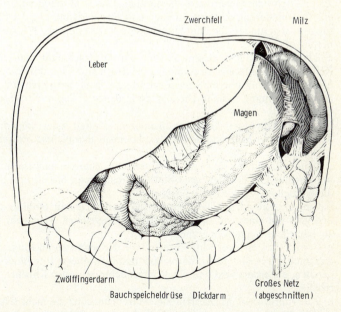

Abb. 122 *Lage der Milz* im linken Oberbauch und ihre Beziehung zu den Nachbarorganen.

auch weiße Blutzellen. Nach der Geburt wird diese Funktion vom Knochenmark übernommen. Während der Kindheit und in geringerem Ausmaß auch beim Erwachsenen bildet die Milz Zellen, die an der Vernichtung von Bakterien und unbelebten Teilchen mitwirken, die ihr mit dem Blutstrom zugeführt werden. Sie ist auch für den Abbau der alten, verbrauchten roten Blutkörperchen verantwortlich. Diesen Vorgang nennt man Blutmauserung. Sie speichert große Mengen von Blutplättchen, die sie im Bedarfsfall in die Blutbahn abgibt.

Was sind die bekanntesten Krankheiten und Störungen der Milz?
a) Der angeborene familiäre Ikterus, eine Form der hämolytischen Anämien. Diese Krankheit ist durch Milzvergrößerung, Blutarmut und leichte Gelbsucht gekennzeichnet. Sie beruht vermutlich auf einem Strukturdefekt der roten Blutkörperchen, der diese besonders leicht zerstörbar macht. Bei dieser hämolytischen Anämie wird eine familiäre Häufung beobachtet; sie tritt im Kindesalter in Erscheinung;
b) essentielle oder idiopathische Thrombopenie. Diese Krankheit sieht man nicht selten bei jungen Erwachsenen. Sie macht sich mit Hautblutungen, die wie blaue Flecke aussehen, sowie mit Blutungen aus Nase, Zahnfleisch oder Gebärmutter bemerkbar. Diesem Blutungsübel liegt eine Verminderung der Blutplättchen und eine Verlängerung der Blutungszeit zugrunde; (die Blutplättchen sind für die normale Blutgerinnerung nötig);
c) Hypersplenie. Mit diesem allgemeinen Ausdruck faßt man eine Reihe von Erkrankungen zusammen, bei denen eine Überaktivität der Milz, die in einer übermäßigen Zerstörung von Blutkörperchen zum Ausdruck kommt, besteht. Die Milz ist in diesen Fällen meist vergrößert;
d) Milzgeschwülste. Gutartige Tumoren, Zysten oder bösartige Tumoren in der Milz sind recht selten, kommen aber nichtsdestoweniger vor;
e) Sichelzellanämie. Diese erbliche Blutarmut sieht man hauptsächlich bei Negern. Ein Teil der roten Blutkörperchen zeigt Sichelform; aus diesem Befund ergibt sich die Diagnose;
f) Gaucher-Krankheit. Diese chronische Krankheit tritt familiär auf und geht mit einer enormen Milzvergrößerung einher. Man sieht sie am häufigsten bei jungen Frauen;
g) Cooley-Anämie oder Mittelmeeranämie. Sie zeigt sich im Kindesalter; man findet eine große, harte Milz und deformierte rote Blutkörperchen, außerdem sind typische Röntgenbefunde an den Knochen zu erheben;
h) Milzruptur oder Milzzerreißung. Man beobachtet sie nicht selten als Unfallfolge, nach einem plötzlichen, heftigen Schlag auf den Bauch in der Milzgegend. Die Milzzerreißung geht mit Schock, Zeichen der

inneren Blutung und Druckempfindlichkeit im linken Oberbauch einher.

Bei welchen anderen Krankheiten findet sich eine Milzvergrößerung?
a) Bei Leukämie;
b) Lymphom;
c) Malaria;
d) Leberzirrhose;
e) Milzvenenthrombose (Blutgerinnsel in der Milzvene);
f) Tuberkulose;
g) infektiöser Mononukleose;
h) bakterieller Endokarditis;
i) bestimmten Virusinfektionen.

Verursacht eine vergrößerte oder kranke Milz Beschwerden? Wenn die Milz stark vergrößert ist, kann sie einen Druck auf andere Bauchorgane ausüben. Sie kann in manchen Fällen bis auf Wassermelonengröße anwachsen und löst dann ein Zug- und Schweregefühl im Leib aus.

Welche Folgen hat eine Überfunktion der Milz? Sie bewirkt eine übermäßige Zerstörung der roten Blutkörperchen und damit eine Blutarmut. Dabei finden sich auch zu wenig weiße Blutkörperchen und Blutplättchen.

Wie unterscheidet man die einzelnen Milzerkrankungen nach ihrer Herkunft?
a) Durch Klärung der Frage, ob in der Familie des Patienten Milzerkrankungen vorgekommen sind;
b) anhand eines charakteristischen Blutbilds bei der mikroskopischen Blutuntersuchung;
c) anhand von anderen, speziellen Bluttests;
d) aufgrund des Aussehens der Milz im Isotopenszintigramm.

Welche Folgen kann es haben, wenn Milzerkrankungen nicht behandelt werden?
a) Eine Blutarmut kann zu Schwäche, Blässe und Kurzatmigkeit führen;
b) eine Verminderung der weißen Blutkörperchen kann schwere Infektionen begünstigen;
c) eine Verminderung der Blutplättchen kann Blutungen zur Folge haben.

Kann man Milzerkrankungen erfolgversprechend konservativ behandeln?
Bei einigen Milzerkrankungen ist oft eine chirurgische Entfernung der

Milz notwendig. Eine Tuberkulose kann allerdings oft erfolgreich mit Medikamenten behandelt werden und bösartige Geschwülste können durch Chemotherapie oder Bestrahlung günstig beeinflußt werden.

Macht eine Milzvergrößerung immer eine Operation notwendig? Nein. Ob operiert werden muß, hängt auch von anderen Faktoren bzw. Blutbefunden ab. Bei bestimmten Krankheiten, etwa beim malignen Lymphogranulom, bei der Leukämie, bei der Gaucher-Krankheit und bei der Leberzirrhose wirkt sich die Milzentfernung selten vorteilhaft aus.

Welche Krankheiten werden durch die Milzentfernung günstig beeinflußt?
a) Die essentielle Thrombopenie;
b) der familiäre und der erworbene hämolytische Ikterus;
c) bestimmte Fälle von Hypersplenie;
d) primäre Milztumoren;
e) Milzzerreißung;
f) bestimmte Fälle von malignem Lymphom.

Bei welchen Krankheiten kann die Milzentfernung gelegentlich etwas helfen?
a) Bei der Gaucher-Krankheit;
b) bei der Cooley-Anämie;

Ist die Größe der Milz für die Notwendigkeit der Operation ausschlaggebend? Nein. Die günstigsten Ergebnisse werden manchmal in Fällen erzielt, bei denen die Milz nur geringfügig oder überhaupt nicht vergrößert ist.

Wann wird die Milzentfernung zu einer dringlichen Operation? Bei der Milzzerreißung muß die Operation sofort als lebensrettende Notmaßnahme durchgeführt werden. Mitunter kann der Riß genäht werden, so daß die Milz erhalten werden kann.

Ist die Milzentfernung eine gefährliche Operation? Nein. Die Sterblichkeitsziffer ist bei diesem Operationsverfahren sehr gering, mit Ausnahme der Fälle, bei denen die Patienten bereits im Endstadium ihrer Krankheit sind.

Wann kann die Milzentfernung schaden? Wenn sie zu einer Herabsetzung der Abwehrkräfte gegen Infektionen führen könnte. Das ist besonders bei kleinen Kindern wichtig.

Kann man nach der Milzentfernung ein normales Leben führen? Ja, vorausgesetzt, daß eine Besserung der Krankheit, deretwegen die Milz entfernt wurde, eingetreten ist. Man muß sich aber besonders vor

Infektionen hüten; wenn dennoch eine Infektion eintritt, ist eine energische antibiotische Behandlung notwendig.

Übernehmen nach der Entfernung der Milz andere Körpergewebe ihre Funktionen? Ja. Das Knochenmark und bestimmte Zellen, die sog. retikuloendothelialen Zellen, erfüllen einige Aufgaben der Milz.

Können Milzerkrankungen von allein, ohne Behandlung ausheilen? Ja, in Fällen, in denen die zugrundeliegende Ursache, etwa eine Bakterien- oder Vireninfektion, beseitigt (bzw. ausgeheilt) ist.

Wie erfolgt die Schmerzausschaltung bei der Milzentfernung? Mit einer Allgemeinnarkose (Inhalationsnarkose).

Welche speziellen Operationsvorbereitungen sind erforderlich? In bestimmten Fällen werden zur Hebung des Allgemeinzustandes vor der Operation Bluttransfusionen und Vitamine verabreicht. In anderen Fällen kann eine unterstützende Behandlung mit Kortison oder ähnlichen Substanzen vor, während und auch noch nach der Operation nötig sein.

Wie lange dauert die Operation zur Entfernung der Milz? Die operative Entfernung der Milz, die man Splenektomie oder Milzexstirpation nennt, nimmt ¾ Stunden bis 2 Stunden in Anspruch, je nach der Größe des Organs und seinen Verwachsungen mit Nachbarorganen.

Wo wird der Hautschnitt zur Milzentfernung angelegt? Im linken Oberbauch in einer Länge von 12 bis 20 cm.

Welche besonderen Maßnahmen sind nach der Operation nötig? Mit häufigen Blutuntersuchungen wird kontrolliert, welche Fortschritte der Patient macht. Das Ergebnis dieser Untersuchungen kann für die Wahl der Behandlung wesentlich sein. Im Rahmen der Operationsnachbehandlung werden oft Bluttransfusionen, Vitamine und Steroidpräparate wie Kortison verabreicht. In manchen Fällen werden zur Verhütung bakterieller Infektionen über längere Zeit Antibiotika gegeben.

Wie bald nach der Operation verschwindet die Blutungsneigung, wenn die Operation erfolgreich war? Sofort oder binnen weniger Tage nach der Operation.

Wie bald nach der Operation kann der Patient aufstehen? Nach ein, zwei Tagen.

Kann die Milz wieder nachwachsen, nachdem sie entfernt worden ist? Während der Operation muß unbedingt festgestellt werden, ob

Nebenmilzen vorhanden sind oder nicht. Die Milz selbst wächst nicht nach, wenn sie einmal entfernt worden ist, aber Nebenmilzen können sich beträchtlich vergrößern, wenn sie nicht gleich bei der Operation mitentfernt werden.

Was sind Nebenmilzen? Das sind kleine, meist höchstens kirschgroße Organe, die aus dem gleichen Gewebe wie die Milz bestehen und in deren Nachbarschaft liegen. Sie sind als Normvariante bei einem kleinen Prozentsatz der Menschen zu finden.

Hinterläßt die Milzentfernung bleibende Nachwirkungen? Ja, doch stehen sie meist einer normalen Lebensführung nicht im Wege.

Ist eine Schwangerschaft nach der Milzentfernung unbedenklich? Ja, außer in Fällen, wo die Milzentfernung in der Hoffnung auf Besserung einer Krankheit, die aber weiterhin bestehen blieb, vorgenommen wurde.

Wie bald nach der Milzentfernung kann man folgendes tun?

Das Krankenhaus verlassen	10–12 Tage
Baden	10–12 Tage
Das Haus verlassen	10 Tage
Treppen steigen	10 Tage
Im Haushalt arbeiten	6 Wochen
Ein Auto lenken	6 Wochen
Geschlechtsverkehr wieder aufnehmen	6 Wochen
Wieder zur Arbeit gehen	8 Wochen
Alle körperlichen Betätigungen wieder aufnehmen	8–10 Wochen

Muß man nach der Milzentfernung regelmäßig zu Kontrolluntersuchungen gehen? Ja. Besonders wichtig sind Blutuntersuchungen alle paar Wochen nach der Milzentfernung; sie zeigen, ob sich die Blutgerinnung normalisiert hat, ob die Blutarmut gebessert ist und ob Blutbildung und Blutabbau wieder normal ablaufen. Mit Knochenmarksuntersuchungen gewinnt man weitere Auskünfte über die Blutzellproduktion. Kinder müssen nach einer Splenektomie unbedingt vor Infektionen geschützt werden, weil das Risiko einer komplizierenden Blutvergiftung stark erhöht ist.

Was ist eine Milzpunktion? Das ist ein Untersuchungsverfahren, das zur Klärung spezieller diagnostischer Fragen bei Milzerkrankungen herangezogen wird.

Wie wird eine Milzpunktion ausgeführt? Eine lange Nadel wird unter örtlicher Betäubung durch die linke untere Brustwand direkt in die Milz eingeführt. An die Nadel wird eine Spritze angeschlossen; beim

Hochziehen des Stempels werden einige Milzzellen durch die Nadel in die Spritze angesaugt. Diese Zellen werden ins Pathologielabor zur mikroskopischen Untersuchung eingesandt.

Ist eine Milzpunktion gefährlich? Nicht, wenn sie von jemandem ausgeführt wird, der mit der Methode vertraut ist.

Worin liegt der besondere Wert einer diagnostischen Milzpunktion? Bei Milzerkrankungen liefert die Untersuchung des Blutes und des Knochenmarks vielfach keine genaue Diagnose. In bestimmten Fällen ist dann ein endgültiges Urteil nur durch die Untersuchung des Milzgewebes selbst möglich.

36

Nebennieren

siehe auch Kapitel 24, Hirnanhangsdrüse; Kapitel 51, Schilddrüse; Kapitel 53, Seelische Störungen und Geisteskrankheiten

Wo liegen die Nebennieren und wie sehen sie aus? Es gibt zwei Nebennieren, eine rechte und eine linke, die direkt den Nieren aufsitzen. Sie

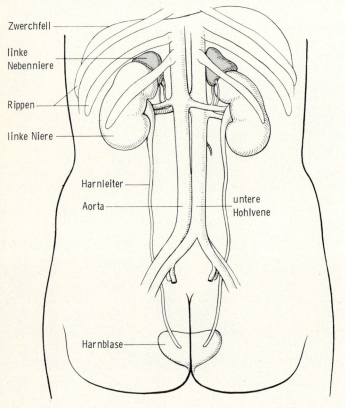

Abb. 123 *Lage der Nebennieren,* die den Nieren aufsitzen, von hinten gesehen.

sind von annähernd dreieckiger Form und messen im Durchmesser etwa 50 zu 25 mm (Abb. 123).

Woraus bestehen die Nebennieren? Jede Nebenniere setzt sich aus zwei verschiedenen Teilen, der Rinde und dem Mark zusammen.

Haben die beiden Teile der Nebenniere eine gleichartige Funktion? Nein, Sie stellen eigentlich zwei getrennte Organe dar.

Welche Funktion hat das Nebennierenmark? Dieser Teil der Drüse scheidet die chemischen Substanzen Adrenalin und Noradrenalin aus; das sind Hormone, die in die Blutbahn abgegeben werden.

Welche Wirkungen haben Adrenalin und Noradrenalin?
a) Sie fördern die Herzleistung und passen sie den Erfordernissen des Blutkreislaufs an;
b) sie erhöhen den Blutzuckerspiegel und machen dadurch den Zucker für die Gewebe leichter verfügbar;
c) sie fördern die Blutgerinnung;
d) sie setzen die Muskelermüdung herab und ermöglichen dadurch eine kraftvollere und ausdauerndere körperliche Leistung;
e) sie bewirken eine Engerstellung von Blutgefäßen und damit eine Umleitung von Blut aus einer Körperregion in eine andere, wo es gerade dringender benötigt wird.

Welche Allgemeinwirkung hat die Adrenalinsekretion? Sie macht den Körper aktionsbereit, z. B. als Reaktion auf Gefahr oder Streß. Die Ausschüttung dieser Hormone bereitet den Körper auf „Kampf oder Flucht" vor.

Können sich im Nebennierenmark Krankheitsprozesse abspielen? Ja. Im Nebennierenmark bildet sich manchmal eine Geschwulst, ein sogenanntes Phäochromozytom.

Welche Auswirkung hat ein Marktumor auf den Körper? Dieser Tumor kann eine Erhöhung des Blutdrucks, Angstzustände, Herzklopfen, eine krankhafte Stoffwechselsteigerung und eine Vermehrung des Blutzuckers verursachen.

Kann man ein Phäochromozytom erfolgreich behandeln? Ja. Die Krankheit kann oft durch die chirurgische Entfernung des Tumors von einem Operationsschnitt in der Flanke oder in der Bauchdecke aus geheilt werden.

Welche Funktion hat die Nebennierenrinde? Die Nebennierenrinde ist ein sehr wichtiges Organ, da sie Hormone erzeugt, die folgende Körperfunktionen beeinflussen:

a) Die Verwertung, Speicherung und Erhaltung der Zucker, Eiweißkörper und Fette des Organismus;
b) das Gleichgewicht des Wasser- und Mineralhaushaltes im Körper;
c) die Sekretion bestimmter männlicher und weiblicher Geschlechtshormone;
d) die Produktion von chemischen Stoffen, die für die Reaktion des Organismus auf Belastungen, Anstrengungen (Streß) und Schädigungen von Wichtigkeit sind.

Die Hormone der Nebennierenrinde zeigen eine Verwandtschaft ihres chemischen Baues, sie sind Steroide. Eines davon ist das Kortisol; sein Name weist darauf hin, daß es ein „Rindenhormon" (Cortex = Rinde) ist. Kortisol unterscheidet sich in seinem Bau nur geringfügig von dem bekannten Medikament Kortison. Kortison kann vom Körper in das biologisch wirksame Kortisol umgewandelt werden.

Was geschieht, wenn die Nebennieren entfernt werden oder nicht funktionieren? Die Nebennieren sind lebensnotwendige Organe. Ihre totale Entfernung führt zu Gewichtsverlust, Hinfälligkeit und schließlich zum Tod, wenn nicht ständig Kortison verabreicht wird, um die Regelung des Salz- und Wasserhaushalts aufrechtzuerhalten.

Gibt es Krankheiten, bei denen die Nebennierenrinde nicht richtig arbeitet? Ja, bei der Addison-Krankheit liegt eine chronische Funktionsschwäche bzw. ein Funktionsausfall der Nebennierenrinde vor. Sie ist eine seltene Erkrankung.

Welche Symptome ruft die Addison-Krankheit hervor? Es kommt in zunehmendem Maße zu leichter Ermüdbarkeit, Hinfälligkeit, Gewichtsverlust, Appetitmangel, Übelkeit, Erbrechen und seelischer Labilität. Ferner tritt eine eigentümliche Verfärbung und Pigmentierung von Haut und Schleimhäuten auf.

Welchen Ausgang nimmt eine unbehandelte Addison-Krankheit? Die Krankheit führt letzten Endes zum Tod.

Wie wird die Addison-Krankheit gegenwärtig behandelt? Sie kann mit kortisonähnlichen Hormonpräparaten, die den Ausfall der Nebennierenrinde ausgleichen, erfolgreich behandelt werden.

Gibt es noch andere Krankheiten der Nebennierenrinde? Ja, die Cushing-Krankheit. Dieses Krankheitsbild wird durch eine Überproduktion von Nebennierenrindenhormonen verursacht.

Welche Erscheinungen kennzeichnen die Cushing-Krankheit?
a) Eine Umverteilung des Fettes auf die oberen Rumpfpartien, den Nacken und die Schultern, die den Eindruck eines „Stiernackens" erwecken;

b) ein dickes, rundes „Mondgesicht";
c) eigenartige, dunkelrote Streifen in der Haut des Bauches, der Oberschenkel und der Arme;
d) die Entwicklung männlicher Körpermerkmale bei Frauen;
e) erhöhter Blutdruck;
f) erhöhter Blutzuckerspiegel.

Kommt die Cushing-Krankheit häufig vor? Nein.

Welche Ursache hat die Cushing-Krankheit? In gewissen Fällen ist es ein Tumor der Nebennierenrinde, in anderen eine Überfunktion der Nebennierenrinde infolge Erkrankung der Hirnanhangsdrüse oder eines bestimmten Hirngebietes (Hypothalamus), von wo aus normalerweise ein Teil der Nebennierenfunktion, vor allem die Kortisolproduktion, gesteuert und kontrolliert wird.

Kann die Cushing-Krankheit erfolgreich behandelt werden? Ja.

Wie wird die Cushing-Krankheit behandelt?
a) Mit einer Röntgenbestrahlung der im Schädelinneren gelegenen Hirnanhangsdrüse. Der sekretionsfördernde Einfluß der Hirnanhangsdrüse auf die Nebenniere wird dadurch herabgesetzt und die Nebennierensekretion wird in der Folge geringer.
b) Operativ mit der teilweisen Entfernung der Nebennieren oder Entfernung einer vielleicht vorhandenen Geschwulst, die man in der Drüsensubstanz vorfindet.

Was geschieht, wenn die Cushing-Krankheit unbehandelt verläuft? Der Patient wird ihr schließlich erliegen, gewöhnlich nach einem Zeitraum von mehreren Jahren.

Kann die Nebenniere röntgenologisch untersucht werden? Ja, in bestimmten Fällen mit Spezialverfahren.

Kann das Nebennierengewebe Geschwülste bilden? Ja, aber das ist selten. 1955 wurde erstmals eine Krankheit beschrieben, die als Conn-Syndrom bezeichnet wird. Es wird zumeist von einem bohnen- bis kirschgroßen Tumor verursacht, der ein spezielles Hormon erzeugt, dessen Aufgabe die Aufrechterhaltung normaler Verhältnisse im Mineral- und Flüssigkeithaushalt des Organismus ist. Patienten mit Conn-Syndrom können eine Vielfalt von Symptomen aufweisen. Eines der häufigsten ist ein hoher Blutdruck. Es wurde eine Zeitlang angenommen, daß bei 10% der Patienten mit einer sog. essentiellen Hypertonie ein Conn-Syndrom zugrunde läge. Diese Annahme hat sich jedoch nicht bestätigt, nur bei ca. 1% aller Patienten mit essentieller Hypertonie lassen sich mit sehr aufwendigen Untersuchungen solche

Tumoren nachweisen. Außer an Bluthochdruck können diese Patienten an allgemeiner Hinfälligkeit, zeitweiliger Muskelschwäche und Lähmungen, starkem Durst, übermäßiger Harnausscheidung und an Kopfschmerzen leiden, diese Beschwerden können aber auch fehlen. Auch diabetische Tendenzen können bestehen. Die Diagnostik dieses Snydroms ist ziemlich komplex und erfordert Spezialuntersuchungen. Man kann vermuten, daß diese Krankheit vorliegt, wenn man die zuvor genannten Krankheitszeichen findet, aber die genaue Diagnose kann nur in einigen wenigen spezialisierten Forschungsinstituten gestellt werden. In Zukunft wird eine solche Diagnose wohl mehr zur Routinesache und damit wird in derartigen Hochdruckfällen öfter eine Heilung durch Operation möglich werden.

Kann ein Patient mit nur einer Nebenniere ein normales Leben führen? Ja, wenn die verbleibende Nebenniere normal ist.

Kann man Krankheiten der Nebennieren vorbeugen? Gegenwärtig kennt man dazu keine Möglichkeit.

Werden die Nebennieren manchmal operativ entfernt, um die Ausbreitung eines Krebses zu verlangsamen? Ja. In einzelnen Fällen von Brustkrebs hat sich gezeigt, daß eine Entfernung beider Nebennieren die Ausbreitung des Krebses hemmt. Das ist ein überaus drastisches Behandlungsverfahren, das in der Regel nur in jenen Fällen befürwortet wird, bei denen der Krebs bereits zahlreiche Aussaaten im ganzen Körper verursacht hat und wo man zusätzlich Anhaltspunkte dafür gewinnen konnte, daß das Tumorwachstum durch bestimmte, in der Nebenniere produzierte Hormone gefördert wird. Das Operationsverfahren nennt man Adrenalektomie. Seit der Einführung der Chemotherapie führt man sie aber nicht mehr oft durch.

Welche Wirkung kann man von einer Entfernung der Nebennieren bei einem fortgeschrittenen Krebs mit Tochtergeschwülsten erwarten? Das Leben wird unter Umständen um ein paar Monate oder im besten Fall um ein, zwei Jahre verlängert.

Müssen nach der Adrenalektomie Hormonpräparate, die den Ausfall der Nebennieren ausgleichen, gegeben werden? Ja. Wenn beide Nebennieren in dem Versuch, Wachstum und Fortschreiten eines Krebses zu hemmen, entfernt worden sind, ist die ständige Verabreichung von Kortisol oder Kortison lebensnotwendig.

37

Nebenschilddrüsen

(Epithelkörperchen)

siehe auch Kapitel 40, Nieren; Kapitel 51, Schilddrüse

Wo liegen die Nebenschilddrüsen und welche Funktion haben sie? Die Nebenschilddrüsen oder Epithelkörperchen sind vier kleine, erbsengroße Organe in der Halsregion, die an der Rückfläche der Schilddrüse haften oder manchmal in die Schilddrüsensubstanz eingebettet sind. Die enge Nachbarschaft zur Schilddrüse wie auch manchmal vorkommende ungewöhnliche Lagen bringen es mit sich, daß sie bei

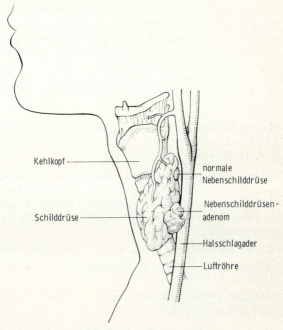

Abb. 124 *Lage der Nebenschilddrüsen* hinter der Schilddrüse in Seitenansicht; die obere Nebenschilddrüse hat normale Größe, die untere zeigt eine Wucherung.

der Operation nicht immer leicht auffindbar sind (Abb. 124). Die Nebenschilddrüsen scheiden ein Hormon, das Parathormon, aus, das für die Aufrechterhaltung des Gleichgewichtes im Kalk- und Phosphorstoffwechsel verantwortlich ist.

Kommen Tumoren der Nebenschilddrüsen öfter vor? Ja, sie sind nicht ungewöhnlich. Zum Glück sind sie selten bösartig.

Was geschieht bei einer Überproduktion des Nebenschilddrüsenhormons (Hyperparathyreoidismus)? In den meisten Fällen führt dies zu einer Zunahme des Kalziums, das im Blut kreist, und zur Ausscheidung von abnorm großen Kalzium- und Phosphatmengen im Harn.

Welche Folgen hat eine Überfunktion der Nebenschilddrüsen? a) Sie kann zur Entstehung von Nierensteinen und in der Folge zu einer Beeinträchtigung der Nierenfunktion führen;
b) eine Nebenschilddrüsenüberfunktion kann bewirken, daß den Knochen Kalzium entzogen wird.

Woraus ergibt sich die Diagnose einer Nebenschilddrüsenüberfunktion? Blutchemisch findet sich oft eine Erhöhung des Serum-Kalziums und eine Erniedrigung des Serum-Phosphors sowie eine Erhöhung des Parathormonspiegels. Die Harnausscheidung von Kalzium und Phosphor ist erhöht. Röntgenologisch lassen sich charakteristische Veränderungen der Knochenstruktur nachweisen. Bei allen Nierensteinträgern sollte untersucht werden, ob nicht eine Erkrankung der Nebenschilddrüsen vorliegt.

Welche Gefahren sind mit der Entkalkung der Knochen verbunden? Die Knochen verlieren ihre Festigkeit, werden spröde, bilden Zysten und brechen leicht (Abb. 125).

Führt die Nebenschilddrüsenüberfunktion zu starken Knochenverformungen? Ja. Zum Krankheitsbild des Hyperparathyreoidismus, das als Osteodystrophia fibrosa generalisata bezeichnet wird, gehören oft groteske Verformungen der Knochen. (Siehe auch Kapitel 9, Bewegungsapparat).

Was ist die häufigste Ursache einer Nebenschilddrüsenüberfunktion? Eine gutartige Wucherung, ein sogenanntes Adenom, in einer oder mehrerer der Drüsen.

Führt der Hyperparathyreoidismus zur Bildung von Nierensteinen? Ja, in zahlreichen Fällen.

Wir wird der Hyperparathyreoidismus behandelt? Durch die chirurgische Entfernung jener Nebenschilddrüse, die adenomatös verändert ist.

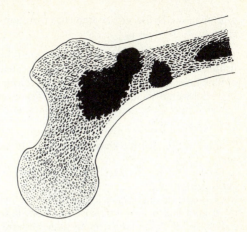

Abb. 125 *Knochenzysten,* wie sie bei Nebenschilddrüsenüberfunktion vorkommen.

Ist die Entfernung eines Nebenschilddrüsenadenoms eine gefährliche Operation? Nein. Sie ist nicht schwerer als eine gewöhnliche Schilddrüsenoperation, und man kann damit rechnen, daß sie der Patient ohne stärkere Nachwirkungen oder Beschwerden gut übersteht.

Wie erfolgt die Schnittführung bei einer Nebenschilddrüsenoperation? Der Hautschnitt wird in gleicher Weise wie bei einer Schilddrüsenoperation in der unteren Halsregion angelegt.

Ist die Narbe entstellend? Nein. Sie bildet im allgemeinen einen dünnen, weißen Strich.

Kommt es nach der Entfernung des Nebenschilddrüsenadenoms zur Heilung der Knochenzysten und zur Rückbildung der Knochenverformungen? Nach der Operation tritt eine deutliche Besserung ein, die Zysten werden aufgefüllt und in die Knochensubstanz wird wieder Kalzium eingelagert. Verformungen, die bereits lange bestanden haben oder die sehr erheblich sind, schwinden allerdings nicht immer.

Findet man bei der Operation immer die Ursache des Hyperparathyreoidismus? Nicht in allen Fällen. Gelegentlich ist trotz aller Zeichen, die für eine Wucherung sprechen, bei der Operation kein Adenom in der Halsregion auffindbar. Das kann auf die Tatsache zurückzuführen sein, daß sich eine Nebenschilddrüse in einer abnormen Position im Hals oder sogar in der Brusthöhle entwickelt hat. In solchen Fällen muß man die Drüse suchen und entfernen, um eine Heilung zu erreichen.

Welche Symptome werden durch eine Unterfunktion der Nebenschilddrüsen (Hypoparathyreoidismus) hervorgerufen?
a) Plötzliche Anspannung und Krämpfe verschiedener Muskeln;
b) in schweren Fällen kommt es zur Tetanie mit charakteristischer unfreiwilliger Zusammenziehung bestimmter Muskeln oder generalisierten Krämpfen.

Woraus ergibt sich die Diagnose einer Nebenschilddrüsenunterfunktion?
a) Bei der blutchemischen Untersuchung findet sich ein abnorm niedriger Kalziumspiegel;
b) es ist eine erhöhte Muskelerregbarkeit nachweisbar;
c) es lassen sich charakteristische Muskelkrämpfe an Händen und Füßen, sowie akut auftretende generalisierte Krämpfe (tetanische Anfälle) beobachten.

Wie wird eine Nebenschilddrüsenunterfunktion behandelt?
a) Mit Vitamin D, das in hohen Dosen täglich genommen wird;
b) mit reichlicher Kalziumzufuhr zum Ersatz des fehlenden Kalziums in Form von Tabletten, oder im tetanischen Anfall durch intravenöse Injektion.

Wird die Nebenschilddrüsenunterfunktion durch diese Behandlung geheilt? Eine Heilung erfolgt nicht, doch kann der Patient für unbegrenzte Zeit in ziemlich beschwerdefreiem Zustand erhalten werden, wenn er ständig Kalzium und Vitamin D in entsprechender Dosierung einnimmt.

Gibt es eine chirurgische Behandlung der Nebenschilddrüsenunterfunktion? Es wurden Versuche unternommen, Nebenschilddrüsen von tierischen und menschlichen Spendern zu überpflanzen, doch sind sie meistens gescheitert.

Kann eine Störung der Nebenschilddrüsenfunktion als Folge einer Schilddrüsenoperation eintreten? Ja. In komplizierten Fällen, meist bei einem wiederkehrenden Kropf, werden manchmal die Nebenschilddrüsen verletzt oder versehentlich mit dem Kropf zusammen entfernt.

Was geschieht, wenn sämtliche Nebenschilddrüsen entfernt worden sind? Es können sich Unterfunktionserscheinungen, also Muskelkrämpfe und tetanische Anfälle, entwickeln.

Kann sich das Bild einer Nebenschilddrüsenunterfunktion nur entwickeln, wenn alle vier Nebenschilddrüsen entfernt worden sind? Ja.

Wie bald nach der Nebenschilddrüsenoperation kann man folgendes tun?

Vom Bett aufstehen	24–48 Stunden
Das Krankenhaus verlassen	5–7 Tage
Baden	5–7 Tage
sich wieder normal betätigen	4 Wochen

38

Nervensystem und Neurochirurgie

siehe auch Kapitel 17, Erbliche und angeborene Merkmale und Krankheiten; Kapitel 19, Geschlechtskrankheiten; Kapitel 44, Physikalische Therapie und Rehabilitation

Nervensystem

Woraus besteht das Nervensystem?
Das gesamte Nervensystem umfaßt:
a) Das Zentralnervensystem mit dem Gehirn und Rückenmark;
b) das periphere Nervensystem, das aus den Rückenmarknerven besteht, die aus dem Wirbelkanal austreten und zu Muskeln ziehen (motorische Nerven) sowie Empfindungen von den einzelnen Körperteilen zum Rückenmark leiten (sensorische Nerven);
c) das autonome oder vegetative Nervensystem, das die Lebensvorgänge und Körperfunktionen regelt, die unserem Willen nicht unterworfen sind, beispielsweise die Herzschlagfolge, den Blutdruck, die Tätigkeit des Darms, der Harnblase, der Blutgefäße, der Schweißdrüsen usw. Es setzt sich aus zwei verschiedenartigen Anteilen, den sympathischen und parasympathischen Nervenelementen zusammen, die teilweise Gegenspieler sind. Das eine Teilsystem wirkt oft fördernd, das andere hemmend auf eine Organfunktion.

Was sind die Hirnnerven? Das sind 12 Nervenpaare, die vom Gehirn durch verschiedene Öffnungen im knöchernen Schädel austreten und Gesicht, Kopf, Hals und bestimmte andere Organe versorgen.

Welche Organe werden von den einzelnen Hirnnerven versorgt? a) Der erste Hirnnerv, der Nervus olfactorius, verläuft von der Riechschleimhaut in der Gegend des Nasendaches zum Gehirn und leitet die Geruchsempfindungen; eine Schädigung dieses Nerven kann zum Verlust des Geruchs- und des Geschmackssinns führen, da die Geschmackserkennung eine Riechfunktion ist;
b) der zweite Hirnnerv, der Nervus opticus, zieht zum Auge, er ist der Sehnerv;
c) der dritte (Nervus oculomotorius), der vierte (Nervus trochlearis)

und der sechste Hirnnerv (Nervus abducens) sind die Augenmuskelnerven, sie steuern die Bewegungen des Augapfels;

d) der fünfte Hirnnerv, der Nervus trigeminus, enthält die Bahnen, die die Empfindungswahrnehmungen im Gesichtsbereich und Auge aufnehmen, und versorgt die Kaumuskulatur;

e) der siebente Hirnnerv, der Nervus facialis, versorgt die Gesichtsmuskulatur einschließlich von Augenlidern und Stirn und leitet Geschmacksempfindungen von den vorderen zwei Dritteln der Zunge;

f) der achte Hirnnerv, der Nervus vestibulocochlearis, enthält die Bahnen, die vom Gleichgewichtsorgan und vom Hörorgan im Innenohr zum Gehirn ziehen;

g) der neunte Hirnnerv, der Nervus glossopharyngeus, zieht zum Zungenschlundgebiet und leitet die Empfindungen des weichen Gaumens, des Rachens und der Rachenmandelregion. Ferner enthält er Geschmacksfasern aus dem hinteren Zungendrittel; er ist am Schluckakt beteiligt;

h) der zehnte Hirnnerv, der Nervus vagus, zieht zu den Muskeln des weichen Gaumens und des Kehlkopfes und führt vegetative parasympathische Fasern zu den inneren Organen des Brust- und Bauchraumes. Er hat auch mit dem Schlucken und Sprechen zu tun. Eine einseitige Lähmung führt zu Heiserkeit, eine beidseitige zu Stimmverlust;

i) der elfte Hirnnerv, der Nervus accessorius, versorgt bestimmte Muskeln im Hals-, Nacken- und Schultergebiet;

j) der zwölfte Hirnnerv, der Nervus hypoglossus, versorgt die Zungenmuskulatur.

Was sind die Spinalnerven? Die Spinalnerven oder Rückenmarknerven gehen paarweise in regelmäßigen Abständen beiderseits vom Rückenmark, der Medulla spinalis, ab (siehe Farbtafel Nervensystem).

Was sind die Spinalnervenwurzeln? Jeder Rückenmarknerv entspringt mit einem vorderen und einem hinteren Faserbündelfächer aus dem Rückenmark. Der hintere ist die sensible Wurzel, die die Sinnesreize der Empfindungen leitet, der vordere ist die motorische Wurzel, die die Bahnen für die Auslösung der Muskelbewegungen enthält. Die beiden Wurzeln vereinigen sich zum peripheren Nerven. Nach dem Verlassen der Wirbelsäule verteilen sich die peripheren Nerven im ganzen Körper und ziehen zu den einzelnen Organen und Muskeln, die sie versorgen. Diese Nerven führen sowohl die Bahnen, über die die Steuerung der Muskel- und Drüsentätigkeit verläuft, als auch jene, die die Empfindungen, z. B. Tast-, Schmerz- oder Temperaturempfindungen leiten.

Wie funktioniert das Nervensystem? Siehe den Abschnitt über Neurochirurgie.

Nervenentzündung

(Neuritis, Neuropathie)

Was ist eine Neuritis? Der Ausdruck Neuritis oder Nervenentzündung bezeichnet eine Nervenschädigung, unabhängig von der Ursache. Die meisten Fachleute ziehen den Ausdruck „Neuropathie" vor, wenn es sich nicht wirklich um eine echte Entzündung handelt.

Was kann die Ursache einer sogenannten Neuritis bzw. einer Neuropathie sein?
a) Die Erkrankung eines einzelnen peripheren Nerven hat zumeist mechanische Ursachen, wie direkte äußere Verletzungen, Druck durch einen Knochenbruch oder durch Narbengewebe, Schädigung durch besondere mechanische Beanspruchung an bestimmten, leicht verletzbaren Abschnitten des Nerven, z. B. am Ellenbogen. Ferner kann eine Druckschädigung des Nerven (Nervus medianus) am Handgelenk auftreten oder durch Geschwulstbildungen in der Nachbarschaft peripherer Nerven zustande kommen;
b) Druck auf einen Nerven bzw. eine Nervenwurzel bei ihrem Austritt aus dem Wirbelkanal, z. B. bei entzündlichen oder anderen Erkrankungen der Wirbelsäule oder bei einem Bandscheibenvorfall;
c) Polyneuropathien, bei denen viele Nerven betroffen sind, können zahlreiche Ursachen haben. Es kommen außer Infektionskrankheiten auch Stoffwechselstörungen (Zuckerkrankheit, Nierenerkrankungen), Mangel- und Fehlernährung (z. B. Vitaminmangel bei der Beri-Beri-Krankheit), Resorptionsstörungen des Darmes, Erkrankungen des Bindegewebes sowie Gifteinwirkungen (toxische Polyneuropathie, z.B. durch Blei, Arsen) in Frage. Die häufigste toxische Polyneuropathie wird durch chronischen Alkoholismus ausgelöst. Einige Medikamente können nach Langzeitbehandlung ebenfalls Polyneuropathien verursachen.

Was ist eine Polyneuritis? Polyneuritis oder besser Polyneuropathie besagt, daß mehrere periphere Nerven erkrankt sind.

Welche Krankheitserscheinungen erzeugt eine Neuropathie?
a) Ein Gefühl des Ameisenlaufens und nadelstichartiges Kribbeln, ein taubes Gefühl in Händen und Füßen, bzw. in dem von dem erkrankten Nerven versorgten Gebiet;
b) Muskelschwäche und Muskelschwund im Versorgungsgebiet der befallenen Nerven;
c) Fehlen oder Abschwächung der Reflexe in diesem Bereich;
d) Verlust der Empfindung im betroffenen Gebiet;
e) Schmerzen, die aber bei der Neuritis kein unbedingt konstanter Befund sind.

Was ist eine Brachialgie? Diesen Ausdruck gebraucht man für eine schmerzhafte Nervenerkrankung im Armbereich. Eine Brachialgie kann durch einen Bandscheibenvorfall in der Halswirbelsäule, Druck auf eine Nervenwurzel durch eine Spondylarthrose oder durch eine Halsrippe verursacht sein; letztere ist ein angeborener abnormer Fortsatz am untersten Halswirbel, der einen Druck auf Nervenstämme, die zum Arm ziehen, ausüben kann. Sie kann auch die Folge eines Knochenbruchs in der unteren Halswirbelsäule, der Schulter oder des Oberarms sein. Auch eine Nervenschädigung im Bereich des Handgelenkes kann besonders zu nächtlichen Hand- und Armschmerzen führen, mit einem Spannungsgefühl in der Hand nach dem Aufwachen am Morgen.

Was ist Ischias? Unter Ischias bzw. Ischialgie versteht man Schmerzen im Ausbreitungsgebiet des Ischiasnerven (Nervus ischiadicus) am Bein. Die Schmerzen beginnen meist in der Lendenmuskulatur und strahlen von dort über das Gesäß zum Bein und manchmal bis zum Fuß hin aus. Häufig liegt der Ischialgie eine mechanische Reizung der Wurzeln des Ischiasnerven durch einen Bandscheibenvorfall oder spondylotische Veränderungen im Bereich der unteren Lendenwirbelsäule zugrunde. Eine Ischialgie kann auch die Folge einer Verletzung sein oder im Rahmen einer Zuckerkrankheit auftreten.

Was ist ein Bandscheibenvorfall? Darunter versteht man eine Vorwölbung oder ein Herausquellen der scheibenförmigen Knorpelplatte, die normalerweise zwischen zwei benachbarten Wirbelkörpern liegt. Dieses Gewebe wird Zwischenwirbelscheibe oder Bandscheibe genannt. Bei Verschleißerscheinungen der Bandscheiben und Verdrehungsverletzungen der Wirbelsäule oder bei besonders starker Beanspruchung der Bandscheiben durch Heben einer schweren Last in gebeugter Stellung verlagert sich eine bereits vorgeschädigte Zwischenwirbelsäule manchmal derart, daß sie dann auf eine aus dem Wirbelkanal heraustretende Nervenwurzel drückt. Das erzeugt heftige Schmerzen, die sich dem Nervenverlauf entlang hinunterziehen. Wenn der Bandscheibenvorfall im Bereich der Lendenwirbelsäule oder gerade über dem Kreuzbein eintritt, strahlen die Schmerzen vom Kreuz in das Gesäß und in das Bein hinunter aus. Ein Bandscheibenvorfall kann an jeder Stelle der Wirbelsäule vorkommen und verursacht dann Schmerzen und Krankheitserscheinungen im Versorgungsgebiet des dort austretenden Nerven. Der Bandscheibenvorfall wird auch manchmal als Bandscheibenprolaps, Diskusprolaps oder Diskushernie bezeichnet. (Siehe auch Kapitel 9, Bewegungsapparat sowie den Abschnitt über Neurochirurgie).

Was ist eine Trigeminusneuralgie? Die Trigeminusneuralgie, auch Tic douloureux genannt, ist eine Krankheit des fünften Hirnnerven, des Nervus trigeminus, der das Gesicht versorgt. Die Krankheit ist sehr schmerzhaft; sie ist durch plötzlich einschießende, quälende Schmerzen im Gesicht, die anfallsweise auftreten und kurze Zeit anhalten, gekennzeichnet. Die Anfälle können durch Kauen, Sprechen, Kälteeinwirkung oder durch Berührung eines empfindlichen Punktes in Gesicht oder Mund ausgelöst werden. Diese Schmerzanfälle haben die Neigung, während wochen- oder monatelanger Perioden immer wiederzukommen. In manchen Fällen lassen sich die Schmerzen medikamentös, z. B. mit Tegretin, beseitigen. Wenn die Anfälle trotz medikamentöser Behandlung nicht abklingen wollen, kann es nötig werden, den erkrankten Nervenast mit einer Injektion abzutöten oder ihn sogar operativ zu durchtrennen. Die Abtötung des Nerven kann auch oft mittels Elektrokoagulation bewerkstelligt werden; dazu wird eine Nadel in die Ursprungsregion des Nerven an der Schädelbasis eingeführt. Die Durchtrennung des befallenen Nervenasts bringt eine Heilung des Leidens, hinterläßt aber für immer Taubheit in dem Teil des Gesichts, das von dem Nervenast versorgt wurde (siehe den Abschnitt über Neurochirurgie).

Was ist die „Gürtelrose"? Die Gürtelrose oder Herpes zoster wird durch die Entzündung einer der hinteren Wurzeln des Rückenmarks hervorgerufen. Sie ist durch heftige, andauernde, brennende Schmerzen und einen bläschenförmigen Hautausschlag entlang dem Nervenverlauf gekennzeichnet. (Siehe auch Kapitel 22, Haut).

Was ist die Ursache der Gürtelrose? Die Entzündung der hinteren Nervenwurzel des Rückenmarks wird durch ein Virus hervorgerufen, das mit dem Erreger der Windpocken identisch ist.

Welchen Verlauf nimmt die Gürtelrose? Die Schmerzen können sehr heftig und anhaltend sein. In den meisten Fällen gehen sie nach einigen oder vielen Wochen oder sogar erst nach Monaten von selbst zurück.

Wie wird eine Gürtelrose behandelt? Es ist keine Behandlung bekannt, die eine direkte Heilwirkung bei dieser Krankheit hat. Schmerzlindernde Medikamente können aber Erleichterung bringen. In den allermeisten Fällen heilt die Krankheit von selbst aus.

Was versteht man unter Fazialisparese oder Bell-Lähmung? Diese Gesichtslähmung beruht auf einer Entzündung des Nervus facialis, die zur Lähmung einer Gesichtshälfte führt. Auf der kranken Seite hängen Gesicht und Mund und das Auge kann nicht ganz geschlossen werden. Eine Fazialisparese kann in jedem Alter und bei beiden Geschlechtern vorkommen. Die Beteiligung der Stirn- und Augenschließmuskulatur spricht für eine Schädigung des Nerven außerhalb des Gehirns (periphere Fazialislähmung) und gegen einen Schlaganfall, bei dem eine ähnliche Gesichtsnervenlähmung auftreten kann (zentrale Fazialislähmung).

Wie entsteht eine Fazialisparese? Die Ursache ist unbekannt, aber viele Leute schreiben ihre Erkrankung einer längerdauernden Einwirkung von Zugluft zu.

Welchen Verlauf nimmt die Fazialisparese? Sie dauert gewöhnlich einige Wochen bis drei Monate und neigt dann von selbst zum Rückgang.

Kommt es bei der Fazialislähmung im allgemeinen zur völligen Ausheilung? Die meisten Fälle heilen nahezu vollständig, aber bei einem kleinen Teil der Patienten bleibt die Muskulatur in der betroffenen Seite des Gesichts dauernd etwas schwächer.

Wie wird die Fazialislähmung behandelt? Da das Auge nicht ganz geschlossen werden kann, soll es durch ein Glas, das das ganze Auge umschließt, geschützt werden. Oft unterzieht man die schwachen Muskeln einer elektrischen Reizung mit Reizstromgeräten, aber der Wert dieser Behandlung ist zweifelhaft. Eine von Anfang an durchgeführte Steroidbehandlung (Kortison usw.) vermag vielleicht eine bleibende Nervenschädigung zu verhindern.

Zerebrale Kinderlähmung

Was versteht man unter zerebraler Kinderlähmung? Dieser Ausdruck bezeichnet keine einzelne Krankheit, sondern eine Gruppe neurologischer, von Geburt an auftretender Störungen bei Kindern. Kinder mit zerebraler Lähmung haben Schwierigkeiten beim Gehen, auch unwillkürliche Bewegungen der Glieder und Gesichtsmuskeln können auftreten. Die Störung beeinflußt oft die Sprache, die verwaschen und schwer verständlich wird. Die Intelligenz kann normal erhalten sein, ist aber in manchen Fällen stark herabgesetzt. Der Zustand der Muskulatur ist durch Versteifung oder Spastizität – eine krampfartig übersteigerte Spannung – gekennzeichnet, die einen unbeholfenen oder steifbeinigen Gang zur Folge hat. Man bezeichnet diese Kinder daher oft als Spastiker.

Wie kommt es zu einer zerebralen Kinderlähmung? In einem Teil der Fälle liegt die Ursache in einer Geburtsschädigung infolge schwieriger oder überlanger Entbindung sowie in einem Sauerstoffmangel des ungeborenen Kindes während der Geburt. Manche Fälle beruhen auf einer Hirnverletzung, zu der es unter der Geburt gekommen ist. Andere sind durch einen Keimzellschaden, der an das Kind weitergegeben wurde, bedingt, daß heißt, daß hier eine ererbte Grundlage vorliegt. In anderen Fällen nimmt man an, daß die zerebrale Kinderlähmung die Folge einer Erkrankung der Mutter während der ersten 12 Schwangerschaftswochen ist. Auch angeborene Hirnzysten sind in bestimmten Fällen für die Krankheit verantwortlich.

Kann eine zerebrale Kinderlähmung mit konservativen Maßnahmen wirksam behandelt werden? Ja. Mit einer ausdauernden und langfristigen Übungsbehandlung und anderen physikalischen Maßnahmen, die auf eine Rehabilitation und bessere Muskelkontrolle abzielen, kann bei Kindern mit zerebraler Kinderlähmung sehr viel erreicht werden.

Kann man die zerebrale Kinderlähmung erfolgreich operativ behandeln? Ja. Es gibt zahlreiche Verfahren für Muskel-, Sehnen- und Knochenoperationen, die sehr dazu beitragen können, die Bewegungsfähigkeit eines Patienten mit zerebraler Kinderlähmung zu bessern. Einige dieser Operationen bezwecken eine Aufhebung der Muskelverspannung, andere beheben die Bewegungshemmung der Gelenke, die so charakteristisch für diese Erkrankung ist. Dank der modernen Wiederherstellungschirurgie können sich viele Kinder mit zerebraler Kinderlähmung, die früher gehunfähig waren, nun in einigermaßen befriedigender Weise fortbewegen. In neuerer Zeit hat man auch versucht, bestimmte Nervenbahnen, die an der Spastizität beteiligt sein können, operativ auszuschalten.

Sollten Kinder mit zerebraler Kinderlähmung nach Möglichkeit in spezielle Behandlungszentren gebracht werden? Ja. Die heutigen Rehabilitationsmethoden stellen gegenüber früheren Jahren einen eindrucksvollen Fortschritt dar. Besonders ausgebildete Übungstherapeuten erzielen heute in diesem Spezialgebiet der Rehabilitation ausgezeichnete Erfolge.

Wird die zerebrale Kinderlähmung schlimmer, wenn das Kind heranwächst, und führt sie zum frühen Tod? Nein. Mit dem Erreichen des Erwachsenenalters wird der Zustand eher besser; viele dieser Leute führen ein normales, zufriedenes Leben.

Wasserkopf
(Hydrozephalus)

Was ist ein Hydrozephalus? Ein Hydrozephalus oder Wasserkopf kommt durch eine übermäßige Ansammlung von Liquor cerebrospi-

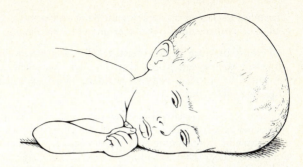

Abb. 126 *Hydrozephalus.* Die Auftreibung des Schädels beim „Wasserkopf" entsteht durch eine übermäßige Liquoransammlung in den Hirnkammern.

nalis in den Hirnkammern zustande. Der Liquor cerebrospinalis ist die Flüssigkeit, die das Gehirn und Rückenmark umspült und die Hirnkammern erfüllt. Diese Flüssigkeitsansammlung führt mit dem Wachsen des Kindes zu einer Vergrößerung des kindlichen Schädels (Abb. 126).

Was ist die eigentliche organische Ursache des Hydrozephalus? Eine Behinderung des Liquorabflusses vom Gehirn zum Rückenmarkskanal oder eine Störung im Vorgang der Liquoraufsaugung.

Kann man etwas gegen einen Hydrozephalus unternehmen? Gegenwärtig versucht man mit einigem Erfolg diese Krankheit mit neuen Operationsmethoden anzugehen (siehe den Abschnitt über Neurochirurgie).

Hirngeschwülste

Sind Hirngeschwülste häufig? Ja.

Welche Krankheitserscheinungen treten bei Hirngeschwülsten auf?
a) Zunehmende Schwäche eines Arms oder Beins oder vielleicht mehrerer Glieder zugleich;
b) Empfindungsstörungen, z. B. ein taubes Gefühl in einer Körperzone;
c) Sehstörungen wie Doppeltsehen oder Erblindung eines Auges;
d) Schwindelgefühl;
e) Krampfanfälle;

f) hartnäckige, immer wiederkehrende Kopfschmerzen;
g) plötzlich auftretende Kopfschmerzen mit Erbrechen.

Sind Kopfschmerzen in den meisten Fällen Anzeichen einer Hirngeschwulst? Keineswegs. Kopfschmerzen allein, die nicht von anderen genannten Symptomen begleitet werden, haben selten eine Hirngeschwulst zur Ursache.

Wie werden Hirngeschwülste diagnostiziert? Der Neurologe oder Neurochirurg wird zuerst eine gründliche Untersuchung vornehmen und dann eine Röntgenuntersuchung des Schädels einschließlich einer Computertomographie durchführen lassen. Die letztgenannte Untersuchung ist außerordentlich aufschlußreich und vermag in der Regel Geschwülste aufzudecken, die mit keinem anderen Verfahren nachweisbar sind. Diese Untersuchungen können ambulant durchgeführt werden.

Ist bei Hirngeschwülsten überhaupt eine Heilung möglich? Ja, bei bestimmten Formen (siehe den Abschnitt über Neurochirurgie).

Gehirnentzündung
(Enzephalitis)

Was ist eine Enzephalitis? Eine akute Entzündung des Gehirns.

Welche Krankheitszeichen finden sich bei einer Enzephalitis unter anderen? Kopfschmerzen, Fieber, Erbrechen, Lähmungen, Verwirrtheit, Krampfanfälle, Benommenheit und in manchen Fällen Bewußtlosigkeit.

Welche Ursachen kann eine Enzephalitis haben? Es gibt eine ganze Reihe von Viren, die eine Enzephalitis hervorrufen können. Sie kann auch als Komplikation von Masern, Keuchhusten oder Mumps auftreten. In seltenen Fällen kann sie bei schweren Infektionen wie Lungenentzündung und Typhus vorkommen oder als toxische Reaktion jede Erkrankung begleiten, die mit anhaltendem hohem Fieber einhergeht.

Gibt es auch eine epidemische Form der Enzephalitis? Ja. Sie tritt am häufigsten in Kriegszeiten und in Feldlagern auf. Auch in örtlich begrenzten Bezirken, z. B. in einzelnen Gemeinden oder Städten, hat man Epidemien beobachtet.

Was versteht man unter Zeckenenzephalitis? In bestimmten mitteleuropäischen Gebieten treten in der warmen Jahreszeit Enzephalitisfälle auf, denen vor etwa 10 bis 16 Tagen ein Zeckenbiß vorangegangen ist.

Wie vor Jahren nachgewiesen werden konnte, übertragen die Zecken beim Biß ein Virus. Die Krankheit nimmt meist einen gutartigen Verlauf. Es ist nun gelungen, einen wirksamen Impfstoff gegen diese Krankheit zu entwickeln.

Wie wird eine Enzephalitis behandelt? Leider gibt es noch kein spezifisches Heilmittel gegen Virusinfekte.

Welchen Ausgang nimmt die Enzephalitis? Die meisten Patienten werden ganz gesund; bei der epidemischen Form sind jedoch Todesfälle gleich in den ersten Krankheitstagen nicht so selten. Bei manchen Patienten heilt die Krankheit nur unter Hinterlassung ernster körperlicher und geistiger Schäden ab.

Wird die Enzephalitis manchmal „Kopfgrippe" genannt? Ja, die epidemische Enzephalitis.

Kann eine Enzephalitis manchmal Jahre nach der akuten Krankheit zur Entwicklung von Krankheitserscheinungen führen? Ja. In manchen Fällen können sich nach einer geheilten Enzephalitis später Zittern, Lähmungen und verschiedene andere Störungen einstellen.

Hirnhautentzündung
(Meningitis)

Was ist eine Meningitis? Die Meningitis oder Hirnhautentzündung ist ein Infekt der Hüllen von Gehirn und Rückenmark.

Wie äußert sich eine Hirnhautentzündung? Mit einem ziemlich plötzlichen Ausbruch von Fieber, starken Kopfschmerzen, Nackensteife und oft mit Bewußtlosigkeit. Wenn man den Wirbelkanal punktiert, kann man im Liquor entzündliche Veränderungen feststellen und bei der mikroskopischen Untersuchung Entzündungszellen oder sogar die schuldigen Krankheitserreger finden.

Wie kann eine Hirnhautentzündung entstehen? Sie kann verschiedene Ursachen haben. In manchen Fällen beruht sie auf einer Infektion mit eiterbildenden Bakterien, ab und zu nimmt sie ihren Ausgang von einer Mittelohr- oder Nebenhöhlenentzündung. Andere Formen der akuten Hirnhautentzündung werden durch Viren hervorgerufen, wieder andere Meningitisformen kommen bei Tuberkulose und Syphilis vor.

Wie läßt sich die Diagnose der Hirnhautentzündung erhärten? Mit der Lumbalpunktion und der Untersuchung des dabei gewonnenen Liquors.

Wie wird eine Hirnhautentzündung behandelt? Das hängt ganz von der auslösenden Ursache ab. Jene Formen, die von Eitererregern hervorgerufen werden, können erfolgreich mit Antibiotika behandelt werden. Bei den meisten virusbedingten Formen ist nur eine symptomatische Behandlung möglich.
Für die tuberkulöse und die syphilitische Meningitis besitzen wir heute spezielle Heilmittel.

Ist die Hirnhautentzündung heilbar? Ja, in der überwiegenden Mehrzahl der Fälle kann sie mit den Mitteln, die uns jetzt zur Verfügung stehen, geheilt werden.

Syphilis des Nervensystems

Kann Syphilis das Nervensystem angreifen? Ja. Früher waren syphilitisch bedingte Erkrankungen des Nervensystems häufiger zu beobachten. Die moderne Syphilisbehandlung ist nun schon so erfolgreich, daß diese Erkrankungen heute selten sind.

Was ist die progressive Paralyse? Die progressive Paralyse, die früher viel häufiger anzutreffen war, wird im Volksmund „Hirnerweichung" genannt; richtig müßte es aber „fortschreitende Gehirnlähmung" heißen. Bei dieser Erkrankung ist das Gehirn selbst von der Syphilis befallen. Ihre Hauptfolge ist ein geistiger Verfall.

Was versteht man unter Tabes dorsalis?
Bei der Tabes dorsalis, die auch Rückenmarkschwindsucht genannt wird, greift die Syphilis hauptsächlich das Rückenmark an und führt zu charakteristischen Gangstörungen und anderen Krankheitserscheinungen.

Kann die Syphilis des Nervensystems, die sog. Neurolues, wirksam behandelt werden? Ja. Die Antibiotika haben eine sehr gute Wirkung, wenn diese Krankheit schon in ihren Frühstadien erkannt und behandelt wird.

Schlaganfall
(vaskulärer zerebraler Insult)

Was ist ein vaskulärer zerebraler Insult? Für diese Erkrankung ist auch der Ausdruck Schlaganfall oder Apoplexie gebräuchlich. Unter einem Schlaganfall versteht man den plötzlichen Ausfall bestimmter Hirnfunktionen. Meist ist er die Folge einer akuten Unterbrechung der Blutversorgung eines Hirnbezirkes.

Wie kommt es zum Schlaganfall? Meistens auf einem der drei folgenden Wege:
a) Verschluß eines Hirngefäßes durch arteriosklerotische Veränderungen oder durch ein Blutgerinnsel, eine sogenannte zerebrale Thrombose;
b) zerebrale Embolie, bei der ein Hirngefäß von einem Blutgerinnsel, das aus einem anderen Gebiet des Körpers ausgeschwemmt wurde, verstopft wird;
c) Hirnblutung aus einem geschädigten Blutgefäß des Gehirns.

Was versteht man unter zerebraler Thrombose? Bei dieser Form des Schlaganfalls wurde ein arteriosklerotisches Blutgefäß des Gehirns durch die Verdickung und Verhärtung seiner Wand und Innenauskleidung so verengt, daß kein Blut mehr durchfließen kann. Oft führt die Bildung eines Blutgerinnsels in einer stark verengten Arterie zum völligen Verschluß des Gefäßes. Der Hirnbezirk, der normalerweise von diesem Blutgefäß versorgt wird, erhält nun kein Blut mehr und sein Gewebe zerfällt und geht zugrunde. Die Funktion, die dieser Hirnbezirk normalerweise erfüllt, fällt aus und es kann zu Teillähmungen oder einer vollständigen Halbseitenlähmung (Hemiparese) auf der gegenüberliegenden Körperseite kommen. Wenn sich die Thrombose in der dominierenden Hirnhälfte befindet – gewöhnlich die linke bei Rechtshändern und die rechte bei Linkshändern – treten auch Sprachstörungen auf.

Wird das Krankheitsbild der zerebralen Thrombose manchmal durch eine arteriosklerotische Verengung der Halsschlagader, der Arteria carotis, erzeugt? Ja. Die Arteriae carotides, die dem vorderen Hirnteil Blut zuführen, sind sehr oft beteiligt. Die Arteria carotis müßte zu etwa 80 % verengt sein, damit Krankheitserscheinungen entstehen.

Was versteht man unter einem „kleinen" Schlaganfall? Von einem „kleinen" Schlaganfall spricht man bei einer Unterbrechung der Blutzufuhr zu einem Hirnbezirk infolge einer Störung, die zwischen ein paar Minuten und einigen Stunden anhält und dann wieder schwindet. Eine derartige vorübergehende ischämische Attacke ist zu kurz, um eine bleibende Hirnschädigung zu erzeugen. Wenn sie aber länger als 24 Stunden anhält, kann ein kleiner Teil des Hirngewebes absterben. Dieser tote Bezirk wird als Infarkt bezeichnet.

Was ist eine Ischämie? Eine Blutleere, hervorgerufen durch eine teilweise oder vollständige Drosselung der Blutzufuhr.

Können mehrere vorübergehende ischämische Attacken erfolgen, ohne eine bleibende Hirnschädigung zu erzeugen? Ja.

Kann man voraussagen, wie ein „kleiner" Schlaganfall schließlich ausgehen wird? Nein. Es ist nicht möglich, zu Beginn festzustellen, ob der Anfall vorübergehend sein wird oder ob die Störung bestehen bleibt. Schätzungsweise fast 75 % der Patienten mit einem kompletten Schlaganfall haben vorher vorübergehende ischämische Attacken erlebt. In anderen Worten, in den meisten Fällen erfolgt eine Warnung vor einer möglichen Katastrophe.

Kann überhaupt etwas getan werden, um eine solche Katastrophe abzuwenden? Siehe den Abschnitt über Neurochirurgie.

Was ist eine zerebrale Embolie? Die Verstopfung einer Hirnarterie durch ein Blutgerinnsel, das von einer entfernten Körperregion mit dem Blutstrom ins Gehirn geschwemmt wurde.

Welche Symptome entwickeln sich bei einer zerebralen Embolie? Wenn der Embolus (das eingeschwemmte Blutgerinnsel) klein ist, kommt es gewöhnlich zu einer vorübergehenden ischämischen Attacke mit nachfolgender völliger Wiederherstellung. Wenn das Gerinnsel ein größeres Gefäß verschließt, können Bewußtlosigkeit und eine meist halbseitige Lähmung eintreten. Wenn die dominierende Hirnhälfte betroffen ist, geht die Fähigkeit zum Sprechen verloren (Aphasie).

Kann in einem solchen Fall etwas unternommen werden? Siehe den Abschnitt über Neurochirurgie.

Wie kommt es zu einer Hirnblutung? Die Hirnblutung ist eine Form des Schlaganfalls, bei der in einem Hirnbezirk Blut ins Gewebe ausgetreten ist. Dazu kommt es, wenn ein kleineres oder größeres Blutgefäß platzt. Am häufigsten tritt das bei Bluthochdruck oder bei Krankheiten, die mit einer Blutungsneigung einhergehen, ein. Wenn es sich um ein großes Blutgefäß handelt, kann die Hirnblutung ziemlich rasch zum Tod des Patienten führen. Bei einer Blutung aus einem kleinen Gefäß ist oft nur ein wenig ausgedehnter Hirnbezirk geschädigt und der Patient vermag sich zu erholen. Die Funktionen, die normalerweise von diesem Hirnbezirk gesteuert werden, fallen aus, und es kann sich ein ähnliches Krankheitsbild wie bei der zerebralen Thrombose entwickeln.

Kann eine Hirnblutung chirurgisch behandelt werden? Siehe den Abschnitt über Neurochirurgie.

Gibt es auch Blutungen anderer Art im Schädelinneren? Ja, es kann auch zu einer Blutung in den Subarachnoidalraum, der das Gehirn umgibt, kommen.

Was ist der Subarachnoidalraum? Das ist ein enger, spaltförmiger Raum zwischen dem Gehirn und seiner zarten Hülle, der Arachnoidea (Spinnwebenhaut). Er enthält Liquor und wird von Blutgefäßen durchzogen, die ins Gehirn ein- und aus diesem austreten.

Welche Ursachen haben Blutungen in den Subarachnoidalraum? Zumeist das Platzen eines Aneurysmas, seltener das Platzen eines arteriovenösen Angioms.

Was ist ein Aneurysma? Ein Aneurysma ist eine sackartige Erweiterung eines Blutgefäßes. Aneurysmen, die bei Subarachnoidalblutungen eine Rolle spielen, sitzen im allgemeinen an den großen Blutgefäßen der Hirnbasis. Das plötzliche Platzen des Sacks mit nachfolgender Blutung löst die Symptome aus. Sie bestehen in starken Kopfschmerzen, Benommenheit und eventuell Bewußtlosigkeit. Manchmal halten die Kopfschmerzen nur kurz an und es kommt zu keiner Bewußtlosigkeit.

Welche anderen Störungen kann ein Aneurysma – abgesehen von Blutungen – hervorrufen? Wenn es auf den Sehnerv drückt, kann Erblindung die Folge sein; Druck auf andere Hirnteile kann zu epileptischen Anfällen führen.

Was ist ein arteriovenöses Angiom? Eine angeborene Gefäßmißbildung, und zwar ein Knäuel von abnorm weiten Gefäßen, das auf der Hirnoberfläche oder in der Hirnsubstanz liegen kann. Das Platzen eines solchen Gefäßes kann wie die Aneurysmablutung zu Kopfschmerzen und Benommenheit führen.

Ist bei Aneurysmen und arteriovenösen Angiomen eine Operation möglich? Siehe den Abschnitt über Neurochirurgie.

Fallsucht

(Epilepsie)

Was ist die Epilepsie? Die Epilepsie, die im Volksmund Fallsucht genannt wird, ist eine Krankheit, die durch Krampfanfälle oder anfallsweise auftretende Zustände gekennzeichnet ist, bei denen es zum vorübergehenden Verlust des Bewußtseins oder der Erinnerung kommt. Da diese Anfälle viele verschiedene Ursachen haben können, ist die Epilepsie häufig nur ein Symptom einer anderen Grundkrankheit. Die Neurologen ziehen daher oft den allgemeineren Ausdruck zerebrales Anfallsleiden statt Epilepsie vor.

Gibt es epileptische Anfälle verschiedener Art? Ja, es gibt das sogenannte „*Grand Mal*" mit dem großen generalisierten Krampfanfall, ferner das „*Petit Mal*": damit wird ein kleiner Anfall bezeichnet, bei dem der Patient für kurze Zeit den Kontakt mit seiner Umgebung verliert und nachher wieder dort fortfährt, wo er vorher aufgehört hat. Eine weitere Form sind psychomotorische Anfälle, bei denen automatisierte Bewegungsabläufe, unzusammenhängendes Sprechen, Schmatzen usw. auftreten können, ohne daß der Patient nachher etwas davon weiß. Außerdem gibt es die Jackson-Anfälle, die auf einer örtlichen Reizung eines bestimmten Hirnbezirks beruhen. Sie beginnen oft mit Zuckungen des Gesichts oder einer Hand, die dann nach und nach angrenzende Körperpartien erfassen. Das Bewußtsein bleibt im allgemeinen erhalten, so lange der Anfall auf eine Körperhälfte beschränkt bleibt. Dieser Anfalltyp findet sich zumeist bei örtlich begrenzten Hirnveränderungen, etwa Hirngeschwülsten oder Narben.

Welche Erscheinungen kennzeichnen den großen epileptischen Anfall?
a) Bewußtseinsverlust;
b) Krämpfe und Zuckungen mit kurzzeitigen heftigen und wiederholten Hin- und Herbewegungen der Arme und Beine;
c) Zungenbiß und Schaum vor dem Mund;
d) der Patient läßt unter Umständen Stuhl oder Harn unter sich.

Welche Ursachen kann eine Epilepsie haben?
a) Sie kann von jeder krankhaften Veränderung im Gehirn hervorgerufen werden, z. B. von einer Hirngeschwulst oder von Narben, die sich nach einer Hirnverletzung oder nach einem entzündlichen Prozeß im Gehirn gebildet haben. Ferner kommen Hirndurchblutungsstörungen als Ursache in Frage;
b) Sie kann die Folge einer Geburtsverletzung sein;
c) Es kann eine erbliche Epilepsie vorliegen;
d) Bei einer großen Anzahl von Epileptikern ist die Ursache des Leidens ungeklärt.

In welchem Alter tritt die Epilepsie meist zum ersten Mal auf? Sie beginnt am häufigsten in der Pubertät, kann aber auch schon in der früheren Kindheit in Erscheinung treten.

Kommt die Epilepsie bei beiden Geschlechter gleich häufig vor? Ja.

Sind Epileptiker geistig zurückgeblieben oder unterdurchschnittlich begabt? Nicht unbedingt. Viele Epileptiker haben eine normale oder sogar überdurchschnittliche Intelligenz.

Ist eine Epilepsie überhaupt heilbar? Eigentlich nicht. Wenn eine spezielle Ursache für die Anfälle bestimmt und beseitigt werden kann, etwa ein Hirntumor, der entfernt wird, kann die Häufigkeit der Anfälle beträchtlich zurückgehen. Aber auch dann braucht der Patient im allgemeinen krampfunterdrückende Medikamente, trotz der erfolgreichen Entfernung des Tumors.

Kann eine Epilepsie unter Kontrolle gebracht werden? Ja. In den allermeisten Fällen kann man die Krankheit so beherrschen, daß die Anfälle weitgehend zurückgedrängt werden. Es stehen außerordentlich wirksame Medikamente zur Verfügung, mit denen sich die Krampfanfälle vermindern oder ausschalten lassen. Voraussetzung ist aber, daß der Patient diese Medikamente regelmäßig nach ärztlicher Vorschrift einnimmt und Alkohol sowie Schlafentzug meidet.

Was soll man als Erste Hilfe unternehmen, wenn ein Epileptiker einen Krampfanfall hat? Man muß ihn vor Verletzungen schützen. Wenn er auf dem Boden liegt, soll man ihn liegen lassen und ein Polster unter seinen Kopf geben. Wenn möglich, zieht man die Zunge vor, damit sie nicht zurücksinkt und bringt einen Keil zwischen die Zähne, um Zungenbisse zu verhindern, aber nicht mit Gewalt!

Wie häufig findet sich die Epilepsie? Laut Statistik leiden etwa 0,5 % aller Menschen an Epilepsie. Viele haben nur selten Anfälle.

Ist die Epilepsie erblich? Etwa 7 % der Epileptiker geben an, daß auch ein anderes Familienmitglied eine Epilepsie hat. Es ist aber zu betonen, daß für ein Kind aus einer Epileptiker-Familie das Risiko einer Epilepsie nur mit 1:10 zu bewerten ist.

Ist Epilepsie ein Ehehindernis? Nein.

Sollte ein Epileptiker auf Kinder verzichten? Wenn die Epilepsie eine klare Ursache hat, z. B. eine Hirnverletzung, spielt die Erblichkeit keine Rolle und der Patient kann ohne Bedenken Kinder bekommen. Wenn die Familie bloß von einer Seite her erblich belastet ist, besteht nur eine geringe Gefahr, daß die Kinder an Epilepsie erkranken. Falls aber beide Ehepartner aus Epileptiker-Familien stammen, ist der Verzicht auf Nachkommenschaft ernstlich zu erwägen.

Leidet ein Kind, das bei hohem Fieber oder bei einer Kinderkrankheit einen Krampfanfall hat, an Epilepsie? Nein. Meistens handelt es sich hier um eine andere Störung, die nichts mit echter Epilepsie zu tun hat. Manchmal allerdings folgt den frühkindlichen Fieberkrämpfen später eine Epilepsie.

Kann ein Epileptiker ein normales Leben führen und einem Erwerb nachgehen? Ja. Epileptiker können unter ärztlicher Anleitung lernen, wie sie ihre Medikamente nehmen müssen, damit die Gefahr von Krampfanfällen möglichst ausgeschaltet wird. Sie sollten einen Beruf ausüben, der sie nicht in Gefahr bringt, wenn doch ein Anfall auftritt.

Welche Vorsichtsmaßnahmen soll ein Epileptiker einhalten?
a) Er soll kein Kraftfahrzeug führen, wenn nicht eine mehrjährige Anfallsfreiheit besteht;
b) er darf niemals Alkohol trinken;
c) er soll nicht allein schwimmen;
d) die Flüssigkeitszufuhr soll über den Tag verteilt erfolgen und nicht in großen Mengen auf einmal;
e) die Einnahme der Medikamente muß immer nach Vorschrift in regelmäßigen Abständen erfolgen und darf *nie* ohne vorhergehende Beratung mit dem Arzt beendet werden;
f) unnötige Belastungen und Aufregungen sowie Schlafentzug sollten vermieden werden;
g) der Patient soll immer ausreichend Medikamente vorrätig haben;
h) jeder, der an Krampfanfällen leidet, sollte immer eine Karte bei sich tragen, auf der diese Tatsache vermerkt ist. Wenn jemand während des Anfalls zugegen ist und Erste Hilfe leisten kann, wird ihm diese Karte sehr nützlich sein. Sie soll genaue Vorschriften hinsichtlich der Behandlung des Anfalls enthalten.

Ohnmacht

(Kollaps)

Was ist eine Ohnmacht? Mit Ohnmacht, Kollaps oder Synkope bezeichnet man einen kurzzeitigen Bewußtseinsverlust, der auf einer vorübergehenden Verminderung der Hirndurchblutung beruht.

Welche Ursachen können unter anderem eine Ohnmacht auslösen?
a) Blutdruckabfall, z. B. bei längerem Stehen;
b) Aufregung;
c) zu plötzlicher Blutzuckerabfall (Hypoglykämie);
d) Insulin-Überdosierung bei einem Zuckerkranken, ebenfalls auf dem Wege der Hypoglykämie;
e) bestimmte Herzkrankheiten;
f) heftige Schmerzen;
g) Arteriosklerose der Hirngefäße, die eine Verkleinerung der Gefäßlichtung zur Folge hat. Eine solche Gefäßverengung kann auch die Halsschlagadern betreffen.

Kann ein Patient in der Ohnmacht sterben? Das kommt außerordentlich selten vor, denn in den meisten Fällen kommt ein Ohnmächtiger von selbst wieder zu Bewußtsein.

Was soll man unternehmen, wenn jemand in Ohnmacht gefallen ist? Man soll den Patienten flach lagern und darauf achten, daß sein Kopf in einer Ebene mit dem übrigen Körper oder tiefer liegt. Zu diesem Zweck kann man auch die Beine hochlagern. Kragen und Krawatte sind zu öffnen, damit der Patient unbehindert atmen kann.

Koma

Was ist ein Koma? Mit Koma bezeichnet man einen Zustand tiefer Bewußtlosigkeit, aus der der Patient durch äußere Reize nicht erweckt werden kann.

Was kann die Ursache eines Komas sein? Es gibt viele verschiedene Ursachen; die häufigsten sind:
a) Eine Vergiftung, z. B. durch Alkohol im Übermaß oder Schlafmittel in zu großer Menge;
b) eine schwere Hirnverletzung;
c) schwere Infekte wie Hirnhautentzündung oder Gehirnentzündung;
d) eine Hirngeschwulst oder ein Schlaganfall als Folge einer zerebralen Thrombose, Embolie oder Blutung;
e) ein sehr starker Anstieg des Blutzuckers als Komplikation einer Zuckerkrankheit;
f) ein zu tiefes Absinken des Blutzuckers durch Insulinüberdosierung;
g) eine Harnvergiftung bei Nierenversagen.

Wie wird ein Koma behandelt? Man muß die Ursache feststellen und dann eine entsprechende Behandlung einleiten. Die Diagnose ist daher der wichtigste erste Schritt. Komatöse Patienten sind unverzüglich ins Krankenhaus zu bringen, damit die verschiedenen Untersuchungen zur Klärung der Ursache in die Wege geleitet werden können.

Kopfschmerz

Welche Bedeutung haben Kopfschmerzen? Kopfschmerzen gehören zu den häufigsten Beschwerden und stellen oft für Arzt und Patient ein schwieriges Problem dar. Kopfschmerz ist ein Symptom und nicht eine Krankheit. Kopfschmerzen können von einer Vielzahl von Störungen herrühren. Sie können mit Erkrankungen im Zusammenhang stehen, die Organe in der Schädelregion wie Augen, Nase, Nebenhöhlen oder Ohren betreffen, sie können durch Krankheitsprozesse im Schädelinnern, die das Gehirn in Mitleidenschaft ziehen, bedingt sein. Am häufigsten sind sie die Folge von Übermüdung, nervöser Anspannung oder Angst. Oft liegt die Ursache der Kopfschmerzen in einer Beeinträchtigung des körperlichen Allgemeinbefindens, z. B. bei einer fieberhaften Allgemeinerkrankung. Ferner leiden manche Menschen unter Kopfschmerzen aus Gründen, die in ihrer Veranlagung liegen, durch eine Neigung zu Fehlregulationen des vegetativen Nervensystems, ohne daß eine andere Grundkrankheit vorliegt.

Können Kopfschmerzen durch Allergien hervorgerufen werden? Ja.

Soll ein Patient, der oft an Kopfweh leidet, zum Arzt gehen? Ja.

Was ist Migräne? Ein verbreitetes Leiden, das durch anfallsweise wiederkehrende Kopfschmerzen gekennzeichnet ist, die oft halbseitig auftreten und mit Übelkeit, Sehstörungen und Erbrechen verbunden sind. Zwischen den Migräneanfällen fühlt sich der Patient ganz gesund.

Welche Ursache liegt der Migräne zugrunde? Die genaue Ursache ist noch unbekannt. Beim Schmerzanfall kommt es zu einer vorübergehenden Störung der Weitenregulation von Blutgefäßen im Kopfbereich. Wichtig ist eine anlagebedingte Bereitschaft; häufig leiden mehrere Familienmitglieder an Migräne.

Können seelische Spannungen eine Migräne auslösen? Eine seelische Spannung ist nicht Ursache, aber oft Anlaß für Häufigkeit und Heftigkeit der Kopfschmerzanfälle.

Ist die Migräne heilbar? Durch eine Intervallbehandlung zwischen den Kopfschmerzanfällen und durch Medikamente, die beim Auftreten eines Schmerzanfalls seine Heftigkeit abschwächen und ihn verkürzen, kann vielen Patienten geholfen werden. Eine Behandlung, die eine echte Heilung bewirken könnte, gibt es aber nicht.

Kann der Neurologe zwischen Kopfschmerzen, die auf einer ernsten Allgemein- oder Hirnkrankheit beruhen und solchen, die eine unbedeutende oder eine seelische Störung zur Ursache haben, unterscheiden? Ja. Dem Neurologen stehen viele Methoden zur Unterscheidung der einzelnen Kopfschmerzursachen zur Verfügung.

Drehschwindel

(Vertigo)

Was versteht man unter Vertigo? Mit Vertigo oder Schwindel bezeichnet man das Gefühl, daß sich die Umgebung dreht oder, daß man sich räumlich nicht orientieren kann und unfähig ist, das Gleichgewicht zu halten.

Welche Bedeutung kommt dem Drehschwindel zu? Er zeigt eine Störung im Vestibularapparat an. Der Vestibularapparat ist das Gleichgewichtsorgan im Labyrinth des Innenohrs mit seinen Nervenverbindungen zum Gehirn. Auch die Blutgefäße, die das Innenohr und seine Nerven versorgen, gehören dazu. Es kann daher eine Störung an jeder Stelle in diesem System einen Schwindel auslösen.

Ménière-Krankheit

Was ist die Ménière-Krankheit? Die Ménière-Krankheit ist durch plötzlich auftretende Anfälle von Drehschwindel, Übelkeit und Erbrechen charakterisiert, die den Patienten zwingen sich niederzulegen, weil er das Gleichgewicht verloren hat und nicht mehr stehen kann. Gewöhnlich dauert der Anfall kurz und klingt nach einigen Minuten oder ein paar Stunden langsam ab; in den langen Zwischenräumen zwischen den einzelnen Anfällen ist der Patient gesund. Während der akuten Störung können summende, zischende oder pfeifende Ohrgeräusche auftreten. Nach einer Reihe derartiger Anfälle kann sich das Gehör in diesem Ohr verschlechtern. Die Ursache dieser Erkrankung ist nicht endgültig geklärt, sie wird jedoch gewöhnlich auf eine Flüssigkeitsansammlung oder Schwellung im Innenohr zurückgeführt.

Wie wird die Ménière-Krankheit behandelt? In der akuten Phase muß vollständige Ruhe eingehalten werden. Beruhigungsmittel und andere Medikamente können Erleichterung bringen. Eine flüssigkeitsarme und salzfreie Diät sowie harntreibende Medikamente sollen eine Entwässerung des Körpers bewirken. In seltenen Fällen kann die Durchtrennung des vestibularen Teils des VIII. Hirnnerven erforderlich sein.

Progressive Muskeldystrophie

Was versteht man unter progressiver Muskeldystrophie? Man versteht darunter eine Muskelerkrankung mit zunehmender Schwäche verschiedener Muskeln im Bereich des Beckens, der Oberschenkel, des

Rückens, der Schultern und der Arme. Die Patienten haben Schwierigkeiten beim Gehen, beim Aufrichten aus dem Liegen und beim Heben der Arme. Es kommt zu einer auch äußerlich erkennbaren Verminderung der Muskulatur, zum Muskelschwund. Aus bisher noch nicht geklärten Gründen gehen Muskelfasern zugrunde. Vorübergehend können allerdings manche Muskeln vergrößert erscheinen. (Siehe auch Kap. 9, Bewegungsapparat).

Welchen Verlauf nimmt die Muskeldystrophie? Es gibt verschiedene Erkrankungstypen mit unterschiedlichem Verlauf und Befall der einzelnen Körperabschnitte. Einige Verlaufsformen sind erblich bedingt. Jene Form, die im Kindesalter bei Knaben beginnt, zeigt meist einen sehr ungünstigen Verlauf. Andere Krankheitsgruppen führen zu einer Behinderung des Patienten, ohne aber die Lebenserwartung wesentlich zu verkürzen.

Multiple Sklerose

Was ist die multiple Sklerose? Die multiple Sklerose, auch Encephalitis disseminata genannt, ist eine Erkrankung des Zentralnervensystems, die zur sogenannten Demyelinisation – dem Verlust der Markscheiden, die die Nervenfasern umhüllen – führt. Dieser Entmarkungsprozeß spielt sich gewöhnlich in kleinen Herden ab und ist klinisch durch die rasche Entwicklung von Krankheitserscheinungen gekennzeichnet, die unterschiedlich lange bestehen bleiben und dann zurückgehen. Eine symptomfreie Periode nennt man Remission. Später kommt es neuerlich zu Krankheitsschüben, die ebenfalls zur Remission neigen. Der Durchschnittsfall zeigt eine Reihe von Krankheitsschüben, die verschiedene Teile des Nervensystems befallen, mit dazwischen liegenden Remissionen. Die Krankheit ist meist fortschreitend, wenn auch die Geschwindigkeit des Weitergreifens bei den einzelnen Fällen sehr unterschiedlich ist. Häufige Symptome sind:
a) Vorübergehender, meist einseitiger Verlust des Sehvermögens, Doppeltsehen;
b) vorübergehende Gliederschwäche, Unbeholfenheit und Schwerfälligkeit der Bewegungen, eine sogenannte Ataxie;
c) Steife in den Gliedmaßen (Spastizität);
d) Blasenstörungen, die zum unwillkürlichen Abgang von Harn oder zu Entleerungsstörungen führen, usw.

Welche Ursache hat die multiple Sklerose? Die Ursache ist unbekannt.

Welchen Verlauf nimmt die multiple Sklerose? Die Erkrankung ist fortschreitend und kann zur Bettlägrigkeit führen. Bis dieses Stadium erreicht ist können aber viele Jahre bis Jahrzehnte vergehen, und manche Patienten haben das Glück, daß sie während ihrer fast unverkürzten Lebenszeit keine allzu schweren Behinderungen hinnehmen müssen.

Kann die multiple Sklerose wirksam behandelt werden? Zur Zeit gibt es kein spezifisches Heilmittel. Viele Behandlungsformen haben einen günstigen Einfluß, aber einen durchschlagenden Erfolg hat keine. Die Krankheitserscheinungen lassen sich oft mildern, und man darf nicht vergessen, daß zum natürlichen Krankheitsverlauf Perioden spontaner Besserung gehören.

Parkinson-Erkrankung

Was versteht man unter Parkinson-Erkrankung? Damit bezeichnet man eine Hirnerkrankung, die durch Muskelstarre und Zittern (Tremor) gekennzeichnet ist. Durch die eigenartige Starre werden alle Bewegungen verlangsamt und das Gesicht wirkt unbewegt und ausdruckslos – man spricht von einem Maskengesicht. Das Zittern besteht in rhythmischen, langsamen Schüttelbewegungen und ist auch in der Ruhe vorhanden. Es kann ein- oder beidseitig auftreten. Die Sprache wird monoton und die Schrift kleiner. Diese Krankheit befällt Personen mittleren und höheren Alters und schreitet meist fort, wenn auch oft sehr langsam; sie führt letzten Endes dazu, daß der Patient nicht mehr ohne fremde Hilfe auskommt. Die Parkinson-Krankheit wird auch Paralysis agitans oder Schüttellähmung genannt, obwohl keine richtige Lähmung vorliegt.

Was ist die Ursache der Parkinson-Krankheit? Die meisten Formen beruhen auf einem Untergang von Nervenzellen in einem bestimmten Abschnitt (Hirnstamm) des Gehirns. Warum die Nervenzellen ihre Funktion verlieren, ist bisher unbekannt. Weitere Ursachen können Hirndurchblutungsstörungen (Hirnarteriosklerose) sowie Folgezustände einer früher durchgemachten Gehirnentzündung (Encephalitis) sein. Es gibt auch erblich bedingte Formen. Manche Medikamente, die zur Behandlung psychiatrischer Erkrankungen verwendet werden, können als Nebenwirkung eine der Parkinson-Erkrankung ähnliche Symptomatik auslösen.

Kann die Parkinson-Erkrankung wirksam behandelt werden? Ja. Es gibt eine Reihe von Medikamenten, die, unter ärztlicher Anleitung regelmäßig eingenommen, das Zittern (Tremor), die Muskelstarre, die allgemeine Versteifung aller Bewegungsabläufe und die Antriebsminderung wesentlich bessern. Daneben müssen intensive krankengymnastische Bewegungsübungen vorgenommen werden. Auch der Patient selbst kann durch aktive Übungen zur Linderung seiner Beschwerden beitragen. Falls Hirndurchblutungsstörungen an der Ursache mitbeteiligt sind, erfolgt auch eine zusätzliche Herz-Kreislaufbehandlung. Eine psychische Führung ist ebenfalls erforderlich, da die Patienten sehr unter der Behinderung und der Veränderung des Bewegungsablaufes leiden. Die geistigen Funktionen sind meist nicht beeinträchtigt.

Kann eine chirurgische Behandlung bei der Parkinson-Krankheit helfen? Ja (siehe den Abschnitt über Neurochirurgie).

Schädelbruch

Ist ein Schädelbruch eine ernste Verletzung? Ja, aber in der überwiegenden Mehrzahl der Fälle erholen sich die Verletzten wieder voll-

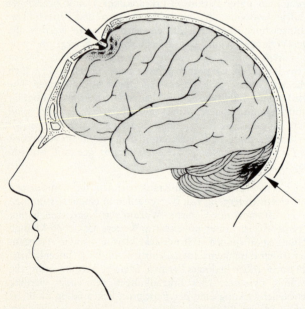

Abb. 127 *Schädelbruch.* Die Zeichnung zeigt einen Einbruch der Schädeldecke (Impressionsfraktur) mit Knochensplittern, die in die Hirnsubstanz hineingedrückt werden. Ein heftiger Schlag auf die eine Seite des Schädels bewirkt oft eine Blutung oder eine Hirnquetschung auf der gegenüberliegenden Seite, eine sogenannte „Contre-Coup"-Verletzung.

kommen. Wenn der Bruch nicht mit einer Hirnverletzung oder einem Einbruch von Knochensplittern, die auf das Gehirn drücken, einhergegangen ist, kommt es fast immer zur Heilung. Entscheidend ist bei jeder Schädelverletzung, ob das Gehirn mitbeteiligt ist (Abb. 127). Siehe auch den Abschnitt über Neurochirurgie.

Wie wird ein Schädelbruch behandelt? Falls mit dem Bruch keine ernste Hirnschädigung verbunden ist, ist die Behandlung symptomatisch und besteht in mehrtägiger Bettruhe und in der Verabreichung von Beruhigungs- und Schmerzbekämpfungsmitteln zur Linderung der Kopfschmerzen. Wenn ein eingebrochenes Bruchstück auf das Gehirn drückt oder wenn es zu einer Hirnblutung gekommen ist, müssen diese Komplikationen chirurgisch behandelt werden (siehe den Abschnitt über Neurochirurgie).

Gehirnerschütterung

(Commotio cerebri)

Was ist eine Gehirnerschütterung? Die Gehirnerschütterung oder Commotio cerebri ist eine Schädelverletzung, die zu einer vorübergehenden Funktionsstörung des Gehirns führt und mit einer kurzfristigen Bewußtlosigkeit einhergeht. Oft kommt es danach zu Übelkeit mit Erbrechen und zu einer Erinnerungslücke für die Zeit kurz vor dem Unfallereignis. In den folgenden Tagen bestehen oft Schwindelgefühle und Kopfschmerzen. Eine Gehirnerschütterung hinterläßt keine bleibenden Folgen. Siehe auch den Abschnitt über Neurochirurgie.

Lumbalpunktion

Was ist eine Lumbalpunktion und warum wird sie gemacht? Der Lendenstich oder die Lumbalpunktion ist ein Untersuchungsverfahren zur Gewinnung von Liquor cerebrospinalis. Diese Flüssigkeit umspült Gehirn und Rückenmark und füllt die Hirnräume. Mit der Lumbalpunktion kann man den Druck, der im Schädelinneren herrscht, direkt messen und auf diese Weise auch eine Drucksteigerung erkennen, wie sie z. B. bei Hirngeschwülsten vorkommt. Die Bestandteile dieser Flüssigkeit werden durch die einzelnen Krankheiten des Zentralnervensystems in unterschiedlicher Weise verändert. Oft ist diese Untersuchung unbedingt notwendig, weil sie dem Arzt Auskünfte liefert, die für die Diagnose und Behandlung der Krankheit von größter Wichtigkeit sind. So hilft die Untersuchung des Liquors bei Infekten des Nervensystems die Infektion nachzuweisen und die Art der Krankheitserreger zu bestimmen. Sie ist auch für die Sicherung der Diagnose eines Hirngefäßaneurysmas wichtig, unter Umständen läßt sich ein Blutaustritt in den Liquor nachweisen – ein Warnsignal.

Pneumenzephalographie
(Luftenzephalographie)

Was ist die Pneumenzephalographie? Die Pneumenzephalographie oder Luftenzephalographie ist eine Spezialröntgenuntersuchung zur Darstellung der Liquorräume des Gehirns. Bei diesem Verfahren wird durch eine Lumbalpunktion Luft in den Raum, der Gehirn und Rückenmark umgibt, eingebracht. Die Luft steigt in die Hirnkammern, die Ventrikel, auf; weil sie für Röntgenstrahlen durchlässiger als das umgebende Gewebe ist, wird durch die Luftfüllung jede Verziehung oder Vergrößerung dieser Hohlräume auf dem Röntgenbild sichtbar. Die Enzephalographie deckt oft das Vorliegen und die Lage einer Hirngeschwulst auf. Die Einführung der Computertomographie hat diese Untersuchung heute allerdings zumeist entbehrlich gemacht.

Hirnszintigraphie

Was ist die Hirnszintigraphie? Bei dieser nuklearmedizinischen Untersuchung wird eine radioaktive Substanz intravenös injiziert. Durch Aufzeichnung der Strahlung, die diese Substanz abgibt, wenn sie sich im Gehirn angereichert hat, erhält man ein Bild, ein sogenanntes Szintigramm. Abweichungen vom normalen Speicherungsbild lassen genau erkennen, ob etwa ein Hirntumor oder eine Zyste vorliegt.

Computertomographie
Siehe auch Kapitel 55, Strahlendiagnostik.

Was ist die Computertomographie? Die Computertomographie ist ein Röntgenverfahren, bei dem die Strahlenabsorption in einzelnen, dünnen Organ- oder Körperschichten gemessen und computergestützt ausgewertet wird, so daß man ein sehr genaues Bild von den Dichteunterschieden im Gewebe erhält. In Computertomogrammen des Gehirns lassen sich oft schon kleinste Geschwülste oder andere krankhafte Veränderungen erkennen.

Welche Abkürzung ist für die Computertomographie gebräuchlich?
CT.

Kann man mit dem Hirn-CT Geschwülste oder Zysten nachweisen, die so klein sind, daß sie mit anderen Untersuchungsmethoden nicht erfaßbar sind? Ja.

Elektroenzephalographie

Was ist die Elektroenzephalographie? Die Elektroenzephalographie (EEG) ist ein Verfahren zur Aufzeichnung der schwachen elektrischen Spannungsschwankungen, die von den Hirnzellen ausgehen und die elektrischen Begleitvorgänge der Hirntätigkeit widerspiegeln. Mit Hilfe von kleinen Elektroden, die auf die Kopfhaut aufgesetzt werden, und einem umfangreichen apparativen Verstärkersystem werden auf einem Papierstreifen diese Spannungsschwankungen in Form einer Kurve aufgezeichnet. Die EEG-Kurven ergeben vom gesunden Gehirn charakteristische Wellenfolgen, die durch umschriebene und allgemeine Erkrankungen des Gehirns verändert werden können. Bei einem vom Gehirn ausgelösten Anfallsleiden (Epilepsie) findet man oft im EEG auch in der Zeit zwischen den Anfällen Zeichen einer erhöhten Anfallsbereitschaft des Gehirns. Auch durch Hirngeschwülste, Schlaganfälle und Verletzungen wird oft die Wellenfolge in besonderer Weise verändert.

Ist die Elektroenzephalographie eine nützliche und zuverlässige diagnostische Hilfe bei Hirnerkrankungen? Die diagnostische Aussagefähigkeit der Elektroenzephalographie ist ziemlich begrenzt. Sie bewährt sich aber oft bei der Verlaufskontrolle bei Epilepsie.

Wurde die Elektroenzephalographie als diagnostisches Hilfsmittel bei Hirnerkrankungen von anderen Untersuchungsverfahren, besonders von der Computertomographie, verdrängt? Ja, weitgehend.

Was gehört heute zu den Hauptanwendungsgebieten der Elektroenzephalographie? Die Feststellung des Hirntods. Wenn keine Hirnströme mehr abgeleitet werden können – also keine Wellen erscheinen – ist der Hirntod eingetreten.

Arteriographie

Was ist eine Arteriographie? Die Arteriographie ist ein spezielles Röntgenuntersuchungsverfahren, bei dem eine schattengebende Flüssigkeit in Arterien eingespritzt wird, um sie auf dem Röntgenbild sichtbar zu machen. Wenn es sich um eine Arteriographie der Hirngefäße handelt, erfolgt die Injektion meist in eine der beiden Halsschlagadern oder in andere Gefäße, die dem Gehirn Blut zuführen, z. B. in Arm- oder Beinarterien. Während dieses Vorgangs werden Röntgenaufnahmen gemacht, die den Hirnkreislauf und den Zustand der Arterien und Venen zeigen. Auf diese Weise kann man abnorme Gefäße entdecken und eine Einengung oder Verdrängung von Gefäßen durch eine Hirngeschwulst oder -zyste erkennen. Mit dieser Untersuchung lassen sich auch Blutgefäßanomalien oder Gefäßverschlüsse infolge einer Thrombose oder Embolie nachweisen. Siehe auch Kapitel 55, Strahlendiagnostik.

Neurochirurgie

(Hirn-, Rückenmark- und Nervenchirurgie)

siehe auch den Abschnitt Neurologie; Kapitel 53, Seelische Störungen und Geisteskrankheiten; Kapitel 24, Hirnanhangsdrüse

Welches Aufgabengebiet hat die Neurochirurgie? Die Neurochirurgie ist eine Fachrichtung der Medizin, die sich mit der chirurgischen Behandlung von Erkrankungen des Nervensystems, welches Gehirn, Rückenmark und periphere Nerven umfaßt, beschäftigt. Verletzungen, Infektionen, Geschwülste, verschiedene angeborene Anomalien, Bandscheibenvorfälle, bestimmte Schmerzzustände und Blutungen im Schädelinneren gehören zu den Zuständen, bei denen der Neurochirurg helfen kann.

Wie funktioniert das Nervensystem im Prinzip? Das Nervensystem besteht aus Nervenzellen und Stützgewebe, die in Gehirn und Rückenmark vereinigt sind und weitverzweigte Ausläufer durch den ganzen Körper senden. Seine Aufgabe ist die Übertragung und Schaltung von Reizen und ihre Eingliederung in den Prozeß, der als geistige Tätigkeit in Erscheinung tritt. Impulse, die Sinneseindrücke übermitteln, etwa Berührungs-, Tast-, Gehörs- und Geruchsempfindungen werden dem Gehirn auf Bahnen zugeführt, die man afferente Nerven nennt. Drüsensekretion und Muskeltätigkeit werden dagegen von Impulsen ausgelöst, die im Zentralnervensystem entspringen und über wegführende Bahnen, sogenannte efferente Nerven, zum Erfolgsorgan geleitet werden.

Der geregelte Ablauf, der die normale menschliche Tätigkeit charakterisiert, ist nur möglich, weil das Nervensystem einen besonders hohen Organisationsgrad hat. Diese Tatsache wird deutlich, wenn ein Teil dieses kompliziert gebauten Systems durch einen Krankheitsprozeß gestört ist.

Das Nervensystem scheidet sich anatomisch in zwei Teile, einen zentralen und einen peripheren. Gehirn und Rückenmark bilden den zentralen Anteil; der periphere Anteil setzt sich aus allen Nerven, die die Verbindung des Zentralnervensystems mit dem übrigen Körper herstellen, zusammen. Das periphere Nervensystem besteht aus 12 Paaren von Hirnnerven, die aus dem Gehirn entspringen und die Schädelkapsel durch Knochenlücken verlassen, 31 Paaren von Spinalnerven, die durch Öffnungen in der Wirbelsäule austreten, und einem komplexen Netzwerk von Nerven, das als autonomes oder vegetatives System bezeichnet wird. Die Funktion des autonomen Systems ist die Übermittlung nervöser Impulse zu Verdauungstrakt, Harnblase, Herz, Drüsen und Blutgefäßen.

Das Nervengewebe hat eine sehr geringe Neigung sich wieder zu erneuern, wenn es einmal zugrunde gegangen ist. Daher ist nach Lähmungen, die länger als einige Monate bestehen, verhältnismäßig wenig Besserung mehr zu beobachten.

Wie sieht das Gehirn aus? Das Gehirn ist ein weiches, grau-weißes Organ von halbkugeliger Gestalt mit zahlreichen Falten. Es wird von vielen Blutgefäßen ernährt, die seine Substanz durchsetzen. An das Gehirn schließt sich das Rückenmark an, das durch eine Öffnung im Schädelgrund austritt.
Sowohl Gehirn als auch Rückenmark sind von Hüllen, der harten Hirnhaut (Dura mater) und der weichen Hirnhaut (Arachnoidea und Pia mater), umgeben und werden von einer Flüssigkeit, dem Liquor cerebrospinalis, umspült. Das Gehirn selbst enthält mehrere Hohlräume (Ventrikel), die miteinander in Verbindung stehen und ebenfalls Liquor enthalten.

Wie kann sich der Chirurg Zugang zum Gehirn verschaffen? Die Operation zur Freilegung des Gehirns nennt man Kraniotomie oder Trepanation. In der Regel wird sie in Allgemeinnarkose ausgeführt, doch in manchen Fällen ist eine örtliche Betäubung vorzuziehen. Zur Operationsvorbereitung wird der ganze Kopf rasiert und die Kopfhaut gründlich mit Seife und Wasser gereinigt. Dann wird ein Hautantiseptikum aufgetragen und alles außer dem Operationsfeld mit sterilen Tüchern abgedeckt. Der Hautschnitt wird gewöhnlich halbkreisförmig in der Kopfhaut angelegt; in die darunter liegende Schädeldecke wird eine Reihe von Löchern gebohrt. Die Bohrlöcher werden untereinander mit Hilfe einer Drahtsäge verbunden, so daß eine Knochenplatte aus der Schädeldecke herausgelöst und abgehoben werden kann. Direkt unterhalb des Knochens liegen die häutigen Hüllen des Gehirns, die mit einem Schnitt eröffnet werden; damit wird das Gehirn freigelegt (Abb. 128).
Durch den Fortschritt in der chirurgischen Technik, besonders durch das Arbeiten mit dem Operationsmikroskop, ist es möglich geworden, daß man fast jeden Teil des Gehirns ohne unangemessenes Risiko erreichen kann.

Wie sieht das Rückenmark aus und welche Funktion hat es? Das Rückenmark ist ein langgestrecktes, zylindrisch geformtes Organ von annähernd 45 cm Länge, das im Wirbelkanal hängt. Es besteht aus Nervenfaserbündeln und hat in erster Linie eine Leitungsfunktion. Impulse der verschiedenen Sinnesqualitäten werden dem Gehirn zugeleitet, während die Impulse für die Muskelbewegung in der umgekehrten Richtung absteigen. Die Verbindung zu den einzelnen Organen

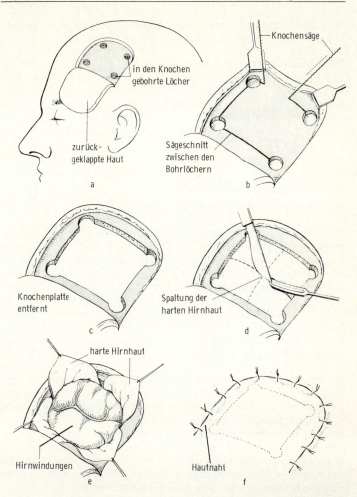

Abb. 128 *Kraniotomie.* Zur Freilegung des Gehirns wird zunächst a) ein Hautlappen abgelöst und in die Schädeldecke werden Löcher gebohrt; b) der Schädelknochen wird von Bohrloch zu Bohrloch durchsägt; c) die Knochenplatte wird herausgehoben. Nach Spaltung der Hirnhaut, d), liegt das Gehirn frei, e). Nach Beendigung der Operation wird die Wunde wieder verschlossen und zugenäht, f).

wird durch die Rückenmark- oder Spinalnerven, die in der ganzen Länge des Rückenmarks von diesem abgehen, hergestellt.

Wie wird das Rückenmark operativ freigelegt? In dem entsprechenden Abschnitt, der erkrankt ist, legt man in der Mitte des Rückens einen Hautschnitt an und drängt die Muskeln, die über der Wirbelsäule liegen, zur Seite. Mit der Entfernung von Teilen der freigelegten Wirbelbögen wird das von seinen Hüllen umschlossene Rückenmark sichtbar. Diese Operation wird als Laminektomie bezeichnet.

Schädel- und Hirnverletzungen

(Wunden, Gehirnerschütterung, Schädelbrüche)

Sind alle Kopfverletzungen gefährlich? Nein, keineswegs. Der Schweregrad der Kopfverletzungen ist von der verhältnismäßig harmlosen Kopfschwartenwunde bis zur schweren Hirnquetschung, die mit tiefer Bewußtlosigkeit verbunden ist, sehr unterschiedlich. Glücklicherweise bietet die knöcherne Schädelkapsel der darunter liegenden Hirnsubstanz sehr guten Schutz. Bei vielen Kopfverletzungen erleiden nur die verhältnismäßig unwichtigen oberflächlichen Gewebeschichten Schaden. Verletzungen ernsterer Natur können zu Schädelbrüchen führen und schwere Hirnschädigungen, z. B. Zerreißungen oder Quetschungen der Hirnsubstanz bewirken.

Ist eine Kopfschwartenwunde gefährlich? Offene Verletzungen der Kopfhaut sehen wegen ihrer großen Blutungsbereitschaft häufig ernster aus als sie tatsächlich sind. Die Blutung hört gewöhnlich von selbst oder nach dem Anlegen eines Druckverbands auf. Bei ausgedehnten Verletzungen ist eine chirurgische Wundversorgung erforderlich. Das Haar in der Umgebung der Wunde wird abrasiert und die Wunde gereinigt und dann genäht. Das Wundgebiet muß sorgfältig untersucht werden, damit man sichergeht, daß die Verletzung nicht auch die Schädelknochen oder das Gehirn darunter betrifft.

Was hat es zu bedeuten, wenn nach einer Kopfverletzung Bewußtlosigkeit eintritt? Das bedeutet, daß infolge der Gewalteinwirkung auf den Schädel eine Funktionsstörung des Gehirns eingetreten ist! In solchen Fällen sollen immer Röntgenaufnahmen gemacht werden, da ein Schädelbruch im Bereich der Möglichkeit liegt. Wenn ein Verletzter das Bewußtsein verloren hat, und sei es nur für ein paar Sekunden, soll er während der nächsten 1–2 Tage sorgfältig auf Anzeichen einer Blutung innerhalb der Schädelkapsel beobachtet werden.

Was versteht man unter Gehirnerschütterung? Den Ausdruck Gehirnerschütterung oder Commotio cerebri gebraucht man für eine Kopfverletzung, bei der es zu einer kurzzeitigen Bewußtlosigkeit gekommen ist.

Wie wird eine Gehirnerschütterung behandelt? In unkomplizierten Fällen ist außer mehrtägiger Bettruhe keine besondere Behandlung erforderlich, da eine Spontanheilung ohne bleibende Folgen die Regel ist. Der Patient muß jedoch beobachtet werden, ob sich eine zunehmende Benommenheit und Gliederschwäche auf einer Körperseite entwickelt. Diese Symptome werden gewöhnlich durch Blutungen innerhalb der Schädelkapsel ausgelöst.

Ist ein Schädelbruch eine ernste Verletzung? Ja. Schädelbrüche entstehen durch eine Gewalteinwirkung, etwa einen schweren Schlag oder Fall auf den Kopf. Es muß jedoch betont werden, daß nicht die Ausdehnung des Bruches für die Schwere der Verletzung ausschlaggebend ist, sondern das Ausmaß der Schädigung des darunter liegenden Gehirns. Anders ausgedrückt, kann ein kleiner Bruch, der von einer umfangreichen Hirnschädigung begleitet ist, viel gefährlicher sein als ein ausgedehnter Schädelbruch, der das Gehirn nur wenig in Mitleidenschaft zieht.

Ist der Bewußtseinszustand des Patienten wichtig für die Beurteilung der Schwere der Verletzung und des Endausgangs? Ja. Die Tiefe und Dauer einer Bewußtseinsstörung stehen in direkter Beziehung zur Schwere der Verletzung.

Wie wird bei einer Schädelverletzung mit Bewußtlosigkeit richtig Erste Hilfe geleistet?
a) Man bringt den Patienten in Seiten- oder halbe Bauchlage, damit wird die Gefahr der Einatmung von Schleim, Blut oder Erbrochenem vermindert;
b) eine Blutung aus einer Kopfschwartenwunde ist mit einem Druckverband mit sterilem Verbandmaterial oder einem reinen Taschentuch zu stillen;
c) der Patient ist auf einer Tragbahre zu transportieren, wobei man vermeiden soll, seinen Kopf oder Rumpf zu beugen;
d) man muß sich vergewissern, daß die Atemwege des Patienten frei sind.

Wie werden Hirnverletzungen behandelt? Falls durch den Unfall eine erhebliche Hirnverletzung eingetreten ist, muß eine spezielle Behandlung auf einer Intensivpflegestation der unfallchirurgischen oder neurochirurgischen Klinik erfolgen. Bewußtlose Patienten brauchen besondere Pflegemaßnahmen. Wenn Atemstörungen vorliegen, kann vorübergehend eine apparative Beatmung erforderlich werden, für die mitunter ein Luftröhrenschnitt mit Einsetzen einer Kanüle notwendig ist. Sekrete müssen aus der Luftröhre abgesaugt werden, und eine intravenöse Flüssigkeitszufuhr mit bestimmten Nährflüssigkeiten überbrückt die Zeit, bis der Patient wieder selbst essen oder über einen in den Magen eingeführten Schlauch ernährt werden kann. Ferner werden Maßnahmen zur Minderung einer Drucksteigerung im Schädelraum infolge Schwellung des Gehirns getroffen, und mit Medikamenten Fehlregulationen des vegetativen Nervensystems (Temperatursteigerung, Pulsbeschleunigung, Blutdruckanstieg) oder auftretende Krampfanfälle behandelt.

Ist bei allen Schädelverletzungen eine Operation unumgänglich? Nein.

Wann ist eine Operation angezeigt?
a) Bei einer offenen Wunde (d. h. bei einem komplizierten Bruch);
b) bei einem Einbruch des Schädeldachs, wenn Knochenbruchstücke in das Gehirn eingedrückt oder eingesunken sind, die das Gehirn reizen können (Impressionsfraktur);
c) wenn sich eine Blutung im Schädelinnern als Komplikation entwickelt;
d) bei anhaltendem Ausfließen von Liquor cerebrospinalis durch die Nase.

Stellt es eine ernste Komplikation dar, wenn es nach einer Schädelverletzung zu einer Blutung im Schädelinnern kommt? Ja. Es entwickeln sich Symptome eines erhöhten Schädelinnendrucks.

Welcher Verlauf ist zu erwarten, wenn eine Erhöhung des Schädelinnendrucks eintritt? Das hängt weitgehend von der Art der Blutung ab. Es kann sich um eine epidurale (außerhalb der harten Hirnhaut befindliche), subdurale (unter der harten Hirnhaut befindliche) oder intrazerebrale Blutung handeln – nur die letztgenannte befindet sich im Gehirn selbst.
Ein Epiduralhämatom ist meist Folge einer Zerreißung der Arteria meningea media. Wenn die Blutung frühzeitig erkannt und chirurgisch behandelt wird, kommt es in den meisten Fällen zur Heilung. Ein Subduralhämatom ist meist Folge einer schweren Schädelverletzung und geht auch bei sofortiger Behandlung mit einer viel höheren Sterblichkeit einher. Noch gefährlicher ist eine intrazerebrale Blutung.

Ist bei einer Steigerung des Schädelinnendrucks in allen Fällen eine Operation erforderlich? Nein. Die Ursache der Drucksteigerung kann auch eine Hirnschwellung sein. In diesem Fall ist eine medikamentöse Behandlung am besten.

Wie tritt eine Blutung im Schädelinnern als Verletzungsfolge in Erscheinung und was kann dagegen getan werden? Zeichen einer Blutung im Schädelinnern können innerhalb von Stunden nach der Verletzung zum Vorschein kommen oder erst um Wochen oder sogar Monate verzögert auftreten. Scheinbar leichte Verletzungen sind manchmal von einer Blutung im Schädelinnern gefolgt; es muß daher aufmerksam nach dieser Komplikation gefahndet werden. Das Auftreten einer solchen Blutung zwischen Schädelknochen und Gehirn bald nach dem Unfall stellt einen Notfall dar, der eine dringliche Operation erfordert. Die Blutung macht sich durch zunehmende Benommenheit und halbseitige Gliederschwäche, durch Differenzen in der Pupillengröße oder durch Verstärkung der bereits seit dem Unfall bestehenden Bewußtseinsstörung bemerkbar.

Der Zustand muß unbedingt rasch erkannt und mit einer Operation zur Blutstillung und Entfernung der Blutgerinnsel unverzüglich behoben werden, damit ein tödlicher Ausgang vermieden wird. Sogar der Verdacht auf eine Blutung genügt, um eine sofortige klärende Operation zu rechtfertigen. Diese besteht in einem verhältnismäßig kleinen Eingriff, der unter örtlicher Betäubung durchgeführt wird. Vor und über dem Ohr wird ein kleiner Hautschnitt angelegt und ein Loch in den Schädel gebohrt. Sollte diese Nachschau keine Blutung ergeben, so hat sie nichts geschadet. Die Unterlassung der Operation, wenn ein Bluterguß vorhanden ist, kostet dagegen den Patienten das Leben.

Blutungssymptome, die in einem Spätstadium, Wochen oder Monate nach der Verletzung in Erscheinung treten, bestehen in Kopfschmerzen, Benommenheit und Verwirrtheit. Diese Form der Blutung bildet ein viel weniger dringliches Problem, wenn auch die Behandlung ähnlich wie bei der akuteren Form ist. Man kann den Bluterguß zwischen Schädelknochen und Gehirn durch eine kleine Öffnung in der Schädeldecke entfernen, doch ist mitunter eine ausgedehntere Operation erforderlich.

Kommt eine Blutung im Schädelinnern manchmal auch im frühen Kindesalter vor? Ja. Ein Subduralhämatom, bei dem sich ein dem Gehirn aufliegendes Gerinnsel unter der harten Hirnhaut gebildet hat, wird manchmal als Verletzungsfolge im Säuglingsalter angetroffen. Die Verletzung kann unbemerkt unter der Geburt eingetreten sein. Zur Verhinderung eines bleibenden Hirnschadens sind Frühdiagnose und Operation wesentlich.

Kommt es oft vor, daß eine Schädelverletzung zu einer körperlichen oder geistigen Behinderung führt? Gemessen an der Häufigkeit der Kopfverletzungen ist die Zahl ernster Nachwirkungen wesentlich kleiner. In den meisten Fällen heilt die Verletzung vollkommen aus. Wenn die Schädelverletzung auch zu einer Hirnschädigung geführt hat, sind allerdings bleibende Folgen möglich. Manchmal hinterläßt die Verletzung anhaltende Beschwerden wie Kopfschmerzen, Schwindelgefühl, Reizbarkeit usw.; man spricht von einem posttraumatischen oder postkommotionellen Syndrom. Diese Beschwerden sind aber in der Regel nicht als Zeichen einer ernsten Störung oder Komplikation zu werten. Man muß sich klar darüber sein, daß jede körperliche Verletzung auch eine starke seelische Belastung bedeutet; das gilt besonders für Unfälle, die den Kopf betreffen. Die seelischen Störungen und die unausgeglichene Gemütsverfassung nach Schädel- und Hirnverletzungen lassen sich oft auf ein Minimum herabsetzen, wenn man dem Patienten die Art seiner Verletzung genau und ausführlich erklärt. Vor allem müssen die Patienten darüber beruhigt werden, daß ihre Fähigkeit, wieder ein vollkommen normales Leben aufzunehmen, nicht eingeschränkt sein muß, wenn sie die körperlichen Folgen des Unfalls ganz überwunden haben.

Operative Behandlung von Infektionen des Schädels und Gehirns

Erfordern alle Arten von Schädel- oder Hirninfektionen eine chirurgische Behandlung? Nein. Eine Operation ist nicht angezeigt, wenn die Infektion ausgedehnt ist, z. B. bei der Hirnentzündung und Hirnhautentzündung, und wenn keine örtliche Eiteransammlung vorliegt, die abgeleitet werden müßte.

Wie kommt es zur Infektion des Gehirns oder seiner Hüllen? Nebenhöhlenentzündungen und Verletzungen sind die geläufigsten Ursachen einer bakteriellen Infektion der Schädelknochen, einer sogenannten Osteomyelitis. Ein Hirnabszeß kann sich bilden, wenn ein Infektionsprozeß in einem Nachbarorgan, etwa den Nebenhöhlen oder den Ohren, weiterschreitet oder wenn aus einer entfernten Körperregion, gewöhnlich der Lunge, Krankheitserreger auf dem Blutweg in das Gehirn verschleppt werden. Er kann auch durch eine durchbohrende Verletzung des Schädels oder durch einen offenen Schädelbruch entstehen.

Ist eine Osteomyelitis der Schädelknochen gefährlich? Ja. Wenn sie nicht entsprechend behandelt wird, besteht die Gefahr, daß die Infektion auf das Gehirn übergreift. Die Osteomyelitis ist heute seltener als in der Zeit vor der Einführung der Chemotherapie und der Antibiotika.

Worin besteht die operative Behandlung der Osteomyelitis? In der

Entfernung des kranken Knochens und in Vorkehrungen zur Ableitung des Eiters. Gleichzeitig werden Antibiotika verabreicht.

Wie gefährlich ist ein Hirnabszeß? Ein Hirnabszeß ist eine sehr ernste Erkrankung, wenn er heute auch weit seltener vorkommt und trotz der Tatsache, daß die Aussichten für eine erfolgreiche Behandlung durch die Einführung der Chemotherapie und der Antibiotika bedeutend verbessert sind. Die Behandlung besteht in der operativen Ausschneidung oder Drainage des Abszesses.

Hirngeschwülste

Kommen Hirngeschwülste häufig vor? Ja.

Gibt es verschiedene Formen von Hirngeschwülsten? Ja. Als gemeinsame Bezeichnung für sämtliche Geschwulstformen, die innerhalb des Schädels vorkommen können, dient der Ausdruck „intrakranieller Tumor". Eine Geschwulst kann von der Schädelkapsel, von den Hirnhäuten oder den Nerven außerhalb des Gehirns, oder vom Gehirn selbst ausgehen. Ein weiterer Entstehungsort kann die Hirnanhangsdrüse im Schädelgrund sein. Schließlich und endlich kann ein Krebs, der sich anderswo im Körper entwickelt hat, durch Aussaat von Krebszellen auf dem Blutweg die Entstehung von Tochtergeschwülsten im Gehirn zur Folge haben.

Was ist im Einzelfall für die Heilungsaussichten bei einer Hirngeschwulst entscheidend? Die Art der Neubildung und ihre Lage. Tumoren, die von den Hirnhäuten (Meningeome) und von den Hirnnerven (Neurofibrome) ausgehen, lassen sich, wenn sie chirurgisch zugänglich sind, vollständig entfernen und damit heilen. Da diese Geschwülste 25 % aller Neubildungen innerhalb des Schädels ausmachen, ergibt sich daraus, daß viele Patienten mit ihrer völligen Wiederherstellung rechnen können.

Annähernd 50 % der Hirntumoren entwickeln sich innerhalb der eigentlichen Hirnsubstanz. Es handelt sich um sogenannte Gliome. Mit wenigen Ausnahmen sind diese Geschwülste nicht ausreichend abgegrenzt, um vollständig entfernt werden zu können. Sie wachsen mit unterschiedlicher Geschwindigkeit, die bösartigeren Formen überaus rasch. Manche vergrößern sich langsam im Laufe von Jahren, während andere in viel kürzerer Zeit ein rasches Ende herbeiführen. Auch wenn keine vollständige Heilung bewirkt werden kann, ist bei dieser Geschwulstform in vielen Fällen Hilfe und Lebensverlängerung durch eine Operation möglich. Ein Hirntumor, der unvollständig entfernt wurde, kommt aber schließlich wieder, und der Endverlauf hängt von der Wachstumsgeschwindigkeit ab. Diese läßt sich bei manchen Tumoren durch eine Röntgenbestrahlung verzögern, die aus diesem Grund oft an die Operation angeschlossen wird. Auch eine Chemotherapie kann günstig wirken.

Wie hoch sind die Überlebensaussichten bei der Operation einer Hirngeschwulst? Seit der Einführung des Operationsmikroskops können viele nichtbösartige Geschwülste, die vordem als unzugänglich gegolten haben, erfolgreich entfernt werden. Die Operationssterblichkeit wurde auf 2–8 % herabgesetzt.

Was sind die häufigsten Symptome einer Hirngeschwulst? Von der Lage des Tumors abhängige Krankheitszeichen, wie Lähmungen, Sehstörungen, Gefühlsstörungen oder Krampfanfälle. Wenn die Hirngeschwulst eine zunehmende Drucksteigerung im Schädelraum zur Folge hat, treten auch heftige Kopfschmerzen und Erbrechen auf.

Welche Ursachen haben Hirngeschwülste? Wie auch bei Geschwülsten anderer Organe ist die Ursache unbekannt.

Sind Hirngeschwülste erblich? Nein.

Kann die Lage eines Hirntumors vor der Operation genau bestimmt werden? Ja.

Wie wird die Lage einer Hirngeschwulst festgestellt? Mit der Computertomographie, einem neuen Röntgenuntersuchungsverfahren, läßt sich eine Geschwulst schon im frühesten Entwicklungsstadium lokalisieren. Der Chirurg kann die Lage der Geschwulst dem Computertomogramm entnehmen. Darüber hinaus wird eine Angiographie durchgeführt, bei der die Hirngefäße mittels einer Kontrastmittelinjektion in eine Arterie röntgenologisch zur Darstellung gebracht werden. Die Beobachtung einer Verlagerung des normalen Gefäßverlaufs liefert eine Bestätigung für die Lage der Geschwulst. In manchen Fällen kommt es auch durch krankhafte Blutgefäßneubildungen in der Hirngeschwulst zu einer vorübergehenden Kontrastmittel-Anfärbung des Tumors im Röntgenbild. Überdies ist es für den Chirurgen günstig, wenn er die Lage der Gefäße vor der Operation kennt, weil er sie dann bei der Entfernung der Geschwulst oft schonen kann.

Ist es möglich, vor der Operation festzustellen, ob ein Hirntumor gutartig oder bösartig ist? Nicht in allen Fällen, obwohl es manchmal mit vertretbarer Sicherheit gesagt werden kann.

Wie erfolgt die Schmerzausschaltung bei Hirnoperationen? Mit einer Allgemeinnarkose (Intubationsnarkose).

Wo wird der Hautschnitt bei Hirnoperationen angelegt? An der Stelle der Kopfhaut, die der Lage des Krankheitsherdes entspricht.

Hinterläßt eine Hirnoperation eine entstellende Narbe? Nein. Der Hautschnitt wird nach Möglichkeit innerhalb der Haargrenze angelegt und die zurückbleibende Narbe ist unauffällig.

Werden bei Hirnoperationen Bluttransfusionen gegeben? Ja, sehr oft.

Wie lange dauern Hirnoperationen? Die Zeitdauer ist unterschiedlich und hängt von der Art des Prozesses, der die Operation notwendig macht, und vom Umfang des Eingriffs ab. Manche Operationsverfahren können in zwei bis drei Stunden abgeschlossen werden, während andere, die mit Hilfe des Operationsmikroskops durchgeführt werden, 8–12 Stunden in Anspruch nehmen können.

Können die Patienten diese stundenlangen Operationen ungefährdet überstehen? Ja. Verbesserte Anästhesiemethoden und unterstützende Maßnahmen ermöglichen die gefahrlose Durchführung von langwierigen Operationen.

Wie bald nach einer großen Hirnoperation kann der Chirurg sagen, ob der Patient überleben wird? Im allgemeinen nach ein paar Tagen.

Wie lange muß man nach einer großen Hirnoperation im Krankenhaus bleiben? Etwa 3–4 Wochen.

Muß dem Wundgebiet nach einer Hirnoperation besondere Aufmerksamkeit gewidmet werden? Im allgemeinen nicht, nur in jenen Fällen, wo die Knochenplatte, die bei der Operation entfernt wurde, nicht wieder eingesetzt worden ist.

Neigen Hirngeschwülste nach ihrer operativen Entfernung dazu, wiederzukehren? Nur, wenn sie unvollständig entfernt wurden.

Kommen Hirngeschwülste bei Kindern vor? Ja. Hirngeschwülste während des Kindesalters sind keine Seltenheit. Bestimmte Geschwulstformen überwiegen besonders bei Kindern und bevorzugen vorherrschend bestimmte Stellen im Gehirn. Es finden sich sowohl gutartige als auch bösartige Geschwülste. Ihre Behandlung deckt sich mit der Tumorbehandlung bei Erwachsenen und liefert vergleichbare Ergebnisse. Kinder überstehen Hirnoperationen ebensogut wie Erwachsene.

Empfiehlt sich bei Hirngeschwülsten manchmal eher eine Kobalt- oder Hochvolttherapie als eine Operation? Ja. Diese Strahlenbehandlung wird angewandt, wenn das Sprachzentrum im Gehirn von einem wachsenden Tumor angegriffen wird.

Kann das Sehvermögen wieder zurückkehren, wenn es infolge einer Hirnerkrankung verlorengegangen ist? Wenn der Verlust des Sehvermögens auf einen erhöhten Schädelinnendruck zurückgeht, sind die Aussichten auf eine Wiederherstellung nicht gut. Bei einer Schädigung des Sehvermögens kann eine Operation eine weitere Verschlechterung verhindern oder zur Besserung führen. Falls der Sehverlust durch direkten Druck der Geschwulst auf die Sehnerven bedingt ist, hilft eine Operation unter Umständen sehr viel.

Kann durch die Entfernung einer Hirngeschwulst, die zur Ertaubung geführt hat, das Gehör wiedererlangt werden? Eine Hirngeschwulst, die einen Verlust des Hörvermögens verursacht, geht meistens vom Hörnerven aus und das Gehör kehrt trotz der Entfernung des Tumors nicht wieder.

Kann ein Patient, der das Sprechvermögen verloren hat, nach der operativen Entfernung einer Hirngeschwulst wieder sprechen lernen?
Ja. Mit intensiven Bemühungen und einer entsprechenden Schulung gelingt das sehr oft in Fällen, in denen das Hirngewebe nicht zerstört worden ist.

Können gelähmte Patienten nach der Entfernung eines Hirntumors ihre Glieder wieder bewegen?
Ja, in vielen Fällen. Eine vollständige Wiederherstellung tritt aber nicht immer ein.

Beeinflußt eine Hirnoperation im allgemeinen die Denkweise des Patienten?
In der Regel nicht. Wie der Patient geistig reagiert, hängt in erster Linie von der Art und dem Sitz des Krankheitsprozesses, an dem er leidet, ab.

Bewirkt die Entfernung einer Hirngeschwulst, daß keine weiteren Anfälle mehr auftreten?
In den meisten Fällen ja. Krampfverhindernde Medikamente müssen auch nachher noch eine Zeitlang eingenommen werden.

Schlaganfall durch Blutung im Schädelinnern

Was versteht man unter dem Ausdruck Hirnblutung? Eine Blutung innerhalb der Hirnsubstanz oder an der Oberfläche des Gehirns.

Welche Ursachen hat eine Hirnblutung gewöhnlich?
a) Arteriosklerose und Bluthochdruck sind die häufigsten Ursachen

einer Blutung innerhalb des Gehirns. Blutungen dieser Art treten meist nach dem 40. Lebensjahr auf;
b) auch bei jüngeren Individuen gibt es Blutungen, die durch Zerreißung eines fehlgebildeten Blutgefäßes entstehen. Bei einer solchen Gefäßmißbildung handelt es sich in den meisten Fällen um ein Aneurysma – eine sackartige Erweiterung eines Blutgefäßes; gelegentlich ist es ein Angiom – ein Knäuel abnorm weiter Gefäße;
c) auch eine Hirnverletzung kann eine Blutung im Schädelinnern verursachen.

Ist eine Hirnblutung dasselbe wie ein Schlaganfall? Nicht ganz. Die Hirnblutung ist nur einer der Zustände, die unter dem Begriff „Schlaganfall" zusammengefaßt werden.

Ist eine Hirnblutung gefährlich? Ja, was auch immer die Ursache ist.

Ist bei Blutungen im Schädelinnern manchmal eine Operation angezeigt? Ja, wenn sich bei dem Patienten Zeichen einer intrakraniellen Drucksteigerung (Erhöhung des Drucks im Schädelinneren) finden, etwa ein immer tiefer werdendes Koma. Blutgerinnsel können aus den meisten Hirnregionen durch eine kleine Öffnung in der Schädeldecke entfernt werden.

Welche Rolle spielt die Chirurgie bei der Behandlung von Mißbildungen der intrakraniellen Blutgefäße? Weil es bei diesen fehlgebildeten Gefäßen oft zur Zerreißung und Blutung im Schädelinnern kommt, stellen sie eine Lebensbedrohung dar. Es liegt auf der Hand, daß es wünschenswert wäre, sie aufzufinden und nach Möglichkeit zu operieren, *bevor* sie noch eine Blutung verursachen. Leider führt oft erst die Blutung zum ersten Mal auf ihre Spur. Eine Röntgendarstellung der Hirngefäße mit schattengebenden Kontrastmitteln, eine sogenannte Arteriographie ist gerade in solchen Fällen, bei denen der Verdacht auf eine Gefäßanomalie besteht, besonders aufschlußreich.
Mit den modernen Methoden der Gefäßchirurgie des Gehirns lassen sich nach einer Blutung die Blutungsquellen – eine krankhafte, kleine Sackbildung an einem Blutgefäß (Aneurysma) oder ein Gefäßknäuel mit abnorm erweiterten Gefäßen (Angiom) – ausschalten. In den letzten Jahren konnte das Risiko neurochirurgischer Operationen erheblich gesenkt werden.

Andere Hirnoperationen

Können Aneurysmen an Gefäßen im Schädelinnern chirurgisch beseitigt werden? Ja, sobald ihre genaue Lage festgestellt wurde. Mit Hilfe des Operationsmikroskops gelingt es dann oft, sie zu entfernen. Das ist eine sehr anspruchsvolle Operation, die sehr viel Geschick erfordert.

Können arteriovenöse Angiome chirurgisch entfernt werden? In manchen Fällen.

Wird bei einer zerebralen Embolie manchmal eine Operation durchgeführt? Ja, in Fällen, in denen ein großes Blutgefäß durch das Gerinnsel verstopft wurde und die genaue Stelle vor der Operation feststellbar ist. In manchen Fällen wird das Gefäß geöffnet und das Gerinnsel entfernt, in anderen wird der verstopfte Gefäßabschnitt mit einem „Bypass" umgangen.

Was versteht man unter einer Bypass-Operation? Bei dieser Operation wird eine Gefäßverbindung zwischen der oberflächlichen Schläfenschlagader mit einem Hirnrindengefäß hergestellt, so daß Blut in eine Hirnregion gelangen kann, die infolge der Embolie nicht durchblutet wurde. Bei diesem Verfahren muß man mit dem Operationsmikroskop arbeiten.

Unternimmt man manchmal wegen eines „kleinen" Schlaganfalls eine Operation? Ja. Von einem „kleinen" Schlag spricht man bei vorübergehenden Lähmungen und Empfindungsstörungen sowie kurzdauernder Bewußtlosigkeit. Man nimmt an, daß Veränderungen der Halsschlagader für die Durchblutungsstörung des Gehirns verantwortlich sind. Man findet in solchen Fällen eine arteriosklerotische Verengung der Halsschlagader mit verkalkten Auflagerungen auf der Gefäßinnenschicht. Um diese Veränderungen zu beseitigen, wird die Halsschlagader geöffnet und die verdickte Innenschicht ausgeräumt. Dieses Verfahren nennt man Endarteriektomie (siehe Kapitel 11, Blutgefäße und Gefäßchirurgie).

Wie gefährlich ist eine Endarteriektomie an der Halsschlagader? Das Risiko, daß während der Operation ein Schlaganfall auftritt, beträgt 2–3%.

Können arteriosklerotische Auflagerungen in der Halsschlagader immer operativ beseitigt werden? Nein. Wenn die Gefäßverengung und die Wandveränderungen zu nahe am Schädelgrund sind, sind sie chirurgisch nicht zugänglich. In solchen Fällen wird eine Bypass-Operation durchgeführt.

Was versteht man unter einer Trigeminusneuralgie? Die Trigeminusneuralgie ist eine Erkrankung, die hauptsächlich Personen mittleren und höheren Alters befällt und durch heftige, anfallsweise wiederkehrende Schmerzen in einer Gesichtshälfte gekennzeichnet ist. Ihre Ursache ist unbekannt.

Wie wird die Trigeminusneuralgie chirurgisch behandelt? Die Nervendurchtrennungsoperationen hat man heute weitgehend verlassen. Ein neueres Verfahren besteht in der Verlagerung eines abnorm verlaufenden Blutgefäßes, das auf den Trigeminusnerv an seiner Ursprungsstelle drückt. Mit diesem Verfahren kann das störende taube Gefühl, das Nervendurchtrennungsoperationen folgte, vermieden werden.

Welcher Erfolg wird mit dem neuen Verfahren zur Beseitigung der Trigeminusneuralgie erzielt? Die Operation hat in etwa 75 % der Fälle Erfolg.

Kann manchmal bei einer Epilepsie eine Operation angezeigt sein? Ja, wenn auch verhältnismäßig selten. Dieses Anfallsleiden kann ohne jede nachweisbare Ursache auftreten und wird dann als idiopathische oder genuine Epilepsie bezeichnet oder es kann durch eine organische Veränderung im Gehirn bedingt sein, z. B. durch eine Geschwulst, einen Abszeß, eine Gefäßmißbildung oder eine Narbe. Für die Behandlung ist es wesentlich, daß die idiopathischen Fälle von jenen, die die Folge einer nachgewiesenen organischen Erkrankung sind, abgegrenzt werden. Die Ursache der idiopathischen Epilepsie ist unbekannt und der Behandlungsplan richtet sich ausschließlich auf die Unterdrückung der Anfälle. Diese Fälle werden medikamentös behandelt.

Ein gänzlich anderes Problem stellt sich bei Patienten, deren Anfälle nicht idiopathischer, sondern symptomatischer Natur sind. Auch hier müssen die Anfälle ausgeschaltet werden, doch darüber hinaus ist eine Behandlung der zugrunde liegenden Störung notwendig. Diese Fälle sind es, die unter Umständen einer chirurgischen Behandlung bedürfen. Eine Operation ist demnach angezeigt, wenn das Grundleiden eine Geschwulst, ein Abszeß oder ein Einbruch der Schädeldecke nach einem Unfall ist. Eine Operation kann auch bei einer Narbenepilepsie ratsam sein, wenn sich die Anfälle nicht mit Medikamenten wirkungsvoll unter Kontrolle bringen lassen. Bei bestimmten Patienten mit unbeherrschbarer psychomotorischer Epilepsie kann eine Operation ebenfalls vorteilhaft sein; diese Form der Epilepsie ist durch die Vollführung irgendeiner automatischen Tätigkeit während eines epileptischen Dämmerzustandes, an den später keine Erinnerung besteht, gekennzeichnet.

Welche Rolle spielt die Chirurgie bei der Behandlung von Geisteskrankheiten? Wenn die psychischen Störungen Folgen einer Hirngeschwulst sind, z. B. eines Stirnhirntumors, ist eine Operation notwendig. In allen anderen Fällen muß eine medikamentöse Behandlung erfolgen. Die in früheren Jahren unternommenen Versuche, psychiatrische Krankheiten durch operative Eingriffe am Gehirn günstig zu beeinflussen, sind wieder aufgegeben worden. In letzter Zeit bemüht man sich, durch gezielte Ausschaltung kleiner Hirnabschnitte mit der stereotaktischen Hirnoperationsmethode, wie sie bei der Parkinsonschen Erkrankung angewendet wird, bestimmten Patienten zu helfen. Es kommen aber dafür nur ganz wenige, besonders gelagerte Fälle in Frage. Eine endgültige Beurteilung der Erfolge muß noch offen bleiben.

Ist bei der Parkinsonschen Erkrankung eine operative Behandlung möglich? In Fällen, bei denen die Vermehrung der Muskelspannung und ein Zittern der Gliedmaßen im Vordergrund stehen, kann durch eine Hirnoperation mit gezielter Ausschaltung bestimmter Nervenzentren in der Tiefe des Gehirns eine wesentliche Besserung erreicht werden, insbesondere, wenn die Störung einseitig ist. Nach vorausgegangener Berechnung des Zielpunktes aufgrund einer Röntgenuntersuchung des Gehirns mit Darstellung der Hirnkammern (Luftenzephalographie) wird mit Hilfe eines speziellen Zielgerätes durch ein kleines Bohrloch im Schädel ein nadelähnliches Instrument (Sonde) eingeführt und durch Stromstöße das entsprechende Gebiet ausgeschaltet. Man nennt diesen Eingriff stereotaktische Hirnoperation.

Was versteht man unter Hydrozephalus? Der Hydrozephalus oder Wasserkopf ist ein krankhafter Zustand bei Säuglingen, bei dem es durch eine Liquorstauung in den Hirnräumen zu einer abnormen Vergrößerung des Kopfes kommt. Für diese übermäßige Liquoransammlung ist ein Abflußhindernis oder eine Störung der Liquoraufsaugung verantwortlich. Der Schädel kann riesige Ausmaße erreichen.

Wie wird ein Hydrozephalus behandelt? Es gibt zwar manchmal einen spontanen Stillstand, einen fortschreitenden Hydrozephalus sollte man jedoch operieren, um eine Hirnschädigung zu verhindern oder möglichst gering zu halten. In der Vergangenheit wurden schon verschiedene Operationsverfahren angewendet, aber leider haben die Ergebnisse viel zu wünschen übrig gelassen. Die Operation, die gegenwärtig bevorzugt wird, besteht in einer Ableitung des Liquors aus den Hirnhohlräumen in den Bauchraum mit Hilfe eines Polyäthylenschlauchs über ein Einwegventil, das einen Rückfluß verhindert. Dieses Verfahren wird als ventrikuloperitonealer Shunt bezeichnet. Gelegentlich kann eine Revision des Shunts erforderlich werden, um den Schlauch dem Wachstum des Kindes entsprechend zu verlängern oder um einen blockierten Schlauch zu ersetzen.

Rückenmark
Angeborene Fehlbildungen/Entwicklungsanomalien

Von welchen Mißbildungen wird das Rückenmark vorwiegend betroffen? Eine Entwicklungsfehlbildung ist der unvollständige Verschluß des Wirbelkanals, die sogenannte Spina bifida occulta, die im allgemeinen keine Beschwerden verursacht. Sie kann allerdings mit einer Vorwölbung oder Aussackung der häutigen Rückenmarkshüllen verbunden sein. Wenn dieser Sack nur Liquor enthält, spricht man von einer Meningozele; er kann aber auch Nervenelemente und sogar einen Teil des Rückenmarks selbst beinhalten und wird in diesem Fall als Meningomyelozele bezeichnet (Abb. 129).

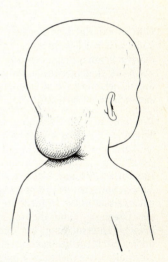

Abb. 129 *Meningozele* im Nacken, eine angeborene Fehlbildung.

Wie zeigt sich eine Meningozele oder Meningomyelozele? Kinder mit derartigen Fehlbildungen kommen mit einer sichtbaren Auftreibung am Rücken zur Welt. Wenn Nervengewebe an der Mißbildung beteiligt ist, geht sie meist mit verschiedengradigen Lähmungen der unteren Gliedmaßen, des Darms und der Harnblase einher.

Kann ein Kind mehr als eine angeborene Fehlbildung haben? Ja. Ein Hydrozephalus kommt oft gleichzeitig mit einer Myelozele vor oder entwickelt sich in Verbindung mit ihr.

Kann etwas zur Behebung einer Meningozele oder Meningomyelozele unternommen werden? Eine bereits bestehende Lähmung kann man nicht beeinflussen. Die Operation bezweckt ausschließlich die Korrektur der Fehlbildung. In Einzelfällen, wenn der Sack sehr dünn ist und zu zerreißen droht, kann eine Operation schon bald nach der Geburt erforderlich sein.

Geschwülste des Rückenmarks

Welche Krankheitserscheinungen werden gewöhnlich von einer Rückenmarksgeschwulst hervorgerufen? Lähmungserscheinungen und Gefühlsstörungen in den Beinen sowie Störungen der Harnblasenentleerung. Bei Sitz der Geschwulst im Halsmark sind auch die Arme mitbetroffen.

Gibt es verschiedene Formen von Rückenmarksgeschwülsten? Ja, es kann sich um Geschwülste handeln, die von außen einen Druck auf das Rückenmark ausüben oder um solche, die in seiner Substanz selbst wachsen. Ungefähr 50 % der Geschwülste, die das Rückenmark schädigen, gehen von den häutigen Hüllen des Rückenmarks oder von einem Spinalnerven aus.

Wie läßt sich die Diagnose einer Rückenmarksgeschwulst sichern? Schon auf Grund der Vorgeschichte und der Untersuchung des Patienten kann sich der Verdacht auf eine Rückenmarksgeschwulst ergeben. Bei der Lumbalpunktion zeigt sich gewöhnlich, daß der Liquor nicht frei abfließen kann. Oft liefert die Liquoruntersuchung, bei der sich Abweichungen der Liquorzusammensetzung (Zellen und Eiweiß) nachweisen lassen, brauchbare Aufschlüsse. Eine weitere Bestätigung der Diagnose kann die sogenannte Myelographie erbringen, eine Röntgenuntersuchung, bei der ein schattengebendes Kontrastmittel unter Durchleuchtungskontrolle in den Liquorraum eingebracht wird. Normalerweise fließt das Kontrastmittel unbehindert in die Richtung, in die der Patient gekippt wird. Eine Geschwulst verursacht einen Stopp des Kontrastmittels, der die Diagnose bestätigt und die Lage der Geschwulst genau anzeigt.

Welchen Erfolg haben Operationen bei Rückenmarksgeschwülsten? Geschwülste, die von den Rückenmarkshäuten oder von einem Spinalnerven ausgehen, lassen sich im allgemeinen vollständig entfernen, so daß die Operation Heilung oder bedeutende Besserung bewirkt. Manche Geschwülste, die direkt in der Rückenmarkssubstanz wachsen, können mit Zuhilfenahme des Operationsmikroskops entfernt werden. Wenn eine vollständige Entfernung nicht möglich ist, läßt sich ihr Wachstum eventuell durch eine Röntgenstrahlenbehandlung beeinflussen. Nicht selten bilden sich im Rückenmark Tochtergeschwülste von einem Krebs, der seinen Ursprung anderswo im Körper hat. In solchen Fällen sind die Aussichten besonders ungünstig, wenn sich auch die Strahlenbehandlung und gelegentlich eine Operation vorübergehend vorteilhaft auswirken können.

Können Lähmungen, die durch eine Rückenmarksgeschwulst bedingt sind, durch die Operation behoben werden? Bei Geschwülsten, die von den Rückenmarkshäuten und von den aus dem Rückenmark heraustretenden Nerven ausgehen, ist meist die vollständige Entfernung möglich, mit nachfolgender Heilung oder Besserung der Krankheitserscheinungen. Bei Geschwülsten, die im Rückenmark selbst ihren Ursprung nehmen, sind die Aussichten dagegen wesentlich schlechter.

Sind Rückenmarksoperationen gefährlich? Nicht mehr als große Operationen an anderen Organen.

Wie erfolgt die Schmerzausschaltung bei Rückenmarksoperationen? In der Regel durch eine Allgemeinnarkose mit Intubation.

Bandscheibenvorfall

(Diskusprolaps)

Was ist ein Bandscheibenvorfall? Die Bandscheiben sind elastische Knorpelscheiben, die zwischen zwei benachbarten Wirbelkörpern eingelagert sind. Sie bestehen aus einem äußeren festen Faserknorpelring und einem weicheren Kern in der Mitte. Als Folge von Verschleißerscheinungen des Gewebes kann es zur Vorwölbung oder zum Vorfall des weichen Innenteils in den Wirbelkanal mit mechanischer Reizung und Einklemmung von Nervenwurzeln kommen. Ein Bandscheibenvorfall tritt am häufigsten im Bereich der unteren Lendenwirbelsäule auf und bewirkt Schmerzen im Kreuz, Ober- und Unterschenkel. Veränderungen der Zwischenwirbelscheiben in der Halswirbelsäule führen zu Schmerzen in den Armen und der Schulter-Nacken-Muskulatur.

Wie wird die Diagnose eines Bandscheibenvorfalls gesichert? Schon auf Grund der Vorgeschichte und der Untersuchung des Patienten kann sich der dringende Verdacht auf einen Bandscheibenvorfall ergeben. Eine einfache Röntgenleeraufnahme der Wirbelsäule kann – aber muß nicht – zusätzlich brauchbare Aufschlüsse geben. Die Myelographie, die Röntgenkontrastdarstellung des Wirbelkanals, klärt meist die Diagnose. Auch mit der Computertomographie läßt sich eventuell ein Bandscheibenvorfall nachweisen.

Wie wird ein Bandscheibenvorfall behandelt? Bettruhe, Streckbehandlung, Nervenblockade sowie physikalische Maßnahmen (örtliche Wärme, Bäder, Massagen, Unterwasserstrahlmassagen), schmerzstillende und muskelentspannende Medikamente helfen in der Mehrzahl der Fälle. Sollten diese Behandlungen in angemessener Zeit zu keinem Erfolg führen, Rückfälle oder Lähmungserscheinungen auftreten, ist eine Operation angezeigt.

Ist eine Bandscheibenoperation gefährlich? Nein.

Muß nach einer Bandscheibenoperation eine operative Blockwirbelbildung vorgenommen werden? Nur in einem sehr kleinen Prozentsatz der Fälle.

Wie lange muß man wegen einer Bandscheibenoperation im Krankenhaus bleiben? Etwa 14 Tage.

Wie groß ist der Erfolg von Bandscheibenoperationen? Ungefähr 85 % der Patienten werden vollständig oder weitgehend von den Schmerzen befreit, unter der Voraussetzung, daß eine sorgfältige Auswahl der Patienten zur Operation erfolgt und daß es sich um einen echten Bandscheibenvorfall handelt.

Kann sich ein Bandscheibenvorfall wiederholen? Das kann vorkommen, wenn auch selten.

Hat eine Bandscheibenoperation manchmal eine Lähmung zur Folge? Nein.

Wird das Sexualleben durch eine Bandscheibenoperation beeinträchtigt? Nein.

Rückenmarksverletzungen

Welche Ursachen haben Rückenmarksverletzungen gewöhnlich? Zu Rückenmarksverletzungen kommt es meist im Zusammenhang mit Brüchen oder Verrenkungen der Wirbelsäule. Fallverletzungen, Autounfälle und Schußwunden sind die häufigsten Ursachen. Das Rückenmark entgeht vielleicht der Verletzung, wenn der Wirbelbruch erfolgt, ein unachtsamer Abtransport des Patienten vom Unfallort kann aber nachträglich noch zu einer Rückenmarksschädigung führen.

Wie macht sich eine Rückenmarksverletzung bemerkbar? Zu den Folgeerscheinungen einer Rückenmarksverletzung gehören Lähmungen verschiedener Grade, Gefühlsstörungen und Ausfall der willkürlichen Blasen- und Mastdarmkontrolle.

Wie sind die Heilungsaussichten nach einer Rückenmarksverletzung?
Bei einer kompletten Querschnittslähmung mit vollständiger Lähmung und Verlust aller Formen der Empfindung sind die Heilungsaussichten sehr ungünstig. Wenn auch nur etwas von der Rückenmarksfunktion erhalten ist, ganz gleich wie wenig, sind die Aussichten unendlich besser als wenn die gesamte Funktion ausgefallen ist. Wenn die Zeichen einer vollständigen Unterbrechung des Rückenmarks länger als ein paar Tage bestehen bleiben, ist es unwahrscheinlich, daß noch irgendeine Besserung eintritt. Im Rückenmark gibt es keine Regeneration unterbrochener Fasern.

Hat eine Operation bei Rückenmarksverletzungen einen Sinn? In den meisten Fällen ist bei Rückenmarksverletzungen eine Operation nutzlos. Gelegentlich gibt es Ausnahmen, aber in der Regel ist die Einleitung orthopädischer Maßnahmen zur Behandlung des Wirbelbruchs oder der Verrenkung alles, was getan werden kann. Die Einrichtung des Bruchs zur Fixierung und normalen Ausrichtung der Bruchstücke muß unter Umständen operativ vorgenommen werden.

Bleibt für den dauergelähmten Patienten Hoffnung? Die Versorgung des Querschnittgelähmten ist ein komplexes Problem, das über den Rahmen dieser Besprechung hinausgeht. Es soll hier die Feststellung genügen, daß es möglich ist, viele dieser unglücklichen Querschnittgelähmten durch eine langdauernde Übungsbehandlung zu rehabilitieren, so daß sie ein einigermaßen normales und nützliches Leben führen können.

Die Chirurgie unbeeinflußbarer Schmerzzustände

Gibt es Rückenmarkoperationen zur Behebung von Schmerzen? Ja. Der Neurochirurg wird oft in Anspruch genommen, um Schmerzen, die auf Medikamente nicht ansprechen, auf operativem Weg auszuschalten. Meist handelt es sich dabei um Schmerzen, die von einem fortgeschrittenen Krebs verursacht werden. Da die Lage der Bahnen, die die Schmerzempfindung leiten, bekannt ist, besteht die Möglichkeit, den Patienten mit ihrer Durchtrennung von den Schmerzen zu befreien. Dieses Operationsverfahren wird Chordotomie genannt. Es ist auch möglich, Nerven, die eine bestimmte Körperregion versorgen, an der Stelle ihres Eintritts in das Rückenmark zu durchtrennen. Mit der Ausschaltung aller Empfindungswahrnehmungen in dieser Region fallen auch die Schmerzen weg. Dieses Verfahren heißt Rhizotomie.
Ein weiteres neurochirurgisches Verfahren, die sogenannte mediale longitudinale Myelotomie wird in erster Linie zur Behebung von

Schmerzen im Unterleib durchgeführt. Dabei wird der untere Teil des Rückenmarks in der Längsrichtung eingeschnitten, wobei nur die schmerzleitenden Nervenbahnen durchtrennt werden. Es besteht jedoch das Risiko, daß Harnblasen- und Darmentleerungsstörungen auftreten. Die Operation eignet sich daher am besten für solche Patienten, bei denen derartige Störungen bereits auf Grund des Krankheitsprozesses bestehen.

Kann eine Rückenmarkoperation zur Schmerzausschaltung, eine sogenannte Chordotomie, zu einer Lähmung führen? In der Regel nicht. Es kann aber vereinzelt Komplikationen geben, etwa Muskelschwächen und Lähmungen verschiedenen Grades, und/oder eine Störung der willkürlichen Blasenentleerung.

Periphere Nerven

Was ist ein peripherer Nerv? Ein Nerv, der Impulse zwischen dem Rückenmark und einer anderen Körperzone leitet. Er kann Impulse übertragen, die die Muskeltätigkeit steuern und ebenso Impulse, die die Empfindungswahrnehmungen übermitteln.

Wie kann es zu Nervenverletzungen kommen? Sie können die Folge von stumpfen Verletzungen, Einstichen, Rissen, Schnitten oder von durchbohrenden Verletzungen wie Schuß- oder Messerstichverletzungen sein.

Wo ereignen sich Verletzungen von peripheren Nerven am häufigsten? An den Gliedmaßen, und hier am häufigsten im Verlauf des Ellenbogennerven (Nervus ulnaris).

Wie tritt die Verletzung eines peripheren Nerven in Erscheinung? Mit der Lähmung der Muskeln und dem Ausfall der Empfindung in dem von diesem Nerven versorgten Gebiet.

Welche Rolle spielt die Chirurgie bei der Behandlung von Nervenverletzungen? Nerven sind unter der Voraussetzung, daß die durchtrennten Enden genau wiedervereinigt werden, imstande nachzuwachsen und ihre Funktion wieder aufzunehmen. Diese exakte Vereinigung der Nervenstümpfe sucht der Chirurg mit der Operation zu erreichen. Nicht immer läßt sich allerdings mit der Operation eine vollständige Heilung erzielen, doch sind seit der Einführung des Operationsmikroskops, das auch die Naht kleiner Nerven mit größerer Genauigkeit ermöglicht, die Aussichten besser geworden (Abb. 130).

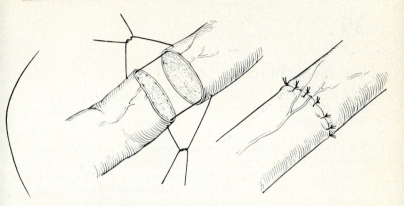

Abb. 130 *Nervennaht:* a) Die Enden des durchtrennten Nerven werden angeschlungen; b) die Nervenenden sind exakt vereinigt und fest mit Nähten verbunden.

Ist bei jeder Nervenverletzung eine Operation notwendig? Nein, nur in Fällen, wo ein Nerv durchtrennt ist.

Können Geschwülste von peripheren Nerven ausgehen? Ja. Sie sind meist gutartig und können vollständig entfernt werden.

39

Das Neugeborene

siehe auch Kapitel 17; Erbliche und angeborene Merkmale und Krankheiten; Kapitel 49, Säuglingsernährung; Kapitel 52, Schwangerschaft und Entbindung

Wie läßt sich feststellen, ob ein neugeborenes Kind normal ist? Das ist gewöhnlich die erste Frage, die an den Kinderarzt gerichtet wird. Sie kann nur nach einer gründlichen Untersuchung des Neugeborenen beantwortet werden, die immer gleich in den ersten Lebenstagen erfolgen sollte. Viele der kleinen Abweichungen, die sich in den ersten Tagen finden, schwinden von selbst und sind kein Grund zur Beunruhigung.

Ist bei Neugeborenen manchmal die Atmung etwas erschwert? Ja. Wenn das Kind auf die Welt kommt, kann durch eine größere Schleimansammlung im Rachen der Luftweg etwas verlegt sein. Die Säuglingsschwester saugt den Schleim mit einem Gerät ab und erleichtert damit dem Kind die Atmung.

Warum hat der Kopf eines Neugeborenen manchmal eine sonderbare Form? Der Kopf ist oft langgezogen oder unregelmäßig verformt, weil er sich während des Geburtsvorgangs an die Form des Geburtswegs anpassen mußte. Die Kopfform normalisiert sich in der Regel in 1 bis 3 Wochen, in manchen Fällen kann es auch länger dauern.

Kann man die weiche Stelle auf dem Scheitel des Kindes, die sogenannte Fontanelle, leicht verletzen? Nein. Verletzungen kommen hier kaum vor und können durch normales Waschen oder Berühren nicht entstehen (Abb. 131).

Darf man den Kopf eines Neugeborenen waschen? Ja.

Warum haben manche Neugeborene eine eiförmige Schwellung auf dem Kopf? Eine solche Geschwulst beruht auf einem Bluterguß unter der Kopfhaut, der durch den Druck beim Durchtritt des kindlichen Schädels durch den Geburtskanal zustande kommen kann. Die Blutung setzt sich nicht ins Schädelinnere und ins Gehirn fort. Sie wird langsam aufgesaugt und hinterläßt keine Nachwirkungen.

Hat es etwas zu sagen, wenn ein Kind mit sehr wenig Haaren auf die Welt kommt? Nein. Viele Neugeborene haben sehr wenig Haare, bei anderen fällt ein Teil der Haare, mit denen sie zur Welt kommen, aus.

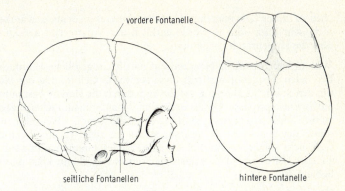

Abb. 131 *Fontanellen* am Schädel des Neugeborenen. Die Lücken zwischen den Schädelknochen sind von straffem Bindegewebe überbrückt. Die hintere „kleine Fontanelle" schließt sich bald nach der Geburt, die am Scheitel gelegene „große Fontanelle" mit 8–15 Monaten.

Wenn auch dieses erste Haar ausfällt, so wächst doch neues Haar später nach. Manchmal findet sich auf dem Körper oder der Stirn ein feiner Haarflaum, der auch in kurzer Zeit schwindet.

Wie soll die Kopfhaut des Kindes gepflegt werden? Der Kopf wird zwei- oder dreimal wöchentlich mit Wasser und Seife gewaschen, dazwischen reinigt man ihn mit Babyöl. Dadurch wird das Auftreten von Schuppen oder Schorf (Gneis) auf der Kopfhaut des Kindes verhütet. Wenn sich ein Belag auf dem Kopf bildet, kann er nach gründlicher Kopfwäsche mit einem feinen Kamm ausgekämmt werden. In manchen Fällen verordnet der Arzt eine Salbe, die man auf die Kopfhaut aufträgt, damit sich der Schorf nicht wieder bildet.

Wie soll man Augen, Ohren und Mund des Kindes pflegen? Es ist nicht notwendig, Augen und Ohren des Kindes auszuwaschen oder Nase und Mund eigens zu reinigen. Der Körper besorgt selbst ohne fremde Hilfe die natürliche Reinigung durch Flüssigkeiten und Sekrete. Wenn sich außen am Ohr etwas Ohrenschmalz ansammelt, kann man es behutsam wegwaschen, aber man darf nicht in den Gehörgang hineinbohren.

Muß etwas wegen eines kurzen Zungenbändchens unternommen werden? In den meisten Fällen braucht man gar nichts zu tun, besonders wenn der Säugling seine Zunge normal vorstrecken kann. Das Zungenbändchen oder Frenulum verursacht keine Sprachfehler und ist auch nicht schuld am Lispeln. Vom alten Brauch, das Zungenbändchen zu „lösen", ist man längst abgekommen, es sei denn, es wäre sehr dick, sehr kurz oder es würde wirklich das Vorstrecken der Zunge über die Lippenränder behindern.

Warum haben manche Neugeborene eine leicht gelbliche Hautfarbe? Bei vielen Neugeborenen tritt diese schwache Gelbtönung der Haut um den 3. bis 5. Lebenstag auf, bedingt durch die Unreife bestimmter Stoffwechselprozesse. Das ist normal und man braucht nichts dagegen zu tun. Diese sogenannte physiologische Gelbsucht der Neugeborenen schwindet von selbst in ungefähr sieben bis zehn Tagen. Wenn die Gelbsucht früher auftritt, höhergradig ist oder zunimmt statt zurückzugehen, ist es erforderlich, daß der Arzt ihre Herkunft klärt und sie behandelt.

Was sind die vielen kleinen, roten Flecke, die man oft während der ersten Lebenstage auf der Haut des Kindes sieht? Sie sind eine Reaktion auf das Fruchtwasser, von dem das Kind in der Gebärmutter umgeben war. Sie sind nach ein paar Tagen verschwunden.

Warum schält sich die Haut des neugeborenen Säuglings? Nach 9 Monaten in einer flüssigen Umgebung ist die Haut bei manchen Neugeborenen sehr empfindlich; Reiben, Waschen, Wärme oder Reizung durch die Bekleidung können eine Reaktion auslösen, die zu einer leichten Rötung oder zum Schälen der Haut führt.

Was hat es zu sagen, wenn kleine Eiterbläschen auf dem Bauch oder in der Leistengegend auftreten? Diese Schälblasenkrankheit, das sogenannte Neugeborenenpemphigoid, entsteht durch eine Infektion der Haut mit Eitererregern. Es ist mit antibiotischen Salben oder durch Waschen mit einer antiseptischen Seife leicht wegzubringen. In manchen Fällen kann man auch innerlich Antibiotika geben.

Was hat ein bläulicher Fleck am unteren Ende des Rückens zu bedeuten? Dieser Fleck hat nichts zu sagen und verschwindet mit der Zeit, vielleicht in einem Jahr. Ähnliche Flecke können sich über den Gesäßbacken finden. Eine Behandlung erübrigt sich.

Warum verlieren Neugeborene während der ersten Lebenstage Gewicht? Dieser anfängliche Gewichtsverlust macht offenbar allen Müttern Sorge, obwohl er bei jedem Neugeborenen eintritt. Bei Brustkindern hängt er damit zusammen, daß die Milch erst am 3. oder 4. Tag nach der Entbindung in die Brust der Mutter einschießt. Flaschenkinder nehmen ab, weil sie noch sehr geringe Nahrungsmengen erhalten.

Warum bekommen Neugeborene Augentropfen? In praktisch allen Staaten ist das Eintropfen eines Antiseptikums in die Augen des Kindes gleich nach der Geburt vorgeschrieben, als Vorbeugung gegen die mögliche Übertragung einer Infektion aus der mütterlichen Scheide. In manchen Staaten wird Silbernitrat verwendet, andernorts ist es zulässig, einige Tropfen einer Penizillinlösung oder eines anderen Antibiotikums einzuträufeln. Diese Tropfen verhüten eine gonorrhoische Augeninfektion, wenn die Mutter Tripper hat.

Was sind die Male über den Augen eines Neugeborenen? Manche Kinder kommen mit kleinen Druckmarken auf den Augenlidern, der Stirne und über dem Nacken zur Welt. Sie haben keine Bedeutung und vergehen nach ein paar Wochen, können aber gelegentlich auch mehrere Monate bestehen bleiben.

Verändert sich die Augenfarbe des Säuglings? Die Farbe, die die Augen bei der Geburt haben, ist noch nicht die endgültige; diese bildet sich meist erst im Laufe des ersten Halbjahres aus.

Wann lernt ein Neugeborenes mit den Augen fixieren? Mit etwa 2 bis 3 Monaten.

Ist es normal, daß Neugeborene oft zu schielen scheinen? Ja. Nicht alle Neugeborenen vermögen ihre Augen während der ersten Lebenszeit vollkommen gleich auszurichten. Man darf daraus erst folgern, daß das Kind schielt, wenn dieser Zustand länger als ein bis eineinhalb Jahre bestehen bleibt.

Warum haben manche Säuglinge kleine Blutpunkte in den Augen? Diese Punkte stammen von winzigen Blutergüssen in die Bindehaut, die das Auge bedeckt; sie vergehen, ohne Nachwirkungen zu hinterlassen.

Hat es etwas zu sagen, wenn Neugeborene um die Augen etwas gedunsen sind? Nein. Auch das ist nur vorübergehend.

Warum tritt am 2. oder 3. Lebenstag eine leichte Absonderung aus den Augen des Neugeborenen auf? Das ist gewöhnlich eine Folge der Augentropfen, die bei der Geburt vorbeugend gegeben wurden. Die Absonderung hört nach ein paar Tagen auf.

Warum haben manche Neugeborene eine Schwellung der Brustdrüsen? Viele Neugeborene beiderlei Geschlechts haben schon bei der Geburt oder bald danach eine leichte Schwellung der Brustdrüsen. Sie wird von einem Hormon hervorgerufen, das aus dem Blut der Mutter in das Blut des ungeborenen Kindes übergegangen ist, und zwar jenem Hormon, das die Milchsekretion bei der Mutter in Gang setzt.

Wie muß diese Brustdrüsenschwellung behandelt werden? Gar nicht, wenn keine Rötung, Entzündung und Druckschmerzhaftigkeit eintritt. Die Schwellung und allfällige Milchabsonderung – im Volksmund „Hexenmilch" genannt – geht ohne Behandlung zurück.

Warum haben manche Neugeborene kleine weiße Pünktchen auf der Nase? Diese Pünktchen sind Ansammlungen von Hauttalg, der nicht aus den Talgdrüsen austreten konnte. Der Oberflächenfilm geht meist beim Waschen ab und die weißen Talgansammlungen verschwinden.

Soll man einen männlichen Säugling beschneiden lassen? Die Beschneidung oder Zirkumzision wird bei manchen Völkern als religiöses Ritual geübt. Heutzutage wird sie von manchen Ärzten aus hygienischen Gründen empfohlen. Außerdem ist die Häufigkeit des Peniskrebses praktisch gleich Null, wenn die Beschneidung im Säuglingsalter durchgeführt wurde. Eine Beschneidung ist aber vom medizinischen Standpunkt nicht nötig (Siehe auch Kapitel 54 Sexualorgane).

Wann kann eine Beschneidung vorgenommen werden? In jenen Fällen, in denen sie ein Ritualverfahren darstellt, wird sie gewöhnlich am 8. Lebenstag gemacht. Sie kann aber gefahrlos bereits am 3. oder 4. Lebenstag durchgeführt werden. In manchen Krankenhäusern erledigt der Geburtshelfer die Beschneidung gleich nach der Geburt des Kindes. Vor der Beschneidung sollte die Blutungszeit des Kindes bestimmt werden, damit eine abnorme Blutungsneigung aufgedeckt und die Möglichkeit einer Blutung als Folge der Operation ausgeschlossen wird.

Welche Pflegemaßnahmen sind nach der Beschneidung erforderlich? Der Verband kann nach 2 bis 3 Tagen entfernt werden; außer der Reinigung ist keine besondere Pflege nötig.

Muß die Aftergegend besonders behandelt werden? Nein. Sie wird nur zart mit Seife und Wasser so wie jeder andere Körperteil gewaschen.

Braucht die Scheidengegend eine eigene Pflege? Nein, nur die gewöhnliche Reinigung, die am besten mit der Bewegungsrichtung von der Scheidengegend nach hinten zum After vorgenommen wird.

Entsteht ein Nabelbruch, wenn beim Abbinden der Nabelschnur ein langer Rest belassen wurde? Die Nabelschnur wird gewöhnlich einige Zentimeter vom Körper des Neugeborenen entfernt abgebunden. Dieses ganze Stück trocknet ein und fällt in ungefähr einer Woche unter Hinterlassung eines feuchten Heilungsbezirkes ab. Auch dieser trocknet und heilt dann ein paar Tage später ab. Die Länge des Nabelschnurrestes hat keinen Einfluß auf die Entwicklung eines Nabelbruchs.

Wie ist der Nabel nach dem Abfallen der Nabelschnur zu versorgen? Der Wundbezirk soll zum schnelleren Eintrocknen gepudert werden. Bis zur Überhäutung wird das Kind nicht gebadet. Das dauert ungefähr 8 bis 10 Tage. Wenn die Wunde ein wenig blutet, braucht man sich nicht gleich zu ängstigen. Gelegentlich bleibt am Nabel etwas „wildes Fleisch" zurück. Das kann vom Kinderarzt geätzt werden und heilt dann rasch ab.

Ist eine Nabelbinde oder Leibbinde notwendig? Nein. Sie fördert weder die Nabelheilung noch verhütet sie die Entstehung eines Nabelbruchs. Während der Wundheilung soll die Wunde nur mit einem trockenen, sauberen Gazeverband bedeckt werden.

Was hat eine Schwellung des Hodensacks zu bedeuten? In den meisten Fällen kommt sie durch eine Flüssigkeitsansammlung, eine sogenannte Hydrozele, zustande. Die Hydrozelen Neugeborener schwinden meist von selbst im ersten Lebensjahr. Jede Hodensackschwellung muß aber von einem Arzt untersucht werden, damit man sicher weiß, daß es sich nicht um einen Bruch handelt.

Kann heftiges Schreien bei einem männlichen Säugling einen Bruch hervorrufen? Nein. Ein Bruch beruht auf einem angeborenen Entwicklungsfehler.

Warum sehen die Beine mancher Neugeborenen krumm aus? Das kommt von der Haltung mit gekreuzten Beinen, die das Kind in der Gebärmutter eingenommen hat. Diese Krümmung vergeht allmählich von selbst.

Wie bald darf man das neugeborene Kind waschen?
Sobald man es vom Krankenhaus heimbringt.

Wie bald darf man das Neugeborene baden? Sobald die Nabelwunde vollständig verheilt ist (siehe oben). Bei beschnittenen Knaben ist es besser, auch die Heilung der Zirkumzisionswunde abzuwarten, das dauert gewöhnlich etwa 7 bis 10 Tage.

Welche Temperatur soll das Säuglingszimmer haben? Tagsüber 21° bis 22°, nachts 18° bis 20°. Ein zu warmer Raum ist ebenso unvorteilhaft wie ein zu kalter. Man soll immer darauf achten, daß etwas frische Luft ins Zimmer kommt. Der Raum soll nicht mit einem Öl- oder Gasofen beheizt werden.

Wann kann man einen Säugling ins Freie bringen? Sobald die Mutter dazu imstande ist, kann sie das Kind bei gutem Wetter ins Freie bringen. Man beginnt am ersten Tag mit 1/4 Stunde, bleibt am 2. Tag 1/2 Stunde usw. Das Kind soll nicht hinausgebracht werden, wenn es sehr kalt (unter +4°), windig oder neblig ist. Für ausreichenden Schutz vor direkter Sonnenbestrahlung ist zu sorgen.

Muß ein Säugling jeden Tag ins Freie gebracht werden? Nein. Frische Luft am offenen Fenster ist genauso gesund. Bei schlechtem Wetter soll man das Kind nicht hinausführen.

Wann darf man Besuchern erlauben, das neugeborene Kind anzuschauen? Am besten hält man während der ersten beiden Lebenswochen alle Besucher von dem Neugeborenen fern. Auf jeden Fall darf niemand mit Schnupfen oder Halsweh dem Kinde nahekommen. Nach dieser Zeit kann man gesunden Personen erlauben, das Kind zu besuchen.

Kann man einem neugeborenen Kind einen Schnuller geben, wenn es sehr viel schreit? Ja, wenn sich zeigt, daß das beruhigend wirkt. Er schadet nicht.

Darf man von einem Neugeborenen Blitzlichtaufnahmen machen? Ja. Blitzlicht schadet den Augen des Kindes keineswegs.

Dürfen die Geschwister das Neugeborene besuchen? Ja. In vielen Krankenhäusern ist der Besuch der Geschwister gestattet. Sie sind dann beruhigt, daß es der Mutter gut geht, und empfinden die Begrüßung des Neuankömmlings als großes Erlebnis.

Frühgeburt

Was versteht man unter einer Frühgeburt? Ganz allgemein ist jedes Kind, das vor der Zeit (9 Monate) auf die Welt kommt, als frühgeboren anzusehen. Da die Dauer der Schwangerschaft nicht in allen Fällen genau bekannt ist, betrachtet man alle Neugeborenen, die weniger als 2500 g wiegen, als frühgeboren und behandelt sie dementsprechend.

Finden sich bei Frühgeborenen mehr Fehlbildungen als bei anderen Neugeborenen? Ja. Die allermeisten sind aber organisch normal.

Welche besonderen Pflegemaßnahmen verlangen Frühgeborene? Für die meisten frühgeborenen Kinder ist die Betreuung im Krankenhaus, wo spezielle Einrichtungen zur Verfügung stehen, am besten. Sie brauchen oft einen Brutkasten (Inkubator, Couveuse) oder ein Wärmebett. Die Nahrung muß besonders zusammengestellt werden und wird oft mit einer Sonde verabreicht.

Wann kann ein frühgeborenes Kind aus dem Krankenhaus entlassen werden? Wenn es gedeiht, kann es heimgenommen werden, sobald es mehr als 2500 g wiegt.

Welche Überlebensaussichten haben Frühgeborene? Je kleiner und unreifer das Kind ist, um so geringer sind seine Lebenschancen, doch werden heute bedeutend mehr Frühgeborene gerettet als jemals zuvor. Ein Kind über 1800 g oder 2000 g hat ausgezeichnete Überlebensaussichten, wenn es keine Fehlbildungen des Herzens, des Gehirns oder der Lunge hat. Die Überlebenschance bei einem Gewicht von 1800–2500 g beträgt 90% oder mehr, bei 1200–1800 g noch über 50%, aber unter 1200 g sind die Aussichten erheblich schlechter.

Kann ein Frühgeborenes unter 900 g überleben? In Einzelfällen ist es möglich; die Überlebenschance beträgt aber nur 5%.

Hat die Dauer der Schwangerschaft etwas mit der Überlebensrate zu tun? Ja. Je länger die Schwangerschaft, um so reifer ist das Kind und um so besser sind die Aussichten für seine Aufzucht.

Sind die Aussichten eines voll ausgetragenen, reifen, aber untergewichtigen Kinder besser als die eines frühgeborenen unreifen Kindes mit gleichem Körpergewicht? Ja.

Ist es wahr, daß für Siebenmonatskinder die Aussichten günstiger sind als für Achtmonatskinder? Nein. Das ist ein verbreiteter Irrtum.

Bekommt jedes frühgeborene Kind Sauerstoff? Nein. Sauerstoff wird lediglich zugeführt, wenn er für die Atmung des Frühgeborenen notwendig ist und auch dann nur in bestimmter Konzentration und nicht länger als ein paar Tage. Es hat sich herausgestellt, daß übermäßige unnötige Sauerstoffzufuhr einen Augenschaden bewirken kann.

Wie lange bleibt das Frühgeborene im Brutkasten? Solange es die zusätzliche Sauerstoff- und Wärmezufuhr braucht.

Sind die Krippen für Frühgeborene beheizt? Es gibt offene Wärmebetten, die verwendet werden, wenn das Kind aus dem Brutkasten ausgeschleust wird.

Kann man ein frühgeborenes Kind vom Haus zum Krankenhaus oder von Krankenhaus zu Krankenhaus transportieren? Ja. Es gibt spezielle Krankenwagen mit tragbaren Brutkästen, in denen dem Kind Wärme und Sauerstoff während des Transports zugeführt werden.

Kann jedes Krankenhaus die Pflege von Frühgeborenen übernehmen? Größere Frühgeborene können in jedem Krankenhaus behandelt werden, aber für schwächere sind die speziellen Einrichtungen der Frühgeborenenstationen erforderlich.

Wird ein frühgeborenes Kind gleich nach der Geburt gefüttert? Nein. Gewöhnlich empfiehlt es sich, etwas zu warten.

Kann ein frühgeborenes Kind an der Mutterbrust oder Flasche trinken? Größere Frühgeborene schon, schwächere und sehr unreife aber nicht.

Wie wird ein schwächerer, frühgeborener Säugling ernährt? Man führt einen Polyäthylenschlauch durch die Nase in den Schlund und weiter in den Magen des Kindes ein. Durch diese Sonde läßt man dann kleine Mengen der Säuglingsnahrung langsam einlaufen.

Kann die Sonde einige Tage im Magen bleiben? Ja.

Wie lange bleibt die Sonde liegen? Bis das Kind selbst saugen kann. Das kann einige Tage oder Wochen dauern.

Schadet es oder macht es Schmerzen, wenn diese Sonde längere Zeit liegenbleibt? Nein.

Welche Nahrungsmengen bekommt der Säugling? Zu Beginn nicht mehr als einen halben Teelöffel auf einmal, und zwar meist alle 1 bis 2 Stunden. Die Nahrungsmengen werden ganz langsam erhöht, je nachdem, was das Kind verträgt und wie es zunimmt.

Braucht ein frühgeborenes Kind besondere Nahrungszusätze? Ja. Man kann früher Vitamine geben und der Milch Eisentropfen zusetzen, da es dem frühgeborenen Säugling nicht möglich war, Vitamine und Eisen zu speichern, die er normalerweise von seiner Mutter während der letzten 1 bis 2 Monate der Entwicklung im Mutterleib bekommen hätte. Manchmal fügt man der Säuglingsnahrung auch kleine Mengen Kalzium zu.

Neigen frühgeborene Kinder zur Blutarmut? Ja, besonders wenn sie später kein Eisen erhalten.

Welche weiteren Behandlungsverfahren können bei Frühgeborenen notwendig sein? Manche Kinder brauchen eine zusätzliche Flüssigkeitszufuhr über die Venen, wenn sie nicht ausreichende Mengen durch die Magensonde aufnehmen können.

Brauchen Frühgeborene manchmal Transfusionen? Selten. Die meisten blutarmen Frühgeborenen sprechen zufriedenstellend auf die Eisenzusätze in der Nahrung an, doch bei sehr niederem Blutfarbstoffgehalt kann eine Blutübertragung nötig werden.

Gibt man Frühgeborenen manchmal Antibiotika? Ja. In manchen Krankenhäusern gibt man routinemäßig vorbeugend Antibiotika, da diese Kinder oft besonders infektionsanfällig sind.

Werden Frühgeborene gebadet und gepflegt wie andere Kinder? Es ist ratsam, Frühgeborene, abgesehen von einer sorgfältigen Hautpflege, nicht zu viel anzufassen.

Muß man bei Frühgeborenen besonders auf die Augen und Ohren achten? Normalerweise nicht. Es empfiehlt sich eine wöchentliche Augenuntersuchung, damit jedes Anzeichen einer Störung erfaßt wird.

Wirkt sich die Unreife des Frühgeborenen ungünstig auf Herz und Lunge aus? Im allgemeinen nicht, wenn auch frühgeborene Kinder eine seltene Lungenkrankheit, die sog. Hyalin-Membran-Krankheit, eher bekommen können.

Ist bei Frühgeborenen die spätere geistige Entwicklung beeinträchtigt? Wenn keine organischen Hirnschäden bei der Geburt bestehen, sollte sich ein frühgeborenes Kind bei guter Pflege nach der Entlassung aus dem Krankenhaus normal entwickeln. In manchen Fällen kann die Entwicklung am Anfang etwas verlangsamt sein, aber nach den ersten Lebensjahren ist der Rückstand eingeholt.

40

Nieren und Harnwege

siehe auch Kapitel 42, Organtransplantationen; Kapitel 54, Sexualorgane.

Nieren

Wo liegen die Nieren und wie sind sie gebaut? Die Nieren sind zwei bohnenförmige, rötlichbraune Organe, die von einer glänzenden, dünnen Kapsel überzogen sind. Jede Niere ist ungefähr 12 cm lang, 5 cm breit und annähernd 4 cm dick.

Die Nieren liegen beiderseits hoch oben in der Lendengegend im hinteren Abschnitt des Bauchraumes, hinter der Bauchhöhle und unterhalb des Zwerchfells (Abb. 132).

Wie funktionieren die Nieren? In den Nieren wird der Harn gebildet, und zwar in den sogenannten Nephronen; die Nieren setzen sich aus hunderttausenden dieser winzigen, selbständigen Einheiten zusammen. Ein Nephron besteht aus einem Harnkanälchen, das mit seinem sackartig erweiterten, blinden Anfangsteil einen arteriellen Gefäßknäuel, den Glomerulus, umschließt. Aus dem Blut, das den Glomerulus durchströmt, wird der Primärharn abgesondert, der beim Durchgang durch die folgenden Abschnitte des Harnkanälchens, die Tubuli, die endgültige Konzentration und Zusammensetzung des Harnes erhält. Die Nephrone münden in mikroskopisch kleine Gänge, welche man als Sammelröhren bezeichnet. Der von den Nephronen erzeugte Harn fließt durch die Sammelröhrchen in das Nierenbecken, von wo er durch den schlauchförmigen Harnleiter in die Harnblase gelangt (Abb. 133).

Welche Hauptaufgaben haben die Nieren? Ungefähr ein Viertel vom Blutausstoß des Herzens wird den Nieren zugeführt. Die Nephrone entziehen dem Blut, das sie durchströmt, Stoffwechselschlacken, die zur Ausscheidung bestimmt sind, giftige chemische Substanzen, überschüssige Mineralien und Wasser. Es gehört auch zur Funktion der Niere, bestimmte, für den Körper nötige Substanzen *nicht* aus dem Blut zu entfernen.

Was geschieht, wenn die Nierenfunktion gestört ist?
a) Es kommt zu einer übermäßigen Ansammlung von Stoffwechselschlacken und Giften im Blut;

Kapitel 40   Nieren   729

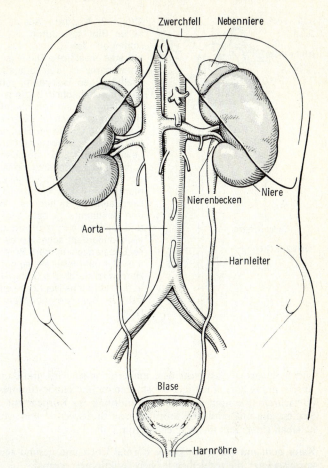

Abb. 132 *Nieren und ableitende Harnwege,* von vorne gesehen. Der von den Nieren produzierte Harn wird in das Nierenbecken ausgeschieden und fließt durch die Harnleiter in die Harnblase, von wo er durch die Harnröhre nach außen entleert wird.

b) es treten zu viele lebenswichtige chemische Substanzen vom Blut in den Harn über und gehen dadurch verloren;
c) die Körpergewebe werden mit Blut versorgt, das infolge der Nierenfunktionsstörung eine krankhaft veränderte Zusammensetzung aufweist. Wenn bei zunehmendem Nierenversagen die Fähigkeit der

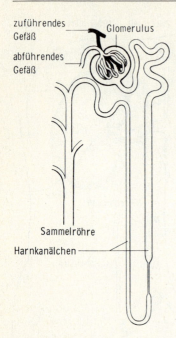

Abb. 133 *Nephron*. Aus dem arteriellen Blut, das durch die Gefäßschlingen des Glomerulus fließt, tritt eine eiweißfreie Flüssigkeit, der Primärharn, in den umgebenden spaltförmigen Hohlraum, mit dem das Harnkanälchen beginnt, über. Im Primärharn sind die chemischen Bestandteile noch in der gleichen Konzentration wie im Blut enthalten, erst beim Durchgang durch die gewundenen und geraden Abschnitte des Harnkanälchens erhält der Harn seine endgültige Zusammensetzung: die Wandzellen des Harnkanälchens nehmen Wasser und bestimmte gelöste Stoffe auf und führen sie in die Blutbahn zurück, außerdem scheiden sie andere Substanzen in den Primärharn aus. Der auf diese Weise gebildete Harn wird durch die Sammelröhre, in die zahlreiche Nephrone einmünden, in das Nierenbecken abgeleitet.

Niere, Schlacken auszuscheiden, immer geringer wird und damit die Ansammlung harnpflichtiger Substanzen im Blut ein bestimmtes Maß überschreitet, kommt es zu einer Vergiftung des Körpers mit diesen Stoffen, die mit schweren Störungen im Stoffwechsel und Mineralhaushalt einhergeht und schließlich zum Tode führt.

Kann man mit nur einer Niere normal leben und gesund sein? Ja, vorausgesetzt, die verbleibende Niere funktioniert normal.

Wie kann man feststellen, ob die Nierenfunktion normal ist?
a) Durch die Harnanalyse;
b) durch die chemische Analyse verschiedener Bestandteile des Blutes;
c) durch die Röntgenuntersuchung der Nieren und des übrigen Harntraktes;
d) durch spezielle Nierenfunktionsproben.

Kann die Harnanalyse Nierenerkrankungen immer verläßlich nachweisen? Nein. Es gibt Fälle, bei denen eine Niere schwer geschädigt sein kann und die Harnproben dennoch normal ausfallen. Im großen und ganzen jedoch ist die Harnanalyse ein einfaches, schnelles und billiges Suchverfahren zur Erfassung einer Nierenerkrankung.

Welche Ursachen haben Nierenfunktionsstörungen zumeist?
a) Schwere Allgemeininfektionen oder -entzündungen;
b) einen mechanischen Verschluß der ableitenden Harnwege;
c) angeborene Anomalien der Nieren;
d) Nierentumoren;
e) Nierenschädigende Gifte, die in den Körper aufgenommen wurden;
f) Störung der Nieren-Blutversorgung;
g) Stoffwechsel- oder hormonale Erkrankungen;
h) abnorme Konzentration von Mineralien im Blut, oder Dehydratation (Wasserverlust).

Ist die Zuckerkrankheit eine Nierenerkrankung? Nein. Die Zuckerkrankheit, der Diabetes mellitus, ist im wesentlichen eine Erkrankung der Bauchspeicheldrüse, aber die Harnuntersuchung liefert einen Beitrag zur Diagnose. (Siehe Kapitel 60, Zuckerkrankheit).

Ist eine Schwellung von Beinen, Bauch und Gesicht immer ein Zeichen einer Nierenerkrankung? Nicht unbedingt. Es gibt viele andere Zustände, die diese Schwellungen bedingen können.

Muß man sehr viel Wasser trinken, damit die Nieren normal funktionieren? Man soll sich nach dem Durst richten. Damit wird den Nieren in der Regel genügend Flüssigkeit zur Erfüllung ihrer Ausscheidungsaufgabe angeboten.

Ist von Präparaten, die zur angeblichen „Nierenspülung" angepriesen werden, etwas zu erwarten? Nein. Normale Nieren besorgen die Ausschwemmung selbst und bei kranken Nieren können diese Mittel keine „Nierenreinigung" bewirken.

Sind Rückenschmerzen im allgemeinen Zeichen einer Nierenerkrankung? Meistens stehen sie in keinem Zusammenhang mit Nierenerkrankungen. Rückenschmerzen bestimmter Art können Symptom einer Nierenkrankheit sein, aber zur Diagnose ist eine ärztliche Untersuchung erforderlich.

Welche Beziehungen bestehen zwischen hohem Blutdruck und Nierenleiden? Ein jahrelang bestehender hoher Blutdruck kann durch Störung der Nierendurchblutung schließlich ein Nierenleiden zur Folge haben. Umgekehrt führen schwere Nierenkrankheiten oft zu hohem Blutdruck.

In neuerer Zeit hat man erkannt, daß eine Arteriosklerose der Nierenarterie, welche die Niere mit Blut versorgt, ebenfalls hohen Blutdruck verursachen kann.

Ist es manchmal möglich, einen Bluthochdruck durch einen chirurgischen Eingriff an den zuführenden Blutgefäßen der Niere zu heilen?
Ja. Heutzutage kann durch spezielle Röntgenuntersuchungsmethoden genau festgestellt werden, ob das zuführende Hauptgefäß der Niere verengt ist. Liegt ein derartiger Befund vor, so hat oft eine Operation an der Nierenarterie Erfolg. Wenn die Verengung auf einer Arteriosklerose beruht, wird die Innenschicht der Arterie ausgeräumt und ein Kunststoff-„Flicken" eingesetzt, oder man legt einen „Bypass" an. Mit der dadurch erzielten Steigerung der Blutzufuhr zur Niere wird in vielen Fällen die Ursache für den hohen Blutdruck ausgeschaltet.

Zeigt Eiweiß im Harn immer eine Nierenerkrankung an? Nicht unbedingt. Das Auftreten von Eiweiß im Harn muß jedoch solange als Zeichen einer Nierenkrankheit angesehen werden, bis weitere Untersuchungen andere Ursachen nachweisen.

Ist es ein Zeichen einer Nierenkrankheit, wenn man häufig Harn lassen muß? Manchmal ist der vermehrte Harndrang lediglich durch übermäßiges Trinken oder durch Nervosität bedingt. Andererseits kann auch eine Krankheit, z. B. Zuckerkrankheit oder eine Vergrößerung der Vorsteherdrüse, die Ursache sein. Wenn man immer wieder an dieser Störung leidet, sollte man eine gründliche ärztliche Untersuchung zum Ausschluß einer Nierenfunktionsstörung vornehmen lassen.

Zeigt Bettnässen ein Nierenleiden oder eine schwache Blase an? Nein. In den meisten Fällen liegen dem Bettnässen seelische Störungen oder ein außerordentlich tiefer Schlaf zugrunde (Siehe Kapitel 28, Kindliche Verhaltensweisen).

Ist für Nierenkranke unbedingt eine salzarme Diät erforderlich? Nur bei chronischen Nierenleiden bestimmter Art, wenn bereits zuviel Flüssigkeit im Körper zurückgehalten wird.

Kann man nierenkrank werden, wenn man sehr viel Fleisch und Eier, oder stark gesalzene Speisen ißt? Nein, aber bei fortgeschrittenen Nierenleiden ist oft eine Beschränkung dieser Nahrungsmittel nötig.

Schadet Rauchen den Nieren? Nein, doch kann es durch eine Beeinträchtigung der arteriellen Blutströmung die Nieren indirekt beeinflussen.

Wirkt der Genuß alkoholischer Getränke nierenschädigend? Alkohol in großen Mengen kann die Nieren, ebenso wie alle übrigen Gewebe, schädigen. Ein Patient, der an einer ernsten Nierenkrankheit leidet, tut gut daran, auf alkoholische Getränke zu verzichten.

Schadet es den Nieren, wenn man scharf gewürzte Speisen ißt? Im allgemeinen nicht. Wenn aber bereits eine Erkrankung des Harntraktes besteht, kann es eine vorübergehende Reizung bewirken.

Was hat es zu sagen, wenn Blut im Harn ist? Das ist ein Zeichen, daß in irgendeinem Bereich des Harntraktes etwas nicht in Ordnung ist; man sollte sofort zum Arzt gehen.

Zeigt Blut im Harn immer eine Nierenerkrankung an? Nein. Die Blutungsquelle kann im Harnleiter, in der Harnblase oder in der Harnröhre, die von der Blase nach außen führt, gelegen sein. In Einzelfällen kann Blut im Harn auftreten, ohne daß eine zugrundeliegende Krankheit vorhanden ist. Auf jeden Fall muß eine Untersuchung durchgeführt werden.

Zeigen eine Trübung des Harns oder Schmerzen beim Harnlassen ein Nierenleiden an? Nicht unbedingt, obwohl dies bedeuten kann, daß eine Störung im Bereiche des Harntraktes vorliegt. Wenn solche Symptome auftreten, sollte man gleich den Arzt aufsuchen.

Was ist eine Nephritis? Dieser Ausdruck besagt lediglich, daß die Nierenfunktion krankhaft verändert ist.

Glomerulonephritis

Was ist eine Glomerulonephritis? Dies ist eine Erkrankung, welche die Nephrone befällt. Es handelt sich insbesondere um eine Erkrankung der Glomeruli; wenn sie nicht rechtzeitig entdeckt wird, kann sie zur Vernarbung und Zerstörung der Nephrone führen. Dadurch kommt es zu Nierenfunktionsstörungen. Die Bezeichnung diffuse Glomerulonephritis soll zum Ausdruck bringen, daß sich die Krankheitsprozesse im ganzen Organ abspielen. Eine diffuse Glomerulonephritis betrifft immer beide Nieren.

Welche Formen der diffusen Glomerulonephritis gibt es?
a) Die akute Form;
b) die chronische Form.
Das akute Stadium kann von einigen Tagen bis zu einem Jahr dauern; das chronische Stadium kann während der ganzen restlichen Lebenszeit weiterbestehen.

Kommt die akute diffuse Glomerulonephritis häufig vor? Sie ist, besonders bei Kindern, nicht so selten.

Wie kommt es zur akuten diffusen Glomerulonephritis? Die Ursache ist nicht bekannt, die Erkrankung erscheint jedoch in der Regel kurz nach einem bakteriellen Infekt, am häufigsten nach einer Infektion mit bestimmten Streptokokken, die gewöhnlich Erreger von Hals- und Mandelentzündungen sowie von Scharlach sind.

Wie verläuft diese akute Nierenentzündung im allgemeinen? Sie hält meistens einige Wochen an und geht dann spontan zurück. Schätzungsweise 75–90 % der Kinder mit akuter Glomerulonephritis werden ohne zurückbleibende Nierenschädigung wieder gesund.

Kann diese akute Nierenentzündung zum Tode führen? Ja. In einem von etwa zwanzig Fällen verläuft die Krankheit tödlich.

Wie tritt eine akute diffuse Glomerulonephritis in Erscheinung? Häufig gibt der Patient einen vorangegangenen akuten Infekt, etwa eine schwere Angina, an. Der Harn ist oft fleischwasserfarben, bei der Harnanalyse finden sich meist Blut, Eiweiß und sogenannte Zylinder. Ferner läßt sich gewöhnlich eine mehr oder weniger starke Blutdruckerhöhung nachweisen, dazu können Schwellungen kommen, die oft besonders an den Augenlidern auffällig sind. Die Nierengegend ist klopfempfindlich, starke Schmerzen sind selten.

In welchem Alter wird die akute diffuse Glomerulonephritis am häufigsten beobachtet?
Siebzig Prozent aller Fälle ereignen sich vor dem 21. Lebensjahr.

Ist eine Nierenentzündung dieser Art erblich? Sie gilt nicht als erblich, doch besteht eine gewisse Neigung zu familiärem Auftreten.

Wie kann man der Entwicklung einer Nierenentzündung vorbeugen? Alle akuten Infekte, besonders Halsentzündungen, Mandelentzündungen und Scharlach sollten unverzüglich und gründlich ärztlich behandelt werden.

Gibt es eine spezifische Behandlung der akuten diffusen Glomerulonephritis? Nein, sie heilt jedoch mit Bettruhe und unterstützenden Maßnahmen in den meisten Fällen aus.

Gibt es eine spezifische Behandlung der chronischen diffusen Glomerulonephritis? Nein, doch können Patienten mit chronischer Glomerulonephritis viele Jahre hindurch ein normales Leben führen, wenn sie achtgeben und gewisse diätetische Vorsichtsmaßnahmen einhalten sowie akute Infektionen vermeiden.

Was ist eine Herdnephritis? Zum Unterschied von der diffusen Nierenentzündung sind bei der Herdnephritis nicht die ganzen Nieren, sondern nur einzelne Abschnitte betroffen. Die Auswirkungen auf den

Gesamtorganismus sind daher gering, gewöhnlich wird man auf die Erkrankung durch den Harnbefund aufmerksam. Die Herdnephritis tritt nicht selbständig, sondern im Rahmen eines allgemeinen Infektes auf. Die Behandlung richtet sich gegen die Grundkrankheit.

Nephrose

Was ist eine Nephrose? Eine Nephrose, oder besser ein „nephrotisches Syndrom", ist eine Nierenerkrankung spezieller Art. Meist steht im Vordergrund des Krankheitsbildes eine generalisierte Wassereinlagerung und Schwellung der Körpergewebe, die im Gesicht, am Bauch und an den Beinen besonders auffällig sein kann. Es kommt zu einem größeren Verlust von körpereigenem Eiweiß in den Harn und zu einer Vermehrung von bestimmten Fettsubstanzen im Blut. Der Grundumsatz ist oft erniedrigt.

Wer bekommt am ehesten eine Nephrose? Kinder zwischen zwei und sieben Jahren.

Ist eine Nephrose eine recht häufige Erkrankung? Sie ist verhältnismäßig selten.

Wie wird eine Nephrose behandelt? Das hängt von der zugrundeliegenden Ursache ab. Zu den Allgemeinmaßnahmen gehören Diät und Beschränkung der Kochsalzzufuhr. Bei bestimmten Nephroseformen verwendet man Kortison und verwandte chemische Substanzen mit gutem Erfolg.

Warum muß bei der Nephrosebehandlung die Kochsalzzufuhr beschränkt werden? Eine salzlose Diät ist deshalb wichtig, weil jede Speicherung von Kochsalz im Körper auch eine Speicherung von Wasser (Wasserretention) zur Folge hat.

Empfiehlt sich eine Beschränkung von Fleisch, Eiern und anderen Eiweißträgern bei der Nephrose? Nein.

Wie groß sind die Heilungsaussichten bei der Nephrose? In früheren Jahren starb etwa die Hälfte der erkrankten Kinder. Mit den heutigen Behandlungsmethoden werden 3/4 der Kinder wieder gesund.

Urämie

Was versteht man unter Urämie? Die echte Urämie ist eine Harnvergiftung. Man bezeichnet mit diesem Ausdruck die abnormen chemischen Veränderungen im Blut, wie auch die damit verbundenen Krankheitserscheinungen, die im fortgeschrittenen Stadium des Nierenversagens auftreten, wenn die Niere nicht mehr zur Ausscheidung der Abbaustoffe fähig ist.

Kann sich ein Patient mit Harnvergiftung wieder erholen? Ja, wenn die Ursache bekannt ist und ihre Beseitigung im Bereich der Möglichkeit liegt. Wenn der Grund zum Beispiel ein Verschluß des Harnleiters oder des Nierenbeckenausgangs ist und dieser Verschluß sofort behoben wird, schwindet die Urämie und der Patient wird gesund. Falls die Urämie das Endstadium einer chronischen Nephritis darstellt, kann eine Heilung nur mit einer Nierentransplantation erreicht werden. Mit Hilfe der „künstlichen Niere", einem Dialysegerät zur „Blutwäsche", können solche Patienten so lange am Leben erhalten werden, bis eine Spenderniere zur Verfügung steht.

Hydronephrose

Was ist eine Hydronephrose? Mit Hydronephrose bezeichnet man eine Erweiterung des Nierenbeckens, die durch eine Harnstauung infolge einer Abflußbehinderung des Harnes zustande kommt. Wenn das Hindernis am Nierenbeckenausgang oder im Harnleiter liegt, ist nur eine Niere betroffen, liegt es in der Harnblase oder Harnröhre, kann sich eine doppelseitige Hydronephrose entwickeln. Bei zunehmender Erweiterung des Nierenbeckens durch den Druck des aufgestauten Harns kommt es zu einem Schwund des angrenzenden Nierengewebes, der mit einer Funktionsminderung der Niere einhergeht. Tritt eine Infektion des aufgestauten Harns und eine Nierenbeckeneiterung ein, so wird aus der Hydronephrose eine Pyonephrose. Eine Pyonephrose kann sich auch aus einer Nierenbeckenentzündung entwickeln.

Wodurch kann eine Hydronephrose verursacht werden? Durch Nierenbecken- und Harnleitersteine, durch angeborene Fehlbildungen, wie es die Einschnürung des Nierenbeckenausgangs und der abnorme Verlauf einer zusätzlichen zweiten Nierenarterie sind: bei manchen Individuen kreuzt dieses Gefäß den Harnleiter und klemmt ihn ab. Dazu kommen die Harnleiterknickung, die bei der Wanderniere auftreten kann, sowie Geschwulstkrankheiten, Entzündungs- und Verwachsungsprozesse und bestimmte neurologische Erkrankungen.

Wie werden Hydronephrosen und Pyonephrosen behandelt? Die Behandlung ist meist chirurgisch und richtet sich auf die Beseitigung des Abflußhindernisses. Infektionen werden mit entsprechenden Medikamenten bekämpft. Bei schwerer einseitiger Pyonephrose kann eine operative Entfernung der Niere in Frage kommen, wenn die andere Niere funktionstüchtig ist.

Pyelonephritis

(Nierenbeckenentzündung)

Was versteht man unter einer Pyelonephritis? Es handelt sich um eine bakterielle Entzündung der Niere und des Nierenbeckens.

Wie kommt es zur Pyelonephritis? Sie wird durch Bakterien verursacht, die die Niere auf dem Blutweg erreichen oder die aus den anderen Teilen des Harn- und Genitaltraktes, etwa aus Harnblase, Harnröhre, Vorsteherdrüse, Gebärmutterhals oder Scheide aufsteigen.

Wer bekommt am ehesten eine Pyelonephritis? Bei Kindern wird die Nierenbeckenentzündung recht oft als akute Infektion beobachtet, aber sie ist auch bei Erwachsenen ziemlich verbreitet. Frauen, besonders Schwangere, neigen eher zu Nierenbeckeninfektionen, da sie anfälliger für Harnblaseninfektionen sind. Ebenfalls anfällig sind Zuckerkranke, hinfällige Patienten oder Patienten mit bestimmten neurologischen Störungen.

Welche Krankheitserscheinungen finden sich bei der Pyelonephritis? Hohes Fieber, unter Umständen mit schubweise auftretendem Schüttelfrost, Rückenschmerzen, Klopfempfindlichkeit der Nierengegend, häufiger Harndrang mit schmerzhafter Blasenentleerung, Blut im Harn. Oft bestehen Übelkeit, Erbrechen und Appetitlosigkeit. Bei der Harnuntersuchung kann man Eiter und Bakterien finden, im Blut sind die weißen Blutkörperchen vermehrt.

Sind in der Regel beide Nieren gleichzeitig befallen? Nein, doch kann es manchmal vorkommen.

Wie wird eine Pyelonephritis behandelt?
a) Man läßt den Patienten sehr viel trinken, damit Nierenbecken und Harnleiter gut durchgespült werden;
b) Antibiotika sollen die Infektionserreger unter Kontrolle bringen;
c) mit Bettruhe und reizfreier Diät;
d) mit schmerzlindernden Medikamenten.

Wie verläuft eine Pyelonephritis meistens? Bei richtiger Behandlung werden fast alle Patienten gesund. Wichtig ist die Feststellung, ob der

Erkrankung ein Verschluß des Harnleiters zugrunde liegt, der vielleicht die Ursache einer Aufstauung und Infektion des Harnes ist; ferner müssen alle anderen Infektionsherde im Körper ausgeschaltet werden, von denen möglicherweise die Niereninfektion ihren Ausgang genommen hat.

Wie lange dauert eine derartige Erkrankung im allgemeinen? Ein paar Tage bis zu einigen Wochen.

Sind Antibiotika bei einer Pyelonephritis immer wirksam? Mit einer antibiotischen Behandlung wird in fast allen Fällen Heilung erreicht, vorausgesetzt, daß das richtige Antibiotikum für den speziellen Krankheitserreger gefunden wird und vorausgesetzt, daß andere Defekte im Harntrakt beseitigt werden.

Ist bei einer Pyelonephritis ein Krankenhausaufenthalt nötig? Der Durchschnittsfall kann ohne weiteres zu Hause behandelt werden. Bei sehr hohem Fieber, oder bei einer Aufstauung des infizierten Harns im Nierenbecken wegen einer Abflußstörung ist eine Krankenhausbehandlung empfehlenswert.

Welche besonderen Behandlungsverfahren kann man im Krankenhaus anwenden, wenn der Fall auf die üblichen Maßnahmen nicht anspricht? Man kann den Urologen beiziehen, der einen Katheter, einen langen, dünnen Schlauch, in die Harnblase und aufwärts in den Harnleiter einführt, um infizierten Harn, der im Nierenbecken aufgestaut ist, abzulassen.

Ist bei einer Pyelonephritis eine chirurgische Behandlung nötig? Im allgemeinen nicht. Wenn sich aber in oder um die Niere ein Abszeß bildet, kann eine operative Drainage, eine Ableitung des Eiters, notwendig werden. Eine Operation kann auch dann erforderlich werden, wenn die Niereninfektion die Folge bestimmter anderer Nierenerkrankungen, zum Beispiel eines Steinleidens, war.

Neigen Nierenbeckenentzündungen zu Rückfällen? Ja, besonders wenn die Ersterkrankung nicht sofort oder nicht ausreichend behandelt wurde. Im Falle wiederholter Niereninfektionen kann die Niere eine bleibende Schädigung davontragen, die eine dauernde Funktionsminderung bedingen kann.

Tragen häufige Nachuntersuchungen dazu bei, Rückfällen vorzubeugen? Ja.

Ist es wahr, daß Zuckerkranke anfälliger für Niereninfektionen sind? Ja.

Führt eine chronische Pyelonephritis zur Entwicklung anderer Krankheiten? Ja, das kann der Fall sein. Chronische Prozesse führen oft zur Bildung von Steinen, zur Entwicklung eines Bluthochdrucks, und schließlich kann es durch die fortgeschrittene Zerstörung des Nierengewebes zur Harnvergiftung kommen.

Nierensteine

Woraus bestehen Nierensteine? Die Zusammensetzung von Nierensteinen ist recht unterschiedlich; sie sind aus anorganischen und organischen Substanzen aufgebaut, vorwiegend aus Harnsäure bzw. ihren Salzen, aus oxalsaurem Kalk, phosphorsaurem Kalk, phosphorsaurem Ammoniakmagnesia, seltener sind Aminosäuren wie Zystin oder Xanthin beteiligt (Abb. 134).

Wodurch entstehen Nierensteine? In gewissen Fällen kennt man die eigentliche Ursache. Bei der Gicht beispielsweise ist die Harnsäure im

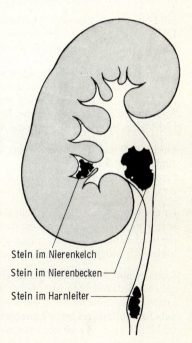

Abb. 134 *Nierensteine.* Die schematische Zeichnung zeigt einen Stein in einem Nierenkelch, einen weiteren bereits am Nierenbeckenausgang und einen Stein, der im Harnleiter steckt. Steine, die die Lichtung der Harnwege verlegen, verursachen eine Harnstauung.

Blut vermehrt und wird auch in der Niere vermehrt ausgeschieden; es kann dadurch zu einem Ausfall von Harnsäuresteinen kommen.
In ähnlicher Weise können bei Kalziumstoffwechselstörungen Steine, die aus Kalziumverbindungen bestehen, im Harn und in den Nieren ausfallen. Meistens ist allerdings der Mechanismus der Steinbildung nicht im einzelnen bekannt, doch gibt es viele Theorien:
a) unrichtige Ernährung;
b) Störungen des chemischen Gleichgewichts im Harn aus unbekannter Ursache;
c) Krankheiten der innersekretorischen Drüsen, insbesondere der Nebenschilddrüsen;
d) Vitaminmangelzustände;
e) Niereninfektionen;
f) mangelhafter Harnabfluß in einem oder mehreren Abschnitten des Harntraktes.
g) Wohnen in Gegenden, in denen hartes Wasser zur Steinbildung führt.

Treten Nierensteine bei beiden Geschlechtern gleich häufig auf? Nein. Sie sind bei Männern etwas häufiger.

Sind Nierensteine in allen Altersstufen zu finden? Ja, aber sie sind bei Erwachsenen während des vierten, fünften und sechsten Lebens-Jahrzehnts wesentlich häufiger. Kinder bekommen selten Nierensteine.

Welche Krankheitserscheinungen werden durch Nierensteine verursacht? Im manchen Fällen bleiben die Steine stumm und symptomlos, sie werden oft nur durch Zufall entdeckt. Meist führen sie jedoch zu Schmerzen, zum Auftreten von Blut und Eiterzellen im Harn, und nicht selten beeinträchtigen sie die Nierenfunktion.

Findet sich meist nur ein einziger Nierenstein oder können mehrere zugleich bestehen?
Häufiger kommen sie einzeln vor, doch können auch mehrere, und zwar unter Umständen in beiden Nieren, vorhanden sein.

Ist die Größe von Nierensteinen sehr unterschiedlich? Ja. Sie können so winzig wie ein Sandkorn sein und sie können zu Steinen anwachsen, die eine Abformung oder einen Ausguß des ganzen Nierenbeckens bilden (Hirschgeweih- oder Korallenstein).

Müssen alle Nierensteine chirurgisch entfernt werden? Nein. Viele gehen spontan ab. Manche bleiben stumm und lösen keine Schmerzen, keine Infektion und keine Nierenfunktionsstörung aus, so daß sich eine Behandlung erübrigt. Entfernen sollte man aber Steine, die augenscheinlich zu groß sind um abzugehen, solche, die ständige Schmerzen oder wiederholte schwere Kolikanfälle auslösen, solche, die einen Verschluß oder eine Infektion verursachen und jene, die offenbar für eine fortschreitende Schädigung der Nierenfunktion verantwortlich sind.

Gibt es Medikamente, die man einnehmen kann, um Nierensteine aufzulösen? Nur bei reinen Uratsteinen ist heute die Auflösung durch eine rein medikamentöse Behandlung möglich. Ansonsten gibt es einige Diätprogramme, wie phosphorarme, alkalische oder saure Kostformen, die dazu beitragen können, das Wachstum der Steine zu verzögern oder die Bildung neuer Steine zu verhindern. Es gibt auch einige Medikamente, die ziemlich die gleiche Wirkung haben (saure Salze, alkalische Salze, usw.).

Gibt es Lösungen zur Nierenbeckenspülung mit steinauflösender Wirkung? Es gibt Lösungen, die die Größe der Steine verringern können und sie manchmal tatsächlich auflösen. Dazu müssen aber diese Lösungen für genügend lange Zeit in direkten Kontakt mit dem Stein gebracht werden.

Bei Nierenbeckensteinen bedeutet dies, daß Katheter bis ins Nierenbecken hochgeschoben und dort längere Zeit belassen werden müssen. Diese Behandlungsmethode ist nur in bestimmten Fällen anwendbar und bleibt Spezialkliniken vorbehalten.

Können nach dem Abgang oder nach der Entfernung von Nierensteinen neuerlich Steine auftreten? Ja. Diät, reichliche Flüssigkeitszufuhr, die Verwendung gewisser Medikamente sowie die Ausschaltung von Infektionen und Harnabflußhindernissen helfen jedoch, einer Neubildung vorzubeugen. Trotz aller Vorsichtsmaßnahmen bilden sich in einem kleinen Prozentsatz der Fälle erneut Steine.

Was sind Uretersteine? Der Ureter oder Harnleiter ist das schlauchförmige Organ, das die Niere mit der Harnblase verbindet. Im Harnleiter selber kommt es selten zur Steinbildung, aber abgehende Nierensteine bleiben oft im Harnleiter stecken; man bezeichnet sie dann als Harnleiter- oder Uretersteine.

Welche Krankheitserscheinungen treten bei Harnleitersteinen auf? Das Hauptsymptom sind qualvolle kolikartige Schmerzen, die so schwer sein können, daß sogar die stärksten schmerzstillenden Medikamente wirkungslos bleiben. Wenn der Stein den Abfluß des Harns aus der Niere blockiert, kann Fieber auftreten. Ist der Harn infiziert, so ist unter Umständen das Fieber sehr hoch und geht mit schweren Schüttelfrösten einher. Häufig bestehen Brechreiz, Erbrechen und Verstopfung, auch Beschwerden beim Harnlassen, Harndrang und gehäufte Blasenentleerungen können vorkommen. In den meisten Fällen findet sich Blut im Harn.

Wie werden Harnleitersteine behandelt? Im Vordergrund steht die Schmerzbekämpfung.
Mit konservativen Maßnahmen (wie trinken, umhergehen usw.) versucht man, den Steinabgang zu beschleunigen; wenn eine Infektion vorliegt, muß sie mit Antibiotika oder Sulfonamiden behandelt werden. Falls sich Schmerzen und Infektion nicht erfolgreich beherrschen lassen, ist eine Nierendrainage notwendig. Dabei wird ein Katheter durch ein Zystoskop eingeführt und über den Stein hinaus hochgeschoben. Wenn der Katheter nicht am Stein vorbeigeführt werden kann, muß der Stein chirurgisch entfernt werden.

Ist zur Behandlung von Harnleitersteinen immer ein chirurgischer Eingriff nötig? Nein. Die meisten Steine, die im Harnleiter liegen, gehen von selbst ab. Wenn keine Infektion dazukommt, die Schmerzen nicht wiederkommen und der Harnabfluß nicht blockiert ist, empfiehlt es sich, den spontanen Abgang des Steines abzuwarten; er kann irgendwann im Laufe der nächsten Tage oder Wochen stattfinden.

Wann ist bei einem Harnleiterstein eine Operation erforderlich?
a) Wenn der Stein offensichtlich zu groß ist, um abzugehen;
b) wenn der Stein eine länger anhaltende Harnstauung verursacht;
c) wenn wiederholt schwere Nierenkoliken auftreten;
d) wenn die Infektion bestehen bleibt;
e) wenn es zu einer Störung der Nierenfunktion kommt.

Kann man einen Stein mit einem Instrument fassen, das durch ein Zystoskop eingeführt wird? Ja. Wenn sich der Stein in Blasennähe befindet, gelingt es manchmal, ihn mit einem solchen Spezialinstrument durch den Harnleiter herunterzuholen. Wenn alle diese Methoden versagen, muß operiert werden.

Ist die chirurgische Entfernung eines Harnleitersteins eine schwere Operation? Sie ist eine große Operation, aber praktisch mit keiner Sterblichkeit belastet.

Wie lange muß man gewöhnlich nach einer Harnleiterstein-Operation im Krankenhaus bleiben? 5–7 Tage.

Ist der Patient nach einer Nierensteinoperation fähig, ein völlig normales Leben zu führen? Ja.

Soll ein Patient, der einmal einen Nierenstein hatte, regelmäßig von seinem Arzt nachuntersucht werden? Ja. Er sollte auch die Vorsichtsmaßnahmen, die früher erwähnt wurden, befolgen, um einer Neubildung von Steinen vorzubeugen.

Nierengeschwülste

(Nierentumoren)

Wer bekommt am ehesten einen Nierentumor? Geschwülste der Niere kommen in jedem Alter und bei beiden Geschlechtern vor. Zumeist treten sie jedoch nach dem 40. Lebensjahr auf. Ein besonderer Typ, der sogenannte Wilms-Tumor findet sich im Säuglings- und Kindesalter.

Sind alle Nierengeschwülste bösartig? Nein, aber bösartige Tumoren sind häufiger zu beobachten als gutartige.

Wie lautet der medizinische Fachausdruck für den häufigsten bösartigen Nierentumor? Der häufigste Nierentumor ist das Nierenzellkarzinom.

Wie kann man einen Nierentumor diagnostizieren? Durch die ärztliche Untersuchung, besonders durch den Tastbefund, und durch Spezial-Röntgenuntersuchungen der Niere, wie etwa Urographie, Arteriographie und Computertomographie.

Was ist eine Ausscheidungsurographie? Das ist ein Röntgenuntersuchungsverfahren, bei dem ein Kontrastmittel – eine Lösung, die im Röntgenbild einen Schatten gibt – in die Blutbahn injiziert wird. Diese Lösung wird durch die Nieren ausgeschieden und bringt dabei die Nieren auf dem Röntgenbild zur Darstellung.

Ist eine Ausscheidungsurographie schmerzhaft oder gefährlich? Nein. Wenn der Patient aber ausgesprochen allergisch ist, das heißt, wenn er zu Überempfindlichkeitsreaktionen neigt, müssen besondere Vorsichtsmaßnahmen getroffen werden, bevor die Untersuchung durchgeführt wird.

Braucht man die Ausscheidungsurographie auch zur Diagnose anderer Nierenkrankheiten außer Tumoren? Ja. Mit dieser Untersuchung lassen sich viele krankhafte Veränderungen im Harntrakt nachweisen. Auch für die Diagnose einer Vergrößerung der Vorsteherdrüse (Prostatahyperplasie) oder von Prostatasteinen ist sie wertvoll.

Welche anderen Untersuchungsverfahren liefern wertvolle diagnostische Aufschlüsse bei Nierenkrankheiten?
a) Die Angiographie, die die Blutgefäße der Niere zur Darstellung bringt. Abweichungen vom Normalen zeigen oft an, daß Zysten oder Tumoren in der Niere vorhanden sind;
b) mit der Ultraschalluntersuchung lassen sich Nierentumoren oder -zysten häufig nachweisen;

c) mit der Computertomographie ist es oft möglich, Nierenzysten oder -tumoren zu erkennen.

Welche Krankheitserscheinungen werden von Nierentumoren verursacht?
a) Blut im Harn;
b) Schmerzen in der Lendengegend über der Nierenregion;
c) es findet sich eine Geschwulst in der Nierengegend;
d) Fieber

Wie wird ein Nierentumor behandelt? Die ganze Niere und das umgebende Gewebe sowie die Lymphknoten müssen sofort entfernt werden. Bei bestimmten Nierentumoren ist auch eine Röntgenvor- und Nachbestrahlung angezeigt.

Ist die Entfernung einer Niere ein schwerer Eingriff? Ja, aber man kann trotzdem normal leben, wenn die verbleibende Niere gesund ist.

Ist die Entfernung einer Niere (Nephrektomie) eine gefährliche Operation? Nein. In der Regel wird die Operation gut überstanden und der Heilungsverlauf ist unkompliziert.

Wie lange bleibt der Patient nach einer operativen Nierenentfernung im Krankenhaus? 8–10 Tage.

Nierenzysten

Welche Formen zystischer Nierenerkrankungen gibt es hauptsächlich?
a) Einzelne Nierenzysten. Hier bleibt die Nierenfunktion gewöhnlich ungestört.
b) Die angeborenen Zystennieren (polyzystische Degeneration der Nieren). Kennzeichnend sind zahlreiche große und kleine Zysten, die in der Regel beide Nieren durchsetzen und bereits bei der Geburt vorhanden sind. Bei Trägern von Zystennieren verschlechtert sich die Nierenfunktion mit zunehmendem Alter. Dieses Leiden findet sich familiär gehäuft.

Zu welchen Krankheitserscheinungen kommt es bei Zystennieren? Mit Erreichen des Erwachsenenalters können Schmerzen in der Nierengegend, Blut im Harn, Infektionen, Blutdruckerhöhung und eine starke Vergrößerung der Nieren auftreten.

Wie macht sich eine einzelne Nierenzyste bemerkbar? Meist bleibt sie symptomlos. Mitunter kommt es zu Schmerzen und zum Abgang von blutigem Harn.

Kapitel 40 Angeborene Fehlbildungen der Niere

Wie kann man Zystennieren behandeln? Für die Zysten selber gibt es keine wirksame Behandlung. Seit der Einführung der „künstlichen Niere" ist es jedoch möglich, diese Patienten solange am Leben zu halten, bis eine Niere zur Transplantation zur Verfügung steht.

Wie wird eine Einzelzyste der Niere behandelt? Man entfernt die Zyste und beläßt den Rest der Niere. In seltenen Fällen kann eine Einzelzyste durch Absaugen der Flüssigkeit und Injektion einer Lösung, die die Zyste zum Verschluß bringt, behandelt werden; diese Methode zur Behandlung von Einzelzysten ist allerdings nicht sehr verbreitet.

Angeborene Fehlbildungen der Niere
(angeborene Anomalien)

Gibt es verschiedenartige angeborene Anomalien der Niere? Ja. Statt zwei Nieren kann nur eine vorhanden sein; es kann eine oder zwei zusätzliche kleine Nieren geben; die Nieren können an falscher Stelle im Körper liegen (ektopische Nieren); beide Nieren können sich auf

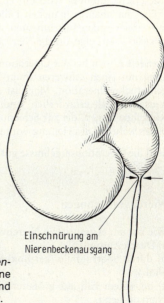

Abb. 135 *Einschnürung am Nierenbeckenausgang,* eine angeborene Fehlbildung, die zur Harnstauung und Erweiterung des Nierenbeckens führt.

derselben Seite des Körpers befinden, die Nieren können über der Mittellinie des Körpers vereinigt sein (Hufeisenniere); die harnsammelnden Abschnitte der Niere (Nierenbecken) können doppelt angelegt sein, ebenso die Harnleiter.

Eine Fehlbildung von praktischer Bedeutung ist eine Verengung oder Einschnürung am Übergang des Nierenbeckens zum Harnleiter. Der normale Harnabfluß kann dadurch behindert werden, und schließlich kann es zum Verschluß des Nierenbeckenausgangs und zu einer Nierenfunktionsstörung kommen (Abb. 135).

Verursachen die meisten angeborenen Anomalien der Niere Krankheitserscheinungen? Nein, mit Ausnahme der Nierenbeckenausgangsverengung mit den erwähnten Folgen.

Sind diese abnormen Nieren für Infektionen anfälliger? Ja.

Wie wird die angeborene Verengung des Nierenbeckenausgangs am Übergang zum Harnleiter behandelt? Bei fortgeschrittener Abschnürung des Nierenbeckens oder bei einer Nierenfunktionsstörung ist die Operation angezeigt.

Wie wird eine Nierenbeckenausgangsverengung chirurgisch behoben? Der Harnabflußweg wird mit einer plastischen Operation erweitert. Früher hat man in manchen Fällen versucht, die Verengung einfach mit erweiternden Instrumenten zu dehnen. Aber das hatte oft eine Infektion zur Folge, die die Niere zusätzlich schädigte.

Handelt es sich bei der Operation einer Nierenbeckenausgangsverengung um einen schweren Eingriff? Es ist eine schwere, aber keine gefährliche Operation. Meist ist ein drei- bis vierwöchiger Krankenhausaufenthalt erforderlich, und der Patient muß unter Umständen Röhrchen tragen, die zur Schienung und Drainage des Operationsgebietes während des Heilungsvorgangs eingelegt werden.

Sind die Operationsergebnisse gut? Ja, in den allermeisten Fällen.

Nierenverletzungen

Wie kommt es zumeist zu Nierenverletzungen?
a) Durch Autounfälle;
b) durch Sportunfälle (bei Boxkämpfen, amerikanischem Fußball u. ähnl.);
c) bei einem Fall aus größerer Höhe mit direktem Aufprall auf die Nierengegend.

Woran kann man erkennen, ob man eine Nierenverletzung hat?
a) An Schmerzen und Druckempfindlichkeit der Nierengegend;
b) am Auftreten von Blut im Harn.

Wie werden Nierenverletzungen behandelt? Bei kleineren Verletzungen, die bei weitem in der Mehrzahl sind, besteht die Behandlung hauptsächlich in Bettruhe. Wenn die Blutung alarmierend ist und die Röntgenuntersuchung eine schwer verletzte Niere zeigt, kann eine Operation zur Entfernung des Organs oder zur Ableitung von Blut und Harn, die aus der verletzten Niere ausgetreten sind, notwendig werden.

Kann eine verletzte Niere überhaupt chirurgisch wiederhergestellt werden? Ja. Wenn die Verletzung nicht zu ausgedehnt war, kann man die Niere nähen und braucht sie nicht zu entfernen.

Ist bei Nierenverletzungen oft eine Operation erforderlich? Die meisten Nierenverletzungen heilen ohne Operation aus.

Wie kann man erkennen, ob eine Operation nötig ist? Man beobachtet, ob der Harn klar wird und ob sich die Nierenfunktion wieder normalisiert. Wenn immer wieder Blut im Harn auftritt und die Niere ihre Funktion nicht wieder aufnimmt, oder wenn sich der Allgemeinzustand des Patienten verschlechtert und eine Schwellung in der Lendengegend besteht, ist die Operation angezeigt.

Nierentuberkulose

(Siehe Kapitel 56, Tuberkulose)

Tritt die Nierentuberkulose oft als Ersterkrankung auf? Nein, sie ist gewöhnlich Folgeerkrankung einer Lungentuberkulose.

Auf welchem Weg erfolgt die Infektion der Nieren? Die Tuberkelbakterien gelangen mit dem Blutstrom zu den Nieren.

Wie macht sich eine Nierentuberkulose bemerkbar? Bei häufigem schmerzhaftem Harnlassen und blutigem Harn muß man unbedingt unter den möglichen Ursachen auch die Tuberkulose in Betracht ziehen.

Wie wird die Nierentuberkulose diagnostiziert? Durch den Nachweis von Tuberkelbakterien im Harn. Oft ist dazu ein Tierversuch nötig: man spritzt Meerschweinchen den Harn ein und beobachtet, ob sie einige Wochen später Tuberkulose bekommen. Auch charakteristische Röntgenbefunde liefern einen Beitrag zur Diagnose. Wenn die Tuberkulose auch die Harnblase befallen hat, zeigt die zystoskopische Untersuchung ein typisches Bild. Außerdem lassen eventuell bestimmte krankhafte Veränderungen im Hodensack und in der Vorsteherdrüse an eine Nierentuberkulose denken.

Wie wird die Nierentuberkulose behandelt? Im Frühstadium kann es gelingen, die Krankheit mit Medikamenten aus der Reihe der modernen Tuberkulostatika zum Stillstand zu bringen. Am häufigsten verwendet man Isoniazid, Myambutol, Paraaminosalizylsäure und Streptomyzin. Wenn die Krankheit auf eine Niere beschränkt ist und dort bereits eine erhebliche Zerstörung des Organs bewirkt hat, ist unter Umständen *neben* der medikamentösen Behandlung die chirurgische Entfernung der Niere angezeigt. Wenn beide Nieren betroffen sind, ist die medikamentöse Behandlung vorzuziehen.

Kann man eine Heilung erreichen, wenn nur eine Niere von der Tuberkulose befallen war und diese Niere entfernt wird? Wir sprechen bei der Tuberkulose nicht von Heilung, sondern eher vom *Stillstand* der Erkrankung. Wenn die Krankheit auf eine Niere beschränkt ist, wird deren Entfernung die Krankheit zum Stillstand bringen.

„Nierensenkung" oder „Wanderniere"
(Nephroptose)

Was versteht man unter Nierensenkung oder Wanderniere? Man meint damit, daß sich die Niere infolge einer Lockerung der normalen Fixierung in eine abnorm tiefe Lage im Körper gesenkt hat (Abb. 136).

Welcher Typ neigt am ehesten zu einer Wanderniere? Magere Personen, besonders Frauen.

Ist die Nierensenkung häufiger rechtsseitig zu beobachten? Ja.

Welche Beschwerden erzeugt eine Nierensenkung? Wenn sie überhaupt Beschwerden macht, dann sind es Rücken- und Leibschmerzen. Eine Abknickung am Nierenbeckenausgang kann den normalen Harnabfluß behindern, was eine sogenannte „Nierenkrise" mit schweren kolikartigen Schmerzanfällen in der Nierengegend auslösen kann.

Muß eine Nierensenkung, die keine Krankheitserscheinungen verursacht, behandelt werden? Nein.

Welche Behandlung ist angezeigt, wenn die Nierensenkung mit Beschwerden einhergeht?
a) Allgemeinmaßnahmen, mit einer gewichtsansatzfördernden Diät

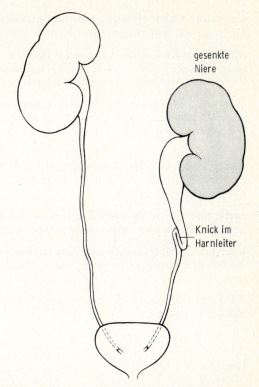

Abb. 136 *Nierensenkung.* Wenn die Verlagerung der Niere so wie hier zu einer Knickbildung im Harnleiter führt, kommt es zu einer Abflußbehinderung und damit Stauung des Harns.

und Tragen eines Stützmieders, um die Niere in ihrer richtigen Lage zu halten;
b) Operation zur Fixierung der Niere in ihrer normalen Lage mit Nähten, eine sogenannte Nephropexie. Man hält eine Operation aber selten für notwendig.

Harnleitergeschwülste

(Uretertumoren)

Sind Harnleitertumoren häufig? Nein. Sie sind äußerst selten.

Um welche Art von Harnleitertumoren handelt es sich zumeist? In der Mehrzahl sind es bösartige Tumoren.

Mit welchen Krankheitszeichen treten Harnleitertumoren in Erscheinung? Es findet sich Blut im Harn, der Harnabfluß in die Harnblase ist behindert und schließlich kommt es zur Infektion.

Wie wird die Diagnose eines Harnleitertumors gestellt? Durch Röntgenuntersuchungen des Harntraktes und durch die Feststellung eines Hindernisses beim Versuch, einen Katheter im Harnleiter hochzuschieben.

Wie behandelt man Harnleitertumoren? Der Harnleiter wird zusammen mit seiner Niere und dem Teil der Harnblase, der die Harnleitermündung umgibt, entfernt.

Ist das eine schwere Operation? Ja, aber man kann damit rechnen, daß sie in den allermeisten Fällen gut überstanden wird.

Kann mit der Operation eine Heilung erreicht werden? Ja, wenn der Tumor im Frühstadium entdeckt und wie beschrieben operativ entfernt wird.

Wie lange muß man nach einer solchen Operation im Krankenhaus bleiben? 8–10 Tage.

Ureterocele

Was ist eine Ureterocele? Eine zystische Verformung des Harnleiters an seinem blasennahen Ende infolge einer abnormen Harnleitereinmündung in die Harnblase. Es besteht auch eine Wandschwäche des Harnleiters in seinem untersten Anteil, die wahrscheinlich als angeborene Fehlbildung aufzufassen ist.

Welche Krankheitserscheinungen finden sich bei einer Ureterocele? Sie kann überhaupt symptomlos bleiben und nur zufällig anläßlich einer Routine-Untersuchung des Harntraktes wegen einer anderen Erkrankung entdeckt werden. Ureterocelen können jedoch auch die Ursache chronischer Infektionen der Harnblase und Niere sein und durch die Harnabflußstauung zu einer Schädigung der Harnleiter und Nieren führen.

Wie wird eine Ureterocele behandelt? Wenn sie klein ist, kann sie erfolgreich durch Erweiterung der Harnleitermündung in die Blase behandelt werden. Manche Ureterocelen kann man durch ein Zystoskop mit Wegbrennen oder Abtragen eines Teils der Zyste korrigieren. Wenn die Ureterocele groß ist, ist unter Umständen ihre operative Entfernung durch eine in der Harnblase angelegte Öffnung notwendig.

Sind die Erfolge von Ureterocelenoperationen gut? Ja.

Sind diese Operationen gefährlich? Nein.

Nierentransplantation

Können Nieren erfolgreich von einem Menschen zu einem anderen verpflanzt werden? Ja. Technisch ist das Verfahren perfekt durchführbar (Abb. 137). Es ergeben sich allerdings oft Schwierigkeiten nach der Verpflanzung einer Niere, wenn die körpereigene *Abwehrreaktion* einsetzt; dies kann Wochen oder Monate nach der Operation eintreten.

Warum kann eine Niere nach ihrer erfolgreichen Verpflanzung absterben? Es tritt ein Phänomen ein, das man Abwehrreaktion nennt. Alle Menschen haben Antikörper, deren Aufgabe der Schutz gegen eindringende Fremdkörper ist. Der Wirtsorganismus betrachtet Gewebezellen von anderen Menschen oder Tieren als Fremdkörper und setzt seine normalen Schutzmechanismen in Gang, um sie zu vernichten. Eine transplantierte Niere wird daher von den weißen Blutkörperchen des Wirtes attackiert und das verpflanzte Organ stirbt ab.

Wann ist eine Nierentransplantation angezeigt? Sie wird nur als lebensrettende Maßnahme bei Patienten, die sonst an Nierenversagen sterben würden, ausgeführt. Dazu gehören Zustände wie Harnvergiftung (Urämie), Zystennieren, chronische Entzündungsprozesse der Niere bei Steinleiden oder unbeherrschbaren Infektionen, oder ein bösartiger Nierentumor bei einem Patienten, der nur eine Niere hat.

Bei welchen Nierentransplantaten ist die Aussicht auf Erfolg am größten? Es hat sich herausgestellt, daß die Dauer-Überlebenschance einer verpflanzten Niere am größten ist, wenn das Organ von einem eineiigen Zwilling zum anderen überpflanzt wurde. Gute Überlebenschancen bestehen auch, wenn mittels Gewebetypisierung eine Übereinstimmung von Spender und Empfänger festgestellt wird.

Kann man etwas unternehmen, um die Abwehrreaktion zu überwinden? Ja. Es gibt eine Reihe von Maßnahmen, mit denen man versuchen kann, den Wirtsorganismus über den Zeitraum, in dem die

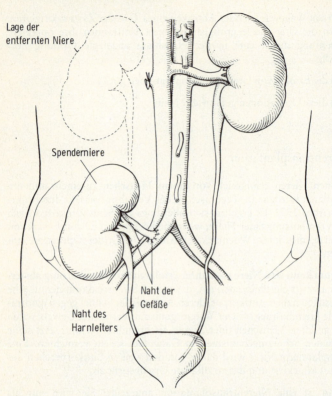

Abb. 137 *Nierenverpflanzung*. Die gestrichelte Umrißlinie deutet die ursprüngliche Lage der nunmehr entfernten Niere an. Die neue „Spenderniere" wird tiefer unten im Bauchraum eingepflanzt und der Harnleiter verkürzt.

Abwehrreaktion am Höhepunkt ist, hinwegzubringen. Man kann verschiedene Medikamente geben, um zu erreichen, daß der Wirtsorganismus die Erzeugung von Antikörpern, die das Transplantat vernichten würden, verlangsamt oder gänzlich einstellt.

Wie oft führen Nierenverpflanzungen zum Erfolg? Bei mehr als zwei Dritteln der Patienten, bei denen eine Nierentransplantation durchgeführt wurde, war die Operation erfolgreich. Es ist heute bei etwa der Hälfte der Patienten, die eine fremde Niere eingepflanzt bekommen, möglich, die transplantierte Niere viele Jahre lang am Leben zu halten.

Was kann getan werden, wenn eine verpflanzte Niere nicht überlebt?
a) Der Patient kann eine Zeitlang an eine künstliche Niere angeschlossen werden;
b) es kann eine neuerliche Operation zur Einpflanzung einer neuen Niere von einem anderen Spender durchgeführt werden.

Wird die Spenderniere im normalen Nierenbett in der oberen Rückengegend eingepflanzt? Nein. Es hat sich gezeigt, daß es viel günstiger ist, die Niere in der Beckenregion einzusetzen und die Nierengefäße mit den Iliakalgefäßen im Becken zu verbinden. In dieser Position sind die Chancen für eine befriedigende Funktion des Transplantats am besten. Außerdem ist dann der Harnleiter viel kürzer, so daß er weniger Funktionsstörungen unterliegt.

Ist eine Nierentransplantation eine schwere Operation? Ja. Man muß sich klar sein, daß man eine Nierentransplantation nur bei solchen Patienten ausführt, die sonst einem Nierenversagen erliegen würden. Eine Niere wird nie einem Menschen transplantiert, der zumindest eine funktionierende Niere hat.

Künstliche Niere

Was ist eine künstliche Niere? Unter künstlicher Niere versteht man eine Anlage, die dazu dient, das Blut des Patienten von Stoffwechselschlacken oder Giften zu befreien und auch die Blutzusammensetzung hinsichtlich anderer Bestandteile zu normalisieren. Da diese Aufgabe beim Gesunden von der Niere erfüllt werden, bezeichnet man derartige Apparate als „künstliche Niere".

Was ist das Prinzip der künstlichen Niere? Der Apparat beruht auf dem Prinzip der Dialyse: er enthält sogenannte semipermeable Membranen (halbdurchlässige dünne Häute), die zwischen dem Blut des Patienten und einer Spülflüssigkeit liegen. Wenn nun der Blutkreislauf des Patienten über eine Arterie und eine Vene (meist des Armes) mit dem Apparat verbunden wird, treten die schädlichen Stoffe durch die Membran in die Spülflüssigkeit über; Blutkörperchen und die Eiweißkörper des Blutes können nicht durch die Membran.

Bei welchen Zuständen wird die künstliche Niere angewendet? Beim Nierenversagen infolge chronischer Nierenleiden oder akuter Erkrankungen, und bei Vergiftungen.

Bei akuten Erkrankungen und Vergiftungen ist eine derartige Dialyse oft nur über einen kürzeren Zeitraum und nur einmal notwendig, bis sich die Nieren wieder erholt haben und ihre Funktion aufnehmen, oder bis die Gifte aus der Blutbahn entfernt sind. Bei chronischen Nierenleiden muß gewöhnlich in regelmäßigen Abständen oder überhaupt dauernd dialysiert werden.

Wo kann eine derartige Dialyse durchgeführt werden? Zur Zeit hauptsächlich in sogenannten Nierenzentren, die speziell für diese Aufgaben eingerichtet sind. Patienten, die einer dauernden Dialyse bedürfen, können diese später auch selbständig zu Hause durchführen. Eine Methode, die weniger aufwendig ist, aber oft sehr befriedigende Ergebnisse bringt, ist die Peritonealdialyse, bei der die Spülflüssigkeit in die Bauchhöhle des Patienten geleitet wird. Der Stoffaustausch erfolgt durch das Bauchfell des Patienten. Nach Beendigung des Dialysevorgangs läßt man die Spülflüssigkeit wieder aus der Bauchhöhle auslaufen.

Harnblase

siehe auch Kapitel 19, Geschlechtskrankheiten; Kapitel 54, Sexualorgane

Wo liegt die Harnblase und welche Funktion hat sie? Die Harnblase ist ein Hohlorgan mit einer starken Muskelwand, das im untersten Abschnitt des Bauchraumes im kleinen Becken hinter dem Schambein liegt. Sie hat die Fähigkeit, ihre Größe je nach Harnmenge, die sie aufnimmt oder entleert, zu ändern. Der Harn fließt von den Nieren durch die Harnleiter, die links und rechts einmünden, in die Harnblase, die ihn dann durch die nach außen führende Harnröhre entleert. Beim Manne ist der Blasenhals der Vorsteherdrüse eng benachbart und wird von ihr umgeben. Die Harnröhre verläuft beim Manne durch das Glied und hat die gleiche Länge wie dieses Organ. Bei der Frau ist die Harnröhre kurz und endet in einer eigenen Öffnung zwischen den Schamlippen.

Harnblasenentzündung

(Zystitis)

Ist eine Harnblasenentzündung eine verbreitete Krankheit? Ja. Sie ist die vielleicht häufigste Krankheit des ganzen Harntraktes. Sie kommt bei Kindern ebenso wie bei Erwachsenen vor, besonders bei Frauen.

Wie entsteht eine Harnblasenentzündung zumeist? Durch bakterielle Infektion mit folgenden Krankheitserregern: Koli-Bakterien, Proteus-Bakterien und Streptokokken.

Wie gelangen die Bakterien in die Harnblase? Von außen durch die Harnröhre, von den Nieren und vom Darmtrakt oder auf dem Blutweg.

Welche verschiedenen Formen der Harnblasenentzündung gibt es?
a) Die akute,
b) die chronische und
c) die interstitielle Harnblasenentzündung

Wie tritt eine akute Harnblasenentzündung in Erscheinung? Die Krankheit setzt in der Regel plötzlich ein und ist durch häufiges, schmerzhaftes Harnlassen und nicht selten durch das Auftreten von Eiter und Blut im Harn gekennzeichnet.

Wie wird die akute Harnblasenentzündung behandelt?
a) Mit bestimmten Sulfonamiden oder Antibiotika;

b) reichlicher Flüssigkeitszufuhr;
c) Bettruhe;
d) reizloser Kost, bei der besonders darauf zu achten ist, daß stark gewürzte Nahrungsmittel und alkoholische Getränke gemieden werden;
e) krampflösenden und schmerzstillenden Mitteln.

Wie lange hält eine akute Harnblasenentzündung gewöhnlich an?
Wenn sie rasch und zweckentsprechend behandelt wird, können die akuten Krankheitserscheinungen binnen weniger Tage zurückgehen. Restbeschwerden können ein bis zwei Wochen bestehenbleiben. Ebensolange dauert es unter Umständen, bis der Harn wieder klar wird.

Welche Symptome ruft die chronische Harnblasenentzündung hervor?
Im wesentlichen die gleichen wie die akute Harnblasenentzündung, abgesehen davon, daß die Krankheitszeichen oft nicht so schwer sind, länger anhalten und zu Rückfällen neigen. Wer an einer chronischen Harnblasenentzündung leidet, hat meist eine Begleitkrankheit in anderen Teilen des Harntrakts.

Was ist eine interstitielle Harnblasenentzündung? Das ist eine Form der Harnblasenentzündung, die man hauptsächlich bei Frauen sieht. Sie ist durch eine deutliche Verdickung der Blasenwand und ein vermindertes Fassungsvermögen der Harnblase gekennzeichnet.

Wie wird die Diagnose einer Harnblasenentzündung gestellt? Durch den Nachweis von Eiterzellen, Bakterien und Blut im Harn sowie aufgrund der genannten Beschwerden.

Muß jeder Patient mit einer Harnblasenentzündung zystoskopiert werden? Eine Zystoskopie ist nicht nötig, wenn Krankheitserscheinungen und Infektion schnell zurückgehen. Wenn es aber immer wieder zu Rückfällen kommt, wenn Blut im Harn ist oder wenn die Krankheit chronisch geworden ist, sollte der ganze Harntrakt gründlich untersucht werden. Das ist wichtig, damit andere Krankheiten, die ernsterer Natur als eine Blasenentzündung sind, ausgeschlossen werden können.

Welche krankhaften Veränderungen im Harntrakt können eine Harnblasenentzündung erzeugen?
a) Eine bakterielle Entzündung in der Niere;
b) ein Stein oder Tumor in der Harnblase;
c) jede harnabflußbehindernde Veränderung im Harntrakt, wie etwa eine Vergrößerung der Vorsteherdrüse, eine Zystozele oder Harnröhrenverengung bei der Frau usw.

Zystoskopie

Was ist eine zystoskopische Untersuchung? Das ist eine Untersuchung, bei der das Innere der Harnblase direkt mit einem röhrenförmigen Metallinstrument, das Blasenspiegel oder Zystoskop genannt wird, beobachtet wird. Zystoskope sind mit einer Lichtquelle und Linsen ausgestattet, die eine genaue Besichtigung des Blaseninneren erlauben. Außerdem können bei dieser Untersuchung die Harnleitermündungen beurteilt werden, ebenso die Größe und Form der Vorsteherdrüse.

Ist eine zystoskopische Untersuchung schmerzhaft? Bei der Frau ist sie praktisch schmerzlos. Beim Mann macht sie einige Beschwerden, die aber durch die Anwendung örtlicher Betäubungsmittel stark verringert werden können; vielfach geht man heute dazu über, diese Untersuchung in Narkose oder Dämpfung vorzunehmen. Bei Kindern wird die Zystoskopie in Allgemeinnarkose durchgeführt.

Welche Nachwirkungen hat die Zystoskopie? Vorübergehende Beschwerden beim Harnlassen und möglicherweise Abgang von etwas Blut im Harn. Außerdem kann es zu einer ein- oder zweitägigen Temperaturerhöhung kommen.

Muß man sich wegen einer Zystoskopie ins Krankenhaus aufnehmen lassen? Blasenspiegeluntersuchungen können zwar auch in der Praxis des Urologen ausgeführt werden, eine Narkose bedingt jedoch einen Krankenhausaufenthalt. Wenn durch das Zystoskop Katheter in die Harnleiter eingeführt und bis zu den Nieren hochgeschoben werden sollen, empfiehlt es sich, ins Krankenhaus zu gehen; wenn diese Katheter einige Tage lang liegenbleiben sollen, ist ein Krankenhausaufenthalt unbedingt erforderlich.

Blasenfisteln

Was ist eine Blasenfistel? Eine abnorme Verbindung zwischen der Harnblase und einem Nachbarorgan, etwa der Scheide, dem Darm, der Gebärmutter usw.; es gibt auch Blasen-Haut-Fisteln.

Wodurch kann sich eine Blasenfistel entwickeln? Sie kann die Folge einer schweren Infektion, einer bösartigen Geschwulst, einer Verletzung bei einer schweren Entbindung oder Komplikation eines chirurgischen Eingriffs sein.

Welche Blasenfistel findet sich am häufigsten? Eine Verbindung von der Harnblase zum Dickdarm als Folge einer Divertikulitis (Entzündung in Ausstülpungen des Dickdarms). Blasen-Darm-Fisteln infolge von Darmtumoren sind ebenfalls häufig anzutreffen.

Wie tritt eine Blasenfistel in Erscheinung? Wenn die Fistel zwischen Harnblase und Darm liegt, scheidet der Patient Darmgase, Stuhl oder Nahrungsreste mit dem Harn aus. Wenn die Fistel Blase und Scheide verbindet, geht Harn durch die Scheide ab und die Kontrolle über die Harnentleerung geht verloren. Bei einer Blasen-Haut-Fistel rinnt der Harn direkt nach außen.

Wie werden Blasenfisteln behandelt? Das hängt von der Ursache ab. Kleine Fisteln, die die Folge von Verletzungen oder Infektionen sind, können von selbst abheilen oder schließen sich, wenn man den Harn mit einem Katheter ableitet. In den meisten Fällen ist jedoch zur endgültigen Heilung eine operative Korrektur der Fistel erforderlich. Wenn die zugrundeliegende Ursache eine bösartige Krankheit ist, muß das bösartige Gewächs mitsamt dem betroffenen Teil der Blasenwand entfernt werden. Wenn die Fistel durch eine Divertikulitis hervorgerufen wurde, muß sowohl der erkrankte Abschnitt des Dickdarms wie auch der betroffene Teil der Blasenwand entfernt werden.

Ist die chirurgische Behebung einer Blasenfistel eine schwere Operation? Ja, aber in der Regel kommt es zur Heilung. In Fällen, in denen bösartige Erkrankungen die Ursache waren, kann eine ausgedehnte Operation nötig sein.

Gelingt die Heilung einer Blasenfistel immer beim ersten Versuch? Nein. Bei einem kleinen Teil der Fälle kommt es zum Rückfall, und zur Erreichung eines befriedigenden Ergebnisses ist eine Nachoperation notwendig.

Blasensteine

(Calculi)

Finden sich Blasensteine oft bei der Untersuchung der Harnblase? Ja.

Wodurch entstehen Blasensteine?
a) Steine, die sich direkt in der Blase bilden, sind gewöhnlich die Folge einer unvollständigen Harnentleerung, bei der ein Teil des Harns in der Blase liegen bleibt;
b) andere Steine können infolge einer Blasenkrankheit, etwa einer chronischen Harnblasenentzündung, eines Tumors oder Divertikels (Ausbuchtung) der Blasenwand entstehen;
c) viele Blasensteine entstehen in der Niere und gehen von dort in die Harnblase ab.

Welche Krankheitserscheinungen werden von Blasensteinen hervorgerufen? Häufiges, schmerzhaftes Harnlassen und Abgang von blutigem Harn. Gelegentlich können Steine eine plötzliche Blockierung des Blasenausgangs und Hemmung der Blasenentleerung bewirken.

Wie kann man Blasensteine mit Sicherheit diagnostizieren? Durch die Röntgenuntersuchung oder den direkten Nachweis mit dem Zystoskop.

Wie werden Blasensteine behandelt? Wenn sie klein sind, gehen sie oft von selbst ohne Behandlung ab; oft ist allerdings ihre Entfernung nötig, und zwar entweder mittels operativer Öffnung der Harnblase oder durch Zertrümmerung der Steine mit einem Spezialinstrument, das in die Blase eingeführt wird. Die Steinzertrümmerung nennt man Lithotripsie.

Wann wird eine Lithotripsie durchgeführt? Wenn die Steine nicht zu groß oder zu hart und nicht zu zahlreich sind. Außerdem eignet sich dieses Verfahren für Patienten, die eine größere Operation nicht vertragen würden, weil die instrumentelle Steinentfernung weniger eingreifend ist als eine offene Operation.

Wie werden die Steine aus der Blase entfernt, nachdem sie zertrümmert worden sind? Durch Spülung; damit werden die zerkleinerten Reste aus der Harnblase ausgeschwemmt.

Wann ist eine offene Operation (Zystotomie) zur Entfernung von Blasensteinen angezeigt? Wenn die Steine sehr hart sind und sich nicht zertrümmern lassen. Auch bei sehr zahlreichen Steinen empfiehlt sich eine Operation. Wenn zugleich mit den Blasensteinen eine Vergrößerung der Vorsteherdrüse besteht, entschließt sich der Chirurg vielleicht zu einer offenen Operation, bei der er gleichzeitig die Vorsteherdrüse entfernen kann.

Harnblasengeschwülste

Entstehen in der Harnblase oft Geschwülste? Ja.

Sind die meisten Harnblasentumoren bösartig? Man nimmt an, daß die meisten entweder bösartig sind oder bösartig werden können.

Wie heißen die gutartigen Blasengeschwülste? Diese warzenartigen Gewächse nennt man Papillome.

Welche Krankheitszeichen finden sich bei Harnblasentumoren? Schmerzloser Blutabgang beim Harnlassen. Mitunter kommt es zu häufigem Harndrang oder zum Abgang von infiziertem Harn, wenn eine Blasenentzündung dazugekommen ist.

Wie wird die Diagnose eines Blasentumors gestellt? Durch Besichtigung der Geschwulst mit dem Zystoskop. Bei dieser Gelegenheit wird auch ein Stück Tumorgewebe durch das Zystoskop entfernt und einer mikroskopischen Untersuchung unterzogen.

Wie werden Blasentumoren behandelt? Das hängt von der Größe, Lage und Anzahl der Geschwülste ab. Einfache, oberflächliche Tumoren, die den Harnabfluß von beiden Nieren nicht stören und die leicht zugänglich sind, werden mit dem Elektroresektionsinstrument entfernt. Große Tumoren oder solche, die tief in die Blasenwand eindringen, werden mitsamt dem betroffenen Blasenwandteil ausgeschnitten. Bei einem sehr bösartigen, ausgedehnten Blasentumor ist die Entfernung der ganzen Harnblase, eine sogenannte Zystektomie, notwendig. Anschließend müssen die Harnleiter so versorgt werden, daß der Harn abfließen kann. Dazu verpflanzt man die Harnleiterenden entweder in die Haut (kutane Ureterostomie), oder man formt eine Tasche aus einem Abschnitt des Dünndarms und näht hier die Harnleiter ein. Dieses Verfahren nennt man Ileum-Blasenoperation (Abb. 139). In Einzelfällen werden die Harnleiter in den Dickdarm eingepflanzt (Abb. 138).

Wie wird der Harn ausgeschieden, wenn die Harnleiter in den Dickdarm eingepflanzt sind? Der Harn geht durch den Enddarm ab.

Wie fließt der Harn ab, wenn die Harnleiter in den Dünndarm eingepflanzt sind? Der Dünndarm-(Ileum-)abschnitt wird an die Haut gebracht, und die Öffnung wird mit einem Plastikbeutel verbunden, der der Haut dicht anliegt.

Sind Harnleiterverpflanzung und Harnblasenentfernung schwere Operationen? Ja. Sie sind sehr große und schwierige Operationen, aber man muß bedenken, daß es sich um lebensrettende Maßnahmen handelt, die in den meisten Fällen zur Radikalentfernung eines Krebses dienen.

Gibt es außer der Operation auch noch andere Behandlungsmöglichkeiten bei Blasentumoren? Ja. Man kann eine Röntgenstrahlenbehandlung durchführen, doch ist sie nicht sehr wirksam. Radiumeinlagen in den Blasentumor haben gelegentlich guten Erfolg. Auch mit Kobaltbestrahlungen von außen hat man einige gute Ergebnisse erzielt.

Wie lange muß man bei einer Harnblasenoperation im Krankenhaus bleiben? Operationen zur Entfernung von Blasensteinen, Tumoren

Kapitel 40 Harnröhre

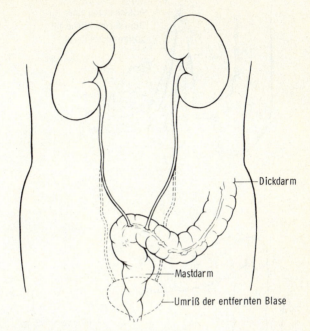

Abb. 138 *Harnleitereinpflanzung in den Dickdarm* zur Ableitung des Harns nach der operativen Entfernung der Harnblase.

usw. erfordern meistens einen Krankenhausaufenthalt von 2 Wochen. Wenn die ganze Harnblase entfernt wird, kann ein viel längerer Krankenhausaufenthalt nötig werden.

Sind während Harnblasenoperationen Bluttransfusionen nötig? Ja, wenn es sich um eine ausgedehnte Operation handelt.

Wie lange dauert es, bis man sich nach einer großen Blasenoperation wieder erholt? Ungefähr einen Monat.

Harnröhre
(Urethra)

Was ist die Harnröhre? Die Harnröhre oder Urethra ist ein schlauchförmiger Gang, der von der Harnblase nach außen führt. Ihre wichtigste Funktion ist die Ableitung des Harns.

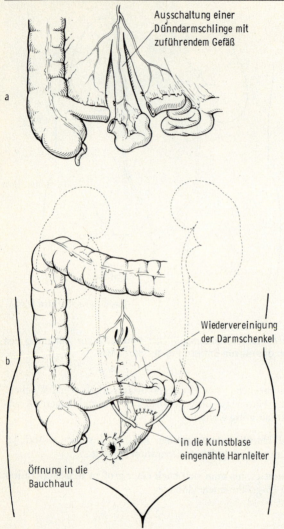

Abb. 139 *Ileum-Blasenoperation.* a) Ein Dünndarm-(Ileum-)Abschnitt wird vom übrigen Darm abgetrennt. b) Ein Ende des Ileumabschnitts wird fest verschlossen, das andere Ende bleibt offen und wird an die Haut genäht. Die nach der Entfernung der Harnblase verbliebenen Harnleiter werden in diesen Darmabschnitt eingepflanzt, so daß sich der Harn hinein entleeren und nach außen abfließen kann. Ein mit der Öff-

Unterscheidet sich die Harnröhre der Frau in ihrem Bau sehr von der des Mannes? Ja. Die weibliche Harnröhre ist sehr kurz und führt von der Harnblase zur Harnröhrenmündung zwischen den kleinen Schamlippen. Die männliche Harnröhre durchläuft die ganze Länge des Glieds.

Was sind die häufigsten krankhaften Veränderungen der Harnröhre?
a) Strikturen;
b) Karunkel;
c) Divertikel;
d) Infektionen (Gonorrhö, Trichomoniasis, unspezifische bakterielle Infektionen);
e) angeborene Mißbildungen wie Hypospadie und Epispadie.

Strikturen

Was ist eine Harnröhrenstriktur? Eine abnorme Verengung der Harnröhrenlichtung, die gewöhnlich auf Narbenbildung beruht.

Wie kommt es zu einer Striktur?
a) Durch eine angeborene Mißbildung (kongenitale Striktur);
b) durch eine Harnröhreninfektion; meist ist sie das Endergebnis einer Gonorrhö (Tripper).

Welche Krankheitserscheinungen finden sich bei einer Harnröhrenstriktur?
a) Der Harnstrahl ist dünner und weniger kräftig als normal;
b) Harnverhaltung bei sehr ausgedehnten Strikturen;
c) wiederholte Harnblasenentzündungen.

Woran erkennt man eine Striktur? Bei Einführung eines Instruments in die Harnröhre ist das Hindernis spürbar, und es läßt sich eine Verdünnung des Harnstrahls beobachten.

Welche Behandlung kommt bei Harnröhrenstrikturen in Frage?
a) Wiederholte Dehnungen mittels Einführung spezieller Instrumente, sogenannter Bougies oder Sonden;
b) operative Durchtrennung der Striktur;
c) in schweren Fällen plastische Operationen zur Neuformung der Harnröhre.

Was kann getan werden, wenn eine Striktur nicht mit einer Dehnung oder Operation beseitigt werden kann? Da derartige Fälle mit einer

---

nung dieser „künstlichen Blase" verbundener Plastikbeutel fängt den Harn auf.

Abflußbehinderung des Harns einhergehen, muß eine Zystotomie ausgeführt werden, um dem Harn Abfluß zu verschaffen. In solchen Fällen wird der Harn durch die Bauchdecke mit einem Katheter, der mit einer Flasche verbunden ist, abgeleitet. Soweit kommt es aber zum Glück nicht oft.

Harnröhrenkarunkel

Was ist ein Harnröhrenkarunkel? Eine kleine, in der Harnröhrenmündung liegende Gewebewucherung. Ein Karunkel kommt ausschließlich bei Frauen vor und ist die Folge einer örtlichen Infektion oder chronischen Reizung.

Welche Beschwerden erzeugt ein Karunkel? Entweder bleibt er überhaupt symptomlos, oder es kommt zu Schmerzen beim Berühren des Karunkels oder beim Darüberfließen des Harns, in manchen Fällen auch zu häufigem Harndrang mit Beschwerden und Blutung beim Harnlassen.

Braucht ein Karunkel immer eine Behandlung? Nein, nur wenn er groß oder schmerzhaft ist oder wenn er Krankheitserscheinungen verursacht.

Wie wird ein Karunkel behandelt? Er soll operativ ausgeschnitten oder mittels Elektrokoagulation entfernt werden. Sehr kleine Karunkel können mit chemischen Mitteln, etwa mit Silbernitrat, verätzt werden.

Neigen Karunkel zu Rückfällen? Ja, aber nicht, wenn sie operativ entfernt worden sind.

Harnröhrendivertikel

Was ist ein Harnröhrendivertikel? Ein Harnröhrendivertikel ist eine kleine Aussackung des Harnröhrenkanals infolge einer angeborenen Fehlbildung, einer Infektion der Harnröhrenwand oder einer Verletzung.

Welche Krankheitserscheinungen ruft ein Harnröhrendivertikel hervor?
a) Wiederholte Harnblaseninfektionen;
b) Harnabflußbehinderung;
c) Schmerzen beim Geschlechtsverkehr;
d) nach dem Harnlassen kann noch weiterer Harn entleert werden, wenn man auf die Gegend des Divertikels drückt.

Wie wird ein Harnröhrendivertikel behandelt? Es kann durch eine Operation beseitigt werden.

Harnröhreninfektionen

Sind Harnröhreninfektionen sehr häufig? Ja, sie werden sehr häufig beobachtet.

Was sind die häufigsten Ursachen von Harnröhreninfektionen?
a) Gonorrhö (siehe Kapitel 19, Geschlechtskrankheiten);
b) Pilzinfektionen, etwa mit *Trichomonas;*
c) bakterielle Infektionen mit Streptokokken, Staphylokokken usw.

Welche Krankheitserscheinungen treten bei einer Harnröhreninfektion auf?
a) Ausfluß aus der Harnröhrenmündung, beim Mann am Glied, bei der Frau in der Schamspalte (die Harnröhrenöffnung liegt vor der Scheidenöffnung);
b) häufiges schmerzhaftes Harnlassen;
c) Schmerzen in der Gegend der Geschlechtsteile;
d) Auftreten von Blut und/oder Eiter im Harn.

Wie läßt sich die Ursache einer Harnröhreninfektion feststellen?
a) Man macht einen Abstrich von dem Ausfluß auf einer Glasplatte, färbt ihn und untersucht ihn unter dem Mikroskop.
b) Man legt eine Kultur von dem Ausfluß an, um zu sehen, ob ein Bakterienwachstum stattfindet.

Kann man mit der mikroskopischen Untersuchung die Ursache der Infektion genau bestimmen. Ja.

Wie bekommt man eine Trichomonadeninfektion der Harnröhre? Durch Geschlechtsverkehr. Häufig stecken sich die beiden Partner wechselseitig immer wieder an.

Wie wird eine Harnröhreninfektion behandelt? Das hängt von der Ursache ab. Pilzinfektionen werden mit speziellen pilztötenden Mitteln behandelt. Gonorrhö und unspezifische bakterielle Infektionen werden mit bestimmten Antibiotika behandelt.

Wenn man an einer Harnröhreninfektion leidet, soll man zusätzlich zur medikamentösen Behandlung folgendes tun:
a) sehr viel Flüssigkeiten trinken;
b) Geschlechtsverkehr unterlassen;
c) stark gewürzte Speisen meiden;
d) alkoholische Getränke meiden.

Können Harnröhreninfektionen ausgeheilt werden? Ja, doch sind manche hartnäckig und erfordern eine längere Behandlung.

Hypospadie und Epispadie

Was ist eine Hypospadie und was eine Epispadie? Beide sind angeborene Mißbildungen der männlichen Harnröhre, bei denen die Harnröhre noch vor der Spitze des Glieds mündet. Wenn die Harnröhre an der Unterseite des Glieds endet, spricht man von Hypospadie, mündet sie an der Oberseite, spricht man von Epispadie (Abb. 140).

Gibt es verschiedene Grade dieser Mißbildung? Ja. In manchen Fällen liegt die Harnröhrenmündung ganz nahe der Gliedspitze, und es

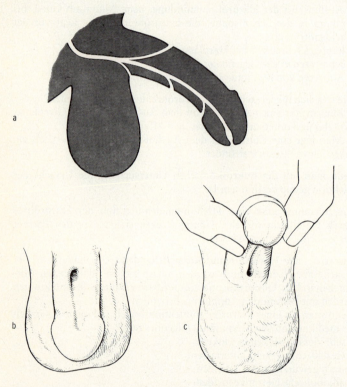

Abb. 140 *Epispadie und Hypospadie.* a) Schematische Darstellung des normalen Harnröhrenverlaufs und verschiedener Möglichkeiten einer abnormalen Harnröhrenmündung. b) Mündung der Harnröhre an der Oberseite des Glieds (Epispadie); c) Mündung der Harnröhre an der Unterseite des Glieds (Hypospadie).

kommt zu keinen Beschwerden. Wenn die Fehlbildung höhergradig ist, kann die Harnröhre ganz am Anfang des Glieds enden, was schwere Harnentleerungsstörungen zur Folge hat.

Wie werden Hypo- bzw. Epispadien behandelt? Kleinere Abweichungen von der Norm brauchen keine Behandlung; ansonsten ist eine

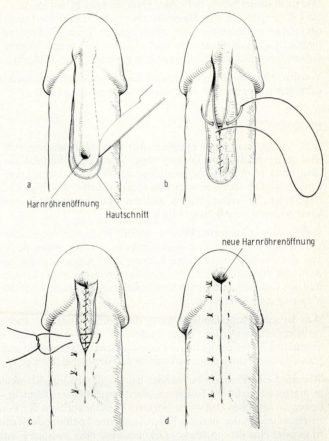

Abb. 141 *Hypospadieoperation.* a) Ausgehend von einem unterhalb der abnormen Harnröhrenmündung gelegenen Punkt wird ein Hautlappen umschnitten; b) aus dem Hautlappen wird ein Schlauch als Fortsetzung der Harnröhre gebildet; c) über der neugebildeten Harnröhre wird die äußere Haut verschlossen; d) die Harnröhrenöffnung ist nun nach vorne verlagert.

Korrektur durch plastische Operationen nötig. Diese werden oft in mehreren Schritten ausgeführt; sie sind technisch kompliziert und müssen von einem Spezialisten vorgenommen werden (Abb. 141).

Wann ist die günstigste Zeit für Hypo- und Epispadieoperationen? Während der ersten Lebensjahre, vor der Einschulung.

Wie groß ist der Erfolg derartiger Operationen? In den meisten Fällen sind die Ergebnisse gut. Wenn sie aber nicht befriedigend sind, kann oft eine neuerliche Operation Erfolg bringen. Diese Nachoperationen nimmt man manchmal erst nach Jahren vor, wenn Organe und Gewebe erheblich gewachsen und chirurgisch leichter anzugehen sind.

Werden Harnausscheidungs- und Geschlechtsfunktion nach einer gelungenen Hypospadie- oder Epispadieoperation normal? Ja.

Phimose

Was versteht man unter Phimose? Mit Phimose bezeichnet man eine Verengung des äußeren Vorhautrings, die zur Folge hat, daß die Vorhaut nicht über die Eichel zurückgezogen werden kann. Diese Verengung ist angeboren oder tritt im späteren Leben als Folge von Entzündungen, Verletzungen oder anderen Krankheitsprozessen auf. Sie kann geringer- oder höhergradig sein.

Welche Folgen kann eine Phimose haben? Harnentleerungsstörungen, Schwierigkeiten beim Geschlechtsverkehr, Entzündungen der Eichel und der Vorhaut durch Sekretstauung und -zersetzung, die eintritt, wenn der Vorhautsack nicht regelmäßig gereinigt werden kann, ferner Bildung von Steinen durch Sekreteindickung, eventuell sogar die Entwicklung eines Karzinoms.

Was ist eine Paraphimose? Wenn die Vorhaut eng ist, aber noch zurückgestreift werden kann, bildet sie unter Umständen einen Schnürring hinter der Eichel, der eine Blutstauung verursacht und eine Schwellung der umgestülpten Vorhaut und der Eichel bedingt.

Wie wird eine Phimose behandelt? Bei Säuglingen und Kleinkindern gelingt es in leichteren Fällen oft, durch regelmäßige Dehnung – am besten im täglichen Bad – eine normale Verschieblichkeit der Vorhaut zu erreichen. In den übrigen Fällen kann eine Spaltung des Vorhautrings oder eine Beschneidung (Zirkumzision) oder sonstige plastische Operation durchgeführt werden.

Ist die operative Behebung einer Phimose eine schwere Operation? Nein, sie ist ein kleiner und harmloser Eingriff und sollte in allen Fällen durchgeführt werden, in denen die Dehnung keinen Erfolg hat, damit spätere Komplikationen vermieden werden.

41

Operationsvorbereitung und Nachbehandlung Bluttransfusionen und Punktionen

siehe auch Kapitel 5, Anästhesie; Kapitel 18, Erste Hilfe

Operationsvorbereitung

Kann der Patient selbst zu einem möglichst glatten Operations- und Heilungsverlauf beitragen, indem er sich richtig für die Operation vorbereitet? Ja. Es gibt vieles, was der Patient dazu tun kann, um die Aufgabe des Chirurgen zu erleichtern und seine eigenen Beschwerden zu verringern.

Was kann man zum eigenen Vorteil tun, bevor man ins Krankenhaus geht?
a) Rauchen: Es ist viel besser, wenn man in den letzten Tagen vor der Operation so wenig wie möglich raucht. Das ermöglicht eine glattere Anästhesie und verringert die Gefahr, daß im Gefolge der Operation Komplikationen wie Husten, Luftröhrenentzündung, Lungenstauung usw. auftreten;
b) Alkohol: Ein paar Tage vor der beabsichtigten Operation sollte man vernünftigerweise nicht mehr stark trinken. Übermäßiges Trinken kann sich schädlich auf die Leber auswirken, und es ist sehr wichtig, daß die Leberfunktion bei größeren Operationen nicht gestört ist;
c) Schlaf: In den letzten Nächten vor einer größeren Operation sollte man immer mindestens 8 Stunden schlafen. Ein ausgeruhter Körper wird besser mit der Belastung durch die Operation fertig;
d) wenn Zähne locker sind, sind sie vor der Aufnahme ins Krankenhaus zu ziehen, und wenn man sich den Zeitpunkt der geplanten Operation aussuchen kann, sollten Zahnfleischinfektionen behandelt und schlechte Zähne versorgt werden.

Welche Maßnahmen gehören zur routinemäßigen Operationsvorbereitung im Krankenhaus?
a) Darmentleerung: Da der Stuhlgang nach der Operation oft einige Tage lang ausbleibt, wird am Abend vor den meisten Operationen ein Einlauf gemacht – nicht jedoch, wenn eine akute Entzündung im Darmtrakt oder im Bauchraum besteht;

b) Nahrungsaufnahme: Es ist bei jedem operativen Eingriff am besten, wenn der Magen des Patienten dabei leer ist. 10- bis 12-stündiges Fasten vor der Operation ist eine Routinemaßnahme;

c) Beruhigung: Um eine ungestörte Nachtruhe des Patienten vor der Operation zu gewährleisten, werden gewöhnlich Schlaftabletten in entsprechender Dosierung verordnet;

d) Dämpfung: 1 bis 2 Stunden bevor der Patient in den Operationssaal gebracht wird, bekommt er ein Betäubungsmittel injiziert, damit er ruhig wird und in einen leichten Dämmerzustand gerät;

e) Vorbereitung des Wundgebiets: Zur Wahrung keimfreier Verhältnisse wird üblicherweise ein ziemlich großer Bezirk in der Umgebung der Operationsstelle rasiert, für eine Bauchoperation z. B. der ganze Bauch und für eine Operation am Arm oder Bein unter Umständen das ganze Glied;

f) bevor der Patient in den Operationssaal kommt, werden alle losen Zahnersatzteile entfernt, damit sie während des Anästhesierens nicht herausfallen und stören. Der Anästhesist sollte immer davon unterrichtet werden, wenn ein Zahn im Mund locker ist, damit man sich vor der Operation darum kümmern kann;

g) intravenöse Injektionen: Wenn bei einem Patienten ein Wasserverlust besteht oder wenn er spezielle Medikamente braucht, etwa Vitamine, Eiweiß, Zucker oder Antibiotika, kann man vor der Operation entsprechende Injektionen geben.

h) Bluttransfusionen: Es ist eine Erfahrungstatsache in der Chirurgie, daß die Patienten große Operationen viel besser vertragen, wenn sie nicht blutarm sind. Deshalb führt man oft Patienten, die einen größeren Blutverlust erlitten haben oder die besonders blutarm sind, vor der Operation Blut mit einer Transfusion zu;

i) Magenschlauch: Für Bauchoperationen bestimmter Art, besonders Magen- oder Darmoperationen, sollte der Magen vollkommen leer sein; zu diesem Zweck führt man einen Schlauch durch die Nase in den Magen ein und schließt ihn an einen Saugapparat an. Das kann am Abend vor der Operation oder früh am Morgen des Operationstags geschehen. Diesen Magenschlauch läßt man oft während der Operation und anschließend noch einige Tage liegen.

j) Katheterisierung: Frischoperierte fühlen sich viel wohler, wenn ihre Harnblase leer ist. Um das zu gewährleisten, wird manchmal, schon bevor der Patient in den Operationssaal kommt, ein dünner Schlauch (Katheter) in die Harnblase eingeführt; der Katheter bleibt während der Operation und eventuell auch nachher noch eine Weile liegen;

k) Bekleidung: Ungeachtet, wie geringfügig der operative Eingriff und wie begrenzt das Operationsgebiet sein mögen, ist es allgemein üblich, daß der Patient seine Kleidung vollständig ablegt, bevor er in den Operationssaal kommt. Er wird dann mit einem kurzen Nachthemd und einer Haube bekleidet und bekommt etwas über die Beine gedeckt. Der Grund dafür ist, daß normale Bekleidung natürlich nicht keimfrei ist und daher nicht im Operationssaal getragen werden darf.

Maßnahmen im Anschluß an die Operation

Welche Maßnahmen trifft man in der Regel unmittelbar nach der Operation?
a) Beobachtungsräume. Alle Krankenhäuser haben Beobachtungsräume mit besonders geschultem Personal für die Betreuung Frischoperierter eingerichtet. In diesen Räumen befinden sich die verschiedenen Apparate, die zur Bekämpfung jeder Komplikation, die im Gefolge einer Operation auftreten könnte, nötig sind. Üblicherweise werden die Patienten nach der Operation nicht direkt in den Vorbereitungsraum zurückgebracht, sondern verbleiben noch eine Zeitlang, von ein paar Stunden bis zu vollen 24 Stunden, auf der Beobachtungsstation.
b) Intensivstation. Sehr schwer Kranke kommen nach der Operation meist in die Intensivstation (siehe Kapitel 27).
c) Lagerung im Bett. Wenn die Patienten aus dem Operationssaal kommen, werden sie gewöhnlich im Bett flach gelagert; es ist üblich, Kinder auf den Bauch und Erwachsene flach auf den Rücken zu legen. Wenn infolge der Operation der Blutdruck des Patienten abgesunken ist, pflegt man manchmal das Fußende des Betts hochzustellen, so daß es über der Kopfhöhe des Patienten liegt. Dadurch kann mehr Blut zum Kopf fließen, und die Normalisierung des Blutdrucks wird gefördert. Nach Operationen im Bereich des Halses oder der Brust wird der Patient oft unmittelbar nach der Operation in eine halbsitzende Stellung gebracht.
Sobald der Patient wieder aus der Betäubung erwacht und ganz bei sich ist, wird er dazu angehalten, seine Lage häufig zu wechseln und die Beine im Bett umherzubewegen. Das regt den Kreislauf an und vermindert die Neigung zur Gerinnselbildung in den Beinvenen.
d) Freihalten des Luftwegs. Unter Umständen bleibt der Narkosetubus, der bis in die Luftröhre reicht, liegen, bis der Patient aus der Narkose erwacht, oder oft legt der Anästhesist in den Mund des Patienten einen in den Rachenhintergrund reichenden Tubus ein; das ist ein kleines, der Krümmung des Mundes und Rachens entsprechend geformtes Plastikrohr. Dieser Tubus verhindert, daß die Zunge des Patienten zu weit zurücksinkt oder daß es zu einer Verlegung des Atemwegs kommt. Man läßt ihn liegen, bis der Patient wieder zu Bewußtsein kommt, manchmal auch noch einige Stunden oder Tage, je nachdem, wie die Atmung funktioniert.

e) Aufstehen. In der modernen Chirurgie tritt man dafür ein, daß der Patient nach der Operation, sobald er nur irgend kann, das Bett verläßt. Es hat sich gezeigt, daß durch das frühe Aufstehen Lungenkomplikationen und Kreislaufstörungen auf ein Minimum herabgesetzt werden. Viele Patienten können nach einer größeren Operation bereits am folgenden Tag aufstehen; in anderen Fällen kann man sie nach 2 bis 3 Tagen aus dem Bett und wieder auf die Beine bringen. Einige wenige Patienten müssen allerdings nach der Operation eine Woche oder länger im Bett bleiben.

f) Magenschlauch. Nach einer Operation tritt nicht selten eine Magenblähung ein, die recht quälend und unangenehm sein kann. Um das zu vermeiden, führt man einen Schlauch durch die Nase in den Magen ein und läßt ihn 1 oder 2 Tage liegen, manchmal schließt man ihn auch zur Sicherheit an einen Saugapparat an.

g) Nahrungs- und Flüssigkeitsaufnahme. Die meisten Patienten sind nach der Operation sehr durstig, besonders, wenn sie vor der Operation nicht trinken durften. Ein paar Stunden nach der Operation kann Tee in kleinen Mengen getrunken werden, sofern es sich nicht um eine Magen- oder Darmoperation gehandelt hat. (In solchen Fällen ist das Trinken oder Essen 2 bis 3 Tage lang verboten, und die Ernährung erfolgt durch die Zufuhr von Flüssigkeiten auf dem Venenweg.) In allen anderen Fällen darf der Patient am Tag nach der Operation kleine Mengen einer weichen, reizfreien Diät essen und nach 3 bis 4 Tagen wieder auf Normalkost übergehen.

h) Katheterisierung. Zu Schwierigkeiten beim Harnlassen kommt es häufig während der ersten ein, zwei Tage nach der Operation, und zwar besonders nach einer Spinalanästhesie oder nach Operationen im Unterbauch, an den weiblichen Geschlechtsorganen oder am Mastdarm. Um das unangenehme Gefühl der gespannten Harnblase, die nicht entleert werden kann, nicht aufkommen zu lassen, führt man routinemäßig in regelmäßigen Abständen einen Katheter in die Harnblase ein. In bestimmten Fällen läßt man den Katheter auch ein paar Tage lang liegen.

Die Fähigkeit zur spontanen Blasenentleerung stellt sich in jedem Fall wieder ein, doch muß unter Umständen mehrere Tage lang wiederholt katheterisiert werden.

i) Schmerzbekämpfungsmittel. Da jeder Frischoperierte mehr oder weniger starke Schmerzen hat, ist die Verordnung von Betäubungsmitteln (Narkotika) üblich. Während der ersten ein, zwei Tage nach der Operation gibt man wenn nötig alle paar Stunden schmerzstillende Narkotika oder Sedativa. Der Patient sollte ermahnt werden, diese Mittel nicht unnötigerweise zu verlangen, da sie die Heilung verzögern können. Die Angst, süchtig zu werden, ist aber unbegründet, da das in der kurzen Zeit, die die Genesung in Anspruch nimmt, nicht möglich ist.

j) Antibiotika. In allen Fällen, wo Gefahr besteht, daß eine Infektion die Operationsheilung verzögern könnte, verordnet der Chirurg Antibiotika, die entweder eingenommen oder eingespritzt werden. Der Patient muß unbedingt seinen Arzt davon in Kenntnis setzen, wenn er gegen irgendein Antibiotikum überempfindlich ist. Nachdem es so viele antibiotische Medikamente gibt, ist es kein Problem, eines zu finden, das der Patient gut verträgt.

k) Bluttransfusion. Jede größere Operation ist mit einem gewissen Blutverlust verbunden. Wenn er größer war, wird der Chirurg zum Ersatz des Verlusts eine Transfusion anordnen. Man darf nicht aus der bloßen Tatsache, daß der Patient eine Bluttransfusion bekommt, den Schluß ziehen, daß sein Zustand bedenklich wäre.

l) Einläufe. Die ersten vier, fünf oder sechs Tage nach einer Bauchoperation funktioniert der Stuhlgang oft nicht befriedigend. Das Ausbleiben der Darmentleerung sollte kein Grund zur Aufregung sein. Zur Abhilfe wird oft am dritten, vierten oder fünften Tag ein Einlauf gemacht.

m) Wundverband. Der Verbandwechsel wird je nach der Art der vorangegangenen Operation gehandhabt. Drainierte Wunden werden unter Umständen jeden oder jeden zweiten Tag nach der Operation verbunden. Reine, fest verschlossene Wunden werden vielleicht erst am 6., 7. oder 8. Tag frisch verbunden, wenn die Nähte oder Klammern entfernt werden sollen. Der Verbandwechsel ist meist nicht schmerzhaft; falls er aber doch nicht ohne Schmerzen abgehen kann, wird oft ein schmerzstillendes Mittel verordnet.

n) Entfernung von Nähten oder Klammern. Wie bereits erwähnt, werden die Nähte oder Klammern meist am 6., 7. oder 8. Tag nach der Operation herausgenommen, was kaum mit Schmerzen oder Beschwerden verbunden ist.

o) Blutuntersuchungen. Nach einer großen Operation ist es unbedingt erforderlich, die blutchemischen Verhältnisse genau zu überwachen. Störungen im chemischen Haushalt des Körpers können den Heilungsverlauf sehr ungünstig beeinflussen. Häufige Blutabnahmen zwecks verschiedener Laboranalysen sind daher notwendig.

p) Entlassung aus dem Krankenhaus. In den letzten Jahren hat man beobachtet, daß sich die Patienten viel rascher von der Operation erholen, wenn sie bald aus dem Krankenhaus entlassen werden. Es liegt am Chirurgen und nicht am Patienten, den Zeitpunkt der Entlassung zu bestimmen.

Bluttransfusionen

Wann sind Bluttransfusionen besonders wertvoll?
a) Nach einem akuten plötzlichen Blutverlust infolge einer Krankheit oder Verletzung;
b) wenn man mit einem akuten Blutverlust rechnen muß, wie es bei einer großen Operation der Fall ist;
c) um einem Patienten vorübergehend aufzuhelfen, bis sein eigenes Knochenmark die Blutbildung wieder aufnehmen kann, beispielsweise nach einer langen oder schwächenden Krankheit, die zur Blutarmut geführt hat.

Was versteht man unter Bluttransfusion?
Blutübertragung oder Bluttransfusion bedeutet im Prinzip, daß einem gesunden Menschen Blut abgenommen und einem Kranken durch eine Vene zugeführt wird. In den meisten Fällen überträgt man heute Blut nicht direkt vom Spender zum Empfänger, sondern verwendet Blutkonserven aus der Blutbank. Eine Bluttransfusion erfordert besondere Vorbereitungen und genaue ärztliche Überwachung, da es manchmal zu Komplikationen kommen kann.

Wo wird die Blutgruppenbestimmung zur Vorbereitung der Transfusion ausgeführt?
Die Blutgruppenbestimmung soll immer in einem Fachlabor von erfahrenen und gut ausgebildeten Arbeitskräften vorgenommen werden. Häufig hat man heute dazu Speziallabors in Blutbanken oder Intensivstationen zur Verfügung.
Wenn Gruppenbestimmung und Kreuzprobe auf die Verträglichkeit nicht korrekt gemacht werden, kommt es zu Zwischenfällen.

Welche Komplikationen können auftreten, wenn man Blut einer falschen Blutgruppe überträgt?
Schüttelfröste und Fieber, Gelbsucht oder sogar der Tod können die Folge sein, wenn Spender- und Empfängerblut unverträglich sind.

Sollte man seine Blutgruppe kennen, damit es schneller geht, falls bei einem Unfall eine Bluttransfusion nötig werden sollte?
Ja. Es ist zweckmäßig, wenn man seine eigene Blutgruppe kennt. Vor einer Transfusion müssen aber immer die Blutgruppe nachgeprüft und Spender- und Empfängerblut auf ihre Verträglichkeit verglichen werden.

Sind Bluttransfusionen unter richtiger Überwachung gefahrlos? Ja.

Welche Komplikationen können bei Bluttransfusionen auftreten?
a) Schüttelfrost und Fieber. Das kommt öfter vor und ist keine schwerwiegende Komplikation;

b) allergische Reaktionen wie Nesselausschlag, Asthma usw. In solchen Fällen wird die Transfusion meist abgebrochen;
c) Gelbsucht. Sie kann noch 3 bis 4 Monate nach der Blutübertragung auftreten;
d) Schock, wenn Blut einer falschen Blutgruppe oder unsteriles Blut übertragen wurden. Diese Komplikation ist außerordentlich selten.

Kann man Säuglingen und Kindern Transfusionen geben? Ja.

Kann man Transfusionsreaktionen erfolgreich bekämpfen? Ja. Die meisten Reaktionen kann man mit entsprechender medizinischer Behandlung zum Abklingen bringen.

Was versteht man unter „Austauschtransfusion"? Das ist eine spezielle Art der Bluttransfusion, die man gewöhnlich bei Neugeborenen mit Erythroblastose, einer Blutkrankheit, vornimmt. Man will damit das ganze oder doch das meiste Blut des Säuglings gegen frisches Blut austauschen und auf diese Weise das Blut wegbekommen, das die Krankheit verursacht hat. Austauschtransfusionen sind ausschließlich Spezialisten auf diesem Gebiet vorbehalten. (Siehe auch Kapitel 30, Laboratoriumsdiagnostik; Kapitel 50, Säuglings- und Kinderkrankheiten.)

Was bedeutet „intrauterine Transfusion"? In den letzten Jahren hat man eine Möglichkeit gefunden, dem ungeborenen Kind im Mutterleib Blut zu übertragen. Man macht das in jenen Fällen, bei denen der Verdacht auf eine Erythroblastose (Rhesusfaktor-Krankheit) besteht. Nach einem sinnreich ausgearbeiteten Verfahren wird eine Nadel unter Durchleutungskontrolle durch die Bauchdecke der Mutter und durch die Gebärmutterwand in das Kind eingeführt. Auf diese Weise überträgt man das Blut dem Kind direkt und schützt es so vor der Entwicklung einer Erythroblastose.

Welche Erfolge lassen sich mit intrauterinen Transfusionen erzielen? Mit fachmännisch ausgeführten intrauterinen Transfusionen ist es schon in recht vielen Fällen gelungen, die Entstehung einer Erythroblastose zu verhindern.

Was ist eine Blutbank? Mit Blutbank bezeichnet man spezielle Blutlaboratorien, die in großen Krankenhäusern und Instituten eingerichtet wurden; man sammelt dort Blut von Spendern und lagert es. Diese Blutkonserven halten sich bis zu 3 Wochen. In der Blutbank ist man bestrebt, Blut von allen Blutgruppen vorrätig zu halten, um für jeden Notfall gerüstet zu sein. Dieses Prinzip hat sich außerordentlich gut bewährt.

Punktionen

Was versteht man unter Punktion? Punktion bedeutet ganz allgemein das Anstechen mit einer Hohlnadel.

Pleurapunktion
(Punktion der Brusthöhle)

Warum macht man eine Pleurapunktion?
a) Zur Entfernung von Flüssigkeiten, die sich in der Brusthöhle angesammelt haben;
b) um bei einer Brustfellentzündung festzustellen, ob sie durch Krankheitserreger hervorgerufen wurde, und um diese zu identifizieren;
c) um bei Verdacht auf einen Krebs der Lunge oder des Brustfells nachzuweisen, ob Krebszellen vorhanden sind oder nicht.

Sind Pleurapunktionen schmerzhaft? Nur sehr wenig. Bevor die Punktionsnadel eingeführt wird, macht man eine örtliche Betäubung.

Wo werden Pleurapunktionen ausgeführt? In der Praxis des Arztes oder im Krankenhaus.

Bauchpunktion
(Punktion der Bauchhöhle)

Warum macht man eine Bauchpunktion?
a) Zur Entfernung von Flüssigkeiten, die sich in der Bauchhöhle angesammelt haben;
b) um bei einer Bauchfellentzündung festzustellen, ob Bakterien vorhanden sind oder nicht.
c) um Krebszellen nachzuweisen bzw. festzustellen, daß keine auffindbar sind.

Ist eine Bauchpunktion schmerzhaft? Nicht besonders, weil eine örtliche Betäubung vorgenommen wird, bevor man die Nadel in die Bauchhöhle einführt.

Lumbalpunktion

Was ist eine Lumbalpunktion? Bei der Lumbalpunktion führt man eine Nadel im Bereich der Lendenwirbelsäule in den Rückenmarkkanal ein und zieht Liquor ab. (Siehe auch Kapitel 38, Nervensystem und Neurochirurgie.)

Warum macht man eine Lumbalpunktion?
a) Zum Nachweis oder Ausschluß einer Infektion des Liquors und der Hirnhäute;
b) um festzustellen, ob der Druck im Rückenmarkkanal erhöht ist oder nicht. Eine Drucksteigerung könnte durch einen Tumor im Rückenmark oder Gehirn bedingt sein;
c) um vor einer Röntgenuntersuchung des Gehirns und Rückenmarks Luft oder Konstrastmittel einzubringen, damit man Tumoren oder andere Krankheiten nachweisen oder ausschließen kann.

Ist eine Lumbalpunktion schmerzhaft? Nein. Sie macht nur geringe Beschwerden, da es allgemein üblich ist, vor der Einführung der Punktionsnadel in den Rückenmarkkanal ein Betäubungsmittel in die empfindlichen Gewebe zu spritzen.

42

Organtransplantationen

siehe auch Kapitel 6, Augen; Kapitel 23, Herz; Kapitel 32, Leber; Kapitel 33, Lunge; Kapitel 40, Nieren

Ist es überhaupt möglich, verbrauchte Organe oder Gewebe durch Transplantation zu ersetzen? Ja. In bestimmten Fällen ist eine Überpflanzung von Geweben und Organen möglich. Leider überleben die meisten Gewebe, die von einem Menschen auf einen anderen oder von einem Tier auf einen Menschen übertragen werden, nicht länger als ein paar Tage oder einige Wochen.

Kann man ein Organ oder Gewebe innerhalb des gleichen Organismus von seinem ursprünglichen Platz an eine andere Stelle verpflanzen? Das läßt sich oft machen und hat gute Aussichten auf einen Dauererfolg.

Welche Gewebe oder Organe werden am häufigsten verpflanzt? Das Gewebe, das bei weitem am häufigsten transplantiert wird, ist die Haut; aber auch Knorpel, Knochen, Blutgefäße, eine Niere oder Nebenniere werden manchmal von einer Körperregion in eine andere verpflanzt. Transplantationen von einem Menschen auf den anderen sind bei Herz, Leber, Niere, Hornhaut und Lunge gelungen.

Was ist ein Autotransplantat? Ein Organ oder Gewebe, das innerhalb des Körpers von einer Stelle an eine andere verpflanzt wird.

Was ist eine Homotransplantat? Ein Organ oder Gewebe, das von einem Menschen auf den anderen übertragen wird.

Ist es technisch möglich, ein ganzes Organ zu verpflanzen? Ja, vom rein chirurgischen Standpunkt aus ist das oft durchführbar. Es liegen nun schon Berichte über viele Fälle vor, bei denen ein ganzes Herz von einem Menschen auf einen anderen überpflanzt wurde (Abb. 142); auch Nierentransplantationen von Mensch zu Mensch wurden in großer Zahl ausgeführt, ferner einige Leber- (Abb. 143) und Lungentransplantationen.

Überlebt das Gewebe oder Organ, das von einem Individuum auf ein anderes übertragen wurde, immer? Leider nicht. Der Grund dafür liegt darin, daß im Blut aller Menschen Antikörper bzw. Immunkörper auftreten, deren Aufgabe es ist, das Individuum vor dem Eindringen von Fremdkörpern zu schützen. Diese Fremdkörper sind in der Regel

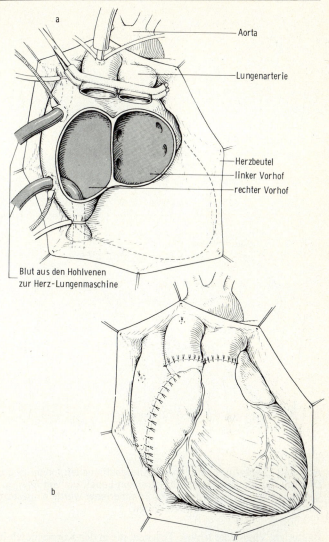

Abb. 142 *Herztransplantation.* a) der Hauptanteil des kranken Herzens, der durch die gestrichelte Linie angedeutet ist, wurde abgetrennt, die Vorhöfe und großen Arterien und Venen wurden belassen. Der Blutkreislauf wird während der Operation durch die Herz-Lungenmaschine aufrechterhalten. b) Die verbliebenen Gefäßstümpfe werden mit dem neuen Spenderherzen durch Naht verbunden, das nun wieder durchblutet wird und seine Funktion aufnimmt.

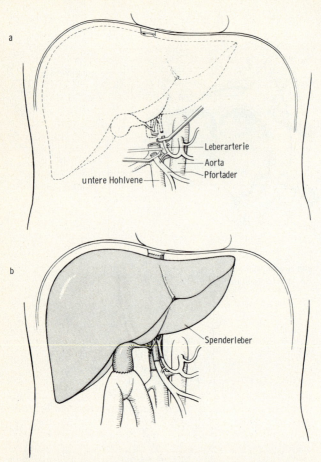

Abb. 143 *Lebertransplantation.* a) Die gestrichelten Linien zeigen die Umrisse der nunmehr entfernten kranken Leber, die von ihren großen Gefäßen abgetrennt wurde. b) Die Spenderleber wurde eingesetzt und mit den Gefäßen durch Naht verbunden.

Bakterien, Viren oder leblose Teilchen, die in den Körper durch Infektion, durch eine Lücke in den normalen Gewebeschranken oder durch eine Verletzung oder Wunde gelangen. Der Körper des Empfängers reagiert gegen eingepflanzte Fremdorgane oder Gewebe in gleicher Weise wie gegen jeden anderen Fremdkörper, und seine Abwehrzellen bewirken oft schließlich die Zerstörung der verpflanzten Gewebe.

Wie nennt man diese Reaktion des Empfängers auf das Transplantat?
Man nennt diese Erscheinung *Abwehrreaktion, Abstoßungsimmunreaktion* oder *Transplantationsimmunität.*

Gehen alle von Mensch zu Mensch verpflanzten Organe und Gewebe zugrunde? Nein. Es gibt nun schon viele erfolgreiche Nierentransplantationen und mehrere gelungene Herztransplantationen von Mensch zu Mensch. Auch die Übertragung von Gewebeteilen, etwa der menschlichen Hornhaut – der zarten durchsichtigen Haut, die Sehloch und Regenbogenhaut bedeckt –, ist schon in ungezählten Fällen geglückt.

Ist es manchmal möglich, Gewebe von einem Tier auf einen Menschen erfolgreich zu verpflanzen? Ja. In der plastischen Chirurgie ist die Verpflanzung von tierischem Knorpel schon oft gelungen. Man verwendet diesen Knorpel zum Aufbau eines fliehenden Kinns oder einer Sattelnase. In neuerer Zeit erschienen in der medizinischen Literatur mehrere Berichte über die Verpflanzung ganzer Nieren von Schimpansen oder von Hunden auf Menschen, mit einer Überlebensdauer des Organs von mehreren Monaten bis zu zwei Jahren.

Besteht überhaupt eine Möglichkeit, die Abstoßungsreaktion zu überwinden? Ja. In den letzten Jahren sind auf diesem Gebiet große Fortschritte erzielt worden. Um mit der Abstoßungsreaktion fertig zu werden, muß man die Antikörper des Organempfängers vorübergehend stillegen oder hemmen. In diesem Zusammenhang hat sich in jüngster Zeit das sog. *Antilymphozytenserum* als wirksam erwiesen.

Welche Organübertragungen von Mensch zu Mensch sind technisch durchführbar? In erster Linie Herz-, Lungen-, Leber-, Nieren- und Nebennierentransplantationen. Es muß aber neuerlich unterstrichen werden, daß es noch keine Gewähr für das unbeschränkte Überleben des verpflanzten Organs bietet, wenn das Problem der Transplantation operationstechnisch gelöst ist.

Muß man den Patienten während der Zeit, in der seine Antikörper und Abwehrmechanismen lahmgelegt sind, schützen? Ja. Man gibt Antibiotika und Steroide wie Kortison in hohen Dosen; ohne diese Schutzmaßnahmen wäre der Patient Infektionen ausgeliefert, denen er erliegen würde.

Wie versucht man der Abstoßungsreaktion auf das transplantierte Organ beizukommen?
a) Bevor man ein Organ oder Gewebe von einem Menschen auf den anderen überträgt, vergleicht man sorgfältig die Spender- und Empfängergewebe auf ihre Verträglichkeit. Diese Probe ist ähnlich wie die

Bestimmung der Blutgruppenverträglichkeit vor einer Bluttransfusion. Schlecht verträgliche Gewebe eignen sich nicht zur Transplantation;
b) man gibt chemische Mittel wie Azathioprin und Kortison, die vorübergehend die Angriffsfähigkeit der Empfängerantikörper gegen das Organ ausschalten;
c) es hat sich gezeigt, daß man auch mit einer hochdosierten Röntgenbestrahlung des Transplantatbereichs oder mit einer Ganzkörperbestrahlung des Empfängers die Abwehrvorgänge für eine Weile unterdrücken kann;
d) man hat entdeckt, daß in manchen Fällen die Entfernung der unter dem Brustbein gelegenen Thymusdrüse oder der Milz zur Hemmung der Antikörper beiträgt und dadurch das Überleben des verpflanzten Organs ermöglicht;
e) man verabreicht Antilymphozytenserum;
f) in der Regel kombiniert man diese einzelnen Behandlungsformen, um der Immunreaktion soweit Herr zu werden, daß das transplantierte Organ überleben kann.

Reagiert ein erfolgreich transplantiertes Organ in seiner neuen Umgebung immer normal? Nein. Im Tierexperiment hat sich herausgestellt, daß manchmal gesunde, überpflanzte Organe die gleiche Krankheit wie das Organ, das sie ersetzen, bekommen können.

Können krankhaft veränderte Blutgefäße durch ein Transplantat ersetzt werden? Ja, hier liegt einer der erfolgreichsten Bereiche der Transplantationschirurgie. Man hat jedoch die Erfahrung gemacht, daß eine Gefäßplastik bei größeren Gefäßen mit Dacron oder anderen Kunststoffen befriedigender gelingt als mit lebenden Geweben.

Bei welchen Gefäßerkrankungen kommen Transplantationen in Frage? Die Verwendung von Kunststoffimplantaten in der Gefäßchirurgie ist bei einer Reihe von Krankheitsbildern erfolgversprechend, unter anderem in folgenden Fällen:
a) Es hat sich herausgestellt, daß Schlaganfälle manchmal durch eine Arteriosklerose der Halsschlagader bedingt sind. Hier kann in bestimmten Fällen eine Ausschälung der verengten Gefäßlichtung (Endarteriektomie) mit Einpflanzung eines Kunststoff-„Flickens" oder eines Venensegments Hilfe bringen.
b) arteriosklerotische Veränderungen der Körperhauptschlagader in ihrem Bauchabschnitt erreichen öfter ein solches Ausmaß, daß die Blutversorgung der Beine leidet. In diesen Fällen kann man den krankhaft veränderten Aortenabschnitt durch eine röhrenförmige Kunststoffprothese ersetzen;
c) eine Arteriosklerose und Verengung der Nierenarterie ist nicht so selten Ursache eines Bluthochdrucks. In diesen Fällen kann man die

Nierenarterie ausschälen und einen Kunststoffflicken einsetzen, um die Gefäßlichtung zu erweitern;

d) es kommt oft vor, daß die Blutversorgung der Beine und Füße durch eine Arteriosklerose der Becken- und Schenkelarterien bedroht ist. In einigen dieser Fälle ist es möglich, die verengten Blutgefäße mit Kunststoffgefäßen zu umgehen („Bypass"). Wenn eine Verengung der Arterien im Bereich des Knies umgangen werden soll, ziehen die meisten Chirurgen ein Venentransplantat anstelle der Kunststoffprothese zur Überbrückung vor;

e) einer der häufigsten Gründe für eine Gefäßersatzoperation ist ein Aneurysma der Körperhauptschlagader im Bereich der Brust oder des Bauches. Ein Aneurysma ist eine Vorwölbung bzw. Aussackung und gleichzeitige Verdünnung einer Arterienwand. Wenn man nichts dagegen unternimmt, kann das Gefäß platzen, so daß der Patient verblutet. Um diese Gefahr auszuschalten, kann man eine Kunststoffröhre als Ersatz für den krankhaft veränderten Aortenabschnitt einpflanzen (siehe Kapitel 11, Gefäßchirurgie);

f) in neuerer Zeit hat sich gezeigt, daß bei einer Arteriosklerose bestimmter Baucharterien, die große Abschnitte des Darmtrakts versorgen, ein Ersatz mit einem Kunststofftransplantat möglich ist;

g) bei Leberzirrhose wird oft ein sogenannter mesenteriokavaler Shunt angelegt; dabei wird ein Gefäßtransplantat zwischen der Vena mesenterica superior und der Pfortader eingesetzt (siehe Kapitel 32, Leber).

Kann man erwarten, daß eines Tages mit Organtransplantationen eine Lebensverlängerung erreicht werden kann? Es ist keine Frage, daß in den kommenden Jahrzehnten eine erfolgreiche Transplantation mit Austausch eines kranken Organs gegen ein gesundes in vielen Einzelfällen eine Lebensverlängerung zur Folge haben wird. Wenn eine Organtransplantation einem Patienten zusätzliche Lebensjahre schenken soll, müssen natürlich seine anderen Organe in einem verhältnismäßig guten Gesundheitszustand sein, weil man ja unmöglich alle verbrauchten Organe ersetzen kann.

43

Parasiten und parasitäre Erkrankungen

siehe auch Kapitel 26, Infektionskrankheiten; Kapitel 30, Laboratoriumsdiagnostik.

Was ist ein tierischer Parasit? Ein tierischer Organismus, der auf Kosten seines Wirtes lebt.

Gibt es außer den tierischen Parasiten auch andere parasitische Organismen? Ja. Zu den Parasiten gehören Bakterien, Viren und Pilze ebenso wie Tiere. Im medizinischen Sinn ist die Parasitologie, die Lehre von den Parasiten, im allgemeinen auf die tierischen Parasiten des Menschen beschränkt.

Auf welchen Wegen gelangen Parasiten in den menschlichen Körper? Mit verseuchten Nahrungsmitteln oder Trinkwasser, durch direkten Kontakt mit Haut oder Schleimhäuten oder durch infizierte blutsaugende Insekten. Eine bestimmte Form der Dysenterie kann durch sexuellen Kontakt, besonders bei homosexuellen Praktiken, übertragen werden.

Welche häufiger vorkommenden Parasiten finden auf dem Nahrungsweg Eingang in den menschlichen Körper? Dazu gehören Protozoen (Einzeller), die den Verdauungstrakt befallen (Entamoeba histolytica und Balantidium coli), Rundwürmer (Spulwurm oder Ascaris lumbricoides und Madenwurm oder Enterobius = Oxyuris vermicularis), Bandwürmer wie der Fischbandwurm (Dibothriocephalus latus) oder der Rinderbandwurm (Taenia saginata) usw.

Welche Beispiele gibt es für Parasiten, die durch Haut oder Schleimhäute in den Körper eindringen? Hakenwurm und Krätzmilbe.

Welches ist der bekannteste Parasit, der durch ein infiziertes blutsaugendes Insekt übertragen wird? Der Malariaparasit, der von einer infizierten Stechmücke übertragen wird.

Können sich Parasiten, nachdem sie in den menschlichen Körper eingedrungen sind, dort vermehren? Nicht alle tierische Parasiten vermehren sich im Körper; das gilt besonders für Wurminfektionen. Zu den Parasiten, die sich im Körper vermehren, gehören u. a. die Malariaparasiten und Amöben.

Gibt es eine echte Immunität gegen einen Parasitenbefall? Nein.

Wie kann man einen Parasitenbefall verhüten? Hygienische Lebensweise bei entsprechenden sanitären Verhältnissen, Versorgung mit reinem Wasser, Vermeidung eines Kontakts mit infiziertem Material und Bekämpfung der Parasitenträger (Stechmücken, Läuse usw.) gehören zu den wirksamsten Vorbeugungsmitteln. Einige dieser Punkte betreffen Maßnahmen des öffentlichen Gesundheitswesens, unter Umständen von weltweiter Ausdehnung, wie die Bekämpfung von Stechmücken, Zecken usw.

Kann man mehr als einen Parasiten gleichzeitig beherbergen? Ja. Ein mehrfacher Befall ist sehr häufig.

Gibt es in der Welt Gebiete, in denen parasitäre Erkrankungen häufiger sind als in anderen? Ja. In den Tropen oder Subtropen ist die Häufigkeit des Parasitenbefalls verhältnismäßig hoch. Auch Gebiete mit mangelhaften sanitären Verhältnissen sind stark parasitenverseucht. Die Ernährungsgewohnheiten spielen ebenfalls eine wichtige Rolle. In Skandinavien, wo es gebräuchlich ist, rohen Fisch zu essen oder zu kosten, ist der Befall mit Fischbandwurm häufiger als dort, wo man Fisch nur gründlich durchgebraten oder gekocht speist.

Wie wird die Diagnose einer parasitären Erkrankung gestellt? Der einzig sichere Weg ist der Nachweis des Parasiten in den Ausscheidungen (Stuhl oder Harn), Körperflüssigkeiten oder Geweben. Ab und zu können Hauttests und andere Laboratoriumsuntersuchungen dazu beitragen, daß man zu einer genauen Diagnose kommt.

Gibt es bei parasitären Erkrankungen typische Blutveränderungen? Im allgemeinen nicht, wenn auch manchmal die Vermehrung bestimmter weißer Blutkörperchen (eosinophiler Granulozyten) im Blut an einen Parasitenbefall denken läßt. Bei der Malaria oder bestimmten anderen parasitären Erkrankungen ist der Parasit oft bei der mikroskopischen Untersuchung eines Blutausstriches nachweisbar. In solchen Fällen kann man die Diagnose mit absoluter Sicherheit stellen.

Kann man parasitäre Erkrankungen wirksam behandeln und heilen? In den meisten Fällen *ist* eine spezifische Behandlung und Beseitigung der Parasiten möglich. Die Behandlungsverfahren sind jedoch von Parasit zu Parasit verschieden.

Amöbenruhr

Was ist eine Amöbiasis? Man versteht darunter eine Infektion mit einem einzelligen tierischen Parasiten, einer sog. Amöbe. Es gibt verschiedene Arten von Amöben, die Krankheiten hervorrufen können. Die wichtigste ist die Entamoeba histolytica, die im allgemeinen den Darm befällt und die sogenannte Amöbenruhr verursacht. Der Parasit kann aber auch gelegentlich in andere Organe des menschlichen Körpers, darunter auch in Leber und Gehirn, eindringen.

Wo findet sich die Amöbenruhr? Sie kommt in der ganzen Welt vor, am häufigsten aber in den Tropen und Subtropen. Es sei erwähnt, daß vor nicht allzulanger Zeit eine ziemlich schwere Epidemie in Chikago und einige Jahre später eine in Tokio ausgebrochen ist. Mit der ungeheuren Zunahme des Reiseverkehrs in der Welt ist kein Land vor Infektionen dieser Art sicher.

Wie wird die Amöbenruhr übertragen? Vorwiegend durch den Genuß von Nahrungsmitteln oder Getränken, die mit menschlichen Darmausscheidungen, die die Zysten dieses Parasiten enthalten, verunreinigt sind.

Welche Symptome erzeugt die Amöbenruhr? Blutige und anfallsweise wiederkehrende Durchfälle, Schmerzen und Druckempfindlichkeit des Unterleibs und Gewichtsverlust.

Wie wird die Diagnose gestellt? Durch den mikroskopischen Nachweis von vegetativen Formen der Ruhramöbe im Stuhl des Patienten. Auch bestimmte Blutuntersuchungen können zur Bestätigung der Diagnose beitragen.

Ist die Amöbenruhr eine ernste Erkrankung? Ja. Sie kann nicht nur zu einer erheblichen Schwächung, sondern in schweren Fällen auch zum Tode führen. Darüberhinaus sind in unbehandelten Fällen Komplikationen nicht selten.

Sind die Heilungsaussichten bei der Amöbenruhr günstig? Ja. Es gibt mehrere Medikamente, die in den allermeisten Fällen Heilung bringen; dazu gehören Metronidazol, Tetrazyklin, Yatren, Resochin und andere. Es ist eine intensive Behandlung erforderlich, die von einem Fachmann auf diesem Gebiet überwacht werden soll.

Gibt es andere Einzeller, die Darmparasiten sind? Ja, aber sie sind von geringer Bedeutung.

Trichomonadenkolpitis

Was ist eine Trichomonadenkolpitis? Diese Erkrankung entsteht durch den Befall der weiblichen Scheide mit dem Parasiten Trichomonas vaginalis. Er kann eine Entzündung hervorrufen, die mit einem starken Scheidenausfluß verbunden ist. Da sich der Parasit manchmal in der männlichen Harnröhre findet, kann die Infektion leicht von männlichen auf weibliche Individuen übertragen werden.

Ist die Trichomonadenkolpitis eine schwere Erkrankung? Nein, das nicht, aber es ist manchmal schwierig, sie gänzlich zu beseitigen. In jüngster Zeit haben sich neue pilztötende Präparate zum Einnehmen als sehr wirksam gegen diese Parasiten erwiesen.

Leishmaniosen

Was sind Leishmaniosen? Es handelt sich um eine Gruppe von Krankheiten, die durch bestimmte parasitäre tierische Einzeller, sog. Leishmanien, hervorgerufen werden; dazu gehören Kala Azar, Espundia und Orientbeule, ernste Krankheiten, die in tropischen Ländern vorkommen. Bei Kala Azar ist die Sterblichkeit in unbehandelten Fällen sehr hoch. Espundia und Orientbeule gehen hauptsächlich mit Hautveränderungen einher; die Aussichten sind hier viel günstiger als bei Kala Azar, und die Behandlung führt gewöhnlich zur Heilung.

Afrikanische Schlafkrankheit

Was ist die Afrikanische Schlafkrankheit? Das ist eine parasitäre Erkrankung, die von einem Einzeller, einem sog. Trypanosomen, hervorgerufen wird. Es sind mindestens zwei verschiedene Arten bekannt. Die Übertragung erfolgt durch Stechfliegen (Tsetsefliegen). Die Krankheit ist äußerst ernst und führt, wenn sie nicht behandelt wird, in den meisten Fällen zum Tod.

Chagaskrankheit

Was ist die Chagas-Krankheit? Die Chagas-Krankheit wird durch Trypanosomen hervorgerufen und ist auf die westliche Hemisphäre beschränkt, besonders auf Brasilien. Man nennt sie auch Amerikanische Trypanosomenkrankheit. Sie wird durch den Biß einer Wanze (Triatoma megista) übertragen. Sie ist eine schwere Krankheit, die mit einer hohen Sterblichkeit einhergeht.

Malaria

(Wechselfieber)

Welche verschiedenen Formen der Malaria gibt es? Es gibt mindestens drei verschiedene Formen; jede wird von einem anderen Malariaparasiten hervorgerufen: die Malaria tertiana wird vom Plasmodium vivax verursacht, die Malaria quartana vom Plasmodium malariae und die Malaria tropica vom Plasmodium immaculatum oder falciparum.

Wie wird die Malaria auf den Menschen übertragen? Durch das Eindringen der Parasiten beim Biß einer infizierten Stechmücke von der Gattung Anopheles.

Wo leben die Malariaparasiten beim Menschen? In den roten Blutkörperchen, die sie zerstören.

Wie unterscheidet man die verschiedenen Arten der Malariaparasiten? Aufgrund ihres charakteristischen Aussehens im Blutausstrich und der Verschiedenheit des klinischen Bildes und der Symptome, die sie erzeugen.

Wie häufig ist die Malaria? Sie gehört noch immer zu den häufigsten Krankheiten der Erde, besonders in tropischen und unterentwickelten Ländern. Die Weltgesundheitsorganisation unternimmt große Anstrengungen, um die Malaria unter Kontrolle zu bringen.

Wo findet sich die Malaria? Zweifelsohne spielt sie in den warmen Klimazonen der Erde eine besonders große Rolle, ihre Verbreitung erstreckt sich aber nordwärts bis in das südliche Schweden. Menschen, die sich vorübergehend in Malariagebieten aufhalten, bringen die Krankheit nicht selten mit nach Hause.

Gibt es eine Immunität gegen Malaria? Alle eingeborenen Rassen in Malariagebieten sind gegen die Krankheit ziemlich widerstandsfähig; das ist aber vielleicht das Ergebnis wiederholter Infektionen, die zum Aufbau einer relativen Widerstandskraft (Resistenz) geführt haben. Aller Wahrscheinlichkeit nach gibt es eine natürliche Immunität gegen Malaria kaum oder gar nicht, allerdings sind Patienten mit Sichelzellanämie vor der Erkrankung geschützt.

Welche Krankheitserscheinungen erzeugt die Malaria? Schwere Fieberanfälle mit Schüttelfrost, die gewöhnlich in regelmäßigen Abständen auftreten.

Wie sind die Aussichten bei einer unbehandelten Malaria? Die unbehandelte Malaria verläuft selten tödlich, abgesehen von der Malaria tropica, der schwersten Form, bei der immer mit einem ungünstigen Krankheitsverlauf gerechnet werden muß.

Wie wird die Malaria behandelt? Es gibt eine Reihe von Medikamenten, die gegen die Malariaparasiten hochwirksam sind, dazu gehören Resochin, Chinin, Primaquin u. a.

Können diese Medikamente mit Erfolg dazu verwendet werden, die Entwicklung einer Malaria zu unterdrücken oder zu verhüten? Ja.

Darf jemand, der bekanntermaßen Malaria gehabt hat, je als Blutspender verwendet werden? Nein. Er ist vielleicht Parasitenträger, und die Krankheit könnte daher auf den Empfänger der Bluttransfusion übertragen werden.

Wurmkrankheiten

Was sind Rundwürmer? Rundwürmer sind Tiere von unterschiedlicher Größe, die kleinsten sind kaum mit bloßem Auge sichtbar, die größten sind dick wie ein Bleistift und fast 30 cm lang. Sie haben im Aussehen eine gewisse Ähnlichkeit mit einem gewöhnlichen Regenwurm.

Welche Rundwürmer befallen den Menschen? Dazu gehören die Trichine (Trichinella spiralis), die die Trichinose verursacht; der Spulwurm (Ascaris lumbricoides); der nordamerikanische Hakenwurm (Necator americanus); der Hakenwurm der alten Welt (Ancylostoma duodenale); der Peitschenwurm (Trichuris trichiura); der Madenwurm (Enterobius oder Oxyuris vermicularis) und noch andere.

Wie erwirbt man eine Trichinose? Die Parasiten bilden normalerweise Zysten in den Muskeln von Schweinen. Wenn trichinöses Schweinefleisch, das nicht völlig durchgekocht ist, vom Menschen gegessen wird, werden die Parasiten im Körper freigesetzt und wandern in die Muskeln des Menschen.

Ist die Trichinose eine häufige Krankheit? Ja. Schätzungsweise sind davon fast 28 Millionen Menschen in der ganzen Welt befallen, ¾ davon in Nordamerika.
In den europäischen Ländern, in denen die Trichinenschau der Schlachtschweine vorgeschrieben ist, ist sie in Friedenszeiten sehr selten. Übrigens sind auch Wildschweine häufig von Trichinen befallen, ebenso andere Tiere, die aber normalerweise für die menschliche Ernährung keine Rolle spielen.

Ist die Trichinose gefährlich? Die Trichinose führt, abgesehen von massiven Infektionen, selten zum Tode.

Kann die Trichinose erfolgreich behandelt werden? Es gibt zwar Mittel, die bei der akuten Trichinose die Larven in den Muskeln abtöten sollen, der Behandlungserfolg ist aber zweifelhaft.

Kann man der Trichinose vorbeugen? Ja, durch gründliches Durchkochen oder Durchbraten von Schweinefleisch und Schweinefleischprodukten vor dem Verzehr.

Wo lebt der Peitschenwurm des Menschen? Der Peitschenwurm (Trichuris trichiura) lebt normalerweise im Blinddarm, Wurmfortsatz und Dickdarm des Menschen.

Wie infiziert man sich mit dem Peitschenwurm? Durch die Aufnahme von Eiern des Peitschenwurms auf dem Nahrungsweg. Die Eier finden sich in Erde, die mit menschlichen Darmausscheidungen verunreinigt ist.

Wie wird die Diagnose einer Peitschenwurminfektion gestellt? Durch den Nachweis der Eier im Stuhl des Patienten.

Können Peitschenwürmer Durchfall verursachen? Ja, sie können eine chronische Diarrhö verursachen.

Können Peitschenwürmer eine Blinddarmentzündung verursachen? Gelegentlich können die Würmer das Auftreten einer akuten Blinddarmentzündung auslösen, aber es ist nicht anzunehmen, daß Peitschenwurminfektionen für die Entstehung der Blinddarmentzündung wirklich oft eine Rolle spielen.

Wie kann man der Infektion vorbeugen? Hygienisch einwandfreie Beseitigung der Darmausscheidungen und gründliches Waschen der Hände vor den Mahlzeiten sind wirksame Vorbeugungsmaßnahmen.

Wie werden Peitschenwurminfektionen behandelt? Mit dem Medikament Metronidazol, das gut wirksam ist.

Wie gelangen Hakenwürmer in den menschlichen Körper? Freilebende Larvenformen können die unverletzte Haut durchdringen. Gewöhnlich nehmen sie ihren Weg durch die Haut zwischen den Zehen, wenn jemand barfuß auf einem mit menschlichem Kot verunreinigten Boden geht.

Ist eine Hakenwurminfektion eine ernste Krankheit? Ja. Hakenwürmer sind in verschiedenen Gebieten mit warmem, feuchtem Klima weit verbreitet, in nördlicheren Zonen trifft man sie besonders in Bergwerken an. Hakenwurminfektionen führen zu schwerer Blutarmut, Durchfällen, Abmagerung und Kräfteverfall. Bei Kindern, die von Hakenwürmern befallen sind, findet sich häufig ein aufgetriebener Bauch.

Welche Veränderungen rufen die Larven an ihrer Eintrittspforte hervor? Jucken, Brennen, Rötung, Bildung von Bläschen und Quaddeln; bei einer bestimmten Art (Ankylostoma braziliense) kommt es zum sog. Hautmaulwurf, da die Larven einen gewundenen Tunnel in die Haut bohren.

Wo lebt der erwachsene Hakenwurm? Im Dünndarm.

Wie wird ein Hakenwurmbefall diagnostiziert? Durch den Nachweis der Eier im Stuhl des Patienten.

Wie kann man einem Hakenwurmbefall vorbeugen? Wie bei den meisten Rundwurmkrankheiten ist die hygienisch einwandfreie Beseitigung der menschlichen Darmausscheidungen wichtig. Außerdem ist es in Hakenwurmgebieten unerläßlich, immer Schuhe zu tragen!

Wo lebt der Madenwurm des Menschen normalerweise? Der Madenwurm (Enterobius oder Oxyuris vermicularis) lebt im Blinddarm, Wurmfortsatz und Dickdarm.

Warum kommt es beim Madenwurmbefall oft zu starkem Jucken? Die Weibchen wandern meist nachts zur Eiablage aus dem Darm in die Umgebung des Afters und verursachen hier heftigen Juckreiz.

Wer ist am häufigsten von Madenwürmern befallen? Kinder.

Ist mit den Kindern oft die ganze Familie von Madenwürmern befallen? Ja, das kommt häufig vor.

Wie bekommt man eine Madenwurminfektion? Durch Aufnahme von Madenwurmeiern auf dem Nahrungsweg. Beim Kratzen der mit Eiern infizierten Haut um den Darmausgang können Eier unter die Fingernägel gelangen. Wenn Hände und Nägel nicht häufig und gründlich gereinigt werden, kann die Infektion auf andere übertragen werden, oder es kann zu einer neuerlichen Selbstinfektion kommen, wenn die Finger in den Mund gesteckt werden.

Wie wird eine Madenwurminfektion diagnostiziert? Durch den Nachweis der Eier im Stuhl oder auf der Haut um den After. Meist benützt man dazu einen Abstrich von der Aftergegend.

Können Madenwürmer auch andere Krankheiten hervorrufen? Ja. Gelegentlich können sie die Ursache einer Störung sein, die einer

Blinddarmentzündung ähnelt. Außerdem kann der lebhafte Juckreiz zu Nervosität, Reizbarkeit, Schlaflosigkeit und emotioneller Labilität führen.

Wie kann man eine Madenwurminfektion verhüten?
a) Wichtig ist eine peinlich genaue Beachtung der persönlichen Sauberkeit;
b) die Nägel müssen kurz geschnitten sein;
c) Toilettensitze müssen gründlich geschrubbt werden;
d) wer von Madenwürmern befallen ist, sollte behandelt werden; außerdem muß das Kratzen in der Afterumgebung eingestellt werden.

Ist der gewöhnliche Spulwurm des Menschen (Ascaris) der gleiche, der im Darm von Schweinen gefunden wird? Offensichtlich nicht; obwohl sich die beiden Würmer vollkommen gleichen, kommen keine Infektionen vom Schwein zum Menschen oder umgekehrt vor.

Ist eine Spulwurminfektion eine ernste Krankheit? Im allgemeinen nicht. Sie läßt sich mit prompter Behandlung beseitigen.

Was ist eine Filariose? Filariosen sind Krankheiten, die von winzigen Würmern, sog. Filarien, hervorgerufen werden und hauptsächlich in den Tropen vorkommen. Am bekanntesten ist die schwere, schwächende Krankheit, die von der Wuchereria bancrofti verursacht wird. Die Würmer blockieren die Lymphkanäle der Gliedmaßen, die dann durch die Lymphstauung enorm aufgetrieben werden. Diesen Zustand nennt man Elephantiasis.

Sieht man Filariosen auch hierzulande? Ja, aber nur bei Leuten, die aus Gebieten zurückgekehrt sind, wo diese Krankheiten normalerweise heimisch sind.

Was sind Saugwürmer? Die Saugwürmer sind Plattwürmer, die keine echte Körperhöhle wie die Rundwürmer haben. Die Saugwürmer haben gewöhnlich Saugnäpfe, mit welchen sie sich im menschlichen Körper anheften.

Welche Saugwürmer sind Parasiten des Menschen? Die Blutsaugwürmer oder Schistosomen, die die sog. Bilharziosen verursachen, der chinesische Leberegel, der ostasiatische Lungenegel und viele andere.

Wo gibt es Saugwürmer? Sie sind in der ganzen Welt verbreitet, finden sich aber hauptsächlich in den wärmeren Klimazonen. Die Bilharziose kommt besonders im Mittleren Osten und Afrika, aber auch in Südosteuropa und einigen Mittelmeerländern vor.

Was muß man bei Reisen in Bilharziose-Gegenden beachten? Man soll

Kapitel 43 — Wurmkrankheiten

nicht im Süßwasser baden oder waten, denn im Süßwasser leben die Schnecken, die den Schistosomen als Zwischenwirt dienen.

Von welchen häufiger vorkommenden Bandwürmern kann der Mensch befallen werden?
a) Vom Schweinebandwurm (Taenia solium) (Abb. 144b);
b) vom Rinderbandwurm (Taenia saginata) (Abb. 144c);
c) vom Fischbandwurm (Dibothriocephalus latus) (Abb. 144a);
d) vom Hundebandwurm (Echinococcus granulosus).

Warum nennt man diese Würmer „Bandwürmer"?
Weil sich an den Kopf (Skolex) eine Kette von flachen Gliedern, die an ein langes Maßband erinnert, schließt.

Wo leben Bandwürmer im allgemeinen? Im Darm, wo sie sich mit Hilfe ihres Kopfes (Skolex) verankern.

Wie zieht man sich eine Bandwurminfektion gewöhnlich zu? Durch die Aufnahme von Nahrungsmitteln, die die Larven (Finnen) des Wur-

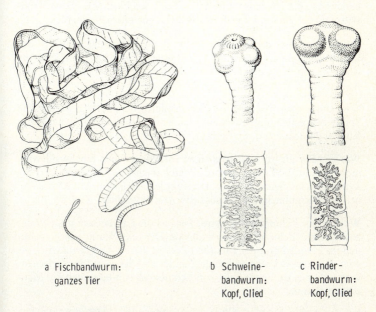

a Fischbandwurm: ganzes Tier
b Schweinebandwurm: Kopf, Glied
c Rinderbandwurm: Kopf, Glied

Abb. 144 *Bandwürmer*. a) Fischbandwurm; b) stark vergrößerter Kopf des Schweinebandwurms und reifes Glied mit Eiern; c) Rinderbandwurm, Kopf vergrößert gezeichnet, und reifes Glied.

mes enthalten. So bekommt man den Rinderbandwurm durch den Genuß von finnenhaltigem Rindfleisch, das ungenügend gekocht wurde, usw.; der Schweinebandwurm tritt bei uns seltener auf; der Fischbandwurm findet sich vorwiegend im Ostseeraum.

Wie kann man einem Bandwurmbefall vorbeugen? Gründliches Kochen oder Braten von Fisch, Schweine- und Rindfleisch vernichtet darin enthaltene Finnen; damit wird eine Infektion mit diesen Parasiten beim Genuß solcher Nahrungsmittel verhütet. Zur Vermeidung einer Hundebandwurminfektion muß man achtgeben, daß man nicht mit Hundekot in Berührung kommt. Sanitäre Vorkehrungen zur Beseitigung menschlicher und tierischer Ausscheidungen sind wichtige Vorbeugungsmittel.

Wie lang sind Bandwürmer? Ihre Länge schwankt von kaum 1 cm bis zu 10 m beim Rinderbandwurm.

Wie wird die Diagnose eines Bandwurmbefalls gestellt? Wenn der erwachsene (reife) Wurm den Darmkanal bewohnt, gehen Bandwurmglieder ab; die Diagnose gründet sich auf den Nachweis dieser Bandwurmglieder im Stuhl. Der Einachweis ist nur zeitweise möglich.

Warum muß bei der Bandwurmabtreibung unbedingt der Kopf des Wurmes abgehen, damit die Behandlung Erfolg hat? Die Würmer wachsen vom Kopf abwärts; wenn der Kopf im Darm bleibt, lebt und wächst der Wurm weiter.

Wie findet man den Kopf? Nach erfolgter Behandlung werden die Stühle gesammelt, aufgeschwemmt, abgesiebt und sorgfältig nach dem Kopf abgesucht.

Wie werden die verschiedenartigen Infektionen mit Eingeweidewürmern behandelt? Es gibt spezielle Medikamente zur Abtötung der verschiedenen im menschlichen Darmtrakt lebenden Würmer. Man sollte bei Wurmkrankheiten unbedingt den Arzt aufsuchen.

Was ist eine Echinokokkenzyste? Dies ist die Larvenform des Hundebandwurms, Echinococcus granulosus. Der reife Wurm lebt gewöhnlich im Hundedarm, der Mensch bildet in diesem Fall den Zwischenwirt. Normalerweise sind Schafe, Rinder und Schweine die Zwischenwirte, aber es sind viele Fälle von Echinokokkeninfektionen des Menschen bekannt.

Ist eine Echinokokkeninfektion beim Menschen gefährlich? Ja. Die Larven dringen in Leber, Lunge und manchmal ins Gehirn ein und können schwere Krankheitserscheinungen auslösen.

Wie wird eine Echinokokkeninfektion beim Menschen behandelt? Im allgemeinen chirurgisch durch Ausschälung der Zyste aus dem befallenen Organ. Das kann schwierig und gefährlich sein, wenn Gehirn, Lunge oder Leber betroffen sind.

44

Physikalische Therapie und Rehabilitation

siehe auch Kapitel 4, Altern; Kapitel 9, Bewegungsapparat; Kapitel 38, Neurochirurgie; Kapitel 48, Rheumatische Krankheiten

Was versteht man unter physikalischer Therapie? Die physikalische Behandlung ist ein Teilgebiet der Medizin, das die volle Wiederherstellung der Kraft und Funktion kranker oder verletzter Körperteile und bei Behinderungen die bestmögliche Leistungsfähigkeit zum Ziel hat. Licht, Wärme, Elektrizität, Manipulationstherapie, Wasser und mechanische Verfahren sind die Mittel, die in der physikalischen Behandlung zur Reaktivierung geschädigter Körperteile eingesetzt werden.

Was ist Rehabilitation? Rehabilitation bedeutet Wiederherstellung oder Wiedergutmachung. In der Medizin versteht man darunter die Wiederertüchtigung von Versehrten oder Behinderten, die ihnen eine Rückkehr zu einem möglichst normalen Leben und eine Eingliederung in das Arbeitsleben erlaubt. Zur Rehabilitation dienen physikalische Heilverfahren in Verbindung mit psychologischen und sozialen Hilfen sowie die Berufsschulung bzw. Umschulung Körperbehinderter. Die Rehabilitation ist nicht nur auf den Dauerbehinderten ausgerichtet, sondern auch auf den Patienten, der nur vorübergehend verletzt oder krank ist.

Welche Verfahren werden in der physikalischen Therapie angewandt?
a) *Wärmetherapie*
1. Wärmelampen,
2. Infrarotbestrahlung,
3. heiße Umschläge (Wickel),
4. Diathermie,
5. Paraffinbäder,
6. Dampfbäder,
7. Ultraviolettbestrahlung,
8. Natürliches Sonnenlicht.
b) *Hydrotherapie*
1. Wirbelbäder,
2. Schwimmbäder,
3. Wannenbäder.
c) *Elektrotherapie*
1. galvanischer Strom,

2. faradischer Strom.
d) *Massage*
e) *Übungstherapie*
1. Passive Bewegungsübungen. Das sind Bewegungen der Muskulatur, die vom Physiotherapeuten durchgeführt werden, nicht vom Patienten selbst. Passive Übungen werden in erster Linie bei Lähmungen angewandt, wenn der Patient selbst keine Bewegung durchführen kann.
2. Aktive Bewegungsübungen. Diese führt der Patient selbst unter Anleitung des Physiotherapeuten aus.
f) Manipulationstherapie. Dabei werden bestimmte Handgriffe vom Physiotherapeuten, der Schwester oder dem behandelnden Arzt durchgeführt, um ein versteiftes Gelenk wieder beweglich zu machen. Manche können ohne Anästhesie angewandt werden, bei anderen ist eine Betäubung erforderlich, damit Schmerzen und Krämpfe ausgeschaltet werden.
g) Anpassen von Stützmiedern, Bruchbändern, Gipsschalen, Prothesen, Krücken, Gehhilfen usw. und Anleitung zu deren richtigem Gebrauch, Gehübungen.

Wärmetherapie

Welche Heilwirkung hat die örtliche Anwendung von Wärme ganz allgemein? Wärme hat zwei vorteilhafte Hauptwirkungen:
a) Sie vermehrt die Durchblutung eines verletzten oder kranken Bezirks und begünstigt so den natürlichen Heilungsvorgang;
b) sie löst Blutgefäß- und Muskelspasmen (Krämpfe) und fördert auch damit die normalen Heilprozesse.

Gibt es verschiedene Formen der Wärmebehandlung? Ja. Es gibt mehrere Arten, bei denen das Eindringen der Wärme in die Tiefe verschieden groß ist.

Welche Geräte werden unter anderem zur Wärmebehandlung verwendet?
a) Gewöhnliche Wärmelampen in „Lichtkästen". Die Tiefenwirkung ist nicht sehr groß, sie helfen aber bis zu einem gewissen Grad, die Durchblutung zu verbessern und Spasmen zu lösen;
b) Infrarotgeräte. Infrarote Strahlen dringen etwas weiter, aber auch nicht sehr tief in die Gewebe ein;
c) langwellige und kurzwellige Diathermiegeräte. Diese haben eine beträchtliche Durchdringungsfähigkeit und senden Hitzewellen bis in die Muskel-, Sehnen-, Knochensubstanz und andere tiefliegende Gewebe;

d) Leitungswärme. Dabei wird die Wärme direkt von der Wärmequelle in die Körpergewebe geleitet. Hydrotherapie, heiße Bäder, feuchte oder nasse Wickel u. a. Verfahren fallen in diese Gruppe.

Kann man sich unbedenklich einer Wärmebehandlung ohne ärztliche Überwachung unterziehen? Nein. Eine Wärmebehandlung sollte immer nur auf Anordnung des Arztes vorgenommen werden. Durch unsachgemäße Anwendung von Hitze – ob bloß in Form einer Wärmeflasche oder als Kurzwellendiathermie – können schwere Verbrennungen entstehen. Außerdem ist der Patient nicht in der Lage zu beurteilen, wann eine Wärmebehandlung am Platz ist oder ob sie bei bestimmten Zuständen sogar schadet. Ein Physiotherapeut kann einem Anleitung zur richtigen Anwendung der verschiedenen Wärmetherapieverfahren geben.

Welche Krankheiten oder Verletzungen werden von einer Wärmebehandlung günstig beeinflußt? Diese Fälle sind so zahlreich, daß es unmöglich wäre, alle anzuführen, einige davon sind:
a) Bestimmte Formen von Gelenkserkrankungen;
b) manche Stadien der Schleimbeutelentzündung;
c) Muskelzerrung oder -entzündung;
d) Muskelspasmen;
e) Versteifung von Gelenken, Sehnen und Muskeln nach langdauernder Ruhigstellung, z. B. nach Knochenbrüchen.

Wie oft muß man eine Wärmebehandlung anwenden, damit sie wirkt? Um ihre beste Wirkung zu entfalten, sollte sie fast täglich verabfolgt werden.

Ultraviolettlichttherapie

In welcher Form wird Licht zur Krankenbehandlung verwendet? Die ultravioletten Strahlen des Lichts finden sehr ausgiebig bei der Behandlung bestimmter Hauterkrankungen Verwendung.

Darf man Ultraviolettbestrahlungen ohne ärztliche Überwachung vornehmen? Nein. Das ist gefährlich, da eine unrichtige Anwendung schwere Verbrennungen und Gewebeschäden zur Folge haben kann.

Geben die Ultraviolettlampen, die in Geschäften für Kosmetikartikel, Kaufhäusern und dergl. verkauft werden, viel ultraviolette Strahlen ab? Diese Geräte sind gewöhnlich von minderer Qualität und liefern nicht die Art und Menge von Strahlung, die für eine angemessene Behandlung erforderlich ist. Trotzdem sind sie nicht ungefährlich, da durch eine übertriebene Bestrahlung Verbrennungen der Augen, Haut und anderer Gewebe entstehen können.

Hydrotherapie

Was ist die Hydrotherapie? Eine Form der physikalischen Behandlung, die sich des Wassers bedient.

Welche Vorteile hat die Hydrotherapie? Bewegungsbäder in Schwimmbecken, Wirbelbäder, heiße Brausen und heiße Wannenbäder eignen sich besonders gut zur Lösung von Spasmen und zur Durchblutungssteigerung verschiedener Körperregionen.

Bewährt sich die Hydrotherapie als Nachbehandlung bei Lähmungen? Ja. Das Schwimmen lockert die Muskeln und ermöglicht eine bessere Funktion geschädigter Muskeln.

Fördern Wirbelbadbehandlungen nach Knochenbrüchen eine raschere Wiederherstellung der Funktion? Ja. Sie wirken bei Muskelverkrampfungen entspannend und ermöglichen aktivere Bewegungen in versteiften Muskeln, Gelenken und Sehnen.

Sind Wirbelbäder bei Zerrungen, Verstauchungen, Hexenschuß usw. vorteilhaft? Ja.

Elektrotherapie

Verwendet man elektrische Reizströme sehr häufig zur Behandlung von Nervenentzündungen oder Lähmungen? Nein. Die elektrische Reizung bewirkt keine Normalisierung eines geschädigten oder gelähmten Nerven.

Welche Formen der elektrischen Reizung werden am häufigsten benützt? Galvanische und faradische Ströme.

Welchen Zweck hat die Reizstrombehandlung? Wenn man einen Muskel während der Zeitspanne, in der sein Nerv nicht richtig arbeitet, elektrisch zur Zusammenziehung anregt, ist es oft möglich, den Muskel in einem besseren Spannungszustand zu erhalten und einem Muskelschwund entgegenzuwirken.

Bringt die elektrische Behandlung eine Fazialisparese (Gesichtsnervenlähmung) schneller zum Schwinden? Wahrscheinlich nicht. Diese

Krankheit geht von selbst zurück, und die elektrische Reizung hat keinen besonders großen Einfluß im Sinne einer rascheren Erholung des Nerven.

Sind Reizströme auch diagnostisch anwendbar? Ja. Reizstromuntersuchungen sind ein außerordentlich gutes Hilfsmittel, um Klarheit über die Ursache einer Nervenlähmung oder Muskeldegeneration zu gewinnen.

Massage

Kann man sich unbedenklich auf eigene Faust ohne ärztliche Anweisung massieren lassen? Nein. Eine unrichtige Massage kann viel Schaden anrichten, da die Muskeln und Gelenke verletzt werden können, wenn der Masseur zu energisch und durchgreifend arbeitet.

Wann ist eine Massage schlecht? Wenn ein Knoten oder eine Anschwellung vorliegt. Es kann sich um einen Tumor handeln, bei dem eine Massage sehr schaden würde;

Ist eine Massage ein geeignetes Mittel zum Gewichtabnehmen? Nein, Massage allein führt nicht zum Abnehmen.

Was soll dem Physiotherapeuten gesagt werden, bevor er mit der Massage beginnt? Es soll klargestellt werden, ob die Massage tief oder oberflächlich sein soll und ob sie als Reiz- oder Entspannungsbehandlung der Muskulatur auszuführen ist.

Welche günstigen Auswirkungen hat eine richtig durchgeführte Massage?
a) Sie führt zur Entspannung der Muskeln;
b) sie führt zu einer besseren Beweglichkeit von Gelenken, Muskeln und Sehnen;
c) sie führt zu einer besseren Durchblutung des Gebiets.

Übungstherapie

Eignen sich Bewegungsübungen gut zur Behandlung von Knochen-, Muskel-, Gelenkskrankheiten usw.? Ja, unbedingt. Planmäßige Übungen können bei krankhaften Veränderungen von Muskeln, Knochen, Gelenken, Sehnen und Nerven außerordentlich viel Gutes leisten.

Gibt es spezielle Übungen für bestimmte Krankheiten, etwa für einen

Bandscheibenvorfall, einen Hexenschuß, eine Peitschenschlagverletzung, ein steifes Genick und für Krankheiten von der Art der zerebralen Kinderlähmung, Muskeldystrophie usw.? Ja. Mit einer fachkundigen ärztlichen Betreuung durch einen Orthopäden oder Rehabilitationsspezialisten läßt sich bei den genannten Störungen oft eine bedeutende Besserung erreichen.

Kann jeder Arzt Übungen verordnen oder soll man zu einem Spezialisten für Übungstherapie gehen? Die Übungstherapie ist ein hochspezialisiertes Arbeitsgebiet geworden, und es sollte daher ein Fachmann bestimmen, welche von den zahlreichen Geräten und Übungen im Einzelfall zur Behandlung herangezogen werden.

Ist es notwendig, daß man die Übungen häufig und unter geregelten Bedingungen ausführt? Ja. Die meisten Versager bei der Übungsbehandlung ergeben sich, wenn kein richtiger Behandlungsplan erstellt wurde oder wenn zu selten geübt wird.

Rehabilitation

Welche Ziele verfolgt die Rehabilitation?
a) Die Wiederherstellung eines möglichst normalen körperlichen Zustandes;
b) die Besserung der seelischen Einstellung des Patienten, damit er seine Fähigkeiten voll nützt und sich auf seine Behinderung einrichtet;
c) die Erreichung einer besseren sozialen Anpassung des Patienten, damit er seinen Platz in seiner Familie und in der Gemeinschaft wieder einnehmen kann;
d) die Ermöglichung einer Ausbildung und aktiven Berufsausübung.

Haben sich die Methoden der Rehabilitation in den letzten 15 bis 20 Jahren verbessert? Die Fortschritte auf diesem Gebiet gehören zu den bemerkenswertesten in der gesamten Medizin. Die Begriffe „Krüppel" oder „Invalider" sind heute überholt. Die allermeisten Körperbehinderten werden durch Rehabilitationsverfahren wieder fähig, nützliche, produktive, sich selbst erhaltende Mitglieder der Gesellschaft zu sein.

Für welche Fälle eignen sich die Rehabilitationsmethoden besonders?
a) Für Körperbehinderte mit einer angeborenen Mißbildung;
b) für Gelähmte;
c) für Amputierte;
d) für Patienten, die infolge von Nerven-, Muskel-, Knochen- oder Gelenkveränderungen körperbehindert sind;
e) für Patienten, die eine lange und schwächende Erkrankung teilweise

überwunden haben, aber noch nicht fähig sind, ihre normale körperliche, seelische oder soziale Aktivität wieder aufzunehmen.

Bei welchem Prozentsatz der Patienten mit langwierigen Krankheiten ist eine Rehabilitation in irgendeiner Form erforderlich? Schätzungsweise brauchen 50 % aller langdauernd hospitalisierten internistischen Patienten und 50 % aller orthopädischen Patienten nach ihrer Entlassung aus dem Spital eine weitere Betreuung.

In welcher Krankheitsphase ist die Rehabilitation am nötigsten? Während der Rekonvaleszenz. Es ist außerordentlich wichtig, daß Patienten, die eine schwere Krankheit überstanden haben, ermutigt werden, ihre normale Tätigkeit so rasch wie möglich wieder aufzunehmen. Viele chronisch Kranke sind geneigt, sich auf ihre Krankheit einzustellen, und zeigen kein Interesse an einer Rückkehr zu voller Aktivität.

Neigt der Mensch dazu, sich mit seinem Zustand als Invalider abzufinden? Ja. Aus irgendwelchen besonderen psychologischen Gründen haben Patienten, die sehr lange als Vollinvalide betreut und gepflegt worden sind, die Neigung, sich mit dieser Lage abzufinden. Die Rehabilitationsmaßnahmen müssen daher diesem natürlichen Hang entgegenwirken; diese Menschen müssen angespornt werden, wieder selbständig zu werden und zu einer normalen Lebensführung zurückzukehren, sofern das möglich ist.

Physikalische Therapie und Rehabilitation für Ältere

Lohnt sich eine Rehabilitation für Ältere? Ja. In jüngster Zeit wurden in der Umschulung und Rehabilitation älterer Menschen, die durch eine Verletzung oder Krankheit eine Behinderung erlitten hatten, große Fortschritte erzielt. Spezialisten der physikalischen Therapie haben Wege gefunden, die körperlichen Fähigkeiten behinderter älterer Menschen zu steigern und verlorengegangene Funktionen wiederherzustellen.

Auf welchen allgemeinen Gebieten kann mit der Rehabilitation viel erreicht werden?
a) Patienten mit Teillähmungen nach einem Schlaganfall können oft so weit gebracht werden, daß sie wieder gehen können und den bestmöglichen Gebrauch ihrer gelähmten Gliedmaßen erlernen.
b) Bei Verlust des Sprechvermögens ist in manchen Fällen eine Sprechtherapie sehr günstig. In anderen Fällen, wenn der Patient nicht mehr sprechen lernen kann, bringt man ihm bei, wie er sich in seiner Umgebung verständlich machen kann.

c) Patienten mit deformierten oder verkrüppelten Gelenken werden in Übungen unterwiesen, die dazu dienen, die versteiften Gelenke wieder beweglicher zu machen, die Beweglichkeit der noch nicht befallenen Gelenke zu erhalten und die bestmögliche Gebrauchsfähigkeit der Hände und Füße zu erreichen.

d) Patienten mit bleibenden Gelenks-, Knochen-, Nerven- oder Muskelschwächen werden mit künstlichen Behelfen (Stützen, Schienen usw.) versorgt, um eine möglichst normale Körperhaltung und die bestmögliche Gebrauchsfähigkeit teilgeschädigter Körperteile zu erreichen.

e) Für Körperbehinderte wurden spezielle Methoden entwickelt, wie sie besser gehen, Gehsteige und Stufen hinauf- und hinabsteigen, Treppen steigen, sitzen und stehen können.

f) Amputierte werden im Gebrauch von Prothesen unterwiesen.

g) Große Fortschritte wurden in der Rehabilitation Querschnittsgelähmter erzielt (Querschnittslähmungen sind die Folge von Rückenmarksverletzungen).

h) Patienten mit Parkinson-Krankheit erhalten eine spezielle Behandlung und ein Training für starre Muskeln; Sprechbehandlung und berufliche Schulung helfen ihnen, daß sie ihre Arbeit trotz der Schüttellähmung verrichten können.

i) Bei vorhandenen Deformierungen wird eine entsprechende berufliche Umschulung durchgeführt.

j) Eine Psychotherapie ist bei Depressionen angezeigt; sie hilft auch dem Körperbehinderten, sich besser in die Umwelt, in der er lebt, einzugliedern.

Kann auch Menschen, die schon jahrelang körperbehindert waren, mit Rehabilitationsverfahren geholfen werden? Ja. Manche Patienten, die schon seit Jahren nicht mehr gegangen sind oder ihre Arme gebraucht haben, können das wieder lernen. Natürlich wird das Endergebnis um so besser sein, je früher mit der Rehabilitation nach einer Verletzung begonnen wird.

Sollen sich ältere Menschen, bei denen eine Rehabilitation erforderlich ist, an einen Spezialisten auf diesem Gebiet wenden? Ja. Rehabilitationsmethoden sind hochspezialisierte Verfahren, und nur Ärzte, die sich ausschließlich damit befassen, sind in der Lage, eine fachkundige Betreuung durchzuführen.

Wie bald nach einem Schlaganfall kann mit Rehabilitationsmaßnahmen begonnen werden? Schon nach ein, zwei Tagen. Eine der ersten Maßnahmen ist die Kontrolle der Lage des Patienten im Bett, damit sich nicht vermeidbare Kontrakturen entwickeln. Außerdem werden passive Bewegungsübungen durchgeführt, damit keine Versteifung von Muskeln und Gelenken eintritt. Sobald der Patient das Bewußtsein wiedererlangt, zeigt man ihm, wie er sich selbst helfen kann.

Auf welche Weise können psychologische Faktoren zur Rehabilitation beitragen? Ein Patient, der wegen seines Schicksals deprimiert ist, erhält neuen Auftrieb, wenn er die Behandlungserfolge bei anderen sieht. Gruppentherapie und Klassengemeinschaft können sich als sehr vorteilhaft erweisen. Oft schließen die Patienten auch anregende neue Bekanntschaften mit anderen, die das gleiche Schicksal erlitten haben.

Können sich Patienten, die schon 60, 70 oder 80 Jahre alt sind, physikalischen Behandlungen, etwa Ultraviolettbestrahlungen, Wärmebehandlungen, Bädern oder der Diathermie gefahrlos unterziehen? Ja, aber die physikalische Therapie soll unter der Aufsicht eines Spezialisten auf diesem Gebiet durchgeführt werden. Es wäre wirklich gefährlich, ältere Menschen eine Selbstbehandlung ohne ärztliche Überwachung durchführen zu lassen. Sie brauchen eine besondere Betreuung, weil sie empfindlicher gegen die Wirkungen der physikalischen Maßnahmen sind.

Kann die Tiefendurchblutung in den Beinen älterer Menschen mit Wärmebehandlungen verbessert werden? Nicht meßbar. Die meisten älteren Menschen mit Durchblutungsstörungen haben eine Arteriosklerose, und eine noch so intensive physikalische Therapie kann die Grundkrankheit nicht beeinflussen. Bei schweren Veränderungen bietet eine chirurgische Behandlung in solchen Fällen mehr Hoffnung auf Erfolg.

Welche besonderen Vorsichtsmaßnahmen sind bei einer Wärmebehandlung älterer Menschen zu treffen?
a) Die Temperatur muß sorgfältig reguliert werden, damit keine Verbrennungen durch zu große Hitze entstehen.
b) Elektrische Wärmekissen, Wärmelampen und Wärmeflaschen sollten nur auf Anweisung und unter Aufsicht einer Schwester oder anderer qualifizierter Pflegepersonen aufgelegt werden. Sie müssen sofort entfernt werden, wenn die Haut fleckig oder gerötet wird.
c) Wärmekissen sollen nicht aufgelegt werden, wenn der Patient schlafen geht, bzw. entfernt werden, sobald der Patient einschlummert.
d) Wärmekissen sollen nicht aufgelegt werden, wenn der Patient gerade ein Schlaf- oder Beruhigungsmittel erhalten hat. Diese Mittel können so dämpfend wirken, daß der Patient unter Umständen nicht spürt, wie heiß das Kissen ist.
e) Kalte Umschläge, Eisbeutel und dergleichen dürfen nicht länger als eine halbe Stunde aufgelegt bleiben, weil sonst Durchblutungsstörungen oder Erfrierungen entstehen können.

Können ältere Menschen ohne Schaden in die Sauna oder ins Dampfbad gehen? Gesunde, aktive ältere Menschen vertragen solche Bäder gut, doch wäre es unvernünftig, sie einem Kranken oder Untergewichtigen zuzumuten, damit er sich „ausschwitzt". Der große Flüssigkeits- und Salzverlust kann gefährlich sein.

Können Wirbelbäder, warme Wannenbäder und Schwimmbäder von älteren Menschen gefahrlos in Anspruch genommen werden? Ja, aber die Wassertemperatur muß sorgfältig kontrolliert werden, damit keine Verbrennungen entstehen. Außerdem muß man ältere Leute, wenn sie zu Ohnmachtsanwandlungen neigen oder sich nicht leicht verständlich machen können, sehr genau beobachten, während sie im Wasser sind.

Ist es möglich, Körperbehinderte mit Musekllähmungen darauf zu trainieren, daß sie andere Muskeln einsetzen als die normalerweise verwendeten Muskeln, die von der Lähmung betroffen sind? Ja. Dieser Prozeß ist eines der wichtigsten Verfahren im Rahmen der Rehabilitationsmaßnahmen. Viele Menschen, die schon vollkommen bettlägerig waren, haben durch die Umschulung von Muskeln auf andere, neue Funktionen wieder gehen gelernt.

45

Plastische Chirurgie

Für die einzelnen Organe siehe die einschlägigen Kapitel, z. B. Kapitel 14, Brustdrüse; Kapitel 20, Hals, Nase und Ohren; Kapitel 47, Replantationschirurgie

Was ist die plastische Chirurgie? Man bezeichnet damit ein Teilgebiet der Chirurgie, das sich zur Aufgabe stellt, körperliche Fehlbildungen und verletzungs- oder krankheitsbedingte Körperschäden in Ordnung zu bringen und zu korrigieren. Ziel der plastischen Chirurgie ist es, nicht nur das normale *Aussehen*, sondern auch die normale *Funktion* wiederherzustellen. Das Fach umfaßt mehrere Aufgabenbereiche. Zu diesen gehören:
a) Kosmetische Chirurgie,
b) Handchirurgie,
c) Korrektur angeborener Defekte,
d) Versorgung von Verbrennungen, Wunden und anderen erworbenen Defekten,
e) Kopf- und Halskrebschirurgie einschließlich von Rekonstruktionsoperationen nach den verschiedenen Krebsoperationen.

Welcher Unterschied besteht zwischen der kosmetischen und der plastischen Chirurgie? Die kosmetische Chirurgie strebt eine Verbesserung oder Wiederherstellung des *Aussehens* von Geweben oder Organen, z. B. der Nase oder der Brust an. Die plastische Chirurgie schließt zwar die kosmetische Chirurgie ein, geht aber viel weiter, da sie sowohl das Aussehen als auch die *Funktion* wiederherzustellen und zu verbessern trachtet.

Welche plastischen Operationen werden am häufigsten ausgeführt? Verbreitet herrscht die Vorstellung, daß sich die plastische Chirurgie auf Gesichtsoperationen beschränkt. Das ist in Wahrheit nicht der Fall. Ein gut ausgebildeter Spezialist für plastische Chirurgie kann bei sehr vielen Störungen, die andere Teile des Körpers betreffen, eingreifen. Der Anwendungsbereich plastischer Operationen umfaßt unter anderem:
a) Korrektur von Nasendeformierungen (Rhinoplastik);
b) Korrektur von Alterserscheinungen im Gesicht;
c) Korrektur von Alterserscheinungen an den Augenlidern;
d) Korrektur von abstehenden oder deformierten Ohren;
e) Entfernung häßlicher Narben an den verschiedensten Stellen;

f) Korrektur eines fliehenden oder zu weit vorspringenden Kinns;
g) Korrektur von Hasenscharten und Gaumenspalten;
h) Korrektur der weiblichen Brust (Vergrößerung, Verkleinerung, Heben);
i) Rekonstruktion der Brust nach einer Krebsoperation;
j) Entfernung von überschüssigem Fett (Lipektomie) an Bauch, Oberschenkeln, Gesäß, Armen oder an anderen Stellen;
k) Behandlung von Verbrennungen vom Frühstadium bis zur Rekonstruktionsphase einschließlich der Rekonstruktion von Augenlidern, Nase, Gesicht, Händen, der Behebung von Kontrakturen und der Verbesserung des kosmetischen Ergebnisses bei flächenhaften Verbrennungen;
l) Hautverpflanzungen (z. B. Spalthauttransplantate, Vollhauttransplantate, gestielte oder freie Lappen) zur Rekonstruktion bei Defekten;
m) Replantationschirurgie unter Verwendung mikrochirurgischer Techniken zum Wiederanfügen abgetrennter Körperteile, etwa Finger, Hände, Füße und Beine, Nase, Ohren und Lippen;
n) Korrektur von Mißbildungen im Bereich der männlichen oder weiblichen Geschlechtsteile;
o) Entfernung von Hautfehlern, Hautkrebs und anderen Tumoren.

Muß man zu einem Spezialisten für plastische Chirurgie gehen, wenn man sich eine plastische Operation machen lassen will? Ja, in den meisten Fällen, wenn Spezialkenntnisse erforderlich sind.

Braucht ein Arzt eine besondere Ausbildung, um plastische Operationen ausführen zu können? Ja. Die meisten Spezialisten für plastische Chirurgie gehen aus der Allgemeinchirurgie hervor und machen dann noch eine mehrjährige, zusätzliche Ausbildung in der plastischen Chirurgie zur Erwerbung von Spezialkenntnissen durch. Eine Reihe von plastischen Operationen im Bereich des Gesichts fällt in das Arbeitsfeld des Kieferchirurgen.

Sind die Ergebnisse von plastischen Operationen in der Regel von Dauer? In jenen Fällen, in denen mit der kosmetischen Chirurgie eine Verbesserung der Form angestrebt wird, etwa bei Operationen an Nase, Ohren, Bauch oder Brüsten, sind die Ergebnisse dauerhaft. Bei kosmetischen Operationen, die zur Korrektur von Alterserscheinungen durchgeführt werden, bleiben die Ergebnisse zwar längere Zeit erhalten, aber nicht auf die Dauer. Das gilt besonders für die erfolgreiche Beseitigung von Falten, denn die natürlichen Alterungsprozesse können nicht zum Stillstand gebracht werden, und mit der Zeit treten wieder Falten auf. Mit den modernen Operationsmethoden ist es heute möglich, eine Operation am Augenlid durchzuführen, deren

Erfolg 8–10 Jahre erhalten bleibt. Neue Methoden beim „Liften" des Gesichts („Spannen"), besonders jene, bei denen der Platysmamuskel des Halses verwendet wird, haben es möglich gemacht, daß die erreichten Ergebnisse 7–10 Jahre bestehenbleiben. Natürlich ist das von Patient zu Patient recht verschieden.

Soll man plastische Operationen an Kindern ausführen lassen oder lieber bis zur Reife warten? Plastische Operationen an Kindern können mit großem Erfolg durchgeführt werden. Man muß jedoch bestimmte Zeitfaktoren berücksichtigen. Bei Nasendeformierungen ist es im allgemeinen zweckmäßig, bis zum Alter von 15 oder 16 Jahren zuzuwarten, bis die Nase vollständig entwickelt ist. Operationen im jüngeren Alter eröffnen die Möglichkeit zur Erzeugung von Nasendeformierungen, die dann später in Erscheinung treten. Ohrendeformierungen können schon im Alter von etwa 5 Jahren korrigiert werden. Zu dieser Zeit haben die Ohren 85–90% ihrer endgültigen Größe erreicht. Dadurch ergibt sich die Möglichkeit, die Operation vorteilhafterweise vor dem Schuleintritt durchzuführen, damit dem Kind der Spott von Schulkameraden erspart bleibt. Bei Narben oder Hautwucherungen ist es im allgemeinen am besten zuzuwarten, bis das Kind größer ist. Kleinere Kinder haben eine sehr elastische Haut, und eine Operation im sehr frühen Alter könnte zur Entstehung von breiten, unschönen Narben führen.

Kann der Chirurg das Operationsergebnis immer voraussagen? Er kann es mit vertretbarer Sicherheit, wenn sich auch das *genaue* Aussehen nicht immer vorhersagen läßt. Das Endergebnis hängt sehr von den individuellen Heilungseigenschaften des einzelnen Patienten ab. Wie jedermann weiß, verlaufen Wundheilung und Alterungsprozesse bei den einzelnen Menschen verschieden, abhängig von den Erbanlagen, dem Ernährungszustand und dem allgemeinen Körperkonstitutionstyp.

Kann der Chirurg immer im voraus wissen, wie die Haut heilen wird und ob die Narben glatt oder häßlich sein werden? Nicht immer. Es gibt bestimmte Gruppen von Hauttypen, die eine bessere Heilungstendenz besitzen als andere. Der Chirurg muß jeden Patienten individuell beurteilen und die Operation auf dessen Konstitutionstyp, Hauttonus und dessen genetische und ethnische Herkunft zugeschnitten planen.

Welche Körpergewebe können in der Rekonstruktionschirurgie verwendet werden?
a) Haut wird in Form von Oberhaut-, Spalthaut- oder Vollhauttransplantaten oft zur Rekonstruktion verwendet.
b) Knorpel-, Knochen-, Fett-, Muskel-, Nerven- oder Gefäßtransplantate finden häufig Verwendung.

c) Komplexe Transplantate, die aus mehr als einem Gewebetyp bestehen, etwa aus Haut und Muskel, Haut und Knorpel, Haut und Fett usw.

d) Lappen. Lappen sind Gewebesegmente, die gewöhnlich mehr als ein Element enthalten, etwa Haut und Fett, Haut und Muskel usw., und von der Körperoberfläche losgelöst werden, aber noch mit ihren versorgenden Blutgefäßen und Nerven in Zusammenhang bleiben. Sie werden später von einer Körpergegend (der Entnahmestelle) an die Aufnahmestelle, an der der Lappen benötigt wird, verlagert. Wenn die Entfernung zwischen den beiden Gegenden sehr groß ist, löst man den Lappen ab und läßt ihn an einer anderen Stelle anwachsen. Oft wird er jedoch einfach gedreht und direkt von der einen zur anderen Stelle verlagert. Wenn beispielsweise eine Rekonstruktion des Gesichts nach einer Krebsoperation durchgeführt werden soll, wird ein Lappen vom Hals auf die Stelle, wo er gebraucht wird, hinaufgeschlagen. Die Stelle, von der der Lappen entnommen wurde, wird dann mit Hilfe von umgebendem Gewebe zur Füllung des Defekts geschlossen.

e) Freie Lappen. Die Verwendung von freien Lappen stellt eine neue Entwicklung dar, die buchstäblich revolutionierend wirkte. Mit Hilfe von mikrochirurgischen Techniken ist es gelungen, Gewebesegmente von einer Körpergegend des Patienten zusammen mit ihren Arterien, Venen und Nerven zu entfernen und dann an der neuen Stelle wieder einzupflanzen, wobei die Gefäße und Nerven mit den Arterien, Venen und Nerven der Aufnahmestelle verbunden werden. Für diese Transplantationsmethode ist nur eine Sitzung erforderlich, und die vielen Zwischenschritte, die früher bei der Verpflanzung von gestielten Lappen usw. erforderlich waren, entfallen. Es sind damit auch Hautverpflanzungen zwischen weit voneinander entfernten Körperteilen möglich.

Können Gewebe von einem Individuum auf ein anderes verpflanzt werden? Im allgemeinen wird das in der Rekonstruktionschirurgie nicht gemacht, wenn auch bei der Behandlung von Verbrennungen Haut von anderen Menschen, von Leichen oder sogar von Tieren verwendet werden kann.

In welchen Fällen kommt eine freie Hauttransplantation in Betracht?
a) Bei großflächigen geschwürigen Veränderungen, die nicht auf natürlichem Weg abheilen;
b) bei flächenhaften Hautzerstörungen durch Strahleneinwirkung;
c) bei flächenhaften Verbrennungen;
d) bei Hautverlusten durch Verletzungen;
e) zur Deckung von Flächen, an denen die Haut im Rahmen von Operationen entfernt worden ist;
f) an Stellen, an denen ein Hautkrebs oder ein Melanom entfernt worden ist;

g) im Bereich einer narbigen Schrumpfung der Haut, etwa am Hals, an Gelenken oder an den Fingern;

h) bei angeborenen Mißbildungen, bei denen die normale Haut fehlt.

Wodurch zeichnen sich freie Hauttransplantate aus?

a) Spalthauttransplantate (Abb. 145). Diese bestehen nicht aus der vollen Dicke der Haut, die tiefsten Schichten mit den Haarfollikeln und Schweißdrüsen fehlen. Die Haut an der Entnahmestelle regeneriert sich aus den verbleibenden Zellen der tiefsten Schichten. Das Spalthauttransplantat wird an der Aufnahmestelle aufgelegt und fixiert. Die Aufnahmestelle muß rein und infektionsfrei sein, weil sonst das Transplantat nicht „angeht". Die Spalthauttransplantate erhalten innerhalb von 36 bis 48 Stunden eine neue Blutversorgung an der Aufnahmestelle und sind 7 bis 10 Tage nach der Verpflanzung angewachsen. Je dicker das Transplantat, um so länger dauert es, bis es neu durchblutet wird und fest anwächst. Dünne Spalthauttransplantate können Monate brauchen, bis sie imstande sind, Fettsubstanzen abzusondern, die sie weich und geschmeidig halten. Sie müssen daher geschützt und regelmäßig eingefettet werden.

b) Vollhauttransplantate. Sie enthalten alle Hautschichten, aber nicht das darunterliegende Unterhautfettgewebe. Wenn ein Vollhautlappen entnommen wurde, kann sich an der Entnahmestelle natürlich keine neue Haut mehr bilden, und die Wunde muß mittels Naht geschlossen oder mit einem Spalthauttransplantat gedeckt werden.

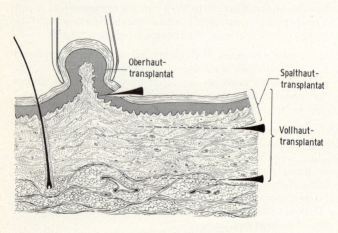

Abb. 145 *Hautverpflanzung*. Im Schnitt ist erkennbar, in welcher Schichttiefe Haut zur Transplantation entnommen wird.

c) Oberhauttransplantate. Dabei werden Hautläppchen, die aus den obersten Hautschichten bestehen und nur etwa ½ cm Durchmesser haben, verpflanzt. Diese Methode wird heute nur mehr selten verwendet, nur zuweilen zur Deckung von Geschwürsflächen.

Was ist eine Lappenplastik? Lappen sind Transplantate, die aus Haut und darunterliegenden Geweben bestehen, einschließlich des Unterhautgewebes und manchmal der Muskeln, Nerven, Blutgefäße usw. Ein Teil des Lappens bleibt mit seiner ursprünglichen Umgebung verbunden, während der Rest an der Aufnahmestelle eingepflanzt wird. Später, wenn sich am neuen Platz die Blutversorgung entwickelt hat, wird der Lappen von seiner Unterlage abgetrennt und so umgeschwenkt, daß er das ganze Wundbett deckt.

Wann spricht man von einem gestielten Lappen? Bei einem Lappen, der auf die eben beschriebene Weise gebildet wurde, aber nur Haut und Unterhautgewebe enthält (Abb. 146).

Wann wird eine Lappenplastik gemacht?
a) In Fällen, in denen Spalt-, Voll- oder Oberhauttransplantate die Funktion oder Form sehr stören würden, sowie in Fällen, in denen die Elastizität, Dehnbarkeit und Kontur sehr wichtig sind. (Zur Brustrekonstruktion wird oft eine Lappenplastik durchgeführt.)
b) Zur Deckung großer Defekte nach ausgedehnten Krebsoperationen oder schweren Unfällen.

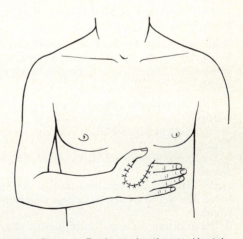

Abb. 146 *Gestielter Lappen.* Der zur Deckung bestimmte Hautabschnitt bleibt solange in Kontakt mit der Entnahmestelle, bis sich am neuen Ort eine ausreichende Gefäßversorgung entwickelt hat.

Welche Vorteile hat eine Lappenplastik gegenüber einer einfachen Hautverpflanzung? Der Vorteil besteht darin, daß nicht nur die Haut, sondern auch Muskel, Knorpel, Blutgefäße usw. ersetzt werden.

Was ist ein freier Lappen? Das ist ein Lappen, der mikrochirurgisch verpflanzt wird, wodurch es möglich ist, Blutgefäße, Nerven, Sehnen und andere Gewebe zu transplantieren. Diese Methode hat eine ganz neue Ära in der Rekonstruktionschirurgie eröffnet (siehe Kapitel 47, Replantationschirurgie).

Was ist ein Netzdermatom („Mesh graft")? Das ist ein Hauttransplantat, das mehrfach perforiert ist, so daß die Haut über eine Fläche ausgebreitet werden kann, die um ein Vielfaches größer ist als die Fläche, die sie ohne die Perforationen bedecken könnte. In manchen Fällen kann ein Netzdermatom eine drei-, sechs- oder neunmal größere Fläche decken als ein nicht perforiertes Hauttransplantat.

Wie wird ein Netzdermatom gewonnen? Mit einem Spezialinstrument, dem sogenannten Meshgrafter.

Wo sind Netzdermatome besonders gut geeignet?
a) Bei Verbrennungen mit großen bloßliegenden Flächen, wenn schon viele Entnahmestellen benützt worden sind.
b) An Stellen, die vielleicht noch etwas infiziert sind, hat ein Netzdermatom bessere Aussichten anzuwachsen als ein nicht perforiertes Hauttransplantat.
c) Bei Zuckerkranken, bei denen die Heilungsprozesse normalerweise verlangsamt sind.

Wird mit Netzdermatomen ein gutes kosmetisches Ergebnis erreicht? In der Regel nicht. Aus diesem Grund verwendet man sie selten an frei getragenen Körperstellen. Außerdem haben sie oft eine rauhe Oberfläche.

Welche Grundsätze müssen bei Hauttransplantationen beachtet werden?
a) Die Hautentnahme muß an einer infektionsfreien, reinen Stelle erfolgen.
b) Die Entnahmestelle soll sich an einer nicht frei getragenen Stelle des Körpers befinden.
c) Die Haut an der Entnahme- und an der Aufnahmestelle soll möglichst den gleichen oder zumindest annähernd gleichen Farbton besitzen.
d) Die Aufnahmestelle muß infektionsfrei und gut durchblutet sein.
e) Das Hauttransplantat muß an der Aufnahmestelle gut fixiert sein, weil es sich sonst verschiebt, so daß keine neuen Blutgefäße einwachsen können.

f) Das Hauttransplantat muß mehrere Tage mit Druckverbänden und durch Ruhigstellung der Aufnahmestelle fixiert bleiben.

Haben Hauttransplantate denselben Farbton wie die umgebende Haut? Sie sind gewöhnlich etwas heller, weil das natürliche Pigment fehlt. Ein angeheiltes Spalthauttransplantat kann auch eine etwas erhabene Fläche aufweisen.

Sind dickere Spalthauttransplantate günstiger als dünne? Ja, weil sie ein besseres kosmetisches Ergebnis liefern und weniger schrumpfen als dünne.

Wächst Haar an Stellen nach, an denen ein Spalthauttransplantat eingepflanzt wurde? Nein, weil die Haarfollikel an der Entnahmestelle zurückgeblieben sind.

Wo sind Vollhauttransplantate am besten geeignet?
a) An Stellen, die Gewicht zu tragen haben, etwa an den Fußsohlen;
b) an Stellen, die einer Druckbelastung ausgesetzt sind, etwa an den Hohlhandflächen;
c) zur Rekonstruktion von kosmetisch wichtigen Körperteilen wie Augenlider, Nase, Ohren und im Blickpunkt stehende Partien des Gesichts.

Woran erkennt man, ob ein Hauttransplantat angegangen ist? Es fühlt sich bei Berührung warm an und hat eine helle purpurrötliche Farbe. Hauttransplantate, die nicht angegangen sind, verfärben sich dunkelblau-schwärzlich und sehen faltig und schorfartig aus.

Hat transplantierte Haut in der Regel die gleiche Qualität wie normale Haut? Nein, aber je dicker das Transplantat, um so ähnlicher sieht es der normalen Haut.

Wie lange dauert es, bis die verpflanzte Haut die gleichen Eigenschaften wie die umgebende normale Haut bekommt? Es dauert mehrere Monate, bis die verpflanzte Haut alle Merkmale von normaler Haut bekommt; in vielen Fällen kommt es nie so weit.

Kann eine Entnahmestelle neuerlich benutzt werden? Ja, falls ein Spalthauttransplantat entnommen wurde. Eine neuerliche Hautentnahme kann aber erst nach mehreren Wochen erfolgen. Wenn außerdem schließlich stärkere narbige Veränderungen eintreten, wird die Entnahmestelle unbrauchbar.

Muß man die verpflanzte Haut unbedingt vor einem Sonnenbrand schützen? Ja, denn sie besitzt kein Pigment und ist daher gegen Sonnenbestrahlung äußerst empfindlich.

46

Pubertät und Jugendalter

siehe auch Kapitel 14, Brustdrüse; Kapitel 22, Haut; Kapitel 28, Kindliche Verhaltensweisen; Kapitel 50, Säuglings- und Kinderkrankheiten; Kapitel 53, Seelische Störungen und Geisteskrankheiten; Kapitel 54, Sexualorgane und Sexualverhalten

Welche Altersstufe gilt als Jugendperiode der Entwicklung? Jugendalter nennt man die Altersstufe zwischen 12 und 20 Jahren.

Was versteht man unter Pubertät? Die Pubertät, die man oft als die „Entwicklungsjahre" bezeichnet, ist die Zeitspanne, in der die Geschlechtsfunktion heranreift, grob gesprochen das Alter zwischen 12 und 15 Jahren bei Mädchen, zwischen 13 und 16 Jahren bei Knaben.

Warum ist die Jugendperiode des Lebens von so großer Bedeutung? Weil dies die Zeit des schnellsten Wachstums und der sehr plötzlichen Veränderungen in der körperlichen und seelischen Entwicklung und in den Körperfunktionen ist.

Mit welchen Hauptzeichen tritt die Pubertät bei jungen Mädchen in Erscheinung?
a) Die Brüste entwickeln sich;
b) die Scham- und Achselbehaarung erscheint;
c) die Figur nimmt weibliche Formen an;
d) die Monatsblutungen setzen ein.

Welche Hauptveränderungen kennzeichnen die Pubertät des Knaben?
a) Die Größenzunahme der äußeren Geschlechtsteile;
b) das Auftreten der Scham- und Achselbehaarung;
c) das Auftreten von Barthaaren auf der Oberlippe und etwas später am Kinn und an den Backen;
d) der Stimmbruch mit dem Tieferwerden der Stimme;
e) die Entwicklung der Muskulatur und der männlichen Körperform.

Tritt die Pubertät bei Mädchen und Knaben im gleichen Alter ein? Nein. Mädchen werden gewöhnlich ein oder zwei Jahre früher reif als männliche Jugendliche.

Werden alle Mädchen im gleichen Alter geschlechtsreif? Nein, das Alter, in dem diese Veränderungen eintreten, schwankt in sehr weiten Grenzen.

Kommen alle Mädchen innerhalb einer Familie meist im gleichen Alter in die Pubertät? Ja. Man findet häufig, daß sich in einer Familie alle Mädchen früh entwickeln oder daß in einer anderen Familie alle Mädchen spät zur Reife kommen. In der Regel beginnt bei einem Mädchen die Menstruation im gleichen Alter wie seinerzeit bei der Mutter.

Ist der Menstruationsbeginn bei Mädchen verschiedener Rassen und unter verschiedenen klimatischen Verhältnissen unterschiedlich? Ja. In wärmeren Klimazonen beginnen Reifung und Menstruation gewöhnlich in einem früheren Alter.

Sind die Monatsblutungen anfangs meist einige Monate oder ein, zwei Jahre unregelmäßig? Ja. Sie können alle zwei bis drei Wochen oder nur einmal in zwei bis drei Monaten auftreten. Auch die Stärke der Blutung schwankt sehr.

Wie lange dauert es gewöhnlich, bis sich ein regelmäßiger Menstruationszyklus einstellt? Ein bis drei Jahre.

Ist die anfängliche Unregelmäßigkeit der Monatsblutung ein abnormer Befund? Nein. Die Unregelmäßigkeit korrigiert sich in der Regel von selbst und erfordert keine Behandlung.

Besteht ein Zusammenhang zwischen dem Einsetzen der Menstruation und der Größenzunahme eines Mädchens? Ja. Das Wachstum ist im allgemeinen abgeschlossen, wenn der Monatszyklus regelmäßig geworden ist.

Sollte man ein Mädchen untersuchen lassen, wenn der Monatszyklus ein oder zwei Jahre lang unregelmäßig bleibt? Ja. Die notwendigen Befunde hinsichtlich des Entwicklungszustands der Gebärmutter und der Eierstöcke können mit einer Untersuchung durch den Mastdarm erhoben werden. Bei so jungen Mädchen ist eine Untersuchung durch die Scheide nicht nötig.

In welchem Alter beginnt gewöhnlich die Entwicklung der Brust? Ungefähr ein Jahr vor dem Einsetzen der Menstruation.

Kommt es oft vor, daß sich eine Brust oder eine Brustwarze früher als die andere entwickelt? Ja. Das ist bei vielen Mädchen so und ist vollkommen normal.

Bedeutet die ungleichmäßige Entwicklung der Brust, daß eine Brust immer größer bleiben wird als die andere? Nein. Die andere Brust wird den Entwicklungsvorsprung schließlich aufholen, so daß beide Brüste ungefähr dieselbe Größe haben.

Ist es normal, daß Schmerzen und Spannung in der wachsenden Brust auftreten? Ja. Eine Behandlung erübrigt sich, wenn die Beschwerden nicht sehr stark sind.

Soll ein junges Mädchen über die Regelblutung schon im voraus Bescheid wissen? Ja. Man soll jedes Mädchen im Alter von 10 bis 12 Jahren über die Regelblutung unterrichten, damit es darauf vorbereitet ist. Sobald sich die Entwicklung der Brust ankündigt, soll man das Wesen der Menstruation erklären.

Wer soll ein Mädchen über das Jugendalter, die Pubertät und die sexuellen Veränderungen aufklären? Nach Möglichkeit die Mutter. Wenn die Mutter dazu nicht fähig ist, soll jemand, der entsprechend geschult ist, etwa ein Lehrer oder ein Arzt, diese Aufgabe übernehmen. Es ist am besten, wenn das Kind von jemand Älterem informiert wird und nicht von gleichaltrigen Freundinnen, die vielleicht nicht richtig Bescheid wissen.

Welche Organe sind für das Einsetzen der Entwicklung verantwortlich? Hirnanhangdrüse, Eierstöcke und Hoden beginnen größere Mengen von Sexualhormonen auszuscheiden und setzen damit die Veränderungen, die das Reifungsalter charakterisieren, in Gang.

Sieht man eine Vergrößerung der Brust während der Pubertät auch manchmal bei Knaben? Ja. Bei Knaben im Alter von 11 bis 15 Jahren kann sich manchmal ein Knoten unter der Brustwarze bilden.

Bleibt diese Vergrößerung der Brust als dauernde Veränderung bestehen? Nein. Sie vergeht gewöhnlich binnen weniger Monate von selbst und erfordert keine Behandlung.

Ist es normal, daß während der Entwicklungsjahre Hautveränderungen auftreten? Ja. Sowohl bei Knaben als auch bei Mädchen entwickeln sich in diesem Lebensalter Pusteln und Mitesser – eine sogenannte Akne.

Was kann man gegen die Akne tun? Es gibt bestimmte Maßnahmen, die Abhilfe schaffen; dazu gehören besondere Gesichtsreinigungsmethoden, Medikamente und gelegentlich eine eigene Diät.

Welche bedeutsameren seelischen Veränderungen treten bei heranwachsenden Knaben und Mädchen auf? In dieser Entwicklungsphase streben die Jugendlichen nach der Loslösung aus der Abhängigkeit von den Eltern. Sie möchten sich selbst durchsetzen und für das Erwachsenenleben vorbereiten. Daher ist dies eine Periode großer Konflikte zwischen Eltern und Kindern; sie ist durch ziemliche Agressivität, Unruhe, Ungehorsam, Respektlosigkeit und ein oft unbeholfenes Verhalten gekennzeichnet, Während dieser Zeit entwickelt sich aber eine reife, warme Zuneigung zwischen Eltern und Kindern, wenn die Eltern die Heranwachsenden verständnisvoll und klug behandeln.

Wie sollen sich die Eltern den seelischen Problemen des Jugendalters gegenüber verhalten? Den Eltern muß vor allem bewußt werden, daß es sich um eine schwierige und konfliktreiche Periode für das Kind handelt. Es ist dies eine Zeit, in der das Kind Selbstbestätigung und Ermutigung, Wärme, Liebe und die richtige Führung braucht.

Warum fühlen Heranwachsende ein so starkes Bedürfnis nach Zugehörigkeit zu einer Gruppe anderer Jugendlicher? Weil sie alle zusammen durch die gleiche schwierige Periode gehen, die ihnen durch die Gemeinschaft mit anderen, die dieselben Probleme haben, erleichtert wird. Dieser Zusammenschluß gibt den Jugendlichen Stärke, um gegen die elterliche Oberherrschaft anzukämpfen und ihre Eigenständigkeit durch die Gruppenaktivität zu behaupten.

Ist es normal, daß Jugendliche in ihrem Gefühlsleben von einem Extrem ins andere fallen? Ja. Das Verhalten ändert sich während der Entwicklungsperiode so rasch, daß ein Jugendlicher oft in bestimmten Belangen kindlich ist und in anderen schon ganz erwachsen.

Kommt es oft vor, daß Jugendliche in dieser Periode zu viel oder umgekehrt zu wenig essen? Ja. Während der Entwicklungsjahre finden sich im Betragen und Verhalten Übertreibungen aller Art. Das Hauptbestreben der Eltern sollte darauf gerichtet sein, den Problemen, denen sich ihre Kinder gegenübersehen, Teilnahme und Verständnis entgegenzubringen.

Wird das körperliche Wachstum während der Jugend von einer bedeutenden Erweiterung des Intellektes begleitet? Ja. Der Heranwachsende zeigt in der Regel unerhörte intellektuelle Fortschritte und legt ein erweitertes Interesse für seine Umwelt an den Tag.

Welche Haltung sollten die Eltern gegenüber den verstärkten sexuellen Trieben ihrer heranwachsenden Kinder einnehmen? Es ist dies eine natürliche Erscheinung, der man nicht entgegenzutreten braucht. Es ist normal, daß sich Knaben und Mädchen kennenlernen und miteinander auskommen möchten. Die sexuelle Neugier ist ein Teil des Verlangens, mehr über das andere Geschlecht zu erfahren, und führt nicht zwangsläufig zu vollständigen sexuellen Beziehungen oder zur bindungslosen sexuellen Freizügigkeit. Man sollte während dieser Zeit die sexuelle Neugier behutsam im Zaum halten und die Kinder so lenken, daß ihre Neugier nicht zu schadenbringenden Unternehmungen führt.

In welchem Alter soll die Sexualerziehung beginnen? Schon von den jüngsten Jahren an, sobald das Kind die ersten Anzeichen von Interesse an sexuellen Fragen zeigt, soll die Aufklärung schrittweise beginnen. Wenn einmal die Pubertät erreicht ist, sollten die Jugendlichen bereits ausreichende Kenntnisse haben, damit sie ihre eigenen sexuellen Probleme besser bewältigen können. Unwissenheit in sexuellen Belangen hat oft unerwünschte Schwangerschaften oder Ansteckung mit Geschlechtskrankheiten bei Jugendlichen zur Folge.

Ist es natürlich, daß Knaben und Mädchen während der Entwicklungsjahre Selbstbefriedigung üben? Ja, man darf sie deshalb keineswegs in Schuldgefühle treiben.

Sollte man Jugendlichen unter 20 Jahren eine Heirat erlauben? Das ist in der Regel unklug, da die seelische Reife in diesem Alter selten abgeschlossen ist. Wenn eine echte Liebe besteht, wird sie das Jugendalter überleben; es bleibt reichlich Zeit für ihre volle Erfüllung, wenn die beiden jungen Leute reif geworden sind.

Erfordert eine späte oder verzögerte Entwicklung eine Behandlung? In den allermeisten Fällen erübrigt sich das sowohl bei männlichen als auch bei weiblichen Jugendlichen. Am Ende erlangen alle gesunden Kinder die körperliche Reife, ohne daß eine medizinische Behandlung notwendig würde.

Kann die Verabreichung von Hormonen zur Beschleunigung der Entwicklung schaden? Ja. In bestimmten Fällen ist die Verabreichung von Hormonen nicht nur unnötig, sondern kann sogar eine schädliche Wirkung haben. Das beruht auf der Tatsache, daß die Drüsenfunktion eher nachläßt, wenn die Hormonverabreichung eingestellt wird.

Wann soll man mit der Behandlung beginnen, wenn sich das Einsetzen der Monatsblutung bei einem Mädchen verspätet? Wenn die körperliche Entwicklung im übrigen normal ist, kann man ruhig bis zum Alter von 16 oder 17 Jahren warten, bevor man zum Frauenarzt geht. Wenn bei Mädchen über 17 oder 18 Jahren noch immer keine Regel auftritt, wird wahrscheinlich eine Behandlung erforderlich sein.

Ist eine Behandlung von Knaben beim Ausbleiben des Wachstums oder anderer Zeichen des Reifungsbeginns notwendig? In den allermeisten Fällen erübrigt sich eine Behandlung, wenn nicht ein eindeutiger Funktionsausfall der Hirnanhangdrüse oder der Schilddrüse vorliegt. Am Ende werden auch Spätentwickler ohne Behandlung geschlechtsreif.

Verlangt eine vorzeitige Pubertät ärztliche Behandlung? Es gibt sehr seltene Fälle, wo Reifung und Menstruation bei einem Mädchen schon im Alter von 7, 8 oder 9 Jahren einsetzen. Auch bei Knaben können sich Stimmbruch, Vergrößerung der Geschlechtsteile und Bartwuchs im vergleichbaren Alter entwickeln.

Diese Veränderungen sind meist Zeichen einer Anomalie in der Entwicklung einer Hormondrüse. Diese Fälle müssen mit einer gründlichen Durchuntersuchung abgeklärt werden; so führen z. B. Tumoren der Zirbeldrüse an der Schädelbasis in bestimmten Fällen zu einer derartigen Frühreife.

47

Replantationschirurgie

siehe auch Kapitel 9, Bewegungsapparat

Was versteht man unter Replantation? Man versteht darunter die Wiederanfügung eines abgetrennten Körperteils mit Wiederherstellung seiner Blutversorgung und Wiedervereinigung von durchtrennten Knochen, Muskeln, Sehnen und Nerven.

Ist es in den meisten Fällen möglich, abgetrennte Körperteile mit einer Replantationsoperation zu retten? Nein, weil die besonderen Umstände, die für eine erfolgreiche Replantation erforderlich sind, in den meisten Fällen nicht gegeben sind.

Was muß im Fall der Abtrennung eines Körperteils getan werden, damit eine Replantation ermöglicht wird?
a) Der abgetrennte Teil soll in ein reines, feuchtes Taschentuch, Handtuch oder Verbandmaterial gewickelt und dann in einen Plastiksack gegeben werden, der dicht verschlossen wird.
b) Der Plastiksack wird in Eis oder kaltes Wasser eingelegt. Das ermöglicht ein längeres Überleben des abgetrennten Teils.
c) Der Patient ist *sofort* in die Unfallabteilung eines nahegelegenen Krankenhauses zu bringen. (Je größer das Krankenhaus, um so eher wird es über Chirurgen verfügen, die eine entsprechende Ausbildung in der Replantationschirurgie besitzen, und um so eher wird es die erforderlichen Einrichtungen haben.)

Wie bald nach dem Unfall muß die Replantation durchgeführt werden? Längstens innerhalb von ein paar Stunden. Wenn mehr Zeit vergeht, wird der abgetrennte Körperteil nicht überleben.

Ist es am günstigsten, wenn die Replantation eines abgetrennten Körperteils von einem Chirurgenteam vorgenommen wird? Ja. Die besten Erfolge werden erreicht, wenn ein Team von Spezialisten für Knochenchirurgie, Gefäßchirurgie, Neurochirurgie und plastische Chirurgie zusammenarbeitet.

Welche neuen Fortschritte haben erfolgreichere Replantationen ermöglicht?
a) Die Zusammenarbeit eines Chirurgenteams (Teamchirurgie).
b) Die Entwicklung der Mikrochirurgie, die eine präzise Wiedervereinigung (Anastomosierung) außerordentlich kleiner Blutgefäße und Nerven erlaubt.

c) Der überlegte Einsatz von Heparin zur Verhinderung der Blutgerinnung in dem abgetrennten Körperteil.
d) Bessere Methoden zur Konservierung des abgetrennten Teils, bis die Operation erfolgen kann.
e) Die Anwendung von Antibiotika zur Infektionsverhütung.

Welche Teile des Körpers könnten beispielsweise unter günstigen Umständen wieder angefügt werden?
a) Finger,
b) Hand,
c) Arm,
d) Bein,
e) Ohr,
f) Nase,
g) Kopfhaut.

Soll ein abgetrennter Teil in jedem Fall wieder angefügt werden? Nein. In jedem Einzelfall ist eine sorgfältige Beurteilung der Verletzung notwendig. Wenn die Schäden zu schwer sind, kann keine Replantation erfolgen. Eine Replantation kommt in Betracht, wenn man den Eindruck hat, daß noch eine brauchbare Funktion wiederhergestellt werden kann.

Wird bei Replantationsoperationen in den meisten Fällen mit dem Mikroskop gearbeitet? Ja, weil durch die Vergrößerung kleiner Gebilde eine genauere Wiedervereinigung durchtrennter Teile ermöglicht wird.

Muß oft zerquetschtes und totes Gewebe weggeschnitten werden, bevor der Replantationsversuch unternommen wird? Ja, das ist wesentlich. Zerquetschte Teile heilen nicht, und es gelingt keine Wiederherstellung der Funktionsfähigkeit.

Führt das Wegschneiden von stark geschädigtem Gewebe manchmal zu einer Deformierung des abgetrennten Teils (z. B. Finger, Hand, Bein)? Ja, aber das ist ein geringer Preis, der in Kauf zu nehmen ist, wenn die Funktion wiederhergestellt werden kann. Ein verkürzter Finger (oder Hand, Bein) ist besser als ein fehlender.

Wie lange kann eine Replantationsoperation dauern? Wenn es sich um einen Finger handelt, vielleicht nur zwei bis drei Stunden, bei Hand, Arm, Bein usw. eventuell achtzehn bis 20 Stunden.

Sind bei einer Replantation häufig mehrere Operationen erforderlich? Ja. Unter Umständen sind im Verlauf der nächsten Wochen oder Monate noch weitere Operationen an den Knochen, Blutgefäßen, Sehnen und Nerven notwendig.

Wann ist eine Replantation erfolgreich? Wenn der wiederangefügte Teil bloß überlebt, ist das kein echter Erfolg. Die Replantation ist erfolgreich, wenn wieder eine brauchbare Funktionsfähigkeit vorhanden ist.

Kehrt die Funktionsfähigkeit sofort nach der Operation zurück? Nein. Der Patient muß sich einer monatelangen postoperativen Behandlung unterziehen, um die Beweglichkeit, das Gefühl und die Kraft in dem wiederangefügten Körperteil wiederzuerlangen.

48

Rheumatische Krankheiten und andere Gelenksleiden

siehe auch Kapitel 4, Altern; Kapitel 9, Bewegungsapparat; Kapitel 23, Herz; Kapitel 38, Nervensystem, Kapitel 44, Physikalische Therapie

Was ist Rheumatismus? Rheumatismus ist ein recht allgemeiner Begriff, der von Laien gern zur Bezeichnung zahlreicher, verschiedenartiger Beschwerden und Schmerzen in den Muskeln, Gelenken, Sehnen, Schleimbeuteln und anderen Teilen des Bewegungsapparates gebraucht wird.
Der Arzt zählt zu den rheumatischen Krankheiten in erster Linie eine Gruppe *entzündlicher* Erkrankungen, und zwar:
a) das rheumatische Fieber;
b) die chronische Polyarthritis;
c) die Spondylitis ankylopoetica.
In zweiter Linie gehört eine Gruppe *degenerativer* Erkrankungen der Gelenke (Arthrosen), der Wirbelsäule (Spondylose) und anderer Teile des Bewegungsapparats und des Bindegewebes dazu.
Darüberhinaus gibt es noch eine Reihe von Gelenkskrankheiten, die den rheumatischen Krankheiten nahestehen, dazu gehören die Rheumatoide bei Infektionskrankheiten (z. B. bei Scharlach oder bei Ruhr) und Gelenksentzündungen nicht-rheumatischer Herkunft (z. B. bei bakterieller Infektion). Verschiedene andere Gelenksleiden haben zwar nichts mit den rheumatischen Krankheiten zu tun, werden aber oft aus praktischen Gründen gemeinsam abgehandelt; sie können unter anderem durch Verletzungen sowie durch Hormon- oder Stoffwechselstörungen (z. B. bei der Gicht) ausgelöst werden.

Was ist eine Arthritis? Eine Arthritis ist eine Gelenksentzündung.

Was ist eine Arthrose? Mit Arthrose bezeichnet man degenerative Gelenksveränderungen, also solche, die durch Abnützungs- und Abbauprozesse entstehen.

Welche Stelle nimmt Kortison in der Behandlung rheumatischer Krankheiten ein? Kortison ist bei weitem nicht das Allheilmittel, für das es oft gehalten wird. Heute liegt der Hauptnutzen von Kortison und verwandten Mitteln in ihrer Fähigkeit, entzündlichen Reaktionen entgegenzuwirken und dadurch Schmerzen, Schwellungen und Bewegungseinschränkungen, die viele entzündliche rheumatische Krankheiten begleiten, zu beheben. Kortison wird zur Zeit nur verwendet, wenn alle übrigen ungefährlicheren Behandlungsverfahren dem Patienten nicht ausreichend Erleichterung bringen.

Kann Kortison eine rheumatische Krankheit heilen? Nein. Es bringt nur Besserung, solange es angewendet wird. Der eigentliche Krankheitsprozeß wird nicht zum Stillstand gebracht.

Beugt Kortison Gelenksschäden vor? Neuere Untersuchungen scheinen dafür zu sprechen, daß das nicht der Fall ist. Eine Reihe erfahrener Fachleute auf diesem Gebiet ist jedoch gegenteiliger Ansicht.

Ist eine Kortisonbehandlung unschädlich? Ja, aber nur unter strenger, ärztlicher Überwachung.

Welche Rolle spielen Aspirin und andere Salizylate bei der Behandlung rheumatischer Krankheiten? Zur Behebung der Beschwerden bei Arthrosen, chronischer Polyarthritis und allgemeinen „rheumatischen" Schmerzen sind sie recht gut geeignet.

Kann man Aspirin unbeschadet langfristig ohne ärztliche Kontrolle einnehmen? Nein. Aspirin kann verschiedene Reaktionen auslösen; es soll daher unter ärztlicher Überwachung genommen werden.

Gibt es noch andere Mittel, die rheumatische Beschwerden lindern? Ja, z. B. Indocin, Butazolidin und andere. Auch sie sollen nur unter ärztlicher Überwachung eingenommen werden.

Hilft es bei Gelenkserkrankungen, wenn man eine bestimmte Diät einhält? In der Regel hat die Kost keinen Einfluß. Als einzige Ausnahme gilt, daß bei der Gicht eine Spezialdiät mit niederem Puringehalt die Häufigkeit der Anfälle herabsetzen kann.

Hilft eine örtliche Wärmebehandlung oder Diathermie bei rheumatischen Beschwerden? Nur insoweit, als eine vorübergehende Linderung eintreten kann.

Werden rheumatische Beschwerden durch Zahnextraktionen gebessert? Gewöhnlich nicht. Zähne sollten nur dann gezogen werden, wenn Zahnerkrankungen dies notwendig machen. Das Ziehen gesunder Zähne ist zu verdammen.

Bessern sich rheumatische Krankheiten, wenn man die Mandeln entfernt? Die Antwort entspricht der vorigen.

Hilft ein Klimawechsel bei rheumatischen Krankheiten? Manche Patienten mit chronischen Gelenksleiden fühlen sich in einem warmen, trockenen Klima wohler.

Wie wirken Kuren in Badeorten bei rheumatischen Krankheiten? Eine Heilbehandlung kommt nur für Gelenkserkrankungen in Betracht, bei denen keine oder nur mäßige entzündliche Prozesse im Gang sind. Die Badekuren bringen keine Heilung des Leidens; die Besserung, die viele Kurgäste spüren, ist auf eine Häufung von Faktoren – Ruhe, Erholung, physikalische Therapie und Milieuwechsel – zurückzuführen. Es ist nicht wissenschaftlich erwiesen, daß der Mineralgehalt der Heilwässer eine spezifische Wirkung bei rheumatischen Krankheiten hat, gleichgültig ob Badekuren oder Trinkkuren durchgeführt werden.

Hat eine Verstopfung Einfluß auf Gelenkserkrankungen? Nein.

Hat es einen Wert, wenn man in regelmäßigen Abständen Abführmittel zur „Entschlackung" einnimmt? Nein.

Helfen Dickdarmspülungen bei rheumatischen Krankheiten? Nein.

Hat man spezielle Impfstoffe gefunden, die dem Rheumatiker helfen? Bis jetzt noch nicht.

Helfen Antibiotika bei Gelenkserkrankungen? Nur bei bakteriell bedingten Gelenksentzündungen, z. B. bei Gonokokken- oder Streptokokkeninfektionen.

Kann die Chirurgie Gelenkskranken helfen? Ja. In neuerer Zeit wurden verschiedene Operationsverfahren zur Wiederherstellung der Gelenksfunktionen und zur Korrektur krankhafter Veränderungen entwickelt, mit denen bei Gelenksdeformierungen sehr gute Erfolge erzielt werden konnten.

Rheumatisches Fieber

(Akuter Gelenksrheumatismus)

Was ist das rheumatische Fieber? Das rheumatische Fieber ist eine spezielle Krankheit vermutlich bakteriellen Ursprungs. Es ist durch Fieberschübe gekennzeichnet, die einige Wochen bis zu mehreren Monaten anhalten können und oft jahrelang immer wieder aufflammen. Außerdem können dabei Entzündungsvorgänge in vielen Geweben und Organen – an Herz, Gelenken, Haut, Lunge und Nerven – auftreten. Da oft die Gelenksbeteiligung im Vordergrund steht, bezeichnet man die Krankheit auch als akuten Gelenksrheumatismus. Die Krankheit hat ihre größte Häufigkeit bei Kindern zwischen 5 und 15 Jahren, kann aber in jedem Alter vorkommen.

Ist das rheumatische Fieber eine häufige Krankheit? Heute nicht mehr, weil Streptokokkeninfekte von Mandeln (Angina) und Rachen meist mit Antibiotika behandelt werden.

Was ist die Ursache des rheumatischen Fiebers? Das rheumatische Fieber beginnt häufig ein paar Wochen nach einer Rachen- oder Mandelentzündung, Ohrentzündung und anderen Streptokokkeninfekten. Man glaubt jedoch, daß eine besondere Art individueller Empfänglichkeit nötig ist, damit eine solche Entwicklung eintreten kann.

Spielt eine erbliche Veranlagung bei der Empfänglichkeit für das rheumatische Fieber mit? Man hat eindeutig beobachtet, daß das rheumatische Fieber in bestimmten Familien gehäuft auftritt. Es ist aber nicht bekannt, ob diese erhöhte Erkrankungsbereitschaft auf Vererbung oder auf Umwelteinflüssen und Lebensgewohnheiten beruht.

Kann man ein rheumatisches Herzleiden haben, ohne daß etwas über ein vorangegangenes rheumatisches Fieber bekannt wäre? Ja. In den meisten Fällen deckt eine genaue Ausforschung der früher durchgemachten Erkrankungen bezeichnende Einzelheiten auf, die auf einen vorangegangenen Schub eines rheumatischen Fiebers hinweisen. Es gibt aber viele Fälle, in denen trotz sorgfältiger Erhebungen keine frühere Erkrankung an rheumatischem Fieber ans Licht kommt. Die charakteristischen Herzsymptome erlauben dennoch auch ohne entsprechende Vorgeschichte die Diagnose eines rheumatischen Herzleidens.

Welche Auswirkungen hat das rheumatische Fieber auf die Gelenke? Im akuten Krankheitsstadium können die Gelenke in ganz verschiedenem Ausmaß befallen sein. Die Gelenksbeteiligung schwankt von unbestimmten Beschwerden in den Gliedmaßen bis zu starken Schmerzen in einem oder mehreren Gelenken mit Schwellung, Rötung, Hitze und außerordentlicher Berührungs- und Bewegungsempfindlichkeit. Gewöhnlich sind die Knie-, Knöchel-, Ellbogen- und Handgelenke betroffen, aber auch jedes andere Gelenk kann befallen werden. Ein Charakteristikum des rheumatischen Fiebers ist das „Springen" oder „Wandern" des Gelenksbefalls, das heißt, die Entzündung kann sich in einem Gelenk festsetzen und später zurückgehen, um in einem anderen Gelenk wieder aufzuflammen.

Verursacht das rheumatische Fieber bleibende Gelenkschäden oder Verkrüppelungen? Nein. Sobald die akute Krankheit schwindet, normalisiert sich der Zustand der Gelenke wieder völlig, ohne daß eine Schädigung zurückbleibt. Sogar wiederholte Schübe eines rheumatischen Fiebers bleiben ohne Dauerfolgen für die Gelenke.

An welchen Organen kann das rheumatische Fieber bleibende Schäden hinterlassen? Während des aktiven Stadiums der Erkrankung können zwar viele Organe befallen sein, doch entgehen fast alle mit Ausnahme des *Herzens* einem ernsteren Dauerschaden.

Was spielt sich ab, wenn das rheumatische Fieber das Herz befällt? Während des akuten Stadiums kann das rheumatische Fieber Entzündungsherde aufflammen lassen:
a) im Herzmuskel selbst, es entsteht eine Herzmuskelentzündung oder Myokarditis;
b) an der Innenauskleidung des Herzens und den Herzklappen, es entsteht eine Herzinnenhautentzündung oder Endokarditis;
c) am äußeren Überzug des Herzens, es entsteht eine Herzbeutelentzündung oder Perikarditis.

Welche Auswirkungen hat das rheumatische Fieber während des aktiven, akuten Stadiums auf das Herz? Der Grad der Herzbeteiligung ist ganz unterschiedlich. Sie kann so leicht sein, daß sie klinisch nicht festzustellen ist, sie kann aber auch so schwer sein, daß sie rasch zum Tode führt. Zum Glück sind Todesfälle während einer akuten Ersterkrankung eine Seltenheit und nehmen dank der modernen Diagnose- und Behandlungsmethoden noch weiter ab.

Welche Spätwirkungen hat das rheumatische Fieber auf das Herz? Die medizinisch wichtigste Erscheinung des rheumatischen Fiebers ist seine Auswirkung auf die Herzklappen, die gewöhnlich einige Jahre nach dem akuten Schub zutage kommt.
Ein Patient kann sich von einem akuten Schub eines rheumatischen Fiebers vollkommen erholen, er kann praktisch ganz gesund wirken und sich wohl fühlen. Dennoch können die anfänglichen entzündlichen Veränderungen an den Herzklappen zu einer ausgedehnten Narbengewebsbildung führen. In der Folge dieses Prozesses werden die Klappen durch Auflagerungen, Verdickung, Verklebung, Deformierung oder Schrumpfung unfähig, ihre Aufgaben entsprechend zu erfüllen (Abb. 147).
Je mehr Schübe eines akuten, rheumatischen Fiebers auftreten, um so stärker werden die Herzklappen geschädigt.

Wie kann man eine rheumatische Herzklappenschädigung feststellen? Durch eine vollständige Untersuchung, die wenn nötig mit Elektrokardiographie und Röntgenuntersuchungen des Herzens ergänzt wird.

Welche Bedeutung hat ein Klappenschaden?
a) Wie bereits geschildert, liegen die Herzklappen zwischen den Vorhöfen und Kammern sowie in der Ausstrombahn des Herzens. Es ist ihre Aufgabe, den Blutstrom in eine Richtung zu lenken und die wirk-

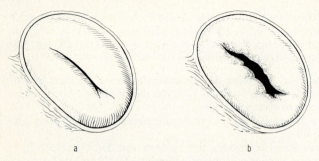

a   b

Abb. 147 *Rheumatisch bedingter Herzklappenfehler.* a) Gesunde, schlußfähige Mitralklappe; diese Klappe liegt zwischen dem linken Vorhof und der linken Kammer und verhindert ein Rückströmen des Blutes aus der Kammer in den Vorhof. b) Geschrumpfte, deformierte Mitralklappe, Folgezustand nach einer Herzklappenentzündung im Rahmen eines rheumatischen Fiebers. Diese Klappe kann ihre Funktion nicht mehr richtig erfüllen; das bedingt eine vermehrte Belastung des Herzens.

samste Ausnützung der Herzarbeit im Kreislaufsystem zu ermöglichen. Die Klappen können, abhängig von der Art ihrer Schädigung und Formveränderung, entweder dem natürlichen Vorwärtsströmen des Blutes ein größeres Hindernis entgegensetzen (Stenose) oder einen Rückfluß des Blutes aus den Kammern in die Vorhöfe bzw. aus den großen Schlagadern in die Kammern zulassen (Insuffizienz). An ein und derselben geschädigten Klappe können beide Fehler zugleich bestehen.

Wegen der schadhaften Klappen muß das Herz stärker arbeiten, um seiner Aufgabe gerecht zu werden. Schließlich kommt es zu einer Erweiterung der Herzräume, einer Überlastung des Herzmuskels, und das ganze Organ ist immer schlechter imstande, die geforderte Leistung zu erbringen (siehe Kapitel 23, Herz);

b) geschädigte Klappen sind für aufgepfropfte bakterielle Infektionen besonders anfällig. Wenn diese Komplikation eintritt, entsteht eine bakterielle Endokarditis, eine äußerst schwere Krankheit, die bis vor kurzem mit einer außerordentlich hohen Sterblichkeit einhergegangen ist;

c) bei rheumatisch bedingten Klappenfehlern besteht auch eine Neigung zur Bildung von Blutgerinnseln an der Innenwand des Herzens, sogenannten Wandthromben. Diese können irgendwann losgerissen und durch die Blutströmung in verschiedene Körperregionen verschleppt werden, wo sie die Blutzufuhr zu lebenswichtigen Organen

verstopfen (Embolie) und eine tiefgreifende Gewebsschädigung bewirken (Infarzierung);
d) bei rheumatisch bedingten Herzklappenfehlern können sich Rhythmusstörungen des Herzens entwickeln, z. B. Flimmerarrhythmien, die die Leistungsfähigkeit des Herzens stark herabsetzen und zum Herzversagen führen können.

Führt das rheumatische Fieber in jedem Fall unabänderlich zu einer Herzschädigung? Nicht immer.

Können rheumatisch geschädigte Herzklappen geheilt werden? Die Klappenschädigung kann nicht rückgängig gemacht werden. In bestimmten Fällen können jedoch die Klappenveränderungen operativ so korrigiert werden, daß sich die Klappenfunktion bedeutend bessert.

Wie häufig muß man mit Rückfällen beim rheumatischen Fieber rechnen? Als es die heutigen Behandlungsmöglichkeiten noch nicht gab, betrug die Rückfallhäufigkeit ungefähr 75%, wenn der erste Schub im frühen Kindesalter aufgetreten war. Betrifft er bereits ältere Kinder bzw. Jugendliche, sind Rückfälle viel seltener zu erwarten, und wenn er erst im Erwachsenenalter erfolgt, kommt es kaum zu Rückfällen.

Welche Warnzeichen lassen an ein rheumatisches Fieber denken?
a) Ungeklärtes Fieber;
b) ungeklärte Gelenks- oder Muskelschmerzen;
c) das Auftreten von Knötchen über Knochenvorsprüngen, etwa an Ellbogen, Handrücken, Füßen, Kniescheiben, Schädel, Wirbelsäule und anderen Gebieten (die Haut ist gewöhnlich über den rheumatischen Knötchen verschieblich);
d) eigenartige und ungeklärte Hautausschläge;
e) Chorea minor (Veitstanz);
f) wiederholtes, spontanes Nasenbluten;
g) wiederholte Leibschmerzen;
h) Kurzatmigkeit bei körperlicher Anstrengung;
i) Schmerzen in der Herzgegend.

Wie lange dauert der Veitstanz gewöhnlich? Unter Umständen mehrere Wochen oder Monate. Am Ende kommt es in der Regel zur völligen Heilung.

Ist das rheumatische Fieber ansteckend? Nein.

Wie wird das akute rheumatische Fieber behandelt?
a) Mit Bettruhe, solange der Schub anhält; das kann mehrere Wochen dauern;
b) mit Antibiotika, die regelmäßig über lange Zeit gegeben werden;

c) mit Salizylpräparaten in entsprechend hoher Dosierung zur Bekämpfung des Fiebers und der Gelenksentzündung;
d) mit Kortison und/oder verwandten Mitteln, je nach der Schwere der Erkrankung und je nachdem, welchem Mittel der behandelnde Arzt den Vorzug gibt.

Kann man neuerlichen Schüben eines rheumatischen Fiebers vorbeugen?
Die Erfahrungen der letzten Jahre haben gezeigt, daß Rückfälle dieser Krankheit eingeschränkt oder ausgeschaltet werden können, wenn man den gefährdeten Personen nach der Genesung weiterhin täglich Penizillin oder andere Antibiotika und Sulfonamide verabreicht.

Nützt eine Mandeloperation (Tonsillektomie) beim rheumatischen Fieber etwas? In der Regel nicht. Die Tonsillektomie wird nur bei einer eindeutig nachweisbaren Erkrankung der Mandeln empfohlen und nicht routinemäßig als Hilfsmaßnahme zur Behandlung des rheumatischen Fiebers.

Ist es günstig, wenn sich ein Patient mit rheumatischem Fieber Zähne ziehen läßt? Nicht im allgemeinen, sondern nur, wenn die Zähne infiziert sind.

Welche besonderen Vorsichtsmaßnahmen sind bei einem Patienten mit rheumatischem Fieber vor der Zahnbehandlung notwendig? Der Patient soll Antibiotika bekommen und sorgfältig von seinem Arzt überwacht werden. Diese Vorsichtsmaßnahmen gelten der Verhütung einer Bakterienabsiedlung an den Herzklappen.

In welcher Beziehung steht der Veitstanz, die Chorea minor, zum rheumatischen Fieber? Man nimmt an, daß die Chorea eine der Erscheinungsformen des rheumatischen Fiebers ist.

Chronische Polyarthritis

Was ist die chronische Polyarthritis? Es handelt sich um eine besondere Form der Gelenksentzündungen, die ihren Beginn oft schon bei jüngeren Erwachsenen nimmt und bei Frauen etwa 3mal häufiger vorkommt als bei Männern. Kennzeichnend ist ein oft symmetrischer Gelenksbefall mit unterschiedlich starker Entzündung, Schmerzen, Schwellung und Zerstörung der Gelenksgewebe. Der Verlauf der Krankheit ist chronisch, es können Ruheperioden mit Perioden des Wiederaufflammens abwechseln. Wenn die Krankheit unbehandelt bleibt und fortschreitet, kann es zur schweren verkrüppelnden und deformierenden Zerstörung von Gelenken kommen.

Welche Gelenke werden von der chronischen Polyarthritis am häufigsten befallen? Finger-, Hand-, Knie-, Knöchel- und Wirbelgelenke.

Bestehen bei der chronischen Polyarthritis neben den Gelenksveränderungen auch andere Krankheitserscheinungen? Ja. Fieber, Schwäche, Gewichtsverlust und Blutarmut können die Gelenksveränderungen begleiten.

Welche Ursache liegt der Polyarthritis zugrunde? Die Ursache ist unbekannt.

Welche Aussichten bestehen für Polyarthritis-Patienten? Unbehandelt werden etwa 10% bis 15% der Ersterkrankten von selbst gesund und bleiben es auch weiterhin; bei 35% tritt Besserung mit nur leichten „Überbleibseln" ein; bei ungefähr 50% entwickelt sich ein bleibendes, fortschreitendes Gelenksleiden, das die Gebrauchsfähigkeit der betroffenen Gelenke stark beeinträchtigt; 20% werden schließlich schwer verkrüppelt.

Wie wird die chronische Polyarthritis behandelt?
a) Zu den Allgemeinmaßnahmen gehören entsprechende Ruhe und Schonung, so weit wie möglich Ausschaltung seelischer Belastungen und eine vielseitige vollwertige Ernährung;
b) örtlich, mit physikalischer Behandlung der befallenen Gelenke, etwa mit Bädern und Diathermie;
c) medikamentös:
1. Salizylate (Natriumsalizylat und Aspirin) bringen oft eine bedeutende Schmerzerleichterung, wenn sie auch keine Heilung bewirken;
2. Kortison und verwandte Mittel führen häufig zum Abklingen der Krankheitserscheinungen, die aber wiederkommen, sobald man diese Mittel absetzt. Oft werden kortisonartige Mittel direkt in besonders schwer befallene Gelenke eingespritzt, wenn alle anderen Behandlungsverfahren unwirksam geblieben sind;
3. Goldsalze in Injektionsform helfen bei manchen Polyarthritispatienten, doch müssen diese Injektionen mit Vorsicht gegeben werden, da die Möglichkeit schwerer toxischer Reaktionen besteht;
4. bestimmte Antimalariamittel haben bei manchen Polyarthritispatienten guten Erfolg;
5. neue Mittel wie Indocin und andere erwiesen sich zur Polyarthritisbehandlung als geeignet;
d) die Wiederherstellungschirurgie kann manche Gelenksverformungen, die die Folge einer chronischen Polyarthritis sind, beheben helfen.

Welchen Erfolg haben die verschiedenen Behandlungsverfahren bei der chronischen Polyarthritis? Zugegebenermaßen ist gegenwärtig kein Verfahren zur *Heilung* der chronischen Polyarthritis bekannt. Die oben umrissenen Behandlungsmöglichkeiten dienen hauptsächlich dazu, die Krankheitserscheinungen zu lindern und den Patienten über eine akute Phase im Krankheitsverlauf hinwegzubringen. Durch die Abschwächung eines akuten Schubs verringert die Behandlung vielleicht bleibende Gelenksschäden, aber sie kann bereits bestehende Schäden nicht rückgängig machen.

Was ist die Stillsche Krankheit? Eine besondere Form der chronischen Polyarthritis, die bei Kindern auftritt.

Spondylitis ankylopoetica

Was ist die Spondylitis ankylopoetica? Eine spezielle Form einer entzündlichen, chronischen rheumatischen Krankheit, die die Wirbel und die mit ihnen in Verbindung stehenden Knochen und Bänder angreift. Sie kommt am häufigsten bei jungen Männern vor.

Arthrosis deformans

Was ist eine Arthrosis deformans? Eine Gelenkserkrankung, die vorwiegend bei Personen im mittleren und höheren Alter auftritt. Allgemein nimmt man an, daß sie durch langjährige Abnützung mit unzureichender oder fehlerhafter Erneuerung der Gelenksgewebe sowie durch bestimmte, mit dem Altern zusammenhängende Stoffwechselveränderungen verursacht wird.

Welche Gelenke sind von der Arthrosis deformans am häufigsten befallen? Die Gelenke, die das Körpergewicht zu tragen haben, also Knie- und Hüftgelenke und die Wirbelsäule, ferner die Fingerendgelenke.

Welche Krankheitserscheinungen finden sich zumeist bei der Arthrosis deformans? Langsam zunehmende Versteifung, Beschwerden oder Schmerzen im befallenen Gelenk. Diese Erscheinungen werden besonders dann beobachtet, wenn das Gelenk nach einer Ruhepause betätigt wird; sie können am Morgen oder nach längerem Sitzen oder Stehen in der gleichen Stellung auftreten („Startschmerz", „Anlaufschmerz"). Nach längerem Nichtbewegen des Gelenks dauert es eine kleine Weile, bis der Patient das Gelenk mit Bewegungen „schmiert" oder geschmeidig macht, damit es nicht so „sperrt". Es kann eine leichte Gelenksschwellung eintreten, und man fühlt mit der aufgelegten Hand beim Beugen und Strecken unter Umständen ein Knirschen im Gelenk.

In den meisten Fällen führt das Leiden nicht zu einer echten Verkrüppelung oder Formveränderung der Gelenke, sondern eher zu einer mehr oder weniger deutlichen Versteifung und zu Schmerzen, die den Patienten zwingen, sich langsamer zu bewegen und sich körperlich in begrenzterem Rahmen zu betätigen.

Wie sind die Aussichten bei der Arthrosis deformans? Die meisten davon betroffenen Patienten brauchen nicht zu befürchten, daß sie bettlägerig, schwer behindert oder verkrüppelt werden.

Kann man der Arthrosis deformans vorbeugen? Eigentlich nicht. Es trägt jedoch sehr zur Vorbeugung von Abnützungserscheinungen bei und vermindert die Gefahr der Arthrosenentwicklung, wenn man eine gute Haltung beibehält, Plattfüße und andere orthopädische Defekte korrigieren läßt, nicht fettleibig wird, viel Bewegung macht, sich richtig ernährt, vernünftig lebt und ganz allgemein auf seine Gesundheit achtet.

Kann die Arthrosis deformans gebessert oder geheilt werden? Hilfe bringen können physikalische Behandlung, Gewichtsabnahme, entzündungswidrige Medikamente bei entzündlichen Veränderungen in Gelenken und Anweisungen, die sich auf die Vermeidung einer Belastung der betroffenen Gelenke beziehen. Ferner lassen sich mit Wiederherstellungsoperationen manche Deformierungen, die die Folge des arthrotischen Prozesses sind, beheben.

Was haben die Knoten, die oft an den Endgelenken der Finger zu sehen sind, zu bedeuten? Es sind arthrotische Knoten, die manchmal Versteifung und Schmerzen verursachen, aber keine schwere Verkrüppelung der Finger zur Folge haben.

Gicht-Arthritis

Was ist die Gicht? Die Gicht ist die Folge einer Stoffwechselstörung, die zu einer übermäßigen Erzeugung von Uraten – Salzen der Harnsäure – führt. Diese abnormen Uratmengen werden dann in Knorpeln, Knochen, Nieren, Haut, Schleimbeuteln und anderen Geweben abgelagert.

Führen diese Ablagerungen zu Funktionsstörungen und Schädigungen der betroffenen Organe? Ja.

Kann die Gicht manchmal zum Verlust eines Gliedes führen? Nein.

Was ist eine Gicht-Arthritis? Eine Entzündung in einem oder mehreren Gelenken, die mit der Ablagerung von Uraten in Zusammenhang steht. Mitunter geht diese Entzündung mit qualvollen Schmerzen einher, die oft anfallsweise auftreten. Die klassische Stelle ist das Großzehengrundgelenk.

Kann eine Gicht-Arthritis wirksam behandelt werden? Ja. Es gibt spezielle Medikamente, die einen akuten Anfall beheben. Andere Medikamente greifen in den Harnsäurestoffwechsel ein und verringern das Ausmaß der Harnsäureablagerungen in den Gelenken und anderen Organen. Mit regelmäßiger Einnahme bestimmter Medikamente oder Medikamentenkombinationen läßt sich in den meisten Fällen das Auftreten von Anfällen verhindern.

Kann die Frühbehandlung der Gicht und der Gicht-Arthritis bleibenden Gelenkschäden und auch der Wiederkehr von Anfällen vorbeugen? Ja.

Liegt die Gicht oft in der Familie? Ja.

Ist die Gicht bei Männern häufiger als bei Frauen? Ja, im Verhältnis von 20:1.

Welche Faktoren können einen akuten Gichtanfall herbeiführen? Anfälle treten zumeist nach Operationen, Eß- oder Trinkgelagen, Aufregungen und starker Unterkühlung auf. Bestimmte Medikamente, besonders harntreibende Mittel zum Einnehmen, heben offenbar den Blutharnsäurespiegel und lösen dadurch akute Gichtanfälle aus. Einer akuten Attacke muß aber nicht immer einer der genannten Faktoren vorangehen.

Ist die Gicht wirklich eine „Krankheit der Reichen"? Das stimmt nicht. Sie findet sich in allen Schichten.

Wie äußert sich der örtliche Gichtbefall? Mit Schmerzen, Empfindlichkeit und Schwellung im Bereich eines Gelenks.

Wie verläuft eine unbehandelte Gicht? Ein akuter Anfall einer Gelenksentzündung kann zwei bis vierzehn Tage dauern. Von Zeit zu Zeit können Rückfälle auftreten, die mehrere Monate bis zu einem Jahr oder länger auseinanderliegen. In der Zwischenzeit ist der Patient gewöhnlich gänzlich frei von Gelenkschmerzen oder Beschwerden. Ohne Behandlung kommen diese Anfälle nach einigen Jahren immer häufiger, halten länger an und hinterlassen tiefgreifendere Gelenkschäden. Schließlich können schwere Verkrümmungen und unbehebbare Schäden an den Gelenken, besonders jenen der Hände und Füße, entstehen und eine starke Verkrüppelung bewirken. Von größter Bedeutung ist die Tatsache, daß eine unbehandelte Gicht zur Bildung von Nierensteinen und zu einer schweren Nierenschädigung führen kann.

Wie wird die Diagnose der Gicht-Arthritis erhärtet? Durch den Befund eines hohen Blutharnsäurespiegels.

Traumatische Arthritis

Was ist eine traumatische Arthritis? Jede Entzündung eines Gelenks, die durch eine Verletzung zustande kommt, etwa durch einen heftigen Schlag oder zu große Belastung des Gelenks.

Wie wird eine traumatische Arthritis behandelt? Durch Ruhigstellung des Gelenks mit festsitzender Bandagierung oder Gipsverband, bis die Entzündung völlig zurückgeht.

Was ist ein Kniegelenkserguß? Bei manchen traumatischen Kniegelenksentzündungen, die gewöhnlich durch Verrenkung oder direkte Gewalteinwirkung entstehen, kommt es zur Ansammlung von Flüssigkeit im Gelenk.

Was ist eine Gelenkspunktion? Das Absaugen der Flüssigkeit, die sich in einem verletzten oder entzündeten Gelenk gebildet hat, durch eine Nadel. Gewöhnlich hat die Punktion einen Rückgang der Schmerzen und eine deutliche Besserung zur Folge.

Tritt nach einer traumatischen Arthritis in der Regel vollständige Heilung ein? Ja. Die meisten Verletzungsfolgen dieser Art heilen binnen weniger Wochen vollständig aus.

Bakterielle Arthritis

Was ist eine bakterielle Arthritis? Man bezeichnet damit eine Gelenksentzündung, die die Folge einer Infektion des Gelenksraums mit Bakterien wie Streptokokken, Staphylokokken, Gonokokken usw. ist.

Wie wird eine bakterielle Arthritis behandelt? Bei einer schweren Infektion muß man das Gelenk unter Umständen operativ drainieren, um dem Eiter Abfluß zu verschaffen. Eine antibiotische Behandlung hilft solche Infektionen beherrschen.

Ist es möglich, daß eine bakteriell bedingte Gelenksentzündung einen bleibenden Gelenkschaden hinterläßt? Ja. In manchen Fällen wird die

Gelenksinnenhaut (Synovia) durch die Infektion zerstört, was eine Versteifung des Gelenks zur Folge hat.

Ist eine bakterielle Arthritis heute sehr häufig? Nein. Die Frühbehandlung von Allgemein- oder Organinfektionen verhindert meist das Eindringen von Bakterien in die Gelenke. Die Einführung der Antibiotika hat viel dazu beigetragen, daß die Häufigkeit von Gelenksentzündungen infolge von Gonokokken-, Staphylokokken- und Streptokokkeninfektionen usw. zurückgegangen ist.

49

Säuglingsernährung und Darmfunktion

siehe auch Kapitel 14, Brustdrüse; Kapitel 28, Kindliche Verhaltensweisen; Kapitel 39, Das Neugeborene, Kapitel 59, Vitamine

Natürliche Ernährung an der Mutterbrust

Ist die natürliche Ernährung mit Muttermilch einer künstlichen Ernährung mit der Flasche vorzuziehen? Ja.

Warum ist die Muttermilch für das neugeborene Kind am besten? Sie hat genau die richtige Zusammensetzung für das bestmögliche Gedeihen und die Entwicklung des Kindes; sie ist rein und keimfrei; sie hat die richtige Temperatur; sie ist gut verdaulich und bewahrt das Kind am sichersten vor Durchfallskrankheiten. Außerdem sind in der Muttermilch Immunstoffe enthalten, die das neugeborene Kind vor Erkrankungen schützen helfen.

Hat das Stillen auch psychologische Vorteile? Ja, sowohl für die Mutter als auch für das Kind. Die körperliche Nähe, das Anschmiegen des Kindes usw. sind für Kind und Mutter wichtig.

Braucht eine stillende Mutter eine besondere Nahrung? Sie kann eine ganz normale Vollkost essen und soll reichlich Flüssigkeit zu sich nehmen. Ihre tägliche Nahrung soll auf jeden Fall etwa 1/2 l Milch, Eier, Fleisch, Obst, Gemüse und Getreideprodukte beinhalten.

Muß die stillende Mutter Speisen meiden? Nein, doch wird sie blähende Speisen wie Kohl usw. vielleicht lieber meiden.

Wie ergänzen stillende Mütter ihre Nahrung? Die meisten stillenden Mütter nehmen zusätzlich Vitamine und Kalzium ein.

Haben Medikamente, die die Mutter nimmt, einen Einfluß auf die Milch? Der Arzt kann im Einzelfall darüber Auskunft geben; die meisten Medikamente gehen in die Muttermilch über, schaden aber dem Säugling nicht.

Welche Allgemeinmaßnahmen soll eine stillende Mutter befolgen?
Sie soll:
a) viel ruhen;
b) sich ausreichend entspannen und erholen;

c) Spannungen und Ängste meiden;
d) nicht stark rauchen;
c) nicht zu viel alkoholische Getränke trinken.

Schadet das Stillen den Zähnen der Mutter? Nein. Ihre tägliche Nahrung soll jedoch eine ausreichende Menge Kalzium enthalten.

Kann das Stillen in manchen Fällen schädlich für die Mutter sein? Nur, wenn es für sie eine seelische Belastung bedeutet. Frauen, die durch das Stillen in einen Zustand nervöser Spannung geraten oder die es als furchtbar unangenehm empfinden, sollten nicht zum Stillen gezwungen werden.

Soll die Mutter stillen, wenn sie krank ist oder ein chronisches, entkräftendes Leiden hat? Nein.

Wann ist es zweckmäßiger, ein Kind nicht an der Brust trinken zu lassen? Wenn das Kind sehr klein, schwach, oder unreif und frühgeboren ist oder wenn es eine Gaumenspalte oder Hasenscharte hat.

Kann ein solches Kind trotzdem Frauenmilch bekommen? Ja. Man kann ihm abgepumpte Milch von der eigenen Mutter oder von anderen Milchspenderinnen verfüttern. Gerade für die Aufzucht schwacher und frühgeborener Kinder ist die Frauenmilch oft besonders günstig.

Wie bald nach der Entbindung kann mit dem Stillen begonnen werden? Gleich am ersten Tag.

Hat die Mutter während der ersten Tage nach der Entbindung schon Milch? Nein, aber dem Säugling kommt die sogenannte Vormilch – das Kolostrum – zugute.

Was ist das Kolostrum und worin liegt sein Wert? Kolostrum oder Vormilch heißt die gelbliche, eiweißreiche·Flüssigkeit, die von den Brustdrüsen ausgeschieden wird, bevor die Milchbildung voll einsetzt. Es enthält viele Immunstoffe, die das neugeborene Kind während der ersten Lebenstage schützen helfen.

Bekommt der Säugling während der ersten zwei, drei Lebenstage bis zum Einschießen der Muttermilch genug Nahrung? Ja.

Wann beginnt die richtige Milch zu fließen? Das „Einschießen der Milch" erfolgt in der Regel um den dritten oder vierten Tag nach der Entbindung, schwankt aber vom zweiten bis zum fünften oder sechsten Tag.

Wodurch kommt die Milchsekretion in den Brustdrüsen in Gang? Durch bestimmte Hormone im Organismus der Wöchnerin; das Einströmen der Milch wird außerdem durch das Saugen des Kindes beschleunigt.

In welchen Abständen soll das Kind an die Brust gelegt werden? Normale, gesunde Säuglinge können anfangs alle zweieinhalb bis drei Stunden an der Mutterbrust trinken.

Ist es erlaubt, öfter die Brust zu geben, wenn es der Säugling anscheinend braucht? Ja, aber nicht öfter als alle zwei Stunden. Im Einzelfall soll sich die Mutter vom Arzt beraten lassen.

Soll der Säugling nur an einer Brust oder an beiden Seiten trinken? Im allgemeinen an beiden Seiten.

Wie lange soll bei jeder Mahlzeit gestillt werden? Anfangs etwa 5 Minuten an jeder Brust. Wenn das Kind größer wird, kann die Mahlzeit auf 15–20 Minuten an jeder Seite ausgedehnt werden.

Was soll man tun, wenn der Säugling während des Stillens einschläft? Man kann ihn behutsam wieder aufmuntern. Während des Stillens darf man ihm eine Ruhepause von 5 Minuten zugestehen, aber nicht länger. Nach dieser Pause sollte er wieder im normalen Tempo weitersaugen.

In welcher Haltung soll die Mutter stillen? In jeder, die ihr bequem ist und Ellbogen und Schulter nicht belastet.

Soll der Säugling zwischen den Brustmahlzeiten Tee bekommen? Das ist in den meisten Fällen unnötig, aber wenn der Säugling offenbar durstig ist und schreit, kann man ihm ein wenig Tee, z. B. dünnen Kamillentee, geben.

Ist es erlaubt, Brustmahlzeiten zu überspringen, wenn das Kind nicht aufwacht? Während der ersten Tage läßt man am besten kein Anlegen aus, um eine ausreichende Milch„produktion" in Gang zu bringen. Später kann man das Kind durchschlafen lassen bzw. auf längere Intervalle übergehen.

Wie werden Schrunden an den Brustwarzen behandelt? Wenn die Mutter aufgesprungene Brustwarzen hat, soll sie das Anlegen ein paar Mal auslassen oder mit den Seiten abwechseln. Saughütchen helfen die Brustwarzen schonen und tragen zu einer schnelleren Heilung bei. Man kann nach jedem Stillen eine lindernde Salbe auftragen, muß sie aber abwaschen, bevor das Kind wieder die Brust bekommt.

Was muß man zur Pflege der Brustwarzen tun? Sauberkeit ist das oberste Gebot. Die Brustwarzen sind vor und nach jedem Anlegen zu waschen; die Stillende soll einen bequemen, gut sitzenden Büstenhalter tragen, der die Brust stützt.

Soll man mit dem Stillen aufhören, wenn eine Infektion der Brust eintritt? Nur wenn es zu schmerzhaft ist oder wenn ein Abszeß drainiert werden muß.

Kann man das Stillen später wieder aufnehmen, wenn man es wegen einer Erkrankung der Brust einstellen mußte? Ja, aber nur, wenn die Milch regelmäßig abgepumpt wurde und noch weiter fließt.

Wie lange soll man stillen? Solange man will, im allgemeinen 4 bis 7 Monate.

Kann man nach 3 bis 4 Monaten abstillen? Ja, auch zu jeder anderen Zeit, wenn man will.

Ist das Entwöhnen schwierig? Nein. Die meisten Säuglinge trinken die Flaschennahrung sogar lieber. Bei älteren Säuglingen kann man eventuell direkt dazu übergehen, das Kind aus der Schale trinken zu lassen.

Wie bald kann man mit einer Zusatz-Nahrung beginnen? Im Alter von 6–8 Wochen erhält der Säugling mit dem Löffel etwas Obstsaft, im Alter von 10–12 Wochen mittags den ersten milchfreien Brei (Gemüsebrei).

Was kann die Mutter tun, wenn sie das Kind 2 oder 3 Tage lang verlassen muß? Sie kann die Milch abpumpen oder abdrücken, so daß die Milchsekretion nicht zurückgeht; dann kann sie nach ihrer Rückkehr das Stillen wieder aufnehmen.

Ist es sinnvoller, ganz abzustillen und mit einer Flaschenernährung zu beginnen, wenn sich Mutter und Kind länger trennen müssen? Ja.

Ist ein plötzliches, unvermitteltes Abstillen schädlich? Wenn es sich irgend machen läßt, soll die Entwöhnung langsam erfolgen; die Brustmahlzeiten sollen schrittweise durch Flaschenmahlzeiten ersetzt werden. Vor allem bei Krankheit und bei Impfungen des Kindes, in der heißen Jahreszeit, bei einem Wechsel der gewohnten Lebensverhältnisse, sowie natürlich bei sehr jungen und schwachen Säuglingen ist Vorsicht am Platz, da Magen-Darmstörungen auftreten können. Auch für die Mutter ist der langsame Rückgang der Milchsekretion bedeutend angenehmer als ein plötzliches Absetzen, das eine Milchstauung zur Folge hat.

Bekommen Brustkinder ebenso wie Flaschenkinder Vitamine und feste Nahrung als Beikost? Ja. Vitaminzusätze und Beikost sind in beiden Fällen gleich nötig.

Wie verhält sich die Mutter, wenn sie mit dem Stillen aufhört? Einer Milchstauung wirkt man meist durch Hochbinden der Brüste mit knappsitzender Binde oder Büstenhalter entgegen. Außerdem ist es ratsam, einige Tage lang die Flüssigkeitszufuhr einzuschränken. Wenn die Brüste nicht regelmäßig entleert werden, füllen sie sich nicht mehr. Der Saugreiz und die Entleerung der Brust sind die wichtigsten Triebkräfte für die Milchbildung!

Darf die Mutter schmerzstillende Mittel nehmen, wenn sie mit dem Stillen aufhört? Ja.

Künstliche Ernährung mit der Flasche

Gedeiht ein Kind, falls es nicht gestillt werden kann, bei künstlicher Ernährung fast ebenso befriedigend? Ja. Es gibt viele gute und erprobte Kuhmilchmischungen, die dem neugeborenen Kind alles zuführen, was es für seine Ernährung braucht.

Wie bald nach der Geburt kann mit der Anfangsnahrung begonnen werden? Nach 8 bis 12 Stunden, doch gibt man dem Neugeborenen in der Regel am ersten Lebenstag nur etwas gezuckerten, schwachen Tee und fängt erst am zweiten Lebenstag mit der Milchnahrung an.

Welche Nahrungsmenge wird am Anfang gegeben? Am zweiten Lebenstag 5mal etwa 10 bis 15 g, tags darauf wird die Menge auf 25 bis 30 g bei jeder Mahlzeit gesteigert, am nächsten Tag auf 40 g bis 45 g und dann schrittweise zunehmend, je nach dem Bedarf des Säuglings.

Wie erfährt die Mutter, wie sie die Säuglingsnahrung herstellen muß und was sie dazu braucht? Der Kinderarzt wird ihr Auskunft geben. Außerdem unterrichtet man in vielen Krankenhäusern die Mütter über die Zubereitung der Babymilch, bevor sie entlassen werden.

Von wem erhält die Mutter Anleitungen über Methoden der Sterilisation (Keimfreimachung)?
a) Vom Kinderarzt oder Hausarzt;
b) vom Krankenhaus;
c) von der Säuglingsschwester oder Mütterberatung.

Welche Fläschchen und Gummisauger soll man verwenden? Es sind viele sehr gute Typen im Handel, und es ist ziemlich gleichgültig, welche man verwendet, wenn sie nur gut funktionieren. Schmale Sauger sind ebenso geeignet wie dicke.

Kann man unbedenklich Kunststoffflächchen verwenden? Ja, wenn sie entsprechend keimfrei gemacht werden können.

Wie kann die Mutter erkennen, ob der Gummisauger in Ordnung ist? Wenn man die Flasche umdreht, soll die Milch durch die Saugeröffnung frei in einzelnen Tropfen austreten.

Darf man die Öffnung des Saugers vergrößern? Ja, mit einer keimfreien Nadel.

Was soll man tun, wenn zu viel Milch durch die Saugeröffnung fließt? Den Sauger wegwerfen und einen anderen verwenden.

Aus welchen Grundbestandteilen setzen sich die meisten Säuglingsnahrungen zusammen? Meist verwendet man heute Fertigpräparate, die modifiziertes Kuhmilcheiweiß enthalten. Der Kinderarzt wird einen beraten.

Wie geht man vor, wenn man Pulvermilch oder Fertignahrung verwendet? Man hält sich an die Vorschriften, die auf der Packung angegeben sind. Der Vermerk, daß die fertige Nahrung nicht mehr aufgekocht werden darf, muß genau beachtet werden.

Muß man Fertignahrungen noch andere Substanzen zusetzen? Nein. In der Regel enthalten sie bereits entsprechende Mengen aller notwendigen Zutaten. Diese Präparate sind mit vollständigen und einfachen Gebrauchsanweisungen versehen.

Wann kann man auf Vollmilch übergehen? Etwa ab dem 6. Lebensmonat.

Können dem Säugling geringfügige Abweichungen im Mengenverhältnis der einzelnen Zutaten schaden? Nein.

Auf wieviel Flaschen wird die tägliche Nahrungsmenge aufgeteilt? Anfangs teilt man die Menge auf 5 Fläschchen auf, bei schwächeren Säuglingen auf 6–7; bei Einführung der Breimahlzeit kann man auf vier Mahlzeiten zurückgehen.

Wie oft soll der Säugling die Flasche bekommen? Die meisten Säuglinge können von Geburt an in 4stündigen Abständen gefüttert werden; schwächere Kinder können tagsüber alle 3 Stunden und nachts alle 4 Stunden eine Mahlzeit brauchen, so daß man auf 7 Mahlzeiten in 24 Stunden kommt. Viele Kinderärzte empfehlen heute, sich nicht sklavisch an die Uhrzeit zu halten, sondern mehr auf die Bedürfnisse des Kindes einzugehen und unregelmäßigere Intervalle in Kauf zu nehmen, besonders anfangs. Später stellen sich die meisten Kinder von selbst auf einen regelmäßigen Rhythmus ein.

Wie bald nach der Geburt fangen die Kinder an, sich von selbst an Regelmäßigkeit zu gewöhnen? Die meisten Kinder stellen sich im Alter von etwa 4 bis 6 Wochen auf einen ziemlich regelmäßigen Rhythmus ein, manche etwas früher, manche später.

Soll man dem Säugling ein starres Fütterungsschema aufzwingen? Nein. In vernünftigen Grenzen kann man das Kind selbst seinen Rhythmus bestimmen lassen, doch kann man es behutsam zu einem regelmäßigen Tagesplan hinleiten. Der Zeitplan der Mutter wie auch die Bedürfnisse des Kindes werden dafür ausschlaggebend sein, wie man es sich einteilt.

Soll man den Säugling nachts zum Füttern aufwecken? Im allgemeinen nicht.

Schadet es, wenn man den 4-Stunden-Abstand zwischen den Mahlzeiten überschreitet? Nein.

Wie bald lassen die meisten Säuglinge die Nachtmahlzeit aus? Viele Säuglinge schlafen nachts durch, wenn sie ein Alter von 2 bis 3 Monaten erreicht haben. Hier gibt es große Abweichungen, die jedoch alle innerhalb der Norm liegen.

Zu welcher Zeit füttert man den Säugling am besten? Das hängt von der Lebensweise der Familie ab. Vielfach bewährt sich das übliche Schema von 6 Uhr, 10 Uhr, 14 Uhr, 18 Uhr, 22 Uhr (und vielleicht 2 Uhr). Man kann die Mahlzeiten beispielsweise aber auch auf 7 Uhr, 11 Uhr, 15 Uhr usw. verlegen.

Wieviel soll der Säugling von seiner Flaschennahrung trinken? Das ist je nach dem Bedarf des einzelnen Säuglings verschieden. In der ersten Woche trinkt er von 10 g bis 100 g, bis zum Ende des 2. Monats steigend bis zu 160 g – maximal 200 g bei jeder Mahlzeit. Die durchschnittliche tägliche Nahrungsmenge beträgt während des ersten Lebensmonats 600 g bis 750 g; später steigt sie auf 800 g bis maximal 1000 g; diese Menge sollte nicht mehr überschritten werden. Wenn feste Beikost zugefüttert wird, nimmt die Trinkmenge meist ab.

Trinken Säuglinge meist bei jeder Mahlzeit die gleiche Menge? Nein. Die Trinkmenge kann von Mahlzeit zu Mahlzeit stark schwanken.

Soll man alle Flaschen gleich füllen? Ja, zunächst schon, doch soll man den Säugling selbst sein Maß setzen lassen, denn er macht es sich vielleicht zur Gewohnheit, bei einer bestimmten Mahlzeit mehr zu trinken als bei den übrigen, etwa am Morgen, wenn er nach der langen Nachtpause besonders hungrig ist.

Soll man von dem Kind verlangen, daß es bei jeder Mahlzeit das Fläschchen vollständig leert? Nein.

Kann man verschiedene Mengen in die einzelnen Fläschchen geben?
Ja, wenn die Mutter aus Erfahrung weiß, wieviel der Säugling bei bestimmten Mahlzeiten trinkt.

Was soll man mit der Milch tun, die das Kind übrig läßt? Wegschütten.

Was soll man tun, wenn das Kind bei einer Mahlzeit nur 30 g trinkt und eine Stunde später mehr möchte? Eine Zeitlang kann man dulden, daß sich das Kind das angewöhnt. In solchen Fällen stellt man die Säuglingsnahrung in den Kühlschrank und wärmt sie für die Nachfütterung auf.

Wie lange soll ein Säugling brauchen, um sein Fläschchen auszutrinken? Die meisten Säuglinge haben ihren Bedarf in 10 bis 15 Minuten gestillt. Wenn das Kind herumtrödelt, soll man den restlichen Inhalt des Fläschchens weggeben, da das Kind vermutlich satt ist.

Soll man einen Säugling eine Stunde bei einer Mahlzeit zubringen lassen? Nein. Manche Säuglinge gewöhnen sich das Trödeln an; das sollte man abstellen.

Soll man das Kind schreien lassen, wenn es zu seiner Mahlzeit zu früh erwacht? Es wird heute oft empfohlen, den Säugling immer trinken zu lassen, wenn er danach verlangt. Manchmal ist es aber notwendig, davon etwas abzugehen, und es schadet nichts, wenn man das Kind ein wenig schreien läßt, bevor es seine Mahlzeit bekommt. Niemals muß man sofort herbeistürzen, um das Kind zu füttern, sobald es schreit. Außerdem ist daran zu denken, daß das Kind vielleicht aus anderen Gründen schreit.

Darf man einem Säugling zwischen den Mahlzeiten Tee geben? Das ist in den meisten Fällen nicht nötig. Gelegentlich kann man 30 g bis 90 g Tee geben, besonders bei heißem Wetter; Kindern, die ihn ablehnen, soll man ihn aber nicht aufdrängen.

Kommt es oft vor, daß ein Säugling zu viel von seiner Nahrung trinkt? Im allgemeinen hört ein Säugling zu trinken auf, wenn er satt ist. Gelegentlich übernimmt sich ein Kind und wird dann meist den Überschuß erbrechen; das schadet nichts.

Wann erhält der Säugling Vitamine? In den Fertignahrungen sind in der Regel bereits Vitamine enthalten. Brustkinder erhalten im Alter von 4–6 Wochen Vitamine.

In welcher Form werden Vitamine zugeführt? Normalerweise in Form von Preß- und Fruchtsäften; nur Vitamin D wird in Tropfen oder

Tabletten verabreicht. In bestimmten Fällen gibt man Multivitaminpräparate, die alle wichtigen Vitamine enthalten.

Wie werden diese Vitamine verabreicht? Preß- und Fruchtsäfte sollte man dem Kind mit dem Löffel geben und nicht der Flaschennahrung zusetzen.

Praktisch alle Multi-Vitaminpräparate sind in Wasser löslich. Sie können auch direkt auf die Zunge des Kindes getropft werden.

In welcher Menge werden Frucht- und Preßsäfte verabreicht? Ab der 6. Woche beginnt man mit täglich einem Teelöffel Vitamin A-haltigem Preßsaft von Karotten oder Tomaten und steigert dann auf 3 bis 4 Teelöffel. Zusätzlich werden ab der 8. Woche Vitamin C-haltige Obstsäfte, etwa Orangensaft oder Johannisbeersaft gegeben, anfangs einen Teelöffel voll, dann zunehmend bis auf 2 Teelöffel täglich. Sobald das Kind auch Gemüse bekommt, kann die Saftmenge verringert werden.

In welcher Dosierung gibt man Multivitaminpräparate? Man beginnt an den ersten Tagen mit 1 bis 3 Tropfen und steigert dann schrittweise bis zu 15 Tropfen täglich. Die meisten Vitaminpräparate haben Tropfer beigepackt, auf denen die zu gebende Menge genau markiert ist.

Können die Tropfer die Zunge des Kindes verletzen? Nein. Heute werden die meisten Tropfer aus Kunststoffmaterial hergestellt.

Welche Höchstmenge soll man pro Tag geben? 15 Tropfen oder 0,6 ml.

Soll man in den Sommermonaten Vitamine zuführen? Ja, in den gleichen Mengen wie während der anderen Monate.

Besteht die Möglichkeit, daß man von einem speziellen Vitamin zu viel gibt? Normalerweise nicht. Der Spielraum der Verträglichkeit ist groß; lediglich die Verabreichung von zuviel Vitamin A und D kann zu schädlichen Folgen führen.

Können Vitaminpräparate gelegentlich einen Ausschlag hervorrufen? Selten.

Was macht man gegen einen Ausschlag, der von einem Vitaminpräparat verursacht wurde? Es kann nötig werden, die Verabreichung des Präparats für eine Weile ganz einzustellen oder es durch ein anderes Präparat zu ersetzen, das nur Vitamin A, C und D enthält. Manche Ärzte ziehen es vor, von Haus aus mit einem A-, C-, D-Präparat zu beginnen.

Muß man frischen Orangensaft verwenden? Nein. Tiefgekühlter oder konservierter Saft enthält auch Vitamin C.

Vertragen alle Säuglinge Orangensaft? Nein. Manche Säuglinge erbrechen oder bekommen vom Orangensaft einen Ausschlag. In diesem Fall soll man ihn weglassen.

Bedeutet es für das Kind einen Nachteil, wenn es den Orangensaft nicht verträgt? Nicht, wenn es ein Multivitaminpräparat bekommt, das Vitamin C enthält.

Kann man auch andere Säfte außer Orangensaft verwenden? Ja, wenn sie sicher einen ausreichenden Vitamin C-Gehalt haben.

Kann man statt Vitamintropfen Lebertran geben? Ja, aber er führt dem Kind nur Vitamin A und D zu. In diesem Fall ist es unbedingt notwendig, Vitamin C in Form von Orangensaft oder Vitamin C-Tropfen zuzusetzen.

Können verschiedene Fischleberöl-Präparate Verwendung finden? Ja, aber auch hier ist es nötig, zusätzlich Vitamin C zu geben.

Wann kann das Kind einen Brei bekommen? Wenn es etwa 2 Monate alt ist; manche Ärzte beginnen etwas später.

Welche Breie gibt man zuerst? Zwieback-Obst-Brei oder Gemüsebrei, Reis- und Gerstenschleim sind ebenfalls brauchbar. Auch geriebene Äpfel oder zerdrückte reife Bananen werden häufig als erste Löffelnahrung gegeben.

Wieviel gibt man von der Breinahrung? Man steigert die Menge bei einer neuen Speise immer schrittweise, je nachdem, wie sie von dem Kind aufgenommen wird, bis man auf 160 g bis 180 g bis 200 g kommt.

Zu welcher Mahlzeit soll man den Brei geben? Grundsätzlich spielt das keine Rolle, es ist aber zweckmäßig, ihn zu Mittag zu geben.

Nimmt jeder Säugling bereitwillig die Breikost an? Nein. Wenn das Kind den Brei ausspuckt, muß man wieder und wieder versuchen, den Brei zu geben, bis es sich daran gewöhnt. Wenn der Säugling wirklich nicht mit der Breinahrung zurechtkommt, wartet man ein paar Wochen und versucht es dann wieder. Es macht nichts, wenn das Kind erst mit 4–6 Monaten Brei bekommt.

Wie soll man den Brei geben? Mit einem kleinen Löffel.

Kann man einen Brei auch durch die Flasche geben? Das empfiehlt sich nicht.

Welche Nährmittel kann man verwenden? Wenn man sich selbst einen Reis-, Hafer- oder Gerstenschleim herstellt, muß man die Körner ziemlich lange kochen. Kindermehle, Kindergrieß oder käufliche Trockenschleime sind viel leichter zuzubereiten.

Wann führt man eine Milchbrei-Mahlzeit ein? Etwa im 4./5. Monat.

Kann man fertigen Obstbrei aus der Dose verwenden? Ja. Die käuflichen Fertig-Babynahrungen entsprechen alle den Anforderungen.

Wie geht man gewöhnlich bei der Einführung der Breinahrung vor? Das wird recht unterschiedlich gehandhabt, je nach den Gepflogenheiten jedes Arztes und auch nach dem individuellen Geschmack des Kindes. Oft geht man nach dem folgenden Schema vor:

Tabelle 20 **Beikost in der Säuglingsnahrung**

Alter	Beikost
Im 2. Monat	geriebener Apfel, zerdrückte Banane
Im 3. Monat	Gemüsebrei (Karotten, Spinat, Blumenkohl, Kohlrabi) mit Grieß- oder Zwiebackmehl. Verschiedene Obstbreie
Im 5. Monat	Alle Gemüse einschließlich Kartoffel; Obstbreie; zweiter Brei abends als Vollmilchbrei
Ab 7. Monat	Langsamer Übergang auf alle Nahrungsmittel, die Erwachsene essen, entsprechend zerkleinert und in geringer Menge, entweder als Baby-Fertignahrung oder selbst zubereitet.

Tabelle 21 **Ernährungsvorschlag für einjährige Kinder**

Frühstück:	Milch, Milchkaffee oder Kakao, Milchbrei aus Kornflokken und ähnlichem, weiches Ei, Weißgebäck oder Brot mit Butter, Honig oder Marmelade.
Vormittags:	Frisches Obst oder Tomate, Butterbrot.
Mittags:	Klare oder gebundene Suppe, hausgemacht oder Baby-Dosensuppe Fleisch: Huhn, Hühnerleber, Kalbsleber, Kalbfleisch oder anderes zartes Fleisch, alles gut zerkleinert. Fisch gedünstet oder gekocht; keine Makrelen, Lachse oder salzigen Fische. Teigwaren Gemüse, jedes passierte Baby-Dosengemüse oder Mischgemüse, selbstzubereitetes passiertes, frisches Gemüse. Wenn das Kind zerkleinertes Gemüse annimmt, muß man es nicht mehr passieren. Etwas Salat oder rohe, geriebene Karotten.

Fortsetzung Tabelle 21

Nachtisch:	Alle Baby-Dosen-Obstdesserts, Kompott, Pudding und ähnliche leichte Süßspeisen.
Nachmittags:	Milch- oder Fruchtsaft mit Zwieback, Keks oder Butterbrot oder Banane.
Abends:	Milchbrei, Käse: Rahm-, Quark- oder Gervaiskäse, Süß- oder Sauerrahm, Joghurt. Man kann das Ei oder den Brei auch zu einer anderen Mahlzeit geben oder den Eidotter in eine andere Speise einrühren. *Man darf dem Kind keine unerwünschten Speisen oder Milch aufzwingen.*

Tabelle 22 Ernährungsvorschlag für zweijährige Kinder

Frühstück:	Milch, Milchkaffee oder Kakao, Kornflocken mit Milch oder Sahne, Butterbrot, Honig, Marmelade, Eier in jeder Form.
Vormittags:	Rohes Obst oder Tomate, Butterbrot.
Mittags:	Suppe: jede klare Fleischbrühe oder gebundene Gemüsesuppe Fleisch: Huhn oder Hühnerleber, Rinds- oder Kalbsleber, feingeschnittenes Fleisch. Fisch: Alle frischen Fische gebraten oder gekocht. Gemüse: Alle gekochten Gemüse, vorzugsweise frisch oder tiefgekühlt. Man kann auch zerkleinertes Fertiggemüse verwenden. Gelegentlich rohes Gemüse, Salat, Kartoffel, Reis, Teigwaren.
Nachtisch:	Frisches Obst oder Kompott aller Sorten, süße Quarkspeisen, Pudding, Eiercreme, Omlette, Auflauf usw.
Nachmittags:	Milch oder Fruchtsaft mit Zwieback, Keks oder Marmeladebrot.
Abends:	Beliebiger Frucht- oder Gemüsesaft, oder Suppe, wenn sie nicht mittags gegeben wurde. Teigwaren, Käse: Rahmkäse, Quarkkäse, Gervais, Schweizerkäse, Sauerrahm, Joghurt oder Fruchtjoghurt, Eier, wenn sie nicht zum Frühstück gegeben wurden.
Nachtisch:	Bananen oder Beeren und Sahne oder andere Desserts, wie oben angeführt, Butterbrot, Milchbrei oder Milch.
Zur Beachtung:	Aus Fett herausgebackener Fisch oder Dosenfisch soll nicht gegeben werden, ebensowenig eingesalzene, sauer eingelegte oder geräucherte Nahrungsmittel, scharf gewürzte Soßen oder Tunken, schwere Torten und Konditorwaren.

Diese Liste führt nicht alle Speisen auf, die das Kind bekommen *muß*, sondern ist nur ein *Vorschlag*, aus dem man die Speisenfolge des Tages zusammenstellen kann.

Daher sollte das Kind nicht gezwungen werden, irgend eine Speise zu essen oder Milch zu trinken.

Wichtig ist, daß das Kind *nicht überernährt* wird. Dicke Kinder sind nicht unbedingt gesunde Kinder.

Schadet es, wenn das Kind lieber mehr feste Nahrung und weniger Flüssigkeit nimmt? Nein.

Nimmt das Kind jeden Tag gleich viel feste Beikost? Nein.

Wie soll man neue Speisen einführen? Man soll es immer nur mit einem neuen Nahrungsmittel auf einmal versuchen und mit sehr kleinen Mengen beginnen, die man schrittweise von Tag zu Tag steigert.

Kann man Säuglingen und Kleinkindern unbedenklich Babynahrung aus Konservendosen oder Gläsern geben?
Ja. So wie die Nahrungsmittel heutzutage vorbehandelt werden, verderben sie nicht, solange der Behälter ungeöffnet bleibt.

Wie lange können Reste in Konserven oder Gläsern verwendet werden? Nach der Öffnung können sie noch etwa 1 bis 2 Tage im Kühlschrank aufgehoben werden, ohne zu verderben.

Muß man vorgefertigte und konservierte Babynahrung verwenden? Nein. Viele Mütter ziehen es vor, selbst frische Obst-, Gemüse- und Fleischspeisen oder Suppen zuzubereiten. Die Kost soll gut gekocht, gut püriert und passiert werden, so daß sie das Kind leicht verdauen kann.

Darf man den Speisen Zucker und Salz in kleinen Mengen zur Geschmacksverbesserung zusetzen? Ja.

Welche Mahlzeit des Tages soll am ausgiebigsten sein? Am besten die Mittagsmahlzeit.

Wann kann man das Kind selbst essen lassen? Manche Säuglinge beginnen mit 9 bis 11 Monaten mit den Fingern zu essen. Das mag eine ziemliche Patzerei sein, aber man soll es den Kindern erlauben, weil es einen Schritt zur Selbständigkeit darstellt.

Wann kann man kleingeschnittene Speisen (Juniorkost) einführen? Wenn das Kind etwa 10 bis 12 Monate alt ist.

Wann kann man anfangen, das Kind aus der Tasse trinken zu lassen? Wenn es etwa 10 bis 12 Monate alt ist.

Wann kann man mit der Flasche aufhören? In diesem Punkt sind die Kinder sehr verschieden, wie übrigens in allen Eßgewohnheiten. Die meisten gehen mit 12 bis 15 Monaten dazu über, aus der Tasse zu trinken.

Muß man die Flaschen und Sauger sterilisieren? Die Sauger schon, aber die Flaschen müssen nur gründlich mit Seife und heißem Wasser ausgewaschen werden.

Wie soll man den Säugling beim Füttern halten? Man hält ihn am besten halbaufgerichtet in der Armbeuge. Dadurch steigen die Luftblasen, die der Säugling beim Trinken mitverschluckt, im Magen nach oben, so daß er leichter aufstoßen und die Luftblasen herausbringen kann, ohne daß dabei auch Milch hochkommt.

Darf man das Kind auch halbaufrecht an ein kleines Kissen gelehnt füttern? Ja.

Was kann man tun, um das Kind zum Aufstoßen zu bringen? Die Mutter legt den Säugling über die Schulter und hält ihn so einige Minuten. Manchmal hilft es auch, über den Rücken zu streichen oder ihn leicht zu tätscheln.

Wie bald nach der Mahlzeit kann man den Säugling wieder niederlegen? Am besten hält man ihn 10 bis 15 Minuten nach einer Mahlzeit aufrecht.

Ab welchem Alter kann man ein Kind in einem hohen Kindersessel füttern? Wenn es imstande ist, 10 bis 15 Minuten lang ohne Anstrengung aufrecht zu sitzen.

Hat es etwas zu sagen, wenn das Kind Schluckauf hat? Der Schluckauf hat seine Ursache in Zusammenziehungen des Zwerchfells und hat keine besondere Bedeutung.

Was soll man bei Schluckauf tun? In den meisten Fällen braucht man gar nichts zu tun. Ein kleiner Schluck Wasser kann helfen, ihn rascher wegzubringen.

Ist es normal, daß Säuglinge etwas von ihrer Nahrung ausspucken oder wieder heraufwürgen? Ja. Beim Aufstoßen kommt oft ein wenig von der Milch mit. Das kann vorkommen, wenn das Kind die Lage ändert oder wenn es etwas zu viel getrunken hat.

Hat es eine ernste Bedeutung, wenn das Kind erbricht? Gelegentliches Erbrechen ist nicht gefährlich. Die gleichen Gründe, die dazu führen, daß dem Kind ein wenig Milch „hochkommt", können auch für das

Erbrechen verantwortlich sein. Wiederholtes oder ständiges Erbrechen sollte einen aber zum Arzt führen.

Darmkolik des Säuglings

Wann spricht man von „Kolik" bei einem Säugling? Mit Kolik bezeichnet man Leibschmerzen des Säuglings, die auf Darmkrämpfen beruhen. Da sie vorwiegend in den ersten drei Lebensmonaten auftritt, nennt man sie auch Dreimonatkolik.

Wie macht sich eine Kolik bemerkbar? Das Kind schreit heftig, besonders in den Abendstunden, und zieht die Beine an, als ob es Schmerzen hätte; dazu kommt manchmal eine sehr starke Reizbarkeit.

Wodurch entsteht eine Kolik? Genau weiß man es nicht. Folgende Faktoren können eine Rolle spielen:
a) Unterernährung und Hunger;
b) zuviel Kohlenhydrate in der Babymilch;
c) zu hoher Fettgehalt der Milch;
d) Ausbleiben des Aufstoßens, nachdem die Luft geschluckt wurde;
e) Unreife des kindlichen Nervensystems;
f) falsches Vorgehen beim Füttern;
g) Übermüdung;
h) Allergie gegen Kuhmilch.

Wie beugt man der Kolik vor? Man muß herausfinden, welcher der oben genannten Faktoren daran schuld ist, und dementsprechend Abhilfe schaffen. Oft braucht man dazu den Arzt.

Was macht man als Soforthilfe, wenn das Kind mit starken Kolikschmerzen schreit? Ruhe bewahren. Man hält das Kind mit etwas Warmem am Bauch aufrecht, eng an den eigenen Körper gelehnt. Man muß aber aufpassen, daß man es nicht mit einer heißen Wärmeflasche verbrennt. Zur Linderung der Kolik kann es auch beitragen, wenn man das Kind mit dem Bauch auf eine warme Unterlage legt.

Darf man dem Kind ohne Auftrag des Arztes Medikamente gegen die Kolik geben? Niemals.

Wie lange hält die Kolik an? Manche Säuglinge leiden 2 bis 3 Monate unter Kolikbeschwerden, die dann von selbst verschwinden.

Sind die späteren Kinder einer Familie seltener von der Kolik befallen als Erstgeborene? Nicht unbedingt.

Ist die Kolik gefährlich? Nein.

Stuhlgang

Wieviele Stuhlentleerungen pro Tag sind für ein neugeborenes Kind normal? Ein bis fünf Entleerungen pro Tag. Brustkinder können öfter Stuhlgang haben als Flaschenkinder. Es kommt vor, daß das Kind bei jeder Mahlzeit seinen Darm entleert. Solange die Stühle von normaler Beschaffenheit sind, spielt ihre Anzahl keine zu große Rolle.

Wie soll der normale Säuglingsstuhl beschaffen sein? Breiig weich, pastenartig oder auch etwas fester. Der Geruch soll leicht süßlich sein.

Welche Farbe hat der Säuglingsstuhl normalerweise? Goldgelb. Der Stuhl kann auch grünlich sein oder sich grünbräunlich verfärben, wenn er längere Zeit steht; das ist normal.

Gibt eine Verstopfung Grund zur Besorgnis? Gewöhnlich nicht. Wenn *ein* fester Stuhl pro Tag abgesetzt wird, braucht man nichts zu unternehmen, solange das Befinden des Säuglings ungestört ist.

Ist es normal, wenn sich manche Säuglinge beim Absetzen des Stuhls sehr plagen? Ja, das gibt sich, wenn das Kind älter wird, außer es wäre ganz besonders verstopft.

Kann die Mutter das Kind unterstützen, wenn es beim Stuhlgang preßt? Ja. Häufig hilft es, wenn man die Oberschenkel gegen den Leib beugt.

Soll man dem Kind Zäpfchen geben, wenn es verstopft ist? Nur auf Anweisung des Arztes.

Kann es nötig sein, den After des Kindes zu dehnen, wenn es harten Stuhl hat? In den meisten Fällen bewirkt der Stuhlgang selbst eine Dehnung der Afteröffnung.

Finden sich manchmal ein paar Blutstreifen in einem harten Stuhl? Ja. Die Dehnung der Afteröffnung kann zu einem kleinen, oberflächlichen Einriß führen. Das ist an sich nichts Ernstes, sollte aber Veranlassung sein, das Kind einem Arzt vorzustellen.

Wie kann ein weicherer Stuhl erzielt werden?
a) Man gibt dem Kind mehr Wasser;
b) man erhöht die Kohlenhydratmenge in der Säuglingsnahrung;
c) man schränkt stopfende Nahrungsmittel, wie Bananen, Schokolade, Äpfel und Käse ein;
d) man gibt reichlicher abführende Speisen, wie Dunstobst und gekochte Gemüse;
e) man gibt dem Kind Pflaumensaft oder gekochte Pflaumen.

Kann man Paraffinöl geben, damit der Stuhl weicher wird? Ja, aber nur nach Anweisung des Arztes.

Gibt es noch andere Medikamente, die den Stuhl weicher machen? Es sind viele einschlägige Präparate im Handel; sie dürfen aber nur auf ärztliches Rezept verabreicht werden.

Darf man Abführmittel geben, damit der Stuhl weicher wird? In der Regel nicht. Der Eifer, die Verstopfung medikamentös zu behandeln, könnte bei einem kleinen Kind einen Durchfall zur Folge haben, der eine viel ernstere Störung darstellt und viel schwieriger zu beherrschen ist.

Durchfall
(Dyspepsie)

Was ist eine Dyspepsie? Von Dyspepsie oder Durchfallskrankheit des Säuglings spricht man, wenn zu viele Stühle abgesetzt werden. Bei Säuglingen kann das 10 bis 12 oder 15 Stühle pro Tag bedeuten.

Verändern sich gewöhnlich Beschaffenheit und Farbe des Stuhls bei der Säuglingsdyspepsie? Ja. Die Stühle können unverdaute Nahrungsreste enthalten, von grünlicher oder grünlich-brauner Farbe sein und einen faulen Geruch haben.

Bewirken dyspeptische Stühle eine Hautreizung? Ja. Sie können einen Ausschlag am Gesäß hervorrufen.

Was hat es zu bedeuten, wenn die Stühle Blut oder Schleim enthalten? Das Auftreten von Blut oder Schleim beruht auf einer bereits längerdauernden Reizung der Darmschleimhaut und ist als Warnzeichen zu werten, daß eine medizinische Behandlung des Kindes notwendig ist.

Welche Ursachen führen zu Säuglingsdyspepsien?
a) Infektionen im Darmtrakt;
b) fehlerhafte Technik bei der Zubereitung der Säuglingsnahrung;
c) zu hoher Kohlenhydratanteil in der Babymilch;
d) Empfindlichkeit des kindlichen Organismus gegen ein neues Nahrungsmittel;
e) zu große Mengen abführender Nahrungsmittel;
f) anderweitige Infekte außerhalb des Darmbereichs;
g) Allergie gegen Kuhmilch.

Wie lange dauert eine Dyspepsie? Sie kann eine sehr kurzlebige, vorübergehende Verdauungsstörung sein oder längere Zeit anhalten und ein Symptom einer ernsteren Allgemeinerkrankung darstellen.

Wie wird eine leichte Säuglingsdyspepsie behandelt?
a) Man läßt ein oder zwei Mahlzeiten zur Entlastung des Darms aus;
b) man gibt bis zur Wiederaufnahme der Ernährung nur abgekochtes Wasser in kleinen Mengen;
c) man beginnt mit stärker verdünnter Babymilch, am besten mit einem Präparat mit weniger Kohlenhydraten und Fett;
d) bei den ersten Mahlzeiten, etwa ein oder zwei Tage lang, gibt man kleinere Mengen, vielleicht nur 30 bis 60 g pro Mahlzeit. Die fehlende Menge wird mit abgekochtem Wasser ergänzt;
e) man füttert ein reizloses, stopfendes Nahrungsmittel zu, etwa eine zerdrückte, reife Banane, einen rohen geschabten Apfel und ein wenig Quark, der mit abgekochtem Wasser verdünnt wurde.

Kann man Opiumtinktur oder andere Medizinen gegen den Durchfall geben? Derartige Medikamente dürfen nur unter ärztlicher Leitung verabreicht werden.

Soll man ein Abführmittel gegen den Durchfall geben? Nein. Das wäre eine falsche Behandlung.

Wann kann man nach einer Dyspepsie wieder zu einer normalen Kost übergehen? Wenn das Kind zwei oder drei Tage lang mehrere feste Stühle abgesetzt hat. Zuerst soll man von der Normalnahrung nur kleine Mengen geben und sie dann schrittweise steigern.

Kann man nach einer Dyspepsie wieder Milch geben? Wenn der Säugling ein Babymilch-Präparat bekommen hat, soll man langsam wieder zu diesem zurückkehren. Wenn das Kind Vollmilch hatte, gibt man verdünnte Milch, bis die Stühle wieder normal geworden sind, und geht dann langsam wieder zur Vollmilch über.

Was soll man tun, wenn der Durchfall hartnäckig und heftig ist? Man soll sich mit dem Arzt in Verbindung setzen und sich von ihm Anweisungen geben lassen.

Ist Erbrechen, das den Durchfall begleitet, gefährlich? Ja. Der Säugling verliert dadurch Flüssigkeit und Mineralien aus seinen Geweben, die rasch ersetzt werden müssen.

Muß eine Dyspepsie im Krankenhaus behandelt werden? In schweren Fällen schon, leichte Fälle können in häuslicher Pflege bleiben.

Wie behandelt man schwere Dyspepsien im Krankenhaus? Man gibt nichts zu trinken oder zu essen und verabreicht dem Säugling Nährflüssigkeiten in entsprechender Menge auf dem Venenweg.

Welche Aussichten bestehen für schwere Dyspepsien? Bei frühzeitiger Behandlung heilen praktisch alle Fälle aus. Die schweren Verlaufsformen der Säuglingsdyspepsie und die Todesfälle, die sich früher ereigneten, gehören heute dank der verbesserten Behandlungsmethoden der Vergangenheit an.

Hat man diese schweren Zustandsbilder früher „Sommerbrechdurchfall" genannt? Ja. Heute spricht man von Intoxikation oder Toxikose.

Wie lange muß der Säugling bei einem schweren Brechdurchfall im Krankenhaus bleiben? Ein Krankenhausaufenthalt ist so lange nötig, bis Durchfall und Erbrechen aufgehört haben, die Infektion beseitigt ist und das Kind wieder normal ernährt werden kann.

Gibt es spezielle Milchpräparate, die man bei Durchfällen gibt? Ja. In manchen Fällen bekommt der Säugling nicht wieder die ursprüngliche Babymilch, sondern eine Heilnahrung, bestehend aus fettarmer Magermilch, Buttermilch, saurer Milch oder Eiweißmilch. Auch eine milchfreie Säuglingsnahrung kommt in Betracht.

Wie lange bleibt man nach einer Dyspepsie bei der Heilnahrung? Einige Wochen.

Kann es zu einem Rückfall der Dyspepsie kommen? Gelegentlich. In diesen Fällen muß man die zugrundeliegende Ursache herausfinden und energisch behandeln.

Was ist meist die Ursache eines Dyspepsierückfalls?
a) Eine Allergie;
b) eine Infektion im Darmtrakt;
c) eine Form der Zöliakie (siehe Kapitel 50 über Säuglings- und Kinderkrankheiten);
d) eine Anomalie im Darmtrakt.

Findet sich eine Überempfindlichkeit gegen Kuhmilch, eine sog. Kuhmilchidiosynkrasie, bei Kindern häufig? Nein. Nur ein äußerst kleiner Prozentsatz der Kinder kann nicht mit Kuhmilch ernährt werden, weil eine Allergie vorliegt.

Wie zeigt es sich, daß ein Säugling allergisch gegen Kuhmilch ist? Gewöhnlich mit Erbrechen, kolikartigen Schmerzen und dünnen oder schleimigen Stühlen. Gelegentlich tritt ein Ausschlag auf, besonders im Gesicht. Ferner kann eine mangelnde Gewichtszunahme oder sogar ein Gewichtsverlust zu beobachten sein.

Finden sich in der Familie des kuhmilchallergischen Säuglings oft auch bei anderen Angehörigen Allergien? Ja. Bei genauer Erforschung der Familiengeschichte läßt sich oft feststellen, daß auch ein anderes Familienmitglied eine Nahrungsmittelallergie hat.

Wie wird eine Kuhmilchidiosynkrasie behandelt? Man gibt dem Kind keine Kuhmilch.

Wie kann man die Kuhmilch in der Säuglingsnahrung ersetzen? Durch synthetische Milch, die aus Sojabohnen bereitet wird.

Sind diese Substanzen ein befriedigender Ersatz für Kuhmilch? Ja. Sie enthalten alle notwendigen Elemente für Wachstum und Entwicklung des Kindes.

Kann ein Kind mit einer Kuhmilchallergie jemals wieder Milch bekommen? Ja. In der Regel verliert es die Allergie mit 1 oder 1 ½ Jahren und kann dann wieder richtige Milch bekommen. Das muß aber langsam geschehen, nachdem man mit kleinen Mengen ausprobiert hat, wie das Kind sie verträgt.

Soll man einem Kind, das gegen Kuhmilch überempfindlich ist, Vitaminpräparate und Obstsäfte geben? Ja. Sie werden auf die übliche Weise beigefüttert.

Ist es möglich, daß sich bei einem Kind, das gegen Kuhmilch allergisch ist, auch andere Allergien zeigen? Ja. Aus diesem Grund muß man unbedingt bei der Zugabe jedes neuen Nahrungsmittels zur Kost eines solchen Säuglings vorsichtig vorgehen.

Kann eine Kuhmilchidiosynkrasie bei Kindern zu ernsten Krankheitserscheinungen führen? Sehr selten. Es gibt einzelne Kinder, die auf Kuhmilch einen Kollaps bekommen können. In einem solchen Fall muß man Vorsorge treffen, daß das Kind keine Kuhmilch mehr bekommt.

50

Säuglings- und Kinderkrankheiten

siehe auch Kapitel 26, Infektionskrankheiten; Kapitel 28, Kindliche Verhaltensweisen; Kapitel 39, das Neugeborene; Kapitel 49, Säuglingsernährung und Darmfunktion

Krupp und Pseudokrupp

Was versteht man unter Krupp? Der Krupp ist eine entzündliche Luftwegserkrankung, die den Kehlkopf oder Larynx ergreift; die katarrhalische Kehlkopfentzündung oder Laryngitis, die hauptsächlich bei 1- bis 5jährigen Kindern vorkommt, wird oft „Pseudokrupp" genannt, um sie vom Krupp bei Diphtherie zu unterscheiden.

Wodurch entsteht der Pseudokrupp? In den meisten Fällen wird er durch einen Virusinfekt hervorgerufen; auch Bakterien können die schuldigen Erreger sein.

Kann die Diphtherie Ursache des Krupps sein? Ja. Beim diphtherischen Krupp, den man früher als „echten Krupp" bezeichnet hat, bildet sich ein häutiger Belag im Kehlkopf und in der Luftröhre.

Wie kann man einen Pseudokrupp erkennen? Die ersten Zeichen sind eine erschwerte Atmung mit geräuschvollem Ziehen beim Einatmen, Heiserkeit oder Stimmverlust und Husten, oft mit einem bellenden Klang, der an die Laute von Robben erinnert. Bei Durchschnittsfällen ist die Temperatur leicht, bei schweren Fällen aber unter Umständen beträchtlich erhöht.

Wann setzt der Pseudokrupp gewöhnlich ein? In der Nacht. Unter Tags läßt er dann eher nach und wird in der folgenden Nacht wieder schlimmer.

Wie lange dauert der Pseudokrupp bei einem Durchschnittsfall? Etwa 1 bis 3 Tage.

Wie behandelt man einen leichten Pseudokrupp?
a) Mit Dampfinhalationen oder Kaltwasser-Vernebler;
b) man sorgt mit einem Vernebler oder Verdampfungsapparat für feuchte Luft im Raum. Im allgemeinen aber ist es besser, den Arzt frühzeitig zu Rate zu ziehen.

Kann es beim Pseudokrupp Rückfälle geben? Ja. Kinder, die einmal an Pseudokrupp erkrankt waren, bekommen unter Umständen in den nächsten 2 bis 3 Jahren bei jedem Infekt der Luftwege neuerlich Anfälle.

Erfordern schwere Verlaufsformen des Krupps und Pseudokrupps besondere Behandlungsmaßnahmen? Ja, da die Gefahr der Erstickung groß ist.

Was hat bei schwerem Krupp und Pseudokrupp zu geschehen? Wenn sich die Atemnot nicht durch Dampfinhalationen, Luftvernebelung und Medikamente beeinflussen läßt, muß man das Kind unbedingt ins Krankenhaus bringen.

Welche Behandlungsmöglichkeiten bestehen dort? In vielen Fällen hilft die Zufuhr von Sauerstoff; es kann auch ein Luftröhrenschnitt notwendig werden. (Über den diphtherischen Krupp siehe im Kapitel 26 bei Diphtherie.)

Was ist ein Luftröhrenschnitt? Mit Luftröhrenschnitt oder Tracheotomie bezeichnet man die Öffnung der Luftröhre durch einen kleinen Einschnitt, die dem Erstickenden die Atmung ermöglicht (siehe auch Kapitel 18, Erste Hilfe und Kapitel 20, Hals).

Sind Antibiotika gegen Pseudokrupp wirksam? Nein.

Was soll man Kindern mit Krupp und Pseudokrupp zu essen geben? Am besten reichlich Flüssigkeiten und weiche Speisen.

Kann man dem Pseudokrupp vorbeugen? Nein.

Gibt es eine wirksame Schutzimpfung gegen Pseudokrupp? Nein.

Hinterläßt der Pseudokrupp bleibende Folgen? In der Regel nicht. Bei den meisten Fällen kommt es zur vollständigen Ausheilung.

Muß man ein Kind mit Pseudokrupp isolieren? Ja. Da die Krankheit ansteckend ist, soll man die gleichen Vorsichtsmaßnahmen treffen wie bei jedem Infekt der oberen Luftwege.

Kommt der Pseudokrupp bei allergischen Kindern etwas häufiger vor? Ja.

Tritt er in einer bestimmten Jahreszeit öfter auf? Ja. In den Winter- und Herbstmonaten ist er häufiger zu beobachten.

Wann darf ein Kind wieder ins Freie, nachdem es einen Pseudokrupp überstanden hat? Wenn das Fieber zurückgegangen ist und das Kind seine normale Aktivität wiedergewonnen hat.

Zöliakie

Was versteht man unter Zöliakie? Die Zöliakie ist eine Verdauungsstörung, von der hauptsächlich die Verdauung der Stärken und Fette betroffen ist.

Wodurch entsteht diese Krankheit? Wie man heute weiß, ist die Ursache eine Unverträglichkeit eines bestimmten Klebereiweißes, das in der Schale von Weizen und Roggen vorkommt, nämlich von Gluten bzw. Gliadin. Dieser Eiweißkörper, der mit der Nahrung aufgenommen wird, führt bei überempfindlichen Kindern zu Veränderungen und zur Schwellung der Darmwand. Die Darmschleimhaut kann dadurch viele Elemente des Speisebreis, besonders auch Fette, nicht richtig aufsaugen und in den Organismus überleiten. Auch die Tätigkeit mancher Verdauungsenzyme ist gestört.

Wie häufig ist die Zöliakie? Eines von etwa 100 Kindern leidet an dieser Störung.

Tritt sie in manchen Familien gehäuft auf? Ja.

Gibt es Hinweise auf die allergische Reaktionslage dieser Kinder? Ja. Wie es scheint, finden sich in Allergiker-Familien mehr Zöliakie-Fälle als in der übrigen Bevölkerung.

Wann tritt die Zöliakie auf? Gewöhnlich am Ende des ersten Lebensjahrs. Das Kind wirkt oft zunächst normal und beginnt dann zwischen dem 6. und 18. Lebensmonat Zeichen dieser Störung zu zeigen.

Wie äußert sich diese Krankheit? Es wechseln Perioden von Durchfällen und Verstopfung ab, die Stühle sind massig, dünnbreiig und übelriechend. Der Säugling nimmt nicht zu, oft kommt es sogar zum Gewichtsverlust. Der Leib wird groß und aufgetrieben, die Gesäßbakken klein und schlaff; der Appetit ist schlecht, und gelegentlich kann auch etwas Erbrechen auftreten.

Gibt es bei der Zöliakie verschiedene Schweregrade? Ja. Es gibt sehr leichte Fälle, die schwierig zu diagnostizieren sind, und schwere Formen, die man leicht erkennen kann.

Welche Untersuchungen kann man zur Sicherung der Diagnose anstellen? Der Stuhl wird auf unverdaute Fette und Stärken untersucht sowie auf das Vorkommen von Trypsin, einem Verdauungsenzym. Es gibt auch bestimmte Tests, mit denen sich das Übertreten von Nahrungsstoffen aus dem Darm in das Blut nachweisen läßt.

Helfen Röntgenuntersuchungen bei der Diagnose weiter? Ja. Manchmal können Röntgenuntersuchungen des Magen-Darmtrakts zur Klärung beitragen.

Wie wird die Zöliakie behandelt? Das Kind muß lange Zeit eine spezielle Diät, eine sogenannte glutenfreie Kost einhalten. Die Diät ist eiweißreich, fettarm und enthält keine Getreidestärken. Es dürfen keine Weizen- oder Roggenprodukte gegeben werden, die als Hauptschuldige zu einem Wiederaufflammen der Krankheit führen können. Statt dessen gibt man Reis und Mondamin.

Mit welcher Milch wird das Kind ernährt? Gewöhnliche Kuhmilch wird meist gut vertragen.

Welche Beikost verträgt ein an Zöliakie erkranktes Kind? Alle Nahrungsmittel mit Ausnahme jener, die Gluten (Gliadin) enthalten.

Kann das Kind die üblichen Vitaminpräparate bekommen? Es werden wasserlösliche Multivitaminpräparate, wegen der erschwerten Aufnahme im Darm gewöhnlich in höherer Menge, verabreicht.

Wie lange muß das Kind bei dieser Diät bleiben? Etwa 6 bis 24 Monate, manchmal noch viel länger, bis Gluten vertragen wird.

Kann die Zöliakie ausheilen? Ja.

Kann das Kind später normal essen? Ja, in den meisten Fällen. Manchmal muß eine glutenfreie Kost beibehalten werden.

Gibt es während der Behandlung Rückschläge? Ja, wenn unverträgliche Speisen eingenommen werden.

Wie stellt sich das Kind zu dieser Diät? Manche Kinder nehmen sie gern und essen sie gierig, ohne irgendwelche Schwierigkeiten zu machen; andere werden anscheinend der Diät überdrüssig, so daß die Mutter ihren ganzen Einfallsreichtum aufbieten muß, um das Kind zum Essen der vorgeschriebenen Speisen zu bewegen.

Kann die Zöliakie befriedigend zu Hause weiterbehandelt werden? Ja. Ein Krankenhausaufenthalt ist oft nur im Beginn der Erkrankung oder zur gründlichen Durchuntersuchung und zur Diagnose notwendig.

Muß das Kind bei der Zöliakie Bettruhe einhalten? Nein, außer während einer akuten Erkrankung.

Vergeht die Zöliakie auch ohne Behandlung? Nein. Wenn das Kind weiter Vollkost bekommt, werden die Stühle schlechter, der Gewichtsverlust wird stärker, und es kommt eher zu schweren Infekten.

Können Rückfälle eintreten? In manchen Fällen kann es notwendig sein, eine abgewandelte diätetische Behandlung noch einige Jahre lang fortzuführen, weil es sonst zu Rückfällen oder zum Wiederaufflackern kommt, besonders wenn Infekte auftreten.

Ist die Bauchspeicheldrüse an dem Krankheitsgeschehen beteiligt? Nein.

Mukoviszidose

(zystische Pankreasfibrose)

Was ist die Mukoviszidose? Mit Mukoviszidose oder zystischer Pankreasfibrose bezeichnet man eine Krankheit, die in ihren Erscheinungsformen eine gewisse Ähnlichkeit mit der Zöliakie hat, aber ernsterer Natur ist und zu mehr Komplikationen neigt, etwa zu Lungeninfektionen.

Wie häufig kommt sie vor? Eines von etwa 500 bis 600 Kindern hat diese Krankheit.

Wann fängt sie an? Sie beginnt früher als die Zöliakie, meist gleich bei Geburt oder innerhalb der ersten 6 Lebensmonate.

Kommt sie familiär gehäuft vor? Ja.

Leiden diese Kinder unverhältnismäßig stark unter Hitze? Ja. Sie verlieren mit der Schweißabsonderung sehr viel Salz, so daß es an einem heißen Sommertag zum Kollaps kommen kann.

Sterben manche Kinder an der Mukoviszidose? Ja. Manche sterben während einer Hitzewelle, andere an Lungenkomplikationen und wieder andere an Unterernährung. Etwa 50% der erkrankten Kinder sterben, bevor sie 5 Jahre alt sind. Deshalb muß die Diagnose frühzeitig gestellt werden.

Wie wird die Mukoviszidose behandelt? Mit einer eiweißreichen, nicht zu fettarmen Diät, ausreichender Salzzufuhr, Vitaminen in hohen Dosen, antibiotischer Dauerbehandlung zur Vorbeugung von Infekten und mit der Verabreichung von Bauchspeicheldrüsenextrakten. Hinzu kommt die Unterbringung nachts in einem „Nebel-Zelt" (Ultraschallvernebler) und eine systematische Physiotherapie.

Wie lange muß man die Behandlung fortsetzen, um diese Kinder am Leben zu erhalten? Viele Jahre, oft noch das Jugendalter hindurch.

Wodurch entsteht die Mukoviszidose? Die Forschungen haben ergeben, daß das Grundübel eine Funktionsstörung vieler Organe ist, unter anderem der Bauchspeicheldrüse, der Leber, der Lunge und des Darms. Es scheint sich um eine grundlegende Störung in der Enzymbildung und in der Schleimproduktion der einzelnen Organe zu handeln (siehe auch Kapitel 33, Lunge).

Hat man früher angenommen, daß die Mukoviszidose eine Krankheit ist, die in erster Linie auf die Bauchspeicheldrüse begrenzt ist? Ja, daher der Name „zystische Pankreasfibrose". Diese Vorstellung wurde in den letzten Jahren verlassen, als es klar wurde, daß auch die anderen oben erwähnten Organe in den Krankheitsprozeß einbezogen sind.

Welche Veränderungen sind für die Mukoviszidose typisch? Einer der kennzeichnendsten Befunde bei der Mukoviszidose ist eine übermäßige Produktion und abnorme Zähflüssigkeit des Schleims, der in der Lunge und im Verdauungstrakt ausgeschieden wird.

Können Eltern, die ein Kind mit Mukoviszidose haben, überhaupt an weitere Kinder denken? Ja. Sie können noch weitere Kinder haben, müssen aber wissen, daß für eine Mukoviszidose eines weiteren Kindes eine Wahrscheinlichkeit von 1:4 besteht.

Gibt es spezielle Nachweismethoden für diese Krankheit? Schweiß-Tests zur Bestimmung des Salzgehalts sind für diese Krankheit spezifisch. Die Erhöhung des Natriumgehalts läßt sich neuerdings auch besonders deutlich mit anderen Tests an Speichel, Nägeln und Haaren nachweisen.

Kann man diese Krankheit leicht von der Zöliakie unterscheiden? In sehr ausgeprägten Fällen kann man die beiden Krankheiten auseinanderhalten, aber in leichten kann die Unterscheidung schwierig sein.

Welche Aussichten bestehen für eine Kind mit Mukoviszidose? Die Aussichten verbessern sich, da man immer mehr Erkenntnisse über die Ursache der Störung gewinnt. Nachgewiesenermaßen wurde auch mit dem Schutz vor häufigen Infektionen der oberen Luftwege die Gefahr bleibender Lungenschäden verringert. Zudem werden heute viele Kinder durch eine antibiotische Dauerbehandlung zur Vorbeugung und Heilung von Infekten gerettet.
(Weitere Einzelheiten sind zu erfahren bei der Deutschen Gesellschaft zur Bekämpfung der Mukoviszidose, Erlangen, Universitäts-Kinderklinik.)

Hirschsprung-Krankheit
(Megacolon congenitum)

(Siehe auch im Kapitel 58 den Abschnitt über den Dickdarm)

Was ist die Hirschsprung-Krankheit? Man versteht darunter eine angeborene Dickdarmkrankheit, bei der ein Abschnitt des Sigmoids – des S-förmigen unteren Dickdarmteils im linken Unterbauch – zusammengezogen und verengt und der oberhalb davon gelegene Darm enorm erweitert und verlängert ist.

Wie häufig ist die Hirschsprung-Krankheit? Sie ist ein verhältnismäßig seltenes Leiden, das sich mehr bei Knaben findet und an je 10 000 Fällen, die zur Krankenhausaufnahme gelangen, nur etwa einmal beteiligt ist.

Welche Ursache hat die Hirschsprungsche Krankheit? Man nimmt an, daß sie auf einer Entwicklungsanomalie beruht, nämlich auf dem Fehlen bestimmter Nerven in dem verengten Dickdarmabschnitt, der aus diesem Grund nicht erschlaffen und weiter werden kann. Um die Stuhlmassen vorwärts zu bewegen, verlängert sich der oberhalb des Hindernisses gelegene Darm, und da sich Gas und Stuhl aufstauen, kommt es auch zu einer riesigen Erweiterung.

Wie wird die Diagnose eines Megacolons gestellt? Sie ergibt sich aus dem charakteristischen Röntgenbefund bei einer Bariumkontrastfüllung des Darms. Ferner zeigt die Biopsie eines kleinen Stücks Mastdarmmuskulatur unter Umständen das Fehlen der Nervenzellen.

Welchen Verlauf nimmt diese Krankheit und wie wird sie behandelt? Leichte Fälle neigen zur Besserung und werden nach mehrjähriger medizinischer Behandlung gesund; schwere Fälle erfordern meistens die chirurgische Entfernung des eingeschnürten Dickdarmabschnitts.

Gelingt mit der Operation die Heilung des Leidens? Ja. Mit den modernen, außerordentlich verbesserten Operationsmethoden ist der chirurgische Eingriff heute gefahrlos und verspricht in einem sehr hohen Prozentsatz Heilung.

Nephrose
(Siehe Kapitel 40, Nieren und Harnwege)

Rheumatisches Fieber

(Siehe im Kapitel 48 den Abschnitt über rheumatisches Fieber)

Fetale Erythroblastose

Was ist die fetale Erythroblastose? Man bezeichnet damit eine Erkrankung, bei der die roten Blutkörperchen des Fetus oder des Neugeborenen aufgrund einer Unverträglichkeit zwischen dem mütterlichen und dem kindlichen Blut zerstört werden.

Wie wird diese Krankheit noch bezeichnet?
a) Hämolytische Erkrankung des Neugeborenen;
b) Rhesusfaktorkrankheit;
c) schwere Gelbsucht des Neugeborenen;
d) Neugeborenenblutarmut.

Was versteht man unter „Rhesusfaktor"? Neben den seit langem bekannten „klassischen Blutgruppen" A, B, AB und 0 gibt es noch später entdeckte Untergruppen sowie auch den Rhesusfaktor, kurz Rh-Faktor genannt. Ebenso wie jeder Mensch eine bestimmte Blutgruppe hat, ist er auch entweder Rh-positiv oder Rh-negativ, das heißt, daß das Blut bei Rh-positiven Menschen eine Substanz enthält, die bei Rh-negativen fehlt.

Welcher Prozentsatz der Menschen ist Rh-positiv? 85 %; die restlichen 15 % sind Rh-negativ.

Werden die Blutfaktoren von den Eltern an die Kinder weitergegeben? Ja.

Unter welchen Voraussetzungen gibt es keine Rhesusfaktorprobleme?
a) Wenn die Mutter Rh-positiv ist.
b) Wenn beide Eltern Rh-negativ sind.

Bei welchen Partnergruppierungen kann das Kind eine Rhesusfaktorkrankheit bekommen? Nur wenn die Frau Rh-negativ und der Mann Rh-positiv ist. Da der Rhesusfaktor dominant vererbt wird, werden die meisten Kinder solcher Verbindungen Rh-positiv sein.

Werden alle Kinder eines solchen Paares diese Krankheit bekommen? Nein, nur ein kleiner Prozentsatz.

Wodurch kommt die Krankheit zustande? In der Gebärmutter einer Rh-negativen Mutter entwickelt sich ein Rh-positives Kind; einige der Rh-positiven Blutkörperchen des Kinden gelangen in den Kreislauf der

Mutter und regen die Bildung von Antikörpern gegen den Rh-Faktor an. Diese Antikörper können später ihrerseits in den kindlichen Kreislauf übertreten und die roten Blutkörperchen des Kindes zerstören.

Wie wirkt sich das auf das neugeborene Kind aus? Durch die Zerstörung der roten Blutkörperchen des Säuglings kommt es zur Blutarmut und zur Gelbsucht.

Wie kommt die Gelbsucht zustande? Die Leber des Kindes bewältigt den Abbau und die Ausscheidung der Zerfallsprodukte aller zerstörten roten Blutkörperchen nicht und läßt Gallenfarbstoff ins Blut übertreten.

Wie kann diese Krankheit erkannt werden? Das neugeborene Kind wird blaß und gelbsüchtig, das heißt, die Haut und das Weiße in den Augen färben sich gelb. Außerdem findet sich eine Vergrößerung der Leber und der Milz. Mit Blutuntersuchungen lassen sich die Antikörper im Blut des Kindes nachweisen.

Wie unterscheidet sich die Gelbsucht bei der Rhesusfaktorkrankheit von der physiologischen Neugeborenengelbsucht? Durch ihr sehr frühes Auftreten in den ersten 24 Stunden und durch ihren Schweregrad.

Gibt es eine Möglichkeit, schon während der Schwangerschaft festzustellen, ob das Kind die Krankheit haben könnte? Ja. Bei jeder werdenden Mutter soll schon im voraus geprüft werden, ob sie Rh-positiv oder Rh-negativ ist. Wenn sie Rh-negativ ist, sollte ihr Blut während der späteren Schwangerschaftsmonate häufig untersucht werden, damit man sieht, ob und in welcher Menge es diese spezifischen Antikörper enthält (siehe auch Kapitel 30, Laboratoriumsdiagnostik). Wenn Antikörper nachweisbar sind, ist das Kind gefährdet.

Wie wird die Erythroblastose behandelt? Nach der Geburt muß so bald wie möglich eine Austauschtransfusion durchgeführt werden. In neuerer Zeit hat man auch eine spezielle Lichtbehandlung (Phototherapie) angewandt, um die Gelbsucht zu reduzieren.

Was versteht man unter „Austauschtransfusion"? Mit der Austauschtransfusion wird angestrebt, beinahe das ganze Blut des Säuglings zu entfernen und durch Spenderblut zu ersetzen – mit Blut also, das diese gefährlichen Antikörper nicht enthält. Für dieses Verfahren braucht man einen erfahrenen Spezialisten.

Kann mehr als eine Austauschtransfusion notwendig sein? Ja. In manchen Fällen tritt die Gelbsucht nach 2 bis 3 Tagen neuerlich auf, so daß eine zweite und in seltenen Fällen sogar eine dritte Austauschtransfusion erforderlich wird.

Kann man mit der Austauschtransfusion die Erythroblastose heilen?
Ja. Wenn sie früh genug gemacht wird, führt sie in fast allen Fällen zur Heilung.

Was kann geschehen, wenn die Erythroblastose unbehandelt bleibt?
Das Kind kann durch den hochgradigen Blutzerfall in wenigen Tagen sterben oder die starke Gelbsucht einen bleibenden Schaden bestimmter Gehirnteile bewirken (Kernikterus).

Wie wirkt sich diese Gehirnschädigung aus? Sie kann krampfartig erhöhte Muskelspannung (Spastizität) oder starke Benommenheit erzeugen; Spätfolgen können ein geistiger Entwicklungsrückstand, Krämpfe und eine Form der zerebralen Kinderlähmung sein.

Kann die Austauschtransfusion dem Gehirnschaden vorbeugen? Ja. Durch die Entfernung der Antikörper und des Gallenfarbstoffs, der die Gelbsucht erzeugt, wird die Hirnschädigung verhütet. Die Transfusion muß aber sehr bald gemacht und bei einem Rückfall der Gelbsucht eventuell wiederholt werden.

Kann die Rhesusfaktorkrankheit auch zu Totgeburten führen? Ja. In manchen Fällen ist sie am Absterben des Kindes während der Entwicklung in der Gebärmutter oder unmittelbar vor der Geburt schuld. Manche Rh-negativen Frauen berichten unter Umständen über wiederholte Totgeburten, die ihre Ursache in dieser Krankheit hatten. Heute versucht man den Fruchttod dadurch zu verhindern, daß man dem Kind noch vor der Geburt durch die Bauchwand der Mutter hindurch eine Transfusion gibt.

Ist es in solchen Fällen möglich, das Kind am Leben zu erhalten? Ja. Wenn die Krankheit während der Schwangerschaft erkannt wird, kann das Kind vorzeitig durch einen Kaiserschnitt oder durch die künstliche Einleitung der Geburt lebend zur Welt gebracht werden. Unmittelbar nach der Geburt macht man eine Austauschtransfusion, oder man kann eine Transfusion noch im Mutterleib geben, wenn ein Absterben des Kindes zu befürchten ist.

Bekommen auch Erstgeborene eine Erythroblastose? Normalerweise nicht. Die Krankheit tritt gewöhnlich in späteren Schwangerschaften auf. Bei Erstgeborenen kann sie entstehen, wenn die Mutter vor ihrer ersten Schwangerschaft irrtümlich eine Bluttransfusion oder Blutinjektion mit Rh-positivem Blut bekommen hat. Dann kann ihr Blut die gefährlichen Antikörper als Folge der vorangegangenen Blutübertragung enthalten.

Kann eine Erythroblastose auch auf andere Weise als durch den Rhesusfaktor zustande kommen? Ja. Eine fast gleich schwere Form der

Krankheit kann bei einzelnen Fällen der sogenannten A-B-0-Unverträglichkeit ausgelöst werden; dabei ist die Blutgruppe der Mutter 0 und die des Kindes A oder B. Diese Form ist viel seltener als die Rh-Unverträglichkeit.

Wie lange muß der Säugling nach einer Austauschtransfusion im Krankenhaus bleiben? Ungefähr eine Woche, damit man sichergeht, daß kein Rückfall der Blutarmut oder Gelbsucht mehr eintritt. Eine andere Spezialbehandlung ist nicht erforderlich.

Kann ein Kind, das eine Erythroblastose überstanden hat, an der Mutterbrust ernährt werden? Ja. Da einige Antikörper in die Muttermilch übergehen können, hatte man früher gegen die Aufzucht mit Muttermilch Bedenken. Heute weiß man aber, daß die Antikörper dem Kind nichts schaden, wenn sie mit der Milch in seinen Magen gelangen.

Gibt es eine Möglichkeit, gefährdete Kinder von Rh-negativen Müttern schon im Mutterleib zu behandeln? Ja, das Kind kann schon im Mutterleib Transfusionen erhalten.

Gibt es eine Möglichkeit, die Bildung dieser Antikörper bei der Mutter zu verhindern, damit sich in späteren Schwangerschaften keine fetale Erythroblastose entwickelt? Ja. Es ist heute möglich, eine Rh-negative Mutter gegen den Rh-positiven Faktor des Fetus zu immunisieren, indem man ihr binnen 72 Stunden nach der Entbindung eine Substanz namens RHoGAM injiziert. Durch diese Vorbehandlung wird die Entwicklung einer Erythroblastose in nachfolgenden Schwangerschaften verhindert.

Familiäre amaurotische Idiotie
(Tay-Sachs-Syndrom)

Was ist die familiäre amaurotische Idiotie? Es ist dies eine zum Tode führende Krankheit junger Säuglinge, die mit Erblindung und geistiger Minderentwicklung einhergeht. Sie beruht auf einer erblichen Stoffwechselstörung.

Wie tritt diese Krankheit in Erscheinung? Der Säugling entwickelt sich bis zum Alter von etwa 6 Monaten normal, dann tritt ein Stillstand und Rückschritt in der Entwicklung ein. Das Kind zeigt Zeichen der Erblindung, Teilnahmslosigkeit, Muskelschwäche und später eine krampfartig erhöhte Muskelspannung und Krampfanfälle.

Wodurch entsteht diese Krankheit? Der Säugling ist nicht imstande, bestimmte Fettsubstanzen in seiner Nahrung zu verwerten; diese

Stoffe werden dann im Gehirn gespeichert und führen zur Zerstörung der Hirnzellen.

Worauf beruht diese Stoffwechselstörung? In neuerer Zeit hat man gefunden, daß im Blut des Kindes bestimmte Enzyme fehlen, die normalerweise in den Stoffwechsel eingreifen.

Kann man diese Enzyme mit einer Untersuchung nachweisen? Ja.

Wie wird die Diagnose dieser Krankheit gestellt? Durch die Untersuchung der Augen mit dem Augenspiegel. Auf der Netzhaut ist ein charakteristischer, abnormer „kirschroter Fleck" zu sehen.

Zeigt diese Krankheit ein familiäres Auftreten? Ja. Wenn ein Kind der Familie diese Krankheit hat, besteht eine gewisse Gefahr, daß auch ein anderes Kind dieser Eltern daran leiden wird. Es hat sich auch herausgestellt, daß bei den Eltern ein teilweiser Mangel dieses Enzyms vorliegen kann. In solchen Fällen besteht die Möglichkeit, daß die Enzymstörung an die Nachkommen vererbt wird und ein oder mehrere Kinder mit der Krankheit zur Welt kommen.

Kommt die amaurotische Idiotie nur in jüdischen Familien vor? Fast ausschließlich. Ungefähr 95 % der Fälle stammen aus jüdischen Familien. Bei jüdischen Kindern kommt ein Krankheitsfall auf etwa 6000 Geburten, bei nicht-jüdischen einer auf etwa 600 000 Geburten.

Kann man diesem Leiden irgendwie vorbeugen? Ja. Es ist heute möglich, die Eltern daraufhin zu untersuchen, ob die Anlage zur Weitergabe der Enzymstörung an die Nachkommen vorhanden ist. Wenn bei beiden Eltern ein teilweiser Mangel an dem Enzym, dessen Fehlen bei der Krankheit eine Rolle spielt, vorliegt, ist die *statistische* Wahrscheinlichkeit gegeben, daß eines von vier Kindern die Krankheit haben wird.

Sollte ein Paar das Risiko eingehen, ein Kind zu bekommen, wenn beide Partner diese Enzymschwäche aufweisen? Nein, weil das Risiko, daß das Kind diese tödliche Krankheit haben wird, zu groß ist.

Wie lange kann ein Kind mit dieser Krankheit am Leben bleiben? Ungefähr 2 bis 3 Jahre. Der Ernährungszustand des Kindes wird immer schlechter, es kommt zu Gewichtsverlust und zu zunehmenden Muskelspannungen, bis das Kind schließlich stirbt.

Ist es notwendig, ein Kind wegen dieser Krankheit ins Krankenhaus zu geben? Nein, da man im Krankenhaus kaum mehr tun kann als zu Hause. In manchen Fällen kann es aber vernünftiger sein, das Kind in ein Krankenhaus oder Pflegeheim für chronisch-unheilbare Leiden zu geben, damit das Familienleben nicht zu stark belastet wird. Die Gegenwart eines solchen Kindes im Haus kann sich psychologisch ungünstig auf die Eltern und Geschwister auswirken.

Niemann-Pick-Krankheit

Was ist die Niemann-Pick-Krankheit? Sie ist der Tay-Sachs-Krankheit ähnlich, doch kommt noch eine Vergrößerung der Leber und der Milz hinzu. Auch hier gehören Blindheit, der kirschrote Fleck im Auge und Schwachsinn zum Krankheitsbild.

Handelt es sich ebenfalls um ein familiäres Leiden und betrifft es meist jüdische Familien? Ja.

Führt auch diese Krankheit vor Vollendung des 3. Lebensjahrs zum Tode? Ja.

Down-Syndrom (Mongolismus)

Was versteht man unter Mongolismus? Mit Mongolismus oder Down-Syndrom bezeichnet man eine bestimmte Form der geistigen Minderentwicklung; sie findet sich bei 3 von 1000 Neugeborenen.

Wie erkennt man das Down-Syndrom? An dem Erscheinungsbild des Kindes. Der Kopf ist gewöhnlich klein, die Muskulatur schlaff, das Gesicht hat ein charakteristisches Aussehen: schräg nach außen und oben verlaufende Lidspalten, weiter Augenabstand und vorstehende Zunge; die Hand ist breit und schaufelförmig, die Handlinien sind nicht normal, der Hals ist kurz und dick, und es kann ein angeborener Herzfehler bestehen.

Wodurch entsteht das Down-Syndrom? Es beruht auf einer Chromosomenanomalie. Ein normaler Mensch hat 46 Chromosomen, ein mongoloider 47.

Ist das Down-Syndrom erblich? In den meisten Fällen nicht; bei mongoloiden Kindern junger Mütter kann jedoch auch eine besondere erbliche Form vorliegen.

Kommt es bei älteren Müttern öfter vor als bei jungen? Ja.

Werden mongoloide Kinder öfter nach mehreren gesunden Geschwistern geboren oder eher als Erstgeborene? Meist trifft das erstere zu.

Gibt es eine besondere Untersuchung, die diagnostisch beweisend ist? Ja. Chromosomenuntersuchungen ermöglichen den Nachweis dieser Krankheit und erlauben auch gewisse Rückschlüsse darauf, ob es sich um eine erbliche oder nicht-erbliche Form handelt; dazu wird auch der Chromosomenbefund der Eltern herangezogen.

Kann die Störung schon vor der Geburt diagnostiziert werden? Ja, mittels einer Amniozentese, bei der etwas Fruchtwasser aus der Gebärmutter entnommen wird.

Kann man das Down-Syndrom ursächlich behandeln? Nein.

Kann man ihm irgendwie vorbeugen? Nein.

Werden diese Kinder erwachsen? Ja; sie können eine normale Lebensdauer erreichen.

Welches Intelligenzniveau können Mongoloide erreichen? Sie müssen im allgemeinen lebenslänglich betreut werden. Der Intelligenzdefekt ist allerdings unterschiedlich, manchmal leichter, manchmal schwer. Manche Mongoloide sind fähig, eine einfache Erwerbstätigkeit auszuführen.

In welcher Gemütsverfassung sind mongoloide Kinder gewöhnlich? Es gibt viele typische Verhaltensweisen, doch sind die Persönlichkeiten wie bei normalen Kindern sehr verschieden.

Können sie zu Hause betreut werden? In den meisten Fällen. Man sollte sie möglichst nicht in eine Anstalt geben. Wenn die Eltern die Betreuung ablehnen, ist es am besten, die Kinder in eine Familie in Pflege zu geben.

Können mongoloide Kinder Schulunterricht erhalten? Ja, im Rahmen ihrer Möglichkeiten.

Können sie für eine Erwerbstätigkeit ausgebildet werden? Ja. Die meisten können es erlernen, unkomplizierte Aufgaben und einfache Arbeiten auszuführen.

Kann man sie so weit bringen, daß sie sich selbst erhalten können? Selten, wenn auch viele für eine Arbeit angelernt werden können, so daß sie imstande sind, nützliche Tätigkeiten zu verrichten. Sie bleiben aber auf Unterstützung angewiesen.

Warum nannte man diese Krankheit früher Mongolismus? Wegen des Gesichtsschnitts und der schrägen Augen.

Kommt das Down-Syndrom nur bei der weißen Rasse vor? Nein, es tritt bei allen Rassen auf.

Retrolentale Fibroplasie

(Frühgeborenenretinopathie)

Was ist die retrolentale Fibroplasie? Es handelt sich um eine zur Erblindung führende Augenkrankheit, die ab und zu bei sehr schwachen und unreifen frühgeborenen Kindern, die wegen Atemschwierigkeiten aufgrund von Lungenveränderungen eine massive Sauerstoffzufuhr benötigten, vorgekommen ist.

Wodurch entsteht diese Krankheit? Bis vor kurzem war die Ursache unbekannt. Heute gilt als gesichert, daß die retrolentale Fibroplasie durch eine *Sauerstoffvergiftung* verursacht werden kann.

Wie kann es eine „Sauerstoffvergiftung" geben, wo Sauerstoff doch heilend oder sogar lebensrettend wirkt? Wenn sehr kleinen, unreifen Frühgeborenen ohne Blausucht zu viel Sauerstoff zugeführt wird, beeinträchtigt er die normale Augenentwicklung und kann in manchen Fällen zur Erblindung führen.

Wieviel Sauerstoff verwendet man heute bei Frühgeborenen? Genug, um das Leben zu erhalten, aber keine übergroßen Mengen.

Brauchen alle frühgeborenen Kinder zusätzlich Sauerstoff? Nein, nur jene, die Atemstörungen zeigen.

Hyalin-Membran-Krankheit

(Membransyndrom der Früh- und Neugeborenen)

Was ist die Hyalin-Membran-Krankheit? Sie ist eine Erkrankung frühgeborener Kinder und mancher Kaiserschnittkinder, bei der der normale Gasaustausch in den Lungenbläschen behindert ist.

Wann entwickelt sie sich? In der Regel innerhalb von 6 bis 24 Stunden nach der Geburt.

Kommen die Kinder schon mit der Hyalin-Membran-Krankheit auf die Welt? Meist machen die Kinder bei der Geburt und in den ersten Stunden einen normalen Eindruck; erst dann beginnt die Atemstörung.

Wie äußert sich diese Krankheit? Der Säugling atmet angestrengt; die Atemnot wird immer schlimmer, bis es nach ungefähr ein bis drei Tagen zum Tod durch Erstickung kommt.

Wodurch entsteht dieses Leiden? Die Ursache ist ungeklärt. Man vermutet, daß Veränderungen der Oberflächenspannung über den Zellen der Lungenbläschen den Übertritt von Sauerstoff ins Blut behindern.

Führt sie unabänderlich zum Tod? Nein, eine beträchtliche Anzahl von Kindern kann gerettet werden.

Wie wird die Hyalin-Membran-Krankheit behandelt? Mit Sauerstoffinhalationen, erhöhter Luftfeuchtigkeit im Brutkasten und zusätzlich mit Medikamenten. In manchen Fällen ist eine apparative Unterstützung der Atmung erforderlich.

Hat der Sauerstoff so wie bei der retrolentalen Fibroplasie auch hier eine schädliche Wirkung? Nicht unbedingt, weil die Sauerstoffkonzentration im Blut nicht zu hoch ist. Auf jeden Fall werden die Augen genau kontrolliert.

Kann ein Kind, das diese Krankheit übersteht, normal sein? Ja, besonders wenn es in einem modernen Frühgeborenenzentrum behandelt wurde.

Kann man diese Krankheit irgendwie verhüten? Die beste Vorbeugung ist die Verhütung einer Frühgeburt.

Atelektase des Neugeborenen

Was versteht man unter Neugeborenenatelektase? Von Atelektase spricht man, wenn ein Lungenbezirk keine Luft enthält; beim Neugeborenen ist sie die Folge einer ausbleibenden Entfaltung mancher Lungenteile. Da diese Bezirke keine Luft und damit auch keinen Sauerstoff enthalten, fallen sie für die Atemfunktion der Lunge aus.

Welche Ursache liegt der Atelektase zugrunde? Sie kann auf einem Verschluß von Bronchien durch Schleim oder Fruchtwasser beruhen oder auf einer Unreife des Lungengewebes, das noch nicht fähig ist, sich zu entfalten.

Wie tritt die Atelektase in Erscheinung? Die Atmung des Säuglings ist beschleunigt, flach und oft geräuschvoll; infolge des Sauerstoffmangels können sich Haut und Schleimhäute bläulich verfärben; wenn der Säugling sich bemüht einzuatmen, zeigt sich oft eine Einziehung des Brustkorbs an den Rippen und gegen den Hals zu.

Wie kann man die Diagnose erhärten? Bei der Untersuchung der Brust findet der Arzt, daß die Luft in bestimmte Lungenteile nicht eindringt.

Eine Röntgenaufnahme der Lunge zeigt ebenfalls, daß diese Bezirke luftleer sind.

Wie wird die Neugeborenenatelektase behandelt? Wenn die Luftwege mit Flüssigkeit verlegt sind, muß diese abgesaugt werden. Manchmal ist in schweren Fällen zur Entfernung des Hindernisses eine Bronchoskopie notwendig. Außerdem hält man das Kind in einem Brutkasten mit hoher Luftfeuchtigkeit und hohem Sauerstoffgehalt. Man muß das Kind unbedingt häufig zum tiefen Durchatmen anregen, indem man es oft zum Schreien bringt, wenn nötig alle paar Minuten.

Welchen Ausgang nehmen diese Fälle? Wenn die Atelektase klein ist, schwindet sie in ein paar Tagen mit normaler Entfaltung der Lunge; eine ausgedehnte Atelektase kann einen Sauerstoffmangel des Gehirns und eine Schädigung der Hirnzellen zur Folge haben. In sehr schweren Fällen kann sie in ein bis zwei Tagen zum Tod führen.

Blutungsneigung des Neugeborenen

(Melaena neonatorum)

Was bezeichnet man mit Melaena neonatorum? Mit Melaena bezeichnet man eine Blutungsneigung, die um den zweiten bis fünften Lebenstag in Erscheinung tritt und sich in Haut-, Schleimhaut-, Nabel- und gelegentlich Mastdarm- oder Scheidenblutungen äußert. Es kann sich Blut im Harn oder im Erbrochenen finden.

Wodurch entsteht diese Blutungsneigung? Man nimmt an, daß sie durch den Mangel eines Gerinnungsfaktors und durch einen Vitamin-K-Mangel zustande kommt.

Wie wird die Blutungsneigung der Neugeborenen behandelt? Man spritzt allen Neugeborenen Vitamin K, um der Störung vorzubeugen.

Neugeborenen-Spasmophilie

(Hypokalzämische Krämpfe)

Was versteht man unter Neugeborenen-Spasmophilie? Man bezeichnet damit eine Erkrankung, die während der ersten Lebenswoche auftritt und mit Reizbarkeit, außerordentlicher Unruhe, Muskelzucken und gelegentlich mit Krampfanfällen einhergeht.

Wodurch entsteht die Spasmophilie? Sie beruht auf einem verminderten Kalziumgehalt des Blutes und kann durch eine Funktionsstörung der Epithelkörperchen oder der Nieren zustande kommen oder durch Verfütterung einer Milch, bei der das Verhältnis von Phosphor zu Kalzium höher ist als normal.

Kommt die Spasmophilie auch bei Brustkindern vor? Sie kommt bei Brustkindern seltener als bei Flaschenkindern vor, da die Frauenmilch das richtige Verhältnis von Phosphor und Kalzium aufweist.

Welche Untersuchung kann helfen, die Diagnose zu sichern? Die Bestimmung des Kalziumgehalts im Blutserum.

Wie wird die Spasmophilie behandelt? Man gibt Kalziumlösung auf dem Venenweg und reichert in der Folge die Flaschenmilch mit Kalzium an.

Was kann geschehen, wenn die Störung unbehandelt bleibt? Das Kind wird immer unruhiger und bekommt Krämpfe, man spricht von hypokalzämischen Krämpfen. Sie können gefährlich werden, wenn nicht rasch Kalzium gespritzt wird.

Neugeborenen-Sepsis

Was versteht man unter Neugeborenen-Sepsis? Es handelt sich um eine Infektion des Blutes, eine sog. Blutvergiftung; man findet sie zumeist in der ersten Lebenswoche.

Wodurch entsteht eine Sepsis bei Neugeborenen? Durch Bakterien, die über verschiedene Eintrittspforten – Haut, Schleimhäute, Nase, Mund oder durch den Nabel – in das Blut eindringen.

Gelangen diese Krankheitserreger vor oder nach der Geburt in den kindlichen Körper? Die Bakterien können sowohl vorher als nachher in den Körper eindringen und dann in die Blutbahn einbrechen.

Wie tritt diese Sepsis in Erscheinung? Mit Nahrungsverweigerung, Erbrechen, Durchfall, Gewichtsverlust, Unruhe, hohem Fieber und gelegentlich mit Krämpfen.

Wie kann die Diagnose endgültig gesichert werden? Durch Blutkulturen zum Nachweis der Bakterien im Blut.

Wie wird eine Neugeborenen-Sepsis behandelt? Mit sofortiger Verabreichung des entsprechenden Antibiotikums in ausreichender Dosierung.

Können Komplikationen eintreten? Ja. Es kann zur Lungenentzündung, Hirnhautentzündung, Bauchfellentzündung und zu Abszessen in der Haut oder in verschiedenen Organen kommen.

Wie sind die Heilungsaussichten bei dieser Krankheit? Bei rascher und frühzeitiger Erkennung und Behandlung sind die Aussichten verhältnismäßig günstig. Wenn die Krankheit nicht früh erkannt wird oder wenn die Infektion sehr schwer und übermächtig ist, führt sie in kurzer Zeit zum Tod des Säuglings.

Kann man der Sepsis vorbeugen? Wenn sich bei der Mutter vor oder während der Entbindung irgendein Anzeichen einer Infektion findet, soll das Neugeborene vorbeugend Antibiotika bekommen. Wenn sich beim Kind Zeichen einer Haut- oder Nabelinfektion bemerkbar machen, ist sofort eine antibiotische Behandlung einzuleiten.

Soor

Was ist der Soor? Soor ist eine Pilzerkrankung, die vorwiegend Zunge und Mundschleimhaut des Säuglings befällt; er ist meist gegen Ende der ersten Lebenswoche zu beobachten. Der Soorpilz (Candida) gehört zur Gruppe der Hefen.

Woher kommt dieser Soorpilz? Gewöhnlich von der Mutter, die vielleicht einen leichten Soorbefall der Scheide hat. Während des Durchtretens durch den Geburtsweg wird das Kind mit diesem Pilz infiziert, der dann etwa eine Woche zum Wachsen braucht. Der Pilz kann auch durch verunreinigte Gummisauger und andere Gegenstände, die mit einem anderen soorkranken Säugling in Berührung gekommen sind, übertragen werden.

Wie macht sich der Soor bemerkbar? Auf der Zunge findet sich ein dicker, weißlicher Belag, der sich auf Gaumen, Lippen und Wangenschleimhaut ausbreiten kann.

Ist der Soor eine ernste Erkrankung? Meist nicht.

Wie wird der Soor behandelt? Mit dem Antibiotikum Nystatin. Es wird örtlich auf die befallenen Stellen aufgetragen und auch dem Kind eingegeben.

Dauert es lange, bis der Soor schwindet? Nein. Er geht in ungefähr 8 bis 10 Tagen weg.

Wie kann man dem Soor vorbeugen? Wenn bekannt ist, daß die Mutter eine Soorinfektion der Scheide mit Ausfluß hat, soll sie schon während der Schwangerschaft dagegen behandelt werden.

Soll auf der Säuglingsstation ein soorbefallenes Kind abgesondert werden? Ja. Auf diese Weise kann man die Übertragung von Kind zu Kind verhüten. Die Absonderung sollte auch für alle Geräte und Gegenstände, die zur Pflege des Kindes verwendet werden, gelten.

Nabelentzündung
(Omphalitis)

Was versteht man unter Omphalitis? Man bezeichnet damit eine Infektion der Nabelregion, die während der ersten Lebenswoche vorkommt.

Ist diese Nabelinfektion gefährlich? In der Regel schwindet sie bei entsprechender Behandlung rasch. Gefährlich kann sie werden, wenn sie sich zu einer Blutinfektion ausweitet.

Wie wird die Nabelentzündung behandelt?
a) Mit örtlicher Behandlung zur Infektionsbekämpfung;
b) mit Antibiotika, die in entsprechender Dosierung innerlich gegeben werden, zur Allgemeinbehandlung.

Angeborener Kehlkopfstridor

Was ist ein Kehlkopfstridor? Man bezeichnet damit ein Nebengeräusch bei der Atmung, gewöhnlich beim Einatmen, das beim Schreien besonders deutlich wird.

Wie kommt es zu dieser Erscheinung? Sie beruht auf einer Schlaffheit der Gewebe im Kehlkopfbereich, insbesondere des Kehldeckels.

Gibt es für einen Kehlkopfstridor auch ernstere Gründe? Ja. In manchen Fällen kann eine Mißbildung des Kehlkopfes oder der benachbarten Gebilde vorliegen. Weitere Ursachen können eingeatmete Fremdkörper, Geschwülste im Kehlkopf oder eine Anomalie der Körperhauptschlagader, die auf die Luftröhre drückt, sein.

Wann bemerkt man den Stridor zum ersten Mal? Gewöhnlich schon bei der Geburt – er kann bestehenbleiben, bis das Kind etwa 12 bis 18 Monate alt ist, und dann langsam verschwinden.

Ist bei einem einfachen Stridor eine Behandlung nötig? Nein. Die Störung vergeht von selbst. Wenn das Kind älter ist, gibt sich die Schlaffheit der Kehlkopfgewebe.

Wie erkennt man, ob nicht schwerwiegende Veränderungen vorliegen? Der Arzt besichtigt den Kehlkopf mit einem Kehlkopfspiegel. Wenn er eine Zyste oder ein Häutchen oder ein anderes Hindernis findet, behandelt er es gleich bei dieser Gelegenheit.

Muß man beim Füttern von Säuglingen mit angeborenem Stridor besonders sorgsam vorgehen? Ja. Diese Säuglinge müssen recht langsam und vorsichtig gefüttert werden, damit ja nichts von der Nahrung in die Luftröhre gelangt. Manchmal haben die Kinder Schwierigkeiten beim Saugen an der Flasche und werden dann besser mit dem Löffel gefüttert.

Ist ein gewöhnlicher angeborener Kehlkopfstridor gefährlich? Nein. Er kann für die Eltern recht beunruhigend klingen, ist aber in der Regel nichts Ernstes. Wichtig für sie ist die Versicherung, daß die Störung schließlich von selbst vergeht.

51

Schilddrüse

siehe auch Kapitel 24, Hirnanhangsdrüse; Kapitel 36, Nebennieren; Kapitel 37, Nebenschilddrüsen

Wo liegt die Schilddrüse? Sie umgibt die Luftröhre (Trachea) im unteren Abschnitt der vorderen Halsregion. Normalerweise besteht sie aus drei Teilen, und zwar aus je einem Lappen zu beiden Seiten der Luftröhre und einem Verbindungsteil, den man Isthmus nennt. Jeder Lappen mißt etwa 50 zu 25 mm im Durchmesser; der Mittelteil, der quer über der Vorderfläche der Luftröhre liegt, hat einen Durchmesser von etwa 12 bis 25 mm (Abb. 148).

Welche Funktion hat die Schilddrüse? Sie gehört zu den wichtigsten Organen des Körpers, da sie den Stoffwechsel reguliert. Unter Stoffwechsel versteht man die Geschwindigkeit und die Art und Weise, mit

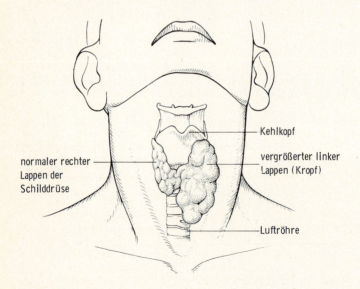

Abb. 148 *Schilddrüse.* Der rechte Schilddrüsenlappen zeigt die normale Form, der linke Lappen ist im Vergleich dazu stark vergrößert, er bildet einen Kropf.

der wir die Nahrung in Energie umwandeln und diese Energie verbrauchen.

Gehört die Schilddrüse zu den endokrinen Drüsen? Ja. Sie bildet die Schilddrüsenhormone Thyroxin und Trijodthyronin und sondert sie ins Blut ab.

Welche Funktion hat das Schilddrüsenhormon? Es regelt die Art und Weise und die Geschwindigkeit, mit der die Gewebe Nahrung und chemische Substanzen zur Produktion von Energie verwenden. Es ist auch an der Erzeugung der Körperwärme und Muskelenergie sowie am Wachstum und an der Entwicklung des Körpers beteiligt.

Welche Krankheitszeichen treten auf, wenn die Schilddrüse fehlt oder mangelhaft funktioniert (Hypothyreose)?
a) Bei angeborener Unterentwicklung oder angeborenem Fehlen der Schilddrüse kommt es zum sogenannten Kretinismus, der durch eine deutlich zurückgebliebene geistige Entwicklung und einen Minderwuchs des Körpers gekennzeichnet ist;
b) eine leichtere Aktivitätsschwäche und Unterfunktion der Drüse, wenn sie im Jugend- oder Erwachsenenalter auftritt, kann Übergewicht, Energiemangel und geistige Trägheit im Gefolge haben.

Was geschieht, wenn eine andauernde Überfunktion der Schilddrüse besteht (Hyperthyreose)? Dieser Zustand kann zu starkem Gewichtsverlust, Schlaflosigkeit, Nervosität, Reizbarkeit, übermäßiger Schweißabsonderung und schließlich zu einer ernsten Herzschädigung führen und mit einem Hervortreten der Augen verbunden sein.

Kennt man die Ursache für eine Fehlfunktion der Schilddrüse? Man nimmt an, daß Funktionsstörungen dieser Drüse entweder durch die Einwirkung der Hypophyse auf die Schilddrüse, durch Störungen in der Schilddrüse selbst oder durch andere, im einzelnen noch nicht genau bekannte Einflüsse auf die Schilddrüse bedingt sind.

Wie bestimmt man die Aktivität der Schilddrüse?
a) Durch chemische Tests, die als T_3 und T_4 bezeichnet werden;
b) durch den Radiojodtest. Er ermittelt, in welchem Ausmaß und mit welcher Geschwindigkeit die Schilddrüse zugeführtes radioaktives Jod aus dem Blutstrom aufnimmt und zum Aufbau von Schilddrüsenhormon verwendet;
c) Jahr für Jahr werden neue und noch empfindlichere Labormethoden entwickelt, die als diagnostische Hilfe dienen, wenn die vorgenannten Untersuchungen entweder Grenzwerte ergeben oder nicht überzeugend ausfallen.

Was ist der Grundumsatz? Der Grundumsatz ist ein Maß für den Energiestoffwechsel des Körpers. Die Grundumsatzbestimmung ist eine Untersuchung der Atemluft, bei der die Höhe des Sauerstoffverbrauchs des Körpers in seiner Gesamtheit im Ruhezustand bestimmt wird.

Wird die Grundumsatzbestimmung noch angewandt? Nein, weil sich die oben aufgezählten Untersuchungen zur Bestimmung der Schilddrüsenaktivität als viel genauer erwiesen haben.

Kann man die Ergebnisse sofort nach der Vornahme der genannten Schilddrüsentests erhalten? Nein. Es kann mehrere Tage dauern, bis die einzelnen Untersuchungen vollständig durchgeführt sind. Bei einigen der chemischen und der Isotopentests sind die technische Durchführung und die Analyse schwierig.

Was ist ein Schilddrüsen-Scan? Das ist ein Isotopentest, bei dem die Schilddrüsenaktivität, die in der Aufnahme von radioaktivem Jod zum Ausdruck kommt, mit Hilfe eines hochentwickelten Abtastgeräts, eines sogenannten Scanners, aufgezeichnet wird, so daß man ein Bild erhält, das leicht zu interpretieren ist.

Was ist ein Kropf? Ein Kropf ist eine Schwellung oder Vergrößerung der Schilddrüse.

Welche Ursachen liegen zumeist einer Schilddrüsenvergrößerung zugrunde?
a) Es gibt äußere Ursachen (Kropfnoxen), unter denen der Jodmangel des Trinkwassers die bekannteste und häufigste ist; sie ist für den sogenannten endemischen Kropf verantwortlich;
b) es gibt innere Ursachen, unter denen angeborene Störungen der Hormonbildung in der Schilddrüse (Jodverwertungsstörungen) am bedeutsamsten sind. Sie können für das familiär gehäufte Auftreten von Kröpfen in Gebieten ohne Jodmangel verantwortlich sein;
c) auch Medikamente können einen Kropf verursachen. Hier sind es vor allem solche, welche die Schilddrüsenfunktion beeinträchtigen (Thyreostatika). Im gleichen Sinne kann sich eine übermäßige Jodzufuhr auswirken;
d) Entzündungen in der Schilddrüse können mit einem Kropf einhergehen;
e) einem Kropf können geschwulstartige, unter Umständen krebsige Gewebewucherungen zugrunde liegen.

Welche Kropfformen gibt es? Nach der äußeren Beschaffenheit werden folgende Kropfformen unterschieden:

a) Der diffuse Kropf. Hier ist die Schilddrüse in allen Anteilen gleichmäßig vergrößert. Er ist die häufigste Kropfform bei Jugendlichen;
b) der Knotenkropf. Er ist durch eine knotige, ungleichmäßige Schwellung gekennzeichnet, die entweder einen Einzelknoten oder vielfache Unregelmäßigkeiten in der Drüse bildet.
Bei jeder der genannten Kropfformen kann die Versorgung des Körpers mit Schilddrüsenhormon ausreichend sein. Es können aber auch Zustände der Unter- oder Überfunktion der Schilddrüse damit verbunden sein.

Beruht es auf Erbanlagen, wenn man einen Kropf bekommt? Diese Möglichkeit besteht, wenn es sich um eine angeborene und vererbbare Störung des Hormonaufbaues in der Schilddrüse handelt. Nicht auf Erb-, sondern auf Umwelteinflüsse ist es jedoch zumeist zurückzuführen, wenn in Jodmangelgebieten mehrere Familienmitglieder einen Kropf haben.

Wie wird der einfache (nicht-hyperthyreote) Kropf behandelt? Liegt die Ursache in einem Jodmangel des Trinkwassers (Endemiegebiete), kann das Auftreten durch Jodzufuhr (Jodzusatz zum Speisesalz) verhindert werden. In allen anderen Fällen hilft die Dauerbehandlung mit Schilddrüsenhormomen, die in Tabletten zugeführt werden können.

Gibt es eine erfolgversprechende Behandlung für Kröpfe, die eine Schilddrüsenüberfunktion verursachen? Ja. Die Behandlung hat die Beseitigung der übermäßigen Hormonproduktion in der Schilddrüse zum Ziel. Das wird erreicht mit Medikamenten, welche die Hormonsynthese hemmen (Thyreostatika), ferner mit radioaktivem Jod, dessen Strahlung die Schilddrüse schädigt und damit die Funktion herabsetzt, und schließlich durch operative Verkleinerung des Organs. Welches dieser drei Behandlungsverfahren angewandt werden darf, muß im Einzelfall der Arzt entscheiden.

Thyreoiditis
(Schilddrüsenentzündung)

Was ist eine Schilddrüsenentzündung? Eine entzündliche Reaktion der Drüse, die entweder durch Bakterien, Viren oder Autoimmunmechanismen ausgelöst wurde. Man nimmt an, daß Autoimmunreaktionen eigenartige Mechanismen sind, bei denen das Individuum beginnt, Antikörper zu erzeugen, die seine eigenen Gewebe angreifen.

Ist eine Schilddrüsenentzündung eine seltene Erkrankung? Nein. Sie ist häufiger, als man früher angenommen hat.

Welche Krankheitszeichen ruft die Schilddrüsenentzündung hervor?
Eine Schwellung der Schilddrüse, verbunden mit Fieber, Schmerzen und Druckempfindlichkeit am Hals in der Schilddrüsengegend, ferner Heiserkeit und Schluckbeschwerden. Der Entzündungsprozeß kann aber auch völlig unbemerkt verlaufen.

Wie wird die Schilddrüsenentzündung behandelt? Das ist je nach Art des Falles verschieden. Viele Patienten werden ohne Behandlung wieder gesund. Zur Erleichterung der Beschwerden und Einschränkung der Schilddrüsenschädigung gibt man in neuerer Zeit Kortison. Bei der Immunthyreoiditis muß man Schilddrüsenhormone geben, um die Schilddrüse ruhigzustellen. Schilddrüsenhormone sind aber auch dann nötig, wenn die Entzündung zu einer bleibenden Schädigung der Schilddrüse mit Funktionseinbuße geführt hat. Antibiotika werden verordnet, wenn die Entzündung durch Eitererreger verursacht ist. Operative Maßnahmen können bei örtlichen Komplikationen notwendig werden.

Schilddrüsenoperation

Wann ist eine Schilddrüsenoperation notwendig?
a) Wenn der Kropf auf die Luftröhre drückt oder ständige Heiserkeit verursacht;
b) wenn bei einer Hyperthyreose die Schilddrüse stark vergrößert ist, also ein großer Kropf besteht, oder wenn die Überfunktion durch andere Maßnahmen (Thyreostatika, Radiojod) nicht behandelt werden kann oder darf;
c) wenn sich bei einem Kropfknoten der Verdacht auf eine krebsige Gewebswucherung ergibt.

Wann ist die Operation bei einer Schilddrüsenerkrankung vermeidbar?
a) Wenn ein einfacher (nicht-hyperthyreoter) Kropf befriedigend auf Jodzufuhr oder Schilddrüsenhormone anspricht;
b) wenn bei einer Hyperthyreose andere Behandlungsverfahren (Thyreostatika oder Radiojod) durchführbar sind und zum Ziele führen.

Ist vor einer Schilddrüsenoperation eine besondere Vorbereitung nötig? Ja, wenn der Kropf eine Überfunktion der Drüse verursacht hat. In diesem Fall gibt man vor der Operation Jod in entsprechender Dosierung und Thyreostatika, um die Schilddrüsenfunktion zu normalisieren. Die Operation eines einfachen diffusen Kropfes oder eines nicht-hyperthyreoten Knotenkropfes erfordert keine spezielle Vorbehandlung.

Ist es möglich, schon vor der Operation zu erkennen, ob ein Knoten in der Schilddrüse bösartig ist? In den allermeisten Fällen kann der Arzt die richtige Diagnose stellen. Die genaueste Diagnose liefert allerdings die mikroskopische Untersuchung des operativ entfernten Knotens.

Welche Folgen kann es haben, wenn eine notwendige Schilddrüsenoperation unterbleibt?
a) Ein großer, einfacher Kropf kann die Luftröhre in gefährlicher Weise zusammendrücken, so daß der Patient nicht mehr normal atmen kann;
b) die anhaltenden toxischen Auswirkungen einer Drüsenüberfunktion bewirken eine ernste und nicht mehr zu behebende Herzschädigung;
c) handelt es sich bei einem Kropfknoten um eine krebsige Wucherung, so ist eine Heilung nur bei rechtzeitiger Herausnahme des verdächtigen Knotens möglich.

Kommt es oft vor, daß ein Kropf nach der Operation wiederkommt?
Gelegentlich kann sich in dem Rest der Drüse, der bei der Operation zurückgelassen wurde, ein neuer Knoten bilden.

Kann man etwas tun, um einer neuerlichen Kropfentwicklung vorzubeugen? Ja. Die Häufigkeit der Rückfälle wird stark herabgesetzt, wenn man dem Patienten täglich Schilddrüsenhormontabletten gibt. Um einen Rückfall mit Sicherheit zu verhindern, muß der Patient diese Tabletten ständig weiter einnehmen.

Ist eine Schilddrüsenoperation gefährlich? Nein. Es handelt sich um eine einfache große Operation mit sehr geringem Risiko.

Ist die Operation sehr schmerzhaft? Nein, wenn auch in den ersten Tagen nach der Operation gewisse Beschwerden im Hals und Schluckschwierigkeiten bestehen können.

Sind Operationsnarben sehr auffällig? In der Regel nicht. In vielen Fällen ist es unmöglich, ein oder zwei Jahre nach der Operation noch eine Narbe zu finden. Der Chirurg bemüht sich immer, den Hautschnitt in eine der natürlichen Hautlinien des Halses zu legen (Abb. 149).

Wird bei einer Schilddrüsenoperation immer die ganze Drüse entfernt?
Nein, außer wenn wegen eines bereits diagnostizierten Krebses operiert wird. Üblicherweise entfernt man etwa 90 % der Drüse und überläßt dem verbleibenden Rest die Weiterführung der normalen Schilddrüsenfunktion.

Kann der Schilddrüsenrest nach der Operation die Schilddrüsenfunk-

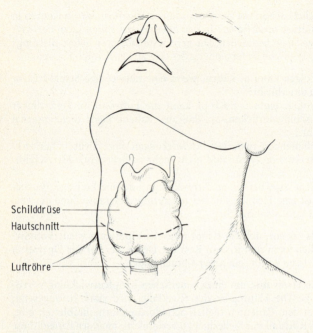

Abb. 149 *Schnittführung zur Kropfoperation.* Der Hautschnitt zur Kropfoperation wird so angelegt, daß er in eine der natürlichen Halsfalten zu liegen kommt.

tion befriedigend erfüllen? Ja. Der Drüsenrest wächst wieder etwas nach, so daß eine vollkommen normale Schilddrüsenfunktion möglich ist.

Wie lange dauert eine Schilddrüsenoperation? ¼ bis 2 ½ Stunden, je nach der Größe des Kropfes und der Größe des Drüsenanteils, der entfernt werden soll.

Wie erfolgt die Schmerzausschaltung bei einer Schilddrüsenoperation? In der Regel mit einer Allgemeinnarkose (Inhalationsnarkose in Verbindung mit intravenöser Verabreichung von Narkosemitteln).

Wird die Wunde nach einer Schilddrüsenoperation drainiert? Ja; nach der Operation können einige Tage lang seröse Absonderungen auftreten.

Sind besondere Maßnahmen nach der Operation nötig? Gewöhnlich nicht, außer es bestand vor der Operation eine ausgeprägte Hyperthyreose. Meist läßt man den Patienten am Tag nach der Operation aufstehen.

Welchen Erfolg hat die Schilddrüsenentfernung? Das Ergebnis ist bei fast jeder Art von Schilddrüsenoperation sehr gut; die Krankheitserscheinungen sind nach wenigen Tagen verschwunden.

Kann aus einer Schilddrüsenüberfunktion nach der Operation eine Unterfunktion werden? Das kommt gelegentlich vor. In diesem Fall schafft man einen Ausgleich mit der Gabe von Schilddrüsenhormontabletten.

Schwindet das Hervorquellen der Augen nach der Schilddrüsenoperation? Es kann etwas zurückgehen, aber wenn es vor der Operation sehr stark ausgebildet war, ist dies ungewiß. Die Augenveränderungen können sich nach der Operation sogar verstärken, weshalb man in dieser Situation eine Schilddrüsenoperation nach Möglichkeit vermeidet und den anderen Behandlungsmethoden den Vorzug gibt.

Wird ein Patient mit Schilddrüsenüberfunktion nach der Operation Gewicht zunehmen? Ja.

Tritt nach einer Schilddrüsenoperation immer eine Gewichtszunahme ein? Nicht, wenn ein Teil der Drüse zurückgelassen wurde, wenn nach der Operation Schilddrüsenhormontabletten eingenommen werden und wenn beim Essen Maß gehalten wird.

Hat die Schilddrüsenentfernung einen Einfluß auf das Geschlechtsleben? Nein.

Wie lange braucht man im allgemeinen nach einer Schilddrüsenoperation zur Erholung? Ungefähr drei Wochen.

Treten nach einer Schilddrüsenoperation bleibende Veränderungen der Stimme auf? Nein. Gelegentlich ist es jedoch bei der Operation unmöglich, den Nerv, der zum Kehlkopf geht, zu schonen. In diesem Fall kann mehrwöchige oder sogar mehrmonatige Heiserkeit oder Stimmveränderung die Folge sein.

Kann man sofort nach der Schilddrüsenoperation rauchen? Das ist nicht ratsam, da oft nach dieser Operation Halsschmerzen bestehen.

Kann ein Schilddrüsenkrebs durch eine Operation geheilt werden? Man hat schon bei vielen Fällen von Schilddrüsenkrebs durch die Entfernung der Drüse eine Dauerheilung erreicht.

Wie lange muß man bei einer Schilddrüsenoperation im Krankenhaus bleiben? Ungefähr vier bis sieben Tage.

Wie lange braucht die Operationswunde zur Heilung? Ungefähr eine Woche.

Kann man nach der Entfernung der Schilddrüse sein Leben vollkommen normal weiterführen? Ja.

Werden nach einer Schilddrüsenoperation Medikamente verordnet? Ja, in den meisten Fällen werden die Patienten angewiesen, für unbegrenzte Zeit Schilddrüsenhormontabletten einzunehmen, damit sich keine neuen Knoten in der Schilddrüse bilden.

Kann sich eine Frau nach der Heilung einer Schilddrüsenkrankheit eine Schwangerschaft zumuten? Ja.

Sollte man nach einer Schilddrüsenoperation zu regelmäßigen Kontrolluntersuchungen gehen? Ja, etwa alle 6 Monate einmal.

Wie bald nach einer Schilddrüsenoperation kann man folgendes tun?

Baden	7 Tage
aus dem Haus gehen	5–6 Tage
Treppen steigen	5–6 Tage
im Haushalt arbeiten	3 Wochen
ein Auto lenken	3 Wochen
Geschlechtsverkehr wieder aufnehmen	3 Wochen
wieder zur Arbeit gehen	4 Wochen
alle körperlichen Betätigungen wieder aufnehmen	4–6 Wochen

52

Schwangerschaft und Entbindung

siehe auch im Kapitel 54 die Abschnitte weibliche Geschlechtsorgane, Geburtenregelung, Fruchtbarkeit und Unfruchtbarkeit

Die Vorgeburtsperiode

Gibt es einen Unterricht für werdende Eltern? In fast allen größeren Gemeinden hat man Kurse für werdende Mütter und Väter eingerichtet. In diesem Unterricht werden Anatomie, Physiologie und Komplikationen der Schwangerschaft besprochen. Ein Besuch dieser Kurse ist sehr zweckmäßig und hilft Befürchtungen zerstreuen, die manche jungen Leute in ihrer neuen Situation als werdende Eltern haben. Für den zukünftigen Vater ist dieser Unterricht genau so wichtig wie für die Mutter.

In den meisten Gemeinden können die Eltern auch an Kursen, in denen Anleitungen zur „natürlichen Geburt" gegeben werden, teilnehmen.

In Deutschland werden derartige Kurse in größeren Kliniken, aber auch vom Deutschen Roten Kreuz, von den Mütterschulen, der Kirchen- sowie der Arbeiterwohlfahrt und anderen Organisationen durchgeführt.

Wie zeigt sich eine Schwangerschaft an?
a) Das aussagekräftigste Symptom ist das Ausbleiben der Menstruation;
b) eine Vergrößerung der Brüste und Empfindlichkeit der Brustwarzen macht sich schon in den ersten Wochen der Schwangerschaft bemerkbar;
c) ein häufigerer Harndrang tritt bereits in den ersten Wochen der Schwangerschaft auf;
d) Übelkeit und Erbrechen, bekannt als „morgendliche Übelkeit", können während des 2. Schwangerschaftsmonats beginnen. Sie beschränken sich eigentlich nicht auf den Morgen, sondern können zu jeder Zeit vorkommen. Auch ein vermehrter Speichelfluß und Appetitstörungen (abnorme Gelüste) fallen oft auf;
e) Schwindelgefühl und Ohnmachtsanwandlungen können sich einstellen;
f) Stuhlverstopfung ist häufig;

g) in der späteren Schwangerschaft wird die Vergrößerung des Leibes offensichtlich;
h) Kindesbewegungen werden zwischen dem 4. und 5. Schwangerschaftsmonat fühlbar; die Mutter „spürt Leben", wie es im Volksmund heißt.

Sind diese Symptome immer Zeichen einer Schwangerschaft? Nein. Einige dieser Erscheinungen können auch bei anderen Zuständen anzutreffen sein. Wenn zugleich aber typische Organbefunde erhoben werden können, läßt sich die Schwangerschaft leicht diagnostizieren.

Wie bald nach dem Beginn der Schwangerschaft kann der Frauenarzt eine sichere Diagnose stellen? Ungefähr um die Zeit der *zweiten* ausgebliebenen Menstruation, das heißt, nach der vierten bis sechsten Schwangerschaftswoche. Mit einem Schwangerschaftstest könnte die Diagnose natürlich schon etwa 10 Tage nach der ersten ausgebliebenen Regel mit ziemlicher Verläßlichkeit gestellt werden.

Welche Befunde sind für die Schwangerschaft charakteristisch?
a) Die Gebärmutter ist vergößert und weich;
b) der Gebärmutterhals ist bläulich verfärbt und weicher als sonst;
c) der Brustwarzenhof ist bräunlich verfärbt;
d) nach der 9. oder 10. Woche ist der Herzschlag des Kindes mit einem Spezialstethoskop nachweisbar;
e) mit Hilfe des Ultraschalls kann man die Frucht schon in der Frühschwangerschaft, 6–8 Wochen nach der Konzeption, nachweisen. Diese Untersuchung wird aber nicht routinemäßig durchgeführt.

Zeigt das Ausbleiben der Regel immer eine Schwangerschaft an? Nein! Eine hormonelle Störung, eine schwächende Krankheit oder eine schwere seelische Erschütterung können gelegentlich auch ein Ausbleiben der Menstruation bewirken.

Treten während der Schwangerschaft Menstruationen auf? Nein. Menstruation ist der Ausdruck für die zyklischen Blutungen aus einer nicht-schwangeren Gebärmutter.

Ist eine Unterleibsblutung während der Schwangerschaft immer als abnorm anzusehen? Nein. Leichte Blutungen während der ersten drei Schwangerschaftsmonate sind nicht ungewöhnlich.

Ist es notwendig, daß der Arzt eine Schwangere über vorangegangene Krankheiten genau befragt? Ja. Die Erfassung der Vorgeschichte ist sehr wichtig; sie soll die vollständige Familienkrankengeschichte und die persönliche Krankengeschichte der Patientin umfassen. Der Arzt soll unbedingt schon zu Beginn der Schwangerschaft wissen, ob in der

Familie der Schwangeren Tuberkulose, Zuckerkrankheit oder Zwillingsgeburten aufgetreten sind. Ferner ist es ganz wesentlich, daß er von vorangegangenen Operationen oder früher durchgemachten schweren inneren Krankheiten, wie Herzleiden, Nierenleiden, allergischen Krankheiten oder Unverträglichkeit von Medikamenten erfährt.

Warum ist die sorgfältige Erfassung der Krankengeschichte so wichtig? Weil die ärztlichen Maßnahmen zur Betreuung der Schwangerschaft und die Leitung der Entbindung davon beeinflußt werden können, wenn einer der genannten Fälle vorliegt.

Welche wichtigen Einzelheiten über den Zustand der Schwangeren sind für den Arzt noch von Interesse?
a) Vorangegangene Infektionen der Unterleibsorgane;
b) der Bericht über frühere Unfruchtbarkeit;
c) das genaue Alter der Frau und auch des Ehegatten;
d) Berichte über vorangegangene Schwangerschaften, Geburten oder Fehlgeburten.

Welche Untersuchungen sollen bei einer Schwangeren gemacht werden? Eine vollständige körperliche Untersuchung mit Erhebung von eingehenden Herz-, Lungen-, Brustdrüsen-, Bauch- und Unterleibsbefunden. Harnbefund, Blutdruck und Körpergewicht der Patientin sind bei jedem Arztbesuch während der Schwangerschaft zu kontrollieren. Die Bedeutung dieser Befunde wird bei der Besprechung der Schwangerschaftstoxikosen klar werden.

Welche Laboruntersuchungen sollen gemacht werden?
a) Ein vollständiges Blutbild;
b) eine vollständige Harnuntersuchung;
c) eine Blutserumreaktion auf Syphilis;
d) eine Blutgruppen- und Rhesusfaktorbestimmung;
e) eine Blutzuckeruntersuchung oder ein Glukosetoleranztest, wenn Verdacht auf Zuckerkrankheit besteht oder wenn in der Familie Zuckerkrankheit vorgekommen ist;
f) eine chemische Analyse des Blutes, besonders wenn Verdacht auf eine Nieren- oder Leberkrankheit besteht.

Muß bei jeder schwangeren Frau eine innere Untersuchung vorgenommen werden? Ja! Es gibt keinen Ersatz für eine gründliche innere Untersuchung. Der Frauenarzt kann damit sehr leicht Anomalien der Gebärmutter, Eileiter, Eierstöcke oder des knöchernen Beckens ermitteln.

Besteht die Gefahr, daß es nach einer inneren Untersuchung zu einer Fehlgeburt kommt? Nach einer vorsichtig durchgeführten inneren Untersuchung ganz bestimmt nicht!

Kann der Frauenarzt schon bei einer Frühuntersuchung sagen, ob ein Kaiserschnitt nötig sein wird? Nein.

Wie berechnet der Geburtshelfer den Geburtstermin? Am weitesten verbreitet ist die Methode, vom Beginn der letzten regelmäßigen Menstruation an 280 Tage zu zählen. Man rechnet vom ersten Tag der letzten Menstruation minus drei Monate plus 7 Tage.

Mit welcher Genauigkeit kann der Geburtshelfer den Geburtstermin bestimmen? Die Geburt des Kindes erfolgt gewöhnlich innerhalb eines zweiwöchigen Spielraums vom vorausberechneten Geburtstermin.

Gibt es eine „Normalkost für Schwangere"? Ja. Die Kost soll ausgeglichen sein und ungefähr 2000 Kalorien pro Tag liefern; sie soll reich an Eiweiß, Mineralien und Vitaminen sein, mäßige Kohlenhydratmengen und sehr wenig Fett, Salz und scharfe Gewürze enthalten.

Welche Nahrungsbestandteile dürfen in der Kost der Schwangeren nicht fehlen? Milch, Eier, Quark, Fleisch, Geflügel, Salat, Gemüse und Obst.

Wieviel darf eine Schwangere im Durchschnittsfall zunehmen? Nicht mehr als 7 bis 15 kg, je nach der Größe der Mutter, der Größe des Kindes und der Wassermenge, die die einzelne Schwangere in ihrem Gewebe speichert.

Hat das Gewicht der Mutter Einfluß auf die Größe des Kindes? Nein.

Soll man während der Schwangerschaft Vitaminpräparate einnehmen? Bei einer ausgewogenen, kontrollierten Vollkost ist eine zusätzliche Vitaminzufuhr nicht notwendig. In Anbetracht der heute verbreitet anzutreffenden Ernährungsgewohnheiten ist es aber vielleicht am besten, wenn man zur Ergänzung Vitaminpräparate einnimmt, um jedem möglichen Vitaminmangel entgegenzuwirken.

Soll man während der Schwangerschaft zusätzlich Kalzium zuführen? Ja. In den Vitamin- und Mineralpräparaten, die Schwangere meist verordnet bekommen, ist Kalzium enthalten.

Soll man während der Schwangerschaft Eisen nehmen? Ja, wenn eine gewisse Blutarmut vorhanden ist. Manche Untersucher sind der Ansicht, daß die routinemäßige Zufuhr von Eisen während der ganzen Schwangerschaft die Entstehung einer Blutarmut verhindert.

Findet sich oft eine Blutarmut in der normalen Schwangerschaft? Ja, meist bedarf sie auch der Behandlung.

Muß die Salzzufuhr während der Schwangerschaft eingeschränkt werden? Nur wenn der Blutdruck erhöht ist.

Kann eine schwangere Frau unbesorgt alkoholische Getränke zu sich nehmen? Es schadet nichts, wenn sie gelegentlich einen Cocktail, Aperitif oder ein Glas Bier trinkt. Rotwein fördert aber die Verstopfung. Übermäßiger Alkoholgenuß schadet sowohl dem ungeborenen Kind als auch der Mutter.

Ist Rauchen während der Schwangerschaft erlaubt? Ja, aber nur mäßig. Starkes Rauchen (mehr als 10 Zigaretten täglich) während der Schwangerschaft ist für Mutter und Kind schädlich.

Wie weit muß eine Schwangere ihre körperliche Aktivität einschränken? Eine gesunde Schwangere kann sich körperlich wie gewohnt betätigen, solange sie ohne Beschwerden dazu fähig ist. Mit fortschreitender Schwangerschaft wird sie vielleicht immer weniger dazu in der Lage sein. Einer sehr anstrengenden oder übertriebenen körperlichen Betätigung sollten während der ganzen Schwangerschaft Grenzen gesetzt sein.

Wird durch körperliche Anstrengung oft eine Fehlgeburt ausgelöst? Nein.

Schaden Bücken, Strecken oder Hochheben der Arme der werdenden Mutter? Im allgemeinen nicht. Eine gewisse Vorsicht ist Frauen anzuraten, die zu Fehlgeburten neigen.

Welche Bekleidung ist für die Schwangere am günstigsten?
a) Wesentlich ist ein guter Büstenhalter, der die sich vergrößernden Brüste stützt;
b) vom „Umstandsgürtel" ist man abgekommen. In manchen Fällen ist ein Mieder, welches den Leib von unten her stützt, zweckmäßig. Es wird der Patientin ein Gefühl des Halts geben und die Beschwerden etwas erleichtern, die manchmal während der späteren Schwangerschaftsmonate in Unterbauch, Kreuz und Oberschenkeln auftreten;
c) die Schuhabsätze sollen nieder oder mittelhoch sein. Das ist besonders wichtig, weil während der letzten Schwangerschaftsmonate eine Neigung zum Ausrutschen und Fallen besteht, die von hohen Absätzen begünstigt wird;
d) zum Befestigen der Strümpfe ist ein Strumpfgürtel zu benützen. *Niemals dürfen elastische Strumpfbänder um die Beine getragen werden* (z. B. Kniestrümpfe mit Gummizug, Kniebundhosen mit engem Bund u. dgl.);
e) wenn eine Neigung zur Entwicklung von Krampfadern vorhanden ist, kann man Gummistrümpfe tragen.

Warum dürfen keine elastischen Strumpfbänder getragen werden? Weil sie Krampfadern hervorrufen können.

Ist Baden während einer normalen Schwangerschaft erlaubt? In den frühen Schwangerschaftsmonaten sind Wannen- und Brausebäder erlaubt; in den späteren Monaten sind Brausebäder den Wannenbädern vorzuziehen, weil die Schwangere beim Ein- und Aussteigen aus der Wanne leicht zu Fall kommen kann. Die Wassertemperatur soll nicht über 38 Grad und die Dauer des Bades nicht über 15 Minuten liegen.

Darf man während der Schwangerschaft im Freien baden und schwimmen? Ja. Man muß aber aufpassen, daß man im ruhigen Wasser bleibt, und soll zu anstrengenden Sport, wie etwa Tauchen, meiden.

Brauchen die Brüste während der Schwangerschaft besondere Pflege? Ja.
a) Ein guter Büstenhalter, der die Brust stützt, ist wesentlich;
b) bei eingezogenen Brustwarzen soll ein Versuch unternommen werden, sie herauszubringen. Dazu faßt man die Brustwarze behutsam und zieht sie mit einer leicht drehenden Bewegung nach außen;
c) wenn aus den Brustwarzen eine Absonderung erfolgt, soll zum Schutz Watte oder Verbandmull vorgelegt werden;
d) die Brustwarzen sind regelmäßig mit einer milden Seife zu waschen.

Dürfen Schwangere im Auto, Zug oder Flugzeug reisen? Ja, außer bei einer drohenden Fehlgeburt, die sich mit Unterleibsblutungen oder Bauchkrämpfen ankündigt. Die Fluggesellschaften lehnen es jedoch ab, Frauen jenseits der 32. Schwangerschaftswoche mitzunehmen.

Darf eine werdende Mutter ein Auto lenken? Ja.

Ist während der normalen Schwangerschaft Geschlechtsverkehr erlaubt? Ja, bis zum Ende des 8. Monats. Wenn aber irgendwelche Unterleibsblutungen aufgetreten sind, ist der Geschlechtsverkehr zu unterlassen.

Wie oft soll eine werdende Mutter ihren Geburtshelfer aufsuchen? Während der ersten 6 Monate ist alle vier Wochen ein Besuch angezeigt, während des 7. und 8. Monats soll die Patientin alle 2 bis 3 Wochen zum Arzt gehen und in den letzten vier Wochen einmal wöchentlich. Eine werdende Mutter sollte nicht zögern, ihren Arzt jederzeit anzurufen oder aufzusuchen, wenn eine Komplikation auftreten sollte!

Warum ist es wichtig, daß man während der Schwangerschaft regelmäßig in bestimmten Abständen zum Arzt geht? Damit eventuell eintretende Komplikationen zum frühest möglichen Zeitpunkt aufgedeckt werden und um derartigen Störungen vorzubeugen. Die Kontrolle des Körpergewichts, des Blutdrucks und des Harns der Patientin, das Abhorchen der kindlichen Herztöne und die Beurteilung von Wachstum und Entwicklung der Frucht usw. helfen sicherstellen, daß alles gutgeht. Ein regelmäßiger Besuch beim Arzt bietet zudem Gelegenheit, die Fragen der Mutter zu beantworten, sie zu beruhigen und alle unbegründeten Befürchtungen zu zerstreuen.

In welchem Stadium der Schwangerschaft wird die Vergrößerung des Leibes sichtbar? In der Regel nach dem 3. Monat. Im 5. Monat steht die Oberkante der Gebärmutter in Nabelhöhe, im 8. Monat erreicht sie das untere Ende des Brustbeins, im 9. Monat tritt das Kind tiefer ins Becken, der Leib senkt sich und sieht wieder etwas kleiner aus.

Soll eine werdende Mutter öfter Ruhepausen einlegen? Ja, weil schwangere Frauen meist leicht ermüden.

Wie bald nach dem Beginn der Schwangerschaft fühlt die Mutter die ersten Kindesbewegungen? Bewegungen der Frucht werden erstmals um den 5. Monat nach der letzten Menstruation beobachtet. Zunächst sind es nur schwache flatternde Bewegungen, aber später kann man richtige, deutliche Bewegungen spüren.

Sind die Kindesbewegungen jeden Tag zu spüren? Nicht unbedingt, man fühlt sie auch nicht den ganzen Tag lang. In vielen Fällen werden nur gelegentliche Bewegungen ein- oder zweimal im Laufe eines Tages wahrgenommen.

Was ist die „Senkung des Leibes"? Die Gebärmutter tritt tiefer, wenn sich der Kopf des Kindes in das Becken senkt. Beim ersten Kind erfolgt die Senkung in 80 % der Fälle etwa 3 Wochen vor der Entbindung, bei den nachfolgenden Kindern oft erst zu Beginn der Entbindung. Zu dieser Zeit bemerkt die Mutter „Senkwehen".

Kann die Mutter sagen, wann sich der Leib gesenkt hat? Ja, manchmal. Sie hat das Gefühl, daß sie freier atmen kann, und bemerkt, daß der Leib nicht mehr so hoch steht. Außerdem spürt sie vielleicht einen vermehrten Druck im Becken, und das Gehen fällt ihr schwerer. Sie muß auch häufiger Wasser lassen.

Kann der Geburtshelfer im voraus erkennen, ob die Entbindung leicht oder schwer sein wird? Nein. Er kann nur sagen, ob das Becken groß genug ist oder nicht, ob eine Anomalie der Geburtswege besteht und ob sich das Kind in der richtigen Lage befindet. Es ist aber nicht voraussehbar, ob die Mutter gute oder schlechte Wehen haben wird. Mit guten, kräftigen Wehen können die meisten Schwierigkeiten überwunden werden. Auch ein großes Kind kann durch ein durchschnittliches Becken kommen, ohne Schaden zu nehmen oder die Mutter zu verletzen.

Wann beurteilt der Geburtshelfer im allgemeinen die Beckenmaße? Die Beckenmessung wird während des ersten Besuchs im Rahmen der Untersuchung durch Scheide und Mastdarm vorgenommen.

Was erkennt der Geburtshelfer durch diese Untersuchung?
a) Die allgemeine Größe der verschiedenen Beckenebenen, also des Beckeneingangs, der Beckenmitte und des Beckenausgangs;
b) die Form des knöchernen Beckens;
c) etwaige Anomalien der Weichteile oder Knochen dieser Region.

Wie behandelt man die morgendliche Übelkeit und das Schwangerschaftserbrechen?
a) Wenn es immer wieder zu Übelkeit und Erbrechen kommt, empfehlen sich häufige kleine Mahlzeiten und Zufuhr von reichlichen Flüssigkeitsmengen;
b) zur Behandlung dieses Zustands hat man schon unzählige ungefährliche Präparate verwendet, darunter krampflösende Mittel, magensäurebindende Mittel, Vitamine, Reisekrankheitsmedikamente usw.;
c) schwere Fälle, die auf die gewöhnlichen Maßnahmen nicht ansprechen, müssen unter Umständen im Krankenhaus zur Wiederherstellung eines normalen Flüssigkeits- und Mineralhaushalts intravenös ernährt werden. Nicht selten liegt dem Zustand ein seelisches Problem zugrunde, so daß eine psychiatrische Behandlung erforderlich werden kann.

Ist die Ursache der „morgendlichen Übelkeit" bekannt? Nein, doch nimmt man an, daß sie mit der gesteigerten Produktion von weiblichen Geschlechtshormonen in der Frühschwangerschaft in Zusammenhang steht. Auch eine Störung des seelischen Gleichgewichts scheint dabei eine Rolle zu spielen.

Haben Übelkeit und Erbrechen irgendeine Auswirkung auf die Entwicklung des Embryos? Nein.

Kommt es oft vor, daß bei schwangeren Frauen eine überschüssige Speichelproduktion auftritt? Ja, das ist eine häufige Klage; der Speichelfluß tritt oft an die Stelle von Übelkeit und Erbrechen.

Muß den Zähnen während der Schwangerschaft besondere Sorge gelten? Ja. Eine richtige Zahnpflege und Mundhygiene ist wichtig. Die Kost muß genügend Kalzium enthalten. Das ist gewöhnlich durch Trinken von Milch und Einnahme von kalziumhaltigen Tabletten für werdende Mütter gewährleistet.

Soll sich eine Frau während der Schwangerschaft die Zähne behandeln lassen? Ja. Eine Zahnbehandlung kann während der ganzen Schwangerschaft durchgeführt werden, ohne daß man die Auslösung einer Fehlgeburt befürchten müßte. Eine Allgemeinnarkose sollte aber besser nicht ohne Zustimmung des Geburtshelfers vorgenommen werden.

Wie wird eine Verstopfung während der Schwangerschaft behandelt?
Die Kost soll Speisen enthalten, die einen regelnden Einfluß auf die Darmtätigkeit haben, etwa frisches und gedünstetes Obst, Dörrobst, Vollkornbrot und Buttermilch. Wenn diese Maßnahmen nichts nützen, kann man leichte Abführmittel nehmen. Paraffinöl ist zu vermeiden, weil es die Verdauungsprozesse stören kann.

Sind Hämorrhoiden eine häufige Komplikation der normalen Schwangerschaft? Ja, besonders in den späteren Monaten. Sie entstehen durch den Druck des Kindes auf die großen Beckenvenen.

Wie werden Hämorrhoiden während der Schwangerschaft behandelt?
a) Mit Zäpfchen zur Schmerzlinderung;
b) mit Medikamenten, die für weichen Stuhl sorgen;
c) bei starken Schmerzen können anästhesierende Salben und Eisumschläge auf die Afterregion lindernd wirken;
d) wenn sich in einer großen Hämorrhoide ein Blutgerinnsel gebildet hat und heftige Schmerzen auftreten, muß man das Gerinnsel unter Umständen mit einem kleinen Einschnitt ausräumen;
e) in seltenen Fällen müssen die Hämorrhoiden mit einer Operation entfernt werden, besonders wenn es zu wiederholten oder ständigen Blutungen kommt oder wenn große Hämorrhoiden aus der Afteröffnung austreten.

Sollen Hämorrhoiden während der Schwangerschaft entfernt werden?
Nein, wenn es nicht unbedingt nötig ist. Viele verschwinden nach der Entbindung von selbst.

Welche Ursachen kann ein häufiger Harndrang während der Schwangerschaft haben?
a) Druck der wachsenden Frucht auf die Harnblase;
b) eine bakteriell bedingte Entzündung der Harnblase (Zystitis).

Was macht man gegen den häufigen Harndrang?
a) Wenn er durch den Druck des Kindes hervorgerufen wird, kann man so gut wie nichts dagegen tun;
b) wenn der Harndrang auf einer Infektion beruht, wird eine energische Behandlung mit Sulfonamiden oder Antibiotika durchgeführt.

Treten während der Schwangerschaft häufig Krampfadern an den Bei-

nen auf? Ja. Sie entstehen durch die Rückstauung, die die größerwerdende Gebärmutter in den Beckenvenen bewirkt.

Wie werden Krampfadern während der Schwangerschaft behandelt?
a) Man muß sofort alle einschnürenden Strumpfbänder weglassen;
b) man soll das ganze Bein morgens vor dem ersten Aufstehen mit einer elastischen Binde umwickeln oder elastische Strümpfe tragen, um den Beinvenen gleichmäßig Halt zu geben.

Empfiehlt sich eine Krampfadernoperation während der Schwangerschaft? Nein.

Schwinden die Krampfadern nach der Entbindung manchmal wieder? Viele gehen zurück oder werden viel kleiner. Jede nachfolgende Schwangerschaft kann eine Verschlechterung der Beschwerden und eine Ausdehnung der Krampfadern bewirken.

Ist es normal, daß während der Schwangerschaft ein Ausfluß aus der Scheide austritt? Ja. Eine geringfügige Zunahme der Scheidenabsonderung ist durchaus normal; wenn aber eine Portioerosion oder eine Pilzinfektion der Scheide einen mit Juckreiz verbundenen Ausfluß verursacht, wird meist eine Behandlung während der Schwangerschaft durchgeführt.

Behandelt man Scheideninfektionen während der Schwangerschaft mit Scheidenspülungen? Nein. Scheidenspülungen werden wegen der Gefahr einer Verschleppung der Infektion in die Gebärmutterhöhle nicht zur Behandlung herangezogen.

Welche Ursache haben Kreuzschmerzen in der Schwangerschaft? Die Hauptursache ist die Änderung der Körperhaltung, die zur Verlagerung des Schwerpunkts eingenommen wird, um einen Ausgleich für den wachsenden Leib zu schaffen.

Wie werden Kreuz- und Rückenschmerzen behandelt? Mit einem gutsitzenden Stützmieder lassen sich die Schmerzen zum größten Teil beseitigen. Leichte Beschwerden können aber trotz aller Maßnahmen zu spüren sein. Hohe Absätze begünstigen das Auftreten von Rückenschmerzen.

Wodurch entstehen Wadenkrämpfe während der Schwangerschaft? Durch die Haltungsänderung, die von den Beinmuskeln eine andere Spannung verlangt.

Wie werden Wadenkrämpfe behandelt?
a) Eine sofortige Erleichterung kann man oft erreichen, wenn man sich auf die Zehenspitzen stellt und die Knie beugt oder wenn man die Zehen gegen das Bettende oder eine Wand stemmt;

b) wenn die Krämpfe auf Kalkmangel beruhen, lassen sie sich häufig mit Kalzium und antaziden Präparaten beherrschen.

Wodurch entsteht eine Schwellung der Füße, Knöchel oder anderer Körperteile während der Schwangerschaft?
a) Durch Druck auf die Beckenvenen. Eine solche Schwellung macht sich meist nach mehrstündigem Stehen bemerkbar und geht bei Bettruhe zurück; sie hat keine klinische Bedeutung;
b) durch Krampfadern. Die Behandlung besteht in diesem Fall in der Verwendung von elastischen Binden oder Strümpfen;
c) durch eine Schwangerschaftstoxikose. In solchen Fällen besteht eine Blutdruckerhöhung; die Schwellung kann an Unterschenkeln, Fingern, Gesicht, Rücken oder Bauchdecke auftreten.

Was ist die Ursache des Sodbrennens, das so häufig während der Schwangerschaft zu beobachten ist? Es beruht gewöhnlich auf einer Übersäuerung des Magens und zeigt sich meist in den späteren Schwangerschaftsmonaten. Aufstoßen und ein saurer Geschmack im Mund begleiten es in der fortgeschrittenen Schwangerschaft.

Wie behandelt man Sodbrennen in der Schwangerschaft? Das einfachste Heilmittel ist es, Milch in kleinen Schlucken zu trinken. Wenn das nichts nützt, soll man antazide Pulver oder ähnliche Präparate nehmen (Antazida, die Speisesoda enthalten, sind zu meiden).

Welche Ursache haben Schwindelanfälle in der Schwangerschaft? In der frühen Schwangerschaft, besonders bei heißem oder feuchtem Wetter, sind Schwindel- oder Ohnmachtsanfälle ziemlich häufig und ohne ernste Bedeutung. Wenn sie in den späteren Schwangerschaftsmonaten auftreten und mit anderen Symptomen wie Gewebeschwellungen, Augenflimmern oder Übelkeit und Erbrechen verbunden sind, können sie Zeichen einer Blutdrucksteigerung sein.

Müssen es werdende Mütter unbedingt unterlassen, nicht-rezeptpflichtige Medikamente einzunehmen? Ja. Eine Schwangere sollte kein Medikament nehmen, das ihr der Arzt nicht ausdrücklich verschrieben hat. In neuerer Zeit hat sich gezeigt, daß durch die Einnahme von Mitteln, die die normale Embryonalentwicklung stören, Mißbildungen des Kindes entstehen können. Man hält sich am besten an die Regel: Wenn irgend ein Zweifel über die Unschädlichkeit besteht, soll man die Medizin *nicht* nehmen. Das gilt besonders für die ersten zwölf Schwangerschaftswochen.

Kann das ungeborene Kind durch starke Stimmungsschwankungen der Mutter oder durch Zwistigkeiten in deren Umgebung beeinflußt werden? Zur Zeit entsteht eine neue Wissenschaft, die die Wirkung der Umwelteinflüsse auf den sich entwickelnden Keim untersucht. So wurde entdeckt, daß das Kind durch Krach in der Umgebung der Mutter beeinflußt werden könnte. Beispielsweise wurde beobachtet, daß der Pulsschlag des Kindes plötzlich schneller wird, wenn es lautes Geschrei oder Lärm gibt oder wenn die Mutter in aufgeregter Gemütsverfassung ist. Darüberhinaus wird eine seelisch unausgeglichene Mutter vielleicht nicht auf ihre richtige Ernährung achten, zu viel rauchen oder trinken oder auf andere Weise verfehlen, ihrem werdenden Kind die günstigsten Bedingungen für seine Entwicklung zu schaffen.

Niederkunft und Entbindung

Nach welchem normalem Mechanismus verlaufen die meisten Geburten? Der ganz normale Mechanismus ist die Geburt des Kindes mit dem Kopf voran. Man nennt das eine Schädellage, und der Kopf wird als führender oder vorangehender Teil bezeichnet (Abb. 150).

Kann der Geburtshelfer feststellen, welcher Kindesteil zuerst kommen wird? Ja, durch die äußere Untersuchung des Leibes, außerdem auch durch eine Ultraschalluntersuchung (siehe Kapitel 57, Ultraschalldiagnostik).

Welche Kindesteile liegen manchmal statt des Schädels kurz vor oder zu Beginn der Geburt vor dem Geburtsweg? Das Gesäß oder die Beine können vorangehen, man nennt das eine Beckenendlage. Jene Form der Beckenendlage, bei der das Gesäß allein führt, heißt Steißlage. Gelegentlich liegt ein Arm oder eine Schulter vor, eine solche Lage kompliziert die Entbindung. Manchmal ist der Kopf des Kindes nicht gegen die Brust gebeugt, sondern gestreckt oder zurückgebeugt, so daß eine Stirn- oder Gesichtslage entsteht. Auch das stellt eine Geburtskomplikation dar.

Wie kommt es zu einer abnormen Lage? In vielen Fällen ist die Ursache nicht klar. Manchmal liegt sie in:
a) einer abnormen Form des mütterlichen Beckens;
b) Veränderungen der Gebärmutter, so bei der Unterentwicklung der Gebärmutter oder auch bei Geschwülsten;
c) einer Placenta praevia – der Mutterkuchen sitzt am Ausgang der Gebärmutter unterhalb des kindlichen Kopfes;
d) Anomalien des Kindes selbst;
e) einer Umschlingung des kindlichen Körpers mit der Nabelschnur.

Was macht man, wenn sich zeigt, daß die Lage des Kindes regelwidrig ist? Die Behandlung der Lageanomalie hängt von vielen Faktoren ab, wie etwa:

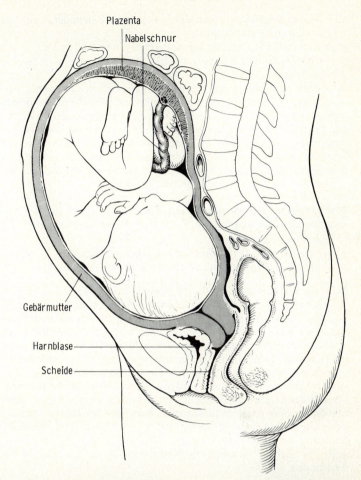

Abb. 150 *Schädellage.* Normale Lage des Kindes in der Gebärmutter am Ende der Schwangerschaft.

a) von der Zahl der Schwangerschaften, die die Frau bereits durchgemacht hat;
b) von der Art der vorliegenden Abweichung;
c) davon, ob die Geburt bei der abnormen Lage überhaupt im Gang ist oder nicht;

d) vom Stadium, in dem sich die Geburt gerade befindet, wenn die Lageanomalie festgestellt wird;
e) davon, ob die Fruchtblase bereits gesprungen ist oder nicht;
f) von der Größe und dem Zustand des Kindes;
g) vom Allgemeinzustand der Mutter.

Alle diese Faktoren berücksichtigt der Geburtshelfer bei seiner Entscheidung, welchen Weg er einzuschlagen hat. Manche regelwidrigen Lagen berichtigen sich spontan mit fortschreitender Geburt; bei anderen kann der Geburtshelfer eingreifen, um die normale Lage wiederherzustellen. Manche Kinder können auch aus der abnormen Lage ohne Komplikation zur Welt gebracht werden. Schließlich bietet sich dem Geburtshelfer unter bestimmten Umständen die Möglichkeit, die Geburt mit einer Schnittentbindung zu beenden.

Wie kann eine Frau erkennen, wann die Geburt beginnt? Jede der drei folgenden Erscheinungen ist ein Zeichen der beginnenden Geburt:
a) Leibschmerzen oder Wehen;
b) Sprung der Fruchtblase, Abgang von Fruchtwasser;
c) Abgang von blutigem Schleim aus der Scheide.

Wie machen sich diese Vorboten bemerkbar? Zusammenziehungen der Gebärmutter, sogeanntte Wehen, erkennt man an einem Gefühl der Verhärtung und Spannung im Leib, an Schmerzen, die vom Rücken nach vorne herum ausstrahlen, oder Schmerzen im Oberbauch, die hinunter ins Becken ausstrahlen. Auch in den Oberschenkeln kann ein ziehendes Gefühl bestehen. Anfangs sind die Wehen unregelmäßig und dauern nur ein paar Sekunden. Nach einigen Stunden folgen sie rascher aufeinander, dauern länger und sind schmerzhafter. Beim Sprung der Fruchtblase kann das Fruchtwasser entweder nur leicht abtröpfeln oder im Schwall abgehen. Wenn die Fruchtblase springt, bevor die Wehen eingesetzt haben, folgen diese in der Regel binnen 24 Stunden. Wenn Blut oder blutiger Schleim abgeht – die Hebamme sagt: „es zeichnet" –, folgen die Wehen meist in den nächsten 24 bis 48 Stunden.

In welchen Stadien verläuft die Geburt?
a) Das erste Stadium, die Eröffnungsperiode, wird vom Beginn der Geburt bis zur vollständigen Eröffnung des Muttermundes gerechnet;
b) das zweite Stadium, die Austreibungsperiode, beginnt mit der vollständigen Eröffnung des Muttermunds und endet mit der Geburt des Kindes;
c) das dritte Stadium, die Nachgeburtsperiode, beginnt mit der Geburt des Kindes und endet mit der vollständigen Ausstoßung des Mutterkuchens, der sogenannten Nachgeburt (Plazenta).

Wie lange dauert eine normale Entbindung? Beim ersten Kind beträgt die durchschnittliche Dauer der Eröffnungsperiode ungefähr 18 Stunden, bei den folgenden Kindern geht sie im Durchschnitt auf weniger als 8 Stunden zurück.

Die Austreibungsperiode dauert beim ersten Kind etwa 1 Stunde, bei den folgenden Kindern gewöhnlich weniger als eine Stunde.

Die Nachgeburtsperiode dauert meist nur ein paar Minuten, gelegentlich aber bis zu einer Stunde. Der Trend in der modernen Geburtshilfe geht dahin, die Nachgeburtsperiode durch die rasche Entfernung der Nachgeburt so weit wie möglich zu verkürzen.

Was versteht man unter „Schwangerschaftswehen"? In den letzten Monaten der Schwangerschaft ist die Gebärmuttermuskulatur außerordentlich reizbar und zieht sich unter Umständen häufig zusammen. Diese Senkwehen gleichen den Geburtswehen nur insofern, als man das Hartwerden der Gebärmutter spürt. Senkwehen oder Schwangerschaftswehen bewirken keine Erweiterung des Muttermunds oder Austreibung des Kindes.

Ist es manchmal notwendig, etwas gegen die Schwangerschaftswehen zu tun? Ja. Manchmal gibt man dämpfende Mittel, damit die Schwangere diese lästigen Zusammenziehungen nicht so stark wahrnimmt.

Wann soll die Gebärende das Krankenhaus aufsuchen? Das wird nicht einheitlich gehandhabt und hängt von der Methode der Geburtsleitung des jeweiligen Geburtshelfers ab. Maßgeblich sind unter anderem folgende Überlegungen:

a) Je weiter die Patientin vom Krankenhaus entfernt wohnt, um so früher soll sie dorthin aufbrechen;

b) wenn es das erste Kind ist, wird es wahrscheinlich länger dauern, bis es zur Welt kommt, und die Patientin kann sich mehr Zeit lassen, bevor sie ins Krankenhaus fährt;

c) Patientinnen, bei denen Anomalien oder Komplikationen der Schwangerschaft festgestellt wurden, sollten sich früher als andere ins Krankenhaus begeben, gegebenenfalls schon vor Geburtsbeginn.

In welchem Stadium der Geburt muß man unbedingt ins Krankenhaus? Beim ersten Kind, wenn eine volle Stunde lang gute kräftige Wehen alle fünf Minuten kommen; bei den folgenden Schwangerschaften, wenn die Wehen alle 10 bis 15 Minuten auftreten; natürlich ist die Beantwortung der Frage auch von der Entfernung zum Krankenhaus abhängig.

Sollte man immer lieber etwas früher ins Krankenhaus gehen? Nicht unbedingt. Bei einer normalen Schwangerschaft ist es für die Patientin günstiger, wenn sie zu Hause bleibt, bis die Geburt gut im Gang ist.

Wenn es nicht die erste Schwangerschaft ist und die vorausgegangenen Geburten schnell verliefen, ist es vielleicht besser, früher als üblich ins Krankenhaus zu gehen.

Eingeleitete Geburt

Was versteht man unter „Entbindung auf Bestellung" oder „Einleitung der Geburt"? Es handelt sich um eine Methode, bei der die Geburt künstlich in Gang gesetzt wird. In manchen Fällen macht man das aus medizinischen Gründen, etwa wegen eines hohen Blutdrucks, einer Zuckerkrankheit usw. Bei richtiger Ausführung in geeigneten Fällen kann das ohne Schaden für Kind oder Mutter geschehen.

Welche Vorteile hat die Einleitung der Geburt?
a) Die Mutter kommt am Morgen ins Krankenhaus, nachdem sie sich in der Nacht vorher gut ausgeschlafen hat. Sie kann fasten, bevor sie ins Krankenhaus geht, damit ihr Magen vor der Entbindung leer ist;
b) sie kann, bevor sie ins Krankenhaus geht, Vorsorge für die Betreuung ihrer anderen Kinder treffen;
c) ihr Gatte kann sich seine Geschäfte einteilen, damit er während der Entbindung im Krankenhaus ist;
d) der Arzt kann die Geburt so ansetzen, daß er nicht gerade zu der Zeit Sprechstunde oder andere Verpflichtungen hat, die ihn abhalten könnten;
e) im Krankenhaus ist das medizinische Personal tagsüber, wenn die Geburt eingeleitet wird, vollzählig vorhanden und einsatzbereit;
f) während der Tagesstunden sind alle Abteilungen im Krankenhaus voll in Betrieb, und das Personal ist vollzählig vorhanden und einsatzbereit für alle notwendigen Maßnahmen, wie etwa Bluttransfusionen, Röntgen- und Laboruntersuchungen, Entbindungen und Operationen.

Kann bei jeder Schwangeren die Entbindung künstlich eingeleitet werden? Nein! Es müssen bestimmte Bedingungen erfüllt sein, bevor der Arzt zur Einleitung der Geburt rät, und zwar:
a) Die Schwangere muß den regulären Geburtstermin erreicht haben oder nahe daran sein (nicht vor der 38. Woche der Schwangerschaft);
b) die Lage des Kindes soll normal sein, und der Kopf soll im Becken stehen;
c) der Gebärmutterhals soll weich und verstrichen und der Muttermund leicht klaffend sein.
Wenn diese Voraussetzungen vorhanden sind, bringt die künstliche Einleitung der Geburt praktisch keine Gefahren für Mutter und Kind mit sich.

„Natürliche Geburt"

Wie wird die Geburt eingeleitet?
a) Durch die sogenannte Blasensprengung, bei der der Eihautsack mit einem sterilen Instrument eröffnet wird. Dieser schmerzlose Eingriff erfordert keine Anästhesie;
b) mit synthetischem Wehenhormon, welches mit Injektionen oder Dauertropfinfusion verabfolgt wird.

„Natürliche Geburt"

Was ist die „natürliche Geburt"? Diese Bezeichnung wurde für eine Methode eingeführt, die der psychologischen Vorbereitung der Patientin auf Schwangerschaft und Entbindung besonderes Augenmerk schenkt und die die Leitung der Vorgeburtsperiode, der Entbindung und der Wochenbettperiode umfaßt.

Was bezweckt die Methode der „natürlichen Geburt"? Sie will mit der Ausschaltung unbegründeter Befürchtungen einer ängstlichen Spannung und Verkrampfung vorbeugen und damit die Schmerzen auf ein Minimum reduzieren. Der verhängnisvolle Kreis Angst – Spannung – Schmerz ist schwer zu durchbrechen, wenn er sich einmal geschlossen hat. Wenn mit der Methode der natürlichen Geburt das Element der Angst ausgeschaltet werden kann, entfallen diese Wechselbeziehungen.

Mit welchen Mitteln arbeitet diese Methode? Die werdende Mutter nimmt an einem Kurs teil, in dem sie über den Mechanismus der Schwangerschaft unterrichtet wird und in dem sie die richtige Atemtechnik in den verschiedenen Stadien der Geburt erlernt. Zugleich bildet sich ein engeres Vertrauensverhältnis zwischen der Patientin und dem Geburtshelfer. Außerdem wird die Patientin mit dem Krankenhausmilieu und dem Personal vertraut, so daß schließlich die Entbindung nicht in einer fremden Atmosphäre stattfindet.

Muß man an einem formellen Kurs teilnehmen, wenn man nach dieser Methode entbunden werden möchte? Nicht unbedingt, aber in den meisten größeren Gemeinden gibt es dazu die Möglichkeit. Diese Kurse umfassen Besuche im Krankenhaus, Vorträge von Ärzten und Schwestern, Anleitungen zu Atemübungen und besondere Anweisungen, wie man sich zu verhalten hat, wenn die Geburt herankommt.

Sollte der Ehemann an den Vorbereitungen und an der Geburt selbst teilnehmen? Ja, damit er seiner Frau in der belastenden Zeit des Wartens eine seelische Stütze sein kann. In Entbindungstationen, in denen die „natürliche Geburt" praktiziert wird, bleiben die Ehemänner während der Entbindung bei ihren Frauen.

Heißt es, daß man keine Beruhigungsmittel oder keine Schmerzbetäubung bekommt, wenn man eine „natürliche Geburt" erleben will? Keineswegs! Der Patientin ist immer bewußt, daß ihr Schmerzbekämpfungsmittel zur Verfügung stehen, wenn sie oder der Geburtshelfer sie für nötig halten. Auch eine Narkose kann gegeben werden, wenn es erforderlich ist. Eine Frau, die an Vorbereitungskursen teilgenommen hat, wird jedoch mit einem Minimum an dämpfenden oder betäubenden Mitteln auskommen. Sie braucht sich aber nicht zu schämen oder es für eine Schande zu halten, wenn sie die Hilfe dieser Mittel braucht. Die „natürliche Geburt" ist kein Durchhaltewettbewerb!

Welche Vorteile hat die „natürliche Geburt"?
a) Die werdende Mutter bekommt ein besseres Verständnis für ihre Aufgaben in der Schwangerschaft;
b) die Gemütsverfassung ist während der ganzen Schwangerschaft entspannter und ausgeglichener;
c) durch das Verstehen der Schwangerschaftsvorgänge und die Entspannung sind die Beschwerden in der Schwangerschaft geringer;
d) die Schwangere erlebt ein Gefühl des Wohlbefindens und der aktiven Teilnahme am Natürlichsten aller menschlichen Geschehnisse.

Bringt die „natürliche Geburt" Vorteile für das Kind? Ja. Das Kind ist bei Geburt oft lebhafter, Atmung und Schreien setzen von selbst ein und sind nicht verzögert. Die Aussicht auf eine Spontangeburt ist größer, weil die Mutter fähig ist, in der Austreibungsperiode wirksam mitzuarbeiten.

Welche Nachteile hat die „natürliche Geburt"? Der einzige Nachteil ergibt sich bei Patientinnen, die seelisch für dieses Erlebnis ungeeignet sind. Sie können durch das Verbergen der Angst noch verkrampfter und nervöser werden, so daß der eigentliche Zweck der „natürlichen Geburt" vereitelt wird.

* * *

Was geschieht, wenn die Gebärende im Krankenhaus eintrifft? In den meisten Anstalten wird die Patientin nach den Aufnahmeformalitäten in den Entbindungstrakt gebracht. Dann wird sie in ein Entbindungszimmer oder in den Kreißsaal geführt, ausgezogen und mit einem Hemd bekleidet. Wenn die Geburt schon im Gange ist, wird sie sofort von einem Arzt oder einer Hebamme untersucht. Bei dieser Untersuchung wird festgestellt, in welchem Stadium sich die Geburt bereits befindet. Dann wird das Schamhaar rasiert, und oft wird ein Einlauf gegeben.

Kommt es oft vor, daß die Geburt erfolgt, ehe ein Arzt anwesend ist?
Nein, in größeren Krankenhäusern stehen in der Regel mehrere quali-

fizierte Ärzte zur Verfügung. Aber auch in kleineren Häusern erfolgt die Entbindung höchst selten ohne Arzt, weil den Patientinnen ausdrücklich eingeschärft wird, wann sie in das Krankenhaus kommen müssen. Zu Zeiten des starken Berufsverkehrs auf den Straßen kann es jedoch zweckmäßig sein, das Krankenhaus beim Verlassen der Wohnung von dem Geburtsbeginn zu verständigen, damit gegebenenfalls auch der Arzt schon benachrichtigt werden kann.

Welche Untersuchungen werden nach der Aufnahme ins Krankenhaus noch gemacht? Eine Blutdruckmessung, eine Harnuntersuchung, ein Blutbild und eine Untersuchung von Herz und Lunge. Die kindlichen Herztöne werden abgehorcht und aufgezeichnet. Die Krankengeschichte der Patientin wird entweder vom Krankenhausarzt aufgenommen oder aus der Praxiskartei des Geburtshelfers dem Krankenhaus übermittelt.

Wie wird das Fortschreiten der Geburt überprüft?
a) Mit Untersuchungen durch den Mastdarm oder durch die Scheide. Bei diesen Untersuchungen wird festgestellt, welcher Kindesteil vorliegt und wie weit der Muttermund eröffnet ist.
b) Außerdem wird der Geburtsverlauf mit einem Apparat, der am Leib der Mutter befestigt wird, überwacht. Das ermöglicht eine fortlaufende Registrierung des kindlichen Herzschlags und der Wehentätigkeit.

Wer untersucht die Patientin unter der Geburt? Der Arzt oder die Hebamme.

Muß der Geburtshelfer während der ganzen Geburt anwesend sein? Die Gegenwart des Arztes während der gesamten Geburt ist nicht notwendig. Im allgemeinen wird der Arzt die Gebärende während der Eröffnungsperiode ein- oder mehrere Male untersuchen. Die Hebamme bleibt dagegen bei der Kreißenden. Geht die Geburt rasch vor sich, bleibt der Geburtshelfer selbstverständlich in Reichweite des Kreißsaals.
Bei Mehrgebärenden bleibt der Arzt wegen des rascheren Geburtsverlaufs im allgemeinen schon im Eröffnungsstadium erreichbar.

Auf welche Weise können starke Schmerzen während der Entbindung ausgeschaltet werden?
a) Mit Medikamenten;
b) mit einer Epiduralanästhesie; dabei wird ein örtlich betäubendes Mittel in den Wirbelkanal außerhalb der Rückenmarkshäute gespritzt.

Welche Art der Anästhesie wird bei Entbindungen angewandt?
a) Örtliche Einspritzung von Novocain unter die Haut des Dammes.

Das erlaubt dem Geburtshelfer die chirurgische Erweiterung der Scheidenöffnung mit einem Schnitt (Episiotomie);
b) Pudendus-Blockade, bei der Novocain in eine Gruppe von Nerven, die den Damm versorgen, injiziert wird. Sie macht die Scheidenregion unempfindlich, so daß eine Episiotomie schmerzlos durchgeführt werden kann;
c) Epiduralblock oder Lumbalanästhesie, bei denen Novocain durch Knochenlücken in den Wirbelkanal eingespritzt wird, um den Scheiden- und Scheidenausgangsbereich unempfindlich zu machen.
d) Inhalationsnarkose, bei der man Gase, wie Lachgas, Zyklopropan, Halothan usw. zusammen mit Sauerstoff einatmen läßt.

Wovon hängt es ab, welche Form der Anästhesie verwendet wird? Jede dieser Anästhesiemethoden hat ihre Vor- und Nachteile, und jedes Krankenhaus hat Anästhesisten, die der einen oder anderen Methode den Vorzug geben. Es gibt unzählige Überlegungen, die dafür ausschlaggebend sind, welche Anästhesie für eine bestimmte Patientin verwendet werden soll.
Der Zustand des ungeborenen Kindes ist für die Wahl der Anästhesie ein ebenso wichtiger Faktor wie der Zustand der Mutter. So vertragen z. B. unreife Kinder bestimmte Arten der Inhalationsnarkose nicht sehr gut. In einem solchen Fall kann man die Mutter mit einer Blockanästhesie entbinden oder eine Spontangeburt ohne jede Anästhesie ablaufen lassen.

Wie wird der Zustand des Kindes unter der Geburt überwacht?
a) Die kindlichen Herztöne werden ständig überwacht. Unregelmäßigkeiten im Herzschlag des Kindes sind ein Zeichen, daß etwas nicht stimmt;
b) das Erscheinen von Mekonium (dem Darminhalt des Kindes) in der Scheide ist ein Zeichen, daß dem Kind Gefahr droht.

Wie geht man vor, wenn Gefahr für das Kind besteht? Man sorgt für die rasche Beendigung der Geburt.

Was macht der Geburtshelfer, wenn der Kopf die Scheidenöffnung dehnt? Er erweitert die Öffnung mit einem Schnitt am Scheidenrand, dem sogenannten Dammschnitt oder der Episiotomie; dann treten Kopf, Schultern und der übrige Körper aus. Wenn die Entbindung auf diese Weise vor sich geht, spricht man von einer Spontangeburt. Gelegentlich läßt man einen Helfer leicht von oben drücken, um die Entbindung zu beschleunigen (Abb. 151 bis 155). Wenn der Kopf, der schon im Scheideneingang sichtbar wird, nicht austritt, benützt man eventuell die Geburtszange (siehe den Abschnitt über die Zangenentbindung in diesem Kapitel).

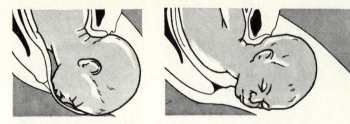

Abb. 151 *Geburt des kindlichen Kopfes:* a) bei der regelrechten Geburt wird zunächst das Hinterhaupt des Kindes in der Scheidenöffnung sichtbar; b) schließlich tritt der Kopf vollständig aus dem Geburtskanal aus.

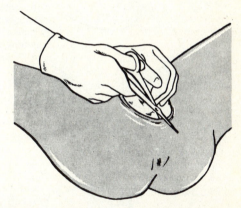

Abb. 152 *Der Dammschnitt* verhindert ein unkontrolliertes Einreißen des Dammes und vermindert den auf den kindlichen Kopf einwirkenden Druck der mütterlichen Weichteilgewebe. Die glatten Wundränder lassen sich leicht mit einer Naht vereinigen und verheilen rasch.

Welche Vorteile hat der Dammschnitt? Er verhindert ein Einreißen der Scheidenwand oder des Dammes im Afterbereich oder des Mastdarms selbst sowie einen zu starken Druck auf den kindlichen Kopf.

Wann wird der Dammschnitt gemacht? Wenn der Kopf des Kindes gegen den Scheidenausgang drückt und sein Austreten gleich zu erwarten ist, nach Anästhesierung der Haut.

Wann wird die Dammschnittwunde genäht? Sofort nach der Geburt des Kindes, solange die Anästhesie noch wirksam ist.

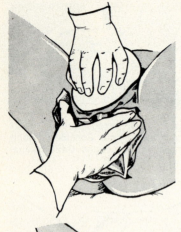

Abb. 153 *Dammschutz:* Während der Kopf durch die Wehen herausgepreßt wird, bemüht sich der Geburtshelfer, das Austreten so zu kontrollieren, daß der Damm nicht weiter einreißt. (Mit Damm bezeichnet man die Hautbrücke zwischen Hinterrand des Scheidenvorhofs und After.)

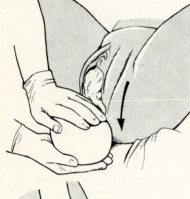

Abb. 154 *Das Austreten der vorderen Schulter* wird erleichtert, wenn der bereits geborene Kopf nach abwärts geneigt wird.

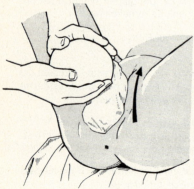

Abb. 155 *Das Herausgleiten der hinteren Schulter* wird durch Anheben des kindlichen Kopfes gefördert. Sobald die Schultern geboren sind, folgt der übrige Körper praktisch von selbst.

Wie lange dauert es, bis die Dammschnittwunde abheilt? Die Abheilung ist eine Angelegenheit von 1–2 Wochen.

Müssen aus der Dammschnittwunde Nähte entfernt werden? Nein, man verwendet Nahtmaterial, das vom Körper aufgenommen werden kann.

Wird bei den meisten Entbindungen ein Dammschnitt gemacht? Ja.

Wie wird die Nachgeburt entfernt? Durch leichten Druck auf die Gebärmutter und behutsamen Zug an der Nabelschnur (Abb. 156). Wenn irgendwelche Schwierigkeiten auftauchen, ist eine manuelle Plazentalösung vom Geburtshelfer vorzunehmen, der seine Hand in die Gebärmutter einführt, die Nachgeburt sorgfältig von der Gebärmutterwand ablöst und herausbefördert.

Wie wird das Kind von der Nabelschnur getrennt? Wenn das Kind geboren ist, läßt man zunächst Schleim und Fruchtwasser in Kopfhängelage ausfließen; dann wird die Nabelschnur einige Zentimeter vom Leib des Kindes entfernt unterbunden und mit einer Schere durchtrennt (Abb. 157, 158).

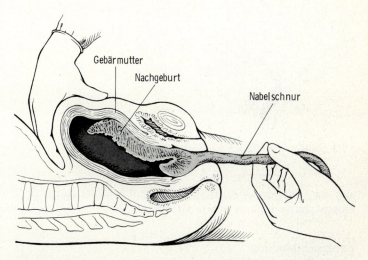

Abb. 156 *Der Mutterkuchen* löst sich nach der Geburt des Kindes von der Gebärmutterwand ab und wird als „Nachgeburt" ausgestoßen. Der Geburtshelfer hilft mit leichtem Druck von außen auf die Gebärmutter nach.

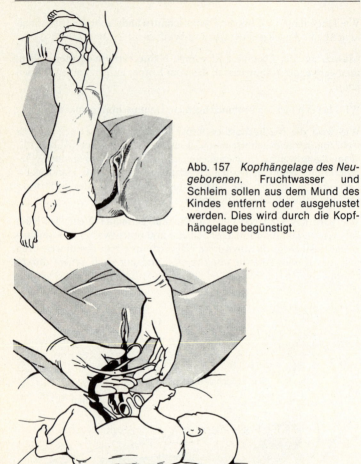

Abb. 157 *Kopfhängelage des Neugeborenen.* Fruchtwasser und Schleim sollen aus dem Mund des Kindes entfernt oder ausgehustet werden. Dies wird durch die Kopfhängelage begünstigt.

Abb. 158 *Abnabelung:* Die Nabelschnur wird mit zwei Klemmen abgedrosselt und dann mit der Schere durchtrennt.

Zangenentbindung

Was sind Geburtszangen? In der Geburtshilfe sind Zangen Instrumente, die als Hilfsmittel verwendet werden, um den Kopf des Kindes aus dem Geburtskanal herauszubefördern.

Wann benützt man Zangen?
a) Wenn sich die Austreibungsperiode in die Länge zieht und die Mutter nicht in der Lage ist, das Kind herauszupressen;
b) wenn die Mutter erschöpft ist und nicht mehr bei der Geburt mithelfen kann;
c) wenn der Kopf des Kindes nicht richtig für die Geburt steht und mit der Zange gedreht werden muß;
d) wenn aus diesem oder jenem Grund der Kopf des Kindes nicht vollständig durch das Becken gekommen ist, so daß er die Scheidenöffnung nicht ganz erreichen kann;
e) wenn Zeichen einer Gefährdung des Kindes auftreten und man notgedrungen die Entbindung rasch beenden muß, statt den natürlichen Ablauf der Ereignisse abzuwarten.

Ist eine Zangenentbindung für das Kind gefährlich? Wenn die Zangenentbindung von einem erfahrenen Geburtshelfer sachgemäß im richtigen Zeitpunkt und unter geeigneten Voraussetzungen durchgeführt wird, ist sie keineswegs gefährlich und schadet dem Kind nicht; sie nützt ihm sogar, weil der Geburtsvorgang beschleunigt und der Zeitraum, in dem der kindliche Kopf dem Druck des Geburtskanals ausgesetzt ist, verkürzt wird.

Ist eine Zangenentbindung für die Mutter gefährlich? Bei richtigem Vorgehen nicht.

Gibt es Zangen verschiedener Art? Ja. Es gibt viele Typen für verschiedene Zwecke. Manche verwendet man, um den kindlichen Kopf zu drehen, manche, um den Kopf herauszuziehen, andere, um einen Zug in verschiedene Richtungen auszuüben, damit der Kopf geboren wird. Wieder andere werden zur Entbindung des Kopfes bei Steißlagen benützt.

Gibt es noch andere Instrumente zur Geburtsbeendigung? Ja, den Vakuum-Extraktor. Die Wahl des Instrumentes muß dem Arzt überlassen bleiben.

Steißlage

Was ist eine Steißgeburt? Eine Geburt, bei der zuerst das Gesäß des Kindes austritt.

Bedingt die Steißlage einen abnormen Geburtsverlauf? Sie stellt in gewissem Sinn eine Anomalie dar. Die Entbindung kann aber von einem erfahrenen Geburtshelfer ohne Gefahr für Mutter und Kind durchgeführt werden.

Wie häufig sind Geburten in Beckenendlage? Sie machen etwa 3 % aller Geburten bei voller Tragzeit aus.

Welche verschiedenen Beckenendlagen gibt es? Die reine Steißlage mit vorangehendem Gesäß, ferner Fußlagen, Knielagen und Steißfußlagen (Abb. 159).

Wann kann es zu einer Beckenendlage kommen?
a) Bei abnormen Beckenverhältnissen;
b) bei einer angeborenen Fehlbildung der Gebärmutter;

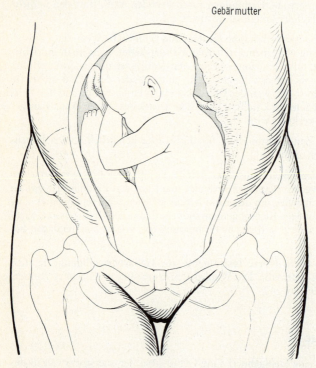

Abb. 159 *Steißlagen* finden sich in drei Prozent aller Geburten. Unter der Leitung eines erfahrenen Geburtshelfers ist meist trotz der regelwidrigen Lage eine Entbindung auf natürlichem Wege möglich; da jedoch der Kopf weniger Zeit als bei einer Schädellage hat, sich dem Geburtsweg entsprechend zu verformen, ist bei Kindern mit großem Kopf manchmal eine Schnittentbindung angezeigt.

c) bei Gebärmuttermyomen;
d) bei Anomalien des Kindes;
e) wenn der Mutterkuchen abnorm tief in der Scheide sitzt;
f) bei Mehrlingsgeburten;
g) wenn zu viel Fruchtwasser vorhanden ist.

Werden alle späteren Geburten in Steißlage erfolgen, wenn das beim ersten Kind der Fall war? Nicht unbedingt.

In welchem Stadium der Schwangerschaft nimmt das Kind die Beckenendlage ein? Das tritt gelegentlich erst ein, wenn die Geburt schon im Gang ist. Es ist keineswegs ungewöhnlich, daß das Kind seine Lage von Tag zu Tag oder sogar von Stunde zu Stunde bis zum Endstadium der Schwangerschaft ändert. Die meisten Beckenendlagen findet man jedoch schon um den 8. Schwangerschaftsmonat.

Wie wird die Beckenendlage diagnostiziert?
a) Mit der äußeren Untersuchung des Leibes, bei der sich zeigt, daß der Kopf im oberen Teil der Gebärmutter liegt;
b) mit der Ultraschalluntersuchung;
c) mit der Untersuchung durch die Scheide unter der Geburt.

Wie geht man bei einer Beckenendlage vor? Das entscheidet sich gewöhnlich nach dem Einsetzen der Wehen. Beim ersten Kind ist eine genaue Beurteilung von Größe und Form des mütterlichen Beckens notwendig, weil sich bei der Geburt in Beckenendlage der große Durchmesser des kindlichen Schädels nicht wie bei einer normalen Hinterhauptslage dem Geburtsweg anpassen und formen kann. Daher müssen die Größenverhältnisse genau bestimmt werden, bevor die Geburt zu weit fortgeschritten ist. Bei guten Wehen, entsprechender Weite des Beckens und nicht übermäßig großem Kind läßt man die Geburt ihren natürlichen Fortgang nehmen. Bei schlechten Wehen, bei einem engen Becken oder wenn man ein großes Kind vermutet, ist eine Schnittentbindung angezeigt. Wenn es sich um eine Erstgebärende handelt, wird eine Schnittentbindung bei Beckenendlagen öfter gemacht, unabhängig von der Größe des Kindes.

Soll eine Gebärende in einem früheren Stadium der Geburt ins Krankenhaus gehen, wenn sich eine Beckenendlage gefunden hat? Ja, weil schon in einem verhältnismäßig frühen Geburtsstadium über das weitere Vorgehen entschieden werden muß.

Nabelschnurvorfall

Was ist ein Nabelschnurvorfall? Beim Nabelschnurvorfall gleitet die Nabelschnur an dem vorangehenden Kindsteil (Kopf oder Steiß) vorbei und tritt durch den Gebärmutterhalskanal in die Scheide. Liegt die Nabelschnur neben dem vorangehenden Teil spricht man von einem teilweisen Vorfall, ist sie an dem vorangehenden Teil vorbei in die Scheide gelangt, von einem vollständigen Nabelschnurvorfall (Abb. 160).

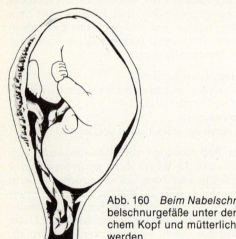

Abb. 160 *Beim Nabelschnurvorfall* können die Nabelschnurgefäße unter der Geburt zwischen kindlichem Kopf und mütterlichem Becken abgeklemmt werden.

Wann wird ein Nabelschnurvorfall am häufigsten beobachtet? Nach dem Blasensprung bei Lageanomalien des Kindes oder wenn der Kopf nicht tief genug ins Becken eingetreten ist.

Bedeutet ein Nabelschnurvorfall eine Gefahr für das Kind? Ja, weil es zu einer Unterbrechung des Blutstroms in den Nabelschnurgefäßen kommt, wenn sie zwischen den knöchernen Teilen des Kindes und der Mutter eingeklemmt werden, was den Tod des Kindes zur Folge haben kann. Die Gefahren des Nabelschnurvorfalls sind bei Schädellage größer als bei Beckenendlage.

Woraus ergibt sich die Diagnose eines Nabelschnurvorfalls?
a) Aus den Zeichen einer Gefährdung des Kindes, nämlich Unregelmäßigkeit der Herztöne oder Mekoniumabgang;
b) die Nabelschnur liegt in der Scheide oder tritt aus ihr aus.

Wie geht man bei einem Nabelschnurvorfall vor? Es wird sofort eine Schnittentbindung durchgeführt.

Was ist zu tun, wenn der Nabelschnurvorfall eintritt, solange die Patientin noch zu Hause ist? Die Patientin muß sofort ins Krankenhaus gebracht werden.

Gibt es eine Möglichkeit einen Nabelschnurvorfall vorauszusehen oder abzuwenden? Nein.

Mehrlingsgeburten

(Zwillinge, Drillinge, Vierlinge usw.)

Wie oft kommen Zwillingsgeburten unter natürlichen Gegebenheiten vor? Einmal auf etwa 80 Geburten. Eine höhere Rate hat man nach Verabreichung eines Fertilitätspräparats (Clomid) beobachtet.

Wie oft kommen Drillingsgeburten unter natürlichen Gegebenheiten vor? Einmal auf ungefähr 8000 Geburten. Nach Verabreichung des Fertilitätspräparats Pergonal ist die Häufigkeit größer.

Wie oft kommen Vierlingsgeburten unter natürlichen Gegebenheiten vor? Einmal auf ungefähr 700 000 Geburten. Auch hier ist die Rate nach Pergonalverabreichung höher.

Was versteht man unter eineiigen Zwillingen? Man meint damit Zwillinge, die sich aus einem Ei entwickelt haben. Sie haben das gleiche Geschlecht und sehen gewöhnlich ganz gleich aus.

Was sind zweieiige Zwillinge? Das sind Zwillingsgeschwister, die sich aus zwei verschiedenen befruchteten Eizellen entwickelt haben. Sie können verschiedenen Geschlechtern angehören und sehen sich nicht mehr ähnlich als andere Geschwister.

Wie kommt es zu Zwillingsgeburten?
a) Eineiige Zwillinge entstehen durch die vollständige Teilung einer befruchteten Eizelle;
b) zweieiige Zwillinge entstehen, wenn zwei Eizellen vom Eierstock freigesetzt und von zwei verschiedenen Samenzellen befruchtet werden.

Ist die Neigung zu Zwillingsgeburten erblich? Ja.

Kann es auch zu Zwillingsgeburten kommen, wenn sie nicht „in der Familie liegen"? Ja.

Ist es möglich, künstlich Mehrlingsgeburten herbeizuführen? In jüngster Zeit wurde entdeckt, daß die Verabreichung besimmter Hormonpräparate an eine Frau kurz vor und nach der Empfängnis die Entwicklung von Mehrlingen anregen kann. Es liegen heute Berichte über viele Fälle von Mehrlingsgeburten bei Frauen, die diese Hormone genommen haben, vor.

Wann kann eine Zwillings- bzw. Mehrlingsschwangerschaft diagnostiziert werden? Mit der Ultraschalluntersuchung bereits in der 10. Schwangerschaftswoche.

Wie unterscheidet sich die geburtshilfliche Betreuung einer Mehrlingsschwangerschaft von jener der Einkindschwangerschaft? Der Geburtshelfer wird die Patientin noch genauer auf Anzeichen einer Toxikose und auf eine mögliche Frühgeburt hin beobachten. Eine Patientin mit Zwillingen oder Mehrlingen wird gewöhnlich früher als andere Gebärende ins Krankenhaus aufgenommen, da die Geburt bei Mehrlingsschwangerschaften zumeist 2–3 Wochen vor dem errechneten Termin erfolgt.

Wie wird eine Mehrlingsgeburt geleitet? Die Lage des ersten Kindes wird festgestellt und die Geburt dementsprechend geleitet, ebenso beim zweiten Kind. Meistens handelt es sich um Kopflagen; am zweithäufigsten ist eine Kopflage bei dem einen Kind und eine Beckenendlage beim anderen. Zur Bestimmung der Lage jedes einzelnen Kindes kann eine Ultraschalluntersuchung herangezogen werden.

Wehenschwäche

Was versteht man unter Wehenschwäche? Die Wehenschwäche ist ein Zustand, der durch ungenügende Zusammenziehungen der Gebärmutter gekennzeichnet ist. Es gibt eine primäre Wehenschwäche, bei der die Wehen von Anfang an schlecht sind, und eine sekundäre Wehenschwäche, bei der nach einer längeren Periode kräftiger Wehen die Zusammenziehung schwach und wirkungslos werden.

Welche Gründe können zu einer Wehenschwäche führen? Eine primäre Wehenschwäche kann sich bei einer überdehten Gebärmutter entwickeln, etwa wenn das Kind sehr groß ist, wenn Zwillinge vorhanden sind, wenn die Gebärmutter zu viel Fruchtwasser enthält oder wenn sie nur eine schwache Muskulatur hat. Auch Verkrampfung und Angst können eine ursächliche Rolle bei der primären Wehenschwäche spielen.
Eine sekundäre Wehenschwäche wird durch einen langwierigen

Geburtsverlauf verursacht. Dazu kann es kommen, wenn das Becken der Mutter für den Kopf des Kindes nicht weit genug ist oder wenn eine Lageanomalie besteht. In manchen Fällen ist die mangelnde Erweiterung des Muttermunds schuld.

Wie geht man bei einer Wehenschwäche vor? Unter der Voraussetzung, daß die Lage des Kindes normal ist, daß kein Mißverhältnis zwischen Becken und Kopf besteht und daß der Kopf in das Becken eingetreten ist, wird die Wehenschwäche in erster Linie mit Medikamenten, die die Gebärmutter zu einer regelmäßigeren und kräftigeren Wehentätigkeit anregen, behandelt. Wenn eine Anomalie vorliegt, etwa eine regelwidrige Lage des Kindes, kann eine Schnittentbindung nötig werden.

Schnittentbindung
(Kaiserschnitt)

Was ist ein Kaiserschnitt? Der Kaiserschnitt oder Sectio caesarea ist eine Operation zur Entbindung des Kindes durch operative Eröffnung der Bauchwand und der Gebärmutterwand.

Ist eine Schnittentbindung eine große Operation? Ja.

Ist eine Schnittentbindung gefahrlos? Ja. Wenn sie von einem Fachmann ausgeführt wird, ist das Risiko praktisch nicht größer als bei einer Geburt auf natürlichem Weg.

Wann wurde der Kaiserschnitt erstmals ausgeführt? Man nimmt an, daß er an der Lebenden zum ersten Mal im 15. Jahrhundert nach Christus gemacht wurde. Der Kaiserschnitt an der soeben Verstorbenen zur Rettung des Kindes war allerdings schon im Altertum bekannt. Der Name ist aus der Erzählung hervorgegangen, daß Julius Caesar mit dieser Methode zur Welt gebracht wurde, aber für diese Legende gibt es keinen historischen Beweis.

Wann ist eine Schnittentbindung angezeigt?
a) Bei einem Mißverhältnis zwischen dem Kopf des Kindes und dem Becken der Mutter, sei es, daß der Kopf zu groß oder das Becken zu eng für eine Entbindung auf normalem Wege ist;
b) wenn Gefahr für das Leben des Kindes besteht;
c) bei einer langdauernden Geburt oder bei wirkungslosen Wehen, die auf die üblichen Methoden zur Anregung der Wehentätigkeit nicht ansprechen, so daß mit einer normalen Entbindung durch die Scheide in einer vertretbaren Zeit nicht zu rechnen ist;

d) bei einer Placenta praevia, bei der der Mutterkuchen ganz oder teilweise vor dem vorangehenden Kopf des Kindes liegt. Ein solcher falscher Sitz der Plazenta kann eine Verblutungsgefahr für Mutter und Kind bedeuten;
e) bei einer vorzeitigen Plazentalösung, wenn sich der Mutterkuchen von der Gebärmutterwand bereits ablöst, bevor das Kind geboren ist und wenn eine so starke Blutung besteht, daß man die natürliche Geburt nicht abwarten kann;
f) bei bestimmten Lageanomalien des Kindes, so etwa, wenn ein Arm oder eine Schulter vorangeht. Dann ist eine Entbindung durch die Scheide ohne beträchtliche Gefahren für Mutter und Kind praktisch unmöglich;
g) bei einem Nabelschnurvorfall, wenn die Nabelschnur aus der Scheide austritt und die Geburt vermutlich noch nicht unmittelbar bevorsteht;
h) wenn eine Beckenendlage bei einer Erstgebärenden vorliegt und der Geburtshelfer ein Mißverhältnis zwischen kindlichem Kopf und mütterlichem Becken befürchtet;
i) bei Präeklampsie oder Eklampsie; bei Blutdruckanstieg und anderen Symptomen mit oder ohne Krampfanfall kann die sofortige Entbindung eine lebensrettende Maßnahme sein;
j) nach vorangegangenen Operationen wie:
1. früheren Schnittentbindungen;
2. Entfernung von Gebärmuttermyomen;
3. vorangegangenen Scheidenplastikoperationen, wo eine Entbindung von unten zu einer Zerreißung des Gebärmutterhalses oder der Scheidenwand führen könnte;
k) bei einem Gebärmuttermyom, einer Eierstockzyste oder einer anderen Geschwulst, die das Becken einengt und den normalen Durchtritt des Kindes durch den Geburtskanal verhindert.

Ist eine Schnittentbindung unter den genannten Voraussetzungen immer unbedingt angezeigt? Nein. Begreiflicherweise gibt es viele variable Faktoren, die der Geburtshelfer bei seiner Entscheidung abwägen muß.

Zu welchem Zeitpunkt weiß der Geburtshelfer, ob eine Schnittentbindung nötig sein wird? Das ist ganz verschieden. Unter Umständen erkennt er das schon bei der ersten Untersuchung der Patientin in der Frühschwangerschaft; die Notwendigkeit kann sich aber auch erst ergeben, wenn die Geburt schon einige Stunden im Gang ist.

Wie erfolgt die Schmerzausschaltung bei Schnittentbindungen?
a) Mit Allgemeinnarkose;
b) Spinal- oder Epiduralanästhesie;

c) Kaudalanästhesie.
Die Wahl der Anästhesie wird vom Zustand der Mutter bestimmt und davon, welcher Methode der Geburtshelfer und der Anästhesist den Vorzug geben.

Wo wird der Schnitt für die Schnittentbindung angelegt? Im Unterbauch entweder als Längs- oder als Querschnitt.

Wie wird das Kind bei der Schnittentbindung herausgeholt? Nach der operativen Öffnung der Bauchwand und der Gebärmutterwand führt der Operateur seine Hand in die Gebärmutter ein und hebt das Kind behutsam heraus (Abb. 161). Die Nabelschnur wird in der üblichen Weise abgebunden; dann führt der Operateur seine Hand nochmals ein und löst den Mutterkuchen von der Gebärmutterwand ab. Zum Schluß wird die Schnittwunde in der Gebärmutter in zwei Schichten vernäht und die Bauwand verschlossen.

Wie lange dauert eine Schnittentbindung? Etwa 45 Min. bis 60 Min.

Wie viele Schnittentbindungen kann eine Frau ohne Gefahr durchmachen? Beliebig viele, wenn keine Komplikationen bestehen.

Kann eine Patientin, bei der einmal eine Schnittenbindung vorgenommen wurde, in späteren Schwangerschaften überhaupt auf normalem Weg entbunden werden? Ja. Eine solche Patientin muß jedoch vom ersten Anfang der Geburt an sehr genau beobachtet werden. Der Operationssaal muß jederzeit für eine dringend notwendig werdende Schnittentbindung in Bereitschaft stehen, für den Fall, daß eine Komplikation eintreten sollte.

Stimmt es, daß die meisten Kaiserschnittpatientinnen bei späteren Schwangerschaften auch wieder einer Schnittentbindung zugeführt werden? In der Regel trifft das zu.

Ist eine Schnittentbindung eine schmerzhafte Operation? Nicht sonderlich.

Wann kann die Patientin nach einer Schnittentbindung aufstehen? Am Tag nach der Operation, in vielen Kliniken auch schon am Operationstag.

Wie lange nach der Schnittentbindung hält die Blutung aus der Scheide an? Zwei oder drei Wochen lang, gefolgt vom üblichen Wochenfluß wie nach jeder Schwangerschaft.

Werden die späteren Menstruationen von der Schnittentbindung beeinflußt? Nein.

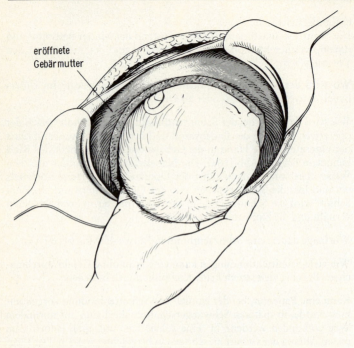

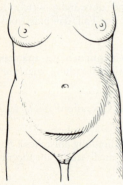

Abb. 161 *Kaiserschnitt:* a) Bauchdecke und Gebärmutter werden eröffnet und das Kind herausgeholt. Nach Entfernung der Nachgeburt wird die Gebärmutterwand genäht und die Bauchwand wie bei jeder anderen Bauchoperation verschlossen. b) Der Hautschnitt wird bei der Schnittentbindung entweder so wie hier quer oder längs in der Mittellinie des Bauches angelegt.

Wie lange nach einer Schnittentbindung tritt die erste Menstruation auf? Im allgemeinen nach etwa 6 Wochen, jedoch nicht selten auch wesentlich später.

Kann das Neugeborene nach der Schnittentbindung gestillt werden? Nicht immer.

Wie lange muß man nach einer Schnittentbindung im Krankenhaus bleiben? Etwa 10 bis 14 Tage.

Verhindert eine Schnittentbindung zukünftige Schwangerschaften? Nein.

Wie bald nach einer Schnittentbindung kann eine Frau unbedenklich wieder schwanger werden? Sobald sie will.

Wie bald nach einer Schnittentbindung kann man folgendes tun?

Duschen	1 Woche
Baden	4 Wochen
Ein Auto lenken	5–6 Wochen
Geschlechtsverkehr wieder aufnehmen	6–8 Wochen
Alle normalen Tätigkeiten wieder aufnehmen	8–10 Wochen.

Blutungen nach der Geburt

Was versteht man unter einer Nachblutung? Einen starken Blutverlust nach der Entfernung oder dem Abgang des Mutterkuchens, der sogenannten Nachgeburt.

Welche Ursachen führen zu Blutungen nach der Geburt?
a) Mangelhafte Zusammenziehung der Gebärmutter nach langwieriger Geburt oder nach Überdehnung der Gebärmutter (bei großem Kind, bei Zwillingen oder bei übergroßer Fruchtwassermenge);
b) zurückgebliebene Reste der Nachgeburt;
c) ein Scheiden-, Gebärmutterhals- oder Gebärmutterriß, der während der Entbindung eingetreten ist;
d) Störungen im Gerinnungssystem des mütterlichen Blutes.

Ist eine Blutung nach der Geburt gefährlich? Die wirkliche Gefahr liegt darin, daß man sie nicht erkennt oder ihre Schwere unterschätzt. Dank der modernen Methoden der Diagnose und Behandlung und der Verfügbarkeit von Blutkonserven ist heute die Gefahr der Verblutung außerordentlich gering geworden.

Wann besteht die größte Wahrscheinlichkeit für eine Blutung nach der Geburt? Im allgemeinen innerhalb der ersten Stunden nach der Entbindung, nur selten bei verzögerter Blutung noch in den ersten Tagen nach der Geburt.

Wie wird eine Blutung nach der Geburt behandelt?
a) Wenn die Patientin zu Hause ist, muß sie sofort ins Krankenhaus gebracht werden;
b) im Krankenhaus wird der Blutverlust wenn nötig mit einer Blutübertragung ausgeglichen;
c) die Ursache der Blutung ist zu klären und geeignete Maßnahmen zu ihrer Beseitigung sind unverzüglich einzuleiten.

Was unternimmt man im einzelnen, um die Blutungsursache auszuschalten?
a) Wenn die Nachblutung entstanden ist, weil sich die Gebärmutter nicht genügend zusammengezogen hat, gibt man Medikamente, die ihre Zusammenziehung bewirken;
b) wenn ein Riß in Scheide, Gebärmutterhals oder Gebärmutter vorliegt, muß er genäht werden;
c) wenn die Blutung durch zurückgebliebene Nachgeburtsreste hervorgerufen wurde, müssen diese Reste ausgeräumt werden;
d) wenn Gerinnungsstörungen im mütterlichen Blutsystem vorliegen, müssen diese behoben werden.

Wochenbett

Wann darf die Patientin nach der Entbindung aus dem Bett aufstehen? Gewöhnlich nach den ersten 12 Stunden.

Wie bald nach der Entbindung kann die Patientin essen und trinken? Flüssigkeiten kann sie nach den ersten vier Stunden trinken, nach 12 Stunden kann sie wieder normal essen. Wenn sie eine längere Inhalationsnarkose bekommen hat, schiebt sich die Flüssigkeits- und Nahrungsaufnahme unter Umständen etwas hinaus.

Ist nach der Entbindung oft eine Katheterisierung notwendig? Ja. Es ist keineswegs ungewöhnlich, daß eine Frischentbundene Schwierigkeiten beim Harnlassen hat, jedoch soll zuerst mit allen Mitteln versucht werden, die Wöchnerin dazu zu bringen, daß sie spontan Harn lassen kann.

Wie bald nach der Entbindung ist durchschnittlich der erste Stuhlgang fällig? Gewöhnlich am 3. Tag. Am 2. Tag bekommt die Wöchnerin ein Abführmittel; wenn bis zum 3. Tag kein Erfolg eintritt, wird ein Einlauf gemacht.

Wann kommt es zu einer Anschwellung und Druckempfindlichkeit der Brüste, wenn die Mutter nicht stillt? Um den 3. oder 4. Tag.

Wie behandelt man die Brust, wenn die Mutter nicht stillt?
a) Die Brüste werden mit einer gutsitzenden, festen Bandage hochgebunden;
b) wenn die Brüste schmerzen, werden Eisbeutel aufgelegt;
c) wenn nötig, werden schmerzlindernde und beruhigende Mittel verabreicht.

Wann schießt die Milch ein, wenn sich die Mutter zum Stillen entschlossen hat? Um den 2. bis spätestens 3. oder 4. Tag.

Wie werden die Brüste behandelt, wenn das Kind abgestillt wird?
a) Mit Hochbinden der Brüste;
b) mit schmerzstillenden Medikamenten.

Wie werden empfindliche Brustwarzen behandelt? Wenn die Beschwerden zu stark sind, kann mit einem speziellen Warzenhütchen ein schmerzfreies Stillen ermöglicht werden. Außerdem kann man die Brustwarzen mit einer Spezialcreme, die Medikamente enthält, behandeln.

Kann die Mutter weiterstillen, wenn die Brustwarzen bluten, aufgesprungen oder entzündet sind? Ja, wenn sie Warzenhütchen und die Spezialcreme verwendet.

Wie wird eine Brustdrüsenentzündung behandelt?
a) Mit der Verabreichung von Antibiotika;
b) mit warmen Umschlägen auf die Brust;
c) wenn sich örtlich ein Abszeß gebildet hat, muß er chirurgisch eröffnet und der Eiter entleert werden.

Schmerzen die Nähte der Dammschnittwunde nach der Entbindung? Ja. Ein paar Tage lang ist diese Wunde etwas schmerzhaft und empfindlich. Die Schmerzen lassen sich oft mit warmen Borwasserumschlägen und mit leichten Schmerzbekämpfungsmitteln lindern.

Entwickeln sich manchmal nach der Entbindung Hämorrhoiden? Ja, das ist eine verbreitete Komplikation; die Behandlung besteht in der Einnahme von Gleitmitteln, damit der Stuhl weich wird. Auch anästhesierende Salben, die im Afterbereich aufgetragen werden, können zur Schmerzlinderung beitragen.

Wie lange dauert der Krankenhausaufenthalt nach der Entbindung durchschnittlich? Das ist unterschiedlich. Manche Geburtshelfer schicken ihre Patientinnen schon am 3. oder 4. Tag nach Hause, andere behalten sie bis zu 10 Tage im Krankenhaus.

Wie bald nach der Entbindung kann man aus dem Haus gehen? Gewöhnlich etwa 1 Woche nachdem man das Krankenhaus verlassen hat.

Wie bald nach der Entbindung kann man wieder ganz seine gewohnte Lebensweise aufnehmen? Nach ungefähr 4 Wochen.

Wie lange hält der Scheidenausfluß nach der Entbindung an? Dieser Ausfluß heißt Wochenfluß oder Lochien; er dauert meist einige Wochen an und ist zunächst blutig, dann gelb bis weißlich. Gelegentlich hält er bis zur ersten Menstruation an.

Wie bald nach der Entbindung tritt die erste Menstruation ein? Wenn nicht gestillt wird gewöhnlich nach 6 Wochen, manchmal auch nach 5 oder 7 bis 8 Wochen. Manchmal bleibt die Menstruation aus, solange gestillt wird.

Wie bald nach der Entbindung kann man ein Brausebad nehmen? Nach 1–2 Tagen.

Wie bald nach der Entbindung darf man ein Bad nehmen? Erst 4 Wochen nach der Entbindung.

Wann kann nach der Entbindung wieder Geschlechtsverkehr aufgenommen werden? Nach 6 Wochen. Es ist zu bedenken, daß bei den ersten Versuchen Schmerzen oder Beschwerden auftreten können, aber das gibt sich in kurzer Zeit von selbst.

Wie bald nach der Entbindung kann man Hausarbeit verrichten? Das ist recht verschieden, aber die meisten Frauen beginnen die Führung ihres Haushalts 2 bis 3 Wochen nach der Entbindung wieder allein zu übernehmen.

Soll die Wöchnerin nach ihrer Entlassung aus dem Krankenhaus im Bett bleiben? Nein, aber sie sollte sich angewöhnen, in den ersten Wochen regelmäßig unter Tags eine Ruhepause einzulegen.

Ist nach einer normalen Entbindung eine besondere Diät erforderlich? Nein. Die Wöchnerin braucht nur eine vollwertige Normalkost.

Wie bald nach der Entbindung erreichen die Organe der Frau wieder ihren Normalzustand? Die Gebärmutter normalisiert sich um die 6. Woche. Auch die Brüste gehen innerhalb von 6 Wochen wieder auf ihre normale Größe zurück, wenn nicht gestillt wird. Die Bauchmuskeln scheinen länger zu brauchen, bis sie wieder wie früher werden und können noch einige Monate nach der Entbindung schlaff und weich sein. Dieser Zustand läßt sich mit Übungen günstig beeinflussen.

Muß der Gebärmutterhals nach der Entbindung besonders behandelt werden? Nach der ersten oder zweiten Monatsblutung, die der Entbindung folgt, soll der Gebärmutterhals vom Arzt angesehen werden. Dabei wird im allgemeinen ein Krebstest (Zelltest) gemacht. Wenn sich dabei zeigt, daß eine Behandlung notwendig ist, wird sie der Arzt durchführen.

Wie bald nach der Entbindung kann unbedenklich eine neue Schwangerschaft angestrebt werden? Vom rein körperlichen Standpunkt aus ist eine Schwangerschaft ohne Gefahr möglich, sobald die Nachwirkungen der Entbindung abgeklungen sind, d. h. nach 2 Monaten. Die Belastung, die die Pflege des Neugeborenen mit sich bringt und die zusätzlichen Haushaltspflichten machen aber oft größere Abstände zwischen den Schwangerschaften ratsam. Als optimal wird heute angesehen, wenn die zweite Schwangerschaft etwa ein Jahr nach der Geburt des ersten Kindes eintritt.

Sind Frauen, die vor kurzem ein Kind bekommen haben, empfänglicher für Infekte? Ja; aus nicht ganz geklärten Gründen zeigen Frauen, die eben ein Kind zur Welt gebracht haben, eine besondere Anfälligkeit für Infekte. Sie sollen Kontakt mit Leuten, die Infekte der oberen Luftwege haben, meiden. Sie müssen auch ihre Brustwarzen schützen, weil Brustdrüsenabszesse eine häufige Komplikation im Wochenbett sind.

Sind Frauen nach der Entbindung leicht ermüdbar und neigen sie zu einer niedergeschlagenen Stimmung? Das kommt oft vor und ist eine natürliche Erscheinung.

Schwangerschaftskomplikationen

Welche Gefahrenzeichen zeigen an, daß möglicherweise eine Schwangerschaftskomplikation einsetzt?
a) Stärkere Anschwellung der Beine und Knöchel;
b) plötzlicher, starker Gewichtsanstieg;
c) Sehstörungen, wie Augenflimmern oder Doppelsehen;
d) schwere, anhaltende Kopfschmerzen;
e) starke Schmerzen im Bauch, besonders im Oberbauch;
f) wiederholtes Erbrechen;
g) Bauchkrämpfe mit oder ohne Blutabgang aus der Scheide;
h) jede Blutung aus der Scheide; die irgendwann nach Beginn der Schwangerschaft auftritt;
i) deutliche Verringerung der Harnmenge;

j) wiederholte Ohnmachtsanfälle;
k) nach dem 6. Schwangerschaftsmonat: länger als einen Tag ausbleibende Kindesbewegungen.

Herzleiden in der Schwangerschaft

Darf sich eine herzleidende Patientin eine Schwangerschaft zumuten? Das ist abhängig von der Art der Herzkrankheit, dem Bestehen oder früheren Auftreten eines Herzversagens und davon, ob die Patientin fähig ist, normale Alltagstätigkeiten zu verrichten, ohne dabei allzusehr zu ermüden.

Können die meisten Herzpatientinnen eine Schwangerschaft durchstehen? Ja. Entgegen der allgemeinen Vorstellung sind auch geschädigte Herzen imstande, mit den Belastungen einer Schwangerschaft fertigzuwerden.

In welchen Fällen sind die Schwierigkeiten, eine Herzkranke durch die Schwangerschaft durchzubringen, am größten? In Fällen, wo bereits zeitweise ein Herzversagen aufgetreten ist, oder wo die Patientin schon vor der Schwangerschaft den körperlichen Belastungen des Alltagslebens nicht gewachsen war.

Muß eine Herzkranke während der Schwangerschaft besonders betreut werden? Ja. Sie soll sowohl beim Geburtshelfer als auch beim Herzspezialisten unter Beobachtung stehen. Sie wird häufiger als herzgesunde Schwangere untersucht und wird angewiesen, viel zu ruhen. Wenn sich Zeichen des Herzversagens einstellen, muß sie sofort ins Krankenhaus.

Ist bei Herzkranken immer eine Schnittentbindung erforderlich? Nein. Das Herzleiden ist an sich kein Grund für einen Kaiserschnitt, wenn auch der Herzkranken oft besser mit einer Schnittentbindung gedient ist, die ihr die Anstrengung des Gebärens erspart.

Kann einer Schwangeren mit einem rheumatisch bedingten Herzklappenfehler duch eine Operation geholfen werden? Ja. In vielen Fällen, bei denen eine Herzoperation angezeigt ist, wird die Operation zwingend notwendig, wenn sich die Krankheitserscheinungen verschlimmern. Sie kann noch bis zum 6. Schwangerschaftsmonat durchgeführt werden. Eine solche Operation wird von den meisten Frauen recht gut vertragen und bewirkt eine erhebliche Besserung ihres Zustands.

Können Herzkranke mehr als ein Kind bekommen? Ja, vorausgesetzt daß kein Herzversagen nachweisbar ist und daß sie ständig beim Geburtshelfer und Herzspezialisten in Beobachtung und Behandlung stehen.

Nierenbeckenentzündung in der Schwangerschaft
(Pyelonephritis)

Was ist eine Pyelonephritis? Die Pyelonephritis ist eine bakteriell bedingte Entzündung des Nierenbeckens mit Beteiligung des übrigen Nierengewebes. Sie wird während der Schwangerschaft häufig beobachtet.

Wie kommt es zu einer Pyelonephritis in der Schwangerschaft? Die Pyelonephritis beruht auf einer bakteriellen Infektion, die vom Darm, der Harnblase oder irgendeiner anderen Quelle ihren Ausgang nimmt. Während der Schwangerschaft liegt ein abnormer Druck auf den Harnleitern, der ihre Durchgängigkeit beeinträchtigt und den ungestörten Abfluß des Harns aus den Nieren behindert. Diese Harnstauung begünstigt die Entwicklung einer Infektion.

Ist eine Pyelonephritis während der Schwangerschaft eine ernste Krankheit? Gewöhnlich nicht. Mit der modernen antibiotischen Behandlung ist sie leicht zu beherrschen. Wenn sie unbehandelt bleibt, besteht allerdings die Gefahr eines bleibenden Nierenschadens.

Wirkt sich eine Pyelonephritis der Mutter auf das Kind aus? Wenn sie behandelt wird, nicht.

In welchem Stadium der Schwangerschaft kommt es am ehesten zu einer Pyelonephritis? Während der späteren Monate, wenn der Druck auf die Harnleiter am größten ist.

Wie zeigt sich eine Pyelonephritis? Mit häufigem Harndrang, Brennen beim Harnlassen und Schmerzen in der Nierengegend oder dem Harnleiterverlauf entlang. Außerdem können Schüttelfrost, Fieber, Übelkeit und Erbrechen auftreten.

Wie wird eine Pyelonephritis behandelt?
a) Mit einer bedeutenden Steigerung der Flüssigkeitszufuhr;
b) mit der Gabe von Sulfonamiden oder Antibiotika.

Wie lange dauert eine Pyelonephritis gewöhnlich? Bei ordnungsgemäßer Behandlung klingen die akuten Erscheinungen innerhalb von 3–4 Tagen ab.

Zuckerkrankheit in der Schwangerschaft

Ist es immer Anzeichen einer Zuckerkrankheit, wenn sich Zucker im Harn einer Schwangeren findet? Nicht unbedingt. Während der späteren Schwangerschaftsmonate enthält der Schwangerenharn oft Laktose, die eine positive Zuckerreaktion im Harn gibt. Laktose im Harn stellt *keine* Zuckerkrankheit dar.

Wie wird eine Zuckerkrankheit während der Schwangerschaft diagnostiziert?
a) Im Harn findet sich der Zucker Glukose;
b) durch bestimmte Untersuchungen läßt sich eine Erhöhung des Blutzuckerspiegels nachweisen;
c) der sog. Glukosetoleranztest, bei dem unter bestimmten Belastungsverhältnissen das Verhalten des Blutzuckerspiegels verfolgt wird, ergibt eine Abweichung von der normalen Verlaufskurve.

Werden alle diese Untersuchungen bei jeder Schwangeren gemacht?
Nein. Routinemäßig wird der Harn auf Zucker (Glukose) untersucht. Wenn der Befund positiv ist oder wenn in der Familie der Patientin Zuckerkrankheit vorkommt, werden weitere Untersuchungen angeschlossen.

Gibt es einen bestimmten Frauentyp, der mit besonderer Sorgfalt auf die Entwicklung einer Zuckerkrankheit hin beobachtet werden muß?
Ja. Frauen, bei denen vorangegangene Schwangerschaften nicht ungestört verlaufen sind und die z. B. Fehlgeburten, Totgeburten, Toxikosen oder Riesenkinder mit einem Geburtsgewicht von mehr als 4 kg gehabt haben. Außerdem müssen Patientinnen, in deren Familie Zuckerkrankheit vorgekommen ist, mit besonderer Gründlichkeit durchuntersucht werden.

Widmet man einer Schwangeren, bei der mit der Möglichkeit einer Zuckerkrankheit zu rechnen ist, besondere Aufmerksamkeit? Ja. Sie wird noch genauer auf Zeichen einer Toxikose oder anderer Schwangerschaftskomplikationen beobachtet.

Bildet eine Zuckerkrankheit, die schon vorher bestanden hat, während der Schwangerschaft ein besonderes Problem? Ja. Zuckerkranke Patientinnen müssen sowohl beim Geburtshelfer als auch beim Internisten während der ganzen Schwangerschaft unter Kontrolle stehen. Eine gute Einstellung der Zuckerkranken ist wegen der Gegenwart und der Bedürfnisse der wachsenden Frucht schwieriger aufrechtzuerhalten.

Muß bei Zuckerkranken immer eine Schnittentbindung gemacht werden? Nein.

Wie wirkt sich die Schwangerschaft auf die Zuckerkrankheit aus? Die Schwangerschaft wirkt sich oft ungünstig auf die diabetische Stoffwechsellage aus und erschwert die Einstellung, daher muß man die Diät und die Insulindosis häufig ändern, um sie den wechselnden Situationen anzupassen. Zur Regulierung des Zuckerhaushalts müssen manche Diabetikerinnen im Verlaufe der Schwangerschaft mehrfach für einige Zeit ins Krankenhaus aufgenommen werden.

Wie wirkt sich die Zuckerkrankheit auf die Schwangerschaft aus?
a) Es kommt häufiger als bei Nichtzuckerkranken zu Fehlgeburten;
b) bei zuckerkranken Frauen besteht die Neigung zu Riesenkindern, deren Geburt oft schwierig ist. Weil die Kinder zu groß sind, kommt es in einem hohen Prozentsatz zu einem Mißverhältnis zwischen kindlichem Kopf und mütterlichem Becken;
c) bei Diabetikerinnen sind Schwangerschaftstoxikosen, die ein erhöhtes Risiko für Mutter und Kind bedingen, häufiger;
d) während der letzten Schwangerschaftsmonate kommt es bei schwerem Diabetes öfter als in anderen Schwangerschaften zum Fruchttod.

Schwangerschaftstoxikosen

(Gestosen)

Was sind Schwangerschaftstoxikosen? Eine Schwangerschaftstoxikose oder Gestose ist eine Krankheit, die ursächlich durch die Schwangerschaft bedingt ist. Die Schwangerschaftstoxikosen der 2. Schwangerschaftshälfte sind durch einen erhöhten Blutdruck sowie durch Gefäßschäden und durch Störungen der Nieren- und Leberfunktion charakterisiert. Im Grunde sind alle Stoffwechselprozesse im Körper bei einer Schwangerschaftstoxikose gestört.

Wie häufig kommt es zu Schwangerschaftstoxikosen? Man nimmt an, daß sie in 10% aller Schwangerschaften auftreten, sie verlaufen aber in der überwiegenden Mehrzahl der Fälle leicht.

Wie kommt es zu einer Toxikose? Die Ursache ist unbekannt.

Welche verschiedenen Formen der Schwangerschaftstoxikosen gibt es?
a) Die sogenannten Frühgestosen im ersten Schwangerschaftsdrittel, deren schwerste Form die Hyperemesis gravidarum, das übersteigerte Schwangerschaftserbrechen, ist;
b) die sogenannten Spätgestosen im letzten Schwangerschaftsdrittel, die bei schwerem Verlauf als Präeklampsie und Eklampsie in Erscheinung treten.

Die Spätgestosen treten entweder ohne erkennbare Ursache auf oder sie entstehen auf dem Boden einer früheren Erkrankung wie z. B. Hochdruck, Nierenleiden, Gefäßerkrankungen oder Lebererkrankungen.

Bei welchen Patientinnen entwickelt sich am ehesten eine Präeklampsie oder Eklampsie? Bei Frauen, die schon früher einen hohen Blutdruck, Nierenleiden oder eine Leberkrankheit gehabt haben. In vielen Fällen kann es aber auch zur Entwicklung einer Schwangerschaftstoxikose kommen, wenn keine Krankheiten vorangegangen sind.

Neigen Zuckerkranke in besonderem Maß zur Entwicklung einer Toxikose? Ja.

Präeklampsie

In welchen Fällen ist die Wahrscheinlichkeit einer Präeklampsie erhöht? Bei jungen Erstgebärenden, Diabetikerinnen, übergewichtigen Frauen und bei Frauen mit Mehrlingsschwangerschaft.

Welche Beschwerden hat die Patientin bei der Präeklampsie? In leichten Fällen können Krankheitserscheinungen überhaupt fehlen, bei der schwereren Form, in den letzten drei Schwangerschaftsmonaten, können folgende Symptome vorhanden sein:
a) Übelkeit und Erbrechen;
b) Kopfschmerzen;
c) verringerte Harnausscheidung;
d) Flimmern vor den Augen oder Doppelsehen.

Welche krankhaften Veränderungen sind bei der Präeklampsie nachweisbar?
a) Schwellungen (Ödeme) des Gesichts, der Hände und am häufigsten der Knöchel und Füße;
b) Eiweiß im Harn;
c) Blutdruckerhöhung;
d) über das Normale hinausgehende starke Gewichtszunahme;
e) abnorme blutchemische Befunde.

Kann man der Präeklampsie vorbeugen? Die moderne Schwangerenvorsorge ist vorwiegend darauf ausgerichtet, der Entwicklung von Toxikosen vorzubeugen und ihre frühesten Vorboten zu erkennen. Die routinemäßigen Kontrolluntersuchungen von Blutdruck, Harn, Körpergewicht, Schwellungen usw. haben alle den Zweck, Frühzeichen der Toxikosen aufzudecken. Bei einer frühzeitigen Erkennung ist es möglich, Vorbeugungsmaßnahmen durchzuführen.

Wie wird die Präeklampsie behandelt? Es empfehlen sich folgende Maßnahmen:
a) Starke Beschränkung der Kochsalz- und Natriumzufuhr;
b) Verabreichung von leichten Beruhigungsmitteln;
c) eine Aufnahme ins Krankenhaus ist ratsam, wenn die Patientin auf die genannten Maßnahmen nicht anspricht;
d) wenn die Krankenhausbehandlung erfolglos bleibt, wird eine Beendigung der Schwangerschaft befürwortet;
e) frühzeitige Entbindung.

Wie kann die Schwangerschaft bei einer Präeklampsie beendet werden?
a) Wenn mit einem kurzen Geburtsverlauf gerechnet werden kann, ist eine künstliche Einleitung der Geburt und Entbindung auf natürlichem Weg angezeigt;
b) wenn ein relativ kurzer Geburtsverlauf nicht zu erwarten ist, empfiehlt sich eine Schnittentbindung. Das trifft bei Erstgebärenden zu.

Welche Folgen hat die Präeklampsie? Während der Schwangerschaft besteht aus folgenden Gründen Gefahr für Mutter und Kind:
a) Eine vorzeitige Plazentalösung, die zu einer Blutung führt, ist bei der Präeklampsie ziemlich häufig;
b) die Krankheit kann zur echten Eklampsie mit gefährlichen Krampfanfällen fortschreiten;
c) sie kann einen bleibenden Nierenschaden bewirken, wenn keine gewissenhafte Behandlung durchgeführt wird;
d) die Kindersterblichkeit ist bei präeklamptischen Müttern viel höher als normal.

Wie groß sind die Aussichten auf eine vollständige Heilung der Präeklampsie? Mit der oben umrissenen Behandlung läßt sich die Präeklampsie in den meisten Fällen bis zur Geburt des Kindes unter Kontrolle halten. Nach der Entbindung erholen sich fast alle Patientinnen rasch; Nierenfunktion und Blutdruck normalisieren sich binnen weniger Tage. Nur bei ganz wenigen Patientinnen dauert es unter Umständen einige Wochen, bis wieder normale Verhältnisse hergestellt sind.

Schwindet die Präeklampsie oft von selbst ohne Behandlung? Nein!

Neigt die Präeklampsie dazu, in späteren Schwangerschaften wieder zu kommen? Ja, es besteht eine Rückfallsneigung.

Hat die Präeklampsie manchmal ernste Nachwirkungen? Ja, wenn ihr eine schon vor der Schwangerschaft bestehende Nieren- oder Gefäßerkrankung zugrunde gelegen ist. In solchen Fällen bewirkt die Präeklampsie eine weitere Verschlimmerung der Blutdruckerhöhung, der Nierenfunktionsschädigung und der Gefäßschädigung.

Müssen nach der Entbindung einer präeklamptischen Patientin Vorsichtsmaßregeln befolgt werden? Wenn sich Nierenfunktion, Leberfunktion, Blutdruck usw. wieder normalisiert haben, ist keine Nachbehandlung nötig. Es ist aber wichtig, daß bei diesen Patientinnen regelmäßige Kontrolluntersuchungen vorgenommen werden.

Kann eine Frau, die eine Präeklampsie durchgemacht hat, sich eine weitere Schwangerschaft zumuten? Bevor eine weitere Schwangerschaft zugelassen werden kann, müssen die Schwere der Krankheit, das Ansprechen auf die Behandlung, das Vorliegen eines chronischen Grundleidens und der Umstand, wieviel Kinder die Frau bereits hat, sorgfältig abgewogen werden.
Die Tatsache allein, daß einmal eine Präeklampsie aufgetreten war, ist jedoch kein Gegengrund für eine weitere Schwangerschaft.

Eklampsie

Was ist die Eklampsie? Bei der Eklampsie kommt es zu Krampfanfällen in tiefer Bewußtlosigkeit. Im allgemeinen steht sie am Ende des Verlaufs der Präeklampsie. In seltenen Fällen kommt die Eklampsie aber auch ohne präeklamptische Vorboten zum Ausbruch.

Wie häufig ist die Eklampsie? Sie findet sich bei einer von 800 Schwangerschaften.

Was ist die Ursache der Eklampsie? Die Ursache ist unbekannt.

Wann tritt die Eklampsie auf? Gewöhnlich in den letzten Schwangerschaftsmonaten, am häufigsten kurz vor Beginn der Geburt; sie kann aber manchmal während der Geburt oder in den ersten 24 Stunden nach der Entbindung auftreten.

Ist die Eklampsie gefährlich? Ja. Bei einer Eklampsie ist das Risiko für Mutter und Kind stark erhöht.

Wie äußert sich die Eklampsie? Die Zeichen der Eklampsie sind:
a) Krämpfe und Zuckungen;
b) verminderter oder fehlender Harnabgang;
c) sehr starker Blutdruckanstieg;
d) hohe Eiweißausscheidung im Harn;
e) tiefe Bewußtlosigkeit (Koma);
f) starke Verschiebungen in der chemischen Zusammensetzung des Blutes.

Wie wird die Eklampsie behandelt?
a) Die Patientin wird sofort ins Krankenhaus gebracht;
b) zur Beherrschung der Krampfanfälle gibt man beruhigende Mittel;
c) mit intravenöser Flüssigkeitszufuhr;
d) mit Mitteln zur Anregung der Harnausscheidung;
e) mit blutdrucksenkenden Mitteln;
f) mit der Entleerung der Gebärmutter, sobald mit der Behandlung ein Ausbleiben der Krampfanfälle für 12–18 Stunden erreicht ist. Wenn eine Einleitung der Geburt möglich ist, wird auf normalem Weg entbunden; wenn das nicht durchführbar ist, macht man eine Schnittentbindung.

Wie groß sind die Heilungsaussichten bei der Eklampsie? Wenn sie frühzeitig erkannt und behandelt wird, sind die Aussichten auf eine völlige Wiederherstellung gut; wenn sie unerkannt und unbehandelt bleibt, kann sie den Tod von Mutter und Kind zur Folge haben. Aus diesem wichtigen Grund sollen Schwangere *im Verlaufe* der Schwangerschaft regelmäßig zur ärztlichen Untersuchung gehen.

Hinterläßt die Eklampsie bleibende Folgen? Wenn die Eklampsie früh und wirksam behandelt wird, bleiben im allgemeinen keinerlei Dauerfolgen zurück, vorausgesetzt, daß nicht schon vorher eine Nieren- oder Gefäßkrankheit bestanden hat.

Placenta praevia

Was ist eine Placenta praevia? Praevia bedeutet wörtlich „vor dem Weg, vorausgehend". Man spricht von einer Placenta praevia, wenn der Mutterkuchen seinen Sitz im unteren Teil der Gebärmutter ganz oder teilweise vor dem vorliegenden Kindesteil, hat. Der Mutterkuchen kann dabei bis über die Öffnung des Muttermunds zur Scheide hin reichen (Abb. 162 a, b).

Wie kommt es zu einer Placenta praevia? Die Ursache ist nicht genau bekannt.

Welche Formen der Placenta praevia gibt es?
a) Die Placenta praevia partialis, bei der nur ein Teil des inneren Muttermunds vom Mutterkuchen bedeckt ist;
b) die Placenta praevia totalis, bei der die ganze Öffnung des Gebärmutterhalskanals vom Mutterkuchen überdeckt ist;
c) daneben gibt es noch den tiefen Sitz der Plazenta, die zwar im untersten Abschnitt der Gebärmutter sitzt, aber den Muttermund nicht überdeckt.

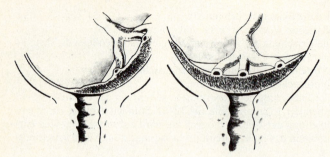

Pl. praevia lateralis   *Pl. praevia centralis*

Abb. 162   *Placenta praevia:* a) seitliches Vorliegen der Nachgeburt
b) Zentrales Vorliegen der Nachgeburt.

Wie oft findet sich eine Placenta praevia? Ungefähr in einem von 800 Fällen.

Welche Bedeutung haben die anatomischen Verhältnisse bei der Placenta praevia? Der Mutterkuchen ist am Rand des inneren Muttermundes, statt höher oben in der Wand der Gebärmutter angewachsen. Wenn der untere Teil der Gebärmutter während der Eröffnungsperiode der Geburt zur Vorbereitung der Austreibung des Kindes ausgezogen wird, erweitert sich der innere Muttermund. Das führt zu einer Ablösung des Mutterkuchens von seiner Unterlage in diesem Bereich, die mit einer Blutung einhergeht.

Kann man die Entwicklung einer Placenta praevia verhüten? Nein.

Wie zeigt sich eine Placenta praevia an? Das Hauptsymptom und eigentlich das einzige Zeichen ist die schmerzlose Blutung während der letzten Schwangerschaftsmonate. Von der geringfügigen Sickerblutung bis zum schweren Blutsturz gibt es alle Übergänge. Eine solche Blutung kann sofort zum Stillstand kommen oder so lange anhalten, daß sie lebensbedrohlich wird.

Welche Gefahren bringt die Placenta praevia mit sich?
a) Es besteht die Gefahr einer schweren Blutung;
b) die Placenta praevia macht häufig eine vorzeitige Beendigung der Schwangerschaft erforderlich. Die Folge ist oft eine Unreife des Kindes mit allen Nachteilen einer Frühgeburt.

Wie wird die Diagnose der Placenta praevia gestellt? Mit einer Ultraschalluntersuchung läßt sich die Lage der Plazenta nachweisen.

Ist bei einer Placenta praevia eine Aufnahme ins Krankenhaus immer absolut unerläßlich? Ja.

Wann tritt eine Störung des Schwangerschaftsverlaufs durch eine Placenta praevia am häufigsten ein? Während der letzten zwei, drei Schwangerschaftsmonate.

Wie geht man bei einer Placenta praevia vor?
a) Die Patientin muß Bettruhe einhalten, um ein normales Austragen des Kindes zu ermöglichen;
b) Bei einer Placenta praevia partialis ist oft die Entbindung auf natürlichem Weg möglich.
c) Bei einer Placenta praevia totalis ist eine Schnittentbindung angezeigt.

Wie groß sind die Heilungsaussichten bei einer Placenta praevia? Mit einer gewissenhaften Behandlung im Krankenhaus werden fast alle Patientinnen gerettet.

Hinterläßt die Placenta praevia nach der Entbindung noch Nachwirkungen? Nein, abgesehen davon, daß eine stärkere Blutarmut durch den Blutverlust entstanden sein kann.

Ist eine weitere Schwangerschaft für eine Frau, die eine Placenta praevia hatte, unbedenklich? Ja.

Besteht eine Neigung zur neuerlichen Entwicklung einer Placenta praevia in späteren Schwangerschaften? Nein.

Vorzeitige Plazentalösung

Was ist eine vorzeitige Plazentalösung? Man versteht darunter die vorzeitige Ablösung eines normal sitzenden Mutterkuchens von der Gebärmutterwand.

Wann tritt die vorzeitige Plazentalösung gewöhnlich ein? Bei starker Blutdruckerhöhung.

Was ist die Ursache der vorzeitigen Lösung? Genau kennt man die Ursache nicht, doch besteht eine enge Verbindung zwischen der vorzeitigen Plazentalösung und den verschiedenen Formen der Schwangerschaftstoxikosen. Man vermutet, daß die Plazenta bei einer starken Blutdruckerhöhung, wie sie bei der Toxikose vorkommt, von der Gebärmutterwand abgedrängt wird.

Wie häufig kommt es zu einer vorzeitigen Plazentalösung? Einmal in etwa 500 Fällen.

Welche Formen der vorzeitigen Plazentalösung unterscheidet man?
a) Die teilweise Ablösung des Mutterkuchens;
b) die vollständige Ablösung des Mutterkuchens.

Welche Folge hat es, wenn sich der Mutterkuchen von der Gebärmutterwand ablöst? Es kommt zu einer Blutung zwischen Gebärmutterwand und Mutterkuchen, die ihrerseits wiederum zu einer weiteren Ablösung des Mutterkuchens und damit zu einer Verstärkung der Blutung führen kann.

Kann man eine vorzeitige Plazentalösung verhindern? Nur insofern, als man mit einer guten vorgeburtlichen Betreuung und mit der Frühbehandlung jeder Toxikose gewisse begünstigende Faktoren ausschaltet.

Wie zeigt sich eine vorzeitige Plazentalösung an? Von den folgenden Zeichen können einzelne oder mehrere nachweisbar sein:
a) Blutabgang aus der Scheide;
b) Schmerzen oder Druckempfindlichkeit der Gebärmutter in den letzten Tagen der Schwangerschaft;
c) die Gebärmutter fühlt sich beim Abtasten des Leibes abnorm gespannt oder hart an;
d) Übelkeit und Erbrechen;
e) Toxikosezeichen einschließlich Blutdruckerhöhung;
f) Ohnmacht mit schwachem Puls und anderen Zeichen eines Blutverlust.

Kommt es bei einer vorzeitigen Plazentalösung immer zu einer Blutung nach außen? Nein. Die Blutung kann verborgen sein, das Blut kann innerhalb der Gebärmutterhöhle verbleiben.

Welche Folgen hat die vorzeitige Plazentalösung?
a) Eine außerordentlich hohe kindliche Sterblichkeit;
b) es kann zu einer Störung des Blutgerinnungsmechanismus bei der Mutter kommen, in deren Gefolge eine lebensbedrohliche Blutung auftreten kann.

Wie wird die vorzeitige Plazentalösung behandelt? Zunächst richtet sich die Behandlung auf die Schockbekämpfung. Gegebenenfalls muß der Blutverlust sofort mit Blutübertragungen ausgeglichen werden. In der Regel muß die Schwangerschaft beendet werden; entweder leitet man die Geburt ein oder man führt eine Schnittentbindung durch. Eine vorliegende Gerinnungsstörung muß behoben werden, etwa mit der Zufuhr von Fibrinogen. Ist die Gebärmutterwand massiv mit Blutungen durchsetzt und somit schwer geschädigt, muß in manchen Fällen die ganze Gebärmutter bei der Schnittentbindung operativ entfernt werden.

Wie groß sind die Aussichten, daß die Mutter bei einer vorzeitigen Plazentalösung durchkommt? Wenn die Diagnose früh gestellt werden kann und sofort eine geeignete Behandlung ausgeführt wird, ist das Leben der Mutter in der weitaus überwiegenden Mehrzahl der Fälle zu retten.

Welche Aussichten hat man bei einer vorzeitigen Plazentalösung auf ein lebendes Kind? Das hängt vom Ausmaß der Plazentalösung, der Stärke der Blutung dem dadurch bedingten Schockzustand der Mutter und davon ab, ob rasch behandelt werden konnte.

Hat eine vorzeitige Plazentalösung Nachwirkungen, wenn eine schnelle und zweckentsprechende Behandlung durchgeführt wurde? Nein.

Muß man damit rechnen, daß auch in späteren Schwangerschaften wieder eine vorzeitige Plazentalösung eintritt? Nein.

53

Seelische Störungen und Geisteskrankheiten

siehe auch Kapitel 17, Erbliche und angeborene Merkmale und Krankheiten; Kapitel 28, Kindliche Verhaltensweisen; Kapitel 38, Nervensystem und Neurochirurgie; Kapitel 46, Pubertät und Jugendalter

Was ist die Psychiatrie? Die Psychiatrie ist ein Spezialgebiet der Medizin, das sich dem Studium, der Verhütung und der Behandlung von Gemüts-, Verhaltens- und Geistesstörungen widmet und von Ärzten mit mehrjähriger Spezialausbildung in diesem Fach ausgeübt wird. Manche dieser psychiatrischen Krankheiten stehen mit anatomischen oder chemischen Veränderungen in Zusammenhang und werden als organische Krankheiten bezeichnet. Andere, sogenannte funktionelle Störungen, sind die Folge einer mangelhaften Anpassung an die Umwelt. Heute gilt als erwiesen, daß viele schwere Geisteskrankheiten wie z. B. die Schizophrenie sowohl einen organischen als auch eine funktionellen Ursprung haben können.

Was ist die Psychologie? Die Psychologie ist ein wissenschaftliches Fach, das sich mit dem Studium und der Beurteilung der geistigen und emotionalen Vorgänge befaßt. Das Wort „Psyche" bedeutet Seele, Psychologie heißt demnach Lehre von der Seele. Die Bezeichnung Seele wird jedoch von der modernen Psychologie wegen anderer Vorstellungen, die mit ihr verbunden sind, nur ungern gebraucht.

Was ist ein Psychologe? Ein Psychologe arbeitet aufgrund seiner speziellen Ausbildung entweder in Unterricht und Forschung auf dem Gebiet der Psychologie oder er ist im klinischen Rahmen mit der Durchführung von Intelligenztests, psychologischen Untersuchungen und auch mit der Behandlung von leichteren seelischen Störungen beschäftigt. Er ist im allgemeinen kein Arzt.

Wie häufig kommen seelische und geistige Störungen vor? Neuere Untersuchungen in der westlichen Welt haben für derartige Krankheitsfälle eine Häufigkeit von ungefähr 15% der Bevölkerung ergeben. Die Fortschritte der letzten 30 Jahre haben es ermöglicht, daß bei den meisten Patienten, die einer entsprechenden Behandlung unterzogen werden, eine Remission erreicht wird.

Was sind Emotionen? Emotionen sind die Gefühle des menschlichen Erlebens. Die bekanntesten sind Furcht, Liebe, Haß und Zorn. Angst ist die Furcht vor einer unbekannten Bedrohung.

Kapitel 53   Seelische Störungen und Geisteskrankheiten

Was sind Neurosen? Die Neurosen umfassen eine ganze Reihe von funktionellen Störungen. Sie werden gewöhnlich durch innere, manchmal unerkannte oder unbewußte Konflikte verursacht, die in Angst, Depressionen, Phobien oder Zwängen zum Ausdruck kommen. Diese Symptome beherrschen oft die Persönlichkeit des Neurotikers. Neurotiker werden oft als „verkrampft" beschrieben.

Wie werden Neurosen behandelt? Mit einer Psychotherapie, die zum Ziel hat, die inneren Konflikte des Patienten zu lösen. Sie kann von verschiedenen psychotherapeutisch geschulten Personen geleitet werden, etwa von Psychiatern, Psychologen oder Sozioalarbeitern. Neuere Medikamente wie die Tranquillantien, die nur unter strenger ärztlicher Überwachung verabreicht werden dürfen, können dazu beitragen, Neurosesymptome zu beseitigen.

Was versteht man unter Neurasthenie? Neurotische Konflikte treten oft in Form von Erschöpfung, die als Reaktion auf ganz geringe Belastungen auftritt, in Erscheinung. Die Beschwerden werden vom Patienten oft überbewertet; Appetitlosigkeit und dementsprechender Gewichtsverlust können ebenfalls zum Bild gehören, ferner Kopfdruck, Schwindel, Schlaflosigkeit, Konzentrationsunfähigkeit und gedrückte Stimmung. Es ist sehr wichtig, daß dieses Zustandsbild durch eine psychiatrische Untersuchung von einer larvierten Depression abgegrenzt wird.

Was versteht man unter „Nervenzusammenbruch"? Das ist eine laienhafte Bezeichnung für alle möglichen seelischen oder geistigen Störungen.

Kann man durch Überarbeitung einen Nervenzusammenbruch bekommen oder irrsinnig werden? Nein, doch können ungünstige Arbeitsverhältnisse zu Streß führen, der eine akute seelische Krise auslösen kann.

Kann man durch eine große Enttäuschung oder einen schweren Schicksalsschlag einen Nervenzusammenbruch erleiden? Verluste und Enttäuschungen können eine depressive Reaktion in Form einer abnormen Traueraktion oder eine neurotische reaktive Depression hervorrufen, führen aber selten zu einer Geisteskrankheit.

Was sind Psychosen? Darunter versteht man schwere seelische und geistige Störungen, die zu einer solchen Persönlichkeitsveränderung führen, daß der Patient seine Aufgaben im Arbeits-, Familien- und Sozialleben nicht mehr erfüllen kann. Psychosen gehen oft mit einem Zerfall des Gefühllebens, asozialem Verhalten, Unfähigkeit zur Konzentration und zum klaren Denken und Verlust des Erinnerungsvermögens einher. Manchmal treten Wahnvorstellungen und Sinnestäuschungen auf, die zumeist den Seh- und Hörbereich betreffen.

Was versteht man unter Geisteskrankheit? Damit meint man eine auf einem Krankheitsprozeß beruhende geistige Störung, etwa eine Psychose. Im juristischen Sinn ist es jede geistige Störung erheblichen Ausmaßes (Voraussetzung zur Entmündigung).

Gehen Neurosen oft in Psychosen über? Zwischen dem psychotischen Geschehen und den Neurosen gibt es so gut wie keine Beziehungen.

Was ist eine Angstneurose? Die Angstneurose ist eine Form der seelischen Störungen, die durch krankhaft übersteigerte Angst gekennzeichnet ist. Angstneurotiker sind reizbar, mißtrauisch, verkrampft, und reagieren vielfach auf alltäglich Konfliktsituation übertrieben. Oft bestehen Schlaflosigkeit und bestimmte körperliche Symptome wie Zittern, Pulsbeschleunigung, Herzklopfen, Schweißausbrüche, Schwindel und Kopfschmerzen. Es können auch Symptome von seiten des Magendarmtrakts wie Übelkeit, Erbrechen und Durchfall vorkommen. Die Symptome können in unmittelbar verständlichem Zusammenhang mit äußeren Umständen auftreten, oft aber erscheinen die Attacken ohne offensichtlichen Anlaß. Die körperlichen Beschwerden sind mit einem starken Gefühl der Bedrohung verbunden.

Was versteht man unter Schuldfähigkeit oder Zurechnungsfähigkeit? Diese Ausdrücke haben juristische Bedeutung. Wenn ein Täter zur Zeit der Tat aufgrund einer geistigen Störung nicht imstande ist, das Unrecht seiner Handlungen einzusehen, ist er unter Umständen unzurechnungsfähig und daher für seine Taten nicht verantwortlich. Zur Beurteilung der Zurechnungsfähigkeit oder Schuldfähigkeit des Täters wird in solchen Fällen vom Gericht ein psychiatrischer Sachverständiger beigezogen. Auch bei Geisteskrankheiten ist die Einsichtsfähigkeit nicht immer so gestört, daß Unzurechnungsfähigkeit vorliegt, so daß der Täter für seine Tat verantwortlich gemacht werden kann.

Welche Symptome können Warnsignale darstellen, daß jemand psychiatrische Hilfe braucht?
a) Häufig oder ständig niedergeschlagene Stimmung (Depression);
b) wiederkehrende Angstzustände und unbegründete Befürchtungen;
c) Reizbarkeit und unbeherrschte Wutausbrüche;
d) ständige Müdigkeit;
e) Unfähigkeit zu ausdauernder Arbeit;
f) häufige Auseinandersetzungen mit den Menschen der Umgebung;
g) Appetitlosigkeit und fortschreitende Gewichtsabnahme;
h) häufiges Kranksein ohne klare körperliche Ursache.

Kann ein Besuch beim Psychiater seelischen oder geistigen Störungen vorbeugen helfen? Ja, in vielen Fällen.

Kann man unbedenklich in eine Familie einheiraten, in der ein Mitglied geistesgestört ist? Im allgemeinen läßt sich das bejahen. Wenn allerdings bei mehreren Familienmitgliedern geistige Störungen aufgetreten sind, besteht Grund zu Bedenken. Die meisten Störungen reaktiver Art sowie solche, die auf nachweisbare organische Ursachen zurückgeführt werden können, sind nicht als Ehehindernis zu betrachten.

Welche Rolle spielt die Vererbung bei Geisteskrankheiten? Untersuchungen haben gezeigt, daß die Vererbung bei manchen schweren nichtorganischen Geistesstörungen eine gewisse Rolle spielt. Immer mehr Anzeichen sprechen dafür, daß auch bei bestehender Veranlagung das Einwirken von schwer belastenden Umwelteinflüssen notwendig ist, damit die Krankheit voll zum Ausbruch kommt.

Welche Rolle spielt das Sexualleben für die seelische Gesundheit? In der Regel sind sexuelle Probleme eher die Folge als die Ursache von seelischen Störungen. Man kann sagen, daß ein gesundes Sexualleben der seelischen Gesundheit förderlich ist.

Hat ein ausschweifendes Liebesleben nachteilige Folgen für die seelische Gesundheit? Nein.

Führt ein Mangel an sexueller Betätigung zu einer Störung der seelischen Gesundheit? Im allgemeinen führt ein eingeschränktes Sexualleben zu keinen seelischen Störungen. Tatsächlich leben ja sehr viele Menschen sichtlich ohne seelische Störungen im Zölibat und in geschlechtlicher Enthaltsamkeit. Reaktive Störungen können sich bei Menschen ergeben, bei denen ein befriedigendes Sexualleben durch Schicksalsereignisse zerstört worden ist.

Wie ernst sind Selbstmordabsichten zu nehmen? Selbstmord stellt ein schweres Problem in unserer Gesellschaft dar. Der Grad einer seelischen und geistigen Störung ist nicht unbedingt für Selbstmordabsicht, -drohungen und -handlungen ausschlaggebend. In der Regel ist die Selbstmordgefahr bei Menschen, die Selbstmordgedanken äußern und Selbstmordversuche unternommen haben, als sehr ernst zu betrachten. Selbstmorddrohungen sind immer ernst zu nehmen; eine fachärztliche Behandlung ist in solchen Fällen geboten.

Was ist eine Zwangsneurose? Zwangshandlungen und Zwangsvorstellungen sind häufige Neurosesymptome. Sie sind durch immer wiederkehrende Gedanken oder Handlungen gekennzeichnet, die der

Patient nicht beherrschen oder unterdrücken kann. Ein bekannter Zwang ist das ständig wiederholte Händewaschen ohne vernünftigen Grund oder ein krankhaft übersteigertes, den eigenen Körper oder den Haushalt betreffendes Reinlichkeitsbedürfnis.

Welche Bedeutung hat die abnorme Bindung an eine Elternteil, wie etwa im Falle des „Muttersöhnchens"? Eine solche abnorme Bindung zeigt gewöhnlich, daß die seelische Reifung und Entwicklung zur Unabhängigkeit nicht vollzogen worden ist. Solche Menschen haben auch oft große Schwierigkeiten, mit den normalen Gegebenheiten des Lebens fertig zu werden.

Was versteht man unter Ödipuskomplex? Dieser Begriff ist aus der griechischen Mythologie entsprungen. Er bezeichnet die unbewußte Bindung eines Sohnes an die Mutter, die gewöhnlich mit Eifersucht auf den Vater und Angst vor diesem einhergeht. Schuldgefühle und schwere seelische Konflikte können die Folge sein.

Was versteht man unter Kastrationskomplex? In der psychoanalytischen Theorie bezieht sich dieser Ausdruck auf Angstgefühle, die das Sexualleben betreffen. Der Kastrationskomplex kann im Zusammenhang mit einem Ödipuskomplex stehen. Zugrunde liegt eine tiefsitzende Angst vor einer Kastration bzw. einem Verlust der Geschlechtsteile oder vor einer Unzulänglichkeit der Geschlechtsorgane.

Was sind Phobien? Phobien sind Ausdrucksformen von Neurosen, die in unvernünftiger Angst vor alltäglichen Gegenständen oder Situationen bestehen. Die häufigsten Phobien sind die Klaustrophobie (Angst vor engen geschlossenen Räumen wie z. B. Aufzügen, Tunneln usw.) und die Agoraphobie (Angst vor freien Plätzen, die sogenannte Platzangst).

Was versteht man unter Hypnose? Hypnose ist eine veränderte Bewußtseinslage (Teilschlaf), in der der Patient für Suggestionen sehr empfänglich ist. Die Hypnose beseitigt oft die normalerweise vorhandenen Hemmungen des Patienten. In der Hand eines erfahrenen Psychotherapeuten kann die Hypnose dazu dienen, bestimmte Neurosesymptome zu beseitigen oder Aussagen zu gewinnen, die dem Patienten im bewußten Zustand schwer fallen. Sie kann auch helfen, Dinge aufzudecken, die dem Patienten nicht bewußt sind.

Darf eine Hypnose auch von jemand anderem als von ausgebildeten Psychotherapeuten durchgeführt werden? Nein. Die Anwendung der Hypnose außerhalb der medizinischen Therapie ist abzulehnen, weil sie bei empfänglichen und leicht beeinflußbaren Menschen schwere psychiatrische Störungen auslösen kann.

Ist die Anwendung von Tranquillantien bei seelisch Kranken günstig oder gefährlich? Unter strenger ärztlicher Überwachung verabreicht, können Tranquillantien eine sehr günstige Wirkung haben. Wegen des Problems der Suchtentwicklung und der Gewöhnung an immer höhere Dosen (zunehmende Toleranz) kann es jedoch gefährlich sein, sie unbegrenzt lange einzunehmen. Starke Mittel dieser Gruppe können auch dazu benützt werden, Selbstmord zu begehen; dieses Risiko muß daher immer bedacht werden, wenn diese Medikamente seelisch Kranken verschrieben werden.

Ist der Schlaf für die seelische Gesundheit notwendig? Neuere Untersuchungen haben gezeigt, daß Schlaf für die Erhaltung der seelischen Gesundheit wesentlich ist. Bei vielen psychiatrischen Krankheiten besteht eine Tendenz zu Schlafstörungen. In der akuten Phase der Erkrankung kann es notwendig sein, Schlafmittel einzunehmen, doch sollte man so bald wie möglich damit aufhören.

Sind Schlafstörungen ein ernstes Symptom? Anhaltende Schlaflosigkeit sollte als ausreichender Grund angesehen werden, psychiatrische Hilfe in Anspruch zu nehmen.

Was ist Hysterie? Die Hysterie ist eine krankhafte Form der Reaktion, die oft bei Menschen mit großer Einbildungskraft zu Symptombildungen führt, die keine anatomische oder medizinische Grundlage haben. Diese Reaktion, die häufig dramatische Formen annimmt, kann vorübergehende Funktionsausfälle von Gliedmaßen und Sinnesorganen beinhalten (z. B. hysterische Lähmungen, Gangstörungen, Blindheit, Taubheit usw.). Die Behandlung der Hysterie besteht in der Lösung des zugrundeliegenden seelischen Konflikts des Patienten.

Was sind psychosomatische Symptome und Krankheiten? Das ist eine Gruppe von Krankheiten körperlicher Art, die in erster Linie mit seelischen Faktoren im Zusammenhang stehen. Am häufigsten sind bestimmte Formen des Bluthochdrucks, peptische Geschwüre, Reizkolon und Kolitis. In diesen Rahmen gehören auch einige der sogenannten allergischen Krankheiten wie Asthma, Ekzem, Nesselsucht und verschiedene Störungen, bei denen der Juckreiz im Vordergrund steht. Ein psychosomatischer Ursprung wird von manchen Ärzten für die Schilddrüsenüberfunktion und für manche Formen der Zuckerkrankheit angenommen. Viele Formen des Kopfschmerzes einschließlich der Migräne und bestimmte Formen der Gelenksentzündung hat man ebenfalls dieser Gruppe zugerechnet. Bei psychosomatischen Krankheiten ist eine kombinierte medizinische und psychologische Behandlung erforderlich.

Sind seelisch bedingte Krankheitserscheinungen eingebildet? Nein, es sind *echte* Krankheitserscheinungen. Die Vorstellung, daß es sich bei Krankheitserscheinungen, die keine körperliche Ursache haben, um eingebildete Beschwerden handelt, ist falsch.

Soll man zum Psychiater gehen, wenn man deprimiert ist? In eine niedergeschlagene Stimmung zu geraten, ist etwas, das jedem passieren kann. Sehr oft ist ein besondere psychiatrische Behandlung nicht notwendig. Sollte die Depression jedoch anhalten, so soll man einen Psychiater zu Rate ziehen. Er kann die zugrundeliegende Ursache herausfinden und behandeln, sei es, daß es sich um eine reaktive, durch äußere Einflüsse ausgelöste Depression oder um eine endogene, aus dem Inneren kommende Depression handelt.

Wann ist eine psychiatrische Krankenhausbehandlung angezeigt? Bei schweren akuten psychiatrischen Symptomen ist eine Krankenhausbehandlung am günstigsten. Unter Umständen ist nur ein kurzer Aufenthalt – oft in der psychiatrischen Abteilung eines allgemeinen Krankenhauses – erforderlich. Die durchschnittliche Dauer des Krankenhausaufenthalts beträgt etwa 2 Wochen. Wenn in diesem Zeitraum keine vollständige Wiederherstellung erfolgt, kann eine intensive Psychotherapie in der Facharztpraxis oder die dauernde Unterbringung in einer psychiatrischen Anstalt angezeigt sein.

Wird ein Daueraufenthalt in einer psychiatrischen Anstalt oft empfohlen? Aufgrund der jüngsten Fortschritte in der Behandlung und Betreuung ist diese Form der stationären Behandlung heute sehr wenig üblich. Die meisten Geistesstörungen können beherrscht werden, bevor sie chronische Form annehmen. Allerdings kann bei manchen Patienten mit organisch bedingten Geistesstörungen und bei gewalttätigen oder gemeingefährlichen Geisteskranken eine Beaufsichtigung und Anstaltsbetreuung unumgänglich sein.

Was ist die Psychotherapie? Die Behandlung von seelischen Störungen, Verhaltensstörungen und Geisteskrankheiten durch eine qualifizierten Therapeuten. Es können verschiedene Behandlungsverfahren, die von den einzelnen psychotherapeutischen Schulen entwickelt worden sind, zur Anwendung kommen.
a) Die unterstützende Psychotherapie befaßt sich mit dem speziellen vorliegenden Problem und kann von verständigen, teilnahmsvollen Personen – etwa Verwandten, engen Freunden, Seelsorger, Hausarzt usw. – durchgeführt werden.
b) Die aufdeckende Psychotherapie befaßt sich mit den tieferliegenden und dauerhafteren Problemen und wird von geschulten, erfahrenen Psychiatern ausgeführt.

Was ist das Hauptziel der Psychotherapie? Das Ziel ist, dem Patienten die seelischen Konflikte, die ihn bedrängen, bewußt zu machen, damit er sie verarbeiten kann, und durch diese neu gewonnenen Erkenntnisse eine Verminderung oder Behebung der Krankheitserscheinungen zu erreichen.

Was ist die kognitive Psychotherapie? Das ist eine Technik, die den Patienten hilft, sich selbst besser zu verstehen, eine richtige Einstellung zu ihren Schwierigkeiten zu gewinnen und mit ihren Problemen sowie mit den Menschen ihrer Umgebung besser zurechtzukommen. Zum Ziel der Behandlung gehört auch die Entwicklung besserer Wertvorstellungen und Maßstäbe.

Was ist die Psychoanalyse? Die Psychoanalyse ist ein psychotherapeutisches Spezialverfahren. Sie hat zum Ziel, dem Patienten in die unbewußten seelischen Vorgänge, die seiner Persönlichkeit und seinen Schwierigkeiten zugrundeliegen, Einsicht zu verschaffen. Damit hofft man, die Störung zu beseitigen und eine Besserung des Reaktionsverhaltens zu erreichen. Als Mittel, zum Unbewußten vorzudringen, werden Träume und freie Assoziationen verwendet, wobei der Arzt möglichst wenig eingreift.

Was ist die Gruppentherapie? Bei dieser psychiatrischen Behandlungsmethode nimmt eine Reihe von Patienten unter der Leitung eines Therapeuten an den Sitzungen teil und wird als Gruppe behandelt.

Welche Ziele hat die Gruppentherapie? Im wesentlichen die gleichen wie die individuelle Behandlung. Die Gruppentherapie ist besonders bei Patienten angezeigt, die Schwierigkeiten im Umgang mit anderen Menschen haben. Die Gruppensituation fördert die Kontaktfähigkeit. Sie macht auch dem Patienten die Erfahrungen anderer zugänglich, so daß er sich in seiner Krankheit nicht allein fühlt. Ein weiterer Vorteil der Gruppentherapie ist, daß sie nicht so teuer ist wie die Einzeltherapie.

Welche Nachteile hat die Gruppentherapie? Es kann für den Patienten schwierig sein, sehr persönliche Probleme auszusprechen. Er spürt es vielleicht auch, daß sich der Psychotherapeut nicht ausschließlich seinen Problemen widmen kann.

Wie lange dauert es, bis die Psychotherapie Erfolg zeigt? Der Erfolg hängt von vielen Faktoren ab. Nachdem sich der Patient und der Psychotherapeut ein Ziel gesetzt haben, richtet sich die Dauer der psychotherapeutischen Betreuung meist nach der Schwere der Störung und der Häufigkeit der Einzelbehandlungen. Nach dem erfolgreichen Abschluß der Psychotherapie bleiben viele Patienten noch zur nachsorgenden Betreuung mit ihrem Therapeuten in Kontakt, eventuell über einen Zeitraum von ein paar Monaten bis zu zwei Jahren oder mehr.

Ist eine Psychotherapie teuer? Sie wird vielfach als teuer angesehen, aber wenn man in Betracht zieht, wieviel Zeit aufgewendet werden muß, um einen Erfolg zu erreichen, ist sie eigentlich nicht teuer. Eine große Operation, die sehr viel Geld kostet, dauert nur einige Stunden. Eine Psychotherapie kostet weniger, kann aber Hunderte von Stunden intensiver Behandlung erfordern.

Gibt es eine chirurgische Behandlung für Geisteskrankheiten? In der Vergangenheit hat man bei bestimmten Arten von Geisteskrankheit die chirurgische Zerstörung kleiner Hirngebiete befürwortet (Lobotomie). Aufgrund der neuen Fortschritte in der Psychiatrie ist man von dieser Operation abgegangen.

Welche verschiedenen Formen von Psychosen gibt es? Zu den wichtigsten Formen gehören:
a) Schizophrenie.
b) manisch-depressive Erkrankungen.
c) psychotische Depression.
d) paranoide Erkrankungen.
e) Depressionen des mittleren Lebensalters.
f) senile Psychosen.
g) arteriosklerotische Psychosen.
h) progressive Paralyse (syphilitische Psychose).
i) traumatische Psychosen infolge Hirnverletzung.
j) durch einen Hirntumor bedingte Psychosen.

Was ist eine Depression? Eine Depression ist eine seelische Störung, die in einer gedrückten Stimmung, Antriebslosigkeit und in einer düsteren, hoffnungslosen Einstellung zum Ausdruck kommt. Sie ist oft mit Angstgefühlen, nervöser Anspannung und Unruhe verbunden. Der Patient klagt über mangelnde Energie, hat an nichts Interesse, fühlt sich unfähig, seine normalen Tätigkeiten zu verrichten, und möchte in Ruhe gelassen werden. Mit dieser Gemütsstörung gehen oft Schlaflosigkeit, Appetitlosigkeit und Gewichtsverlust einher. In schweren Fällen besteht ausgesprochene Selbstmordgefahr.

Welche verschiedene Formen der Depression gibt es? Es gibt Depressionen, die Ausdrucksformen einer Neurose sind und in Reaktion auf äußere Umstände auftreten; man bezeichnet sie als *reaktive Depressionen*. Sie sind zu unterscheiden von der *endogenen* („aus dem Inneren kommenden") Depression, die biochemisch verankert sein kann, wie bei den psychotischen Drepressionen der manisch-depressiven Erkrankungen.

Was ist eine Involutionsmelancholie? Früher hielt man Depressionen, die erstmals in der zweiten Lebenshälfte zur Zeit der hormonalen Veränderungen (Klimakterium) auftreten, für eine eigene Krankheit. Heute gilt diese Erkrankung nicht mehr als Sonderform, die sich von anderen Formen der Depression unterscheidet.

Was versteht man unter Melancholie? Dieser Ausdruck, der in der modernen Psychiatrie kaum mehr gebraucht wird, ist eine ältere Bezeichnung für Depression, im engeren Sinne für die endogene Depression.

Wie wird eine Depression behandelt?
a) Bei Patienten, die Selbstmordgedanken geäußert haben, müssen Maßnahmen zur Selbstmordverhütung getroffen werden. Das ist am besten durch einen kurzen Krankenhausaufenthalt in einer psychiatrischen Abteilung zu erreichen.
b) Es werden Medikamente, sogenannte Antidepressiva, die chemisch auf das Gehirn einwirken, z. B. Lithiumsalze, verabreicht.
c) Wenn die beiden obengenannten Maßnahmen versagen, kann eine Elektroschockbehandlung angezeigt sein.
d) Jeder der genannten Behandlungsformen sollte eine Psychotherapie folgen.

Was ist eine Elektroschockbehandlung? Die Elektroschockbehandlung ist eine Form der physikalischen Therapie, bei der elektrischer Strom von geringer Stärke für den Bruchteil einer Sekunde zum Gehirn geleitet wird. Der Schock führt zu einer kurzdauernden Bewußtlosigkeit, manchmal gefolgt von einer leichten vorübergehenden Verwirrtheit, die innerhalb von 3–5 Wochen schwindet. In der überwiegenden Mehrzahl der Fälle bewirkt die Schockbehandlung ein Zurückgehen der Krankheitserscheinungen. Sie schließt aber nicht immer das Auftreten neuer Krankheitsschübe aus.

Bei welchen anderen Krankheiten kann eine Elektroschockbehandlung günstig sein? Bei schweren Formen der Angstneurose, manischen Zustandsbildern und manchen Formen der Schizophrenie, besonders der katatonen und der akuten Form.

Wo kann eine Elektroschockbehandlung durchgeführt werden? In einer psychiatrischen Heilanstalt oder in einer Nervenklinik.

Was sind die manisch-depressiven Erkrankungen? Bei diesen Gemütskrankheiten gibt es Phasen von extremen Stimmungslagen. In der manischen Phase ist der Patient hochgestimmt, ständig rastlos, erregt, redselig, heiter, sorglos und optimistisch und kommt kaum zum Schlafen. In der depressiven Phase entsprechen die Erscheinungen der oben beschriebenen Depression. Dauer und Schwere der Erscheinungen sowie der Abstand zwischen den einzelnen Krankheitsschüben schwanken außerordentlich.

Welchen Verlauf nehmen manisch-depressive Erkrankungen? Der einzelne Krankheitsschub geht vorüber und der Patient bleibt längere oder kürzere Zeit frei von Krankheitserscheinungen. Es gibt Fälle, in denen die Krankheitschübe alle paar Monate auftreten, und andere mit jahrelangen Abständen. Manische und depressive Phasen können sich abwechseln (bipolare Form), oder es treten nur depressive oder (selten) nur manische Phasen auf (monopolare Form). Zwischen den einzelnen Krankheitsschüben weisen die Patienten keine äußeren Zeichen einer psychiatrischen Störung auf.

Tritt bei den meisten Patienten, die einen manisch-depressiven Krankheitsschub durchgemacht haben, ein Rückfall auf? Nicht, wenn sie fortlaufend die entsprechenden Medikamente nehmen.

Welche Medikamente sollen Patienten mit manisch-depressiven Erkrankungen nehmen? Lithiumsalze. Wenn sie ständig unter ärztlicher Überwachung eingenommen werden, lassen sich zukünftige Rückfälle oft verhindern.

Sollen sich Patienten, die Lithiumpräparate nehmen, außerdem psychiatrisch behandeln lassen? Ja. Sie können dadurch Einsicht in das Wesen ihrer Krankheit gewinnen und die Behandlung kann helfen, einem Rückfall vorzubeugen.

Kann die Schwangerschaft oder Mutterschaft eine seelische oder geistige Störung verursachen? Eine spezielle Ursache für eine psychiatrische Krankheit stellt die Mutterschaft als solche nicht dar. Die Belastung der Schwangerschaft und Entbindung kann jedoch als unspezifischer Reiz wirken, der eine seelische Reaktion, die vielleicht schon im Verborgenen ruhend vorhanden war, auslöst.

Was ist eine Wochenbettpsychose? In seltenen Fällen entwickelt sich bald nach der Entbindung ein akutes psychotisches Krankheitsbild, das einer Schizophrenie, einem manischen Zustand oder einer Depression ähnlich sein kann. Viele Psychiater sind heute der Ansicht, daß diese Psychosen keine besondere, für die Periode nach der Entbindung typische Krankheitsform darstellen, sondern daß Entbindung und Wochenbett nur einen auslösenden Faktor bilden.

Was ist die Schizophrenie? Die Schizophrenie ist eine Psychose, die mit einer Störung des Denkens und des Wirklichkeitsbezugs, verbunden mit Wahnvorstellungen (z. B. Verfolgungswahn) und akustischen Sinnestäuschungen (Hören von Stimmen) in Erscheinung tritt. Diese Geistesstörung tritt gewöhnlich erstmals im Jugendalter auf und wurde daher früher als Dementia praecox (Jugendirresein) bezeichnet. Sie verläuft in Schüben, die im Lauf des Lebens wiederkehren, besonders in Perioden seelischer Belastung. Die Ursache der Geistesstörung ist unbekannt. Die Anzeichen sprechen dafür, daß sie mit einer Störung von chemischen Faktoren im Gehirn in Zusammenhang steht. Erbfaktoren spielen eine Rolle.

Wie wird die Schizophrenie behandelt? Die Schizophrenie wird heute hauptsächlich mit Medikamenten und Psychotherapie behandelt. Ein wiederholter kurzzeitiger Krankenhausaufenthalt kann notwenig sein. Durch Einbeziehung der Familie in die Behandlung, die sogenannte „Familientherapie", haben sich die Aussichten für den Verlauf gebessert. Wen man herausfinden kann, welche Belastungen für die Auslösung der psychotischen Schübe verantwortlich sind, kann man dem Kranken durch Vermeiden dieser Belastungen helfen.

Wie sind die Aussichten bei der Schizophrenie? Die Schizophrenie ist eine chronische, in wiederkehrenden Schüben verlaufende Krankheit. Mit einer medikamentösen Erhaltungstherapie und mit der Mitarbeit des Patienten kann es jedoch gelingen, die Symptome über lange Zeit unter Kontrolle zu halten.

Was sind paranoide Reaktionen? Paranoide Reaktionen sind Geistesstörungen, die durch das Auftreten von Wahnideen gekennzeichnet sind; oft handelt es sich dabei um Verfolgungsideen. Der Kranke ist in seinem Wahn überzeugt, daß man ihm Schaden zufügen will und verdreht die wirklichen Gegebenheiten so, daß sie als Beweis für seine Wahnvorstellungen dienen. Der Laie nennt das „Verfolgungswahn". Auch andere Wahnideen wie Größenideen, wahnhafte Eifersucht, Querulantentum usw. gehören zu dieser Gruppe. Viele schwere psychiatrische Krankheiten gehen mit paranoiden Wahnvorstellungen einher.

Wie sind die Aussichten für den Paranoiker? In den meisten Fällen bleiben die Symptome bestehen und werden chronisch. Bei diesen Patienten sind die Aussichten ungünstig, die Geistesstörung bleibt bestehen. In einer kleineren Zahl der Fälle ist der Zustand von begrenzter Dauer, besonders wenn er mit einer vorübergehenden toxischen körperlichen Erkrankung in Zusammenhang steht.

Gibt es für einen durchschnittlichen Fall von Paranoia eine spezielle Behandlung? Nein.

Was bedeutet IQ? Diese Buchstaben sind die Abkürzung für Intelligenzquotient. Er wird mit einer Zahl ausgedrückt, die sich aus dem Verhältnis vom *geistigen Alter* (Intelligenzalter), das durch Intelligenztests ermittelt wird, zum *tatsächlichen Lebensalter* des Menschen ergibt. Die durchschnittliche Intelligenz liegt auf dieser Skala zwischen 90 und 110. Bei Schwachsinn ist der IQ niedriger.

Was versteht man unter Schwachsinn? Unter Schwachsinn oder Oligophrenie versteht man eine Geistesschwäche oder geistige Leistungsbehinderung, die gewöhnlich angeboren ist oder im frühen Kindesalter eintritt. Durch die mangelhafte Entwicklung der Intelligenz sind Verständnis und Auffassungsvermögen unvollkommen und das Lernen ist erschwert. Man unterscheidet verschiedene Grade des Schwachsinns, die Idiotie, die Imbezillität und die Debilität oder zurückgebliebene geistige Entwicklung. Die Störung ist im wesentlichen organisch bedingt und kann mit einer Hirnschädigung, die vor, bei oder nach der Geburt eingetreten ist, in Zusammenhang stehen. Es können daher auch begleitende Zeichen einer Hirnschädigung wie Lähmungen, abnorme Bewegungen und gelegentlich eine zerebrale Kinderlähmung vorhanden sein. Der Kopf kann ungewöhnlich klein oder auch ungewöhnlich groß sein – oft handelt es sich um einen Hydrozephalus (Wasserkopf) durch eine vermehrte Ansammlung von Flüssigkeit im Schädelinnern.

Was ist das Down-Syndrom? Mit Down-Syndrom oder Mongolismus bezeichnet man eine Form des Schwachsinns, bei dem das Gesicht des Betroffenen ein charakteristisches, leicht mongolisch wirkendes Aussehen hat. Es ist heute durch die neuen Forschungsergebnisse klar bewiesen, daß es sich um eine genetische Störung handelt, das heißt eine Störung, die die Erbmasse betrifft. Mit der Untersuchung und Zählung der Chromosomen, der Träger der Gene und des Erbguts, konnte festgestellt werden, daß bei Mongoloiden eine charakteristische Chromosomenanomalie vorliegt, die in einem überzähligen Chromosom besteht. Mongoloide Kinder sind geistig mäßig zurückgeblieben, aber oft fügsam, freundlich und in beschränktem Ausmaß lernfähig (siehe auch Kapitel 50, Säuglings- und Kinderkrankheiten).

Was versteht man unter Idiotie? Die Idiotie ist die niederste Form der geistigen Entwicklung. Sie ist schon früh im Leben leicht erkennbar. Das Intelligenzalter entwickelt sich nie über das Niveau eines Zweijährigen hinaus. Der Intelligenzquotient ist unter 25. Auch körperliche Mißbildungen können vorhanden sein und Krampfanfälle sind häufig. Ein so hochgradiger Schwachsinniger lernt unter Umständen niemals sprechen. Er kann sehr wenig für sich selber tun und braucht ständige Beaufsichtigung. Auf etwa 3500 Geburten kommt ein idiotisches Kind.

Was ist Imbezilltät? Imbezille erreichen ein etwas höheres Intelligenzniveau als Idioten. Ihre Sprache ist beschränkt, sie lernen schlecht, können aber zu einfachen Arbeiten angeleitet werden. Die geistige Entwicklungsstufe entspricht einem Alter von 2 bis 7 Jahren, und der Intelligenzquotient liegt zwischen 25 und 50. Auf etwa 1500 Geburten kommt ein Imbeziller.

Sollen Idioten und Imbezille in Anstalten untergebracht werden? In der Vergangenheit hielt man es für am besten, solche Kinder in einer spezialisierten Anstalt zu betreuen, doch seit neuem geht man daran, sie in aufnahmenwilligen Familien oder kleinen Heimen unterzubringen. Damit wird eine bessere Anpassung an die Erfordernisse des Lebens erreicht. Bei der Überlegung, ob ein solches Kind in eine Anstalt gegeben werden soll, sollten die Eltern in erster Linie an das Wohlergehen des Kindes denken.

Was ist Debilität? Dieser Ausdruck wird für die leichte Form des Schwachsinns verwendet, bei der der Intelligenzquotient zwischen 50 und 70 liegt. Debile Kinder sind in der Entwicklung etwas zurückgeblieben, was aber in ihrem Verhalten unter Umständen unauffällig bleibt. Sie sehen wie ander Kinder aus, lernen gehen und sprechen, und grobe Zeichen, daß diese Kinder anders als andere sind, fehlen oft. Erst in der Schule fällt gewöhnlich ihre geistige Behinderung auf, weil sie im Unterricht nicht mitkommen.

In welche Gruppe fällt ein Kind mit einem Intelligenzquotient zwischen 70 und 90? Ein solches Kind ist etwas zurückgeblieben, kann sich aber mit einer entsprechenden Schulung in die Gesellschaft einpassen und ein nützliches Leben führen. Man spricht in solchen Fällen von schwachbegabt oder grenzdebil.

Ist Schwachsinn erblich? Die meisten Fälle von Schwachsinn sind durch äußere Einwirkungen entstanden, z. B. durch einen gestörten Geburtsverlauf oder durch erworbene Krankheiten, Infektionen usw. In einer Minderzahl der Fälle ist der Schwachsinn jedoch erblich bedingt. Man kann bereits beim ungeborenen Kind im Mutterleib mit Chromosomenuntersuchungen bestimmte Formen des erblich bedingten Schwachsinns diagnostizieren.

Was ist ein Idiot savant? Ein Mensch mit einem sehr niedrigen geistigen Entwicklungsstand, der in einer Richtung ein beachtliches Talent aufweist, zum Beispiel eine erstaunliche Fähigkeit im Rechnen oder Gedächtnisleistungen auf einem bestimmten Gebiet.

Was sind die häufigsten Ursachen des Schwachsinns?
a) Erblich bedingte Störungen;

b) eine Krankheit der Mutter während der Embryonalentwicklung des Kindes, beispielsweise Röteln, Drogenmißbrauch oder Alkoholismus;
c) Schädigungen durch eine schwere Geburt oder durch Komplikationen während der Schwangerschaft oder Entbindung;
d) Hirnverletzung, Hirninfektion oder andere Hirnkrankheiten während des Säuglings- oder Kleinkindesalters;
e) erblich bedingte angeborene Stoffwechselstörungen, bei denen es infolge des Fehlens eines Enzyms zur Ansammlung von abnormen chemischen Substanzen im Blut kommt. Eine Form dieser Stoffwechselstörungen ist die Phenylketonurie. Die abnorme Substanzen können im Harn nachgewiesen werden; es ist dann möglich, mit einer geeigneten Diät die Ansammlung dieser abnormen Substanzen zu verhindern und damit der Hirnschädigung vorzubeugen (siehe auch Kapitel 50, Säuglings- und Kinderkrankheiten).

Gibt es eine Behandlung für Schwachsinn? Die Betreuung geistig behinderter Kinder ist darauf ausgerichtet, die vorhande geistige Kapazität voll auszunützen. Kinder mit leichterem Schwachsinn können eine geeignete Ausbildung erhalten, damit sie eine nützliche Arbeit in der Gesellschaft leisten können.

Läßt sich Schwachsinn verhüten? Nein, doch kann viel getan werden, um seine Häufigkeit herabzusetzen:
a) Durch gewissenhafte Befolgung der Anweisungen des Geburtshelfers hinsichtlich des Verhaltens während der Schwangerschaft – wenig oder besser gar nicht rauchen, keine Suchtmittel nehmen, wenig Alkohol trinken, eine nahrhafte, ausgewogene Kost essen und ausreichend schlafen,
b) durch eine genetische Beratung *vor* der Schwangerschaft, wenn in der Familie Schwachsinn vorgekommen ist.

Streß

Was versteht man unter Streß und welche Vorstellungen verbinden sich damit? Aus dem englischen Sprachgebrauch hat man auch bei uns das Wort „Streß" übernommen, um Belastungssituationen zu bezeichnen, die bestimmte Reaktionen auslösen. Der menschliche Organismus verfügt über gewisse angeborene Mechanismen, die es ihm erlauben, sich vor von außen kommenden Belastungen zu schützen. Ein solcher „Streß" kann den Körper betreffen, etwa extreme Hitze oder Kälte, oder er kann die Gemütsverfassung beeinflussen, wie beispielsweise eine drohende Gefahr. Die Reaktion des Körpers auf den Streß nennt man „Adaptation" d. h. Anpassung. Die Adaptation ist ein komplexer Mechanismus, an dem das Nervensystem und das endokrine Drüsensystem beteiligt sind. Die Form der Anpassung ist je nach der Art des Streß und der Anlage des Individuums verschieden. Im allgemeinen folgt auf einen körperlichen Streß eine körperliche Adaptationsreaktion; die Adaptationsreaktion auf einen seelischen Streß ist sowohl seelischer als auch körperlicher Natur. Sie kann als emotionelle Reaktion zum Ausdruck kommen – Zorn, Angst, Abscheu usw.

Welche körperlichen Streßreaktionen gibt es unter anderem? Eine der wichtigsten ist die Reaktion auf eine unvermittelte oder schwere Verletzung oder Schädigung. Der Körper kann darauf mit einer Allgemeinreaktion, einem sog. Schock, antworten, dabei wird die Gesamtblutmenge des Körpers so umverteilt, daß jenen Organe viel Blut bekommen, die es am meisten brauchen. Wenn der Schock jedoch zu lange andauert, kann er – wie viele Adaptationsmechanismen – seine Schutzwirkung verlieren und zum Tode führen. Eine weitere verbreitete körperliche Adaptionsreaktion auf einen körperlichen Streß ist die allergische Reaktion, die, ob als Heufieber, Asthma oder Nesselausschlag, die Verteidigung des Körpers gegen eine Fremdsubstanz (z. B. Pollen) darstellt. Wenn die Abwehrreaktion aber zu extrem wird, wie beim Bronchialasthma, kann die Reaktion gefährlicher sein als der Streß, der sie ausgelöst hat.

Welche emotionalen Streßreaktionen gibt es unter anderem? Ebenso wie ein körperlicher Streß (Pollen) eine körperliche Reaktion (Asthma) hervorrufen kann, so kann ein seelischer Streß (drohende Gefahr) eine seelische Reaktion (Angst) auslösen. Die Angst als Adaptationsreaktion hat den biologischen Zweck, den Menschen besser auf die Gefahr vorzubereiten. So schütten die Nebennieren bei drohender Gefahr bestimmte Sekrete aus, die den Körper besser befähigen, dem Streß standzuhalten. Die psychologischen Elemente der Angst können aber so überwältigend werden, daß man völlig aktionsunfähig wird, während die körperlichen Elemente, wenn sie lange genug bestehen, eine echte körperliche Krankheit auslösen können. Manche Ärzte nennen diese körperlichen Krankheiten, die durch seelischen Streß entstehen, psychosomatische Krankheiten.

Welche Rolle spielt der Streßmechanismus für die Gesundheit? Gewisse Streßreaktionen sind für die Gesundheit von wesentlicher Bedeutung. So ist z. B. die allergische Reaktion, die den Heufieberkranken solche Beschwerden macht, der gleiche Mechanismus wie jener, der uns eine Immunität gegen bestimmte Krankheiten erwerben läßt – sei es durch die Erkrankung selbst (man kann Masern nur einmal bekommen), sei es durch eine Impfung (z. B. Kinderlähmungsschutzimpfung). Ebenso ist bei jeder körperlichen Erkrankung die Produktion bestimmter Hormone durch die Nebennieren ein Mittel, das der Körper einsetzt, um die Krankheit zu bekämpfen, so wie der Arzt mit Medikamenten und anderen Behandlungsmaßnahmen Krankheiten bekämpft.

Welche Rolle spielt der Streßmechanismus bei einer körperlichen Krankheit? Man glaubt, daß gestörte Adaptationsreaktionen, die entweder zu stark oder zu schwach ablaufen, zu einer echten körperlichen Krankheit führen können. Die allergische Reaktion kann, wie oben erwähnt, als Beispiel einer überschießenden körperlichen Adaptationsreaktion gelten. Auch der Bluthochdruck wird vielfach als Folge einer zu starken emotionellen Adaptationsreaktion angesehen. Bei Aufregungen steigt der Blutdruck und der Organismus gerät in einen Zustand erhöhter Spannung, Erregung und Reizempfindlichkeit. Wenn aber ein ständiger Spannungszustand besteht, kann es zu einer Fixierung des Bluthochdrucks kommen und man wird körperlich krank. Umgekehrt reagieren bei bestimmten Krankheiten die Adaptationsorgane so, als ob sie erschöpft wären. Es kann z. B. vorkommen, daß die Nebennieren eine ungenügende Hormonmenge ausscheiden; in diesem Fall ist das Reaktionsvermögen des Körpers unter Umständen mangelhaft.

Ist die Streßraktion förderlich für die Gesundheit oder ist sie schädlich? Das hängt von der Schwere des Streß und dem Ausmaß der Adaptationsreaktion ab. Grundsätzlich ist die Streßreaktion vorteilhaft, da sie ein biologisches System des Selbstschutzes ist. Wenn es aber im Adaptationssystem entweder zu einer Überfunktion oder zu einer Ermüdung kommt, kann eine echte körperliche oder seelische Krankheit entstehen.

Was sind die sog. „Adaptationskrankheiten"? Das sind jene Krankheiten, die durch die dauernde Einwirkung eines chronischen Streß zustande kommen.

In welchem Zusammenhng steht der Streßmechanismus mit den sogenannten „psychosomatischen Krankheiten"? Psychosomatische Krankheiten werden von vielen Ärzten als die körperliche Folge langdauernder seelischer Spannungen angesehen. Dazu gehören Krankheiten wie Bluthochdruck, Magengeschwür und Schilddrüsenüberfunktion.

Welche Rolle spielt der Streß vermutlich beim Vorgang des Alterns? Viele Untersucher glauben, daß das Altern in gewissem Ausmaß das Ergebnis von häufigen und wiederholten Schädigungen ist, die der Körper über lange Zeit erleidet. Eine Arterienverhärtung kann z. B. die Folge eines lange bestehenden Bluthochdruckleidens sein, die eine

Adaptationsreaktion sein könnte. Besonders die endokrinen Drüsen scheinen sich durch gehäufte schwere Belastungen und Anforderungen des Lebens eher zu erschöpfen und ihre Unterfunktion könnte eine Beschleunigung des Alterungsprozesses begünstigen. Anscheinend sollte man, um lange zu leben, extreme Belastungen jeder Art meiden.

54

Sexualorgane, Sexualverhalten und Fortpflanzung

siehe auch Kapitel 14, Brustdrüse; Kapitel 19, Geschlechtskrankheiten; Kapitel 24, Hirnanhangsdrüse; Kapitel 28, Kindliche Verhaltensweisen; Kapitel 40, Nieren und Harnwege; Kapitel 46, Pubertät und Jugendalter; Kapitel 52, Schwangerschaft und Entbindung; Kapitel 53, Seelische Störungen und Geisteskrankheiten

Die männlichen Geschlechtsorgane

Männliches Glied, Hodensack, Hoden, Vorsteherdrüse (Abb. 163).

Glied

Welchen Aufbau hat das männliche Glied? Das männliche Glied oder der Penis setzt sich aus drei zylindrischen Schwellkörpern zusammen, von denen zwei an der oberen Seite und der dritte an der Unterseite des Organs liegen. Letzterer umgibt die Harnröhre oder Urethra, durch die Harn und Samen abgeleitet werden. Alle drei Schwellkörper, die sogenannten Corpora cavernosa, bestehen aus schwammartigem Gewebe und versteifen sich, wenn sie mit Blut gefüllt sind, so daß eine Aufrichtung oder Erektion des Glieds eintritt. Das vordere Ende des Glieds, die Eichel, ist im Ruhezustand des Glieds von der Vorhaut bedeckt. Wenn eine Beschneidung durchgeführt wird, wird diese Vorhaut entfernt.

Welche Funktion hat die männliche Harnröhre?
a) Die Ableitung des Harns;
b) den Transport der Samenflüssigkeit, in der die Samenzellen aufgeschwemmt sind.

Beschneidung

(Zirkumzision)

Was versteht man unter Beschneidung? Die Entfernung der Vorhaut (Abb. 164 a–d).

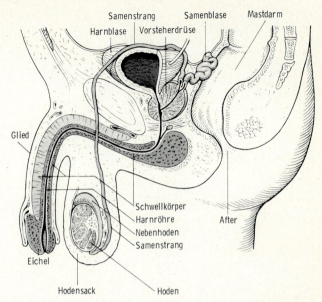

Abb. 163 *Die männlichen Geschlechtsorgane.* Die Zeichnung zeigt im Schnitt das Glied mit den Schwellkörpern, Hoden und Nebenhoden, Samenstrang, Samenblase und Vorsteherdrüse und deren Beziehungen zu den Nachbarorganen. Die Samenzellen werden in den Hoden gebildet und durch den Samenleiter bis zu den Samenblasen transportiert. Hier sammeln sich die Samenzellen an und werden dann gemischt mit den Flüssigkeiten, die von Samenblasen und Vorsteherdrüse ausgeschieden werden, ausgestoßen.

Aus welchen Gründen wird eine Beschneidung durchgeführt?
a) Bei manchen Völkern stellt die Beschneidung ein religiöses Ritual dar;
b) mancherorts, etwa in den Vereinigten Staaten, wird sie auch allgemein empfohlen, weil sie eine fast vollkommene Sicherung gegen den Peniskrebs darstellt. Bei Beschnittenen kommt er kaum vor. Auch hygienische Gründe werden zugunsten der Beschneidung angeführt, weil sie eine leichtere Reinigung des Glieds erlaubt. Bei normaler Genitalhygiene ist der Peniskrebs jedoch extrem selten, so daß in Staaten mit guten hygienischen und sozialen Verhältnissen die Beschneidung aller Knaben unsinnig ist.

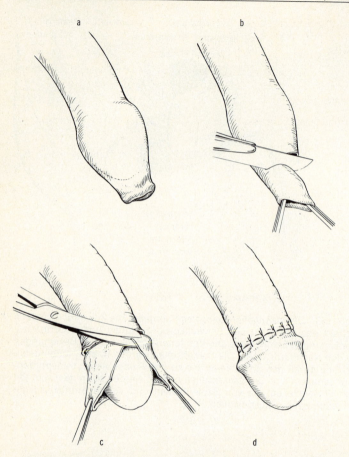

Abb. 164 *Beschneidung* a) gestrichelt ist die Eichel innerhalb des Vorhautsackes angedeutet; b) die Vorhaut wird vorgezogen und durchtrennt; c) das überschüssige Gewebe wird entfernt; d) die Wunde wird mit Nähten verschlossen, die Eichel liegt nun vollkommen frei.

Ist es wahr, daß Frauen, die mit beschnittenen Männern verheiratet sind, mit geringerer Wahrscheinlichkeit einen Gebärmutterhalskrebs bekommen? Manche Untersucher vertreten die *Theorie*, die durch neuere Statistiken gestützt zu sein scheint, daß bestimmte Stoffe im Vorhautsack in manchen Fällen auf den Gebärmutterhals der Partnerin krebsfördernd wirken können und daß daher bei Frauen, die mit beschnittenen Männern verheiratet sind, die Wahrscheinlichkeit der Krebsentwicklung am Gebärmutterhals geringer ist.

Wann ist der geeignete Zeitpunkt für die Beschneidung eines Neugeborenen? Bevor man das Kind aus dem Krankenhaus heimnimmt, zwischen dem 5. und 8. Tag.

Ist eine Anästhesie bei der Beschneidung eines Neugeborenen nötig? Nein.

Ist eine Anästhesie erforderlich, wenn die Beschneidung bei älteren Kindern oder Erwachsenen ausgeführt wird? Ja.

Wie lange muß ein größeres Kind oder ein Erwachsener zur Beschneidung im Krankenhaus bleiben? 1 bis 2 Tage.

Kann sich die Beschneidung schädlich auswirken? In der Regel nicht; ab und zu kommt es zur Narbenbildung.

Geschwulstkrankheiten des männlichen Glieds
(Penistumoren)

Sind bösartige Geschwülste am Glied häufig? Nein, und wie bereits erwähnt, treten sie bei Beschnittenen und bei normaler Genitalhygiene (Waschen des Vorhautsackes!) selten auf.

Wo sitzt der Peniskrebs gewöhnlich? Im Bereich der Eichel; er sieht wie ein vorgewölbter Knoten oder wie ein tiefes, hartes Geschwür aus.

In welcher Altersgruppe tritt der Peniskrebs am häufigsten auf? Im mittleren und höheren Alter. In der Jugend kommt er kaum vor.

Wie wird die Diagnose des Peniskrebses gestellt? Mit einer Biopsie: man entnimmt aus der Geschwulst eine Gewebeprobe und unterzieht sie einer mikroskopischen Untersuchung.

Mit welcher Erkrankung kann ein Peniskrebs verwechselt werden? Der Krebs muß von Veränderungen unterschieden werden, die bei Geschlechtskrankheiten auftreten, z. B. vom Schanker.

Steht der Peniskrebs in Zusammenhang mit der sexuellen Aktivität? Nein.

Wie wird der Peniskrebs behandelt? Die beste Form der Behandlung ist die teilweise oder vollständige Absetzung des Glieds mit der Entfernung der Leistenlymphknoten, die zum Lymphabzugsgebiet des Glieds gehören.

Wie kann der Patient nach der Absetzung des Glieds Harn lassen? Zur Erhaltung dieser Funktion wird ein kleiner Stumpf des Glieds belassen.

Kann der Peniskrebs durch Geschlechtsverkehr übertragen werden? Nein.

Hodensack und Hoden

Was ist der Hodensack? Der Hodensack oder das Scrotum ist ein halbelastischer muskulöser Hautsack, der unter dem Glied liegt. Er ist in zwei Kammern unterteilt, von denen jede einen Hoden mit Nebenhoden und Samenstrang enthält (Abb. 163).

Welchen Bau und welche Funktion hat der Hoden? Der Hoden oder Testis besteht aus zahlreichen winzigen Drüsenschläuchen, den sogenannten Hodenkanälchen, in denen die Samenzellen gebildet werden. Der Hoden enthält auch Zellen, die das männliche Geschlechtshormon, das Testosteron, erzeugen. Die Funktion des Hodens liegt in der Entwicklung, Reifung und Aufgabe von Samenzellen, die durch den Samenleiter zu den Samenblasen gelangen und beim Geschlechtsverkehr ausgestoßen werden.

Hodenverletzungen

Wie werden Hodenverletzungen behandelt? Die meisten Verletzungen sind zwar außerordentlich schmerzhaft, aber nicht schwer und heilen von selbst. Offene Verletzungen bedürfen einer chirurgischen Versorgung. Eine ausgedehnte Operation oder Zerreißung des Hodens macht dessen operative Entfernung notwendig.

Kann eine Hodenverletzung zur Unfruchtbarkeit führen? Wenn ein Hoden schwer verletzt ist, kann er unter Umständen die Fähigkeit, Samen zu liefern, verlieren, aber wenn der andere Hoden normal bleibt, kommt es nicht zur Unfruchtbarkeit.

Sind Verletzungen beider Hoden sehr häufig? Nein. Offenbar versteht die Natur, diese Organe zu schützen; eine Verletzung beider Hoden ist sehr ungewöhnlich.

Hodengeschwülste

Wie häufig kommen Hodengeschwülste vor? Bösartige Hodengeschwülste machen ungefähr 5 % aller bösartigen Neubildungen beim männlichen Geschlecht aus.

Finden sich Hodengeschwülste häufiger in abnorm entwickelten Hoden und in Hoden, die nicht in die normale Lage abgestiegen sind? Diese Annahme ist statistisch nicht einwandfrei gesichert.

Wann treten Hodengeschwülste am häufigsten auf? Im 3. und 4. Lebensjahrzehnt.

Sind alle Hodengeschwülste bösartig? Nein, aber bösartige Geschwülste sind viel häufiger als gutartige.

Woran kann man erkennen, daß eine Hodengeschwulst vorhanden ist? Am Auftreten einer langsamen, schmerzlosen Vergrößerung des Organs.

Wodurch entstehen Hodengeschwülste? Die Ursache ist unbekannt.

Wie werden diese Geschwülste behandelt? Sofort, wenn die Diagnose gestellt ist, soll der befallene Hoden operativ entfernt werden. Wenn die Neubildung bösartig ist, wird eine Radikaloperation ausgeführt, zu der auch die Entfernung von Lymphknoten im Bauchraum gehört.

Haben Röntgenbestrahlungen bei Hodentumoren eine Wirkung? Ja. Nach der Operation wird oft eine Röntgenbestrahlung angeschlossen, besonders wenn es sich bei dem Tumor um ein sogenanntes Seminom handelt.

Bewähren sich chemische Mittel in der Behandlung von Hodentumoren? Ja. In jüngster Zeit wurde entdeckt, daß bestimmte Kombinationen von chemischen Substanzen manche bösartigen Hodengeschwülste außerordentlich wirkungsvoll vernichtet. Sie eignen sich auch zur Vernichtung von Tochtergeschwülsten, die durch Absiedlung von Geschwulstzellen in andere Körperregionen entstanden sind.

Hodenhochstand

Was versteht man unter Hodenhochstand? Während der Embryonalentwicklung liegen die Hoden im Bauchraum. Wenn der Keimling heranwächst, steigen die Hoden in die Leistengegend ab und zur Zeit der Geburt haben sie den Hodensack erreicht. Wenn dieses Absteigen ausbleibt oder unvollständig ist, spricht man von Hodenhochstand oder retinierten Hoden, je nach der Lage z. B. von einem Bauchhoden oder Leistenhoden. Auch der Ausdruck Kryptorchismus ist gebräuchlich, das bedeutet „verborgener Hoden". Diese Lageanomalie kann einseitig oder beidseitig bestehen (Abb. 165).

Bleibt es beim Hodenhochstand, wenn der Hoden bei der Geburt noch nicht abgestiegen ist? Nicht unbedingt. In einer Reihe von Fällen steigt der Hoden während des ersten Lebensjahres oder zur Zeit der Geschlechtsreife ab.

Wie kann man einen Hoden auf medikamentösem Weg zum Absteigen in den Hodensack veranlassen? Manchmal bewirken Hormoninjektionen ein Wachstum und Absteigen des Hodens in den Hodensack. Ein Versuch mit dieser Hormonbehandlung sollte im frühen Kindesalter gemacht werden, bevor man an eine Operation geht.

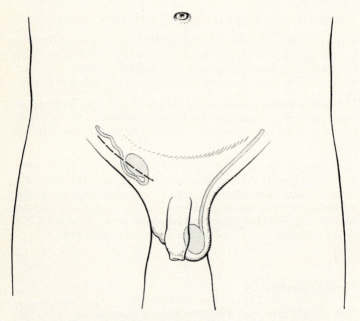

Abb. 165 *Hodenhochstand.* Während der linke Hoden normal im Hodensack liegt, ist der rechte Hoden im Leistenkanal liegengeblieben. Die Schnittführung für die Operation ist angedeutet.

Findet sich in Zusammenhang mit dem Hodenhochstand oft ein Leistenbruch? Ja.

Wann ist die beste Zeit für die Operation des Hodenhochstands? Vor dem Schulalter, doch sind viele Chirurgen der Ansicht, daß bereits Einjährige operationsreif sind.

Muß bei einem Hodenhochstand in jedem Fall operiert werden? Wenn der Hoden nach einer Serie von Hormoninjektionen absteigt, erübrigt sich die Operation.

Ist die Behebung des Hodenhochstands eine schwere Operation? Nein, diese Operationen sind nicht schwerer als Bruchoperationen.

Wie lange muß man wegen einer solchen Operation im Krankenhaus bleiben? Etwa 5 bis 7 Tage.

Welche Operation wird bei einem Hodenhochstand ausgeführt? Für die sogenannte Orchidopexie gibt es viele Operationsmethoden. Bei einem Leistenhoden wird ein 7 bis 12 cm langer Hautschnitt in der Leiste angelegt, und Hoden und Samenstrang werden freigelegt. Der Samenstrang wird durch Abpräparieren des überschüssigen Bindegewebes und der vielleicht vorhandenen Verwachsungen verlängert. Der Hoden wird dann in den Hodensack verlagert, wo er an seinem Platz verankert wird.

Wird die Funktion eines retinierten Hodens normal, wenn er in die normale Lage gebracht worden ist? Nicht immer, weil diese Hoden oft äußerst klein und unentwickelt sind. Wenn sie aber auch nicht imstande sind, zeugungsfähige Samenzellen zu bilden, so scheiden sie doch das wichtige männliche Geschlechtshormon weiter aus und erhalten damit die männlichen Merkmale des Individuums.

Sind die Operationsergebnisse der Hodenverlagerung gut? Ja. In den meisten Fällen gelingt es, den Hoden in den Hodensack hinunterzubringen.

Wasserbruch
(Hydrozele)

Was ist eine Hydrozele? Mit Wasserbruch oder Hydrozele bezeichnet man eine Ansammlung von klarer Flüssigkeit in der membranösen Hülle, die den Hoden umgibt. Eine solche Flüssigkeitsansammlung kann auch im Samenstrang auftreten (Abb. 166).

Wodurch wird eine Hydrozele verursacht? Die Ursache ist unbekannt.

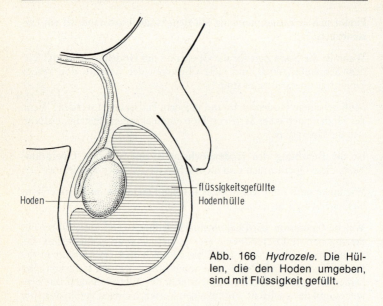

Abb. 166 *Hydrozele*. Die Hüllen, die den Hoden umgeben, sind mit Flüssigkeit gefüllt.

Gefährdet eine Hydrozele den Hoden? Nein.

Wir wird eine Hydrozele behandelt? Hydrozelen bei jungen Säuglingen neigen zur spontanen Rückbildung. Wenn sie bei größeren Kindern oder Erwachsenen auftreten, ist eine chirurgische Behandlung angezeigt.

Wie wird eine Hydrozele chirurgisch behoben? Der Hydrozelensack wird durch einen kleinen Einschnitt in der Leiste vollständig herausoperiert, oder er wird nur teilweise entfernt und der Rest wird mit der Innenseite nach außen umgestülpt und hinter den Hoden genäht.

Ist die Beseitigung einer Hydrozele eine schwere Operation? Nein, sie ist als kleiner Eingriff zu bewerten.

Führt eine Hydrozelen-Operation zur Heilung? Ja, fast in allen Fällen.

Kann man eine Hydrozele auch ohne Operation behandeln? Ja. Man kann die Flüssigkeit, die den Hydrozelensack füllt, mit einer Nadel absaugen und eine Lösung einspritzen, die die Wände des Sackes zum Verkleben bringt. Diese Form der Behandlung ist nicht so wirksam wie die Operation und kann gelegentlich eine Infektion zur Folge haben.

Kommen Leistenbrüche und Hydrozelen oft gemeinsam vor? Ja, und in einem solchen Fall sollen beide Veränderungen chirurgisch behoben werden.

Stieldrehung des Hodens
(Hodentorsion)

Was ist eine Hodentorsion? Aus ungeklärten Gründen kann bei Knaben und jungen Männern plötzlich eine Achsendrehung des Samenstrangs und Hodens eintreten. Das kann auf einer besonderen Länge des Samenstranges, einem Entwicklungsfehler oder einer Verletzung beruhen.

Welche Krankheitserscheinungen treten bei der Hodentorsion auf? Es kommt zu schlagartig einsetzenden Schmerzen, starker Druckempfindlichkeit und Schwellung in der Hodengegend und längs des Samenstrangs. Übelkeit und Erbrechen können folgen. Wenn man den Hodensack aufhebt, nehmen die Schmerzen zu. Durch dieses Symptom läßt sich die Stieldrehung des Hodens von der Nebenhodenentzündung unterscheiden. Durch die Stieldrehung wird die Blutzufuhr zum Hoden abgeschnitten. Wenn der Zustand nicht schnell behoben wird, kann der Hoden absterben und zugrunde gehen.

Wir wird die Stieldrehung des Hodens behandelt? Mit der sofortigen Operation, bei der die Verdrehung des Samenstrangs behoben wird. Um den Hoden zu retten, sollte die Operation innerhalb von 6–8 Stunden nach dem Auftreten der Torsion durchgeführt werden. Wenn sich bei der Operation bereits ein schwerst geschädigter Hoden findet, der nicht mehr zu retten ist, muß er entfernt werden.

Ist die Hodentorsion eine ernste Erkrankung? Sie ist insofern ernst, als sie zum Verlust eines Hodens führen kann, aber sie ist nicht lebensbedrohlich. Es ist ein etwa einwöchiger Krankenhausaufenthalt notwendig.

Nebenhodenentzündung
(Epididymitis)

Was ist der Nebenhoden? Der Nebenhoden oder die Epididymis ist ein Organ, das dem Hoden unmittelbar aufliegt und mit ihm verbunden ist. Er besteht aus zahllosen Kanälchen, die die im Hoden gebildeten Samenzellen enthalten (Abb. 163).

Sind Infektionen des Nebenhodens häufig? Ja. Früher, als gonorrhoische Infektionen so schwer beherrschbar waren, sah man die Nebenhodenentzündung oft. Mit der antibiotischen Behandlung ist die Häufigkeit der Erkrankungsfälle heute jedoch zurückgegangen.

Welche Ursachen können außer dem Tripper noch zu einer Nebenhodenentzündung führen? Manchmal findet sie sich nach einer Prostata-Operation oder in der Folge einer zystoskopischen Untersuchung. Sie tritt häufig nach einer kräftigen Prostatamassage auf, bei der infektiöses Material aus der Vorsteherdrüse durch den Samenleiter zum Nebenhoden hinuntergepreßt wird.

Wie kann man einer Nebenhodenentzündung vorbeugen? Bei Operationen ist das beste Vorbeugungsmittel die Unterbindung und Durchtrennung des Samenleiters, der den Nebenhoden mit der Samenblase verbindet, bevor an der Vorsteherdrüse selbst operiert wird.

Welche Folgen hat eine Nebenhodenentzündung? Abgesehen davon, daß die Nebenhodenentzündung eine sehr schmerzhafte Erkrankung mit Fieber, Schwellung und außerordentlicher Druckempfindlichkeit der Hodengegend ist, hat sie oft Unfruchtbarkeit zur Folge, wenn beide Seiten befallen sind.

Wie wird die akute Nebenhodenentzündung behandelt? Die Behandlung besteht in Bettruhe, reichlicher Flüssigkeitszufuhr, Eisumschlägen auf die kranke Seite und in der Verabreichung von Antibiotika.

Wie lange dauert die akute Phase der Nebenhodenentzündung? Ungefähr 5 bis 7 Tage, aber die Schwellung kann noch einige Monate lang bleiben.

Ist manchmal eine Operation wegen einer Nebenhodenentzündung notwendig? Ja, wenn sich ein Abszeß gebildet hat. Dann ist die Ableitung des Eiters erforderlich.

Kann eine akute Nebenhodenentzündung chronisch werden? Ja. Es gibt Fälle, bei denen die Entzündung nur unvollständig zurückgeht und von Zeit zu Zeit wieder aufflackert.

Wie wird eine chronische oder wiederkehrende Nebenhodenentzündung behandelt? Mit der operativen Entfernung des Nebenhodens.

Ist die Nebenhodenentzündung manchmal tuberkulösen Ursprungs? Ja, gelegentlich.

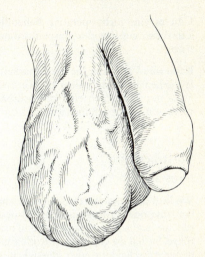

Abb. 167 *Varikozele,* eine krampfaderartige Erweiterung der Venen, die vom Hoden abgehen.

Krampfaderbruch

(Varikozele)

Was ist eine Varikozele? Mit Varikozele oder Krampfaderbruch bezeichnet man eine krampfaderartige Erweiterung der Venen, die den Samenstrang begleiten (Abb. 167).

Wodurch entsteht eine Varikozele? Man hält sie für eine angeborene Fehlbildung. In 90 % der Fälle tritt sie auf der linken Seite auf.

Wie wird die Diagnose der Varikozele gestellt? Bei der Untersuchung fühlt sich der Hodensack wie ein „Sack voll Würmer" an.

Welche Beschwerden hat eine Varikozele zur Folge? Im allgemeinen keine, doch manchmal besteht ein ziehendes Gefühl und eine unbestimmte unangenehme Empfindung auf der befallenen Seite des Hodensacks.

Wie wird die Varikozele behandelt? In den meisten Fällen ist keine Behandlung nötig. Wenn die Varikozele eine erhebliche Größe erreicht, werden einige der Venen operativ entfernt oder unterbunden.

Ist die Behandlung einer Varikozele eine schwere Operation? Nein. Der Zugang von einem Hautschnitt oberhalb (bzw. parallel) der Leiste wird bevorzugt; die Operation läßt sich auch mit einer Eröffnung des Hodensacks machen, aber das kann eher zu einer Schrumpfung des Hodens führen.

Gibt es eine nicht-operative Behandlung der Varikozele? Ja. Man kann ein gutsitzendes Suspensorium zur Stütze des Hodensacks tragen.

Kann eine Varikozele die Fruchtbarkeit beeinträchtigen? Ja; Varikozelen gehen in vielen Fällen mit Unfruchtbarkeit einher. In mehr als 50% der Fälle kann eine Unfruchtbarkeit durch Unterbindung der varikösen Venen behoben werden.

Vorsteherdrüse

(Prostata)

Wo liegt die Vorsteherdrüse und welche Funktion hat sie? Die Vorsteherdrüse oder Prostata ist ein Teil des männlichen Geschlechtsapparats, sie liegt am Blasenausgang und umgibt den Anfangsteil der Harnröhre. Sie hat die Größe einer Roßkastanie; ihre Hauptaufgabe besteht in der Ausscheidung einer Flüssigkeit, die die Masse des Samenergusses ausmacht (Abb. 168).

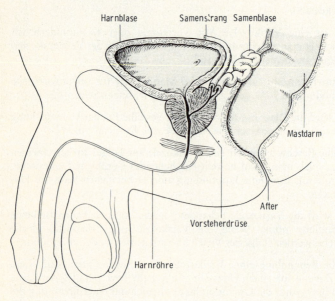

Abb. 168 *Die Vorsteherdrüse* und ihre Lagebeziehung zu Harnblase, Harnröhre, Samenleiter und Samenblasen.

Was sind die wichtigsten Erkrankungen der Vorsteherdrüse?
a) Infektion und Entzündung (Prostatitis);
b) Vergrößerung des Drüsenkörpers in Zusammenhang mit dem Alterungsprozeß (Prostatahyperplasie; gutartiges Prostata-Adenom);
c) Krebs.

Wie wird die Vorsteherdrüse untersucht?
a) Wegen ihrer Nähe zum Mastdarm kann der untersuchende Arzt durch die Austastung des Mastdarms mit dem Finger viele Aufschlüsse über die Drüse erhalten;
b) weitere Befunde können durch die Untersuchung mit dem Blasenspiegel gewonnen werden (Abb. 169).

Auf welchem Weg erreicht eine Infektion die Vorsteherdrüse gewöhnlich?
a) Von außen direkt durch die Harnröhre aufsteigend;
b) seltener durch Bakterien, die auf dem Blutweg zu der Drüse gelangen.

Von welchen Bakterien wird die Vorsteherdrüse am häufigsten infiziert?
Von Koli-Bakterien, Streptokokken, Proteus-Bakterien sowie von Gonokokken – den Erregern des Tripper.

Welche Krankheitserscheinungen finden sich bei einer Prostata-Entzündung?
Fieber, Schmerzen im unteren Teil des Rückens, häufiger Harndrang, Schmerzen beim Harnlassen, eitriger und blutiger Harn.

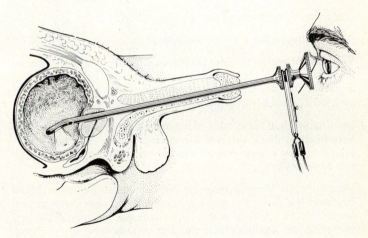

Abb. 169 *Blasenspiegelung.* Lage des Zystoskops in der Harnblase.

Wie werden Entzündungen der Vorsteherdrüse behandelt?
a) Mit Bettruhe;
b) Verabreichung eines geeigneten Antibiotikums;
c) reichlicher Flüssigkeitszufuhr;
d) Meiden alkoholischer Getränke und scharf gewürzter Speisen;
d) mit beruhigenden und schmerzstillenden Mitteln;
f) Unterlassung des Geschlechtsverkehrs;
g) mit heißen Sitzbädern.

Ist zur Behandlung einer Prostataentzündung oft eine Operation nötig? Meist nicht, wenn sich kein Abszeß gebildet hat.

Was ist eine chronische Prostatitis? Eine leichte ständige Entzündung, die sich in Kreuzschmerzen, Störungen beim Harnlassen und beim Geschlechtsverkehr und manchmal in einer morgendlichen Absonderung aus der Harnröhrenöffnung zeigt.

Wie wird eine chronische Prostatitis behandelt?
Mit
a) Antibiotika;
b) heißen Bädern.

Sind Infektionen der Vorsteherdrüse in den meisten Fällen heilbar? Ja, wenn auch hartnäckigere und chronische Entzündungen dazu neigen, von Zeit zu Zeit wiederzukehren.

Gutartige Vergrößerung der Vorsteherdrüse

(Prostatahyperplasie – Prostataadenom)

Was versteht man unter einer gutartigen Vergrößerung der Vorsteherdrüse? Eine Veränderung, bei der sich Teile der Drüse über einen Zeitraum von Jahren langsam vergrößern. Diese Art der Vergrößerung stellt keinen bösartigen Prozeß dar.

Ist es natürlich, daß bei allen Männern mit zunehmendem Alter eine Vergrößerung der Vorsteherdrüse eintritt? Ja. Im Alter von 40–45 Jahren beginnt sich die Vorsteherdrüse bei fast allen Männern langsam zu vergrößern.

Verursacht die Vergrößerung der Vorsteherdrüse bei jedem Mann Beschwerden? Nein. Die meisten Männer gehen ohne derartige Störungen durchs Leben. Man muß sich vor Augen halten, daß die Vergrößerung der Vorsteherdrüse eine Begleiterscheinung der normalen Alterungsprozesse ist.

Wie kann man wissen, ob die Vergrößerung der Vorsteherdrüse eine ärztliche Untersuchung erforderlich macht? Man erkennt es an der Beeinträchtigung der normalen Harnentleerung.

Warum führt die Vergrößerung der Vorsteherdrüse zu Schwierigkeiten beim Harnlassen? Weil sie den Blasenausgang einengt.

Was kann bei einer Prostatavergrößerung schließlich geschehen? Der Patient kann plötzlich unfähig sein, Harn zu lassen. Diesen Zustand bezeichnet man als akute Harnverhaltung.

Besteht ein Zusammenhang zwischen dem Ausmaß der sexuellen Aktivität und der Vergrößerung der Vorsteherdrüse? Nein.

Müssen sich alle Männer mit einer Prostatavergrößerung einer Operation unterziehen? Nein. Von vier Männern hat nur einer überhaupt Beschwerden. Von den Männern die Beschwerden haben, braucht wieder nur jeder Vierte eine Operation.

Gibt es eine erfolgversprechende nicht-operative Behandlung gegen die Vergrößerung der Vorsteherdrüse? Die Hormonbehandlung, die von manchen Seiten befürwortet wird, nützt bei dieser Veränderung nichts! Eine Prostatamassage kann manchmal helfen, die Beschwerden teilweise zu beheben, verringert aber nicht wirklich die Größe der Drüse. Wenn die Vergrößerung mit einer Entzündung verbunden ist, können sich die Beschwerden geben, wenn die Infektion beherrscht wird.

Welche Krankheitszeichen finden sich bei einer Prostatavergrößerung am häufigsten?
a) Häufiger Harndrang unter Tags;
b) das Bedürfnis, nachts mehrmals die Blase zu entleeren (Nykturie);
c) verzögerter Beginn des Harnabflusses;
d) Verringerung von Dicke und Stärke des Harnstrahls;
e) Harnträufeln vor und nach dem Harnlassen;
f) Brennen beim Harnlassen;
g) schließlich Unmöglichkeit der Blasenentleerung (akute Harnverhaltung);
h) Blutung beim Harnlassen.

Wie wirkt sich eine Vergrößerung der Vorsteherdrüse auf Harnblase und Nieren aus? Da die Hauptarbeit der Harnblase in der Entleerung des Harns besteht, ist leicht verständlich, daß eine Behinderung der Harnaustreibung, wie sie durch die Drüsenvergrößerung zustande kommt, die Blase zu stärkerer Anstrengung bei der Harnausscheidung zwingt. Als Folge wird die Blasenwand dicker, muskulöser und kräftiger. Schließlich kommt es so weit, daß sich die Blase jedesmal beim

Harnlassen nicht mehr vollständig entleert. Es bleibt eine Restharnmenge zurück, die immer größer wird und schließlich eine abnorme Harnrückstauung in die Harnleiter und die Nieren hinauf bewirkt. Mit der Erweiterung der Harnleiter geht auch eine Schädigung der Nierenfunktion einher, und der allgemeine Gesundheitszustand des Patienten verschlechtert sich. Wenn man diesen Prozeß ungehindert fortschreiten läßt, kann er zum völligen Nierenversagen und damit zur Harnvergiftung (Urämie) und zum Tode führen.

Welche Folgen hat die unvollständige Blasenentleerung? Ein Liegenbleiben von Harn in der Harnblase mit nachfolgender Infektion, die gewöhnlich über die Harnleiter auch auf die Nieren übergreift. Die ständige Harnansammlung in der Blase kann im Laufe von Jahren zur Bildung von Blasensteinen führen. Durch die gesteigerte Arbeit und den Druck auf die Blasenwand können sich schließlich örtliche Vorwölbungen, sogenannte Divertikel, bilden. Es sind dies sackartige Ausbuchtungen der Blasenwand, in denen sich eventuell Harn ansammelt oder Steine entstehen. Die unvollständige Blasenentleerung kann zur Folge haben, daß der Patient Tag und Nacht häufig Harn lassen muß.

Welche Operationen kommen bei einer Vergrößerung der Vorsteherdrüse in Frage?
a) Die suprapubische Prostatektomie; bei dieser Operation wird in der Mittellinie des Unterbauchs ein Hautschnitt angelegt und die Harnblase eröffnet. Durch die offene Blase wird die Vorsteherdrüse entweder gleich oder in einer zweiten Operation entfernt. In die Blase wird für einige Tage ein Katheter eingelegt; wenn er herausgenommen wird, fließt der Harnstrom wieder normal durch die Harnröhre, so wie vor der Operation, ab (Abb. 170, 171 a, b).
b) Die retropubische Prostatektomie; hier wird der Hautschnitt im Unterbauch direkt über der Vorsteherdrüse angelegt, und die Drüse wird ohne Eröffnung der Harnblase entfernt.
c) Die perineale Prostatektomie; dabei verschafft man sich durch einen Hautschnitt im Damm Zugang zur Vorsteherdrüse und entfernt sie auf diesem Weg. Der Damm oder das Perineum ist der Raum zwischen dem Hodensack und dem After.
d) Die transurethrale Prostataresektion; bei diesem Verfahren wird die Drüse mit einer Schlinge, die durch ein Zystoskop eingeführt wird, von der Harnröhre aus abgetragen. In diesem Fall unterbleibt ein Hautschnitt.

Wovon hängt es ab, welche Operationsverfahren man wählt?
a) Von der Größe der Vorsteherdrüse;
b) ob Blasensteine oder eine Blaseninfektion vorhanden sind oder nicht;

Kapitel 54 Gutartige Vergrößerung der Vorsteherdrüse

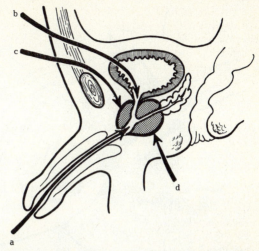

Abb. 170 *Zugang zur Vorsteherdrüse bei operativen Eingriffen:*
a) transurethral (Elektroresektion), b) suprapubisch durch die Harnblase, c) retropubisch außerhalb der Harnblase, d) perineal.

c) ob Blasendivertikel bestehen oder nicht;
d) vom Zustand der Nierenfunktion;
e) vom allgemeinen Gesundheitszustand des Patienten.

Ist eines dieser Verfahren besonders vorzuziehen? Nein. Jedes dieser Operationsverfahren hat seinen bestimmten Anwendungsbereich und die Wahl hängt von den speziellen Befunden im Einzelfall ab.

Was versteht man unter einer „zweizeitigen" Prostataoperation? In machen Fällen – bei schlechtem Allgemeinzustand, Schädigung der Nierenfunktion, Harninfektion, Blasensteinen oder Begleitkrankheiten wie Herzleiden oder Bluthochdruck – ist die direkte Entfernung der Drüse zu riskant. In diesen Fällen ist es erforderlich, zunächst für eine gewisse Zeit für die Harnableitung zu sorgen; dieser Vorgang wird als der erste Schritt der Prostataoperation bezeichnet und besteht in einer Zystotomie: Hierbei wird die Blase operativ eröffnet, so daß sich der Harn durch die Bauchwand entleeren kann. Nach einer angemessenen Zeitspanne, wenn sich die Nierenfunktion erholt hat, die Infektion zurückgegangen ist und gegebenenfalls Blasensteine entfernt worden sind, wird die Vorsteherdrüse vom Chirurgen entfernt, der mit dem Finger in die Blase eingeht und die Drüse ausschält. Diesen Vorgang nennt man den zweiten Schritt der Operation.

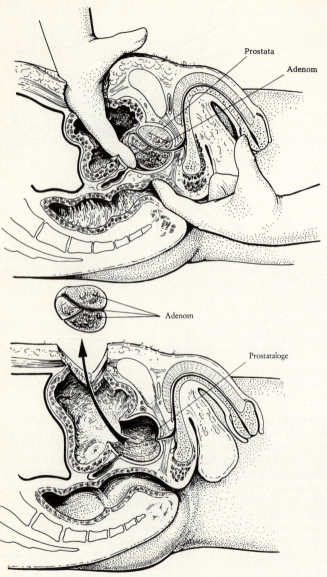

Abb. 171 *Suprapubische Prostatektomie:* a) Ausschälung des Adenoms, b) Zustand nach der Entfernung der Vorsteherdrüse.

Wird bei der Prostatektomie die ganze Drüse entfernt? Eigentlich nicht. Ein Saum von normalem Drüsengewebe wird meist zurückgelassen.

Was ist eine Zystotomie? Das ist der erste Schritt der zweizeitigen Prostataoperation, bei der ein Katheter durch einen Einschnitt in der Bauchwand in die Blase eingeführt wird.

Muß man manchmal eine Prostataoperation als dringliche Notmaßnahme durchführen? In der Regel nicht. Wenn sich als Folge der Prostatavergrößerung eine akute Harnverhaltung entwickelt, kann man als Notmaßnahme den Harn mit Katheter ableiten.

Welcher Abstand liegt bei einer zweizeitigen Operation zwischen den beiden Schritten? Das kann eine Woche dauern oder unbestimmbar lange, je nachdem, wie sich der Allgemeinzustand des Patienten bessert.

Ist die Entfernung der Vorsteherdrüse eine schwere Operation? Ja, aber beim gegenwärtigen Stand der Wissenschaft, mit der verbesserten chirurgischen Technik und der Möglichkeit der antibiotischen Behandlung, kann die überwiegende Mehrzahl der Prostata-Operierten einen gefahrlosen Operationsverlauf und ein gutes Heilungsergebnis erwarten.

Kann sich die Vorsteherdrüse nach der Operation neuerlich vergrößern und eine Harnverhaltung verursachen? Nicht, wenn eine vollständige Prostatektomie vorgenommen wurde.

Krebs der Vorsteherdrüse
(Prostatakarzinom)

Wie häufig ist ein Krebs der Vorsteherdrüse? Übereinstimmend wird angegeben, daß zwischen 10 und 20% aller Männer über 50 Jahren einen Krebs in der Vorsteherdrüse, ein sogenanntes Prostatakarzinom, bekommen; seine Häufigkeit steigt mit dem Alter, sodaß von den Männern, die über 90 Jahre alt werden, fast alle ein bösartig zu nennendes Gewebe in der Drüse haben. Es neigt aber wenig zum Wachstum und Fortschreiten, so daß diese Männer meist anderen, aktiveren Krankheiten erliegen.

In welchem Alter kann ein Prostatakarzinom am ehesten auftreten? Im höheren Alter, etwa von 60 Jahren an.

Welche Krankheitszeichen finden sich bei einem Prostatakarzinom? Leider sind die Symptome des Prostatakarzinoms im Frühstadium, wenn überhaupt vorhanden, nur gering. Erst wenn die Krankheit fortgeschritten ist, macht sie sich bemerkbar. Die einzige Möglichkeit, den Krebs im Frühstadium zu erkennen, ist die regelmäßige Untersuchung der Drüse. Aus diesem Grund ist für Männer über 50 Jahren eine jährliche Untersuchung der Vorsteherdrüse wichtig.

Wie wird die Diagnose eines Prostatakarzinoms gesichert?
a) Ein Krebs der Vorsteherdrüse fühlt sich bei der Untersuchung durch den Mastdarm viel härter und unregelmäßiger an als eine gutartige Drüsenvergrößerung.
b) Die Unterscheidung von der gutartigen Vergrößerung erfolgt mit einer Biopsie; gewöhnlich entnimmt man mit einer Nadel vom Damm oder Mastdarm aus Drüsensubstanz und unterzieht sie einer mikroskopischen Untersuchung.

Rufen alle Prostatakarzinome Krankheitserscheinungen hervor? Nein. Man hat die Erfahrung gemacht, daß die Geschwulst in vielen Fällen unbegrenzte Zeit in einem Ruhestadium verharren kann und weder jemals Beschwerden noch Tochtergeschwülste in anderen Körperregionen verursacht.

Gibt es eine medikamentöse Behandlung gegen das Prostatakarzinom? Ja. Eine gewisse Besserung kann mit der Verabreichung *weiblicher* Geschlechtshormone in hohen Dosen erzielt werden. Mit dieser Behandlung wird die Ausscheidung männlicher Geschlechtshormone unterdrückt und damit in manchen Fällen das Geschwulstwachstum gebremst.

Geht eine einfache, gutartige Prostatavergrößerung manchmal in einen Krebs über? Das kommt außerordentlich selten vor.

Wie lange kann die wachstumsverzögernde Wirkung der weiblichen Geschlechtshormone beim Prostatakarzinom anhalten? Wenn diese Form der Behandlung auch keine Heilung bewirkt, so kann sie doch oft das Fortschreiten des Krebses hemmen und das Leben um viele Jahre verlängern.

Hilft eine Strahlenbehandlung beim Prostatakarzinom? Ja. Die Behandlung mit einem Gerät, das als Linearbeschleuniger oder Elektronenschleuder bezeichnet wird, hat sich zur Beherrschung dieser Krankheit als sehr wirksam erwiesen.

Gibt es radioaktive Substanzen, die zur Behandlung des Prostatakarzinoms herangezogen werden können? Ja. Die Injektion von radioaktivem Jod direkt in die Drüse scheint vielversprechend. Diese Behandlungsmethode steht noch im Frühstadium der Entwicklung.

Welche operative Behandlung kommt beim Prostatakarzinom in Frage?
a) Bei Frühfällen besteht die Behandlung in einer Entfernung der ganzen Drüse (radikale Prostatektomie);
b) in fortgeschritteneren Fällen müssen auch die Hoden entfernt werden;
c) die Entfernung der Nebennieren oder der Hirnanhangsdrüse kann Berichten zufolge eine Verzögerung des Wachstums und der Ausbreitung von weit fortgeschrittenen Prostatakarzinomen bewirken. Das sind jedoch drastische Verfahren, die nur als letzte Zuflucht dienen.

Kommt es nach der operativen Entfernung der Vorsteherdrüse zur Impotenz? Die gewöhnliche Prostatektomie führt nicht zur Impotenz, wohl aber im allgemeinen eine radikale Prostatektomie. Da sich das aktive Sexualleben vieler dieser Patienten schon dem Ende zuneigt, fällt dieser Umstand oft nicht sehr ins Gewicht.

Haben Prostataoperationen zur Folge, daß die Harnblase nicht mehr willkürlich entleert werden kann? Ausgedehnten Prostataoperationen kann vorübergehend der Verlust über die Kontrolle der Blasenentleerung folgen. In der überwiegenden Mehrzahl der Fälle gibt sich das jedoch innerhalb von einigen Wochen oder Monaten.

Geht nach der gewöhnlichen Prostatektomie wegen einer gutartigen Vergrößerung die Fähigkeit zur willkürlichen Harnentleerung verloren? Sehr selten, und dann nur für ein paar Wochen.

Wie lange muß man bei Prostataoperationen im Krankenhaus bleiben? Bei einzeitigen Operationen 12–14 Tage, bei zweizeitigen 3 bis 4 Wochen.

Macht man bei Prostataoperationen Bluttransfusionen? Ja, wenn man auch heute mit Blutungen nach solchen Operationen viel weniger rechnen muß als in früheren Jahren.

Wie lange braucht man nach einer Prostataoperation zur Erholung? 4 bis 5 Wochen.

Kommt es manchmal nach der Prostatektomie neuerlich zur Vergrößerung der Drüse? Ab und zu einmal kann es zu einem neuen Wachstum von Drüsengewebe kommen. In diesem Fall wird mit einer Nachoperation eine ausgiebigere Entfernung des Drüsengewebes vorgenommen.

Können sich Steine in der Vorsteherdrüse bilden? Ja, das ist kein seltener Befund, besonders, wenn jahrelang eine bakterielle Entzündung der Drüse bestanden hat.

Wie geht man bei Prostatasteinen vor? Man operiert nur, wenn sie mit Krankheitserscheinungen einhergehen, die denen der Prostatavergrößerung entsprechen.

Wie erfolgt die Schmerzausschaltung bei Prostataoperationen? Das hängt vom Allgemeinzustand des Patienten ab. Die Methode der Wahl ist eine kontinuierliche Epiduralanästhesie, doch kann auch eine Spinalanästhesie oder eine Allgemeinnarkose angewandt werden.

Ist es allgemein üblich, die von den Hoden abgehenden Samenleiter bei der Prostatektomie zu unterbinden? Ja, das geschieht als Vorbeugungsmaßnahme, damit sich keine Entzündung der Nebenhoden, die den Hoden aufliegen, entwickelt (Abb. 172). Bei einer transurethralen Prostatektomie ist die Samenleiterunterbindung oft nicht erforderlich.

Auf welchem Weg verläßt der Harn nach einer Prostataoperation den Körper? Der Harn wird in der Regel über einen Harnröhrenkatheter abgeleitet, in Einzelfällen aber auch aus der Blase durch die Operationswunde.

Wie lange dauert es gewöhnlich, bis die Harnentleerung wieder normal funktioniert? Nach einer suprapubischen Prostatektomie ungefähr 9 Tage, nach einer retropubischen Prostatektomie etwa eine Woche und nach einer transurethralen Resektion annähernd 5 bis 7 Tage.

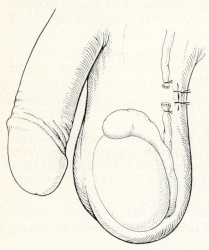

Abb. 172 *Samenleiterdurchtrennung*. Der Samenleiter ist durchschnitten, und die beiden Enden sind abgebunden. Der kleine Hautschnitt im Hodensack wird mit zwei Stichen geschlossen. Die Operation, die als Vorbeugung gegen eine Nebenhodenentzündung bei einer Prostataoperation durchgeführt wird, führt auch zur Zeugungsunfähigkeit, da die Samenzellen nicht mehr von den Hoden abtransportiert werden können.

Die weiblichen Geschlechtsorgane

Die äußeren Geschlechtsteile

(Äußeres Genitale)

Was ist die Vulva? Die Vulva oder weibliche Scham wird von den großen Schamlippen und den kleinen Schamlippen mit dem Kitzler, die den Scheidenvorhof umschließen, gebildet. Der Scheidenvorhof enthält die Harnröhrenöffnung, den Scheideneingang mit dem Jungfernhäutchen und die Bartholinischen Drüsen (Abb. 173).

Was ist der Kitzler und welche Funktion kommt ihm zu? Mit Kitzler oder Klitoris bezeichnet man das kleine, knötchenartige Gebilde, das vorn im Scheidenvorhof, dort wo die kleinen Schamlippen zusammenlaufen, liegt. Für die sexuelle Erregung stellt der Kitzler einen Brennpunkt dar, er spielt daher beim Geschlechtsverkehr eine wichtige Rolle. Die Gewebestruktur des Kitzlers ist der des männlichen Glieds ganz ähnlich.

Was ist das Jungfernhäutchen? Jungfernhäutchen oder Hymen nennt man die Hautfalte, die die Scheidenöffnung ganz oder teilweise verschließt. Dieses Häutchen wird beim ersten Geschlechtsverkehr zerrissen.

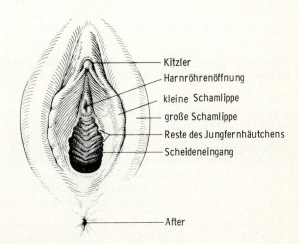

Abb. 173 *Die äußeren Geschlechtsteile der Frau* mit den großen und kleinen Schamlippen, Kitzler und Scheideneingang.

Ist das Jungfernhäutchen recht unterschiedlich ausgebildet? Ja. Bei den meisten Mädchen bildet es keinen vollständigen Verschluß, sondern läßt Öffnungen frei, die den Blutabgang bei der Regel ermöglichen. In seltenen Fällen fehlen diese Öffnungen, so daß das Häutchen chirurgisch eingeschnitten werden muß, damit es zu keiner Stauung bei der Regelblutung kommt.

Was ist eine Hymenotomie? Die operative Durchtrennung des Jungfernhäutchens zur Erweiterung der Scheidenöffnung.

Wann macht man eine Hymenotomie?
a) Wenn das Jungfernhäutchen die Scheidenöffnung vollständig verschließt;
b) wenn ein verdickter oder starrer Hymenalring den Verkehr erschwert oder unmöglich macht.

Ist eine Hymenotomie eine große Operation? Nein. Sie ist ein einfacher Eingriff, der unter leichter Anästhesie im Krankenhaus ausgeführt wird.

Ist immer eine Hymenotomie erforderlich, wenn der Geschlechtsverkehr erschwert ist? Nein. In den meisten Fällen beruhen Schmerzen beim Geschlechtsverkehr auf einem Scheidenkrampf, der durch Nervosität und Angst vor geschlechtlichen Beziehungen ausgelöst wird. Nach einer entsprechenden Beratung und Unterweisung können oft die Ängste überwunden und der Krampf damit beherrscht werden. Außerdem ist in vielen Fällen nur eine Dehnung des Jungfernhäutchens notwendig, die der Frauenarzt in der Sprechstunde vornehmen kann.

Kommt es häufig vor, daß die Zerreißung des Jungfernhäutchens Schwierigkeiten macht? Nein, das ist verhältnismäßig selten.

Wie bald nach einer Hymenotomie kann man versuchen, den Verkehr aufzunehmen? Nach etwa 3 Wochen.

Aus welchem Grund kann der Geschlechtsverkehr bei Frauen, die jahrelang normalen Verkehr hatten, schmerzhaft werden?
a) Schmerzen beim Geschlechtsverkehr (Dyspareunie), die in späteren Jahren auftreten, haben oft eine seelische Grundlage;
b) weniger häufig haben die Schmerzen organische Ursachen, wie etwa eine Scheidenentzündung oder eine Entzündung der Unterleibsorgane.

Was sind die Bartholinischen Drüsen? Sie sind zwei kleine knollenartige Gebilde, die im hinteren Drittel der Schamlippen zu beiden Seiten des Scheideneingangs liegen. Sie münden durch einen engen Ausführungsgang in den Scheidenvorhof.

Welche Aufgabe haben die Bartholinischen Drüsen? Sie scheiden eine schleimartige Flüssigkeit aus, die als Gleitmittel für die Innenfläche des Scheideneingangs dient.

Was ist eine Bartholinische Zyste? Eine Auftreibung des Ausführungsgangs oder des Gangs und der Drüse, die durch einen Verschluß der Gangmündung zustande kommt. Diese Zysten können erbsen- bis pflaumengroß sein.

Wie macht sich eine Bartholinische Zyste gewöhnlich bemerkbar?
a) Durch Schmerzen beim Gehen oder beim Geschlechtsverkehr;
b) durch eine Schwellung in der Schamlippe.

Wie wird eine Bartholinische Zyste behandelt? Entweder mit der operativen Entfernung oder mit einer Eröffnung der Zyste und Bildung eines neuen Ausführungsgangs (Marsupialisationsoperation).

Ist für eine Operation dieser Art ein Krankenhausaufenthalt nötig? Ja, etwa 3 Tage.

Was ist ein Bartholinischer Abszeß? Eine bakteriell bedingte Eiterung der Bartholinischen Drüse.

Wie wird ein Bartholinischer Abszeß behandelt?
a) Mit Antibiotika, heiß-feuchten Umschlägen und schmerzstillenden Mitteln;
b) in schweren Fällen wird es notwendig, die Drüse operativ zu eröffnen und den Eiter zu entleeren oder eine neue bleibende Öffnung mit einer Marsupialisationsoperation zu bilden.

Ist für die Eröffnung und Drainage eines Bartholinischen Abszesses ein Krankenhausaufenthalt erforderlich? Ja. Für diese Operation sind eine Allgemeinnarkose und ein Krankenhausaufenthalt von ein paar Tagen nötig. Gelegentlich wird die Eröffnung und Drainage des Abszesses unter örtlicher Betäubung in der Praxis des Arztes durchgeführt.

Was ist eine Vulvitis? Mit Vulvitis bezeichnet man eine Entzündung oder Infektion im Bereich der äußeren Geschlechtsteile. Sie ist sehr häufig mit einer Infektion der Scheide verbunden.

Was ist eine Leukoplakie der Vulva? Eine Leukoplakie ist eine krankhafte Veränderung der Vulvaschleimhaut, die durch Zellwucherung und eine gewisse Neigung zur Krebsentwicklung gekennzeichnet ist. Die Leukoplakieherde sind weißlichgrau und bekommen ein pergamentartiges Aussehen.

Wodurch entsteht eine Leukoplakie der Vulva? Genau kennt man die Ursache nicht, doch steht die Veränderung vermutlich in Zusammenhang mit der Abnahme der Eierstockhormonproduktion nach der Menopause.

Wann kann man am ehesten eine Leukoplakie bekommen? Jenseits der Menopause.

Ist die Leukoplakie der Vulva ein häufiger krankhafter Befund? Nein. Sie ist verhältnismäßig selten.

Wie macht sich eine Leukoplakie der Vulva bemerkbar? Ihr auffälligstes Symptom ist der Juckreiz. Kratzen führt oft zu einer Sekundärinfektion mit Hautbakterien, die Schmerzen, Entzündung, Schwellung, Rötung und sogar Blutung aus der Umgebung zur Folge haben kann.

Kann aus einer Leukoplakie ein Krebs der Vulva werden? Ja. Einem Vulvakrebs geht in den meisten Fällen eine Leukoplakie voran; das heißt aber nicht, daß alle Frauen mit einer Leukoplakie einen Krebs bekommen werden.

Wie wird eine Leukoplakie der Vulva behandelt?
a) Wenn eine Infektion vorliegt, werden örtlich und innerlich Antibiotika gegeben;
b) bei schwerem Juckreiz werden anästhesierende Salben aufgetragen;
c) da die Leukoplakie als Krebsvorläufer anzusehen ist, entschließt man sich oft zur chirurgischen Entfernung der Krankheitsherde.

Schwindet eine Leukoplakie manchmal von selbst? Die medikamentöse Behandlung bewirkt oft eine vorübergehende Besserung, aber eine wirkliche Heilung von dieser Krankheit bringt nur die Operation.

Wie lange würde es dauern, bis aus einer Leukoplakie ein Krebs wird? Dieser Prozeß verläuft sehr langsam über eine Zeitspanne von Jahren.

Wie wird ein Vulvakrebs behandelt? Mit einer Vulvektomie, d. h. mit der operativen Entfernung aller Gebilde, die zur Vulva gehören. Zur radikalen Beseitigung eines ausgedehnten Vulvakrebses werden auch die Leistenlymphknoten mitentfernt.

Ist ein Vulvakrebs heilbar? Ja, wenn er in seinem Frühstadium sachgerecht mit einer Vulvektomie behandelt wird. Schätzungsweise können mehr als 60% aller Vulvakrebse einer Dauerheilung zugeführt werden.

Wie wird die Diagnose eines Vulvakrebses gestellt? Ein Gewebsstückchen wird operativ entfernt und einer mikroskopischen Untersuchung unterzogen.

Wie häufig ist der Vulvakrebs? Er ist eine seltene Krankheit.

Wann tritt der Vulvakrebs am häufigsten auf? Bei Frauen jenseits des 60. Lebensjahres.

Ist die Vulvektomie eine schwere Operation? Ja, aber in fast allen Fällen wird die Operation gut überstanden.

Was ist die Scheide? Die Scheide oder Vagina ist ein schlauchartiger Kanal, der etwa 8–10 cm lang ist und im Körperinnern von der Scheidenöffnung in der Vulva bis zum Gebärmutterhals verläuft. Sie ist von einer faltenreichen, sehr elastischen Schleimhaut ausgekleidet.

Welche Funktionen hat die Scheide?
a) Sie ist das eigentliche Organ des Geschlechtsverkehrs bei der Frau;
b) sie dient als Aufnahmeorgan für den männlichen Samen;
c) sie leitet das Menstrualblut ab;
d) sie stellt einen Teil des Kanals dar, durch welchen die Geburt des Kindes erfolgt.

Soll eine Frau regelmäßige Scheidenspülungen vornehmen? Manche Frauenärzte befürworten Spülungen zu rein hygienischen Zwecken, andere empfehlen sie nur bei bestimmten krankhaften Zuständen. Im allgemeinen ist man in Deutschland von Scheidenspülungen abgekommen.

Welche Lösung nimmt man am besten zur Scheidenspülung? Zweckentsprechend ist eine saure Spülflüssigkeit, die destillierten Essig oder Milchsäure enthält. Auch handelsübliche Spülpräparate sind wirksam, sollten aber vom Arzt verschrieben werden.

Sind Spülungen mit starken Antiseptika schädlich? Ja. Scharfe Chemikalien können Geschwüre oder Verätzungen der Scheide hervorrufen.

Sollen Frauen Spülungen machen, wenn sie einen Ausfluß oder unangenehmen Geruch haben? Nein. Sie sollten den Frauenarzt aufsuchen.

Kommt ein Scheidenkrebs sehr häufig vor? Nein. Er ist eine sehr seltene Krankheit.

Wie wird ein Scheidenkrebs behandelt? Entweder chirurgisch oder mit einer Strahlenbehandlung (Radiumeinlage, Röntgenbestrahlung).

Welche anderen Geschwülste können in der Scheide auftreten?
a) Polypen;
b) Zysten;
c) gutartige Geschwülste, etwa Fibrome der Scheidenwand.

Wie werden gutartige Geschwülste der Scheide behandelt? Bei allen obengenannten Veränderungen bringt die einfache operative Entfernung Heilung.

Was versteht man unter Gebärmuttersenkung und Gebärmuttervorfall? Mit Gebärmuttersenkung oder Descensus uteri bezeichnet man das abnorme Tiefertreten der Gebärmutter in die Scheide. Auch die Scheidenwände selbst können sich senken. Oft sind damit Blasen- und Mastdarmstörungen verbunden. Wenn die Senkung so hochgradig ist, daß die Gebärmutter teilweise oder ganz aus dem Scheideneingang herausragt, spricht man von Vorfall oder Prolaps.

Wodurch entsteht eine Gebärmuttersenkung? In den meisten Fällen ist sie die Folge einer Gewebeschädigung und -überdehnung, die während einer Entbindung eingetreten ist. Frauen, die mehrere Kinder zur Welt gebracht haben, können Dehnungen oder Zerreißungen der Bänder und Muskeln, die normalerweise die Gebärmutter und die Scheide stützen, erleiden.

Ist die Gebärmuttersenkung die Folge einer schlechten geburtshilflichen Betreuung? Nein. Trotz ausgezeichneter geburtshilflicher Versorgung kann es zur Zerreißung im stützenden Bandapparat kommen.

Welche Beschwerden finden sich bei der Gebärmuttersenkung und beim Gebärmuttervorfall? Es besteht ein Druck- und Völlegefühl in der Scheide und die Empfindung, daß etwas herausfällt. Diese Beschwerden verstärken sich beim Gehen oder beim Heben schwerer Lasten. Die tiefergetretenen Gebilde können den Geschlechtsverkehr behindern; Harnentleerung und Stuhlgang sind unter Umständen gestört. Die Beschwerden hängen weitgehend vom Ausmaß der Senkung bzw. des Vorfalls ab.

Kann man die Entstehung eines Gebärmuttervorfalls verhüten? Die geburtshilfliche Betreuung zielt darauf ab, es möglichst nicht dahin kommen zu lassen, kann die Senkung aber manchmal nicht verhindern.

Wie werden Senkung und Vorfall behandelt? Die Behandlung besteht in einer Operation, und zwar entweder in einer Scheidenplastik zur Wiederherstellung des Band- und Muskelapparates oder bei Frauen jenseits der Menopause in der Entfernung der ganzen Gebärmutter (vaginale Uterusexstipation) mit gleichzeitiger Scheidenplastik.

Sind Scheidenplastik und Uterusexstirpation schwere Operationen? Man rechnet sie zu den großen Operationen, aber das Operationsrisiko ist nicht groß, und die Heilung verläuft ohne allzu große Beeinträchtigung der körperlichen Leistungsfähigkeit.

Wie lange muß man bei solchen Operationen im Krankenhaus bleiben? Ungefähr 10 bis 12 Tage.

Gibt es eine nicht-operative Behandlung der Senkung und des Vorfalls? Ja, man kann ein Pessar einsetzen, welches die Scheide und Gebärmutter in ihrer normalen Lage halten kann. Die Pessarbehandlung bewirkt jedoch keine Heilung und sollte nur dann als Ersatz für die Operation dienen, wenn sich eine Patientin aus irgendwelchen Gründen keiner Operation unterziehen kann.

Warum kann man ein Pessar nicht unbegrenzt lang benützen?
a) Es heilt das Grundleiden nicht;
b) es kann zu Geschwüren in der Scheide, einer Entzündung der Scheidenwand oder zur Infektion kommen;
c) wenn man ein Pessar trägt, muß man monatlich nach der Menstruation zum Arzt gehen, der das Pessar herausnimmt, reinigt und wieder einsetzt.

Was ist eine Zystozele? Eine Vorwölbung der Blasenwand in die Scheide. Die Größe der Zystozele kann von einer leichten Ausbuchtung bis zu einer maximalen Senkung, bei der fast die ganze Blase durch die Scheidenöffnung austritt, reichen (Abb. 174).

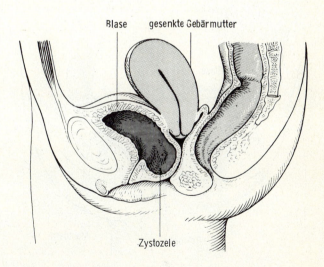

Abb. 174 *Zystozele*. Vorwölbung der vorderen Scheidenwand und der Harnblase.

Was ist eine Rektozele? Eine Rektozele ist eine Vorwölbung der Mastdarmwand in die Scheide. Auch hier schwankt das Ausmaß der Aussackung stark von Fall zu Fall (Abb. 175).

Wodurch entstehen Zystozelen und Rektozelen? Sie haben die gleiche Ursache wie die Gebärmuttersenkung, nämlich eine Entbindungsschädigung mit Überdehnung und Zerreißung des stützenden Bandapparates.

Wie häufig kommen Zystozele und Rektozele, Senkung und Vorfall vor? Diese Veränderungen finden sich verbreitet. Die Häufigkeit ist bei Frauen, die viele Kinder zur Welt gebracht haben, größer. Auch Frauen über 40 Jahren bekommen eher derartige Veränderungen, da ihr Stützgewebe schwächer zu werden und nachzugeben beginnt.

Finden sich Zystozele, Rektozele und Senkung oft gleichzeitig? Ja, in zahlreichen Fällen. Es ist aber durchaus möglich, daß ein Vorfall allein ohne Zystozele und Rektozele besteht oder daß eine Zystozele ohne Rektozele vorliegt und umgekehrt.

Welche Beschwerden macht eine Zystozele? Die geläufigsten Symptome sind häufiger Harndrang, unwillkürlicher Harnabgang beim

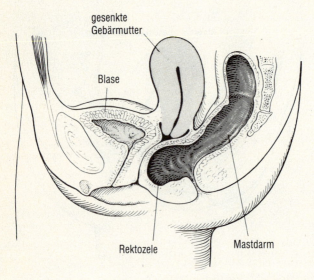

Abb. 175 *Rektozele*. Vorwölbung der hinteren Scheidenwand und des Mastdarms.

Husten, Niesen, Lachen oder bei körperlicher Anstrengung. Es kann auch das Gefühl einer Auftreibung in der Scheide vorhanden sein.

Wie macht sich eine Rektozele bemerkbar? Durch Druckgefühl in Scheide und Mastdarm und Erschwerung der Darmentleerung.

Können Zystozele, Rektozele und Prolaps zum Krebs führen? Nein.

Wie werden Zystozele und Rektozele behandelt? Mit einer operativen Scheidenplastik, bei der der Halteapparat durch Raffung der geschädigten Bänder und Muskeln wiederhergestellt und überdehntes oder überschüssiges Gewebe herausgeschnitten wird.

Ist eine Scheidenplastik zur Behebung einer Zystozele oder Rektozele eine schwere Operation? Nein, aber sie verlangt die Hand eines erfahrenen Gynäkologen, der sich auf die Anatomie und Funktion dieser Gegend versteht.

Wie lange muß man nach einer Scheidenplastik im Krankenhaus bleiben? 7–9 Tage.

Sind die Operationsergebnisse der Scheidenplastik zufriedenstellend? Ja. In fast allen Fällen kann eine Heilung erreicht werden.

Können Zystozele, Rektozele, Senkung und Vorfall auf nicht-operativem Weg behoben werden? Nein, aber die Beschwerden können durch den Gebrauch von Stützringen oder Pessaren zeitweilig erleichtert werden. Derartige Behelfe bewirken keine Heilung.

Wann ist bei einer Zystozele, Rektozele, Senkung oder bei einem Gebärmuttervorfall eine Operation notwendig? Wenn die oben erwähnten Beschwerden so erheblich sind, daß ein normales, unbeschwertes Leben unmöglich ist oder wenn eine Schädigung der Blasen- oder Mastdarmfunktion eintritt.

Wie groß ist die Gefahr eines Rückfalls nach der Operation? Nach einer sachgemäß ausgeführten Operation sind Rückfälle in weniger als 5 % der Fälle zu befürchten.

Bleiben nach einer Scheidenplastik sichtbare Narben zurück? Nein.

Wie erfolgt die Schmerzausschaltung bei diesen Operationen? Mit einer Spinal- oder Epiduralanästhesie oder mit einer Allgemeinnarkose.

Wie lange dauert eine solche Operation? Eine vollständige Scheidenplastik kann 1 bis 2 Stunden in Anspruch nehmen.

Sind Scheidenoperationen sehr schmerzhaft? Nein.

Wie bald nach einer Scheidenoperation darf die Patientin aufstehen? Am Tag nach der Operation.

Sind nach der Operation besondere Maßnahmen erforderlich? Ja. Unter Umständen legt man einen Katheter für ein paar Tage in die Blase ein, um die Wiederherstellung der normalen Blasenfunktion zu erleichtern.

Wie wirkt sich eine Scheidenplastik auf Blase und Mastdarm aus? Gelegentlich kann in den ersten 1 bis 2 Wochen die Harnentleerung erschwert sein. Ebenso kann nach Rektozelen-Operationen der Stuhlgang während einer ähnlichen Zeitspanne Schwierigkeiten machen. Diese Komplikationen sind vorübergehend und geben sich von selbst.

Müssen nach diesen Operationen Nähte entfernt werden? Nein. Die Fäden lösen sich auf und müssen nicht herausgezogen werden.

Treten nach Scheidenoperationen oft starke Blutungen auf? Nein.

Behindert eine Scheidenplastik den Verkehr? Nein. Nach der Heilung der Gewebe kann der Verkehr wieder aufgenommen werden, im allgemeinen nach 6 bis 8 Wochen.

Kann eine Frau nach einer Zystozelen- oder Rektozelen-Operation Kinder bekommen? Ja, aber es muß unter Umständen eine Schnittentbindung gemacht werden, da sich möglicherweise der Geburtskanal infolge der Operation nicht mehr genügend dehnen und erweitern kann. Eine Entbindung auf normalem Weg könnte auch zu einem Rückfall der Zysto- oder Rektozele führen.

Kann nach einer Prolaps-Operation eine Schwangerschaft eintreten? Ja, wenn nur der Scheidenanteil des Gebärmutterhalses entfernt worden ist. Auch in diesem Fall sollte die Entbindung durch Kaiserschnitt erfolgen. Natürlich ist eine Schwangerschaft nicht mehr möglich, wenn zur Behebung des Gebärmuttervorfalls die ganze Gebärmutter entfernt worden ist.

Wann ist die beste Zeit für eine plastische Korrektur? Nach Beendigung der Gebärperiode

Wie bald nach einer Scheidenplastik kann man folgendes tun?
Brausen: 1–2 Tage
Baden: 4 Wochen
Das Haus verlassen 1–2 Wochen
Den Haushalt besorgen: 3 Wochen
Auto lenken: 4 Wochen
Geschlechtsverkehr wieder aufnehmen: 8 Wochen

Wieder zur Arbeit gehen: 6 Wochen
Scheidenspülungen vornehmen: 6 Wochen

Was ist eine Kolpitis? Eine Entzündung der Scheide.

Was kann Ursache einer Scheidenentzündung sein?
a) Eine Trichomonadeninfektion;
b) ein Pilzbefall, etwa mit Monilien;
c) eine gewöhnliche bakterielle Infektion mit Staphylokokken, Streptokokken usw;
d) altersbedingte Veränderungen bei Greisinnen (senile Kolpitis);
e) als Komplikation einer antibiotischen Behandlung, durch die bestimmte normale und benötigte Scheidenbakterien vernichtet wurden, findet sich gelegentlich eine Kolpitis.

Ist die gesunde Scheide von Bakterien besiedelt? Ja. Sie sind zum großen Teil nützlich und sorgen für das richtige saure Scheidenmilieu. Diese Bakterien sind keine Krankheitserreger.

Welche Ursache hat eine Trichomonaden- oder Pilzinfektion der Scheide? Eine Veränderung der Säureverhältnisse in der Scheide, die es diesen Organismen ermöglicht, die normale Bakterienflora der Scheide zu überwuchern.

Können Trichomonadeninfektionen durch Geschlechtsverkehr übertragen werden? Ja. Sowohl Männer als auch Frauen können eine Trichomonadeninfektion haben.

Was vermindert die Säure im Scheidenmilieu? Des Menstrualblut setzt oft den Säuregrad herab und erlaubt schädlichen Organismen Wachstum und Vermehrung, so daß es zur Scheidenentzündung kommt. Aber auch häufige Scheidenspülungen können die normale Bakterienflora der Scheide zerstören.

Wie äußert sich eine Scheidenentzündung? Das hängt von der Ursache der Infektion ab. Eine trichomonadenbedingte, pilzbedingte oder bakterielle Scheidenentzündung führt gewöhnlich zu folgenden Erscheinungen:
a) Jucken in der Vulva;
b) Ausfluß aus der Scheide;
c) Brennen beim Geschlechtsverkehr;
d) schmerzhaftes und häufiges Harnlassen;
c) Schwellung im Bereich der äußeren Geschlechtsteile.

Welche Symptome finden sich bei einer senilen Kolpitis? Jucken, aber wenig Ausfluß. Auch Schmerzen beim Geschlechtsverkehr und in seltenen Fällen Blutungen aus der Scheide kommen vor.

Welche Untersuchungen macht man, um festzustellen, welche Form der Scheidenentzündung vorliegt? Man macht einen Ausstrich vom Ausfluß und untersucht ihn mikroskopisch. Damit läßt sich nachweisen, ob die Infektion auf Monilien, Trichomonaden oder Bakterien zurückzuführen ist.

Wie wird eine Scheidenentzündung behandelt? Das hängt von der Ursache ab:
a) Pilzinfektionen behandelt man heute erfolgreich mit verschiedenen fungiziden (pilzfeindlichen) Mitteln, die sowohl innerlich einzunehmen sind als auch örtlich in den Scheidenkanal eingebracht werden;
b) Trichomadeninfektionen werden mit Metronidazol (Flagyl, Clont) behandelt, das beide Partner 7–10 Tage einnehmen müssen.
c) eine bakteriell bedingte Scheidenentzündung wird mit innerlicher und örtlicher Verabreichung eines Antibiotikums behandelt;
d) die Scheidenentzündung des Greisenalters wird örtlich mit einer östrogenhaltigen Creme behandelt.

Neigt die Scheidenentzündung zum Rückfall?
Ja. Bei vielen Formen der Scheidenentzündung trifft das tatsächlich zu. Aus diesem Grund muß die Behandlung über längere Zeit fortgesetzt werden. Die Behandlung wird von den Patientinnen gewöhnlich zu früh abgebrochen, weil die Beschwerden verschwinden.

Wann besteht die größte Rückfallsgefahr? Kurz vor oder nach der Regelblutung und während der letzten Schwangerschaftsmonate. Das legt dringend die Vermutung nahe, daß hormonal bedingte Veränderungen in der Scheidenschleimhaut eine wichtige Rolle bei diesen Erkrankungen spielen.

Kommt eine Scheidenentzündung auch im Kindesalter vor? Ja. Eine Vulvovaginitis findet sich bei Mädchen von 2 bis 15 Jahren nicht so selten. Unzureichende Hygiene, mangelnde Reinlichkeit beim Besuch der Toilette oder in die Scheide eingeführte Fremdkörper sind die Ursache der Ansteckung.

Wie wird die Scheidenentzündung bei Kindern behandelt? Gegen die im Einzelfall vorliegende Infektion sind die entsprechenden Mittel zu verabreichen; dazu können die Einnahme von Medikamenten und eine örtliche Salbenbehandlung gehören.

Wie kommt es zu einer Trippererkrankung (Gonorrhö) bei der Frau? Fast in jedem Fall ist der Tripper auf einen Geschlechtsverkehr mit einem infizierten Mann zurückzuführen. Nur in Ausnahmefällen kann eine Übertragung des Trippers durch infizierte Hände oder Badeartikel und dergleichen erfolgen.

Welche Organe der Frau werden vom Tripper befallen? Vulva, Bartholinische Drüsen, Harnröhre, Scheide und Gebärmutterhals sind fast immer an der Infektion beteiligt. Wenn die Infektion weiter fortschreitet, steigt sie durch den Gebärmutterhalskanal in die Gebärmutter und über die Eileiter bis zu den Eierstöcken auf und greift schließlich auf die Bauchhöhle über, wo sie eine gonorrhoische Bauchfellentzündung erzeugt.

Wie äußert sich der Tripper bei der Frau? Manchmal bestehen überhaupt keine Symptome, oder die ersten Zeichen sind Brennen beim Wasserlassen, häufiger Harndrang, leichte Scheidenbeschwerden, Ausfluß und Bauchschmerzen. Diese Symptome verstärken sich und werden in den ersten Krankheitstagen immer deutlicher.

Wie wird die Diagnose des Tripper gestellt? Die mikroskopische Untersuchung deckt den schuldigen Krankheitserreger, den Gonkokkus auf. *Die definitive Diagnose wird nur gestellt, wenn Gonokokken mikroskopisch nachweisbar sind.*

Wie wird der Tripper bei der Frau behandelt? Mit der Verabreichung von Antibiotika.
Bei sofortiger Behandlung lassen sich alle schädlichen Dauerfolgen des Trippers vermeiden. Nur zu oft hält die Scham, eine Geschlechtskrankheit zu haben, junge Frauen davor ab, frühzeitig zur Behandlung zu kommen. Das führt dann dazu, daß sich die Folgeschäden schon zu sehr festgesetzt haben, ehe eine energische Behandlung eingeleitet wird. Wenn es so weit gekommen ist, kann die Infektion der Eileiter, Eierstöcke und der Bauchhöhle auch mit der Anwendung von Antibiotika nicht mehr ganz weggebracht werden.

Heilt der Tripper vollständig aus, wenn er sofort und ausreichend behandelt wird? Ja.

Kann der Tripper schuld sein, daß eine Frau keine Kinder bekommen kann? Der unbehandelte Tripper oder der chronische Tripper, der Eileiter und Eierstöcke ergriffen hat, ist eindeutig einer der ursächlichen Faktoren der Unfruchtbarkeit. Frauen mit chronischem Tripper sind sehr häufig unfruchtbar.

Macht der Tripper manchmal eine chirurgische Behandlung notwendig? Ja, unter folgenden Umständen:
a) Bei einer Beteiligung der Bartholinischen Drüsen kann ihre operative Eröffnung oder Entfernung erforderlich sein;
b) bei einer schweren chronischen Infektion der Eileiter oder der Eierstöcke ist unter Umständen deren Entfernung nötig.

Wie äußert sich eine Syphilis-Infektion der weiblichen Geschlechtsorgane? Im Bereich der äußeren Scham oder der Scheide kann irgendwo ein schmerzloses syphilitisches Geschwür, ein sog. harter Schanker, auftreten. Häufig sitzt aber das Geschwür auch innen in der Scheide oder am Muttermund und wird von der Frau selbst nicht bemerkt.

Wie wird die Diagnose der Syphilis bei der Frau gestellt? Die Syphilis wird mit der direkten Untersuchung des verdächtigen Krankheitsherdes diagnostiziert. Der Arzt schabt die Oberfläche des Geschwürs ab und macht einen Ausstrich, den er unter dem Mikroskop untersucht. Eine weitere Bestätigung der Diagnose liefert die Blutserumuntersuchung (Syphilis-Reaktion).

Wie wird die Syphilis gewöhnlich übertragen? Durch Geschlechtsverkehr mit einem infizierten Partner.

Wie wird die Syphilis behandelt? Siehe Kapitel 19, Geschlechtskrankheiten.

Kann die Syphilis dazu führen, daß eine Frau keine Kinder bekommen kann? Wenn die Syphilis ausreichend und rasch behandelt wird, kann sie ausgeheilt werden, so daß eine Schwangerschaft wahrscheinlich nicht beeinflußt wird. Früher, als die Syphilis stärker verbreitet war, hatte sie öfter Fehl- und Totgeburten zur Folge.

Menstruation

Was ist die Menstruation? Als Menstruation, Monats-, Perioden- oder Regelblutung bezeichnet man den Blutabgang aus der Scheide, der in mehr oder weniger regelmäßigen Abständen während der Fortpflanzungsperiode im Leben der Frau auftritt. Jeden Monat bereitet sich die Gebärmutter mit bestimmten Schleimhautveränderungen für eine Schwangerschaft vor. Wenn sich kein befruchtetes Ei in der Gebärmutterwand einnistet, zerfällt die Schleimhaut und geht mit dem Menstrualblut aus der Gebärmutter ab.

Was ist der Zyklus und welche Vorgänge spielen sich dabei ab? Von Menstruation zu Menstruation laufen unter dem Einfluß der Hirnanhangsdrüse im geschlechtsreifen weiblichen Organismus immer wieder die gleichen Vorgänge ab; dieses periodische Geschehen wird als Zyklus bezeichnet:
Nach jeder Menstruation beginnt in einem Bläschen an der Oberfläche des Eierstocks ein Ei zu reifen. Etwa in der Mitte des Zyklus kommt es zur Ovulation, das heißt, das Eibläschen springt und die reife, befruch-

tungsfähige Eizelle wird ausgestoßen und vom Eileiter aufgenommen. Die Reste des Eibläschens am Eierstock wandeln sich in der zweiten Zyklushälfte zum Gelbkörper um, der sich gegen Ende des Zyklus wieder zurückzubilden beginnt, wenn keine Schwangerschaft eintritt. Eibläschen (Follikel) und Gelbkörper (Corpus luteum) bilden ihrerseits Hormone, die den Aufbau der Gebärmutterschleimhaut anregen. Mit der Rückbildung des Gelbkörpers ist auch ein Absinken der Hormonproduktion verbunden. Der Abfall des Hormonspiegels am Ende des Zyklus löst die Abstoßung der Schleimhaut und die Menstruation aus. Ein Zyklus ist vollendet, ein neuer beginnt (Abb. 176).
Das Auf und Ab der Hormonproduktion wirkt sich auch auf Scheidenschleimhaut, Brustdrüsen und im weiteren Sinn auf den ganzen

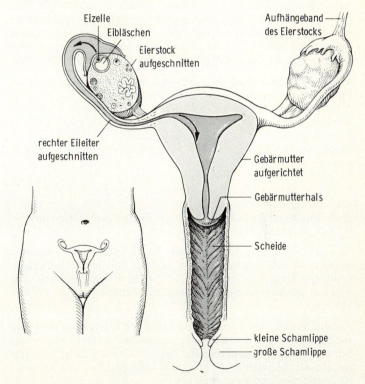

Abb. 176 *Übersicht über die weiblichen Fortpflanzungsorgane* im Schnitt, von vorne gesehen. Es sind die verschiedenen Phasen der Eireifung im Eierstock dargestellt.

Organismus aus. Die Eierstockhormone beeinflussen ihrerseits in ständigem Wechselspiel die Hormonausscheidung der Hirnanhangsdrüse.

Wann setzt die Menstruation ein? Die erste Menstruation, die sog. Menarche, tritt zwischen dem Alter von 11 bis 16 Jahren auf. Das ist von verschiedenen Faktoren abhängig, so vom Klima, der Rasse und dem allgemeinen Gesundheitszustand. In seltenen Fällen können normale Menstruationen schon vor dem 11. oder erst nach dem 16. Lebensjahr einsetzen.

Wie lange hat eine Frau Menstruationen? Sie treten gewöhnlich bis zum Alter von 45 bis 55 Jahren auf.

Wie lang ist der Abstand zwischen zwei Regelblutungen normalerweise? Der normale Menstruationszyklus dauert ungefähr 28 Tage. Diese Zeitspanne unterliegt aber großen Schwankungen, und bei manchen Frauen entwickelt sich ein Zyklus von 21, 30, 35 oder sogar 40 Tagen. Ein Mädchen, das alle 28 Tage menstruiert und dann zu einem 21tägigen oder 35tägigen Zyklus überwechselt, sollte zum Arzt gehen.

Welche Umstände sind, abgesehen von der Schwangerschaft, häufig für das Ausbleiben einer Regelblutung verantwortlich?
a) Ein plötzlicher Klimawechsel;
b) eine heftige seelische Erschütterung;
c) ein akuter Infekt oder eine andere Krankheit;
d) eine Störung des hormonalen Gleichgewichts oder eine Unterfunktion der endokrinen Drüsen;
e) eine Zyste oder Geschwulst des Eierstocks;
f) Unterernährung oder Vitaminmangel;
g) erhebliche Blutarmut;
h) chronische zehrende Krankheiten wie Tuberkulose, Krebs usw;
i) das Eintreten der Menopause (Wechsel).

Wie bald nach dem Ausbleiben der Regelblutung kann festgestellt werden, ob eine Schwangerschaft besteht? Mit einem Schwangerschaftstest kann diese Frage etwa 14 Tage nach dem Ausfall der Blutung beantwortet werden (siehe Kapitel 52, Schwangerschaft und Entbindung).

Können Medikamente oder andere Mittel mit Erfolg dazu verwendet werden, eine Regelblutung künstlich auszulösen, wenn sie wegen einer Schwangerschaft ausgeblieben ist? Nein. Mit heißen Bädern, Abführmitteln oder Medikamenten kann man keine Regelblutung herbeiführen, wenn eine Schwangerschaft besteht.

Hat es schädliche Folgen, wenn man Medikamente nimmt, um eine Regelblutung zu erzeugen, wenn sie nicht rechtzeitig eintritt? Ja. Eine

Patientin sollte sich niemals eigenmächtig behandeln, um eine Regelblutung künstlich zu erzwingen. Die Anwendung derartiger Medikamente ist unbedingt mit Gefahren verbunden. Falls eine Schwangerschaft besteht, könnte überdies der Embryo geschädigt werden.

Wie lange dauert die Regelblutung im allgemeinen? Ungefähr 4 bis 5 Tage. Auch hier gibt es Schwankungen von 1 bis zu 7 oder 8 Tagen. Was man beachten muß, ist eine Abweichung von der gewohnten Dauer. Eine Blutung, die über 8 Tage hinaus anhält, ist nicht mehr als normal anzusehen.

Wie schaut das Menstrualblut normalerweise aus? Das normale Menstrualblut ist von rötlicher bis dunkelroter Farbe und gerinnt nicht. Das Auftreten von Gerinnseln oder Blutklumpen oder erhebliche Veränderungen in der Menge des Abgangs oder der Dauer der Blutung erfordern eine ärztliche Untersuchung.

Hat das normale Menstrualblut einen merkbaren Geruch? Nein.

Ist es normal, wenn manche Frauen während der Regelblutung an Gesicht, Hals, Brüsten und Bauch leicht gedunsen sind? Ja. Das beruht oft auf einer übermäßigen Flüssigkeitsansammlung im Körper. Viele Ärzte verschreiben ein harntreibendes Mittel zur Beseitigung dieser Beschwerden.

Hat es eine Bedeutung, wenn die Regelblutung schwach ist?
a) Wenn eine Schwangerschaft unwahrscheinlich ist, ist eine einmalige schwächere Periodenblutung ohne Bedeutung;
b) wiederholte, ständige schwache Monatsblutungen beruhen oft auf einem Versagen des Blutungsmechanismus, bedingt durch eine Störung der Drüsen, die die Menstruation steuern (Hirnanhangsdrüse, Eierstöcke oder Schilddrüse);
c) bei Frauen über 40 oder Anfang 50 können schwächere Blutungen dem endgültigen Aufhören vorangehen.

Was ist schuld, wenn die Regelblutungen überhaupt nicht einsetzen? Ein vollständiges Ausbleiben der Menstruation hat seine Ursache fast immer in einer Drüsenfunktionsstörung. Seltener ist ein mechanisches Hindernis dafür verantwortlich, etwa ein Jungfernhäutchen ohne Öffnung, welches die Scheide verschließt.

Sollen Mädchen von 15 Jahren und darüber, die noch keine Menstruation haben, einer ärztlichen Untersuchung zugeführt werden? Ja. Eine entsprechende Behandlung kann häufig den Fehler in Ordnung bringen.

Was macht man bei schwachen Regelblutungen? Eine Behandlung wegen schwacher Regelblutungen während des gebärfähigen Alters ist nicht erforderlich, wenn nachweislich regelmäßig Ovulationen stattfinden, d. h., wenn jeden Monat von einem Eierstock ein reifes Ei freigesetzt wird. Findet kein Eisprung statt, so sind weitere Untersuchungen angezeigt, die eine Aktivitätsbestimmung der einzelnen endokrinen Drüsen einschließen sollen. Falls sich herausstellt, daß die Ausscheidung eines bestimmten Hormons zu gering ist, wird die Behandlung entweder die Unterfunktion zu beheben versuchen oder, wenn dies nicht möglich ist, das ungenügend produzierte Hormon durch Zufuhr von außen ersetzen.

Läßt sich eine schwache Menstruationsblutung oder das Ausbleiben der Menstruation mit entsprechenden Hormongaben meist korrigieren? Wenn richtig vorgegangen wird, führt die Hormonbehandlung gewöhnlich zur Regulierung und Normalisierung des Zyklus.

Kann bei schwachen Regelblutungen keine Schwangerschaft zustande kommen? Nur, wenn die schwache Blutung mit dem Fehlen des Eisprungs in Zusammenhang steht. Wenn Ovulationen stattfinden, kann auch bei schwachen Regelblutungen eine Schwangerschaft eintreten.

Zeigen schwache Regelblutungen bei Frauen Ende der Vierzig oder darüber oft den Beginn der Wechseljahre an? Ja.

Hat es etwas zu bedeuten, wenn die Menstruationsblutungen unregelmäßig sind? Diese Erscheinung ist je nach der Art der Unregelmäßigkeit unterschiedlich zu bewerten. Zu geringfügigen Verschiebungen um 1 bis 2 Tage, die entweder die Zykluslänge oder die Dauer der Periodenblutung betreffen, kommt es bei den meisten Frauen. Wenn aber deutliche Abweichungen von Termin, der Dauer oder der Stärke der Blutung auftreten oder wenn es zu Blutungen außerhalb der Menstruation kommt, ist eine frauenärztliche Untersuchung erforderlich. Auch leichten Schmierblutungen unmittelbar vor oder nach der Regelblutung soll nachgegangen werden.

Was kann unter anderem daran schuld sein, wenn die Menstruationen unregelmäßig sind?
a) Eine Infektion im weiblichen Geschlechtsapparat;
b) eine gutartige Gebärmutter- oder Eierstockgeschwulst;
c) eine bösartige Gebärmutter- oder Eierstockgeschwulst;
d) ein gestörtes Gleichgewicht im Wechselspiel der endokrinen Drüsen (Hirnanhangsdrüse, Schilddrüse oder Eierstöcke);
e) eine ektopische Schwangerschaft (eine Schwangerschaft außerhalb der Gebärmutter, meist im Eileiter);

f) manche Allgemeinerkrankungen, etwa eine Leberentzündung, Lungenentzündung und andere Infektionen, oder auch Streß beeinflussen häufig den Menstruationszyklus.

Hat es etwas zu bedeuten, wenn die Regelblutungen sehr stark sind? Ein sehr starker Blutabgang während der Menstruation ist nicht normal und verlangt eine Untersuchung. Er kann Zeichen einer Infektion, einer Drüsenstörung, einer Gebärmutter- oder Eierstockgeschwulst sein.

Wie behandelt man zu starke Regelblutungen? Das hängt ganz von der Ursache ab; in anderen Abschnitten dieses Kapitels wird jede Ursache einzeln besprochen.

Was ist eine Dysmenorrhö? Mit diesem Ausdruck bezeichnet man eine schmerzhafte Menstruation.

Welche Ursache hat die Dysmenorrhö? Bei manchen Patientinnen, besonders solchen, die noch nicht geboren haben, können die Schmerzen mit der Enge des Zervikalkanals (des Gebärmutterausgangs) zusammenhängen. Eine übermäßige Flüssigkeitsansammlung innerhalb der Gebärmutter kann eine schmerzhafte Menstruation bedingen. Auch verschiedene seelische Störungen werden in Verbindung mit Dysmenorrhö beobachtet, besonders bei Patientinnen mit niedriger Schmerzschwelle.

Weitere häufige Ursachen von schmerzhaften Menstruationen sind organische Veränderungen wie Zysten oder Tumoren der Eierstöcke, Gebärmuttertumoren, Endometriose (siehe den Abschnitt über Endometriose in diesem Kapitel) sowie Verwachsungen infolge vorangegangener Infektionen oder Operationen im Beckenbereich.

Wie wird die Dysmenorrhö medikamentös behandelt?
a) Mit schmerzstillenden und krampflösenden Medikamenten.
b) In vielen Fällen hilft die Einnahme von empfängnisverhütenden Hormonpräparaten (Antibabypille).
c) Mit harntreibenden Mitteln zur Beseitigung der übermäßigen Wasserspeicherung.

Kann manchmal eine Operation bei schmerzhaften Regelblutungen helfen? Wenn die Dysmenorrhö so schwer ist, daß sie die Patientin arbeitsunfähig macht, kann eine Operation in Betracht gezogen werden. Sie besteht in einer Erweiterung des Zervikalkanals. Wenn die Dysmenorrhö auf einer Eileiter-, Eierstock- oder Gebärmuttererkrankung beruht, müssen diese Veränderungen beseitigt werden.

Wird die Dysmenorrhö durch eine Schwangerschaft behoben? Nach einer Entbindung ist die Dysmenorrhö oft verschwunden.

Was versteht man unter „prämenstruellem Spannungssyndrom"? Man meint damit das periodische Auftreten von beunruhigenden Beklemmungen, die etwa um die Mitte des Menstruationszyklus einsetzen und mit dem Näherkommen der Menstruation stärker werden. Diese Spannung läßt nach, wenn die Blutung einsetzt.

Wodurch entsteht das prämenstruelle Spannungssyndrom? Die unmittelbare Ursache ist nicht bekannt, doch wird diese Erscheinung auf die sich ändernde Hormonproduktion in den verschiedenen Abschnitten des Menstruationszyklus sowie auf die Flüssigkeitsspeicherung im Organismus zurückgeführt.

Welche Symptome können im Rahmen des prämenstruellen Spannungssyndroms auftreten? Es kann zu Persönlichkeitsveränderungen, Reizbarkeit, Stimmungsschwankungen, Wein- und Schreiphasen kommen. Körperliche Symptome wie Rückenschmerzen, schwere Unterleibskrämpfe, Schmerzhaftigkeit und Druckempfindlichkeit der Brüste, Kopfschmerzen und Beinschwellungen gehören zu den besser faßbaren Erscheinungen.

Wie wird das prämenstruelle Spannungssyndrom behandelt?
Zu den einfachen Maßnahmen gehören
a) Einschränkung der Salzzufuhr vor der Menstruation;
b) Verabreichung von Medikamenten zur Förderung der Harnausscheidung und damit zur Verminderung der Gewebeflüssigkeit;
c) Einnahme von Ovulationshemmern (Antibabypille).

Hat eine Frau, die ovulationshemmende Mittel („Antibabypille") einnimmt, weiterhin regelmäßig Monatsblutungen? Ja, aber die Blutung steht nicht in Zusammenhang mit einer Ovulation (der Freisetzung eines befruchtungsfähigen Eies vom Eierstock).

Ist die Verwendung von Tampons, die in die Scheide eingeführt werden, schädlich? Für die überwiegende Mehrheit der Frauen nicht. In einigen wenigen Fällen ist allerdings eine schwere Infektion mit dem Syndrom des toxischen Schocks nach dem Gebrauch von Scheidentampons aufgetreten.

Wie häufig ist ein durch Scheidentampons bedingter toxischer Schock? Millionen Frauen verwenden Tampons – über einen septischen Schock wurde nur in ein paar Dutzend Fällen berichtet.

Welche Symptome erzeugt ein Syndrom des toxischen Schocks? Hohes Fieber, Schüttelfrost, Übelkeit, Durchfall.

Wie wird ein toxischer Schock behandelt? Mit intensiver antibiotischer Behandlung im Krankenhaus.

Kann ein toxischer Schock überwunden werden? Ja, in den meisten Fällen, wenn er frühzeitig und intensiv behandelt wird.

Welche Ursache hat das Syndrom des toxischen Schocks, der sich nach dem Gebrauch von Scheidentampons entwickelt? Vermutlich wurden die Tampons zu lange in der Scheide belassen, so daß ein Bakterienwachstum stattfinden konnte und ein Eindringen der Bakterien über die Gebärmutter in den Körper ermöglicht wurde.

Soll man mit einem Mädchen von 10 oder 11 Jahren über die Menstruation sprechen? Ja. Die wahrheitsgetreue Vorbereitung des Mädchens auf die Menstruation ist eine sehr wichtige elterliche Pflicht. Man sollte ein Kind das Menstruationsalter nicht ohne entsprechende vorangehende Aufklärung erreichen lassen.

Stimmt es, daß ein Mädchen, dessen Mutter Schmerzen bei der Monatsblutung hat, ebenfalls welche bekommen wird? Die Dysmenorrhö ist nicht erblich, aber ein Kind neigt unbewußt dazu, die Reaktionen der Mutter nachzuahmen. Eine kluge Mutter wird daher die Unannehmlichkeiten der monatlichen Blutung bagatellisieren.

Kann man während der Regelblutung unbesorgt brausen? Ja.

Ist es gefährlich, während der Regelblutung schwimmen zu gehen oder ein Bad zu nehmen? Nein.

Ist der Verkehr während der Regelblutung gefährlich oder schädlich? Nein, er sollte aber aus hygienischen Gründen unterlassen werden.

Gebärmutterhals

(Zervix)

Was ist die Zervix?
Zervix oder Kollum heißt der Hals der Gebärmutter; dabei handelt es sich um das untere Drittel der Gebärmutter, das bis in die Scheide hineinragt. Der Gebärmutterhals ist ein kleines, festes, muskulöses Gebilde mit einem Kanal in der Mitte, dem sogenannten Zervikalkanal (Gebärmutterhalskanal), der vom Innern des Gebärmutterkörpers hinaus in die Scheide führt. Den Übergang von der Gebärmutterhöhle in den Zervikalkanal bildet der sogenannte innere Muttermund, die scheidenwärts gelegene Öffnung des Kanals bezeichnet man als äußeren Muttermund. Der in der Scheide gelegene Teil des Gebärmutterhalses, die sogenannte Portio vaginalis, ist der einzige Abschnitt der Gebärmutter, den der Frauenarzt bei der Unterleibsuntersuchung direkt sehen kann.

Wie wird die Portio untersucht? Der Frauenarzt führt ein spezielles Instrument, ein Spekulum (Mutterspiegel), in die Scheide ein.

Welche Funktion hat der Gebärmutterhals?
a) Er schützt die Gebärmutterhöhle vor dem Eindringen von Bakterien oder anderen Fremdkörpern;
b) er läßt den Samen in die Gebärmutterhöhle aufsteigen;
c) er schützt die junge Schwangerschaft;
d) er öffnet sich während der Wehen, damit das Kind durchtreten kann.

Was ist eine Zervizitis? Eine Entzündung des Gebärmutterhalses.

Welche Ursachen hat die Zervizitis?
a) Bakterien, Pilze oder Parasiten;
b) Verletzungen durch eine Entbindung oder Operation.

Wie zeigt sich eine Zervizitis?
a) Das hervorstechendste Symptom ist ein Ausfluß aus der Scheide (Fluor). Er kann wie ein farbloser Schleim oder weißlich bis gelblich aussehen;
b) mit Blutungen aus der Scheide nach dem Geschlechtsverkehr;
c) in schweren Fällen kann die Regelblutung stärker als normal sein, oder es kann eine 1- bis 2tägige Schmierblutung vorangehen oder nachfolgen.

Kann eine Zervizitis manchmal schuld daran sein, daß keine Schwangerschaft zustande kommt? Gelegentlich. In diesem Fall muß die Zervizitis beseitigt werden, damit eine Schwangerschaft eintreten kann.

Wie wird eine Zervizitis behandelt?
a) Wenn eine Infektion vorliegt, muß sie mit entsprechenden speziellen Medikamenten behandelt werden;
b) mit Silbernitratverätzung oder Elektrokoagulation.

Was geschieht bei der Elektrokoagulation der Zervix? Dieses Verfahren wird vom Frauenarzt in seiner Praxis durchgeführt. Mit einem elektrisch erhitzten Instrument, das vorne eine Metallspitze oder -kugel trägt, wird das krankhaft veränderte Gewebe verschorft. Das verschorfte Gewebe wird von dem darunterliegenden gesunden Gewebe abgestoßen, und das gesunde Gewebe ist imstande, in einiger Zeit nachzuwachsen und wieder eine gesunde Oberfläche zu bilden.

Ist die Koagulation der Zervix ein schmerzhaftes Verfahren? Nein. Sie bringt nur verhältnismäßig geringe Unannehmlichkeiten mit sich. In der Scheide kann ein Wärmegefühl auftreten, oder es können geringe krampfartige Beschwerden folgen, aber das Allgemeinbefinden bleibt ungestört.

Wie lange dauert eine solche Elektrokoagulation? In der Hand eines erfahrenen Frauenarztes nur ein paar Minuten.

Welche Vorsichtsmaßnahmen sind nach einer Zervixkoagulation einzuhalten? Die Patientin sollte 12 bis 14 Tage auf Geschlechtsverkehr und Scheidenspülungen verzichten.

Wie lange dauert es, bis die Heilung nach der Koagulation abgeschlossen ist? Annähernd 6 Wochen.

Neigt die Zervizitis zum Rückfall? Ja. Wenn sie wiederkehrt, soll erneut mit der Behandlung begonnen werden. Zu einem leichten Rückfall kommt es nicht selten, er spricht aber gut auf die Behandlung an, wenn sie gleich aufgenommen wird.

Macht der Frauenarzt an der Zervix immer eine Krebsuntersuchung? Ja.

Was ist ein Zellabstrich zur Krebsfährtensuche (Papanicolaou-Abstrich)? Mit dieser Methode werden Oberflächenzellen aus der Scheide und dem Gebärmutterhalskanal entnommen und mit speziellen Färbeverfahren auf bestimmte, für den Krebs typische Veränderungen untersucht. Man erfaßt dabei also nur ganz oberflächliche Zellen, die abgeschilfert (desquamiert) werden.

Welchen Wert hat ein Zellabstrich? Er kann Krebszellen in einem *sehr frühen Stadium* ihrer Entwicklung aufdecken und dadurch eine ganz frühzeitige Behandlung möglich machen.

Sollten sich alle Frauen einen Zervixzellabstrich machen lassen? Jede Frau, die über 18 Jahre alt ist, sollte jährlich routinemäßig einen Abstrich aus der Scheide machen lassen. Außerdem sollte immer, wenn eine verdächtige Veränderung vorliegt, ein Abstrich gemacht werden. In Deutschland ist die Vorsorgeuntersuchung eine Leistung der gesetzlichen Krankenkassen. Jede Frau vom 30. Lebensjahr an kann sich einmal im Jahr einen Zellabstrich machen lassen. In Verdachtsfällen kann der Zellabstrich natürlich mehrfach im Jahr wiederholt werden.

Was heißt „Pap"? „Pap" ist eine Abkürzung für Papanicolaou-Abstrich.

Ist das Abnehmen eines Zellabstrichs schmerzhaft? Keineswegs. Der ganze Vorgang dauert nur ein paar Sekunden und besteht in einem

Abstreichen des Gebärmutterhalskanals und der Oberfläche von Zervix und Scheide.

Was ist ein Zervixpolyp? Das ist eine kleine, gutartige Geschwulst, die vom Gebärmutterhals ausgeht. Sie hat meist einen dünnen Stiel und kann stecknadelkopf- bis kirschkerngroß werden. Größere Polypen sind außerordentlich selten (Abb. 177).

Wodurch entstehen Zervixpolypen? Die Ursache ist unbekannt. Sie können während der Lebensperiode, in der eine Frau Menstruationen hat, jederzeit auftreten.

Welche Krankheitszeichen finden sich bei Zervixpolypen? Ausfluß aus der Scheide, Schmierblutungen zwischen den Monatsblutungen, Schmierblutungen vor und nach der Monatsblutung und Kontaktblutungen (Schmierblutungen im Anschluß an den Verkehr). Diese Sym-

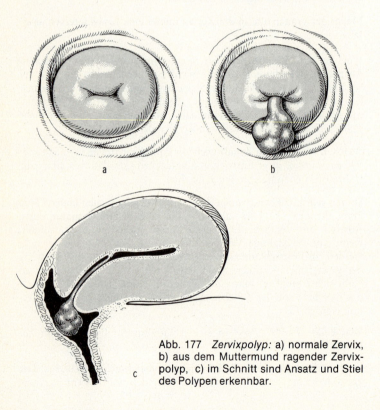

Abb. 177 *Zervixpolyp:* a) normale Zervix, b) aus dem Muttermund ragender Zervixpolyp, c) im Schnitt sind Ansatz und Stiel des Polypen erkennbar.

ptome können einzeln oder gemeinsam auftreten, unter Umständen bestehen aber auch überhaupt keine Krankheitserscheinungen.

Wie werden Zervixpolypen behandelt? Sie sollen in der Praxis des Frauenarztes oder – unter bestimmten Umständen – im Krankenhaus entfernt werden. Der Eingriff ist klein und mit nur wenig Unannehmlichkeiten verbunden.

Können Polypen wiederkehren? Wenn ein Polyp vollständig entfernt worden ist, wächst er nicht wieder nach, doch neigen Frauen, die einen Polyp gehabt haben, zur Entwicklung weiterer Polypen. Auch diese sollen entfernt werden.

Sind Zervixpolypen manchmal bösartig? Selten.

Sind Polypen ein Schwangerschaftshindernis? In der Regel nicht.

Kommt der Krebs des Gebärmutterhalses, das sogenannte Kollum- oder Zervixkarzinom, häufig vor? Ja. Es sind ihm 25 % aller Krebserkrankungen bei Frauen anzulasten!

Welche Ursache hat der Gebärmutterhalskrebs? Die eigentliche Ursache ist unbekannt.

In welchem Alter wird der Gebärmutterhalskrebs gewöhnlich angetroffen? Er kann in jedem Alter auftreten, wird aber am häufigsten bei Frauen zwischen 30 und 60 Jahren beobachtet.

In welchen Fällen ist die Wahrscheinlichkeit der Entwicklung eines Gebärmutterhalskrebses erhöht?
a) Bei Frauen, die schon in einem frühen Alter Geschlechtsverkehr aufgenommen haben;
b) bei Frauen mit häufig wechselndem Geschlechtsverkehr;
c) bei Frauen, die schon in einem sehr frühen Alter Kinder bekommen haben;
d) bei Frauen, die mit unbeschnittenen Männern verheiratet sind oder häufigen Geschlechtsverkehr haben;
e) bei Frauen mit Virusinfektionen der Geschlechtsteile wie etwa Herpes genitalis.

Sollte man sich vernünftigerweise bei jeder Veränderung am Gebärmutterhals frühzeitig in Behandlung begeben, um einem Krebs vorzubeugen? Ja, unbedingt. Viele erfahrene Frauenärzte glauben, daß Oberflächenveränderungen, Einrisse, Entzündungen oder gutartige Geschwülste des Gebärmutterhalses die Krebsentwicklung begünstigen können.

Kann man dem Gebärmutterhalskrebs vorbeugen? Eine Krebsvorbeugung ist zwar nicht direkt möglich, doch kann mit einer frühzeitigen Behandlung verhindert werden, daß der Krebs ein *fortgeschrittenes Stadium* erreicht. Durch regelmäßige frauenärztliche Untersuchungen lassen sich viele Krebse im frühen, heilbaren Stadium aufdecken.

Welche Frühsymptome finden sich bei einem Gebärmutterhalskrebs? Ein Krebs in einem sehr frühen Stadium erzeugt unter Umständen überhaupt keine Krankheitserscheinungen. Das ist einer der Hauptgründe für regelmäßige frauenärztliche Kontrolluntersuchungen einschließlich Zellabstrichuntersuchungen. Später kann es zu Ausfluß, Blutung nach dem Geschlechtsverkehr, Blutung nach einer Scheidenspülung oder zu ungeklärten Blutungen zwischen den Menstruationen kommen.

Kann ein Gebärmutterhalskrebs im Frühstadium durch einen Zellabstrich entdeckt werden? Ja.

Was ist ein nicht-invasiver Gebärmutterhalskrebs? Bei dieser Veränderung, die auch Carcinoma in situ genannt wird, ist der Krebs auf die oberflächlichsten Zellschichten beschränkt und greift nicht auf tiefer gelegene Gewebe über. Man gebraucht diesen Ausdruck, um ihn vom invasiven Krebs abzugrenzen, bei dem der Krebs über die oberflächlichen Zellschichten hinaus in die tieferen Gewebe vorgedrungen ist und Lymphkanäle und Blutbahn erreicht hat.

Wie verläßlich ist die Zellabstrich-Untersuchung für die Krebsdiagnose? Ein positives Ergebnis des Zellabstrichs ist in etwa 97% der Fälle richtig.

Ist ein Gebärmutterhalskrebs mit einem positiven Zellabstrich ausreichend diagnostisch geklärt? Nein. Wenn sich ein positiver Krebsabstrich findet, soll immer eine Gewebsentnahme zur mikroskopischen Untersuchung angeschlossen werden, damit man absolute Sicherheit über die Diagnose und den Sitz des Krebses erhält.

Welche Untersuchungen werden zur Feststellung eines Gebärmutterhalskrebses noch gemacht? Eine ausgedehntere Biopsie mit Hilfe einer sogenannten Konisation. Darunter versteht man die Entnahme eines Gewebekegels, der die gesamte Schleimhaut des Gebärmutterhalskanals enthält. Mit der Untersuchung dieses großen Gewebestückes läßt sich nicht nur das Vorhandensein eines Krebses, sondern auch das Ausmaß seiner Invasivität feststellen.

Kann ein Gebärmutterhalskrebs mit einer Konisation sogar geheilt werden? Ja, wenn es sich um ein oberflächliches Carcinoma in situ handelt. Man kann sich mit der Konisation nur begnügen, wenn die mikroskopische Untersuchung ergibt, daß der Krebs vollständig entfernt worden ist.

Wie wird ein Gebärmutterhalskrebs behandelt? Das hängt ganz davon ab, welches Entwicklungsstadium der Krebs zum Zeitpunkt seiner Entdeckung bereits hat. Es gibt drei Möglichkeiten zur Behandlung dieser Krankheit:
a) die ausgedehnte operative Entfernung der gesamten Gebärmutter mit Eileitern, Eierstöcken und allen Lymphbahnen, die zum Abzugsgebiet dieser Region gehören;
b) die Strahlenbehandlung;
c) die Kombination von Strahlenbehandlung und Operation.

Wer entscheidet, welche Form der Behandlung angewendet werden soll? Der Frauenarzt kann nach der Bestimmung der Ausdehnung des Krebses beurteilen, welche Behandlung einzuleiten ist.

Wie groß sind die Heilungsaussichten beim Gebärmutterhalskrebs? Krebse im Frühstadium können in fast allen Fällen geheilt werden – entweder durch eine Operation oder eine Strahlenbehandlung. Mit zunehmender Ausdehnung der Erkrankung und eingreifenderen Operationsverfahren sinkt die Heilungsziffer ab.

Ist die Einführung von Radium in die Scheide schmerzhaft? Nein. Dieses Verfahren wird im Krankenhaus unter Anästhesie ausgeführt.

Bleibt das Radium ständig im Körper? Nein. Radium wird gewöhnlich in Kapseln eingelegt, die entfernt werden, wenn die abgegebene radioaktive Strahlung ausreichende Werte errreicht hat.

Wie lange beläßt man das Radium gewöhnlich am Ort? Etwa 15–30 Stunden, je nach der Dosis, die im Einzelfall erforderlich ist.

Wie lange muß man wegen einer Radiumeinlage im Krankenhaus bleiben? 6 Tage.

Treten nach der Radiumeinlage Beschwerden auf? Ja, weil die Scheide bei der Radiumbehandlung reichlich mit Verbandmaterial austamponiert wird. Dagegen werden schmerzstillende Mittel gegeben.

Wird die Radiumbehandlung oft mit einer Röntgenbestrahlung kombiniert? Ja, man macht die Röntgenbestrahlung in den Wochen nach der Radiumeinlage, um die Gegenden, die vom Radium nicht erreicht werden, auch zu erfassen.

Kommt es im Anschluß an die Radiumeinlage zu Gesundheitsstörungen? Ja. Eine Störung der Darmentleerung, Brennen beim Harnlassen und häufiger Harndrang sind ziemlich oft Komplikationen der Radiumbehandlung im Gebärmutterhalsbereich.

Kann es nach der Radiumbehandlung des Gebärmutterhalskrebses zu einem Rückfall kommen? Nicht sehr oft. Manche Krebse sprechen nicht auf Radium an oder werden von den Strahlen nicht zur Gänze erreicht. Ob ein Rückfall eintritt, hängt davon ab, in welchem Stadium der Krebs war, als die Strahlenbehandlung durchgeführt wurde.

Kann eine Patientin nach der Radiumbehandlung eines Gebärmutterhalskrebses wieder ihre normale Lebensweise aufnehmen? Ja.

Kann eine Patientin nach der Radiumbehandlung eines Gebärmutterhalskrebses schwanger werden? Die Radiumbehandlung zerstört die Gebärmutterschleimhaut und bringt auch die Eierstockfunktion häufig zum Erlöschen. Daher kann eine Schwangerschaft nicht mehr eintreten, und aus dem gleichen Grund hören auch die Monatsblutungen auf.

Welche Operationen kommen bei einem Gebärmutterhalskrebs in Frage?
a) Bei einem Carcinoma in situ kann man unter Umständen mit einer sogenannten Konisation das Auslangen finden, bei der der Gebärmutterhals im Bereich der Veränderung kegelförmig ausgeschnitten wird. Bei älteren Frauen entschließt man sich in solchen Fällen zur Uterusexstirpation, also zur Entfernung der ganzen Gebärmutter;
b) bei einem invasiven Krebs ist eine Radikaloperation notwendig, d. h., es werden außer der Gebärmutter auch die angrenzenden Gewebe, Lymphknoten, ein Teil der Scheide, die Eileiter und meist auch die Eierstöcke entfernt. Eine Radikaloperation kann mit der Eröffnung der Bauchhöhle oder von der Scheide her durchgeführt werden;
c) die Eviszeration bei einem ausgedehnten und fortgeschrittenen Krebs.

Was versteht man unter einer Eviszerationsoperation wegen eines Gebärmutterhalskrebses? Es handelt sich um ein extrem radikales Operationsverfahren, bei dem die gesamte Gebärmutter, Scheide, Eileiter, Eierstöcke, Lymphknoten, Harnblase und/oder Mastdarm wegen eines ausgedehnten Krebses entfernt werden. Für den Abgang von Harn und Stuhl werden künstliche Öffnungen geschaffen. Glücklicherweise ist eine solche Operation selten notwendig, weil die Krankheit gewöhnlich in einem früheren Entwicklungsstadium entdeckt wird.

Welche Aussichten werden Patientinnen mit einem Gebärmutterhalskrebs in Zukunft haben? Eine frühzeitige Erfassung des Krebses kann dazu führen, daß in kommenden Jahren eine wesentlich höhere Heilungsziffer erreicht wird. Die Einführung der Zellabstriche zur Krebsfährtensuche erlaubt es heute, die Diagnose in früheren Entwicklungsstadien der Erkrankung zu stellen.

Gebärmutter
(Uterus)

Was ist der Uterus? Der Uterus oder die Gebärmutter ist ein birnenförmiges, muskulöses Hohlorgan, das in der Beckenmitte liegt. Sie ist ungefähr 7,5 cm lang, 5 cm breit und 2,5 cm dick. Sie besitzt eine äußere glatte Hülle, eine mittlere dicke Schicht, die aus Muskelgewebe besteht, und einen inneren Hohlraum, der mit Schleimhaut ausgekleidet ist. Die Gebärmutterhöhle steht mit der Scheide durch den Gebärmutterhalskanal und mit der Bauchhöhle durch die Eileiter in Verbindung. Die schlauchförmigen Eileiter öffnen sich in der Bauchhöhle in unmittelbarer Nähe der Eierstöcke. Die Gebärmutter ist an mehreren Bändern aufgehängt, die sie stützen und halten (Abb. 178).

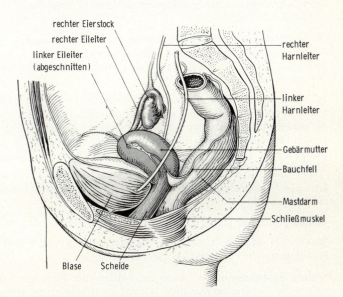

Abb. 178 *Die inneren weiblichen Geschlechtsorgane* und ihre Lagebeziehung zu den Nachbarorganen, von der Seite gesehen.

Wo liegt die Gebärmutter genau? Sie liegt gerade über dem Schambein, hinter der Harnblase, vor dem Mastdarm und oberhalb der Scheide.

Welche Funktion hat die Gebärmutter?
a) Die Vorbereitung für die Aufnahme eines befruchteten Eies;
b) die Ernährung und Beherbergung der Frucht während ihrer Entwicklung (daher der deutsche Name Fruchthalter);
c) die Ausstoßung des Kindes, wenn es fertig entwickelt und reif für die Geburt ist.

Welche Einflüsse lösen die Vorbereitung der Gebärmutter auf die Schwangerschaft aus? Hormone, die von den Eierstöcken und anderen endokrinen Drüsen ausgeschieden werden. Wenn kein befruchtetes Ei auf dem Wege ist, kommt es zur Regelblutung, bei der die Gebärmutterschleimhaut abgestoßen wird. Dieser Prozeß wiederholt sich jeden Monat von der Pubertät bis zur Menopause, außer bei einer Drüsenstörung oder natürlich außer beim Vorliegen einer Schwangerschaft.

Welche Bedeutung hat eine „Gebärmutterknickung"?
Eine Rückwärtsneigung der Gebärmutter, die sogenannte Retroflexio uteri, wurde früher als „Gebärmutterknickung" bezeichnet. Sie ist gewöhnlich bedeutungslos.

Welche Beschwerden hat eine Gebärmutterknickung zur Folge?
Meist keine. In seltenen Fällen können bei einer stark nach hinten geneigten Gebärmutter Rückenschmerzen und ein ziehendes Gefühl im Unterleib vorkommen.

Wie wird eine Gebärmutterknickung behandelt? In den allermeisten Fällen ist überhaupt keine Behandlung erforderlich. (Die Operationen, die seinerzeit zur „Aufrichtung" der Gebärmutter in großer Zahl vorgenommen wurden, hat man heute als unnötig aufgegeben.) In seltenen Fällen wird ein Scheidenpessar benützt, um die Vorwärtsneigung der Gebärmutter aufrechtzuerhalten.

Ist eine Gebärmutterknickung ein Schwangerschaftshindernis? Bestimmt nicht.

Behindert eine Gebärmutterknickung den Geschlechtsverkehr? Nein.

Was ist ein infantiler Uterus? Diesen Ausdruck hat man früher zur Beschreibung einer kleinen Gebärmutter verwendet.

Welche Bedeutung hat es, wenn die Gebärmutter klein ist? Keine, sofern die Gebärmutterfunktion normal ist. Mit anderen Worten: Wenn die Menstruation normal ist und eine Schwangerschaft eintreten kann, ist die geringere Größe der Gebärmutter bedeutungslos.

Ist bei Frauen mit infantilem Uterus das Zustandekommen einer Schwangerschaft erschwert? Nicht, wenn der Menstruationszyklus normal funktioniert.

Was ist eine Kürettage? Mit Kürettage oder Auskratzung bezeichnet man einen operativen Eingriff an der Gebärmutterhöhle, der von der Scheide aus vorgenommen wird. Er besteht in der Abschabung oder Auskratzung der Gebärmutterschleimhaut. Für die Erweiterung des Gebärmutterhalskanals und die Auskratzung der Gebärmutterhöhle verwendet man spezielle Instrumente.

Aus welchen Gründen wird eine Kürettage gemacht?
a) Zu diagnostischen Zwecken;
b) zu therapeutischen Zwecken;
c) oft dient die Kürettage der Diagnose und Behandlung zugleich, z. B. bei einer Schleimhauthyperplasie oder bei Polypen der Gebärmutter.

Wann macht man eine diagnostische Kürettage?
a) In Fällen ungeklärter Gebärmutterblutungen;
b) bei Verdacht auf einen Polypen der Gebärmutterhöhle;
c) bei Verdacht auf einen Krebs des Gebärmutterkörpers.

Wann macht man eine therapeutische Kürettage?
a) Wenn bereits eine krankhafte Veränderung der Gebärmutterschleimhaut, etwa ein Polyp, diagnostiziert ist, kann er mit einer Kürettage entfernt werden;
b) wenn eine Wucherung der Gebärmutterschleimhaut, eine sogenannte glandulär-zystische Hyperplasie, diagnostiziert ist, bringt eine Kürettage oft Heilung;
c) im Anschluß an eine Fehlgeburt, wenn Teile der Frucht oder des Mutterkuchens zurückgeblieben sind, um die Gebärmutterhöhle durch die Kürettage zu entleeren und wieder normale Verhältnisse herzustellen.

Ist eine Kürettage schmerzhaft?
Nein. Sie wird im Krankenhaus in Allgemeinnarkose durchgeführt.

Wie lange muß man nach einer Kürettage im Krankenhaus bleiben?
Ungefähr 1–2 Tage, manchmal nur wenige Stunden.

Ist von der Kürettage nachher äußerlich etwas sichtbar? Nein. Der Eingriff wird ausschließlich von der Scheide her vorgenommen.

Wie bald nach einer Kürettage kann man wieder zur Arbeit gehen?
Binnen einer Woche.

Was muß man nach einer Kürettage unterlassen? Scheidenspülungen und Geschlechtsverkehr müssen 2 Wochen unterbleiben.

Ist eine normale Schwangerschaft nach einer Kürettage möglich? Ja. Eine Kürettage, die von einem erfahrenen Frauenarzt in einem Krankenhaus ausgeführt wird, beeinträchtigt nachfolgende Schwangerschaften nicht.

Was ist eine Endometritis? Eine Infektion und Entzündung der Gebärmutterschleimhaut.

Wodurch entsteht eine Endometritis?
a) Durch bakterielle Infektionen wie Tripper (Gonorrhö);
b) sie kann einer Fehlgeburt oder Abtreibung folgen;
c) sie kann einer normalen Entbindung folgen, wenn es durch ungünstige Umstände zur Infektion der Gebärmutter gekommen ist.

Welche Krankheitserscheinungen finden sich bei einer Endometritis? Unregelmäßige Blutungen, Ausfluß, Schmerzen und Druckempfindlichkeit im Unterbauch, Schwächegefühl, Fieber, Beschwerden beim Wasserlassen usw.

Wie wird eine Endometritis behandelt? Als erstes ist die eigentliche Ursache zu bestimmen. Wenn eine unvollständige Fehlgeburt vorangegangen ist, muß die Gebärmutterhöhle mit einer Kürettage entleert werden. War eine bakterielle Infektion die Ursache der Endometritis, sind Antibiotika zu geben. Falls die Infektion über die Schleimhaut hinaus auf die Gebärmutterwand übergegriffen hat, muß man unter Umständen die Gebärmutter entfernen, um eine Heilung zu erreichen.

Heilt eine Endometritis manchmal von selbst aus? Ja, in gewissen Fällen. Öfter aber schreitet die Infektion nach außen fort, um die tieferen Wandschichten der Gebärmutter, die Eileiter, Eierstöcke und sogar die Bauchhöhle zu befallen.

Was ist ein Korpuspolyp? Ein Gewächs, das von der Gebärmutterschleimhaut ausgeht und in die Gebärmutterhöhle hineinragt. Polypen finden sich oft in der Mehrzahl.

Welche Krankheitszeichen treten bei einem Korpuspolypen auf? In manchen Fällen ist er symptomlos. In anderen Fällen können die Regelblutungen verstärkt und von krampfartigen Schmerzen begleitet sein. Ferner sind Schmierblutungen zwischen den Menstruationen und Ausfluß aus der Scheide zu beobachten.

Wie wird die Diagnose eines Korpuspolypen gestellt? Mit einer diagnostischen Kürettage oder mit der Hysterographie.

Was ist die Hysterographie? Eine Röntgenuntersuchung der Gebärmutterhöhle, bei der ein schattengebendes Kontrastmittel durch den

Gebärmutterhalskanal in die Gebärmutterhöhle eingespritzt wird, so daß auf den Röntgenaufnahmen die Gebärmutterhöhle zur Darstellung kommt.

Werden Korpuspolypen manchmal bösartig? Ja, gelegentlich.

Wie werden Korpuspolypen behandelt? Sie werden mit einer Kürettage entfernt. Wenn sie durch den Gebärmutterhals in den Scheidenkanal austreten, können sie von der Scheide aus mit einem Instrument entfernt werden. Falls der Polyp Anzeichen einer bösartigen Veränderung zeigt, muß eine totale Uterusexstirpation mit Entfernung der Eileiter und Eierstöcke vorgenommen werden.

Was ist eine glandulär-zystische Hyperplasie des Endometriums? Eine gutartige Wucherung der Gebärmutterschleimhaut.

Wodurch entsteht eine glandulär-zystische Hyperplasie? Sie hängt gewöhnlich mit einer übermäßigen und verlängerten Produktion eines weiblichen Geschlechtshormons, des Östrogens, in den Eierstöcken zusammen. Häufig ist eine Zyste oder Geschwulst des Eierstocks, die für die Überproduktion von Östrogen verantwortlich sein kann, vorhanden.

Wie äußert sich eine glandulär-zystische Hyperplasie? Sie ist durch vollkommen unregelmäßige und nicht vorhersehbare Blutungen gekennzeichnet; die Blutungsanomalie kann von einem totalen Ausfall der Menstruation bis zu Blutungen reichen, die häufiger als normal auftreten, und die Blutungsstärke kann von leichten Schmierblutungen bis zu schweren Blutstürzen schwanken. Charakteristisch für die Blutungen bei der glandulär-zystischen Hyperplasie ist ihre Schmerzlosigkeit.

Besteht ein Zusammenhang zwischen glandulär-zystischer Hyperplasie und Unfruchtbarkeit? Ja. Bei Frauen mit einer glandulär-zystischen Hyperplasie bleibt der Eisprung aus, so daß keine Schwangerschaft eintreten kann.

Wie wird die glandulär-zystische Hyperplasie diagnostiziert? Durch die mikroskopische Untersuchung von Gebärmutterschleimhautstückchen, die mit einer Endometriumbiopsie oder Kürettage gewonnen werden.

Wo und wie wird eine Endometriumbiopsie durchgeführt? Sie wird in der Praxis des Frauenarztes gemacht und besteht einfach darin, daß ein Spezialinstrument durch Scheide und Gebärmutterhalskanal in die Gebärmutterhöhle eingeführt wird; ein kleines Gewebestück wird entfernt und mikroskopisch untersucht.

Verursacht eine Endometriumbiopsie Schmerzen? Nein. Sie ist ein einfacher Sprechstundeneingriff, der kaum mit Beschwerden verbunden ist.

Besteht eine Verbindung zwischen der glandulär-zystischen Hyperplasie und einem Gebärmutterkrebs? Man nimmt an, daß bei Frauen jenseits des gebärfähigen Alters bestimmte Formen der Schleimhauthyperplasie mit der Entwicklung eines Gebärmutterkrebses einhergehen können. Aus diesem Grund empfiehlt sich bei älteren Frauen mit glandulär-zystischer Hyperplasie eine radikalere Behandlung.

Wie wird eine glandulär-zystische Hyperplasie behandelt? Das hängt vom Alter der Patientin, der Form der Hyperplasie, die man bei der mikroskopischen Untersuchung gefunden hat, und davon ab, ob begleitende Eierstockgeschwülste vorhanden sind oder nicht. Bei jungen Frauen, die noch im gebärfähigen Alter stehen, wird eine einfache Hyperplasie mit einer Kürettage und mit der Verabreichung der Eierstockhormone Östrogen und Progesteron in Nachahmung des normalen Menstruationszyklus behandelt. Man nennt dies eine zyklische Therapie.
Nach der Menopause kann die Behandlung abhängig von der Form der Hyperplasie, in einer einfachen Kürettage oder in der Entfernung der Gebärmutter bestehen. Wenn die Hyperplasie wiederholt auftritt oder wenn man bei der mikroskopischen Untersuchung des hyperplastischen Gewebes ein Überwiegen bestimmter Zellformen findet, wird, sofern die Patientin über das gebärfähige Alter hinaus ist, die Uterusexstirpation wahrscheinlich die beste Behandlung sein. Bei Vorliegen einer Eierstockvergrößerung muß man vermuten, daß die Hyperplasie mit einer Eierstockgeschwulst in Zusammenhang steht. In diesen Fällen ist eine Bauchoperation zur Entfernung der Eierstöcke und der Gebärmutter durchzuführen.

Soll eine Frau mit einer glandulär-zystischen Hyperplasie häufig zu regelmäßigen Kontrolluntersuchungen gehen? Ja. Jede Unregelmäßigkeit im Menstruationszyklus bei einer Frau im gebärfähigen Alter sollte Anlaß geben, den Frauenarzt aufzusuchen.

Was ist die Methode der Wahl bei einer wiederkehrenden Hyperplasie bei jungen Frauen?
a) Wiederholte Kürettagen oder eine langdauernde zyklische Hormonbehandlung;
b) wenn sich Hyperplasie und Blutungen nicht beherrschen lassen, kann sogar bei jungen Frauen eine Uterusexstirpation nötig werden. Zum Glück ist das sehr selten erforderlich.

Wie häufig ist der Krebs des Gebärmutterkörpers? Der Krebs des Gebärmutterkörpers, oder besser der Gebärmutterhöhle, das sogenannte Korpuskarzinom, ist der zweithäufigste Krebs des weiblichen Geschlechtstrakts. Der Gebärmutterhalskrebs ist jedoch 5mal häufiger als der Krebs des Gebärmutterkörpers.

Wer bekommt am ehesten einen Gebärmutterhöhlenkrebs? Er tritt später auf als der Gebärmutterhalskrebs und findet sich vorwiegend bei Frauen über 50.

Gibt es eine ererbte Anlage zum Gebärmutterhöhlenkrebs? Nein.

Was ist der Unterschied zwischen einem Karzinom und einem Sarkom des Gebärmutterkörpers? Das Karzinom geht von der Gebärmutterschleimhaut aus, während das Sarkom, eine ebenso bösartige Geschwulst, seinen Ursprung in der Muskelschicht der Gebärmutter hat.

Welche Symptome finden sich beim Krebs des Gebärmutterkörpers?
a) Unregelmäßige Blutungen bei Frauen, die noch Menstruationen haben;
b) Blutungen nach der Menopause;
c) Vergrößerung der Gebärmutter.

Wie wird der Gebärmutterhöhlenkrebs diagnostiziert? Mit einer diagnostischen Kürettage. Jede Blutung bei einer Frau nach der Menopause muß als verdächtig angesehen und mit einer Kürettage zum Ausschluß eines Krebses geklärt werden.

Welche Behandlung empfiehlt sich beim Gebärmutterhöhlenkrebs? Auch beim Krebs des Gebärmutterkörpers ist die Behandlung vom Stadium des Krebses abhängig. Im allgemeinen kommt der Gebärmutterkrebs jedoch früher zur Behandlung als der Gebärmutterhalskrebs, da er früher klinische Erscheinungen (Blutungen) macht. In den meisten Fällen wird so vorgegangen, daß 4–6 Wochen nach einer Radiumvorbestrahlung die totale Uterusexstirpation vorgenommen wird.

Ist das eine größere Operation? Ja, aber sie wird in fast allen Fällen gut überstanden.

Wie hoch ist die Heilungsziffer beim Krebs des Gebärmutterkörpers? Wenn der Krebs entdeckt wird, bevor er die Grenze der Gebärmutter überschritten hat, können etwa 4 von 5 Fällen geheilt werden. In jenen Fällen, in denen er sich bereits über die Gebärmutter hinaus ausgebreitet hat, betragen die Heilungsaussichten nur mehr 1 von 8 Fällen.

Ist es möglich, einem Gebärmutterhöhlenkrebs vorzubeugen? Er kann nicht verhütet werden, aber er *kann* früher entdeckt werden, wenn die Frau den Arzt umgehend aufsucht, sobald sie eine abnorme Blutung aus der Scheide bemerkt.

Was sind Gebärmuttermyome? Myome sind gutartige Geschwülste, die aus Muskelgewebe bestehen. Sie stellen gewöhnlich rundliche, derbe Knoten dar (Abb. 179).

Wie häufig finden sich Myome? Ungefähr 25 % aller Frauen haben Gebärmuttermyome. Diese Gewächse bleiben in der Mehrzahl symptomlos und bedürfen keiner Behandlung.

Wodurch entstehen Myome? Die eigentliche Ursache ist zwar unbekannt, doch hat sich gezeigt, daß die Wachstumsgeschwindigkeit stark von bestimmten Eierstockhormonen beeinflußt wird. Nach der Meno-

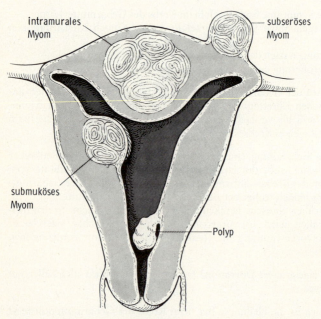

Abb. 179 *Myome.* Diese gutartigen Muskelgewebsgeschwülste können, wie die Zeichnung zeigt, in der Tiefe der Gebärmuttermuskulatur, an ihrer Oberfläche oder unmittelbar unter der die Gebärmutterhöhle auskleidenden Schleimhaut liegen.

pause, wenn nurmehr sehr wenig Eierstockhormon produziert wird, hören die Myome auf zu wachsen und können sogar schrumpfen.

In welchem Lebensalter bekommen Frauen am häufigsten Myome? In den letzten Abschnitten der gebärfähigen Phase, also etwa zwischen 35 und 45 Jahren. Myome können sich aber gelegentlich auch bei Frauen Anfang 20 oder noch nach der Menopause finden.

Kommen Myome familiär gehäuft vor? Eine regelrechte Vererbung gibt es nicht, aber da jede vierte Frau Myome hat, ist es nicht selten, daß man sie bei mehr als einem Familienmitglied findet.

Welche verschiedenen Formen von Myomen gibt es?
a) Subseröse Myome, die unter der äußeren Hülle der Gebärmutter wachsen;
b) intramurale Myome, die in der Muskelschicht der Gebärmutter wachsen;
c) submuköse Myome, die unter der Schleimhaut der Gebärmutterhöhle wachsen.

Ist die Größe von Myomen sehr unterschiedlich? Ja. Sie können so klein wie ein Stecknadelkopf oder so groß wie eine Wassermelone sein. Fast immer treten sie in der Mehrzahl auf.

Welche Krankheitserscheinungen sind die Folge von Myomen?
a) Viele Myome bleiben symptomlos und werden zufällig bei einer routinemäßigen Unterleibsuntersuchung gefunden;
b) wenn es sich um ein submuköses Myom handelt, kann es langanhaltende, starke Monatsblutungen verursachen;
c) intramurale und subseröse Myome können zu heftigen Monatsblutungen Anlaß geben oder aber keinerlei Beschwerden erzeugen;
d) wenn die Myome zu beträchtlicher Größe anwachsen und auf Harnblase oder Mastdarm drücken, kann es zu häufigem Harndrang oder zur erschwerten Stuhlentleerung kommen;
e) gelegentlich treten Kreuz- oder Unterleibsschmerzen auf;
f) wenn das Myom die Gebärmutterhöhle verzieht, kann Unfruchtbarkeit die Folge sein;
g) Myome können die Ursache von wiederholten Fehlgeburten sein.

Wie werden Myome diagnostiziert? Durch eine frauenärztliche Untersuchung; von der Scheide her lassen sich Größe, Form und andere Eigenschaften der Geschwulst feststellen. Eine Hysterosalpingographie kann die Diagnose kleiner, submuköser Myome ermöglichen. Auch mit einer Ultraschalluntersuchung lassen sich Myome diagnostizieren.

Ist ein Gebärmuttermyom eine bösartige Geschwulst? Ganz bestimmt nicht. Myome sind gutartige Gewächse!

Kann ein Myom bösartig werden? Selten. Gelegentlich entwickelt sich ein Krebs in einer Gebärmutter, die Myome enthält, aber das Myom selbst begünstigt die Krebsentwicklung nicht. Ein Sarkom kann sich in seltenen Fällen aus einem Myom entwickeln.

Kann man Myome zusammen mit anderen Veränderungen der Gebärmutter antreffen? Ja. Bei Myompatientinnen finden sich mit großer Häufigkeit Polypen und eine Hyperplasie der Gebärmutterschleimhaut.

Wie werden Myome behandelt? Wenn sie Krankheitserscheinungen verursachen oder schnell wachsen, sollen sie operativ entfernt werden.

Welche Operationen macht man bei Myomen? Entweder eine konservative Myomoperation, eine sogenannte Enukleation, bei der nur die Myome selbst ausgeschält werden, oder eine Uterusexstirpation – die Entfernung der ganzen Gebärmutter.

Wovon hängt es ab, ob sich der Frauenarzt für eine Myomausschälung oder für die Uterusexstirpation entscheidet? Vom *Alter* der Patientin und davon, ob sie noch Kinder bekommen möchte. Wenn Kinderwunsch besteht, versucht man die Gebärmutter zu erhalten und schält nur die Myome aus.

Gibt es außer der Myomausschälung und der Uterusexstirpation noch andere Möglichkeiten zur Behandlung von Myomen? Ja. Manche kleinen, submukösen Myome, die sich zu polypenartigen Gewächsen entwickeln, können mit einer einfachen Kürettage entfernt werden.

Neigen Myome zum Rückfall? 10% kommen nach der Myomausschälung wieder. Nach einer Uterusexstirpation sind natürlich keine Rückfälle möglich.

Müssen alle Myome operiert werden? Nein. Ziemlich oft ist überhaupt keine Behandlung nötig.

Wann ist die operative Entfernung der Myome angezeigt?
a) Bei verstärkten, verlängerten und zu häufigen Menstruationsblutungen;
b) bei schweren Blutstürzen;
c) bei Drucksymptomen, die zu Blasen- oder Mastdarmstörungen führen;
d) bei schnellem Größenwachstum des Myoms;
e) jedes Myom, das größer als eine Gebärmutter im dritten Schwangerschaftsmonat ist, soll entfernt werden, auch wenn die Patientin keine Beschwerden hat;

f) bei akuten Schmerzen infolge des Zerfalls oder einer Stieldrehung eines Myoms;
g) bei wiederholten Fehlgeburten oder Unfruchtbarkeit.

Treten Myome manchmal während der Schwangerschaft auf? Ja. Bestehende Myome können im Verlaufe der Schwangerschaft größer werden.

Soll ein Myom während der Schwangerschaft behandelt werden? Nein. Am besten wird die Behandlung bis nach der Entbindung aufgeschoben.

Kann eine Frau nach einer Myomoperation schwanger werden? Wenn eine Myomausschälung ausgeführt wurde, ist eine nachfolgende Schwangerschaft möglich. In solchen Fällen ist allerdings unter Umständen eine Schnittentbindung nötig.

Führt die operative Behandlung der Myome meist zum Erfolg? Ja, in fast allen Fällen wird eine Heilung erreicht.

Gibt es eine erfolgversprechende nichtchirurgische Behandlung gegen Myome? Nein.

Ist die Myomausschälung als große Operation zu bewerten? Ja, weil sie mit einer Eröffnung der Bauchhöhle verbunden ist. In fast allen Fällen wird die Operation aber gut überstanden. Gewöhnlich ist ein 7–10tägiger Krankenhausaufenthalt erforderlich.

Wird die Menstruation nach der Myomausschälung wieder normal? Ja.

Wie lange dauert es, bis man sich von den Nachwirkungen der Myomausschälung erholt? Annähernd 6 Wochen.

Wie lange soll eine Frau nach einer Myomausschälung zuwarten, bevor sie eine Schwangerschaft anstrebt? 3 Monate.

Was ist eine Uterusexstirpation? Eine Operation zur Entfernung der Gebärmutter.

Welche verschiedenen Arten der Uterusexstirpation gibt es?
a) Die supravaginale Uterusamputation, bei der nur der Gebärmutterkörper entfernt und der Gebärmutterhals belassen wird; diese Operation wird heute allerdings nur noch selten durchgeführt;
b) die totale Uterusexstirpation, bei der die ganze Gebärmutter, also Gebärmutterkörper und Gebärmutterhals, entfernt werden;
c) die erweitere radikale Uterusexstirpation, bei der zusammen mit der

ganzen Gebärmutter ein guter Teil der Scheide, Eileiter und Eierstöcke, Stützgewebe und Lymphknoten mitentfernt werden;
d) die Porro-Operation, bei der im Rahmen einer Kaiserschnittentbindung die Gebärmutter entfernt wird;
e) die vaginale Uterusexstirpation, bei der die Entfernung der ganzen Gebärmutter von der Scheide her und nicht, wie bei den anderen Methoden, mit der Eröffnung der Bauchhöhle vorgenommen wird.

Wann kann eine Uterusexstirpation angezeigt sein?
a) Bei Myomen, die Krankheitserscheinungen verursachen;
b) bei einer chronischen, unbeeinflußbaren entzündlichen Erkrankung von Gebärmutter, Eileitern und Eierstöcken;
c) bei schwerer, wiederkehrender glandulär-zystischer Hyperplasie;
d) bei Krebs des Gebärmutterkörpers oder des Gebärmutterhalses;
e) bei Krebs der Eileiter oder der Eierstöcke;
f) bei chronischer Endometriose, wenn sie der Patientin starke Beschwerden macht;
g) in seltenen Fällen bei unbeherrschbarer Blutung nach einer Entbindung;
h) in bestimmten Fällen, wo die Eierstöcke wegen Zysten oder Geschwülsten entfernt werden müssen, soll man auch die Gebärmutter mitnehmen;
i) bei Zerreißung der Gebärmutter während der Schwangerschaft und unter der Geburt.

Ist eine Uterusexstirpation eine große Operation? Ja, aber sie gilt nicht als gefährliche Operation und wird in fast 100% der Fälle gut überstanden.

Treten nach einer Uterusexstirpation noch Regelblutungen auf? Nein.

Kann eine Frau nach einer Uterusexstirpation schwanger werden? Nein.

Müssen die Eierstöcke bei einer Uterusexstirpation immer mitentfernt werden? Wenn es sich bei der Krankheit, die die Uterusexstirpation notwendig macht, um einen Krebs handelt, müssen Eileiter und Eierstöcke mitentfernt werden. Wenn die Erkrankung gutartig und die Frau noch jünger als 40 Jahre ist, kann man einen oder beide Eierstöcke belassen, damit nicht sofort die unangenehmen Beschwerden der Wechseljahre auftreten. Falls die Patientin noch jung ist, wird alles versucht, um die Eierstöcke zu erhalten; ist die Patientin bereits in der Menopause, werden sie entfernt. Bei Entzündungen oder Abszessen der Eierstöcke oder beim Vorliegen einer Endometriose werden die Eierstöcke bei der Uterusexstirpation mitgenommen.

Folgen einer Uterusexstirpation immer Wechseljahrsbeschwerden?
Nein. Wenn ein oder beide Eierstöcke zurückgelassen werden, kommt es nicht zu Wechseljahrsbeschwerden; diese treten nur ein, wenn beide Eierstöcke herausgenommen wurden oder wenn die Eierstockfunktion erlischt.

Kann man die Wechseljahrsbeschwerden nach der Uterusexstirpation unter Kontrolle halten? Ja. Richtig bemessen sind weibliche Geschlechtshormone ausgezeichnete Mittel zur Bekämpfung der klimakterischen Ausfallserscheinungen.

Beeinträchtigt die Entfernung der Gebärmutter auf irgendeine Weise das Geschlechtsleben? Nein. Die Entfernung der Gebärmutter, ob mit oder ohne Eierstöcke, beeinträchtigt die Fähigkeit zum Geschlechtsverkehr oder das sexuelle Verlangen nicht. Tatsächlich geben manche Frauen an, daß ihr Liebesleben seit der Uterusexstirpation glücklicher ist als vorher.

Werden bei der Uterusexstirpation die äußeren Geschlechtsteile verändert? Nein. Scheide und äußere Geschlechtsteile bleiben von der Uterusexstirpation unberührt.

Verursacht die Uterusexstirpation Veränderungen in der körperlichen Erscheinung einer Frau? Nein. Das ist ein verbreiteter Irrtum. Eine Uterusexstirpation führt *nicht* zu einer Neigung zum Dickwerden oder zum Verlust der weiblichen Körperformen! Man muß aber bedenken, daß die Uterusexstirpation in den meisten Fällen im 5. und 6. Lebensjahrzehnt vorgenommen wird, wo auch normalerweise Alterserscheinungen auftreten. Die Entfernung der Eierstöcke ist es, die manchmal zu einer Gewichtszunahme führt.

Ist die Narbe nach einer Uterusexstirpation entstellend? Nein. Sie besteht in einer einfachen Linie am Unterbauch. Eine vaginale Uterusexstirpation hinterläßt überhaupt keine sichtbare Narbe.

Wann ist eine vaginale Uterusexstirpation angezeigt? Wenn eine Gebärmuttersenkung mit einer Zystozele und Rektozele besteht, ist es im allgemeinen zweckmäßig, die Gebärmutter durch die Scheide zu entfernen, damit gleichzeitig eine Scheidenplastik gemacht werden kann. Das ist aber undurchführbar, wenn die Gebärmutter so stark vergrößert ist, daß sie sich nicht durch die Scheide befördern läßt. Bei Verdacht auf einen invasiven bösartigen Prozeß ist die vaginale Uterusexstirpation im allgemeinen nicht angezeigt.

Ist die vaginale Uterusexstirpation ein gefährliches Operationsverfahren? Nein. Das Risiko ist eher geringer als bei einer Uterusexstirpation mit Eröffnung der Bauchhöhle.

Ist die Uterusexstirpation eine schmerzhafte Operation? Die Beschwerden sind dieselben wie nach jeder anderen Bauchoperation. Die Schmerzen lassen sich meist leicht mit Medikamenten beherrschen.

Wie lange dauert die Durchführung einer Uterusexstirpation im Durchschnitt? 1 bis 2 Stunden.

Wie bald nach der Uterusexstirpation kann die Patientin aus dem Bett aufstehen? Gewöhnlich am Tag nach der Operation.

Wie lange muß man nach einer Uterusexstirpation im Krankenhaus bleiben? 7–10 Tage.

Welche Beschwerden folgen einer Uterusexstirpation? 1 oder 2 Wochen lang können eine Blutung oder Ausfluß aus der Scheide bestehen. Außerdem kann nach der Uterusexstirpation der Abgang von Harn oder Stuhl eine Woche oder länger erschwert sein.

Wie bald nach einer Uterusexstirpation kann man folgendes tun?
Brausen: 1 Woche
Baden: 4 Wochen
Das Haus verlassen: 8 – 10 Tage
Ein Auto lenken: 4 – 5 Wochen
Alle Haushaltspflichten erledigen: 6 Wochen
Geschlechtsverkehr wieder aufnehmen: 8 Wochen
Wieder zur Arbeit gehen: 8 Wochen
Alle körperlichen Tätigkeiten wieder aufnehmen: 3 Monate.

Was ist eine Endometriose? Eine Erkrankung, bei der sich Zellen der Gebärmutterschleimhaut – Endometriumzellen – an Stellen finden, wo sie nicht hingehören. Sie können tief in der Gebärmutterwand, an der Außenhülle der Gebärmutter, an Eileitern, Eierstöcken, Scheide, Gebärmutterbändern, Darm, Harnblase oder andernorts in der Bauchhöhle angetroffen werden.

Wie können diese Endometriumzellen in ihrer abnormen Lage existieren? Sie pflanzen sich auf der Oberfläche anderer Organe ein und bilden kleine Zellnester. Die Ausdehnung eines solchen Endometrioseherds kann von Stecknadelkopfgröße bis zu Orangengröße schwanken. Oft bilden sie Zysten, die eine Flüssigkeit von schokoladenartigem Aussehen enthalten; dieser Zysteninhalt stellt altes, menstruationsartiges Blut dar.

Welche krankhaften Veränderungen werden von diesen Endometriumnestern hervorgerufen? Sie können feste Verwachsungen zwischen den Eileitern und Eierstöcken oder der Harnblase, dem Darm oder der Gebärmutter verursachen. Sie können Zysten bilden, die sich unter Umständen um ihren Stiel drehen oder platzen und damit Erscheinungen einer akuten schmerzhaften Baucherkrankung auslösen.

Funktionieren diese Endometriumzellnester wie normale Gebärmutterschleimhautzellen? Ja. Vor jeder Monatsblutung kommt es zur Vergrößerung und Blutanschoppung und gleichzeitig mit der Menstruation zur Blutung.

Was ist die Ursache der Endometriose? Die eigentliche Ursache ist nicht bekannt. Eine Möglichkeit ist, daß Gebärmutterschleimhautzellen durch eine in verkehrter Richtung ablaufende Wellenbewegung der Eileitermuskulatur nach der freien Bauchhöhle hin verschleppt werden. Eine andere Möglichkeit ist die Verschleppung solcher Zellen bei chirurgischen Eingriffen an der Gebärmutter. Es gibt aber offensichtlich auch noch andere Ursachen der Endometriose.

Welche Krankheitserscheinungen können bei einer Endometriose vorkommen?
a) Manchmal erzeugt sie überhaupt keine Symptome und ist ein Zufallsbefund bei einer Operation aus anderen Gründen;
b) vor und während der Menstruation können starke Schmerzen auftreten;
c) die Entleerung von Harn und Stuhl oder der Geschlechtsverkehr sind oft sehr schmerzhaft;
d) die Monatsblutung kann erheblich verstärkt sein;
e) Unfruchtbarkeit ist eine häufige Komplikation einer ausgedehnten Endometriose.

Wie wird eine Endometriose behandelt?
a) Bei vielen Fällen kommt man mit einer medikamentösen Behandlung aus. Sie besteht in der Verabreichung von weiblichen Geschlechtshormonen. Man kann dabei eine Dosis wählen, bei der die Menstruationen vorübergehend unterdrückt werden, diese Behandlung kann aber nicht über lange Zeit fortgesetzt werden. Dagegen ist die Behandlung mit Ovulationshemmern („Pille") über Jahre möglich. Hierbei wird die Menstruationsblutung zwar nicht ganz unterdrückt, sie ist aber sehr schwach;
b) in hartnäckigen Fällen einer Endometriose mit starken Beschwerden muß man unter Umständen die Gebärmutter und die Endometrioseherde entfernen. Die Uterusexstirpation bleibt Fällen jenseits des gebärfähigen Alters oder besonders schweren Verlaufsformen vorbehalten;
c) bei jungen Frauen im gebärfähigen Alter führt eine Schwangerschaft

vorübergehend zur Beschwerdefreiheit, weil der zyklische Einfluß, der die Krankheitserscheinungen der Endometriose verursacht, unterbrochen ist.

Führt die Endometriose zu Krebs? Nein.

Was kann geschehen, wenn man eine Endometriose unbehandelt läßt?
Die Krankheitserscheinungen können fortschreiten und den Allgemeinzustand der Patientin stark beeinträchtigen. Wenn die Endometriose den Darm in Mitleidenschaft zieht, kann ein Darmverschluß eintreten. In manchen Fällen werden die Endometriosezysten so groß, daß sie einen Druck auf andere Organe erzeugen und schon deshalb operiert werden müssen. Manchmal kommt es zur Stieldrehung oder Zerreißung von Endometriosezysten, die einen sofortigen chirurgischen Eingriff nötig machen.

Fehlgeburt
(Abortus)

Was ist ein Abortus? Mit Abortus oder Fehlgeburt bezeichnet man die Ausstoßung des Schwangerschaftsprodukts aus der Gebärmutter während der ersten 6 Schwangerschaftsmonate, also zu einem Zeitpunkt, zu dem das Kind noch nicht selbständig lebensfähig ist.

Was bedeuten die Ausdrücke „Frucht", „Embryo" und „Fetus"?
Damit bezeichnet man das ungeborene Kind im Mutterleib. Der Ausdruck Embryo bezieht sich auf den jungen Keim in der Entwicklung bis zum 3. Schwangerschaftsmonat, danach wird das Ungeborene Fetus genannt.

Bedeutet der Ausdruck „Abortus" immer, daß ein künstlicher Schwangerschaftsabbruch erfolgt ist? Nein. Unter Medizinern versteht man unter diesem Ausdruck lediglich, daß die Beendigung der Schwangerschaft zu einer Zeit erfolgt, in der die Frucht noch nicht so weit entwickelt ist, daß sie am Leben erhalten werden kann.

Welche verschiedenen Arten des Aborts gibt es?
a) Den natürlichen oder spontanen Abort, bei dem keine künstlichen Mittel zu seiner Auslösung angewendet wurden;
b) den induzierten oder eingeleiteten Abort, wo der Abbruch der Schwangerschaft mit Hilfe von Medikamenten, Instrumenten oder einem operativen Eingriff herbeigeführt wird.

Gibt es verschiedene Formen der spontanen Fehlgeburt?
Ja, und zwar:
a) die drohende Fehlgeburt;

b) die beginnende Fehlgeburt;
c) die unvollständige Fehlgeburt;
d) die vollständige Fehlgeburt;
e) die infizierte Fehlgeburt;
f) die verhaltene Fehlgeburt („missed abortion").

Was ist meist Ursache einer spontanen Fehlgeburt?
a) Fehlbildungen von Eizelle, Samenzelle, befruchtetem Ei oder Mutterkuchen;
b) Krankheiten der Gebärmutter, etwa eine Infektion oder ein Myom;
c) eine Entgleisung im Hormondrüsensystem, die mit einer Funktionsstörung von Eierstöcken, Schilddrüse oder Hirnanhangsdrüse in Zusammenhang steht;
d) Allgemeinerkrankungen wie Zuckerkrankheit, Unterernährung, Syphilis, Tuberkulose usw.;
e) stärkere Strahlenbelastung durch Röntgenstrahlen, Einnahme von Giften usw.

Was ist eine drohende Fehlgeburt? Um eine drohende Fehlgeburt handelt es sich, wenn es in der frühen Schwangerschaft zu Schmierblutungen aus der Scheide und zu wehenartigen Unterleibskrämpfen kommt, aber keine Eröffnung des Muttermundes eintritt und die Leibesfrucht nicht ausgestoßen wird.

Was ist eine beginnende Fehlgeburt? In diesem Zustand sind Blutung und Erweiterung des Muttermundes bereits so fortgeschritten, daß nichts mehr getan werden kann, um die Ausstoßung der Frucht aus der Gebärmutter zu verhindern.

Was ist eine unvollständige Fehlgeburt? Von unvollständiger Fehlgeburt spricht man, wenn das Schwangerschaftsprodukt nur teilweise ausgestoßen wurde.

Was ist eine vollständige Fehlgeburt? Eine vollständige Fehlgeburt liegt vor, wenn die Frucht mit allen Eihüllen und dem Muterkuchen zur Gänze aus der Gebärmutter ausgestoßen wurde.

Wie zeigt sich eine spontane Fehlgeburt an?
a) Im Frühstadium einer drohenden Fehlgeburt sind Schmierblutungen das einzige positive Zeichen. Dann können sich leichte, wehenartige Krämpfe oder Rückenschmerzen entwickeln. Dieser Zustand kann tage- oder sogar wochenlang anhalten;
b) bei der beginnenden Fehlgeburt ist die Blutung stärker, die Wehen werden regelmäßig, stark, sie nehmen zu, und der Muttermund beginnt sich zu erweitern;

c) bei der unvollständigen Fehlgeburt sind Teile des Schwangerschaftsproduktes abgegangen. Blutung und Wehen sind meist stark; der Muttermund ist weitgehend eröffnet, es gehen Gewebestücke oder Klumpen geronnenen Blutes ab. Häufig wird die Frucht ausgestoßen, Reste der Eihäute und des Mutterkuchens bleiben jedoch in der Gebärmutter zurück;

d) bei der vollständigen Fehlgeburt entleert sich die Gebärmutter ganz; in der frühen Schwangerschaft kann der geschlossene Eihautsack mit der Frucht im Ganzen abgehen.

Kommt es nach langdauernder Einnahme von Ovulationshemmern häufiger zu Fehlgeburten? Nein. Die Neigung zu Fehlgeburten ist bei Frauen, die vor der Schwangerschaft über lange Zeit Ovulationshemmer eingenommen haben, statistisch nicht erhöht.

Soll man Geschlechtsverkehr meiden, wenn während der Schwangerschaft Schmierblutungen oder stärkere Blutungen auftreten? Ja. Wenn Anzeichen bestehen, daß die Möglichkeit einer Fehlgeburt vorhanden ist, soll man Geschlechtsverkehr meiden.

Kann bei einer intakten Schwangerschaft durch Geschlechtsverkehr eine Fehlgeburt ausgelöst werden? Nein.

Kann ein seelischer Schock oder eine starke Gemütsbewegung eine Fehlgeburt auslösen? Dafür gibt es keine Beweise.

Kann durch Arbeit oder körperliche Tätigkeit eine Fehlgeburt ausgelöst werden? Nein.

Sind Schmerzen im Unterbauch ein Zeichen, daß eine Fehlgeburt droht? In manchen Fällen können krampfartige Bauchschmerzen bedeuten, daß die Möglichkeit einer Fehlgeburt besteht. Wenn die Schmerzen anhalten, soll man den Frauenarzt verständigen.

Wie wird eine beginnende Fehlgeburt behandelt? Wenn die Fehlgeburt offensichtlich nicht mehr aufzuhalten ist, sollte die Gebärmutter entleert werden. Die Beurteilung, ob eine Fehlgeburt unaufhaltbar ist, ist schwierig. Jeder Frauenarzt wird jedoch alle Möglichkeiten ausschöpfen, um die Schwangerschaft zu erhalten. Wenn klar ist, daß das nicht mehr geht, ist es am besten, die Gebärmutter mit einer Kürettage vollständig zu entleeren.

Wie wird eine unvollständige Fehlgeburt behandelt? Zur vollständigen Ausräumung der Gebärmutterhöhle wird eine Kürettage gemacht. Wenn die Fehlgeburt mit einer starken Blutung einhergegangen ist, sind Bluttransfusionen angebracht.

Wie wird eine vollständige Fehlgeburt behandelt? Es ist keine Behandlung nötig, sofern kein schwerer Blutverlust eingetreten ist. In diesem Fall sind Bluttransfusionen zu geben. Wenn eine Infektion auftritt, werden Antibiotika verordnet.

Was ist eine verhaltene Fehlgeburt? Von verhaltener Fehlgeburt oder „missed abortion" spricht man bei einem Schwangerschaftsverlauf, bei dem es zum Absterben der Frucht und ihrer Ablösung von der Gebärmutterwand, nicht aber zu ihrer Ausstoßung gekommen ist, so daß sie in der Gebärmutterhöhle zurückbleibt. In bestimmten Fällen gibt man Medikamente, um den Abgang der Frucht einzuleiten. Am sichersten ist es aber oft, wenn man abwartet, bis sich die Gebärmutter von selbst entleert.

Was ist ein habitueller Abort? Wenn kein Kind ausgetragen wurde, sondern 4 oder mehr Spontanaborte erfolgten, spricht man von habituellem Abort.

Was hält man für die Ursachen des habituellen Aborts?
a) Hormonale Störungen von Hirnanhangsdrüse, Schilddrüse oder Eierstöcken;
b) Gebärmutteranomalien;
c) genetische Anomalien in den Chromosomen des Embryos.

Kann bei Neigung zu habituellen Aborten manchmal eine medikamentöse Behandlung helfen? Ja, aber das erfordert eine gründliche Untersuchung, die alle Gesichtspunkte berücksichtigt, und eine eingehende ärztliche Behandlung.

Wann ist bei einer Fehlgeburt ein Krankenhausaufenthalt notwendig?
Wenn die Blutung sehr heftig ist oder wenn die wehenartigen Bauchkrämpfe stark und anhaltend sind.

Welche Hauptgefahren bestehen bei einer Fehlgeburt?
a) Bei einer unvollständigen Fehlgeburt kann die Blutung ein lebensgefährliches Ausmaß erreichen. In solchen Fällen sind prompte Bluttransfusionen lebensrettend;
b) eine Infektion nach einer Fehlgeburt ist keine seltene Komplikation, besonders bei einer Abtreibung unter nicht optimalen Bedingungen. Sie bedarf einer aktiven energischen antibiotischen Behandlung.

Welche Folgen hat es, wenn eine Fehlgeburt nicht richtig behandelt wird?
a) Es kann eine Infektion eintreten, die unter Umständen die Entfernung von Gebärmutter, Eileitern und Eierstöcken notwendig macht;
b) es kann zur Unfruchtbarkeit kommen.

Kann eine Infektion bei jeder Form einer Fehlgeburt zustande kommen? Ja, aber bei einem erlaubten Schwangerschaftsabbruch, der im Krankenhaus im Operationssaal durchgeführt wird, ist sie selten.

Welche Beschränkungen muß man sich nach einer Fehlgeburt auferlegen?
a) 1 bis 2 Wochen Schonung;
b) 2 Wochen kein Geschlechtsverkehr.

Wie ist die Frage des Schwangerschaftsabbruchs in der BRD gegenwärtig gesetzlich geregelt? Bei Einwilligung der Schwangeren ist die künstliche Beendigung der Schwangerschaft unter bestimmten Voraussetzungen, d. h. bei Vorliegen einer Indikation, innerhalb einer bestimmten Frist straflos, wenn sie von einem Arzt im Krankenhaus durchgeführt wird und vorangehend eine soziale und medizinische Beratung der Schwangeren erfolgt ist. Falls diese Voraussetzungen nicht gegeben sind, ist der Schwangerschaftsabbruch für alle Beteiligten grundsätzlich strafbar, wenn auch für die Schwangere selbst unter gewissen Bedingungen Ausnahmen gelten. Die von einem „Kurpfuscher" oder einer „Engelmacherin" vorgenommene Abtreibung ist in allen Fällen strafbar.

Unter welchen Voraussetzungen ist ein Schwangerschaftsabbruch erlaubt?
Die Gründe nach dem Gesetz, die sogenannten *Indikationen*, sind:
a) Gefahr für das Leben oder die Gesundheit der Schwangeren – die sogenannte medizinische Indikation. (Zeitlich unbefristet.)
b) Gefahr einer nicht behebbaren körperlichen oder geistigen Schädigung des Kindes – die sogenannte eugenische oder kindliche Indikation. (Befristet bis zum Ende der 22. Woche nach der Empfängnis.)
c) Vergewaltigung (oder sexuelle Nötigung, sexueller Mißbrauch von Widerstandsunfähigen oder Kindern) – die sogenannte ethische oder kriminologische Indikation. (Befristet bis zum Ende der 12. Woche nach der Empfägnis.)
d) Gefahr einer schwerwiegenden Notlage für die Schwangere, die nicht auf andere Weise abgewendet werden kann – die sogenannte Notlagenindikation. (Befristet bis zum Ende der 12. Woche nach der Empfängnis.)
Ob eine solche Indikation vorliegt, muß ein Arzt entscheiden und darüber eine schriftliche Feststellung abgeben. Es darf nicht der Arzt sein, der den Schwangerschaftsabbruch vornimmt.
Weiters verlangt das Gesetz, daß die Schwangere eine medizinische Beratung und mindestens 3 Tage vor dem Eingriff eine soziale Beratung in Anspruch nimmt.

Wohin kann sich die Schwangere zur sozialen Beratung wenden? An eine anerkannte Beratungsstelle für Schwangerschaftsfragen, an das Gesundheitsamt oder an einen Arzt ihres Vertrauens, der über alle zur Verfügung stehenden sozialen Hilfen entsprechend unterrichtet ist.

Wo kann man nähere Angaben über Fragen der Familienplanung, Sexualberatung, soziale Hilfen usw. bekommen? Bei der Bundeszentrale für gesundheitliche Aufklärung, Aktion Familienplanung, 5000 Köln 100, Postfach. Man kann dort u. a. einen „Beratungsführer" anfordern, der Informationen und die Anschriften von Beratungsstellen enthält.

Warum ist die soziale Beratung wichtig? Oft glaubt sich eine Schwangere in einer ausweglosen Situation, weil sie die Möglichkeiten nicht kennt, die sich ihr bieten; vielleicht wird sie sogar von ihrem Partner oder der Familie zu einem Schritt getrieben, den sie von sich aus eigentlich nicht tun möchte. In einem Beratungsgespräch können alle Punkte (z. B. Berufs- oder Ausbildungsprobleme, familiäre Probleme, Wohnungsprobleme, rechtliche und finanzielle Probleme) eingehend erörtert werden, und die werdende Mutter kann erfahren, welche Ansprüche und Rechte sie hat und welche Hilfen ihr vom Staat und von privaten Organisationen geboten werden. Die Beratung soll die Schwangere davor bewahren, in einer Panikreaktion einen Entschluß zu fassen, der sie später vielleicht sehr belastet. Die Beratung ist kostenlos. Falls ein Arzt die soziale Beratung übernimmt, bekommt er den Krankenschein der Versicherten. Dieser Arzt muß ein anderer Arzt sein als derjenige, der den Schwangerschaftsabbruch durchführt.

Warum ist die medizinische Beratung wichtig? Ein Schwangerschaftsabbruch ist wie jeder andere operative Eingriff nicht frei von Gefahren. Der Arzt ist verpflichtet, die Schwangere über alle möglicherweise auftretenden Komplikationen und Folgen aufzuklären, damit sie ihre Entscheidung nach reiflicher Überlegung treffen kann.

Welche Gesundheitsschäden und Spätfolgen können durch einen Schwangerschaftsabbruch hervorgerufen werden? Auch bei einem in der Klinik regelrecht ausgeführten Schwangerschaftsabbruch sind Komplikationen nicht ausgeschlossen. Je weiter fortgeschritten die Schwangerschaft ist, um so schwieriger ist der Eingriff und um so größer ist die Gefahr von Komplikationen. Es besteht die Möglichkeit von Gebärmutterverletzungen und von fieberhaften Entzündungen, die zu einem Eileiterverschluß und nachfolgender Unfruchtbarkeit führen können. Außerdem wird nach einem Schwangerschaftsabbruch das Risiko größer, daß es in späteren Schwangerschaften zu einer Fehlgeburt, Bauchhöhlenschwangerschaft oder Frühgeburt kommt.

Bei Frühgeborenen ist die Krankheitsanfälligkeit und Sterblichkeit größer als bei voll ausgetragenen, reifen Kindern, und es besteht die Gefahr, daß die körperliche und geistige Entwicklung beeinträchtigt ist.

Der Entschluß zu einem Schwangerschaftsabbruch bedeutet meist eine schwere seelische Belastung für die Frau, die seelische Störungen zur Folge haben kann.

Sind die Berater gesetzlich zum Schweigen verpflichtet? Ja.

Kann sich ein Arzt weigern, einen Schwangerschaftsabbruch durchzuführen? Ja. Nach dem Gesetz ist niemand verpflichtet, an einem Schwangerschaftsabbruch mitzuwirken. (Eine Ausnahme wäre in dem Sonderfall gegeben, daß der Schwangerschaftsabbruch wegen einer unmittelbaren Gefährdung der Frau notwendig wäre.)

Wer übernimmt die Kosten für einen legalen „indizierten" Schwangerschaftsabbruch? Die Krankenkasse oder die Sozialhilfe.

Muß der Arzt, der den Schwangerschaftsabbruch vornimmt, die Indikation nochmals überprüfen? Ja, dazu ist er gesetzlich verpflichtet. Er muß sich die Indikationsfeststellung, die ein anderer Arzt ausgestellt hat, vorlegen lassen. Oft verlangt er auch eine Bestätigung, daß eine soziale Beratung stattgefunden hat.

Wie wird ein Schwangerschaftsabbruch durchgeführt?
a) Mit einer Kürettage. Dazu muß zuerst der Gebärmutterhals erweitert (dilatiert) werden; dann wird die Gebärmutter mit einer Kürette ausgeschabt.
b) Mittels Absaugung. Bei dieser Methode wird ein spezielles Absauginstrument durch den erweiterten Gebärmutterhals in die Gebärmutterhöhle eingeführt und der Gebärmutterinhalt abgesaugt.

Gibt es Präparate zum Einnehmen, mit denen ein Spontanabort ausgelöst werden kann? Nein, wenn das auch immer wieder behauptet wird. Mittel, die zu diesem Zweck angeboten werden, enthalten meist eine potentiell gefährliche Substanz (Mutterkorn), die bei Überdosierung schwere, nicht rückbildungsfähige Blutgefäßschäden hervorrufen kann.

Gibt es eine ungefährliche Methode, mit der eine Schwangere selbst eine Abtreibung durchführen könnte? Nein! Abgesehen davon, daß eine solche Handlung strafbar wäre, kommt es dabei sehr oft zur Infektion, zu Blutungen und zu Todesfällen.

Welche Gefahren bringt eine Abtreibung mit sich? Die Abtreibung, also der illegale oder kriminelle Schwangerschaftsabbruch, ist mit großen Gefahren für die Frau verbunden. Die Sterblichkeit ist beim kriminellen Abort groß. Sie macht einen erheblichen Prozentsatz aller Todesfälle im Zusammenhang mit Schwangerschaft, Geburt und Wochenbett aus. Ein Schwangerschaftsabbruch sollte ausschließlich in einem Krankenhaus durchgeführt werden, wo immer sterile Arbeitsbedingungen sowie entsprechende Anästhesie- und Transfusionseinrichtungen zur Verfügung stehen. Eine tödliche Blutung, eine Infektion oder die Durchbohrung der Gebärmutterwand sind nur zu häufige Komplikationen von illegalen Abtreibungsversuchen.

Kommt es nach einem kriminellen Abort sehr oft zur Unfruchtbarkeit? Ja. Er ist eine der häufigsten Ursachen der ungewollten Kinderlosigkeit.

Eileiter
(Tuben)

Was sind die Eileiter? Die Eileiter oder Tuben sind zwei schlauchförmige, etwa 10–12 cm lange Hohlorgane, die von den Gebärmutterecken oben abgehen und nach beiden Seiten ins Becken ziehen. Jeder Eileiter ist nicht ganz bleistiftdick und öffnet sich an seinem äußersten Ende trichterförmig. Die Eileiter bestehen aus einer äußeren Muskel- und einer inneren Schleimhautschicht mit einem Flimmerhärchenbesatz. Diese haarförmige Zellausläufer erzeugen mit ihrer Hin- und Herbewegung einen Flimmerstrom, der an der Beförderung des Eies in die Gebärmutter hinunter beteiligt ist und der vielleicht auch die Aufwärtswanderung des Samens durch die Eileiter zur Eizelle unterstützt.

Welche Funktion haben die Eileiter? Aufgabe der Eileiter ist es, die vom Eierstock freigesetzte Eizelle in die Gebärmutterhöhle weiterzubefördern und die Wanderung des Samens aus der Gebärmutterhöhle zur Eizelle zu ermöglichen.

Was ist eine Salpingitis? Eine Eileiterentzündung infolge einer bakteriellen Infektion (Abb. 180).

Was ist am häufigsten schuld an einer Eileiterinfektion?
a) Der Tripper, der von der Scheide durch den Gebärmutterhalskanal und die Gebärmutterhöhle bis in die Eileiter aufgestiegen ist;
b) Staphylokokken-, Pneumokokken-, Streptokokken- und Koliinfektionen.
c) die Tuberkulose, die gewöhnlich von einem Primärherd in einem anderen Organ ihren Ausgang nimmt;
d) Intrauterinspiralen u. dgl.

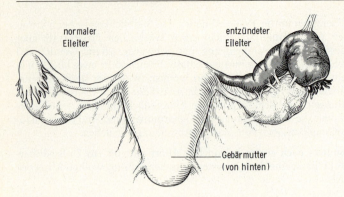

Abb. 180 *Eileiterentzündung.* Links normaler Eileiter und Eierstock; rechts entzündlich veränderter Eileiter mit Verwachsungen. Es ist leicht begreiflich, daß ein derart krankhaft veränderter Eileiter nicht mehr imstande ist, eine Eizelle vom Eierstock aufzunehmen und weiterzutransportieren.

Ist die Eileiterentzündung eine häufige Erkrankung?
Ja, sie wird aber seit der Einführung der Antibiotika und Tuberkulostatika viel seltener angetroffen als früher.

Welche Folgen kann eine Eileiterentzündung haben?
a) Unfruchtbarkeit;
b) eine Eileiterschwangerschaft (ektopische Schwangerschaft);
c) die Bildung eines chronischen Abszesses unter Mitbeteiligung von Eileiter und Eierstock;
d) die Ausbreitung der Infektion in die freie Bauchhöhle, die zur Bauchfellentzündung führt.

Welche Behandlung ist bei schweren chronischen Eileiterentzündungen oft erforderlich?
Die operative Entfernung von Gebärmutter, Eileitern und Eierstöcken.

Welche Erscheinungen macht die akute Eileiterentzündung? Unterbauchschmerzen, Fieber, Schüttelfröste, erschwertes Harnlassen, Übelkeit und Erbrechen, Ausfluß aus der Scheide, verstärkte Menstruationsblutung, Unterleibsblutungen zwischen den Menstruationen, Schmerzen beim Geschlechtsverkehr usw. Diese Symptome können vollzählig vorhanden sein, oft finden sich aber auch nur einige davon.

Wie beugt man einer Eileiterentzündung am besten vor? Geschlechtsverkehr mit einem infizierten Partner sollte natürlich vermieden werden. Wenn sich aber doch nach einem Geschlechtsverkehr ein Ausfluß aus der Scheide entwickelt, soll sofort eine frauenärztliche Behandlung durchgeführt werden. Damit kann in den allermeisten Fällen ein Aufsteigen der Infektion über die Gebärmutter in die Eileiter verhindert werden.

Wie wird eine Eileiterentzündung behandelt, wenn sie sich nun einmal entwickelt hat? Eine akute Eileiterentzündung wird mit Antibiotika behandelt. Die Patientin muß Bettruhe einhalten und bekommt schmerzstillende Mittel. Wenn sich ein Abszeß gebildet hat, der nicht zurückgeht, kann eine Operation zur Entfernung des Eileiters notwendig sein.

Wird die Operation meist während der akuten Phase der Eileiterentzündung durchgeführt? Nein. Der Frauenarzt wird alles versuchen, um die Entzündung zunächst mit anderen Mitteln unter Kontrolle zu bringen. Eine sofortige Operation kann *dann* nötig sein, wenn ein Eileiterabszeß durchzubrechen droht und damit die Gefahr einer Bauchfellentzündung heraufbeschwört.

Ist in jedem Fall einer Eileiterentzündung ein Krankenhausaufenthalt nötig? Nein. Im Frühstadium der Erkrankung kann unbedenklich eine Hausbehandlung durchgeführt werden. Wenn die Entzündung aber nicht ausreichend darauf anspricht, ist die Aufnahme in ein Krankenhaus angezeigt.

Verschwindet eine Eileiterentzündung manchmal von selbst? Nein. Jeder Fall bedarf einer gründlichen Behandlung.

Wie groß sind die Heilungsaussichten bei der Eileiterentzündung? Eine Eileiterentzündung führt in den seltensten Fällen zum Tode, bei der chronischen Form der Krankheit ist eine Heilung aber nur mit der Entfernung der Eileiter möglich. Eine akute Eileiterentzündung kann ausheilen, wenn die Behandlung frühzeitig begonnen und energisch durchgeführt wird.

Kann ein chronischer oder nicht mehr frischer Eileiterabszeß mit Antibiotika geheilt werden? In der Regel nicht. Wenn sich einmal ein Abszeß gebildet hat, ist die Entfernung des Eileiters die einzige befriedigende Form der Behandlung.

Welche Operationen kommen bei einer Eileiterentzündung in Frage? Wenn die Krankheit auf einen Eileiter beschränkt ist, genügt die einfache Entfernung dieses Eileiters. In fortgeschritteneren Fällen kann es notwendig werden, beide Eileiter, Eileiter und Eierstöcke oder beide Eileiter mit Eierstöcken und Gebärmutter zu entfernen.

Ist die Entfernung eines entzündeten Eileiters eine große Operation? Ja. Sie wird von einem Hautschnitt im Unterbauch aus in Allgemeinnarkose oder Spinalanästhesie durchgeführt.

Wie lange muß man nach einer Eileiteroperation im Krankenhaus bleiben? Ungefähr 5–9 Tage.

Wie bald nach der Operation kann die Patientin aus dem Bett aufstehen? Am Tag nach der Operation.

Wie lange dauert die Wundheilung? Ungefähr 10 Tage.

Kommt es manchmal nach der Operation zum Rückfall der Eileiterentzündung? Wenn die Eileiter entfernt wurden, gibt es keinen Rückfall. Wurde nur ein Eileiter entfernt, so ist es möglich, daß die Entzündung wiederkehrt und den gleichseitigen Eierstock oder den anderen Eileiter und Eierstock befällt.

Neigt die Eileiterentzündung bei einer nicht-operativen Behandlung zum Rückfall? Ja.

Wie oft beschränkt sich die Eileiterentzündung auf einen Eileiter? Das kommt nicht oft vor. Meistens befällt die Entzündung beide Eileiter. Nicht immer ist aber die Entfernung beider Eileiter notwendig; manchmal ist es möglich, einen Eileiter zu retten.

Wird der Geschlechtsverkehr durch eine Eileiterentfernung beeinträchtigt? Nein.

Löst die Entfernung der Eileiter Wechseljahrsbeschwerden aus? Nein. Nur wenn auch die Eierstöcke zusammen mit den Eileitern entfernt werden, kommt es zur Menopause.

Wie bald nach der operativen Entfernung eines oder beider Eileiter kann man folgendes tun?
Brausen: 1 Woche
Baden: 4 Wochen
Häusliche Arbeit verrichten: 1 Woche
Ein Auto lenken: 6 Wochen
Geschlechtsverkehr wieder aufnehmen: 6 Wochen
Wieder zur Arbeit gehen: 6 Wochen

Was ist eine ektopische Schwangerschaft? Ektopisch bedeutet wörtlich „außerhalb des Ortes"; man bringt damit zum Ausdruck, daß sich das befruchtete Ei nicht in der Gebärmutter, sondern außerhalb dieser normalen Einnistungsstelle ansiedelt und zu wachsen beginnt. Man spricht daher auch von einer „Extrauteringravidität" (Schwangerschaft außerhalb der Gebärmutter). Die weitaus häufigste Form ist die Eileiterschwangerschaft. Seltener siedelt sich das befruchtete Ei auf dem Eierstock, in der Bauchhöhle oder auch ganz unten im Gebärmutterhalskanal an (Abb. 181).

Was ist die Ursache einer Eileiterschwangerschaft?
a) Eine vorausgegangene Eileiterentzündung ist bei weitem die häufigste Ursache einer Eileiterschwangerschaft. Ungefähr 25% aller Fälle betreffen Frauen, die vorher eine Eileiterentzündung durchgemacht hatten;
b) eine Infektion im Anschluß an eine Fehlgeburt oder eine Entbindung;
c) Eierstock- oder Gebärmuttergeschwülste, die einen mechanischen Druck auf einen Eileiter ausüben, ihn verziehen oder blockieren;
d) eine vorangegangene Bauchfellentzündung, die zu Verwachsungen an einem Eileiter mit Verziehung seiner Lichtung geführt hat;
e) angeborene Mißbildungen des Eileiters;
f) unbekannte Ursachen bei Frauen, die sonst vollkommen gesund sind.

Wie oft kommt eine Eileiterschwangerschaft vor? Einmal unter etwa 300 bis 400 Schwangerschaften.

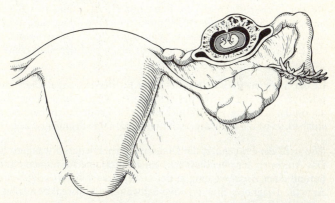

Abb. 181 *Eileiterschwangerschaft.* Das befruchtete Ei wurde nicht bis in die Gebärmutterhöhle transportiert, sondern hat sich gleich in der Eileiterwand eingenistet, und der junge Keim hat sich zu entwickeln begonnen. Eine solche Eileiterschwangerschaft hat gewöhnlich nur ein paar Wochen Bestand. Es besteht die Gefahr eines Eileiterdurchbruchs und einer schweren inneren Blutung.

Wie rasch nach der Befruchtung des Eies kann es zur Eileiterschwangerschaft kommen? 2–4 Tage nach der Befruchtung.

Wann nach der Entstehung einer Eileiterschwangerschaft kann die Diagnose gestellt werden? Gewöhnlich binnen 4 bis 6 Wochen.

Welche Symptome erzeugt eine Eileiterschwangerschaft? Im Frühstadium einer intakten Eileiterschwangerschaft fällt meist das Ausbleiben einer Regelblutung auf, die Patientin hat aber eine geringfügige Schmierblutung. Es entwickeln sich leichte Unterleibsschmerzen, besonders nach dem Geschlechtsverkehr. Alle Zeichen einer jungen Schwangerschaft wie morgendliche Übelkeit, Vergrößerung der Brüste usw. können vorhanden sein. Wenn es zum Durchbruch einer Eileiterschwangerschaft kommt, können zusätzlich zu den oben genannten Symptomen ein schwerer Schock, Ohnmacht, starke Blässe, Leibschmerzen, Schmerzen in der Schultergegend und Druck auf den Mastdarm auftreten.

Wodurch entsteht das schwere Krankheitsbild beim Durchbruch der Eileiterschwangerschaft? Es kommt buchstäblich zum Platzen des Eileiters, verbunden mit einer starken Blutung in die Bauchhöhle.

Was versteht man unter dem Ausdruck „Tubarabort"? Beim sogenannten Tubarabort wird das befruchtete Ei oder der junge Keimling aus der Eileiteröffnung in die Bauchhöhle ausgestoßen. Im allgemeinen sind die Symptome beim Tubarabort nicht so schwer und akut wie beim Durchbruch einer Eileiterschwangerschaft (Tubarruptur), weil der Eileiter mit seinen Gefäßen intakt bleibt und der Blutverlust viel geringer ist.

Ist der Schwangerschaftstest bei einer Eileiterschwangerschaft immer positiv? Nein. Der Ausfall der Schwangerschaftsreaktion hängt davon ab, ob die Schwangerschaft noch intakt ist. Ist die Frucht bereits abgestorben, so ist die Schwangerschaftsreaktion im allgemeinen negativ.

Wie stellt der Frauenarzt die Diagnose einer Eileiterschwangerschaft? Das Auftreten der oben beschriebenen Symptome zusammen mit dem Befund einer Anschwellung in der Gegend des Eileiters erlauben dem Arzt die Diagnose. Eine positive Schwangerschaftsreaktion trägt zur Sicherung der Diagnose bei.
Bei Verdacht auf eine Eileiterschwangerschaft kann auch eine Punktionskanüle zum Nachweis von Blut oder ein Instrument zur Besichtigung der Eileiter durch die Scheide in das Becken eingeführt werden.
Oft gelingt der Nachweis einer Eileiterschwangerschaft mit einer Ultraschalluntersuchung.

Wie geht man bei Verdacht auf eine Eileiterschwangerschaft am besten vor? Kann die Diagnose nicht mit Sicherheit gestellt werden, so wird häufig eine Laparoskopie durchgeführt. Dabei wird durch einen ganz kleinen Schnitt ein optisches Instrument in die mit Luft gefüllte Bauchhöhle eingeführt. Die Eileiter können dann direkt besichtigt werden. Ist dies nicht möglich, so ist das sicherste Verfahren die operative Eröffnung der Bauchhöhle und die direkte Kontrolle der Eileiter. Trotz der erforderlichen Bauchoperation ist diese Vorgehen sehr viel risikoloser, als wenn man die Schwangerschaft bis zum Durchbruch des Eileiters fortschreiten läßt.

Kennt man irgendeinen Weg zur Verhütung einer Eileiterschwangerschaft? Nein, außer daß alle Unterleibserkrankungen behandelt werden müssen, bevor eine Schwangerschaft zulässig ist.

Wie wird eine Eileiterschwangerschaft behandelt?
a) Sobald die Diagnose festeht, soll die Patientin sofort operiert und der Eileiter entfernt werden;
b) wenn ein stärkerer Blutverlust eingetreten ist, sind rasch Bluttransfusionen zu geben;
c) bei Verdacht auf eine Eileiterschwangerschaft muß die Patientin genau beobachtet und angewiesen werden, den Arzt zu rufen, wenn eine Veränderung in ihrem Zustand eintritt.

Werden die Eierstöcke entfernt, wenn wegen einer Eileiterschwangerschaft operiert wird? Nein, außer sie zeigen sich krankhaft verändert.

Was ist die größte Gefahr bei einer Eileiterschwangerschaft? Eine akute Blutung in die Bauchhöhle!

Wie groß sind die Heilungsaussichten bei einer Eileiterschwangerschaft? Wenn man moderne Einrichtungen zur Verfügung hat und sofort operiert, ist praktisch jeder Fall zu retten.

Ist die Operation selbst ein schwerer Eingriff? Nicht schwerer als die Entfernung eines Eileiters aus anderen Gründen.

Wie erfolgt die Schmerzausschaltung bei der Operation? Mit einer Allgemeinnarkose.

Wie lange muß man nach einer Eileiterschwangerschaft im Krankenhaus bleiben? 7 bis 9 Tage.

Welche Behandlungsmaßnahmen gehen der Operation einer durchgebrochenen Eileiterschwangerschaft voran? Man gibt Bluttransfusionen, um die Patientin aus dem Schock zu bekommen und so die Operation zu ermöglichen.

Ist nach einer Eileiterschwangerschaft eine normale Schwangerschaft möglich? Ja, die Entfernung eines Eileiters oder Eierstocks ist kein Hindernis für eine spätere Schwangerschaft, und es ist auch nicht unbedingt gesagt, daß es neuerlich zu einer Eileiterschwangerschaft kommen wird.

Besteht nach einer Eileiterschwangerschaft eine erhöhte Neigung, daß sich auch ein zweites Mal eine fehlortige Schwangerschaft entwickelt? Ja.

Wie bald nach der Operation wegen einer Eileiterschwangerschaft kann die Patientin wieder schwanger werden? Nach 2 Monaten.

Wie bald nach einer Eileiterschwangerschaft treten Menstruationen auf? Gewöhnlich nach 6 bis 8 Wochen.

Kann sich in den Eileitern ein Krebs entwickeln? Ja, aber das kommt außerordentlich selten vor.

Wie wird ein Eileiterkrebs behandelt? Wie bei jedem anderen Krebs der weiblichen Geschlechtsorgane werden Gebärmutter, Eileiter und Eierstöcke vollständig entfernt.

Ist nach einem Eileiterkrebs Heilung möglich? Ja, vorausgesetzt er wurde beseitigt, bevor er auf andere Organe übergegriffen hat.

Eierstöcke
(Ovarien)

Was sind die Eierstöcke? Die Eierstöcke oder Ovarien sind zwei paarig angelegte, mandelförmige drüsige Organe mit einem Durchmesser von ungefähr 4 × 2 cm. Sie liegen zu beiden Seiten der Gebärmutter im kleinen Becken und sind an der Beckenwand seitlich hinten in unmittelbarer Nähe der trichterförmigen Eileiteröffnung aufgehängt. Jeder Eierstock besteht aus einer äußeren Kapsel von grauweißer Farbe, einer Rinden- oder Hauptsubstanz, und einem Hilus oder Stiel mit den zu- und abführenden Blutgefäßen.

Welche Funktionen haben die Eierstöcke?
a) Die periodische Erzeugung und Freisetzung eines reifen Eies. Die Rinde jedes Eierstocks enthält mehrere tausend unreife Eizellen; eine davon reift jeden Monat heran und wird beim Platzen des Eibläschens in die trichterförmige Eileiteröffnung ausgeschwemmt. *Dieser Vorgang heißt Ovulation oder Eisprung.* Wenn die Eizelle von einer männlichen Samenzelle befruchtet wird, kommt der zyklische Eirei-

fungsprozeß zum Stillstand. Wenn keine Befruchtung eintritt, erfolgt 14 Tage später die Menstruation;
b) die Eierstöcke erzeugen geschlechtsspezifische Hormone und geben sie in die Blutbahn ab. Diese Hormone heißen Östrogen und Progesteron. Sie regeln Ovulation und Menstruation, helfen eine bestehende Schwangerschaft erhalten und sind für die Entwicklung der weiblichen Körpermerkmale verantwortlich, also für die Entwicklung der Brustdrüsen, die typisch weibliche Haarverteilung, die weiblichen Körperformen und die weibliche Stimme.

Sind für die normale Eierstockfunktion beide Eierstöcke notwendig? Nein. Für die Erhaltung der normalen Funktion genügt ein Eierstock oder sogar nur ein Teil des Eierstocks.

In welchem Alter beginnen die Eierstöcke zu arbeiten? Vom Beginn der Pubertät an, in einem Alter von ungefähr 12 bis 14 Jahren.

Kann der Eierstock von einer Entzündung oder Infektion befallen werden? Ja. Wegen der engen Nachbarschaft zum Eileiter breiten sich Krankheiten dieses Organs oft auf den Eierstock aus.

Welche Symptome treten bei einer Entzündung oder Infektion eines Eierstocks auf? Die gleichen wie bei einer Eileiterentzündung.

Was versteht man unter dem Ausdruck „ovarielle Dysfunktion"? Bei diesem Zustand ist die Produktion oder das Mengenverhältnis der Eierstockhormone gestört; kennzeichnend dafür sind Zyklusanomalien und die Unfähigkeit, schwanger zu werden oder die Schwangerschaft auszutragen. Diese Störungen können ihren Ursprung im Eierstock selbst haben oder die Folge einer Fehlfunktion übergeordneter endokriner Drüsen, wie der Hirnanhangsdrüse, oder seltener auch anderer Drüsen, wie z. B. der Schilddrüse, sein.

Welche Krankheitserscheinungen können sich nach einer längerdauernden Eierstockdysfunktion unter anderem entwickeln?
a) Vollständige Entgleisung des Menstruationszyklus und Veränderungen in der Häufigkeit, Dauer und Stärke der Blutung;
b) Fettsucht;
c) Entwicklung übermäßiger Körperbehaarung (Hirsutismus);
d) Wucherung der Gebärmutterschleimhaut (glandulär-zystische Hyperplasie);
e) Unfruchtbarkeit (Unfähigkeit, schwanger zu werden).

Wie wird eine ovarielle Dysfunktion behandelt? Zuerst muß der eigentliche Grund für das Mißverhältnis der Hormone festgestellt werden. Mit Hormonbestimmungen in Blut und Harn versucht man, den

Sitz der Störung zu finden und zu klären, ob sie ihren Ursprung im Eierstock, der Schilddrüse oder der Hirnanhangsdrüse hat. Endometriumbiopsie und Scheidenabstriche dienen als weitere Hilfsmittel für die exakte Diagnosestellung.

a) Wenn bei einer ovariellen Dysfunktion Eierstockzysten bestehen, hilft oft die operative Entfernung eines keilförmigen Ausschnitts aus jedem Eierstock, die Störung zu beseitigen;

b) in bestimmten Fällen kann man Medikamente verabfolgen, welche die Aktivität der Hirnanhangsdrüse anregen. Die gesteigerte Produktion von Hypophysenhormonen fördert ihrerseits die Hormonausschüttung der Eierstöcke;

c) wenn sich herausstellt, daß eine Fehlfunktion der Schilddrüse oder der Hirnanhangsdrüse an der Eierstockfunktionsstörung schuld ist, muß sie mit entsprechenden Medikamenten behandelt werden, ehe die ovarielle Dysfunktion behoben werden kann;

d) günstig ist oft eine zyklische Therapie in Nachahmung des normalen Menstruationszyklus mit den Hormonen Östrogen und Progesteron in ganz bestimmter Dosierung;

e) in neuerer Zeit hat sich gezeigt, daß sich die Eierstockfunktion in manchen Fällen mit einer Kortisonbehandlung erfolgreich normalisieren läßt.

Kann sich eine Eierstockfunktionsstörung auch von selbst geben? Ja. Das geschieht häufig ohne jede Behandlung.

In welchem Alter kann eine Eierstockfunktionsstörung vorkommen? Sie kann von der Pubertät bis zur Menopause jederzeit eintreten, findet sich aber am häufigsten bei Jugendlichen oder jungen Frauen.

Kann nach einer Eierstockfunktionsstörung eine Schwangerschaft eintreten? Wenn die ovarielle Dysfunktion mit dem Ausfall der Ovulation verbunden ist, kommt es zu keiner Schwangerschaft. Sobald die Funktionsstörung aber behoben ist, ist eine Schwangerschaft möglich!

Gibt es Medikamente, die bei ausbleibender Ovulation helfen können? Ja. Es gibt einige Medikamente, die diese Störung beseitigen können. In manchen Fällen haben diese Mittel nicht nur Eisprung und Schwangerschaft gefördert, sondern auch Mehrlingsgeburten (Zwillinge, Drillinge, Vierlinge usw.) ausgelöst.

Was sind Follikelzysten? Es handelt sich um kleine, flüssigkeitshaltige Bläschen an der Oberfläche des Eierstocks. Sie entstehen, wenn ein Eibläschen nicht springt; es bleibt dann bestehen, statt wieder abgebaut zu werden.

Wie groß können Follikelzysten werden? Sie können Erbsen- bis Pflaumengröße erreichen.

Welche Ursachen haben Follikelzysten?
a) Eine vorangegangene Infektion, die zu einer Verdickung der äußeren Eierstockhülle geführt hat;
b) eine Störung der Eierstockfunktion.

Welche Krankheitserscheinungen sind die Folge von Follikelzysten?
Follikelzysten können symptomlos bleiben oder eine ovarielle Dysfunktion, wie oben beschrieben, auslösen. Größere Einzelzysten verursachen manchmal Schmerzen im Unterbauch, Beschwerden beim Harnlassen, Schmerzen beim Geschlechtsverkehr und unregelmäßige Menstruationen.

Können Follikelzysten platzen? Ja. Dieses Ereignis kann mit starken Schmerzen im Unterbauch, Druckempfindlichkeit, Übelkeit, Erbrechen oder sogar mit einem Schockzustand einhergehen. Es ist oft schwierig für den Frauenarzt, eine geplatzte Follikelzyste von einer Blinddarmentzündung oder einer Eileiterschwangerschaft zu unterscheiden.

Wie werden Follikelzysten behandelt? Bei einer einfachen kleinen Zyste oder bei mehreren Zysten, die symptomlos bleiben, ist selten eine Behandlung erforderlich. Sind die Zysten in der Mehrzahl vorhanden und verursachen sie Krankheitserscheinungen und eine ovarielle Dysfunktion, so soll die Behandlung in einer Operation mit keilförmiger Ausscheidung von Eierstockteilen bestehen. Wenn eine Einzelzyste durchbricht oder eine Stieldrehung erleidet und die Krankheitserscheinungen nicht binnen ein, zwei Tagen zurückgehen, kann eine Operation nötig sein.

Schwinden Eierstockfollikelzysten manchmal von selbst? Ja.

Ist bei Follikelzysten eine Rückfallsneigung gegeben? Ja. Patientinnen, die einmal Follikelzysten gehabt haben, müssen beim Frauenarzt in regelmäßiger Beobachtung bleiben.

Wie wird die Diagnose einer Eierstockzyste oder eines Eierstocktumors gestellt?
a) Mit einer frauenärztlichen Untersuchung;
b) mit einer Ultraschalluntersuchung;
c) mittels Laparoskopie (Einführung eines optischen Instruments in die Bauchhöhle durch einen kleinen Einschnitt in der Bauchdecke).

Was ist eine Corpus luteum-Zyste (Gelbkörperzyste) des Eierstocks?
Nach dem Eisprung soll das Eibläschen normalerweise eine Schrumpfung durchmachen und verschwinden. In manchen Fällen bleibt die Rückbildung aus, und aus dem Eibläschen wird eine Zyste, die mit

Blut gefüllt sein kann und unter Umständen zitronen- bis orangengroß oder noch größer wird.

Welche Krankheitserscheinungen werden von einer Gelbkörperzyste hervorgerufen? Sie kann symptomlos bleiben; wenn sie groß ist, kann sie Schmerzen, eine Verzögerung der Menstruation oder Beschwerden beim Geschlechtsverkehr verursachen. Wenn die Zyste platzt, können plötzlich starke Unterbauchschmerzen, Übelkeit, Erbrechen und Harnbeschwerden auftreten, so daß wie bei einer Blinddarmentzündung oder Eileiterschwangerschaft das Bild einer akuten Baucherkrankung entsteht, welche einen operativen Eingriff erforderlich macht.

Wann muß bei einer durchgebrochenen Gelbkörperzyste operiert werden? Wenn die Krankheitserscheinungen nicht zurückgehen oder wenn es zu einer starken Blutung in die Bauchhöhle gekommen ist.

Gibt es auch Eierstockzysten anderer Art? Ja. Es gibt viele Arten, zu denen auch die einfachen Einzelzysten oder die zystischen Geschwülste gehören (Abb. 182).

Können diese Zysten sehr groß werden? Ja. Manche können die ganze Bauchhöhle ausfüllen und die Größe einer Wassermelone erreichen.

Wie werden solche Zysten behandelt? Man soll sie so schnell wie möglich operativ entfernen.

Kommen Eierstockgeschwülste sehr häufig vor? Ja.

Welche Formen von Eierstockgeschwülsten gibt es?
a) Gutartige solide oder zystische Geschwülste;

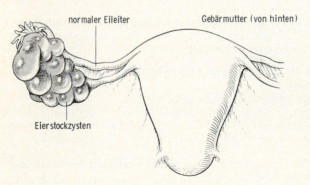

Abb. 182 *Zystisch veränderter Eierstock.* Die krankhafte Vergrößerung des Organs ist durch den Tastbefund feststellbar.

b) bösartige solide oder zystische Geschwülste;
c) hormonbildende Geschwülste.

Warum bilden sich im Eierstock so oft Geschwülste oder Zysten? Die Eier in den Eierstöcken enthalten die unspezifischen Primitivzellen, die bei der Bildung eines neuen menschlichen Wesens mitwirken, und es ist nicht überraschend, daß manche davon eine abnorme Wucherung durchmachen können. Da außerdem der Eierstock selbst so vielen großen und unterschiedlichen Funktionsschwankungen unterworfen ist, kann man sich leicht vorstellen, daß irgendeine Fehlentwicklung zum Wachstum einer Geschwulst führen könnte.

Kommen Eierstockgeschwülste bei Frauen jeden Alters vor? Ja. Sie treten von frühester Kindheit bis zum höchsten Lebensalter auf.

Was ist eine Dermoidzyste des Eierstocks? Eine Dermoidzyste ist eine Geschwulst, die meist bei 20- bis 50jährigen Frauen vorkommt. Sie findet sich häufig in beiden Eierstöcken und kann bis zu Orangengröße anwachsen. Eine solche Zyste besteht aus vielen Zellarten und kann sogar Haare, Knochen und Zähne enthalten. In Dermoidzysten haben sich auch noch andere Gewebe gefunden, die Organen in einem primitiven Entwicklungsstadium ähneln.

Sind Dermoidzysten bösartig? In der überwiegenden Mehrzahl sind sie nicht bösartig, aber manche werden es, wenn man sie nicht entfernt.

Wie wird die Diagnose einer Dermoidzyste gestellt? Mittels frauenärztlicher Untersuchung, Ultraschalluntersuchung und Laparoskopie.

Wie wird eine Dermoidzyste des Eierstocks behandelt? Im gebärfähigen Alter mit der Entfernung der Zyste, später mit der Entfernung des befallenen Eierstocks oder beider Eierstöcke und der Gebärmutter.

Was sind hormonbildende Geschwülste der Eierstöcke? Man versteht darunter Geschwülste, die entweder weibliche oder männliche Geschlechtshormone in erheblichen Mengen erzeugen. Eine Eierstockgeschwulst, die ein männliches Hormon produziert, hat zur Folge, daß sich bei der Patientin männliche Körpermerkmale wie Haarwuchs auf Gesicht und Brust und Tieferwerden der Stimme entwickeln und daß sie ihr weibliches Aussehen verliert.

Sind hormonbildende Eierstockgeschwülste sehr häufig? Nein.

Welche Behandlung kommt bei hormonbildenden Eierstockgeschwülsten in Frage? Das hängt in hohem Maße vom Alter der Patientin ab. In manchen Fällen ist die operative Entfernung des kranken Eierstocks angezeigt; bei älteren Frauen sollte auch die Gebärmutter mitgenommen werden.

Bilden sich die körperlichen Veränderungen nach der Entfernung der hormonbildenden Eierstockgeschwulst zurück? Ja.

Was sind Eierstockfibrome? Eierstockfibrome sind solide Geschwülste, die etwa 5% aller Neubildungen im Eierstock ausmachen. Sie gehen gewöhnlich mit einer Flüssigkeitsausscheidung in die Bauchhöhle einher und müssen wegen ihrer Ähnlichkeit mit bestimmten bösartigen Eierstockgeschwülsten nach ihrer Entfernung sehr sorgfältig untersucht werden.

Gibt es eine Endometriose des Eierstocks? Ja. Bei etwa jedem 8. Endometriosefall handelt es sich um eine Eierstockendometriose. Fast immer finden sich gleichzeitig auch Endometrioseherde an anderen Stellen.

Kommt der Eierstockkrebs häufig vor? Leider ja. Es gibt solide oder zystische bösartige Neubildungen im Eierstock, die entweder einseitig sind oder von beiden Eierstöcken ausgehen. Auch aus gutartigen Eierstockgeschwülsten, etwa aus Dermoidzysten, kann sich ein Eierstockkrebs entwickeln.

Finden sich im Eierstock manchmal Tochtergeschwülste anderer Krebse? Ja, das ist recht häufig; diese Krebsabsiedlungen gehen von Magen-, Brustdrüsen- oder Gebärmutterkrebsgeschwülsten aus.

Bei welcher Altersgruppe kommt der Eierstockkrebs am häufigsten vor? Am häufigsten sind 35- bis 45jährige Frauen betroffen, doch findet er sich manchmal auch bei jungen Mädchen und älteren Frauen.

Wie stellt der Arzt die Diagnose eines Eierstockkrebses? Mittels frauenärztlicher Untersuchung, Ultraschalluntersuchung und Laparoskopie. Häufig findet sich eine Flüssigkeitsansammlung in der Bauchhöhle, die für einen bösartigen Prozeß im Eierstock spricht.

Welche Behandlung ist bei bösartigen Eierstockgeschwülsten am Platz? Nach den heutigen Gepflogenheiten besteht die Behandlung in einer Radikaloperation mit vollständiger Entfernung von Gebärmutter, beiden Eileitern, beiden Eierstöcken und den umgebenden Bändern und Geweben. Der Operation wird oft eine Chemotheraphie und in manchen Fällen eine Strahlenbehandlung angeschlossen.

Wie groß sind die Heilungsaussichten bei einem Eierstockkrebs? Wenn die Patientin frühzeitig operiert wird, bevor der Krebs auf andere Gewebe oder Organe übergegriffen hat, sind die Aussichten ziemlich gut. Die Operation an sich hat kein besonders hohes Risiko und wird von fast allen Patientinnen gut überstanden.

Wie kann man einem Eierstockkrebs am besten vorbeugen? Häufige, regelmäßige frauenärztliche Untersuchungen werden eine krankhafte Veränderung am Eierstock aufdecken und die Patientin gegebenenfalls auf die Notwendigkeit einer Operation aufmerksam machen. Wenn bei verdächtigen Geschwülsten frühzeitig operiert wird, können viele Patientinnen gerettet werden, bevor noch die Geschwulst bösartig geworden oder eine Ausbreitung auf andere Organe erfolgt ist.

Welche Behandlung ist bei einer Zyste oder einer Geschwulst des Eierstocks am günstigsten? Wenn sie sich nicht zurückbildet oder Wachstumszeichen zeigt, soll man operieren, damit man die Art der Veränderung durch eine mikroskopische Untersuchung des Gewebes genau beurteilen kann. Auf diese Weise kann man viele Eierstockgeschwülste, die vielleicht in Zukunft bösartig geworden wären, rechtzeitig entfernen. Außerdem kann durch die Frühentfernung eines andauernd zystisch veränderten oder vergrößerten Eierstocks die Gefahr einer Stieldrehung oder eines Durchbruchs gebannt werden.

Kommt bei Eierstockgeschwülsten auch eine medikamentöse Behandlung statt der Operation in Betracht? Nein.

Welche Charakteristika sind unter anderem dafür entscheidend, ob der Arzt bei einer krankhaften Veränderung des Eierstocks zu einer Operation rät?
a) Jede Eierstockgeschwulst, die größer als 5 cm im Durchmesser ist und bei wiederholten Untersuchungen keine Rückbildung zeigt, soll entfernt werden;
b) jede schnell wachsende Eierstockgeschwulst soll operiert werden;
c) freie Flüssigkeit in der Bauchhöhle bei Bestehen einer Eierstockgeschwulst bildet eine Anzeige für die Operation;
d) das Auftreten von Gewichtsverlust, Blutarmut und Schwäche bei Vorliegen einer Eierstockgeschwulst erfordert eine Operation.

Kann man während der Operation feststellen, ob eine Eierstockgeschwulst bösartig ist? Ja. Während die Patientin auf dem Operationstisch liegt, macht der Pathologe einen Gefrierschnitt von der Geschwulst und untersucht ihn mikroskopisch. Der Befund, ob die Geschwulst bösartig ist oder nicht, weist dem Chirurgen den Weg dafür, wie weit er die Operation ausdehnen muß.

Können auch während der Schwangerschaft Eierstockgeschwülste auftreten? Ja. Gelegentlich bilden sich während der Schwangerschaft Eierstockzysten.

Schädigen Zysten, die während der Schwangerschaft auftreten, das Kind? Nein.

Lösen Zysten oder Geschwülste des Eierstocks manchmal eine akute operationsbedürftige Baucherkrankung aus? Ja. Eierstockzysten oder -geschwülste neigen sehr zur Stieldrehung, die unter dem Bild einer akuten Baucherkrankung verläuft und eine sofortige Operation verlangt.

Kommt es manchmal zum Durchbruch einer Eierstockzyste? Gelegentlich; wenn das geschieht, ist eine dringliche Operation angezeigt.

Verändert sich der Geschlechtstrieb durch die Entfernung der Eierstöcke? Nicht im geringsten.

Wie bald nach einer Eierstockoperation kann man folgendes tun?
Brausen: 1 Woche
Baden: 2 Wochen
Ein Auto lenken: 4 Wochen
Die Hausarbeit wieder aufnehmen: 6 Wochen
Wieder zur Arbeit gehen: 6 Wochen
Geschlechtsverkehr wieder aufnehmen: 6 Wochen

Kann eine Frau nach der Entfernung eines Eierstocks schwanger werden? Ja. Ihre Chancen auf eine Schwangerschaft verringern sich dadurch überhaupt nicht.

Führt die Entfernung beider Eierstöcke immer die Menopause herbei? Ja, sofern die Patientin nicht ohnehin schon die Wechseljahre hinter sich hat.

Hat eine Patientin mit nur einem Eierstock regelmäßige Menstruationen? Ja.

Wechseljahre

(Klimakterium)

Was ist das Klimakterium? Klimakterium oder Wechseljahre heißt jene Periode im Leben der Frau, in der Ovulation (die Produktion reifer Eizellen) und Menstruation zu Ende gehen. Die Wechseljahre stellen mit anderen Worten den natürlichen Alterungsprozeß dar.

Was ist die Menopause? Mit Menopause bezeichnet man die allerletzte Regelblutung.

Wann tritt die Menopause ein? Bei den meisten Frauen zwischen dem Alter von 45 bis 50 Jahren, unter Umständen aber auch schon mit 35 oder erst mit 55 Jahren.

Was versteht man unter dem Ausdruck „künstliche Menopause"? Die Menopause wird künstlich herbeigeführt, wenn durch die operative Entfernung oder Strahlenbehandlung der Eierstöcke die Ovulationen aufhören.

Wieso kommt es zu den Wechseljahren? Die Eierstockhormonproduktion läßt nach und versiegt schließlich, die Wechseljahre sind also die Folge des Hormonausfalls.

Wie reagiert eine Frau auf diese Umstellung? Die klimakterischen Ausfallserscheinungen sind sehr unterschiedlich, sie können überhaupt fehlen oder ganz geringfügig sein, sie können stark und beschwerlich sein. Der wichtigste Faktor für die Beschwerden ist die seelische Einstellung der Frau zu den Wechseljahren. Bei Frauen, die aus diesem oder jenem Grund leiden möchten, kann dies unbewußt zu schweren klimakterischen Ausfallserscheinungen führen. Es kommt nicht selten vor, daß eine Frau die Reaktionen ihrer Mutter auf das Klimakterium nachahmt. Seelisch ausgeglichene Frauen, die auf die Wechseljahre richtig eingestellt und darüber unterrichtet sind, werden wahrscheinlich nur leichte Ausfallserscheinungen haben.

Was sind die üblichen Allgemeinerscheinungen der Wechseljahre?
a) Hitzewallungen;
b) Ausbrüche von kaltem Schweiß;
c) Kopfschmerzen;
d) Müdigkeitsgefühl;
e) Nervosität und ein Gefühl der seelischen Belastung und Anspannung;
f) Niedergeschlagenheit und ein Gefühl des Leistungsabfalls.

Mit welchen typischen Zeichen kündigen sich die Wechseljahre an? Mit unregelmäßigen Monatsblutungen und einer Abnahme der Blutungsstärke.

Wie kann man zwischen unregelmäßigen Blutungen, die klimakterisch bedingt sind, und solchen, die auf einer Geschwulst oder anderen Störung der Unterleibsorgane beruhen, unterscheiden? Wenn die Ursache der Blutungsunregelmäßigkeit zweifelhaft ist, wird ihr der Frauenarzt nachgehen und Zellabstriche aus der Scheide oder eine Biopsie vom Gebärmutter- oder Portiogewebe machen. Häufig wird er eine Kürettage empfehlen, damit er die Natur der Veränderung genau beurteilen kann.

Wie lange dauern die Wechseljahre gewöhnlich? Subjektiv können Wechseljahrsbeschwerden ein paar Monate, aber auch ein paar Jahre anhalten.

Wie werden Wechseljahrsbeschwerden behandelt?
a) Der wichtigste Schritt in der Behandlung klimakterischer Beschwerden ist es, die Patientin zu beruhigen und ihr das Wesen dieses Zustands ausführlich zu erklären;
b) wenn die Beschwerden nicht stark sind, ist die beste Behandlung keine Behandlung;
c) Hormonpräparate zum Ersatz der körpereigenen Hormone sollen nur gegeben werden, wenn die Ausfallserscheinungen schwer sind, und dann nur unter der Leitung eines erfahrenen Frauenarztes;
d) Beruhigungsmittel von der Art der Tranquilizer und Sedativa haben sich in manchen Fällen zur Linderung der Beschwerden gut bewährt.

Lassen sich die klimakterischen Beschwerden mit Hormongaben beheben? Ja. Eine solche Behandlung sollte aber nur unter der ständigen Überwachung eines Frauenarztes durchgeführt werden.

Ist die Einstellung zur Hormonbehandlung der klimakterischen Ausfallserscheinungen in Wandlung begriffen? Ja. Früher haben viele Frauenärzte eine fortgesetzte Hormonersatzbehandlung befürwortet. Heute macht man das nicht mehr routinemäßig, weil der Verdacht besteht, daß das die Entwicklung eines Gebärmutterkrebses begünstigen könnte.

Beheben Tranquilizer klimakterische Beschwerden wirksam? Ja, aber nur in leichten Fällen.

Gehen die klimakterischen Beschwerden in allen Fällen nach einiger Zeit zurück? Ja, nach einigen Monaten oder ein paar Jahren.

Ist es natürlich, daß seelisch gestörte Frauen schwerere und länger anhaltende Wechseljahrsbeschwerden haben? Ja.

Verändert sich das Bedürfnis nach geschlechtlichem Umgang mit der Menopause? Nein. Nach dem Aufhören der Menstruation bleibt der Geschlechtstrieb so wie vorher erhalten.

Soll sich die persönliche Intimhygiene einer Frau nach der Menopause ändern? Nein.

Ist es normal, daß mit der Menopause die Stimme tiefer wird und Haarwuchs an Gesicht und Körper auftritt? Durchaus nicht.

Kann nach der Menopause eine Schwangerschaft eintreten? Nein.

Wenn Ovulation und Menstruation aufgehört haben, tritt keine Schwangerschaft mehr ein.

Wie lange nach der offenbar letzten Menstruation kann noch eine Schwangerschaft eintreten? Eine Schwangerschaft wäre theoretisch während der ersten 6 bis 12 Monate nach der Menopause noch möglich.

Treten nach der Menopause äußerliche Organveränderungen der Eierstöcke oder der Gebärmutter ein? Diese Organe neigen zu einer mäßigen Größenabnahme, die aber nicht wesentlich ist.

Welche Bedeutung kommt einer Blutung aus der Scheide zu, nachdem die Menstruationen schon mit Sicherheit aufgehört haben? Eine Blutung, die später als 1 Jahr nach dem Ende der Menstruationen auftritt, ist immer als mögliches Zeichen einer Geschwulst von Gebärmutterhöhle oder Gebärmutterhals anzusehen. Eine eingehende Untersuchung ist notwendig.

Sind die klare Denkfähigkeit und die geistige Regsamkeit einer Frau nach der Menopause ebenso groß wie vorher? Ja, ganz gewiß.

Ist die Anlage zu einer frühen oder späten Menopause erblich? Ja.

Zeigt eine frühe Menopause eine kurze Lebensdauer an? Auf keinen Fall. Der Zeitpunkt der Menopause hat mit der Lebensdauer überhaupt nichts zu tun.

Geschlechtsentwicklung und Geschlechtsbestimmung

siehe auch die Abschnitte über die männlichen und weiblichen Geschlechtsorgane.

Wovon wird das Geschlecht eines Kindes bei der Zeugung bestimmt?
Vom Typ der männlichen Samenzelle, die die Eizelle befruchtet. Gewöhnlich besitzt etwa die Hälfte der männlichen Samenzellen das Y-Geschlechtschromosom und die andere Hälfte das X-Geschlechtschromosom. Wenn eine Samenzelle, die das Y-Chromosom enthält, die Eizelle befruchtet, wird das Kind ein Knabe; erfolgt die Befruchtung durch eine Samenzelle, die das X-Chromosom enthält, so wird das Kind ein Mädchen.

Hat die weibliche Eizelle irgendetwas mit der Geschlechtsbestimmung zu tun? Nein.

Wie kommt es, daß manche Frauen vorwiegend Knaben zur Welt bringen, andere aber vorwiegend Mädchen? Das liegt daran, daß das Verhältnis von X- und Y-Chromosomen im Samen mancher Männer nicht ausgeglichen ist. Ein Mann, in dessen Samen die Zellen mit dem X-Chromosom überwiegen, wird daher mit größerer Wahrscheinlichkeit Mädchen zeugen; bei einem Vorwiegen des Y-Chromosoms ist der Fall umgekehrt.

Kann man eine Samenuntersuchung durchführen, um das Verhältnis von X- und Y-Chromosomen festzustellen? Ja, eine mikroskopische Untersuchung.

Kann man das Geschlecht vor der Geburt voraussagen? Ja, mit einer sogenannten Amniozentese. Bei dieser Untersuchung wird eine lange, dünne Nadel durch die Bauchwand in die Gebärmutter eingeführt. Von der Flüssigkeit, die den Fetus umgibt, wird eine kleine Menge abgesaugt und einer mikroskopischen Untersuchung unterzogen. Dieses Fruchtwasser enthält immer abgeschilferte oberflächliche Hautzellen des Fetus. Man untersucht diese Zellen auf das Vorhandensein von Chromatinkörperchen. Wenn man sie findet, ist der Fetus weiblichen Geschlechts, denn Zellen von männlichen Individuen enthalten keine Chromatinkörperchen.

Ist eine Amniozentese ungefährlich? Ja, wenn sie richtig durchgeführt wird, beeinträchtigt sie die Schwangerschaft in keiner Weise.

Wie bald nach der Empfängnis läßt sich das Geschlecht des Kindes im Mutterleib feststellen? Etwa um den vierten Schwangerschaftsmonat.

Gibt es eine Geschlechtsumwandlung wirklich? Nur in einem gewissen Ausmaß. Ein Mann, der sich einer Geschlechtsumwandlung unterziehen will, kann sich den Penis und die Hoden entfernen lassen; mit einer plastischen Operation kann eine künstliche Scheide gebildet werden. Durch ständige Einnahme von weiblichen Geschlechtshormonen kann er eine Entwicklung der Brüste erreichen.

Ebenso könnte sich eine Frau Brustdrüsen, Gebärmutter, Eileiter, Eierstöcke und Scheide chirurgisch entfernen lassen. Die Konstruktion eines männlichen Penis ist aber nicht möglich. Durch die Einnahme von männlichen Geschlechtshormonen können der Bartwuchs und ein Tieferwerden der Stimme angeregt werden.

Kann jemand, der sich zu einem Mann umwandeln ließ, ein Kind zeugen? Nein.

Kann jemand, der sich zu einer Frau umwandeln ließ, schwanger werden? Nein.

Was ist ein Zwitter? Bei einem echten Hermaphroditen oder Zwitter liegt eine angeborene Fehlbildung vor; es findet sich sowohl männliches als auch weibliches Keimdrüsengewebe (Hodengewebe und Eierstockgewebe). Je nachdem, welches Gewebe vorherrscht, ist das äußere Erscheinungsbild des echten Zwitters überwiegend männlich oder überwiegend weiblich geprägt. Oft ist es notwendig, ein Stück Keimdrüsengewebe mit einer Operation herauszunehmen und einer mikroskopischen Untersuchung zu unterziehen, damit man feststellen kann, ob es von einem Eierstock oder von einem Hoden stammt. Auch durch bestimmte Untersuchungen an Blutkörperchen und Hautzellen läßt sich nachweisen, ob jemand vorwiegend männlich oder weiblich ist.

Was ist ein Pseudohermaphrodit? Ein Mensch, der eindeutige Geschlechtsdrüsen, also entweder Eierstöcke oder Hoden besitzt, dessen äußere Geschlechtsmerkmale aber durch einen Überschuß oder Mangel an bestimmten Hormonen gegengeschlechtlich verändert sind.

Sexualverhalten

Wann erwacht das sexuelle Interesse? Schon im frühen Kindesalter. In den ersten Lebensjahren entdecken Kinder, daß ihre Genitalzone eine Quelle des Lustgewinns ist. Sie beschäftigen sich oft damit, ihre Geschlechtsteile manuell zu stimulieren. Das gilt als normale Erscheinung. Eltern sollten ihre Kinder wegen derartiger Handlungen nicht strafen oder mit Drohungen ängstigen.

In welchem Alter soll ein Kind „aufgeklärt" werden? Dafür gibt es kein bestimmtes Alter; aber wenn ein Kind Fragen stellt, sollen diese ehrlich, für das Kind verständlich und ohne Zeichen von Verlegenheit beantwortet werden. Es ist falsch, wenn man diesen Fragen aus dem Weg geht. Unklug ist es auch, wenn man mehr Aufklärung gibt als gefragt wurde oder wenn man eine unzutreffende Auskunft erteilt (siehe auch Kapitel 46, Pubertät und Jugendalter).

Welchen Wert hat die Sexualerziehung? Die meisten Schulen machen sich Sexualerziehung zur Aufgabe, sie stellt einen sehr wichtigen Teil im Lernprozeß des Kindes dar. Genaue Informationen, richtig vermittelt, können viel zur Verhütung von sexuellen Problemen im Jugend- und Erwachsenenalter beitragen.

Wie sollen sich Eltern dem Kind gegenüber verhalten, wenn es masturbiert? Im allgemeinen ist es am vernünftigsten, darüber hinwegzusehen. Man soll sich hüten, durch Drohung und Strafen neurotische Schuldgefühle zu erzeugen, die das Sexualverhalten in der Zukunft negativ beeinflussen könnten (siehe auch Kapitel 28, Kindliche Verhaltensweisen).

Ist die Masturbation ein Zeichen von seelischen oder geistigen Störungen oder kann sie zu solchen Störungen führen? Nein. Die alte Vorstellung, daß Masturbation Neurosen oder Geisteskrankheiten verursachen kann, ist falsch. Schuldgefühle wegen der Masturbation können jedoch emotionale Ängste erzeugen.

Sind Geschlechtsbeziehungen für ein normales Leben unbedingt notwendig? Nein. Es ist eine verbreitete Anschauung, daß der Geschlechtsverkehr für das Leben des normalen Erwachsenen einen notwendigen Bestandteil darstellt. Es gibt zweifellos Menschen, die ein glückliches, erfülltes Leben im Zustand völliger sexueller Enthaltsamkeit führen. In vielen Fällen ist jedoch der Mangel an geschlechtlichem Kontakt Teil oder Folge einer seelischen Störung. (Siehe auch Kapitel 53, Seelische Störungen.)

Können fehlende Sexualbeziehungen zu körperlichen oder seelischen Schäden führen? Viele verhaltensgestörte Menschen schreiben es irrigerweise dem Mangel an Geschlechtsbeziehungen zu, daß sie unglücklich sind. In Wirklichkeit ist das Fehlen von Sexualbeziehungen die Folge ihrer Kontaktarmut.

Welche Rolle spielen die Hormone für den Geschlechtstrieb? Zusammen mit der seelischen Grundeinstellung spielen die Hormone eine entscheidende Rolle für das sexuelle Verhalten eines Menschen; im allgemeinen regen die Hormone das sexuelle Verhalten an.

Ist es wahr, daß die frühkindliche Entwicklung sexueller Verhaltensweisen in erheblichem Maße das spätere Sexualverhalten des Erwachsenen bestimmt? Ja, zweifellos.

In welchem Alter ist die sexuelle Aktivität physiologischerweise bei Mann und Frau am größten? Einigen Untersuchern zufolge liegt die Periode der größten sexuellen Aktivität beim Mann vor dem 20. Lebensjahr. Dagegen sind die sexuellen Bedürfnisse der Frau Ende der 30 und Anfang der 40 am stärksten.

Ist das geschlechtliche Verlangen beim Mann normalerweise stärker ausgeprägt als bei der Frau? Nein.

Ändert sich das Verlangen nach geschlechtlicher Befriedigung von Zeit zu Zeit oder bleibt ein Mensch, der daran kein Interesse hat, sein ganzes Leben so? Nein. Das geschlechtliche Verlangen kann zeitweise stärker und zu anderen Zeiten schwächer sein.

Wird das Verlangen oder die Fähigkeit zum Geschlechtsverkehr bei einer Frau durch eine operative Entfernung von Gebärmutter, Eileitern und Eierstöcken beeinträchtigt? Nein.

Was ist die Nymphomanie? Mit Nymphomanie bezeichnet man eine neurotische Verhaltensweise von Frauen, bei denen ein übersteigerter Sexualtrieb und eine gesteigerte Aktivität ohne echte Befriedigung bestehen.

Welche Bedeutung hat der erotische Traum? Er ist eine normale Erscheinung, die am häufigsten in den Entwicklungsjahren und bei jugendlichen Erwachsenen auftritt.

Soll ein schwer herzkranker Mensch seine sexuelle Aktivität einschränken? Ja, weil sie eine zu große körperliche Belastung für das Herz mit sich bringen kann. Patienten, die vor kurzem einen Herzinfarkt durchgemacht haben, sollten ihren Arzt fragen, bevor sie wieder Geschlechtsverkehr aufnehmen.

Welche Krankheiten können durch den Geschlechtsverkehr übertragen werden? Siehe Kapitel 19, Geschlechtskrankheiten.

Welche sexuellen Störungen kommen am häufigsten vor? Beim Mann sind es vorzeitiger Samenerguß und Impotenz, bei der Frau Frigidität und Schmerzen beim Geschlechtsverkehr.

Was sind die häufigsten Ursachen sexueller Funktionsstörungen?
a) Tiefliegende seelische Probleme;
b) körperliche Krankheiten wie etwa Zuckerkrankheit, neurologische Störungen, Arteriosklerose usw.;
c) Defekte im Bau der Geschlechtsteile, besonders angeborene Mißbildungen;
d) Veränderungen infolge von Operationen, die wegen Krankheiten oder Verletzungen durchgeführt werden mußten, wie etwa die chirurgische Entfernung von Penis oder Hoden beim Mann oder von der Vagina bei der Frau.

Was ist Frigidität? Frigidität oder Geschlechtskälte ist der Mangel an sexuellem Verlangen und die Unfähigkeit einer Frau, einen Orgasmus zu erreichen.

Was ist die Ursache der Frigidität? Sie ist fast immer eine seelisch bedingte Erscheinung, die ihren Ursprung in einer neurotischen Fehleinstellung zur Sexualität hat. Vieles von dieser Haltung wurzelt in der frühen Kindheit und liegt, wenn das Individuum heranreift, tief in den unbewußten Erinnerungen, wo es fortgesetzt einen bedeutenden Einfluß auf die Gefühle und das Verhalten ausübt.

Hat die Frigidität eine Auswirkung auf die Fähigkeit einer Frau, Kinder zu bekommen? Überhaupt nicht. Es ist eine verbreitete Fehlmeinung, daß für eine Empfängnis der Orgasmus der Frau nötig ist.

Kann Frigidität erfolgreich behandelt werden? Psychotherapeutische oder sexualtherapeutische Maßnahmen können helfen, aber es ist eine eingehende und langdauernde Behandlung nötig.

Was ist Impotenz? Das Unvermögen des Mannes, den Geschlechtsakt befriedigend zu vollziehen, meist weil keine ausreichende Erektion erreicht wird oder weil kein Höhepunkt mit Samenerguß zustande kommt (siehe auch den Abschnitt über Potenz und Impotenz in diesem Kapitel).

Was versteht man unter vorzeitiger Ejakulation? Man meint damit die allzu rasche Erreichung des sexuellen Höhepunkts, so daß der Samenerguß noch vor der Einführung des Penis in die Scheide oder kurz darauf erfolgt. Dadurch wird der Geschlechtsverkehr für beide Partner unbefriedigend, und der Mann fühlt sich oft als Versager.

Kann diese Störung behoben werden? Ja. Die Behandlung der vorzeitigen Ejakulation durch den Hausarzt, Facharzt, Psychiater oder Sexualtherapeuten gelingt in den meisten Fällen. Beide Partner müssen viel Geduld aufbringen, damit die Störung vollständig beseitigt werden kann.

Welche Ursache hat die Homosexualität? Im allgemeinen wird angenommen, daß sie aus seelischen Problemen und aus einem Fehlverhalten der Familie während der frühen Kindheit hervorgeht. Die Entwicklung zur Homosexualität hängt von den Beziehungen des Kindes zu seinen Eltern und Geschwistern ab. Manche Untersucher glauben, daß die Homosexualität mit hormonalen Faktoren oder Erbanlagen im Zusammenhang steht.

Wie früh im Leben sind homosexuelle Neigungen erkennbar? Sie können manchmal in den frühen Jugendjahren aufgedeckt werden.

Was soll man tun, wenn bei einem jungen Menschen ein Hang zur Homosexualität auftritt? Man soll den Betroffenen zu einem erfahrenen Psychiater bringen, der entscheiden wird, ob eine Behandlung angezeigt ist.

Kann Homosexualität in Heterosexualität umgewandelt werden? Wenn der Betroffene heterosexuell werden möchte, ist es unter psychiatrischer Leitung in manchen Fällen möglich.

Kann ein heterosexueller Mensch zu Homosexualität verleitet werden? Nur, wenn die neurotische Anlage bereits versteckt vorhanden war oder auch wenn die äußeren Umstände für längere Zeit ein heterosexuelles Sexualleben verhindern.

Ist die Homosexualität heutzutage im Ansteigen begriffen? Das ist nicht anzunehmen. Weil aber der Homosexuelle heute sein Verhalten viel weniger als früher verbirgt, entsteht in der Öffentlichkeit der Eindruck, daß die Homosexualität zunimmt.

Ist es zweckmäßig, wenn man sich vor der Eheschließung in den sexuellen Fragen vom Arzt beraten läßt? Ja, jedes Paar sollte sich vor der Heirat mit dem Hausarzt besprechen. Viele junge Leute haben nicht die richtigen Kenntnisse über die Sexualität und hegen falsche Vorstellungen, die dann unbegründete Ängste auslösen und manchmal die Entwicklung eines gesunden Ehelebens stören.

Kann der Arzt auf Grund einer Untersuchung sagen, ob die jungen Eheleute körperlich zueinander passen? Es kommt außerordentlich selten vor, daß zwei Partner aus anatomischen Gründen oder körperlich „nicht zueinander passen". Eine fehlende Übereinstimmung ist fast immer seelischen und nicht körperlichen Ursprungs.

Können sich eine langdauernde Hemmung der Sexualität durch Verbote und unzureichende Sexualaufklärung in der Jugend nachteilig auf spätere Sexualbeziehungen auswirken? Ja. Kinder und Jugendliche sollten über sexuelle Fragen genauso unterrichtet sein wie über jede andere wichtige Lebensphase. Das Fehlen einer geeigneten Sexualerziehung kann beim Erwachsenen sexuelle Kontaktschwierigkeiten zur Folge haben.

Wo kann man verläßliche Informationen über Fragen der Geschlechtlichkeit bekommen? Brauchbare Informationen liefert der Sexualatlas des Bundesministeriums für Familie und Gesundheit. Ausführliches Informationsmaterial über Familienplanung und Empfängnisverhütung erhält man von der Vereinigung „Pro Familia".

Ist der erste Geschlechtsverkehr für die Frau immer schmerzhaft? Nein. Er kann zwar etwas schmerzhaft sein, aber bei rücksichtsvollem Verhalten des Mannes und entsprechender vorehelicher Beratung lassen sich Schmerzen weitgehend vermeiden.

Haben Jungfrauen beim ersten Verkehr immer eine Blutung? Nein. Das ist ein verbreiteter Irrtum.

Was ist die häufigste Ursache für eine fehlende sexuelle Harmonie? Eine seelische Störung bei einem oder bei beiden Partnern.

Ist bei gestörter sexueller Harmonie eine Behandlung erfolgversprechend? Ja, eine Psychotherapie und/oder Sexualtherapie.

Ist es für harmonische eheliche Beziehungen notwendig, daß beide Partner gleichzeitig zum Orgasmus kommen? Nein, aber es ist wünschenswert. Viele junge Paare lernen mit der Zeit, diesen Zustand zu erreichen.

Ist die Unfähigkeit der Frau, zum Orgasmus zu gelangen, ein Zeichen dafür, daß sie ihren Partner nicht liebt? Nein.

Ist es natürlich, daß der Mann früher zum Orgasmus (Höhepunkt) kommt als die Frau? Im allgemeinen ja.

Kann es körperliche oder seelische Schäden zur Folge haben, wenn die sexuellen Beziehungen unvollständig bleiben? Nicht, wenn beide Partner damit zufrieden sind. Schädlich kann es sein, wenn ein Partner unbefriedigt bleibt.

Ist übertriebener Verkehr gesundheitsschädlich? Das hängt davon ab, was man unter „übertrieben" versteht. Bei mangelnder Anpassungsfähigkeit eines oder beider Partner kann ein Schaden entstehen. Wenn beide glücklich und zufrieden sind, gibt es kein „zu viel Liebe".

Was gilt als normale Häufigkeit des Verkehrs? Dafür gibt es keine Norm.

Gibt es eine Norm für das Sexualverhalten eines Paares? Ein gültiges „Normalverhalten" gibt es nicht. Das, was die beiden Menschen am glücklichsten macht, ist für sie passend und normal. Das umfaßt breite Variationen in der sexuellen Technik und in der Häufigkeit der Liebesbeziehungen.

Ist der Verkehr während der Menstruation ohne schädliche Auswirkungen möglich? Ja, er wird aber oft als unästhetisch empfunden.

Kann eine Frau schwanger werden, ohne richtigen Geschlechtsverkehr zu haben? Das kommt nur höchst selten vor. Dazu ist unbedingte Voraussetzung, daß reichlich Samen in und um den Scheideneingang ergossen wird. (Natürlich kann vom Küssen oder vom Baden in derselben Badewanne, die kurz zuvor ein Mann benützt hat, *keine* Schwangerschaft entstehen.)

Was ist Dyspareunie? Ein schmerzhafter Geschlechtsverkehr.

Hat es seelische oder körperliche Ursachen, wenn der Geschlechtsverkehr Schmerzen verursacht? Meist ist das seelisch bedingt. Manchmal bestehen jedoch körperliche Komponenten, etwa bei einer Entzündung, einem Abszeß oder einer anatomischen Anomalie der weiblichen Beckenorgane.

Kann die Dyspareunie erfolgreich behandelt werden? Ja, mit psychotherapeutischen oder sexualtherapeutischen Maßnahmen, wenn die Störung seelischen Ursprungs ist; wenn körperliche Faktoren vorhanden sind, mit einer entsprechenden Behandlung der krankhaften Veränderung.

Was stellt eine Anomalie in den Geschlechtsbeziehungen dar? Das ist äußerst schwierig zu beantworten. Was in einer Gesellschaft als abwegig angesehen wird, gilt in einer anderen als normal. Der Hauptmaßstab sollte das Glück des Paares und die beiderseitige Übereinstimmung in den sexuellen Praktiken sein. Die meisten Ärzte stimmen folgendem zu: Wenn beide Partner miteinander glücklich sind, dann fallen die von ihnen geübten sexuellen Praktiken unter den weiten, sehr schwer definierbaren Begriff „normal". Sadismus und Masochismus, die einen Partner anekeln, stellen eine Abwegigkeit dar.

Was ist meist die Ursache für mangelnde sexuelle Befriedigung?
a) Die Unfähigkeit des Paares, sexuelle Angelegenheiten offen und ehrlich zu besprechen. Einer der beiden Partner (oder beide) läßt den anderen über seine wahren Empfindungen hinsichtlich ihrer sexuellen Beziehungen im unklaren.
b) Die Angst vor dem Versagen beim Geschlechtsakt. Der Mann, die Frau oder beide halten sich für sexuell unzulänglich.
c) Verborgene Gefühle von Groll und Ärger gegenüber dem Partner können der sexuellen Ansprechbarkeit entgegenwirken und die erotische Lustempfindung zunichte machen.
d) Mangelnde Variation des Geschlechtsakts.
e) Ausführung des Geschlechtsakts am einem ungeeigneten Ort, wo man plötzlich gestört werden könnte.
f) Mangelnde Sauberkeit und Hygiene bei einem oder beiden Partnern.

Wie können die üblichen sexuellen Schwierigkeiten behoben werden?
Die Sexualtherapie geht davon aus, daß manche Störungen seelisch bedingt sind, während andere körperliche Ursachen haben. Bevor eine Behandlung begonnen wird, müssen die Ursachen mit einer medizinischen Untersuchung und psychologischen Befragung genau geklärt werden. Erst dann kann eine wirkungsvolle Behandlung durchgeführt werden.

Wie lange ist der Mensch sexuell aktiv? Entgegen der landläufigen Ansicht beginnt die Sexualität bereits im frühen Alter und hält in unterschiedlichem Ausmaß das ganze Leben lang an. Manche Menschen haben von der frühen Kindheit bis ins hohe Alter intensive sexuelle Interessen, andere bleiben ihr ganzes Leben lang eher unbeteiligt.

Ändert sich die sexuelle Aktivität wesentlich, wenn man einmal an die 50 kommt? Im Zusammenhang mit der abnehmenden Hormonsekretion kann eine gewisse Verringerung der sexuellen Aktivität eintreten. Es muß aber nicht unbedingt sein, daß diese körperlichen Faktoren die sexuelle Aktivität herabsetzen, denn psychologische Faktoren spielen dabei eine wichtigere Rolle. (In diesem Zusammenhang sei auf die Beobachtung verwiesen, daß viele Witwen und Witwer, die in ihren letzten Ehejahren sexuell inaktiv waren, beim Eingehen einer neuen Partnerschaft sexuell sehr aktiv werden.)

Welche Gründe sind recht oft für ein Abnehmen des sexuellen Verlangens ausschlaggebend?
a) Schwere körperliche Krankheit;
b) Depression, Streß, Angst, Müdigkeit;
c) Furcht vor sexueller Unzulänglichkeit;

d) jeder Zustand, bei dem das Liebesleben durch Schmerzen beeinträchtigt wird, etwa starke Kreuzschmerzen, Gelenkschmerzen usw.

Welche Auswirkungen hat Alkoholgenuß auf das Sexualverhalten? Alkohol in kleinen oder mäßigen Mengen kann die Begierde steigern und Hemmungen ausschalten. In großen Mengen genossen, wirkt Alkohol jedoch dämpfend und hemmt die Nerven, die die Sexualzentren im Gehirn steuern. Betrunkene werden beim Geschlechtsverkehr viel weniger Genuß empfinden.

Welche Auswirkungen haben Medikamente auf die Sexualität? Manche Medikamente, etwa Schlafmittel und blutdrucksenkende Mittel, setzen das sexuelle Verlangen (die Libido) herab.

Fruchtbarkeit und Unfruchtbarkeit

siehe auch die Abschnitte Sexualorgane und Sexualverhalten in diesem Kapitel; Kapitel 52, Schwangerschaft und Entbindung

Was ist Sterilität? Sterilität ist die Unfähigkeit zur Fortpflanzung. Weil diese Definition zugleich bedeutet, daß dieser Zustand endgültig, nicht rückbildungsfähig und meist auch nicht behebbar ist, sollte man besser den zutreffenderen Ausdruck *Infertilität oder Unfruchtbarkeit* gebrauchen. Unfruchtbarkeit bezeichnet einen eher augenblicklichen Zustand, der unter bestimmten Umständen rückgängig gemacht werden kann.

Man spricht von primärer Sterilität, wenn ein Ehepaar nach mindestens einjährigem Bestreben (regelmäßiger Verkehr, keine Empfängnisverhütung) keine Empfängnis erreichen konnte. Der Begriff sekundäre Sterilität bezieht sich auf jene Ehepaare, bei denen nach der Geburt von einem oder mehreren Kindern keine weitere Schwangerschaft mehr eingetreten ist, obwohl sie längere Zeit ständig darum bemüht waren.

Auch Ehepaare, bei denen die Frau zwar schwanger wurde, die Schwangerschaft jedoch vorzeitig endete, so daß aus der Ehe keine lebenden Kinder hervorgegangen sind, werden als unfruchtbar bezeichnet. Denn das Ziel der Fortpflanzung sind lebende, gesunde Kinder.

Wie häufig sind unfruchtbare Ehen? Es gibt zwar keine absolut genaue Statistik, aber schätzungsweise bleibt etwa jede fünfte Ehe ohne lebende Nachkommen.

Wie lange dauert es im Durchschnitt, bis es in einer jungen Ehe zur ersten Schwangerschaft kommt? In der Regel tritt innerhalb eines Jahres eine Schwangerschaft ein, vorausgesetzt, daß das Paar 2 bis 3mal wöchentlich Geschlechtsverkehr hat und keine Empfängnisverhütung betreibt. Eine Empfängnis bereits im ersten oder zweiten Monat der Bemühungen ist nicht die Norm; es ist vielmehr keineswegs ungewöhnlich, daß normale junge Leute acht oder zehn Monate brauchen, bis eine Schwangerschaft zustande kommt.

Ist für eine Empfängnis der Orgasmus der Frau notwendig? Nein! Für die Empfängnis spielt der Höhepunkt der sexuellen Erregung bei der Frau überhaupt keine Rolle.

Welche Bedingungen müssen erfüllt sein, damit eine Schwangerschaft eintreten kann? Von einem Eierstock der Frau muß eine Eizelle freigesetzt werden; die Eileiter müssen durchgängig sein; eine gesunde

Samenzelle muß die Eizelle erreichen, solange sie im Eileiter ist; die befruchtete Eizelle muß sich an einer Stelle der Gebärmutterschleimhaut einpflanzen können; der Organismus der Frau muß bestimmte Hormone erzeugen, die die Ernährung des befruchteten, in der Gebärmutterschleimhaut eingebetteten Eies sichern (Abb. 183).

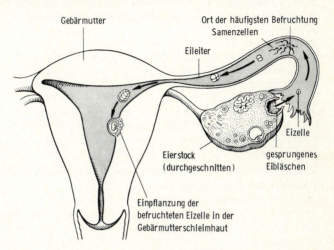

Abb. 183 *Weg der befruchteten Eizelle.* Beim Eisprung wird eine reife Eizelle vom Eileiter aufgenommen und in Richtung Gebärmutterhöhle weitertransportiert. Steigen zu diesem Zeitpunkt befruchtungsfähige Samenzellen durch Scheide, Gebärmutterhals, Gebärmutterhöhle und Eileiter bis zur Eizelle auf, so kommt es zur Befruchtung. Damit wird die Keimentwicklung in Gang gesetzt; das befruchtete, bereits in Entwicklung befindliche Ei wird in die Gebärmutterhöhle transportiert, wo es sich in der Schleimhaut einnistet.

Die Sterilität der Frau

Was sind die häufigsten Ursachen für die Sterilität (Unfruchtbarkeit) der Frau?
a) Es wird kein reifes Ei produziert oder freigegeben; das kann die Folge eines angeborenen Chromosomenfehlers sein, wie es beim Turner-Syndrom zu beobachten ist, oder es kann auf einer erworbenen Anomalie bei einem normal angelegten weiblichen Organismus beruhen;
b) Undurchgängigkeit beider Eileiter, entweder infolge einer Entzün-

dung oder, viel seltener, infolge einer Mißbildung (angeborener Eileiterverschluß);

c) hormonale Störungen, insbesondere solche, die die Hirnanhangsdrüse, Schilddrüse, Nebennieren oder Eierstöcke betreffen;

d) die Samenzellen können nicht durch den Gebärmutterhalskanal in die Gebärmutter hinaufwandern. Das kann die Folge eines Verschlusses oder einer Entzündung des Gebärmutterhalskanals sein;

e) seelische Faktoren, die oft schwer faßbar, unklar und schwierig zu beurteilen sind. Man weiß jedoch, daß manche unfruchtbare Frauen nach über längere Zeit durchgeführten psychotherapeutischen Maßnahmen empfängnisfähig werden;

f) es gibt eine große Gruppe von Frauen, die ohne jeden erkennbaren Grund nicht schwanger werden. Im Hinblick auf die Tatsache, daß die Wissenschaft immer mehr Klarheit über das Wesen der Chromosomen, der Gene und der Zellstrukturen gewinnt, ist es recht wahrscheinlich, daß man zu einem besseren Verständnis dieser Fälle gelangen und viele weiteren Ursachen der Unfruchtbarkeit finden wird.

Müssen alle diese Faktoren vorhanden sein, um den Eintritt einer Schwangerschaft unmöglich zu machen? Es liegt auf der Hand, daß dies nicht notwendig ist, sondern daß ein einzelner Faktor oder die Kombination einiger weniger Faktoren genügt. Der Ausdruck Unfruchtbarkeit ist relativ zu verstehen. Begreiflicherweise können mehrere geringfügige Teilursachen zusammen ebenso wirksam eine Empfängnis verhindern wie ein Hauptfaktor allein.

Was versteht man unter den „fruchtbaren Tagen" des Zyklus? Man meint damit die Zeit des Eisprungs in der Mitte des Menstruationszyklus. Bei einem 28tägigen Zyklus ist das gewöhnlich etwa 12 bis 16 Tage nach dem Beginn der Monatsblutung.

Was sind die „unfruchtbaren Tage" des Zyklus? 7 bis 9 Tage vor der Menstruation, die Tage während der Blutung und die 3 bis 5 Tage nach der Menstruation, abhängig vom Zyklus und der Blutungsdauer.

Wie lange ist in einem Monatszyklus eine Empfängnis möglich? Nachdem gesunde Samenzellen frühestens 2 Tage vor bis spätestens 2 Tage nach dem Eisprung in die Scheide gelangen müssen, ist einleuchtend, daß während des ganzen 28tägigen Zyklus nur an 3 bis 4 Tagen eine Befruchtung der Eizelle stattfinden kann.

Kann man die „fruchtbaren" und die „unfruchtbaren" Tage genau bestimmen? Bei einer Frau mit regelmäßigen Menstruationen können diese Perioden mit einiger Genauigkeit an Hand der Aufwachtemperaturkurve, die sich aus der täglichen Temperaturmessung ergibt, bestimmt werden (Abb. 184).

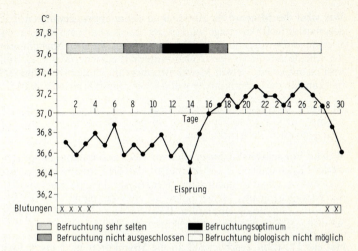

Abb. 184 *Aufwachtemperaturkurve einer gesunden Frau.* Kurz nach dem Eisprung kommt es unter hormonalem Einfluß zu einem charakteristischen Temperaturanstieg.

Wie kann man das Ausbleiben von Ovulationen erkennen?
a) Aufgrund der genauen Erfassung der bisherigen Menstruationsverhältnisse und der Beobachtung jeder Unregelmäßigkeit;
b) mit der Aufzeichnung der Aufwachtemperatur über einen Zeitraum von mehreren Monaten können bestimmte Kurven erhalten werden, die erkennen lassen, ob Ovulationen vorhanden sind oder nicht;
c) mit Hilfe der mikroskopischen Untersuchung (Endometriumbiopsie), für die unmittelbar vor dem erwarteten Menstruationstermin Gewebe aus der Gebärmutterschleimhaut entnommen wird, kann der Frauenarzt sagen, ob ein Eisprung stattgefunden hat oder nicht;
d) mit der mikroskopischen Untersuchung von Zellabstrichen aus der Scheide läßt sich klären, ob ein Eisprung erfolgt ist.

Kann eine Frau, die keinen Eisprung hat, erfolgreich behandelt werden? Ja. In der Mehrzahl der Fälle werden Hormonanalysen die Ursachen für das Ausbleiben des Eisprungs aufdecken und den Weg für eine entsprechende Hormonbehandlung weisen. Dazu gehört eine genaue Untersuchung der Drüsenfunktion von Hirnanhangsdrüse, Schilddrüse, Nebennieren und Eierstöcken. Bei Vorliegen einer Drüsenstörung kann eine Behandlung mit dem Hormonpräparat Clomid durchgeführt werden, um einen Eisprung zu erreichen. Es ist sehr gut wirksam.

Wie wird das Material für eine Endometriumbiopsie gewonnen? Die sogenannte Strichkürettage wird in der Sprechstunde auf dem Untersuchungsstuhl vorgenommen. Der Frauenarzt führt ein Spekulum in die Scheide ein und faßt den Gebärmutterhals mit einer Klemme; dann geht er mit einem kleinen Metallinstrument durch den Gebärmutterhalskanal in die Gebärmutter ein und schabt damit Schleimhaut ab.

Ist eine Strichkürettage schmerzhaft? Sie macht geringfügige Beschwerden, aber sie dauert nur ein paar Minuten und hat keine unangenehmen Nachwirkungen.

Welche Vorsichtsmaßnahmen sind vor einer Endometriumbiopsie zu treffen? Es ist unbedingt sicherzustellen, daß die Patientin zur Zeit der Schleimhautentnahme nicht schwanger ist. Aus diesem Grund wird ab der vorangegangenen Menstruation bis zum Zeitpunkt der Gewebsentnahme Enthaltung empfohlen. Das ist notwendig, weil eine junge Schwangerschaft durch eine Strichkürettage gestört würde.

Hat die Patientin anschließend an die Strichkürettage 2 bis 3 Tage lang eine Blutung? Ja.

Was ist gewöhnlich die Ursache eines Eileiterverschlusses?
a) Eine vorangegangene Entzündung der Unterleibsorgane, die am häufigsten von einem Tripper, einer Tuberkulose oder einer anderen bakteriellen Infektion hervorgerufen wurde;
b) eine Bauchfellentzündung, am häufigsten im Gefolge eines Blinddarmdurchbruchs;
c) krampfartige Zusammenziehungen der Eileitermuskulatur, die auf nervösen Spannungen beruhen und seelisch bedingt sind;
d) ein Myom im oberen Abschnitt der Gebärmutter, das die Eileitermündung verlegt;
e) eine Endometriose.

Wie wird die Diagnose eines Eileiterverschlusses gestellt?
a) Mit einer sog. Pertubation oder Eileiterdurchblasung. Dazu läßt man ein Gas (Kohlendioxid) durch den Gebärmutterhalskanal in die Gebärmutter einströmen; wenn die Eileiter durchgängig sind, kann man feststellen, daß das Gas in die Bauchhöhle eintritt;
b) mit einer Röntgenuntersuchung, der sog. Hysterosalpingographie. Dabei wird ein schattengebendes Kontrastmittel durch den Gebärmutterhalskanal eingespritzt, damit die Gebärmutterhöhle und die Eileiter zur Darstellung kommen.

Wie wird die Eileiterdurchblasung gemacht? Die Patientin wird angewiesen, ungefähr 5 bis 7 Tage nach der Menstruation in die Sprechstunde zu kommen; sie wird auf dem Untersuchungstisch gelagert; der

Arzt macht sich den Gebärmutterhals zugänglich, faßt ihn mit einer Klemme und führt ein dünnes, röhrenförmiges Instrument in den Gebärmutterhalskanal ein. Dieses Instrument wird mit einem Kohlendioxidbehälter und einem Meßgerät verbunden. Durch entsprechende Bedienung der Ventile läßt man Kohlendioxid unter einem bestimmten Druck in die Gebärmutterhöhle einströmen. Dieses Gas findet nur durch die Eileiter in die Bauchhöhle einen Auslaß. Wenn die Eileiter durchgängig sind, entweicht das Gas in die Bauchhöhle, und das Meßgerät zeigt einen Druckabfall an. Wenn das Gas nicht in die Bauchhöhle abströmt, bleibt der Druck auf dem Anzeiger gleich oder steigt an. Mit einem Stethoskop kann man durch die Bauchwand das Entweichen des Gases aus den Eileitern direkt hören.

Spürt die Patientin Schmerzen bei der Eileiterdurchblasung, wenn die Eileiter durchgängig sind? Ja. Das Gas, das in die Bauchhöhle eintritt, erzeugt oft nach 5 bis 10 Minuten Schmerzen in der Schultergegend. Sie gehen aber nach kurzer Zeit zurück und sind unbedenklich.

Ist die Eileiterdurchblasung mit Gefahren verbunden? Wenn entsprechende Vorsichtsmaßnahmen getroffen werden, besteht kaum ein Risiko, daß bei dieser Untersuchung irgendetwas fehlgehen könnte. In wenigen Einzelfällen kann allerdings die Pertubation eine entzündliche Erkrankung der Eileiter verschlimmern.

Wann ist nach der Eileiterdurchblasung Geschlechtsverkehr erlaubt? Erst zwei Tage nach der Untersuchung.

Wie wird eine Hysterosalpingographie gemacht? Diese Untersuchung wird im wesentlichen auf dieselbe Weise wie die Eileiterdurchblasung ausgeführt, nur wird statt des Gases ein schattengebendes Kontrastmittel durch den Gebärmutterhalskanal eingespritzt, und eine Röntgenaufnahme liefert das Ergebnis.

Welche Vorsichtsmaßnahmen sind vor der Durchführung der Hysterosalpingographie notwendig? Es muß sichergestellt werden, daß keine Infektion in der Scheide, in der Gebärmutter oder in den Eileitern besteht.

Kann bei einem Eileiterverschluß jemals wieder die Durchgängigkeit hergestellt werden? Ja. In ungefähr 20% der Fälle gelingt es mit einer Operation, der sogenannten Tubenplastik, die Durchgängigkeit der Eileiter wiederherzustellen, vorausgesetzt, die Eileiterschleimhaut wurde durch vorangegangene Entzündungen nicht zerstört. Gelegentlich bewirkt schon die Eileiterdurchblasung durch die Auftreibung der Eileiter mit dem Gas eine Lösung des Verschlusses.

Was kann man tun, wenn seelische Faktoren zu einer funktionell bedingten Undurchgängigkeit der Eileiter durch überhöhte Anspannung der Eileitermuskulatur führen? Oft lassen sich mit der Verabreichung von krampflösenden Mitteln und mit einer Behandlung der seelischen Konflikte der Patientin eine Lösung des Krampfes und die Öffnung der Eileiterlichtung bewirken.

Kann eine Störung im Hormondrüsensystem zur Unfruchtbarkeit führen? Ja, sie kann entweder das Ausbleiben des Eisprungs zur Folge haben, oder sie kann bewirken, daß nicht die richtigen Voraussetzungen für die Einnistung des befruchteten Eies in die Gebärmutterwand geschaffen werden.

Gibt es besondere Untersuchungen zum Nachweis oder zum Ausschluß von hormonalen Störungen? Ja. Es gibt Spezialmethoden für Hormonanalysen in Blut und Harn. Außerdem liefert eventuell die chemische Analyse des Blutserums einen Hinweis auf das Bestehen einer hormonalen Störung.

Kann eine hormonale Störung behoben werden? Ja, in manchen Fällen, mit einer entsprechenden Hormonbehandlung, die am besten von einem Endokrinologen durchgeführt wird.

Kommt es oft vor, daß der Gebärmutterhalskanal für den Durchgang von gesunden Samenzellen blockiert ist? Ja. Das ist häufig der Fall, wenn eine Entzündung am Gebärmutterhals besteht oder wenn der Eingang von einem dicken Schleimpfrof verstopft ist.

Kann man mit bestimmten Untersuchungen die Eindringungsfähigkeit der Samenzellen in den Gebärmutterhalskanal nachweisen? Ja. Beim Sims-Huhner-Test werden die Samenzellen, nachdem sie in die Scheide ausgestoßen worden sind, untersucht. Die Patientin kommt etwa 2 Stunden nach dem Geschlechtsverkehr in die Sprechstunde, wo Proben aus dem Scheidenkanal und aus dem Gebärmutterhalskanal entnommen und mikroskopisch untersucht werden. Wenn normale Samenzellen vorhanden sind, gibt der Vergleich der Samenzellen aus der Scheide mit jenen aus dem Gebärmutterhalskanal einen Anhaltspunkt dafür, ob die Samenzellen fähig sind, in die Gebärmutter einzudringen.

Soll die Frau, wenn sie eine Schwangerschaft anstrebt, nach dem Geschlechtsverkehr etwa 10–15 Minuten in Rückenlage bleiben? Ja, damit der Samen genügend Zeit hat, in den Gebärmutterhalskanal einzudringen.

Kann eine Infektion am Gebärmutterhals, die den Samen am Eindringen hindert, beseitigt werden? Ja, durch Verschorfung des Krankheitsbezirks und mittels antibiotischer Behandlung zur Beseitigung der Infektion.

Steht einer Empfängnis manchmal ein zu saures Scheidenmilieu im Wege? Ja. Dem kann man mit einer Natriumbikarbonatscheidenspülung vor dem Geschlechtsverkehr entgegenwirken.

Kann die Unfruchtbarkeit manchmal durch Gebärmuttermyome bedingt sein? Ja, wenn es sich um submuköse Myome handelt, die direkt unter der Schleimhaut liegen; auch Myome, die die Eileitermündung verlegen, können Unfruchtbarkeit verursachen, weil sie das Vordringen der Samenzellen zur Eizelle verhindern.

Sind manchmal Eierstockzysten an der Unfruchtbarkeit schuld? Ja, wenn es sich um solche Zysten handelt, die die Folge oder die Ursache einer Störung in der Produktion und im Zusammenspiel der Hormone sind. Nach der operativen Entfernung solcher Zysten kommt es oft zur Schwangerschaft.

Welche Behandlung kommt in Frage, wenn anzunehmen ist, daß die Unfruchtbarkeit auf seelischen Faktoren beruht? In vielen Fällen dieser Art haben sich psychotherapeutische Maßnahmen bewährt; häufig kommt es nachher zur Empfängnis.

Liegt oft die Ursache der Unfruchtbarkeit im langdauernden Gebrauch von samenfeindlichen Gelees begründet? Nein. Es wurde nie der Beweis erbracht, daß diese Substanzen noch nachträglich empfängnishemmend wirken, wenn ihre Verwendung einmal eingestellt wurde.

Beeinträchtigt der langzeitige Gebrauch von Ovulationshemmern die spätere Empfängnisfähigkeit? In der Regel nicht, doch kann die Empfängnisfähigkeit nach langdauerndem Gebrauch der Pille in Einzelfällen nach Absetzen der Pille einige Monate herabgesetzt sein.

Kann ein Übermaß an sexueller Betätigung zur Unfruchtbarkeit führen? Nein, doch sollten Männer mit niedriger Spermienzahl nicht öfter als zweimal in der Woche Geschlechtsverkehr haben.

Was versteht man unter künstlicher Besamung? Man meint damit das Einbringen von lebenden Samenzellen, die entweder vom Ehemann oder von einem Spender stammen, in den Gebärmutterhalskanal.

Wann wird eine künstliche Besamung angewendet?
a) In Fällen, in denen der Sims-Huhner-Test zeigt, daß die Samenzellen des Ehegatten (obwohl sie gesund sind) nicht in den Gebärmutterhalskanal gelangen, wird der Samen gewonnen und vom Frauenarzt in den Gebärmutterhalskanal eingebracht;

b) in Fällen, in denen der Ehemann steril ist, also keine lebenden Samenzellen besitzt, kann man Samen von einem Spender verwenden, wenn beide Ehegatten damit einverstanden sind. Nur selten ist der Spender ein Verwandter (etwa der Bruder des Ehemannes). Im allgemeinen bleibt der Spender dem Ehepaar unbekannt. Daher ist die Verantwortlichkeit des Arztes außerordentlich groß.

Wie wird die künstliche Besamung durchgeführt? Die Patientin kommt zur verabredeten Zeit in die Sprechstunde. Sie wird auf dem Untersuchungstisch gelagert, und in die Scheide wird ein Spekulum eingeführt. Lebende Samenzellen, entweder vom Ehemann oder vom Spender, werden mit einer Spritze in die Öffnung des Gebärmutterhalskanals injiziert; dann wird eine passende kleine Gummikappe auf den Gebärmutterhals aufgesetzt, damit der Samen etwa eine halbe Stunde lang mit dem Gebärmutterhalskanal in Kontakt bleibt.

Zu welchem Zeitpunkt des Zyklus wird die künstliche Besamung vorgenommen? Wenn mit irgendeiner Untersuchungsmethode festgestellt wurde, daß gerade der Eisprung fällig ist.

Wie oft versucht man eine künstliche Besamung? Während eines Menstruationszyklus soll sie etwa dreimal vorgenommen werden und zwar unmittelbar vor, während und nach dem Ovulationstermin. In den folgenden vier bis sechs Monaten wäre sie monatlich in gleicher Weise zu wiederholen.

Wie oft hat eine künstliche Besamung Erfolg? In einem hohen Prozentsatz der Fälle, wenn die Frau körperlich normal ist.

Wie wird der Samenspender ausgewählt? Der Spender muß ein gesunder Mann sein, bei dem mit einer Untersuchung jede Erkrankung ausgeschlossen wurde. Außerdem muß mit einer gründlichen Erfassung der Familienkrankengeschichte sichergestellt werden, daß die Familie des Spenders frei von erblichen körperlichen Gebrechen oder Geisteskrankheiten ist. Der Spender muß dem Ehepaar unbekannt bleiben! Auch das Ehepaar muß dem Spender unbekannt bleiben! Alle Beteiligten müssen vollkommen einverstanden sein und Ehemann, Ehefrau und Spender müssen ihre schriftliche Zustimmung, am besten in Gegenwart eines Notars, geben.

Welche Gefahren sind mit einer künstlichen Besamung verbunden? Die Gefahr eines körperlichen Schadens besteht nicht. Wenn nicht der Samen des Ehemannes, sondern Spendersamen verwendet wird, gibt es jedoch zahlreiche andere Probleme. Das gilt besonders für den Ehemann, bei dem seelische Konflikte ausgelöst werden können, da das mit fremdem Samen erzeugte Kind für ihn die ständige Konfrontation mit seiner eigenen Zeugungsunfähigkeit sein kann. Aber auch juristische Komplikationen sind trotz aller vertraglichen Regelungen möglich, und nicht zuletzt können sich auch seelische Konflikte aus religiösen Überzeugungen heraus entwickeln. All diese Gesichtspunkte sollten sehr sorgfältig überlegt werden, bevor man eine künstliche Besamung durchführen läßt.

Die Sterilität des Mannes

Ist der männliche Partner ein wichtiger Faktor in einer unfruchtbaren Ehe? Ja. Jeder Versuch zur Behebung der Unfruchtbarkeit, bei dem der Ehemann nicht voll mitarbeitet, ist wertlos und sollte nicht unternommen werden. *In ungefähr 30% bis 40% aller unfruchtbaren Ehen liegt die Ursache beim Mann und nicht bei der Frau!* In jedem Fall einer unfruchtbaren Ehe muß eine vollständige Untersuchung des Ehemannes vom Urologen vorgenommen werden.

Wann ist ein Mann unfruchtbar? Ein Mann ist zeugungsunfähig, wenn er entweder keine Samenzellen hat oder wenn die Zahl der normalen, aktiven Samenzellen so gering ist, daß eine Empfängnis praktisch unmöglich wird.

Welcher Unterschied besteht zwischen Sterilität und Infertilität beim Mann? Sterilität besagt, daß eine Befruchtung absolut unmöglich ist; beim Mann ist das der Fall, wenn keine Samenzellen ausgestoßen werden können. Mit Infertilität oder Unfruchtbarkeit meint man dagegen, daß eine Zeugung und Befruchtung zwar möglich, aber unwahrscheinlich ist, weil der Samen nicht vollwertig ist.

Was versteht man unter Spermienzahl? Der Samenerguß, der gewöhnlich etwa einen Teelöffel Flüssigkeit ausmacht, enthält normalerweise 60 Millionen Samenzellen pro Kubikzentimeter und mehr. Die Zahl der Samenzellen oder Spermien wird mit einer mikroskopischen Untersuchung des Samenergusses ermittelt.

Gibt es noch andere Eigenschaften des Samenergusses, die bei der Untersuchung berücksichtigt werden müssen? Ja. Die Samenzellen müssen auf ihre Beweglichkeit, ihren anatomischen Bau und ihre Merkmale beobachtet werden.

Was ist meist daran schuld, wenn keine Samenzellen vorhanden sind?
a) Es gibt bestimmte Entwicklungsanomalien beim Mann, die eine angeborene Unfähigkeit zur Samenerzeugung zur Folge haben können. Diese Zustände sind erst vor kurzem durch Chromosomen- und Genstudien entdeckt worden;

b) mit dem Greisenalter geht oft das Erlöschen der Samenbildungsfähigkeit des Hodens einher. Der Zeitpunkt dieses Erlöschens ist individuell sehr unterschiedlich, manchmal liegt er erst im 8. oder 9. Lebensjahrzehnt;

c) die Orchitis oder Hodenentzündung kann zum Verlust der Samenbildung führen. Das kommt nicht selten als Folge einer Mumpserkrankung vor. Auch andere Infektionen können auf die gleiche Weise Sterilität verursachen;

d) die Samenzellen können fehlen, weil ihnen der Weg vom Hoden nach außen abgeschnitten ist. Eine vorangegangene Infektion, etwa ein Tripper, kann einen Verschluß des Samenleiters, der vom Hoden zu den Samenblasen zieht, zur Folge haben;

e) wenn die Hoden fehlen oder wenn sie nicht in den Hodensack abgestiegen sind, werden natürlich keine Samenzellen erzeugt (siehe bei Hodenhochstand).

Wie kann man feststellen, ob die Hoden zur Samenbildung fähig sind? Mit der gründlichen Untersuchung des Samens. In manchen Fällen wird auch eine Hodenbiopsie gemacht, wenn man noch weitere Aufschlüsse braucht.

Wie wird eine Hodenbiopsie gemacht? Sie wird im Operationssaal eines Krankenhauses in leichter Allgemeinnarkose durchgeführt. Von einem kleinen Hautschnitt im Hodensack aus wird ein Stückchen Hodengewebe entnommen und einer mikroskopischen Untersuchung zugeführt.

Wann ist die Spermienzahl verringert? Der Samenzellgehalt des Samenergusses erleidet eine natürliche Verminderung nach häufigem Geschlechtsverkehr, einer schwächenden Allgemeinerkrankung, Operationen oder allgemein in allen Situationen, die die Körperfunktionen zeitweilig schwächen oder herabsetzen. In solchen Fällen kann die Samenarmut des Ergusses vorübergehender Natur sein. Es kommt aber auch vor, daß die Spermienzahl bei Männern, die in jeder anderen Beziehung vollkommen normal sind, nieder ist.

Welche Ursachen hat eine verringerte Samenzellbildung zumeist?
a) Hormonale Störungen;
b) Folgezustand nach einer Hodenentzündung bei Mumps, Tripper, Tuberkulose oder anderen Krankheiten;
c) Erkrankungen der Hoden, die zu ihrer Schrumpfung (Atrophie) führen, etwa Durchblutungsstörungen usw.;
d) hohes Alter;
e) langdauernd erhöhte Temperatur im Bereich des Hodensacks;
f) Vorliegen einer Varikozele;
g) unbekannte Ursachen.

Ist eine Behandlung bei Zeugungsunfähigkeit erfolgversprechend? Ja, in bestimmten Fällen. Wenn das Problem in einer niederen Spermienzahl liegt, läßt sich unter Umständen mit verschiedenartigen Hormonbehandlungsverfahren eine Erhöhung der Spermienzahl erreichen. Bei Vorliegen einer Varikozele kann die Zeugungsunfähigkeit in 50 % der Fälle durch eine operative Korrektur behoben werden. In jüngster Zeit hat man herausgefunden, daß eine langdauernde Senkung der Hodentemperatur zu einer deutlichen Steigerung der Spermienzahl und damit zu einer Behebung der Zeugungsunfähigkeit führen kann.

Hat die Behandlung der Zeugungsunfähigkeit immer Erfolg? Nein, meist läßt sich auch das Behandlungsergebnis nicht vorhersagen. Trotzdem sollte immer eine Behandlung versucht werden, da sie in einem gewissen Prozentsatz dazu führt, daß eine Schwangerschaft zustande kommt.

Kann eine Zeugungsunfähigkeit auch noch mit anderen Maßnahmen beeinflußt werden? Ja. Jede örtliche Erkrankung ist zu beseitigen. Wenn eine Entzündung oder Verengung der Harnröhre besteht, muß man sie behandeln. Falls eine Entzündung der Vorsteherdrüse vorliegt, muß sie behoben werden. Bei einer Erkrankung im Bereich des Hodensacks, etwa einer Hydrozele oder einer Varikozele, soll eine Operation erfolgen. Besteht Impotenz, so soll sie behandelt werden.

Wie kommt es, daß Partner einer unfruchtbaren Ehe, bei denen keine Anomalie bei der Untersuchung zu entdecken war, nach einer Scheidung und Wiederverehelichung manchmal Kinder bekommen? Bei manchen Paaren gibt es eine psychologische oder chemische Barriere gegen eine Empfängnis, obwohl jeder Partner für sich als körperlich gesund befunden wird. Nach einer Wiederverehelichung sind diese Barrieren unter den geänderten Umständen vielleicht nicht mehr vorhanden, und es kommt zur Schwangerschaft.

In welchem Alter werden die meisten Männer unfruchtbar? Das ist sehr unterschiedlich. Manche Männer bleiben ihr ganzes Leben lang fruchtbar, sogar bis ins 8. und 9. Jahrzehnt, andere werden es vielleicht infolge von angeborenen Störungen überhaupt nie im Leben.

Potenz und Impotenz

Was versteht man unter Impotenz? Impotenz ist die Unfähigkeit, den Geschlechtsakt zu vollziehen.

Wie häufig kommt Impotenz vor? Zur Impotenz kommt es viele Male im Leben des normalen Mannes. Derartige Episoden sind gewöhnlich von begrenzter Dauer und gehen von selbst vorüber. Eine echte, anhaltende Impotenz kann auf seelischen Störungen, auf einer seit langem bestehenden Zuckerkrankheit, auf einer Arteriosklerose der Gefäße, die den Penis versorgen, oder auf dem Altersprozeß beruhen.

In welchem Prozentsatz der Fälle beruht die Impotenz auf seelischen Störungen? Bis vor kurzem hat man angenommen, daß die Impotenz in etwa 90 % der Fälle seelisch bedingt ist. Heute weiß man aber, daß in einem viel höheren Prozentsatz als vermutet organische Krankheiten wie Arteriosklerose, Zuckerkrankheit usw. die Ursache sind.

Hängen Potenz und Unfruchtbarkeit des Mannes miteinander zusammen? Nein.

Welche Ursachen hat die Impotenz häufig?
a) Seelische Störungen.
b) Altersvorgänge, die zu einer schlechten Durchblutung des Penis führen.
c) Örtliche Erkrankungen der Geschlechtsorgane.

Kann ein Mann potent und dennoch zeugungsunfähig sein? Ja. Viele Männer sind in der Lage, den Geschlechtsakt auf normale Weise zu vollziehen, aber ihr Samenerguß enthält keine lebenden Samenzellen; es besteht also Zeugungsunfähigkeit trotz erhaltener Potenz.

In welchem Alter werden Männer gewöhnlich impotent? Wenn der Mann seelisch und körperlich gesund ist, kann er unter Umständen bis weit ins 7. und 8. Jahrzehnt potent bleiben. Wenn er sich zu einer speziellen Partnerin nicht hingezogen fühlt, kann er natürlich in jedem Alter impotent werden, schon im 2. und 3. Lebensjahrzehnt.

Kann die Impotenz mit der Verabreichung männlicher Hormone behoben werden? Nur in jenen Einzelfällen, in denen die Hoden so geschädigt sind, daß sie keine Geschlechtshormone ausscheiden.

Führt ein ausschweifendes Liebesleben zur frühen Impotenz? Nein. Es gibt keinen Beweis dafür, daß sich die sexuelle Aktivität des Mannes organisch darauf auswirkt, in welchem Alter er impotent wird.

Gibt es so etwas wie „Wechseljahre des Mannes"? Die Produktion von Keimzellen wird beim Mann nicht so wie bei der Frau in einem bestimmten Alter eingestellt. Das Alter, in dem Männer zeugungsunfähig werden, ist sehr unterschiedlich, ebenso das Alter, in dem sie impotent werden. Impotenz und Unfruchtbarkeit können unabhängig voneinander eintreten. In anderen Worten, ein Mann kann schon früh impotent werden, aber bis ins höhere Alter befruchtungsfähige Samenzellen besitzen. Umgekehrt kann ein Mann noch weit über 70 potent sein, aber keine befruchtungsfähigen Samenzellen mehr produzieren.

Wie kann die Impotenz behandelt werden?
a) Wenn festgestellt wurde, daß sie seelischen Ursprungs ist, soll eine Psychotherapie eingeleitet werden.
b) Wenn eindeutig feststeht, daß eine Drüsenstörung die Ursache ist (sehr selten), sollen Hormone gegeben werden.
c) Wenn die Impotenz auf einer Arteriosklerose der Gefäße beruht, die den Penis versorgen, oder wenn die ursächlichen seelischen Probleme trotz intensiver Behandlung nicht gelöst werden konnten, kann eines der beiden folgenden Verfahren angewandt werden:
1. Es kann ein Kunststoffimplantat chirurgisch in den Penis eingelegt werden. Der eine Typ bewirkt eine dauernde Erektion des Glieds, die ausreichend ist, um Geschlechtsverkehr zu ermöglichen; der andere Implantattyp ist mit einem Pumpenmechanismus verbunden, mit dessen Hilfe der Patient eine solche Silikonfüllung erzeugen kann, daß während der Dauer des Geschlechtsverkehrs die Erektion erhalten bleibt.
2. Man hat Operationsverfahren zur Verlagerung einer Bauchwandarterie in den Penis ausgearbeitet, um die Blutversorgung des Penis zu verbessern, so daß eine Erektion möglich wird.

Sind die Operationen zur Behebung der Impotenz erfolgversprechend?
a) Die Verwendung von Kunststoffimplantaten hat sich in einer großen Zahl von Fällen sehr erfolgreich erwiesen.
b) Die Operationen zur Besserung der Blutversorgung des Penis stehen noch im Versuchsstadium.

Geburtenregelung

siehe auch die übrigen Abschnitte dieses Kapitels und Kapitel 52, Schwangerschaft und Entbindung

Was ist Geburtenregelung? Zur Geburtenregelung gehören alle Maßnahmen, die zum Ziel haben, daß Kinder nur beabsichtigt gezeugt werden, daß somit nur noch „Wunschkinder" zur Welt kommen; in der Praxis handelt es sich also bei diesen Maßnahmen um die Vermeidung ungewollter und unerwünschter Schwangerschaften.

Was versteht man unter Empfängnisverhütung? Unter Empfängnisverhütung, Antikonzeption oder Kontrazeption werden alle Methoden zusammengefaßt, die darauf abzielen, daß ein Geschlechtsverkehr nicht zur Schwangerschaft führt.

Welche Fragen sind unter anderem zu berücksichtigen, bevor man sich zur Empfängnisverhütung entschließt?

a) Die religiösen Anschauungen. Viele fromme Katholiken und manche orthodoxen Juden glauben zutiefst, daß es eine Sünde ist, Empfängnisverhütung zu betreiben. Wenn ein Ehepartner dieser Überzeugung ist, der andere aber nicht, sollten sich beide am besten mit einem Geistlichen ihres Glaubens über das Problem aussprechen. Neuere Statistiken zeigen, daß in den Vereinigten Staaten die Mehrzahl der Frauen im gebärfähigen Alter irgendeine Form der Empfängnisverhütung anwendet, *unabhängig davon, welcher Religion sie angehören.* Trotzdem sollte man von einer festen religiösen Überzeugung nicht einfach nur deshalb abgehen, weil andere das auch getan haben. Ein solches Verhalten kann zu einem tiefen Schuldgefühl führen, das ernste seelische Störungen zur Folge hat;

b) das Alter. Paare anfangs der Zwanzig werden wahrscheinlich viel eher einige Jahre lang eine Empfängnisverhütung praktizieren wollen als ältere Paare, die vielleicht bald nach der Eheschließung ein Kind haben möchten. Es gibt viele Gründe, warum ältere Paare, besonders wenn die Frau über 30 ist, nicht mehr lange mit einer Schwangerschaft zuwarten wollen. Die Statistik zeigt, daß bei Kindern von Müttern, die bereits über 30 Jahre alt sind, angeborene Fehlbildungen häufiger vorkommen. Auch ein älterer Mann wünscht vielleicht bald nachdem er geheiratet hat Kinder, damit er sich an ihrem Heranwachsen freuen kann;

c) die geistige und körperliche Gesundheit. Wenn der Gesundheitszustand der Frau schlecht ist, wird sie sich vielleicht entschließen, so lange Empfängnisverhütung zu betreiben, bis sie eine Schwangerschaft besser durchstehen kann. Ebenso wird ein Mann mit einem ernsten

Leiden unter Umständen nicht riskieren wollen, ein Kind in die Welt zu setzen, weil er befürchtet, daß sein Kind schon in frühem Alter vaterlos zurückbleibt. Wenn Mann oder Frau seelisch gestört oder geisteskrank sind, sollten sie es vernünftigerweise überhaupt zu keiner Schwangerschaft kommen lassen, bevor die Krankheit nicht vollständig ausgeheilt ist. Seelisch gestörte oder geisteskranke Menschen sind höchst schlechte Eltern für ein neugeborenes Kind;

d) Familienplanung. Wenn die Eheleute bereits so viele Kinder haben, wie sie sich wünschen, ist es natürlich, daß sie Empfängnisverhütung betreiben möchten. Manche Eltern möchten zwar noch mehr Kinder, aber in größeren Abständen. Die Geburtenregelung erfolgt in solchen Fällen oft durch periodenweise Empfängnisverhütung. Schließlich spielen auch wirtschaftliche Faktoren oft eine bedeutende Rolle;

e) vorangegangene Schnittentbindungen. Als allgemeine Regel gilt, daß eine Frau, die zwei oder drei Schnittentbindungen durchgemacht hat, entweder Empfängnisverhütung betreibt oder ihren Geburtshelfer ermächtigt, bei der letzten operativen Entbindung die Eileiter zur Sterilisierung zu durchtrennen;

f) erbliche Mißbildungen und Krankheiten. Es gibt eine beträchtliche Anzahl von Krankheiten, die von Generation zu Generation durch die Gene, die Träger der Erbanlagen in den Chromosomen, weitergegeben werden (die Bluterkrankheit ist eines der bekanntesten Leiden dieser Art). Die Erfahrung zeigt, daß in Familien, in denen schon erbliche Mißbildungen aufgetreten sind, die Wahrscheinlichkeit erhöht ist, daß auch weitere Kinder mit diesen Mißbildungen zur Welt kommen werden. Wo in der Familiengeschichte keine erblichen Mißbildungen oder Krankheiten bekannt sind, ist die Aussicht auf gesunden Nachwuchs dagegen viel größer. Wenn ein Ehepaar vom Arzt erfährt, daß das Risiko, ein Kind mit einer Anomalie zu bekommen, überdurchschnittlich groß ist, entschließt es sich vielleicht zur Empfängnisverhütung. Es ist aber zu berücksichtigen, daß sogar in erblich belasteten Familien auf die Geburt des mißgebildeten Kindes mit großer Wahrscheinlichkeit ein normales Kind folgen wird. Glücklicherweise werden erbliche Krankheiten und Anomalien rezessiv vererbt und kommen daher nur gelegentlich zum Vorschein.

Ist in der Welt von heute eine Geburtenbeschränkung notwendig? Mit größtem Nachdruck ja! Philosophen, Soziologen, Ethnologen, Naturwissenschaftler und viele der geistlichen Ratgeber der Welt sind der einhelligen Ansicht, daß unsere Möglichkeiten, die gesamte Weltbevölkerung ausreichend mit Nahrung, Kleidung, Wohnraum und einem genügenden Einkommen zu versorgen, von der Bevölkerungsexplosion überrollt werden.

Warum ist die Notwendigkeit einer Geburtenbeschränkung so kritisch? Weil sich gerade die armen und unterprivilegierten Völker der Welt so stark vermehren. Das Problem wäre viel einfacher, wenn die Bevölkerungsexplosion hauptsächlich jene Länder beträfe, die einen Bevölkerungszuwachs brauchen würden und auch die Mittel für den Unterhalt hätten.

Wie groß ist der Anteil der Weltbevölkerung, der Anleitungen zur geplanten Elternschaft und Geburtenregelung braucht? Schätzungsweise zwei Drittel der 4-Milliarden-Bevölkerung der Welt verfügen nicht über ausreichende Kleidung, Nahrung und Wohnstätten und sind nicht in der Lage, einen anständigen Arbeitslohn zu verdienen. Sie benötigen zweifellos Informationen über die Möglichkeiten der Geburtenregelung.

Werden die Nahrungsvorräte der Welt ausreichen, wenn die Vermehrung der Weltbevölkerung in gleichem Maße wie bisher fortschreitet? Experten schätzen, daß schon in wenigen Generationen zu wenig Nahrung für die Erdbewohner vorhanden sein wird, wenn nicht neue, ergiebige Nahrungsquellen erschlossen werden. Die planmäßige Bewirtschaftung des Meeres und die Entwicklung synthetischer Nahrungsmittel könnten Möglichkeiten für die zukünftige Lösung dieses ernsten Problems sein.

Wie können Völker der dritten Welt und Asiens eine erfolgreiche Geburtenregelung durchführen? Das ist äußerst schwierig. Gegenwärtig hat es den Anschein, daß die Verwendung von Intrauterinspiralen im großen Maßstab der beste Weg zur Lösung dieses Problems ist. Auch Programme zur chirurgischen Sterilisation sind vielleicht ein Mittel gegen die Übervölkerung.

Neigen auch die wirtschaftlich gesicherten Völker zu einem starken Wachstum? Nein. Eines der größten Probleme, denen sich die Welt heute gegenübersieht, ist die Tatsache, daß gerade bei jenen, die am besten in der Lage wären, große Familien zu erhalten, die Familien verhältnismäßig klein sind. Die Statistik zeigt, daß die Familiengröße mit höherer Bildung und steigendem Wohlstand abnimmt.

Gibt es Organisationen, die Auskünfte und Anleitungen für die Geburtenregelung geben? Beratungsstellen für Familienplanung bestehen an allen Universitäts-Frauenkliniken sowie an vielen (größeren) staatlichen oder städtischen Kliniken. Daneben existiert die Organisation „Pro Familia". An allen diesen Stellen erfolgt die Beratung kostenlos. Im übrigen stellt die Weltgesundheitsorganisation der Vereinten Nationen jedem, der darum ersucht, Daten über die Geburtenregelung zur Verfügung.

Welche Methoden zur Empfängnisverhütung gibt es? Es gibt annähernd ein Dutzend solcher Methoden, von denen manche nur etwa zu 85 %, andere beinahe zu 100 % wirksam sind. Die verbreitetsten Methoden sind:
a) Enthaltsamkeit;
b) biologische Methode (Vermeidung der „fruchtbaren Tage");
c) Coitus interruptus (Abbruch der Vereinigung vor dem Samenerguß);
d) Kondom;
e) Scheidenspülung;
f) Scheidendiaphragma und spermizide Substanzen in Form von Gelees, Schaum, Cremes, Zäpfchen usw.;
g) Intrauterinschlingen und -spiralen;
h) Ovulationshemmer („Antibaby-Pille");
i) operative Sterilisierung.

Ist die Enthaltsamkeit eine empfehlenswerte Empfängnisverhütungsmethode? Nein. Vor der Einführung wirksamer Empfängnisverhütungsmethoden pflegten die Ärzte zu sagen, daß die einzige wirklich verläßliche Methode zur Empfängnisverhütung die Enthaltsamkeit wäre. Heute ist uns natürlich bekannt, daß es außerordentlich zuverlässige Methoden gibt, die bei richtiger Anwendung fast hundertprozentige Sicherheit bieten. Außerdem ist nicht einmal der Verzicht auf Geschlechtsverkehr ein hundertprozentiger Schutz, da über Fälle berichtet wurde – zugegeben in sehr geringer Zahl – wo eine Schwangerschaft zustande kam, ohne daß ein richtiger Geschlechtsverkehr stattgefunden hatte. Es wurde nachgewiesen, daß in solchen Fällen Samenflüssigkeit, die in Nähe des Scheideneingangs ausgestoßen wird, mit dem Jungfernhäutchen in Berührung kommen kann, so daß unter Umständen Samenzellen durch die kleine Öffnung desselben in die Scheide eindringen. Aus Versuchen ist gut bekannt, daß die Samenzellen die Fähigkeit haben, aus der Samenflüssigkeit auszuwandern und selbständig den Scheidenwänden entlang bis zum Eingang der Gebärmutter hinaufzuschwimmen. Nur wenige Ehen unter jungen Leuten hätten Bestand, wenn die Enthaltsamkeit die einzige Methode zur Empfängnisverhütung wäre.

Biologische Methode nach Knaus-Ogino
(Vermeidung der fruchtbaren Tage)

Was ist die biologische Methode? Die biologische oder „natürliche" Methode geht von der Vorstellung aus, daß es bei der Frau in jedem Monat bestimmte Perioden gibt, in denen mit größter Wahrscheinlichkeit keine Schwangerschaft zustande kommen kann; diese Methode verlangt Verzicht auf Geschlechtsverkehr nur während jener Tage, in denen eine Befruchtung möglich ist. Man spricht daher von „periodischer Enthaltsamkeit".

Worauf beruht die biologische Methode? Bei einer gesunden Frau im gebärfähigen Alter wird jeden Monat ein befruchtungsfähiges Ei vom Eierstock freigesetzt. Diesen Vorgang nennt man *Eisprung oder Ovulation*. In Durchschnittsfällen mit regelmäßigem 28tägigem Abstand zwischen den Menstruationen erfolgt der Eisprung irgendwann um die Mitte dieser Zeitspanne, mit größter Wahrscheinlichkeit also etwa 14 Tage nach Beginn der Menstruation. Es besteht jedoch die Möglichkeit, daß der Eisprung auch bei sonst sehr regelmäßigen Zyklen auf den 12., 13., 15. oder 16. Tag statt auf den 14. fällt. Darüber hinaus kann auch bei einer Frau, die gewöhnlich regelmäßig menstruiert, die gewohnte Pünktlichkeit der Monatsblutung durch verschiedene Umstände zeitweilig aus dem Gleis kommen. Sollte in einem solchen Fall der Abstand vielleicht nur 24 statt der üblichen 28 Tage betragen, kann der Eisprung schon 10 Tage nach dem Beginn der vorangegangenen Menstruation eintreten. Genauso gut kann bei einer zufälligerweise einmal verspäteten Menstruation mit 32tägigem Abstand der Eisprung unter Umständen erst am 20. Tag nach Beginn der letzten Menstruation stattfinden.

Man nimmt an, daß die Lebensdauer der Samenzellen in den Eileitern, dem Ort, an dem die Befruchtung erfolgt, mindestens zwei Tage betragen kann. Wenn daher bei einer Frau der Abstand zwischen den Menstruationen unerwartet auf 24 Tage verkürzt ist, so kann bereits am 10. Tag nach Beginn der letzten Menstruation ein Ei den Eileiter erreichen. Samenzellen von einem Geschlechtsverkehr, der zwei Tage vorher stattgefunden hat, können im Eileiter schon warten, wenn das Ei hinkommt. *In einem solchen Fall kann die Befruchtung und Schwängerung schon 8 Tage nach dem Beginn der Menstruation erfolgen.* Hatte die Frau in diesem Monat etwa eine sechstägige Menstruationsblutung, so wird sie von einem Geschlechtsverkehr, der nur zwei Tage nach dem Ende der Blutung stattgefunden hat, tatsächlich schwanger. Gleichermaßen kann bei einer Frau, die mit einem 28tägigen Abstand rechnet, aber unvermutet einen 32tägigen Zyklus hat, das Ei am 20. Tag nach Beginn der letzten Menstruation den Eileiter erreichen. Man nimmt an, daß ein Ei zwei Tage für seine Wanderung durch die Eileiter in die Gebärmutter hinunter braucht und daß es während dieser beiden Tage befruchtungsfähig ist. In einem solchen Fall kann also ein Geschlechtsverkehr, der erst 22 Tage nach Beginn der letzten Monatsblutung stattfindet, noch zu einer Schwangerschaft führen.

Aus dem Gesagten wird verständlich, daß die biologische Methode eine genaue Bestimmung nicht immer zuläßt; wenn ein Paar im Laufe eines Jahres 100mal oder öfter Geschlechtsverkehr hätte, wären die Chancen, daß einer Menstruationsunregelmäßigkeit eine Schwangerschaft folgt, beträchtlich.

Wird die biologische Methode von den meisten Ärzten empfohlen? Nein, weil anzunehmen ist, daß sie nur in etwa *85–90%* der Fälle wirksam ist. Statistisch gesehen ist daher eine Frau, die 100mal im Jahr Geschlechtsverkehr hat, dabei 10- bis 15mal der Möglichkeit einer Schwangerschaft ausgesetzt.

Wie kann eine Frau wissen, wann bei ihr der Eisprung stattfindet? Es gibt eine Methode, mit der sich der ungefähre Zeitpunkt des monatlichen Eisprungs feststellen läßt: die Messung der Aufwachtemperatur (Abb. 184). Jeden Morgen, gleich nach dem Aufwachen und noch vor dem Aufstehen, wird die Körpertemperatur im After gemessen. Diese Temperatur wird einige Monate lang täglich aufgezeichnet. Es wird sich dabei zeigen, daß es in jedem Monat einen Morgen gibt, an dem die Temperatur um $1/2°$ oder mehr gegenüber den Vortagen erhöht ist. Zusammen mit der Temperaturkurve wird jeden Monat der Menstruationsbeginn genau verzeichnet. Der charakteristische Temperaturanstieg tritt, wie man annimmt, kurz nach dem Eisprung ein. Wenn man die Temperaturkurven von mehreren Monaten vergleicht und ähnliche Verläufe feststellt, kann man den Zeitpunkt bestimmen, an dem mit größter Wahrscheinlichkeit jeden Monat der Eisprung stattfindet. Diese Bestimmung ist natürlich nur bei Frauen mit regelmäßigen Menstruationen möglich.

Kann man sich vollständig auf die Voraussage des Eisprungdatums verlassen? Nein, weil auch bei Frauen mit größter Regelmäßigkeit der Eisprung unerwartet früher oder später erfolgen kann. Wenn eine Frau während eines solchen Monats die Enthaltsamkeitsperiode wie üblich einhält und der Eisprung um mehrere Tage verschoben ist, wäre eine Befruchtung möglich. Bei fortlaufender Messung der Aufwachtemperatur läßt sich allerdings jeden Monat erkennen, wann der Eisprung erfolgt ist; nach dem Tag der Temperaturerhöhung ist die darauf folgende Periode bis zur nächsten Menstruation tatsächlich als „sicher" zu betrachten.

Coitus interruptus

Ist der Coitus interruptus eine befriedigende Empfängnisverhütungsmethode? Der Coitus interruptus, das Zurückziehen des Glieds aus der Scheide kurz vor dem Samenerguß, ist die älteste Methode der

Empfängnisverhütung und auch heute noch für Millionen Menschen auf der ganzen Welt durchaus akzeptabel. Wenn der Mann die entsprechende Kontrolle über seinen Samenerguß besitzt und das Paar nichts gegen die Praktik hat, ist medizinisch nichts dagegen einzuwenden.

Kann der Coitus interruptus schädliche Folgen haben? Nein.

Verhindert die Unterbrechung des Geschlechtsakts manchmal den Orgasmus der Frau? Ja, weil manche Frauen nur beim Samenerguß des Partners einen Höhepunkt erreichen.

Ist der Coitus interruptus eine vollkommen verläßliche Empfängnisverhütungsmethode? Nein. Von Zeit zu Zeit kann es vorkommen, daß der Mann glaubt, das Glied vor dem Samenerguß ganz zurückgezogen zu haben, aber in Wirklichkeit wurde doch schon etwas von der Samenflüssigkeit in die Scheide entleert.

Wann ist die Empfängnisverhütung mittels Coitus interruptus besonders unzuverlässig? Wenn der Mann keine gute Kontrolle über den Samenerguß oder vorzeitige Ejakulationen hat.

Was versteht man unter dem Ausdruck „Geschlechtsverkehr ohne Samenerguß"? Manche Männer, die ihre Partnerin befriedigen und gleichzeitig jede Furcht vor einer Schwangerschaft ausschalten wollen, lassen sich auf Geschlechtsverkehr ein, halten aber den Samenerguß zurück. Wenn das regelmäßig betrieben wird, ist es als Empfängnisverhütungsmethode abzulehnen. Beim Mann besteht ein großes Bedürfnis, einen einmal begonnenen Geschlechtsakt auch zu vollenden. Versagt sich der Mann wiederholt die Erfüllung, so werden sich zweifellos Spannungen und Verstimmungen entwickeln.

Kondom

Was ist ein Kondom? Ein Kondom oder Präservativ ist eine dünne Gummihülle, die über das männliche Glied gezogen wird, um die Samenflüssigkeit, die beim Erguß entleert wird, aufzufangen.

Ist die Verwendung von Kondomen heute sehr verbreitet? In Deutschland und anderen europäischen Ländern ist das Kondom noch immer das meistgebrauchte Empfängnisverhütungsmittel.

Empfiehlt es sich, ein Kondom als Empfängnisverhütungsmittel zu benützen? Ja, wenn die Frau aus diesem oder jenem Grund nicht selbst die Empfängnisverhütung übernimmt, also weder ein Scheidendiaphragma und spermatozide Gelees noch Intrauterinspiralen oder Ovulationshemmer verwendet.

Sind Kondome zuverlässig im Gebrauch? Ja, vorausgesetzt sie reißen nicht und werden nach jedem Samenerguß weggeworfen.

Verändert das Kondom die körperlichen Empfindungen während des Geschlechtsakts? Ja. Die meisten Männer haben eine Abneigung gegen den ausschließlichen Gebrauch von Kondomen; sie geben an, daß die Empfindungen während des Verkehrs mit einem Kondom deutlich herabgesetzt sind. Den gleichen Vorbehalt äußern auch manche Frauen.

Welche Haupteinwände bestehen gegen die Anwendung eines Kondoms als einziges Mittel zur Empfängnisverhütung?
a) Die Empfindungen während des Geschlechtsverkehrs sind verringert;
b) das vorangehende Liebesspiel muß zum Anlegen des Kondoms unterbrochen werden;
c) wenn das Kondom nicht richtig angewendet wird, kann es während des Geschlechtsverkehrs reißen;
d) manche minderwertigen Kondome sind fehlerhaft und haben winzige Löcher, so daß etwas Samenflüssigkeit austreten kann;
e) manchmal rutscht das Kondom nach dem Samenerguß herunter, bevor das Glied aus der Scheide zurückgezogen wurde.

Wie wird ein Kondom richtig benützt? Zur Kontrolle, ob das Kondom kein Loch hat, kann es vor dem Gebrauch aufgeblasen werden. Beim Aufrollen des Kondoms über das Glied ist darauf zu achten, daß die Spitze für die Aufnahme des Samengusses frei bleibt, sie soll aber keine Luft enthalten. Nachdem der Samenerguß erfolgt ist, muß das Glied zurückgezogen werden, bevor es erschlafft, damit nicht Samen aussickert oder das Kondom heruntergleitet.
Natürlich darf das Kondom niemals erneut verwendet werden, falls der Geschlechtsverkehr nach einer Ruhepause wieder aufgenommen wird. Das gebrauchte Kondom ist wegzuwerfen; der Mann soll Harn lassen und seine Geschlechtsteile und Hände gründlich waschen. Dann kann er ein neues Kondom anlegen.

Was soll eine Frau machen, wenn ein Kondom nach dem Samenerguß reißt? Die Frau soll sofort ein oder zwei spermizide Scheidenzäpfchen bzw. reichlich spermizides Gelee oder dergleichen tief in die Scheide einbringen. Sie soll *keine* Scheidenspülung machen.

Scheidenspülung

Was ist eine Scheidenspülung? Eine Reinigung des Scheidenkanals mit Wasserstrahl und Spritze.

Läßt sich mit einer Scheidenspülung nach dem Geschlechtsverkehr eine Empfängnis sicher verhindern? Nein. Das ist eine der unzulänglichsten Methoden, weil die eingesickerte Samenflüssigkeit aus allen Buchten und Falten der Scheide schwer ganz auszuwaschen ist. Außerdem sind schon 3 Minuten nach dem Samenerguß Millionen aktiver Samenfäden in den Gebärmutterhalskanal eingedrungen und lassen sich mit einer Scheidenspülung nicht ausschwemmen.

Scheidendiaphragmen und spermizide Substanzen als Gelee, Schaum oder Creme

Was ist ein Scheidendiaphragma? Das ist eine Gummihalbschale mit kreisförmigem, festem Rand, die dicht sitzend in die Scheide eingepaßt wird und den Gebärmutterhals vollständig überdeckt.

Soll eine Frau zum Arzt gehen, bevor sie sich ein Diaphragma kauft? Ja, denn der Arzt muß zuerst bestimmen, welche Größe erforderlich ist, und dann der Frau Anweisungen geben, wie sie das Diaphragma einführen soll.

Was ist beim Einsetzen des Diaphragmas unbedingt zu beachten? Es muß an der *Hinterwand* der Scheide so weit hochgeschoben werden, wie es geht, dann wird der vordere Rand hinter dem Schambein eingeklemmt.

Braucht man zum Einführen des Diaphragmas ein eigenes Gerät? Es gibt eigens für diesen Zweck Spezialinstrumente (Adapter), aber viele Frauen setzen das Diaphragma lieber nur mit der Hand ein.

Wie kann sich eine Frau von der richtigen Lage des Diaphragmas überzeugen? Wenn ein Finger in die Scheide eingeführt wird, soll über dem Gebärmutterhals die Gummihülle tastbar sein.

Darf ein eingesetztes Diaphragma spürbar sein? Ein gut passendes Diaphragma ist bei richtigem Sitz weder beim Herumgehen noch beim Geschlechtsverkehr zu spüren. Wenn das Diaphragma vor oder während des Verkehrs Schmerzen verursacht, ist es falsch eingesetzt worden und soll in die richtige Lage gebracht werden.

Ist ein Diaphragma an sich ein wirksamer Empfängnisschutz? Das Diaphragma gewährt einen gewissen mechanischen Schutz vor dem

Eindringen von Samenfäden, wenn es den Gebärmutterhals gegen die Scheide gut abdichtet. Es ist aber trotzdem *nicht* zu empfehlen, daß es ohne den Zusatz von samenfeindlichen Mitteln verwendet wird. Samenzellen sind so winzig, daß einige auch zwischen dem festestsitzenden Diaphragma und der Scheidenwand durchwandern können.

Wie groß ist die Sicherheit, die diese Empfängnisverhütungsmethode mit Diaphragma plus Spermizid bietet? Bei richtiger Anwendung erfüllt sie in annähernd 99 % ihren Zweck.

Was sind spermizide oder samenfeindliche Gelees, Schäume, Cremes, Tabletten und Zäpfchen? Spermizide oder Spermatozide sind chemische Handelspräparate, die eine zerstörende Wirkung auf die Samenzellen ausüben. Wenn diese Substanzen richtig, in ausreichender Menge, frühestens eine Stunde vor dem Geschlechtsverkehr in die Scheide eingebracht werden, eignen sie sich in befriedigender Weise zur Empfängnisverhütung.

Wie sind die spermiziden Substanzen mit dem Diaphragma zu verwenden? Vor dem Einsetzen des Diaphragmas wird das Gelee, der Schaum oder die Creme auf seiner Hohlseite etwa 2 Finger hoch aufgetragen. Eine gleiche Menge soll rund um seinen Rand verteilt werden. Spermizide haben auf der Tube meist eine ausführliche Gebrauchsanweisung.

Wann wird das Diaphragma nach dem Geschlechtsverkehr entfernt? Am nächsten Morgen oder etwa 5 Stunden nach Beendigung des Verkehrs.

Wie wird ein Scheidendiaphragma herausgenommen? Der Zeigefinger wird unter den Rand des Diaphragmas geschoben und übt einen Druck nach unten aus; damit läßt sich das Diaphragma mit Daumen und Zeigefinger fassen und leicht entfernen.

Muß die Scheide nach der Anwendung von samenfeindlichen Substanzen gereinigt werden? Nicht unbedingt, doch kann ein paar Stunden nach dem Verkehr eine Scheidenspülung gemacht werden.

Intrauterinschlingen und -spiralen

Was ist eine Intrauterinschlinge oder -spirale? Ein Gebilde aus Kunststoff oder Kunststoff-Metall, das in die Gebärmutterhöhle eingesetzt wird. Passend für unterschiedlich große Gebärmutterhöhlen gibt es verschiedene Größen.

Wie wird eine Intrauterinspirale eingesetzt? Der Gebärmutterhals wird gedehnt, gewöhnlich während einer Menstruation, und die Spirale wird in die Gebärmutterhöhle eingeschoben.

Ist das Einführen einer Spirale schmerzhaft? Die Beschwerden sind nur gering. Der Frauenarzt besorgt es in der Sprechstunde ohne Anästhesie.

Wie verläßlich ist die Wirkung der Intrauterinspirale? Die Wirksamkeit beträgt etwa 98 %.

Auf welche Weise verhindert die Intrauterinspirale eine Schwangerschaft? Genau weiß man es nicht. Manche Untersucher glauben, daß sie das Eindringen von Samenzellen in die Eileiter, in denen normalerweise die Befruchtung stattfindet, blockiert. Andere nehmen an, daß sie eine chemische Reaktion oder Antikörperreaktion auslöst, die die normale Einpflanzung des befruchteten Eis in der Gebärmutterwand verhindert.

Wie lange darf eine Intrauterinspirale eingelegt bleiben? Sie soll etwa alle drei Jahre ausgewechselt werden.

Können alle Frauen diese Art der Empfängnisverhütung betreiben? Bei Frauen mit sehr starken Menstruationsblutungen, Myomen oder extrem schmerzhaften Menstruationen sind Intrauterinspiralen wohl nicht zu empfehlen.

Welche Nachteile hat die Intrauterinspirale?
a) Manche Frauen bekommen Unterleibskrämpfe.
b) Gelegentlich kommt es zu sehr starken Menstruationsblutungen oder zu Zwischenblutungen.
c) In einer kleinen Zahl der Fälle tritt eine Infektion ein.

Was macht man, wenn eine der genannten Komplikationen eintritt? Die Spirale läßt sich leicht sofort entfernen. Krämpfe und übermäßige Blutungen werden dann von selbst aufhören. Eine Infektion kann mit Antibiotika wirksam behandelt werden.

Welche Frauen eignen sich für das Tragen von Spiralen am besten? Frauen, die bereits Kinder haben. Es können zwar auch Frauen, die noch nicht geboren haben, gefahrlos Spiralen tragen, doch sind die meisten Fachleute der Ansicht, daß es wegen der Möglichkeit der Infektion und deren etwaigen Folgen für die zukünftige Fruchtbarkeit ratsamer ist, auf andere Methoden der Empfängnisverhütung auszuweichen.

Kann durch den langdauernden Gebrauch einer Intrauterinspirale ein Gebärmuttertumor entstehen? In seltenen Fällen hat sich der Verdacht ergeben, daß ein Geschwulstwachstum durch eine Intrauterinspirale ausgelöst worden ist. Diese Komplikation ist allerdings so selten, daß sie im allgemeinen nicht als echte Gefahr zu betrachten ist.

Wie kann eine Frau erkennen, ob die Spirale aus der Gebärmutter ausgestoßen worden ist? An der Spirale ist ein Faden befestigt, der aus dem Gebärmutterhalskanal in die Scheide hinunterhängt. Die Frauen werden angewiesen, in regelmäßigen Abständen mit dem Finger nachzutasten, ob der Faden noch da ist. Wenn die Spirale ganz oder teilweise in die Scheide ausgetreten ist, wird es die Frau bemerken. Außerdem werden die Frauen angewiesen, sich regelmäßig frauenärztlich untersuchen zu lassen.

Was ist zu tun, wenn trotz Spirale eine Schwangerschaft eingetreten ist? Sobald die Frau weiß, daß sie schwanger ist, soll die Spirale gleich in den nächsten Tagen entfernt werden. In solchen Fällen wird die Schwangerschaft keinen Schaden erleiden. Falls jedoch ernste Bedenken wegen einer Schädigung des Kindes bestehen, soll sich die Frau von ihrem Arzt beraten lassen, ob ein Schwangerschaftsabbruch in Betracht kommt.

Hormonale Empfängnisverhütung mit Ovulationshemmern
("Antibabypille")

Welche Wirkungsweise hat die sogenannte "Antibabypille"? Sie enthält Östrogene und Gestagene (Hormone) in bestimmter Zusammensetzung, die bei den einzelnen Handelspräparaten etwas unterschiedlich ist. Diese Hormonpräparate wirken, wenn sie vorschriftsmäßig eingenommen werden, als Ovulationshemmer, d. h., sie verhindern das Heranreifen und die Freisetzung eines befruchtungsfähigen Eies; es kommt also *nicht zum Eisprung*. Ohne Ovulation ist eine Schwangerschaft nicht möglich, gleichgültig wieviel Samenzellen in die Scheide gelangen und die Eileiter erreichen. Daneben spielen noch andere Faktoren bei der Konzeptionsverhütung durch die Pille eine Rolle, unter anderem wird das Aufsteigen der Spermien durch den Zervixschleim erschwert.

Wie verläßlich wirken diese Präparate? Bei vorschriftsmäßiger Einnahme sind sie hundertprozentig wirksam.

Nach welchem Zeitplan müssen Ovulationshemmer eingenommen werden? Bei den einzelnen handelsüblichen Präparaten bestehen geringe Unterschiede im Zeitplan. Bei den meisten Präparaten wird

3 Wochen (21 Tage) lang einmal täglich ungefähr um die gleiche Zeit 1 Tablette eingenommen. Nach einer Pause von 7 Tagen beginnt man wieder von neuem mit der 21tägigen Einnahme. Für Frauen, die sich nicht die Mühe machen wollen, in jedem Zyklus eine Woche auszusetzen, gibt es Präparate in Packungen, die 7 andersgefärbte „leere" Tabletten enthalten (sogenannte Achtundzwanzigerpackungen).

Soll eine Frau zum Arzt gehen, bevor sie Ovulationshemmer nimmt? Unbedingt! Eine Verschreibung sollte nur nach einer vollständigen körperlichen Untersuchung erfolgen. Außerdem gibt es mehrere gute Präparate im Handel, und der Arzt kann entscheiden, welches für die Patientin im Einzelfall am geeignetsten ist.

Welche Vorteile haben die Ovulationshemmer gegenüber anderen Empfängnisverhütungsmitteln? Die meisten Frauen, die sie verwenden, finden, daß sie bei weitem die angenehmste Empfängnisverhütungsmethode darstellen. Sie ermöglichen den Geschlechtsverkehr ohne unmittelbare Vorbereitung oder Unterbrechung des Vorspiels. Maßnahmen im Anschluß an den Verkehr, wie etwa die Entfernung eines Diaphragmas oder die Vornahme einer Scheidenspülung, entfallen. Die Kontaktbeziehung ist vollständig natürlich und unbeeinflußt von jedem Gefühl eines Diaphragmas, klebriger Gelees oder Cremes oder eines Kondoms. Man kann gleich einschlafen, ohne daß man noch einmal aufstehen müßte, um Reste des Gelees oder der Creme wegzuspülen. Auch jeder unangenehme Geruch eines Spermizids fällt weg.

Was bedeutet es, wenn eine Frau während der Zeit der Tabletteneinnahme Schmierblutungen oder Zwischenblutungen hat? Eine solche „Durchbruchsblutung" zeigt meist an, daß eine höhere Dosis des Hormonpräparats erforderlich ist. Die empfängnisverhütende Wirkung bleibt davon unberührt.

Können bei der Einnahme von Ovulationshemmern Komplikationen eintreten? Ja, aber die Mehrzahl der Frauen ist davon nicht betroffen. Es können Kopfschmerzen, Übelkeit, ein Gefühl des Gedunsenseins und eine leichte Gewichtszunahme infolge vermehrter Flüssigkeitsspeicherung im Körper vorkommen. In seltenen Fällen wurde eine Herzattacke oder Embolie auf den langdauernden Gebrauch der Pille zurückgeführt; die Embolien betrafen Frauen mit ausgeprägten Krampfadern oder einer Venenentzündung. In manchen Fällen entwickelt sich während der Zeit, in der Ovulationshemmer genommen werden, ein Bluthochdruck.

Entwickelt sich bei manchen Frauen eine Schwellung und Druckempfindlichkeit der Brüste als Folge der Einnahme von Ovulationshem-

mern? Ja, aber diese Erscheinungen neigen zum Rückgang und schwinden oft binnen einiger Monate.

Verursachen Ovulationshemmer eine Venenentzündung? Von Fachleuten wurde festgestellt, daß die Einnahme von Ovulationshemmern bei gesunden Frauen *nicht* zu einer Venenentzündung führt. Wenn eine Frau jedoch an starken Krampfadern leidet oder schon früher einmal eine Venenentzündung hatte, sollte sie besser keine Ovulationshemmer nehmen.

Wer soll keine Ovulationshemmer einnehmen?
a) Sehr fettleibige Frauen;
b) Frauen mit starken Krampfadern oder Zeichen einer Venenentzündung;
c) Frauen mit chronischem Bluthochdruck;
d) Frauen mit bekanntem Leberleiden;
e) starke Raucherinnen, besonders ältere;
f) Frauen mit Gebärmuttermyomen;
g) Frauen, die einen Brusttumor hatten oder zystische Veränderungen der Brustdrüse aufweisen und in deren Familie Brustdrüsenerkrankungen oder -tumoren vorgekommen sind.

Haben die Ovulationshemmer eine krebsfördernde Wirkung? Nein.

Wird eine Schwangerschaft noch verhindert, nachdem man mit der Einnahme von Ovulationshemmern aufgehört hat? Manche Frauenärzte sind dafür, daß man mit der Pille drei Monate vorher aufhört, bevor man eine Schwangerschaft anstrebt.

Ist die „Antibabypille" das ideale Empfängnisverhütungsmittel? Vom Standpunkt der empfängnisverhütenden Wirkung aus gesehen ist sie als das derzeit sicherste Mittel zu bezeichnen. Bei gesunden Frauen wurden außer harmlosen Unannehmlichkeiten keine ernsten Nebenwirkungen beobachtet.
Als Idealmethode kann sie trotzdem nicht betrachtet werden, da sie in letzter Konsequenz von der Pubertät bis zur Menopause – vielleicht mit der Unterbrechung von zwei Schwangerschaften – unentwegt genommen werden müßte, was doch einen erheblichen Eingriff in den Hormonhaushalt des Körpers darstellt, ganz abgesehen von der dauernden Abhängigkeit der Frau von einem Medikament. Die meisten Ärzte empfehlen daher, nach einer längerdauernden Einnahme Pausen zur Kontrolle der Eierstockfunktion einzulegen.

Gibt es ein empfängnisverhütendes Medikament für Männer? Noch nicht, doch beschäftigt sich die Forschung mit mehreren Substanzen, die die Samenbildung zu hemmen scheinen.

Empfängnisverhütung durch operative Maßnahmen
(Sterilisierungsoperation)

Welche Operationsverfahren werden zur Unfruchtbarmachung angewendet? Bei der Frau besteht die Sterilisierungsoperation in der Unterbindung und Durchtrennung beider Eileiter. Beim Mann werden zur Unfruchtbarmachung beide Samenleiter, durch die der Samen von den Hoden zu den Samenbläschen gelangt, durchtrennt.

Welche Auswirkung hat die Eileiterunterbindung oder -durchtrennung? Sie verhindert, daß Samenzellen zur Eizelle gelangen und schaltet so die Möglichkeit einer Befruchtung und Empfängnis aus.

Wann käme eine Eileiterunterbindung bzw. -durchtrennung in Betracht? Wenn eine Frau bereits mehrere Kinder hat und ganz sicher keine weiteren mehr will und auch nicht ständig andere Formen der Empfängnisverhütung betreiben möchte. Am häufigsten wird eine Eileiterdurchtrennung bei Frauen mit unheilbaren Leiden oder Geisteskrankheit empfohlen, da diese Frauen in der Regel nicht in der Lage sind, eine Schwangerschaft auszutragen oder später für ein Kind zu sorgen. Die Operation wird auch bei Frauen ausgeführt, die die Weitergabe eines ernsten Erbleidens vermeiden möchten. Wenn eine Frau eine Eileiterdurchtrennung durchführen lassen will, müssen sie und ihr Ehemann eine schriftliche Einwilligung zur Operation geben. In Deutschland gibt es gegenwärtig keine eindeutige gesetzliche Regelung in der Frage der freiwilligen Sterilisierung. Aus medizinischen Gründen kann sie selbstverständlich immer vorgenommen werden, z. B., wenn weitere Schwangerschaften eine ernsthafte Gefährdung der Mutter bedeuten würden.

Auf welche Weise verhindert die Durchtrennung der Samenleiter beim Mann eine Empfängnis? Durch die Samenleiterdurchtrennung wird der Transport der im Hoden gebildeten Samenzellen verhindert; die Flüssigkeit, die am Höhepunkt der geschlechtlichen Erregung ausgestoßen wird, enthält daher keine Samenzellen.

Wann käme eine Samenleiterdurchtrennung in Betracht? Wenn ein Ehepaar schon viele Kinder hat und der Ehemann seiner Frau die Unannehmlichkeiten einer Operation ersparen möchte. Die Samenleiterdurchtrennung behindert in keiner Weise die normale Ausübung des Geschlechtsverkehrs oder die Lustempfindung.

Wie wird die Sterilisierungsoperation bei der Frau technisch durchgeführt?
a) Von einem Operationsschnitt im Unterbauch aus werden die Eileiter mit einem Instrument gefaßt und in der Mitte unterbunden oder

unterbunden und in der Mitte durchtrennt, oder mit einem Elektrokauter verödet.

b) Durch einen kleinen Einschnitt am Nabel wird ein Laparoskop eingeführt. Ein Laporoskop ist ein optisches Instrument zur Besichtigung der Bauchhöhle, bestehend aus einem mit einem Lichtträger versehenen Metallrohr. Durch das Laparoskop wird ein Elektrokauter eingeführt, mit dem der Operateur unter direkter Sicht des Auges die Eileiter in der Mitte durch Hitzekoagulation verschließt.

Wie erfolgreich ist die Eileiterunterbrechung als Mittel zur Schwangerschaftsverhütung? Bei richtiger Durchführung ist sie praktisch hundertprozentig effektiv.

Hat die Operation irgendeine Auswirkung auf die Sexualsphäre der Frau? Nein. Ovulation und Menstruation gehen so wie vorher weiter, auch das sexuelle Verlangen und die Fähigkeit zu Geschlechtsverkehr und Orgasmus bleiben unbeeinflußt.

Wie lange muß eine Frau nach einer Sterilisierungsoperation im Krankenhaus bleiben? Wenn die Bauchhöhle geöffnet wurde, 5–6 Tage, wenn eine Kauterisation durch ein Laparoskop vorgenommen wurde, 2–3 Tage.

Wie bald nach einer Sterilisierungsoperation kann der Geschlechtsverkehr wieder aufgenommen werden? Nach etwa 3 Wochen.

Wo kann eine Samenleiterdurchtrennung durchgeführt werden? In der Facharztpraxis oder im Krankenhaus. Der Krankenhausaufenthalt beträgt 1 oder 2 Tage.

Soll ein Mann, der eine Samenleiterdurchtrennung vornehmen ließ, seinen Samenerguß untersuchen lassen, bevor er wieder Geschlechtsverkehr aufnimmt? Ja. Es ist wichtig, daß der Erguß keine Samenzellen enthält. Es könnten noch lebende Samenzellen vorhanden sein, die vor der Operation durch die Samenleiter in die Samenblasen gelangt sind und dort gespeichert wurden.

Kann die Fruchtbarkeit mit einem neuerlichen chirurgischen Eingriff nach einer Sterilisierungsoperation wieder hergestellt werden? Die chirurgische Wiederherstellung von Ei- oder Samenleitern, die kauterisiert, unterbunden oder durchtrennt worden sind, gelingt nur in wenigen Fällen – eher noch bei Samenleitern mit Hilfe der Mikrochirurgie als bei Eileitern.

Da die Sterilisierung also in den meisten Fällen *nicht* rückgängig gemacht werden kann, ist unbedingt geboten, sich nur nach gründlicher und reiflicher Überlegung dazu zu entschließen.

55

Strahlendiagnostik und Strahlenbehandlung

Strahlendiagnostik

Was sind Röntgenstrahlen? Röntgenstrahlen sind elektromagnetische Wellen von sehr kurzer Wellenlänge, die entstehen, wenn elektrischer Strom mit hoher Spannung durch eine luftleere Elektronenröhre geschickt wird; dabei treffen Elektronen mit hoher Geschwindigkeit auf ein Metallplättchen. Bei ihrer Abbremsung entstehen die Röntgenstrahlen. Diese haben die Eigenschaft, Materie und lebende Gewebe zu durchdringen und den photographischen Film zu schwärzen. Je nach ihrer Dichte sind die Körpergewebe für die Röntgenstrahlen unterschiedlich durchlässig. Auf dem photographischen Film zeichnen sich daher Schatten ab, wenn man Röntgenstrahlen durch den zu untersuchenden Körperteil schickt. Aufgrund der Dichteunterschiede der einzelnen Gewebe ergeben diese Schatten bestimmte Bilder. Die Auslegung und Deutung des Schattenbildes ist die Aufgabe des Radiologen, der nach dem Studium der Röntgenaufnahme oft imstande ist, eine spezielle Diagnose zu stellen.

Was ist ein Radiologe? Ein Radiologe ist ein Facharzt mit einer speziellen Ausbildung und Schulung, die ihn befähigt, Röntgenstrahlen, Radium, Kobalt und andere radioaktive Substanzen in der Diagnostik und Therapie von Krankheiten und Anomalien des menschlichen Körpers anzuwenden.

Was ist eine Röntgenassistentin bzw. medizinisch-technische Assistentin? Röntgenassistentinnen oder -assistenten arbeiten im radiologisch-technischen Dienst. Sie sind aufgrund einer speziellen Ausbildung und Übung befähigt, mit Röntgengeräten umzugehen und Röntgenaufnahmen anzufertigen oder die Anordnungen des Arztes in der Röntgentherapie auszuführen. Auch die photographische Ausarbeitung der belichteten Röntgenfilme gehört zu ihrem Aufgabenbereich.

Können alle Körpergewebe mit Röntgenstrahlen sichtbar gemacht werden? Nein. Es gibt viele Weichteilgewebe im Körper, die mit der direkten Röntgenuntersuchung nicht abgrenzbar sind. Das beruht auf der Tatsache, daß diese Gewebe ebensoviele Röntgenstrahlen aufnehmen wie die unmittelbar umgebenden Gewebe, so daß ein Kontrast fehlt. Mit Hilfe von Kontrastmitteln, wie etwa schattengebenden Flüssigkeiten oder Luft, können jedoch fast alle Teile des Körpers zur Darstellung gebracht werden.

Ist es ganz unbedenklich, wenn die Röntgenaufnahmen von der Röntgenassistentin gemacht werden? Ja. Die Röntgenassistentin oder der Röntgenassistent haben eine Spezialausbildung für die radiologisch/technischen Arbeiten durchgemacht und arbeiten unter der Aufsicht des Radiologen.
Sie haben bei Abschluß ihrer Ausbildung ein entsprechendes Diplom erworben, das für die Zulassung zur Berufsausübung erforderlich ist.

Warum steht die Röntgenassistentin hinter einem Schirm oder in einem anderen Raum, wenn sie Röntgenaufnahmen macht? Diese Schirme oder Trennwände enthalten Blei, das die Hilfskraft vor den Wirkungen der Streustrahlen schützt; wenn die Strahlenmenge bei jeder einzelnen Aufnahme auch nur gering sein mag, so würde sich ihre Wirkung mit der Zeit doch summieren.

Besteht die Gefahr, daß durch einen Röntgenapparat ein elektrischer Schock ausgelöst wird? Nein. Heute sind alle Röntgenapparate vollständig abgesichert, ebenso die Kabel usw.

Stellt die Röntgenaufnahme ein getreues Abbild des untersuchten Körperteils dar? Nein. Das Röntgenbild ist eine Projektion von Schatten, die beim Durchgang von Röntgenstrahlen durch Gewebe verschiedener Dichte entstehen. Erst die Deutung dieser Schatten führt zur Diagnose.

Was ist die Xeroradiographie? Das ist ein spezielles Röntgenaufnahmeverfahren, bei dem ein elektrostatisches Ladungsbild entsteht. Dieses wird auf Papier übertragen. Es wird kein lichtempfindlicher Film verwendet wie bei der konventionellen Röntgenaufnahme. Die Xeroradiographie wird heute vielfach für die Mammographie verwendet, weil die Feinheiten auf dem Bild sehr gut herauskommen.

Werden Röntgenstrahlen nur in der Medizin verwendet? Nein. Sie werden auch in Forschung, Industrie (Materialprüfung), zur Aufdeckung von Kunstfälschungen und bei Gerichtsverfahren eingesetzt.

Kann man auch bewegte Röntgenfilme machen? Ja. Dieses Verfahren heißt Kineradiographie oder Röntgenkinematographie.

Sind die Röntgenbilder Eigentum des Patienten? Nein. Die Röntgenbilder sind ein Teil der ständig aufzubewahrenden Befundaufzeichnungen einer ärztlichen Untersuchung und sind als solche Eigentum des untersuchenden Arztes. Das ist gesetzlich geregelt. Der Patient hat jedoch Anspruch auf einen Befundbericht oder die Röntgendiagnose des Arztes.

Kann es vorkommen, daß Röntgenaufnahmen verschiedener Patienten verwechselt werden? Das ist fast unmöglich, weil der Film vor der Belichtung mit dem Namen des Patienten und einer Kennzahl markiert wird.

Was ist ein Durchleuchtungsapparat? Das ist ein Röntgenapparat, der das Bild des untersuchten Körperteils auf einen Fluoreszenzschirm wirft; der Arzt kann mit dieser sog. Durchleuchtung auch Bewegungsvorgänge beobachten.

Warum muß der Raum bei einer Durchleuchtung verdunkelt sein? Weil die verhältnismäßig lichtschwachen Bilder, die auf dem Fluoreszenzschirm erscheinen, viel besser zu sehen sind, wenn der Raum zur Vermeidung von Lichtreflexen auf dem Schirm abgedunkelt ist.

Was ist ein Bildverstärker? Das ist ein Gerät, das in einen Durchleuchtungsapparat eingebaut ist und das gewöhnliche Durchleuchtungsbild in ein wesentlich helleres und schärferes Bild umwandelt. Der Bildverstärker erlaubt eine Durchleuchtung auch im hellen Raum.

Kann man das Bild des Durchleuchtungsschirms photographieren? Ja. Auch die Herstellung eines bewegten Films und die Projektion auf Fernsehsysteme sind möglich.

Warum trägt der Radiologe Gummihandschuhe und eine Gummischürze beim Durchleuchten? Nachdem der Radiologe ständig im Strahlenbereich arbeitet, könnte durch die Summierung der Strahlenwirkung eine Schädigung eintreten, wenn er nicht Vorsichtsmaßnahmen gegen eine zu große Strahlenbelastung trifft. Schürze und Handschuhe bilden einen Schutz, weil sie Blei enthalten, das für die Röntgenstrahlen nicht durchlässig ist.

Könnte man auch allzuoft durchleuchtet werden? Ja. Zu viel Strahlen sind für den Patienten sicherlich schlecht. Der Radiologe kennt die Strahlenmenge, die man ohne Schaden erhalten kann, und wird immer dafür sorgen, daß die Gesundheit des Patienten nicht gefährdet wird.

Bekommt man bei den gängigen Untersuchungsverfahren zu viel Röntgenstrahlen? Nein.

Kann man einem Kind unbedenklich Schuhe mit einem Durchleuchtungsapparat anpassen lassen? Nein. Davon ist abzuraten, weil damit eine unnötige Strahlenbelastung verbunden ist. (In Österreich ist es aus diesem Grund gesetzlich verboten.) Im übrigen hat diese Methode auch keine Vorteile.

Was ist ein „Kontrastmittel"? Kontrastmittel sind Substanzen, die ein Organ oder ein Körpergebiet, das wegen des ungenügenden Dichteunterschieds bei der gewöhnlichen Röntgenuntersuchung nicht sichtbar ist, durch die künstliche Schaffung eines Dichteunterschieds zur Darstellung bringen. Eines der am häufigsten verwendeten Kontrastmittel ist Bariumsulfat, das zur Darstellung des gesamten Magen-Darmtraktes dient.

Kann man sich unbesorgt wiederholt Röntgenaufnahmen von der Wirbelsäule machen lassen? Nein. Bei diesen Röntgenaufnahmen richtet sich ein großer Teil der Strahlung auf die Fortpflanzungsorgane. Die Strahlenwirkung summiert sich und kann bei zu häufiger Wiederholung Schaden bringen.

Welche Auswirkung kann eine zu starke Röntgenbestrahlung der Keimdrüsen haben?
a) Wenn eine sehr große Strahlenmenge direkt die Eierstöcke trifft, kann sie ein zeitweiliges oder endgültiges Aufhören der Monatsblutungen bewirken und unter Umständen Unfruchtbarkeit zur Folge haben;
b) die wiederholte Einwirkung von kleinen Strahlenmengen kann, wie man annimmt, einen Einfluß auf die Eizellen im Eierstock haben. Manche Untersucher sind der Ansicht, daß dadurch Mißbildungen in der Nachkommenschaft, sogar bis zur 2. und 3. Enkelgeneration, entstehen können;
c) eine *Überdosis* auf die Hodengegend kann ebenfalls zur Unfruchtbarkeit führen.

Zeigt sich eine kleine Metallnadel, die verschluckt wurde, auf dem Röntgenbild? Ja. Metallische Fremdkörper sind bei der Röntgenuntersuchung sichtbar.

Kann ein in den Körper eingedrungener Glassplitter auf einem Röntgenbild gesehen werden? Ja, falls das Glas genügend schattengebend, z. B. bleihaltig ist. Ein ganz winziger Splitter, der dieselbe Dichte wie das umgebende Gewebe hat, wird nicht sichtbar sein.

Ist ein hölzerner Fremdkörper im Gewebe auf dem Röntgenbild nachweisbar? Nein, im allgemeinen nicht.

Sind Luft oder andere Gase in verschiedenen Körperteilen auf den Röntgenaufnahmen zu sehen? Ja, weil sie sich durch ihre geringere Dichte von den umgebenden Geweben abheben.

Was ist die Computertomographie? Die Computertomographie (CT) ist ein Röntgenuntersuchungsverfahren, bei dem gemessen wird, wieviel von den eintretenden Röntgenstrahlen durch eine bestimmte Körperschicht durchgehen. Die erhaltenen Meßwerte geben Aufschluß über die Dichte der Gewebe; Knochen läßt beispielsweise weniger Strahlen durch als Weichteile oder gar Luft. Die zahlreichen gewonnenen Meßdaten verarbeitet der Computer zu einem Bild der untersuchten Körperschicht, indem er die verschiedenen Dichtewerte in Graustufen umsetzt. Der Radiologe kann die einzelnen Schichtbilder, die Computertomogramme, studieren und daraus Diagnosen mit hoher Genauigkeit stellen, auch wenn die Größenausdehnung der krankhaften Veränderung gering ist. (Diese neue Technik wird so hoch bewertet, daß ihr Erfinder im Jahre 1979 mit dem Nobelpreis für Medizin ausgezeichnet wurde.)

Welche Vorteile hat die Computertomographie gegenüber konventionellen Röntgenaufnahmen? Es ist damit möglich, sehr kleine Tumoren zu entdecken, die auf gewöhnlichen Röntgenaufnahmen nicht zur Darstellung kommen. Außer Tumoren können auch andere krankhafte Veränderungen in Weichteilorganen, etwa in Gehirn, Leber, Bauchspeicheldrüse, Nieren, Harnblase, Nebennieren, Unterleibsorgangen usw. ausfindig gemacht werden.

Kann man mit dem Computertomographen Bilder von allen Teilen des Körpers machen? Ja, aber den größten Wert hat die Untersuchung bei Krankheitsprozessen im Gehirn, in der Brust und im Bauchraum.

Arbeitet der Computertomograph sehr rasch? Ja.

Wird der Patient bei der Untersuchung einer hohen Strahlendosis ausgesetzt? Nein, weil die Strahlenexposition so kurz und die Strahlenmenge klein ist.

Ist die Untersuchung schmerzhaft? Nein. Die Computertomographie ist viel weniger belastend für den Patienten als bestimmte ältere Untersuchungsverfahren, die früher zur Diagnostizierung von Hirntumoren notwendig waren.

Dauert eine Ganzkörper-Computertomographie lang? Nein.

Soll sich jedermann regelmäßig einer computertomographischen Untersuchung unterziehen? Das ist nicht notwendig und wäre Vergeudung. Es stehen noch viel zu wenig Apparate zur Verfügung. Diese sollten jenen Patienten vorbehalten bleiben, bei denen Verdacht auf eine ernste Krankheit besteht. Anschaffung und Betrieb der hochspezialisierten Geräte sind überdies äußerst kostspielig.

Kann jeder Arzt die computertomographischen Befunde interpretieren? Nein. Um eine Diagnose stellen zu können, braucht man das Fachwissen eines gut ausgebildeten Radiologen.

Läßt sich ein Hirntumor mit der Computertomographie nachweisen? Ja. Tatsächlich war das ursprüngliche Anwendungsgebiet dieser Methode die Untersuchung des Gehirns. Die Computertomographie hat die neurologische Diagnostik revolutioniert. Hirntumoren (auch kleine), Hirnzysten, Hirnblutungen und viele andere krankhafte Veränderungen kommen im Computertomogramm sehr deutlich zur Darstellung.

Kann die Computertomographie zur Untersuchung von Unfallopfern eingesetzt werden? Ja, das ist ein sehr wichtiges Anwendungsgebiet. Innere Verletzungen können oft rasch und schonend diagnostiziert werden, so daß eine entsprechende Behandlung unverzüglich eingeleitet werden kann.

Macht die Computertomographie oft andere Untersuchungen entbehrlich? Das trifft in vielen Fällen zu, es kommt aber auf die Fragestellung im Einzelfall an. Ultraschalluntersuchung und Computertomographie ergänzen einander oft und bringen zusammen ein Höchstmaß an diagnostischer Genauigkeit.

Zeigt sich ein kleiner Fremdkörper in einer Bronchialröhre auf dem Röntgenbild? Wenn der Fremdkörper schattengebend ist, ist er direkt zu sehen, wenn nicht, kann seine Gegenwart aufgrund von Veränderungen in der normalen Röntgendarstellung der Lunge vermutet werden.

Was ist eine Bronchographie? Das ist ein Verfahren zur Sichtbarmachung der Bronchialröhren, bei dem man ein jodiertes Kontrastmittel durch die Luftröhre in die Bronchien einbringt. Weil diese Substanz weniger strahlendurchlässig ist als die umgebenden Gewebe, kommen die Bronchien auf dem Röntgenbild zur Darstellung.

Kann man unbesorgt wiederholt Lungenröntgenaufnahmen machen? Ja. Die Strahlenmenge, die der Patient dabei erhält, ist sehr gering, und die Streustrahlen, die die Keimdrüsen erreichen, sind unbedeutend. Der Radiologe muß aber eine Kontrolle über die Strahlenmenge haben.

Kann mit einer Lungenröntgenaufnahme eine Tuberkulose, die sonst keine Krankheitserscheinungen verursacht, aufgedeckt werden? Ja. Aus diesem Grund ist es für jedermann ratsam, sich in regelmäßigen Abständen ein Lungenröntgenbild machen zu lassen.

Kann eine Lungenröntgenaufnahme einen Lungenkrebs zeigen? Mit dem Röntgenbild läßt sich ein Lungentumor oft lange, bevor irgendwelche Beschwerden oder Krankheitszeichen auftreten, nachweisen.

Kann man mit einer Röntgenuntersuchung die Größe des Herzens bestimmen? Ja. Man kann Größe, Umriß und Lage des Herzens erkennen.

Kann man mit einer Röntgenuntersuchung das Innere des Herzens sehen? Ja, mit der Angiokardiographie, bei der ein schattengebendes Kontrastmittel in die Herzräume eingespritzt wird. Das Mittel wird nur selten mit einer Nadel direkt ins Herz injiziert, meistens wird es durch einen langen Schlauch, der von einem Blutgefäß im Arm bis ins Herz vorgeschoben wird, eingebracht.

Kann ein Herzfehler mit einer Röntgenaufnahme festgestellt werden? Manche Fehler sind bei der direkten Untersuchung zu erkennen, andere lassen sich mit der Angiokardiographie durch Einspritzung eines schattengebenden Kontrastmittels nachweisen.

Kann man Schlagadern auf dem Röntgenbild sehen? Wenn die Arterien verhärtet (sklerosiert) sind, können sie durch die begleitenden Kalkablagerungen sichtbar werden. Die meisten normalen Gefäße sind nicht schattengebend, können aber mit einer Arteriographie zur Darstellung gebracht werden. Bei dieser Spezialuntersuchung injiziert man ein schattengebendes Kontrastmittel direkt in das Arteriensystem.

Was heißt eigentlich Angiographie und Arteriographie? Mit Angiographie bezeichnet man ganz allgemein Kontrastmitteluntersuchungen von Gefäßen, Arteriographie ist die Kontrastmitteluntersuchung von Schlagadern.

Sind Venen auf einer Röntgenaufnahme zu sehen? Nein, aber sie können mit der Injektion einer schattengebenden Substanz sichtbar gemacht werden.

Können Lymphgefäße auf einem gewöhnlichen Röntgenbild gesehen werden? Nein, aber es besteht die Möglichkeit, sie mit der Injektion eines schattengebenden Kontrastmittels direkt in die Lymphbahn zur Darstellung zu bringen. Dieses Verfahren heißt Lymphographie.

Warum muß der Patient bei der Röntgenuntersuchung des Magen-Darmtrakts eine Bariumsulfataufschwemmung trinken? Wenn sich die Hohlorgane des Magen-Darmtrakts mit Bariumsulfat füllen, ist bei der Röntgenuntersuchung die von der Schleimhaut begrenzte Kontrastfüllung zu sehen. Krankheiten oder Anomalien zeigen sich durch Verformungen oder Abweichungen vom Normalbild.

Warum darf der Patient vor dem Magenröntgen nichts essen? Speisen im Magen verfälschen das Bild, wenn sie sich mit dem Bariumbrei mischen.

Warum ist es notwendig, Magenaufnahmen in so vielen verschiedenen Richtungen zu machen? Der Magen und der übrige Verdauungstrakt sind in ständiger Bewegung. Es ist daher wesentlich, daß man viele Bilder aus verschiedenen Richtungen aufnimmt, um vollständige Klarheit über Umriß und Aktion des Magens zu erlangen.

Kann eine Zwerchfellhernie, bei der das obere Ende des Magens in die Brusthöhle aufsteigt, mit einer Röntgenuntersuchung diagnostiziert werden? Ja.

Warum ist manchmal vor der Röntgenuntersuchung die Einnahme eines Abführmittels oder ein Einlauf notwendig? Man will damit Gas oder festen Darminhalt beseitigen, damit keine störenden Überlagerungen oder Verfälschungen des Befundes entstehen.

Sieht man die Gallenblase bei einer direkten Röntgenuntersuchung? In der Regel nicht, es sei denn, es wären Kalkablagerungen in ihrer Wand.

Zeigen sich Gallensteine im allgemeinen bei der direkten Röntgenuntersuchung? Die meisten Gallensteine kommen auf einem gewöhnlichen Röntgenbild nicht zur Darstellung, nur solche, die Kalzium enthalten, sind zu erkennen.

Wie werden Gallenblase und Gallensteine auf Röntgenaufnahmen sichtbar gemacht? Mit einer Spezialuntersuchung, der sog. Cholezystographie. Dazu bekommt der Patient am Abend vor der Röntgenuntersuchung ein spezielles Kontrastmittel in Tablettenform zum Einnehmen. Dieses Kontrastmittel wird mit der Galle ausgeschieden; am nächsten Tag ist die Gallenblase kontrastgefüllt, falls keine Erkrankung vorliegt. Kommt die Gallenblase auf dem Röntgenbild nicht zur Darstellung, so kann man annehmen, daß sie krank ist, vorausgesetzt, daß die Aufnahme des Kontrastmittels durch den Darm und seine Ausscheidung durch die Leber nicht gestört sind. Wenn sich die Gallenblase mit dem Kontrastmittel füllt, lassen sich gegebenenfalls Steine nachweisen, die als Aussparung in der Kontrastfüllung zu erkennen sind.

Bedeutet es immer, daß die Gallenblase krank ist, wenn sie nach der Kontrastmittelgabe nicht auf dem Röntgenbild zur Darstellung kommt? Ja. In mehr als 95% der Fälle zeigt der Füllungsausfall eine Erkrankung der Gallenblase an.

Was ist eine Cholangiographie? Das ist eine Kontrastmitteluntersuchung zur Darstellung der Gallenwege. Dazu spritzt man bestimmte Kontrastmittel in die Blutbahn oder, wenn die Untersuchung während einer Gallenblasenoperation durchgeführt wird, direkt in die Gallengänge.

Warum ist die Sichtbarmachung der Gallenwege wichtig? Man kann mit dieser Untersuchung feststellen, ob in den Gallenwegen Steine liegen, die entfernt werden müssen. Außerdem lassen sich damit Anomalien der Gänge nachweisen.

Sind die Nieren bei der Röntgenuntersuchung zu sehen? Ja, weil der Dichteunterschied gegen das umgebende Gewebe ausreicht, um die Nierenschatten bei der direkten Untersuchung abzugrenzen.

Was ist eine intravenöse Urographie? Das ist eine Röntgenuntersuchung der ableitenden Harnwege nach der intravenösen Injektion eines schattengebenden Kontrastmittels. Dieses Kontrastmittel wird von den Nieren mit dem Harn ausgeschieden und bringt dadurch den ganzen Harntrakt zur Darstellung; mit dieser Methode können Funktionsstörungen, Anomalien oder Erkrankungen diagnostiziert werden.

Sind Nierensteine auf Röntgenbildern zu sehen? Steine, die vermindert strahlendurchlässig sind, werden bei der direkten Untersuchung sichtbar. Nicht-schattengebende Steine können mit der intravenösen Urographie im Harntrakt nachgewiesen werden, bei der sie als Aussparungen in der Kontrastfüllung erscheinen.

Was ist eine Zystographie? Eine Röntgenuntersuchung der Harnblase nach Einbringung eines schattengebenden Kontrastmittels.

Können Zysten und Tumoren der Brustdrüse röntgenologisch nachgewiesen werden? Ja, in den meisten Fällen. Das Untersuchungsverfahren heißt Mammographie.

Wie groß ist die Treffsicherheit der Mammographie bei der Krebsdiagnose? Etwa 85–92 %.

Bedeutet ein negativer Mammographiebefund, daß ein Knoten in der Brust nicht operiert werden muß? Absolut nicht! Da 8–15 % der Brustkrebse bei der Mammographie nicht sichtbar sind, sollen alle verdächtigen Knoten chirurgisch entfernt und einer mikroskopischen Untersuchung unterzogen werden. Es wäre sehr gefährlich, das zu unterlassen.

Bedeutet ein positiver Mammographiebefund immer, daß ein Krebs vorhanden ist? Nein, in etwa 8–15 % der Fälle spricht der mammographische Befund für einen Krebs, doch die chirurgische Biopsie ergibt, daß es sich um eine gutartige Veränderung handelt.

Besteht die Gefahr, daß sich durch wiederholte Mammographien ein Krebs entwickelt? Bei den modernen Geräten, die mit einer sehr geringen Strahlenmenge arbeiten, ist die Gefahr sehr gering. Bei Patientinnen, bei denen ein erhöhtes Brustkrebsrisiko besteht, ist die Gefahr, *keine* Mammographie durchzuführen, vermutlich viel größer. Außerdem wären jährliche Mammographien über einen Zeitraum von 10 Jahren erforderlich, um das Krebsrisiko signifikant zu erhöhen.

Wer sollte sich einer Mammographie unterziehen?
a) Frauen, deren Mutter, Tante oder Schwester einen Brustkrebs hatten.
b) Frauen, die in der anderen Brust einen Krebs hatten.
c) Frauen, die wiederholt gutartige Zysten oder Geschwülste in der Brust hatten.
d) Frauen, die Knoten in der Brust haben, die der Arzt für krebsverdächtig hält.

Sollen sich alle Frauen regelmäßigen Mammographien unterziehen? Nein. Diese Untersuchung ist in den oben erwähnten Fällen besonders wertvoll, außerdem bei Frauen über 45–50.

Wie oft soll man Mammographien als Routinemaßnahme machen lassen? Alle 1 oder 2 Jahre, oder sobald ein Knoten auftritt und der Arzt die Untersuchung für angezeigt hält. Routinemäßige Mammographien öfter als einmal im Jahr empfehlen sich in der Regel nicht.

Können Gebärmutter und Eileiter mit einer Röntgenuntersuchung dargestellt werden? Ja, und zwar mit der Einbringung einer schattengebenden Substanz durch den Gebärmutterhalskanal. Diese Untersuchung heißt Hysterosalpingographie.

Zeigt sich im Röntgenbild das Bestehen einer Schwangerschaft? Ja, aber die Röntgenuntersuchung Schwangerer wurde weitgehend von der Ultraschalluntersuchung verdrängt, abgesehen von bestimmten Fällen kurz vor dem Geburtstermin.

Was ist ein Röntgenpelvimetrie? Mit diesem Verfahren kann eine Messung des kindlichen Schädels und des mütterlichen Beckens vorgenommen werden, die zur Feststellung dient, ob eine normale Geburt möglich sein wird. Man kann es für die Entscheidung, ob eine Schnittentbindung notwendig ist, heranziehen, es wird aber heute sehr selten durchgeführt.

Zeigen sich Knochenbrüche auf Röntgenaufnahmen? Ja, aber zur Aufdeckung der Bruchstelle sind u. U. Aufnahmen in mehreren Ebenen oder in verschiedenen Lagen des Knochens erforderlich. Diese Röntgenaufnahmen lassen auch die Stellung der Knochenbruchstücke zueinander erkennen.

Kann das Röntgenbild Muskelzerrungen, Bänderverletzungen oder Meniskusrisse nachweisen? Muskelzerrungen nicht, Bänderverletzungen und Meniskusrisse können u. U. mit Hilfe eines Kontrastmittels, etwa Luft oder einer schattengebenden Flüssigkeit, röntgenologisch festgestellt werden.

Was ist eine Arthrographie? Die Arthrographie ist die Röntgendarstellung der Gelenkshöhle nach Einspritzung eines Kontrastmittels.

Ist eine Knochenmarkseiterung auf der Röntgenaufnahme sichtbar? Nicht im Frühstadium ihrer Entwicklung. Sie gibt sich aber zu erkennen, sobald es zu einem Untergang von Knochengewebe gekommen ist.

Zeigen Röntgenbilder eine Knochengeschwulst? Ja.

Warum empfiehlt es sich bei einer Verletzung im allgemeinen, nicht nur vom verletzten, sondern auch vom gesunden Glied eine Röntgenaufnahme zu machen? Zu Vergleichszwecken, damit man sichergeht, daß der anscheinend krankhafte Befund nicht eine anatomische Abweichung ist, etwa ein zusätzlicher Knochen.

Was ist eine Myelographie? Das ist eine Röntgenuntersuchung des Wirbelkanals, bei der mit einer Lumbalpunktion eine schattengebende Substanz in den Kanal eingebracht wird. Mit dieser Untersuchung läßt sich oft nachweisen, ob ein Bandscheibenvorfall oder eine Rückenmarkgeschwulst vorhanden ist oder nicht.

Strahlenbehandlung

Was ist die Strahlentherapie? Die Strahlentherapie ist die Behandlung von Krankheiten, besonders Geschwülsten, mit Röntgenstrahlen oder Radium oder anderen radioaktiven Substanzen.

Welche Strahlenarten werden heute therapeutisch genützt? Röntgenstrahlen, Hochvoltelektronenstrahlen und die Strahlen von Kobalt, Radium, Cäsium, Iridium, radioaktivem Jod, radioaktivem Gold, radioaktivem Phosphor und vielen anderen.

Bringt die Entwicklung der Atomenergie die Entdeckung von neuen Strahlenquellen mit sich? Ja. Es besteht Hoffnung, daß noch viele neue radioaktive Substanzen mit guter therapeutischer Wirkung und neue vorteilhafte Anwendungsmethoden gefunden werden.

Welche Formen der Strahlenbehandlung werden am häufigsten verwendet? Bestrahlungen mit Röntgenstrahlen verschiedener Wellenlänge, Radium und Kobalt.

Was ist ein Kilovolt? Ein Kilovolt sind 1000 Volt (das Volt ist die Einheit der elektrischen Spannung).

Was bedeutet „MeV"? MeV heißt Mega-Elektronenvolt, das bedeutet eine Million Elektronenvolt und bezieht sich meist auf Hochvolt-Therapiegeräte. Elektronenvolt ist die Einheit der Energie.

Was ist ein R? Ein „R" ist ein „Röntgen", das ist eine Einheit, die zur Messung der Menge ionisierender Strahlen verwendet wird.

Was ist ein „rad"? Ein „rad" ist die Einheit der absorbierten Strahlendosis.

Warum müssen bei einer Strahlenbehandlung so viele Einzelbestrahlungen durchgeführt werden? Wenn ein Krankheitsherd behandelt wird, muß die Strahlenmenge, die zu seiner Beeinflussung erforderlich ist, in eine Anzahl kleiner Dosen aufgeteilt werden, damit das normale Gewebe in der Umgebung des Krankheitsherds nicht geschädigt wird.

Bringt die Strahlenbehandlung Heilung? Manche Geschwülste werden durch die Strahlenbehandlung vollständig beseitigt; in anderen Fällen, wo der Prozeß bereits das Stadium überschritten hat, in dem eine Dauerheilung noch möglich gewesen wäre, kann die Strahlenbehandlung oft eine Besserung bewirken und das Leben um viele Monate oder Jahre verlängern. Mit sinnvoll eingesetzten Bestrahlungen gelingt es häufig, die Schmerzen zu beheben.

Kann die Bestrahlung im Verlauf der Behandlung unangenehme Nebenwirkungen auslösen? Es gibt einige Nebenwirkungen, die aber unbedeutend sind. Unter fachärztlicher Überwachung der Strahlenbehandlung ist eine Schädigung kaum zu befürchten.

Hat die Strahlenbehandlung bei Kindern die gleiche Wirkung wie bei Erwachsenen? Nein. Je jünger das Kind, um so größer ist die Möglichkeit einer schädlichen Strahlenwirkung. Eine Strahlenbehandlung kommt nur in Betracht, wenn es unbedingt notwendig ist.

Ist eine Strahlenbehandlung nur für bösartige Geschwülste brauchbar? Nein; man verwendet sie gelegentlich auch bei einigen nicht-bösartigen Krankheiten mit Erfolg.

Spürt der Patient während der Bestrahlung Schmerzen oder Unbehagen? Nein. Während der Bestrahlung fühlt man die Strahlen nicht.

Warum wird die Haut nach einer Serie von Bestrahlungen rot? Weil die Haut auf die Strahlen in ähnlicher Weise reagiert wie auf Sonnenstrahlen. Bei manchen Leuten ist diese Reaktion stärker ausgeprägt, bei anderen geringer. Nach Beendigung der Behandlung klingt die Hautreaktion ab.

Verursacht die Strahlenbehandlung einen Haarausfall im bestrahlten Gebiet? Ja, das ist möglich; ob ein Haarausfall eintritt und ob der Zustand rückbildungsfähig ist oder nicht, hängt von der verabreichten Strahlenmenge, die zur Behandlung notwendig ist, ab.

Was ist die Strahlenkrankheit? Bei manchen Patienten entwickeln sich nach einer Serie von Bestrahlungen Übelkeit, Schwäche, Appetitlosigkeit und vielleicht auch Erbrechen; diese Erscheinung bezeichnet man als Strahlenkrankheit. Sie läßt sich mit geeigneten Medikamenten und, wenn nötig, durch eine Abänderung von Dosis und Häufigkeit der Bestrahlungen leicht beherrschen.

Wie lange hält die Strahlenkrankheit nach dem Absetzen der Behandlung meist noch an? Im allgemeinen nicht länger als einige Tage.

Werden durch die therapeutischen Bestrahlungen die normalen Zellen in der Umgebung des Krankheitsherds zerstört? Die krankhaft veränderten Zellen sind strahlenempfindlicher als die gesunden Zellen, und die Bestrahlung wird so angelegt, daß nur die kranken Zellen vernichtet werden. Die normalen Zellen erholen sich von der vorübergehenden Schädigung, die sie durch die Strahlenwirkung erleiden.

Kann mit Bestrahlungen die Rückbildung einer vergrößerten Schilddrüse, die einen Druck im Halsbereich verursacht, erreicht werden?

Die Strahlenbehandlung kann eine gewisse Verkleinerung der Drüse bewirken, aber eine Behandlung mit anderen medizinischen Mitteln oder eine Operation ist vorzuziehen.

Behandelt man Gebärmuttermyome mit Bestrahlungen? Nein.

Kann eine Zyste im Bauch wirksam mit Röntgenbestrahlung behandelt werden? Nein. Die Zyste muß operativ entfernt werden.

Behandelt man Warzen mit einer Röntgenbestrahlung? Nein.

Kann die Größe eines Narbenkeloids mit Röntgenbestrahlung vermindert werden? Ja. In vielen Fällen sprechen Narbenwucherungen auf die Bestrahlung an. Wenn die Strahlenbehandlung aber Erfolg haben soll, muß sie sofort nach der operativen Entfernung des Keloids einsetzen.

Kann ein Verschluß der Ohrtrompeten mit Röntgenbestrahlungen behoben werden? Im allgemeinen nicht. Adenoide Wucherungen, die die Ohrtrompeten verlegen, können zwar unter Umständen durch Bestrahlungen zum Schrumpfen gebracht werden, doch ist eine Operation empfehlenswerter.

Werden Röntgenbestrahlungen zur Behandlung von Gelenksleiden herangezogen? Die Strahlenbehandlung hat sich bei manchen Formen von Gelenkserkrankungen bewährt, weil sie die Entzündung mildert und Schmerzen beseitigt.

Können Röntgenstrahlen die Fortpflanzungsorgane schädigen, so daß bei den Nachkommen Mißbildungen mit erhöhter Wahrscheinlichkeit auftreten werden? Ja. Diese Möglichkeit besteht immerhin in Einzelfällen, wenn sehr hohe Strahlendosen gegeben werden. Das Risiko einer solchen Keimzellschädigung ist minimal, wenn die Bestrahlungen von einem erfahrenen Radiologen überwacht werden.

Wie wird Radium verwendet? Radium wird in Röhrchen, Nadeln oder Platten gepackt.

Was ist Radon? Radon oder Radiumemanation ist ein Gas, das beim Zerfall von Radium entsteht.

Ist die Auswirkung des radioaktiven Niederschlags von Atombombenexplosionen auf den menschlichen Körper ähnlich wie die der Röntgen- oder Radiumstrahlen? Ja.

Was sind Isotope? Isotope sind verschiedene Formen eines chemischen Elements, die sich durch ihr Atomgewicht (Atommasse) unterscheiden. Manche chemischen Elemente haben Isotope, die unter Abgabe von Strahlung leicht zerfallen. Radioaktive Isotope (Radionuklide) können auch künstlich im Atommeiler hergestellt werden und dienen als Markierungs- oder Fährtenstoffe für Untersuchungszwecke oder zur Strahlenbehandlung. Dieses Teilgebiet der Strahlenheilkunde wird als Nuklearmedizin bezeichnet.

Wie viele radioaktive Isotope kennt man gegenwärtig? Heute sind mehr als 900 Isotope bekannt.

Ist der Umgang mit radioaktiven Isotopen gefährlich? Ja, sehr; zahlreiche Vorsichtsmaßnahmen gelten der Sicherung des gesamten Personals, das mit der Produktion, dem Transport und der Anwendung aller radioaktiven Materialien befaßt ist.

Was versteht man unter der „Markierung" mit einem Isotop? Man meint damit, daß eine Substanz, etwa ein Nahrungsstoff oder ein Medikament, mit einem radioaktiven Isotop kombiniert wird, dessen Weg im Körper dann von außen mit einem Strahlensuchgerät verfolgt werden kann.

Verlieren radioaktive Isotope mit der Zeit ihre Strahlungskraft? Ja. Manche Isotope bleiben nur ein paar Stunden strahlend, andere einige Tage, Monate oder Jahre. Die Halbwertszeit einiger radioaktiver Isotope, die in der Strahlenbehandlung verwendet werden, ist wie folgt:

Gold	64,6 Stunden
Jod	8,1 Tage
Iridium	2,48 Monate
Kobalt	5,3 Jahre.

Werden radioaktive Isotope in der Industrie verwendet? Ja. Sie werden zu Markierungs- und Untersuchungszwecken benützt. In der Bodenkultur dienen sie der Forschung für die Produktion besserer Pflanzensorten.

Welche Isotope finden breitere Verwendung? Jod 131, Kobalt 60, Gold 198, Eisen 59, Phosphor 32, Cäsium 137 und Strontium 90.

Was ist Kobalt 60? Kobalt 60 ist das chemische Element Kobalt, das im Atommeiler radioaktiv gemacht wurde; es gibt Gammastrahlen ab, die denen des Radiums ähnlich sind.

Welchen Anwendungsbereich haben Jodisotope? Jod 131 wird von der Schilddrüse aufgenommen; es wird als Fährtensubstanz benützt. Wenn eine Überfunktion der Schilddrüse besteht, unterdrückt es manchmal die Schilddrüsenhormonausscheidung und führt zu einer Beruhigung der Drüsentätigkeit. Man wendet es auch in bestimmten Fällen von Schilddrüsenkrebs an, wo es gelegentlich schon Heilungen bewirkt hat.

Welche Verwendungszwecke haben Phosphorisotope? Phosphor 32 wird ziemlich in der gleichen Weise wie andere radioaktive Isotope als Fährtensubstanz verwendet. Es eignet sich auch zur Behandlung bestimmter Blutkrankheiten, etwa der Leukämie und Polyzythämie.

Was ist die Szintigraphie? Das ist die Aufzeichnung der Strahlung einer radioaktiven Markierungs- oder Fährtensubstanz in der Drüse oder in dem Organ, in dem sich dieses Isotop anreichert. Das gewonnene Bild, das sog. Szintigramm, zeigt entweder die normale oder eine abnorme Form.

Wie wird das gemacht? Mit einem Szintillationszähler, der von der örtlichen Strahlung des Isotops, das in der Drüse oder dem Organ gespeichert ist, angeregt wird.

An welchen Organen kann eine Szintigraphie ausgeführt werden? An Gehirn, Schilddrüse, Lunge, Leber, Niere und Knochen.

Wie geht die Untersuchung vor sich? Zunächst wird dem Patienten eine kleine Menge der radioaktiven Substanz injiziert. Kurz darauf nimmt er auf dem Untersuchungstisch Platz, über dem sich der Szintillationszähler befindet. Der Apparat registriert die Strahlung, die von dem Organ, in dem sich die radioaktive Substanz angereichert hat, ausgesandt wird.

Ist eine Gefährdung des Patienten durch die Strahlung gegeben? Nein. Die Strahlendosis ist gering und verursacht keine Schädigung.

Können mit Hilfe der Szintigraphie Krankheiten entdeckt werden? Ja. Nuklearmedizinische Untersuchungsmethoden können in der Diagnostik von Tumoren und anderen Krankheitsprozessen eingesetzt werden.

Welche anderen Krankheiten außer Tumoren können mit der Szintigraphie erfaßt werden? Mit der Szintigraphie lassen sich Blutgerinnsel in der Lunge, Lungen- und Leberabszesse und Durchblutungsstörungen nachweisen. Außerdem können Funktionsuntersuchungen an verschiedenen Organen durchgeführt werden, wobei verschiedene radioaktive Isotope und Trägersubstanzen sowie verschiedene Nachweisverfahren angewandt werden, je nachdem, um welches Organ es sich handelt.

56

Tuberkulose

siehe auch Kapitel 33, Lunge

Was ist die Tuberkulose? Die Tuberkulose ist eine ansteckende Krankheit, die von Tuberkelbakterien hervorgerufen wird; die Übertragung erfolgt vorwiegend von Mensch zu Mensch durch „Tröpfcheninfektion", das heißt durch Niesen, Husten oder Spucken.

Welche Fortschritte sind bei der Tuberkulosebekämpfung erzielt worden? In Deutschland starben vor 50 Jahren noch jährlich etwa 200 000 Menschen an Tuberkulose, das waren 320 von 100 000 Einwohnern. Die Sterblichkeit ist heute auf etwa 12,8 von 100 000 Einwohnern abgesunken.

Befällt die Tuberkulose immer die Lunge? Nein. Die Lunge ist zwar am häufigsten befallen, aber die Krankheit kann auch Haut, Knochen, Gelenke, Eingeweide, Nieren, Harnblase, Geschlechtsorgane, Lymphknoten oder Gehirn und Nervensystem ergreifen.

Gibt es verschiedene Typen von Tuberkelbakterien? Ja. Das Mykobakterium tuberkulosis (Erreger der menschlichen Tuberkulose), das Mykobakterium bovinum (Rindertuberkulose) und das Mykobakterium avium (Geflügeltuberkulose).

Letzteres spielt für Infektionen des Menschen weitaus seltener eine Rolle als die anderen Typen. Der bovine (Rinder-)Typ ist in Ländern, in denen die Rindertuberkulose bereits ausgemerzt werden konnte und die Milch durchwegs pasteurisiert wird, heute praktisch bedeutungslos. In manchen Ländern, in denen die Rindertuberkulose noch verbreitet ist, ruft er noch immer eine beträchtliche Anzahl von Erkrankungen hervor. Die Infektion mit diesem Typ erfolgt in der Regel über den Nahrungsweg und führt beim Menschen meist zu einer extrapulmonalen (außerhalb der Lunge gelegenen) Form mit Befall von Lymphknoten, Nieren, Eingeweiden, Knochen und Gelenken, doch können auch Lungenherde entstehen.

Wie gelangen die Tuberkelbakterien in den Körper? In der Regel auf drei Wegen:
a) Durch Einatmen von Keimen in Tröpfchen oder Staubteilchen, die durch Husten, Niesen oder Spucken von Tuberkulosepatienten ausgestreut werden.

b) Über den Nahrungsweg durch keimverseuchte Nahrungsmittel und Eßgeräte sowie durch die Milch tuberkulosekranker Kühe.
c) Selten kommt es zu einer direkten Kontaktinfektion der Haut durch irgendeine Infektionsquelle.

Kann die Tuberkulose erblich auftreten? Nein. Bei manchen Volksgruppen (amerikanischen Negern und Indianern, Mexikanern usw.) findet sich scheinbar eine erhöhte Erkrankungsbereitschaft für schwere, rasch zum Tode führende Verlaufsformen der Tuberkulose, aber das beruht wahrscheinlich auf den größeren Ansteckungsmöglichkeiten, die von den schlechten Lebensbedingungen und gedrängten Wohnverhältnissen herrühren. Solche Voraussetzungen ergeben sich zumeist, wenn diese Menschen vom Land in große Städte übersiedeln. Ähnlich war es in Europa zu Beginn der Industrialisierung und in den Notzeiten während und nach den beiden Weltkriegen. Man nimmt zwar an, daß es eine gewisse anlagebedingte Tuberkuloseanfälligkeit gibt, mißt ihr aber nicht mehr die gleiche Bedeutung zu wie früher.

Warum ist die Früherkennung von Tuberkuloseerkrankungen so wichtig? Weil jede Neuerkrankung von einem alten Tuberkulosefall ausgeht!

Gibt es Menschen, die gegen Tuberkulose gefeit sind? Nein. Jedermann, ob arm, ob reich, kann sich die Krankheit zuziehen, aber sie tritt eher unter ungünstigen Lebensbedingungen und bei Leuten, deren allgemeiner Gesundheitszustand schlecht ist, auf. Sie kann leicht von einem Familienmitglied zum anderen übertragen werden, vom Lehrer zu seinen Schülern, von einem Schüler zum andern und sogar durch weniger engen Kontakt, z. B. durch Husten, Niesen oder Spucken auf öffentlichen Plätzen, Verkehrsmitteln usw. Kinder können infiziert werden, wenn sie von Eltern oder Verwandten, die sich ihrer Krankheit nicht bewußt sind, geküßt werden oder wenn sie mit keimbehafteten Eßgeräten oder Spielsachen Tuberkelbakterien in den Mund bringen.

Wie kann man der Tuberkulose vorbeugen? Indem man vernünftige Gesundheitsregeln befolgt: Man sollte ausreichend ruhen, nahrhaft essen und überfüllte Wohn- und Spielstätten oder Massenverkehrsmittel meiden; außerdem soll man Personen aus dem Weg gehen, die niesen, husten oder spucken. Der Tuberkulosebekämpfung dient auch die Untersuchung aller Kontaktpersonen eines Patienten, bei dem die Tuberkulinprobe positiv ausfällt, und die Behandlung jener, bei denen sich eine aktive Tuberkulose findet.

Spielt das Lebensalter bei der Tuberkuloseinfektion eine Rolle? Ja. Säuglinge und Kleinkinder bis zum Alter von 5 Jahren laufen eher

Gefahr, eine schwere, rasch tödlich verlaufende Form der Krankheit zu bekommen. Zwischen 5 und 15 Jahren ist die Häufigkeit von tödlichen Verlaufsformen am niedrigsten und nimmt dann allmählich wieder zu. Junge Mädchen zwischen 14 und 20 Jahren sind besonders anfällig. Die größte Anzahl von „chronischen" Fällen findet sich im mittleren Lebensalter (30–50 Jahre). Wenn die Tuberkulose beim älteren Menschen erstmalig auftritt, kann sie akut und schwer verlaufen. Die „Alterstuberkulose" wird immer häufiger und gewinnt an Bedeutung.

Findet man bei der Tuberkulose immer Frühsymptome? Nein. Manche Leute, die augenscheinlich völlig gesund sind, können eine Tuberkulose haben, die nur durch eine Röntgenuntersuchung entdeckt werden kann, bevor sich irgendwelche Krankheitserscheinungen bemerkbar machen.

Welche Symptome erzeugt die Tuberkulose? Die ersten Warnzeichen sind oft spärlich; wenn man sie nicht gleich richtig bewertet und beachtet, können die Krankheitserscheinungen vernachlässigt werden und fortschreiten. Diese sind:
a) bis zur Erschöpfung führende Ermüdung;
b) Gewichtsabnahme und Energieverlust;
c) Verdauungsbeschwerden und Appetitlosigkeit;
d) Husten; dieser wird oft mißachtet und als „Raucherhusten" abgetan.

Gelegentlich kann die Krankheit plötzlich und dramatisch einsetzen; sie kann mit einer plötzlichen Lungenblutung oder mit akuten Schmerzen in der Brust durch eine Rippenfellentzündung beginnen.

Wie wird die Tuberkulose diagnostiziert? Am verläßlichsten mit Röntgenaufnahmen und der Untersuchung des Auswurfs. Die ärztliche Untersuchung mit dem Hörrohr und die Röntgendurchleuchtung können zur Diagnose hinführen, genügen allein aber nicht, um sie endgültig zu sichern.

Was ist die Tuberkulinprobe? Mit dieser Probe sucht man festzustellen, ob auf Tuberkulin – ein Produkt des Tuberkelbakteriums – eine Hautreaktion auftritt. Eine „positive" Probe bedeutet, daß der Mensch irgendwann in seinem Leben infiziert worden ist, sagt aber nichts darüber aus, ob die Krankheit aktiv ist. Nur mit der Röntgen- und Sputum-Untersuchung läßt sich nachweisen, ob die Krankheit aktiv ist oder nicht.

Bei wem sollen routinemäßig Tuberkulinproben durchgeführt werden? Bei allen Kindern, die in die Volksschule eintreten. Jene, bei denen sich eine „positive" Reaktion findet, sind einer Röntgenuntersuchung zuzuführen, und sämtliche Kontaktpersonen sollen zwecks Ermittlung aktiver Fälle durchuntersucht werden. Bei allen 12- bis 13jährigen Kindern sollte der Test wiederholt werden, eine weitere Möglichkeit der Tuberkulin-Testung besteht beim Eintritt in die Bundeswehr.

Wenn die Tuberkulinprobe „positiv" ausfällt, kommt eine vorbeugende Verabreichung von Medikamenten in Betracht.

Hat es einen Sinn, daß sich offensichtlich gesunde Leute regelmäßig einer Röntgenuntersuchung der Lunge unterziehen? Ja. Es wäre gut, wenn man ab einem Alter von 15 oder 16 Jahren alle paar Jahre zu einer Lungenröntgenuntersuchung ginge. Auf diese Weise könnten Anzeichen einer Lungenkrankheit frühzeitig entdeckt werden.

Gefährdete Personen, z. B. Krankenschwestern, Ärzte und andere Angestellte, die auf Tuberkulosestationen arbeiten, sollten sich halbjährlich bis jährlich einer Lungenröntgenuntersuchung unterziehen.

Ist es nötig, daß Kinder regelmäßig röntgenuntersucht werden? Nein. Die Häufigkeit der aktiven Lungentuberkulose ist bei Kindern bis zu 16 Jahren sehr gering. Nur wenn die Tuberkulinprobe positiv ist, sind regelmäßige Röntgenkontrollen erforderlich.

Welche Faktoren, abgesehen von ungünstigen Lebensverhältnissen, verringern die Widerstandskraft gegen Tuberkuloseinfektionen? Ständige Übermüdung, Alkoholismus, schwere Krankheiten – besonders Zuckerkrankheit; ferner berufsbedingte Einwirkung von Quarzstaub, beispielsweise am Sandstrahlgebläse usw.

Wovon hängt es ab, wer von den Personen mit positiver Tuberkulinreaktion eine aktive Tuberkulose bekommt? Ob das Eindringen von Tuberkelbakterien auch tatsächlich zur Erkrankung führt, hängt von der Anzahl und Virulenz (Infektionskraft) dieser Bakterien und dem Grad der Immunität oder Widerstandskraft des Patienten ab. Zahlreiche „kräftige" Keime können die Abwehrkräfte einer verhältnismäßig widerstandsfähigen Person besiegen, aber auch eine geringe Anzahl „schwacher" Krankheitskeime kann genügen, um bei einem empfänglichen Individuum oder bei einem, dessen Widerstandskraft durch Unterernährung, Alkoholismus usw. herabgesetzt ist, eine Erkrankung auszulösen.

Was bezeichnet man als tuberkulösen Primärinfekt? Dies ist der Prozeß, der nach dem ersten Kontakt des Patienten mit dem Tuberkuloseerreger abläuft. An einer Stelle entsteht ein kleiner Entzündungsbezirk (wie ein kleiner Lungenentzündungsherd), und es kommt auch zur Entzündung der regionalen Lymphknoten, die aber eine weitere Ausbreitung der Infektion abschirmen. Wenn die Infektion nicht übermächtig ist, beginnt die Heilung einzusetzen, und das entzündete Lungengewebe wird von Narbengewebe und schließlich von Verkalkungen ersetzt. Dann kann der Primärkomplex auf der Röntgenaufnahme als kleiner Verkalkungsherd (Kalkeinlagerung) erkannt werden. Beim frischen Primärkomplex zeigt sich röntgenologisch eine Lymphknotenschwellung (Hilusvergrößerung).

Als Ergebnis dieser Erstinfektion wird der Tuberkulintest positiv. Die positive Hautprobe ist nichts anderes als eine allergische Reaktion auf das Tuberkulin, das in den Körper aufgenommen wurde.

Was geschieht weiter, wenn man einen Primärinfekt durchgemacht hat? In etwa 9 von 10 Fällen garnichts; bei einzelnen kommt es zu einem späteren Zeitpunkt zu einer aktiven, chronischen Lungentuberkulose: Das ist die Verlaufsform, die man meist bei Erwachsenen sieht, sie kann Monate oder Jahre nach der Erstinfektion auftreten.

Wie kann die Primärtuberkulose erkannt werden? Gewöhnlich treten außer einer ungeklärten Temperaturerhöhung und einem Gewichtsverlust keine Krankheitszeichen auf. Der Röntgenbefund des „Primärkomplexes" wird oft erst nach Jahren sichtbar, wenn es zu Kalkeinlagerungen gekommen ist. Der Umschlag von einer „negativen" zu einer „positiven" Tuberkulinhautreaktion zeigt an, daß eine Tuberkuloseinfektion irgendwo im Körper stattgefunden hat.

Ist die chronische Form der Lungentuberkulose die Folge einer Neuinfektion oder des Aufflackerns eines alten Primärinfekts? So gut wie immer geht sie von der seinerzeitigen Primärtuberkulose aus.

Welchen Verlauf nimmt die chronische Tuberkulose? Es sind zwei verschiedene Verlaufswege möglich: Sie kann entweder unter Narbenbildung ausheilen, oder sie kann unter Gewebszerstörung innerhalb der Lunge weiterschreiten oder auch anderswo im Körper Krankheitsprozesse verursachen.

Ist der Heilungsprozeß bei der Tuberkulose jemals völlig abgeschlossen? Wahrscheinlich nicht. Manche Bakterien können tief im kranken Gewebe so lange im Ruhezustand liegen bleiben, bis einmal die Widerstandskraft des Patienten verringert ist, und dann wieder aktive zerstörende Prozesse bewirken. Die Tuberkulose kann allerdings an einer Stelle abheilen, während sie in anderen Regionen noch aktiv ist.

Welche Frühzeichen finden sich bei einer chronischen Lungentuberkulose? Manchmal bestehen keine Frühzeichen, und das Röntgenbild liefert oft den ersten Hinweis; manche Fälle fangen wie eine akute Lungenentzündung an, andere wie eine Grippe mit Fieber, Abgeschlagenheit und allgemeinem Krankheitsgefühl von oft wochenlanger Dauer. Die meisten Fälle beginnen jedoch ausgesprochen schleichend mit langsam zunehmendem Müdigkeitsgefühl, Schwäche, Appetitlosigkeit, Gewichtsverlust und leichtem Fieber. Der Husten und der manchmal blutige Auswurf können Früh- oder Spätzeichen der Erkrankung sein. Es kann zu starken Nachtschweißen kommen. Brustschmerzen treten gewöhnlich nur auf, wenn der Krankheitsprozeß mehr an der Oberfläche, nahe dem Brustfell, liegt. Wenn die Bronchien teilweise mit Auswurf verlegt sind, kann ein pfeifendes, ziehendes Atemgeräusch hörbar sein.

Kann der Arzt die Lungentuberkulose immer durch die körperliche Untersuchung allein diagnostizieren? In der Regel nicht. Im Frühstadium kann der befallene Lungenbezirk zu klein sein, um Krankheitszeichen, die bei der körperlichen Untersuchung erkennbar sind, zu verursachen. Bei Verdacht auf Tuberkulose ist es daher von größter Wichtigkeit, immer eine Röntgenuntersuchung der Lunge vornehmen zu lassen.

Ist die Röntgenuntersuchung allein ausreichend, um eine Tuberkulose mit Sicherheit zu diagnostizieren? Nein. Viele andere Krankheiten können Verschattungen am Röntgenbild verursachen, die von jenen der Tuberkulose nicht zu unterscheiden sind.

Welches Verfahren ist bei einer Lungentuberkulose neben der ärztlichen Untersuchung und der Röntgenuntersuchung zur Erhärtung der Diagnose am wichtigsten? Die Untersuchung des Auswurfs (Sputumuntersuchung) zum Nachweis von Tuberkelbakterien.

Ist ein Nachweis von Tuberkelbakterien auch möglich, wenn der Patient keinen Auswurf aushustet? Ja. Wenn der Patient seinen Auswurf verschluckt, kann der Nachweis durch die Untersuchung des Mageninhalts erbracht werden.

Ist eine negative Sputumuntersuchung nach der üblichen „Ausstrichmethode" ein sicherer Beweis dafür, daß keine Tuberkulose vorliegt? Nein, in diesem Fall legt man eine Kultur an, damit sich eventuell vorhandene Keime vermehren können.

Wann spricht man von einer aktiven Tuberkulose? Solange der Krankheitsprozeß nicht zur Ruhe gekommen ist und eine röntgenologisch nachweisbare Neigung zum Fortschreiten zeigt, bezeichnet man die Tuberkulose als aktiv. Von „offener" Tuberkulose spricht man, wenn der Auswurf oder der Mageninhalt Tuberkelbakterien enthält; von „geschlossener", wenn dies nicht der Fall ist.

Was ist eine sogenannte Kaverne? Mit Kaverne bezeichnet man einen Hohlraum, der durch einen Gewebezerfall infolge der Entzündungsvorgänge entstanden ist.

Wann kann man annehmen, daß die Krankheit inaktiv oder zum Stillstand gekommen ist? Wenn das Allgemeinbefinden des Patienten gut und das Sputum negativ ist und die Röntgenaufnahmen über lange Zeit keine Veränderungen mehr zeigen.

Welche Krankheiten müssen u. a. von einer Lungentuberkulose abgegrenzt werden? Alle Erkrankungen der Lunge, die mit Husten, Fieber und Veränderungen des Röntgenbildes einhergehen; dazu gehören Lungenentzündungen, Bronchiektasen, Lungenabszesse, Lungentumoren, Staubkrankheiten, Krankheiten, die durch Hefe- und andere Pilze hervorgerufen werden, und die Sarkoidose. Herzleiden können Lungenveränderungen zur Folge haben, die mit Tuberkulose verwechselt werden können.

Auf welchen Wegen kann von einer Lungentuberkulose aus eine Streuung erfolgen, die zu tuberkulösen Veränderungen in anderen Organen führt?
a) Durch direkte Ausbreitung entlang den Bronchien zum Brustfell und zum Kehlkopf sowie durch Verschlucken des Auswurfs in den Verdauungstrakt;
b) über die Blutbahn in den ganzen Körper (generalisierte Miliartuberkulose) – zu Nieren, Leber, Milz, Gehirn, Hoden, Nebennieren und sogar zu den Augen.

Wie wirkt sich die Tuberkulose auf eine Schwangerschaft aus? Schwangerschafts- und Geburtsverlauf werden nicht beeinflußt. Die meisten Patientinnen, auch solche mit aktiver Tuberkulose, können das Kind austragen und vertragen Wehen und Entbindung gut (das bedeutet aber nicht, daß eine Schwangerschaft bei einer Tuberkulotikerin erwünscht wäre).

Welchen Einfluß hat die Schwangerschaft auf die Tuberkulose? Einen ungünstigen. Wenn die Krankheit länger als zwei Jahre inaktiv war, ist eine Schwangerschaft ziemlich unbedenklich und zulässig, aber wenn eine aktive Tuberkulose vorliegt oder während der beiden letzten Jahre bestanden hat, soll sie nicht gestattet werden. Die Patientin mag zwar Schwangerschaft und Entbindung gut vertragen, sie muß jedoch nach der Entbindung sorgfältig beobachtet werden, denn zu dieser Zeit kann die Krankheit am ehesten wieder aufflammen.

Wie sind die Aussichten (Prognose) bei einer Lungentuberkulose? Dies hängt von mehreren Faktoren ab:

a) vom allgemeinen Gesundheitszustand und der Widerstandskraft des Patienten;
b) von der Art und Ausdehnung des Lungenbefalls;
c) von der Disziplin des Patienten.

Je besser der Allgemeinzustand des Patienten ist und je kleiner der Krankheitsbezirk, um so besser sind die Aussichten. Die Krankheit ist schwerer, wenn Kavernen vorhanden sind. Je größer die Kavernen, um so ungünstiger sind die Aussichten.

Die Krankheit hat im Säuglings- und frühen Kindesalter und besonders bei heranreifenden Mädchen eine schlechtere Prognose. Dank der modernen medikamentösen Behandlungsmöglichkeiten haben sich die Aussichten in den letzten Jahrzehnten enorm gebessert.

Welche gesundheitspolitischen Maßnahmen dienen der Tuberkulosebekämpfung?
a) Röntgenreihenuntersuchungen zum Aufspüren unerkannter Fälle;
b) Untersuchung der bekannten Kontaktpersonen offener Tuberkulotiker in der Familie oder Gemeinde;
c) Maßnahmen gegen gedrängte Wohnverhältnisse und Überfüllung öffentlicher Verkehrsmittel;
d) Sanierung von Elendsvierteln;
e) Pasteurisierung der Milch;
f) Bekämpfung der Rindertuberkulose;
g) Vorsorge für entsprechende Behandlungsmöglichkeiten.

Was bedeutet BCG? Das sind die Anfangsbuchstaben von *Bacillus Calmette-Guérin*. Man bezeichnet damit einen Impfstoff, der in Frankreich entwickelt worden ist; er wird aus abgeschwächten Tuberkelbakterien gewonnen. Man nimmt an, daß er eine gewisse Immunität gegen Tuberkulose erzeugen kann und daß die Impfung bei Personen mit negativer Tuberkulinprobe, die unvermeidlicherweise einer Ansteckungsgefahr ausgesetzt sind – Ärzte, Medizinstudenten, Schwestern –, vorteilhaft ist.

Was bewirkt die BCG-Impfung? Sie wandelt Menschen, die nicht auf Tuberkulin reagieren (solche mit negativer Tuberkulinprobe), in reagierende (tuberkulin-positive). Man glaubt, daß der Körper dadurch in die Lage versetzt wird, bei einer allfälligen Ansteckung so zu reagieren, daß die Krankheit örtlich begrenzt bleibt und leichter ausheilt.

Tuberkulosebehandlung

Ist bei der Behandlung der Lungentuberkulose strenge Bettruhe notwendig? Das hängt vom Stadium und der Verlaufsform ab. In schweren, rasch fortschreitenden Fällen ist Bettrruhe erforderlich. Ansonsten brauchen die Patienten oft nur zu Beginn der medikamentösen tuberkulostatischen Behandlung zu liegen; die meisten Patienten können ambulant behandelt werden.

Wann ist absolute Bettruhe nötig? Kritisch kranke und fiebernde Patienten müssen vollständige Bettruhe einhalten und auch im Bett essen und gewaschen werden. Sobald der Patient kurzes Aufstehen verträgt, kann er die Erlaubnis erhalten, ins Badezimmer zu gehen.

Darf sich der Patient im Bett bewegen oder muß er „still wie ein Stock" liegen? Heutzutage wird die Ansicht vertreten, daß gegen das Aufsetzen im Bett, Herumbewegen, Rasieren, Waschen, Lesen usw. nichts einzuwenden ist.

Wann kann sich der Patient wieder normal körperlich betätigen? Die Sputumkulturen müssen negativ sein, Fieber, Husten, Auswurf und Gewichtsrückgang müssen verschwunden sein, und der Röntgenbefund muß zeigen, daß der Prozeß einigermaßen zur Ruhe gekommen ist. Eine Fortsetzung der medikamentösen Behandlung ist aber notwendig.

Ist das Klima bei der Behandlung der Lungentuberkulose von Bedeutung? Nein. Früher hat man geglaubt, daß das Klima eine große Rolle spielt, aber heute nimmt man an, daß es belanglos ist, ob sich der Patient in der Stadt oder auf dem Land, im Norden oder im Süden aufhält, solange extreme Hitze, Kälte und Höhenlagen gemieden werden.

Darf der Tuberkulotiker an die Sonne gehen? Ja, aber eine übermäßige, direkte Sonnenbestrahlung der Brust bis zum Sonnenbrand soll vermieden werden; sie könnte zu einer Reaktivierung der Krankheit und zu Blutungen (Blutspucken) führen.

Gibt es eine spezielle Diät bei Tuberkulose? Nein. Wünschenswert ist eine vollwertige, vielseitige Kost mit einem Kaloriengehalt, der ausreicht, um einen mäßigen Gewichtsansatz zu ermöglichen, sowie eine ergänzende Vitaminzufuhr.

Wie lange soll der erfolgreich behandelte Patient auf sich aufpassen? Eine gewisse Rückfallsgefahr besteht noch etwa 5 Jahre lang nach Beendigung der Behandlung. Während dieser Zeit soll die körperliche Betätigung in Grenzen gehalten werden. Ruhepausen während des Tages und ausreichender Nachtschlaf sind wünschenswert.

Darf der Tuberkulotiker rauchen? Nachdem der Tabakrauch (abgesehen von seinen Gefahren hinsichtlich des Lungenkrebses) eine Reizwirkung hat, soll er von einem Patienten, der eine Tuberkulose hat oder gehabt hat, gemieden werden.

Wie oft soll ein Patient, der die Krankheit überwunden hat, zur Röntgenuntersuchung gehen? Mindestens alle 6 Monate während mehrerer Jahre. Noch häufigere Röntgenuntersuchungen sind in Fällen angezeigt, bei denen der Verdacht besteht, daß etwas von der Krankheit zurückgeblieben ist.

Gibt es Medikamente, die die Tuberkulose *heilen*? Nein. Es gibt aber mehrere Medikamente, sogenannte Tuberkulostatika, die hochwirksam gegen diese Krankheit sind, wenn sie richtig eingesetzt werden. In den meisten Fällen wird die Tuberkulose prompt durch die Behandlung mit diesen Medikamenten zum Stillstand gebracht, und die Heilung wird durch ihre langfristige Anwendung beschleunigt.

Gibt es irgendein spezielles Medikament, eine Medikamentenkombination oder festgelegte Dosierung, die bei der Behandlung routinemäßig verwendet werden? Nein. Jeder Fall muß vom Arzt individuell beurteilt werden. Im Einzelfall braucht man oft ein, zwei oder sogar drei Tuberkulostatika, die kürzere oder längere Zeit im Verlaufe der Behandlung eingesetzt werden.

Soll jeder Patient mit aktiver Tuberkulose tuberkulostatisch behandelt werden? Ja. Wenn eine aktive Tuberkulose aufgedeckt wird, soll sie behandelt werden, doch muß die Frage der Medikamente, der Haus- oder Krankenhausbehandlung und der Behandlungsdauer dem Einzelfall entsprechend gelöst werden.

Wie lange dauert die Behandlung gewöhnlich? Heute ist man der Ansicht, daß die medikamentöse Behandlung noch mindestens 2 Jahre, nachdem man die letzte positive Kultur erhalten hat, fortgeführt werden soll. Fälle mit offenen Kavernen und negativem Sputum werden noch länger behandelt. Manche Ärzte treten überhaupt für eine medikamentöse Dauerbehandlung ein.

Welche Medikamente sind gegen die Tuberkulose wirksam? Am gebräuchlichsten sind Ethambutol, Streptomycin, PAS (Paraaminosalizylsäure) und INH (Isonikotinsäurehydrazid), die einzeln oder kombiniert angewandt werden. In bestimmten Fällen können auch verschiedene andere Mittel zum Einsatz kommen.

Wie steht man heute, wo man wirksame Medikamente zur Verfügung hat, zu den früheren Behandlungsmethoden?
a) Ein Krankenhausaufenthalt ist gewöhnlich nicht nötig;
b) die Bettruhe kann weniger streng und von kürzerer Dauer sein;

c) auf die Kollapstherapie kann man fast gänzlich verzichten;
d) eine Operation ist selten erforderlich;
e) auch heute noch sind eine angemessene Ernährung, ausreichende Ruhe unter den bestmöglichen Lebensverhältnissen und das Meiden von Reizstoffen der Atmungsorgane – wie etwa Tabakrauch – von Bedeutung.

Wie häufig kommt es bei der Tuberkulose zu Rückfällen? Vor der Zeit der medikamentösen Behandlung wurden ungefähr 50 % der zum Stillstand gebrachten Fälle rückfällig. Heute sind es bei entsprechender moderner Behandlung nur 10 %.

Was versteht man unter „Lungenresektion"? Die chirurgische Entfernung eines Teiles der Lunge zur Beseitigung des kranken Gewebes (Abb. 185).

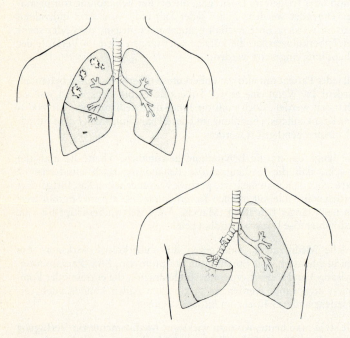

Abb. 185 *Lobektomie:* tuberkulöse Herde im Oberlappen der rechten Lunge. b) Zustand nach der operativen Entfernung des kranken Oberlappens.

Welche Fälle eignen sich für die Resektionsbehandlung? Das muß in jedem einzelnen Fall von internistischer und chirurgischer Seite reiflich überlegt werden. Fälle, die in Betracht kommen, sind solche mit offenen Kavernen und positivem Sputum, die auf eine entsprechende medikamentöse Behandlung nicht angesprochen haben. Man hat auch schon Fälle mit offenen Kavernen und negativem Sputum reseziert, weil man damit einem späteren Zerfall von tuberkulösem Gewebe in der Kavernenwand vorbeugen wollte.

Ist die operative Behandlung der Lungentuberkulose gefahrlos und wirksam? Ja. Bei geeigneten Fällen sind die Ergebnisse sehr ermutigend.

Warum wird die Lungentuberkulose nicht häufiger operativ behandelt? Weil die meisten Fälle auf konservative Maßnahmen befriedigend ansprechen, so daß eine Operation nicht erforderlich ist.

57

Ultraschalldiagnostik

Worauf beruht die Ultraschalldiagnostik? Sie beruht auf der Tatsache, daß Ultraschallwellen, die in den Körper gesandt werden, an den Grenzflächen zwischen verschiedenartigen Geweben reflektiert werden. Diese zurückgeworfenen Schallwellen, die Echos, werden dann registriert.

Gibt es noch andere Bezeichnungen für Ultraschalluntersuchung? Ja, Sonographie und Echographie.

Wie wird die Ultraschalluntersuchung ausgeführt? Der Patient liegt auf einem Untersuchungstisch, und der Ultraschallapparat wird über dem zu untersuchenden Körperteil in Position gebracht. Der an einem langen Arm befestigte Schallkopf wird auf der Haut aufgesetzt und in verschiedenen Richtungen bewegt. Vom Schallkopf werden Ultraschallwellen ausgesandt, die in den Körper eindringen. Wenn die Schallwellen auf Grenzflächen zwischen unterschiedlichen Strukturen im Körperinneren auftreffen, werden sie reflektiert, das heißt nach außen zurückgeworfen. Der Schallkopf nimmt sie auf und übermittelt sie einem Computer, der sie in richtige Bilder umwandelt, die auf einem Bildschirm beobachtet werden können. Anhand dieser Bilder kann eine Diagnose gestellt werden. Von den Bildern werden Polaroidphotos gemacht, die als Dokumentation des Ultraschallbefunds dienen.

Worauf beruht die Entstehung der Ultraschallbilder? Auf der unterschiedlichen Dichte der einzelnen Bauelemente des Körpers, genauer gesagt auf ihrer unterschiedlichen Eignung, den Schall durchzulassen. Das ist ähnlich wie bei der Entstehung des Röntgenbildes, das zustandekommt, wenn Röntgenstrahlen durch Strukturen von unterschiedlicher Dichte gehen und helle und dunkle Schatten erzeugen.

Besteht irgendeine Beziehung zwischen Ultraschallwellen und Röntgenstrahlen oder Radioaktivität? Überhaupt nicht. Die Ultraschallwellen sind *keine* Röntgenstrahlen.

Reagiert der Körper auf die Ultraschallwellen, die in ihn eindringen? Nein.

Ist die Ultraschalluntersuchung schmerzhaft? Nein. Die Untersuchung ist vollkommen nichtinvasiv. Es werden keine Injektionen verabreicht, und es muß kein Medikament vor der Untersuchung eingenommen werden. Vor der Untersuchung der Unterleibsorgane soll man jedoch viel Wasser trinken, weil dann die Bilder besser werden.

Wer interpretiert die Ultraschallbefunde? In den meisten Anstalten gehört dies zu den Aufgaben der Röntgenabteilung. Infolgedessen interpretieren gewöhnlich Radiologen, die in der Interpretation von Abweichungen im Schattenbild geübt sind, die Ultraschallbefunde.

Sehen Ultraschallbilder ähnlich aus wie Röntgenbilder? Die Ähnlichkeit liegt darin, daß bei beiden Untersuchungsmethoden Veränderungen von Schatten und Konturen erkannt werden müssen. Die Bilder selbst sehen aber nicht gleich aus.

Ist die Ultraschalluntersuchung gefährlich? Sie gilt als vollkommen harmlos und belastet den Patienten nicht.

Ist die Ultraschalluntersuchung in der Schwangerschaft ein wertvolles und risikoloses Untersuchungsverfahren? Ja. Sie kann folgende Aussagen ermöglichen:
a) Aufschluß über die Dauer der Schwangerschaft.
b) Aufschluß über den Ort der Schwangerschaft – ob in der Gebärmutter oder im Eileiter.
c) Aufschluß, ob der Fetus der Dauer der Schwangerschaft entsprechend normal groß ist.
d) Aufschluß über die Lage des Fetus in der Gebärmutter.
e) Aufschluß, ob der Fetus normal gebaut ist – ob der Kopf normal groß ist, ob alle vier Gliedmaßen vorhanden und normal sind usw.
f) Aufschluß über den Sitz der Plazenta. Das ist in Fällen, in denen Verdacht auf eine Placenta praevia besteht, sehr wichtig (siehe im Kapitel 52 bei Placenta praevia).

Kann das Geschlecht des ungeborenen Kindes mit einer Ultraschalluntersuchung festgestellt werden? Gelegentlich zeichnen sich auf einem Ultraschallbild die männlichen Geschlechtsteile ab. Die Geschlechtsbestimmung läßt sich aber mit einer Amniozentese viel genauer durchführen.

Hat jemals eine Mutter oder ein ungeborenes Kind eine Schädigung durch eine Ultraschalluntersuchung erlitten? Es sind keine Fälle bekannt geworden, in denen Mutter oder Kind von einer Ultraschalluntersuchung einen Schaden davongetragen haben.

Was gehört zu den Hauptanwendungsgebieten der Ultraschalluntersuchung?
a) Feststellung von Herz- oder Lungenveränderungen;
b) Feststellung von Tumoren, Zysten oder Abszessen der Leber;

c) Diagnose von Gallensteinen;
d) Auffinden von Zysten, Tumoren oder anderen krankhaften Veränderungen der Bauchspeicheldrüse;
e) Nachweis von Zysten, Tumoren oder Mißbildungen der Niere;
f) Diagnose von Aneurysmen oder anderen Veränderungen der Aorta;
g) Diagnose von Lymphknotenvergrößerungen;
h) Auffinden von Zysten oder Tumoren in der Bauchhöhle;
i) Diagnose von Krankheiten der Unterleibsorgane, etwa Zysten oder Tumoren der Gebärmutter, der Eileiter und der Eierstöcke;
j) Diagnostik in der Schwangerschaft, wie oben erwähnt.

Eignet sich die Ultraschalluntersuchung zur Diagnose von Veränderungen im Knochen? Nein. Die Ultraschallwellen können dicke Knochen nicht durchdringen.

Eignet sich die Ultraschalluntersuchung zur Diagnose von Krankheiten des Magen-Darm-Trakts? Nein.

Macht die Ultraschalluntersuchung Röntgenuntersuchungen entbehrlich? Das kann in einigen Teilbereichen zutreffen, etwa in der Geburtshilfe, wie bereits erwähnt, oder beispielsweise bei der Diagnose von Gallensteinen. Hier kann eine Röntgenuntersuchung entbehrlich werden, wenn die Steine bei der Ultraschalluntersuchung einwandfrei nachgewiesen werden können. Im übrigen ergänzen die beiden Untersuchungsmethoden einander.

58

Verdauungstrakt

siehe auch Kapitel 8, Bauchspeicheldrüse; Kapitel 29, Krebs; Kapitel 32, Leber, Gallenblase und Gallenwege; Kapitel 55, Strahlendiagnostik und Strahlenbehandlung

Speiseröhre

(Ösophagus)

Was ist die Speiseröhre? Die Speiseröhre oder der Ösophagus ist ein muskulöser Schlauch, der den hinteren Teil des Rachens, den sog. Schlund oder Pharynx, mit dem Magen verbindet. Sie hat keine Verdauungsfunktion, sondern dient nur zum Transport der verschluckten festen und flüssigen Nahrung in den Magen (Abb. 186).

Schadet es der Speiseröhre, wenn man sehr heiße Flüssigkeiten trinkt? Ja, weil die Schleimhaut verbrüht werden kann. Außerdem sind manche Forscher der Ansicht, daß eine Krebsbildung angeregt werden könnte, wenn man jahrelang gewohnheitsmäßig immer sehr heiß ißt oder trinkt.

Schadet es der Speiseröhre, wenn man eiskalte Flüssigkeiten trinkt? Nein.

Kann man ersticken, wenn man zuviel auf einmal hinunterschluckt? Wenn die Nahrung in die Speiseröhre und nicht in die Luftröhre kommt, erstickt man nicht. Ein zu großer Bissen kann aber irgendwo im Verlauf der Speiseröhre stecken bleiben. Dann muß der Arzt unter Umständen ein Ösophagoskop (Instrument zur Spiegelung der Speiseröhre) einführen, um den Brocken herauszuholen.

Was hat es zu bedeuten, wenn man nichts hinunterschlucken kann? Das ist zumeist ein Zeichen, daß eine Verengung der Speiseröhre vorliegt, die entweder auf eine mechanische Ursache oder auf einen Spasmus (krampfartige Zusammenziehung der Muskulatur) zurückzuführen ist.

Was hat es zu sagen, wenn unverdaute Speisen wieder hochkommen? Das zeigt an, daß entweder eine Verengung der Speiseröhre oder ein Speiseröhrendivertikel (Aussackung) vorhanden ist.

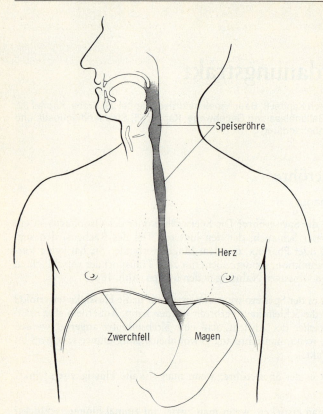

Abb. 186 *Verlauf der Speiseröhre* vom Schlund bis zur Einmündung in den Magen unterhalb des Zwerchfells.

Was bedeutet es, wenn sauerschmeckender Speisebrei oder Mageninhalt wieder heraufkommt? Das beruht in den meisten Fällen nicht auf einer Erkrankung der Speiseröhre, sondern auf Magen-, Zwölffingerdarm- oder Gallenblasenstörungen.

Hat es etwas zu sagen, wenn – besonders bei Frauen über 40 – das Gefühl einer zugeschnürten Kehle oder eines Kloßes im Hals auftritt? Das ist auf eine hysterisch bedingte Anspannung der Rachenmuskulatur zurückzuführen, die man bei Frauen in den Wechseljahren antrifft. Das beruht nicht auf einer organischen Krankheit, sondern vermutlich auf Nervosität, die bei vielen Frauen in diesem Lebensabschnitt vorkommt.

Was sind die wichtigsten krankhaften Veränderungen, die sich an den Speiseröhren finden können?
a) Angeborene Mißbildungen;
b) entzündliche Veränderungen;
c) Verletzungen, einschließlich solcher durch Verätzungen und Fremdkörper;
d) Speiseröhrendivertikel;
e) Kardiospasmus (Achalasie);
f) Ösophagusvarizen (Venenerweiterungen);
g) Geschwülste.

Angeborene Mißbildungen

Welche angeborenen Mißbildungen der Speiseröhre gibt es? Am häufigsten ist die sog. Ösophagotrachealfistel, eine abnorme Verbindung zwischen Speiseröhre und Luftröhre (Trachea). Durch die abnorme Öffnung geraten Speichel, Milch oder andere verschluckte Substanzen in die Lunge und bewirken eine Reizung, die oft zu einer Lungenentzündung führt.

Ist eine Ösophagotrachealfistel gefährlich? Ja. Wenn sie nicht behandelt wird, hat sie immer den Tod zur Folge.

Wie muß eine solche Fistel behandelt werden? Man muß sie operativ beseitigen. Die abnorme Verbindung wird durchtrennt, und die zurückbleibenden Öffnungen in Speise- und Luftröhre werden mit einer Naht verschlossen.

Wie groß ist das Operationsrisiko? Die Sterblichkeit beträgt etwa 35 %. Allerdings bestand vor Einführung der Operation eine 100 %ige Sterblichkeit.

Gibt es andere angeborene Mißbildungen der Speiseröhre? Ja. Die Speiseröhre kann verschlossen sein, so daß keine bis zum Magen durchgehende Verbindung vorhanden ist. Diese Fehlbildung wird als kongenitale Atresie (angeborener Verschluß) bezeichnet. In einzelnen Fällen findet sich eine Membran (Häutchen), die die Speiseröhrendichtung verlegt. Ein solches Speiseröhrendiaphragma kann den Speiseröhrenkanal vollständig verschließen.

Was unternimmt man bei einer unvollständig entwickelten Speiseröhre? Mit einer außerordentlich ausgedehnten Operation werden in der eröffneten Brusthöhle die beiden oberhalb und unterhalb des Verschlusses gelegenen Enden der Speiseröhre zusammengenäht. Wenn die untere Hälfte der Speiseröhre überhaupt nicht entwickelt ist, muß man unter Umständen den Magen in die Brusthöhle heraufziehen und mit dem untersten Teil des normal entwickelten Speiseröhrenabschnittes durch eine Naht verbinden.

Ist diese Operation besonders dringlich? Ja. Sobald die Diagnose dieser angeborenen Mißbildung gestellt ist, muß sofort operiert werden, weil sonst das Neugeborene verhungert.

Was macht man bei einer angeborenen Speiseröhrenmembran? Sie muß chirurgisch entfernt oder durchstoßen werden. Diese Operation ist nicht so schwierig wie die der angeborenen Atresie.

Speiseröhrenentzündung
(Ösophagitis)

Wodurch kann eine Speiseröhrenentzündung entstehen? Eine Speiseröhrenentzündung oder Ösophagitis findet man entweder bei einem Zwerchfellbruch (Hiatusgleithernie) oder bei einem Zwölffingerdarmgeschwür. Bei der Hiatusgleithernie ist die Durchtrittspforte der Speiseröhre durch das Zwerchfell abnorm erweitert, so daß ein Teil des Magens in die Brusthöhle gleiten kann; Magensaft und Mageninhalt können in die Speiseröhre zurückfließen, wo sie oft eine Reizung bewirken und in der Folge eine entzündliche Reaktion in Gang setzen. Bei Zwölffingerdarmgeschwüren besteht ebenfalls eine Neigung zum Rückfluß stark übersäuerten Mageninhalts in den unteren Teil der Speiseröhre, was eine Speiseröhrenentzündung auslösen kann.

Ist eine Speiseröhrenentzündung eine ernste Krankheit? Ja, weil sie zu einem Speiseröhrengeschwür, zu Blutungen oder zur narbigen Einengung mit nachfolgender Schluckbehinderung führen kann.

Wie wird eine Speiseröhrenentzündung zweckentsprechend behandelt? Man muß die zugrundeliegende Ursache beseitigen. Wenn eine Hiatusgleithernie vorliegt, soll sie operativ korrigiert werden; wenn ein Zwölffingerdarmgeschwür besteht, ist eine medizinische Behandlung einzuleiten, die die überschüssige Säure neutralisiert.

Muß man in manchen Fällen den entzündeten Teil der Speiseröhre operativ entfernen? Wenn die Speiseröhrenentzündung nicht auf die üblichen medizinischen Maßnahmen anspricht, ist unter Umständen die operative Entfernung des kranken Speiseröhrenabschnitts mit nachfolgender Wiederherstellung des durchgehenden Speiseröhrenverlaufes notwendig.

Ist die teilweise Entfernung der Speiseröhre eine schwere Operation? Ja, allerdings, aber sie wird von etwa 95 % der Patienten gut überstanden.

Speiseröhrenverletzungen

Wie können Speiseröhrenverletzungen entstehen? Am häufigsten kommt es durch Trinken von Ätzmitteln – starken Laugen und Säuren – zu Verletzungen der Speiseröhre. Nur zu oft sind Kleinkinder die Opfer solcher Unfälle, weil die Eltern diese gefährlichen Substanzen unvorsichtigerweise nicht außerhalb der Reichweite des Kindes aufbewahrt hatten.

Zu welchen Veränderungen kommt es in der Speiseröhre, wenn ätzende Substanzen verschluckt werden? Es kann eine schwere Speiseröhrenentzündung, die durch Narbenbildung kompliziert wird, die Folge sein.

Wie wird eine Verätzung behandelt? Die Speiseröhrenentzündung wird in ziemlich gleicher Weise behandelt wie eine solche anderer Herkunft. Wenn sich eine narbige Speiseröhrenverengung entwickelt, wird sie mit monatelangen, energischen, häufigen Dehnungsversuchen behandelt. Falls damit keine ausreichende Erweiterung der Speiseröhrenlichtung zu erreichen ist, kann die operative Entfernung des verengten Speiseröhrenabschnitts erforderlich werden. Bei großer Ausdehnung des Narbenbezirks muß man unter Umständen den Magen in die Brusthöhle heraufziehen und mit dem gesunden, narbenfreien Teil der Speiseröhre verbinden.

Gibt es noch andere Speiseröhrenverletzungen? In seltenen Fällen kann durch heftiges Erbrechen ein Speiseröhrendurchbruch entstehen. Durchbohrungen können vorkommen, wenn ein scharfrandiger Fremdkörper, etwa eine Sicherheitsnadel, eine Fischgräte oder ein künstliches Gebiß verschluckt wird.

Wie wird ein Speiseröhrendurchbruch behandelt? Es ist eine sofortige Operation notwendig, bei der die Öffnung verschossen und die Brusthöhle drainiert wird. In manchen Fällen, wenn der Zustand des Patienten zu schlecht für eine Operation ist, begnügt man sich mit einer Drainage der Brusthöhle; wenn die Speiseröhre in der Folge dauernd undicht bleibt, ist später eine operative Korrektur erforderlich.

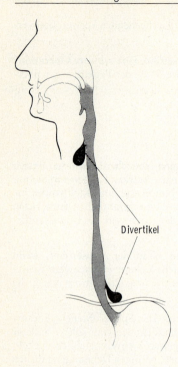

Abb. 187 *Speiseröhrendivertikel*, sackförmige Ausstülpungen der Speiseröhrenschleimhaut.

Speiseröhrendivertikel

Was ist ein Speiseröhrendivertikel? Mit Divertikel bezeichnet man eine Ausstülpung der Schleimhaut durch die Muskelwand der Speiseröhre, wodurch eine sackartige Ausbuchtung in dem sonst glatten Schleimhautkanal entsteht (Abb. 187).

Wo liegen Divertikel meistens? Am häufigsten im Halsteil der Speiseröhre; sie können aber auch innerhalb des Brustraums im mittleren oder im untersten Abschnitt der Speiseröhre nahe dem Zwerchfell sitzen.

Verursachen Divertikel im allgemeinen Beschwerden? Im Halsteil gelegene Divertikel rufen meist Krankheitserscheinungen hervor, weil sie sich leicht mit Flüssigkeit füllen und erweitern und dadurch zu einer Speiseröhrenverengung führen. Außerdem können Flüssigkeiten oder Speisereste, die sich im Divertikel gesammelt haben, in den

Hauptweg der Speiseröhre entleert werden und Aufstoßen oder Erbrechen verursachen. Gelegentlich kommt es zu einer Blutung aus einem Divertikel, und in seltenen Fällen kann sich in einer dieser Ausstülpungen ein bösartiges Gewächs bilden.

Erzeugen alle Divertikel Krankheitserscheinungen? Nein, nur die im Hals oder im untersten Abschnitt der Speiseröhre gelegenen Divertikel lösen Beschwerden aus; solche, die im Mittelteil der Speiseröhre sitzen, sind gewöhnlich symptomlos, sie stehen allerdings oft mit einer Entzündung der Lymphknoten in der Brusthöhle im Zusammenhang.

Welche Behandlung empfiehlt sich bei Speiseröhrendivertikeln? Divertikel, die Krankheitserscheinungen verursachen, sollen chirurgisch entfernt werden. Bei einem Divertikel im Halsbereich wird der Hautschnitt am Hals angelegt, bei einem tiefsitzenden Speiseröhrendivertikel muß die Brusthöhle eröffnet werden.

Achalasie
(Kardiospasmus)

Was versteht man unter Achalasie oder Kardiospasmus? Dieser Zustand ist durch einen wahrscheinlich angeborenen Ausfall bestimmter Nervenstrukturen der Speiseröhre bedingt. Dadurch kann die Speiseröhre in ihrem unteren Anteil nicht erschlaffen und weiter werden. Die Folge dieser ständigen spastischen Verengung ist eine enorme Erweiterung der Speiseröhre oberhalb davon (Abb. 188). Früher war für dieses Krankheitsbild der Ausdruck Kardiospasmus gebräuchlich. Die Kardia oder der Magenmund ist die Einmündungsstelle der Speiseröhre in den Magen; wenn sich ihre Ringmuskulatur zusammenzieht, wird die Speiseröhre gegen den Magen abgeschlossen.

In welchen Altersgruppen findet sich diese Krankheit gewöhnlich? Im 3. und 4. Lebensjahrzehnt.

Welche Krankheitserscheinungen treten bei einer Achalasie auf? Am häufigsten klagen diese Patienten, daß sie nicht normal hinunterschlucken können. Diese Beschwerden werden mit der Zeit immer schlimmer. Dazu kommt oft ein übler Atemgeruch, der durch die in der Speiseröhre aufgestauten Speisereste entsteht. Diese können auch wieder hochkommen und überlaufen. Achalasiepatienten sind unterernährt und sichtlich stark abgemagert. Oft haben sie geradezu Angst vor dem Essen.

Wie wird die Achalasie behandelt? 75 % der Achalasiepatienten spre-

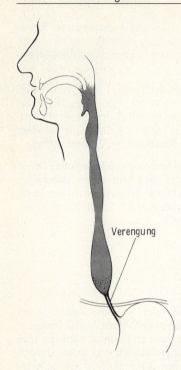

Abb. 188 *Achalasie.* Die Speiseröhre ist in ihrem untersten Anteil spastisch verengt und oberhalb davon abnorm erweitert.

chen auf wiederholte Dehnungen der Speiseröhre gut an; bei den restlichen 25 % ist eine operative Behandlung erforderlich.

Worin besteht die Operation bei der Achalasie? Die verdickten Muskelfasern über dem spastischen Bezirk werden in der Längsrichtung durchtrennt; dadurch kann sich die Schleimhaut der Speiseröhre an dieser Stelle ausbuchten, und die Ringmuskulatur hat nicht mehr die Möglichkeit, sich zusammenzuziehen und die Speiseröhre spastisch zu verengen.

Ist diese Operation gefahrlos? Ja. Es wird die Brustwand eröffnet, die Operation ist aber mit keinem großen Risiko verbunden.

Wie sind die Operationsergebnisse? In der Mehrzahl der Fälle bewirkt die Operation eine erhebliche Besserung, aber in Einzelfällen kann sich als Komplikation eine Speiseröhrenentzündung entwickeln.

Ösophagusvarizen

(Venenerweiterungen in der Speiseröhre)

Wodurch entstehen Ösophagusvarizen? Durch eine Pfortaderstauung, d. h. eine Behinderung des Blutdurchgangs durch die Leber, wie man sie bei Zirrhosen sieht (siehe Kapitel 32, Leber). Wegen dieser Abflußstörungen umgeht das Blut vom Darmtrakt die Leber und fließt durch die Venen der Speiseröhre. Die enorme Zunahme der Blutmenge bewirkt eine Erweiterung und Varizenbildung der Speiseröhrenvenen.

Welche Gefahr bringen Ösophagusvarizen mit sich? Wenn die Venen schließlich zu sehr überdehnt und erweitert werden, können sie platzen, so daß es zu einer schweren Blutung kommt.

Wie werden Ösophagusvarizen diagnostiziert?
a) Daran denken sollte man:
1. wenn Zeichen einer Leberzirrhose festzustellen sind;
2. wenn eine Blutung, bei der große Blutmengen in den Mund heraufquellen, beobachtet wird.
b) Eine genaue Diagnose ist nur möglich:
1. durch die Röntenuntersuchung der Speiseröhre nach Verabreichung eines Schluckes Bariumbrei;
2. durch die Speiseröhrenspiegelung (Ösophagoskopie).

Was kann man gegen Ösophagusvarizen tun?
a) Man sollte die Pfortaderstauung auf chirurgischem Wege zu beheben suchen, und zwar entweder durch die Verbindung der Pfortader mit der unteren Hohlvene (portokavaler Shunt), durch den Anschluß der Milz-Hauptvene an die Hauptvene der linken Niere (splenorenaler Shunt) oder durch Einsetzen eines Gefäßtransplantats zwischen der Vena mesenterica superior (die vom Darm kommt) und der unteren Hohlvene (mesenterikokavaler Shunt);
b) bei einer lebensbedrohlichen Blutung aus den Ösophagusvarizen muß man unter Umständen die Brusthöhle eröffnen, die Speiseröhre freilegen und eröffnen und die blutenden Venen unterbinden;
c) man kann die Varizen unter ösophagoskopischer Kontrolle veröden.

Speiseröhrengeschwülste

Welche Arten von Speiseröhrengeschwülsten gibt es?
a) Gutartige Tumoren;
b) bösartige Tumoren.

Wie häufig sind Speiseröhrengeschwülste im Verhältnis? Es heißt, daß annähernd 1 % aller Krebstodesfälle durch einen Speiseröhrenkrebs verursacht sind. Gutartige Geschwülste kommen viel seltener vor.

Treten Speiseröhrengeschwülste bei beiden Geschlechtern gleich häufig auf? Nein. Männer werden viel öfter befallen als Frauen.

In welcher Altersgruppe findet sich der Speiseröhrenkrebs gewöhnlich? Bei 50- bis 70jährigen.

Welche Krankheitserscheinungen finden sich bei bösartigen Speiseröhrengeschwülsten?
a) Schluckbeschwerden;
b) mangelnde Eßlust;
c) Schwäche und Gewichtsverlust.

Wie wird der Speiseröhrenkrebs behandelt? Entweder chirurgisch oder mittels Strahlenbehandlung oder mit einer Kombination dieser beiden Behandlungsverfahren.

Wie groß ist der Erfolg dieser Behandlungsmethoden? Mit der Strahlenbehandlung kann die Heilung eines Speiseröhrenkrebses nur selten

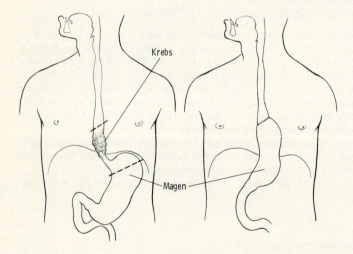

Abb. 189 *Operation bei Speiseröhrenkrebs.* a) Die Linien bezeichnen den Teil der Speiseröhre und des Magens, der entfernt werden muß.
b) Der Speiseröhrenstumpf wird mit dem verbleibenden Teil des Magens durch Naht vereinigt.

erreicht werden; die Operation vermag bei einem Krebs im untersten Teil der Speiseröhre in ungefähr 20 % der Fälle Heilung zu bringen.

Sind gutartige Tumoren der Speiseröhre heilbar? Ja. In praktisch allen Fällen führt die operative Ausschneidung der Geschwulst zur Heilung.

Wie werden bösartige Speiseröhrengeschwülste operiert? Am erfolgreichsten können im allgemeinen Geschwülste im mittleren oder unteren Drittel der Speiseröhre angegangen werden. In diesen Fällen kann sich der Operateur durch Eröffnung der Brustwand Zugang verschaffen und hat die Möglichkeit, den krebsbefallenen Abschnitt samt einer breiten Zone der angrenzenden gesunden Speiseröhre zu entfernen. Durch eine im Zwerchfell angelegte Öffnung wird der Magen in den Brustraum heraufgezogen und mit dem verbliebenen Speiseröhrenstumpf durch Naht verbunden (Abb. 189 a, b).

Welche Operationsverfahren kommen bei einem Speiseröhrenkrebs noch in Betracht? Bei einer anderen, seltener angewandten Operation werden der Tumor und die angrenzende Speiseröhre weit im Gesunden ausgeschnitten und durch eine Kunststoffröhre ersetzt. Diese Methode hat jedoch den Nachteil, daß die Verbindung in vielen Fällen nicht dicht bleibt.

Ist die chirurgische Entfernung eines Speiseröhrenkrebses eine schwere Operation? Ja. Sie ist eine der schwierigsten Operationen überhaupt und sollte nur von einem speziell ausgebildeten Chirurgen durchgeführt werden.

Magen und Zwölffingerdarm

Was ist der Magen? Der Magen ist ein beutelförmiges Hohlorgan, das unterhalb des Zwerchfells im linken Oberbauch unter dem Rippenbogen liegt. Der leere Magen ist ein Sack von etwa 15 cm bis 20 cm Länge und 8 cm bis 10 cm Breite.

Welche Aufgabe hat der Magen? Verbreitet herrscht die irrige Vorstellung, daß die Verdauung der Nahrung größtenteils im Magen vor sich geht. Hauptfunktion des Magens ist es, die aufgenommenen Speisen zu mischen, durchzuarbeiten und zu zerkleinern. Sein saurer Saft leitet lediglich die Verdauung ein; die wichtigeren Phasen der Verdauung finden im Dünndarm statt. Durch die Magenwand wird – abgesehen von bestimmten Mineralien, Wasser und Alkohol – nur sehr wenig direkt aufgenommen.

Was sind die häufigsten Magenerkrankungen?
a) Magenverstimmung, „verdorbener Magen" (Dyspepsie);
b) Hyperchlorhydrie (zu viel Magensäure);
c) akute Gastritis;
d) chronische Gastritis;
e) Magengeschwür (Ulcus ventriculi);
f) Pylorusstenose (Einengung des Magenausgangs);
g) Zwerchfellhernie (Hiatusgleithernie, Magenverlagerung);
h) gutartige Geschwülste;
i) Krebs.

Wo liegt der Zwölffingerdarm? Der Zwölffingerdarm oder das Duodenum ist jener etwa 25 cm bis 30 cm lange Dünndarmabschnitt, der unmittelbar an den Magen anschließt. Er wird mit dem Magen zusammen besprochen, weil sich in Magen und Zwölffingerdarm oft die gleichen krankhaften Prozesse abspielen.

Welche Funktion hat der Zwölffingerdarm? Die Wand des Zwölffingerdarms produziert Säfte (Enzyme), die bei der Verdauung der Nahrung mitwirken. In den Zwölffingerdarm werden außerdem die Galle und der Saft der Bauchspeicheldrüse entleert.

Was sind Enzyme? Enzyme oder Fermente sind von lebenden Zellen erzeugte aktive Eiweißkörper, die als Vermittler biochemischer Vorgänge eine wichtige Rolle im Körperhaushalt spielen.

Was ist die häufigste Zwölffingerdarmerkrankung? Das Zwölffingerdarmgeschwür (Ulcus duodeni).

Treten Krankheiten des Magens oder des Zwölffingerdarms familiär auf oder sind sie erblich bedingt? Nein.

Welcher Menschentyp neigt am ehesten zu Magen- oder Zwölffingerdarmerkrankungen? Der energische, nervöse, neurotische Typ im 3., 4. oder 5. Lebensjahrzehnt. Männer leiden öfter an diesen Störungen als Frauen.

Kann man etwas tun, damit man möglichst keine Magenbeschwerden bekommt? Ja. Man soll ein geordnetes, vernünftiges, ausgeglichenes Leben führen, mäßig und mild essen sowie regelmäßige Mahlzeiten einhalten. Übermäßiges Rauchen und Trinken wirkt sich auch oft schlecht auf den Magen aus.

Welche Untersuchungen macht man, um eine genaue Diagnose von Magen- und Zwölffingerdarmerkrankungen stellen zu können?
a) Eine exakte Ermittlung der Krankheitserscheinungen und ihrer Vorgeschichte;
b) Röntgendurchleuchtung und Röntgenaufnahmen nach Trinken von Bariumkontrastbrei, der Magen und Zwölffingerdarm mit ihrer Schleimhautauskleidung zur Darstellung bringt;
c) Einführung einer Magensonde und Analyse des Magen- und Zwölffingerdarminhalts;
d) Magenspiegelung. Dabei wird ein flexibles optisches Instrument, ein sogenanntes Endoskop, durch den Mund in den Magen und weiter in den Zwölffingerdarm eingeführt. Damit kann man die Magen- und Zwölffingerdarmschleimhaut direkt betrachten.

Wie äußern sich Störungen im Magen oder Zwölffingerdarm zumeist?
a) Mit Sodbrennen;
b) Aufstoßen (Rülpsen);
c) Übelkeit;
d) Erbrechen;
e) Schmerzen im Oberbauch;
f) Appetitlosigkeit;
g) Gewichtsverlust.

Können unzweckmäßige Ernährung und schlechte Eßgewohnheiten zu Magen- und Zwölffingerdarmerkrankungen führen? Über längere Zeit, ja.

Ist es wahr, daß bestimmte Speisenzusammenstellungen eine „Nahrungsmittelvergiftung" verursachen? Nein. Eine Nahrungsmittelvergiftung entsteht nur durch Speisen, die verdorben sind oder Krankheitserreger enthalten.

Kann man ein normales Leben führen, wenn ein Teil des Magens entfernt worden ist? Ja. Verhältnismäßig viele Menschen leben so, wenn Geschwüre eine teilweise Entfernung des Magens notwendig machten (siehe den Abschnitt über peptische Geschwüre in diesem Kapitel).

Kann man normal essen, wenn ein Teil des Magens entfernt worden ist? Ja, die Mahlzeiten sollen aber etwas kleiner und häufiger sein.

Stimmt es, daß ein unausgeglichenes Gefühlsleben, Überarbeitung oder Sorgen Magenleiden hervorrufen können?
Ja, eindeutig. Bei Magen- und Zwölffingerdarmerkrankungen spielen seelische Faktoren eine wesentliche Rolle.

Magenverstimmung
(Dyspepsie)

Was bedeutet Dyspepsie? Mit diesem Ausdruck bezeichnet man ganz allgemein Verdauungsstörungen. Im Zusammenhang mit dem Magen hat man ihn früher hauptsächlich zur Beschreibung von Magenstörungen verwendet, denen keine faßbaren organischen Veränderungen, z. B. Geschwüre, zugrunde liegen.

Welche Beschwerden bestehen bei einer Magenverstimmung hauptsächlich? Völlegefühl im Oberbauch, Sodbrennen, Aufstoßen von saurem Speisebrei aus dem Magen, Übelkeit und Erbrechen.

Was ist Sodbrennen? Ein brennendes Gefühl, das vom Oberbauch in die Brust aufsteigt, sowie ein säuerlicher Geschmack im Schlund, hervorgerufen durch Mageninhalt, der vom Magen in die Speiseröhre zurückfließt.

Wie kann eine Magenverstimmung entstehen?
a) Durch Überproduktion von Magensaft und Magensäure;
b) zu reichliches Essen;
c) zu hastiges Essen;
d) schlecht zubereitete Speisen;
e) zu stark gewürzte Speisen;
f) Speisen, die man nicht verträgt, beispielsweise zu fette Speisen;
g) keimhaltige oder verdorbene Speisen;
f) zu reichlichen Alkoholgenuß.

Wie wird eine Magenverstimmung behandelt? Man soll
a) einige Stunden oder sogar einen ganzen Tag lang fasten;
b) eine leichte, milde Kost essen;
c) eines der zahllosen Medikamente, die die überschießende Säurebildung neutralisieren, einnehmen;

d) ein krampflösendes Medikament nehmen, um die übersteigerten Bewegungen von Magen und Zwölffingerdarm zu hemmen.

Gibt es Menschen, die für eine Magenverstimmung oder einen verdorbenen Magen nicht anfällig sind? Gewisse Leute haben tatsächlich veranlagungsmäßig einen besonders „starken" Magen. Nichtsdestoweniger kann die Aufnahme unbekömmlicher Nahrung oder keimverseuchter Speisen auch beim stärksten Magen zu heftigen Reaktionen führen.

Sollte man versuchen zu erbrechen, wenn man das Gefühl eines verdorbenen Magens hat? Wenn man es ohne allzuviel Quälerei fertigbringt, ist es oft günstig, damit der Magen entleert wird.

Werden die Ausdrücke „akute Gastritis", „verdorbener Magen" und „akute Magenverstimmung" wirklich für die Beschreibung des gleichen Zustandes verwendet? Ja, doch ist nicht jede Übelkeit gleichbedeutend mit einer Entzündung der Magenschleimhaut (Gastritis).

Wie äußert sich ein „verdorbener Magen"? Mit Übelkeit, Erbrechen, Krämpfen im Oberbauch, Ekel vor Speisen. Diese Symptome erscheinen gewöhnlich ein, zwei Stunden, nachdem man etwas gegessen hat, was man nicht verträgt.

Wie kann man zwischen einem verdorbenen Magen und einer ernsteren Erkrankung, etwa einer Blinddarmentzündung, einer Gallenkolik oder einem Herzanfall unterscheiden? Die Unterscheidung ist häufig schwierig, daher sollte man bei starken Schmerzen im Oberbauch immer den Arzt zu Rate ziehen. In einem solchen Fall wäre es unklug, sich auf eigene Faust zu behandeln.

Darf man unbedenklich gegen einen verdorbenen Magen oder eine akute Magenverstimmung ein Abführmittel einnehmen? Nein, wenn es nicht der Arzt ausdrücklich empfiehlt.

Wann soll man bei Bauchschmerzen den Arzt holen?
Auf jeden Fall bei
a) unerträglichen Schmerzen;
b) Schmerzen, die länger als ein paar Stunden anhalten.

Gibt es bestimmte Speisen, von denen man besonders leicht Magenbeschwerden bekommt? Ja, verdorbene Speisen oder Speisen, die stundenlang bei heißem Wetter in der Küche offen gestanden sind (z. B. Salate), ferner stark gewürzte und fette Speisen.

Trifft es zu, daß man bestimmte Speisen nicht mit anderen zusammen essen darf, weil sie sich nicht „vertragen"?
Nein. Das ist eine verbreitete irrige Vorstellung.

Ist es eine schlechte Gewohnheit, wenn man zu den Mahlzeiten trinkt? Im Gegenteil, es fördert die Verdauung.

Soll man bei heißem Wetter leichtere Speisen essen als bei kaltem? Ja.

Soll man üppige Mahlzeiten abends vor dem Schlafengehen meiden? Ja. Man soll am besten allen Organen während des Schlafes Ruhe gönnen.

Ist es gefährlich, wenn man vor dem Schwimmen ein reichliches Mahl zu sich nimmt? Ja, weil dann mehr Blut in den Verdauungstrakt strömt und die Muskulatur, die ja beim Schwimmen am meisten Blut braucht, weniger gut durchblutet wird. Es ist jedoch nicht erwiesen, daß das Essen vor dem Schwimmen Krämpfe bewirkt und dadurch das Leben des Schwimmers in Gefahr bringt.

Wie groß ist die Rolle, die Gemütsbewegungen bei der Magenverstimmung spielen? Sie ist sehr groß. Jedes nur erdenkliche Symptom im Bauch oder Darmtrakt kann durch eine seelische Störung bedingt sein.

Ist es wahr, daß man mit zunehmendem Alter leichter Magenbeschwerden bekommt? Ja.

Gibt es bestimmte Nahrungsmittel, die man meiden soll, wenn man alkoholische Getränke zu sich nimmt? Nein. Es ist ein Irrtum zu glauben, daß man heftige Magenbeschwerden bekommt, wenn man bestimmte Speisen zugleich mit alkoholischen Getränken genießt. Natürlich kann man einen verdorbenen Magen bekommen, wenn man im Übermaß Alkohol trinkt, ganz gleich, was man dazu ißt.

Schaden eisgekühlte Getränke, wenn man überhitzt ist? Nein, wenn man nicht sehr viel und rasch trinkt.

Magensäure

Enthält der normale Magen Säure? Ja. Von den Magenzellen wird Salzsäure ausgeschieden, die bei der Verdauung mitwirkt.

Führt eine Übersäuerung des Magens zu Beschwerden? Ja. Man nimmt an, daß die Übersäuerung ein wichtiger Faktor bei der Entstehung von Zwölffingerdarmgeschwüren ist. Eine Übersäuerung kann auch mit Sodbrennen verbunden sein.

Führt ein Magensäuremangel zu Beschwerden? In der Regel nicht, da die Säure für die normale Verdauung nicht unbedingt nötig ist. Allerdings scheint ein Magensäuremangel in höherem Maß (20%) mit einem Magentumor einherzugehen.

Kann man ohne Magensäure normal leben? Ja. Annähernd 10% aller Menschen haben wenig oder gar keine Magensäure.

Wie kommt es zu einem Magensäuremangel?
a) Angeboren (Anazidität, Achylia gastrica);
b) durch eine fortschreitende atrophische Gastritis, die bei älteren Personen (über 60 Jahre) häufig auftritt.

Wie äußert sich ein Magensäuremangel? Im allgemeinen verursacht er keine Beschwerden. Gelegentlich merkt ein Patient, der wenig Magensäure hat, daß er große Fleischportionen schwer verdauen kann.

Wodurch wird eine Übersäuerung des Magens hervorgerufen? Man kennt die Ursache nicht genau. Es ist bekannt, daß der seelisch unausgeglichene, energische, dynamische Typ dazu neigt, mehr Säure zu produzieren.
Die Magenschleimhaut wird auch durch gewisse scharf gewürzte Speisen, Tabak und Alkohol zu einer vermehrten Salzsäureausscheidung angeregt.

Wie prüft der Arzt den Magensäuregehalt?
a) Mit der sogenannten Magenanalyse; dazu wird ein Schlauch durch Nase oder Mund in den Magen eingeführt, und die abgesaugte Flüssigkeit wird analysiert;
b) es gibt einen Harntest, der ein ungefähres Bild von den Säureverhältnissen im Magen liefert.

Ist eine Übersäuerung des Magens immer ein Dauerzustand? Nicht unbedingt. Die Faktoren, die die Übersäuerung bewirken – z. B. zeitweise seelische Belastungen –, können wegfallen, und der Magensäuregehalt kann sich wieder normalisieren.

Wie wirkungsvoll sind die Mittel, die üblicherweise gegen die Übersäuerung empfohlen werden (Antazida)? Sie wirken der Übersäuerung kurzfristig sehr erfolgreich entgegen, bringen jedoch keine Heilung des Zustands; die Erleichterung ist nur vorübergehend.

Schadet es, wenn man Antazida lange Zeit hindurch einnimmt? Nein, aber es wäre viel klüger, wenn man sich in ärztliche Behandlung begibt, damit die eigentliche Ursache der Übersäuerung behoben wird.

Welche Behandlungsmaßnahmen wirken einer Übersäuerung des Magens entgegen?
a) Häufige, reizstofffreie Mahlzeiten alle 2 bis 3 Stunden;

b) Meiden von Rauchen, Alkohol und stark gewürzten Speisen;
c) Einnahme antazider Präparate und bestimmter medikamentöser Magenhemmstoffe wie Tagamet (Cimetidin);
d) man soll sich um ein besser geordnetes, ausgeglichenes Gefühlsleben bemühen.

Wie wird ein Magensäuremangel behandelt? Meist ist keine Behandlung erforderlich. Wenn aber Beschwerden auftreten, kann man verdünnte Salzsäure in der vom Arzt angegebenen Dosierung einnehmen.

Welche Rolle spielt eine Übersäuerung des Magens bei der Entstehung von Magen- und Zwölffingerdarmgeschwüren? Man nimmt an, daß die chronische Übersäuerung (Hyperchlorhydrie) der bedeutendste Einzelfaktor ist, der zur Geschwürbildung im Bereich des Zwölffingerdarmes führt. Eine Übersäuerung beim Magengeschwür ist nicht die Regel.

Akute Gastritis und Gastroenteritis

Was ist eine akute Gastritis? Eine Entzündung der Magenschleimhaut, die durch Bakterien, Viren, chemische Reizstoffe oder durch den Genuß verdorbener Nahrungsmittel hervorgerufen wird.

Welche Symptome finden sich bei einer akuten Gastritis? Übelkeit, Erbrechen, Krämpfe im Oberbauch, Fieber, Blutung aus der Magenschleimhaut.

Ist eine Gastritis meist mit einer gleichartigen Entzündung des Dünndarms vergesellschaftet? Ja, in diesem Fall spricht man von einer Gastroenteritis.

Ist eine „Fleisch"- oder „Wurstvergiftung" dasselbe wie eine akute Gastritis oder Gastroenteritis? Ja, sie wird durch Bakterien bzw. Bakteriengifte verursacht, die mit verdorbenen Fleisch- oder Wurstwaren aufgenommen wurden.

Wie wird eine akute Gastritis oder Gastroenteritis behandelt?
a) Mit Bettruhe;
b) Nahrungsentzug;
c) mäßiger Flüssigkeitszufuhr, wenn die Übelkeit nachläßt;
d) krampflösenden und antaziden Präparaten;
e) Medikamenten, die die allzu lebhafte Darmtätigkeit beruhigen und den Durchfall zum Halten bringen.

Wie lange dauert es, bis man eine akute Gastritis oder Gastroenteritis überwindet? Die Erkrankung geht meist in ein bis drei Tagen zurück; wenn das nicht der Fall ist, sollte durch Untersuchungen geklärt werden, ob nicht eine ernstere Krankheit dahintersteckt.

Wie unterscheidet man zwischen der akuten Gastritis und der akuten Gastroenteritis? Letztere ist von heftigen Krämpfen in Mittel- und Unterbauch mit Durchfällen begleitet. Wenn nur der Magen betroffen ist, tritt kein Durchfall auf.

Muß bei einer akuten Gastritis operiert werden? Nein, eine Operation kommt nicht in Betracht; die Störung läßt sich mit internistischen Maßnahmen heilen.

Chronische Gastritis

Was ist eine chronische Gastritis? Eine langanhaltende Entzündung der Magenschleimhaut.

Wodurch wird eine chronische Gastritis verursacht? Man kennt die Ursache nicht mit Bestimmtheit, aber man nimmt an, daß scharfe Gewürze, Alkohol und andere Reizstoffe bei ständigem und übertriebenem Konsum mit der Zeit schließlich zu einer chronischen Entzündung der Magenschleimhaut führen können.

Welche Symptome zeigen sich bei der chronischen Gastritis? Unbehagen, Völlegefühl und Schmerzen im Oberbauch, Sodbrennen, Appetitlosigkeit, Gewichtsabnahme, Übelkeit und Erbrechen. Bei bestimmten Formen können Blutungen auftreten, mit Bluterbrechen oder Abgang von schwarzem Stuhl. Sie kann aber auch ganz symptomlos bleiben.

Wie stellt der Arzt die Diagnose einer chronischen Gastritis? Mittels einer endoskopischen und feingeweblichen Untersuchung der Magenschleimhaut.

Wie beugt man einer chronischen Gastritis am besten vor? Man meide jene Substanzen, die vermutlich den Boden für die Erkrankung bereiten.

Wie wird eine chronische Gastritis behandelt?
Man soll
a) mit dem Rauchen aufhören;
b) alkoholische Getränke meiden;
c) häufige, kleine, reizstofffreie Mahlzeiten zu sich nehmen;

d) stark gewürzte Speisen meiden;
e) wenn ein Magensäuremangel besteht, werden Säurepräparate zusammen mit Leberextrakt und Vitaminen gegeben;
f) wenn ein Magensäureüberschuß besteht, kommen entsprechende antazide Medikamente oder eventuell Tagamet in Betracht.

Schwindet eine chronische Gastritis jemals wieder? Hierüber gibt es noch keine wissenschaftlich fundierten Untersuchungen.

Ist manchmal wegen einer chronischen Gastritis eine Operation notwendig? Nur wenn wiederholte Blutungen auftreten.

Folgen einer chronischen Gastritis manchmal andere Krankheiten? Ja. Es wird angenommen, daß die chronische atrophische Gastritis, bei der die Magenschleimhaut abnorm glatt ist, die Entwicklung eines Magenkrebses begünstigt.

Wie kann man den Fortgang einer chronischen Gastritis beurteilen?
a) Anhand der feingeweblichen Schleimhautveränderungen;
b) durch jährliche Kontrolluntersuchungen mit Magenspiegelung.

Ulcus pepticum

Was versteht man unter der Bezeichnung „Ulcus pepticum"? Dieser allgemeine Ausdruck dient zur Beschreibung eines Geschwürs im Magen, Zwölffingerdarm, im unteren Ende der Speiseröhre oder – nach Magenoperationen – im Dünndarm (Jejunum) (Abb. 190).

Wodurch wird ein peptisches Geschwür verursacht? Die eigentliche Ursache ist nicht bekannt; fast allen Fällen eines Zwölffingerdarmgeschwürs liegt eine Übersäuerung des Magens (Hyperchlorhydrie) zugrunde.

Welche peptischen Geschwüre gibt es?
a) Die häufigste Form ist das Zwölffingerdarmgeschwür;
b) am zweithäufigsten ist das Magengeschwür;
c) ein Speiseröhrengeschwür wird nur selten angetroffen;
d) nach erfolgter Magenresektion wegen eines Geschwürleidens kann es in manchen Fällen im späteren Verlauf zu einem peptischen Geschwür im Dünndarm (Ulcus pepticum jejuni) kommen.

Wie häufig sind Magen- und Zwölffingerdarmgeschwüre? Man nimmt an, daß annähernd jeder 10. Erwachsene irgendwann einmal in seinem Leben ein Zwölffingerdarmgeschwür hat. Ungefähr einer von 100 Erwachsenen hat zu irgendeiner Zeit ein Magengeschwür.

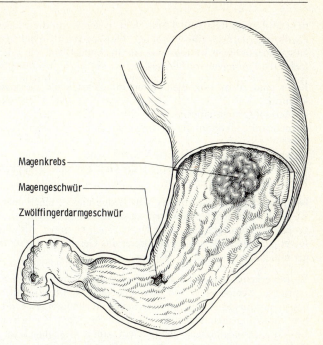

Abb. 190 *Magenkrebs, Magengeschwür und Zwölffingerdarmgeschwür.* Auf der Zeichnung sind diese verschiedenartigen krankhaften Veränderungen zusammengestellt.

Welcher Menschentyp bekommt am ehesten ein peptisches Geschwür? Der energische, dynamische, überempfindliche Typ, der sich oft unerfüllt und enttäuscht fühlt, aber dem Zeit- und Leistungsdruck einer hochzivilisierten Gesellschaft ausgesetzt ist. Männer bekommen öfter Geschwüre als Frauen.

Treten Magen- und Zwölffingerdarmgeschwüre familiär gehäuft auf bzw. sind sie erblich bedingt? Eine regelrechte Vererbung gibt es nicht, abgesehen davon, daß Kinder sich oft in der gleichen Richtung wie ihre Eltern entwickeln. Die Sprößlinge neurotischer, an Geschwüren leidender Eltern können daher die gleichen Tendenzen haben.

Sind oft mehrere Geschwüre zugleich vorhanden? Ja.

Welche Veränderungen liegen eigentlich bei einem Magen- oder Zwölffingerdarmgeschwür vor? Die Schleimhautauskleidung ist angedaut und weggefressen und hinterläßt in der Wand des Magens oder Zwölffingerdarms eine wunde, bloßliegende Stelle. Peptische Geschwüre können so klein wie ein Stecknadelkopf sein oder bis zu mehreren Zentimetern groß werden.

Kann man etwas tun, damit man möglichst keine Geschwüre bekommt?
a) Man sollte nicht rauchen;
b) man sollte alkoholische Getränke nur in bescheidenen Mengen genießen;
c) man sollte mild, ohne scharfe Würze essen;
d) man sollte versuchen, innerhalb der Grenzen seiner Fähigkeiten und Möglichkeiten zu leben.

Ist die Größe des Geschwürs von Bedeutung? Nicht notwendigerweise. Bei kleinen Geschwüren kann es fast ebenso leicht wie bei großen zu Blutungen oder zum Durchbruch kommen. Als allgemeine Regel gilt jedoch: Je größer und tiefer das Geschwür, um so schwieriger und langwieriger ist die Heilung.

Woran erkennt man, ob man ein Zwölffingerdarmgeschwür hat? Das typischste Symptom ist ein zwischen den Mahlzeiten auftretender nagender Hungerschmerz im Oberbauch. Wenn man etwas ißt, vergehen die Schmerzen meist für ein paar Stunden. Zu den weiteren Krankheitserscheinungen gehören ein saurer Geschmack im Mund, Aufstoßen und Sodbrennen; diese Beschwerden werden durch die Einnahme antazider Präparate gebessert.

Mit welchen Untersuchungen läßt sich die Diagnose eines peptischen Geschwürs erhärten? Die meisten Geschwüre können durch Röntgenuntersuchungen des Magens und Zwölffingerdarms nachgewiesen werden. Mit absoluter Sicherheit ist jedoch eine Diagnose nur durch die Magen- und Zwölffingerdarmspiegelung (Endoskopie) möglich.

Welche Folgen können Geschwüre haben? Über die Schmerzen und ständigen Beschwerden des Ulkuspatienten hinaus sind folgende Komplikationen möglich:
a) Ein Magengeschwür, das nicht behandelt wird, kann sich zu einem Krebs entwickeln; dazu kommt es ungefähr bei einem von fünfzehn Fällen;
b) chronische Geschwüre können durch Narbenbildung den Magenausgang verengen;
c) Geschwüre können durchbrechen und eine Bauchfellentzündung hervorrrufen;
d) aus Geschwüren können schwere Blutungen erfolgen, die zum Verbluten führen können.

Wie wird ein peptisches Geschwür behandelt? Mehr als 90% aller Geschwüre sprechen auf internistische, konservative Maßnahmen an und erfordern keine Operation. Zur Ulkus-Standardbehandlung gehören:
a) viele kleine Mahlzeiten über den Tag verteilt;
b) Meiden von allen Reizstoffen, stark gewürzten Speisen, Alkohol usw.;
c) antazide Mittel;
d) spezielle Medikamente, die über das Nervensystem die Sekretion von Magensaft und Magensäure herabsetzen, wie Tagamet (Cimetidin);
e) Rauchverbot.
Der Rest der Patienten, der auf die internistische Behandlung nicht anspricht, soll unter folgenden Voraussetzungen operiert werden:
a) wenn es sich um ein Magengeschwür handelt, das binnen einiger Wochen nicht abheilt, da solche Geschwüre möglicherweise ein Krebs sind;
b) wenn Schmerzen und Beschwerden trotz gewissenhafter Bemühungen um eine Heilung durch internistische Maßnahmen Jahre hindurch fortdauern;
c) wenn eine Verengung des Magenausgangs besteht;
d) wenn das Geschwür durchbricht oder die Gefahr eines Durchbruchs droht;
e) wenn wiederholt schwere Blutungen auftreten.

Können nach der durch internistische Maßnahmen erreichten Geschwürsheilung wieder neue Geschwüre entstehen? Ja, solange der Magen einen Überschuß an Säure produziert, besteht die Gefahr, daß neuerlich ein Schleimhautdefekt entsteht, der ein Zwölffingerdarmgeschwür zur Folge hat.

Welche Ursachen sind für Rückfälle nach der Geschwürsheilung verantwortlich? Nichteinhalten der Ulkusdiätvorschriften; fortgesetztes Rauchen und Alkoholtrinken; Weiterbestand jener Lebensumstände, die das Gefühlsleben belasten, seelische Störungen begünstigen und zu Streß führen.

Was spielt sich in der Magenschleimhaut bei der Geschwürsheilung eigentlich ab? Die Schleimhaut (Mukosa) und etwas Narbengewebe wachsen über die wunde Geschwürsoberfläche.

Warum ist es wichtiger, ein Magengeschwür zu beseitigen als ein Zwölffingerdarmgeschwür? Ein Magengeschwür kann ein Krebs sein, ein Zwölffingerdarmgeschwür nie!

Sind Ulkusoperationen schwere chirurgische Eingriffe? Ja, aber annähernd 99 von 100 Patienten überstehen die Operation.

Welche Operationen kommen bei peptischen Geschwüren in Betracht? Es gibt mehrere Ulkusoperationsverfahren; jedes hat ein bestimmtes Anwendungsgebiet und bringt in mehr als 90% der Fälle Heilung.

a) Bei einem Magengeschwür wird eine subtotale Magenresektion ausgeführt. Dabei werden ungefähr 3/4 des Magens entfernt, und der Rest wird mit dem Dünndarm verbunden;

b) bei einem Zwölffingerdarmgeschwür (der häufigsten Form peptischer Geschwüre) wird eine der folgenden Operationen ausgeführt:

1. Vagotomie, das heißt Durchschneidung des Nervus vagus (der den Magen zur Säureproduktion anregt) mit Entfernung von etwa 50% des Magens;
2. Vagotomie und Pyloroplastik, bei der der Magenausgang so verändert wird, daß Galle aus dem alkalischen Milieu des Zwölffingerdarms in den Magen zurückfließen kann;
3. subtotale Magenresektion, wie oben beschrieben;
4. Vagotomie und Herstellung einer Kurzschluß-Verbindung zwischen Magen und Dünndarm, so daß der Mageninhalt unter Ausschaltung des Zwölffingerdarms direkt in den Dünndarm gelangen kann. Diese Operation heißt Gastrojejunostomie (Abb. 191).

Sind die Behandlungserfolge der genannten Operationen gleichwertig? Obwohl alle obigen Operationen befriedigende Ergebnisse liefern, scheinen neuere statistische Untersuchungen zu zeigen, daß die Verfahren mit Vagotomie eine etwas höhere Heilungsziffer haben als die einfache Magenresektion. Das gilt für Zwölffingerdarmgeschwüre, aber nicht für Magengeschwüre.

Wie lange muß man in der Regel bei einer Ulkusoperation im Krankenhaus bleiben? 10 bis 15 Tage.

Ist eine besondere Operationsvorbereitung nötig? Ja. Die Patienten werden oft schon einige Tage vor der Operation in das Krankenhaus aufgenommen, damit sie mit flüssiger Ernährung, Magenspülungen, intravenöser Zufuhr von Medikamenten, Vitaminen und – wenn sie viel Blut verloren haben – mit Bluttransfusionen vorbereitet werden können.

Wie lange dauert eine Ulkusoperation? 2 bis 5 Stunden, abhängig von der Schwere des Falles und der Art der Operation.

Wie erfolgt im allgemeinen die Schmerzausschaltung bei Ulkusoperationen? Mit einer Allgemeinnarkose (Inhalationsnarkose).

Welche Nachbehandlung ist nach Ulkusoperationen notwendig?
a) Der Patient darf erst nach zwei bis drei Tagen wieder trinken und nach vier bis fünf Tagen essen;

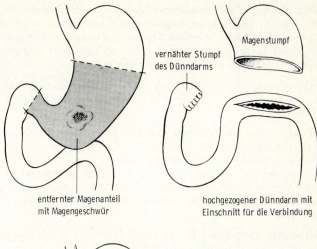
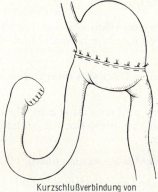

Abb. 191 *Magenteilresektion* wegen eines Geschwürs und Verbindung des Magenstumpfes mit dem Dünndarm; der Zwölffingerdarm wird blind verschlossen und aus dem Speiseweg ausgeschaltet.

b) die Ernährung erfolgt intravenös mit Glukose, Aminosäuren, Mineralien und Vitaminen;
c) es werden Magenschläuche eingelegt, um den Magen oder Magenrest leer zu halten;
d) manchmal gibt man Antibiotika zur Vorbeugung gegen eine Infektion im Gefolge der Operation.

Wer übernimmt die Funktion des Magens oder des Zwölffingerdarms nach einer Teilresektion wegen eines Geschwürs? Der Magenrest erweitert sich im Laufe einiger Monate und bildet zusammen mit dem Dünndarm, mit dem er verbunden ist, eine Tasche zur Aufnahme der Speisen, die diesen Zweck sehr gut erfüllt.

Bilden sich manchmal nach einer Ulkusoperation neuerlich Geschwüre? Rückfälle sind selten – sie treten in weniger als 3% der Fälle auf.

Welche Vorsichtsmaßregeln müssen nach einer Ulkusoperation befolgt werden?
a) Man soll nicht zuviel auf einmal essen;
b) nach der Operation sollte man stark gewürzte Speisen und alkoholische Getränke einige Monate lang höchstens in minimalen Mengen genießen, bis man sicher ist, daß alle Ulkussymptome völlig geschwunden sind.

Kann man nach einer Ulkusoperation überhaupt jemals wieder ganz normal essen? Ja, nach ein paar Monaten.

Muß man seine Tätigkeiten nach einer Ulkusoperation einschränken? Sobald man sich vollständig erholt hat, nicht mehr (das kann drei bis vier Monate brauchen).

Hat die Magenresektion wegen eines Geschwürs einen Einfluß auf die Lebensdauer? Nein.

Führt die Entfernung des Magens zur Entwicklung einer Blutarmut? Ja, in manchen Fällen. Sie kann aber erfolgreich mit blutbildenden Medikamenten behandelt werden.

Ist eine Schwangerschaft nach einer Ulkusoperation zulässig? Ja.

Wie bald nach einer Ulkusoperation kann man folgendes tun?

Baden	10 bis 15 Tage
das Haus verlassen	10 bis 15 Tage
Treppen steigen	10 bis 15 Tage
den Haushalt besorgen	5 bis 6 Wochen
ein Auto lenken	8 Wochen
Geschlechtsverkehr wieder aufnehmen	6 Wochen
wieder zur Arbeit gehen	8 Wochen.

Wie häufig sollte man nach einer Ulkusoperation zu regelmäßigen Kontrolluntersuchungen gehen? Alle 4 bis 6 Monate.

Wird immer das Geschwür selbst entfernt, wenn eine Magenresektion wegen eines Zwölffingerdarmgeschwürs durchgeführt wird? Nicht, wenn seine Entfernung technisch zu schwierig wäre. Die Heilung der Geschwüre wird durch die Entfernung des säureproduzierenden Magenanteils, durch die Durchtrennung des Nervus vagus, der die Säureproduktion anregt, und durch den Kurzschluß des Speisenweges, der den Zwölffingerdarm gänzlich umgeht, bewirkt. Durch diese Maßnahmen heilt das zurückgelassene Geschwür schnell ab und verursacht keine Beschwerden mehr.

Kann die Verdauung auch ohne Magensäure und ohne einen Teil des Magens normal vor sich gehen? Ja. Annähernd 10% aller Menschen haben wenig oder keine Magensäure. Man darf auch nicht vergessen, daß die Verdauung der Nahrung zur Hauptsache im Dünndarm und nicht im Magen stattfindet.

Pylorusstenose, Pylorospasmus

(Verengung des Magenausgangs beim Neugeborenen, Pförtnerkrampf)

Was versteht man unter Pylorusstenose? Der Ausdruck Pylorusstenose bezeichnet die Verengung des Magenausgangs (Pylorus) bei Säuglingen in den ersten Lebenswochen.

Wodurch wird eine Pylorusstenose verursacht? Durch eine zu kräftige Entwicklung der Muskulatur, die den Pylorus oder Magenpförtner umgibt; daher kommt die Bezeichnung Pylorospasmus oder Pförtnerkrampf (Abb. 192).

Sind männliche Säuglinge häufiger als weibliche betroffen? Ja, bei Knaben ist die Pylorusstenose 3mal häufiger.

Wie verbreitet ist die Pylorusstenose? Sie kommt bei einem von etwa tausend Neugeborenen vor.

Welche Symptome finden sich bei der Pylorusstenose?
a) Heftiges, manchmal strahlartiges Erbrechen;
b) meist ist im rechten Oberbauch eine etwa walnußgroße Anschwellung tastbar;
c) Gewichtsverlust als Folge des wiederholten Erbrechens;
d) bei der Röntgenuntersuchung zeigt sich, daß der Durchgang der Nahrung aus dem Magen in den Zwölffingerdarm behindert ist.

Wie wird die Pylorusstenose behandelt? In den meisten Fällen ist eine Operation notwendig. Ab und zu hat eine Behandlung mit krampflösenden Medikamenten Erfolg.

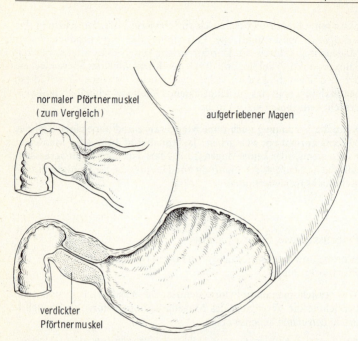

Abb. 192 *Pylorusstenose.* Die Muskulatur des Magenpförtners ist abnorm stark entwickelt und bewirkt eine Verengung des Magenausgangs.

Wie lange soll man zuwarten, bis man sich zur Operation entschließt, wenn das Erbrechen anhält? Nicht länger als ein bis zwei Wochen.

Worin besteht die Operation? Im rechten Oberbauch wird ein kleiner Hautschnitt von etwa 5 cm Länge angelegt. Der Operateur faßt das Gebiet des Magenpförtners und durchtrennt die Muskelfasern. Die Schleimhautauskleidung bleibt dabei unversehrt.

Wie groß ist der Erfolg dieser Operation bei der Pylorusstenose? Die Operation bewirkt in praktisch allen Fällen Heilung.

Ist die Operation gefährlich? Nein. Sie wird in allen Fällen gut überstanden, wenn man von außergewöhnlichen Komplikationen absieht, die jeden chirurgischen Eingriff begleiten können.

Wie erfolgt die Schmerzausschaltung bei der Pylorusstenosen-Operation? Mit einer Inhalationsnarkose.

Wie lange muß das Kind gewöhnlich im Krankenhaus bleiben? 5 bis 7 Tage.

Wie lange braucht die Wunde nach einer Pylorusstenosen-Operation zur Heilung? 7 bis 10 Tage.

Wie bald nach der Operation wird das Kind wieder gefüttert? Nach 24 bis 48 Stunden.

Besteht die Gefahr, daß die Pylorusstenose nach der Operation wiederkommt? Nein.

Wird sich das Kind nach Beseitigung der Pylorusstenose vollkommen normal entwickeln? Ja. Sobald durch die Operation eine Heilung erreicht wurde, verläuft die Entwicklung ungestört.

Kann eine Pylorusstenose auch bei älteren Menschen vorkommen? Ja, aber das ist eine seltene Erscheinung.

Zwerchfellgleithernie
(Magenverlagerung)

(Siehe Kapitel 13, Bruchleiden)

Magenkrebs

Wodurch entsteht ein Magenkrebs? In den meisten Fällen ist die Ursache unbekannt. Von manchen Krebsgeschwülsten nimmt man an, daß sie aus Magengeschwüren hervorgehen.

Ist jeder Magentumor ein Krebs? Nein. Es gibt Tumoren der Magenschleimhaut oder der Muskelwand, die nicht bösartig sind. Die häufigsten nicht-bösartigen Tumoren sind Schleimhautpolypen, Lipome (Fettgeschwülste) und Myome (Muskelgewebsgeschwülste).

Sind gutartige Geschwülste des Magens heilbar? Ja, sie können operativ entfernt werden, entweder durch örtliche Ausschneidung oder durch Entfernung des Magenteils, in dem sie wachsen.

Wie häufig ist der Magenkrebs? Er ist eine häufig anzutreffende Krebsform, sein Vorkommen ist aber in den letzten 20–30 Jahren aus unerklärlichen Gründen deutlich zurückgegangen.

Welche Altersgruppen sind am meisten vom Magenkrebs betroffen? Er kommt am häufigsten im mittleren und höheren Lebensalter vor.

Tritt der Magenkrebs familiär gehäuft auf oder ist er erblich bedingt?
Nein.

Gibt es eine Möglichkeit, dem Magenkrebs vorzubeugen? Die prompte Entfernung eines Magengeschwürs kann verhüten, daß ein Krebs daraus wird. Ferner könnte der Krebs öfter im Frühstadium erfaßt werden, wenn mehr Menschen zu regelmäßigen Untersuchungen zum Arzt gingen und wenn sich mehr Patienten mit Magen-Darm-Beschwerden einer gründlichen Röntgenuntersuchung unterziehen wollten.

Wie wird die Diagnose eines Magenkrebses gestellt? Durch die Röntgenuntersuchung, Endoskopie und feingewebliche Untersuchung. Bei der Endoskopie kann der untersuchende Arzt einen Tumor direkt sehen (Abb. 190).

Welche Krankheitserscheinungen treten bei einem Magenkrebs auf? Es gibt nur sehr wenige Frühsymptome. Chronische Magenbeschwerden, Appetitverlust, geringe Gewichtsabnahme oder Blässe sollten einen jedoch veranlassen, zum Arzt zu gehen.

Wie wird ein Magenkrebs behandelt? Mit einer sofortigen Operation, einer sogenannten Gastrektomie (Entfernung des gesamten Magens bis auf einen kleinen Rest).

Welche besonderen Maßnahmen sind vor einer Magenkrebsoperation erforderlich? Die gleichen wie vor einer Ulkusoperation.

Ist eine Gastrektomie wegen Magenkrebs eine sehr schwere Operation? Ja, aber dank der Fortschritte in der modernen Chirurgie wird sie in mehr als 90 % der Fälle gut überstanden.

Wie lange muß man wegen einer Magenkrebsoperation im Krankenhaus bleiben? Ungefähr 2 Wochen.

Wie erfolgt die Schmerzausschaltung bei der Operation? Mit einer Allgemeinnarkose.

Wie lange dauert eine Magenkrebsoperation? 2 bis 5 Stunden, je nachdem, ob der Magen vollständig oder nur teilweise entfernt wird. Außerdem hängt sehr viel davon ab, wie weit sich der Krebs ausgebreitet hat und welche technischen Probleme sich stellen.

Kann der Chirurg bei der Operation immer beurteilen, ob er ein bösartig gewordenes Magengeschwür vor sich hat? Nicht immer; er führt aber auf jeden Fall eine Gastrektomie bzw. Magenresektion durch. Das Gewebe wird einer mikroskopischen Untersuchung unterzogen, und binnen einiger Minuten weiß man, woran man ist. Wenn der mikroskopische Befund nicht eindeutig ist, erhält man nach ein paar Tagen Klarheit, sobald die eingehende feingewebliche Untersuchung der fixierten Gewebeschnitte abgeschlossen ist.

Werden während einer Magenoperation Bluttransfusionen gegeben? Ja, in vielen Fällen.

Welchen Verlauf nehmen Heilung und Nachbehandlung nach einer Magenkrebsoperation im allgemeinen? Praktisch den gleichen wie nach einer Ulkusoperation, abgesehen davon, daß der Patient nach einer Gastrektomie wegen eines Krebses bedeutend mehr mitgenommen ist (siehe den Abschnitt über peptische Geschwüre in diesem Kapitel).

Werden nach einer Magenkrebsoperation oft Chemotherapeutika zur unterstützenden Behandlung gegeben? Ja, das wirkt sich oft günstig aus.

Dünndarm und Dickdarm

Was ist der Dünndarm? Der Dünndarm ist jener Darmabschnitt, der von dem unmittelbar an den Magen anschließenden Zwölffingerdarm bis zur Einmündung in den Dickdarm an der Ileozäkalklappe im rechten Unterbauch reicht.

Wie lang ist der Dünndarm? Ausgestreckt, ohne Schlingen, wäre er ungefähr 6 m lang.

Welche Hauptfunktion hat der Dünndarm? Vom Dünndarm werden bestimmte chemische Verbindungen, sog. Enzyme, ausgeschieden, die die verschiedenen Nahrungsstoffe in ihre Grundbestandteile aufspalten, so daß sie von der Dünndarmschleimhaut aufgenommen (resorbiert) werden können. Die Nahrungselemente gelangen in den Lymph- und Blutstrom und werden der Leber zugeführt, wo sie noch weiter ab- oder umgebaut werden, damit sie schließlich von den Geweben des Körpers verwertet werden können.

In welcher Form werden die Nahrungsstoffe von der Dünndarmwand aufgenommen? Als Kohlenhydrate (Zucker), Fette und Eiweißkörper (Proteine). Auch die anorganischen Bestandteile der Nahrung wie Kalium, Natrium, Chloride, Kalzium, Eisen, Phosphor usw. werden von der Dünndarmschleimhaut resorbiert.

Nimmt die Dünndarmschleimhaut Wasser auf? Ja.

Ist der Dünndarm lebensnotwendig? Ja, denn die Resorption der Nahrungsstoffe und Mineralien findet hauptsächlich im Dünndarm statt. Er kann jedoch mindestens zur Hälfte entfernt werden, wenn es eine Krankheit erfordert, da der zurückbleibende Teil ausreicht, um Ernährung und Verdauung normal aufrechtzuerhalten.

Was ist der Dickdarm? Der Dickdarm ist jener Abschnitt des Darmtrakts, der an der Verbindungsstelle mit dem Dünndarm – der im rechten Unterbauch liegenden Ileozäkalklappe – beginnt und an der Afteröffnung endet.

Gibt es für den Dickdarm noch andere Bezeichnungen? Ja, er wird auch Grimmdarm oder Kolon genannt.

Wie lang ist der Dickdarm? Annähernd 1,5 bis 2,00 m.

Welche Hauptaufgabe hat der Dickdarm? Entgegen der allgemeinen Vorstellung besteht ein großer Teil des Stuhls aus Bakterien und nicht aus Nahrungsschlacken oder unverdauten Nahrungsresten. Aufgabe des Dickdarms ist es, dem aus dem Dünndarm kommenden, noch dünnflüssigen Darminhalt Wasser zu entziehen und ihn vorwärts zu bewegen, bis er schließlich durch die Afteröffnung entleert wird.

Spielt der Dickdarm bei der Verdauung und Resorption der Nahrung eine wichtige Rolle? Nein. Seine Hauptfunktion ist die Wasserrückresorption, doch werden auch bestimmte lebenswichtige chemische Stoffe im ersten Dickdarmabschnitt aufgenommen.

Ist der Dickdarm lebensnotwendig? Nein. In Fällen fortgeschrittener Colitis ulcerosa ist manchmal die Entfernung des gesamten Dickdarms einschließlich des Mastdarms und Afters notwendig. Der Zustand nach dieser Operation ist mit einem aktiven Leben vereinbar.

Wer übernimmt die Funktion des Dickdarms nach dessen Entfernung? Das letzte Stück des Dünndarms. Das Dünndarmende läßt man als künstlichen After an der Bauchdecke münden, man nennt dies eine Ileostomie.

Chronische Verstopfung

(Obstipation)

Was versteht man unter Obstipation? Von Obstipation oder Stuhlverstopfung spricht man, wenn man mit der Stuhlentleerung Schwierigkeiten hat oder wenn der Stuhlgang unregelmäßig und zu selten ist.

Was sind die häufigsten Formen der Verstopfung?
a) Die funktionelle Verstopfung, die durch mangelnde Gewöhnung an geregelten Stuhlgang, falsche Ernährungsgewohnheiten, ein Reizkolon (irritables Kolon) oder durch seelische Störungen bedingt ist;
b) die organische Verstopfung, die durch eine Darmlähmung oder eine mechanische Behinderung der Darmpassage hervorgerufen wird. Verwachsungen, Darmtumoren, narbige Verengung des Afters oder Mastdarms oder entzündliche Veränderungen können eine organische Obstipation erzeugen.

Wie oft sollte man normalerweise Stuhlgang haben? Der Rhythmus der Darmentleerungen ist recht unterschiedlich. Manche Menschen haben ein- oder zweimal täglich Stuhlgang, andere jeden zweiten oder dritten Tag. Solange der Stuhlgang regelmäßig ist, spielt das keine Rolle.

Gibt es einen bestimmten Typ, der besonders zur Verstopfung neigt? Ja. Bei neurotischen, nervös verkrampften Menschen können sich Dickdarmspasmen (eine krampfartige Zusammenziehung der Muskulatur) entwickeln, die eine Verstopfung zur Folge haben. Auch der träge, nachlässige Menschentyp, der keine geregelten Gewohnheiten kennt, kann eine chronische Verstopfung bekommen.

Kann man Beschwerden wie Kopfschmerzen, Mißlaunigkeit, Mattigkeit usw. bekommen, wenn man einen oder zwei Tage lang keinen Stuhlgang hat? *Wenn* solche Beschwerden auftreten, sind sie im allgemeinen seelisch bedingt, da eine so kurzdauernde Verstopfung keine echten nachteiligen Auswirkungen auf den Organismus hat.

Wovon hängt es ab, ob man regelmäßig Stuhlgang hat?
a) Davon, ob man sich schon von früher Kindheit an an regelmäßigen Stuhlgang gewöhnt hat;
b) von der Ernährung, die Kost soll vielseitig sein und reichlich frisches Obst und Gemüse enthalten;
c) vom Allgemeinzustand.

Welche Rolle spielt die Ernährung bei der Bekämpfung der Verstopfung? Eine sehr große. Eine schlackenreiche Kost mit frischem Obst, frischem Gemüse und Kleie unterstützt die normale Darmfunktion. Stärke- und fettreiche Speisen haben verhältnismäßig wenig Rückstände und regen die Darmtätigkeit daher nicht an.

Welche Ursachen kann eine Verstopfung beim Kind haben?
a) Funktionelle Störungen bei mangelnder Gewöhnung an regelmäßige Entleerungen;
b) organische Störungen, etwa die Hirschsprung-Krankheit (Megacolon congenitum).

Führt die Gewöhnung an regelmäßigen Stuhlgang in der Kindheit meist dazu, daß diese vorteilhafte Gewohnheit auch im späteren Leben beibehalten wird? Ja, unbedingt.

Muß man dem Auftreten von Blut im Stuhl Beachtung schenken? Ja. Es muß *auf jeden Fall* durch eine Untersuchung geklärt werden.

Welche Abweichungen im Stuhlgang und in der Beschaffenheit der Stühle sollten einen veranlassen, zum Arzt zu gehen?
a) Zeitweise auftretende Durchfälle;
b) zeitweilige Verstopfung;
c) Veränderung im Aussehen der Stühle oder in der Dicke der Kotsäule;
d) Blut im Stuhl;
e) Schwarzfärbung des Stuhls;
f) Schleim im Stuhl.

Soll man ein Abführmittel nehmen, wenn man Bauchschmerzen hat?

Niemals! Das kann sehr gefährlich sein – besonders, wenn hinter den Beschwerden eine Blinddarmentzündung oder ein anderer entzündlicher Prozeß im Darmtrakt steckt.

Wann darf man ein Abführmittel nehmen? Bei einzelnen Gelegenheiten, wenn bei sonst normaler Darmfunktion gerade eine Periode der Verstopfung besteht.

Welche Abführmittel sind vorzuziehen? Je milder das Abführmittel, um so besser. Gegen eine Verstopfung sind diätetische Maßnahmen (Kompotte usw.) und Gleitmittel mehr zu empfehlen als Abführmittel.

Schadet es, wenn man langfristig Abführmittel nimmt? Ja. Abführmittel bringen die regelmäßige, normale Darmfunktion in Unordnung und können in manchen Fällen zu einer Reizung der Darmschleimhaut führen.

Wann ist die Einnahme von Gleitmitteln zulässig? Wenn bei einem älteren Menschen eine Neigung zu chronischer Verstopfung vorhanden ist.

Schadet es, wenn man Gleitmittel, z. B. Paraffinöl, durch längere Zeit gegen die Verstopfung nimmt? Nein, wenn es zur Darmentleerung wirklich nötig ist. Paraffinöl ist kein Abführmittel und dient nur dazu, den Stuhl gleitend zu machen und damit die Darmentleerung zu erleichtern. Eine Beeinträchtigung der Vitaminresorption aus dem Darmtrakt ist nicht zu befürchten, besonders wenn man das Paraffinöl abends kurz vor dem Schlafengehen und nicht unmittelbar nach einer vitaminreichen Mahlzeit nimmt.

Wann darf man bei einer Verstopfung einen Einlauf machen? Nur wenn man im übrigen gesund ist und keine anderen Krankheitszeichen von seiten des Darmtrakts vorliegen.

Schadet es, wenn man häufig Einläufe macht? Ja, weil sie die normalen rhythmischen Bewegungen des Darms u. U. stören. Überdies können zu häufige oder unsachgemäß ausgeführte Einläufe die Dickdarmschleimhaut verletzen.

Wie wird eine chronische Verstopfung behandelt?
a) Bei einer funktionellen Verstopfung muß der Patient angewiesen werden, den Gebrauch von Abführmitteln, Einläufen, Darmspülungen usw. einzustellen. Er soll sich richtig ernähren und regelmäßige Darmentleerungen angewöhnen. Eine psychotherapeutische Beeinflussung ist erforderlich, damit der Patient aufhört, sein körperliches Wohlbefinden vom Stuhlgang abhängig zu machen;
b) bei einer organisch bedingten Verstopfung muß man aktiv vorge-

hen, um die Krankheit, die das Hindernis und die Verstopfung verursacht, entweder mit chirurgischen oder internistischen Mitteln zu beseitigen.

Ist eine Heilung der Verstopfung auf Dauer möglich? Ja, wenn man sich auf Dauer an die Anweisungen des Arztes hält.

Soll ein Patient mit chronischer Verstopfung rektal untersucht werden? Ja. Es empfiehlt sich auf jeden Fall, die Möglichkeit einer organischen Ursache der Verstopfung durch eine Mastdarmuntersuchung auszuschließen.

Soll sich ein Patient mit chronischer Verstopfung einer Röntgenuntersuchung des Darmtrakts unterziehen? Ja, besonders, wenn sich die Beschaffenheit des Stuhls verändert hat oder Blut bemerkt wurde.

Helfen Darmspülungen bei der Behandlung der chronischen Verstopfung? Gewöhnlich nicht. Darmspülungen sollte man nur machen, wenn es der Arzt ausdrücklich empfiehlt.

Neigt man, wenn man älter wird, mehr zur Verstopfung? Ja, weil die Bauchmuskeln, die eine so wichtige fördernde Rolle bei der Darmentleerung spielen, schwächer werden.

Wie behandelt man eine Verstopfung bei Kindern?
a) Man soll das Kind zu regelmäßigem Stuhlgang erziehen;
b) das Kind soll eine vielseitige Vollkost bekommen;
c) wenn nötig, gibt man dem Kind Gleitmittel, um die Darmentleerung zu unterstützen, bis eine Regulierung eintritt.

Was kann man gegen eine chronische Verstopfung bei Erwachsenen oder älteren Leuten unternehmen?
a) Es muß sichergestellt werden, daß keine Krankheit des Dickdarms, Mastdarms oder Afters dahintersteckt;
b) man soll die Kost entsprechend umstellen;
c) der Patient soll sich regelmäßigen Stuhlgang angewöhnen;
d) er kann Füllmittel oder, wenn nötig, Gleitmittel einnehmen.

Welche Ursachen kann es haben, wenn Blut im Stuhl ist?
a) Übermäßiges Pressen beim Stuhlgang, wenn Verstopfung besteht;
b) Hämorrhoiden oder eine andere Erkrankung des Afters;
c) eine akute Dickdarmentzündung (Kolitis), die mit Durchfällen einhergeht;
d) eine chronische Kolitis;
e) ein gutartiger Tumor, etwa ein Polyp;
f) ein bösartiger Tumor des Mastdarms oder des übrigen Darms.

Was hat ein schwarzer Stuhl zu bedeuten? Ein schwarzer Stuhl entsteht durch eine Blutung, die hoch oben im Verdauungstrakt, z. B. von einem peptischen Geschwür, ausgegangen ist. Allerdings kann auch die Einnahme bestimmter Eisenpräparate den Stuhl schwarz färben (ebenso bestimmte Speisen, etwa Blutwurst, Leber, Spinat u. a.).

Was hat es zusagen, wenn Schleim im Stuhl erscheint? Schleim muß nicht unbedingt einen Krankheitsprozeß anzeigen, da viele Leute, besonders Frauen in mittleren Jahren, Schleim im Stuhl haben, ohne daß eine richtige Krankheit besteht. Immerhin sollte der Arzt nachsehen.

Ist es schädlich, wenn man andauernd beim Stuhlgang stark preßt? Ja. Das kann zur Entstehung von Hämorrhoiden führen.

Durchfall
(Diarrhö)

Was versteht man unter Diarrhö? Von Diarrhö oder Durchfall spricht man, wenn gehäuft dünne, ungeformte Stühle abgehen.

Was ist zumeist Ursache des Durchfalls?
a) Meist ist es einfach eine Gastroenteritis, die durch den Genuß von verdorbenen oder keimhaltigen Speisen oder solchen, gegen die man allergisch ist, ausgelöst wurde;
b) häufig handelt es sich um sog. Durchfallskrankheiten, zu denen Ruhr, Colitis ulcerosa, Enteritis regionalis, Divertikulitis usw. gehören;
c) einige Infektionskrankheiten, z. B. Typhus und Cholera, rufen schwere Durchfälle hervor;
d) die Einnahme von Abführmitteln in hohen Dosen führt zu einem vorübergehenden Durchfall;
e) Durchfälle finden sich oft als funktionelle Störung bei nervös verkrampften, neurotischen Personen.

Gibt es einen bestimmten Typ, der besonders zu Durchfällen neigt? Ja. Der nervöse, überempfindliche Mensch scheint besonders leicht auf aufregende oder spannungsgeladene Situationen mit Durchfall zu reagieren.

Wann soll man den Arzt wegen eines Durchfalls zu Rate ziehen?
a) Wenn der Durchfall länger als ein paar Tage unvermindert anhält;
b) wenn er von anderen Krankheitszeichen, etwa von hohem Fieber, Gliederschmerzen und einem allgemeinen Krankheitsgefühl begleitet wird;
c) wenn sich Blut im Stuhl findet.

Wie kann man zwischen funktionellen Durchfällen und solchen, die auf eine ernste Darmerkrankung zurückgehen, unterscheiden? Eine funktionelle Diarrhö hört spontan binnen weniger Tage auf; Durchfälle, die durch eine ernste Grundkrankheit bedingt sind, können wochenlang anhalten, mit Zeichen einer Allgemeinerkrankung und unter Umständen mit blutigen Stühlen einhergehen. Außerdem lassen sich bei der Stuhluntersuchung in einem Fachlabor vielleicht Krankheitserreger oder Parasiten, die die Ursache der Durchfälle sind, nachweisen.

Soll bei einem langdauernden Durchfall immer der Mastdarm untersucht werden? Unter allen Umständen – und zwar sowohl durch Austasten mit dem Finger als auch mit dem Sigmoidoskop. Nach Möglichkeit soll auch eine Koloskopie durchgeführt werden.

Sollen bei anhaltenden Durchfällen Röntgenuntersuchungen des Darmtrakts gemacht werden? Ja, wenn mit anderen Untersuchungsmethoden keine Klarheit über die Ursache erlangt werden kann.

Sind zur Feststellung der Ursache von langwierigen Durchfällen unbedingt Stuhluntersuchungen notwendig? Ja. Der Stuhl muß gründlich nach Parasiten, Parasiteneiern und Bakterien durchsucht werden.

Wie werden Durchfälle behandelt? Das hängt von der Ursache ab. Durchfälle, die durch den Genuß verdorbener oder infektiöser Nahrungsmittel bedingt sind, hören meist von selbst auf. Durchfälle anderer Herkunft verlangen die ursächliche Behandlung und Beseitigung der jeweiligen Grundkrankheit.

Eignen sich Mittel mit stopfender Wirkung zur Behandlung von Durchfällen? Nein, sie verzögern nur die eigentliche Behandlung.

Gibt man manchmal Abführmittel gegen Durchfall? Im allgemeinen nicht. Man sollte sie auf keinen Fall nehmen, wenn der Arzt es nicht anordnet.

Kann die Einnahme von Antibiotika manchmal Durchfälle zur Folge haben? Ja! Viele Antibiotika der Myzingruppe rufen eine sog. pseudomembranöse Enterokolitis mit schweren und langwierigen Durchfällen hervor. Das ist einer der Hauptgründe, warum man Antibiotika nur auf die ausdrückliche Empfehlung des Arztes nehmen soll.

Wieso verursachen Antibiotika manchmal Durchfälle? Sie vernichten bestimmte, normalerweise im Darmtrakt wachsende, notwendige Bakterien; dadurch können sich andere Bakterien, die gegen das zur Behandlung verwendete Antibiotikum unempfindlich sind (in der Regel Staphylokokken), reichlich vermehren und eine Reizung der Darmschleimhaut hervorrufen.

Gastroenteritis

(siehe den Abschnitt über Magen und Zwölffingerdarm in diesem Kapitel)

Was ist eine Gastroenteritis? Eine akute Entzündung der Magen- und Dünndarmschleimhaut.

Wodurch entsteht eine akute Gastroenteritis?
Es gibt verschiedene Ursachen:
a) Viren, wie z. B. bei der Darmgrippe;
b) Allergie gegen bestimmte Speisen und Getränke;
c) Genuß verdorbener Nahrungsmittel;
d) Nahrungsmittelvergiftung;
e) Einnahme bestimmter Medikamente, die eine übersteigerte Dünndarmtätigkeit auslösen;
f) Einnahme von Giften;
g) Alkoholgenuß im Übermaß;
h) Bakterien, die eine echte Entzündung hervorrufen, etwa Typhus-, Ruhr- oder Choleraerreger usw.

Wie äußert sich eine akute Gastroenteritis? Die Gastroenteritis beginnt meist plötzlich mit Appetitlosigkeit und Übelkeit, nachfolgenden Bauchkrämpfen, Erbrechen und Durchfall. Nach den Entleerungen fühlt man sich sehr mitgenommen und erschöpft. Wenn die Gastroenteritis infektiösen Ursprungs ist, besteht Fieber. Der Leib wird aufgetrieben und druckempfindlich, und zwar meist in der Dünndarmgegend im Mittel- oder Unterbauch.

Wie lange hält eine akute Gastroenteritis gewöhnlich an? Zwei bis drei Tage.

Wie kann man zwischen einer akuten Gastroenteritis und anderen Krankheiten unterscheiden? Anhand der Symptome und ihrer Vorgeschichte sowie durch die Feststellung, daß Anzeichen ernsterer Störungen, etwa eine Bauchdeckenspannung, fehlen.

Muß man wegen einer akuten Gastroenteritis operiert werden? Nein, aber sie muß gegen andere Erkrankungen, die eine Operation erfordern würden, z. B. eine Blinddarmentzündung, einen Darmdurchbruch usw., abgegrenzt werden.

Wie wird eine akute Gastroenteritis behandelt?
a) Mit absoluter Bettruhe;
b) 24- bis 48stündigem Fasten;
c) Beruhigungsmitteln;
d) Heilmitteln, die die Darmtätigkeit herabsetzen.

Heilt eine Gastroenteritis in der Regel aus? Ja, sofern nicht eine Überdosis eines echten Giftes oder Botulismus die Ursache ist. Letzterer ist eine schwere Nahrungsmittelvergiftung durch den Genuß von Speisen (Konserven!), welche Gifte des Bazillus botulinus enthalten.

Regionäre Enteritis
(Enteritis regionalis)

Was ist eine regionäre Enteritis? Eine entzündliche Erkrankung verschiedener Dünndarmabschnitte, besonders der untersten Ileumschlinge (am Dünndarm wird ein oberer Teil, das Jejunum, und ein unterer, das Ileum, unterschieden).

Was ist die Ursache der regionären Enteritis? Man weiß es nicht; möglicherweise sind es Krankheitserreger (Bakterien oder Viren, die noch nicht isoliert werden konnten).

Gibt es für diese Krankheit auch andere Bezeichnungen? Ja. Sie wird auch Ileitis terminalis oder Ileitis regionalis genannt, wenn die Krankheitserscheinungen auf das Ileum beschränkt sind.

Welche Symptome zeigen sich bei dieser Krankheit? Sie kann mit akut auftretenden Krämpfen im Mittel- und Unterbauch, mehreren dünnen Stühlen pro Tag, Appetitlosigkeit und leichtem Fieber einsetzen. Diese Erscheinungen gehen oft nach ein paar Tagen zurück, kommen aber in Abständen wochenlang immer wieder. Schließlich kann die Entzündung des Dünndarms zu einer Behinderung des Stuhldurchgangs mit starker Auftreibung des Leibes, Übelkeit, Erbrechen und Stuhlverhaltung führen.

Kommt die regionäre Enteritis oft vor? Sie ist nicht selten und wird am häufigsten bei jüngeren Menschen beobachtet.

Wie wird die Diagnose einer regionären Enteritis gestellt? Sie ergibt sich gewöhnlich durch den charakteristischen Röntgen- und Koloskopiebefund.

Wie verläuft diese Krankheit? Das ist je nach der Ausdehnung der Veränderungen recht unterschiedlich.
Bei schwererem Verlauf treten wiederholt Schübe mit Fieber, Bauchkrämpfen und dünnen Stühlen auf. Es kann schließlich zur Bildung von Fisteln, Darmabszessen und zum Dünndarmverschluß kommen.

Wie wird die regionäre Enteritis behandelt?
a) In leichteren Fällen mit Bettruhe, reizloser Diät unter Ausschluß von

Gewürzen und Alkohol und mit bestimmten Medikamenten. Besonderer Nachdruck liegt auf der Vermeidung von Überarbeitung und seelischen Belastungen. Man hat die Erfahrung gemacht, daß eine Behandlung mit bestimmten Steroidpräparaten (Kortison) bei akuten Fällen eine bedeutende Besserung bewirken kann;
b) wenn die Krankheit weit fortgeschritten ist, muß chirurgisch vorgegangen werden. Die Operation kann in der Entfernung des entzündeten Abschnitts und Verbindung des oberhalb gelegenen normalen Dünndarms mit dem Colon transversum (querverlaufender Abschnitt des Dickdarms) bestehen (Ileotransversostomie); bei bestimmten Fällen wird der entzündete Darmabschnitt nicht entfernt, sondern es wird nur der oberhalb der Entzündung gelegene normale Dünndarm mit dem Dickdarm verbunden und damit der entzündete Darm ausgeschaltet. Bei den meisten Fällen geht darauf die Entzündung zurück, nachdem die Darmpassage nicht mehr über den kranken Darm verläuft (Abb. 193).

Kann man einer regionären Enteritis vorbeugen? Da die Ursache unbekannt ist, ist es leider nicht möglich, Vorbeugungsmaßnahmen zu empfehlen.

Gibt es einen Typ, der für die regionäre Enteritis anfälliger ist? Man nimmt an, daß ein überarbeiteter, erschöpfter, überempfindlicher Mensch leichter diese Krankheit bekommt; doch auch ausgeglichene Menschen können daran erkranken.

Besteht nach dem Rückgang einer regionären Enteritis die Gefahr eines Rückfalls? Ja.

Kann man ein normales Leben führen, nachdem ein Teil des Dünndarms entfernt oder ausgeschaltet worden ist? Ja. Der Dünndarm hat eine Länge von mehr als 6 m; für die Aufrechterhaltung einer normalen Darmfunktion ist weniger als die Hälfte nötig.

Tritt die regionäre Enteritis familiär gehäuft auf oder ist sie erblich? Nein.

Soll man Diät halten, nachdem man eine regionäre Enteritis durchgemacht hat? Ja. Man soll einige Monate hindurch oder sogar jahrelang eine milde, reizstofffreie Diät einhalten.

Meckel-Divertikel

Was ist ein Meckel-Divertikel? Das ist eine Ausbuchtung oder ein fingerartiger Fortsatz der Dünndarmwand im Bereiche des letzten

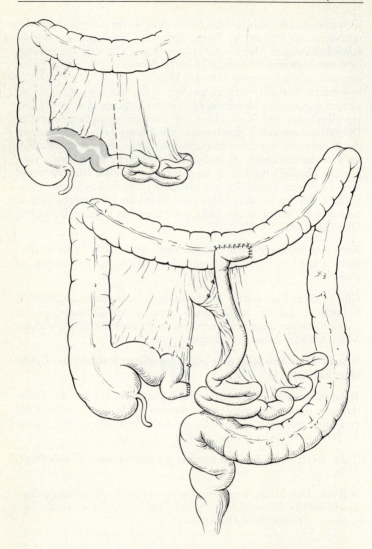

Abb. 193 *Operation bei regionärer Enteritis.* Der Dünndarm wird oberhalb des kranken Bezirkes durchtrennt; das untere Ende wird blind verschlossen, der verbleibende gesunde Teil des Dünndarms wird direkt mit dem Dickdarm verbunden. Durch diesen Kurzschluß wird der entzündete Darmabschnitt ausgeschaltet.

Dünndarmstücks. Es stellt eine angeborene Entwicklungsfehlbildung dar.

Kommt ein Meckel-Divertikel häufig vor? Nein, es ist selten.

Welche Bedeutung hat ein Meckel-Divertikel? Manchmal kommt es zu einer Entzündung des Divertikels, auf ziemlich ähnliche Weise wie bei einer Wurmfortsatzentzündung (Appendizitis).

Woraus ergibt sich die Diagnose eines entzündeten Meckel-Divertikels? Beim Patienten, meist einem Kind, bestehen Leibschmerzen, Druckempfindlichkeit im Mittelbauch, leichtes Fieber und blutiger Durchfall.

Wie wird diese Erkrankung behandelt? Sobald sie diagnostiziert ist, soll sofort operiert werden, da es zu einer Blutung oder zum Durchbruch des entzündeten oder vereiterten Divertikels kommen kann. Bei der Operation, die einer Blinddarmoperation recht ähnlich ist, wird das Divertikel entfernt.

Ist dies eine schwere Operation? Es ist eine große Operation, aber sie wird in der Regel ohne Folgen gut überstanden.

Wie lange dauert die Rekonvaleszenz nach der Operation eines Meckel-Divertikels? Der Verlauf nach der Operation ist ungefähr so wie nach einer Blinddarmoperation.

Invagination
(Intussuszeption, Darmeinstülpung)

Was ist eine Invagination? Eine Einstülpung des Darms in den nächstfolgenden Darmabschnitt.

Wie kann es zu einer Invagination kommen? Sie entsteht meist dann, wenn die normalen Darmbewegungen durch eine Entzündung oder einen Tumor gestört werden. Die Bewegungen des gesunden Darms oberhalb des Hindernisses laufen weiter und sind energischer als im unterhalb gelegenen Darmabschnitt; dadurch wird das obere Darmstück in den unteren Darmteil hineingeschoben.

An welcher Stelle findet sich eine Invagination am häufigsten? Dort, wo der Dünndarm in den Dickdarm mündet, stülpt sich der Dünndarm in den Dickdarm ein; diese Stelle liegt im rechten Unterbauch (Abb. 194).

Wer bekommt am ehesten diese Erkrankung? Die meisten Fälle ereignen sich bei etwa ein- bis dreijährigen Kindern.

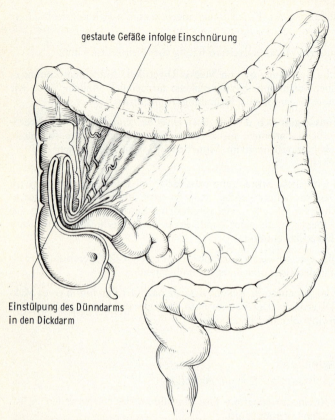

Abb. 194 *Darmeinstülpung* (Invagination): Der Dünndarm hat sich in den Dickdarm hineingeschoben; es besteht die Gefahr einer Abklemmung der Blutgefäße.

Wie wird die Diagnose einer Invagination gestellt? Es bestehen Leibschmerzen, im rechten Unterbauch ist eine Anschwellung tastbar, und die Röntgenuntersuchung ergibt einen charakteristischen Befund. Auch blutige Durchfälle sind bei dieser Erkrankung häufig.

Wie wird die Invagination behandelt?
a) In den meisten Fällen mit einer Bauchoperation, bei der der eingestülpte Darmteil vorsichtig in seine normale Lage zurückgezogen wird;

b) in bestimmten Fällen kann der Zustand ohne Operation durch einen Bariumeinlauf unter Druck behoben werden. Das muß ein Arzt machen, der mit dieser Technik vollständig vertraut ist. Unter Röntgendurchleuchtungskontrolle läßt man das Barium in den Dickdarm bis zur Füllung einlaufen und so lange auf den eingestülpten Dünndarm drücken, bis sich dieser in die normale Lage zurückzieht.

Läßt sich eine Darmeinstülpung mit dieser konservativen Methode sehr oft erfolgreich behandeln? Gegenwärtig kann die Invagination mit dieser Technik nur in einem kleinen Prozentsatz der Fälle behoben werden; meistens ist eine Operation erforderlich.

Kann sich der Darm neuerlich einstülpen, nachdem er in seine normale Lage gebracht worden ist? Wenn die Darmeinstülpung einmal operativ behoben worden ist, ist es höchst unwahrscheinlich, daß sie nochmals eintritt.

Wie sind die Heilungsaussichten bei der Darmeinstülpung? Sehr gut, vorausgesetzt daß die Diagnose am ersten oder zweiten Tag gestellt wurde.

Welche Gefahr besteht bei einer Invagination? Der eingestülpte Darm kann durch die Abschnürung der Blutzufuhr zugrunde gehen; wenn die Erkrankung unerkannt bleibt, kann sie zu einer Bauchfellentzündung und zum Tod führen.

Volvulus

(Darmverschlingung)

Was ist ein Volvulus? Mit Volvulus oder Darmverschlingung bezeichnet man eine Rotation oder Achsendrehung einer Dünndarm- oder Dickdarmschlinge um ihren Gekrösestiel (Mesenterium). Durch diese Drehung kann die Blutzufuhr dieses Darmabschnittes abgeklemmt werden, so daß er abstirbt und eine Gangrän (Brand) entsteht (Abb. 195).

Wo kommt es am leichtesten zu einer Darmverschlingung? Im Dickdarm, am häufigsten im Sigmoid, einem S-förmigen, im linken Unterbauch gelegenen Dickdarmabschnitt.

Wodurch wird ein Volvulus verursacht? Häufig entsteht er durch einen Dickdarmtumor oder durch Verwachsungen, die die Folge einer vorangegangenen Entzündung oder Operation sind. In manchen Fällen wird er auf einen abnorm langen Mesenterialstiel zurückgeführt.

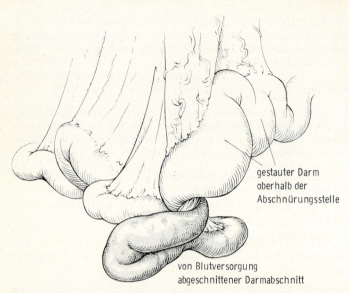

Abb. 195 *Darmverschlingung* (Volvulus): Durch die Drehung des Darms um seinen Gekrösestiel werden die Blutgefäße abgeschnürt.

Wer bekommt am ehesten eine Darmverschlingung? Man sieht sie am häufigsten bei älteren Leuten oder bei Patienten, die stark abgenommen haben.

Welche Symptome treten bei einer Darmverschlingung auf? Akute Bauchschmerzen, Übelkeit und Erbrechen, Darmverschluß, Fieber und Druckempfindlichkeit des Leibes. Der Röntgenbefund ist charakteristisch.

Wie wird eine Darmverschlingung behandelt? Mit einer prompten Operation, bei der man den gedrehten Darm wieder in seine normale Lage bringt und die Ursache der Verdrehung, etwa eine Verwachsung oder Geschwulst, entfernt.

Besteht die Gefahr, daß die Achsendrehung nach der operativen Lösung wieder auftritt? Nicht, wenn die Ursache der Darmverschlingung beseitigt wurde.

Führt die Operation zur Heilung? Ja, in den meisten Fällen, wenn die Diagnose rasch genug gestellt wird. Wenn die Darmverschlingung zu spät diagnostiziert wird, sind unter Umständen bereits gangränöse

Veränderungen eingetreten, und es kann sich schon eine Bauchfellentzündung entwickelt haben. Wenn es dazu gekommen ist, sind die Heilungsaussichten bedeutend schlechter.

Divertikulitis und Divertikulose

Was ist eine Divertikulose? Bei der Divertikulose finden sich Schleimhautaussackungen, die sich durch die Muskelwand des Dickdarms vorstülpen (Abb. 196).

Worauf beruht die Divertikulose? Vermutlich auf einer Schwäche der Darmwand an verschiedenen Stellen, wo Blutgefäße durchtreten.

Was ist der Unterschied zwischen einer Divertikulitis und Divertikulose? Bei der Divertikulitis besteht in einer oder mehrerer dieser Ausstülpungen oder Vorwölbungen eine Entzündung.

Kommt eine Divertikulose häufig vor? Ja. Man nimmt an, daß etwa jeder zehnte Mensch solche Divertikel hat. Meistens bleiben sie aber symptomlos.

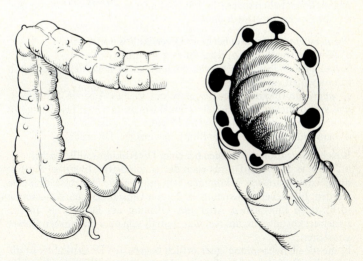

Abb. 196 *Divertikulose.* Die Dickdarmschleimhaut stülpt sich an vielen Stellen durch die Muskelwand vor und bildet kleine Aussackungen, die harmlos sind, solange keine Entzündung und kein Durchbruch eintritt.

Wie kann eine symptomlose Divertikulose überhaupt entdeckt werden? Sie wird gewöhnlich anläßlich einer routinemäßigen Röntgenuntersuchung des Magen-Darmtrakts an ihren charakteristischen Zeichen erkannt.

Wie groß ist die Gefahr, daß man eine Divertikulitis bekommt, wenn man Divertikelträger ist? Die meisten Divertikelträger haben überhaupt niemals Beschwerden von seiten ihrer Divertikulose. Nur bei etwa 10 % entwickelt sich eine Entzündung bzw. Divertikulitis.

Welche Maßnahmen werden bei Divertikulose empfohlen, um ein Fortschreiten der Veränderungen sowie Komplikationen zu verhüten? Diätetische Maßnahmen zur Anregung der Darmtätigkeit und Erzielung eines nicht zu festen Stuhls, insbesonders Einnahme von Weizenkleie, Gewöhnung an regelmäßigen Stuhlgang.

Wie wird eine Divertikulitis behandelt? In leichten Fällen ist nur eine internistische Behandlung nötig. Diese umfaßt:
a) Bettruhe;
b) reizfreie Diät;
c) intensive antibiotische Behandlung zur Beherrschung der Entzündung.

Läßt sich die Divertikulitis in den meisten Fällen mit internistischen Maßnahmen beherrschen? Ja. Nur bei einer von 10 Ersterkrankungen ist eine Operation erforderlich.

Wann ist eine Operation bei einer Divertikulitis notwendig?
a) Wenn es wiederholt zu Rückfällen gekommen ist;
b) bei drohendem oder bereits eingetretenem Divertikeldurchbruch mit Bauchfellentzündung;
c) wenn die entzündlichen Prozesse ein solches Ausmaß annehmen, daß sich örtliche Abszesse oder vom Darm ausgehende Fistelgänge zu den Nachbarorganen bilden, etwa Dickdarm-Blasenfisteln;
d) bei wiederholten massiven Blutungen aus den Divertikeln.

Welche Operationen kommen bei einer Divertikulitis in Betracht?
a) Wenn es zu einem Durchbruch der entzündeten Divertikel mit Bildung von Abszessen gekommen ist, müssen die Abszesse drainiert werden. In solchen Fällen muß man unter Umständen eine Kolostomie (d. h. einen künstlichen After mit Öffnung des Dickdarms an der Bauchdecke) anlegen, um den Darminhalt von dem erkrankten Gebiet abzuleiten;
b) die ideale Behandlung einer örtlich begrenzten Divertikulitis ist die operative Entfernung des kranken Darmstücks und Verbindung der beiden gesunden, oberhalb und unterhalb davon gelegenen Darmabschnitte.

Sind Divertikeloperationen gefährlich? Sie sind schwere Operationen, werden aber in der Regel gut überstanden.

Gibt es oft Rückfälle der Divertikulitis nach der Operation? Nur wenn kranke Darmschlingen zurückgeblieben sind.

Wie lange muß man wegen einer Divertikulitis im Krankenhaus bleiben? Wenn man wartet, bis die akute Entzündung ohne Operation zurückgeht, kann ein mehrwöchiger Spitalaufenthalt erforderlich sein; wenn operiert wird, ist der Patient vielleicht nach 2–3 Wochen so weit, daß er das Krankenhaus verlassen kann.

Muß man bis zur endgültigen Heilung oft mehrmals operieren? Ja. Die erste Operation wird vielleicht nur in der Drainage eines Abszesses, der durch einen Divertikeldurchbruch entstanden ist, und in der Kolostomie zur Ableitung des Darminhalts bestehen; die zweite Operation kann der Entfernung des erkrankten Darmabschnitts gelten; schließlich mag ein dritter Operationsgang erforderlich sein, um den künstlichen After zu schließen und die normale Darmpassage wiederherzustellen.

Werden Divertikeloperationen immer in mehreren Schritten ausgeführt? Nein. Nach Möglichkeit versucht der Chirurg, die Entfernung des erkrankten Darmabschnitts und die Wiederherstellung der Kontinuität in einer einzigen Sitzung zu erledigen. Leider ist das nicht immer durchführbar.

Kann der Patient nach einer Divertikulitis wieder ein normales Leben führen? Ja, er muß nur auf seine Diät und seinen Stuhlgang achten.

Reizkolon

(Irritables Kolon)

Was versteht man unter einem Reizkolon? Von Reizkolon spricht man, wenn sich der Dickdarm schon auf den geringsten Reiz heftig zusammenzieht und mit Spasmen (Krämpfen) reagiert; er scheidet dabei oft massenhaft Schleim ab, der dann im Stuhl erscheint. Die schmerzhaften Krämpfe und der Schleimabgang wurden früher als „Colica mucosa" bezeichnet.

Wodurch entsteht ein Reizkolon? Es ist eine funktionelle Störung, die vermutlich seelisch bedingt ist und eine Reaktion auf übermäßige Belastung (Streß) darstellt.

Wer neigt am meisten dazu, ein Reizkolon zu bekommen? Junge

Frauen und Männer, die tiefsitzende, ungelöste seelische Probleme haben.

Welche Symptome finden sich bei einem Reizkolon?
a) Beschwerden im Bauch, Blähungen und unbestimmte krampfartige Schmerzen;
b) unregelmäßiger Stuhlgang mit abwechselnder Verstopfung und Durchfällen;
c) reichlicher Schleimabgang mit dem Stuhl.

Wie kommt man zur Diagnose eines Reizkolons? Es ist sehr wichtig, daß ernstere Erkrankungen, etwa eine Colitis ulcerosa oder ein Darmtumor, ausgeschlossen werden. Diese Unterscheidung läßt sich durch die genaue Beobachtung der Krankheitserscheinungen, eine sigmoidoskopische Untersuchung des unteren Darmabschnitts und eine Röntgenuntersuchung treffen.

Wie wird das Reizkolon behandelt?
a) Die psychologische Betreuung des Patienten spielt eine große Rolle; in bestimmten Fällen soll ein Psychiater zugezogen werden;
b) der Patient muß unbedingt aufhören, Abführmittel zu nehmen oder Einläufe zu machen, weil sie die Normalisierung der Darmfunktion stören;
c) der Patient muß angewiesen werden, sich regelmäßige Mahlzeiten und regelmäßigen Stuhlgang anzugewöhnen; er muß stark gewürzte Speisen und Alkohol in größeren Mengen meiden;
d) es werden Medikamente aus der Gruppe der Anticholinergika verabreicht.

Kann man wieder gesund werden, wenn man ein Reizkolon hat? Ja, aber bei seelischen Belastungen, bei Nicht-Einhaltung der Diät oder bei Wiederaufnahme des Gebrauchs von Abführmitteln und Einläufen besteht Rückfallsneigung.

Ist ein Reizkolon gefährlich? Nein. Wenn man daran leidet, kann man trotzdem ein aktives, normales Leben führen.

Führt ein Reizkolon zur Entwicklung eines Krebses? Nein.

Helfen krampflösende Medikamente oder Tranquillantien bei dieser Störung? Ja. Durch die krampflösende Wirkung dieser Mittel wird es oft möglich, eine Regelung des Stuhlgangs zu erreichen. Tranquillantien können manchmal etwas dazu beitragen, seelische Spannungen zu lösen.

Kolitis

(Dickdarmentzündung)

Was ist eine Kolitis? Eine Kolitis ist eine Entzündung des Dickdarms; es gibt verschiedene Formen, so die Colitis ulcerosa, die Kolitis bei Ruhr usw.

Colitis ulcerosa

Was ist eine Colitis ulcerosa? Der Name bedeutet „geschwürige Dickdarmentzündung". Es handelt sich um eine sehr ernste entzündliche Erkrankung des Dickdarms, die manchmal auch den Dünndarm mitbefällt. Sie geht mit Fieberschüben, Blutarmut, blutigen Durchfällen, Schwäche und einer typischen Gruppe von Allgemeinsymptomen, zu denen auch Gelenkschmerzen gehören, einher.

Wodurch entsteht eine Colitis ulcerosa? Man kennt die Ursache nicht mit Bestimmtheit, doch glauben einige Untersucher, daß die Erkrankung bakteriellen Ursprungs ist. Personen im 3. und 4. Lebensjahrzehnt, die an seelischen Störungen leiden, bekommen die Krankheit eher als seelisch ausgeglichene und ältere Leute.

Welche Symptome finden sich bei dieser Erkrankung? Die Colitis ulcerosa hat ihren Beginn oft im frühen Jugend- oder Erwachsenenalter mit ständigen Durchfällen, Bauchkrämpfen und dem Auftreten von Blut und Schleim im Stuhl. Es können pro Tag 15 bis 20 oder sogar 30 Darmentleerungen stattfinden. Wenn das anhält, kommt es zu einem starken Wasserverlust, hohem Fieber und Blutarmut.

Wie verläuft eine Colitis ulcerosa gewöhnlich? Die Erkrankung kann einige Wochen lang andauern und dann zurückgehen, um zu späterer Zeit in den folgenden Monaten oder Jahren wiederzukehren.

Wie wird die Diagnose der Colitis ulcerosa gestellt?
a) Anhand der typischen Symptome;
b) durch den Nachweis der charakteristischen entzündlichen und geschwürigen Veränderungen bei der sigmoidoskopischen oder koloskopischen Untersuchung des Dickdarms;
c) anhand des charakteristischen Röntgenbefunds.

Wie wird die Colitis ulcerosa behandelt?
a) In leichten Fällen ist eine internistische Behandlung angezeigt, die eine reizfreie Diät und die Verabreichung von Antibiotika sowie von Kortisonpräparaten und anderen Medikamenten (z. B. Salazopyrin)

umfaßt. Frühfälle gehen in der Mehrzahl unter diesen Maßnahmen zurück;
b) fortgeschrittene Erkrankungen oder Rückfälle erfordern oft eine Operation. Es kann sich die Entfernung des gesamten Dickdarms als notwendig erweisen. Im Anschluß daran wird mit dem Dünndarm (Ileum) eine bleibende, künstliche Afteröffnung (Ileostomie) an der Bauchdecke geschaffen.

Besteht bei einem schweren Fall von ulzeröser Kolitis Aussicht auf Heilung? Die Heilungsaussichten sind günstig unter der Voraussetzung, daß jene Patienten, die nach einem eingehenden Versuch nicht auf die medikamentöse Behandlung ansprechen, im geeigneten Zeitpunkt operiert werden.

Bleibt dem Patienten die Ileostomieöffnung für immer, wenn der gesamte Dickdarm entfernt worden ist? Ja, aber die meisten Patienten lernen es, damit zurechtzukommen.

Ist es manchmal möglich, den Mastdarm bei der Operation zu erhalten? In einer kleinen Zahl der Fälle ist der Mastdarm nicht in den Krankheitsprozeß einbezogen und kann erhalten werden. In einigen Fällen, leider nicht in sehr vielen, kann gleich bei der ersten Operation der Dünndarm (Ileum) direkt mit dem Mastdarm durch Naht verbunden werden. In anderen Fällen legt man bei der Erstoperation eine Ileostomie an und läßt dem Patienten zunächst Zeit, sich von der Operation zu erholen. Einige Monate oder Jahre später, wenn sich zeigt, daß der Mastdarm vollkommen frei von dem Krankheitsgeschehen ist, kann man die Ileostomie auflassen und das Ileum an den Mastdarm anschließen. Es muß betont werden, daß dieses Verfahren bei der Mehrzahl der Patienten, die wegen einer Colitis ulcerosa operiert werden müssen, nicht durchführbar ist.

Ist man mit einer Ileostomie imstande, ein normales Leben zu führen? Ja. Es gibt buchstäblich Tausende von Menschen mit einer Dauerileostomie, die ihren Geschäften nachgehen und ebenso wie Gesunde alle Funktionen ausüben.

Hat die Psychotherapie bei der Colitis ulcerosa Erfolg? Ja, aber nur, wenn der Patient im Frühstadium der Erkrankung zur Behandlung kommt.

Gibt es eine Möglichkeit, einer Colitis ulcerosa vorzubeugen? Nein, aber wenn sie prompt und frühzeitig behandelt wird, kann viel getan werden, um eine Verschlimmerung der Krankheit abzuwenden.

Was kann geschehen, wenn ein Patient mit einer schweren Colitis ulcerosa nicht operiert wird?
a) Ein akuter Schub mit Fieber, Wasserverlust und unbeherrschbaren Durchfällen kann schließlich zum Tod führen;
b) in einem großen Prozentsatz jener Fälle, bei denen eine aktive Colitis ulcerosa länger als 10 Jahre besteht, entwickelt sich ein Darmkrebs.

Bakteriell oder parasitär bedingte Kolitis

Welche Krankheitserreger erzeugen eine Ruhr-Kolitis? Das Krankheitsbild der Ruhr (Dysenterie) kann entweder durch Bakterien (Bakterienruhr) oder durch parasitäre Amöben (Amöbenruhr) hervorgerufen werden.

Wie bekommt man die Ruhr? Durch den Genuß von Speisen oder Wasser, die mit den spezifischen Krankheitserregern (Shigellenbakterien bzw. Entamoeba histolytica) verunreinigt sind (siehe auch Kapitel 26, Infektionskrankheiten).

Wie kann man einer Erkrankung an Ruhr vorbeugen? Man meide bei Auslandsreisen Speisen, die nicht einwandfrei sind, und minderwertige Restaurants, wo das hygienische Verhalten des Personals nicht ausreichend überwacht wird.

Gibt es eine wirksame Behandlung gegen die Ruhr? Ja. Spezifisch wirkende Medikamente können die Krankheit heilen, vorausgesetzt, daß sie frühzeitig im Krankheitsverlauf eingesetzt werden.

Kommt die Ruhr-Kolitis häufig vor? Infolge des zunehmenden Reiseverkehrs in tropische Länder sieht man sie heute viel öfter als früher. Die Bakterienruhr war in Kriegszeiten seit jeher eine Geißel der kämpfenden Truppen.

Kann eine Amöben- oder Bazillenruhr vollständig ausheilen? Ja, falls sie früh und gründlich behandelt wird. Unbehandelt neigt die Ruhr zu chronischem Verlauf und zur Entwicklung ernster Komplikationen. Zu diesen gehört bei der Amöbenruhr die Bildung von Abszessen in der Leber oder in anderen Organen.

Neigt die Ruhr zu Rückfällen? Wenn sie nicht durchgreifend beseitigt wurde, treten immer wieder Schübe auf.

Darmverschluß
(Ileus)

Was ist ein akuter Darmverschluß? Ein akuter Darmverschluß oder Ileus gehört zu den ernstesten chirurgischen Krankheiten des Bauchraums. Er entsteht, wenn die Vorwärtsbeförderung des Darminhalts im Darmkanal behindert ist.

Welche krankhaften Veränderungen führen am häufigsten zu einem Darmverschluß?
a) Ein Tumor innerhalb oder außerhalb des Darms, der die Darmpassage entweder verlegt oder durch Druck von außen blockiert;
b) Verwachsungen, die eine Abschnürung des Darms bewirken;
c) eine Achsendrehung des Dickdarms, wie es bei der Darmverschlingung (Volvulus) der Fall ist;
d) die Einklemmung einer Darmschlinge, die durch eine Bruchpforte in einen Bruchsack ausgetreten ist: eingeklemmter Bruch (Hernie).

Welche Symptome finden sich bei einem Darmverschluß?
a) Auftreibung des Leibes;
b) es können weder Stuhl noch Darmgase abgehen;
c) wiederholtes Erbrechen;
d) kolikartige Bauchschmerzen;
e) typische Zeichen des Verschlusses bei der Röntgenuntersuchung.

Ist der Darmverschluß immer vollständig? Nein. Zuerst entsteht ein teilweiser Verschluß, der sich durch eine im Laufe einiger Tage zunehmende Verstopfung und Auftreibung des Bauches bemerkbar macht.

Was geschieht, wenn der Darmverschluß nicht behoben wird? Der Leib wird stark aufgetrieben, das Erbrechen nimmt zu, bis es schließlich zum Koterbrechen kommen kann. Der Verlust von Darmsäften bringt den Mineralhaushalt aus dem Gleichgewicht, und es treten Veränderungen in der Blutzusammensetzung ein, die so schwerwiegend sein können, daß sie den Tod zur Folge haben. In anderen Fällen kann ein Durchbruch des übermäßig geblähten Darms eintreten, der eine rasch zum Tode führende Bauchfellentzündung verursacht.

Schwindet ein Darmverschluß manchmal ohne Operation? Ja, in Einzelfällen, wenn er die Folge einer Achsendrehung, Knickung, Darmeinstülpung oder Darmschleimhautentzündung war. Diese Veränderungen gehen manchmal von selbst zurück und damit auch der Darmverschluß.

Wie wird ein teilweiser Darmverschluß behandelt? Man führt durch die Nase einen Schlauch durch den Magen bis in den Dünndarm ein und schließt ihn an einen Saugapparat an; auf diese Weise wird die Aufblähung des Darms beseitigt und Flüssigkeit sowie Gas zum Großteil entfernt. Zur Hebung des Allgemeinzustands erhält der Patient Flüssigkeit, Zucker und notwendige Mineralien intravenös zugeführt.

Wie wird die Diagnose eines Darmverschlusses endgültig gesichert? Anhand der Symptome und durch Röntgenaufnahmen. Eine Narbe von einer vorangegangenen Bauchoperation wird den Verdacht auf einen mechanischen Verschluß lenken und legt die Vermutung nahe, daß der Darmverschluß auf der Knickung bzw. Abschnürung einer Darmschlinge infolge einer Verwachsung beruht.

Worin besteht die Operation bei einem Darmverschluß? Wenn der Darmverschluß durch eine Verwachsung oder Abschnürung entstanden ist, wird das einschnürende Gewebe mit der Schere durchtrennt; wenn er die Folge eines Tumors ist, muß der betroffene Darmabschnitt entfernt werden.

Sind manchmal mehrere Operationen wegen eines akuten Darmverschlusses notwendig? Ja. Im Vordergrund steht die Aufgabe, den Verschluß so rasch wie möglich zu beheben. Dazu ist oft eine einleitende Kolostomie erforderlich, die darin besteht, daß man den Darm an die Bauchdecke heraufholt und eine kleine Öffnung anlegt, so daß sich der Stuhl nach außen entleeren kann.

Muß nach einem Darmverschluß die Kolostomie für immer bestehen bleiben? In der Regel nicht. Wenn sich der Allgemeinzustand nach der Behebung des Verschlusses gebessert hat, kann der Chirurg den Patienten eingehender untersuchen, um Ursache und Lage des Verschlusses ganz genau abzuklären. Dann wird er bei einer neuerlichen Operation die ursächliche Veränderung beseitigen und zu einem späteren Zeitpunkt die Kolostomie schließen und die normale Darmpassage wiederherstellen.

Bestehen Aussichten, daß der Patient einen vollständigen Darmverschluß übersteht? Patienten, die binnen 24 bis 48 Stunden nach Beginn der Erkrankung operiert werden, erholen sich in den allermeisten Fällen wieder. Wenn der Prozeß einige Tage lang seinen Fortgang genommen hat, sind trotz aller Bemühungen viele nicht mehr zu retten.

Hirschsprung-Krankheit
(Megacolon congenitum)

Was ist die Hirschsprung-Krankheit? Die Hirschsprung-Krankheit oder das Megacolon congenitum ist eine angeborene Veränderung, die

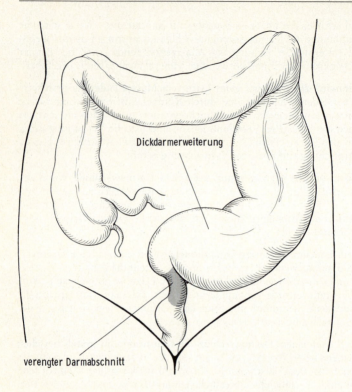

Abb. 197 *Hirschsprung-Krankheit.* Bei dieser angeborenen Krankheit wird die normale Darmpassage durch ein verengtes Darmstück behindert; der oberhalb davon gelegene Darm ist enorm erweitert.

durch eine enorme Erweiterung und Dehnung des Dickdarms gekennzeichnet ist. Ein meist nur kurzes Stück im sigmoidalen Anteil des linken Dickdarmabschnittes weist eine Verengung auf, die vermutlich die oberhalb davon gelegene Darmerweiterung bedingt. (Siehe auch Kapitel 50, Säuglings- und Kinderkrankheiten und Abb. 197.)

Warum ist beim Megacolon ein Stück des Darms zusammengezogen und verengt? Man nimmt an, daß bestimmte Nervenstrukturen, die die Erschlaffung und Erweiterung des Darms ermöglichen, in diesem Bereich der Darmwand fehlen.

Wo findet sich ein Megacolon? Bei kleinen Kindern.

Welche Symptome zeigen sich beim Megacolon?
a) Das Kind kann keinen Stuhl absetzen. Manche Kinder haben niemals normalen Stuhlgang und können ihren Darm nur entleeren, wenn sie einen Einlauf bekommen;
b) der Bauch ist durch den erweiterten Darm riesig aufgetrieben (Froschbauch).

Wie wird die Diagnose eines Megacolons gestellt? Aufgrund der Krankheitserscheinungen und mittels Röntgenuntersuchung; diese zeigt das charakteristische Bild einer enormen Erweiterung des Darms oberhalb eines Engpasses.

Wie wird die Hirschsprung-Krankheit behandelt? Bei den allermeisten Fällen ist eine Operation erforderlich. Das verengte Darmstück wird entfernt, und das obere Darmende wird mit dem unterhalb gelegenen Mastdarm verbunden.

Ist ein Megacolon heilbar? Ja, in fast allen Fällen.

Ist die Operation gefährlich? Nein, aber nachdem es sich um die Entfernung eines Darmabschnittes handelt, ist es eine sehr schwere Operation.

Kann nach der Operation ein Rückfall eintreten? Nein. In fast allen Fällen ist der Heilungserfolg von Dauer.

Kann ein Kind nach einer Megacolonoperation ein normales Leben führen? Ja. Nach der Heilung entwickeln sich die Kinder körperlich und geistig erstaunlich rasch.

Geschwülste des Dünn- und Dickdarms

Wo liegen die meisten Geschwülste des Darmtrakts? Überwiegend im Dickdarm. Im Vergleich dazu sind Dünndarmtumoren selten.

Welche Geschwulstformen gibt es im Darmtrakt?
a) Gutartige, nicht krebsige Geschwülste, wie etwa Polypen oder Muskelgewebsgeschwülste (Myome);
b) bösartige Geschwülste – Darmkrebs, Lymphome, Sarkome.

Wird aus gutartigen Darmtumoren manchmal ein Krebs? Ja. Dies ist einer der Hauptgründe, warum man bei Krankheitserscheinungen von seiten des Darms gleich den Arzt aufsuchen sollte.

Woran kann man erkennen, ob man eine Geschwulst im Darm hat? Blutabgang aus dem Mastdarm und die Beobachtung, daß der Stuhlgang anders ist als üblich, sind die beiden verläßlichsten Warnzeichen.

Kann man der Entwicklung einer Geschwulst vorbeugen? Nein, aber wenn sich Beschwerden einstellen, sollte man zu regelmäßigen Kontrollen mit Mastdarmuntersuchung und Sigmoidoskopie gehen.

Was ist die Koloskopie? Die Untersuchung des Dickdarms mit einem flexiblen optischen Instrument, mit dem man den Dickdarm in seiner ganze Länge inspizieren kann. Außerdem läßt sich durch das Koloskop ein Instrument einführen, mit dem hochsitzende Polypen entfernt werden können.

Welche Darmtumoren kommen häufiger vor? Die am häufigsten anzutreffende Geschwulstform ist der gutartige Polyp (Abb. 200).

Wie kann man erkennen, ob man einen Polyp hat? Am kennzeichnendsten ist die schmerzlose Blutung aus dem Mastdarm. Größere Polypen, die höher oben im Dickdarm sitzen, können immer wieder einmal kolikartige Schmerzen oder zweitweise auftretende Darmverschlußerscheinungen verursachen.

Wie werden Polypen behandelt? Polypen, die nicht sehr weit vom After entfernt sind, können durch ein Sigmoidoskop entweder in den Praxisräumen des Chirurgen oder im Krankenhaus entfernt werden. Höher sitzende Polypen entfernt man durch ein Koloskop oder mit einer Bauchoperation.

Wie häufig ist der Darmkrebs? Er ist eine der häufigsten Krebsformen (Abb. 198).

Wann kommt es am ehesten zur Darmkrebsentwicklung? Während des 6. und 7. Lebensjahrzehnts.

Liegt die Anlage zum Darmkrebs in der Familie bzw. ist sie erblich? Nein, aber die Anlage zur Entwicklung von Polypen und anderen Veränderungen, die als Krebsvorläufer anzusehen sind, kann in der Familie liegen.

Kann ein Darmkrebs mit Röntgenuntersuchungen verläßlich diagnostiziert werden? Die Röntgenuntersuchung liefert sehr genaue Ergebnisse; dort, wo der Tumor sitzt, zeigt sich eine Unregelmäßigkeit in der Begrenzung des Darmes.

Wie müssen Darmtumoren behandelt werden? Operativ, sobald die Diagnose endgültig feststeht.

Kapitel 58   Geschwülste des Dünn- und Dickdarms   1177

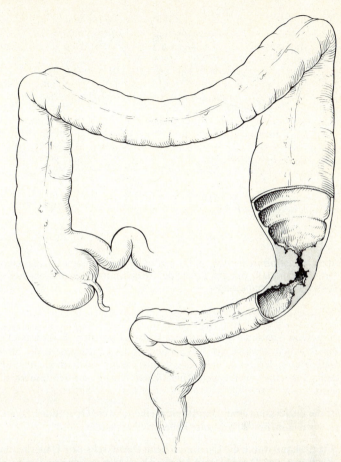

Abb. 198 *Darmkrebs*. Die Zeichnung zeigt eine von der Darmwand ausgehende Krebsgeschwulst, die in die Darmlichtung hineinwächst.

Welche Operationen kommen bei Darmtumoren in Betracht?
a) Beim gutartigen, nicht-krebsigen Tumor ist es lediglich notwendig, die Geschwulst an ihrem Ansatz abzutragen;
b) bei einer bösartigen Geschwulst wird, wenn möglich, das tumortragende Darmstück samt dem angrenzenden Darm weit im Gesunden entfernt. Das obere Ende des gesunden Darms wird dann mit dem unteren verbunden (Abb. 199). Wenn die Darmpassage nicht wieder-

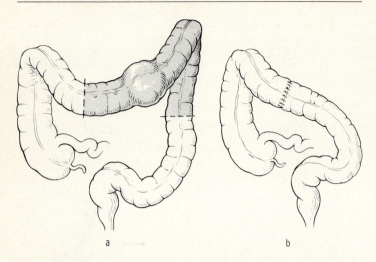

Abb. 199 *Darmresektion:* a) Darmzone, die wegen eines Tumors entfernt werden muß. b) Vereinigung der freien Darmenden und Wiederherstellung der Darmpassage.

hergestellt werden kann, wird ein künstlicher After (Kolostomie) in der Bauchdecke angelegt. Das Hauptziel des Chirurgen ist die totale Entfernung der bösartigen Geschwulst, wenn auch manchmal die Anlegung eines bleibenden künstlichen Afters dadurch notwendig wird.

Ist die Entfernung eines Darmtumors eine schwere Operation? Ja, aber sie wird in mehr als 95% aller Fälle gut überstanden.

Wie oft kann durch die Operation beim Darmkrebs eine Dauerheilung erzielt werden? Den jüngsten Ergebnisberichten zufolge sind mehr als 50% aller Patienten 5 oder mehr Jahre nach der erfolgreichen operativen Entfernung eines Darmkrebses noch am Leben.

Kann eine Darmgeschwulst wiederkehren? Die Geschwulst, die entfernt worden ist, kommt meist nicht mehr wieder, aber in 5% bis 10% der Fälle entwickelt sich ein Tumor an einer anderen Stelle des Darms.

Wie oft sollte man nach der Entfernung eines Darmtumors zu einer Kontrolluntersuchung gehen? Mindestens einmal im Jahr oder sofort, wenn neue Krankheitserscheinungen auftreten.

Wonach richtet sich die Entscheidung des Chirurgen, ob ein künstlicher After anzulegen ist oder nicht? Immer, wenn die Möglichkeit besteht, den Zusammenhang des Darms wiederherzustellen, wird es der Chirurg auch tun. Niemals aber wird er Tumorgewebe zurücklassen, wenn er es vermeiden kann.

Ist ein künstlicher After in jedem Fall endgültig? Nein. Manchmal wird er nur angelegt, um einen Darmverschluß, der durch einen Darmtumor verursacht wurde, zu beheben.

Wann entscheidet sich der Chirurg zur Schließung der Kolostomie? Wenn er weiß, daß er die normale Darmpassage wiederherstellen kann. Das kann einige Wochen oder Monate nach der Erstoperation der Fall sein.

Kann man mit einem bleibenden künstlichen After ein normales Leben führen? Ja, die meisten Patienten lernen es, ihren künstlichen After so unter Kontrolle zu bringen, daß der Stuhl fast mit der gleichen Regelmäßigkeit entleert wird wie früher unter normalen Bedingungen.

Hat man mit einem künstlichen After einen üblen Geruch? Nein. Man lernt es, die Darmöffnung die meiste Zeit sauberzuhalten. Außerdem gibt man oft einen speziell konstruierten Beutel über die Öffnung, um jeden Geruch abzudichten und zu binden, falls eine Darmentleerung erfolgen sollte, während man außer Haus oder bei der Arbeit ist.

Können andere Leute merken, daß jemand einen Kolostomiebeutel trägt oder daß er einen künstlichen After hat? Nein. Es gibt viele Tausende solcher Menschen, die alle Tätigkeiten in voller Bewegungsfreiheit ausüben ohne Unannehmlichkeiten für sie selbst oder andere in ihrer Umgebung.

Kann man ein normales Leben führen, wenn ein großer Teil des Darms entfernt worden ist? Verdauung und Ernährung können sogar dann normal sein, wenn der ganze Dickdarm entfernt worden ist. Auch vom Dünndarm kann mindestens die Hälfte entfernt werden, ohne daß die Ernährung leidet.

Wie kann der Chirurg zwischen einem gutartigen und einem bösartigen Darmtumor unterscheiden? In erster Linie nach dem Aussehen, darüber hinaus werden Darmtumoren aber immer einer mikroskopischen Untersuchung unterzogen, mit der man die Art der Geschwulst genau bestimmen kann.

Kann der Chirurg bei der Untersuchung des Bauches immer erkennen, ob der Patient einen Darmtumor hat? Nein. Aus diesem Grund ist es so wichtig, daß man routinemäßig eine Röntgenuntersuchung des

Darmtrakts durchführt, wenn irgendwelche Krankheitserscheinungen von seiten des Darms auftreten. Ferner sollte sich jedermann im Alter von über 45 Jahren einer Röntgenuntersuchung des Magen-Darmtrakts unterziehen, ob nun Beschwerden bestehen oder nicht.

Kommen Darmtumoren auch bei jungen Leuten vor? Ja. Einzelfälle sieht man auch schon bei Zwanzig- oder Dreißigjährigen.

Wie lange muß man bei einer Dickdarmoperation im Krankenhaus bleiben? Diese Operationen zählen zu den kompliziertesten in der ganzen Chirurgie und können einen mehrwöchigen Spitalsaufenthalt erforderlich machen. Vor und nach der Operation sind ganz besondere Betreuungsmaßnahmen notwendig, wozu die Vorbereitung des Darms mit häufigen Reinigungseinläufen und die Verabreichung von Antibiotika und Chemotherapeutika gehört. Diese Mittel beugen der Entstehung einer Bauchfellentzündung nach der Operation vor.

Ist die Bauchfellentzündung eine häufige Komplikation einer Darmoperation? Früher war sie es, aber heute kann der Darmtrakt mit Sulfonamiden und Antibiotika innen beinahe keimfrei gemacht werden. Dadurch kann der Chirurg in einem sauberen Operationsfeld arbeiten, und es besteht keine solche Gefahr mehr, daß sich im Anschluß an die Operation eine Bauchfellentzündung entwickelt.

Mastdarm und After

Was ist der After? Mit After oder Anus bezeichnet man die letzten 2 cm bis 3 cm des Darmtrakts mit der Darmöffnung.

Was ist der Mastdarm? Der Mastdarm, auch Enddarm oder Rektum genannt, ist jener Darmabschnitt, der etwa 12 cm bis 14 cm vom After aufwärts reicht.

Sind Erkrankungen des Mastdarms oder Afters häufig? Fast 1/3 aller Erwachsenen leidet irgendwann einmal an einer örtlichen Erkrankung des Afters oder Mastdarms, z. B. an Hämorrhoiden, Fissuren oder Fisteln.

Welche Speisen und Getränke meidet man besser, wenn man eine akute Mastdarm- oder Aftererkrankung hat?
a) Stark gewürzte Speisen;
b) alkoholische Getränke.

Hämorrhoiden

Was sind Hämorrhoiden? Sie sind variköse (krampfaderartige) Erweiterungen der abführenden Venen von Mastdarm und After (Abb. 200).

Wodurch werden Hämorrhoiden hervorgerufen? Wie man glaubt, führt die Beanspruchung durch unregelmäßige Lebensgewohnheiten zu einer Schwächung dieser Venen und zum Versagen der Venenklappen. Die Entwicklung von Hämorrhoiden wird vermutlich durch chronische Verstopfung, unregelmäßigen Stuhlgang und langes Pressen beim Stuhlgang gefördert. In der Schwangerschaft können sich durch den Druck des Kindes auf die Beckenvenen Hämorrhoiden bilden.

Wie häufig kommen Hämorrhoiden vor? Sie sind die häufigste krankhafte Veränderung in der Aftergegend, und fast 25 % der Bevölkerung haben irgendwann einmal damit zu tun.

Wie kann man erkennen, ob man Hämorrhoiden hat? Um den After finden sich eine oder mehrere Schwellungen oder Knoten, die beim Stuhlgang deutlicher hervortreten. Außerdem besteht ein Völlegefühl in der Aftergegend, das ebenfalls während der Darmentleerung stärker wird. Hämorrhoiden sind oft schmerzhaft und können mit beträchtlichen Mastdarmblutungen einhergehen.

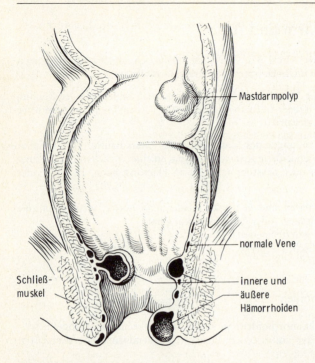

Abb. 200 *Mastdarmpolyp und Hämorrhoiden.* Darmpolypen sind gutartige Gewächse, können aber krebsartig entarten. Hämorrhoiden sind varikös erweiterte Venen im Afterbereich.

Kann man die Entstehung von Hämorrhoiden verhüten? Ja, in einem gewissen Ausmaß. Es werden sich weniger leicht Hämorrhoiden bilden, wenn man sich regelmäßige Darmentleerungen angewöhnt, eine verdauungsfördernde Kost mit ausreichendem Schlackengehalt zu sich nimmt und es unterläßt, beim Stuhlgang zu pressen.

Wie können Hämorrhoiden nachgewiesen werden? Der Arzt ist bei der Untersuchung des Mastdarms in der Lage festzustellen, ob Hämorrhoiden vorhanden sind.

Welche Möglichkeiten zur Behandlung von Hämorrhoiden gibt es?
a) Die medikamentöse Behandlung mit Einnahme von Gleitmitteln zur Regelung des Stuhlgangs und mit Medikamenten-Zäpfchen, die in den Mastdarm eingeführt werden;

b) die Injektionsbehandlung, wenn es sich um innere Hämorrhoiden handelt;
c) die chirurgische Beseitigung der Hämorrhoiden.

Eignet sich die Injektionsbehandlung für alle Formen von Hämorrhoiden? Nein. Nur die inneren Hämorrhoiden lassen sich manchmal mit dieser Methode erfolgreich beseitigen.

Was kann geschehen, wenn Hämorrhoiden unbehandelt bleiben?
a) Es können schwere Blutungen auftreten, die eine starke Blutarmut mit all ihren ernsten Folgen verursachen;
b) die Hämorrhoiden können thrombosieren, d. h. es können sich darin Blutgerinnsel bilden, was äußerst schmerzhaft ist;
c) es kann zu einem Vorfall (Prolaps) der Hämorrhoiden kommen, d. h. sie können aus dem Mastdarm austreten und nicht mehr zurückgehen;
d) die Hämorrhoiden können eingeklemmt und gangränös (brandig) werden;
e) es kann zur Geschwürsbildung und Infektion kommen.

Kann sich ein Mastdarmkrebs entwickeln, wenn man die Hämorrhoiden vernachlässigt? Nein, aber eine plötzliche Entstehung von Hämorrhoiden ist gelegentlich die Folge eines Tumorwachstums im Dickdarm.

Wovon hängt es ab, ob die Hämorrhoiden operiert werden sollen? Vielfach verursachen Hämorrhoiden überhaupt keine Beschwerden und erfordern keine Behandlung. Wenn sie Beschwerden machen und eine entsprechende medikamentöse Behandlung erfolglos bleibt, ist eine Operation notwendig.

Macht man vor der Hämorrhoidenoperation noch andere Untersuchungen? Ja. Man führt eine Rektoskopie durch, um krankhafte Veränderungen höher oben im Mastdarm, oberhalb der Hämorrhoiden, mit Sicherheit auszuschließen. Außerdem wird oft eine Röntgenirrigoskopie (Bariumeinlaufuntersuchung) des Dickdarms empfohlen.

Kann man mit dem Rektoskop einen Krebs im Mastdarm erkennen? Ja, das ist der Hauptzweck dieser Untersuchung. Mit einem etwas längeren Instrument, einem sogenannten Sigmoidoskop, kann man sogar noch das Sigmoid kontrollieren.

Wie und wo wird die Rektoskopie ausgeführt? Der Chirurg macht diese Untersuchung in der Sprechstunde, er führt dabei ein Rektoskop in den Mastdarmkanal ein. Ein Rektoskop ist ein Instrument von etwa 30 cm Länge, das die direkte Besichtigung des gesamten Mastdarms gestattet.

Ist die Rekto- bzw. Sigmoidoskopie eine schmerzhafte Untersuchung?
Nein. Sie macht nur geringe Beschwerden.

Empfiehlt sich auch noch eine andere Untersuchung, wenn bei einem Patienten mit Hämorrhoiden der Verdacht besteht, daß auch im Dickdarm ein Krankheitsprozeß existiert? Ja, eine Koloskopie, bei der der Dickdarm in seiner ganzen Länge mit einem flexiblen optischen Instrument besichtigt werden kann.

Zeigen Hämorrhoiden manchmal an, daß eine andere Krankheit im unteren Darmtrakt besteht? Ja, das ist der Grund, warum der Arzt eine Rekto-Sigmoidoskopie, Koloskopie und Röntgenuntersuchung empfiehlt, bevor er sich zur Entfernung der Hämorrhoiden entschließt.

Ist ein Krankenhausaufenthalt nötig, wenn man die Hämorrhoiden entfernen lassen will? Ja, man muß 4–5 Tage im Krankenhaus bleiben.

Ist die Entfernung der Hämorrhoiden (Hämorrhoidektomie) eine schwere Operation? Nein. Das Risiko ist unbedeutend.

Wie groß sind die Aussichten auf vollständige Heilung nach der Entfernung der Hämorrhoiden? Über 95 %.

Können Hämorrhoiden wiederkehren? Ja, aber die Zahl dieser Fälle ist klein.

Hat man nach der Hämorrhoidektomie starke Schmerzen? Ja, während der ersten ein, zwei Wochen nach der Operation.

Was wird bei der Hämorrhoidektomie gemacht? Die varikösen Venen werden aus dem umgebenden Gewebe herauspräpariert und freigelegt, unterbunden und weggeschnitten.

Wie erfolgt die Schmerzausschaltung bei der Hämorrhoidektomie? Meist mit einer tiefen Spinal- oder Kaudalanästhesie oder einer Allgemeinnarkose; gelegentlich wird eine örtliche Betäubung gemacht.

Wie lange dauert eine Hämorrhoidenoperation? Ungefähr 15–20 Minuten.

Sind spezielle vorbereitende Maßnahmen vor der Hämorrhoidektomie erforderlich? Nein. Es ist nur dafür zu sorgen, daß der Darm vor der Operation leer ist.

Was ist hinsichtlich der Diät nach einer Hämorrhoidektomie zu beachten? Stark gewürzte Speisen und alkoholische Getränke sind zu meiden.

Wie lange dauert es nach der Hämorrhoidenoperation, bis der Darm wieder normal funktioniert? Es kann einige Wochen dauern, bis sich der Stuhlgang wieder ganz normalisiert.

Welche Maßnahmen werden nach der Operation gewöhnlich empfohlen? Zweimal täglich ist ein Gleitmittel, etwa Paraffinöl, zu nehmen, und der Patient wird angewiesen, zwei- oder dreimal täglich ein warmes Sitzbad zu nehmen. Nach der Operation sind häufige Kontrolluntersuchungen durch den Chirurgen nötig.

Kommt es nach einer Hämorrhoidenoperation oft zur Blutung beim Stuhlgang? Ja. Diese Blutungen können einige Tage oder ein paar Wochen nach der Operation anhalten.

Wie bald nach einer Hämorrhoidenoperation kann man folgendes tun?

Baden:	3–4 Tage
das Haus verlassen:	4–5 Tage
Treppen steigen:	1–2 Tage
den Haushalt besorgen:	7 Tage
ein Auto lenken:	2 Wochen
Geschlechtsverkehr wieder aufnehmen:	3–4 Wochen
wieder zur Arbeit gehen:	2–3 Wochen
alle körperlichen Betätigungen wieder aufnehmen	4–6 Wochen

Soll man nach einer Hämorrhoidenoperation zu regelmäßigen Kontrolluntersuchungen gehen? Ja, etwa halbjährlich.

Mastdarm- und Afterpolypen

Was sind Polypen? Polypen sind warzenartige Gewächse der After- oder Mastdarmschleimhaut von Erbsen- bis Golfballgröße oder sogar noch darüber (Abb. 200).

Wo finden sich Polypen? Polypen können überall im Dickdarm von der Afteröffnung aufwärts angetroffen werden.

Wodurch werden Polypen verursacht? Polypen sind Neubildungen wie andere Tumoren. Man kennt ihre eigentliche Ursache nicht.

Wie häufig sind Polypen? Sie sind die verbreitetsten Geschwülste des Darmtrakts.

Wer bekommt am ehesten Polypen? Polypen finden sich in allen Altersgruppen, treten aber während des 4., 5. und 6. Lebensjahrzehnts öfter in Erscheinung.

Liegt die Anlage zu Polypen in der Familie bzw. ist sie erblich? Das trifft nur bei der sog. multiplen Polypose zu, die durch das gleichzeitige Vorhandensein zahlreicher Polypen im Dickdarm gekennzeichnet ist. Die familiäre Polypose ist eine eigene Krankheit, die von den isoliert auftretenden Einzelpolypen, die sich so oft im Mastdarm oder in der Aftergegend finden, abgegrenzt werden muß.

Woran kann man erkennen, ob man einen Polypen hat? Polypen in Afternähe werden manchmal bei der Darmentleerung herausgetrieben und können getastet werden. Das häufigste Symptom ist aber eine schmerzlose Blutung aus dem Mastdarm beim Stuhlgang in Fällen, wo keine andere krankhafte Veränderung des Afters oder Mastdarms vorliegt.

Wie diagnostiziert der Chirurg einen Mastdarmpolypen? Polypen können oft direkt mit dem Rektoskop gesehen werden.

Welche Folgen kann es haben, wenn Polypen unbehandelt bleiben? Manche Polypen können krebsig entarten, wenn man sie nicht abträgt. Mit der einfachen Entfernung der Polypen kann man verhindern, daß es dazu kommt!

Wie werden Polypen behandelt? After- und Mastdarmpolypen sollen entfernt werden. Wenn sie klein genug sind, kann das in der Ordination des Chirurgen geschehen; wenn sie groß sind oder hoch oben im Darm sitzen, müssen sie im Krankenhaus entfernt werden.

Wie geht die operative Entfernung eines Polypen vor sich? Man legt durch ein Rektoskop oder Sigmoidoskop eine Schlinge um den Polypen und trägt ihn mit einem Elektroresektionsinstrument an seinem Ansatz ab. Mit der zusammengezogenen Schlinge wird der Polyp dann durch den Mastdarmkanal herausgezogen. Höher oben im Dickdarm sitzende Polypen lassen sich oft durch ein Koloskop entfernen, das weit hinauf in den Dickdarm eingeführt werden kann.

Wie kann man feststellen, ob ein Polyp in Entartung begriffen ist? Der abgetragene Polyp wird in ein Labor eingeschickt und mikroskopisch untersucht.

Wie rasch erhält man den Laborbefund? Innerhalb von 4 bis 7 Tagen.

Was macht man, wenn sich der Polyp als bösartig erwiesen hat? Es wird eine Bauchoperation zur Entfernung des betroffenen Darmabschnitts vorgenommen.

Wie lange dauert der erforderliche Krankenhausaufenthalt? Bei einem gewöhnlichen Polypen einen Tag.

Ist eine besondere Vorbereitung vor der Polypenabtragung nötig? Nein; nur die übliche Darmreinigung.

Welche Maßnahmen empfehlen sich nach der Polypenoperation? Der Patient soll ein Gleitmittel, etwa Paraffinöl, nehmen und eine reizfreie Diät einhalten.

Kommen Polypen oft wieder? Der Polyp, der entfernt worden ist, kommt kaum wieder, wenn er nicht bösartige Veränderungen aufgewiesen hat. Wer jedoch *einen* Polypen hatte, kann auch weitere bekommen.

Wie bald nach einer derartigen Operation kann man wieder normal tätig sein? Gewöhnlich nach 2 bis 3 Tagen.

Blutet es noch ein paar Tage nach der Operation? Das kommt manchmal vor und ist kein Grund zur Beunruhigung.

Analfissur
(Afterschrunde)

Was ist eine Analfissur? Mit Analfissur oder Afterschrunde bezeichnet man eine Geschwürbildung oder einen Einriß in der Afterschleimhaut (Abb. 201).

Wodurch entsteht eine Fissur? Durch Überdehnung der Schleimhaut am Afterausgang bei chronischer Verstopfung. Die rissige Oberfläche wird infiziert, und es bildet sich ein Geschwür. Das Geschwür zeigt keine Heilungstendenz, weil es durch die Dehnung bei der Darmentleerung offengehalten wird.

Welche Symptome treten bei einer Afterschrunde auf? Schmerzen beim Stuhlgang, die von einer geringfügigen Blutung begleitet werden.

Wie wird eine Afterschrunde behandelt? In vielen Fällen führt eine medikamentöse Behandlung zur Heilung, wenn sie früh genug durchgeführt wird. Sie besteht in der Einnahme von Gleitmitteln, wie etwa Paraffinöl, und der Einführung von Medikamentenzäpfchen in den Mastdarmkanal. Patienten, die auf die medikamentöse Behandlung nicht ansprechen, müssen operiert werden.

Worin besteht die Operation bei einer Afterschrunde? Die Fissur wird mit einem kleinen elliptischen Schnitt entfernt, und der darunterliegende Schließmuskel wird eingeschnitten, damit der After für eine Weile erschlafft.

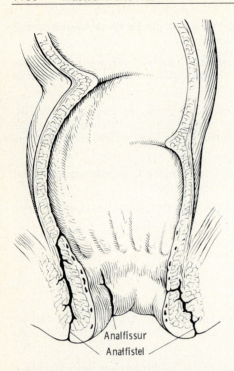

Abb. 201 *Analfissur und Analfisteln.* Eine Analfissur ist eine oberflächliche krankhafte Veränderung, während eine Fistel die Folge von Entzündungsvorgängen in der Tiefe der Gewebe ist.

Welche Vorbereitungs- und Nachbehandlungsmaßnahmen sind bei der Operation einer Analfissur notwendig? Die gleichen wie bei einer Hämorrhoidenoperation. (Siehe den Abschnitt über Hämorrhoiden in diesem Kapitel.)

Wie lange dauert die Wundheilung nach der Operation? 3–4 Wochen.

Kommen Afterschrunden manchmal wieder? Ja, aber nur in seltenen Fällen.

Heilt der Schließmuskel und normalisiert sich die Darmentleerung nach einer Fissuroperation? Ja. Nach wenigen Wochen ist die Heilung abgeschlossen, und der Stuhlgang funktioniert wieder normal.

Abszesse und bakterielle Infektionen in der Umgebung des Afters

(Periproktitische Abszesse)

Kommen Abszesse im After- und Mastdarmbereich sehr häufig vor? Ja.

Wodurch werden diese Abszesse verursacht? Vermutlich geht die Infektion von der After- oder Mastdarmschleimhaut aus und bahnt sich in der Tiefe der Gewebe den Weg zur Haut.

Wie werden diese Abszesse behandelt? Sie sollten sehr frühzeitig eröffnet und breit drainiert werden.

Heilen solche Abszesse immer ganz aus? Nein. Manche öffnen und schließen sich im Laufe mehrerer Wochen oder Monate immer wieder und führen schließlich zur Fistelbildung (siehe unten bei Analfistel).

Ist ein Krankenhausaufenthalt zur Operation dieser Abszesse nötig? Nur große, ausgedehnte Abszesse, die mit starken Schmerzen und hohem Fieber einhergehen, müssen im Krankenhaus in Narkose eröffnet werden. In leichteren Fällen kann der Chirurg den Abszeß in seiner Ordination in örtlicher Betäubung spalten.

Analfistel

Was ist eine Analfistel? Eine Analfistel ist eine abnorme Verbindung zwischen dem schleimhautbekleideten Inneren des Mastdarms oder Afters und der Hautoberfläche in der Afterumgebung; sie ist also ein Tunnel oder Gang (Abb. 201).

Wie häufig sind Analfisteln? Fisteln machen ungefähr 1/4 aller krankhaften Veränderungen in der After- und Mastdarmgegend aus.

Wie entstehen Fisteln? Sie stellen den Folgezustand einer eitrigen Infektion, die sich von einem Ausgangspunkt in der Wand des Mastdarms oder Afters den Weg zur Hautoberfläche gebahnt hat, dar.

Gibt es auch Fisteln tuberkulöser Herkunft? Ein sehr kleiner Prozentsatz der Fisteln steht im Zusammenhang mit einer Lungentuberkulose. Heutzutage findet man das jedoch äußerst selten.

Wie tritt eine Analfistel in Erscheinung? Meist gibt der Patient an, daß er vor einiger Zeit einen schmerzhaften Furunkel oder Abszeß neben dem After hatte, der aufging und Eiter absonderte. Der Abszeß öffnete und schloß sich abwechselnd im Laufe einiger Wochen oder Monate und hinterließ schließlich eine geringfügige Absonderung, machte aber nur mehr verhältnismäßig wenig Schmerzen.

Was geschieht, wenn eine Analfistel nicht behandelt wird? Die Fistelbildung kann fortschreiten und die Gegend um den Mastdarm unterminieren, um schließlich an verschiedenen Punkten die Oberfläche in der Afterumgebung zu erreichen. Überdies kann der Afterschließmuskel geschädigt werden, wenn die Fistel nicht beseitigt wird.

Wie wird eine Fistel behandelt? Fisteln, die über mehrere Wochen nicht abheilen, sollten operiert werden.

Worin besteht die Fisteloperation? Der Fistelgang wird entfernt oder breit freigelegt; dazu muß meist der Schließmuskel wie bei der Analfissurenoperation eingeschnitten werden.

Welche Maßnahmen gelten der Operationsvorbereitung und -nachbehandlung? Die gleichen wie bei der Analfissuren- und Hämorrhoidenoperation. (Siehe den Abschnitt über Hämorrhoiden in diesem Kapitel.)

Kann man mit einem guten Operationserfolg rechnen? Ja. Die Aussichten auf die endgültige Abheilung der Fistel sind sehr gut; nur selten kommt eine Fistel wieder. Rückfälle gibt es ab und zu bei großen, ausgedehnten, chronischen Fisteln, sie erfordern eine Nachoperation zur Erzielung einer Dauerheilung.

Normalisiert sich der Stuhlgang nach einer Fisteloperation wieder? Ja, binnen weniger Wochen.

Wie lange braucht die Fistelheilung? Die Operation ist ausgedehnter als eine Fissurenoperation, und es kann 6 bis 10 Wochen dauern, bis die Gewebe vollkommen verheilen.

Afterjucken
(Pruritus ani)

Was versteht man unter Pruritus ani? Man bezeichnet damit ein chronisches Hautjucken in der Umgebung des Afters.

Welche Ursachen hat das Afterjucken?
a) Die Haut in diesem Gebiet ist feucht, sehr empfindlich und wird immer wieder vom Stuhl verunreinigt;
b) dieser Hautbezirk reagiert oft auf Reizung durch Seife, Bekleidung usw. allergisch;

c) gleichzeitig bestehende krankhafte Veränderungen im Enddarmbereich, beispielsweise Hämorrhoiden, Fissuren, Dickdarmentzündungen usw., können eine Hautreizung bedingen und einen Juck-Kratz-Kreislauf in Gang setzen;
d) Hautpilzerkrankungen im Afterbereich sind nicht selten;
e) Menschen mit schweren Neurosen oder anderen seelischen Störungen bekommen viel häufiger Afterjucken als andere.

Wie äußert sich das Afterjucken?
a) Mit unerträglichem Jucken, das in der Hitze und bei Nacht ärger wird;
b) mit Reizung und Brennen der Haut um den After.

Wie wird das Afterjucken behandelt? Man hat schon unzählige Behandlungsverfahren versucht, aber keines hat sich in allen Fällen als voll wirksam erwiesen. Wenn eine Allergie vorliegt, muß sie geklärt und behandelt werden; eine Hautpilzerkrankung ist mit entsprechenden pilztötenden Präparaten zu behandeln; besteht eine Begleitkrankheit im Afterbereich, so muß sie ausgeschaltet werden. Der After ist sauber und trocken zu halten. Seife darf nur selten und mit Vorsicht verwendet werden. Es gibt viele Salben, die bei richtigem Gebrauch sehr viel helfen, besonders solche, die Kortison und juckreizstillende Bestandteile enthalten.

Kann eine allzu häufige Reinigung mit Seife und Wasser beim Afterjucken schaden? Ja. Seife und Wasser können diese Beschwerden durch die Hautreizung eher verschlimmern als mildern.

Wie lange kann das Afterjucken anhalten? Es wird oft chronisch – viele Leute leiden jahrelang daran.

Kommt es manchmal spontan zur Heilung? Ja. Oft schwinden die Beschwerden von selbst.

Kann das Afterjucken in manchen Fällen psychotherapeutisch beeinflußt werden? Ja, wenn eine seelische Störung vorliegt.

Mastdarmvorfall
(Rektumprolaps)

Was ist ein Mastdarmvorfall? Von einem Mastdarmvorfall oder Prolaps spricht man, wenn die Mastdarmschleimhaut durch die Afteröffnung herausgedrängt wurde.

Wann kommt es am häufigsten zum Vorfall? Beim Pressen während des Stuhlgangs.

Wer bekommt am ehesten diese Veränderung? Kleine Kinder und ältere Leute.

Wie entsteht ein Vorfall? Durch zu starkes, manchmal im Zusammenhang mit Durchfall oder Verstopfung stehendes Pressen beim Stuhlgang, bei Leuten mit schwacher Muskulatur.

Wie wird ein Mastdarmvorfall behandelt? In manchen Fällen muß man lediglich für besseren Stuhlgang sorgen und den begleitenden Durchfall oder die Verstopfung beseitigen. In anderen Fällen kann es notwendig sein, daß man auf chirurgischem Wege dem muskulären Stützapparat des Analkanals in irgendeiner Form Halt gibt und die überschüssige Schleimhaut abträgt.

Welche Operationen kommen bei einem Mastdarmvorfall in Betracht? Bei einem kleineren Vorfall wird eine plastische Operation vom After her vorgenommen. Bei ausgedehnteren Formen wird eine Bauchoperation mit Verkürzung des Mastdarms und Wiederherstellung seines muskulären Halteapparats durchgeführt.

Ist eine Operation beim Mastdarmvorfall älterer Leute öfter nötig als bei Kindern? Ja.

Haben Prolapsoperationen Erfolg? Ja; in fortgeschrittenen Fällen bei älteren Patienten gibt es allerdings viele Versager.

Krebs des Mastdarms und Afters

Ist der Krebs des Mastdarms oder Afters eine häufige Erkrankung? Ja. Er gehört zu den häufigsten bösartigen Neubildungen im ganzen Körper.

Wodurch entsteht ein Mastdarmkrebs? Man kennt die Ursache nicht. Es ist aber eine medizinische Tatsache, daß viele Krebse dieser Gegend von gutartigen Polypen ihren Ausgang nehmen.

Kann man einem Mastdarmkrebs vorbeugen? In einem gewissen Ausmaß insoweit, als regelmäßige Mastdarmuntersuchungen und sigmoidoskopische Untersuchungen eine gutartige Veränderung aufdecken können, die vielleicht krebsig entartet wäre, wenn man sie nicht entfernt hätte.

Wie wird die Diagnose eines Mastdarmkrebses gestellt?
a) Durch Austasten des Mastdarmkanals mit dem untersuchenden Finger;
b) durch Entnahme und mikroskopische Untersuchung eines Gewebestückchens vom Tumor. (Die Gewebeentnahme ist ein einfacher Sprechstundeneingriff.)

Welche Symptome erzeugt ein Mastdarmkrebs?
a) Das hervorstechendste Zeichen ist Blut im Stuhl;
b) der Stuhlgang kann anders sein als früher gewohnt.

In welchem Lebensalter wird der Mastdarmkrebs am häufigsten beobachtet? Er kann zu jeder Zeit auftreten, ist aber im mittleren und höheren Alter am häufigsten.

Welche Operation wird bei einem Mastdarmkrebs durchgeführt? Es gibt drei Hauptmethoden:
a) Der gesamte Mastdarm und etwa 60 bis 90 cm des Dickdarms werden entfernt. An der Bauchdecke wird eine Öffnung zum Abgang des Stuhls gebildet. Diese künstlich geschaffene Öffnung nennt man Kolostomie oder künstlichen After (Abb. 202).
b) In manchen Fällen, wenn der Krebs hoch im Mastdarm sitzt, ist es möglich, den krebsbefallenen Teil des Mastdarms zu entfernen und den Zusammenhang des Darms wiederherzustellen; dann ist eine künstliche Afteröffnung nicht nötig.
c) Bei einem örtlich begrenzten, oberflächlichen Mastdarmkrebs ist es mitunter ratsam, den Tumor lediglich mit einem Instrument, das durch den After eingeführt wird, auszubrennen. Dieses Verfahren kommt vorwiegend bei älteren Patienten und solchen, die aufgrund ihres schlechten Allgemeinzustands eine ausgedehntere Operation vielleicht nicht vertragen würden, in Betracht.

Sind die Ergebnisse bei allen drei Verfahren gleich? Meist wird die Auffassung vertreten, daß die Heilungsaussichten bei den beiden erstgenannten Operationsverfahren am besten sind.

Ist eine Mastdarmkrebsoperation gefährlich? Heutzutage überstehen mehr als 95 % der Patienten die Operation. Es ist jedoch eine schwere Operation, die zwei bis drei Stunden dauert und einen mehrwöchigen Krankenhausaufenthalt erforderlich macht.

Ist der Mastdarmkrebs überhaupt heilbar? Ja, ganz gewiß! Mehr als die Hälfte der Fälle kann geheilt werden, wenn man sie in einem Stadium antrifft, in dem sich der Krebs noch nicht weiter im Körper ausgebreitet hat.

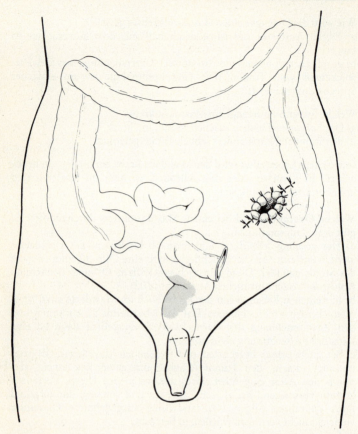

Abb. 202 *Kolostomie*. Wegen eines Krebses müssen der Mastdarm und der angrenzende Dickdarmabschnitt entfernt werden. Das Ende des verbleibenden Dickdarms mündet als künstlicher After an der Bauchdecke.

Kann der Patient ein erfülltes, normales Leben führen, wenn sein Mastdarm entfernt worden ist? Ja. Es gibt viele Tausende von Menschen, die uneingeschränkt alle Unternehmungen und Tätigkeiten betreiben, obwohl sie einen künstlichen After tragen. Sie lernen mit ihrer Kolostomie so umzugehen, daß die Darmentleerung jeden Tag zu einer bestimmten Zeit erfolgt und ihnen volle Bewegungsfreiheit läßt. Es gibt verschiedene Beutel oder Säckchen, die über der Kolostomieöffnung angebracht werden, um Stuhl oder Gerüche abzudichten, wenn sich der Patient außer Haus aufhält.

59

Vitamine

siehe auch Kapitel 4, Altern; Kapitel 15, Diät; Kapitel 49, Säuglingsernährung; Kapitel 52, Schwangerschaft

Was sind Vitamine? Vitamine sind besondere chemische Verbindungen, die für den normalen Stoffwechsel und die Gesundheit unentbehrlich sind. Der Körper kann sie nicht selbst erzeugen, sondern erhält sie hauptsächlich mit der Nahrung zugeführt.

Erhöhen Vitamine den Kalorienwert der Nahrung? Nein.

Sind Vitamine lebensnotwendig? Ja. Man kann jedoch lange Zeit mit ungenügender Vitaminaufnahme leben, bevor Mangelkrankheiten in Erscheinung treten.

Wie kann man erkennen, ob man Vitamine braucht? Vitaminmangelerscheinungen sind oft äußerst schwierig zu diagnostizieren. Es ist für den Patienten völlig unmöglich, selbst die Diagnose eines Vitaminmangels korrekt zu stellen, und er sollte sich daher nicht auf eine Selbstbehandlung mit wahlloser Einnahme von Vitaminpräparaten einlassen.

Erhöht es die allgemeine Widerstandsfähigkeit gegen Erkrankungen, wenn man neben einer vollwertigen Ernährung zusätzlich Vitaminpräparate einnimmt? Nein. Wenn die Vitaminaufnahme mit der Nahrung und die Vitaminresorption im Körper normal sind, steigert eine zusätzliche Vitaminzufuhr in Form von Tabletten oder anderen Präparaten die Widerstandskraft gegen Krankheiten nicht.

Wie lange muß man Vitamine nehmen, um einen Vitaminmangelzustand zu heilen? Wenn der Mangel lange Zeit bestanden hat, kann es mehrere Wochen oder länger dauern, bis sich der Vitaminhaushalt im Körper wieder normalisiert; bei einem kurzdauernden Mangel wird sich eine entsprechende Vitaminzufuhr wahrscheinlich sofort auswirken.

Welche Ursachen liegen einem Vitaminmangel zugrunde?
a) Ungenügende Nahrungsaufnahme oder einseitige Kost;
b) ungenügende Vitaminresorption im Körper infolge einer Funktionsstörung oder Krankheit des Darms;
c) gestörter Vitaminstoffwechsel als Folge von Krankheitsprozessen in verschiedenen Organen;

d) über die Norm erhöhter Vitaminbedarf, wie er während Krankheiten, Schwangerschaft, sehr starkem Längenwachstum, Perioden der Belastung oder besonderer Aktivität und bei schweren Operationen vorkommt.

Welche Krankheiten oder Störungen werden durch einen Vitaminmangel verursacht?
a) Vitamin A-Mangel:
1. Nachtblindheit (schlechtes Sehen in der Dämmerung);
2. Austrocknung der Deckgewebe von Augen, Haut und Atmungstrakt;
3. verminderte Widerstandskraft gegen Infektionen.
b) Vitamin B_1- oder Thiaminmangel:
1. Beriberi, eine schwere Mangelkrankheit, die durch hochgradigen Gewichtsverlust, Schwund der Muskelkraft, Nervenentzündungen, geistige Verwirrung und Herzschädigung gekennzeichnet ist;
2. ein leichterer Vitamin B_1-Mangel führt zu geringerer Gewichtsabnahme, Appetitlosigkeit, Schwäche und Nervenschädigung;
c) Vitamin B_2- oder Riboflavin-Mangel:
Hautrisse an den Mundwinkeln („Faulecken"), schuppige Hautabschilferung in den Falten, die von den Nasenflügeln zum Mund ziehen, ferner Reizung und purpurrote Verfärbung der Mundschleimhaut und Zungenoberfläche.
d) Nikotinsäureamid- oder Niacinamidmangel:
Pellagra, eine schwere Mangelkrankheit, die durch Hautausschläge an den dem Sonnenlicht ausgesetzten Stellen infolge erhöhter Lichtempfindlichkeit gekennzeichnet ist. Sie geht auch mit Krankheitserscheinungen von seiten des Magen-Darmtrakts, geistigen Störungen und Verwirrtheitszuständen einher;
e) Folsäuremangel:
Verschiedene Formen schwerer Blutarmut;
f) Vitamin B_6- oder Pyridoxin-Mangel:
Krankheitserscheinungen des Magen-Darmtrakts, allgemeine Schwäche, Nervosität, Reizbarkeit und Nervenentzündungen;
g) Vitamin B_{12}-Mangel:
Perniziöse Anämie und Erkrankungen des zentralen und peripheren Nervensystems, z. B. Nervenentzündungen;
h) Vitamin C- oder Ascorbinsäuremangel:
Der Skorbut ist eine schwere Mangelkrankheit, die durch hochgradige Schwäche gekennzeichnet ist und mit einer Blutungsneigung einhergeht. Diese äußert sich in ausgedehnten Hautblutungen, Zahnfleischblutungen oder Blutungen anderen Ursprungs;
i) Vitamin D-Mangel:
Die Rachitis, eine schwere Mangelkrankheit von Säuglingen und Kin-

dern, ist charakterisiert durch mangelhafte Kalziumresorption aus der Nahrung, verbunden mit Knochenbildungsstörungen. Im fortgeschrittenen Stadium kann dadurch eine starke Verbiegung der Beine oder Verformung des Beckens oder Brustkorbs zustande kommen;
j) Vitamin E-Mangel:
Von manchen Untersuchern wird angenommen, daß ein Vitamin E-Mangel zu Krankheiten der roten Blutkörperchen, Herz- und Blutgefäßerkrankungen und Muskel- und Nervenkrankheiten führen kann. Die Rolle des Vitamin E ist vorläufig noch nicht genau und endgültig geklärt;
k) Vitamin K-Mangel:
Dieses Vitamin ist an der Erzeugung eines der wichtigen Grundstoffe, die für die normale Blutgerinnung erforderlich sind, beteiligt. Ein Vitamin K-Mangel, wie man ihn bei gewissen Formen der Gelbsucht antrifft, kann zu schweren Blutungen aus Schleimhäuten und inneren Organen führen;

Entstehen bei diesen Vitaminmangelzuständen immer die typischen Krankheitsbilder? Nein. Am häufigsten sieht man heute Fälle, bei denen nur ein leichter Vitaminmangel besteht und die Krankheit nicht voll ausgeprägt in Erscheinung tritt; eher findet man bestimmte Spurensymptome.

Beschränkt sich ein Vitaminmangelzustand gewöhnlich auf nur ein Vitamin? Im allgemeinen ist ein isolierter Vitaminmangel eher die Ausnahme als die Regel. Ein Vitaminmangelzustand betrifft gewöhnlich mehrere Vitamine.

Welche Nahrungsmittel sind besonders reich an Vitaminen?
a) Vitamin A: Butter, Eier, Milch, Leber Fisch, Leberöle, grüne Blattgemüse, gelbe Gemüse;
b) Vitamin B_1 (Thiamin): Fleisch, Vollkorn, Hefe, Gemüse, Leber, Eier;
c) Vitamin B_2 (Riboflavin): Milchprodukte, Fleisch, Eier;
d) Niacinamid (Nikotinsäureamid): Erdnüsse, Leber, Hefe, Innereien, Weizenkeime;
e) Vitamin B_6 (Pyridoxin): Fleisch, Fisch, Getreide, Gemüse, Leber, Hefe;
f) Vitamin B_{12}: Fleisch, Leber, Eier, Milchprodukte;
g) Vitamin C: Orangen, Zitronen, Grapefruit und andere Zitrusfrüchte, Kartoffeln, Kohl, Tomaten, grüne Paprika;
h) Vitamin D: Fischleberöle, Eier, Milchprodukte;
i) Folsäure: Grüne Gemüse, Hefe, Leber, Niere;
j) Vitamin K: es ist ein fettlösliches Vitamin, dessen Aufnahme wesent-

lich von einer normalen Fettresorption im Darmtrakt abhängig ist;
k) Vitamin E: Weizenkeime, Vollkorn.

Was versteht man unter dem Tagesmindestbedarf an einem Vitamin?
Die kleinste Menge, die bei ständiger täglicher Zufuhr die Entstehung einer Vitaminmangelkrankheit verhütet.

Was sind therapeutisch dosierte Multivitaminpräparate? Es gibt Vitaminpräparate, die eine Kombination aller bekannten Vitamine in einer Dosierung, wie sie gewöhnlich zur Behandlung oder Verhütung der meisten Vitaminmangelzustände ausreichend ist, enthalten. Die Dosis entspricht meist einem Vielfachen des Tagesmindestbedarfs.

Soll man diese Vitaminkombinationspräparate routinemäßig nehmen, wenn anscheinend irgendein Vitaminmangel besteht? Nein. Das wäre kostspielige Vergeudung und wissenschaftlich nicht begründet.

Ist eine Überdosierung von Vitaminen möglich? Ja. Eine Überdosierung bestimmter Vitamine, besonders Vitamin A und D, kann schwere Vergiftungserscheinungen und manchmal bleibende Schäden hervorrufen.

Soll jedermann routinemäßig Vitaminpräparate einnehmen, um gesund zu bleiben? Nein. Man soll nur Vitamine einnehmen, wenn ein Vitaminmangel oder eine Mangelernährung erwiesen ist oder wenn ein begründeter Verdacht darauf besteht.

Darf man Vitamine auf eigene Faust nehmen oder soll man den Arzt fragen, bevor man routinemäßig Vitamine nimmt? Man soll den Arzt fragen. Die meisten Leute nehmen unter dem Einfluß der Reklame viel zu viel Vitamine. Das ist nicht nur Verschwendung, sondern kann in einigen Fällen bei Überdosierung sogar schädlich sein.

Wann müssen Vitamine injiziert werden?
a) Wenn sie nicht eingenommen werden können, wie es nach bestimmten Operationen oder bei schweren Magen-Darmstörungen der Fall ist;
b) wenn die Vitaminaufnahme im Darmtrakt ungenügend ist;
c) wenn bei schweren Mangelzuständen eine hohe Anfangsdosis erforderlich ist und der Arzt eine rasche Aufnahme großer Vitaminmengen erreichen möchte.

Welche Vitamine werden Neugeborenen routinemäßig gegeben? Neugeborene erhalten in der Regel eine tägliche Beigabe von Vitamin A, B, C und D.

Brauchen Kinder während des Wachstums normalerweise eine zusätzliche Vitaminzufuhr in Form von Tabletten? Bei vielseitiger Ernährung ist das nicht notwendig. Vitamine sollten nur auf Anweisung des Arztes zusätzlich verabreicht werden.

Brauchen alte Leute zusätzlich Vitamine? Die jüngsten Forschungsergebnisse dürften dafür sprechen, daß sich bei älteren Menschen eine zusätzliche Vitaminzufuhr meist günstig auswirkt. Das ist darauf zurückzuführen, daß im Alter die Aufnahme vitaminreicher Substanzen mit der Nahrung oft vermindert und die Vitaminresorption im Darmtrakt beeinträchtigt ist und daß die Stoffwechselprozesse unzulänglich sind.

Welche Vitaminzusätze erhalten schwangere Frauen gewöhnlich? Wegen des erhöhten Vitaminbedarfs während der Schwangerschaft gibt man werdenden Müttern allgemein Vitamin A, C, D und den Vitamin B-Komplex, manchmal noch dazu Vitamin E und K. Die Einnahme von Vitaminpräparaten sollte aber kein Ersatz für eine vielseitige Ernährung sein.

Sollen Fettleibige, die eine strenge Abmagerungsdiät einhalten, Vitamine nehmen? Ja. In diesem Fall ist eine zusätzliche Verabreichung von Multivitaminpräparaten, die die meisten bekannten Vitamine enthalten, von Vorteil.

Haben Vitamine bei nervösen Menschen eine beruhigende Wirkung? Nur wenn die Nervosität die Folge eines Vitaminmangels ist, was aber selten zutrifft.

Helfen Vitamine bei der Behandlung der Blutarmut? Sehr wenige Formen der Blutarmut sind durch einen Vitaminmangel allein bedingt. *Wenn* die Blutarmut jedoch die Folge eines Vitaminmangels ist, müssen bestimmte Vitamine verabreicht werden.

Bekommt man weniger leicht Schnupfen, Erkältungen und Grippe, wenn man Vitamine zusätzlich zuführt? Für die Bestätigung dieser Annahme gibt es zu wenig wissenschaftliche Beweise. Man nimmt aber an, daß die Anfälligkeit für Infekte der oberen Luftwege bei einem Vitaminmangel möglicherweise erhöht ist.

Beeinträchtigt es die Aufnahme der Vitamine im Darm, wenn man regelmäßig Paraffinöl einnimmt? Es ist zweifelhaft, ob die Einnahme von Paraffinöl die Vitaminresorption ernstlich beeinträchtigt. Wenn man aber ganz sichergehen will, nimmt man die Vitamine am besten einige Stunden vor oder nach dem Paraffinöl.

Verbessert die Gabe von Vitamin A das Sehvermögen? Nein, außer in Fällen, wo das verminderte Sehvermögen die Folge eines erwiesenen Vitamin A-Mangels ist.

Spielt es beim Kauf eine Rolle, von welcher Herstellerfirma die Vitaminpräparate stammen? Die gesamte Vitaminerzeugung und der Handel sind gesetzlich geregelt. Man kann beruhigt jede beliebige Marke kaufen, sofern die enthaltenen Mengen deutlich auf der Packung angegeben sind.

Helfen Vitamine, wenn man allgemein „ganz herunter" ist? Nur, wenn ein Vitaminmangel besteht.

Führt die Einnahme von Vitaminen zu einer Gewichtszunahme? Nur, wenn die Ernährung vorher vitaminarm war und dieser Mangel auf irgendeine Weise zu Appetitlosigkeit und unzureichender Nahrungsaufnahme geführt hat.

60

Zuckerkrankheit

siehe auch Kapitel 8, Bauchspeicheldrüse; Kapitel 15, Diät; Kapitel 30, Laboratoriumsdiagnostik

Was ist die Zuckerkrankheit? Die Zuckerkrankheit oder der Diabetes mellitus ist eine Stoffwechselkrankheit, die in erster Linie in der Unfähigkeit, Zucker und andere chemische Verbindungen richtig zu verwerten, besteht. Sie ist durch eine Konzentrationszunahme des Zuckers im Blut (Erhöhung des Blutzuckerspiegels) und auch durch das Auftreten von Zucker im Harn gekennzeichnet.

Was ist die Ursache der Zuckerkrankheit? Das Unvermögen der Bauchspeicheldrüse, zeitgerecht genügende Mengen von Insulin zu erzeugen. Dazu kommen aber viele andere komplexe chemische Faktoren, darunter eine Störung des hormonalen Gleichgewichts zwischen den einzelnen endokrinen Drüsen.

Welche Faktoren begünstigen unter anderem die Entwicklung einer Zuckerkrankheit? Die eigentliche Ursache des Leidens ist zwar unbekannt, doch weiß man, daß eine Zuckerkrankheit viel häufiger bei Menschen mit diabetischen Vorfahren oder Blutsverwandten und bei Übergewichtigen auftritt. Eine größere Häufigkeit der Krankheit findet man außerdem bei Personen mit Funktionsstörungen von Bauchspeicheldrüse, Leber, Nebennieren, Hypophyse oder anderen, mit diesen Drüsen in Beziehung stehenden Organen.

Wie häufig ist die Zuckerkrankheit? Schätzungsweise sind etwa zwei bis vier Prozent der Gesamtbevölkerung zuckerkrank. Viele dieser Patienten wissen gar nichts von ihrer Krankheit, weil sie noch nicht gründlich danach untersucht wurden.

Kommt die Zuckerkrankheit auch bei Kindern vor? Ja, sie kann in jedem Alter auftreten.

Gibt es bei der Zuckerkrankheit ein familiäres Auftreten bzw. eine Erblichkeit? Vererbt wird nicht die Zuckerkrankheit direkt, sondern nur die Bereitschaft zur Erkrankung. In etwa einem Viertel der Fälle liegt eine einschlägige Familienvorgeschichte vor.

Kann ein Infekt zur Zuckerkrankheit führen? Nicht direkt, aber es ist bekannt, daß ein Infekt eine bereits bestehende Zuckerkrankheit verschlimmern oder verstärken oder die Krankheit deutlicher zum Vorschein bringen kann. Die einzige Form einer Infektion, die eine Zuckerkrankheit direkt auslöst, ist ein Abszeß oder eine Entzündung der Bauchspeicheldrüse, durch die ein großer Teil der Drüse zerstört wurde. Das kommt aber nur selten vor.

Wird man zuckerkrank, wenn man zuviel Süßigkeiten oder Kohlenhydrate ißt? Nein, aber eine verborgene Neigung zur Erkrankung kann dadurch verstärkt und ans Licht gebracht werden.

Kann man durch seelische Belastung zuckerkrank werden? Nicht direkt, aber man weiß, daß eine Zuckerkrankheit durch seelische Krisen verschlimmert oder zu Tage gefördert werden kann.

Wie tritt die Zuckerkrankheit in Erscheinung?
a) Leichte Fälle können völlig symptomlos sein, und die Krankheit wird vielleicht nur durch den Zuckernachweis bei einer routinemäßigen Harnanalyse oder durch Blutzuckerbestimmungen entdeckt;
b) in schwereren Fällen gehören starker Durst, übermäßige Harnausscheidung, Gewichtsverlust sowie Kraft- und Energielosigkeit zu den Krankheitserscheinungen. In Einzelfällen ist ein Koma (Bewußtlosigkeit) das erste Zeichen der Zuckerkrankheit, weil sie unerkannt schon weit fortgeschritten ist.

Wie kann die Diagnose der Zuckerkrankheit mit Sicherheit gestellt werden?
a) Durch den Nachweis eines erhöhten Blutzuckerspiegels bei der chemischen Analyse des Blutes;
b) durch den Nachweis von Zucker im Harn;
c) durch den Befund eines charakteristischen Blutzuckerkurvenverlaufes beim Glukose-Toleranztest (Glukosebelastung).

Bedeutet das Auftreten von Zucker im Harn immer, daß der Patient zuckerkrank ist? Nein. Außer der Zuckerkrankheit gibt es eine Reihe verhältnismäßig seltener Zustandsbilder, bei denen die Zuckerprobe im Harn positiv ausfällt.

Kann man auch zuckerkrank sein, wenn der Harn zuckerfrei ist? Ja. Wenn der Harn auch keinen Zucker enthält, so kann doch der Blutzuckerspiegel erhöht sein.

Was ist ein Glukose-Toleranztest? Der Patient bekommt eine bekannte Menge Zucker; dann werden in bestimmten Abständen mehrere Stunden hindurch Blutproben abgenommen und Harnproben gesammelt. Hierauf wird die Zuckerkonzentration sowohl im Blut als auch im Harn bestimmt. Bei Zuckerkranken ergeben sich charakteristische Befunde (siehe auch Kapitel 30, Laboratoriumsdiagnostik).

Müssen alle Zuckerkranken Insulin bekommen? Nein. Ob eine Insulinbehandlung notwendig ist, hängt von der Schwere des Zustandes ab. Bei vielen Patienten kann die Zuckerkrankheit nur mit Diät allein oder mit antidiabetischen Tabletten unter Kontrolle gebracht werden.

Kann man auf irgendeine Weise verhindern, daß man zuckerkrank wird? Bei einer nur leichten diabetischen Tendenz kann man den Ausbruch der Zuckerkrankheit verhüten, wenn man eine ausgewogene Diät mit verhältnismäßig niederer Zuckerzufuhr einhält und das Körpergewicht in normalen Grenzen hält. Man sollte außerdem trachten, Infekte zu meiden, die eine Erkrankungsbereitschaft verstärken oder zum Vorschein bringen könnten.

Was ist Insulin? Insulin ist eine chemische Substanz, die normalerweise von bestimmten Zellen der Bauchspeicheldrüse in die Blutbahn abgegeben wird. Insulin ist für die richtige Verwertung und Steuerung des Zuckers im Organismus lebenswichtig. Wenn es in ungenügenden Mengen ausgeschieden wird, kommt es zur Zuckerkrankheit.

Kann die Zuckerkrankheit durch Insulinzufuhr unter Kontrolle gebracht werden? Ja.

Kann man Insulin durch den Mund einnehmen? Nein, es muß unter die Haut eingespritzt werden.

Wer injiziert das Insulin? Die Patienten – sogar kleinere Kinder – können angelernt werden, sich selbst Insulin zu spritzen.

Ist es schmerzhaft, wenn man sich selbst Insulin spritzt? Es ist nur ein kleiner Nadelstich spürbar, an den sich der Zuckerkranke sehr rasch gewöhnt. Sogar Kinder können dazu gebracht werden, sich selbst die Spritzen zu geben, ohne daß ihnen der geringfügige Schmerz des Nadelstiches etwas ausmacht.

Wie oft muß der Zuckerkranke Insulin bekommen? In der Regel einmal oder zweimal täglich; die Dosis muß in jedem Fall je nach den vorliegenden Befunden genau vom Arzt berechnet und durch wiederholte Kontrolluntersuchungen überprüft werden.

Muß ein Patient sein ganzes Leben lang mit Insulin weiterbehandelt werden, wenn er es einmal wegen seiner Zuckerkrankheit bekommen mußte? Allgemein gesprochen trifft das zu, doch hat diese Regel eine Reihe von Ausnahmen.

Ändert sich die erforderliche Insulindosis von Zeit zu Zeit? Ja, sicher. Sie kann einmal höher und dann wieder niedriger sein.

Wie weiß der Patient, wieviel Insulin er braucht? Jeder Zuckerkranke muß sich selbst seinen Harn in regelmäßigen Abständen untersuchen. Außerdem muß er regelmäßig Anweisungen vom Arzt bekommen.

Ist die Harnuntersuchung zum Zuckernachweis schwierig? Nein, diese Probe ist sehr einfach und kann von jedermann in ein paar Minuten erlernt werden.

Kann die Zuckerkrankheit medikamentös mit Tabletten beherrscht werden? Ja, aber nicht bei Kindern und in schwereren Fällen, in denen die Tabletten Insulin nicht ersetzen können. Orale Antidiabetika eignen sich am besten für Patienten, die erst später, gewöhnlich wenn sie schon über 40 sind, zuckerkrank werden. Der langdauernde Gebrauch dieser Tabletten hat aber gewisse Nachteile; sie sollten daher nur unter strenger ärztlicher Überwachung eingenommen werden.

Was versteht man unter „Insulinschock" (Hypoglykämie)? Gelegentlich bewirkt die Insulindosis, die der Patient erhält, ein zu starkes Absinken des Blutzuckers. Dadurch können verschiedene Beschwerden und Störungen ausgelöst werden – Zittern, Schweißausbrüche, plötzliche Schwäche, Schwindelgefühl, Verwirrtheit, unter Umständen sieht der Patient Flecken vor den Augen und verspürt ein hohles Gefühl in der Magengrube.

Was kann man tun, um den Insulinschock zu beheben? Er kann leicht und schnell beseitigt werden, wenn man z. B. Orangensaft, Zucker oder irgendetwas anderes Zuckerhaltiges zu sich nimmt.

Wann bezeichnet man einen Zuckerkranken als „gut eingestellt"? Man spricht von einer guten Einstellung, wenn die diabetische Stoffwechselstörung durch die Behandlungsmaßnahmen – Diät, Antidiabetika und Insulingaben – so weit unter Kontrolle gebracht wurde, daß der Blutzuckerspiegel normal oder nur leicht erhöht ist und im Harn kein oder nur wenig Zucker ausgeschieden wird. Ferner dürfen keine Stoffwechselentgleisungen im Sinne einer Hypoglykämie oder Azidose auftreten.

Wie kann ein Zuckerkranker erkennen, ob er gut eingestellt ist? Indem er
a) seinen Harn untersucht;
b) sich in regelmäßigen Abständen eine Blutzuckerbestimmung machen läßt;
c) darauf achtet, ob die typischen Beschwerden der Zuckerkrankheit, wie übermäßiger Durst, Heißhunger, Gewichtsverlust, Schwäche usw. auftreten oder ausbleiben.

Was versteht man unter Azidose? Die Azidose ist ein Zeichen dafür, daß die Zuckerkrankheit außer Kontrolle geraten ist. Kann Zucker wegen des Insulinmangels nicht verwertet werden, so wird Fett abgebaut. Aus dem Fettabbau stammt eine Substanz, Aceton, die im Harn nachgewiesen werden kann. Der Zuckerkranke muß lernen, seinen Harn nicht nur auf Zucker, sondern auch auf Aceton zu untersuchen.

Ist die Azidose schädlich? Ja, sie ist der Ausdruck der Stoffwechselentgleisung.

Wodurch kann eine Azidose beim Zuckerkranken ausgelöst werden?
a) Durch unrichtige Diät;
b) durch unrichtige Insulindosierung;
c) durch jeden akuten Infekt oder jede Krankheit, die die bisherige Einstellung des Zuckerkranken durcheinanderbringt.

Sind Zuckerkranke besonders anfällig für Infektionen? Ja. Dazu kommt noch, daß ihre Fähigkeit zur Bekämpfung von Infektionen geringer ist als beim Nicht-Diabetiker. Aus diesem Grund muß es der Zuckerkranke besonders genau mit seiner persönlichen Hygiene nehmen, und er sollte gleich zum Arzt gehen, sobald nur die leichteste Infektion auftritt.

Welche Folgen hat eine jahrelang bestehende Zuckerkrankheit? Der Zuckerkranke bekommt leichter eine Arterienverkalkung (Arteriosklerose) als der Nicht-Diabetiker. Er neigt dazu, früher als die meisten anderen Menschen Herz-, Nieren- Augen- und Nervenleiden oder Durchblutungsstörungen in den Beinen zu bekommen.

Kann man diesen Spätkomplikationen der Zuckerkrankheit vorbeugen? Ja, manche sind durch genaueste Einstellung des Zuckerkranken in Zusammenarbeit von Patient und Arzt verhütbar oder können zumindest stark eingeschränkt werden. Andere Komplikationen dagegen lassen sich leider nicht verhüten.

Kann ein Zuckerkranker mit einem langen und gesunden Leben rechnen? Ja, vorausgesetzt er folgt dem Weg, den ihm sein Arzt vorgezeichnet hat. Viele Zuckerkranke leben länger als Nicht-Diabetiker, weil sie häufiger zum Arzt gehen und oft ein geregelteres Leben führen als diese.

Welche Speisen muß der Zuckerkranke am gewissenhaftesten meiden? Speisen, die einen großen Anteil an „freien Zuckern" haben, wie Bonbons und Süßigkeiten, Speiseeis, Mehlspeisen, Konditorwaren, Kuchen und Zucker. Außerdem sollten stärkereiche Nahrungsmittel wie Brot, Kartoffeln, Teigwaren und Reis nur in beschränkten Mengen verwendet werden.

Dürfen zuckerkranke Frauen schwanger werden? Ja, aber sie müssen während der Schwangerschaft von ihrem Arzt und vom Geburtshelfer besonders betreut werden, da es bei Zuckerkranken häufiger zu Komplikationen kommt.

Bekommen Diabetikerinnen normale Kinder? Ja. Die meisten zuckerkranken Frauen haben völlig normale Kinder (siehe Kapitel 52, Schwangerschaft und Entbindung).

Was muß der Zuckerkranke zur Vermeidung von Infektionen besonders beachten? Der Zuckerkranke im mittleren Alter, der Zeichen einer Arteriosklerose aufweist, muß seinen Füßen besondere Pflege widmen. Infektionen im Bereiche der Zehen und Zehennägel sind beim Zuckerkranken äußerst gefährlich, da sie zu unbeherrschbaren Entzündungen und zur Gangrän (Brand) führen können.

Soll sich der Zuckerkranke über Maßnahmen zur Fußpflege und Infektionsverhütung regelmäßig vom Arzt beraten lassen? Ja, unbedingt.

Was kann geschehen, wenn der Zuckerkranke nicht auf sich achtgibt und die ärztlichen Anweisungen nicht befolgt?
a) Es kann eine unbeherrschbare Infektion eintreten, die zum Verlust eines Gliedes oder gar zum Tode führen kann;
b) wenn die Zuckerkrankheit nicht unter Kontrolle ist, kann es zur Azidose und zum Koma mit tödlichem Ausgang kommen.

Kann eine Zuckerkrankheit auch wieder von selbst, ohne Behandlung, vergehen? Nein, wenn man auch beobachtet hat, daß in bestimmten leichten Fällen, die durch eine Infektion oder durch Diätfehler ans Licht gekommen sind, der Stoffwechsel wieder ins Gleichgewicht kommt, wenn die Infektion schwindet oder wenn die richtige Diät wieder eingehalten wird.

Können Zuckerkranke ohne Risiko operiert werden? Ja. Dank der modernen Betreuungsmethoden ist eine Operation für den Zuckerkranken fast ebenso gefahrlos wie für den Nicht-Diabetiker.

Kann der zuckerkranke Patient ein erfülltes, aktives Leben führen und sich uneingeschränkt körperlich betätigen? Ja, aber man muß berücksichtigen, daß bei körperlicher Tätigkeit Zucker verbrannt wird und daß sich dadurch der Insulinbedarf verändern kann.

Verkürzt die Zuckerkrankheit die Lebenserwartung? Wenn ein Patient schon jahrelang zuckerkrank und stets gut eingestellt war, ist seine Lebenserwartung fast ebenso groß wie bei einem Nicht-Diabetiker.

Wie bereits erwähnt, bemüht sich der Zuckerkranke oft mehr um sein Wohlbefinden und trachtet, Infekte und andere Erkrankungen zu meiden, so daß er oft sogar länger lebt als normalerweise zu erwarten wäre.

Kommt es öfter vor, daß Zuckerkranke älter als 70 oder 80 Jahre werden? Heutzutage ja, weil der Zuckerkranke besser auf seine Gesundheit achtet.

Sachverzeichnis

Die kursiv gesetzten Seitenzahlen verweisen auf Abbildungen, die halbfetten auf ausführliche Darstellungen.

A

Abführmittel **643 ff**, 1152 f
– Bauchschmerzen 83, 141
– Darmschädigung 644
– Gegenanzeigen 644
– Gewöhnung 644
– Überdosierung 645
Ablatio mammae **209**
– – Brustrekonstruktion 213
– – Narbe *208*
Abmagerungsdiät **222**
Abmagerungsmittel 216, 645
Abnabelung 909, *910*
Abortus s. Fehlgeburt
Abstillen 840
Abszeß **368**
– Aftergegend 1189
– in der Gesäßfalte 393
– um die Niere 738
Abszeßbildung bei Sepsis 183
Abtreibung 1028 f
Aceton 1205
Achalasie **1125 f**, *1126*
– Operation 1126
Achtmonatskind 725
ACTH **647**
– bei Allergie 19
Adaptation 953
Adaptationskrankheit 954
Addison-Krankheit **660**
Adenotomie 300 ff, 305
– Anzeige 300 f
– Nachblutung 306
– Schmerzen 305 f
Aderhaut 47, 74
– Melanom 78
Aderlaß 182
Adrenalektomie s. Nebennierenentfernung
Adrenalin 646
– Bildungsort 659
– Wirkung 659
Adrenalinsekretion, Allgemeinwirkung 659
Adrenocorticotropes Hormon s. ACTH
Aedes aegypti 490
Affektkrämpfe, respiratorische 513 f
Afrikanische Schlafkrankheit 787

After **1181**
– Abszeß 1189
– Krebs 1192 ff
– künstlicher 1178 f
– – bei Darmverschluß 1173
– – bei Mastdarmkrebs 1194
– Polyp 1185
Afterjucken **1190 f**
Afteroperation, Anästhesie 45
Aftervenen, variköse 169
Agoraphobie 942
AHF s. Antihämophiliefaktor
Ahornsirupkrankheit 247 f
Akne 20, **366 f**
– Narben 367
– Pubertät 816
Akromegalie 433, *433*
Aktivität, sexuelle 1056
Akustikustumor 350
Alkaloide 642
Alkalose 547
– metabolische Ursachen 548
– respiratorische Ursachen 547
Alkoholabstinenzgemeinschaft 11 f
Alkoholdelir s. Delirium tremens
Alkoholentzug 10
Alkoholgenuß, Arteriosklerose 149
– vor einer Operation 769
– bei Schwangerschaft 891
– Sexualverhalten 1057
– Übergewicht 220
Alkoholismus **8 ff**
– Behandlung, psychiatrische 11
– Behandlungsprogramm 12
– Behandlungswege 11
– Entwöhnungskur 12
– erbliche Faktoren 8
– Fettleber 580
– Herzschädigung 398
– Lebenserwartung 35
– Leberzirrhose 9, 579
– Nervensystemschädigung 10
– Nierenschädigung 732
– Organschädigung 9
– Pankreatitis 88
– Polyneuropathie 670
– Schwangerschaft 10
– Ursachen **8 f**
– Vorbeugung 9

Alkoholsyndrom, fetales 10
Allergen 13
– Nachweis 17, *18*, 27
Allergie **13 ff**
– Behandlung 19
– bei Bluttransfusion 775
– Eliminationsdiät **231 f**
– Frühdiagnose 14
– Haustierhaltung 19, 25
– Hautreaktion durch Pflanzen 385
– Impfung gegen Infektionskrankheit 441
– jahreszeitgebundene 16
– beim Kleinkind 15
– Kontaktreaktion 32
– Kopfschmerzen 686
– gegen Medikamente 637, 639
– physikalische **32**
– Reflexreaktion 32
– Symptome 13
– tödliche 16
– Ursachen 13, 17
– Vorbeugung 14
Allergietest 17 f
Allergiker, Medikamenteneinnahme 18
– Tonsillektomie 302
Allergische Reaktion 953
– Reaktionsbereitschaft, ererbte 15
Allergologe 19 f
Allgemeinanästhesie s. Narkose
Allgemeinerkrankung, Mundgeruch 568
– Zungenveränderung 572
Alopezia areata 378
Alopezie **378**
Alpdrücken 518
Alpha-Fetoprotein 546
Altern **33 ff**
– Streß 954
– vorzeitiges 36
Altersosteoporose 121
Alterssichtigkeit **53 ff**
Alterungsprozeß, aufhaltende Maßnahmen 38
– Beginn 33
Amboß *337*
Amnesie, alkoholbedingte 8
Amniozentese 249, 870
Amöbenruhr 578, **785 f**, 1171
– Vorkommen 786
Amöbiasis 785
Amphetamine 216, 645, 648
Ampicillin 487
Amputation **98 ff**
– bei Hautinfektion 372
– Höhe 99
– bei Knochentumor 131
Analfissur **1187 ff**, *1188*
Analfistel *1188*, **1189 f**
– unbehandelte 1190
Analgetika **639 ff**

– Überdosierung 640
Analgetikaallergie 639 f
Anämie **178 ff**, 189
– angeborene 180
– Behandlung 181 f
– Blutbild 542
– Bluttransfusion 543
– erbliche 652
– ernährungsbedingte 179
– Frühgeborenes 726
– hämolytische **181**, 652
– Knochenmarkuntersuchung 544
– bei Krebs 181, 535
– Leberzirrhose 579
– perniziöse 179
– – Magensaftuntersuchung 552
– – Zungenveränderung 572
– bei Schwangerschaft 890
– tödliche 181
– toxische 181
– Vitaminmangel 179, 1196
Anästhesie **39 ff**
– Einleitung 40
– endotracheale 614
– Prämedikation 40
Anästhesiearten 40
Anästhesist 39
Aneurysma **154 f**, **681**
– arteriovenöses **155**
– – künstliches 155
– Gefäßchirurgie **166 f**
– geplatztes 155
Anfall, epileptischer 682, s. auch Epilepsie
– – Erste Hilfe 683
– großer s. Grand mal
– psychomotorischer 682
Anfälle, Erste Hilfe 259 f
Angina 304
– Glomerulonephritis 734
– infektiöse Mononukleose 496
– pectoris 148, 399, **408 f**
– – Koronar-Bypass-Operation 425
– – Lebenserwartung 410
– Plaut-Vincent s. Plaut-Vincent-Angina
– Scharlach 479
– Syphilis 291
Angiographie **1094**
Angiokardiographie **404**, 1094
Angiom, arteriovenöses **681**, 707
– – Operation 707 f
Angst 953
– beim Kind 519
Angstlösung, medikamentöse 642
Angstneurose 940
Anomalien, erbliche 243
– – Vorbeugung 244
Anopheles 489, 788
Anregungsmittel 648 f
Antabus 11 f

Antazida 1135
Anthrax s. Milzbrand
Antibabypille s. Ovulationshemmer
Antibiotika **636 ff**
– Durchfall 1156
– bei Erkältungskrankheit 620
– bei Grippe 628
– Keimresistenz 637
– Nebenwirkungen 637
– beim Neugeborenen 875
– nach einer Operation 773
– Selbstbehandlung 371, 637
– Überdosierung 637
– Überempfindlichkeit 371, 637
– Wirkung 637
Antigen **438, 557**
– karzinoembryonales 546
Antihämophiliefaktor 185
Antihistaminika 19
– bei Erkältungskrankheit 620
– bei Heufieber 23
Antikoagulantien **411,** 610
Antikonzeption s. Empfängnisverhütung
Antikörper **438, 557**
– gegen Nierentransplantat 751
Antilymphozytenserum 781
Antiseptika 650
Antriebsarmut 437
Anus s. After
Aorta s. Bauchschlagader, große
Aortenaneurysma, Aorten-Kunststoffprothese 783
– Operation *166*
Aortenisthmusstenose **420 f,** *421*
Apoplexie s. Schlaganfall
Appendektomie s. Wurmfortsatz, Entfernung
Appendizitis s. Blinddarmentzündung
Appetitlosigkeit 1131
– Hepatitis 582
– Krebs 535
– Leberkrebs 581
– Leberzirrhose 579
Appetitzügler s. Abmagerungsmittel
Arachnoidea 681, 696
Arm, verkürzter, nach Fraktur 130
Armarterie, Embolie, Operation 165 f
Armbruch 130
– Erste Hilfe 268
Armmuskelschwäche 117
– zunehmende 675
Armoperation, Anästhesie 45
Armschwellung nach Mamma-Amputation 209
Arrhythmie **413 f**
Arteria brachialis s. Oberarmschlagader
– carotis s. Halsschlagader
– facialis s. Gesichtsschlagader
– femoralis s. Beinschlagader
– subclavia s. Schlüsselbeinschlagader
– temporalis s. Schläfenschlagader
Arteria-thoracica-interna-Implantation **163**
Arterie 146
– Ersatzoperation 161 f
– Röntgenbild 1094
Arterienausbuchtung, sackförmige s. Aneurysma
Arterienriß **159**
Arterienthrombose 153
Arterienverkalkung s. Arteriosklerose
Arteriographie **693 f,** 1094
Arteriosklerose **146 ff**
– Arterien-Kunststoffprothese 782
– Diagnose 148
– gefährdete Personen 147
– Gefahren 149
– Gefäßchirurgie **160 ff**
– Hypophysenadenom 433
– Lebenserwartung 37
– Lebensweise 149
– Ursachen 147
– Zuckerkrankheit 1205
Arteriovenöse Fistel **174 f**
– – chirurgisch erzeugte 174 f
– – kongenitale 174
– – traumatische 174
Arthritis **823**
– bakterielle **835 f**
– bei Gicht s. Gicht-Arthritis
– Kortison 647
– Scharlach 481
– symmetrische 830
– traumatische 835
– Wiederherstellungschirurgie 122
Arthrographie 114, 1098
Arthroplastik s. Gelenkplastik
Arthrosis deformans **832 f**
Arthroskopie 114
Arzneimittel s. auch Medikamente
Arzneimittelallergie **30 f**
Arzneimittelmißbrauch 634
– – Einflußfaktoren 635
Arzt, Hausbesuch 1
Arztbesuch **1 ff**
– Behandlungskosten 2
Arzthonorar 2
Arzt-Patienten-Gespräch 2
Asbeststaub 611
Ascaris lumbricoides s. Spulwurm
Ascorbinsäuremangel 1196
Asiatische Grippe s. Grippe, Asiatische
Aspirationspneumonie **607**
Aspisviper 254
Asthma bronchiale s. Bronchialasthma
Astigmatismus 55
Ataxie 688
Atelektase **603**

- massive 603
- des Neugeborenen **872f**

Atem, schlechter 568
Atemgeräusch, ziehendes 315
Atemluft, Alkoholbestimmung 9
- heiße 602
- kalte 602
- verunreinigte 600f

Atemnot bei flacher Körperlage 401
- Kehlkopftumor 312

Atemspende 265
Atemstörung, Vergiftung 280
Atemwege, Blutung 274
- Freihalten nach einer Operation 771
- Freimachen 261
- Fremdkörper, Erste Hilfe **257f**, 316
- obere, Erkrankung **618ff**

Atherom 385, **387**
Atmung, beschleunigte, flache 281
- erschwerte 13
- Kehlkopffunktion 310
- keuchende 25
- übermäßige s. Hyperventilation

Audiometer 336
Auffrischimpfung 440
Aufklärung, sexuelle, Zeitpunkt 1050
Aufschrecken, nächtliches, beim Kind 517f
Aufstehen nach einer Operation 772
Aufstoßen 27, 1131
- beim Säugling 850

Aufwachtemperaturkurve der Frau *1061*
Auge **47ff**
- „blaues" 49
- Blutpunkte beim Säugling 721
- brennendes 56
- Druckmessung 64f
- eiterndes 56
- Fremdkörper **57f**
- - Erste Hilfe 266
- Geschwulst 78
- - Netzhautablösung 75f
- Hornhaut s. Hornhaut
- juckendes 49, 56
- kurzsichtiges *51*
- Linse s. Linse
- Netzhaut s. Netzhaut
- Routineuntersuchung 47f
- tränendes 48, 56, 63, 80
- Tripperinfektion 290
- Überanstrengung 48
- Verätzung 255
- Verletzung 57
- weitsichtiges *52*

Augen, vorstehende 49
Augenabstand, weiter 869
Augenfarbe 48, 721
Augenmuskeln 71
Augenmuskelnerven 669

Augenoperation, Anästhesie 45
- mit Laserstrahl 74f

Augenschmerzen, anfallsweise 64
Augenübungen, orthoptische 71
- pleoptische 71

Augenwinkel, innerer, schmerzhafte Schwellung 62
Ausatmung, erschwerte 25
Ausfluß s. Scheidenausfluß
Auskratzung s. Kürettage
Auslandsreise, Schutzimpfungen 451f
Aussatz s. Lepra
Ausscheidungsurographie 743
Austauschtransfusion 775, **865**
Auswärtsschielen 71
- Netzhautgliom 78

Auswurf 315
- Beurteilung 624
- blutiger 624, 610
- Tuberkelbakterien – negativer 1109
- Untersuchung **556f**

Autoimmunreaktion 881
Autotransplantat 778
Axillofemoralbypass 162
Azidose 547, 1205
- metabolische, Ursachen 547
- respiratorische, Ursachen 547

B

Baby, blaues **408**, 420, 551
Baden, häufiges 373
Bakteriämie **183**
Bakterien 457f
- Genveränderung 250

Bakterienkultur 558f
Bakterienruhr **488f**, 1171
- Komplikationen 489
- Übertragungsweise 488
- Vorbeugung 489

Balantidium coli 784
Baldrian 641
Ballen, entzündeter **109**
Bandscheibe **100f**
Bandscheibenhernie 100
Bandscheibenvorfall 100, *101*, 670, **671**, 713
- Behandlung 714
- Diagnostik 713
- Operation 713f
- Operationserfolg 714

Bandwurm 784, **793f**
- Abtreibung 794
- Infektionsvorbeugung 794
- Infektionsweg 793

Bang-Krankheit s. Brucellosen
Barbiturate 640f

Barbiturate,
- Sucht 641
- Überdosierung 641
Barbituratvergiftung 280
Barium-Mahlzeit 1094
Bartholinische Drüsen 979, **980f**
- - Aufgabe 981
- Zyste 981
Bartholinischer Abszeß 981
Basaliom *391*
Bauchdeckenspannung 82
Baucherkrankung, akute,
- Eierstockgeschwulst 1044
Bauchfell 81
Bauchfellentzündung **81ff**, *82*
- bei Appendizitis 143
- Bauchhöhlenpunktion 776
- bei Darmoperation 1180
- Eileiterverschluß 1062
- Folgezustände 83f, *84*
- Gallenblasendurchbruch 594
- Symptome 82
- Ursachen 81
- Vorbeugung 82f
Bauchhaut, blaurötliche Streifen 434
Bauchhöhlenpunktion 776
Bauchkrämpfe 140
- Allergie 14
- Darmverschluß 1172
Bauchoperation, Anästhesie 45
Bauchraum 81
Bauchschlagader, große **146**
- - Abdrücken *278*
- - Arteriosklerose 161
- - Kunststoffprothese 161, *166*, 783
Bauchschmerzen 82f, 140f
- periodische 180
- bei Schwangerschaft 925
Bauchschwellung 731
Bauchspeicheldrüse **85ff**, 430f
- Abszeß **89**
- Adenom 90, 93
- Aufbau 85
- Entfernung 94
- Entzündung 86ff
- - akute 87f
- - chronische 87
- - Operation 88
- - Zuckerkrankheit 89
- Funktion 85
- Geschwulst, gutartige **93**
- Inselapparat 430
- Krebs **94**
- Lage 85f, *86*
- Teilentfernung 91
- Zyste 91f, *92*
- - Operation 92f, *93*
- zystische Fibrose 92
Bauchtyphus s. Typhus abdominalis

Bauchwandbruch **193**
Bauchwassersucht 579
Baumwollfaserstaub 611
BCG 1111
Beatmung 260
Beckenarterie, Arteriosklerose, Bypass-Operation 783
Beckenbruch **135**
Beckenendlage s. Steißlage
Beckenmaße 894
Beckenvenengerinnsel 609f
Befriedigung, sexuelle, mangelnde 1056
Behandlung, allgemeine 7
- ambulante 7
- chirurgische s. Operation
- konservative 6
- lokale 7
- stationäre 7
- symptomatische 6
- ursächliche 6
Bein, Arteriosklerose 148
- Blutstillung *275*
- Ekzem 172
- Krampfadern 169
- verkürztes, nach Fraktur 130
Beinamputation, beidseitige 99
Beinbruch 130
- Behelfsschienung *269*, *270*
Beine, Schmerzen, periodische 180
Beinmuskelschwäche 118
- zunehmende 675
Beinoperation, Anästhesie 45
Beinschlagader, Abdrücken *277*
- Arteriosklerose 162
- Embolie, Operation 165f
- Verletzung 159
Beinschwellung 401, 579, 731
Beinvene, Thrombophlebitis, Operation 165
Beinvenenthrombose 157, 609f
Belastung, körperliche, bei Herzkrankheit 398
- psychische, Bluthochdruck 406
Belastungs-EKG **403**
Bell-Lähmung s. Fazialisparese
Benommenheit, zunehmende 699, 701
Benzedrin 648
Beobachtungsraum für Frischoperierte 771
Beratung, genetische 250
Beriberi 1196
Beruhigungsmittel 640f
Berylliumstaub 611
Besamung, künstliche 1065f
Beschneidung 772, **956ff**, *958*
- Gründe 957
- bei Phimose 768
Betätigung, körperliche, Lebenserwartung 34
Betäubungsmittel s. Narkotika

Bettnässen **521 ff**, 732
- elektrisches Warnsignal 524
- Rückfall 523 f
- Ursachen 522
- - seelische 522
- Vorbeugung 524

Bewegung nach einer Großoperation 156
Bewegungsapparat **95 ff**
- Wiederherstellungschirurgie **121 ff**

Bewegungsübungen **797**, 800 f
- aktive 797
- passive 797

Bewußtlosigkeit nach Kopfverletzung 698 f
- in der Schwangerschaft 932

Bildverstärker 1090
Bilharziose 792
Bindehautentzündung **55 ff**
- allergische 56
- ansteckende 56 f, 80
- epidemische 57
- gonorrhoische 56
- infektiöse 56
- Trachom 80
- traumatische 56

Biopsie 208, **534**, **554 ff**
Bißwunde, Erste Hilfe **251 ff**
- vom Menschen 252
- Tollwutverdacht **251**, 497

Blase s. auch Harnblase
Blasen-Dickdarm-Fistel 757
Blasendivertikel 758
Blasenentleerung s. auch Harnlassen
- unvollständige 972

Blasenfistel **757 f**
Blasengrind s. Impetigo contagiosa
Blasenstein **758 f**
- Ursachen 758

Blasentuberkulose 748
Blaues Auge 49
- Baby **408**, 420, 551

Bleivergiftung, Blutbild 543
Blinddarmentzündung **139 ff**, *140*
- akute 140
- chronisch rezidivierende 140
- Durchbruch 143
- Komplikationen 143
- Operation 141 f, *142*
- - Nachbehandlung 143
- - Wundinfektion 144
- Operationsvorbereitung 143
- Operationszeitpunkt 141

Blindheit, Hornhautverpflanzung 59
Blockwirbelbildung, operative 105, 714
Blut **176 ff**
- Alkoholbestimmung 9
- Bildungsort 176, 651 f
- im Harn s. Harn, blutiger
- Erregernachweis 183
- im Stuhl s. Stuhl, blutiger

- Untersuchung 540 f, **542 ff**
- - chemische 544
- - hämatologische **542 ff**
- - klinisch-chemische 544
- - nach einer Operation 773
- - präoperative 543
- Zusammensetzung 176

Blutarmut s. Anämie
Blutbank 775
Blutbild, vollständiges **542**
Blutcholesterinspiegel 545
Blutdruck 404 ff
- hoher s. Bluthochdruck
- Messung 404
- niedriger 406
- normaler 406

Blutentnahme 542
Bluterkrankheit s. Hämophilie
Blutgase **547**
Blutgefäße **146 ff**
Blutgefäßgeschwulst **173 f**
- bösartige 174
- Operation 173 f
- Strahlenbehandlung 174

Blutgefäßsystem, Aufbau **146**
Blutgerinnsel 609
- an der Herzinnenwand 828

Blutgruppen 864
Blutgruppenbestimmung 541, 774
Bluthochdruck 661
- Conn-Syndrom 661
- Cushing-Krankheit 661
- Diät **224 f**
- erbliche Veranlagung 405
- essentieller 661
- Gefahren 405
- Hirnblutung 680
- Hypophysenadenom 433 f
- Lebenserwartung 37
- Nierenarterienoperation 732
- Nierenarteriosklerose 164
- Nierenerkrankung 731 f
- in der Schwangerschaft 930, 932, 935
- Übergewicht 219
- vorübergehender 407
- Zuckerkrankheit 219

Bluthusten 602, 610
- Lungenkrebs 617

Blutinsulinspiegel 546
Blutkalzium, vermindertes 873
Blutkonserve 774
Blutkörperchen, rote **176 ff**, *177*
- - Farbstoff s. Hämoglobin
- - getüpfelte 543
- - Hauptaufgabe 176
- - Mangel s. Anämie
- - sichelförmige s. Sichelzellanämie
- - vermehrte s. Polyzythämie
- weiße **176 f**, *177*

Blutkörperchen,
– weiße
– – abnorme 188
– – Hauptaufgabe 176
– – stabkernige 542
– – Zählung 542
Blutkultur 183, 558
Blutplasma s. Plasma
Blutplättchen **176f**, *177*
– Funktion 176
Blutschwamm 173, 386
Blutsenkungsgeschwindigkeit 543
Blutserumuntersuchung, bestimmbare Substanzen 544
Bluttransfusion 774f
– bei Anämie 182, 543
– Anzeigen 774
– Blutgruppenunverträglichkeit 774
– intrauterine 775
– Komplikationen 774f
– nach einer Operation 773
– vor einer Operation 770
Blutung, äußere 274ff
– Erste Hilfe **274ff**
– nach der Geburt 921
– innere 274
– im Schädelinnern 699ff
– – beim Kind 701
– schmerzlose, in der Schwangerschaft 934
– traumatische, langdauernde 185
– Verletztentransport 278
Blutungsanämie 179
Blutungsneigung des Neugeborenen 873
Blutungsübel **185f**, 652
Blutungszeit, verlängerte 652
Blutvergiftung **183f**, 187
– Blutkultur 558
Blutverlust, Anämie 179
Blutwäsche 736
Blutzellen *177*
– Bildungsort 176, 651f
Blutzuckerspiegel 90
– erhöhter 90, 1201
– – Cushing-Krankheit 661
– erniedrigter 90
Boeck-Krankheit s. Sarkoidose
Botulismus 1158
Boutonnièrefinger **361**
Boxerfraktur 361
Brachialgie **671**
Brand 98
– Amputation 372
– Arteriosklerose 150
– Endangiitis obliterans 151
– Thrombose 153
Brandblase 255
Brechdurchfall 488
– Cholera 506
– beim Säugling 854f

Brill-Krankheit 492
Bromsalze 641
Bronchialasthma 14, **25ff**
– Anfall 26
– Anfallsauslösung 25
– Behandlung 26
– Herzleiden 26
– Heufieber 22
– Klimawechsel 27
– Krankenhausbehandlung 26
– Lungenemphysem 604
– Symptome 25
– Ursachen 25
Bronchialsekret, dickflüssiges 613
Bronchiektasen **624ff**, 626
– Auswurf 624
– Behandlung 627
– einseitige 614
– Komplikationen 626
– Lagedrainage 627
– Operation 627
– Rauchen 602
– Symptome 626
Bronchien, Erkrankung 623f
– Erweiterung s. Bronchiektasen
– Lagedrainage 627
Bronchitis, akute 623
– – als Beginn von Krankheiten 623
– Auswurf 624
– chronische 623
– – Azidose 547
– – Lungenemphysem 604
– – Rauchen 602
– Komplikationen 623
Bronchographie **624**, 1093
Bronchopneumonie 606
Bronchoskop 240
Bronchoskopie 624f, *625*
– diagnostischer Wert 625
Bronchusfremdkörper 603
– Röntgenbild 1093
Bronchustumor 603
Bronchusverschluß 603
Brucellosen **493f**
– Vorbeugung 494
Bruch, angeborener 192
– – Operation 199
– epigastrischer **193**
– innerer **195**
– rezidivierender 193
Bruchband 195
Bruchleiden **192ff**
– Rückfallsvorbeugung 199
Bruchoperation 197, 199
Brustdrüse **201ff**, 430f
– Abszeß **204f**
– Adenom 205
– Aufbau 201
– Chirurgie 207ff

– – plastische s. Brustplastik
– Entwicklung, seitenunterschiedliche 815
– Entwicklungsbeginn 815
– Entzündung 204f, 923
– Fettnekrose 206
– Hämatom 206
– Infektion **204f**
– Knoten 206f
– Krebs s. Brustkrebs
– des Mannes **206**
– – Adenomatose 206
– Milchsekretion 838
– Milchstauung 840
– Röntgenuntersuchung s. Mammographie
– Selbstuntersuchung **203f**
– Tumor 205f
– – gutartiger, Operation *208*
– Vergrößerung beim Knaben 816
– – künstliche 201, 211
– – vor der Monatsblutung 203
– – beim Neugeborenen 721
– Zyste 205
Brustfell **607**
– Schwielenbildung 608
Brustfellentzündung **607ff**
– Behandlung 608
– eitrige 608
– feuchte 607
– Pleurapunktion 776
– trockene 607
– Ursachen 607
– Verlauf 608
Brusthöhle, Blutung 616
– Verletzung 615f
Brustkrebs **206ff**
– Chemotherapie 210
– Hormonbehandlung 537f
– Hypophysenoperation 435
– Nebennierenentfernung 662
– Operation 209
– Strahlenbehandlung 210
Brustoperation, Anästhesie 45
Brustplastik 211ff, *212*
Brustschmerzen 610, 617
– stechende, atmungsabhängige 608
Brustwandverletzung, offene 616
Brustwarze, Absonderung, blutige 205
– eingezogene **202**
– empfindliche 923
– Pflege 839
– Rekonstruktion 213
– Schrunden 839
Brutkasten 725
Buerger-Winiwarter-Krankheit s. Endangiitis obliterans
Büffelnacken 434, 660
Bursitis s. Schleimbeutel, Entzündung
Bypass **160, 422ff,** 708
Byssinose **612**

C

Calculus s. Blasenstein
Carcinoma in situ s. Krebs, nicht-invasiver
Chagas-Krankheit **787**
Chalazion s. Hagelkorn
Chemotherapeut 537
Chemotherapie 537
Chirurgie, kosmetische 806
– plastische s. Operation, plastische
Chloromycetin 487
Cholangiographie **1096**
Cholera asiatica 501, 506
– – Vorbeugungsmaßnahmen 506
– Schutzimpfung 451, 455
– Verbreitungsgebiet *452*
Cholesterin 149, **218**
– Blutspiegel s. Blutcholesterinspiegel
Cholezystektomie s. Gallenblase, Entfernung
Cholezystitis s. Gallenblase, Entzündung
Cholezystographie 592
– intravenöse 592
– orale 592
Chondrom 130
Chordotomie 715f
Chorea minor 829f
Choriongonadotropin 549
Chromosomenanomalie 246, 869
Chromosomenuntersuchung 248f
Claudicatio intermittens s. Hinken, intermittierendes
Coitus interruptus **1077f**
Colica mucosa s. Reizkolon
Colitis ulcerosa **1169ff**
– – Behandlung 1169f
– – Dickdarmentfernung 1151
– – Psychotherapie 1170
– – Symptome 1169
Colon sigmoideum 238
Commotio cerebri s. Gehirnerschütterung
Computertomographie 6, **692, 1092f**
– Krebsfrühdiagnostik 534
Conn-Syndrom 661
Contre-Coup-Verletzung *690*
Cooley-Anämie 180, 652
Corpus-luteum-Zyste s. Gelbkörperzyste
Creme, spermizide **1081**
CT s. Computertomographie
Cushing-Krankheit **434, 660f**

D

Dakryozystitis s. Tränensackentzündung
Dammanästhesie bei der Entbindung 905f
Dammschnitt 906, *907*
– Wundschmerz 923

Dammschutz 908
Dampfbad 805
Darm, Schädigung durch Abführmittel 644
Darmblutung, Typhus 487
Darmdurchbruch 487, 1172
Darmeinstülpung s. Invagination 1161
Darmentleerung vor einer Operation 769
Darmgeschwulst **1175 ff**
- Blasenfistel 758
- Operation 1177
Darmkolik des Säuglings 851
Darmkrebs 1176 f, *1177*
Darmpolyp 1176
Darmresektion 1177 f, *1178*
Darmschlinge, gangränöse 198
Darmspülung 1154
Darmschlingung s. Volvulus
Darmverschluß **1172 ff**
- Mukoviszidose 613
- Operation 1173
- teilweiser 1172
- unbehandelter 1172
- Ursachen 1172
Dauerdialyse, arteriovenöse Fistel 175
Daumen, fehlender 364
- Taubheit 362
Daumenlutschen **511 ff**
Debilität **951**
Defibrillator 428
Delirium tremens 10 f
- – Behandlung 11
- – Symptome 10
Denguefieber **491**
Depression 944, **946**
- Behandlung 947
- endogene 946
- reaktive 946
de-Quervain-Krankheit **362**
Dermabrasion s. Haut, Abschleifen
Dermatomykose s. Haut, Pilzinfektion
Dermoidzyste **1041**
Desault-Verband, Anwickeln *288*
Desensibilisierung 19
- Grundmethoden 22
Desodorant 374
Diabetes insipidus **435 f**
- mellitus s. Zuckerkrankheit
Diabetikerpaß 260
Dialyse 753
Dialysebehandlung, arteriovenöse Fistel 174 f
Diarrhö s. Durchfall
Diastole 405
Diät **215 ff**
- cholesterinarme 218, **223**
- fettarme 218, **223**
- fettlose 218
- nach Gallenblasenoperation 597
- bei Gicht **227 f**
- kalorienarme 216
- kalorienreiche 221, 228
- kohlenhydratarme 233
- purinarme **227 f**
- salzarme 220, **224 f**, 732
- salzlose 735
- schlackenarme **226 f**
- schlackenreiche **225 f**
Diathermie 103
Diathermiegerät 797
Diätprogramm 217 f
Dibothriocephalus latus s. Fischbandwurm
Dickdarm **1150 ff**
- Divertikulitis s. Divertikulitis
- Entzündung s. Colitis; s. Kolitis
- Funktion 1151
- Geschwulst 1175 ff
- – Hämorrhoiden 1183
- irritabler s. Reizkolon
- Spasmen 1151, 1167
Differentialblutbild **542**
Diphtherie **461 ff**, 502, 504
- Immunität 438
- Isolierungszeit 464
- Komplikationen 463
- Krupp 857
- Schutzimpfung 439, 454, 463
- Übertragungsweise 462
Diphtherieantitoxin 462 ff
Diphtheriebazillenträger 464
Diskusprolaps s. Bandscheibenvorfall
Disulfiram 11
Divertikulitis **1165 ff**
- Behandlung 1166
- – operative 1166 f
- Blasenfistel 757 f
Divertikulose **1165 f**, *1165*
DNS 242
Doppeltsehen 675
Dosis 635
Down-Syndrom 246, **869 ff**, 950
Drehschwindel 687
- anfallsweise auftretender 350
Dreifachimpfung 439
Dreitagefieber **477 f**, 465, 503, 505
Dreimonatkolik 851
Drillingsgeburt, Häufigkeit 915
Droge **634**
Drogenabhängigkeit **634**
Druckverband 275
Drüse **430**
- endokrine **430**, 645
- exokrine 430
Ductus arteriosus, offener **418 f**, *419*
- Botalli s. Ductus arteriosus
- cysticus s. Gallenblasengang
Dunkelfelduntersuchung 558
Dünndarm **1150 ff**

– Funktion 1150
– Geschwulst **1175 ff**
– Nahrungsstoffaufnahme 1150
Dupuytren-Kontraktur 363
Dura mater s. Hirnhaut, harte
Durchblutungsstörung, arterielle 148
– venöse 169
Durchfall **1155 f**
– Allergie 14
– bei Antibiotikaeinnahme 1156
– Azidose 547
– blutiger, anfallsweise wiederkehrender 786
– funktioneller 1156
– langdauernder 1156
– Röntgenuntersuchung 1156
– beim Säugling s. Dyspepsie
– Ursachen 1155
– im Wechsel mit Verstopfung 859
Durchleuchtungsapparat 1090
Durst, übermäßiger 436, 1202
Dysfunktion, ovarielle s. Eierstock, Dysfunktion
Dysgraphie s. Schreibschwäche
Dyskalkulie s. Rechenschwäche
Dyslexie s. Leseschwäche
Dysmenorrhö 997
Dyspareunie s. Geschlechtsverkehr, schmerzhafter
Dyspepsie **853 ff**
– Behandlung 854
– mit Erbrechen 854
– des Erwachsenen s. Magenverstimmung
– Rückfall 855
– Ursachen 853

E

Echinokokkenzyste **794**
Echinokokkus, Leberbefall 578
Echographie s. Ultraschalluntersuchung
Echokardiographie **403**
ECHOviruserkrankung 501
EEG s. Elektroenzephalographie
Ehe, unfruchtbare s. Unfruchtbarkeit
Eierallergie, Masernschutzimpfung 448
– Mumpsschutzimpfung 449, 471
Eierstock 430 f, 993, **1036 ff**
– Dermoidzyste 1041
– Dysfunktion 1037 f
– – Behandlung 1037 f
– Endometriose 1042
– Entfernung, beidseitige 1044
– – bei Uterusexstirpation 1018
– Entzündung 1037
– – Mumps 472
– Fibrom 1042

– Funktion 1036 f
– Geschwulst 1039, **1040 f**
– – Behandlung 1043
– – hormonbildende 1041
– – Stieldrehung 1044
– Krebs 1042
– Operation, Anzeigen 1043
– Röntgenbestrahlung 1091
– Tochtergeschwulst 1042
– Zyste 1038 f, *1040*
– – Behandlung 1043
– – bei Schwangerschaft 1043 f
– – Stieldrehung 1044
– – Unfruchtbarkeit 1065
Eigenschaften, erbliche 243
Eileiter 993, **1029 ff**, *1030*
– Abszeß 1031
– Durchblasung 1062 f
– Entfernung 1031 f
– Entzündung **1029 ff**, *1030*
– – Heilungsaussichten 1031
– – Symptome 1030
– – Folgen 1030
– Funktion 1029
– Krebs 1030
– Röntgenuntersuchung 1097
Eileiterdurchtrennung 1086 f
Eileiterschwangerschaft **1033 ff**, *1033*
– Behandlung 1035
– Diagnose 1034 f
– Durchbruch 1034
– – Operation 1035
– Schwangerschaftstest 549, 1034
– Symptome 1034
Eileiterunterbindung 1086
Eileiterverschluß **1062**
– Diagnose 1062
– tripperbedinger 296
– Ursachen 1062
Einlauf 141, 1153
– nach einer Operation 773
Einwärtsschielen 71
– Behandlung 72
Eisenmangelanämie **179**
Eisprung s. Ovulation
Eiter im Harn 755, 765
Eiterkultur **558 f**
Eiterpustel im Lippenbereich 560
Eiweiß im Harn 732
Eizelle, befruchtete, Weg **1059**
Ejakulation s. Samenerguß
EKG s. Elektrokardiogramm
Eklampsie 929, **932 f**
– Behandlung 933
– Heilungsaussichten 933
– Zeichen 932
Ektropion **60 f**
– Operation 61 f, 62
Ekzem **29**, **373**

Ekzem,
- Pockenschutzimpfung 444f
- variköses 172
Elektroenzephalographie 693
Elektrokardiogramm **402**
- normales *403*
Elektrokoagulation der Zervix 1000f
Elektrolyse 378f, *379*
Elektroschockbehandlung 947
Elektrotherapie **799f**
- Verfahren *796*
Elephantiasis 792
Ellenbogen, Oberarmknochenfraktur 133
Ellenbogengelenk, Verband 288
Ellenbogenspitze s. Olekranon
Ellenbruch **133f**
Ellenschaftbruch **134**
Eltern, Verhalten **528f**
- werdende, Unterricht 887
Embolie **153f**, 157, 411, 417, 609
- Gefäßchirurgie **165f**
- Herzinnenwandthrombus 828f
- Operationszeitpunkt 166
- Symptome 154
- zerebrale 680
Embolus **153**, 610
Embryo 1022
Emotion 938
Empfängnisverhütung 1072
- Gründe 1072f
- Methoden 1075
- hormonale s. Ovulationshemmer
- Knaus-Ogino-Methode 1075
- operative s. Sterilisationsoperation
Empfindungsstörungen 675
Emphysem s. Lungenblähung
Empyem 614
Encephalitis disseminata s. Multiple Sklerose
Endangiitis obliterans **151f**
Endarteriektomie **161**, 782
- Nierenarterie 164
Enddarm s. Mastdarm
Endokarditis, bakterielle 418
- - Blutkultur 558
- - Milzvergrößerung 653
Endometriose **1020ff**
- Behandlung 1021
- des Eierstocks 1042
- Symptome 1021
Endometriosezyste 1021f
Endometritis **1010**
Endometrium s. Gebärmutter, Schleimhaut
Endoskopie **237ff**
Entamoeba histolytica *578*, 784, 786
Entbindung s. auch Geburt
- Anästhesie 39f
- auf Bestellung 902
- Dammschutz *908*
- Dauer 901
- Erscheinen des Kopfes in der Scheidenöffnung *906f*
- Kindesüberwachung 906
- Komplikationen 246
- Krankenhausaufnahme 901, **904f**
- Krankenhausaufenthalt, Dauer 923
- Scheidenausfluß 924
- Schmerzdämpfung 905f
- Schmerzen 39
- Teilnahme des Ehemannes 903
Enteritis, regionäre **1158f**
- - Behandlung, konservative 1158f
- - - operative *1159*, *1160*
Enterokolitis, pseudomembranöse 1156
Enthaltsamkeit, sexuelle 1050
- - als Empfängnisverhütung 1075
- - periodische 1076
Entropion **60f**
- Operation *61*
Entwicklungshemmung, Ursachen 246
Enuresis s. Bettnässen
Enzephalitis **676f**, 702
- epidemische 676
- Kinderlähmung 475f
- als Krankheitskomplikation 676
- Krankheitszeichen 676
- bei Masern 470
- nach Pockenschutzimpfung 445
- Ursachen 676
Enzephalographie 692
Enzym **1130**
Ephedrin 648
Epidemie 457
Epididymis s. Nebenhoden
Epididymitis s. Nebenhoden, Entzündung
Epiduralanästhesie **42**
- bei der Entbindung 905f
Epiglottis s. Kehldeckel
Epilepsie **681ff**
- Anfallsformen 682
- Elektroenzephalographie 693
- erbliche 682f
- idiopathische 709
- Krampfanfall 259
- Operation 709
- organisch bedingte 709
- psychomotorische, Operation 709
- nach Schädelverletzung 709
- Ursachen 682
Epileptiker, Vorsichtsmaßnahmen 684
Episiotomie s. Dammschnitt
Epispadie **766ff**, *766*
- Operation *768*
Epitheliom 386, **391**
Epithelkörperchen s. Nebenschilddrüse
Erbgang 242
Erblehre s. Genetik

Erblindung, einseitige 675
- Glaskörperblutung 77
- grüner Star 64
- Hirngefäßaneurysma 681
- Keilbeinhöhlenentzündung 328
- Netzhautablösung 74
- Netzhautthrombose 79
- Regenbogenhautentzündung 63
- retrolentale Fibroplasie 871
- beim Säugling 867, 869, 871
- Zuckerkrankheit 77
Erbmerkmal 242
- dominantes **242**
- rezessives **242f**
Erbrechen 1131
- Allergie 14, 27
- bei Augenschmerzen 64
- Auslösung 279
- Enzephalitis 676
- gewolltes, bei Magenverstimmung 1133
- nach Hustenanfall 482
- Ménière-Krankheit 687
- beim Säugling 850
Erdölprodukt, Vergiftung 279
Erdrosselung 258
Erfrierung 380
- Erste Hilfe **256**
Erkältungskrankheit **618ff**
- Antibiotika 620
- Antihistaminika 620
- begünstigende Faktoren 619
- Behandlung 620
- Komplikationen 621
- Rauchen 624
- Übertragungsweise 619
- Vitamine 620
- Vorbeugung 620
Ernährung, flüssige **230f**
- Lebenserwartung 36
Erste Hilfe **251ff**
Erstickung, Peritonsillarabszeß 303
Erstickungsanfall, fremdkörperbedingter 256
Erstickungsgefühl 25
Ertaubung, Hirngeschwulst 706
Ertrinken **260ff**
Ertrinkungstod 263
Erythroblastose, fetale 246, 550, **864ff**
- - A-B-0-Unverträglichkeit 867
- - Behandlung 865
- - intrauterine Transfusion 775
- - unbehandelte 866
Erythrozyten s. Blutkörperchen, rote
Espundia 787
Ethambutol 1113
Ethran 41
Eustachische Röhre s. Ohrtrompete
Eviszerationsoperation 1006
Exanthema subitum s. Dreitagefieber

Explosionsverletzung, Lungenkollaps 605
Extrasystole 413f
Exzisionsbiopsie 555

F

Facharzt 1
- für allergische Krankheiten s. Allergologe
- für Anästhesie s. Anästhesist
Fallsucht s. Epilepsie
Familienplanung, Beratung 1027
- Informationsmaterial 1054
Familientherapie, psychiatrische 949
Farbenblindheit 243
Farmerlunge **612**
Fasten vor einer Operation 770
Faulecken 1196
Fazialisparese 342, **672f**
- Elektrobehandlung 799
- periphere 672f
- zentrale 673
Fehlbildung s. Mißbildung
Fehlgeburt **1022ff**
- Anzeichen 1023
- Auslösung 1024
- beginnende 1023
- Behandlung 1024f
- drohende 1023
- eingeleitete 1022
- habituelle 1025
- Hauptgefahren 1025
- Infektion 1025f
- spontane 1022
- unvollständige 1023
- Ursachen 1023
- vollständige 1023
- wiederholte, Syphilis 294
- Zuckerkrankheit 929
Felsengebirgs-Fleckfieber, amerikanisches 492
Femoralhernie s. Schenkelbruch
Femoropoplitealbypass 162
Femur s. Oberschenkelknochen
Fensterungsoperation 347f
Fersenbeinbruch 137
Fertilitätspräparat, Mehrlingsgeburt 915
Fettleber 580
Fettleibigkeit s. Übergewicht
Fetus **1022**
Feuchtblattern s. Windpocken
Feuermal 173, 386
Fibrom 386, **389**
Fibroplasie, retrolentale **871**
Fibrose, zystische s. Mukoviszidose
Fibula s. Wadenbein
Fieber, Krampfanfall 683

Fieber, Krampfanfall,
– Medikamente 640
– rheumatisches s. Rheumatisches Fieber
– ungeklärtes 829
– wellenförmiges 494
Fieberanfälle 788
Fieberbläschen s. Herpes simplex
Filariose 792
Filzläuse 382
Finger, fehlender 364
– schnellender 362
– Taubheit 362
– überzähliger 98
Fingerbruch 135
Fingerendgelenk, Knoten 833
Fingergefäßkrämpfe, anfallsweise auftretende 150
Fingerspitze, abgetrennte 359
Fingerspitzenverletzung 359
Fingerverband 286
Fingerverrenkung 361
Fingerverstauchung 360
Finne 793
Fischbandwurm 784, 793
Fischleberöl-Präparat 846
Fissur 1187
Fistel, arteriovenöse s. Arteriovenöse Fistel
– branchiogene 318
Fleckfieber, epidemisches 492
– Schutzimpfung 451, 456
– südamerikanisches 492
Flecktyphus s. Fleckfieber, epidemisches
Fleischvergiftung 1136
Flocken, vor den Augen treibende 49
Flöhe 492
Flüssigkeitsansammlung in Körperhöhlen 402
Flüssigkeitsaufnahme nach einer Operation 772
Flüssigkeitsmangel, Zungenveränderung 572
Follikelzyste 1038 f
– geplatzte 1039
Folsäuremangel 1196
Fontanellen 718 f, 719
Fortpflanzungsorgane, weibliche 993
Fraktur s. Knochenbruch
Fremdkörper in den Atemwegen 256 ff
– – Erste Hilfe 257 f, 316
– Auge 57 f
– – Erste Hilfe 266
– Bronchus 603
– Kehlkopf 316
– Nase, Erste Hilfe 267
– Ohren, Erste Hilfe 267
– Röntgenbild 1091, 1093
Frenulum s. Zungenbändchen
Frigidität 1052
Froschbauch 1175

Frostbeule 380
Fruchtbare Tage der Frau 1060
– – – Vermeidung beim Geschlechtsverkehr s. Knaus-Ogino-Methode
Frühgeborenes 724 ff
– Antibiotikagabe 727
– Blutarmut 727
– Ernährung 726
– geistige Entwicklung 727
– Membransyndrom s. Hyalin-Membran-Krankheit
– Pflegemaßnahmen 724
– Retinopathie s. Fibroplasie, retrolentale
– Sauerstoffgabe 725
– Transport 725
– Überlebensaussichten 725
Frühgeburt 724 ff
Frühgestose 929
Frühsyphilis 291
Fünftagefieber 492
Funkensehen 75
Furunkel 368 ff, 369
– Behandlung 372
– im Lippenbereich 560
– Reifung 372
Fusospirillose 569
Füße, angeschwollene 401
Fußgelenkverband, Anwickeln 287
Fußknochenbruch 137
Fußpilzflechte 376 f
Fußwurzelknochen, Fraktur 137

G

Galaktosämie 247 f
Galaktozele s. Milchretentionszyste
Gallenblase 86, 588 ff
– Entfernung 595
– Entzündung, akute 591
– – – Symptome 592
– – chronische 591
– – – Symptome 598
– Funktion 588
– Funktionsstörung 591
– – Symptome 592
– Gangrän 594
– Krebs 595
– Lage 588 f, 589
– Operationsanzeigen 594
– Reizmahlzeit 592
– Röntgenuntersuchung 592 f, 1095
– – Füllungsausfall 1055
– steingefüllte 590
– Ultraschalluntersuchung 593
Gallenblasendurchbruch 594
Gallenblasenerkrankung, Behandlung, chirurgische 593

- – konservative 593, **594**
- Diagnostik 592 f
- schlecht verträgliche Speisen 588
- Symptome 592
- Ursachen 588 f
- Veranlagung 590
- Vorbeugung 591

Gallenblasengang 588 ff, *589*
- mit Stein 590

Gallenblasenoperation 594 ff
- Hautschnitt 596
- Heilungsaussichten 598
- Nachbehandlung 596 f
- Schmerzausschaltung 595
- Vorbereitung 596

Gallenentleerungsstörung 588

Gallengang 86
- Steinentfernung 595

Gallensteine 578, **589 ff**
- endoskopische Entfernung 598
- Gallenblasenkrebs 595
- medikamentöse Auflösung 595
- nach der Operation neu gebildete 597 f
- bei der Operation zurückgebliebene 598
- Operationsanzeige 593
- Röntgenuntersuchung 1095
- Ursachen 589

Gallenwege 588 f
- Funktionsstörung 591
- Lagebeziehungen 588 f, *589*
- Röntgenuntersuchung s. Cholangiographie
- Steinnachweis 593

Gallenwegsdyskinesie 588, **591**
- Symptome 592

Gammaglobulin 439, 448, 583

Ganglion 363, 386, **390**
- Behandlung 390

Gangrän s. Brand

Ganzkörper-Computertomographie 6

Gastrektomie 1148

Gastritis, akute 1133, **1136 f**
- Alkoholismus 9
- chronische 1137 f

Gastroduodenoskopie **237 f**

Gastroenteritis **1136 f**, 1157
- Ursachen 1157

Gastrojejunostomie 1142

Gastroskopie 237, 552

Gasvergiftung 273

Gauchersche Krankheit 652

Gaumenmandel **299**, *300*
- Abszeß 303
- Entfernung s. Tonsillektomie
- entzündete 299 f
- Funktion 299

Gaumenspalte **563 ff**, *564*
- Behandlung 564 f
- Nahrungsaufnahme 564

- Operationsalter 564 f
- Sprache 564

Gebärmutter *993*, **1007 ff**, *1007;* s. auch Uterus
- Entfernung s. Uterusexstirpation
- Funktion 1008
- infantile 1008 f
- Myom **1014 ff**, *1014*, 1101
- – intramurales *1014*, 1015
- – Operation 1016
- – submuköses *1014*, 1015
- – subseröses *1014*, 1015
- – Symptome 1015
- – Unfruchtbarkeit 1065
- Röntgenuntersuchung 1097
- Schleimhautbiopsie 1011, 1061 f
- Schleimhautentzündung s. Endometritis
- Schleimhauthyperplasie, glandulär-zystische 1009, **1011 f**
- Vorbereitung auf die Schwangerschaft 1008

Gebärmutterhals s. Zervix
Gebärmutterhalsentzündung s. Zervizitis
Gebärmutterhalskanal s. Zervikalkanal
Gebärmutterknickung 1008
Gebärmutterkörper, Krebs 1013
- Sarkom 1013, 1016

Gebärmuttersenkung **984**
Gebärmuttervorfall **984**
Geburt s. auch Entbindung
- Austreibungsperiode 900
- eingeleitete 902 f
- Eröffnungsperiode 900
- Kindeslage 898 f
- – abnorme 898
- Nachblutung 921 f
- natürliche 903 ff
- – Vorteile 904
- normale 898
- Stadien 900

Geburtenregelung **1072 ff**
- dritte Welt 1074

Geburtsbeginn 900
Geburtsschädigung, Epilepsie 682
- Schwachsinn 950 ff
- Subduralhämatom 701
- zerebrale Kinderlähmung 673 f
Geburtstermin, Berechnung 890
Geburtszange 910
Gedächtnislücken 37
Gefäßchirurgie **159 ff**
Gefäßersatzoperation 782 f
Gefäßprothese 160 f
Gefäßtransplantation 782
Gefäßverletzung **159**
Gefrierschnittuntersuchung 208, **555 f**
Gefühlsstörung, Rückenmarkverletzung 714 f
Gehirn s. auch Hirn

Gehirn,
- Angiographie, Tumorlokalisierung 704
- Arteriographie 693 f
- - Gefäßmißbildung 707
- Aussehen 696
- Durchblutungsstörung, Bypass-Operation 708
- Echinokokkenzyste 794 f
- Geschwulst s. Hirngeschwulst
- operativer Zugang 696 f. 697

Gehirnentzündung s. Enzephalitis
Gehirnerschütterung **691**, 699
- Behandlung 699

Gehirnlähmung, fortschreitende s. Paralyse, progressive
Gehör **336**
- Prüfung 336

Gehörgang, Entzündung **338** f
- fehlender 352
- Schmerzen 338
- Verstopfung mit Ohrenschmalz 338

Gehörknöchelchen 337
Geist, Alterung 33
Geisteskrankheit 938 ff
- Operation 709
- Vererbung 941

Gelbfieber **490** f
- Schutzimpfung 451, 456
- Verbreitungsgebiet *452*, 491

Gelbkörper 993
Gelbkörperzyste **1039** f
- geplatzte 1040

Gelbsucht 577
- angeborene familiäre 652
- nach Bluttransfusion 775
- Blutuntersuchung 545
- durch Gallenstein s. Verschlußikterus
- infektiöse 492
- katarrhalische s. Hepatitis, infektiöse
- beim Neugeborenen s. Neugeborenengelbsucht
- Pankreaskarzinom 94
- physiologische, des Neugeborenen 720
- Sichelzellanämie 180
- Ursachen 577, **594** f

Gelee, spermizides 1079, **1081**
Gelenkbewegungsschmerz nach Ruhepause 832
Gelenkblutung 185
Gelenkentzündung s. Arthritis
Gelenkersatz **122** f
Gelenkknirschen 832
Gelenkplastik **122** f
Gelenkpunktion 835
Gelenkrheumatismus, akuter s. Rheumatisches Fieber
Gelenkschmerzen, ungeklärte 829
Gelenkveränderung, degenerative s. Arthrose

Gelenkversteifung, langsam zunehmende 832
- operative 122

Genchirurgie **249** f
- Gefahren 250

Genetik, medizinische 248 ff
Genfehler 249
Genveränderung bei Bakterien 250
Gerstenkorn **59** f
Geruchsempfindung, Hirnnerven 668 f
Geschlechtsbestimmung 1048
Geschlechtsbeziehung, anomale 1055
Geschlechtsentwicklung 1048
Geschlechtshormone, weibliche, in der Menopause 37
Geschlechtskälte s. Frigidität
Geschlechtskrankheit **289** ff
Geschlechtsorgane, männliche **956** ff, *957*
- weibliche **979** ff
- - innere *1007*

Geschlechtsregion, Operation, Anästhesie 45
Geschlechtsteile, weibliche, äußere **979** ff
Geschlechtstrieb, Hormone 1051
Geschlechtsumwandlung 1049
Geschlechtsverkehr 1050
- Abbruch vor dem Samenerguß s. Coitus interruptus
- nach der Entbindung 924
- erster, für die Frau 1054
- ohne Samenerguß 1078
- Scheidenausfluß 1031
- nach Scheidenplastik 988
- schmerzhafter 980, 1055
- - Behandlung 1055
- bei Schwangerschaft 892, 1024
- „übertriebener" 1055
- nach Uterusexstirpation 1019

Geschmackserkennung 668
Geschwulst, bösartige **530** ff
- gutartige, maligne Entartung 530
- Gefrierschnittuntersuchung 555 f
- intrakranielle 703

Geschwulstentwicklung, Veranlagung 243
Geschwür, peptisches s. Ulcus pepticum
- variköses 172

Gesicht, Empfindungswahrnehmung 669
- Gefäßverbindung zum Schädelinnern 371

Gesichtsfeldausfall 75
Gesichtsfurunkel 370
Gesichtshaut, große Poren 366
Gesichtslähmung, teilweise, nach Parotisoperation 356 f
Gesichtsmuskelschwäche 117
Gesichtsnerv 669
- Lähmung s. Fazialisparese
- Verletzung bei Parotisoperation 356 f

Gesichtsschlagader, Abdrücken 276

Gesichtsschwellung 731
Gesichtsweichteilabszeß 565
Gestose s. Schwangerschaftstoxikose
Gesundheitskontrolluntersuchung 5 f
Gewächs s. Geschwulst
Gewicht s. Körpergewicht
Gicht 833
– Diät **227 f**
– Nierensteine 739 f
– unbehandelte 834
Gichtanfall, Auslösung 834
Gicht-Arthritis **833 ff**
Giftschlangen **253 f**
Gipsverband 125, 128
Glasfaserendoskop 237
Glaskörperblutung 77
Glaskörperentfernung, teilweise 77
Glatze **377 f**
Glaukom s. Grüner Star
Glaukomoperation 65 f
Gleichgewicht 349
Gleichgewichtsorgan 349
Gleichgewichtssinn, Hirnnerv 669
Gleichgewichtsstörung, Alkoholismus 10
Glied, männliches s. Penis
Gliederschmerzen 619
Gliederschwäche, halbseitige, nach Kopfverletzung 699, 701
Gliedmaße, Abbindung 270, 275
– fehlende 97
– geschwollene 158
– überzählige 98
– verstümmelte 97
Gliedmaßen, Mißbildung, angeborene **95 ff**
Gliedmaßenarterie, Embolie 154
– Thrombose 153
Gliom 703
Glomerulonephritis **733 ff**
– diffuse 733
– – akute 733 f
– – chronische 733 f
– Vorbeugung 734
Glomerulus 728
Glossitis 572
Glotzaugen s. Augen, vorstehende
Glukose 90
Glukosetoleranztest **546**, 1202
Glutäalhernie 195
Gluten, Unverträglichkeit s. Zöliakie
Goldsalze bei chronischer Polyarthritis 831
Gonokokken, Nachweis 295
Gonorrhö s. Tripper
Grand mal **682**
Granulozyt, basophiler *177*
– eosinophiler *177*
– neutrophiler *177*
Gräserhautentzündung 28

Grauer Star 66 ff
– – Behandlung 68 f
– – Zuckerkrankheit 67, 77
Grenzdebiler 951
Grimmdarm s. Dickdarm
Grindflechte s. Impetigo contagiosa
Grippe 619, **627 ff**
– Antibiotika 628
– Asiatische 629
– – Komplikationen 630
– bakterielle Zusatzinfektion 628
– Komplikationen 628
– Schutzimpfung 456, 628
Grippeviren 628
Großzehengrundgelenk, Arthritis 834
Gruber-Widal-Probe 486
Grundumsatz **880**
Grüner Star **63 ff**
– – Behandlung 65
Grünholz-Fraktur 124
Gruppentherapie, psychiatrische 945
Gummistrümpfe 158, 171
Gürtelrose 297, **375**, 672
Guthrie-Test 247
Gynäkomastie **206**

H

Haar **377 ff**
– Elektrolyse 378 f, *379*
– graues 37
– vorzeitiges Ergrauen 378
Haarausfall bei Strahlenbehandlung 1100
Haarfärbung 379
Haarnestzyste 392
Haarverlust 377
Haarwäsche 378
Haarwuchs, übermäßiger 378
Haarzwirbeln 512
Haftschalen s. Kontaktlinsen
Hagelkorn **59 f**
Hakenwurm **789 f**
Halbseitenlähmung 679
Hallux valgus **109**
Halluzination, akustische 949
– durch Halluzinogene 649
– optische 10
Halluzinogene **649 f**
Halothan 41
Hals **299 ff**
Halsentzündung, Diphtherie 462
Halslymphknoten, vergrößerte 300 f
– – Scharlach 480 f
Halsrippe 671
Halsschlagader, Abdrücken 276
– arteriosklerotische Verengung 679, 708
– Endarteriektomie 708

Halsschmerzen 300, 308
- Scharlach 479
Halstumor, Heiserkeit 312
Halswirbelsäule, Bandscheibenvorfall 671, 713
- Verletzung, Transportlagerung 272
Halszyste, seitliche 318
Hämangiom 173, 386, **389**
- Blutung 389
Hammer 337
Hammerfinger **360f**
Hammerzehe 112
Hämodialyse, arteriovenöse Fistel 174f
Hämoglobin **543**
Hämoglobinmangel 178
Hämophilie **184ff**, 243
Hämorrhoidektomie 1184
Hämorrhoiden 169, **1181ff**, *1182*
- Behandlungsmöglichkeiten 1182
- nach der Entbindung 923
- Injektionsbehandlung 1183
- Operation 1183f
- während der Schwangerschaft 895
- unbehandelte 1183
- Ursachen 1181
- Vorbeugung 1182
Hand **359ff**
- angeborene Mißbildung 364
- Bißverletzung vom Menschen 364
- breite, schaufelförmige 869
- Geschwulst 363
- Infektion 363f
- Knochenbruch 361
- künstliche 99
- Nervenverletzung 360
- Schmerzen 363
- Sehnenverletzung 360
- Taubheit 362f
- Verletzung 359ff
Handbruch, Behelfsschienung *269*
Händezittern 90
Handmuskelschwäche 117
Handwurzelknochen, Fraktur **134**
Hängebrust 202
- plastische Operation *212*
Harmonie, sexuelle, fehlende 1054
Harn, blutiger 733f
- - Blasenentzündung 755
- - Harnleitertumor 750
- - Harnröhreninfektion 765
- - Nierentuberkulose 747
- - Nierenverletzung 747
- Eiweißgehalt 732
- fleischwasserfarbener 734
- Trübung 733
- Tuberkelbakteriennachweis 747
- Zuckernachweis 731, 1202, 1204
Harnanalyse 730
Harnausscheidung, übermäßige 662

Harnblase 755 ff; s. auch Blase
- Entfernung 760
- Entzündung **755f**
- - akute 755
- - - Behandlung 755f
- - chronische 756
- - interstitielle 756
- - wiederholte 763f
- Geschwulst **759ff**
- Lage 755
- Röntgenkontrastuntersuchung s. Zystographie
- Spiegeluntersuchung s. Zystoskopie
Harnblasenoperation, Anästhesie 45
Harndrang, häufiger, Gebärmuttermyom 1015
- - Pyelonephritis 737
- - während der Schwangerschaft 895
- - Tripper 991
- - Ursachen 732
Harnkanälchen 728, *730*
Harnlassen s. auch Blasenentleerung
- nach einer Operation 772
- Prostatavergrößerung 971
- schmerzhaftes, Blasenentzündung 755
- - Blasenstein 759
- - Harnröhreninfektion 765
- - häufiges 755, 759, 765
- - Nierentuberkulose 747
- - Pyelonephritis 737
- - schmerzloser Blutabgang 759
Harnleiter 728 f, 729
- Einpflanzung in den Dickdarm 760 f, *761*
- Geschwulst **749f**
- Öffnung in der Haut s. Ureterostomie, kutane
- Verschluß 736
Harnleiterknickung 736
Harnleiterstein 739
- Behandlung 742
- Hydronephrose 736
- Infektion 741f
- Operation 742
- Operationsnotwendigkeit 742
- Symptome 741
Harnmenge, sehr große 436
- verringerte, in der Schwangerschaft 925
Harnröhre **761ff**
- Divertikel 764
- Infektion **765**
- Karunkel **764**
- männliche 763
- Striktur **763**
- Trichomonadeninfektion 765
- Tripperinfektion 295
- weibliche 763
Harnsäurestein 740f
Harnsteine, Nebenschilddrüsenüberfunktion 664

Harnträufeln 971
Harnuntersuchung 541, **548**
Harnvergiftung s. Urämie
Harnverhaltung, akute, beim Mann 971
Harrington-Stäbe 105
Haschisch 649 f
Hasenpest s. Tularämie
Hasenscharte 243, **562 f**, *563*
– Operation 563
Hausapotheke 632 f
Hausarzt 1
Hausfrauenekzem 373
– Vorbeugung 373
Hausstaub 20
Haustierhaltung, Allergie 25
Haut 365 ff
– Abschleifen 367
– Bindegewebsgeschwulst 386, **389**
– Blutgefäßgeschwulst 386, **389**
– Ernährungseinfluß 365
– fahlgraue, kalte 281
– Fettgewebsgeschwulst 386, **389 f**
– Geschwulst 385
– gestreifte 661
– greisenhafte 437
– Infektion 368 ff
– – Amputation 372
– – Anfälligkeit 369
– – Vorbeugung 370
– Pigmentverlust, fleckförmiger 384
– Pilzinfektion 376
– Reizung, ständige 391
– trockene 373
– Zyste 385
Hautausschlag, allergischer 13 f
– Dreitagefieber 477 f
– Masern 468, 502
– Röteln 465, 502
– Scharlach 479
– Syphilis 291
– Typhus 487
– ungeklärter 829
– Windpocken 459, 502
Hautbläschen 368
– Windpocken 459 f
Hautblässe 181
– Leukämie 189
Hautblutungen 652
Hautcreme 365
Hautfalten 366
Hautflecke, braune 366
Hautgeschwür 493
Hautjucken 13, 29
Hautkrankheit, allergische **28 ff**
– – beim Kind 30
Hautkrebs 390 f
– Frühzeichen 390
– Ursachen 391
Hautnarben durch Akne 367

Hautporen, große, im Gesicht 366
Hautquaddeln 29
Hautreaktion, allergische, durch Pflanzen 385
Hautschuppung bei Scharlach 479 f
Hautschutzcreme 373
Hautstreifen, roter 186
Hauttest 17 ff, *18*
Hauttransplantation, freie, Anzeigen 809
– Grundsätze 812
Hauttuberkulose 383
HCG s. Choriongonadotropin
Heimlich-Manöver **257 f**, 316
Heiserkeit, chronische 312
– Nervus-vagus-Lähmung, einseitige 669
– nach Schilddrüsenoperation 885
– Ursache 311 f, 621 f
Heißhunger 90
Hemiparese s. Halbseitenlähmung
Heparin 160
Hepatitis, infektiöse **581 ff**
– – Epidemie 582
– – Heilungsaussichten 583
– – Immunisierung 455, 583
– – Rückfall 583
– – Symptome 582
– – Vorbeugung 583
– toxische 584
Hepatolentikuläre Degeneration 247 f
Herdnephritis **734**
Hermaphrodit s. Zwitter
Hernie s. Bruch
Herpes **297**
– genitalis **297 f**
– simplex 297, **374 f**
– – febrilis 375
– – menstrualis 375
– – solaris 375
– zoster s. Gürtelrose
Herz 395 ff
– angeborene Fehlbildung 400
– Aufbau 395 f
– Einfluß psychischer Belastung 399
– – des Rauchens 398
– Funktion 395 f
– Geschwulst 401
– Lage 395, 397
– Radionukliduntersuchung 403
– Reizleitung 413
– Röntgenuntersuchung 1094
– Schlagfolge, unregelmäßige s. Arrhythmie
– Schlagfolgenstörung 401
– schwaches 396
– Septumdefekt **418 ff**, *419*
– starkes 396
– Strömungsverhältnisse 395 f, *396*
– Überbelastung 400
– Untersuchung 402

Herzblock **415 f**
- teilweiser 415
- totaler 415

Herzchirurgie **418 ff**
- Hypothermie 426

Herzenge s. Angina pectoris

Herzfehler, angeborener 407 f, **420**, 466
- – Operationserfolg 420
- erworbener **420**
- mit Zyanose **420**

Herzgeräusch **417**
- funktionelles 417
- organisches 417

Herzinfarkt 149, 399, **409 ff**
- Behandlung 410
- Bettruhe 410
- frischer 165
- Geschlechtsverteilung 412
- Heilungsaussichten 409
- Intensivbehandlung 427
- Operationszeitpunkt 165

Herzinnenhautentzündung s. Endokarditis

Herz-Intensivstation **427 ff**
- Einrichtung 428

Herzjagen, anfallsweises s. Tachykardie, paroxysmale

Herzkatheterismus **403**

Herzklappe, Entzündung **418**
- – bakterielle, bei Zahnherden 571
- künstliche 422

Herzklappenfehler 400
- Endokarditis 418
- rheumatisch bedingter 418
- – Operation bei Schwangerschaft 926
- – Operationserfolg 422

Herzklappeninsuffizienz 420

Herzklappenschaden, rheumatischer 827 f
- – Auswirkungen 829 f

Herzklappenstenose 420 f, *421*

Herzklopfen 181, 414

Herzkrankheit, Belastung, körperliche 398
- – psychische 399
- bei Bronchialasthma 26
- familiäre Häufung 397
- Lebenserwartung 37
- rheumatische 826 ff
- in der Schwangerschaft 926
- sexuelle Aktivität 1051
- Ursachen 400 f

Herzkranzarterien **408**
- Arteriosklerose 148 f, 218, 408
- – Gefäßchirurgie 160
- Bypassoperation 162 f, 410, 422 ff, *424*
- Einfluß des Rauchens 412
- Erkrankung **408 ff**
- – Ernährungseinfluß 412
- – Übergewicht 218
- Operation 162 f, 410, **422 f**
- Verschluß 409

Herzleistung, verminderte **400 f**

Herz-Lungen-Maschine 420

Herzmassage 265, 282
- äußere 265, **283**

Herzmuskelentzündung 827

Herzmuskelschaden, Diphtherie 463

Herzmuskelschwäche, Alkoholismus 9

Herzoperation, Anästhesie 45
- Anzeigen 418, 420

Herzrhythmusstörung 829

Herzschlag, aussetzender 413

Herzschmerz 399

Herzschrittmacher 416

Herzschwäche, Lebervergrößerung 578
- Sarkoidose 612

Herzstillstand **282**, 415
- gewollter, bei Herzoperation 426
- bei Vergiftung 279

Herzstolpern 413 f

Herztöne 417

Herztransplantation 779

Herzversagen **401 ff**
- Intensivbehandlung 427
- Symptome 401
- Vorhofflimmern 416

Herzvorhof s. Vorhof

Herzwandaneurysma 420

Heteroagglutinationstest 496

Heufieber 14, 16, **20 ff**
- Allergene 21 f
- Antihistaminika 23
- Behandlung 22 f
- – ganzjährige 23
- – vor der Saison 22
- – während der Saison 22
- Ernährung 25
- ganzjähriges s. Rhinitis, allergische
- Gemütsbewegung 24
- Häufigkeit 22
- körperliche Anstrengung 24
- Mandeloperation 24
- Operationsrisiko 24
- Ortswechsel 25
- Rückfall 24
- Symptome 21
- Wettereinfluß 21

Heuschnupfen s. Heufieber

Hexenmilch 722

Hexenschuß **100**, 102

Hinken 96
- intermittierendes 148

Hirn s. auch Gehirn

Hirnabszeß 340
- Behandlung 703
- Entstehung 702
- Epilepsie 709

Hirnanhangdrüse s. Hypophyse

Hirnarterien, Arteriosklerose 149

Hirnattacke, ischämische **679 f**

Hirnblutung 149, 679, **680**, 706
- Ursachen 706 f
Hirnerweichung s. Paralyse, progressive
Hirngefäß, fehlgebildetes, Arteriographie 707
- – Zerreißung 707
- Verschluß, arteriosklerotischer 679
- – embolischer 679 f
Hirngefäßaneurysma, geplatztes 681
- Operation 707 f
- Zerreißung 707
Hirngefäßembolie 154
Hirngeschwulst **675 f**
- Angiographie 704
- Computertomographie 704, 1093
- Epilepsie 709
- Heilungsaussichten 703
- Jackson-Anfälle 682
- beim Kind 705
- Lagefeststellung 704
- Operation 703 ff
- – Überlebensaussichten 704
- Strahlenbehandlung 705
- Symptome 704
Hirngliom, Heilungsaussichten 703
Hirnhaut, harte 696
- weiche 696
Hirnhautentzündung **677 f**, 702
Hirninfektion, Ursachen 702
Hirnnerven **668 f**
- Geschwulst 703
Hirnoperation 702 ff
- Anästhesie 45
- stereotaktische 710
Hirnschaden durch Schädelverletzung 701
Hirnschwellung nach Schädelverletzung 700
Hirnszintigraphie **692**
Hirnvenenthrombose 164
Hirnventrikel 696
Hirnverletzung, Behandlung 699 f
- Epilepsie 682
- unter der Geburt 674
- Schwachsinn 952
Hirnzyste, angeborene 674
Hirschsprung-Krankheit **863**, **1173 ff**
- Operation 863, 1175
- Symptome 1175
Hitzeallergie 32
Hitzekollaps **274**
- Erste Hilfe 274
Hitzschlag **273**
- Erste Hilfe 273
Hoden 430 f, 957, **960 ff**
- Entzündung durch Mumps 472
- Funktion 960
- Geschwulst 961
- Röntgenbestrahlung 1091
- schmerzlose Vergrößerung 961

- Stieldrehung **965**
- Verletzung 960
Hodenbiopsie 1068
Hodenhochstand **961 ff**
- Hormoninjektion 962 f
- Operation 963
Hodensack **957**, 960
Hodensackschwellung beim Neugeborenen 723
Hodentorsion s. Hoden, Stieldrehung
Hodenvenen, variköse 169
Hodgkin-Krankheit **189 ff**
Hohlwarze s. Brustwarze, eingezogene
Hohlvene 146
Homosexualität **1053**
Homotransplantat 778
Hordeolum s. Gerstenkorn
Hörgerät 345
Hormon **430**
- adrenocorticotropes s. ACTH
Hormonbehandlung 646
Hormoncreme 365
Hormondrüse **430**
Hormone **645 ff**
- Geschlechtstrieb 1051
Hormonzufuhr, unkontrollierte 646
Hörnerv, Geschwulst 345, 350
Hornhaut 47
- Ersatz 58 f
- Krümmungsunregelmäßigkeit 55
- Verletzung 57
Hornhauterosion 58
Hornhautgeschwür 56
- Behandlung 57 f
- chronisches 58
Hornhautkontaktlinsen s. Kontaktlinsen
Hornhautriß 58
Hornhautverpflanzung 59
Hörverlust 300
Hüftgelenk, Ersatzoperation 123
Hüftgelenkbruch, Behelfsschienung 269
Hüftgelenkluxation s. Hüftverrenkung
Hüftverrenkung, angeborene **96 f**, 97
- – Behandlung 96 f
Hühnerauge 109
Hühneraugenmittel 110
Hundebandwurm 794
Hundebiß **450 f**
- Behandlung 498
Hungerschmerz 1140
Husten, bellender 311
- Blutung 602
- chronischer, Lungenkrebs 617
- – Rauchen 624
- – mit Schleimauswurf 602
- – Silikose 611
- trockener, harter 25
- Tuberkulose 1106
Hyalin-Membran-Krankheit **871 f**

Hydronephrose **736f**
- Ursachen 736
Hydrophobie 498
Hydrotherapie 799
- Verfahren 796
Hydrozele s. Wasserbruch
Hydrozephalus **674f**, *675*, 710
- Operation 710
- Schwachsinn 950
- Shunt, ventrikuloperitonealer 710
Hymen s. Jungfernhäutchen
Hymenotomie 980
Hyperaktivität, kindliche 528
Hyperglykämie s. Blutzuckerspiegel, erhöhter
Hyperinsulinismus **90f**
- Blutuntersuchung 546
Hypermetropie s. Weitsichtigkeit
Hyperparathyreoidismus s. Nebenschilddrüse, Überfunktion
Hypersplenie 652
Hyperthyreose s. Schilddrüse, Überfunktion
Hypertonie s. Bluthochdruck
Hyperventilation 547
Hypnose 942
Hypoglykämie s. Blutzuckerspiegel, erniedrigter
Hypoglykämiesyndrom s. Hyperinsulinismus
Hypoparathyreoidismus s. Nebenschilddrüse, Unterfunktion
Hypophyse **430ff**
- Entfernung s. Hypophysektomie
- Geschwulst **432ff**
- - beim Kind 435
- - Operation 434ff
- - Strahlenbehandlung 434
- Lage 430f, *431*
- operativer Zugangsweg 434
- Unterfunktion 435f
Hypophysektomie 434
Hypophysenadenom **432f**
- chromophobes 432
- Kortikotropin sezernierendes 432, **434**
- Prolaktin sezernierendes 432f
- Wachstumshormon sezernierendes **432f**
Hypophysenhinterlappen 430, 432
- Funktionsstörung, Ursachen 436
- Unterfunktion 435
Hypophysenhormone 431f
Hypophysenstiel, Durchtrennung 435
Hypophysenvorderlappen **430f**
- Unterfunktion 437
Hypopituitarismus s. Hypophyse, Unterfunktion
Hypospadie **766ff**
- Operation 767f
Hypothermie, Herzchirurgie 426
- bei Wundstarrkrampf 500
Hypothyreose s. Schilddrüse, Unterfunktion
Hysterie 943
Hysterographie 1010
Hysterosalpingographie 1015, 1063, 1097

I

Idiot savant 951
Idiotie **950**
- amaurotische, familiäre **247f**, **867ff**
- - - Vorbeugung 868
Ikterus s. Gelbsucht
Ileitis terminalis s. Enteritis, regionäre
Ileostomie 1170
Ileotransversostomie 1159, *1160*
Ileum-Blasenoperation 760, 762
Ileus s. Darmverschluß
Iliakalarterie, Arteriosklerose 161
- Kunststoffprothese 161f
Imbezillität **951**
Immunität **438ff**
- aktiv erworbene 438
- angeborene **439**
- dauernde, Krankheiten 438
- passiv erworbene **438f**
Immuntherapie 538
Immunthyreoiditis 881f
- Behandlung 882
Impetigo contagiosa 368
Impfplan 439, **453ff**
Impfreaktion 440
Impfung bei Auslandsreise 451f
Impotenz **1052**, **1069**
- Behandlung 1071
- seelisch bedingte 1070
- Ursachen 1070
- vorübergehende 1069f
Infektion 457
- akute, Blutbild 542
Infektionsabteilung 4
Infektionsanfälligkeit nach der Entbindung 925
- Zuckerkrankheit 1205
Infektionskrankheiten **457ff**
- Epidemie 457
Infertilität s. Unfruchtbarkeit 1067
Influenza s. Grippe
Inguinalhernie s. Leistenbruch
Injektionen vor einer Operation 770
INH 1113
Inhalationsnarkose 40
Inkubationszeit 457
Innenohr 337
- Flüssigkeitsvermehrung 350
Innenohrschwerhörigkeit 343

Insektenstich, Erste Hilfe **252**
- Vorsichtsmaßnahmen 31
Insektenstichallergie **31f**
- Desensibilisierung 32
- Vorsichtsmaßnahmen 31
Institut, mikrobiologisch-serologisches 540
- für pathologische Anatomie 540
Insulin **1203**
- Blutspiegel s. Blutinsulinspiegel
- Wirkung 90
Insulinschock 1204
Insult, zerebraler, vaskulärer s. Schlaganfall
Intelligenz, Erblichkeit 245
Intelligenzdefekt, Down-Syndrom 870
Intelligenzquotient 950
- niedriger 10
Intensivbehandlung nach einer Operation 771
Intensivstation **507ff**
- Aufenthaltsdauer 509
- Aufgabe 507
- Ausstattung 507
- - technische 507ff
Intoxikation 855
Intraokularlinse **67f**
Intrauterinschlinge 1081
Intrauterinspirale **1081ff**
- Eileiterentzündung 1029
- Komplikationen 1082
Intubationsnarkose 40f, *41*, **44**
Intussuszeption s. Invagination
Invagination **1161ff**, *1162*
- Behandlung 1162f
Involutionsmelancholie 947
Inzisionsbiopsie 555
Ipekakuanhasirup 279
IQ s. Intelligenzquotient
Iridektomie 65
Iritis s. Regenbogenhautentzündung
Ischämie **679**
Ischialgie **101**, 671
Ischias s. Ischialgie
Ischiasnerv 671
Isotop, radioaktives 1101

J

Jackson-Anfall **682**
Jodisotop 1102
Jodmangel 880
Jodtinktur 650
Jodverwertungsstörung 880
Juckreiz 29
- Windpocken 460
Jugendalter **814**
- Gefühlsleben, extreme Schwankungen 817
- Heirat 818
- Intellektentwicklung 817
- seelische Probleme 816f
- sexuelle Neugier 817, 1050
Jugendirresein 949
Jungfernhäutchen 979f

K

Kahnbeinbruch **134**
Kaiserschnitt s. Schnittentbindung
Kala Azar 787
Kalkaneus s. Fersenbein
Kalorienwerte von Nahrungsmitteln **233ff**
Kälteallergie 32
Kalzium-Phosphat-Präparat 120
Kapillare 146
Karbunkel **368ff**, *369*
- im Lippenbereich 560
Kardiopulmonale Wiederbelebung s. Wiederbelebung, kardiopulmonale
Kardiospasmus s. Achalasie
Karies s. Zahnkaries
Karpaltunnelsyndrom 362
Karunkel 764
Karyotyp **249**
Karzinogen 531
Kastrationskomplex 942
Katarakt s. Grauer Star
Katheterisierung nach der Entbindung 922
- nach einer Operation 772
- vor einer Operation 770
Katzenbiß, Behandlung 498
Kaudalanästhesie **42**
Kaumuskelschwäche 117
Kaverne **1110**
Kehldeckel 257
Kehlkopf **309ff**
- Entzündung **622**
- - akute 310
- - Behandlung 311
- - Erkrankung 621ff
- Fremdkörper 316
- - Erste Hilfe 316
- Geschwulst 312f
- - gutartige 313
- Krebs **313f**
Kehlkopfdiphtherie 462
Kehlkopfentfernung 314
Kehlkopfstridor, angeborener 876f
Kehlkopfverengung, Symptome 316
- Ursachen 316
Keilbeinhöhle 324f, *325*
- Spülung 328
Keimdrüsen, Strahlenschädigung 1091, 1101

Sachverzeichnis

Keloid **380f**
Keratomileusis 51, 53
Kernikterus 866
Keuchhusten **482ff**, 503, 505
- Enzephalitis 676
- Hyperimmunserum 484
- Isolierungszeit 483
- Komplikationen 484
- Krämpfe 484
- beim Säugling 483
- Rekonvaleszentenserum 439
- Schutzimpfung 439, 454, 485
- Übertragungsweise 482
Kiefer **565ff**
- Knochenmarkeiterung 565
Kieferbruch **566f**, 567
- Behandlung 566
- Erste Hilfe 270
- Verband 286
Kieferentzündung, eitrige 565
Kiefergeschwulst, bösartige 567
Kieferhöhle 324f, *325*
- Punktion 327
- Radikaloperation 327
Kieferzyste 567
Kilovolt **1099**
Kind, Angst 519, 525f
- bettnässendes s. Bettnässen
- einjähriges, Ernährungsvorschlag 847f
- herzkrankes 398
- hyperaktives 528
- Krankenhausaufenthalt 5
- Krebserkrankung 533
- mißgebildetes 245
- nächtliches Aufschrecken 517f
- Schlafbedürfnis 525
- Schlafengehen, Angst 525f
- - Zeitpunkt 527
- Schlafprobleme **525ff**
- Schlafstörungen 525
- schlafwandelndes 519
- Strahlenbehandlung 1100
- taubes 344
- Tuberkulose 1111
- übergewichtiges 219
- untergewichtiges 221
- Verhaltensweisen **510ff**
- Verstopfung 1152
- - Behandlung 1154
- Wegbleiben **513f**
- Wutausbrüche **514f**
- zweijähriges, Ernährungsvorschlag 848
Kind-Elternteil-Bindung, abnorme 942
Kinderkrankheiten 457, **502ff**, **857ff**
Kinderlähmung, epidemische **473ff**, 503, 505
- - abortive 475
- - aparalytische 475
- - bulbäre 475f

- - enzephalitische 475f
- - Häufigkeit 473
- - Immunität, angeborene 475
- - Infektionsweg 474
- - paralytische spinale 475
- - Schutzimpfung 439, **446f**, 454
- - - Auffrischung 447
- - - Durchführung 476
- - Übertragungsweise 474
- - Verlaufsformen 475
- zerebrale **673f**
- - Behandlung, konservative 674
- - - operative 674
- - Ursachen 673f
Kinnschleuder 286
Kitzler **979**, *979*
- Funktion 979
Klaustrophobie 942
Klebereiweiß, Unverträglichkeit s. Zöliakie
Kleiderläuse **382**
- epidemisches Fleckfieber 492
Kleinfinger, Taubheit 363
Kleinkind, Schlafbedürfnis 525
Kleinwuchs, Hypophysenhormon 436
Klimaanlage 24
Klimakterium s. Wechseljahre
Klinefelter-Syndrom 246
Klitoris s. Kitzler
Kloßgefühl im Hals 1120
Klumpfuß **95f**, *96*, 243
- Behandlung 95f
Knaus-Ogino-Methode **1075ff**
Knickfuß 110
Kniegelenk, Gelenksperre 114
- Oberschenkelknochenfraktur 135
Kniegelenkerguß 835
Kniescheibenbruch 135
Knieschmerzen 113
Knöchel, angeschwollene 401
Knöchelbruch 136
Knochen, Teilresektion 131, 138
Knochenbruch **123ff**, *124*
- Arbeitsunfähigkeitszeit **132ff**
- Behandlung 125, **132ff**
- Behelfsschienung **268ff**
- Bruchstückfixierung 125f
- Einrichtung 125
- - Zeitpunkt 128
- Erste Hilfe 127, **267ff**
- Gelenkzerstörung 123
- geschlossener 124
- Gipsverband **128f**
- Heilungsergebnis, anatomisches 127f
- - funktionelles 127f
- Heilungsverzögerung 127
- knöcherne Vereinigung 127
- Nagelung 126
- offener 124
- - Behandlung 128

- – Erste Hilfe 270
- Osteomalazie 121
- Osteoporose 121
- Osteosynthese **126**
- pathologischer 128
- Röntgenaufnahmen 129, 1097
- Ruhigstellungszeit **132 ff**
- spontaner 119
- unvollständiger 124
- Wiederherstellungsoperation 121
- Wirbelbadbehandlung 799

Knochenentkalkung, Nebenschilddrüsen-
überfunktion 664
Knochenerweichung 120
Knochengeschwulst **130 f**
- bösartige 130
- Gelenkentfernung 123
- Strahlenbehandlung 131

Knochenmarkseiterung, infektiöse **115 f**
- – Behandlung 116
- Kieferknochen 565
- Schädelknochen 702

Knochenmarkuntersuchung **543 f**
Knochenmißbildung, angeborene 95
Knochenschmerzen 115
Knochenverpflanzung **126**
Knochenzyste 119
- Nebenschilddrüsenüberfunktion 664 f, 665

Knorpelgeschwulst 130
Knötchen am Fingerendgelenk 833
- über Knochenvorsprüngen 829
Knotenkropf 881
Kobalt 60: 1102
Koffein 648 f
Kohlehydratgehalt in Nahrungsmitteln **232**

Kohlehydratstoffwechsel 90
Kokken, eiterbildende 368
Kolitis **1169 ff**
- durch Abführmittel 644
- bakteriell bedingte 1171
- parasitär bedingte 1171
- Stuhluntersuchung 557
- ulzeröse s. Colitis ulcerosa
Kollaps s. Ohnmacht
Kollumkarzinom s. Zervix, Krebs
Kolon s. Dickdarm
Kolonpolyp, endoskopische Entfernung 239
Kolontumor 239
Koloskopie **239, 1176**
Kolostomie s. After, künstlicher
Kolostrum s. Vormilch
Kolpitis s. Scheide, Entzündung
Koma **685**
- diabetisches 1202
- Ursachen 685
Kombinationsnarkose 40

Kommissurotomie, mitrale *423*
Kondom **1078 f**
Konisation 1004
Konjunktivitis s. Bindehautentzündung
Kontaktarmut 1051
Kontaktdermatitis 14, **28**
- Allergene 28
- Behandlung 28
Kontaktlinsen **50 f**
- ständig zu tragende 68
- nach Staroperation 67 f
Kontaktreaktion, allergische 32
Kontrastmittel 1091
Kontrazeption s. Empfängnisverhütung
Kopfaufschlagen, rhythmisches 513
Kopfgrippe s. Enzephalitis, epidemische
Kopfläuse **382**
Kopfpilzflechte 376
Kopfschmerzen **685 f**
- halbseitige, anfallsweise auftretende 686
- hartnäckige 676
- Hirngeschwulst 704
- Hirnhautentzündung 677
- nach Lumbalanästhesie 45 f
- nach Schädelverletzung 701 f
- bei Schwangerschaft 925
- Ursachen 686
Kopfschwartenwunde 698
Kopfverband, Anwickeln 288
- mit dem Dreieckstuch *285*
Kopfverletzung 698
- Bewußtlosigkeit 698 f
- Erste Hilfe 699
Körnerkrankheit s. Trachom
Koronararterien s. Herzkranzarterien
Koronar-Bypass-Operation **162 f**, 410, 422 ff, *424*
Koronarinsuffizienz 408
Koronarographie 404
Koronarthrombose 409
- gerinnungshemmende Mittel 411
Körpergeruch 374
Körpergewichtsabnahme, Förderung 216
- bei Krebs 535
- Leberkrebs 581
- Leberzirrhose 579
- Tuberkulose 1106
- Zuckerkrankheit 1202
Körpergewichtszunahme nach Aufgabe des Rauchens 219
- Menopause 217
Körperglied s. Gliedmaße
Körpergröße, Erblichkeit 245
Korpuskarzinom s. Gebärmutterkörper, Krebs
Korpuspolyp 1010 f
Korsakow-Psychose 11
Kortisol 646
- Bildungsort 660

Kortison **647**, 660
- bei Allergie 19
- Anzeigen 647
- bei chronischer Polyarthritis 831
- bei rheumatischer Erkrankung 823 f
- bei Thyreoiditis 882
Kosmetika 365
Koterbrechen 1172
Kotstein 139
Krampfaderbruch 169, **967 f**
- Operation 967
Krampfadern, Blutung 172
- Entzündung 157
- Gefäßchirurgie **169 ff**
- während der Schwangerschaft 895 f
- Sklerosierung 171
- Strippen 170 f, *170*
- unbehandelte 172
- Vorbeugung 169
Krampfaderoperation *170*, 170 ff
- Anzeige 172
Krampfanfälle, Enzephalitis 676
- Epilepsie 681
- Hirngeschwulst 704, 706
- in der Schwangerschaft 932
Krämpfe, Erste Hilfe 259 f
- hypokalzämische, beim Neugeborenen 874
- bei Keuchhusten 484
Krampfhusten 482
Kraniopharyngeom 435
Kraniotomie 434, 696 f. 697
Krankengeschichte 2
Krankenhausabteilung, psychiatrische, geschlossene 4
Krankenhausaufenthalt **3 ff**
- Beendigung auf eigenen Wunsch 4
- Besuchszeit 4
- Dauer 3
- Vorbereitung 3
Krankenhausbehandlung, psychiatrische 944
Krankenhausbesucher 4 f
- beim kindlichen Patienten 5
Krankenhausentlassung nach einer Operation 773
Krankhafte Veränderung, angeborene 242
Krankheit, ansteckende s. Infektionskrankheit
- venerische s. Geschlechtskrankheit
Krätze **381**
Krebs **530 ff**
- Altersverteilung 531
- Anämie 181, 535
- Auswurfuntersuchung 557
- Appetitlosigkeit 535
- Ausbreitungswege 533
- Behandlung, Ergebnisse 538 f
- - kombinierte 539

- - nichtoperative **537 ff**
- Blutuntersuchung 546
- Chemotherapie 535
- - Zukunftsaussichten 538
- Definition 530
- Diagnostik 534
- Geschlechtsverteilung 530
- Geschwulstgröße 536
- Gewichtsabnahme 535
- Häufigkeit 530 f
- Heilungsaussichten 534
- Hormonbehandlung 537 f
- Immunotherapie 538
- invasiver 1004
- Körpergewicht 220
- beim Kind 533
- Lymphknotenvergrößerung 187
- Nebennierenentfernung 662
- nicht-invasiver 1004
- Operation 535
- Papanicolaou-Test 554
- Schmerzbehandlung, operative 715
- Schwangerschaft 537
- Strahlentherapie 535, **537**
- Ursachen 532
- Vorbeugung 533
- wiederkehrender 536
- Zytostatika 535, 538
Krebserkennungsuntersuchung 534
Krebsvorsichtsuntersuchung 5 f
Kretinismus 879
Kreuzotter 253
Kreuzschmerzen **100 ff**
- chronische, Behandlung 102
- - - physikalische 103
- in der Schwangerschaft 896
- seelisch bedingte 102
- Ursachen 100
- Wirbelgleiten 106
Krise, seelische 939
Kropf *878*, **880 f**
- Behandlung 881
- diffuser 881
- Erbanlage 881
- Heiserkeit 622
- knotiger s. Knotenkropf
- Operation 882 ff
- - Schnittführung 883, *884*
- Operationsnotwendigkeit 882
- Strahlenbehandlung 1101
- Ursachen 880
Krupp 316, **462, 622**, 857
- Behandlung 858
- diphtherischer 857
Kryptorchismus s. Hodenhochstand 962
Kuhmilchallergie 855 f
Kuhmilchidiosynkrasie 855 f
Kuldoskop 240
Künstliche Niere s. Niere, künstliche

Kürettage **1009**
- diagnostische 1009
- therapeutische 1009

Kurzatmigkeit 181
Kurzsichtigkeit **50 ff**
- Alterssichtigkeit 55
- Netzhautablösung, Vorbeugung 75
- Operationsverfahren 51

Kußkrankheit s. Mononukleose, infektiöse
Kveim-Test 612

L

Laboratoriumsdiagnostik **540 ff**
Labyrinth 337
Lachgas s. Stickoxydul
Lähmung 116
- Hirntumor 704, 706
- Ersatzfunktionen 805
- Hydrotherapie 799
- Rückenmarkfehlbildung 711
- Rückenmarkgeschwulst 712 f
- Rückenmarkverletzung 714

Lähmungsschielen 70
Laktose im Harn 928
Laminektomie 698
Langerhanssche Inseln 90
Langlebigkeit 34, 245
Laparoskop 240
Lappen 809
- freier 809, 812
- gestielter 811, *811*

Lappenplastik 811
- Anzeigen 811

Laryngektomie s. Kehlkopfentfernung
Laryngitis s. Kehlkopfentzündung
Laryngoskopie bei angeborenem Kehlkopfstridor 877
- direkte 310
- indirekte 310

Larynx s. Kehlkopf
Laserstrahloperation am Auge 75
- Knochentumor 131

Laugenverätzung 280
Läuse **382**
- Übertragung von Infektionskrankheiten 491 f

Laxantien s. Abführmittel
Lebenserwartung 400
- Alkoholiker 9, 35
- Angina pectoris 410
- durchschnittliche **36**
- Einflußfaktoren 33
- Ernährung 36
- Klima 36
- körperliche Betätigung 34
- Raucher 35
- Übergewicht 36, 217
- Vitaminaufnahme 37
- Zuckerkrankheit 1205 f

Leber 430, **575 ff**
- Anatomie 575 f, *576*
- - bei Appendizitis 143
- Aufgabe 575
- Blutgefäßgeschwulst 174
- Echinokokkenzyste 794 f
- Entzündung s. Hepatitis
- Funktionsstörung, Ursachen 576 f
- Infektion 578, 581 ff
- - Viren 581
- Krebs 581
- Parasitenbefall 578
- schwache 577
- Vergrößerung 580 f
- - entzündungsbedingte 582
- - grobknotige 581
- - bei Herzleiden 578
- Verletzung 585
- Zyste, Operation 585

Leberabszeß 578
- Drainage 585

Leberatrophie, akute gelbe 578
Leberegel 792
Lebererkrankung 577
- entzündliche, Blutuntersuchung 545

Leberfleck **386 f**
Lebermetastase 581
Leberoperation **585 ff**
- Anzeigen 585

Leberriß 585
Lebertran 846
Lebertransplantation 780
Leberzirrhose **579 f**
- Alkoholismus 9
- Behandlung 580
- Blutungsneigung 186
- Diagnose 580
- Gefäßchirurgie **167 f**
- Milzvergrößerung 653
- Operation 586
- Shunt-Operationen 167, 783

Legasthenie s. Leseschwäche
Lehmpackung 366
Leishmaniose 787
Leistenbruch **193 f**, *194*
- angeborener 199
- beidseitiger 199
- direkter *194*
- Hodenhochstand 963
- Hydrozele 965
- indirekter *194*

Leistungsstimulantien s. Anregungsmittel
Leitungsanästhesie **42 f**
Lendenwirbelsäule, Bandscheibenvorfall 713
Lendenbruch **195**

Lepra **495f**
- Behandlung 496
- Vorkommen 495
Leptospirosis ictero-haemorrhagiae s. Weil-Krankheit
Lernschwäche 527
Lernschwierigkeiten 527
Leseschwäche 527
Leukämie **188f**
- akute 188
- chronische 188
- Milzvergrößerung 653
Leukoplakie **569f**
- der Vulva 981f
Leukozyten s. Blutkörperchen, weiße
Libido 1051
Libidoverlust 432
Lichtallergie 32
Lichtblitzesehen 74
Lichtkasten 797
Lichtscheu, Regenbogenhautentzündung 63
- Trachom 80
Lichtschutzpräparat 366
Lid, juckendes 49
Lidrand, roter 49
Lidschwellung 734
- schmerzhafte 60
Lidspalte, schräge 869
Liliputaner 437
Linkshänder 520
Linse 47, 66f
Linsenentfernung, kryochirurgische 68
- mit Ultraschall 68
Linsentrübung s. auch Grauer Star
- angeborene 466
Lipom 386, **389f**
Lippen 560ff
- bläuliche 401
- Verletzung 560
Lippengeschwulst 561
Lippeninfektion 560
Lippenkrebs 561
Lippenriß 560
Lippenschanker 561
Liquor cerebrospinalis 691
- - entzündliche Veränderungen 677
Liquoraustritt durch die Nase 700
Lispeln 520
Lithium 948
Lithiumkarbonat 12
Lithotripsie 759
Lobärpneumonie **606**
Lobektomie 614f, 617, *1114*
Logopäde s. Sprechtherapeut
Lokalanästhesie, regionale **42f**
Lokalbehandlung 7
LSD 649
Lues s. Syphilis

Luftenzephalographie s. Pneumenzephalographie
Luftröhre **315ff**
Fremdkörper, Erste Hilfe 316
Luftröhrenentzündung 315
Luftröhrenschnitt 315ff, *317,* 858
- bei Diphtherie 463
- bei Erstickungsanfall 258
- bei Ertrinkungsunfall 263
Luftverunreinigung 600f
Luftwege s. Atemwege
Lumbago **100**
Lumbalanästhesie **41f** *42*
- Kopfschmerzen 45f
Lumbalhernie s. Lendenbruch
Lumbalpunktion **691, 776f**
- Anzeigen 777
- Rückenmarktumor 712
Lunge **600ff**
- Aufbau 600
- Echinokokkenzyste 794f
- Entfernung s. Pneumonektomie
- Funktion 600
- Geschwulst **617f**
- - Bluthusten 602
- Infektion **614f**
- - Operationserfolg 618
- Krebs, Röntgenaufnahme 1094
- Lage 600f, *601*
- Lappenentfernung s. Lobektomie
- schwache 600
- Segmentresektion 616
- Staubkrankheiten **611f**
- Verletzung **615f**
- - Patiententransport 616
Lungenabszeß **609**
- Auswurf 624
- Operation 614
Lungenadenom 617
Lungenatelektase s. Atelektase
Lungenblähung 26, 604
- Azidose 547
- chronische 604
- Rauchen 602
Lungenblutung in die Brusthöhle 616
Lungenegel 792
Lungenembolie 154, **609f**
- Heilungsaussichten 610
- Operation 164f
- Vorbeugung 610
Lungenemphysem s. Lungenblähung
Lungenentzündung **605ff**
- begünstigende Faktoren 606
- Heilungsaussichten 606
- hypostatische **607**
Lungenerkrankung, Röntgendiagnose 601
Lungenfell *601,* 607
Lungenfibrose, Azidose 547
Lungengefäßthrombose 164

Lungeninfektion **614f**
Lungeninfarkt **609f**
Lungeninsuffizienz, Sarkoidose 612
Lungenkollaps 605
- verletzungsbedingter 615
Lungenkrebs 26, **617**
- durch Asbeststaub 611
- Rauchen 531, **532**, 602
- Symptome 617
Lungenlappen 600f, *601*
- Entfernung s. Lobektomie
Lungenödem, Azidose 547
Lungenoperation **614ff**
- Anästhesie 45
- Anzeigen 614
Lungenpest 495
Lungenresektion 1114
Lungenröntgenuntersuchung, regelmäßige 1107
- wiederholte 1093
Lungenszintigraphie 610
Lungentuberkulose **1107ff**; s. auch Tuberkulose
- Abgrenzung anderer Krankheiten 1110
- chronische 1108
- Diagnose 1109
- prognostische Faktoren 1110f
- Streuungswege 1110
Lungenzerreißung 615
Lungenzyste **616**
- Operationserfolg 618
Lupus **383f**
- erythematodes **383f**
- vulgaris 383
Lymphadenitis **186**
Lymphangitis **186**
Lymphknoten **186**
Lymphknotenabszeß 187
Lymphknoteninfektion **186ff**
Lymphogranulomatose, maligne s. Hodgkin-Krankheit
Lymphographie 1094
Lymphom **189f**
- Milzvergrößerung 653
Lymphozyt, großer *177*
- kleiner *177*
Lymphstauung 792
Lysergsäurediäthylamid s. LSD
Lyssa s. Tollwut

M

Madenwurm 784, 789, 791
- Infektionsvorbeugung 792
- Infektionsweg 791
Magen **1130ff**
- Aufgabe 1130

- Endoskopie s. Gastroskopie
- Entfernung s. Gastrektomie
- Erkrankungen 1130
- Füllmittel 645
- Geschwulst 1147
- Geschwür **1138ff,** *1139*
- - Diät **229f**
- Krebs *1139*, **1147ff**
- - Symptome 1148
- - Vorbeugung 1148
- Röntgenaufnahme 1094f
- Schleimhautblutung 1136
- Schleimhautentzündung s. Gastritis
- Übersäuerung 1134f
- - Behandlung 1135f
- Untersuchungen 1131
Magen-Darm-Trakt, Funktionsuntersuchung 541
Mageninhalt, sauerschmeckender, aufsteigender 1120
- Tuberkelbakteriennachweis 1109
Magensaftuntersuchung **552f**
Magensalzsäure 552, **1134ff**
- Mangel 1134f
Magensäuregehalt, Prüfung 1135
Magenschlauch, Einlegen nach einer Operation 772
- Einlegen vor einer Operation 770
Magensonde 553
Magenteilresektion 1142f, *1143*
Magenverstimmung 1132ff
- Behandlung 1132
- Ursachen 1132
Malaria **489f**, **788f**
- quartana 788
- tertiana 788
- tropica 788
- unbehandelte 788
- Verhütungsmaßnahmen 490
- Vorkommen 489f
Malariaparasit, Übertragung 784
Maltafieber s. Brucellosen
Mammaamputation s. Ablatio mammae
Mammakarzinom s. Brustkrebs
Mammographie 207, **1906f**
- Anzeigen 1097
Mandel s. Gaumenmandel; s. Rachenmandel
Mandelentzündung 103, 304
Mandeloperation, Anästhesie 45
- Heufieber 24f
Manipulationstherapie 797
Manisch-depressive Erkrankung 947f
Mantoux-Test 442
Marihuana 649f
Markierung mit einem Isotop 1102
Marknagelung 126
Masern **467ff**, 502, 504
- Enzephalitis 470, 676

Masern,
- Immunität 438, 468
- - angeborene 467
- - Inkubationszeit 469
- - Komplikationen 469
- - Schutzimpfung 439, **447f**, 454, 467f
- - Übertragungsweise 468

Massage **800**
Mastdarm **1181**
- Abszeß 1189
- Krebs 1192ff
- - Operation 1193
- Polyp *1182,* 1185ff
- - Operation 1186

Mastdarmoperation, Anästhesie 45
Mastdarmvenen, variköse 169
Mastdarmvorfall **1191f**
Mastitis s. Brustdrüse, Entzündung
Mastoidektomie **342f**
Mastoiditis 340f, **341f**
- akute, Behandlung 342
- chronische 341
- Symptome 341
- unbehandelte 342

Mastopathia cystica 207
Masturbation s. Selbstbefriedigung
Meckel-Divertikel 1159, 1161
- Entzündung 1161

Medikament, Überdosierung 636
- - Erste Hilfe 279

Medikamente **631ff**; s. auch Arzneimittel
- beruhigende 641
- Dosis 635
- fiebersenkende 640
- gefährliche 634
- Haltbarkeit 631
- Inhalation 26
- psychedelische s. Halluzinogene
- Resistenz 635
- schmerzstillende s. Analgetika
- in der Schwangerschaft 244, 246, 407, 636, 897
- Stillzeit 837
- Toleranz 635, 642
- Verkauf 631f
- - staatliche Kontrolle 632
- verschreibungspflichtige 631

Medulla spinalis s. Rückenmark
Megacolon congenitum s. Hirschsprung-Krankheit
Mega-Elektronenvolt 1099
Mehrlingsgeburt 915f
- Leitung 916

Mehrlingsschwangerschaft, Betreuung 916
Meisterdrüse s. Hypophyse
Melaena neonatorum 873
Melancholie 947
Membrana tympani s. Trommelfell

Membransyndrom s. Hyalin-Membran-Krankheit
Menarche 815, 994
Ménière-Krankheit 350, **687**
Meningeom, Heilungsaussichten 703
Meningitis s. Hirnhautentzündung
Meningomyelozele **711**
- Operation 711f

Meningozele **711**
- Operation 711f

Meniskus **112**
Meniskusoperation 114
Meniskusverletzung **112ff**, *113*
Menopause 1044
- Geschlechtshormongabe 37
- Gewichtszunahme 217
- künstliche 1045

Menstrualblut 995
Menstruation **992ff**
- anfängliche Unregelmäßigkeit 815
- Aufklärung 816, 999
- ausbleibende 432f, 887f
- - Ursachen 994
- Beginn nach Schnittentbindung 921
- Beginn, verzögerter 818
- Dauer 995
- nach Eileiterschwangerschaft 1036
- erste s. Menarche
- Herpes simplex 375
- langanhaltende 1015
- letzte s. Menopause
- nicht einsetzende 995
- schmerzhafte s. Dysmenorrhö
- schwache 995
- - Behandlungsbedürftigkeit 996
- starke 997, 1015
- unregelmäßige 996
- - Ursachen 996
- Zyklusdauer 994

Menstruationsalter, Anämie 178
Merfentinktur 650
Mesh Graft 812
Metallendoskop 240
Metastase 533
MeV s. Mega-Elektronenvolt
Migräne 14, **686**
Mikrobiologisch-serologische Untersuchung **557f**
Milben 492
Milchdrüse 430
Milchgangspapillom 205
Milchproduktion 202
Milchretentionszyste 205
Milchschorf **29**
Milchsekretion ohne Schwangerschaft 433
Milz **86, 651ff**
- Aufgabe 651
- Erkrankung, unbehandelte 653

- Geschwulst 652
- Lage *651*
- Überfunktion 653
- vergrößerte 182, 190, 652
- – Ursachen 653
Milzbrand **500f**
- Infektionsweg 500
Milzentfernung 653f
- Anzeigen 654
- dringliche 654
- Nachbehandlung 655
- Vorbereitung 655
Milzpunktion 656f
Milzruptur 652
Milzvenenthrombose 653
Mischtumor 355
Mißbildung, angeborene, Diagnose vor der Geburt 249
- – durch Röteln in der Schwangerschaft 246, 466
- erbliche 243
Mitesser 366f
Mitralklappenfehler, rheumatischer *828*
Mitralstenose *421*
Mittelfußknochen, Fraktur **137**
Mittelhandknochen, Fraktur **134**
Mittelmeeranämie s. Cooley-Anämie
Mittelmeerfieber s. Brucellosen
Mittelohr 337, **339**
- Lage 337, 339
- Schmerzen 339
Mittelohrentzündung 300, 302, **339ff**
- Behandlung 340
- chronische 340
- Folgen 340
- Scharlach 480
Mittelohrschwerhörigkeit s. Schalleitungsschwerhörigkeit
Monatsblutung s. Menstruation
Mondgesicht 434, 661
Mongolismus s. Down-Syndrom
Mononukleose, infektiöse **496f**
- – Komplikationen 496f
- – Lebererkrankung 578, 582
- – Milzvergrößerung 653
Monozytenangina s. Mononukleose, infektiöse
Morbilli s. Masern
Moro-Test 442
Morphin 642
Morphinsucht 643
Mukoviszidose 92, **613, 861f**
- Behandlung 861
- Diagnostik 862
- Heilungsaussichten 862
- Todesursachen 861
- Ursache 862
Multiple Sklerose **688f**
- – Symptome 688

Multivitaminpräparat, therapeutisch dosiertes 1198
Mumps 354, **470ff**, 503, 505
- Enzephalitis 676
- Immunität 438
- Komplikationen 472f
- Schutzimpfung 439, 449, 455, 471
Mund **568ff**
- Schleimhautentzündung s. Stomatitis
Mundaphthen, allergische 27
Mundatmer 300
Mundgeruch 568
Mundgeschwüre, schmerzhafte 569
Mundinfektion 568f
Mundoperation, Anästhesie 45
Mundschleimhaut, weißer Belag 875
Mundwinkel, herabhängender 357
Mund-zu-Mund-Beatmung **260ff**, *262f*, 282
Mund-zu-Nase-Beatmung 263
Muskelanspannung, erhöhte 116
Muskelatrophie, spinale, progressive **117**
Muskelblutung 185
Muskeldystrophie, progressive **117f, 687f**
Muskelschmerzen, ungeklärte 829
Muskelschwäche 116
- Hypophysenadenom 433
Muskelschwund 116f, 688
Muskelstarre 689
Muskelverkrampfung 108, 116
Muskulatur, schlaffe 869
Muttermal **386ff**
- behaartes 379
Muttermilch, Einschießen 838, 923
Mutterschaft, seelische Störung 948
Mutterwarze 388
Myasthenia gravis **116f**
Myelographie 1098
- Geschwulstlokalisierung 712
Myelotomie, mediale longitudinale 715
Myokardinfarkt s. Herzinfarkt
Myokarditis s. Herzmuskelentzündung
Myomausschälung 1017
Myopie s. Kurzsichtigkeit

N

Nabelbruch **193f**, *194*, 722
Nabelentzündung **876**
Nabelschnurrest 722
Nabelschnurvorfall 914f
Nachamputation 100
Nachgeburt, Entfernung 909
Nachgeburtsperiode 900
Nachtblindheit 1196
Nachtmahre s. Alpdrücken
Nackenfleck, roter 386

Nackenlymphknoten, vergrößerte 478
Nackensteife 677
Nadelbiopsie 555
Nägelbeißen 513
Nagelbettentzündung 363
Nahrungsaufnahme nach einer Operation 772
Nahrungsmittel, Kalorienwerte **233 ff**
– Kohlehydratgehalt **232**
– vitaminreiche 1197
Nahrungsmittelallergie **27 f**
– Allergennachweis 27
– Eliminationsdiät **231 f**
Nahrungsmittelvergiftung 1158
Narbenbruch **193**
Narbenepilepsie 709
Narbenkeloid, Strahlenbehandlung 1101
Narkose **39 ff**
– intravenöse **43**
– beim Kind 46
– Komplikation 44
– Nachwirkungszeit 44
Narkotika **642 f**
– nach einer Operation 772
– vor einer Operation 770
– Resistenz 643
Nase **319 ff**
– Formabweichungen 331
– Fremdkörper, Erste Hilfe 267
– Funktion 319
Nasenbeinbruch **320 f**
Nasenbluten **329 ff**
– Erste Hilfe 330
– Thrombopenie 652
– traumatisches 320
– Ursachen, allgemeine 330
– – örtliche 329
Nasenfurunkel 370
Nasengerüst, knöchernes 319
– knorpeliges 319
Nasengeschwulst **328 f**
Nasen-und-Mund-Beatmung *264*
Nasennebenhöhlen **324 ff**, *325*
– Entzündung 103, **326 f**
– – Hirninfektion 702
– – Scharlach 480 f
– Geschwulst **328 f**
Nasenplastik **331 ff**
– Aufbaumaterialien 334
– Durchführung *332 f*, *333 f*
– Ergebnis, Einflußfaktoren 331
– kosmetische 323
– Operationsalter 331
– Wiederholung 335
Nasenpolyp 324
Nasenscheidewand, submuköse Resektion 322 f
– Verkrümmung **322 f**, *322*
Nasenschleimhautentzündung s. Rhinitis

Nasenseitenwand, Fensterung 327
Nasentamponade 323, 330
Nävus **386 f**
Nebenhoden *957*, 965
– Entzündung **965 f**
Nebenmilz 656
Nebenniere 430 f, **658 ff**
– Geschwulst 661 f
– Lage *658*
Nebennierenentfernung 660
– bei Krebs 662
Nebennierenhormone 646
Nebennierenmark, Funktion 659
– Tumor 659
Nebennierenrinde, Funktion 659 f
– Funktionsausfall 660
– Hormonüberproduktion 660
Nebenschilddrüse 430, **663 ff**
– Adenom 119, *663*, **664 f**
– – Operation 664 f
– Entfernung 120
– Funktion 663 f
– Lage 663
– – abnorme 665
– Überfunktion 119, **664 f**
– Unterfunktion 666
Nephritis **733**
– Scharlach 480 f
– Urämie 736
Nephron 728, *730*
Nephropexie 749
Nephroptose s. Nierensenkung
Nephrose **735**
Nephrotisches Syndrom 735
Nerv, peripherer 669, **716**
– – mechanische Schädigung 670
Nerveinklemmung 362 f
Nervenentzündung **670 ff**
– Ursachen 670
Nervennaht **716 f**, *717*
Nervensystem **668 ff**
– Aufbau 668
– autonomes s. Nervensystem, vegetatives
– Funktionsweise 695
– peripheres 668
– Syphilis 678
– vegetatives 668
– – Fehlregulation 700
– zentrales s. Zentralnervensystem
Nervenverletzung **716 f**
Nervenzusammenbruch **939**
Nervosität 17
Nervus abducens 669
– acusticus s. Hörnerv
– facialis s. Gesichtsnerv
– glossopharyngeus 669
– ischiadicus 102, 671
– oculomotorius 668
– olfactorius 668

- opticus s. Sehnerv
- trigeminus 669
- – Astabtötung 672
- – Neuralgie s. Trigeminusneuralgie
- trochlearis 668
- ulnaris, Verletzung 716
- vagus 669
- vestibulocochlearis 669

Nesselausschlag 13 f, **29**
- Allergene 30
- Behandlung 30

Netzdermatom 812
Netzhaut 47, 74
Netzhautablösung **74 ff**, *75*
- bei Kurzsichtigkeit 51
- Operationsverfahren 75

Netzhautblutung 77, 79
Netzhautfleck, kirschroter 868 f
Netzhautgliom 78
Netzhautriß **74 ff**, *75*
- Laserkoagulation 74

Netzhautthrombose 79
Neugeborenenblutarmut s. Erythroblastose, fetale
Neugeborenengelbsucht 246
- physiologische 865
- schwere, Hirnschaden 866

Neugeborenenpemphigoid 720
Neugeborenes **718 ff**
- Antibiotika 875
- Atelektase **872 f**
- Atmung, erschwerte 718
- Augenpflege 719
- Augentropfen 720
- Austauschtransfusion 551 f, 865 f
- Beinkrümmung 723
- bläulicher Fleck am Rücken 720
- Blutpunkte in den Augen 721
- Blutungsneigung 873
- Brustdrüsenschwellung 721
- Druckmale 721
- Eiterbläschen 720
- Fontanellen 718 f, *719*
- Gewichtsverlust 719
- hämolytische Erkrankung s. Erythroblastose, fetale
- Haut, gelbliche 720
- – rotfleckige 720
- Hodensackschwellung 723
- Kopfform 718
- Kopfhängelage 910
- Kopfhautpflege 719
- Kopfschwellung, eiförmige 718
- männliches, Beschneidung s. Beschneidung
- Membransyndrom s. Hyalin-Membran-Krankheit
- Mundpflege 719
- Nabelpflege 723
- Nasenpünktchen, weiße 722
- Ohrenpflege 719
- Schielen 721
- Schlafbedürfnis 525
- Sepsis 874 f
- – Komplikationen 875
- Spasmophilie **873 f**
- untergewichtiges 10
- Vitamin-K-Injektion 873

Neurasthenie **939**
Neuritis s. Nervenentzündung
Neurochirurgie **695 ff**
Neurodermitis disseminata **29**
Neurolues s. Syphilis des Nervensystems
Neuromuskuläre Erkrankung **116 ff**
Neuropathie 670
Neurose **939**
Neutralfette im Blut 545
Niacinamidmangel 1196
Nicht-Treponema-Antigentest 558
Niederkunft **898 ff**
Niemann-Pick-Krankheit **869**
Niere 430, 728 ff, *729*
- angeboren fehlende 745
- Angiographie 743
- Computertomographie 744
- ektopische 745
- Entzündung s. Nephritis
- Fehlbildung, angeborene **745 f**
- Funktionsdiagnostik 730
- Funktionsstörung 728 ff
- – Blutuntersuchung 545
- – Ursachen 731
- Funktionsweise 728
- Geschwulst **743 f**
- – bösartige 743
- – Diagnostik 743
- – Operation 744
- – Symptome 744
- Hauptaufgabe 728
- künstliche 736, **753 f**
- – Anwendung 753
- Lage 728 f, *729*
- polyzystische Degeneration s. Zystenniere
- Röntgenuntersuchung 1096
- Ultraschalluntersuchung 743
- Verletzung 746 f

Nierenarterie, Arteriographie 164
- Arteriosklerose **164**
- Endarteriektomie 164, 783
- Verengung 164
- zweite 736

Nierenbecken 728 f, *729*
- Entzündung s. Pyelonephritis
- Erweiterung 736
- Katheterisierung 738
- – zur Steinauflösung 741

Nierenbeckenausgang; Einschnürung 745 f, *745*
Nierenbeckenspülung, Steinauflösung 741
Nierenbeckenstein *739*
- Hydronephrose 736
Nierendrainage 742
Nierenerkrankung, Bluthochdruck 731 f
Nierenkrankheit, Diagnostik 743 f
- Diät 732, 735
  Nierengegend, druckempfindliche 747
- klopfempfindliche 734, 736
Nierenkelchstein *739*
Nierenkrise 748
Nierenoperation, Anästhesie 45
Nierensenkung 736, 748 f, *749*
Nierenspülung 731
Nierensteine **739 ff**
- Diät 741
- Entfernung 740
- Größe 740
- Kolik 741
- medikamentöse Auflösung 741
- Nebenschilddrüsenüberfunktion 664
- Röntgenuntersuchung 1096
- Symptome 740
- Ursache 739 f
- Zusammensetzung 739
Nierentransplantation 736, **751 ff**, *752*
- Abwehrreaktion 751
- - Gegenmaßnahmen 751
- Anzeige 751
- Erfolgsaussichten 752
Nierentuberkulose **747 f**
Nierenversagen 736
- Azidose 547
Nierenzellkarzinom 743
Nierenzyste **744 f**
Niesanfälle 13
Nikotinsäuremangel 1196
Non-Hodgkin-Lymphom 189, **191**
Noradrenalin, Bildungsort 659
- Wirkung 659
Notfallkarte 260
Nykturie 971
Nymphomanie 1051

O

Oberarmknochen, Epiphysenlösung 133
- Fraktur **132 f**
- - Behelfsschiene *268*
- - Ellenbogengegend 133
- Halsbruch **132**
- Schaftbruch **132**
Oberarmschlagader, Abdrücken *277*
- Verletzung 159
Oberarmverletzung, Desault-Verband *288*

Oberbauchschmerzen 85, 87, 1131, 1133
- Gallenblasenentzündung 592
- rechtsseitige 592
- in den Rücken ausstrahlende 94
- bei Schwangerschaft 925
Oberflächenanästhesie, lokale 43
Oberhauttransplantat 811
Oberkieferbruch 566
Oberlippe, Furunkel 370
Oberschenkelknochen, Fraktur 135
- - Behelfsschienung 269
- - intertrochantäre **135**
- - suprakondyläre **135**
- Schaftbruch **135**
Obstipation s. Verstopfung
Ödipuskomplex 942
Ohnmacht **684 f**
- Erste Hilfe 266
Ohr **336 ff**
- Fremdkörper, Erste Hilfe 267
- plastische Operation **350 ff**
Ohren, abstehende, Operation 351 f, *352*
- große 351
Ohrendrehen 513
Ohrensausen, anfallsweise auftretendes 350
Ohrenschmalz 338
Ohrenschmerzen, fortgeleitete 339
- wiederholte, beim Kind 339
Ohrform, unschöne 351
Ohrgeräusche 346
- Ménière-Krankheit 687
Ohrmißbildung, angeborene **352 f**
Ohrmuschel, Fehlbildung 351
- fehlende 353
Ohrspeicheldrüse **353 ff**, *354*
- Abszeß 355
- Entzündung 354
- Mischtumor 355
- Operation, Schnittführung 356
- Schwellung 471
Ohrtrompete *337*
- Infektionsfortleitung 339
- Verschluß, Behandlung 1101
Olekranonbruch 133
Omphalitis s. Nabelentzündung
Onanie s. Selbstbefriedigung
Onkologie **537**
Operation 6
- Nachbehandlung 771 ff
- plastische **806 ff**
- - beim Kind 808
- - verwendete Körpergewebe 808
- beim Zuckerkranken 1206
Operationsvorbereitung 769 ff
- im Krankenhaus 769 f
- persönliche 769
Operationswundgebiet, Vorbereitung 770
Ophthalmie, sympathische **79 f**

Opium 642
Organalterung 33
Organtransplantation **778 ff**
- Abstoßungsreaktion 781
- - Gegenmaßnahmen 781 f
Orgasmus 1054
Orientbeule 787
Ösophagitis s. Speiseröhre, Entzündung
Ösophagoskopie **237**
Ösophagotrachealfistel 1121
Ösophagus s. auch Speiseröhre
Ösophagusvarizen 167 f, **1127**
- Behandlung 1127
- Blutung 580
- Diagnose 1127
Osteodystrophia fibrosa generalisata 119
Osteom 130
Oesteomalazie s. Knochenerweichung
Osteomyelitis s. Knochenmarkseiterung
Osteoporose 121
Osteosynthese **126**
Ostitis deformans **118 f**
Otitis media s. Mittelohrentzündung
Otosklerose 346
Ovar s. Eierstock
Ovarialhormone 646
Ovulation 992
- ausbleibende 1038, 1061
- - Behandlung 1061
- Zeitpunkt 1076
- - Feststellung 1077
Ovulationshemmer 997 f, **1083 ff**
- Einnahmezeitplan 1083 f
- Gegenanzeigen 1085
- Komplikationen 1084
- langdauernde Einnahme 1024, 1065
- Schmierblutung 1084
- Venenentzündung 1085
Oxyuris vermicularis s. Madenwurm

P

Paget-Krankheit s. Ostitis deformans
Palpitationen s. Herzklopfen
Panaritium 363
Pankreas s. Bauchspeicheldrüse
Pankreasfibrose, zystische s. Mukoviszidose
Pankreatitis s. Bauchspeicheldrüse, Entzündung
Pap s. Papanicolaou-Test
Papageienkrankheit s. Psittakose
Papanicolaou-Test 554, 1001
Paradontitis **568 f**
Paralyse, progressive 293, **678**
Paranoide Reaktion 949
Paraphimose 768

Parasit **784 ff**
- Aufnahme über die Haut 784
- - mit der Nahrung 784
- durch Insekt übertragener 784
- tierischer **784**
Parasitenbefall, Blutveränderungen 785
- Diagnose 785
- Vorbeugung 785
Parasympathikus 668
Parathormon 646
Paratyphus **488**
- Schutzimpfung 451, 456, 488
Parazentese 341
Parkinson-Krankheit **689 f**
- Behandlung 689 f
- - operative 710
- Hirnoperation, stereotaktische 710
- Rehabilitation 803
Paronychie 363
Parotis s. Ohrspeicheldrüse
Parotitis epidemica s. Mumps
PAS 1113
Patella s. Kniescheibe
Patientenbeurteilung, präanästhetische 40
Patientenlagerung nach einer Operation 771
Peitschenwurm 789 f
Penis **956 ff**
- Aufbau 956
- Geschwulst 959
- Kunststoffimplantat 1071
Peniskrebs 722, 959
- Vorbeugung 957
Penizillinallergie, Polioimpfung 446
Pentagastrintest 552
Pergonal 915
Periodenblutung, Menstruation
Peritonealkavum 81
Peritoneum s. Bauchfell
Peritonitis s. Bauchfellentzündung
Peritonsillarabszeß 303
Persönlichkeitszüge, Erblichkeit 246
Pertussis s. Keuchhusten
Pes planus s. Plattfuß
Pessar 985
Pest **494 f**
- Schutzimpfung 451, 456
- Übertragungsweise 495
- Verbreitungsgebiet 452
Petit mal 682
Pfeiffer-Drüsenfieber s. Mononukleose, infektiöse
Pfortaderblut, Rückstauung 579
Pförtnerkrampf s. Pylorusstenose
Phantomglied 99
Phäochromozytom 659
Pharyngitis s. Rachenentzündung
Phenylbrenztraubensäureschwachsinn s. Phenylketonurie

Phenylketonurie 247
Phimose **768**
Phlebothrombose **156**
Phobie 942
Phosphorisotop 1103
Physikalische Therapie **796 ff**
– – für Ältere 802 ff
– – Verfahren 796
Pia mater 696
Pickel 368
Pilocarpin 118
Pilonidalzyste **392 ff**, *392*
Pilzallergie 20
Pilzinfektion, Gehörgang 339
– Haut 376
Pityriasis rosea **384**
Placenta praevia 933 ff, *934*
– – Hauptsymptom 934
Plantarkeratose s. Sohlenwarze
Plasma 176
Plattenosteosynthese **126**
Plattfuß **110 ff**, *111*
– Stützeinlage 112
– Ursachen 111
Platzangst s. Agoraphobie
Plaut-Vincent-Angina 569
Plazentalösung, vorzeitige 935 ff
– – Zeichen 936
Pleura s. Brustfell
Pleuraempyem 608
– Operation 614
Pleurapunktion 608, 776
Pleuraschwarte 608
Pleuritis s. Brustfellentzündung
Pneumenzephalographie **692**
Pneumonektomie 615, 617
– Folgen 617
Pneumonie s. Lungenentzündung
Pneumothorax 604
– Operation 616
– Ursachen 605
Pockenschutzimpfung **443 ff**
– Enzephalitis 445
– Gegenanzeige 444
– Impfreaktion 443 f
– Wiederimpfung 445
Polioimpfung s. Kinderlähmung, epidemische, Schutzimpfung
Poliomyelitis s. Kinderlähmung, epidemische
Pollen 16
Polyarthritis, chronische **830 ff**
– – Behandlung 831
– – Heilungsaussichten 831
– – beim Kind 832
Polycythaemia vera s. Polyzythämie, echte
Polyneuritis 670
Polyneuropathie, toxische 670
– Ursachen 670

Polyp **1185**
Polypose, multiple 1186
Polyzythämie, echte 182
Porro-Operation 1018
Portio vaginalis 999
Postkommotionelles Syndrom 702
Potenzverlust, Lebensalter 35, 1070
Präeklampsie 929, **930 ff**
– Beschwerden 930
Presbyopie s. Alterssichtigkeit
Primaquin 490
Primärinfekt, tuberkulöser 1107 f
Primärtuberkulose 1108
Prostata *957, 968,* **968 ff**
– Adenom 970
– Entfernung s. Prostatektomie
– Entzündung 969 f
– Funktion 968
– Hyperplasie 970
– Infektionsweg 969
– Krebs **975 ff**
– – Diagnose 976
– – Häufigkeit 975
– – Hormonbehandlung 976
– – Operation 977
– – Strahlenbehandlung 976
– Lage 968
– Operation, Anästhesie 45
– – zweizeitige 973, 975
– Steinbildung 977 f
– Untersuchung 969
– Vergrößerung, gutartige 970 ff
– – Operation 972
Prostataphosphatase, saure 546
Prostatektomie, Blasenentleerungsstörung 977
– perineale 972, *973*
– retropubische 972, *973*
– suprapubische 972, *973 f*
– transurethrale 972, *973*
Prostatitis s. Prostata, Entzündung
Prostigmin 117
Prothese 99
Protozoen 458, 784
Pruritus ani s. Afterjucken
Pseudohermaphrodit 1049
Pseudokrupp 311, 316, **857**
– Behandlung 858
– Rückfall 858
– Symptome 857
Psittakosepneumonie 606
Psoriasis s. Schuppenflechte
Psychiatrie **938**
Psychoanalyse 945
Psychologie **938**
Psychose 939
Psychopharmaka 641
– Formen 946
Psychosomatische Krankheit **943 f**

– – Streß 953 f
Psychotherapie **944 ff**
– aufdeckende 944
– kognitive 945
– unterstützende 944
– Ziel 945
Pubertät **814**
– frühe 34
– Hautveränderungen 816
– beim Knaben 814
– beim Mädchen 814
– späte 34
– vorzeitige 818 f
Pubertätsgynäkomastie 206
Pulmonalstenose **420**
Puls, schwacher, beschleunigter 281
Punktion 776 f
Pupille, Größe beim Kind 48
– Verengung 63
Putzzwang 942
Pyelonephritis **737 ff**
– Behandlung 737
– chronische 739
– Rückfälle 738
– bei Schwangerschaft 927
– Symptome 737
– Ursache 737
Pylorospasmus s. Pylorusstenose
Pylorusstenose **1145 ff**, *1146*
– Operation 1146 f
– Symptome 1145
Pyonephrose 736
Pyridoxinmangel 1196

Q

Quarzstaub 611
Querfraktur 124
Querschnittlähmung, komplette 715
Quetschwunde, Erste Hilfe 251
Q-Fieber 492
Quincke-Ödem 14, **29**, *29*

R

R s. Röntgen
Rabies s. Tollwut
Rachenmandel **299**, *301*
– Entfernung s. Adenotomie
– entzündete 300
– – Schwerhörigkeit 300, 302
– Funktion 299
Rachenentzündung **308 f**
– chronische 309
Rachitis 1196

rad 1099
Radiojodtest 879
Radiologe 1088
– Schutzkleidung 1090
Radionukliduntersuchung, Herz 403
Radium 1101
Radiumeinlage in die Scheide 1005
Radius s. Speiche
Radon 1101
Rattenflöhe 495
Rauchen, Arteriosklerose 147, 149
– Einfluß auf den Appetit 219, 221
– – auf das Herz 398, 412
– – auf die Nieren 732
– Endangiitis obliterans 152
– Erkältungskrankheit 624
– Lebenserwartung 35
– Leukoplakie 570
– Lippenkrebs 561
– Lungenkrebs 531, **532**
– Lungenveränderungen 602
– Mundgeruch 568
– vor einer Operation 769
– bei Schwangerschaft 891
– Tuberkulose 1112
Raucherhusten 624
Raynaud-Krankheit **150 f**
Rechenschwäche 527
Recklinghausen-Krankheit s.
  Osteodystrophia fibrosa generalisata
Reflexreaktion, allergische 32
Regelblutung s. Menstruation
Regenbogenhautentzündung 63
Rehabilitation **796**, **801 ff**
– für Ältere 802
– Anzeigen 801
– psychologische Faktoren 804
– Ziele 801
Reizhusten 608, 623
Reizkolon **1167 f**
Reizstrombehandlung s. Elektrotherapie
Rektoskopie 238, 1183
Rektozele **986 ff**, *986*
Rektozelenoperation **987 f**
Rektum s. Mastdarm
Rektumprolaps s. Mastdarmvorfall
Remission 189
Replantation **820 ff**
– Nachbehandlung 822
– Voraussetzungen 820
Resistenzbestimmung 559
Resochin 490
Restharn, Prostatavergrößerung 972
Retina s. Netzhaut
Retinoblastom 78
Retinopathie des Frühgeborenen s.
  Fibroplasie, retrolentale
Retroperitonealraum 81
Retrotonsillarabszeß 303

Rhesusfaktor **864**
- Antikörpernachweis 551
- Bestimmung **549 ff**
Rhesusfaktorkrankheit s. Erythroblastose, fetale
Rheumatische Krankheiten 823
- – Aspirin 824
- – Badekur 825
- – Klimawechsel 824
- – Kortison 823 f
- – Operation 825
- – Zahnextraktion 824
Rheumatisches Fieber **825 ff**
- – Behandlung 829
- – Mandeloperation 830
- – Rückfall 829
- – Rückfallvorbeugung 830
- – Scharlach 481
- – Ursache 826
- – Warnzeichen 829
- – Zahnextraktion 830
Rheumatismus 823
Rheumatoid, Scharlach 481
Rh-Faktor s. Rhesusfaktor
Rhinitis, allergische 14, **21**
Rhinoplastik s. Nasenplastik
Rhizotomie 715
Rh-negativ 864
RHoGAM 550
Rh-positiv 684
Riboflavinmangel 1196
Rickettsien 458
Rickettsieninfektionen **492 f**
Rickettsienpocken 492
Riesenwuchs 433
Riesenzelltumor 130
Rinderbandwurm 784, 793
Rippenfell 601, 607
Rippenfellentzündung s. Brustfellentzündung
Rißwunde, Erste Hilfe 251
Rocky-Mountain-Fleckfieber 492
Röhrenknochen, Verbiegung 119
- Zystenbildung 119
Röntgen 1099
Röntgenassistent(in) 1088 f
Röntgenbild 3
- Eigentumsverhältnisse 1089
Röntgenpelvimetrie 1097
Röntgenstrahlen **1088**
- Verwendung 1089
Roseolen 487
Röteln **464 ff**, 502, 504
- Epidemie 465
- Immunität 438
- Schutzimpfung 439, 448, 455
- – beim Mädchen 466
- bei Schwangerschaft 245
Rötelnembryopathie 466

- Vorbeugung 448
Rubeolen s. Röteln
Rückenmark **668 f**
- Aussehen 696
- Fehlbildung, angeborene 711 f
- Geschwulst 712
- – Diagnostik 712
- Operation 711 ff
- operativer Zugang 698
- Verletzung 714 f
Rückenmarkdarre s. Tabes dorsalis
Rückenmarknerv s. Spinalnerv
Rückenschmerzen 731
Rückenstütze 103
Rückenverletzung, Transportlagerung 272
Rückfallfieber 491
Rückgratverkrümmung, seitliche **103 ff**
- – Operation 105
Ruhr s. Amöbenruhr; s. Bakterienruhr
Rundwürmer 784, **789**

S

Sabin-Impfstoff 476
Sabin-Impfung 446
Salizylate bei chronischer Polyarthritis 831
- bei rheumatischer Erkrankung 824
Salk-Impfstoff 476
Salk-Impfung 446
Salmonella paratyphi 488
- typhi 486
Salpingitis s. Eileiter, Entzündung
Samenblase 957
Samenerguß, Untersuchung 1067
- vorzeitiger 1052
- zurückgehaltener 1078
Samenleiter 957
Samenleiterdurchtrennung 978, **1086 f**
Samenspender 1066
Samenzellen, Bildungsort 960
- fehlende, Ursachen 1067 f
- – Samenzellzahl, niedrige 1065
- – verringerte 1068
- – – Ursachen 1068
Sandviper 254
Sarkoidose **612 f**
Sarkom, osteogenes 130
Sauerstoffvergiftung 871
Säugling, Aufstoßen 850
- Darmkolik 851
- Durchfall s. Dyspepsie
- Erbrechen 850
- Kuhmilchallergie 855 f
- Schlafbedürfnis 525
- schreiender 510, 723
- Stuhlgang 852 f
Säuglingsernährung **837 ff**

- Beikost 847
- Brei 846
- Fertigprodukte 842
- Fruchtsaft 845
- Fütterungszeiten 843
- Juniorkost 849
- künstliche 841 ff
- – Menge 841, 843
- Lebertran 846
- Orangensaft 845 f
- Muttermilch 837 ff
- – Zusatznahrung 840
- Tee 844
- Vitaminzusätze 840, **844 f**

Säuglingskrankheiten **857 ff**
Säuglingsnahrung, Zusammensetzung 842
Säuglingszimmer, Raumtemperatur 723
Saugwurm **792**
Sauna 805
Säureverätzung 280
Säure-Basen-Gleichgewicht 547
Schädelbruch 566, **690 f**, 699
- Epilepsie 709
- Erste Hilfe 270
- Hirnabszeß 702
- offener 702

Schädelcomputertomographie 704
Schädelimpressionsfraktur *690*
Schädelinnendruck, erhöhter **700**
- – Blutung 707
- – Hirngeschwulst 704

Schädelinnenraum, Gefäßverbindung zum Gesicht 371
Schädelknochen, Infektion 702
- Verdickung 119
- Zystenbildung 119

Schädellage 898 f, 899
Schädelosteomyelitis 702
Schädelverletzung **699 ff**
- bleibende Behinderung 701
- Erste Hilfe 699
- Hirnabszeß 702
- Operationsnotwendigkeit 700
- Schädelinnendruckerhöhung 700

Schafblattern s. Windpocken
Schälblasenkrankheit 720
Schalleitungsschwerhörigkeit **343 ff**
- Ursachen 345

Schallempfindungsschwerhörigkeit **343 f**
- Ursachen 344

Schamlippen, große 979
- kleine 979

Schanker, harter 291
- weicher 298

Scharlach **478 ff**, 503, 505
- Ausschlag 479
- Immunität 438
- Komplikationen 480 f
- Rekonvaleszenzzeit 480

Schaum, spermizider **1081**
Scheckhaut s. Vitiligo
Scheide 983 f
- Entzündung **989 f**
- – Behandlung 990
- – beim Kind 990
- – Rückfall 990
- – bei Schwangerschaft 896
- – senile 989
- – Ursache 989
- Funktion 983
- Geschwulst 983 f
- Krebs 983
- Radiumeinlage 1005
- Spülung 983
- – nach dem Geschlechtsverkehr 1080

Scheidenausfluß 787
- nach der Entbindung 924
- entzündungsbedingter 989
- nach dem Geschlechtsverkehr 1031
- Zervixpolyp 1002
- Zervizitis 1000

Scheidendiaphragma **1080 f**
Scheidenkrampf 989
Scheidenmilieu, saures 1065
- Säureverminderung 989

Scheidenplastik 984, **987 f**
- Blasenentleerungsstörung 988

Scheidentampon s. Tampon
Scheidenvorhof 979
Schenkelarterie, Arteriosklerose, Bypass-Operation 783
Schenkelblock 415
Schenkelbruch **193**
Schenkelhalsbruch **135**
- Osteosynthese *126*

Schenkelkopfprothese 126
Schick-Test **441**
Schiefhals **108 f**
- rheumatischer 108 f

Schielbrille 71 f
Schielen **70 ff**
- Behandlung, konservative 71
- beim Neugeborenen 721

Schieloperation **72 ff**
Schienbein, Fraktur **136**
- Kondylenbruch **136**

Schilddrüse 430 f, **878 ff**
- Aktivitätsbestimmung 879
- Entzündung s. Thyreoiditis
- Erkrankung, Blutuntersuchung 546
- Fehlfunktion, Ursache 879
- Funktion 878
- Krebs 882 f
- – Operation 885
- Lage 878, *878*
- Überfunktion 879
- – Operation 882
- – Vorhofflimmern 416

Schilddrüse,
- Unterfunktion 879
- - Wachstumsverzögerung 436
- Vergrößerung s. Kropf
Schilddrüsenextrakt 215
Schilddrüsenhormone 646
- Funktion 879
Schilddrüsenoperation **882 ff**
- Anästhesie 45
- Heiserkeit 622
- Nebenschilddrüsenentfernung 666
- Vorbereitung 882
Schilddrüsen-Scan 880
Schimmel 20
Schistosomen 792
- Leberbefall 578
Schizophrenie 949
Schlaf, seelische Gesundheit 943
Schläfenschlagader, Abdrücken 276
Schlafkrankheit, Afrikanische 787
Schlafmittel 640
- vor einer Operation 770
Schlafmittelvergiftung 280
Schlafprobleme beim Kind 525 ff
Schlafstörung 943
- beim Kind 525
Schlafwandeln 519
Schlagader s. Arterie
Schlagaderverhärtung s. Arteriosklerose
Schlaganfall **678 ff**
- Blutung im Schädelinnern 706 f
- kleiner 679 f
- - Operation 708
- Rehabilitation 802 f
- Ursachen 679
Schlammbad 366
Schlangenbiß, Erste Hilfe **253 f**
Schlappohr, Operation 351
Schleim, zähflüssiger 862
Schleimbeutel 106
- Entzündung **106 ff**
Schleimdrüse 430
Schluckauf beim Säugling 850
Schluckbeschwerden 1119, 1128
Schluckmuskelschwäche 117
Schlüsselbeinbruch 132
- Erste Hilfe 271, *271*
Schlüsselbeinschlagader, Abdrücken 277
Schmerfluß s. Seborrhoe
Schmerzausschaltung, künstliche s. Anästhesie
Schmerzbekämpfung, Analgetika 639 f
- Narkotika 642 f
- nach einer Operation 772
Schmerzen, unbeeinflußbare, Operation 715
Schmetterlingsflechte s. Lupus erythematodes
Schmierblutung, vaginale 1002

- - bei Ovulationshemmereinnahme 1084
- - bei Schwangerschaft 1023, 1034
Schnittbiopsie s. Inzisionsbiopsie
Schnittentbindung **917 ff**
- Anästhesie 40
- Anzeigen 917 f
- Schnittführung 919, *920*
Schnuller 513
Schnupfen 619
- Fieber 621
- Schutzimpfung 458
- Vorbeugung 620
Schock 953
- Erste Hilfe 281
- septischer 998 f
- bei Verbrennung 255
Schrägfraktur 124
Schraubenosteosynthese **126**
Schreibschwäche 527
Schreien, kindliches **510 f**
Schuhwerk, ungeeignetes 110 ff
Schuldfähigkeit 940
Schulter-Arm-Syndrom 363
Schulterblattbruch 132
Schulterbruch, Erste Hilfe 271
Schultergelenkverletzung, Desault-Verband 288
Schultermuskelschwäche 117
Schuppen 380
Schuppenflechte 20, **383**
Schuppenröschen s. Pityriasis rosea
Schürfwunde, Erste Hilfe 251
Schüttelfrost 304
- bei Bluttransfusion 774
- Malaria 788
- schubweise auftretender 737
Schwachbegabter 951
Schwäche 189
Schwachsinn 243, 869, **950**
- erblicher 951 f
- Ursachen 951 f
Schwangere, Alkoholgenuß 891
- Baden 892
- Bekleidung 892
- Beratung, medizinische 1027
- - soziale 1027
- Brustpflege 892
- Geschlechtsverkehr 892
- Gewichtszunahme 890
- körperliche Aktivität 891
- Normalkost 890
- Rauchen 891
- Reisen 892
- Rh-negative 550, 865
- Schwimmen 892
- Zahnbehandlung 895
- Zahnpflege 894
Schwangerschaft 887 ff

- Abstand zur vorangegangenen Entbindung 925
- Alkoholmißbrauch 10
- äußere Einflüsse auf das ungeborene Kind 244, 897 f
- Beinschwellung 925
- – Ursachen 897
- nach Blinddarmoperation 145
- Blutdruckerhöhung 930, 932, 935
- Blutgruppenunverträglichkeit 550
- Blutungen 888
- – – schmerzlose 934
- nach Bruchoperation 200
- nach Brustoperation 210
- Eierstockzyste 1043 f
- nach Eileiterschwangerschaft 1036
- Einfluß auf die Zuckerkrankheit 929
- Eintrittsbedingungen **1058**
- ektopische 1032
- Erbrechen 887
- – Behandlung 894
- Erfassung der Krankengeschichte 889
- nach Gallenblasenoperation 597
- Gallensteine 590 f
- Geschlechtsbestimmung des ungeborenen Kindes 1048
- Geschlechtsverkehr 892, 1024
- Hämorrhoiden 895
- Harndrang, häufiger 895
- Herzleiden 926
- Heufieber 25
- innere Untersuchung 889
- Kinderlähmung 474
- Kindesbewegungen, ausbleibende 926
- – erste 888, 893
- Komplikationen 925
- Krampfadern 895 f
- Krankenhausaufnahme 901
- nach Krebserkrankung 537
- Kreuzschmerzen 896
- nach Kürettage 1010
- Laboruntersuchungen 889
- bei liegender Intrauterinspirale 1083
- Medikamenteneinnahme 244, 246, 407, 636, 897
- nach der Menopause 1047
- nach Milzentfernung 656
- morgendliche Übelkeit 887
- – – – Behandlung 894
- nach Myomoperation 1017
- Nierenbeckenentzündung 927
- Polioschutzimpfung 477
- nach Prolapsoperation 988
- nach Rektozelenoperation 988
- rhesusnegative Frau 550, 865
- Röntgenuntersuchung 1097
- Röteln 245, 466
- – – Taubheit 344
- Rötelnimpfung 448
- Scheideninfektion 896
- Schmierblutungen 1023, 1034
- Schwindelanfälle 897
- seelische Störung 948
- Senkung des Leibes 893
- Sodbrennen 897
- Strahlenbelastung 244, 246
- Syphilis 294
- Tuberkulose 1110
- nach Ulkusoperation 1144
- Ultraschalluntersuchung 1097
- – – Aussagemöglichkeiten 1117
- ungewollte, Vermeidung s. Geburtenregelung
- Unterernährung 246
- Untersuchungen 889
- – – regelmäßige 892
- Untersuchungsbefunde 888
- Venenentzündung 156
- Verstopfung 895
- Vitaminpräparate 890
- Vitaminzufuhr 1199
- Wadenkrämpfe 896
- Zeichen 887
- Zuckerkrankheit 928 f, 1206
- nach Zystozelenoperation 988

Schwangerschaften, zahlreiche 36
Schwangerschaftsabbruch 467
- Ausführung 1028
- gesetzliche Regelungen 1026
- Gesundheitsschäden 1027
- krimineller 1028 f
- Spätfolgen 1027

Schwangerschaftsnachweis **549**
Schwangerschaftstest 549, 994
- bei Eileiterschwangerschaft 1034
Schwangerschaftstoxikose **929 ff**
- vorzeitige Plazentalösung 935
Schwangerschaftswehen 901
Schweigepflicht, ärztliche 2
Schweinebandwurm 793
Schweinebrucellosen s. Brucellosen
Schweiß **374**
- erhöhter Salzgehalt 613
Schwerhörigkeit **343 ff**
- anfallsweise auftretende 350
- Operation 346
Schwimmbadkonjunktivitis 57
Schwindel **349**, 675
- Erste Hilfe 266
Schwindelanfälle in der Schwangerschaft 897
Schwitzen, übermäßiges 374
Scrotum s. Hodensack
Seborrhoe 380
Sedativa 641
Seelische Störung **938 ff**
- – Sexualleben 941
Sehapparat 47

Sehnennaht 360
Sehnentransplantation 360
Sehnerv 668
Sehstörungen, Hirngeschwulst 675, 706
– Hypophysenadenom 432
– bei Schwangerschaft 925
Sehvorgang, Fusion 70
Seitenlage, stabile 259
Sekret 430
Selbstbefriedigung **516f**, 818, 1050
Selbstbehandlung 2
– medikamentöse 631, 637
Selbstmordabsicht 941
Sella turcica s. Türkensattel
Senilität 33, 149
Senkwehen 893
Sepsis **183f**
– beim Neugeborenen s. Neugeborenes, Sepsis
Septikämie **370**
Septumdefekt s. Herz, Septumdefekt
Septumdeviation s. Nasenscheidenwand, Verkrümmung
Serologische Untersuchung **557**
Serumcholesterinspiegel 218
– Arteriosklerose 149
Serumhepatitis, homologe 584
– – Verhütung 584
Serumkalziumspiegel, erhöhter 664
Serumphosphorspiegel, erniedrigter 664
Sexualberatung 1027, 1053f
– vor der Eheschließung 1053
Sexualerziehung 818, 1050
Sexualleben, seelische Störung 941
Sexualverhalten 1050ff
– Alkoholgenuß 1057
– anormales 1055
– normales 1055
Sexuelle Störung 1052
Shigellen 488
Shunt, lienorenaler 167, **169**, 586f, *587*
– mesenterikokavaler **167f**, *168*, 585, 783
– portokavaler **167f**, 586, *586*
– splenorenaler s. Shunt, lienorenaler
– ventrikuloperitonealer 710
Sichelzellanämie **180f**, 652
Siebbeinzellen 324f, *325*
– Ausräumung 328
Siebenmonatskind 725
Sigmoidoskopie **238**, 1184
Silberblick 70
Silikose 611
Silofüllerkrankheit 612
Sinnestäuschung s. Halluzination
Sinus nasales s. Nasennebenhöhlen
Sims-Hunter-Test 1064
Skabies s. Krätze
Skidaumen **361**
Sklerose, multiple s. Multiple Sklerose

Skoliose s. Rückgratverkrümmung, seitliche
Skorbut 1196
Skorpionstich 253
Sodbrennen 591, 1131, **1132**
– in der Schwangerschaft 897
Sohlenwarze 110, 388
Sojabohnen-Milchpräparat 856
Sommerbrechdurchfall 855
Sonnenbestrahlung 365
– bei Akne 367
– Herpes simplex 375
– zu starke 365
Sonnenstich 273
Sonographie s. Ultraschalluntersuchung
Soor **875f**
Spalthauttransplantat 810, *810*
Spannungslösung, medikamentöse 642
Spannungspneumothorax 605
Spannungssyndrom, prämenstruelles 998
Spasmophilie beim Neugeborenen s. Neugeborenes, Spasmophilie
Spastiker 673
Spastizität 673
Spätgestose 929f
Spätsyphilis 292
Speicheldrüse **353ff**, 430
– Entzündung 354
– Geschwülste 355ff
– Schwellung 471
Speichelstein **354f**
Speichenbruch 133
– handgelenksnaher 133
Speichenköpfchen, Fraktur 133
Speichenschaftbruch 133
Speisen, unverdaute, aufsteigende 1119
Speiseröhre 1119ff, *1120*; *s. auch Ösophagus*
– Diaphragma 1121f
– Divertikel 1119, *1124*, **1124f**
– Durchbruch 1123
– Endoskopie s. Ösophagoskopie
– Entzündung 1122f
– – Alkoholismus 9
– Erkrankungen 1121
– Geschwulst *1127ff*
– kongenitale Atresie 1121
– Krebs 1128f
– – Operation 1128f, *1129*
– Mißbildung, angeborene 1121f
– Venenerweiterung s. Ösophagusvarizen
– Verletzung 1123
Spermienzahl s. Samenzellzahl
Spermizid 1081
Spiegelung s. Endoskopie
Spina bifida occulta 711
Spinalanästhesie **41f**, *42*
Spinalnerv **669**
Spinalnervengeschwulst 712

Spinalnervenwurzel 669
- Druckschädigung 670
- Einklemmung 713
- motorische 669
- sensible 669
Spinnentier, Bißverletzung 253
Spiralfraktur 124
Spitzkopfotter 253
Splitter, Erste Hilfe 267
Spondylarthrose, Brachialgie 671
Spondylitis 100
- ankylopoetica **832**
Spondylolisthesis s. Wirbelgleiten
Spondylose 100
Spontanpneumothorax 604, **605**
- Behandlung 695
Sport im mittleren Lebensalter 37
Sportler, Lebenserwartung 34
Sportlerherz **414**
Sprachfehler 520 f
Sprachstörung durch Schlaganfall 679
Sprechenlernen, verspätetes 521
Sprechtherapeut 520
Sprechvermögen, verlorenes, Hirngeschwulst 706
- - Rehabilitation 802
Spritzenhepatitis 584
Spulwurm 784, 789, 792
Sputum s. Auswurf
Stabkernige 542
Stabsichtigkeit s. Astigmatismus
Stapedektomie 346
- Ergebnisse 348
- Komplikationen 348
Star s. Grauer Star; s. Grüner Star
Staroperation **68 ff**
Staub, kieselsäurehaltiger 611
Staubkrankheiten **611 f**
Stauungsgelbsucht, Blutuntersuchung 545
Stechfliege 787
Steckmücke 489 ff
Steigbügel 337
- Entfernung s. Stapedektomie
- Mobilisierungsoperation 348
Steinzertrümmerung s. Lithotripsie
Steißlage **911 ff**, *912*
- Entbindung 913
Sterilisationsoperation **1086 f**
Sterilität **1058**, 1067
Steroide 647
- Bildungsort 660
Steroidhormone bei Allergie 19
Stichwunde, Erste Hilfe 267
Stickoxydul 40
Stiernacken s. Büffelnacken
Stillen 837 ff
- Brustdrüseninfektion 204 f
- Entwöhnung 840
Still-Krankheit 832

Stimmbänder 310, *311*
Stimmbandgeschwulst 312
Stimmbandlähmung 312
Stimmbandnerv, Schädigung 622
Stimmbandpapillom 312
Stimmbildung 310
- nach Kehlkopfentfernung 314
Stimme, belegte 621
Stimmritze 310
Stimmritzenkrampf 263
Stimmverlust 621
- Nervus-vagus-Lähmung, beidseitige 669
Stirnfleck, roter 386
Stirnhirntumor, Operation 709
Stirnhöhle 324 f, *325*
- Radikaloperation 327
- Spülung 327
Stirnverband *285*
Stoffwechselerkrankung, Blutuntersuchung 545 f
Stomatitis ulcerosa **569**
Storchenbiß 386
Stottern 520
- behandlungsbedürftiges 520
- frühkindliches 520
Strabismus s. Schielen
Strahlenarten, therapeutisch genützte 1099
Strahlenbehandlung **1099 ff**
- beim Kind 1100
- Nebenwirkungen 1100
Strahlendiagnostik **1088 ff**
Strahlenkrankheit 1100
Strahlenverseuchung 280
Streptokokken, Mundinfektion 568
Streptokokkenangina 304
Streptomycin 1113
Streß **952 ff**
- Adrenalinwirkung 659
- emotionaler 953
- körperlicher 952 f
- Reizkolon 1167
Streßreaktion, körperliche 953
Strichkürettage 1062
Stripper *170*
Strommarke 265
Stromunfall 264 f
Strümpfe, elastische 158
Stückfraktur 124
Stuhl, blutiger 1152
- - Mastdarmkrebs 1193
- - Ursachen 1154
- Gleitmittel 1153
- reiswasserähnlicher 506
- schleimiger 1152, 1155, 1167
- Schwarzfärbung 1152, 1155
- Untersuchung 557
Stuhlgang nach der Entbindung 922
- regelmäßiger 1152
- beim Säugling 852 f

Subarachnoidalraum 681
– Blutung 681
Subduralhämatom beim Kind 701
Sublingualspeicheldrüse s. Unterzungenspeicheldrüse
Submandibulärspeicheldrüse s. Unterkieferspeicheldrüse
Sucht 634
– Anregungsmittel 648
– Anzeichen 643
– Barbiturate 641
Suchtgift, Überdosierung 279
Sulfonamide 638
– Keimresistenz 638
Sympathektomie 150 f, 160
– lumbale 152
Sympathikus 668
Synkope s. Ohnmacht
Syphilis 290 ff
– angeborene 290, 292
– Behandlung 293 f
– Blutuntersuchungen 558
– Folgekrankheiten 293
– der Frau 992
– Generalisation 291
– Kehlkopfentzündung 622
– Lippeninfektion 561
– des Nervensystems 678
– Primäraffekt 291
– Schwangerschaft 294
– Sekundärstadium 291
– Serumreaktion 291 f
– Tertiärstadium 292 f
– unbehandelte 292
– Unterschiede zum Tripper 289
Systole 405
Szintigraphie 1103

T

Tabatière 361 f
– Schmerzen 362
Tabes dorsalis 293, 678
Tachykardie, paroxysmale 415
Taenia saginata s. Rinderbandwurm
– solium s. Schweinebandwurm
Talgzyste s. Atherom
Talkumstaub 611
Tampon 998
Tarantelbiß 253
Taubheit 343 ff
– angeborene 343 f, 466
– sprechen lernen 521
– Ursachen 343
Taubstummheit 344
Tausendfüßlerbiß 253

Tay-Sachs-Syndrom s. Idiotie, amaurotische, familiäre
Tendovaginitis stenosans s. de-Quervain-Krankheit
Testis s. Hoden
Testishormone 646
Testosteron 960
Tetanus s. Wundstarrkrampf
Therapie, physikalische s. Physikalische Therapie
Thiaminmangel 1196
Thorakoplastik 615, 618
Thoraxoperation 614
Thrombangiitis obliterans s. Endangiitis obliterans
Thrombopenie 186
– idiopathische 652
Thrombophlebitis 155 ff
– Behandlung 157
– Gefäßchirurgie 165
– Rückfallvorbeugung 158
– Vorbeugung 157
Thrombose 152 f
– Gefäßchirurgie 164 f
– Operationszeitpunkt 165
– Polyzythämie 182
– zerebrale 149, 679
Thrombozyten s. Blutplättchen
Thrombus s. Blutgerinnsel
Thymus 430
Thyreoiditis 881 f
Thyreostatika 880
Thyroxin 646
Tibia s. Schienbein
Tic douloureux s. Trigeminusneuralgie
Tick 515 f
Tierbiß, Tollwutschutzimpfung 450
Tierkohle 280
Tierversuch zum Tuberkulosenachweis 559
Tinea capitis 376
– pedum 376
Tollwut 497 ff
– Inkubationszeit 497
– Schutzimpfung 450, 455, 498
– Übertragungsweise 497
– Versorgung des verdächtigen Tieres 498
– Vorbeugung 498
Tollwutverdacht bei Bißwunde 251
Tonsillektomie 300 ff
– ambulante 305
– Anzeige 300 f
– Nachblutung 306 f
– Schmerzen 305 f
Tonsillitis s. Mandelentzündung
– ulzeromembranöse s. Plaut-Vincent-Angina
Tortikollis s. Schiefhals
Totgeburt 294

- fetale Erythroblastose 866
Toxikose 855
Toxin 186
Trachea s. Luftröhre
Trachealkanüle 317, 318
Tracheitis s. Luftröhrenentzündung
Tracheotomie s. Luftröhrenschnitt
Trachom **80**
Tränensackentzündung **61f**
Tranquillantien 11, **641f**
- bei seelisch Kranken 943
- Überdosierung 642
Traum, erotischer 1051
Tremor s. Zittern
Trennungsangst 511
- beim Schlafengehen 525f
Treponema-Antigentest 558
Trichine 789
Trichinose **789f**
Trichomonadeninfektion 765, 989
Trichomonadenkolpitis **786f**, 989
Trichomonas vaginalis 786f
Trigeminusneuralgie 671f, 707
- Gefäßverlagerungsoperation 709
- Operation 709
Trijodthyronin 646
Trinkmenge 731f
Tripper 289, **295f**
- Augeninfektionsprophylaxe beim Neugeborenen 721
- Bauchfellentzündung, Vorbeugung 83
- Behandlung 296f
- Bindehautentzündung, Vorbeugung 56f
- chronischer 296
- Eileiterentzündung 1029
- der Frau 990f
- – Behandlung 991
- – – chirurgische 991
- – unbehandelter 991
- Harnröhrenstriktur 763
- Infektionsweg 289
- Komplikationen 296
- Nebenhodenentzündung 966
- Symptome 295
Trommelfell 337
- Durchbruch 341
- operative Eröffnung s. Parazentese
Trugwahrnehmung s. Halluzination
Trümmerfraktur 124
- Heilung 128
Trunksucht s. Alkoholismus
Trypanosomen 787
Trypanosomenkrankheit, Amerikanische s. Chagas-Krankheit
Tsetsefliege 787
Tsutsugamushi-Fieber 492
T_3-Test 546, 879
T_4-Test 546, 879
Tubarabort 1034

Tubenplastik 1063
Tuberkelbakterien 1104
- Nachweis im Harn 747
Tuberkulinprobe **442**, 1106
Tuberkulose 26, **1104ff**; s. auch Lungentuberkulose
- aktive 1109
- Analfistel 1189
- Auswurf 624
- Auswurfuntersuchung 556
- begünstigende Faktoren 1107
- Behandlung 1111ff
- – medikamentöse 1113
- – operative 1114f
- Bettruhe 1111f
- Bluthusten 602
- Brustfellentzündung 607
- Diagnose 1106
- Eileiterentzündung 1029
- Ernährung 1112
- Früherkennung 1105
- geschlossene 1109
- Impfstoff 1111
- Infektionsweg 1104
- Kehlkopfentzündung 622
- beim Kind 1111
- Lungenröntgenaufnahme 1093
- Lungenoperation 615
- Lymphknotenbeteiligung 188
- Magensaftuntersuchung 552
- Milzvergrößerung 653
- offene 1109
- Operationserfolg 618
- Organbefall 1104
- Rauchen 1112
- Rückfall 1114
- Schutzimpfung 439, **449f**
- Schwangerschaft 1110
- bei Silikose 611
- Sputumuntersuchung 1109
- Symptome 1106
- Tierversuch 559
- Vorbeugung 1105
Tuberkulosebekämpfung, Fortschritte 1104
- gesundheitspolitische Maßnahmen 1111
Tuberkulosetests 442
Tuberkulostatika 1113
Tubus, endotrachealer 40f, *41*
Tularämie **493**
- Lungenentzündung 606
Tumor s. Geschwulst
Türkensattel 430
- Knochenmulde 433
Turner-Syndrom 246
Tympanoplastik **348f**
Typhus abdominalis **486f**
- Behandlung 487

Typhus,
- Schutzimpfung 449, 456, 486
- Übertragungsweise 486
- unbehandelter 487
- Vorbeugung 486
Typhuskeimträger 486

U

Übelkeit 27, 1131
- morgendliche 887, 894
Überbein s. Ganglion
Übergewicht 215 ff
- Arteriosklerose 148 f
- Bluthochdruck 405
- Bruchoperation 197
- Diät **222 ff**
- Herzkrankheit 399
- Herzkranzgefäßerkrankung 218
- Injektionsbehandlung 215 f
- beim Kind 219
- Kreuzschmerzen 102
- Lebenserwartung 217
Übungstherapie 797, **800 f**
Ulcus cruris s. Unterschenkelgeschwür, variköses
- duodeni s. Zwölffingerdarm, Geschwür
- molle s. Schanker, weicher
- pepticum 1138 ff
- - Behandlung 1141
- - Diagnose 1140
- - Folgen 1140
- - Operation 1141 f
- - Rückfall 1141
- - Vorbeugung 1140
Ulkusdiät **229 f**
Ulna s. Elle
Ultraschalluntersuchung 593, **1116 ff**
- Anwendungsgebiete 1117 f
Ultraviolettlichttherapie 366, **798**
- bei Akne 367
Umgehungskreislauf, arterieller 148
Umweltverschmutzung, Krebsentwicklung 531 f
Unfruchtbare Tage der Frau 1060
Unfruchtbarkeit 1058 ff
- der Frau **1059 ff**
- - Ursachen 1059 f
- - hormonell bedingte 1064
- des Mannes **1067 ff**
- - Behandlungserfolg 1069
- - bei erhaltener Potenz 1070
- - durch Mumps 472
- - Varikozele 968
- Tripper 296, 991
Unkonzentriertheit 37
Unterarmknochen, Fraktur **133 f**
- - Behelfsschienung 269
- - kombinierte **134**
Unterarmverband, Anwickeln 287
Unterarmverletzung, Notverband 285
Unterbauchschmerzen, rechtsseitige 141
Unterentwicklung, geistige, Stoffwechselstörung 247
Untergewicht 220 f
- Diät **228**
- beim Kind 221
Unterkieferbruch 566
- Verband 286
Unterkieferspeicheldrüse **353 ff**, *354*
- Abszeß 354 f
- Geschwulst 358
Unterkühlung, Erste Hilfe 256
Unterricht für werdende Eltern 887
Unterschenkelgeschwür, variköses 172
Unterschenkelknochen, Fraktur **136**
Unterzungenspeicheldrüse **353 f**, *354*
- Geschwulst 358
Urämie 164, **735 f**
- Blutuntersuchung 545
- Nierentransplantation 751
- Prostatavergrößerung 972
Uratstein s. Harnsäurestein
Ureter s. Harnleiter
Ureterostomie, kutane 760
Ureterozele **750 f**
Urethra s. Harnröhre
Urographie, intravenöse 1096
Urtikaria s. Nesselausschlag
Uterus s. auch Gebärmutter
Uterusamputation, supravaginale 1017
Uterusexstirpation 1013, **1017 ff**
- Anzeigen 1018
- radikale erweiterte 1017
- totale 1017
- vaginale 984, 1018 f
- Wechseljahrsbeschwerden 1019

V

Vagina s. Scheide
Vagotomie 1142
Varikozele s. Krampfaderbruch
Varizellen s. Windpocken
Varizen s. Krampfadern
Vaterschaftsnachweis 243
Veitstanz s. Chorea minor
Vena cava, Siebeinsatz 165
Vena-saphena-Unterbindung 165
Vene 146
Venen, variköse s. Krampfadern
Venenentzündung **155 ff**
- bei Ovulationshemmereinnahme 1085
- Behandlung 157
- Rückfallvorbeugung 158

– Vorbeugung 157
Venenpunktion zur Blutentnahme 542
Venenriß **159**
Venenthrombose 153, 610
Ventralhernie s. Bauchwandbruch
Verätzung 255, 280
– der Speiseröhre 1123
Verband **284 ff**, *285 ff*
Verbandwechsel nach einer Operation 773
Verbrennung, Erste Hilfe **254 f**
– Gradeinteilung 254
Verdauungsbeschwerden, chronische 592
Verdauungstrakt 1119 ff
– allergische Reaktion s. Nahrungsmittelallergie
– Blutung 274
Vereisung, örtliche 43
Vererbung 242
Verfolgungswahn 949
Vergiftung, Erste Hilfe 279 f
– Koma 685
Vergiftungsinformationszentrale 279
Verhaltensweise, elterliche 528 f
– kindliche **510 ff**
Verhaltensstörung 522
Verlangen, sexuelles s. Libido
Verletzung, Erste Hilfe 251 ff
– Schock 281
Verrenkung, Erste Hilfe 271
Verruca plantaris s. Sohlenwarze
Verrucae s. Warzen
Verschlucken 256
Verschlußikterus 577
– Blutuntersuchung 545
Verschlußkrankheit, arterielle s. Endangiitis obliterans
Verstauchung 271
Verstopfung, chronische **1151 ff**
– – Behandlung 1153
– funktionelle 1151
– beim Kind 1152
– organische 1151
– Rektaluntersuchung 1154
– Röntgenuntersuchung 1154
– während der Schwangerschaft 895
– im Wechsel mit Durchfall 859
Vertigo s. Drehschwindel
Verwandtenehe 243
Vestibularapparat 349
– Funktionsstörung 687
Vierlingsgeburt, Häufigkeit 915
Viren 458, **619**
Virusinfektion, Erkältungskrankheit 619
– Medikamente 637
– Milzvergrößerung 653
Viruskrankheit 458
– Immunität 458
Viruspneumonie 606
Vitamin-A-Mangel 1196

Vitaminaufnahme, Lebenserwartung 37
Vitamin-B$_2$-Mangel 1196
Vitamin-B$_6$-Mangel 1196
Vitamin-B$_{12}$-Mangel 178 f, 1196
Vitamin-C-Mangel 1196
Vitamin D 120
– bei Nebenschilddrüsenunterfunktion 666
Vitamin-D-Mangel 1196
Vitamine **1195 ff**
– Erkältungskrankheit 620
– Injektion 1198
– Tagesmindestbedarf 1198
Vitamin-E-Mangel 1197
Vitamin-K-Mangel 873, 1197
Vitaminmangel 1195 ff
– Anämie 179
– Blutungsneigung 186
– Hautkrankheit 366
– Krankheiten 1196
– Ursachen 1195
Vitiligo **384 f**
Vitrektomie 77
Vollhauttransplantat **810**, *810*
– Anzeigen 813
Volvulus **1163 ff**
– Darmverschluß 1172
Vorhautverengung s. Phimose
Vorhofflimmern **416 f**
– Komplikationen 416 f
Vorhofseptumdefekt *419*
Vormilch 838
Vorsteherdrüse s. Prostata
Vulva 979
– Juckreiz 982
– Krebs 982 f
– Leukoplakie 981 f
Vulvektomie 983
Vulvitis **981**
Vulvovaginitis beim Kind 990

W

Wachstum, Steuerung 432
Wachstumshormon 432 f
– bei Wachstumsverzögerung 436
Wachstumsverzögerung 436
Wadenbeinbruch *124*, **136**
Wadenkrämpfe in der Schwangerschaft 896
Wahnsinn 243
Wahnvorstellungen 949
Wanderniere s. Nierensenkung
Wärmelampe 797
Wärmetherapie **797 f**
– bei Älteren, Vorsichtsmaßnahmen 804
– Anzeigen 798

Wärmetherapie,
– örtliche 797
– Verfahren 796
Warzen 386, 388, 1101
Warzenfortsatz, Ausräumung s.
 Mastoidektomie
– Entzündung s. Mastoiditis
Waschzwang 942
Wasserbruch **963 ff**, *964*
– des Neugeborenen 723
– Operation 964
Wasserkopf s. Hydrozephalus
Wassermann-Reaktion 558
Watschelgang 96, 118
Wechselfieber s. Malaria
Wechseljahre **1044 ff**
– Allgemeinerscheinungen 1045
– des Mannes 1070
Wechseljahrsbeschwerden 1045 f
– Behandlung 1046
– Dauer 1046
– nach Uterusexstirpation 1019
Weckamine 648
Wegbleiben **513 f**
Wehen 900
Wehensschwäche 916 f
Weil-Krankheit **492**
Weitsichtigkeit **52 ff**
– Alterssichtigkeit 55
– beim Kind 53
– Operationsverfahren 51
Wiederbelebung, kardiopulmonale 282 ff
– – mit zwei Helfern 265, **283**
Wiederherstellungschirurgie,
 Bewegungsapparat **121 ff**
Wilson-Krankheit s. Hepatolentikuläre
 Degeneration
Windpocken **459 ff**, 502, 504
– Ausschlag 459 f
– beim Erwachsenen 459
– Immunität 438
– Isolierungszeit 461
– Juckreiz 460
– Komplikationen 460
– Übertragungsweise 459
Winterschlaf, künstlicher s. Hypothermie
Wirbelbad 103, 799
Wirbelbruch 714
Wirbelgleiten 106
Wirbelsäule, Gelenkerkrankung 100
– Osteoporose 121
– Röntgenaufnahmen 1091
Wirbelsäulenverkrümmung s.
 Rückgratverkrümmung
Wirbelverschmelzung, operative 105, 714
Wochenbett **922 ff**
Wochenbettpsychose **948**
Wolfsrachen 243
Wolhynisches Fieber 492

Wucheria bancrofti 792
Wulstnarbe s. Keloid
Wundblutung, Erste Hilfe 251
Wunde, Eiskühlung 251
Wundstarrkrampf **499 f**
– Antitoxin 500
– Behandlung 500
– Inkubationszeit 499
– Schutzimpfung 439, 454
– Toxoid 499
– Übertragungsweise 499
– Vorbeugung 499
Wundverband nach einer Operation 773
Wurmfortsatz **139 f**, *140*
– Entfernung *142*
– – bei Gallenblasenoperation
Wurmkrankheit 789 ff
Wurstvergiftung 1136
Wutausbrüche, kindliche 514 f

X, Y

Xeroradiographie 1089
Ypsilon-Gefäßprothese 162

Z

Zahnabszeß 565, 571
Zahnausfall 38
Zahnbehandlung vor einer Operation 769
Zähne **571**
– Löcher s. Zahnkaries
Zahneiterung 571
Zähneknirschen 513
Zahnfleischbluten 652
Zahnfleischentzündung 568
Zahnkaries 571
Zahnwurzelentzündung 103
Zangenentbindung 910 f
Zecken 491 ff
Zeckenenzephalitis **676**
Zeckenfieber 491
Zehe, überzählige 98
Zehenbruch 137
Zehengefäßkrämpfe, anfallsweise
 auftretende 150
Zellen, retikuloendotheliale 655
Zelluloseprodukte 108
Zentralnervensystem **668**
Zerrsichtigkeit s. Astigmatismus
Zerumen s. Ohrenschmalz
Zervikalkanal 999
– für Samenzellen blockierter 1064
Zervix **999 ff**

- Elektrokoagulation 1000 f
- Funktion 1000
- Krebs **1003 ff**
- - begünstigende Faktoren 1003
- - Behandlung 1005
- - Diagnostik 1004
- - Eviszerationsoperation 1006
- - nicht-invasiver 1004
- - Operation 1006
- - Radiumbehandlung 1005 f
- - Symptome 1004
- - Zellabstrich 1001, 1004
- Zervixpolyp 1002 f, *1002*
- Zervizitis 1000
- Rückfall 1001
- Ziegenpeter s. Mumps
- Zigarettenrauchen s. Rauchen
- Zirbeldrüse 430
- Zirkumzision s. Beschneidung
- Zittern 689
- Zöliakie **859 ff**
- Behandlung 860
- Rückfall 861
- Zollinger-Ellison-Syndrom 93
- Zuckerkranker, gut eingestellter 1204
- Zuckerkrankheit 85, 90, **1201 ff**
- - Azidose 547, 1205
- - begünstigende Faktoren 1201
- - Blutuntersuchung 546
- - Brand 372
- - Diagnostik 1202
- - Erblindung 77
- - Gestose 930
- - Grauer Star 67, 77
- - Harnuntersuchung 731, 1202, 1204
- - Hautinfektion 369
- - Hypophysenadenom 433
- - Infektionsanfälligkeit 1205
- - Infektionsvorbeugung 1206
- - Injektionen 1203
- - Ischialgie 671
- - Koma 685
- - Lebenserwartung 1205 f
- - Niereninfektion 738
- - Pankreatitis 89
- - Schwangerschaft 928 f, 1206
- - Sehstörungen 77
- - Spätkomplikationen 1205
- - Symptome 1202
- - Tabletten 1204

- Ursache 1201
- zu meidende Speisen 1205
- Zuckerrohrstaub 611
- Zunge **572 ff**
- Aussehen 572
- - Einflußfaktoren 572
- Geschwülste 573
- vorstehende 869
- Zungenbändchen 521
- kurzes 719
- Zungenbelag, Scharlach 479
- weißer 875
- Zungenbiß 682
- Zungenentzündung s. Glossitis
- Zungenkrebs 573 f
- Zurechnungsfähigkeit 940
- Zwangsneurose 941
- Zwerchfellhernie 192 f, 195 f, *196*
- Operation 198
- Röntgenuntersuchung 1095
- Zwergwuchs, hypophysärer 437
- Zwillinge, eineiige 915
- zweieiige 915
- Zwillingsgeburt, Häufigkeit 915
- Zwischenwirbelscheibe s. Bandscheibe
- Zwitter 1049
- Zwölffingerdarm 86, **1130 ff**
- Endoskopie s. Gastroduodenoskopie
- Funktion 1130
- Geschwür 93, 1130, 1138 ff
- - Diät **229 f**
- - Symptome 1140
- Untersuchungen 1131
- Zyklus, weiblicher s. Menstruation
- Zyste, branchiogene s. Halszyste, seitliche
- - vor dem Ohr 353
- dentogene 567
- Zystenniere, angeborene 744
- Nierentransplantation 745, 751
- Zystitis s. Harnblase, Entzündung
- Zystographie 1096
- Zystoskop 240
- Zystoskopie 757, 760, 969
- bei Harnblasenentzündung 756
- Prostatauntersuchung 969
- Zystostomie 763
- Zystotomie 759, 975
- Zystozele **985 ff**, *985*
- Zystozelenoperation **987 f**
- Zytostatika 535, 538, **650**